LES

PLANTES MÉDICINALES

INDIGÈNES ET EXOTIQUES

LES

PLANTES MÉDICINALES

INDIGÈNES ET EXOTIQUES

LEURS USAGES THÉRAPEUTIQUES, PHARMACEUTIQUES

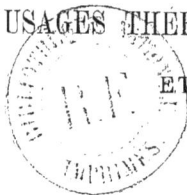

ET INDUSTRIELS

PAR MM.

DUJARDIN-BEAUMETZ

Membre de l'Académie de médecine
et du Conseil d'hygiène et de salubrité de la Seine,
Médecin de l'hôpital Cochin.

E. ÉGASSE

Ancien professeur agrégé
des Écoles de médecine navale, Pharmacien de
1re classe de l'École supérieure de Paris.

Avec 1034 figures dans le texte

ET 40 PLANCHES CHROMOLITHOGRAPHIÉES HORS TEXTE

PARIS

OCTAVE DOIN, ÉDITEUR

8, PLACE DE L'ODÉON, 8

—

1889

Tous droits réservés.

PRÉFACE

En publiant aujourd'hui ce volume, nous avons eu pour but, M. Égasse et moi, d'inventorier à nouveau les plantes si nombreuses que la médecine utilise pour le traitement des maladies. Il nous a semblé qu'il était bon de rappeler que si la chimie, par ses découvertes incessantes, crée pour ainsi dire chaque jour de nouveaux médicaments, l'art de guérir pouvait aussi trouver dans le règne végétal une riche moisson de plantes utiles.

Aujourd'hui cette partie de la thérapeutique est bien délaissée, et, si l'on a eu tort autrefois de trop compter sur les *simples*, ce serait une erreur de les abandonner complètement. D'ailleurs, un grand nombre de ces plantes nous fournissent des alcaloïdes précieux qui occupent une place considérable dans notre arsenal médicamenteux.

On tend à substituer de nos jours dans nos usages thérapeutiques ces alcaloïdes aux plantes autrefois employées, mettant ainsi en pratique le précepte que J.-B. Dumas formulait ainsi : « L'introduction des principes immédiats en thérapeutique, c'est la formule substituée à la recette. »

Je suis prêt à reconnaître que cette substitution des alcaloïdes végétaux aux plantes dont ils sont tirés donne à nos observations une rigueur scientifique plus grande et aux applications thérapeutiques plus de précision ; mais vouloir en toutes circonstances substituer l'alcaloïde à la plante, c'est passer à un autre extrême.

La nature, en effet, ne nous a pas encore livré tous ses secrets, et dans bien des circonstances l'analyse chimique d'une part, la physiologie et la thérapeutique expérimentales de l'autre, ne nous ont pas permis de connaitre quel était exactement le principe curateur de la plante employée. Bien souvent, c'est l'association des différents principes qui y sont contenus, association faite dans des proportions données, qui explique l'activité de ces plantes médicinales.

Le lecteur se tromperait s'il pensait trouver dans ce volume un travail complet sur les plantes médicinales. Pour traiter avec l'ampleur qu'il comporte un pareil sujet, il nous eût fallu bien des volumes. Aussi nous sommes-nous contentés d'établir un catalogue raisonné dont nous avons éliminé toutes les substances douteuses en insistant particulièrement sur les plus actives.

Il ne faudrait pas non plus que l'on pût penser que ce volume est une reproduction de notre *Dictionnaire de Thérapeutique*. Établi sur des bases absolument différentes, il s'éloigne tout à fait de ce dernier ouvrage.

Cependant, nous avons gardé ici l'ordre alphabétique, parce que c'est celui qui nous a paru le plus commode pour les recherches. Si la classification par familles naturelles permettait d'exposer dans des considérations générales plus complètes les propriétés médicinales qui appartiennent à certains groupes de la famille végétale, elle nous éloignait du but que nous voulions atteindre, c'est-à-dire cataloguer avec autant de précision que possible nos drogues végétales. Une double table, l'une rappelant les propriétés thérapeutiques des plantes, l'autre indiquant leurs noms scientifiques et vulgaires, rendra encore les recherches plus faciles.

Dans une pareille œuvre, la partie thérapeutique proprement dite occupe nécessairement une place restreinte; aussi est-ce à M. Égasso que revient le grand mérite d'avoir mené à bonne fin ce travail, et le lecteur pourra juger combien a été grande et utile sa collaboration.

Il fallait donner à cet ouvrage tout le luxe de la typographie moderne; c'est à quoi notre éditeur, M. Doin, n'a point failli, et on verra, par les nombreuses planches qui accompagnent ce volume, quel soin et quelle exactitude MM. Millot et Lefèvre ont mis à reproduire un grand nombre de plantes.

Nous aurions voulu que ces reproductions portassent sur un plus grand nombre de plantes étrangères; mais comme nous tenions à ce que toutes ces reproductions fussent faites d'après nature, il a fallu nous restreindre, pour la plupart de ces planches, aux plantes qui croissent sur notre sol.

J'espère que le lecteur voudra bien tenir compte de tous ces efforts et accueillir avec bienveillance ce travail qui pourra lui offrir quelque intérêt et quelque utilité.

DUJARDIN-BEAUMETZ.

20 mai 1889.

LES

PLANTES MÉDICINALES

INDIGÈNES ET EXOTIQUES

A

Abroma angusta L. — Petit arbuste de
3 à 4 mètres de hauteur, de la famille des
Malvacées, série des Buetnériées, à rameaux
duveteux. Les feuilles sont opposées, ovales-
oblongues, serretées, tomenteuses ; les inférieures cordées arrondies à 3 à 5 angles.
Fleurs pourpres, solitaires, terminales. Calice à 5 divisions. Corolle à 5 pétales, à préfloraison tordue. Étamines nombreuses réunies
en tube. Ovaire sessile, à 5 loges pluriovulées.
5 styles réunis en tube dilaté au sommet en
5 branches stigmatifères. Capsule membraneuse à 5 angles, tronquée et s'ouvrant au
sommet. Graines albuminées recouvertes de
filaments cotonneux.

Cette plante habite l'Asie tropicale et est
très commune au Bengale. Son écorce donne
un tissu fibreux dont on fait des cordages
qui résistent fort bien à l'humidité. L'écorce
de la racine a été préconisée dans l'Inde
comme emménagogue, dans les formes congestives et névralgiques de l'aménorrhée.
Elle agirait comme tonique de l'utérus. On
donne le suc de la racine fraîche, mélangé
de poivre noir, qui agit comme stomachique
et carminatif à la dose de 2 grammes par
jour.

Abrus precatorius L. *(Glycine abrus L.)*.
Réglisse indienne. Liane à réglisse. Réglisse
sauvage de la Jamaïque, *Jequirity*. — C'est
une liane de la famille des Légumineuses-
Papilionacées, série des Viciées, dont la racine est ligneuse, tortueuse, longue, ramifiée, et la tige volubile, grêle, ramifiée.

Les feuilles sont alternes, composées, paripennées, à pétiole court, longues de 15 à
25 centimètres, ont 8 à 15 paires de folioles
oblongues, elliptiques et émoussées aux
deux extrémités.

Les fleurs, rose pâle, sont disposées en
petites grappes. Calice gamosépale, caduc,

à 4 ou 5 dents courtes. Corolle papilionacée,
à carène plus longue que les ailes. 9 étamines monadelphes, à anthères biloculai-
ser. Ovaire libre, uniloculaire, renfermant un
grand nombre d'ovules insérés sur un placenta

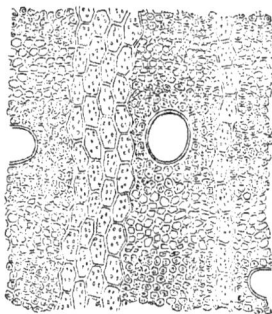

FIG. 1. — Racine d'*Abrus precatorius*. Coupe transversale
dans le bois.

longitudinal. Style glabre à stigmate capité.

Le fruit est une gousse oblongue, amincie
à l'extrémité, un peu comprimée, bivalve,
de 5 centimètres de longueur, et munie de
cloisons rudimentaires dans l'intervalle des
graines.

Graines ovoïdes, de la grosseur d'un petit
pois, à testa dur, luisant, d'un rouge vif, et
taché, près de son sommet, d'un point noir
presque circulaire. L'albumen n'existe pas.
Les cotylédons sont plans-convexes.

L'*Abrus precatorius* se rencontre commu-
nément dans l'Inde, où il porte les noms de
Gunj (Hind), *Gunza* (Bomb.), *Gundumani*
(Tam.), et se retrouve dans le sud de la
Chine, les îles du Pacifique, l'Asie tropicale,
le Brésil, surtout dans la province de Matto-
Grosso.

Sa racine, qui a passé longtemps pour un substitutif de la racine de réglisse, n'est, en réalité, pas aussi riche en sucre qu'on le dit. Son odeur est désagréable, sa saveur est âcre, amère, et, en aucun cas, elle ne peut remplacer la réglisse pour les besoins thérapeutiques. Elle est du reste plus rare et plus chère. Par contre, les feuilles de cette liane renferment, comme l'avait montré Berzelius, une substance sucrée, et on peut en faire un extrait présentant quelque analogie avec l'extrait de réglisse.

Les graines nous intéressent beaucoup plus, car, sous le nom brésilien de *jequirity*, elles ont pris une place importante dans la thérapeutique oculaire. On ne s'en servait guère que pour faire des colliers, des chapelets, d'où le nom d'*arbre à chapelets* que porte la plante. Les uns les regardaient comme parfaitement inertes; les autres, au contraire, les tenaient pour vénéneuses. Cette dernière opinion est vraie dans une certaine mesure. On a remarqué, en effet, dans l'Inde, depuis longtemps, que la plus grande partie des empoisonnements commis sur le bétail étaient dus à ces graines. La caste Chamar ou *Skinner* est surtout celle qui se livre le plus à ces pratiques meurtrières. Pour cela, ces Indiens trempent les graines dans l'eau, les broient, les sèchent avec de l'huile au soleil, leur donnent la forme de petites pointes sur une pierre, les placent sous la queue de l'animal, d'où elles s'introduisent sous la peau, où elles déterminent une inflammation locale, puis la mort, qui survient généralement en quarante-huit heures (Dymock. *Mat. med. of west, Ind.*, p. 223).

On ne peut nier toutefois que ces graines ne soient complètement inoffensives quand elles sont ingérées, car elles servent en Egypte à l'alimentation des classes pauvres, et de plus les enfants de nos ports, qui les manient sans cesse et les avalent fort souvent par mégarde, n'en sont nullement incommodés. Elles auraient donc une action différente suivant qu'elles sont portées dans le torrent de la circulation ou qu'elles sont en contact avec la muqueuse alimentaire.

Thérapeutique. — Dans les ouvrages sanscrits, les graines d'*A. precatorius* sont indiquées, prises à l'intérieur, pour combattre les affections du système nerveux, et, à l'extérieur contre les maladies de la peau, les ulcères. Mais ce n'est pas dans ces conditions qu'elles ont pris place dans la thérapeutique. Leur infusion était depuis longtemps employée au Brésil pour traiter la conjonctivite granuleuse. Sattler et de Wecker appelèrent les premiers, en Europe, l'attention sur ce fait que le liquide résultant de la macération des graines dans l'eau pouvait déterminer une inflammation purulente de la conjonctive, des plus utiles comme substitutive de la conjonctivite granuleuse, si rebelle à la plupart des traitements. On sait en effet que, dans ce cas, on était allé jusqu'à inoculer du pus blennorragique, qui substituait, à une affection peu curable, une maladie justiciable de certaines médications. Les auteurs préparaient ce liquide en faisant macérer pendant vingt-quatre heures 10 grammes de graines de jequirity dans 500 grammes d'eau.

Cornil, comme les auteurs précédents, attribue l'inflammation ainsi produite à l'action d'un microbe, d'un bacille, existant dans l'air, où il est inerte, mais qui trouve dans ce liquide un substratum sur lequel il se développe et devient virulent. Bruylants et Venneman, de Liège, assurent au contraire que l'action du jequirity est due, non à un bacille, mais à un ferment non organisé ou *zymase*, se développant pendant la germination de la graine ou des cellules de la graine pulvérisée, et auquel ils donnent le nom de *jequirityne*. C'est un corps amorphe, azoté, soluble dans l'eau, agissant sur la conjonctive à la dose de 1/2 à 1 1/2 milligramme, et qui, injecté dans les veines ou sous la peau, chez les lapins, provoque en douze à vingt-quatre heures une gastro-entérite hémorragique avec fièvre, affaiblissement cardiaque et souvent la mort. Klein, de Londres, constata, comme les auteurs précédents, que des infusions fraîches et privées de microbes déterminent une inflammation aussi intense que celles dans lesquelles se sont développés des microbes. Salomonsen et Dirkinck-Holmfeld, de Copenhague, arrivèrent aux mêmes conclusions et réussirent à isoler un ferment soluble dans l'eau et la glycérine, insoluble dans l'alcool, le chloroforme, la benzine, devenant inactif à la température de 65 à 70° maintenue pendant une heure, et assez énergique pour que la quantité contenue dans un cent-millième de gramme de graines soit suffisante pour provoquer une conjonctivite chez le lapin. D'après eux, les bacilles que l'on rencontre en nombre considérable dans le sang des grenouilles intoxiquées ne sont pas des agents actifs, leur présence ne serait qu'un *épiphénomène*.

Pour Bechamp et Dujardin (*Comptes rendus*, CI, 70-190), la jequirityne est un mélange de légumine inactive et d'une zymase, la *jequirityzymase*, qui liquéfie l'amidon et n'est pas coagulée par la chaleur. Ces auteurs, se basant sur ce fait que les zymases sont généralement le produit de microzymes, admettent que ces organismes isolés des graines présentent la même propriété que la zymase, et que, lorsqu'ils prennent la forme bactérienne, ces bactéries peuvent encore provoquer les mêmes symptômes. Mais quand on laisse les bactéries se développer dans un macéré filtré de jequirity, ou quand la solution de jequirityzymase est abandonnée au contact de l'air, ces préparations perdent leur activité.

Enfin, récemment, Warden et Waddell,

de Calcutta, ont isolé des graines, outre une petite quantité d'une huile essentielle et un principe amer, l'*acide abrique*, qui sont inertes, une substance protéique, amorphe, d'un gris pâle, ressemblant à du blanc d'œuf desséché, à laquelle ils donnent le nom d'*abrine*. Ils l'obtiennent en précipitant par l'alcool une infusion aqueuse de poudre de graines.

C'est évidemment une substance impure, car elle donne à la calcination une grande quantité de cendres. Mais elle n'en agit pas moins comme la jequirityne.

Sidney Martin (*Proceed. of the Royal Society*, may 5, 1887) regarde l'*abrine* comme un mélange de deux substances protéiques, l'une l'*abrus globuline*, et l'autre l'*abrus albumose*, présentant une analogie très étroite avec les substances de même nature qui se rencontrent dans le suc du papayer.

Quoi qu'il en soit, le macéré de jequirity est employé avec succès pour combattre la conjonctivite granuleuse *chronique*. On l'emploie en solution à 3 ou 5 0/0, et on fait des lotions, une à trois fois par jour, jusqu'à ce que l'ophtalmie substitutive soit bien établie. En quarante-huit heures l'irritation diminue, et il faut environ une semaine pour que la conjonctivite primitive reprenne son aspect ordinaire. Comme nous l'avons vu, il ne faut pas employer les infusions anciennes, car elles s'altèrent très rapidement et peuvent même devenir inactives.

D'un autre côté, Shemoeker, de Philadelphie, reprenant les préceptes des auteurs sanscrits, dit avoir employé avec succès, dans plusieurs affections de la peau à tendance ulcéreuse, une macération des épispermes des graines de jéquirity mis sous forme de pâte.

Absinthe. L'*Artemisia absinthium* L. — *Absinthium officinale* Lamk. (Grande Absinthe, Absinthe menue, Herbe aux vers, Alvine, etc.) appartient à la famille des Composées, série des Hélianthées, sous-série des Anthémidées. C'est une plante herbacée, vivace, dont la souche ligneuse émet des racines grêles, cylindriques, et des rameaux aériens. Les uns ne portent que des feuilles, les autres portent à la fois des feuilles et des fleurs. Les feuilles sont alternes et présentent une forme générale ovale-arrondie. Les inférieures, dont le pétiole est très long, sont tripennatifides, à lobes incisés, à lobules oblongs, linéaires-obtus. Celles de la partie moyenne sont bipennatifides, à pétiole plus court, et celles de la partie supérieure sont pennatifides et parfois même entières, et dans ce cas elles sont étroites et ressemblent à des bractées. Ces feuilles sont d'un vert blanchâtre et pubescentes en dessus, blanches duveteuses en dessous, et douées d'une odeur particulière fort agréable.

Les fleurs forment à la partie supérieure des rameaux herbacés, hauts de 60 à 90 cen-

timètres, une grande grappe pyramidale de capitules disposés en grappes secondaires, unilatérales, arquées, penchées, à pédicelles courts et accompagnées à leur base de brac-

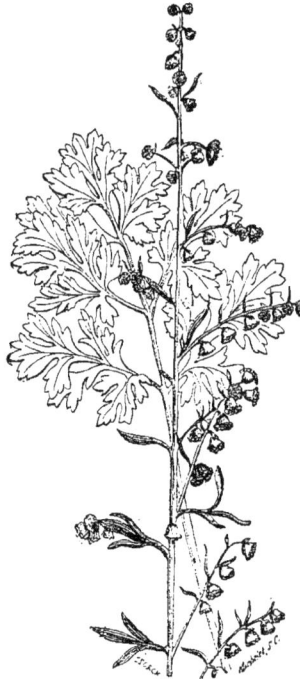

FIG. 2. — Grande absinthe.

tées entières ou trifides. Les capitules sont petits, hémisphériques. L'involucre est formé

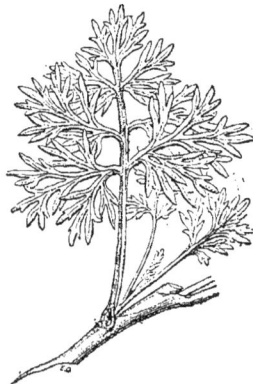

FIG. 3. — Feuille de grande absinthe.

de bractées extérieures, blanchâtres, linéaires, à sommet scarieux, et de bractées intérieures obtuses, ovales, dont les bords sont scarieux. Le réceptacle, un peu convexe, porte de longs poils interposés aux fleurs. Celles-ci, de couleur blanchâtre ou un peu jaunâtre, se montrent dans nos contrées de juillet à septembre. Elles sont toutes tubuleuses. Les fleurs de la circonférence sont femelles, fertiles et unisériées. Le calice est nul. La corolle est tubuleuse, étroite, divisée au sommet en deux lobes très courts (demi-fleuron). Les étamines n'existent pas. L'ovaire est infère et adné, à une seule loge renfermant un seul ovule anatrope. Le style, dont les branches stigmatifères sont divergentes et roulées sur elles-mêmes en dehors, est allongé, cylindrique et exserte. Le fruit est un achaine sec, indéhiscent, cylindrique, dépourvu d'aigrette. La graine dressée renferme sous un tégument mince un embryon dépourvu d'albumen, charnu.

Les fleurs du disque sont hermaphrodites. La corolle est tubuleuse, blanchâtre, à limbe régulier, un peu dilaté au sommet, où il se divise en cinq lobes aigus, courts, réfléchis. A la partie inférieure de son tube sont insérées cinq étamines à filets libres, à anthères unies en tube par leurs bords, introrses, biloculaires et déhiscentes par deux fentes longitudinales. Leur sommet est prolongé en appendice lancéolé, étroit.

Le style qui passe au centre de ce tube est analogue à celui que nous avons déjà décrit.

Cette plante habite l'Europe, l'Asie occidentale, le nord de l'Afrique; elle croît dans les lieux incultes, sur les rochers, et se retrouve même sur les bords de la mer.

La plante entière, qui est chargée sur toutes ses parties d'un duvet blanchâtre, cendré, exhale une odeur aromatique assez agréable, très forte, qu'elle doit à l'huile essentielle qu'elle contient. Sa saveur est extrêmement amère. On la récolte quand elle est en fleurs, mais on n'emploie que ses sommités fleuries des feuilles, que l'on fait sécher à l'ombre. Elles perdent avec le temps la plus grande partie de leur odeur et, par suite, de leurs propriétés. Il faut donc les employer aussi fraîches que possible.

Composition chimique. — La grande absinthe renferme une résine amère, de l'acide absinthique, du sucre, de la gomme, de l'absinthine et une huile essentielle dont la proportion est considérable. L'acide absinthique n'est autre que l'*acide succinique*.

Huile essentielle. — Cette essence, que l'on obtient facilement par la distillation de l'eau sur la plante, est un liquide d'un vert foncé, d'une odeur très pénétrante, d'une saveur brûlante. Sa densité — 0.973. Elle bout à 205° et est dextrogyre.

Elle est formée de deux substances, un hydrocarbure $C^{10}H^{14}$ ou *terpène*, bouillant à 160°, et un hydrocarbure oxygéné $C^{10}H^{10}O$, l'*Absinthol*, bouillant à 201°, isomérique avec le camphre, mais ne donnant pas d'acide camphorique quand on l'oxyde. Quand on le traite par le chlorure de zinc, il donne une grande quantité de résine et du cymène. La partie qui ne passe pas au-dessous du 200° renferme le principe colorant *azulène* de Piesse, *Céruléine* de Glastone (Beelstein et Kuffer. *Lieb. ann.* CLXX, p. 290. Alder Wright. *Chem. News.* XXVIII, p. 253).

L'*Absinthine*, à laquelle Luck attribue la formule $C^{10}H^{28}O^5$, est cristalline, d'une odeur d'absinthe, de saveur très amère, peu soluble dans l'eau, plus soluble dans l'éther, très soluble dans l'alcool, l'acide acétique, l'ammoniaque, la potasse. En présence de l'acide sulfurique concentré, elle se dissout avec une coloration jaune rougeâtre passant rapidement au bleu. Cette substance n'est pas toxique, même à doses élevées.

Thérapeutique. — L'absinthe, employée à haute dose, surtout sous forme d'alcoolé, est un toxique dont on se sert parfois, dans un but criminel, pour provoquer l'avortement. Il va de soi que, de même que la plupart des abortifs prétendus, l'absinthe ou sa liqueur alcoolique prises à hautes doses n'agissent sur le fœtus qu'après la mère, et que celle-ci court risque de la vie sans atteindre le but cherché. On reconnaît sa présence en distillant les matières et les liquides contenus dans le tube digestif et le produit avec la benzine, qui dissout l'absinthine, dont la réaction en présence de l'acide sulfurique donne un indice assez sérieux.

Cette plante doit ses propriétés toxiques à l'essence qu'elle renferme, et on a remarqué que lorsque celle-ci est dissoute dans l'alcool sa toxicité devient plus grande. Les phénomènes qu'elle produit sont de véritables attaques épileptiques, accompagnées de stupeur profonde dans les intervalles des crises. La pupille est dilatée, le cerveau est congestionné.

En thérapeutique, l'absinthe est regardée comme vermifuge, et sert à expulser les ascarides vermiculaires, les lombrics. Comme emménagogue, elle est très inférieure à l'armoise. On la regarde aussi comme diurétique. Elle est peu usitée sous ses formes pharmaceutiques, car elle peut être remplacée avantageusement par un grand nombre de médicaments plus actifs et plus faciles à surveiller.

Cependant, à doses modérées, elle peut rendre des services comme apéritive.

Les formes pharmaceutiques que peut revêtir l'absinthe sont :

1° L'*infusion aqueuse*. 10, 15, 20 grammes de sommités fleuries pour un litre. La dose est d'un verre matin et soir, avant le repas, comme apéritif. Cette infusion a une odeur forte et agréable ;

2° La poudre se prescrit à la dose de 2 à 4 grammes aux enfants comme vermifuge.

On a préconisé dans ces derniers temps l'absinthine sous forme de globules comme un apéritif fort énergique, à la dose de 10 centigrammes, à prendre avant le déjeuner et avant le dîner. Elle combattrait aussi la constipation d'une façon très marquée.

Industrie. — Outre les usages thérapeutiques que nous venons d'indiquer, la grande absinthe entre pour une grande partie dans la préparation de la liqueur alcoolique connue sous le nom vulgaire d'*absinthe*, et dont la consommation tend sans cesse à augmenter, malgré les inconvénients que provoque son usage inconsidéré ou prolongé outre mesure.

C'est une liqueur alcoolique verdâtre, d'une odeur particulière où domine généralement celle de l'anis, d'une saveur chaude et piquante, et qui, lorsqu'on l'additionne d'eau goutte par goutte, se trouble d'une façon permanente, en formant un liquide laiteux blanc verdâtre.

Les formules de cette liqueur varient au gré des distillateurs qui les préparent, et certaines d'entre elles, dit-on, ne renferment pas d'absinthe, et sont même additionnées de résine, pour que le liquide se trouble fortement quand on l'additionne d'eau. Mais le plus souvent cette liqueur, dont le prix est relativement assez élevé, est préparée de deux façons, soit par distillation des plantes en présence de l'alcool, soit par simple addition des essences à l'alcool lui-même. Leurs propriétés organoleptiques ne sont pas les mêmes, car la première renferme les essences dans un état particulier où elles ne se trouvent pas dans la seconde forme.

Nous donnons ici quelques formules empruntées au *Guide du Distillateur*, de M. Basset :

Absinthe ordinaire.

Sommités fleuries et feuilles de grande absinthe.	250 grammes.	
Sommités fleuries et sèches d'hysope.	50	—
Citronelle	50	—
Anis vert.	200	—

On fait macérer les matières contusées, au au bain marie, avec 5ᶦⁱᵗ,60 d'alcool à 85° ; après vingt-quatre heures, on ajoute 5 litres d'eau et on distille pour retirer 5ᶦⁱᵗ,60 de produit. Compléter 10 litres à 40° en ajoutant 4ᶦⁱᵗ,50 d'eau. On colore en vert avec le bleu d'indigo et le jaune de curcuma.

Absinthe fine.

Grande absinthe	250 grammes.	
Petite absinthe.	50	—
Hysope.	100	—
Citronelle	100	—
Anis vert.	500	—
Badiane	100	—
Fenouil.	200	—
Coriandre	100	—

Macération avec 5ᶦⁱᵗ,50 d'alcool à 83°. Après vingt-quatre heures, ajouter 2ᶦⁱᵗ,50 d'eau ; distiller et retirer 5ᶦⁱᵗ,25 d'alcoolat. Ajouter 2ᶦⁱᵗ,75 d'alcool à 85° et 2 litres d'eau pour obtenir 10 litres à 65°.

L'*Absinthe suisse*, qui passe pour être la meilleure, se prépare avec :

Alcool droit de goût à 85°	6,000	
Grande absinthe.	1,000	
Petite absinthe	0,500	
Racine d'angélique.	} āā 60 grammes.	
— de calamus.	}	
Badiane.	30	—
Dictame de Crète	25	—

On fait macérer pendant huit jours, on distille et on retire 5,000 grammes de liqueur, que l'on additionne de 4 grammes d'essence d'anis ou de badiane. Si la coloration n'est pas suffisante, on la rehausse avec du suc d'épinards, qui est extrêmement riche en chlorophylle ou matière verte des feuilles, avec du suc d'orties ou bien encore de luzerne. On peut aussi colorer avec un mélange de curcuma (jaune) et d'indigo (bleu), qui forme la teinte verte désirée.

On peut aussi, comme nous l'avons dit, la préparer en mélangeant simplement les essences à l'alcool, et l'on vend dans le commerce une essence composée dite d'absinthe, qui est un mélange d'essences diverses. Les propriétés toxiques de ce mélange en font réserver la vente exclusivement aux pharmaciens (24 mars 1872).

Bien que les formules varient beaucoup, nous en donnons ici quelques unes qui peuvent être utilisées :

1° Essence d'absinthe.	60 centigrammes.	
— de menthe anglaise .	60	—
— d'anis vert.	3 grammes.	
— de citron .	3	—
— de fenouil	80 centigrammes.	
Alcool à 65°.	10 litres.	

2° Essence d'absinthe	10 grammes.	
— de badiane.	7ᵍʳ,50	
— d'anis vert.	5 grammes.	
— de fenouil	5	—
— de coriandre.	5	—
— d'angélique	2ᵍʳ,50.	
— d'origan .	2ᵍʳ,50.	
Alcool à 85°.	7ᶦⁱᵗ,500.	
Eau .	1ᶦⁱᵗ,250.	

L'absinthe, et ici nous employons la dénomination vulgaire, doit être préparée avant tout avec de l'alcool pur, c'est-à-dire complètement exempt de ces alcools inférieurs ou supérieurs que renferment les produits mal préparés, et dont l'action sur l'économie est si funeste. Le commerce livre aujourd'hui des alcools parfaitement purs, débarrassés par des procédés courants tout alcool étranger à l'alcool éthylique, et on est parfaitement en droit de demander tout au moins à l'absinthe de ne pas empoisonner par le liquide qui en est la base.

On a donné le nom d'*Absinthisme* à la maladie qui attaque ceux qui font un usage immodéré de la liqueur d'*absinthe*. Elle se manifeste par des convulsions, des hallucinations, dans la forme aiguë et dans la forme chronique, par des insomnies, des cauchemars, des tremblements, des hallucinations, la perte graduelle de toutes les facultés.

Les phénomènes d'intoxication que l'on note sont-ils dus à l'alcool ou aux essences? La question a été très controversée, mais elle est aujourd'hui parfaitement résolue, après les travaux de Dujardin-Beaumetz et Audige, Laborde et Magnan, etc. L'alcool produit l'ivresse avec la perte du sentiment et du mouvement ; l'absinthe détermine des attaques convulsives épileptiformes. Toutefois, on a cité quelques cas dans lesquels des buveurs d'absinthe auraient présenté des accidents hystériques plutôt qu'épileptiformes.

Adrian a étudié la composition des différentes liqueurs du commerce en rapportant leur composition à 30 centimètres cubes, c'est-à-dire à la valeur d'un verre d'absinthe ordinaire.

	Alcool pur.	Essences diverses.	Essence d'absinthe.
Absinthe ordinaire..	14cc,3	0,030	0,005
— demi-fine .	15	0,046	0,010
— fine	20 ,4	0,085	0,010
— suisse . . .	24 ,2	0,085	0,010

On voit que la proportion d'essence est très minime, et qu'il convient d'incriminer aussi bien l'alcool lui-même, surtout quand il renferme de l'alcool amylique, comme dans les liqueurs inférieures.

Quant aux falsifications que subit l'absinthe, elles sont beaucoup moins nombreuses qu'on ne le suppose, et celle que l'on cite le plus souvent, l'addition de sulfate de cuivre pour colorer cette liqueur est des plus exceptionnelles, si tant est qu'elle ait jamais existé. C'est, nous le répétons, en mélangeant les essences diverses à de l'alcool mal rectifié et, par suite, d'un prix inférieur, que l'on fabrique les liqueurs à bas prix qui, dans ce cas, peuvent déterminer des accidents sérieux.

2° L'*Absinthe pontique*, *Artemisia pontica* L., ou petite absinthe, est une plante vivace qui croît en Italie, en Grèce et dans les lieux incultes, et ne diffère guère de l'espèce précédente que par ses feuilles petites, à lobes inégaux, étroits, linéaires. L'odeur et la saveur sont analogues à celles de la grande absinthe, mais moins prononcées.

L'absinthe pontique possède les mêmes propriétés que la grande absinthe et s'emploie également comme elle dans la fabrication de la liqueur d'absinthe.

Nous étudierons à l'article *Semen contra* les Artemisia qui fournissent les vermifuges connus sous ce nom.

Abuta rufescens Aubl. — Liane de la famille des Ménispermacées, se rapprochant des Cocculus par la plus grande partie de son organisation, mais en différant par ses fleurs sans corolle, à 6 divisions, les trois plus intérieures pétaloïdes et diclines; les femelles en grappes simples, lâches; les mâles en grappes très ramifiées.

Cette espèce, qui est originaire de la Guyane et surtout de Cayenne, fournit le *Pareira brava* blanc. Cette racine se présente en petits fragments de 2 à 7 centimètres d'épaisseur, à écorce rugueuse, noirâtre, présentant, sur une coupe transversale,

une série de zones concentriques de tissu parenchymateux amylacé, coupé par des rayons médullaires étroits, cunéiformes. Son odeur et sa saveur sont nulles.

On emploie la racine et les tiges sous forme d'infusion pour combattre l'obstruction du foie. La racine, qui est plus active, est un diurétique fort énergique. On la regarde même comme toxique, et elle passe pour entrer dans la composition du curare.

L'*A. Amara* Aubl. fournirait également, d'après Hanbury (*Science papers*), un faux *parcira*. Ce sont des tiges ligneuses, dures, à écorce blanchâtre, à zones concentriques, d'un jaune brillant. Leur saveur est amère.

Abutilon indicum Don. — C'est une plante buissonneuse de 2 ou 3 pieds de hauteur, appartenant à la famille des Malvacées, série des Malvées; elle est couverte dans toutes ses parties de poils simples et tomenteux. Les feuilles sont simples, entières, cordées, un peu lobées, inégalement serretées, molles; les stipules sont réfléchies. Les fleurs, hermaphrodites, régulières, sont solitaires ou disposées par paires dans l'aisselle des feuilles, à pédoncules plus longs que les pétioles.— Calice à 5 divisions, sans calicule. Corolle des Malvacées, orangée, à 5 pétales tordus, connés entre eux et avec la colonne staminale.

Etamines nombreuses formant par la réunion de leurs filets une colonne dont le sommet montre les filets libres, portant des anthères réniformes et uniloculaires. — Ovaire libre à plusieurs loges multi-ovulées. Styles connés à la base, terminés par autant de stigmates qu'il y a de loges. — Capsule tronquée, à plusieurs loges, renfermant chacune 3 graines réniformes.

Cet arbuste est très commun dans l'Inde.

L'écorce du tronc est mince, fibreuse, striée, de couleur brun fauve à l'extérieur, blanche et striée à l'intérieur; sa saveur est un peu astringente et amère. Elle donne par le rouissage des fibres qui sont employées pour fabriquer des cordes assez résistantes. En médecine, on l'emploie comme diurétique sous forme de décoction.

Les feuilles renferment une grande quantité de mucilage qui les fait employer comme émollientes, soit en cataplasmes, soit en fomentations. Ce sont du reste les propriétés de la plupart des feuilles des Malvacées.

La décoction de la racine est prescrite comme rafraîchissante.

Acalypha indica L. — Cette plante appartient à la famille des Euphorbiacées, à la série des Jatrophées. Elle est annuelle, haute de 30 à 60 centimètres. Les feuilles sont alternes, pétiolées, ovales, cordées, trinerviées, serretées, lisses, de 5 centimètres de longueur sur 3 de largeur. Leur pétiole est aussi long que la feuille et accompagné de deux stipules petites, trilobées, caduques.

Les fleurs sont verdâtres, monoïques et disposées en épis axillaires, pédonculés, dressés, aussi longs que les feuilles, couronnés par un prolongement de l'axe en forme de croix.

Les fleurs mâles, très nombreuses, sont situées à la partie supérieure de l'épi. Le périanthe est à 4 folioles valvaires. Les étamines, au nombre de 8 à 16, sont petites, libres, insérées sur le réceptacle convexe; les anthères présentent des loges vermiculées, attachées de chaque côté, à peu de distance du sommet du filet, allongées et repliées sur elles-mêmes dans le bouton.

Les fleurs femelles, moins nombreuses, insérées à la base de l'épi, sont entourées par une large bractée en forme de spathe; chacune d'elles renferme de 2 à 4 fleurs. Le périanthe est formé de 3 folioles imbriqués. L'ovaire est à 3 loges uniovulées et surmonté d'un style se divisant en trois branches qui, elles-mêmes, se subdivisent.

Le fruit est une capsule à 3 coques renfermant chacune une graine caronculée dont l'albumen est charnu et huileux.

Cette plante, comme l'indique son nom, croît dans l'Inde, dans les terres cultivées. Elle porte les noms hindou de *Kuppi* et tamul de *Kuppaïmeni*.

La racine, les feuilles et les jeunes pousses sont employées dans la médecine hindoue. La poudre des feuilles est donnée comme vermifuge aux enfants, en même temps que la décoction des feuilles elles-mêmes. Leur suc est souvent mélangé à l'huile de margosa et promené sur la langue des enfants pour provoquer le vomissement (Ainslie). D'après Rheede, la décoction de la racine est purgative.

D'après G. Bidie (*Pharmacopœia of India*), le suc des feuilles est employé comme un émétique sûr et prompt dans la médecine des enfants. De même que l'ipéca, il agit sur l'intestin, produit une dépression assez marquée et augmente la sécrétion des organes pulmonaires. La dose de ce suc est, pour les enfants, d'une cuillerée à thé.

Les natifs font un singulier emploi de cette plante. Dans la migraine congestive, ils saturent un fragment de coton de son suc et l'introduisent dans les narines. Il agit alors comme décongestionnant, en provoquant une hémorragie nasale. Dans l'asthme et la bronchite des enfants, Langley dit l'avoir employée avec succès. Il recommande une teinture faite avec 90 grammes de plante fraîche et 600 grammes d'esprit d'éther. La dose est de 20 à 30 gouttes dans du miel, et doit être répétée fréquemment. Cette préparation agit comme expectorante, nauséeuse et émétique, à hautes doses.(Dymock; *loc.cit.*, p. 715.)

C'est donc, en fait, un succédané de l'ipéca.

2° *A. fruticosa* Forsk. — C'est une plante ligneuse, pubescente, à feuilles rhomboïdo-ovales, aiguës aux deux extrémités, serretées et couvertes en dessous de glandes d'un jaune d'or. Les fleurs sont verdâtres.

Elle habite la péninsule indienne, le Mysore, etc. Les feuilles passent dans l'Inde pour rendre des services dans les affections dyspeptiques.Elles jouissent du reste, comme l'espèce précédente, quoique à un moindre degré, de propriétés laxatives.

3° *A. hispida* Burm. — Arbuste à longues grappes pendantes, dont les fleurs sont considérées dans l'Inde comme un spécifique de la diarrhée.

Acanthospermum xanthioides DC. — Cette plante, connue au Brésil sous le nom de *Picao da praia*, appartient à la famille des Composées, série des Hélianthées. Elle croît dans la province de Rio et de San Paolo.

C'est une plante herbacée, à tige pubescente, à feuilles opposées, pétiolées, ovales, entières ou légèrement dentées.

Les capitules sont terminaux. L'involucre est formé d'une double rangée de bractées, les extérieures peu nombreuses et herbacées, les intérieures entourant les fleurs du rayon. Les fleurs sont jaunes et dimorphes. Celles du rayon sont femelles, fertiles, unisériées, à corolle ligulée dont le limbe est étalé, entier. Celles du disque sont régulières, hermaphrodites ou stériles. Le tube de la corolle est court. Le limbe est campanulé et quinquéfide. Les achaines sont accompagnés de bractées épineuses. Ils sont ovales et un peu recourbés.

Les feuilles ont une odeur aromatique et une saveur amère. On les emploie au Brésil sous forme d'infusion (4 grammes pour 200 grammes d'eau bouillante), comme diurétiques et fébrifuges.

L'*A. hirsutum* DC., qui est connu dans la province de San Paolo sous le nom de *Carrapichinho do campo*, n'est qu'une variété de l'espèce précédente, dont elle diffère par ses feuilles velues à la face inférieure. Ses propriétés sont les mêmes. On l'a aussi employé comme antiblennorragique.

Acanthus ilicifolius L. — Arbuste de la famille des Acanthacées, à feuilles opposées, elliptiques-sinuées, dentées, épineuses, à fleurs hermaphrodites, irrégulières, bleues. Calice à 4 divisions. Corolle gamopétale fendue et déjetée en avant, à 5 divisions. Quatre étamines didynames, à anthères uniloculaires. Ovaire libre à 2 loges biovulées ; style simple, stigmate bilobé. Capsule loculicide ; graine sans albumen.

Cette plante est commune dans l'Inde. Ses feuilles sont riches en mucilage qui les fait employer en fomentations comme émollientes dans le rhumatisme et les névralgies. Elle jouit d'une grande réputation à Siam et en Cochinchine, où on la regarde comme fort utile dans l'asthme et la paralysie. Ce n'est, en résumé, qu'une plante émolliente.

Ache.—L'*Apium graveolens* L. (Ache vulgaire, Céleri des marais, odorant, sauvage) appartient à la famille des Ombellifères, série des Carées. C'est une plante bisannuelle, dont la tige, dressée, glabre, fistuleuse, très rameuse, est haute de 50 à 60 centimètres.

Les feuilles de la première année partent de la tige souterraine et forment un gros bouquet. Celles du bas de la tige aérienne sont munies d'un pétiole long, cannelé sur la face externe, concave sur la face interne. Leur limbe est pinnatiséqué, à segments cruciformes, incisés. Celles du haut de la tige n'ont plus guère que 3 à 5 segments.

Les fleurs, petites, blanchâtres, sont disposées en ombelles composées, terminales, dépourvues d'involucre et d'involucelle. Elles paraissent de juillet à septembre. Le calice est nul. La corolle est formée de 5 pétales entiers, arrondis, involutés au sommet. Les étamines, au nombre de 5, sont libres : l'ovaire est à 2 loges uniovulées.

Le fruit est presque globuleux, comprimé latéralement et didyme, à 5 côtes filiformes, égales. Les vallécules qui les séparent n'ont qu'une seule bandelette. La columelle qui réunit les deux méricarpes reste entière à la maturité. La graine est plane en dedans et gibbeuse à l'extérieur.

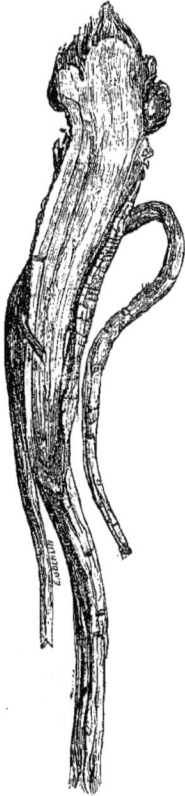

Fig. 4. — Racine d'ache.

L'Ache croît dans les marais de l'Europe et se retrouve au Mexique, aux îles Fackland.

La plante entière exhale une odeur aromatique très forte, mais peu agréable ; sa saveur est très aromatique et âcre.

On n'emploie que la racine et les fruits. La racine seule est officinale en France. Elle est de la grosseur du pouce, fusiforme, et porte des radicules sur les côtés et à son extrémité. A l'extérieur, elle est d'un gris bleuâtre, d'un blanc jaunâtre en dedans. Son odeur est agréable, sa saveur aromatique et âcre.

Elle doit ses propriétés à une huile essentielle très aromatique qui se retrouve en plus grande quantité dans les fruits.

La racine fait partie des *espèces diurétiques* du *Codex*, ou cinq racines apéritives, qui sont composées de parties égales de racines d'ache, d'asperge, de fenouil, de persil, de petit houx. Elles servent à préparer des décoctions et le sirop dit des *cinq racines*, que l'on emploie comme stimulant et carminatif, propriétés qui se retrouvent du reste dans la plupart des Ombellifères.

Le suc des feuilles, à la dose de 10 à 20 grammes, est antiscorbutique et est employé en gargarismes dans les ulcérations de la gorge. La décoction des feuilles (30 à 40 grammes par litre d'eau), coupée avec du lait et prise à jeun, peut rendre des services dans l'extinction de voix, le catarrhe pulmonaire chronique. Pilées, elles agissent, sous forme de cataplasmes, comme résolutif des contusions, etc. On a même préconisé le suc, à la dose de 150 à 200 grammes, dans les fièvres intermittentes légères. Mais il convient d'ajouter que celles-ci guérissent souvent seules.

2° Le *Céleri* n'est qu'une forme de l'*Apium graveolens*, qui, par la culture, a perdu son âcreté, tout en conservant une odeur forte, agréable. Ce que l'on mange sous ce nom, soit en salade, soit comme aromate avec les viandes ou seules, ce sont les bases des feuilles, les tiges non développées, que l'on étiole en les entourant de terre et en les privant ainsi de leur âcreté primitive.

Les jeunes racines traitées de la même manière deviennent volumineuses, charnues, renflées et napiformes. Celles de la variété connue sous le nom de *Céleri rave* sont culinaires.

On attribue au céleri des propriétés aphrodisiaques qui n'existent réellement pas. Cru, c'est un excitant; cuit, il perd la plus grande partie de ses propriétés. D'après Bajon, le céleri bisannuel qui vit en France devient vivace à Cayenne.

Un certain nombre d'autres plantes portent également le nom d'ache : telles sont l'*Ache des chiens* ou petite ciguë, et l'*Ache des montagnes* ou Livèche, qui est le plus souvent substituée à l'Ache des marais.

Achillées. — Les Achillées (*Achillea* L.) sont des plantes de la famille des Composées, de la série des Hélianthées et rapportées par H. Baillon au genre *Santolina* T. Certaines espèces ont joui autrefois d'une grande réputation, et, bien qu'elles ne soient aujourd'hui qué fort peu usitées en médecine et qu'aucune d'elles ne soit inscrite au *Codex* français, nous croyons devoir donner quelques notions sur les espèces suivantes :

1° *Santolina millefolium* H. Bn (*Achillea millefolium* L.). — Millefeuille, herbe aux coupures, aux charpentiers, de Saint-Jean, saigne-nez.—Cette espèce, très commune sur les bords des chemins, des fossés, sur les pelouses de nos contrées, est herbacée, vivace. De sa souche souterraine s'élèvent à 50 à 60 centimètres des rameaux aériens portant des feuilles alternes, étroites, dont le limbe est divisé en un grand nombre de pinnules très profondes, aiguës et dentelées sur les

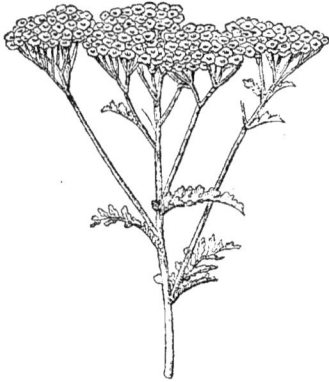

FIG. 5. — *Achillea millefolium.*

bords. C'est cette extrême division du limbe qui a valu à la plante le nom de Millefeuilles. Les fleurs blanches ou roses qui paraissent en juin-août sont disposées en capitules serrés. Les bractées de l'involucre sont étroitement imbriquées. Les fleurs du centre sont femelles et régulières; celles de la circonférence, en plus petit nombre, sont irrégulières, ligulées et hermaphrodites.

Le style est grêle, cylindrique et divisé au sommet en deux branches enroulées sur elles-mêmes. Les fruits sont des achaines ovales, oblongs, comprimés.

La plante est toute chargée de poils blanchâtres, courts. Son odeur est aromatique, faible, souvent un peu aromatique, amère et astringente.

Composition chimique. — La composition chimique de cette plante est peu connue. Elle renferme une huile essentielle que l'on peut en retirer par la distillation en présence de l'eau, et un glucoside, l'*Achilléine* $C^{10}H^{14}Az^2O^{15}$, découverte par Zanoni, chimiste italien, et étudiée de nouveau par Planta Reichenau (*Ann. d. chem. Pharm.*, CLV, p. 145). Sa réaction est alcaline, et elle se combine avec les acides pour former des sels. En présence de l'acide sulfurique dilué et bouillant, elle se dédouble en sucre, ammoniaque, en un principe volatil aromatique et en *Achillétine.*

Cette dernière substance est amorphe, brune, insoluble dans l'eau, peu soluble dans l'alcool.

L'Achilléine est extrêmement amère. Quant à l'*acide achilléique* signalé par Zanoni, ce ne serait que de l'acide malique impur ou de l'acide aconitique.

Usages. — Les noms vulgaires que porte cette plante indiquent la haute estime en laquelle on la tenait jadis pour arrêter les hémorragies produites par les coupures, bien qu'elle n'agisse que comme corps irritant et

ne fasse que retarder la cicatrisation, et même pour combattre le flux hémorroïdal.

On la considérait aussi comme fébrifuge, et c'est pour vérifier cette propriété que Zanoni avait institué ses expériences et avait retiré de la plante un extrait hydro-alcoolique qui, à la dose de 25 centigrammes, lui aurait donné de bons résultats dans le traitement des fièvres intermittentes légères.

Mais le Millefeuilles, tant prôné, n'est guère que stimulant et peut-être légèrement antispasmodique par ses sommités fleuries, et astringent par ses feuilles.

2° *Santolina Ptarmica* H. Bn (*A. Ptarmica* L.; *Ptarmica vulgaris* Clus.). Herbe à éternuer, Lin sauvage, Bouton-d'Argent.

Cette espèce, qui habite les prairies et les endroits marécageux de nos contrées, diffère de l'espèce précédente par ses feuilles inférieures presque sessiles, lisses, luisantes, à limbe lancéolé, aigu au sommet, à bords denticulés, par ses fleurs blanches réunies en capitules formant des corymbes lâches et simples.

Les fleurs, les feuilles et les racines ont une saveur âcre et une odeur aromatique. La racine provoque la salivation quand on la mâche, et la poudre est sternutatoire ainsi que celle des feuilles. Elle est souvent substituée à celle du Pyrèthre comme poudre insecticide. Cette plante, jadis usitée en médecine, est aujourd'hui à peu près abandonnée.

3° *S. moschata* H. Bn (*A. moschata* Jacq. — *Ptarmica moschata* DC.). Genipi, Iva musqué.

Cette plante, qui habite les Alpes, et qu'on retrouve presque à la limite des neiges éternelles, doit son nom à son odeur agréable et un peu musquée. Elle n'a guère que 10 centimètres de hauteur. Les feuilles inférieures sont pétiolées, les supérieures sont serretées et toutes sont pinnatifides, à lobes opposés, linéaires, entiers, disposés en dents de peigne. Les capitules sont peu nombreux et à fleurs blanches.

Elle jouit dans les montagnes d'une grande réputation comme sudorifique et vulnéraire; elle renferme de l'Achilléine comme le Millefeuilles, mais en proportion plus considérable.

Les *S. nana* et *atrata,* qui sont aussi des genipi croissant sur les Alpes, servent comme *S. moschata* à fabriquer une liqueur connue sous le nom d'*Esprit d'Iva,* très en faveur chez les habitants des Grisons pour son odeur musquée et aromatique.

En résumé, les Achillées que nous avons citées sont amères, aromatiques, et, à ce double titre, peuvent rendre des services dans la médecine des campagnes; mais elles n'ont plus en thérapeutique le rang qu'elles occupaient autrefois.

Achras sapota L. (*Sapota achras* Mill.). — Le Sapotillier est un grand arbre élégant, toujours vert, de la famille, des Sapotacées et dont les feuilles sont alternes, pétiolées, oblongues, arquées aux deux extrémités, entières, lisses, coriaces.

Les fleurs, blanchâtres, inodores, peu apparentes, sortent des feuilles disposées en bouquets. Elles sont hermaphrodites, régulières. Calice à 6 sépales concaves. Corolle gamopétale, campanulée et munie à sa gorge de 6 écailles échancrées ; limbe à 6 divisions.

6 étamines fertiles, courtes, à anthères cordées, sagittées ; ovaire libre, velu, à 10 à 12 loges uniovulées ; style cylindrique.

Le fruit est une baie charnue, de la grosseur d'une pomme, à épicarpe raboteux, luisant, brun. La chair est blanche, molle, et recouvre des graines lenticulaires, elliptiques, brillantes, de couleur marron foncé.

Le Sapotillier habite l'Amérique méridionale continentale et insulaire. Presque toutes ses parties sont usitées. Le bois est dur, blanc, assez liant, et peut être usité dans la menuiserie et les constructions navales. L'écorce est astringente, et on l'a même préconisée à certains moments comme succédané du quinquina. Elle a été examinée par M. Bernou, pharmacien major, et d'après cet auteur elle renfermerait un alcaloïde cristallin, la *Sapotine*.

Le suc laiteux que laisse écouler l'arbre quand on fait des incisions à l'écorce contient une matière analogue à la gutta-percha, et que l'on pourrait employer, sinon seule, du moins mélangée aux bonnes sortes.

Les fruits, qui sont connus sous le nom de *Sapotilles*, de *Nèfles d'Amérique*, astringents avant la maturité, ont, comme nos nèfles, lorsqu'ils sont blets, une chair succulente, sucrée, qui est fort estimée dans toutes les Antilles et dans l'Amérique du Sud. Il en existe plusieurs variétés, ainsi que cela arrive toujours pour les espèces cultivées depuis longtemps. La pulpe renferme, d'après Bouchardat, du sucre de lait.

Les graines sont entourées d'une matière résineuse, odorante, que l'on regarde comme diurétique. Elles renferment une matière grasse, de consistance butyracée. Pour l'usage, on les réduit en pulpe dans un mortier avec du vin ou de l'eau ; six graines suffisent, et il ne faut pas exagérer la dose, car leur usage n'est pas exempt de tout danger.

L'*Achras costata* Endl., qui croît à la Nouvelle-Calédonie, donne un bois un peu brunâtre, d'odeur poivrée, nerveux, solide, à grain très fin, et bon pour la charpente et le charronnage.

Achyranthes aspera L. — Cette plante, qui appartient à la famille des Amarantacées, est herbacée, à tige pubescente, striée, dressée, de 60 à 90 centimètres de hauteur, à rameaux disposés par paires et étalés. Les feuilles sont opposées, sans stipules, obovées, ondulées, obtuses, acuminées, atténuées à la base, brièvement pétiolées et pubescentes. Les fleurs, d'un vert pourpré, sont disposées en longs épis, d'abord horizontaux, puis réfléchis. Le périanthe unique est à 5 divisions opposées aux 5 étamines, dont les filets sont unis en anneau à la base, et qui alternent avec 5 staminodes. L'ovaire est libre, uniloculaire, uniovulé, et surmonté d'un style simple. Le fruit est un achaine oblong, brun, à graines oblongues, brunes.

L'*A. aspera*, qui habite l'Asie tropicale et particulièrement l'Inde, où il porte les noms d'*Aghada, Na-Yurivi, Apang, Chirchira*, donne, par incinération, une grande quantité de cendres riches en potasse. Les natifs le regardent comme astringent et l'emploient dans la diarrhée, la ménorragie. Les médecins anglais de l'Inde l'administrent comme diurétique. Les graines, en raison de l'amidon qu'elles renferment, forment dans l'Inde un appoint pour l'alimentation dans les cas de famine.

L'*A. fruticosa* passe pour être également diurétique et s'emploie dans l'hydropisie. Il en est de même de l'*A. obtusifolia*.

2° *A. colea* Iban. — Tige suffrutescente, épaisse, striée quand elle est jeune, puis rugueuse, noueuse, verte et tachetée de rouge. Feuilles ovales lancéolées, entières, non velues, de 8, 12 ou 22 centimètres de longueur sur 4, 6 ou 9 centimètres de largeur. Fleurs petites en glomérules lanugineux. Cette plante croît au Mexique, et elle est inscrite à la pharmacopée mexicaine sous les noms de *Tlatlancuaya, Yerba del tabardillo.*

Elle renferme, d'après Ibanez, une matière grasse, matières colorantes, extractives, albuminoïdes, du sucre, des oxalates, nitrates, phosphates et des chlorures.

Elle passe au Mexique pour un excellent fébrifuge, et sa décoction concentrée est employée contre le typhus.

Aconits. — Les Aconits (*Aconitum*) appartiennent à la famille des Renonculacées, à la série des Aquilégiées, et ont été rangés par H. Baillon dans le genre *Delphinium*, avec lequel ils présentent les analogies les plus étroites. Leur nom générique vient du grec αχων, rocher, qui leur a été donné parce qu'ils habitent généralement les régions montueuses. Ils renferment un certain nombre d'espèces intéressantes que nous passerons successivement en revue.

1° ACONITUM NAPELLUS L. (*Delphinium napellus* H. Bn) (Napel, Coqueluchon, Capuchon, Tue-Loup bleu, Fève de loup). — C'est une plante herbacée, dont la souche vivace donne naissance chaque année à un ou plusieurs rameaux aériens, annuels, dressés, de 90 centimètres à 1m,20 de hauteur, simples ou légèrement ramifiés à la partie supérieure, glabres ou un peu pubescents.

Les feuilles sont alternes, pétiolées, sans stipules, longues de 10 à 12 centimètres. Leur limbe est divisé en cinq segments, étroits à la base, subdivisés eux-mêmes au sommet en trois lobes bifides ou trifides. A la partie supérieure de la tige, les feuilles deviennent

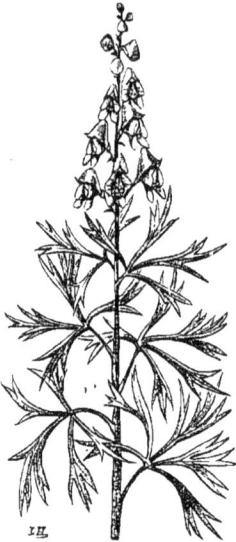

FIG. 6. — Aconit. Sommité florifère.

de plus en plus simples. Toutes ces feuilles sont glabres et d'un vert foncé.

Les fleurs, qui forment à la partie supérieure de la tige une longue grappe, sont d'un beau bleu violet ou blanches, grandes, et paraissent dans nos contrées de juillet à septembre. Chacune d'elles est située à l'aisselle d'une bractée, d'autant plus petite et plus simple qu'elle est située plus haut. Ces fleurs sont irrégulières et hermaphrodites.

Le calice, qui constitue à lui seul la fleur apparente, est formé de cinq sépales : un postérieur en forme de capuchon, enserrant les deux latéraux, qui sont symétriques, presque réguliers et plus grands que les deux sépales antérieurs inégaux.

Les pétales sont au nombre de huit. Deux d'entre eux seulement se développent. Ils sont superposés au capuchon, dans lequel ils sont nichés. Leur forme est celle d'une sorte de bonnet phrygien supporté par un onglet long, infléchi et à bords reployés en dedans. Ils sont colorés en bleu violet, comme les sépales. Les six autres pétales sont représentés par des languettes courtes, inégales et non colorées.

Les étamines, peu nombreuses, spiralées, ont leurs filets libres élargis à la base, supportant des anthères biloculaires, basifixes, introrses. Le gynécée est constitué par trois carpelles libres, insérés au sommet du réceptacle ; chacun d'eux est formé d'un ovaire à

une seule loge, renfermant dans son angle interne deux séries d'ovules anatropes. Le style est court, aigu.

Le fruit est constitué par trois follicules oblongs, à bec aigu, divergents quand ils sont jeunes, et s'ouvrant suivant la longueur

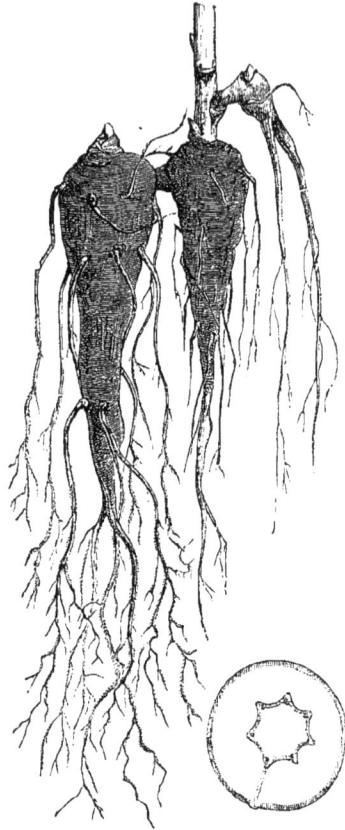

FIG. 7. — Aconit. Racine vieille avec deux racines nouvelles.

de leur angle interne, pour laisser échapper les graines, qui sont petites, rugueuses, ridées, et dont l'embryon est entouré d'un albumen charnu.

Cette espèce, dont les variétés sont très nombreuses, est surtout abondante dans les montagnes des pays tempérés, les Alpes, les Pyrénées, en Allemagne, en Danemark, en Suède, dans la Sibérie, l'Amérique du Nord, et se retrouve même à une certaine hauteur dans les montagnes tropicales. On la cultive dans nos jardins comme plante d'ornement.

Les parties utilisées par la médecine sont les feuilles, les fleurs et surtout la racine. Les premières, bien que certaines de leurs préparations soient conservées au *Codex*, sont beaucoup moins actives que la racine, et ne donnent que des médicaments peu fidèles et sur lesquels on ne peut compter.

La racine, dont la forme générale rappelle celle du navet, d'où le nom spécifique de *napus, napellus*, donné à la plante, est tubéreuse, allongée, conique, de 7 à 10 centimètres de longueur sur 2 centimètres d'épaisseur. Elle se termine par un long pivot et porte latéralement des radicules nombreuses. Elle est accompagnée d'une deuxième racine plus jeune, de même forme, et parfois même d'une troisième.

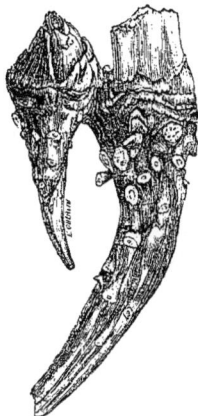

FIG. 8. — Racine d'aconit.

Quand elle est desséchée, et telle qu'on la trouve dans le commerce, elle est ridée longitudinalement, de couleur brun foncé; sa cassure est courte; son odeur, qui est forte et rappelle celle du raifort quand elle est fraîche, se dissipe par la dessiccation. Sa saveur, d'abord douceâtre, devient ensuite âcre et provoque sur la langue une sensation

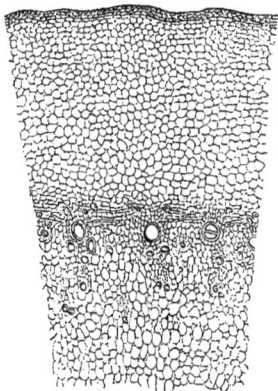

FIG. 9. — Coupe transversale de la racine d'aconit.

de fourmillement que l'on peut comparer à celle que produit le passage d'un courant électrique faible.

Composition chimique. — La racine d'Aconit napel doit ses propriétés toxiques à deux alcaloïdes : l'*Aconitine*, dont l'individualité est parfaitement nette, et la *Napelline*, qui ne paraît être qu'un produit de décomposition.

L'*Aconitine*, signalée par Brandes, puis par Geiger et Hesse, en 1833, étudiée par Planta, a été obtenue cristallisée par Groves et plus tard par Duquesnel, en 1871, à l'aide d'un procédé qui est encore, avec quelques modifications, celui qu'on suit. Wright, qui

l'obtint complètement pure par un procédé à peu près analogue à celui de Duquesnel, assigna à cette aconitine la formule $C^{33}H^{43}AzO^{12}$. Dans le commerce, on rencontre des Aconitines diverses : l'*Aconitine anglaise*, l'*Aconitine allemande*, qui n'ont plus pour nous d'intérêt, puisque l'on peut avoir maintenant entre les mains un produit parfaitement défini.

L'Aconitine pure cristallise en tables rhomboïdales, incolores, inodores, d'une saveur amère, et déterminant sur la langue une sensation de picotement particulière. Elle ne renferme pas d'eau de cristallisation. Elle est peu soluble dans l'eau froide, plus soluble dans l'eau chaude, l'alcool, l'éther, la benzine et surtout le chloroforme, insoluble, dans la glycérine et le pétrole léger. Chauffée, elle fond à 140°, puis s'altère.

L'Aconitine est légèrement alcaline et se combine avec les acides pour former des sels cristallisables, particulièrement le nitrate. Chauffée en tubes scellés en présence de l'eau et à une température de 140 à 150°, elle se dédouble en acide benzoïque et en une nouvelle base, l'*Aconine*.

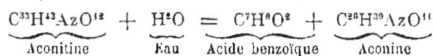

$$C^{33}H^{43}AzO^{12} + H^2O = C^7H^6O^2 + C^{26}H^{39}AzO^{11}$$

Aconitine   Eau   Acide benzoïque   Aconine

L'Aconitine serait donc une benzoylaconine :

$$C^{26}H^{38}(C^7H^5O)AzO^{11}.$$

L'*Aconine*, qu'il est difficile de débarrasser des matières organiques qui la souillent, est très soluble dans l'eau, l'alcool, le chloroforme, mais insoluble dans l'éther. Ses solutions sont amères et ne produisent pas de picotement sur la langue ou la peau.

Les alcalis agissent comme l'eau sur l'Aconitine, mais d'une façon plus énergique. Les acides étendus et chauds lui font perdre une molécule d'eau et la convertissent en anhydride, l'*Apoaconitine* $C^{33}H^{41}AzO^{11}$, dont les propriétés physiologiques sont analogues à celles de l'Aconitine.

On peut déduire de ces deux réactions ce fait pratique que dans la préparation de l'Aconitine il faut éviter autant que possible de laisser en contact l'alcaloïde avec les solutions alcalines, et d'employer pour son extraction des acides puissants tels que l'acide sulfurique. Wright et Beckett ont en outre obtenu dans une préparation d'Aconitine une matière amorphe, la *Picroaconitine* $C^{34}H^{45}AzO^{10}$, dont la saveur est très amère et qui forme des sels

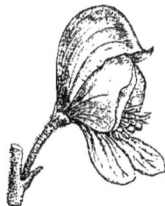

FIG. 10. — Aconit. Fleur entière.   FIG. 11.—Aconit. Fleur sans le calice.

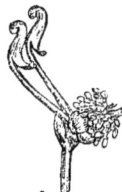

cristallisables. Elle ne paraît pas être toxique; quand on la saponifie, elle donne de l'acide benzoïque et de la Picroaconine.

La *Napelline* découverte par Hubschmann, en 1857, ne paraît être que de l'Aconine mélangée d'Aconine, produite par la chaux ou le carbonate de potasse qu'il faisait intervenir dans son extraction.

C'est un produit amorphe, blanc, amer, peu soluble dans l'éther, plus soluble dans l'eau et l'alcool que l'Aconitine pure.

La racine d'Aconit renferme en outre des substances amorphes peu connues, dont on ne peut dire si elles préexistaient ou si elles sont des produits de décomposition prenant naissance en présence des réactifs employés pour l'obtention de l'Aconitine.

On signale aussi dans cette racine l'acide aconitique, probablement à l'état de sel calcique, de la résine, de la mannite, du sucre de canne, un sucre réducteur, de l'amidon, etc.

L'Aconitine se retrouve également dans les tiges, les feuilles et les fleurs de l'Aconit napel, mais en proportions beaucoup moindres. La proportion est minime dans les tiges, plus forte dans les feuilles, plus considérable encore dans les fleurs épanouies. Mais ici tout est relatif : la quantité qui existe dans ces organes est tellement minime qu'on s'explique fort bien le peu d'activité des préparations qu'on obtient avec eux.

L'Aconitine présente peu de réactions qui puissent réussir à la faire reconnaître nettement. D'après certains auteurs, quand on la traite par l'acide sulfurique, sa solution devient d'abord jaune, puis violet rougeâtre. Chauffée à 85° avec l'acide phosphorique concentré, elle prend une coloration violette ; mais nous verrons plus loin que ces réactions sont attribuées à l'Aconitine impure, et que le produit purifié ne donne aucune réaction colorée.

Les expériences physiologiques permettent donc seules de la reconnaître dans les cas d'expertise légale.

Thérapeutique.

La racine d'Aconit napel doit ses propriétés médicales à l'Aconitine. Aussi les différentes formes pharmaceutiques qu'elle revêt seront-elles d'autant plus actives qu'elles renfermeront une quantité plus considérable de cet alcaloïde.

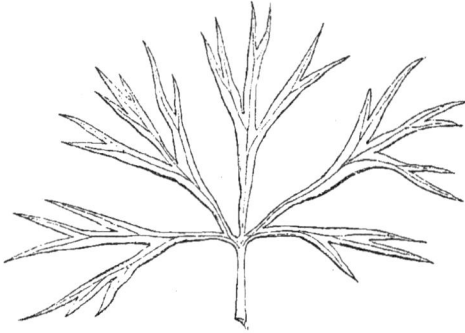

Fig. 12. — Feuille d'aconit.

Bien que la pharmacopée française indique l'alcoolature, l'extrait et l'alcoolé des feuilles, en même temps que l'alcoolé, l'extrait et l'alcoolature de la racine, ce sont ces dernières préparations qui renferment la proportion la plus forte d'Aconitine, et parmi elles l'alcoolature occupe le premier rang. On l'obtient en mettant en contact, pendant dix jours, avec l'alcool à 90°, la racine récoltée après la floraison, c'est-à-dire au moment où les principes actifs employés jusqu'alors par la partie aérienne de la plante font retour vers la partie souterraine.

L'Aconitine cristallisée permet d'obtenir une action plus rapide et plus sûre encore. Aussi est-ce à elle que l'on s'adresse généralement depuis qu'on a pu l'obtenir dans un état de pureté parfaite.

L'Aconit napel est une des plantes les plus toxiques que l'on connaisse, et, bien qu'elle puisse être difficilement employée dans un but criminel, en raison de ses effets violents et caractéristiques, comme on la rencontre dans la plupart de nos jardins, où la fait cultiver la beauté de ses fleurs, des accidents sont toujours à craindre, surtout en raison de la ressemblance de sa racine avec certains

navets et de sa saveur d'abord douceâtre.

En cas d'empoisonnement, il faut administrer tout d'abord un vomitif : un gramme de poudre d'ipéca et dix centigrammes d'émétique dans un verre d'eau tiède, suivi de plusieurs autres, de façon à faire rejeter la plus grande partie des matières ingérées. On fait intervenir ensuite l'eau-de-vie sous forme de grog chaud très corsé, les infusions aromatiques, telles que l'infusion de menthe chaude et alcoolisée, et surtout, si l'on voit survenir des symptômes d'asphyxie, on doit pratiquer la respiration artificielle *sans relâche et jusqu'à la dernière extrémité ;* car, comme l'a montré Laborde, la mort est amenée presque toujours par des spasmes ataxiques du système respiratoire.

Les symptômes de l'empoisonnement sont une prostration considérable, la dilatation des pupilles, des éblouissements, des bourdonnements d'oreilles ; la sensibilité est complètement émoussée, le respiration et le pouls s'affaiblissent rapidement, la température s'abaisse ; puis surviennent les symptômes asphyxiques. Le malade pâlit, se cyanose. La paralysie attaque d'abord les muscles, puis le cœur, et la mort survient par asphyxie ou syncope.

Les préparations d'Aconit que nous avons indiquées, et surtout l'Aconitine, sont des antinévralgiques forts importants et des plus utiles pour combattre la toux, la coqueluche, l'asthme, les névralgies accompagnées de troubles du système vaso-moteur, et particulièrement la névralgie du trijumeau sans intermittence ni périodicité. Elles sont fort utiles dans les affections rhumatismales par la diurèse qu'elles provoquent (?) et par la propriété de calmer la douleur, l'éréthisme nerveux. C'est le remède populaire de l'enrouement des chanteurs. Les divergences d'opinions émises par les thérapeutes sur l'action de l'Aconit tenaient, il faut bien le dire, à ce qu'ils n'ont pas eu tout d'abord à leur disposition les préparations les plus efficaces et les plus sûres. Avec l'alcoolature de la racine et l'Aconitine cristallisée, la thérapeutique se trouve aujourd'hui parfaitement armée.

L'alcoolature se prescrit à la dose de 5 à 40 gouttes, suivant l'âge du malade, en augmentant progressivement les doses et cessant l'administration de ce médicament dès qu'on voit survenir des picotements de la face, de la langue, des vertiges, etc., etc.

Potion d'Aconit.

Alcoolature de racine .　quantité prescrite.
Infusion de mélisse . .　100 grammes.
Sirop simple. . . . . .　　40　—

A donner par cuillerée à bouche toutes les deux heures. On augmente la dose suivant l'effet obtenu.

Sirop d'Aconit (Codex).

Alcoolature de racine . . .　25 grammes.
Sirop de sucre. . . . . .　975　—

20 grammes de ce sirop renferment 50 centigrammes d'alcoolature.

L'Aconitine cristallisée s'emploie à la dose d'un quart de milligramme toutes les six heures. C'est une substance qui doit être maniée avec les plus grandes précautions, car c'est peut-être le plus violent toxique connu, et il est bon de ne pas dépasser, au moins dans les premiers temps, quatre doses par jour, soit un milligramme. On la prescrit sous forme de granules rigoureusement dosés et faits au pilulier.

Dans une de ses dernières séances, la Société de Pharmacie va même plus loin, et considère l'aconitine cristallisée comme dangereuse à la dose de 1/4 de milligramme, et recommande la préparation de granules au 1/10 de milligramme pour permettre une prosologie plus facile.

Dans les névralgies intermittentes d'origine miasmatique, Dujardin-Beaumetz recommande (Lec. de clin. thérap.) la formule suivante, pour un cachet :

Sulfate de quinine. .　25 centigrammes.
Nitrate d'aconitine. .　1/4 de milligramme.

4 cachets par jour, un toutes les trois heures.

Dans la grippe encéphalique, la formule de chacun des cachets devient :

Sulfate de quinine. .　10 centigrammes.
Aconitine. . . . . .　1/4 de milligramme.

2 à 4 cachets en vingt-quatre heures.

Pommade d'Aconitine (Turnbull).

Aconitine amorphe . . . . .　1 gramme.
Alcool à 85°. . . . .　2 grammes.
Axonge, vaseline ou lanoline.　40　—

Doses : 1 à 2 grammes en frictions dans les tics douloureux de la face. Action à surveiller en raison de la toxicité de l'alcaloïde.

Oléate d'Aconitine.

Acide oléique. . . . .　98 grammes.
Aconitine. . . . .　2　—

Mêmes usages que la pommade précédente.

La *Napelline* présente des propriétés analogues à celles de l'Aconitine, mais moins énergiques, ce que l'on comprend en la regardant comme de l'Aconitine mélangée de son produit de décomposition, l'Aconine. Elle déterminerait une tendance plus marquée à l'anesthésie et au sommeil.

2° *Aconitum ferox* Wollich. Cette plante, qui croît dans l'Inde, dans les parties tempérées et subalpines de l'Himalaya, est très voisine de l'espèce précédente. Sa tige, de 1 à 2 mètres de hauteur, porte à sa partie supérieure des grappes composées, lâches, de fleurs d'un beau bleu pourpre.

Les feuilles ont des lobes cunéiformes et divisés en lobules aigus divariqués.

Le sépale postérieur est en forme de casque demi-circulaire. Les deux pétales en capuchon sont des sacs allongés et étroits.

Les carpelles sont au nombre de cinq et velus.

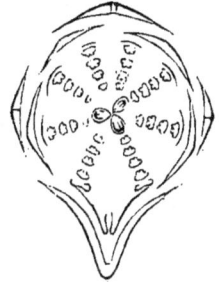

Fig. 13. — Aconit. Diagramme de la fleur.

La racine fraîche est formée de deux ou trois tubercules fusiformes, fasciculés, de 10 à 15 centimètres de longueur sur 5 centimètres de circonférence.

Dans les bazars de l'Inde, où cette racine est connue sous le nom de *Bish* ou *Bikh*, elle consiste en tubercules coniques, noirs, de 10 centimètres de longueur, d'une odeur forte, désagréable, qui persiste malgré les lavages, à cassure résineuse, brun rougeâtre, dans la saison sèche, molle dans la saison des pluies, et teignant les doigts en brun. Une seconde sorte, appelée *Batchnab du Lahore* ou blanche ne se rencontre qu'en petites quantités. Ses tubercules, d'un brun noirâtre, sont devenus blanchâtres par le frottement réciproque des parties saillantes. A l'intérieur, ils sont blancs et farineux ; mais comme ils ont été passés au feu, ils sont alors cornés, translucides, compacts et très durs. La structure microscopique ne peut être étudiée sur cette drogue telle qu'on la trouve dans le commerce, car elle a été chauffée à une température élevée. Mais W. Dymock (loc. cit.), sur des échantillons frais, a trouvé de l'extérieur à l'intérieur un épiderme brun, à cellules comprimées, mélangées de cellules scléreuses, un parenchyme homogène, blanc ou jaunâtre, amylacé, et à une certaine distance de la circonférence 5 ou 6 faisceaux vasculaires bruns en rapport avec une ligne brune constituée par une zone de petites cellules scléreuses. En dedans se trouve un parenchyme amylacé. Le centre de la racine est souvent fissuré. Dans les jeunes racines les faisceaux vasculaires sont plus rapprochés du centre.

Composition chimique. — Cette racine est depuis assez longtemps expédiée en Angleterre, où elle servait à l'extraction d'une Aconitine dont les propriétés diffèrent un peu de celle qu'on retire de l'Aconit napel. Cette *Aconitine anglaise, Napelline* de Wiggers, *Napeline* de Fluckiger, est la *pseudo-aconitine* qui se rencontre dans cette racine en même temps qu'une petite quantité d'Aconitine et un troisième alcaloïde.

On l'obtient par le même procédé qui sert à retirer l'Aconitine de la racine du napel. Cet alcaloïde, dont la composition est représentée par la formule $C^{36}H^{49}AzO^{12}$, est cristallisable, de saveur brûlante, peu soluble dans l'eau, moins soluble que l'Aconitine dans l'alcool, l'éther, le chloroforme. Il donne des sels qui cristallisent moins facilement que les sels d'Aconitine.

Nous avons vu que l'Aconitine du napel se dédouble à 100°, en présence de la potasse alcoolique, en acide benzoïque et Aconine. Dans les mêmes conditions, la pseudo-aconitine donne de l'acide vératrique, qui n'est, comme on le sait, que de l'acide diméthylprotocatéchique, et de la pseudo-aconine. La pseudo-aconine $C^{47}H^{64}AzO^{9}$ est incristallisable, de saveur très amère, mais ne détermine pas de picotements sur la langue.

Récemment, R.-F. Mandelin (*Archiv. der Pharmaci*, février et mars 1885) a repris cette étude des Aconitines et est arrivé à des conclusions qui simplifieraient, si elles se vérifiaient, cette question si obscure. D'après cet auteur, qui propose pour l'Aconitine du napel le nom de *Benzoylaconine*, et pour celle d'A. Ferox celui de *Veratroylaconine*, dénominations qui indiquent le mode de dédoublement de chacune d'elles, le premier de ces alcaloïdes existerait seul dans le napel, et le second dans A. Ferox. Bien qu'ayant des caractères chimiques et physiologiques à peu près semblables, la Veratroylaconine serait moins active que la Benzoylaconine, en raison du poids élevé de sa molécule. Leur toxicité est des plus grandes, et la dose mortelle serait, pour les animaux à sang chaud, de 0,05 à 0,75 milligramme par kilogramme du poids du corps. Elle serait donc de 3 milligrammes pour un homme ordinaire. Dans ce cas, la dose thérapeutique ne devrait pas dépasser un dixième de milligramme chaque fois, et cinq dixièmes de milligramme dans les 24 heures. En injection sous-cutanée, il faudrait encore diminuer la dose. L'Aconine et la pseudo-aconine sont moins toxiques que l'alcaloïde dont elles dérivent.

D'après Mandelin, l'Aconine ne donne pas de réactions colorées, et celles que l'on indique sont dues à des impuretés.

La pseudo-aconitine, au contraire, se distingue par les réactions suivantes : 1° On chauffe dans une petite cuiller d'argent avec un excès d'hydrate de potasse et une petite quantité d'eau jusqu'à fusion tranquille, puis on dissout dans un peu d'eau acidulée, d'acide chlorhydrique, et on agite avec de l'éther. Ce liquide donne par évaporation l'*acide protocatéchique* provenant de la décomposition de l'acide diméthylprotocatéchique ou vératrique. Ces cristaux donnent, en présence d'une solution ferrugineuse étendue, la belle coloration verte qui les distingue.

2° On met sur un verre de montre une petite quantité de pseudo-aconitine avec quelques gouttes d'acide azotique fumant, on évapore et on obtient un résidu jaune qui, additionné d'une solution de potasse dans l'alcool, devient d'un beau rouge pourpré.

3° On obtient une coloration rouge violacé quand on chauffe doucement la pseudo-aconitine en présence de l'acide sulfurique concentré additionnée de quelques gouttes d'acide sulfovanadique. Cette réaction est due à l'acide vératrique mis en liberté.

La racine d'Aconit ferox devrait son activité plus grande à la proportion plus considérable de pseudo-aconitine qu'elle renferme, et qui la fait employer, du reste, par les chimistes anglais pour l'obtention de l'Aconitine. Mais, par contre, l'Aconitine anglaise devrait être donnée à dose plus élevée que l'Aconitine cristallisée du *Codex* français.

Usages. — La racine de l'Aconit ferox n'est usitée en Europe que pour l'extraction de son Aconitine. Dans l'Inde, on la réduit en pâte (*lep*) que l'on applique sur la peau dans les névralgies et les affections douloureuses. A l'intérieur, on la prescrit pour combattre les fièvres, les rhumatismes, mais on la mélange alors avec un grand nombre de substances minérales ou végétales. On la fait bouillir dans le lait ou l'urine de vache, pour diminuer son activité. Les médecins européens dans l'Inde ne l'emploient que depuis peu de temps.

En résumé, ses propriétés thérapeutiques sont les mêmes que celles de la racine d'Aconit napel, mais avec un degré d'activité plus considérable, dû à la proportion plus grande d'Aconitine spéciale qu'elle renferme : sous sa forme normale, elle n'est pas entrée dans la pratique européenne.

3° *Aconitum lycoctonum* L. Aconit tue-loup, étrangle-loup, Herbe-au-Loup. — Cette espèce, qui se rencontre dans les prés et les montagnes du centre, de l'est et du sud de la France, se distingue surtout par ses fleurs jaune pâle et la forme de son casque, qui est allongé, étroit, ascendant, arrondi au sommet, resserré vers le milieu, et à orifice inférieur dilaté. Cet Aconit présente des propriétés toxiques qui lui ont valu le nom vulgaire qu'il porte.

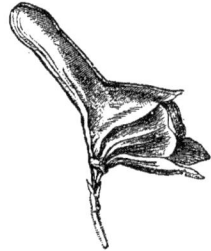

FIG. 14. — *Aconitum lycoctonum.* Fleur.

Composition chimique. — En 1865, Hübschmann découvrit dans cette racine deux alcaloïdes nouveaux auxquels il donna les noms de *Lycoctonine* et d'*Acolyctine*, et qui diffèrent entre eux par leur solubilité dans l'éther et l'eau, la Lycoctonine étant peu soluble dans l'eau, mais soluble dans l'éther, tandis que l'Acolyctine est soluble dans l'eau et insoluble dans l'éther. Plus tard, il admit que l'Acolyctine est identique avec la Napeline, qu'il retira de l'A. napel. Fluckiger et Dragendorff étudièrent au point de vue chimique la Lycoctonine, et Wright et Luff regardèrent ces deux alcaloïdes comme identiques avec l'Aconine et la pseudo-aconine. Dragendorff et Spohn (*Russische pharm. Zeit.*, XXIII — 313-384) ont repris cette étude et ont vu que la Lycoctonine et l'Acolyctine de Hübschmann sont réellement des produits de décomposition, non de l'Aconitine et de la pseudo-aconitine, mais de deux alcaloïdes nouveaux particuliers à l'A. lycoctonum, la *Lycaconitine* et la *Myoctonine*.

La *Lycaconitine* $C^{27}H^{34}Az^{2}O^{6} + 2H^{2}O$ se présente sous forme d'une masse résineuse d'un jaune pâle, donnant une poudre blanche, très soluble dans l'éther, perdant à 110° ses 2 molécules d'eau et se décomposant ensuite. Elle existe dans la proportion de 1,13 0/0 dans la racine.

Chauffée avec l'eau en tubes scellés, elle se décompose en donnant de l'*acide lycoctonique*, un alcaloïde soluble dans l'éther, la *Lycaconine*, dont la solution présente une belle fluorescence bleue, et se colore en pourpre par l'eau de chlore; cet alcaloïde, soluble dans le chloroforme, est probablement identique avec l'Acolyctine de Hübschmann.

Chauffé avec une solution de soude caustique à 4 0/0, il laisse déposer un précipité cristallin, et la liqueur mère renferme un second alcaloïde soluble dans le chloroforme, de l'acide lycoctonique et une quatrième substance qui n'a pas été isolée. L'alcaloïde cristallin se rapproche par ses propriétés de la Lycoctonine de Hübschmann. Sa formule $= (C^{27}H^{45}Az^2O^7)^23H^2O$. Une partie se dissout dans 4 parties d'alcool absolu, 3 parties de chloroforme, 58,4 parties d'éther, 64,5 parties de benzine et 247 d'eau. Sa réaction est alcaline.

L'acide lycoctonique est cristallisable, peu soluble dans l'eau froide, plus soluble dans l'éther, encore plus dans l'alcool absolu et le chloroforme.

Le second alcaloïde ressemble à l'Acolyctine.

Les acides étendus font éprouver à la Lycaconitine la même décomposition que l'eau.

2° La *Myoctonine* $C^{27}H^{30}Az^2O^8$ est amorphe, blanche ou rougeâtre pâle, soluble dans la benzine, l'alcool absolu, le chloroforme, le bisulfure de carbone, très peu soluble dans l'éther et l'eau. Sa saveur est amère mais non âcre. Cet alcaloïde est dextrogyre, fond à 143-144° et ne donne pas de réactions colorées distinctes.

Chauffé avec la solution sodique à 4 0/0, il se décompose comme la Lycaconitine en Lycoctonine, acide lycoctonique et un alcaloïde ressemblant à l'Acolyctine et un quatrième corps dont la nature n'est pas connue.

D'après ces travaux, il est évident que la chaleur longtemps prolongée en présence du carbonate de soude à laquelle Hübschmann soumettait les alcaloïdes de la racine les convertissait en Lycoctonine et Acolyctine. La soude caustique agit probablement sur la Lycaconitine en la dédoublant en Lycoctonine et acide lycoctonique. L'un ou l'autre de ces deux corps donnerait de l'Acolyctine par une décomposition subséquente.

Au point de vue physiologique, la Myoctonine est un poison fort énergique agissant à la façon du curare, surtout quand elle est introduite directement dans la circulation. Une injection de 0,075 de nitrate donne lieu à des symptômes toxiques chez le chat, et 0,10 déterminent la mort en 20 ou 30 minutes.

La Lycoctonine et la Lycaconine ont une action physiologique analogue à celles des alcaloïdes qui leur ont donné naissance, mais elle est moins prononcée.

Ces alcaloïdes ne sont pas entrés dans la thérapeutique ordinaire, ce qui s'explique par le peu de temps depuis lequel ils sont connus.

Usages. — L'Aconit tue-loup n'est employé que dans les campagnes pour empoisonner les animaux sauvages. Il pourrait cependant faire l'objet d'études thérapeutiques et remplacer à l'occasion l'Aconit napel.

4° *A. heterophyllum* Wallich (Atis en hindou).

Cette plante croît dans les régions tempérées de l'ouest de l'Himalaya, dans le Simla, le Kumaon, le Kahsmyr.

Elle se distingue des espèces précédentes par ses feuilles radicales réniformes ou cordées, divisées en cinq lobes peu marqués, par ses grandes fleurs d'un jaune foncé, veinées de pourpre ou parfois même complètement bleues.

Les racines telles qu'on les rencontre dans les bazars de l'Inde sont ovoïdes, napiformes, couvertes irrégulièrement de radicules. Elles sont d'un gris jaunâtre pâle à l'extérieur, blanches même dans certaines parties, munies de sillons longitudinaux nombreux. Leur longueur est de 2 à 8 centimètres, leur

diamètre de 6 millimètres, et leur poids varie de 2 à 6 grammes. Leur cassure est courte, à surface interne blanche. Leur saveur est farineuse, un peu mucilagineuse et amère, mais sans arrière-goût âcre.

Cette racine a été étudiée spécialement par Dunin; Von Wasowicz(*Arch. d. Pharm.*, XI, p. 193). Elle présente de dehors en dedans : 1° six à huit couches environ de cellules comprimées longitudinalement, tabulaires, à parois brunes; 2° cinq à douze rangs de cellules collenchymateuses allongées, de grandeur uniforme et à parois un peu épaissies. Elles sont séparées du reste du tissu par une zone, colorée en jaune, de cellules à parois épaisses; les cellules du centre sont polyédriques, parenchymateuses.

Dans ce tissu sont dispersés irrégulièrement des faisceaux vasculaires au nombre de 3 à 7, consistant le plus souvent en vaisseaux disposés en groupes. Les cellules qui les environnent sont les plus petites du tissu.

Toutes les cellules parenchymateuses renferment des granules d'amidon dont la forme rappelle celle de l'amidon du *phaseolus* et parfois du *Colchique*. Ils ont de 15 à 18 μ et sont toujours plus grands que ceux de l'Aconit napel.

Composition chimique. — Cette racine est intéressante à étudier au point de vue chimique, parce qu'elle renferme un alcaloïde qui n'est plus l'Aconitine, mais une substance découverte par Broughton, à laquelle il a donné le nom d'*Atisine* et assigné la formule $C^{45}H^{74}Az^2O^5$. Cette étude a été reprise par Wasowicz (*loc.cit.*), qui a signalé : 1° un corps gras de consistance molle, qui est probablement un mélange de glycérides oléique, palmitique et stéarique ; 2° de l'acide aconitique; 3° de l'Atisine incristallisable; 4° du sucre de canne; 5° du mucilage végétal; 6° des substances pectiques, et enfin l'*Atisine* de Broughton et probablement un alcaloïde incristallisable. L'Atisine est incristallisable, blanche; mais quand elle est exposée à l'air elle devient jaunâtre et résineuse. Chauffée au bain-marie, elle forme une masse brun jaunâtre. Elle est peu soluble dans l'eau, plus soluble dans l'alcool étendu, complètement soluble dans l'éther, l'alcool absolu, le benzol. Ses solutions ont une saveur amère, sans arrière-goût âcre ou brûlant. Ses solutions alcooliques sont opalescentes et moussent par l'agitation. En présence de l'acide sulfurique concentré, l'Atisine prend une coloration violette qui passe au rougeâtre, puis au rouge foncé, et après quelques heures au brun foncé.

En présence de l'acide nitrique, la coloration est brune.

Les nitrate, sulfate et acétate ne cristallisent pas; ces sels sont solubles dans l'eau, ont une coloration jaunâtre et une saveur très amère. Les chlorhydrate, bromhydrate et iodhydrate sont cristallisables. Cet alcaloïde n'est pas toxique, et il n'existe dans la racine que dans des proportions très minimes de 1/60 0/0.

La racine donne à l'incinération 2,33 0/0 de cendres qui se dissolvent en partie dans l'eau, en partie dans l'acide chlorhydrique étendu.

Usages. — La racine d'Aconit hétérophylle, qui, contrairement à celle des autres espèces précédentes, n'est pas toxique, a été employée dans l'Inde par les médecins anglais comme tonique et antipériodique, à la dose de 2 grammes toutes les quatre ou six heures. D'après Mooden Shériff (*Pharmacop. of India*), cette dose n'agit que comme tonique, et il faut la porter à 8 grammes et même plus pour la rendre efficace dans les fièvres intermittentes. L'Atisine n'a pas été employée à l'état pur, en raison de la petite quantité qui existe dans la racine. Il serait intéressant de savoir si, comme l'indiquent les médecins anglais, elle réussit dans les cas de fièvres intermittentes sans complications et peut suppléer alors la Quinine.

Une autre espèce de rhizome, qui n'est pas toxique et qui est connue à Bombay sous le nom de *Wakmah*, a été étudiée par Y. Shimoyama (*Archiv. der Pharm.*, juillet 1885). Ce rhizome ne diffère de celui de *A. heterophyllum* que par sa couleur brune et sa forme plus irrégulière. Mais il est possible que ces différences légères soient produites par l'âge plus ou moins avancé et que ce soit la même espèce. Ce qui semblerait le prouver, c'est que l'auteur en a retiré un alcaloïde identique à l'Atisine et aussi peu toxique.

5° *Aconit japonais*. Cette dénomination s'applique à deux sortes d'Aconit : 1° *A. japonicum* Hortel et *A. japonicum* Thunb. Le premier est regardé par Seringe comme une variété d'*A. variegatum* L. (*A. variegatum diffusum* et *A. Glabrum* DC.). Pour Siebold, c'est *A. chinense* Sieb. Miquel le rapporte à *A. Fischeri* Reich.

Le second est regardé par Reichenbach comme *A. uncinatum* cultivé au Japon. Siebold et Miquel en font *A. Lycoctonum* L. var. β *floribus ochroleucis*. Holmes admet qu'il n'y a au Japon que trois Aconits. *A. Fischeri*, *A. uncinatum* et *A. Lycoctonum* L.

Dans les bazars chinois, on trouve deux sortes de racines sous le nom d'Aconit japonais.

L'une, connue sous le nom de *Chuen-woo*, est conique, d'environ 4 centimètres de longueur, couverte d'une cuticule brun noirâtre ; elle est blanche et amylacée à l'intérieur. Sa saveur est légèrement amère et laisse sur la langue une sensation persistante de fourmillement avec un arrière-goût âcre.

Réduite en poudre et mélangée avec une quantité égale de *Tsaou-woo* et de fleurs pulvérisées du *Naou-yang-hwa*, elle forme un médicament composé qui s'emploie pour produire l'anesthésie locale. On l'applique humectée d'eau sur les surfaces deux heures avant l'opération, qui se ferait dès lors sans douleurs (Hanbury, *Science papers*, p. 258).

La seconde racine, appelée par les Chinois *Cao-wu-tu*, et par Hanbury (*loc. cit.*) *Tsaou-woo*, se trouve dans la province de Chekiang, et est rapportée avec doute par cet auteur à *A. japonicum* Thunb. Ces racines sont napiformes ou parfois ovoïdes ; elles présentent au sommet les restes des tiges latérales, qui

sont coniques à l'extrémité inférieure, ou arrondies, et munies d'un petit nombre de racines latérales. Leur couche externe est brun grisâtre, presque noirâtre, avec des sillons longitudinaux nombreux et des sillons transverses qui lui communiquent l'apparence de carrés irréguliers. Ces racines ont de 1,5 à 5,2 centimètres de longueur sur un diamètre de 9 millimètres à 1,4 centimètre. Leur poids varie de 0,50 à 3,50. La cassure est granulaire. La couche interne est blanche et sans odeur. La saveur est d'abord farineuse, avec une amertume douceâtre, puis elle devient brûlante, âcre et irritante.

Cette racine a été étudiée par D. V. Vasowicz sur des échantillons qui lui avaient été remis par le professeur A. Flückiger. Une section transversale montre de dehors en dedans : 1° cinq à sept rangées de cellules arrondies et tubulaires brunâtres ; 2° une couche de quatre à dix rangs de cellules de mêmes dimensions, à parois minces, entremêlées de quelques cellules scléreuses ; 3° des cellules polyédriques parenchymateuses non colorées en jaune ; 4° des cellules parenchymateuses dans lesquelles sont distribués huit ou seize faisceaux vasculaires colorés en jaune. Les cellules de la moelle sont polyédriques et trois ou quatre fois plus grandes que celles du tissu principal.

Composition chimique. — Au point de vue chimique, cette racine a été étudiée d'abord par Paul et Kingzett, qui en avaient retiré de l'Aconitine et un alcaloïde non cristallisable. Alder Wright et Luff ont obtenu, en employant même l'alcool non acidulé, 0,25 0/0 d'alcaloïdes solubles dans l'éther, et 0,39 d'alcaloïdes insolubles dans ce liquide, les uns cristallisables, les autres non cristallisables. Ils décrivent la base cristallisable sous le nom de *Japaconitine* $C^{66}H^{88}Az^{2}O^{21}$. Elle se dédouble, en présence de la potasse, en acide benzoïque et en une nouvelle base, la *Japaconine*. Ces deux alcaloïdes se rapprochent singulièrement de l'Aconitine et de l'Aconine, car la Japaconitine et l'Aconitine fondent toutes deux à 140°, et leur action physiologique est analogue. Elles n'en diffèrent que par leur composition chimique, l'Aconitine étant un dibenzoyl-aconine, et la Japaconitine un tribenzoyl-aconine.

En résumé, l'Aconit du Japon renferme une proportion plus considérable d'alcaloïdes cristallisables que l'*A. napellus*. Cette racine présente par suite une activité au moins aussi grande que celle d'*A. ferox*, et c'est à coup sûr pour l'avenir une source fort appréciable d'Aconitines.

Usages. — Wasowicz a préparé avec cette racine un extrait dont les solutions sont amères et plus âcres que celles du napel : 0,75 gramme dissous dans l'alcool ont tué un lapin de 1,712 grammes en 14 heures.

Le Tsaou-woo est beaucoup plus actif que le Chuen-woo. C'est du reste sur le premier qu'ont porté les essais chimiques et physiologiques faits en Europe.

D'après *Drugs and. Medicines of North america* de Lloyd, l'alcaloïde de l'*A. uncinatum* serait entièrement dépourvu de la saveur engourdissante, de la sensation de fourmillement que produit *A. napel*, et le

rhizome ne posséderait aucune des propriétés toxiques d'*A. ferox* et *napellus.*

Quant à *A. Fischeri,* les expériences physiologiques du professeur Bartholow indiquent que cette plante agit sur le cœur
d'une façon toute différente d'*A. napel,* car
ce dernier affaiblit les mouvements cardiaques, tandis que le premier en augmente
la force et le nombre.

6° *A. anthora* L. Le nom d'Anthora a été
donné à cette espèce parce qu'on la regardait
comme le contrepoison d'une espèce de
renoncule très vénéneuse, le *Thora (Ranunculus Thora),* mais à tort, car elle est tout
au moins aussi dangereuse que cette espèce.

L'Anthora habite, comme ses congénères,
les montagnes de l'Europe et de l'Asie. Il se
distingue par ses fleurs d'un jaune clair,
parfois veinées de bleu, par ses sépales persistants, ses cinq carpelles, ses feuilles palmées à folioles plusieurs fois découpées, et
sa tige velue haute de 50 centimètres. Sa
racine est extrêmement vénéneuse, et renferme, du reste, les mêmes alcaloïdes que
celle du napel. Elle pourrait être employée
également pour l'extraction de l'Aconitine.
Cette racine est formée de tubercules charnus,
fasciculés, bruns à l'extérieur, blancs à l'intérieur, d'une saveur âcre et amère.

Acore.—L'*Acorus calamus* L. (Acore vrai,

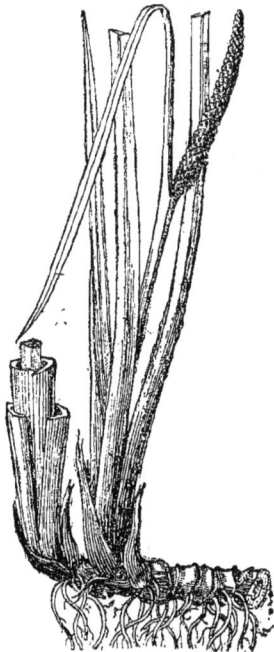

FIG. 15. — *Acorus calamus.* Plante entière.

A. aromatique, Roseau odorant) est une
plante vivace de la famille des Aroïdées, dont
la tige est souterraine, horizontale, épaisse,

de la grosseur du doigt, et munie de nœuds
portant les cicatrices des feuilles. Celles-ci
sont dressées, hautes de 70 à 80 centimètres,
sur une largeur de 3 centimètres, rubanées,
engainantes à la base, à nervures parallèles.

Les fleurs, hermaphrodites, régulières,
sont disposées en épis à la partie supérieure
d'une hampe aplatie, entourées jusqu'à leur
base par une bractée spathiforme, qui rejette

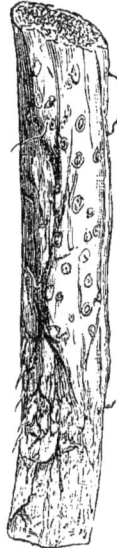

Acorus calamus

FIG. 16. — Rhi-
zome décorti-
qué. Face in-
férieure.

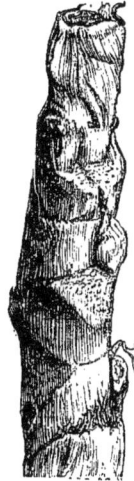

FIG. 17. — Rhi-
zome entier.
Face supé-
rieure.

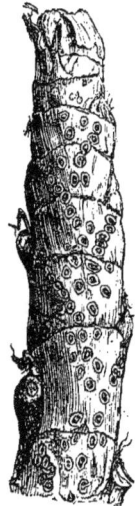

FIG. 18. — Rhi-
zome entier.
Face infé-
rieure.

l'inflorescence sur le côté. Cette bractée dépasse de beaucoup les fleurs.

Le périanthe est formé de 6 folioles disposées sur 2 verticilles, égales, écailleuses.

Les étamines, au nombre de 6, superposées à chacune des folioles du périanthe, sont
libres et hypogynes.

L'ovaire est libre, triangulaire, à 3 loges,
renfermant chacune
dans le haut de son
angle interne plu-
sieurs ovules. Le style
est représenté par un
petit cône dont l'ex-
trémité est stigmati-
fère.

Le fruit est une
baie uniloculaire par
avortement, à parois
presque sèches dont
les graines albumi-
nées sont entourées d'une substance pulpeuse et gommeuse.

FIG. 19. — *Acorus calamus.*
Partie d'inflorescence.

L'Acore, originaire de l'Inde, habite
les bords des marais de l'Europe. On emploie en médecine sa tige souterraine, qui

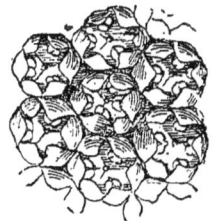

dans le commerce, se présente sous forme de fragments de longueur variable, d'une épaisseur de 1 à 2 centimètres ; sa surface est brun rougeâtre, cornée, pourvue d'anneaux nombreux qui, à la face supérieure, portent la cicatrice d'une large écaille à l'aisselle de laquelle se trouve un

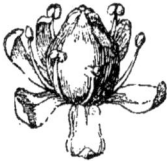

FIG. 20. — *Acorus calamus.* Fleur entière.

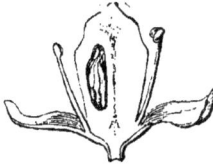

FIG. 21. — *Acorus calamus.* Fleur. Coupe longitudinale.

bourgeon arrondi. La face inférieure est couverte de cicatrices arrondies à bourrelet jaunâtre correspondant aux racines adventives.

La partie externe est grisâtre et spongieuse. Le centre forme une zone plus foncée, elliptique, criblée de petits trous et de taches. La cassure est courte, compacte.

L'odeur de ce rhizome est aromatique et agréable.

Sa saveur est un peu amère et piquante.

Composition chimique. — Il renferme 1.30/0 d'huile essentielle d'odeur agréable, de l'amidon, de la gomme, du tanin, une résine, de l'*Inuline* (?) et un glucoside, l'*Acorine*, qui, d'après Faust, se présente sous forme d'une résine jaune, semi-fluide, de saveur aromatique, amère, soluble dans l'alcool, et se dédoublant, quand on la fait bouillir dans l'eau de baryte, en sucre et en une résine azotée. En somme, ce composé était fort peu connu, quand on l'a étudié a été reprise par Thoms (*Archiv. der Pharm.*, juin 1886), qui a obtenu une matière balsamique, jaune de miel, épaisse, neutre, d'une odeur aromatique, d'une saveur très amère. Elle est insoluble dans l'eau, les acides étendus, les alcalis, mais très soluble dans l'alcool absolu, l'éther, le benzol, le toluol, le chloroforme, le bisulfure de carbone et l'acétone.

Ce composé, auquel il assigne la formule $C^{36}H^{62}O^6$, n'existe dans le rhizome que dans la proportion de 0.185 1 0/0. Traitée par les acides étendus et les alcalis dans un courant d'hydrogène, l'Acorine se dédouble en huile essentielle et en sucre. La partie de cette essence qui bout à 158-159° a pour formule $C^{10}H^{16}$, est incolore, son odeur est celle de la térébenthine. Sa densité = 0,879 à 0°. Elle est soluble dans l'alcool et l'éther. Peu soluble dans l'alcool, elle se dissout bien dans l'éther. Quand on opère au contact de l'air, l'essence s'oxyde et se convertit en une résine neutre, l'*Acorétine* $C^{20}H^{34}O^7$, identique avec celle que l'on trouve dans le rhizome. Cette résine, réduite en solution alcaline par l'hydrogène à l'état naissant, donne l'huile essentielle et le sucre.

Dans l'extrait dont l'éther a retiré l'Acorine, il reste une petite quantité d'un alcaloïde cristallin, très basique, soluble dans l'alcool, le chloroforme, l'acétone, insoluble dans l'eau et l'éther, et auquel l'auteur a donné le nom de *Calamine*.

Usages. — L'Acore vrai doit à son huile essentielle, à sa résine et à l'Acorine d'être un stimulant et un excellent stomachique amer. Il donne de bons résultats dans la dyspepsie, et on l'emploie même contre l'enrouement des chanteurs. Fort peu usité en France, il est employé en Russie, et dans l'Inde surtout, où il paraît être indigène. Les Hindous regardent l'Acore comme diurétique, emménagogue, aphrodisiaque, et même anthelmintique. Il serait fort utile pour combattre la dysenterie, sous la forme suivante :

Rhizome d'acore. . . .	60	grammes.
Coriandre..	4	—
Poivre noir.	2	—
Eau	600	—

Faites bouillir et réduisez à 360 grammes. La dose est de 30 grammes 3 fois par jour pour les adultes et de 4 à 12 grammes pour les enfants. Cette décoction, d'après le Dr Evers, réussirait également dans les affection des bronches chez les enfants.

Les doses des différentes préparations sont les suivantes :

Poudre.	1 à 4 grammes.
Infusion, 20 grammes de rhizome pour. .	1,000 grammes d'eau.

Dans l'Inde, on confit ce rhizome, que l'on emploie ensuite pour combattre les troubles gastriques. Dans l'industrie européenne, il sert à aromatiser les pâtisseries et certaines liqueurs.

Acrocomia sclerocarpa Mart. (*Cocos aculeata* Jacq. — *C. fusiformis* W.*)

C'est un palmier de la série des Cocoïnées, dont le tronc, haut de 7 à 10 mètres sur 30 centimètres de diamètre, porte à la partie supérieure des feuilles en nombre considérable, pinnées, de 3 à 5 mètres de longueur, à pétiole muni d'épines noires et portant de chaque côté 70 à 80 folioles étroites, allongées. Les fleurs monoïques forment des spadices qu'entourent des spathes aiguillonnées. Les fleurs mâles, sessiles, nombreuses, terminales, ont un calice à 3 divisions petites, une corolle à 3 pétales lancéolés, oblongs, et 6 étamines libres.

Les fleurs femelles, sessiles à la base des rameaux, présentent un calice à 3 divisions, une corolle à 3 pétales, un disque annulaire, cupuliforme, à 6 dents, qui entoure la base de l'ovaire triloculaire, triovulé, surmonté d'un style à 3 stigmates révolutés. Le fruit est une drupe, monosperme par avortements, globuleuse. Son épicarpe est cartilagineux, son mésocarpe fibreux, son noyau épais et percé de 3 trous. La graine renferme un albumen corné.

Cet arbre habite les parties tropicales de l'Amérique et surtout la Guyane et le Brésil. A la Guyane, ses bourgeons jeunes constituent un des meilleurs *choux-palmistes*. Au Brésil, l'amande et le péricarpe sont employés sous forme d'émulsion dans les maladies catarrhales.

Actæa racemosa L. (*Cimicifuga racemosa* Ell. — *A. monogyna* Walt.). — Cette plante, de la famille des Renonculacées, série des Clématidées, est herbacée, à rhizome vivace. Les rameaux aériens, de 1 et 2 mètres de hauteur, portent des feuilles alternes, grandes, à limbe plusieurs fois décomposé, dont le pétiole se dilate à la base en une sorte de gaine,

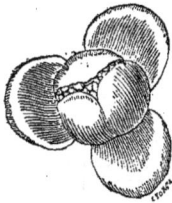

FIG. 22. — *Actæa race-mosa*. Fleur avec le périanthe.

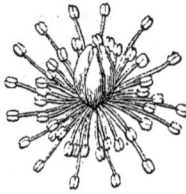

FIG. 23. — *Actæa race-mosa*. Fleur sans le périanthe.

et à la partie supérieure une longue grappe de fleurs petites, blanches, hermaphrodites.

Le périanthe est pétaloïde, à 4 à 6 sépales imbriqués, réguliers.

Étamines très nombreuses, libres, hypogynes, inégales.

Ovaire unique, à une seule loge, renfermant plusieurs ovules anatropes ; style court, capité.

Le fruit est un follicule polysperme, ovale, dont les graines nombreuses sont albuminées.

Cette plante habite l'Amérique du Nord, depuis le Canada jusqu'à la Floride. Son rhizome, inscrit à la pharmacopée des Etats-Unis, sous le nom vulgaire de *Black Snake-root*, est horizontal, de 3 à 5 centimètres de long sur 25 millimètres de diamètre, à branches nombreuses, fortes, droites ou recourbées, et muni de radicules nombreuses, souples, obtusement quadrangulaires, d'environ 2 millimètres de diamètre.

Ce rhizome est brun, presque inodore, d'une saveur amère et âcre. La cassure est lisse, la moelle est large ; les faisceaux ligneux sont nombreux, sublinéaires, blanchâtres ; l'écorce est mince et dure. La cassure des radicules est courte, leur écorce est épaisse.

Composition chimique. — Ce rhizome renferme une résine soluble dans l'alcool et l'éther, une résine soluble dans l'alcool, insoluble dans l'éther, de l'acide tannique (?), de l'albumine, de la gomme, du sucre. Conard avait signalé un principe neutre cristallin et d'un beau jaune. F.-H. Trimble obtint la même substance, mais à l'état amorphe. S. Falck a retiré la substance cristalline de Conard à laquelle il attribue le caractère d'un alcaloïde soluble dans l'alcool concentré ; soumis à la fusion en présence de la potasse, il émet des vapeurs colorant en bleu le papier rouge de tournesol, et il donne des fumées blanches, épaisses, quand on lui présente une baguette de verre trempée dans l'acide chlorhydrique. Il se dissout dans l'acide sulfurique concentré, et cette solution prend une couleur brune, passant au jaune par l'addition de bichromate de potasse.

On n'a fait aucune expérience sur l'action physiologique de cette substance, et on ne s'est pas encore assuré si elle était le principe actif du rhizome.

Usages. — En Amérique, on emploie, sous le nom de *Cimicifugin*, le précipité obtenu en traitant par l'eau la teinture alcoolique concentrée. La racine en donne environ 4 0/0. C'est une substance résineuse, pulvérulente, brune, faiblement amère et soluble dans l'alcool à 90°. Les préparations réellement officinales sont l'extrait fluide et la teinture.

On emploie surtout la teinture en applications locales dans les rhumatismes chroniques, quand les muscles, les tendons, les articulations sont le siège de douleurs vives ; dans le lumbago, la sciatique, la pleurodynie.

Le Cimicifugin est regardé, en Amérique, comme antispasmodique, diurétique, expectorant, emménagogue, etc. On l'a employé pour favoriser les contractions de l'utérus. On le donne à la dose de 5 à 30 centigrammes sous forme de pilules.

L'extrait fluide a été préconisé par S. Knore à la dose de 5 gouttes à prendre chaque soir dans le mois qui précède l'accouchement. Il diminuerait de moitié au moins la première et seconde période du part, calmerait l'irritabilité réflexe, les nausées, le prurit, l'insomnie, si communs dans les dix dernières semaines de la grossesse. Le nom vulgaire de *Black Snakeroot* que porte le rhizome indique que c'est un des mille remèdes employés pour neutraliser l'effet du venin des serpents. Il détermine du reste des nausées, des vomissements, du délire.

2° *A. Spicata* L. (Herbe de Saint-Christophe, Herbe aux poux, Faux Hellébore noir). — Cette petite plante vivace, qui croît en Europe dans les bois montueux, ombragés, qui atteint de 40 à 80 centimètres de hauteur et que l'on cultive dans les jardins, diffère de l'espèce précédente par son périanthe à 4 divisions et par son fruit, qui est charnu, arrondi, noir et indéhiscent.

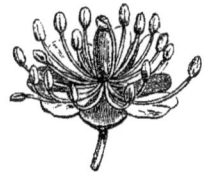

FIG. 24. — *Actæa spicata*. Fleur.

Son rhizome, qui est souvent mélangé à celui de l'hellébore, est âcre, irritant. C'est un violent purgatif. Réduit en poudre, il sert à tuer les poux. Mais il paraît perdre ces propriétés par la dessiccation. La poudre des feuilles et des branches agit de la même façon. Les fruits sont vénéneux et produisent une vive inflammation du tube digestif, de l'ivresse et même un délire furieux.

Le rhizome a été préconisé comme antispasmodique, expectorant ; d'après Bartlett, *A. spicata* lui aurait donné d'excellents résultats dans 29 cas de rhumatisme.

3° *A. brachypetala* DC. — Espèce vivace de l'Amérique du Nord, à baies blanches, bleuâtres ou rouges, qui présente les mêmes propriétés que l'espèce précédente.

Il en est de même d'*A. Cimicifuga* L., originaire de la Sibérie, dont les fruits sont des follicules. Elle paraît renfermer dans son rhizome plus de tanin que l'espèce précédente.

Actinomeris helianthoïdes A. Gray. — Plante herbacée de la famille des Composées, série des Hélianthées, à feuilles opposées. Fleurs en capitules, disposés en cymes. Involucre hémisphérique, à bractées imbriquées, paucisériées ; réceptacle plus ou moins convexe. Fleurs du rayon stériles, à corolle ligulée, celles du disque hermaphrodites, à corolle régulière. Achaine à aigrette rudimentaire.

Cette plante habite l'Amérique du Nord, où elle est connue sous le nom de *Diabetes Weed* (Herbe au diabète).

Sa racine est en effet employée depuis longtemps en Géorgie contre l'hydropisie et le diabète. Sa grosseur varie depuis celle d'une aiguille à tricoter jusqu'à celle d'une plume à écrire. Son odeur et sa saveur rappellent celles de la Térébenthine, et elle les doit à une essence et à une résine particulières.

Cette racine s'emploie sous forme de teinture éthérée (8 de racine pour 16 d'éther nitrique) à la dose de 4 à 6 grammes, ou en infusion, 4 grammes pour 500 grammes d'eau.

Adansonia digitata L. (*A. Baobab* Gœrtn.).

Le Baobab, c'est le nom sous lequel ce végétal est universellement connu, appartient à la famille des Malvacées, à la tribu des Bombacées. C'est un arbre dont les dimensions sont colossales, car, s'il n'a que 10 à 12 mètres de hauteur, il peut acquérir un diamètre de 8 à 9 mètres et étaler ses branches en parasol sur une cinquantaine de mètres.

Les feuilles, qui tombent chaque année et laissent ainsi l'arbre complètement nu, ce qui lui donne un aspect singulier, sont alternes, composées, palmées, à 5 divisions elliptiques, acuminées. Le pétiole est duveteux, le limbe est glabre.

Les fleurs, qui sont fort grandes et peuvent même atteindre 15 à 20 centimètres, sont axillaires, solitaires, pendantes, blanches, teintées de lilas et accompagnées de deux bractées latérales.

Le calice est gamosépale, à 5 divisions coriaces, réfléchies après l'anthèse et recouvertes sur leur partie interne de longs poils soyeux.

La corolle est formée de cinq pétales, beaucoup plus longs que les sépales, ovales, arrondis au sommet et veinés.

Les étamines très nombreuses, forment par la réunion de leurs filets un tube de 5 à 7 centimètres de longueur, uni par la base à la corolle, et au sommet duquel les filets devenus libres supportent chacun une anthère uniloculaire.

L'ovaire est libre, ovale, soyeux, à 7 et 10 loges pluriovulées.

Le style est partagé à sa partie supérieure en 7 à 10 branches stigmatifères.

Le fruit, dont la forme est variable, est le plus souvent ovale, allongé, rarement globuleux. Il est formé d'un péricarpe ligneux, indéhiscent, d'une substance molle, pulpeuse, entourant des graines réniformes, brunes, lisses, sèches, dont l'embryon est épais, replié et les cotylédons plissés. Cette pulpe se dessèche et ressemble alors à la moelle du sureau.

On connaît trois sortes de baobabs : l'un qui croît à Madagascar ; l'autre, l'*A. Grégorii* F. Mueller, en Australie, et le troisième, le plus connu, celui dont nous donnons la description, qui existe dans les parties chaudes de l'Asie et surtout de l'Afrique. On le rencontre des îles du Cap-Vert, où Adanson dit avoir observé des individus de 30 mètres de circonférence, dans la Sénégambie, où il remonte moins haut vers le nord que l'acacia à gomme arabique, à l'est de la Sénégambie, où il s'étend transversalement dans le Soudan pour descendre le long de la côte orientale, jusqu'aux bouches du Zambèze, c'est-à-dire dans une région moins pluvieuse que la côte occidentale, et dans laquelle, d'après Grisebach, la végétation présente le même caractère que celle de la zone transversale à courte période de pluies.

Les nègres regardent le Baobab comme un arbre sacré et y attachent leurs *gris-gris* ou amulettes. C'est dans l'île de Sorr, près de Saint-Louis, que se trouve l'arbre énorme cité par Adanson. Mais ses dimensions diminuent à mesure qu'il s'éloigne du bord de la mer.

« Ce singulier végétal nous a paru augmenter en diamètre, disent les auteurs du *Tentamen floræ Sénégambiæ* sans qu'on puisse attribuer uniquement cet effet à l'influence des feuilles, puisqu'il en est dépourvu près des deux tiers de l'année. L'enveloppe herbacée, d'un vert luisant, dont la masse informe de son tronc est revêtue, est très mince mais pleine de vie. A la plus légère blessure que l'on y fait, on voit sortir un liquide fort abondant, sorte de sève nutritive, provenant de l'enveloppe herbacée, qui a rempli exactement le rôle des feuilles et qui a été pour ainsi dire le foyer principal de la vie du végétal. En un mot, le baobab a une végétation analogue à celle de certains cactus, qui pompent leur nourriture non dans le sol, mais dans l'air, par toute leur superficie. »

Usages. — L'écorce est très riche en mucilage que les nègres emploient comme adoucissant, pour combattre la dysenterie et les inflammations du tube digestif. Elle rend sous ce rapport les mêmes services que la plupart des Malvacées, entre autres notre guimauve officinale. Duchassaucy la préconisait contre la fièvre intermittente. Stan. Martin a retiré des feuilles une matière mal définie, à laquelle il avait donné le nom d'*Adanso-nine*.

Les feuilles sont émollientes; séchées et réduites en poudre, elles constituent le *lalo* de la Sénégambie. Adanson les prescrivait contre la fièvre intermittente.

La pulpe qui entoure les graines et qui porte le nom de *boui* est aigrelette, sucrée et rafraîchissante. Elle renferme de la pectine, de l'amidon, du glucose, de l'acide malique combiné à la potasse, et une matière cristalline qui n'a pas été étudiée. Elle sert à faire des limonades et est usitée également pour combattre la dysenterie.

D'après Franck, c'est elle que l'on transportait autrefois sous le nom de *Terre de Lemnos* et qui était employée en dissolution dans l'eau contre les fièvres, la dysenterie, etc.

En résumé, toutes les parties du baobab sont émollientes, et à ce titre peuvent être utiles dans les maladies justifiables de ce genre de médication. Quant à leurs propriétés fébrifuges, elles ne sont pas bien démontrées.

Adhatoda Vasica Nees (*Justicia adhatoda* L.) (Noyer des Indes). — C'est un petit arbre ou un grand arbuste de la famille des Acanthacées, série des Gendarussées, dont le tronc est droit, à écorce lisse, gris cendré. Les rameaux sont un peu penchés, et leur écorce est analogue à celle du tronc, mais un peu plus lisse.

Les feuilles sont opposées, brièvement pétiolées, lancéolées, aiguës, atténuées aux deux extrémités, lisses sur les deux faces, de 12 à 15 centimètres de longueur sur 3 à 4 de largeur.

Les fleurs, irrégulières et hermaphrodites, sont disposées en épis axillaires longuement pédonculés, opposés.

Elles sont grandes, blanches, couvertes de taches ferrugineuses, et la partie inférieure des deux lèvres est teintée de pourpre. Elles sont accompagnées de 3 bractées, l'extérieure ovale, grande, obscurément quinquinerviée, la paire intérieure plus petite, sublancéolée à l'extrémité. Toutes sont persistantes.

Calice gamosépale régulier, à 5 divisions profondes, valvaires et égales.

Corolle gamopétale, irrégulière, à tube court, à gorge large, à limbe partagé en deux lèvres, la supérieure concave, entière, l'inférieure profondément tripartite, toutes deux panachées de pourpre. Deux étamines insérées sur le tube corollaire, à anthères partagées en deux loges inégales, l'inférieure se terminant en bas par un éperon.

L'ovaire libre, entouré par un disque, est à deux loges, renfermant chacune deux ovules superposés. Le style est filiforme, long, inséré dans la gouttière formée par la lèvre supérieure de la corolle et terminé par un stigmate bilobé. Le fruit est une capsule déprimée, renfermant 4 graines comprimées, lenticulaires.

Usages. — Cette plante est très commune dans l'Inde, où elle est connue sous les noms de : *Arusa* (Hind), *Adulsa* (Bomb), *Bakas* (Beng), *Adatodai* (Tam).

Elle y jouit d'une réputation considérable comme expectorante et antispasmodique, et se prescrit dans la consomption, pour combattre la toux et la fièvre hectique. Le suc frais des feuilles est indiqué par les auteurs sanscrits dans le traitement de la toux à la dose d'un tola (180 grains) avec addition de poivre long et de miel.

Les fleurs sont usitées dans la fièvre hectique, la blennorragie; les racines, dans la toux, l'asthme, les phénomènes fébriles, la blennorragie; les fruits servent à faire des colliers aux enfants pour empêcher les refroidissements (?). Le bois est employé pour la fabrication d'un charbon destiné à la préparation de la poudre. Jackson et Dutt (*Pharmacop. of India*) disent avoir employé avec succès l'*A. Vasica* dans la bronchite chronique, l'asthme et les autres affections pulmonaires et catarrhales.

Au Bengale, les feuilles sont fumées à la façon des feuilles du datura, pour combattre les accès d'asthme. A Bombay, ses propriétés expectorantes sont bien connues, et on le prescrit, mélangé au miel, avec des aromates tels que le gingembre. La dose de l'extrait aqueux du suc des feuilles est de 25 à 50 centigrammes. La teinture obtenue en dissolvant cet extrait dans l'alcool se prescrit à la dose de 2 à 4 grammes. Quant au véritable extrait alcoolique des feuilles, la dose est de 20 centigrammes. (Dymock, *loc. cit.*)

Adonis vernalis L. — C'est une petite plante de la famille des Renonculacées, série des Renonculées, de 10 à 30 centimètres de hauteur. Elle est herbacée, vivace par sa souche. Feuilles alternes, pétiolées, découpées profondément en lobes multiples.

Les fleurs sont terminales, solitaires, jaunes, hermaphrodites et régulières. L'axe florifère est entouré par un involucre déchiqueté en languettes.

Périanthe à 6 divisions, 3 extérieures vertes, 3 intérieures pétaloïdes; réceptacle conoïde. Étamines nombreuses, insérées en spirale sur le réceptacle, toutes fertiles. Carpelles très nombreux, à ovaire uniloculaire, renfermant d'abord 5 ovules, mais un seul, l'inférieur, se développe complètement.

Fruits insérés en spirale, drupacés, à mésocarpe charnu, à endocarpe testacé, fovéolé, noirâtre et cassant. Le style persiste sur le fruit sous forme d'une petite corne recourbée en dehors.

Composition chimique. — Les tiges et les feuilles, qui sont les parties employées, renferment de l'acide aconitique et un glucoside particulier, l'*Ado-*

nidine, découvert par Cervello, étudié par Mordagne.

L'Adonidine est amorphe, jaune serin, hygrométrique, inodore et amère. Elle se dissout dans l'eau et l'alcool, mais est insoluble dans l'éther anhydre, le chloroforme, l'essence de térébenthine et la benzine. En présence des acides dilués et à l'ébullition, elle se dédouble en glucose et en matière résineuse. 10 kilogrammes de tiges et de feuilles donnent environ 2 grammes d'Adonidine.

Thérapeutique. — L'*A. vernalis* a été appliqué, en 1879, par Bubnow au traitement des maladies du cœur, et ses expériences ont été reproduites en France par Lesage, Mordagne, Huchard, Eloy, Dujardin-Beaumetz, Desplats, Durand. Les différentes préparations d'Adonis vernalis agissent sur le cœur à la façon de la digitale, en régularisant son action et augmentant la pression artérielle. On n'observe pas de phénomène d'accumulation comme avec la digitale. De plus, c'est un diurétique, car la quantité d'urine peut tripler. En injection hypodermique et à hautes doses, ses préparations sont toxiques. On prescrit l'infusion (20 grammes de tiges et feuilles pour 1,000 grammes) à la dose de 200 grammes par jour. Celle des extraits aqueux et alcoolique est 1 gramme par 24 heures.

Le tannate d'adonidine, qui résume toutes les propriétés de l'*Adonis* et qui doit être seul employé, se prescrit à la dose de 1 à 2 centigrammes par jour, rarement plus car, au delà, il provoque des vomissements gastriques très intenses.

D'après Cervello (*Annali di ch. med. farm.,* mai 1885), l'*Adonis cupaniana* Gus., qui croît abondamment sur les côtes de Sicile, renferme un glucoside qui agit sur le cœur comme l'Adonidine et qui est probablement identique. C'est une substance amorphe, incolore, amère, insoluble dans l'eau, soluble dans l'alcool. Elle existe dans toutes les parties de la plante.

Adoxa Moschatellina L. — La Moscatelline printanière, rapportée avec doute par H. Baillon à la famille des Rubiacées, et qui porte aussi le nom de Musc végétal, Petite Musquée, Herbe de musc, est une petite plante herbacée, vivace, à rhizome charnu, blanc, écailleux; à tige dressée, simple, de 10 à 12 centimètres de hauteur, verte, charnue. Les feuilles radicales sont peu nombreuses, à pétiole long, dilaté en gaine à la base, palmatiséquées, à 3 folioles pétiolulées et triséquées. Elles sont d'un vert jaunâtre. Les feuilles de la tige sont opposées, triséquées, à lobes dentés.

Les fleurs, qui apparaissent en avril-mai, sont hermaphrodites, disposées, au nombre de 5, en glomérules terminaux et stipités. La fleur terminale est tétramère, les quatre autres, latérales, sont pentamères. Elles sont petites et verdâtres.

Calice à 3 sépales étalés, accrescents.

Corolle gamopétale, rotacée, à 4 et 5 lobes.

5 étamines insérées sur la base de la corolle, à filets partagés en deux et portant sur chaque division une loge de l'anthère.

Ovaire infère à 4 et 6 loges uniovulées, 4 et 6 styles libres, à extrémité stigmatifère obtuse.

Le fruit est une baie succulente, entourée vers le milieu de sa hauteur par les restes du calice, et portée par un long pédoncule qui, lors de la maturation du fruit, se roule

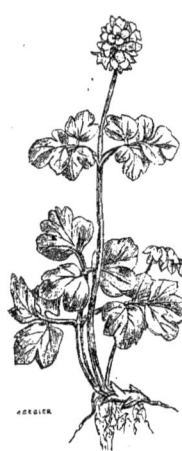

FIG. 25. — *Adoxa moschatellina.* Pied floritère.

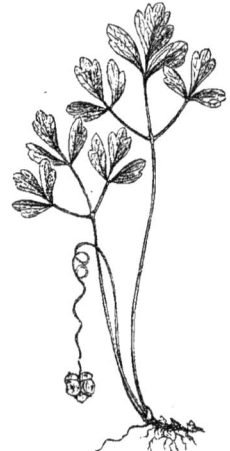

FIG. 26. — *Adoxa moschatellina.* Pied fructifère.

en spirale, se penche vers le sol et enfouit le fruit en terre, où il mûrit. Ce fruit renferme 4 à 6 noyaux dont la graine comprimée est albuminée.

Cette plante, qui est très commune en France, dans les bois, au bord des ruisseaux, habite les pays froids et tempérés de l'hémisphère boréal.

Elle doit son nom à l'odeur musquée qu'exhalent ses feuilles et ses fleurs, et que l'ammoniaque rend plus forte. Les fruits ont une odeur et une saveur qui se rapprochent, mais d'assez loin, de celle de la fraise. Ils sont du reste comestibles.

Il faut récolter la plante au printemps, quand elle fleurit, car elle meurt rapidement, et il ne reste plus que la tige souterraine.

Le rhizome est inodore et inactif. Les feuilles et les fleurs donnent, quand on les distille en présence de l'eau, une huile essentielle d'une odeur musquée fort agréable qui a valu à la plante le nom de *Musc végétal.* On a préconisé cette essence à la dose de 3 à 4 gouttes, comme succédané du musc animal, contre les accidents nerveux de l'hystérie; elle se prescrit alors sous forme de pastilles, d'oléo-saccharure, de sirop. La plante entière revêt les mêmes formes pharmaceutiques, et s'emploie dans les mêmes conditions thérapeutiques, c'est-à-dire contre

l'hystérie, les formes ataxique et adynamique de la fièvre typhoïde. Elle est aujour-
d'hui peu usitée, mais pourrait reconquérir
une place parmi les médicaments végétaux
indigènes comme antispasmodique.

Ægle Marmelos Correa (*Cratœva marmelos* L.-C. — *religiosa* Ains.). — Cette plante,
qui appartient à la famille des Rutacées,
série des Aurantiées, est un grand arbre
de 8 à 9 mètres de hauteur dont le tronc
est dressé, peu ramifié, et muni d'épines
axillaires, solitaires, ou disposées par paires, aiguës et fortes. Les feuilles sont imparipennées, à trois folioles oblongues, lancéolées, à pointe recourbée au sommet, à bords
crénelés. Les deux latérales sont plus petites que la terminale. Les fleurs, grandes,
blanches, hermaphrodites, sont disposées en
grappes axillaires. Leur réceptacle est convexe.

Calice gamosépale à 4 et 5 dents.

Corolle à 4 et 5 pétales très grands, étalés. Les étamines, très nombreuses, sont
libres, à anthères biloculaires.

L'ovaire est formé de plusieurs loges
pluriovulées. Le style est court et épais. Le
fruit est une baie de 6 à 8 centimètres de
diamètre, sphéroïde, aplatie, ou ovoïde.
L'épicarpe, lisse et dur, recouvre une pulpe
mucilagineuse formée de grandes cellules
séparées par de vastes espaces intercellulaires. Cette partie interne est divisée en
10 à 15 loges, renfermant chacune 6 à 10
graines oblongues, comprimées, à testa laineux et blanchâtre.

Cet arbre est extrêmement répandu dans
l'Inde. D'après Brandes, il existe à l'état
sauvage dans les forêts du Coromandel et
longe toute la région montagneuse au sud
de l'Himalaya. Il porte dans l'Inde le nom
de *Bel* ou *Bela*.

La partie la plus usitée est le fruit, ou
plutôt sa pulpe mucilagineuse, dont l'odeur
est fort agréable et la saveur sucrée. Par la
dessiccation, elle perd son arome, mais conserve une légère acidité.

Dans le commerce, on trouve le fruit entier, ou en tranches sèches, à couche extérieure lisse, grisâtre, recouvrant une pulpe
gommeuse, dure, de couleur brun orangé.
Examiné au microscope, ce fruit montre une
cuticule épaisse et deux couches, l'une renfermant de nombreuses cellules remplies de
gouttelettes huileuses, l'autre formée de
couches sclérenchymateuses. La pulpe est
constituée par de larges cellules. Les graines donnent, en présence de l'eau, un mucilage analogue à celui de la graine de lin.
Sur leur épiderme, des groupes de cellules
s'allongent pour former de longs poils laineux et donnent un mucilage.

Composition chimique. — Cette pulpe renferme
surtout du mucilage et de la pectine. Le premier
n'est pas coloré par l'iode, et il est constitué par

deux substances, l'une soluble dans l'eau, l'autre
ne se dissolvant pas, mais se gonflant comme la
gomme adragante, et formant un mélange glutineux
et transparent. Collas, médecin en chef de la marine à Pondichéry, avait signalé dans cette pulpe
la présence de 5 0/0 de tanin, dont Fluckiger n'a
pas trouvé de traces. Cependant, d'après Warden,
le fruit mûr ou vert, humecté avec une solution de
chlorure ferrique, donne la réaction du tanin plus
prononcée dans la partie de la pulpe qui avoisine
l'épicarpe. Le mucilage qui entoure les graines est
acide et renferme de la chaux.

Usage. — Le fruit, ou plutôt sa pulpe
constitue, quand elle est mûre, un aliment
agréable, et sous forme de sorbet, mélangée à la pulpe du tamarin, elle est fort
appréciée, même par les Européens. Elle
agit alors comme un léger laxatif, fort utile
pour combattre la constipation habituelle
accompagnée de flatulence (J.-A. Green),
et on l'a même conseillée comme prophylactique pendant les épidémies de choléra,
de façon à régulariser la fonction de l'intestin, et à éviter ainsi la constipation ou
la diarrhée (Boze). Dans la pharmacopée
de l'Inde, le fruit non mûr est regardé
comme astringent, et conseillé comme un
remède d'une valeur sérieuse dans la diarrhée atonique, la dysenterie; mûr, il le
prescrit dans la constipation habituelle. Elle
indique comme préparation :

1º *Mixture de Bela.*

Pulpe de fruit	2 parties.
Eau	4 —
Sucre	2 —

Sous forme de sorbet, ce mélange, qui
possède l'arome du fruit, agit non seulement
sur la diarrhée, mais présente encore la
singulière propriété d'être apéritif. Parfois,
il est rejeté par l'estomac trop atteint, et,
dans ce cas, on le remplace par *l'extrait*
obtenu en traitant par l'eau la pulpe, et
évaporant à consistance d'extrait mou. La
dose est de 2 à 4 grammes deux ou trois fois
par jour. Cet extrait est d'autant plus actif
que la pulpe est plus fraîche.

Dans l'industrie, la pulpe mucilagineuse
qui entoure les graines est employée pour
faire avec la chaux un mortier très tenace.

La racine, l'écorce et les feuilles passent
au Malabar pour être réfrigérantes. L'écorce
de la racine est surtout prescrite en décoction dans les fièvres intermittentes, et les
feuilles, contusées et bouillies, sont appliquées sous forme de cataplasmes contre les
ophtalmies. La décoction de l'écorce du
tronc passe pour combattre les palpitations
du cœur, et l'eau distillée des fleurs est
regardée comme alexipharmaque.

Æschynomene aspera L. (*Æ. lagenaria*
Lour.). — Cet arbrisseau, qui croît dans l'Inde
et que l'on retrouve dans une partie de
l'Asie tropicale, appartient à la famille des
Légumineuses papilionacées et à la série des

Hedysarées. Les feuilles sont imparipennées, à folioles nombreuses, linéaires, obtuses. Les fleurs, d'un brun orangé, sont disposées en grappes axillaires, lâches, pauciflores. Les bractées sont stipuliformes, et les bractéoles insérées sous les fleurs sont pressées contre le réceptacle.

Calice gamophylle, à 5 lobes rassemblés en deux lèvres, la supérieure bifide, l'inférieure trifide.

Corolle papilionacée, à pétales brièvement unguiculés; étendard orbiculaire, ailes obliques, carène obovale, légèrement incurvée.

10 étamines réunies en deux faisceaux de 5 étamines chacun.

L'ovaire est linéaire, uniloculaire, et renferme 4 à 5 ovules. Le fruit est une gousse stipitée, longue, comprimée, articulée, munie de tubercules épineux sur le milieu de chacun des articles, à bords striés, crénelés.

La tige de cette plante, qui croît sur les bords des lacs, des marais, renferme une moelle abondante formée par une réunion de cellules spongieuses, blanches, présentant une masse compacte sans apparence de fibres ligneuses. Elle sert à faire des casques légers, très mauvais conducteurs de la chaleur, et qui sont communément employés dans les pays tropicaux. On en fait encore des bouchons, des éventails, des jouets d'enfant. Aussi cet arbrisseau tend-il à devenir l'objet d'une culture assez importante. Il est désigné dans l'Inde sous le nom de *Sola*.

Les fibres de l'*Æ. cannabina* Retz, de l'Inde, servent à faire des cordes, des tissus, etc. Le papier, connu sous le nom de *papier de riz* de la Chine et de l'Inde, est fourni en grande partie par *Æ. paludosa* Roxb.

Æthusa cynapium L. (Petite Ciguë, Faux Persil, Ciguë des jardins, Persil des fous, Ache des chiens).—Plante herbacée annuelle, de la famille des Ombellifères, série des Peucédanées, qui croît dans toute l'Europe et l'Asie septentrionale, et qui peut atteindre une hauteur de 2 mètres. Sa racine est pivotante, fusiforme, blanchâtre. Sa tige est dressée, fistuleuse, rameuse, glabre, glauque, striée longitudinalement, et souvent tachée vers sa base de lignes verticales pourprées.

Les feuilles alternes sont pétiolées à la partie inférieure de la tige. Plus haut, le pétiole devient nul, et la gaine s'élargit. Le limbe est tripennatiséqué, à folioles étroites, aiguës, lancéolées, découpées elles-mêmes en segments linéaires, aigus. Ces feuilles sont lisses, luisantes et d'un vert foncé. Leur longueur moyenne est de 8 centimètres.

Les fleurs, petites et blanches, sont disposées en ombelles composées, terminales, oppositifoliées, et forment de 15 à 20 rayons étalés et inégaux. L'involucre manque le plus souvent. Les involucelles situées au *côté extérieur* de l'inflorescence sont formées de 4 à 5 bractées sétiformes, aiguës et descendantes.

Calice nul. Corolle à 5 pétales blancs avec

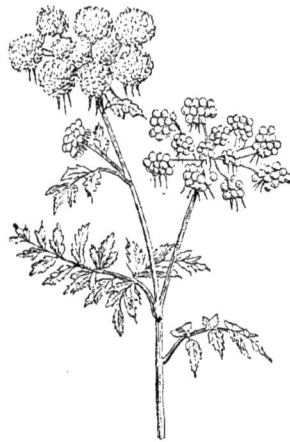

FIG. 27. — *Æthusa cynapium*. Sommité florifère.

une tache verte à la base, égaux dans les fleurs du centre, inégaux dans celles de la périphérie; les plus extérieurs sont plus développés. 5 étamines épigynes. Ovaire logé dans le réceptacle concave. Stylopodes larges, déprimés. Fruit ovoïde, globuleux, dont la coupe transversale est suborbiculaire. Les méricarpes sont un peu comprimés sur le dos, à cinq côtes proéminentes, épaisses; les vallécules ne renferment qu'une seule

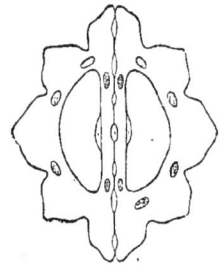

FIG. 28. — *Æthusa cynapium*. Fruit. Coupe transversale.

bandelette; la columelle est libre et bipartite.

Bien qu'elle jouisse, dit-on, de propriétés analogues à celle de la Grande Ciguë, cette plante n'est pas employée en médecine, et nous n'avons cru devoir l'étudier que parce qu'elle présente une certaine ressemblance avec le Persil, ressemblance qui peut, dans certains cas, donner lieu à des méprises dangereuses. Il importe toutefois de noter que le climat paraît influer sur ses propriétés, car elle est mangée en Russie sous forme de salade, et John Harley (*Pharm. journ.*, 27 novembre 1886) déclare même que celle qu'on récolte en Angleterre, dans les cantons de Sussex, Kent, Surrey, peut, à défaut d'autre plante aromatique, être employée comme aliment. D'après cet auteur, le plus ou moins de succulence de la plante déterminerait sa toxicité plus ou moins grande.

Dans une communication faite à la Société de pharmacie, Tanret dit n'avoir trouvé dans cette plante, ni alcaloïde, ni glucoside, ni aucun autre corps auquel on puisse attribuer l'action réputée toxique de cette plante. Les empoisonnements qu'on a mis sur le compte de la Petite Ciguë devraient donc être reportés sur celui de la Grande Ciguë, dont elle diffère peu et qu'on aurait confondue avec elle. De plus, Tanret a observé que l'acide malique, très abondant dans les racines, se trouve remplacé en grande partie dans les parties aériennes par l'acide fumarique. Quoi qu'il en soit, la Petite Ciguë doit toujours être tenue en suspicion, ne fût-ce qu'à cause de sa ressemblance avec la Grande Ciguë.

On peut distinguer le Persil de la Petite Ciguë aux caractères suivants :

Persil. — Odeur aromatique agréable. Tige verte, unie, sans cannelures ni taches ou lignes pourprées. Feuilles deux fois divisées, à lobes dentés cunéiformes. Fleurs jaunes.

Æ. cynapium. — Odeur nauséabonde. Tige verte, glauque, sillonnée de petites lignes rougeâtres. Feuilles à folioles étroites, aiguës, dentées. Fleurs blanches. Enfin ses involucelles unilatérales et pendantes sont caractéristiques.

Quant au Cerfeuil, il se distingue par son odeur forte, aromatique, ses feuilles tripennées, son involucelle, qui entoure complètement les fleurs, son fruit étroit, allongé, cylindrique. L'intoxication, qu'elle soit due à la Petite ou à la Grande Ciguë, est caractérisée par les phénomènes suivants : chaleur à la gorge, soif intense, vomissements, dyspnée, pouls fréquent, petit, délire. Elle est combattue par les vomitifs et les purgatifs.

Agaric blanc. — Cet Agaric est le *Polyporus officinalis* de Fries, — *Boletus Laricis* L., champignon hyménomycète du groupe des Polypores. Il croît sur les troncs âgés des Mélèzes et se rencontre communément dans les forêts du Dauphiné, en Carinthie et en Circassie.

Il forme des masses oblongues, renflées en massue de la grosseur du poing, recouvertes par une partie corticale rude, dure, jaunâtre, ligneuse, marquée en dessus de lignes annulaires colorées indiquant l'âge du champignon. La partie interne est blanche, légère, spongieuse, criblée de petits trous, qui sont les orifices des tubes verticaux juxtaposés constituant la base du champignon. Dans le commerce, ce champignon se trouve dépouillé de sa partie corticale, en blocs irréguliers blancs.

L'odeur de ce champignon est à peu près nulle. Sa saveur, d'abord douceâtre, devient ensuite amère et d'une âcreté considérable. Quand on le pulvérise, il irrite fortement la gorge.

Composition chimique. — D'après Schmieder, (*Archiv. d. pharm.*), ce champignon renferme *Agaricol* $C^{16}H^{13}OH$, de la cholestérine, l'alcool cétylique, un acide isomère de l'acide ricinolique de la formule $C^{18}H^{34}O^3$, plusieurs résines, un alcool aromatique de la formule $C^9H^{12}O$, une substance azotée, probablement un albuminoïde, et des acides succinique et malique.

Usages. — L'Agaric blanc est un purgatif drastique très violent que l'on employait autrefois contre la goutte. On le prescrit à la dose de 25 centigrammes à 2 grammes, pour

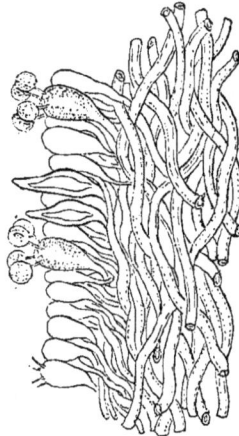

Fig. 29. — Agaric blanc (*Poliporus officinalis*). Coupe longitudinale de la région hyméniale.

arrêter les sueurs nocturnes profuses des phtisiques. L'effet s'atténue au bout de quelques jours. Le principe actif ou *Agaricine* (Amanitine, etc.) se donne dans les mêmes conditions à la dose de 4 à 5 milligrammes, et en augmentant progressivement tant que la tolérance se fait. L'Agaricine ne déterminerait jamais de diarrhée, comme l'Agaric lui-même.

Agati Grandiflora Desv. (*Æschynomene grandiflora* L., — *Sesbania grandiflora* Pers.). — Arbre de la famille des Légumineuses papilionacées, série des Hédysarées, originaire de l'Amérique tropicale, cultivé dans tous les jardins de l'Inde et complètement naturalisé. Son tronc acquiert en peu d'années une hauteur de 9 à 10 mètres, mais il meurt ensuite. Les feuilles sont composées, abruptipennées, accompagnées de 2 stipules lancéolées. Les folioles, au nombre de 21 paires, sont ovales-oblongues, de 3 à 4 centimètres de longueur. Les fleurs sont grandes, blanches ou rouges, disposées en grappes axillaires pauciflores (2 ou 4 fleurs). Calice campanulé, à deux lèvres peu distinctes. Corolle papilionacée, analogue à celle d'*Æschynomene aspera*. 10 étamines diadelphes (9 et 1).

Le fruit est une gousse stipitée, pendante, longue de 30 à 35 centimètres, linéaire, contractée et comprimée dans l'intervalle des graines, mais non articulée.

Usages. — Les feuilles ont une saveur acide et astringente. Celle des fleurs est mucilagineuse et amère. Leur suc est un remède populaire dans l'Inde contre le coryza et la migraine. On l'introduit dans les narines, où il détermine une abondante sécrétion qui enlèverait la douleur et la sensation de pesanteur qui existe dans les sinus frontaux. Les fleurs bouillies dans l'eau sont comestibles. Les feuilles passent pour être apéritives.

La racine de la variété à fleurs rouges, mise en pâte avec de l'eau, sert en application contre les rhumatismes. Son suc, mélangé au miel, est prescrit à la dose de 1 à 2 tôlas (13 à 26 grammes) comme expectorant, dans les catarrhes.

L'écorce du tronc est fissurée longitudinalement, d'un brun grisâtre à l'extérieur, à suber très développé. Les fissures sont remplies de petites masses concrètes d'une gomme rouge quant elle est fraîche, mais qui noircit à l'air. La partie intérieure de l'écorce est rouge et remplie également de gomme. Cette gomme est soluble en partie dans l'eau, en partie dans l'alcool, en laissant un résidu gélatineux. Elle est astringente et paraît être analogue au Kino. C'est elle qui communique à l'écorce sa saveur astringente et *non amère*. Elle peut donc être employée comme astringente sous forme de poudre ou de décoction.

Agaves. — Les Agaves appartiennent à la famille des Amaryllidacées. Leur port rappelle beaucoup celui des aloès, dont ces plantes portent communément le nom, mais à tort, car elles en sont nettement séparées. Dans la première période de végétation des Agaves, période qui est fort longue, les feuilles forment à la base de la tige, très courte, une rosette. Elles sont alternes, concaves sur leur face interne, convexes sur l'autre, larges, charnues, à sommet aigu, rigide, à bords munis de dents dures, épineuses.

Au bout d'un temps généralement assez long, ce qui a même fait dire que ces plantes ne fleurissent que tous les cent ans, du milieu des feuilles s'élève avec rapidité une hampe portant à sa partie supérieure des fleurs disposées en cymes multiflores. Elles sont hermaphrodites et régulières.

Le périanthe est tubuleux, verdâtre ou coloré, à 6 divisions égales.

6 étamines insérées sur le tube, libres, exsertes. Ovaire infère à 3 loges multiovulées, terminé par un style long, creux, à stigmate trilobé ou trigone.

Le fruit est une capsule à 3 loges à déhiscence loculicide. Les graines sont nombreuses et albuminées.

Les Agaves ne fournissent aucun produit à la thérapeutique, bien qu'une espèce, l'*A. fœtida*, donne un extrait ayant quelque ressemblance avec l'aloès, et employé parfois dans la médecine vétérinaire sous le nom d'*Aloès caballin*. Mais il n'en est pas de même pour l'industrie.

Les feuilles renferment des fibres textiles qui servent, sous le nom de fils de *pitte* ou d'aloès, à fabriquer des hamacs, des nattes, etc. Ce sont surtout les feuilles des *A. americana* et *mexicana* L. que l'on emploie ainsi. Ces fibres sont grossières, dures, peu résistantes à la traction ; quand on les traite par le procédé Vétillard, elles montrent des fibres épaisses, terminées en pointe arrondie ou aiguë, à large canal central, colorées en jaune. Sur une coupe transversale les cellules sont polyédriques, à parois épaisses, à cavité centrale, large.

Les feuilles du centre de la rosette donnent par expression un suc sucré qui, soumis à la fermentation, fournit la boisson favorite des Mexicains, le *Pulque* ou *Poulque*. Ce suc frais présente une densité variant de 1.029 à 1.042 et renferme :

Sucre.	9,553
Gomme et albumine soluble. . .	0,540
Sels.	0,726
Eau	89,181

Il tient, en outre, en solution des matières résineuses, grasses, albuminoïdes, de l'amidon, de la dextrine et du glucose. Ce liquide est donc dans les meilleures conditions pour subir la fermentation alcoolique. Pour provoquer cette fermentation, on le verse dans des peaux de bœufs suspendues, les poils en dehors, à un cadre de bois. Les peaux sont tapissées de cryptococcus ou ferment, résidu des premières opérations, et au bout de quelques heures la fermentation est achevée.

Le Pulque est avant tout une liqueur alcoolique riche en acide carbonique, mais dans laquelle la proportion d'alcool varie beaucoup. C'est à l'alcool que sont dues les propriétés stimulantes et toniques réelles de cette sorte de bière à laquelle les natifs attribuent un grand nombre de vertus médicales, ce qui leur est souvent un prétexte pour en ingérer des quantités suffisantes et au delà pour amener l'ivresse. On prétend que l'usage habituel de cette boisson amène une éruption cutanée très difficile à guérir.

Le suc récent évaporé et non soumis à la fermentation constitue le *miel de Maguey*, qui est au Mexique l'objet d'un commerce considérable.

Agripaume. — Le *Leonurus cardiaca* L. (Cardiaque, Cardiaire, Herbe aux tonneliers) est une plante herbacée vivace de la famille des Labiées, que l'on rencontre dans les endroits pierreux et incultes, et qui est caractérisée par une tige de 90 centimètres à 1ᵐ, 20 et plus, par des feuilles profondément découpées, celles de la base palmatipartites, celles du sommet divisées seulement en

2 ou 3 languettes. Fleurs roses, ponctuées de pourpre. Calice à 5 dents. Corolle à lèvre inférieure trilobée, le lobe moyen plus grand, s'enroulant sur lui-même peu de temps après l'épanouissement. Ovaire et fruit des Labiées.

Cette plante, usitée jadis contre la cardialgie des enfants, d'où le nom de Cardiaque qu'elle porte, est, comme la plupart des Labiées, tonique et excitante sous forme d'infusion (30 grammes pour un litre d'eau bouillante). Elle est du reste inusitée.

Agrimonia Eupatoria L. (*A. Orientalis* T. — *A. repens* L.) — L'Aigremoine Eupatoire, de la famille des Rosacées, série des Agrimoniées, est commune dans les forêts, les haies, les buissons de nos contrées, et se retrouve en Asie et dans le nord de l'Amérique.

Sa tige herbacée, qui peut atteindre 80 centimètres de hauteur, est dressée. Les feuilles sont alternes, composées, imparipennées, à folioles ovales, lancéolées, aiguës, dentelées en scie sur les bords. Elles sont accompagnées à leur base par deux stipules latérales, incisées, reliées au pétiole.

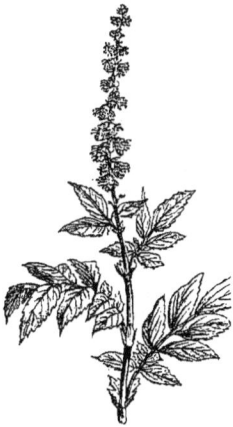

FIG. 30. — *Agrimonia eupatoria.* Sommité florifère.

Les fleurs, jaunes, qui apparaissent de juin à août, sont petites, hermaphrodites, régulières, et disposées en grappes terminales allongées, à bractées alternes.

Calice à 5 sépales aigus, persistants, hérissés de dents crochues.

Corolle à 5 pétales alternes, étalés.

Étamines variant en nombre, de 5 dans

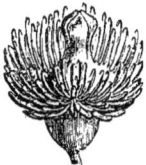

FIG. 31. — *Agrimonia eupatoria.* Fruit.

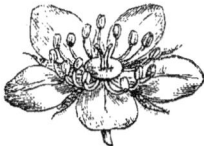

FIG. 32. — *Agrimonia eupatoria.* Fleur.

l'espèce sauvage à 15 et 20 dans l'espèce cultivée, à filets libres, munis en dehors d'un disque qui double le réceptacle.

Les carpelles, — 2 ou 3, — insérés au fond du réceptacle, sont formés chacun d'un ovaire libre, uniloculaire, uniovulé, surmonté d'un style qui sort par l'ouverture du disque.

Le fruit est constitué par 2 ou 3 achaines entourés par le réceptacle et couronnés par le calice. Cet ensemble protecteur est sec et non charnu et recouvert d'aiguillons épais et raides. La graine est dépourvue d'albumen.

Cette plante, peu odorante, acquiert cependant dans certaines variétés une odeur rappelant celle de la fraise. Sa saveur est amère, un peu aromatique. Elle renferme surtout du tanin, qui lui communique des propriétés astringentes peu marquées et une petite quantité d'huile essentielle.

Elle sert à préparer des gargarismes destinés à traiter les angines simples à leur début et les amygdalites.

En résumé, les usages thérapeutiques de l'aigremoine sont peu marqués, et elle est remplacée avantageusement par les autres végétaux astringents indigènes, qu'il est tout aussi facile de se procurer, les feuilles de ronce, par exemple.

Ail. — L'Ail, *Allium sativum* L., appartient à la famille des Liliacées, à la série des Hyacinthées. Cette plante, répandue partout, originaire, croit-on, de la Songarie, est vivace. Son bulbe est composé d'un axe très court, portant à la partie inférieure des racines fibreuses, et sur le plateau des restes de feuilles dans l'aisselle desquelles se trouvent des *bulbilles* ou *gousses*, ovoïdes, un peu arquées, composées d'un petit nombre d'écailles charnues, blanches et épaisses. Les rameaux aériens portent des feuilles alternes, linéaires, d'un vert glauque, munies d'une gaine cylindrique blanchâtre.

Les fleurs, entourées par une grande bractée, forment au sommet des rameaux une fausse ombelle

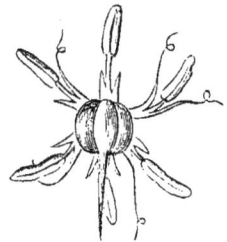

FIG. 33. — Fleur d'ail.

arrondie ; elles sont souvent entremêlées de bulbilles ovoïdes d'un rouge pourpré.

Le périanthe est formé de 6 folioles pétaloïdes, persistantes, marcescentes, un peu connées à la base, oblongues, étroites, concaves.

Les étamines, au nombre de 6, sont hypogynes et libres.

L'ovaire est libre, à trois loges pluriovulées, déprimé au centre, d'où s'élève un style filiforme persistant. Le fruit est une capsule trigone, loculicide, dont les loges renferment chacune une seule graine anguleuse, à tégument coriace.

L'ail se propage par graines ou mieux par ses bulbilles, que l'on met en terre en novembre, dans le midi de la France, en mars dans le nord. Une *tête d'ail* renferme de

10 à 16 bulbilles, qui donnent chacune une plante.

Composition chimique. — L'ail renferme une essence que l'on obtient en le distillant avec l'eau. Elle est brune, fétide, plus lourde que l'eau, et constituée, pour la plus grande partie, par du sulfure d'allyle ($C^6H^5)^2S$, que l'on obtient pur en traitant par le potassium, l'essence jaunâtre, qui passe quand on rectifie l'essence brute, et distillant de nouveau. Outre ce sulfure, l'essence renferme de l'oxyde d'allyle et un excès de soufre. L'ail contient aussi du mucilage et du sucre.

Usages. — L'ail est avant tout un condiment dont on connaît l'odeur si désagréable pour certaines personnes, et qui est de plus fort indigeste.

En médecine, c'est une des cent et une substances qu'on a préconisées contre la rage, au moins en Russie. Dans la médecine populaire, on lui attribue des propriétés vermifuges, et on fait manger aux enfants soit une sorte d'*aïoli*, soit des mets extrêmement chargés d'ail. Il est possible que l'essence sulfurée agisse réellement sur les ascarides et que l'indigestion produite amène avec les selles l'évacuation de ces hôtes incommodes.

Comme topique, l'ail peut produire une légère vésication. Aussi l'a-t-on employé contre les rhumatismes sous forme de cataplasmes. Notons, en passant, un usage singulier de l'ail : introduit dans le rectum, il provoque un accès de fièvre éphémère utilisé pour demander et obtenir une entrée à l'infirmerie par les individus sous les armes ou les prisonniers. Mais, en somme, aucune application thérapeutique sérieuse n'en a encore été faite. Indiquons en passant que l'odeur fort désagréable qu'il communique à l'haleine peut être en partie neutralisée quand on mâche des feuilles de persil ou de cerfeuil.

Ailanthus glandulosa Desf. — L'Ailanthe glanduleux, Faux Vernis du Japon, est un grand arbre originaire de la Chine et cultivé aujourd'hui dans toute l'Europe, qui appartient à la famille des Rutacées, série des Quassiées. Son tronc, qui peut acquérir des dimensions considérables en diamètre, est recouvert d'une écorce rugueuse, grise, fendillée en long.

Les feuilles sont alternes, imparipennées, de 40 à 50 centimètres de longueur, à 12 ou 15 paires de folioles ovales-aiguës, cordées à la base, aiguës au sommet, régulièrement dentées, membraneuses.

Les fleurs polygames sont verdâtres, petites et disposées en grappes de cymes.

Calice court, quinquéfide.

Corolle à 5 pétales étalés, concaves à la base et velus.

Disque à 10 lobes, déprimé dans la fleur mâle, plus élevé dans la fleur femelle, et glanduleux.

10 étamines insérées à la base du disque, libres. Le gynécée des fleurs femelles est formé de 3 à 5 ovaires libres, à une seule loge renfermant un seul ovule; 3 à 5 styles adhérant les uns aux autres par leurs bords internes.

Le fruit est une samare allongée, de 3 centimètres de longueur sur un centimètre de largeur, munie d'une aile à chacune de ses extrémités et recouvrant en son milieu une graine dont l'albumen est peu abondant. Les

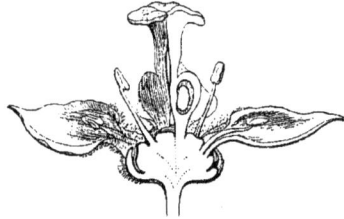

FIG. 34. — *Ailanthus glandulosa.* Fleur. Coupe longitudinale.

fruits sont d'abord verts, puis jaunes, et enfin d'un rouge plus ou moins vif.

L'Ailanthe glanduleuse, qu'il ne faut pas confondre avec le véritable Vernis du Japon, le *Rhus vernix*, est plantée aujourd'hui dans tous nos jardins et sur nos boulevards, en raison de sa croissance très rapide et de la facilité avec laquelle elle s'accommode de tous les terrains. Son tronc fournit un bois assez beau et qui n'est attaqué que rarement par les insectes. C'est qu'il exhale par toutes ses parties une odeur désagréable et même nauséeuse, qui dans les fleurs devient insupportable.

En Chine, cependant, on en distingue deux variétés, l'une odorante, l'autre fétide.

La partie employée est l'écorce de la racine, dont la saveur est amère, nauséeuse ; d'après Payen, elle renferme : oléorésine, essence âcre, essence aromatique, résine, et, en outre, du mucilage en quantité tellement considérable que la décoction est visqueuse et filante comme celle de la graine de lin.

Thérapeutique. — Cette écorce a une saveur amère et nauséeuse. A doses élevées, elle agit comme hyposthénisante, et peut même devenir toxique. Elle a été préconisée comme anthelminthique, antidiarrhéique et antidysentérique.

Hetet, pharmacien en chef de la marine, l'a expérimentée contre le ténia, et dit en avoir obtenu de bons résultats, à la dose de 1 gramme de poudre tous les jours, pendant sept ou huit jours, en faisant suivre ce traitement de l'administration d'une dose d'huile de ricin pour expulser l'helminthe. Quand la dose est plus élevée, la poudre devient vomitive à la façon de l'ipéca et purgative.

Elle a été conseillée contre la dysenterie par Dugat et quelques médecins de la marine française, en combinant son administration avec la diète lactée et le riz. On la prescrit sous forme d'infusion, d'extrait alcoolique.

L'infusion se prépare avec 50 grammes d'écorce fraîche et 950 grammes d'eau bouillante. La dose est d'une cuillerée à café matin et soir (Giraud). Avec l'écorce sèche, la dose doit être doublée.

Dans la diarrhée chronique, le lavement avec 250 grammes d'infusion donne de bons résultats (Dujardin-Beaumetz).

En applications externes, on pourrait employer comme révulsif et même comme vésicant la résine âcre que l'on extrait par l'éther des feuilles et des racines. D'après Caraven-Cachin (*Revue des eaux et forêts*), les feuilles sont toxiques, au moins pour les oiseaux de basse-cour, car, après leur avoir fait ingérer des feuilles hachées, il vit des canards succomber rapidement. La mort paraissait être due à l'inflammation du tube digestif par le sucre résineux âcre qui existe dans les feuilles et les jeunes pousses. Les jardiniers savent du reste depuis longtemps que, lorsqu'ils coupent ces arbres et manient leurs feuilles, ils sont exposés à être atteints d'une éruption pustuleuse ou vésiculeuse provoquée par ce principe volatil et âcre.

C'est cependant sur ces feuilles que vit un papillon, le *Bombyx cynthia*, qui donne une soie plus forte que celle du ver à soie ordinaire, mais moins belle et moins brillante.

En résumé, l'écorce d'*A. glandulosa* est un médicament qui, bien manié, peut rendre des services réels, mais qui demande une grande circonspection dans la pratique et le mode d'administration.

2° *A. excelsa* Roxb. — Cet arbre, qui croît dans l'Inde, dans les forêts sèches du Carnatic, à la base de l'Himalaya, fournit à la thérapeutique indienne son écorce et ses feuilles.

L'écorce est épaisse, à surface interne jaune. Dans l'eau, elle devient glutineuse à la surface. Son odeur est âcre et désagréable. Sa saveur est très amère.

M. Daji en a séparé une substance à laquelle il a donné le nom d'*acide ailantique*, qui est d'un brun rougeâtre, très amer, et forme une masse déliquescente, de consistance cireuse, très soluble dans l'eau, moins dans l'alcool et l'éther, insoluble dans le chloroforme et le benzol.

A Bombay, cette écorce et les feuilles sont en grande réputation comme tonique, surtout pour combattre la débilité qui succède à la parturition, et même comme fébrifuge (Dymock).

3° *A. malabarica* DC. — Grand arbre de Ceylan, du Malabar, du Concan.

Son écorce a une saveur agréable et légèrement amère. Elle est épaisse et remplie de petits granules rouge foncé, probablement de nature résineuse, mais qui cependant sont insolubles dans l'éther, l'alcool et l'eau. Cette écorce donne par incision une résine odorante connue dans l'Inde sous le nom de *muttee pal* ou *matti-paul*.

D'après Broughton, elle est de couleur grise ou brun foncé, plastique, opaque, d'odeur agréable. Celle du commerce renferme beaucoup d'impuretés. Quand elle est pure, cette résine est molle, soluble dans l'alcool, qui, par évaporation, donne une substance demi liquide, visqueuse, transparente, d'un brun clair. Quand on la brûle, elle dégage une odeur agréable qui la fait employer comme l'encens.

Réduite en poudre, cette résine, mélangée au lait, est donnée à petites doses dans la dysenterie et la bronchite. On emploie aussi contre la dysenterie le fruit trituré avec celui du manguier et mélangé au riz. Le suc de l'écorce fraîche, à la dose de 30 grammes, additionné de 30 grammes de lait caillé, passe aussi pour un remède excellent contre la dysenterie (Dymock, *loc. cit.*).

Airelle myrtille. — Le *Vaccinium myrtillus* L. est un petit sous-arbrisseau de la famille des Éricacées qui croît dans les endroits montueux, ombragés et un peu humides. Les tiges traçantes émettent à la partie inférieure des racines adventives, et par leur partie supérieure donnent naissance à des tiges grêles, dressées, rameuses, de 30 à 60 centimètres de hauteur. Les feuilles sont alternes, brièvement pétiolées, ovales, elliptiques, dentées en scie sur les bords, d'un vert pâle, caduques et glabres.

Fig. 35. — Airelle myrtille. Rameau.

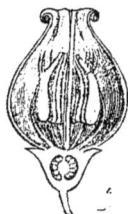

Les fleurs, hermaphrodites, régulières, solitaires à l'aisselle des feuilles, apparaissent

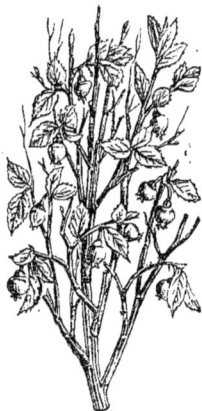

Fig. 36. — Airelle myrtille. Fleur. Coupe longitudinale.

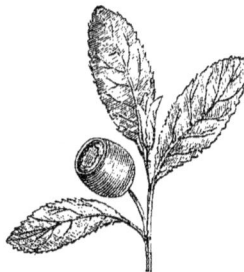

Fig. 37. — Airelle myrtille. Fruit.

au printemps et quelquefois aussi en automne. Elles sont brièvement pédonculées, verdâtres ou rougeâtres. Le réceptacle est concave en forme de sac.

Calice petit à 4 dents courtes.

Corolle gamopétale, urcéolée, en forme de petit grelot, à 4 divisions très courtes au sommet et révolutées.

8 étamines libres, incluses, à filets courts, à anthères biloculaires, allongées, s'ouvrant au sommet par des pores, et pourvues sur le milieu de leur hauteur de 2 cornes se redressant lors de l'épanouissement.

Ovaire infère, logé dans la concavité du réceptacle, à 4 loges pluriovulées, et couronné d'un disque épigyne. Style partagé au sommet en 4 lobes stigmatifères.

Le fruit est une baie de la grosseur d'une petite groseille, glabre, lisse, couverte d'une poussière glauque. Il est de couleur noir bleuâtre très foncé, et surmonté à sa partie supérieure des cicatrices du périanthe et du style.

Les graines sont jaunâtres, nombreuses et albuminées.

Ces fruits sont acidulés, légèrement sucrés et agréables. Ils sont connus sous les noms de *bluets, lucets, maurets,* et sont mangés tels quels ou servent à faire des sirops, des conserves et des confitures. On les regarde comme rafraîchissants.

Le suc rougeâtre qui renferme du sucre tache fortement la peau et le linge, aussi l'emploie-t-on pour teindre en rouge ou en violet et même, additionné d'alun, pour colorer artificiellement les vins. D'après A. Gautier, on peut dans ce cas reconnaître sa présence en traitant 2 centimètres cubes de vin collé par 6 à 8 centimètres cubes d'une solution de carbonate de soude au 200°.

Le mélange, gris jaunâtre, légèrement violacé, prend une teinte rousse quand on le chauffe, passe au violet bleuâtre en présence de l'acétate d'alumine étendu, et enfin le borax lui communique une teinte grise avec une pointe de lilas. De plus, en traitant le vin par l'alun et le carbonate de soude, on obtient une laque vert clair, légèrement bleutée et rosée. La liqueur filtrée est vert bouteille avec une pointe de marron. En ajoutant son volume d'ammoniaque (100/0 d'eau), on obtient une coloration gris jaunâtre.

Les rameaux et les feuilles renferment une grande proportion de tanin qui les fait administrer comme astringents et antidiarrhéiques.

La poudre se donne à la dose de 4 grammes toutes les deux ou trois heures, l'extrait 1 à 2 grammes en pilules.

La teinture des baies (100 pour 1,000 d'alcool à 50°), à la dose d'un verre à liqueur par jour.

Le sirop (5 d'extrait, 1,000 de sirop), 2 à 6 cuillerées à bouche par jour.

D'après Zwenger, le principe actif de l'airelle serait l'acide quinique.

2° AIRELLE PONCTUÉE (*Vaccinium vitis idæa* L.) C'est un petit arbuste de 20 à 30 centimètres de hauteur qui habite les pâturages montueux de l'est de la France. Les feuilles sont chargées de petites ponctuations brunes. Ses fleurs sont disposées en grappes penchées, terminales. Les anthères sont dépourvues d'appendices filiformes. Les baies sont rouges.

Claassen a signalé dans cette plante la présence de l'*arbutine.*

Les feuilles sont astringentes et peuvent être utilisées comme celles de l'espèce précédente.

Les baies sont également acidules, amères et rafraîchissantes.

3° V. MACROCARPON L. — Cette espèce, qui se trouve dans l'Amérique du Nord, a été analysée par Claassen (*Amer. Journ. of Pharm.*, 1886, p. 321), qui a trouvé dans toutes ses parties un glucoside incristallisable, amer, auquel il a donné le nom d'*Oxycoccine.* C'est une masse extractive brun jaunâtre, qui par la dessiccation donne une poudre brun clair. Elle se dissout dans l'eau, l'alcool, et fort peu dans l'éther et le chloroforme. Elle ressemble à l'Arbutine, particulièrement par la coloration bleue qu'elle donne avec l'acide phosphomolybdique et l'ammoniaque. En présence des acides dilués bouillants, ce glucoside se dédouble en glucose et en une substance encore inconnue. Les propriétés de cette plante sont les mêmes que celles des espèces précédentes.

Quant à l'*Airelle bourbeuse*, V. *uliginosum* L., ses fruits donneraient, dit-on, par la fermentation, une liqueur alcoolique dangereuse, et présenteraient de plus des propriétés narcotiques.

Ajowan. — Sous les noms hindous d'Ajwain, Ajwan, Ajowan, on désigne l'*Ammi copticum* de Linné (*Ptychotis coptica* et *P. Ajowan*, DC. — *Carum copticum* Benth), de la famille des Ombellifères, série des Carées. — C'est une plante annuelle dont la tige est dressée, haute de 60 à 90 centimètres, à branches alternes, lisses, un peu striées.

Les feuilles sont éparses, décomposées, les supérieures moins divisées et à segments linéaires.

Fleurs blanches en ombelles terminales, dressées, à 6 à 8 rayons, portées sur des pédoncules inégaux. Involucre et involucelles à 5 et 8 bractéoles, linéaires, inégales.

Organisation florale des Ombellifères.

Les fruits varient beaucoup. Les plus gros ont 2 millimètres et les plus petits 1 millimètre de long. Ils sont ovales, d'un brun grisâtre, et couverts de petits tubercules. Méricarpes à 5 côtes proéminentes. Vallécules d'un brun foncé, munies chacune d'une seule bandelette. 2 bandelettes sur la face commissurale.

Cette plante est cultivée dans l'Inde, en Égypte, en Perse, pour ses fruits, la seule partie qui soit employée. Quand on les écrase, ils exhalent une forte odeur de thym; leur saveur est aromatique et piquante.

Composition chimique. — Les fruits renferment de 6 à 15 0/0 d'une huile essentielle, d'odeur agréable, d'une densité de 0,896. A la surface de l'eau distillée, on recueille en même temps une matière cristalline que l'on prépare à Oojéïn et dans l'Inde centrale en exposant, à température basse, l'essence à l'évaporation spontanée.

Stenhouse et Haynes ont montré son identité avec le Thymol du thym vulgaire. On l'extrait plus facilement en agitant l'essence avec une solution caustique que l'on neutralise ensuite.

L'essence débarrassée du thymol bout à 172°, renferme du cymène $C^{10}H^{14}$ et ne paraît pas contenir d'hydrocarbure de la formule $C^{10}H^{16}$. Le résidu débarrassé du cymène contient une autre substance de la classe des phénols (*Pharmacographia,* p. 308).

Usages. — L'Ajowan est employé dans l'Inde comme stimulant, carminatif et antispasmodique. On le prescrit dans les coliques flatulentes, la dyspepsie atonique, la diarrhée. On l'a même indiqué dans le choléra. L'eau distillée, qui est inscrite à la *Pharmacopée de l'Inde,* est usitée comme carminative et comme véhicule des médicaments nauséeux. Sa saveur est brûlante, aussi est-il nécessaire de la diluer. L'huile volatile peut être substituée au Thymol, dont elle possède toutes les propriétés antiseptiques. Sa dose à l'intérieur est de 1 à 3 gouttes sur du sucre ou en émulsion.

Ces fruits sont importés en grande quantité en Europe, où leur essence est substituée le plus souvent à celle du thym.

Alangium decapetalum Lamk. (*A. acuminatum* Wigth et Arn. — *Grewia salvifolia* L. F.). — C'est un grand arbre toujours vert, de la famille des Combrétacées, qui peut acquérir une hauteur de 30 mètres et plus, à bois blanc très dur; ses feuilles sont alternes, persistantes, pétiolées, dépourvues de stipules, oblongues, dentées, brièvement acuminées au sommet et penninerves.

Les fleurs, blanchâtres, régulières et hermaphrodites, forment des cymes axillaires. Le réceptacle est concave.

Calice court, à 10 dents.

Corolle à 10 pétales, étroits, allongés, ressemblant à un ruban, d'abord dressés, puis réfléchis et révolutés.

Etamines au nombre de 30 ou 40, à filets libres, glabres.

Ovaire infère logé dans la concavité du réceptacle, à une seule loge uniovulée. Il est surmonté d'un disque épigyne, du centre duquel s'élève le style simple, à stigmate renflé.

Le fruit est une drupe globuleuse couronnée par le calice persistant, à 10 côtes peu saillantes. Le noyau peu épais renferme une graine albuminée.

Cet arbre habite les régions tropicales de l'Asie, de l'Océanie et de l'Afrique. Ses rameaux deviennent parfois épineux.

A. hexapetalum Lamk. diffère par le nombre de ses sépales et de ses pétales, qui est de 6 ou 7.

Usages. — L'écorce de la racine est, d'après M. Sheriff, un émétique très efficace à la dose de 3 grammes. A doses moins élevées, elle est nauséeuse et fébrifuge. Elle est amère. C'est un excellent succédané de l'ipéca, fort utile dans tous les cas où ce dernier peut être employé, excepté toutefois dans la dysenterie. Comme vomitif, diurétique et fébrifuge, la dose est de 40 à 60 centigrammes; comme altérant, elle est de 10 à 30 centigrammes.

On l'administre aussi dans l'Inde pour combattre la lèpre, mais c'est un des nombreux médicaments qui peuvent avoir une action plus ou moins heureuse sur l'état général, sans modifier en rien la manifestation extérieure.

Les feuilles, mises sous forme de cataplasmes, sont usitées pour calmer les douleurs rhumatismales.

Les fruits sont comestibles, mais peu estimés.

Alchemille vulgaire. — L'*Alchimilla vulgaris* L. (Mantelet-de-Dame, Pied-de-Lion, de Lapin Porte-Rosée, Sourbeirelle) est une plante herbacée, vivace, qui croît dans nos régions et qui se retrouve dans les Alpes. Elle est rangée dans la famille des Rosacées, série des Agrimonées.

Ses rameaux sont minces, de 20 à 30 centimètres de hauteur.

Les feuilles sont alternes, accompagnées à leur base de 2 stipules en gaine. Elles sont réniformes à 5, 7 et 9 lobes peu profonds, dentés sur les bords. Leur pétiole devient de plus en plus court et, au sommet de la tige, il est presque nul. Ces feuilles sont d'un vert jaunâtre en dessus, blanchâtres à la face inférieure.

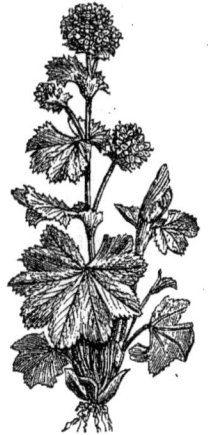

Fig. 38. — Alchemille vulgaire.

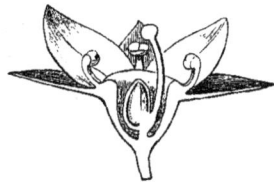

Fig. 39. — Alchemille vulgaire. Coupe verticale de la fleur.

Les fleurs, petites, verdâtres, forment des cymes ramifiées, hermaphrodites. Le réceptacle est concave et muni sur les bords d'un disque glanduleux en forme de bourrelet.

Ces fleurs n'ont pas de corolle. En effet,

on trouve extérieurement un calicule formé de 4 bractées et un calice à 4 sépales valvaires.

Etamines au nombre de quatre, libres, insérées sous le disque, alternes avec les sépales.

L'ovaire libre, inséré au fond du réceptacle sur un pied court, est à une seule loge uniovulée ; sur le côté il porte un style simple, exserte, à stigmate renflé.

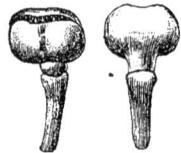

Fig. 40. — Alchemille vulgaire. Etamine vue par la face et le dos.

Le fruit est un achaine entouré par le réceptacle ; la graine n'est pas albuminée.

Usages. — Cette plante, à laquelle on attribue la propriété de raffermir les organes sexuels, n'est en réalité que légèrement astringente par ses feuilles, qui renferment une petite proportion de tanin. Elle entrait autrefois dans la composition des espèces vulnéraires, dites *Thés suisses,* dont l'infusion passe, dans la médecine populaire, pour guérir les contusions et les blessures.

Ces propriétés se retrouvent dans *A. Alpina* L., qui croît dans les Vosges, les Alpes, les Pyrénées, et dans *A. Aphanes* Scop., qui diffère botaniquement des espèces précédentes par le nombre de ses étamines, qui est de 1 à 2, et parce qu'elle est annuelle. C'est une plante des lieux sablonneux et secs.

Aletris farinosa L. — Cette plante, originaire de l'Amérique septentrionale, appartient à la famille des Liliacées. Elle est vivace, herbacée, à rhizome horizontal non bulbeux, à feuilles étroites, radicales, sessiles, disposées en forme d'étoiles, de 10 centimètres de longueur environ, à nervures parallèles, à bords entiers, lancéolées, aiguës, lisses.

La hampe florale, de 50 à 60 centimètres de hauteur, est munie d'un petit nombre d'écailles. Elle porte à la partie supérieure des grappes composées de fleurs blanches. Le réceptacle, légèrement creusé en forme de coupe, porte sur ses bords un périanthe composé de deux verticilles alternes de trois folioles chacun, égales, et recouvertes de poils blancs, pulvérulents, ressemblant à la farine, d'où le nom donné au genre (Ἄλετρις, qui fait de la farine).

Les étamines incluses sont au nombre de six, à filets réunis à la base, libres au même niveau que les divisions du périanthe, et supportant des anthères sagittées et introrses.

L'ovaire, à demi engagé dans la coupe réceptaculaire, est à trois loges renfermant dans leur angle interne des ovules nombreux, anatropes et bisériés. Le style terminal, trigone, est découpé à son extrémité stigmatifère en trois lobes peu marqués.

Le fruit est une capsule recouverte par le périanthe persistant, ayant la forme d'une pyramide triangulaire et s'ouvrant en trois valves dans la partie libre.

Les graines sont nombreuses, oblongues, arquées. Les fleurs apparaissent en juin et juillet.

Le rhizome est la seule partie employée et qui ait été inscrite sur la liste des produits secondaires de la pharmacopée des Etats-Unis, etc. Il a 5 à 7 centimètres de longueur sur 8 millimètres d'épaisseur, est concave à la surface supérieure et recouvert de fibres ou d'écailles vertes des feuilles. A la partie inférieure, convexe, se trouvent de nombreuses racines de 5 à 7 centimètres de longueur, les plus anciennes noirâtres extérieurement, les plus jeunes blanchâtres et molles. A l'intérieur, ce rhizome est blanc. Son odeur est nulle, sa saveur, d'abord mucilagineuse, est ensuite fort amère.

Ce rhizome renferme un principe amer insoluble dans l'eau, car la décoction est insipide, mais soluble dans l'alcool, et de l'amidon en quantités considérables. Il ne contient pas de tanin.

Usages. — A petites doses (50 centigr.), c'est un simple amer tonique. A doses plus élevées, il est cathartique et émétique et peut même être narcotique. On l'a employé avec succès, en Amérique, dans l'hydropisie et les rhumatismes chroniques.

Aleurites triloba Forst. (*A. moluccana* Wild. — *Camirium cordifolium* Gœrtn. — *Juglans Camirium* Lour., etc.). — Le Bancoulier des Indes est un grand arbre de la famille des Euphorbiacées, série des Jatrophées, dont l'aspect varie beaucoup.

Son tronc peut atteindre une hauteur de 30 à 40 pieds. Ses feuilles sont alternes, longuement pétiolées, de 20 à 25 centimètres de longueur, sans stipules, entières et ovales-aiguës, ou partagées en 3 ou 5 lobes, celui du milieu plus grand, et deltoïdes. Elles sont couvertes, comme toutes les parties jeunes du végétal, d'une pubescence blanchâtre.

Les fleurs, petites et blanches, monoïques, sont disposées en grappes terminales. Les fleurs mâles sont les plus nombreuses. Calice gamosépale à 5 lobes valvaires, couverts de poils étoilés. Corolle à 5 pétales spatulés, plus longs que le calice, imbriqués. 5 glandes libres, alternipétales. Etamines nombreuses, réunies à leur base en colonne.

Pas de gynécée dans les fleurs mâles.

Dans les fleurs femelles, l'ovaire entouré d'un disque est libre, à 2 ou 3 loges uniovulées.

Style à 2 ou 3 branches, partagées elles-mêmes en deux ramilles aiguës.

Le fruit est une grosse drupe charnue, arrondie, de 6 à 7 centimètres dans son plus grand diamètre et paraissant formée de 2 drupes accolées l'une à l'autre.

Il est de couleur olive quand il est mûr. Les deux loges renferment chacune une graine ovoïde de la grosseur d'une petite noix, aiguë au sommet, arrondie à la base, à tégument noirâtre, osseux et très dur. Elle est arrondie sur le côté externe, aplatie et sillonnée sur le côté interne. L'embryon est entouré d'un albumen charnu.

Cet arbre est aujourd'hui cultivé et même naturalisé dans la plupart des pays tropicaux, où on emploie son fruit, connu sous le nom de *noix de Bancoul, noix des Moluques, Camiri*.

L'albumen abondant qui entoure l'embryon renferme de l'huile.

Composition chimique. — La graine entière pèse en moyenne 6gr,50. Le poids de l'amande est de 3gr,30. Celle-ci renferme, d'après Nellino (*Gazet. chim. Ital.*, II, 257) :

Eau.	5,25
Matière grasse	62,97
Cellulose..	28,99
Matières minérales	2,79

Les cendres renferment, pour 100 :

Chaux..	28,69
Magnésie	6,01
Potasse.	11,33
Acide phosphorique.	29,30

L'huile forme à la température ordinaire un liquide sirupeux, inodore, insipide, d'un jaune ambré, transparent, devenant visqueux à 10° au-dessous de zéro, mais sans perdre sa couleur et sa transparence.

Usages. — Cette huile sert à la fabrication des savons et à l'éclairage. Au point de vue médical, elle agit, à la dose de 30 à 60 grammes, comme un purgatif doux et sûr, déterminant, 3 à 6 heures après son ingestion, des selles bilieuses, sans nausées ni coliques (O. Rorke).

L'amande, au contraire, déterminerait des coliques en même temps que la purgation. Le tourteau dont on a exprimé l'huile est employé pour la nourriture du bétail.

Alkekenge. — Le *Physalis Alkekengi* L. (Coqueret, Coquerelle, Herbe à cloques, Cerise de Juif) est une plante herbacée vivace de la famille des Solanacées, série des Solanées, qui croît dans la France entière, dans les haies, les vignes, en terrain calcaire.

Sa tige souterraine ou rhizome est vivace, grêle, rampante. Les rameaux aériens, de 20 à 30 centimètres de hauteur, portent des feuilles alternes pétiolées, simples, ovales-aiguës, sinuées.

Les fleurs hermaphrodites, régulières, sont solitaires, axillaires, blanches et penchées. Elles paraissent en juin-septembre. Calice gamosépale à 5 divisions courtes, persistant et accrescent. Corolle gamopétale rotacée, à tube court; limbe à 5 divisions peu pro-

fondes, aiguës. 5 étamines insérées sur la base du tube de la corolle, libres, exsertes.

Ovaire libre, à deux loges, renfermant de nombreux ovules; style simple, à stigmate bilobé.

Le fruit est une baie arrondie, de couleur rouge brique, glabre, lisse, de 1 et demi à 2 centimètres de diamètre, supportée par un pédoncule épais et coloré. Ce fruit est entouré complètement par le calice d'abord vert, formant une vésicule membraneuse, à 5 côtes peu marquées, puis prenant une couleur rouge vif, et dont le diamètre est de 3 centimètres environ.

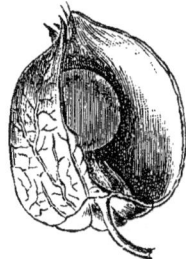

Fig. 41. — *Physalis alkekengi*. Fruit entouré par le calice.

La baie renferme des graines petites, blanches, réniformes, comprimées et albuminées.

Composition chimique. — Les feuilles, les tiges, le calice, renferment un principe amer, la *Physaline* (Dessaignes et Chautard). C'est une substance jaunâtre, inodore, amère, peu soluble dans l'eau froide et l'éther, soluble dans l'eau bouillante, l'alcool, le chloroforme, et possédant la propriété singulière de s'électriser par le frottement.

Usages. — Le fruit du coqueret se sert sur les tables en raison de sa saveur acidule, mucilagineuse, assez agréable. Il renferme de l'acide citrique qui lui communique des propriétés diurétiques peu marquées, il est vrai, mais suffisantes pour qu'on l'ait préconisé dans la gravelle, l'œdème, l'anasarque. C'est en même temps un purgatif léger, et il fait partie des substances qui entrent dans la composition du *sirop de rhubarbe composé* du Codex.

Le calice étant très amer est séparé de la baie quand celle-ci est employée comme fruit de table ou comme diurétique.

L'amertume des feuilles, des tiges et du calice avait fait prescrire ces parties du végétal sous diverses formes comme succédanées du sulfate de quinine pour combattre les fièvres intermittentes légères. Malgré les succès quelque peu douteux qu'on a signalés, l'alkekenge n'est en somme qu'un médicament de peu de valeur, mais pouvant être employé dans la médecine des campagnes, à défaut d'autres substances, comme un léger amer tonique.

L'alkekenge fait partie des *pilules antigoutteuses* de Laville, composées de :

Extrait d'alkekenge.	3 parties.
Solution de silicate de soude à 80 de densité.	1 partie.
Poudre de Chamœdris . . .	Q. S.

Chaque pilule doit peser 30 centigrammes. Dose 4 à 10 par jour.

Allamanda cathartica L. (*Aurelia gran-diflora* Aubl.). — Arbuste grimpant de la famille des Apocynacées, série des Caris-sées, à feuilles verticillées par 4, subsessiles, elliptiques, lancéolées, de couleur ferrugi-neuse, et couvertes de poils blancs sur les nervures.

Fleurs grandes et belles, jaunes, disposées en cymes, à pédoncules rigides, villeux, di-chotomes. Calice à 5 divisions. Corolle in-fondibuliforme à 5 lobes tordus dans le bou-ton. 5 étamines insérées sur la gorge de la corolle, qui est fermée au-dessus d'elles par une couronne de poils; filets libres à an-thères subversiles, sagittées.

Ovaire à une seule loge, à 2 placentas multiovulés; style cylindrique, terminé au sommet par un gros cône bilobé.

Capsule globuleuse, de la grosseur d'une petite noix, coriace, couverte de longues épines, bivalve; graines nombreuses, en-tourées d'une aile large et membraneuse.

Originaire du Brésil, de la Guyane, intro-duite dans l'Inde, cette plante renferme un suc laiteux qui est purgatif à la dose de 8 à 10 gouttes. A dose plus élevée, c'est un purgatif et un émétique violents. L'infusion des feuilles est un excellent cathartique. Ce suc était employé par Allamand pour com-battre la constipation opiniâtre qui accom-pagne l'intoxication chronique par le plomb.

Alliaire. L'*Alliaria officinalis* DC. (*Erysi-mum alliaria* L. — *Sisymbrium alliaria* Scop.) de la famille des Crucifères, série des Cheyranthées, est une plante herbacée, annuelle, à racine na-piforme, à tige dres-sée, de 50 à 70 centi-mètres de hauteur, un peu rameuse, velue à la base. Les feuilles sont alternes, pétio-lées, cordiformes, les supérieures presque sessiles. Fleurs pe-tites, blanches, en grappes terminales. Calice à 4 sépales. Co-rolle à 4 pétales en croix. 6 étamines tétradynames, libres. Fruit siliqueux, grêle, tétragone, allongé.

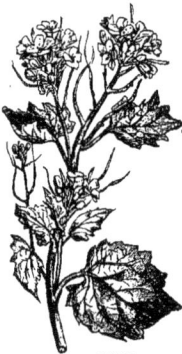

Fig. 42. — Alliaire.

Cette plante, qui croît en France dans les chemins ombragés, sur les murailles, pré-sente, quand elle est fraîche, une odeur et une saveur alliacées qu'elle doit au sulfure d'allyle qu'elle renferme (voir AIL) et qu'elle perd par la dessiccation.

Ses propriétés médicales ne sont pas plus marquées que celles de l'ail. Cependant ses graines pulvérisées, dont la saveur âcre se rapproche de celle des graines de moutarde,

peuvent servir, à défaut de ces dernières, à faire des sinapismes dont l'action rubéfiante ne se fait sentir, du reste, qu'au bout de quelques heures.

Le suc de la plante entière, qui est très âcre, serait utile dans le pansement des plaies de mauvaise nature. Il agirait alors comme excitant.

Aloès. — Les Aloès appartiennent à la famille des Liliacées, série des Aloïnées. Ce sont des plantes grasses, à tige ligneuse, à feuilles alternes, épaisses, lisses ou aiguil-lonées, entières sur les bords ou épineuses. Les fleurs hermaphrodites, régulières, sont disposées en grappes, en épis simples ou composés, terminaux ou axillaires. Pé-rianthe coloré à 6 divisions réunies en tube à la base. 6 étamines hypogynes, libres.

Ovaire libre à 3 loges multiovulées. Style long à 3 lobes stigmatifères. Le fruit est une capsule loculicide; les graines sont al-buminées.

Les Aloès appartiennent en général à l'Afrique, bien qu'on en retrouve quelques espèces en Asie et en Amérique. On en compte environ 200 espèces, que l'on peut diviser en 2 groupes : le premier, caracté-risé par des fleurs brillamment colorées en rouge ou en jaune; le second, dont les fleurs sont blanches, striées de vert, et dont la taille est plus petite. Aucune de ces der-nières ne fournirait de produits à la théra-peutique.

Les espèces intéressantes à connaître sont les suivantes :

1° *Aloès vera* L. (*A. vulgaris* Bank. — *A. Barbadensis* Miller. — *A. Indica* Royl.). — Tige ligneuse, courte, épaisse. Feuilles sans pétioles, disposées en rosette serrée, épaisses, lancéolées, à face inférieure con-vexe, à face supérieure concave, à bords découpés en dents dures, piquantes, coni-ques, distantes. Ces feuilles sont vertes, glabres, parfois tachetées de blanc et cou-vertes d'une pruine glauque. Elles sont longues de 30 à 50 centimètres, larges de 5 à 10 centimètres, et épaisses de 1 à 2 centi-mètres à la base. L'inflorescence, qui a 1 mètre de longueur environ, est une grappe allongée de fleurs jaune verdâtre, d'abord dressées, puis pendantes. Elles ont de 3 à 4 centimètres de longueur.

Le fruit est une capsule ovoïde oblongue, d'abord verte, puis brune, coriace.

Cette espèce est originaire de l'Afrique du Nord, de Madère, des Iles Canaries, de l'Inde occidentale, des bords de la mer Rouge. On la croit introduite sur les bords de la Méditerranée et dans les Antilles.

Les feuilles de l'aloès présentent, au point de vue anatomique, les caractères suivants : Une cuticule forte, résistante. Une couche épidermique à parois épaisses. Un tissu pa-renchymateux à grandes cellules irrégulièrement polygonales dont quelques-unes sont remplies de cristaux d'oxalate de chaux. Elles renferment un liquide visqueux, incolore, sans action médicamenteuse. Cette partie de la feuille est même comestible. Le suc actif est contenu dans des cellules allongées qui limitent extérieurement chaque faisceau fibrovasculaire et qu'il colore en jaune. Les parois transversales de ces cellules peuvent disparaître en formant ainsi des vaisseaux de grande taille remplis du suc sécrété antérieurement par ces cellules.

Les cellules qui entourent les vaisseaux renferment un suc incolore qui, à l'air et chauffé, revêt une couleur violette très foncée.

On admet que la quantité de suc actif varie avec l'âge de la feuille et la saison. Elle serait plus grande quand les feuilles passent du vert au brun.

Cette espèce d'Aloès donne l'Aloès des Barbades et de Curaçao.

2° *A. spicata* Thunb. Tige cylindrique de 1 à 2 mètres de longueur sur 3 à 6 centimètres de diamètre, portant à la partie supérieure des feuilles en rosette, à bords garnis de piquants triangulaires, régulièrement disposés. Elles sont marquées de taches blanches ou jaune pâle, longues de 40 à 90 centimètres, larges de 5 à 6 sur 2 centimètres d'épaisseur, allongées. Fleurs jaunes.

Cette espèce passe pour fournir la meilleure sorte d'aloès du Cap.

3° *A. Perryi* Baker. Tige ligneuse, courte, de 30 centimètres environ, portant au sommet une rosette de feuilles teintées de pourpre. Fleurs d'un beau rouge, à sommet vert.

Cette espèce, qui est très répandue dans l'Ile de Socotora, fournit l'Aloès Socotrin.

Au Cap, on cite encore comme pouvant donner l'aloès, les *A. Africana* Mill. — *ferox* Mill. — *Soccotrina* L. — *Commelyni* W. — *linguæformis* DC. — *perfoliata* L. — *plicatilis* Mill.

Toutes les variétés d'Aloès du commerce peuvent se ranger en 3 classes :

1° Aloès des Barbades et de Curaçao;
2° Aloès socotrin et hépatique;
3° Aloès du Cap et de Natal.

A. *Aloès des Barbades*. On l'obtient en coupant les feuilles en travers et à la partie inférieure, en mars et avril, pendant la chaleur du jour. On les place immédiatement la partie incisée en bas dans une caisse en bois à parois obliques, en forme de V, et munie à la partie inférieure d'un orifice par lequel le suc s'écoule dans un vase, d'où on le retire pour le faire évaporer dans un vase en cuivre, en consistance d'extrait noir, en ayant soin d'enlever l'écume qui se forme à la surface et qui est constituée par les matières albuminoïdes coagulées entraînant avec elles les impuretés. L'extrait ainsi obtenu est versé encore liquide et chaud dans des boîtes en bois ou des gourdes où il se solidifie.

Cet aloès, coloré en brun chocolat foncé, devient presque noir à la longue ; il émet, lorsqu'on le broie, une odeur particulière, un peu iodée, qu'il doit à l'huile essentielle qu'il renferme. Sa cassure est cireuse, terne, nette. Son amertume est franche. Sa poudre est jaune rougeâtre. Celui qu'on prépare dans les possessions hollandaises de Curaçao, Bonaire, Aruba, ressemble à celui des Barbades, mais avec une odeur particulière.

On obtient aussi, par évaporation aux rayons du soleil, un aloès qui n'a subi d'autre changement qu'une perte d'eau et qui a pris une consistance plus ferme. Ce produit est évidemment plus pur, mais il est très rare dans le commerce.

B. *Aloès socotrin*. — On le nomme aussi *A. hépatique* quand il a une coloration brun de foie. On ignore comment on l'obtient; mais il est probable, d'après sa constitution même, que les feuilles ont été pressées et que le suc a été chauffé et refroidi lentement, car les couches supérieures, les premières refroidies, sont translucides, tandis que les couches in-

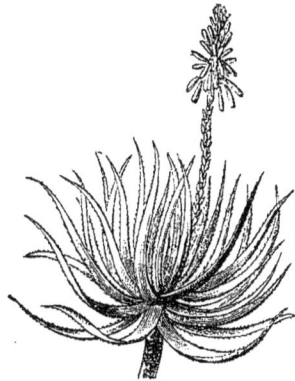

FIG. 43. — Aloès socotrin.

férieures renferment de l'amidon et des matières étrangères qui se sont déposées et leur communiquent une coloration plus claire et une opacité plus grande.

Cet Aloès est expédié sur Bombay des ports de la mer Rouge et de l'île Socotra. Il est généralement mou, surtout dans l'intérieur de la masse, mais il durcit rapidement. Sa couleur est le brun rougeâtre foncé; dans les fragments minces, elle est brun orangé. Son odeur est particulière, agréable ; sa poudre est brun rougeâtre foncé. Il présente une grande quantité de cristaux quand on l'humecte d'alcool et qu'on le regarde au microscope.

Il prend souvent une coloration hépatique due à la présence d'impuretés.

C. *Aloès du Cap*. — Cet Aloès est préparé sans soin par les Hottentots et les Bos-

toards. On creuse en terre un trou peu profond, hémisphérique, dans lequel on étend
une peau de mouton ou de chèvre, les poils
placés en dehors. Les feuilles coupées sont
disposées autour de cette peau, la partie
coupée en bas, et on remplit ainsi toute la

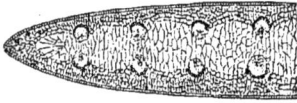

FIG. 44. — Feuille d'aloès socotrin Coupe
transversale d'une moitié.

cavité. Quand la peau est remplie du suc
écoulé, on verse son contenu dans une chaudière en fer, où l'évaporation se fait avec la
plus grande incurie. Aussi ce produit est-il
moins estimé que les autres. Il est en masses
brun foncé, à reflets verdâtres. Sa cassure
conchoïdale, brillante, et son odeur fétide,
qui rappelle un peu celle de la souris, suffisent pour le faire reconnaître. Ses fragments

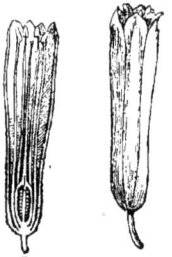

FIG. 45. — Fleur d'aloès
socotrin, entière et coupe
longitudinale.

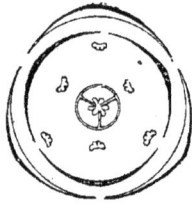

FIG. 46. — Diagramme
de la fleur.

sont transparents et de couleur ambré foncé.
Sa poudre est jaune verdâtre.

L'Aloès de Natal, qui parvient aujourd'hui
en grandes quantités sur le marché européen, est préparé dans les parties supérieures
de Natal, entre Pietermaritzburg et les montagnes de Quathlambo, par les colons anglais
et hollandais. Le suc des feuilles est évaporé
soigneusement dans des vases en fer, puis
versé encore chaud dans des caisses en bois.
Cet Aloès est d'un jaune foncé, très opaque,
peu odorant. Un fragment, traité par l'alcool
et examiné au microscope, montre, après dissolution des matières étrangères, une grande
quantité de cristaux.

Il importe de remarquer que les sortes
désignées sous le nom d'hépatique ne proviennent pas d'une seule espèce, mais sont
dues au mode défectueux de préparation.

L'Aloès du commerce varie beaucoup,
comme nous l'avons vu, suivant sa provenance et son mode de préparation. Il peut
offrir toutes les consistances, être dur, sec,
cassant, mou, pâteux, et parfois même li-

quide. Il est transparent ou opaque, à cassure luisante, conchoïdale, ou terne et cireuse, de couleur brun orangé ou rappelant
celle du foie; l'odeur est agréable ou alliacée,
et peut même servir à reconnaître entre elles
les différentes sortes.

En présence de l'alcool, il se dissout fort
bien, en laissant comme résidu les impuretés
qui le souillent; il faut 10 parties d'eau
bouillante pour le dissoudre et, par le refroidissement, la plus grande partie de la
matière résineuse se dépose. Une solution
savonneuse chaude le dissout fort bien,
comme elle le fait, du reste, des résines.

D'après Squibb (Ephéméris), l'humidité
s'élève, en général, à 16 et 19 0/0, et les impuretés à 5 et 6 0/0.

Quand on chauffe l'Aloès, il se boursoufle
beaucoup, puis il brûle en abandonnant un

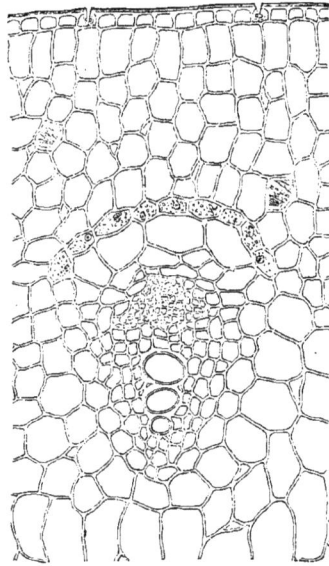

FIG. 47. — Feuille d'aloès. Coupe transversale
au milieu d'un faisceau.

charbon brillant, brûlant difficilement et ne
laissant que fort peu de cendres (1 0/0 environ, d'après Flückiger). Sa poudre est
jaune, et dans les meilleures variétés, de
couleur orangée ou rougeâtre.

La solution alcaline d'aloès absorbe l'oxygène et perd son amertume.

L'Aloès, que l'on a parfois à rechercher
dans certains liquides, tels que la bière, peut
se reconnaître, d'après Draggendorf, aux
réactions suivantes.

Le liquide suspect est agité avec l'alcool
amylique. Cette solution donne, avec le bromure de potassium, l'acétate de plomb basique, le nitrate mercureux, des précipités
gris blanchâtres. Elle réduit la solution cupro-

alcaline ; avec le tanin, précipité soluble dans un excès de tanin. Le résidu de l'évaporation, chauffé avec une solution de potasse et du cyanure de potassium, donne une coloration rouge sang. Borntrayer recommande d'extraire l'Aloès du liquide par la benzine, d'ajouter à la solution quelques gouttes d'ammoniaque et de chauffer légèrement. Le liquide prend une teinte rouge violet due à l'acide chrysophanique qui, d'après W. Lenz, se trouve dans certaines sortes d'Aloès, et que l'on avait confondu avec une substance laquelle on donnait le nom d'*Aloétine*.

Mais ce procédé ne peut servir à différencier l'aloès, car les mêmes réactions se produisent en présence de la Rhubarbe, du Rhamnus frangula, du Séné, en un mot, des substances qui renferment également de l'acide chrysophanique.

Les sortes d'Aloès officinales en France sont : l'Aloès du Cap, qui est la seule employée, et l'Aloès des Barbades. Quant à l'Aloès socotrin, il n'arrive que rarement en France.

Dans la pharmacopée des États-Unis, c'est l'Aloès socotrin. Mais elle indique aussi un *Aloès purifié*, obtenu en purifiant l'Aloès du commerce par l'alcool. La pharmacopée anglaise prescrit les Aloès des Barbades et socotrin, auxquels elle ajoute l'*aloïne*, en insistant sur ce fait que les différentes aloïnes diffèrent assez peu de propriétés médicales pour qu'on puisse les employer les unes pour les autres.

On désignait autrefois sous le nom d'*Aloès caballin* une sorte extrêmement impure, que l'on employait dans la médecine vétérinaire, mais qui est aujourd'hui abandonnée. Celui qui provient d'Algérie, d'Espagne ou d'Italie n'est pas estimé.

Composition chimique. — L'Aloès renferme :
1° Une huile essentielle ;
2° Un principe amer cristallin, l'*aloïne* ;
3° Des matières résineuses ;
4° Des matières albuminoïdes, mucilagineuses, des sels, de l'amidon.

L'huile essentielle, obtenue par T. et H. Smith (d'Edinburgh), n'existe que dans des proportions fort minimes, car les auteurs n'ont pu en retirer que 30 grammes environ par 100 kilogrammes d'Aloès, en soumettant ce dernier à la distillation en présence de l'eau.

Cette essence est mobile, d'un jaune pâle ; son odeur et sa saveur rappellent celles de l'essence de menthe. Sa densité = 0.863, et elle bout entre 266 et 271°.

Aloïnes. — Le principe amer qui porte ce nom présente des propriétés un peu différentes, suivant les sortes d'Aloès dont on le retire. Il fut découvert dans l'Aloès des Barbades, en 1851, par T. et H. Smith, qui lui donnèrent le nom d'aloïne. On le désigne aujourd'hui sous le nom de *barbaloïne*, pour le distinguer des autres aloïnes.

1° La barbaloïne, qui existe dans les bonnes sortes d'Aloès des Barbades et qui s'y trouve dans la proportion de 20 à 25 0/0, est une substance cristallisant en petits prismes jaunes, inodores, d'une saveur très amère, peu solubles à froid dans l'eau et l'alcool, mais se dissolvant bien quand on chauffe légèrement, insolubles dans l'éther. Ces cristaux renferment de 3 à 5 0/0 d'eau de cristallisation.

La barbaloïne forme des composés avec le brome et le chlore. Traitée par l'acide nitrique, elle donne de l'*acide chrysammique* (un tiers environ de son poids) et des *acides oxalique* et *picrique*.

Sa formule est représentée par

$$C^{17}H^{20}O^7H^2O.$$

2° L'aloïne de l'Aloès de Curaçao a été examinée récemment par W. Stoedes (*Niew Tijdi v. d. pharm. neder.*, p. 98), qui en a retiré 5.5 0/0 ; elle cristallise en aiguilles jaune de soufre, inodores, amères, émettant, quand on les fond, une odeur de caramel, puis brûlant sans résidu. Cette aloïne est modérément soluble dans l'eau, très soluble dans l'alcool et insoluble dans l'éther et le chloroforme. Sa solution aqueuse est jaune clair ; l'ammoniaque la fait passer au rouge. Elle réduit à chaud la solution de Fehling. Les acides nitrique et sulfurique colorent cette aloïne en rouge ; mais quand on agite le mélange, il devient jaune.

En solution aqueuse elle ne précipite pas par le tanin, ce qui la différencie de la barbaloïne. Elle forme, comme cette dernière et la socaloïne, un dérivé bromé et donne, avec les vapeurs d'acide nitrique, la même réaction que la nataloïne.

3° La socaloïne ou *zanaloïne*, qui caractérise l'Aloès de Socotora, cristallise en petits prismes aciculaires jaunes, solubles, d'après Fluckiger, dans 90 parties d'eau, 30 parties d'alcool étendu, 9 parties d'éther acétique, 360 parties d'éther sulfurique ; très solubles dans l'alcool méthylique. Ils renferment de 12 à 14 0/0 d'eau de cristallisation. Avec l'acide nitrique, ils donnent de l'*acide chrysammique*. Leur formule correspond à $C^{15}H^{16}O^7 + 5 H^2O$.

4° La *nataloïne* a été découverte par Fluckiger dans l'aloès de Natal, où elle existe dans la proportion de 15 à 25 0/0. Pure, elle forme des écailles rectangulaires, jaunes, minces, cassantes, solubles dans 35 parties d'alcool méthylique, 230 d'alcool absolu, 1236 d'éther, 50 d'éther acétique, fort peu solubles dans l'eau froide ou chaude. Elle ne renferme pas d'eau de cristallisation. Sa formule est représentée par $C^{16}H^{18}O^7$.

En présence de l'acide nitrique, elle donne des acides oxalique et picrique, *mais pas d'acide chrysammique*.

Elle ne se combine ni avec le chlore ni avec le brome.

On peut du reste distinguer entre elles ces trois aloïnes par le procédé de Histed.

La barbaloïne et la nataloïne donnent, en

présence d'une goutte d'acide nitrique froid sur une plaque de porcelaine, une coloration rouge cramoisi très intense. Avec la socaloïne, pas de réaction.

La barbaloïne et la nataloïne se distinguent entre elles de la façon suivante : on ajoute à chacun de ces corps une petite quantité d'acide sulfurique (1 goutte), et on présente au mélange une baguette de verre trempée dans l'acide nitrique. La nataloïne prend une belle couleur bleue, la barbaloïne et la socaloïne ne changent pas; on peut remplacer l'acide nitrique par un cristal de nitrate de potasse. Avec le bichromate de potasse, la réaction est la même que celle de la strychnine.

On désignait autrefois sous le nom de résine la partie de l'Aloès insoluble dans l'eau froide. En la faisant bouillir pendant longtemps dans l'eau, elle se sépare en deux parties, l'une soluble dans ce liquide, l'autre insoluble. La première est, d'après Tilden, très voisine de l'aloïne par sa composition chimique, et donne avec l'acide nitrique une grande proportion d'acide chrysammique. Quant à la partie insoluble, elle ne donne pas d'acide chrysammique.

On a voulu faire de l'aloïne le principe actif de l'Aloès, et Stenhouse prétendait qu'elle était 4 ou 5 fois plus active que l'Aloès lui-même. Des expériences récentes faites avec les diverses aloïnes ont montré, au contraire, que leur action purgative n'était pas plus forte, à doses égales, que celle de l'aloès lui-même; que, de plus, elle était extrêmement variable, et qu'on ne pouvait avec elles compter sur un effet certain. Elles ne présentent qu'un avantage, c'est de ne pas déterminer de coliques, avantage médiocre, si l'on met en regard le prix de revient de chacune des deux substances.

Thérapeutique. — L'Aloès présente deux propriétés bien marquées. A petites doses, c'est un stomachique des plus actifs, fort utile dans les dyspepsies atoniques caractérisées par la perte de l'appétit, les digestions lentes, la constipation. A doses plus élevées, c'est un purgatif qui trouve son emploi quand à l'action purgative on veut ajouter une action tonique et apéritive. Il agit fort lentement, dix et même vingt-quatre heures après son ingestion.

Dans ce cas, il congestionne non seulement le gros intestin, mais encore l'utérus chez la femme. Il provoque des selles bilieuses, et c'est, sous ce rapport, un désobstruant du foie. Il sert aussi à combattre l'aménorrhée, quand un autre organe que l'utérus est congestionné et provoque l'arrêt des règles. Mais dans tous les cas, il n'a pas plus de valeur que les autres emménagogues employés ou vantés outre mesure. Comme abortif, son action a été très exagérée, comme celle, du reste, des autres purgatifs.

L'Aloès se donne comme tonique amer à la dose de 5 à 25 centigrammes; comme purgatif, de $0^{gr},25$ à 1 gramme. Son amertume, fort désagréable, le fait prescrire généralement sous forme de pilules, soit seul, soit associé à d'autres substances toniques ou purgatives.

Pilules ante cibum

Aloès.	10 grammes.
Extrait de quinquina . .	3 —
Poudre de cannelle . . .	2 —
Sirop d'absinthe.	3 —

Pour 100 pilules, dont on prend 1 ou 2 avant le repas. Elles agissent comme tonique et apéritif.

Pilules drastiques.

Scammonée d'Alep. . . .	2 grammes.
Gomme-gutte	2 —
Coloquinte en poudre . .	2 —
Aloès	1 gramme.

F. s. a. des pilules de 10 centigrammes. Dose 2 à 3 par repas. L'Aloès fait, de plus, partie de l'élixir de longue vie, de l'élixir officinal de Garus, etc.

Comme purgatif, il convient de le prendre à la fin du repas pour rendre son action plus douce et plus prompte, car, comme nous l'avons dit, il agit fort lentement.

Alpinia officinarum Hance.—Cette plante, qui appartient à la famille des Amomacées, tribu des Zingibéracées, est originaire du sud de la Chine. Elle présente le port d'un roseau. Son rhizome est rampant, long, épais, chargé de cicatrices, et émet de nombreux rameaux aériens de $0^{m},90$ à $1^{m},20$ de hauteur, dont les feuilles sont sessiles, engaînantes, lancéolées, coriaces, glabres, et munies d'une ligule oblongue, scarieuse, dressée. Ces feuilles ont de 30 à 35 centimètres de longueur.

Les fleurs hermaphrodites, irrégulières, forment à la partie supérieure des tiges une grappe simple, dressée. Elles sont accompagnées chacune de deux bractées spathiformes, l'une verte, l'autre blanche.

Calice urcéolé, blanchâtre, à 2 ou 3 lobes tomenteux.

Corolle blanche, tubuleuse, à 3 lobes obtus, oblongs. Une seule étamine fertile, à anthère biloculaire. Les deux autres, soudées entre elles, prennent la forme d'une lame large, pétaloïde, munie de stries vineuses.

Ovaire infère à 3 loges multiovulées. Style long, creux, dilaté au sommet.

Le fruit est une capsule globuleuse, tomenteuse, coriace. Les graines, albuminées, sont arillées.

Le rhizome du commerce, qui porte le nom de *Galanga mineur* ou *Petit Galanga*, est cylindrique, de 5 à 7 centimètres de longueur sur 2 de diamètre. Il est marqué de sillons étroits, sinueux. Il est dur, ridé, brun rougeâtre foncé ; l'intérieur est plus pâle. Son odeur est agréable. Sa saveur est forte et

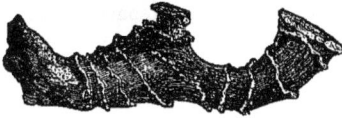

FIG. 48. — *Alpinia officinarum.* Rhizome de galanga mineur.

brûlante. Sa cassure est fibreuse. Sa poudre excite de violents éternuements.

Composition chimique. — Il renferme de l'huile essentielle, une résine et une substance neutre, insipide, inodore, nommée par Brandes *Kampféride*, et qui, d'après Jahns, est formée de trois composés distincts : la kampféride $C^{10}H^{12}O^6 + H^2O$, qui rappelle le quercitrin, la *Galangine* et l'*Alpinine*. La résine, qui est probablement le principe actif, n'a pas été examinée.

Tresh en a isolé aussi un principe actif ressemblant à celui du Gingembre, et qu'il nomme *Galangol*.

Le Galanga est un condiment, comme le Gingembre, que l'on peut employer en médecine comme aromatique, stimulant, aphrodisiaque et excitant. En France, il est peu usité. Il entre dans la composition du baume de Fioraventi. En Russie, on l'emploie tout à la fois comme condiment et comme remède.

Le *Galanga majeur*, qui est de dimensions

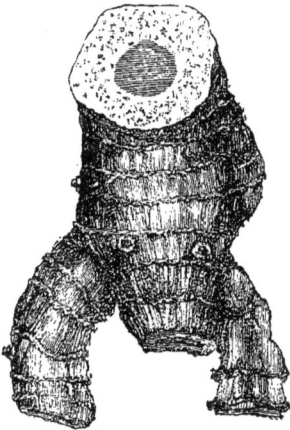

FIG. 49. — *Alpinia galanga.* Rhizome de galanga majour.

plus considérables, dont la couche extérieure est brun orangé, est fourni par *Alpinia galanga* W., originaire de Sumatra, et cultivé dans l'Inde et l'Archipel indien. Il jouit des mêmes propriétés que l'espèce précédente.

L'*A. exaltata* Mey, qui croît à la Guyane anglaise, donne un rhizome qui, diurétique à doses faibles, devient, à doses élevées, émétique. Il aurait une certaine valeur pour

combattre, sous forme de décoction, la dysenterie et l'hydropisie.

Alstonia scholaris R. Br. (*Echita scholaris.* L. — *Allamanda verticillata* Desf). — C'est un grand arbre de la famille des Apocynacées, série des Plumériées, dont les feuilles sont verticillées par 5 à 8, simples, entières, obovales-oblongues, obtuses, brièvement pétiolées, coriaces, luisantes, à nervures secondaires pennées.

Les fleurs, petites, blanc grisâtre, sont disposées en cymes ombelliformes, axillaires.

Calice gamosépale pubescent, à 5 petites dents.

Corolle gamopétale, hypocratérimorphe, pubescente, à tube cylindrique, à 5 lobes courts, insymétriques et tordus.

5 étamines insérées sur la gorge de la corolle, libres, incluses, à anthères aiguës.

2 ovaires à une seule loge multiovulée. Style cylindrique, à deux branches linéaires.

Les fruits sont des follicules longs de 30 centimètres environ, grêles, pendants. Les graines sont petites, comprimées, oblongues, couvertes sur le bord de longs poils et albuminées.

Cet arbre est très commun dans l'Inde, à Java, à Timor et dans l'Afrique tropicale.

L'écorce, qui est la partie employée, est

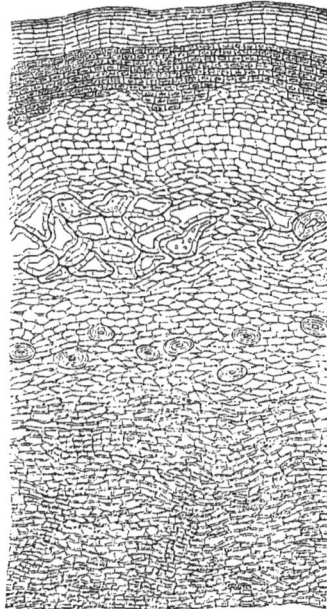

FIG. 50. — Écorce d'*Alstonia scholaris.*

spongieuse, à cassure courte. Sa surface est rugueuse, inégale, gris foncé, semée de taches blanchâtres. Sa face externe est chamois clair. Elle est inodore, sa saveur est amère.

Composition chimique. — Hesse et Jobst ont
retiré de cette écorce la substance suivante :

1° La *ditamine* $C^{10}H^{19}AzO^2$, alcaloïde amorphe,
amer, soluble dans l'alcool, l'éther, la benzine, le
chloroforme, fondant à 75°.

2° L'*échitamine* $C^{22}H^{28}Az^2O^4 + H^2O$, alcaloïde
cristallisant en prismes brillants se dissolvant dans
l'eau, l'alcool, ainsi que dans l'éther et le chloroforme.

3° L'*échiténine* $C^{20}H^{27}.AzO^4$, amorphe, brune, de
saveur amère, peu soluble dans l'eau, soluble dans
l'alcool, l'éther, le chloroforme.

4° Une résine, l'*échito-caoutchine*; un corps neutre,
l'échicérine, l'échitéine et l'échirétine.

Le suc laiteux de l'arbre paraît jouir des mêmes
propriétés que la gutta-percha. Il se ramollit dans
l'eau bouillante, se dissout dans la térébenthine et
le chloroforme.

Usages. — Cette écorce possède des propriétés toniques, anthelminthiques et fébrifuges; aussi l'a-t-on préco-
nisée comme substitutif du
quinquina. Elle est ins-
crite à la pharmacopée de
l'Inde.

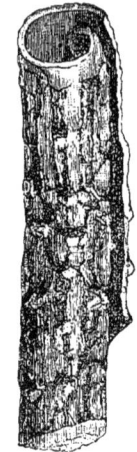

On l'a prescrite dans
la diarrhée chronique, la
dysenterie, et pour rétablir
les fonctions digestives
dans la débilité qui suit les
fièvres.

La poudre se donne à la
dose de 20 à 30 centigrammes, soit seule, soit associée
à d'autres substances
dans les affections intestinales, la teinture (80 pour
570 d'alcool), dose 4 à
8 grammes, et l'infusion
(15 pour 300), à la dose de
30 à 60 grammes, deux ou
trois fois par jour comme

Fig. 51. — Écorce rou-
lée d'*alstonia scho-
laris*.

tonique.

Cette écorce mériterait
d'être étudiée au point
de vue thérapeutique.

2° *A. spectabilis* R. Br. — Espèce des Moluques, de Timor, de Java. Son écorce renferme, d'après Hesse, de la ditamine, de
l'échiténine, de l'hydroxyde échitammonium
et de l'alstonamine.

Elle renfermerait six fois plus d'échitammonium que l'A. scholaris, et comme on a
observé que cet alcaloïde et son chlorhydrate agissent sur l'organisme à la façon du
curare, il faut prendre les plus grandes précautions quand on administre cette écorce
comme antipériodique à la place de l'écorce
de Dita.

3° *A. constricta* F. Mueller. — Cette arbuste croît en Australie. Ses rameaux sont
étalés; ses feuilles sont opposées, entières,
glabres, lancéolées, coriaces. Ses follicules
sont grêles, cylindriques et longs de 8 à
10 centimètres. Son écorce est subéreuse et
recouverte de saillies qui rappellent celles de
l'Orme subéreux. Elle est molle, amère. Les
matières actives sont localisées dans les par-

ties profondes de l'écorce, qui sont unies, plus
pâles et très amères.

Hesse, qui l'a étudiée, en a retiré de l'*als-
tonine*, alcaloïde amorphe; une substance
de couleur chair, la *porphyrosine ;* une matière blanche amorphe, la *porphyrine*, et un
alcaloïde, l'*alstonidine*.

Cette écorce, en vertu de son amertume,
présente des propriétés toniques et diges
tives bien marquées. Elle paraît agir à la
façon de notre gentiane.

Alyxia stellata Rœm. et Sch. (*A. aromatica* Reinw.). — Cette plante, qui croît dans
l'Archipel malais, à Poulo-Penang, en Nouvelle-Calédonie, appartient à la famille des
Apocynacées. C'est un petit arbuste dont les
feuilles brièvement pétiolées, lancéolées et à
nervures parallèles, sont verticillées par
trois.

Les fleurs odorantes, axillaires, sont réunies en petits bouquets. Calice à 5 divisions.
Corolle à tube dépassant longuement le calice, garnie en dedans de poils sans appendices. 5 étamines incluses. 2 ovaires libres,
à une loge multiovulée.

Le fruit est une drupe à noyau, mince,
monosperme.

La graine est munie d'un albumen dur,
corné.

L'écorce renferme une huile essentielle,
de l'acide benzoïque, du sucre, de la gomme,
une résine et un principe amer. Son odeur
est agréable.

On la regarde comme un excellent tonique
à la dose de 15 à 20 grammes, en infusion
théiforme, et on l'a même préconisée en Allemagne contre les diarrhées chroniques et
les névralgies.

Amadou. — On réserve le plus généralement le nom d'Amadou à une substance végétale spongieuse, brûlant au contact d'un
point en ignition et fournie par des champignons polypores : le *Polyporus fomentarius*
Fries (*Boletus fomentarius* L.) ou polypore
ongulé, et le *P. igniarius* Fries (*B. igniarius* L.) ou polypore amadouvier.

Le polypore ongulé croît sur les troncs des
vieux arbres, des chênes, des tilleuls, des
hêtres. Il a la forme d'un sabot de cheval, et
peut acquérir jusqu'à 70 centimètres de diamètre. La partie superficielle est dure, brunâtre et marquée de lignes concentriques,
qui indiquent le nombre des années de végétation. L'intérieur est rouge fibreux.

Le P. amadouvier présente la même forme.
Sa partie externe est grisâtre et crevassée.
Il peut atteindre 20 centimètres de diamètre
sur 10 à 12 d'épaisseur. Il est moins ligneux,
plus élastique, c'est celui qu'on emploie
de préférence. On le bat au maillet pour en
faire des lames minces que l'on fait ensuite
sécher.

Quant au P. ongulé, comme il est plus

dur, on enlève la partie corticale dure et la partie interne poreuse, puis on fait tremper dans l'eau la partie intermédiaire, on la bat à coups de maillet, on la fait sécher et on la bat de nouveau autant de fois qu'il est nécessaire pour qu'elle devienne souple et moelleuse. Quand on veut que l'amadou brûle facilement, on l'imprègne d'une solution concentrée de nitrate de potasse et on le fait sécher. La présence du nitre ne nuit en rien aux propriétés chirurgicales de l'amadou.

On emploie l'amadou en chirurgie pour arrêter les hémorragies légères coulant en nappe et provoquées par les piqûres de sangsues, les coupures, etc.

Il est bon de le recouvrir, si la partie s'y prête, d'un bandage dont la compression graduée contribue aussi à arrêter l'effusion du sang.

Notons que toute substance végétale ou animale celluleuse tenace, pouvant se feutrer quand on la bat, peut remplacer l'amadou, et l'on sait que l'on a même préconisé les toiles d'araignées, etc.

On a employé l'amadou pour préparer des moxas, mais il est remplacé avec avantage par plusieurs substances végétales dont nous parlerons plus loin, entre autres par le coton cardé.

Amandier. — L'Amandier (*Amygdalus communis* L. — *Prunus amygdalus* H. Bn), dont la patrie d'origine s'étend, croit on, sur la Perse, l'Asie Mineure, la Syrie et même l'Algérie, appartient à la famille des Rosacées, à la série des Amygdalées.

C'est un arbre de taille ordinaire, à branches étalées irrégulièrement, à rameaux glabres et grêles. Les feuilles sont alternes, simples, pétiolées, sans stipules, elliptiques, lancéolées, à bords dentés, longues de 8 à 10 centimètres sur 2 et 3 centimètres de largeur.

Les fleurs, qui naissent avant les feuilles

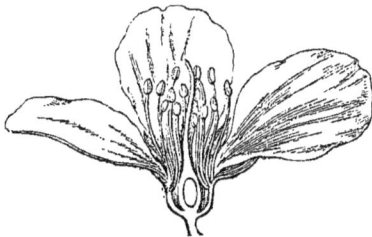

FIG. 52. — Amandier. Fleur. Coupe longitudinale.

et sont solitaires sur des pédoncules courts, sont hermaphrodites, régulières et de couleur rosée.

Calice à 5 sépales imbriqués, ovales, ciliés sur les bords.

Corolle à 5 pétales dont l'onglet est étroit et le limbe ovale, large.

Étamines très nombreuses (25 à 30), dis-

posées en plusieurs verticilles, insérées en dedans de la corolle sur le bord du réceptacle.

Ovaire libre, ovale, velu, à une seule loge, renfermant 2 ovules collatéraux descendants. Style simple, cylindrique, un peu plus long que les étamines, à stigmate aplati.

Le fruit, qui porte le nom d'*Amande*, est une drupe ovoïde, verte, couverte de poils

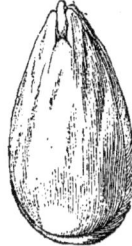

FIG. 53. — Amandier. Embryon.

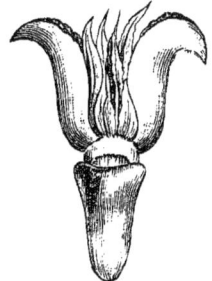

FIG. 54. — Embryon d'amandier et ses cotylédons.

soyeux et blanchâtres. Le mésocarpe charnu devient sec, puis se détache, et il reste ce qu'on appelle vulgairement l'amande, c'est-à-dire l'endocarpe ligneux, rugueux, marqué de trous irréguliers, recouvrant une graine dépourvue en général d'albumen et constituée par l'embryon à cotylédons plans-con-

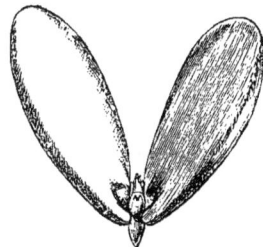

FIG. 55. — Embryon d'amandier.

vexes; c'est lui qui fournit la partie comestible.

Il existe plusieurs variétés d'amandes, qui diffèrent entre elles par leur forme, leur grosseur, et surtout par la dureté de leur noyau, qui, chez quelques-unes, est tellement peu résistant, qu'on peut le briser entre les doigts, et chez d'autres, au contraire, assez dur pour ne pouvoir être cassé qu'au marteau.

Mais on distingue surtout les amandes en deux sortes, quelle que soit leur provenance, d'après leur saveur : ce sont les amandes douces et les amandes amères.

1° *Amandes douces.*—Les Amandes douces proviennent surtout du midi de la France, de l'Espagne et de l'Italie. Elles se trouvent dans le commerce soit avec leur coque, soit sans elle, et, dans ce cas, elles sont revêtues de leur épisperme. Ces dernières se conservent moins bien, sont sujettes à être attaquées par les vers et à rancir. Aussi faut-il les choisir à cassure ferme, blanches et non jaunâtres.

Elles renferment jusqu'à 50 0/0 d'une *huile fixe* que l'on extrait en réduisant les amandes en pâte et les soumettant à l'action d'une forte presse, telle que la presse hydraulique. Cette huile est d'un jaune clair, d'une saveur douce, fort agréable, mais qui disparaît rapidement, car elle rancit au contact de l'air. Elle est constituée presque exclusivement par la *Trioléine*, ce qui lui communique une fluidité particulière.

Cette huile ne se solidifie qu'entre 10 et 20° au-dessous de zéro.

Fraîche, elle est comestible; mais son prix fort élevé la fait remplacer par les huiles d'olive, d'œillette, etc. Elle entre, en pharmacie, dans la préparation des loochs, des potions, des liniments, des cérats, des pommades.

Le marc qui reste sous la presse est employé comme cosmétique sous le nom de *Pâte d'amande*. On l'aromatise à volonté. La petite quantité d'huile qu'il retient encore, ainsi que son amidon, le rendent adoucissant pour la peau, qu'il nettoie et qu'il n'irrite pas comme certains savons de toilette trop alcalins.

Les amandes douces renferment encore 10 0/0 de sucre de canne, du sucre réducteur, de la dextrine, du mucilage, de l'amidon et une substance particulière, la *Synaptase* ou *Émulsine*, que nous retrouverons chez les amandes amères. Elles donnent à l'incinération 3 à 5 0/0 de cendres constituées surtout par des phosphates de potasse, de calcium et de magnésium.

2° *Amandes amères.* — Elles ne diffèrent en rien par leur aspect des amandes douces, et renferment, comme elles, une huile fixe et douce, en quantité un peu moins considérable, il est vrai; mais leur caractéristique principale est, en dehors de leur saveur, de donner naissance, quand on les traite par l'eau, à du glucose, de l'acide cyanhydrique et à une essence. Ces dernières substances ne préexistent pas dans l'amande, elles exigent pour se former la présence de l'eau et de deux corps, dont l'un, l'*Amygdaline*, est celui qui se dédouble, et l'autre, l'*Émulsine*, que nous avons signalée dans les amandes douces, joue le rôle de ferment. La réaction est représentée, en ne tenant pas compte des produits secondaires, acide formique et ammoniaque, par l'équation suivante:

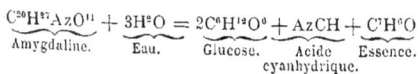

$$C^{20}H^{27}AzO^{11} + 3H^2O = 2C^6H^{12}O^6 + AzCH + C^7H^6O$$
Amygdaline.   Eau.   Glucose.   Acide   Essence.
             cyanhydrique.

Cette réaction a été signalée par Liebig et Wöhler, en 1837.

L'*Amygdaline* s'obtient en épuisant par l'alcool le tourteau d'amandes amères. Elle donne avec l'eau une solution amère, inodore et non toxique, qui, en présence de l'émulsine, retirée soit des amandes amères, soit des amandes douces, devient toxique et prend immédiatement l'odeur caractéristique de l'essence. Une partie d'émulsine peut dédoubler ainsi 10 parties d'amygdaline. Une température de 70°, la présence d'acides forts, en un mot tous les agents capables de coaguler les matières albuminoïdes frappent d'inertie le ferment et empêchent la réaction de se produire. L'amygdaline est donc un glucoside, et c'est le premier type des composés de ce genre qui ait été découvert.

L'*Essence* se prépare en maintenant pendant 5 à 6 heures, à 30 et 35°, le tourteau d'amandes amères et de l'eau, puis en distillant.

Cette essence est incolore, d'une odeur spéciale d'amandes amères, d'une densité de 1,043, bout vers 179° et se dissout dans trente fois son poids d'eau et en toutes proportions dans l'alcool et l'éther. Elle est extrêmement toxique parce qu'elle renferme toujours de l'acide cyanhydrique, l'un des poisons les plus violents que l'on connaisse et dont la proportion peut s'élever à 8 et 10 0/0. Aussi ne saurait-on trop recommander de ne pas laisser manger un grand nombre d'amandes amères, car la réaction sur l'amygdaline se produit en présence de la salive, et il peut en résulter un empoisonnement des plus difficiles à combattre, quand il n'est pas foudroyant.

Cette essence est l'*hydrure de benzoyle* ou *aldéhyde benzoïque*. Aussi, au contact de l'air, se transforme-t-elle peu à peu en acide benzoïque. On peut la priver de son acide cyanhydrique en la purifiant sur le sulfate de fer et la chaux, puis la distillant de nouveau. On en perd ainsi environ 10 0/0. Dans cet état elle est complètement inoffensive.

Usages. — Les amandes douces, fraîches ou sèches, sont alimentaires, et elles servent à faire des gâteaux et surtout des dragées et des pralines. Dans ce cas, on les recouvre de sucre aromatisé sous forme de sirop très concentré, et on les dessèche ensuite à l'étuve. Ces dragées sont souvent falsifiées avec de l'amidon, qui les rend fort indigestes, voire même avec de la craie ou du plâtre, que l'on reconnaît facilement en les laissant tremper dans l'eau. Le sucre se dissout et les matières étrangères se précipitent. Quant aux matières colorantes qui les recouvrent, celles que l'on emploie aujourd'hui sont, en général, inoffensives. On substitue aussi parfois aux amandes fraîches des amandes vieilles et rances. Mais il est bon, en tout cas, de se rappeler que ces pralines ou ces dragées provoquent souvent des indigestions assez sérieuses, et que, de plus, le sucre agit sur les dents en se convertissant en acide lactique qui les attaque rapidement. Il vaut donc mieux supprimer ces bonbons de l'alimentation des enfants, auxquels on n'est que trop porté à en donner.

Les amandes douces servent à préparer le *Sirop d'orgeat*, qui est fort agréable et de plus est rafraîchissant et sédatif. La formule qu'en donne le Codex est la suivante :

Amandes douces. . . .	500	grammes.
— amères. . . .	150	—
Sucre blanc	3,000	—
Eau distillée	1,625	—
Eau de fleur d'oranger.	250	—

On fait une pâte fine, avec les amandes débarrassées de leur pellicule, avec 750 de sucre et 125 d'eau. On délaye cette pâte dans les 1,500 d'eau qui restent, on passe en exprimant à travers une toile et on doit obtenir 2,250 d'émulsion, dans laquelle on fait dissoudre le reste du sucre. Quand le sirop est froid, on ajoute l'eau de fleur d'oranger. Ce sirop est opalin et d'un blanc jaunâtre. Par le repos il se sépare en deux couches que l'on est obligé de mélanger par l'agitation au moment de s'en servir. Il se conserve peu de temps et prend rapidement une saveur rance par suite de l'oxydation de l'huile d'amande.

Tout sirop portant le nom de sirop d'orgeat doit être fait d'après cette formule. Dans le cas contraire, il doit avoir une étiquette portant le nom de *sirop de fantaisie*, ce qui autorise à changer sa composition et à employer le glucose. Mais il ne jouit plus alors d'aucune propriété thérapeutique et devient simplement un sirop d'agrément.

Les amandes douces servent également à préparer les *loochs* que l'on peut remplacer sans inconvénient par le sirop d'orgeat.

L'huile récente est un bon laxatif pour les enfants, à la dose de 30 à 60 grammes. Elle purge mécaniquement en favorisant le glissement des fèces. Quand on l'émulsionne avec de la gomme arabique, elle est utile dans la bronchite chronique comme calmant.

Quant aux amandes amères, leur action et leur usage sont tout autres, en raison de l'acide cyanhydrique auquel elles donnent naissance. Leurs différentes préparations ne sont en somme qu'un moyen détourné, mais peu sûr, d'administrer cet acide. Aussi vaut-il mieux recourir à la solution d'acide cyanhydrique médicinal, dont la posologie est parfaitement connue, qu'aux médicaments qui ont pour base des amandes amères, et qui sont du reste aujourd'hui à peu près inusités, tels que l'eau distillée, le cataplasme, etc.

Dans les cas d'empoisonnement, il faut se hâter d'évacuer l'estomac à l'aide d'un gramme d'ipéca et 10 centigrammes d'émétique, suivi de l'ingestion de plusieurs verres d'eau tiède. Pour neutraliser l'action de l'acide cyanhydrique, on a proposé un mélange en parties égales de sulfate de fer et de carbonate de soude qui forme du bleu de Prusse parfaitement inoffensif. Mais ce palliatif ne peut réussir que lorsque la dose ingérée est peu considérable, car dans le cas contraire, la mort est rapide et même foudroyante.

Les phénomènes de l'empoisonnement sont les convulsions, l'accélération de la respiration et de la circulation, le ralentissement du cœur, la prostration, la paralysie et le coma, puis la mort. Dans les cas non mortels, on n'observe ni les convulsions, ni la grande prostration.

Amarantus spinosus L. — Plante herbacée, annuelle, de la famille des Amarantacées, à feuilles alternes, à pétiole décurrent. Fleurs polygames, dioïques. Ovaire libre, uniloculaire et uniovulé. Le fruit est une pyxide, à une graine albuminée.

Cette plante est originaire de l'Inde. Dans la pharmacopée de l'Inde, elle est regardée comme un simple émollient, très inférieur même à beaucoup d'autres. Récemment, sa racine a été préconisée dans le traitement de la blennorragie et de l'eczéma ; l'écoulement s'arrête en même temps que tous les symptômes, tels que la chaleur irritante du canal, les érections. Il suffirait de chiquer chaque jour 5 ou 6 jeunes racines, et la guérison serait complète en une semaine.

Ammania vesicatoria Roxb. — Cette plante herbacée, très commune dans l'Inde, où elle porte les noms de *Dad-Mari*, d'*Ajiya*, de *Kalluvivi*, appartient à la famille des Lythrariacées, série des Ammaniées. Sa tige est dressée, haute de 20 à 60 centimètres, quadrangulaire, très rameuse. Les feuilles sont opposées, sessiles, lancéolées, alternes, glabres, de 2 à 3 centimètres de long sur 3 millimètres de large, et deviennent plus petites à la partie supérieure de la tige.

Les fleurs sont petites, rouges, axillaires, solitaires. Calice à 4 dents très petites. Pas de corolle. 4 étamines libres. Ovaire à 2 loges multiovulées. Style simple.

Capsule entourée par le calice et le réceptacle persistant, devenue uniloculaire par la résorption de la cloison. Graines nombreuses, non albuminées.

La plante entière exhale une odeur aromatique et assez agréable, qu'elle ne perd pas à la dessiccation. Les feuilles sont âcres, très irritantes et employées par les indigènes pour produire la vésication. Des expériences faites par W. Dymock (*loc. cit.*), avec la teinture éthérée des feuilles, lui ont montré que, contrairement à l'opinion émise par *Bengal dispensatory*, on pouvait obtenir une vésication rapide et ne causant pas plus de douleur que la liqueur épispastique de la Pharmacopée de l'Inde.

Les feuilles doivent ces propriétés vésicantes à une résine qui n'a pas été examinée.

Ammi visnaga Lamk. — Plante herbacée, vivace, de la famille des Ombellifères, série des Carées, vulgairement appelée *Herbe-aux-cure-dents.* Elle croît dans le midi de la France, en Orient et dans le nord de l'Afrique. — Ses tiges sont dressées, glabres, striées. Feuilles décomposées, bi- tripennatiséquées à segments linéaires. Fleurs en ombelles composées, à rayons nombreux qui, après l'anthèse, deviennent durs. Involucres à folioles nombreuses et triséquées. Involucelles à bractéoles très nombreuses et indivises.

Calice nul. Corolle à 5 pétales inégaux, obovés, émarginés. 5 étamines libres. Stylopodes entiers, déprimés.

Le fruit, formé de deux achaines, est ovale-oblong, comprimé sur le côté, à vallécules solitaires. La columelle est bipartite. Graines planes par les faces qui se regardent et convexes à l'intérieur.

La plante entière a une odeur aromatique agréable.

Ibrahim Mustapha (*Comptes rendus Ac. d. Sc.*, 25 août 1875) a retiré de ces fruits un glucoside, la *Kelline,* du nom arabe *el Kellah* de la plante. Elle est cristalline, incolore, amère, peu soluble dans l'eau froide, soluble dans l'alcool et le chloroforme.

Usages. — Les fruits passent pour être apéritifs et diurétiques. On les a préconisés dans l'aménorrhée. Ils sont employés sous forme de gargarisme dans la carie dentaire et la gengivite (fruit, 6; eau, 100). Leur décoction (10 0/0) se prescrit à la dose de 125 à 150 grammes, à l'intérieur, dans les rhumatismes, en même temps que des frictions avec une pommade des fruits.

Dans la gravelle, l'infusion à 20 pour 160 donne de bons résultats.

Quant à la kelline, qui n'a pas encore reçu d'applications thérapeutiques, elle détermine des vomissements, la paralysie des membres inférieurs, l'irrégularité des mouvements du cœur, la diminution des mouvements respiratoires.

Les rayons de l'ombelle possèdent la même odeur aromatique que la plante et sont employés comme cure-dents, d'où le nom donné à la plante.

Cette plante est, en résumé, aromatique et excitante, comme la plupart des ombellifères aromatiques, par l'huile essentielle que renferment ses fruits.

Les fruits de l'*Ammi major* L., petite plante du centre et du midi de la France, de l'Orient et même de l'Amérique du Nord, à feuilles pinnatiséquées, présente également des propriétés stomachiques et carminatives.

Amomes. — Les Amomes sont des plantes monocotylédones rangées dans la famille des Scitaminées, qui croissent dans les pays tropicaux, où elles sont même le plus souvent cultivées.

De leurs rhizomes s'élèvent des tiges aériennes de petites dimensions, portant des feuilles longues, lancéolées, lisses, acuminées, à nervures parallèles. Les fleurs, qui naissent directement du rhizome, sont hermaphrodites, irrégulières, et disposées en grappes ou en épis lâches. Les bractées sont uniflores.

Calice court, tubuleux, tridenté. Corolle tubuleuse à trois lobes. Une seule étamine fertile, les deux autres stériles et réunies pour former le labelle pétaloïde. Ovaire infère à trois loges multiovulées. Style filiforme. Fruit charnu, et cependant s'ouvrant en trois valves pour laisser échapper un grand nombre de graines comprimées, albuminées et arillées.

Ce genre, qui renfermait autrefois un grand nombre d'espèces, est limité à celles qui répondent aux caractères ci-dessus. Nous citerons comme ayant quelque utilité les espèces suivantes :

1° *Amomum subulatum* Roxb. — C'est, d'après le Dr King (*Rep. on the Roy. gard. of Kiew*, 1877), l'espèce qui fournit le *Cardamome du Bengale.* Elle est originaire des monts Morimg, au Bengale. Le fruit est ovoïde, long de 25 millimètres, un peu triangulaire, à partie inférieure arrondie. Il est muni de 9 côtes peu marquées, à sommet terminé par un mamelon tronqué.

Ce fruit est brun foncé et renferme un grand nombre de graines entourées d'une pulpe visqueuse, sucrée, fournie par l'arille. Ces graines sont arrondies ou anguleuses par pression. Leur saveur est aromatique et camphrée.

L'Amome du Népaul se confond avec cette espèce.

2° *A. cardamomum* L. — Cette espèce, originaire de Java, Sumatra, du Cambodge, de Siam, donne le cardamome rond ou en grappes.

Les fruits sont globuleux, de 10 à 14 millimètres de diamètre, trilobés, à péricarpe mince, de couleur chamois. Les graines ressemblent à celles du vrai cardamome. Leur saveur est aromatique et camphrée. Elles sont surtout exportées de Bangkock.

3° *A. grana paradisi* L. (*A. meleguetta* Roscoë). — Cette espèce, qui porte le nom de *graines de paradis*, de *poivre*, de *maniguette* ou *méléguette,* ne doit pas être confondue avec le poivre d'Ethiopie, qui est produit par une Amomacée qui porte aussi le nom de maniguette.

Les feuilles sont lancéolées, aiguës, étroites, subsessiles, lisses. Les épis, courts, sont chargés de bractées ciliées, parsemées de poils. Les fleurs sont grandes et belles, blanches, à labelle très grand, rouge cramoisi à la partie supérieure, jaune en bas.

Le fruit est oblong, lisse, écarlate, long de 8 à 10 centimètres, à péricarpe épais, charnu, renfermant une pulpe incolore, acide, agréable, dans laquelle sont placées les graines.

Cette espèce est très répandue sur la côte occidentale d'Afrique, dans la Guinée, au Gabon, à Sierra-Leone. Les graines, de 2 millimètres de diamètre, sont arrondies ou pyramidales, dures, luisantes, brun rougeâtre. Leur odeur est un peu aromatique; leur saveur est âcre, piquante et brûlante.

Composition chimique. — Elles renferment une petite quantité d'huile essentielle, jaunâtre, d'une odeur agréable, d'une saveur aromatique et non âcre, d'une densité de 0,825. Elle est peu soluble dans l'alcool. Elle ne forme aucun composé solide avec le gaz chlorhydrique. Elle bout à 236°, distille entre 256 et 258°, et laisse un résidu liquide, épais, brunâtre.

Outre cette huile essentielle, ces graines renferment une résine brune, visqueuse, incolore et très âcre.

L'analyse donnée par Thresh (*Pharm. Journ.*, 5 avril 1884) indique :

Huile volatile	0,63
Principe actif	3,39
Résine	0,50
Acide	0,60
Tanin	0,99
Phlobophane	0,50
Résine	0,63
Mucilage	0,22
Acides organiques	0,38
Albuminoïdes	5,49
Métarabine	0,79
Amidon	27,30
Pararabine	3,12
Autres substances	6,59
Cellulose	29,35
Cendres	3,36
Humidité	16,05

Les cendres renferment du manganèse.

On peut encore citer : *A. angustifolium* Sonn. et *A. grandiflorum* Smith, qui a été confondu avec *A. grana paradisi* et croît dans les mêmes endroits.

Thérapeutique. — Toutes ces graines sont aromatiques, stimulantes. Les graines de paradis doivent à leur saveur particulière d'être employées comme épices et pour donner une saveur piquante à certaines liqueurs.

Anacardium occidentale L. — L'Anacardier d'Occident, Acajou à pommes (*Acajuba occidentalis* Gærtn. — *Cassuvium pomiferum* Lamk.), appartient à la famille des Térébinthacées, série des Anacardiées. C'est un arbre à tronc court, à feuilles alternes, brièvement pétiolées, obovales, dont le sommet est arrondi ou émarginé, lisses, coriaces, de 10 à 20 centimètres de longueur. Fleurs en grappes composées, terminales, irrégulières, polygames. Calice à 5 sépales caducs. Corolle à 5 pétales étalés et réfléchis, lancéolés. 10 étamines réunies en tube à la base, 9 égales entre elles, la dixième quatre ou cinq fois plus longue et seule fertile. Ovaire libre, à une loge uniovulée. Style latéral simple.

Le fruit est un achaine réniforme d'environ 2 à 3 centimètres de longueur, supporté par un pédoncule très hypertrophié et transformé en une masse pyriforme charnue, colorée comme une pomme. Le péricarpe du fruit présente des lacunes remplies de suc résineux. La graine réniforme, à testa membraneux, n'est pas albuminée.

Cet arbre est très commun en Amérique, au Brésil, et a été introduit probablement en Asie, surtout dans l'Inde ; il végète sur les terrains sablonneux secs dans lesquels ne peuvent pousser d'autres espèces végétales.

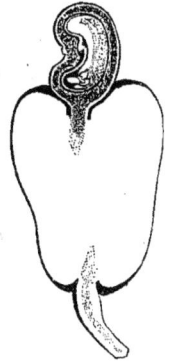

FIG. 56. — *Anacardium occidentale*. Coupe longitudinale du fruit et du pédoncule.

L'écorce laisse exsuder, quand on l'entaille, une gomme qui se concrète en une masse stalactiforme et d'une couleur variant du rouge au jaune, s'attachant aux dents quand on la mâche. Placée dans l'eau, elle se gonfle en formant une gelée ; une partie se dissout. Cette solution se trouble en présence de l'oxalate d'ammoniaque et donne un précipité blanc abondant avec l'alcool. C'est un mélange de gomme ordinaire et de bassorine.

Le pédoncule hypertrophié, qui est la *pomme d'acajou*, se mange. On en retire par expression un suc sucré qui, par la fermentation, donne une liqueur alcoolique faible, de saveur très agréable, que l'on peut rectifier pour en retirer l'alcool.

Le fruit renferme dans les vacuoles de son péricarpe une huile caustique que l'on obtient facilement en brisant l'enveloppe et la soumettant à une sorte de distillation sèche.

La fleur et les feuilles sont aromatiques.

Composition chimique. — Le péricarpe du fruit renferme de l'acide anacardique, du cardol, du tanin et de l'ammoniaque.

L'*acide anacardique* est blanc, cristallin, inodore, de saveur très brûlante et aromatique. Il fond à 26°, puis à 200° ; il se décompose en donnant une huile incolore. Il brûle avec une flamme fuligineuse et une odeur d'huile rance. Il se dissout bien dans l'alcool et l'éther, mais est insoluble dans l'eau. L'acide sulfurique forme avec lui une solution rouge de sang.

Le *cardol* $C^{21}H^{31}O^4$ est liquide, oléagineux, jaune, très altérable, neutre, soluble dans l'eau et l'éther, insoluble dans l'eau. Il n'est pas volatil. Appliqué sur la peau, il est vésicant.

La graine renferme une huile douce, jaune pâle, d'une densité de 0,916.

Le bois renferme de la catéchine.

Usages. — Nous avons vu l'usage que l'on fait du pédoncule hypertrophié. L'amande du fruit est comestible et prend une saveur fort agréable quand elle a été légèrement grillée.

L'huile du péricarpe est caustique, vésicante même, propriétés qu'elle doit au cardol, et on la recommande en applications externes contre la lèpre, les ulcères obstinés. Elle doit être maniée avec prudence. On a employé une teinture du péricarpe (à 1 pour 10) comme vermifuge, à la dose de 2 à 10 gouttes. Il paraît que le cardol n'a aucune action vésicante sur le tube digestif, ce que l'on attribue à son insolubilité complète dans les liquides sécrétés par ce tube. On aurait pu en ingérer 3 ou 4 gouttes sans effets marqués.

D'après Basiner, chez les animaux à sang froid, l'injection intraveineuse de cette huile détermine de la parésie, la paralysie des extrémités, la stupeur, la paralysie de la respiration et des spasmes tétaniques. Chez les animaux à sang chaud, des doses élevées ne sont pas mortelles, mais on voit survenir la paralysie et de la diarrhée.

Le cardol est éliminé par les voies urinaires. Ses vapeurs irritent fortement les yeux, provoquent la toux, l'inflammation des voies respiratoires, et on les a employées pour modifier par voie substitutive les ophthalmies scrofuleuses.

Anagyre fétide. — L'*Anagyris fœtida* L. ou Bois puant, de la famille des Légumineuses papilionacées, est un arbrisseau de 2 à 3 mètres, ramifié, à feuilles alternes, pétiolées, composées, digitées, à 3 folioles ovales, blanchâtres à la face inférieure, et munies de 2 stipules réunies. Les fleurs sont disposées en grappes axillaires.

Calice gamosépale, à 5 dents inégales. Corolle papilionacée, jaune pâle, tachée de noir. Dix étamines libres.

Ovaire uniloculaire, multiovulé. Style subulé.

Gousse de 10 centimètres de longueur, oblongue, et étranglée entre les graines, qui sont réniformes, glabres, jaunes.

L'Anagyre fétide croît dans le midi de la France, en Espagne, en Italie, en Grèce, en Algérie ; il exhale une odeur fétide des plus désagréables, que l'on remarque surtout dans l'écorce, et qui se communique au lait des animaux qui broutent ses feuilles.

Cette plante jouit de propriétés purgatives analogues à celles du séné. 8 à 16 grammes de feuilles en infusion peuvent être employées pour purger doucement.

Anamirta cocculus Wight et Arn. (*Menispermum cocculus* L. — *M. lacunosum* Lamk. — *Cocculus lacunosus* DC., etc.). — La Coque du Levant, de la famille des Ménispermacées, série des Chasmanthérées, est une liane vigoureuse, à feuilles alternes, cordées à la base, pétiolées, largement ovales, aiguës au sommet. Les fleurs sont disposées en grandes grappes pendantes, dioïques.

Fleur mâle formée d'un périanthe sans corolle, à folioles disposées trois par trois, sur 2 et 3 verticilles. Le sommet du réceptacle, renflé en tête, porte un grand nombre d'étamines rangées sur 6 séries verticales, à anthères sessiles à 4 lobes.

Dans la fleur femelle, périanthe analogue

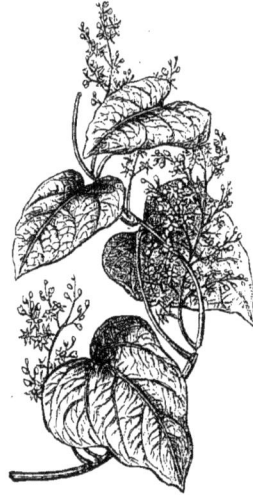

FIG. 57. — *Anamirta cocculus.*

à celui de la fleur mâle, 6 à 9 étamines stériles ou staminodes. Carpelles formés de 5 ovaires libres, uniloculaires, uniovulés ; style réfléchi.

Les fruits, portés sur des pédicelles courts, articulés, sont des drupes de couleur pourpre, de la grosseur d'un grain de raisin. La graine est recourbée, à albumen corné.

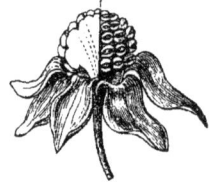

FIG. 58. — *Anamirta cocculus.* Fleur mâle.

Cet arbuste se trouve dans la partie orientale de l'Inde, à Ceylan, dans les îles de la Malaisie.

La partie employée est le fruit, qui porte le

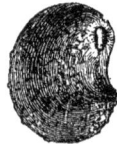

FIG. 59. — *Anamirta cocculus.* Graine entière.

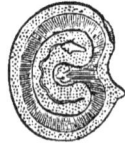

FIG. 60. — Graine. Coupe longitudinale.

nom de *Coque du Levant*, parce qu'il venait autrefois par voie d'Egypte. Tel qu'on le trouve dans le commerce, il est globuleux ou sous-réniforme, de 1 centimètre de longueur sur 5 à 7 millimètres de largeur, d'un brun sale ou noirâtre, marqué au-dessus du hile d'une dépression produite par le pédoncule. De chaque côté se trouve un petit orifice conduisant à un diverticulum dû à la hernie en forme de crête qu'a faite le pédoncule. La graine, sur une coupe horizontale, montre la forme d'un fer à cheval. L'albumen enveloppe l'embryon.

Le péricarpe du fruit est inodore, mais de

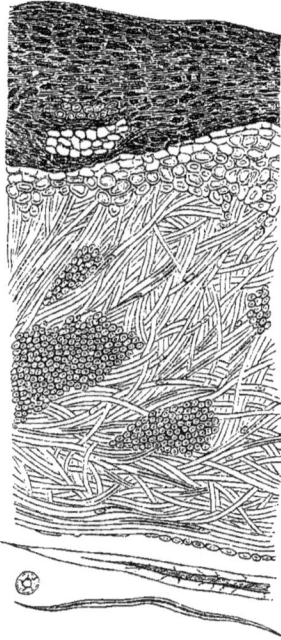

FIG. 61. — Coupe transversale du péricarpe.

saveur âcre. La graine est amère, huileuse, jaune.

Composition chimique. — L'albumen de la graine renferme la moitié de son poids d'une huile fixe formée de stéarine. On y trouve aussi une substance très controversée, la *picrotoxine*, que les uns regardent comme une espèce chimique distincte dont la formule $C^9H^{10}O^4$ serait la même que celle des acides everninique, hydrocaféique et vératrique (Paterno-Oglioloro), et que les autres considèrent comme un mélange de *picrotoxinine*, de *picrotine* et d'*anamirtine* (Barth et Kretschy).

La picrotoxine $C^{18}H^{16}O^6 + H^2O$ cristallise et fond à 201°. Elle est extrêmement amère et fort vénéneuse. Elle existe dans la proportion de 32 0/0 dans la picrotoxine.

La picrotine $C^{23}H^{30}O^{16}$, qui reste comme résidu insoluble du traitement de la picrotoxine brute par la benzine, et qui représente 66 0/0 de la picrotoxine brute, est très amère, mais non toxique.

L'anamirtine $C^{19}H^{24}O^{10}$ (2 0/0) cristallise en fines aiguilles ni amères, ni toxiques.

Quant au produit désigné sous le nom de picrotoxine et que l'on obtient en épuisant les graines par l'alcool et traitant le résidu par l'eau bouillante, il cristallise en aiguilles inaltérables à l'air, inodores, d'une saveur amère, insupportable, solubles dans l'eau, l'alcool, l'éther. Les solutions alcalines réduisent la liqueur cupro-alcaline comme le glucose. Les réactifs des alcaloïdes sont sans action sur la picrotoxine, ce qui sert à la distinguer des alcaloïdes amers tels que la strychnine, dont elle donne la réaction avec l'acide sulfurique et le bichromate de potasse.

L'existence de la *menispermine*, de la paramenispermine et de l'acide hypopicrotoxique, indiqués par Pelletier et Couerbe, n'est rien moins que prouvée.

Thérapeutique. — La coque du Levant, qui est importée, en Europe, de Bombay et de Madras en quantité considérable, est cependant fort peu usitée en thérapeutique.

Elle est employée de temps immémorial dans l'Inde et en Malaisie pour empoisonner les nappes d'eau tranquilles et enivrer ainsi les poissons, qui viennent flotter à la surface, où leur capture est facile. Mais on a remarqué que ces poissons deviennent eux-mêmes toxiques, et que ceux qui résistent le mieux, tel que le barbeau, sont les plus dangereux, ayant absorbé une plus grande quantité de matière toxique. Cette coutume fâcheuse s'est même introduite en France, où on a été contraint de ne permettre la vente de la coque du Levant que par les pharmaciens.

On prétend qu'elle sert à communiquer à la bière l'amertume qu'elle doit, quand elle est bien préparée, au houblon, et on attribue à la picrotoxine l'épilepsie des buveurs de bière. Cette fraude coupable paraît beaucoup plus rare qu'on ne le dit.

En thérapeutique, ses propriétés sont des plus problématiques. Mais en applications externes, elle peut être utile pour détruire les pediculi, tout en surveillant son application. Quant à la picrotoxine, c'est un poison du système nerveux, déterminant d'abord de la stupeur, l'insensibilité, des convulsions toniques puis cloniques. Les accès se répètent rapidement jusqu'à la mort. Le chloral paraît être son antidote.

On l'a recommandée contre les névroses convulsives, l'épilepsie, l'éclampsie, la chorée, à la dose de 1 à 2 milligrammes pour les enfants et de 3 à 6 milligrammes pour les adultes, sous forme de granules. Dujardin-Beaumetz n'en a retiré aucun avantage dans la paralysie agitante.

La picrotoxine étant soluble dans l'éther, l'alcool amylique, peut être enlevée facilement aux solutions acides. On la reconnaît en touchant le produit de l'évaporation par l'acide nitrique chaud, qui donne un résidu amorphe, jaune rougeâtre, devenant rouge vif par la potasse et rouge de sang à chaud.

Ananas. — L'Ananas, *Ananassa vulgaris* Lindl., de la famille des Broméliacées, est une plante herbacée, vivace, à souche souterraine, chargée de racines cylindriques fibreuses. La tige est d'abord courte, à feuilles disposées en rosette, divergeant au sommet, concaves, rondes, à dents rigides, piquantes; puis cette tige s'allonge et porte de nouveau des feuilles analogues, dont les plus inférieures, réduites à l'état de bractées, présentent à leur aisselle des fleurs sessiles, disposées en épis et surmontées du reste des feuilles. Chacune de ces fleurs est constituée par un périanthe à 6 divisions, les 3 internes pétaloïdes portant à leur base interne deux écailles tubuleuses, par 6 étamines libres. L'ovaire triloculaire est infère et multiovulé. Style grêle à 3 branches stigmatifères frangées.

Le fruit, qui porte le nom d'*ananas*, est formé des ovaires et des bractées épaissis, devenus charnus, comprimés, constituant une masse ovoïde, jaunâtre, succulente. Par la culture, les graines avortent, et la plante ne se reproduit plus alors que par bouture.

L'ananas est cultivé aujourd'hui dans tous les pays tropicaux, en raison de la saveur parfumée de sa chair, qui est toute particulière et des plus agréables. Toutefois, elle est fibreuse en général, et, après l'avoir mâchée, on doit la rejeter, car elle devient indigeste. L'ananas communique son odeur aux liquides avec lesquels on le met en contact. Il renferme du sucre et de l'acide mucique. Vert, il est astringent et âcre. On ne l'utilise jamais dans cet état.

L'abus de l'ananas, comme de tous les fruits aqueux, détermine dans les pays chauds des tendances à la diarrhée. Aussi est-il contreindiqué dès que les voies digestives ne sont pas en parfait état.

Les ananas de Singapore passent avec raison pour les meilleurs. On cultive aussi l'ananas en Europe dans les serres.

Anastatica hierochontica L. — La *Rose de Jéricho*, Jérose hygrométrique, de la famille des Crucifères, série des Arabidinées, est une petite plante herbacée, annuelle, de la Syrie, de l'Arabie, à tige ramifiée dès la base, à branches étalées puis se courbant en dedans, quand la plante est sèche. Elles portent des feuilles alternes, oblongues, dentées. Les fleurs en épis terminaux sont blanchâtres. Le fruit est court, renflé, muni de deux auricules dressées, obtuses. Cette plante n'est citée ici qu'à titre de curiosité. C'est elle que l'on vend communément sous le nom de *Rose de Jéricho*, et à laquelle on attribue dans le vulgaire des propriétés merveilleuses, entre autres celle de prédire la façon dont l'accouchement doit se faire. Pour cela, on met la plante dans l'eau, et suivant la rapidité plus ou moins grande avec laquelle les branches sèches, imbibées d'eau par capillarité, s'étalent, l'accouchement doit être plus ou moins heureux.

Anchietea salutaris A. S. H. (*Noisettia pyrifolia* Mart.). — Petite plante grimpante de la famille des Violariées, à feuilles alternes, elliptiques, aiguës, couvertes de points glandulaires. Fleurs irrégulières, axillaires. Calice à 5 sépales. Corolle analogue à celle des violettes. 5 étamines libres, dont deux sont munies de deux cornes allongées, glanduleuses. Ovaire libre, uniloculaire, multiovulé. Style en massue. Capsule analogue à celle des violettes, formant un gros sac membraneux. Les graines albuminées sont ailées.

Cette plante croît au Brésil dans les environs de Rio-Janeiro, où sa racine est employée comme purgatif.

Composition chimique. — Peckolt a isolé de cette racine un alcaloïde qu'il regarde comme le principe actif et qu'il nomme *anchiétine*. Il cristallise en aiguilles jaune paille, inodores, d'une saveur extrêmement désagréable, insolubles dans l'eau, l'éther, solubles dans l'alcool. Il forme avec les acides des sels cristallisables.

Usages. — On regarde, au Brésil, cette racine comme pouvant guérir les maladies de peau, et, dans ces derniers temps, on l'a préconisée, dans la syphilis, sous forme de poudre, à la dose de 10 à 35 centigrammes, ou de sirop préparé avec la teinture. Elle provoque une salivation abondante. On la désigne sous le nom de *mercure végétal*.

Dans les maladies de peau, la dose est de 35 à 70 centigrammes, trois fois par jour, en augmentant graduellement.

Ancolie. — L'*Aquilegia vulgaris* L. (Ancolie, Aiglantine, Cornette, Aigrette) est une plante herbacée, de la famille des Renonculacées, série des Aquilégiées, dont la souche est vivace, charnue, ramifiée. Les rameaux aériens annuels sont dressés, ramifiés, arrondis, d'une hauteur de 40 centimètres à 1 mètre. Les feuilles sont alternes ; celles de la base sont longuement pétiolées et en rosette. Les feuilles supérieures ont leur pétiole dilaté à la base, leur limbe décomposé en trois folioles dissemblables, crénelées, blanchâtres en dessous. A mesure qu'elles se rapprochent du sommet des tiges, elles deviennent de plus en plus simples.

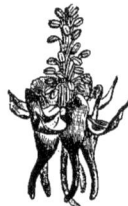

FIG. 62. — *Aquilegia vulgaris*. Fleur.

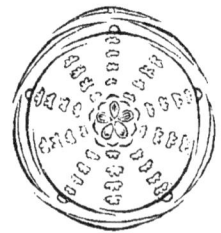

FIG. 63. — *Aquilegia vulgaris*. Diagramme de la fleur.

Les fleurs régulières, hermaphrodites, sont solitaires au sommet des rameaux, grandes, penchées, bleu violet ou pourpres, rarement blanches.

4

Le calice est formé de 5 sépales verdâtres ou pétaloïdes, caducs, à préfloraison quinconciale.

La corolle est constituée pas 5 pétales, pourvus vers leur base d'un éperon dont le fond est nectarifère. Leur forme générale est celle d'un cornet.

Les étamines sont au nombre de 50, les 10 intérieures sont stériles.

Le gynécée est formé de 5 carpelles, libres, uniloculaires et pluriovulés.

Les fruits sont des follicules s'ouvrant suivant la longueur de leur angle interne.

Les graines, petites, nombreuses et munies d'un raphé très saillant, sont de couleur foncée ; l'embryon très petit est niché au sommet de l'albumen épais.

Cette plante croît dans les bois montueux, au pied des haies, sur les bords des forêts, dans les prairies marécageuses. On la cultive aussi dans nos jardins, où elle fleurit au printemps et pendant une partie de l'été.

L'ancolie a joui autrefois d'une grande réputation dans la médecine populaire comme calmant et emménagogue. Mais elle est aujourd'hui complètement abandonnée, et n'est inscrite à aucune pharmacopée. Son odeur est vireuse.

Avec les pétales bleus on peut faire une belle teinture bleue, qui est un excellent réactif des acides, en présence desquels elle rougit, et des alcalis, qui ramènent au bleu cette teinture rougie.

Les graines sont huileuses, de saveur d'abord douceâtre, puis amère. Elles passaient pour avoir, sur l'éruption variolique, une action bienfaisante. Bien qu'elle ne paraisse douée d'aucune propriété nuisible, cette plante doit être tenue en suspicion, comme appartenant à la famille des Renonculacées.

Anda Gomesii A. Juss. (*Andicus pentaphyllus* Velloz — *Johanesia princeps* Velloz). — C'est un arbre de la famille des Euphorbiacées, série des Jatrophées, à branches nombreuses, étalées, chargées de feuilles alternes, persistantes, composées de 5 folioles ovales, acuminées, entières, glabres, lisses. Fleurs en cymes terminales, monoïques. Dans les fleurs mâles, calice à 5 dents. Corolle à 5 pétales alternes. 10 étamines unies à la base, où elles sont entourées d'un disque à 5 glandes.

Dans les fleurs femelles, le périanthe est le même que dans les fleurs mâles ; ovaire à 3 loges uniovulées, style à 3 branches stigmatifères. Capsule charnue, arrondie, de 5 à 7 centimètres de longueur, duveteuse, à épicarpe parcouru par 4 lignes saillantes peu marquées. L'enveloppe extérieure est charnue, et elle s'ouvre en 4 valves, en laissant apercevoir le noyau épais, ligneux, recouvrant 2-3 graines de la grosseur d'une prune qui, sous leurs enveloppes épaisses, renferment l'embryon et l'albumen.

Cet arbre est très commun au Brésil, dans les environs de Rio-Janeiro, sur les bords de la mer, dans les terrains sablonneux. Il y est connu sous le nom d'*anda* ou *anda-açu*.

Les graines, seule partie usitée, renferment 14 0/0 d'une huile jaune, inodore, de saveur nauséeuse et âcre, soluble dans l'éther, la benzine, se solidifiant à 8° et d'une densité 9,917.

Elles renferment aussi 0,40 0/0 d'une substance cristalline, la *johanesine* (M. Oliveira), peu soluble dans l'eau et l'alcool, insoluble dans le chloroforme, la benzine, l'éther, etc.

Usages. — L'huile est purgative comme celle de ricin, et à dose 3 ou 4 fois moindre, plus fluide, par suite plus facile à prendre, et sans odeur. Quand on emploie les graines, il faut rejeter l'embryon et l'épisperme, qui déterminent des coliques.

Quant à la johanesine, que l'on avait regardée comme le principe actif, elle est inactive, et non toxique, comme on l'avait supposé.

Les graines se donnent au nombre de 2 pour un adulte. On peut en donner 3, mais avec précaution, et sous forme d'émulsion additionnée de substances aromatiques pour diminuer la tendance au vomissement. La dose de l'huile est de 10 grammes. Elle produit son effet en 2-3 heures sans provoquer l'irritation de l'estomac ou de l'intestin.

Andrographis paniculata Nees. (*Justicia paniculata* Burm.). — Plante herbacée, annuelle, de la famille des Acanthacées, série des Andrographidées, à tige dressée, quadrangulaire, noueuse, articulée, haute de 30 à 60 centimètres et rameuse. Feuilles opposées, brièvement pétiolées, lancéolées, entières, molles, de 5-12 centimètres de longueur. Fleurs roses, terminales, axillaires, à pédicelles bractéolés. Calice à 5 sépales étroits, duvetés. Corolle gamopétale, bilabiée, à tube recourbé, à lèvres linéaires, réfléchies. 2 étamines à filets velus, barbus à la base. Ovaire libre à 2 loges multiovulées. Style simple. — Capsule loculicide, s'ouvrant en panneaux. Graines cylindriques, oblongues.

Cette espèce croît dans l'Inde, à Ceylan, en Cochinchine, dans l'Archipel indien et jusqu'en Chine. Elle existe également dans les Indes occidentales, où on croit qu'elle a été transportée. Elle est inodore, de saveur amère, persistante.

On emploie la tige et les racines adhérentes.

Elles ne paraissent renfermer qu'un principe amer, non alcaloïdique, qui précipite abondamment de l'infusion aqueuse par l'acide tannique. Il n'a pas été étudié.

Cette plante est inscrite à la pharmacopée de l'Inde, comme tonique amère et stomachique, analogue au quassia, et elle est préconisée dans la débilité générale, la conva-

lescence qui suit les fièvres, la dysenterie.
Les préparations indiquées sont :

1° *Infusion composée de kariyat.*

A. paniculata brisée. . .   45 grammes
Écorces d'orange et fruits
de coriandre écrasés. .   4   —
Eau bouillante. 300   —

Dose 45 à 60 grammes 2 à 3 fois par jour.

2° *Teinture composée.*

Racine d'A. paniculata. 180 grammes
Myrrhe, aloès 30   —
Eau-de-vie. . . . . 1 litre.

Cette teinture, dont la dose est de 4 à
16 grammes s'emploie comme tonique, stimulant, dans la dyspepsie.

Andromeda Japonica Thunb. — Cette
plante appartient à la famille des Éricacées,
série des Andromédées. Elle est toujours
verte, arborescente, de 2 à 7 mètres de hauteur, et son port rappelle celui des bruyères.
Les feuilles sont persistantes, verticillées,
petites, oblongues, linéaires, dépourvues de
stipules. Fleurs petites, roses, hermaphrodites, régulières ; calice persistant, quinquéfide ; corolle gamopétale campaniforme, à
5 lobes. 10 étamines insérées sous un disque
hypogyne, libres. Les anthères s'ouvrent au
sommet par des pores. Ovaire libre à 5 loges
multiovulées. Style simple à 5 lobes stigmatifères. Capsule loculicide, graines albuminées.
Cette plante croît dans les montagnes en
Chine, au Japon, et est cultivée comme plante
ornementale dans les jardins. Elle porte au
Japon les noms de *Basui-Boku*, *Maku-
wasu*, etc., qui indiquent ses propriétés stupéfiantes sur les animaux.

Composition chimique. — Eykmann a retiré des
feuilles une substance à laquelle il a donné le nom
d'*Asebotocine*, qui est un glucoside, sans azote, se
décomposant en sucre et résine. L'auteur a retiré
un autre glucoside, l'*Asebotine* $C^{24}H^{28}O^{12}$ se dédoublant en sucre et *Asebogine*.
L'Asebotoxine, en injections hypodermiques, est
toxique à la dose de 3 milligrammes par kilogramme de poids de l'animal. 1 centimètre cube de
l'infusion des feuilles, correspondant à 20 centigrammes de feuilles, tue en quelques heures un
lapin pesant 1,250 grammes. L'Asebotine n'est pas
toxique.

Usages. — Les feuilles de l'*A. Japonica*
exercent sur les chevaux et les bœufs qui les
mangent une action stupéfiante et même
meurtrière. Leur décoction tue les insectes
et les vers, surtout le *Pediculus capitis*. On
l'emploie aussi en lotions sur les ulcérations,
pour guérir la gale et comme antidote du
fugu. Finement pulvérisées, les feuilles
sèches sont usitées comme remède contre la
morsure des serpents. L'odeur de la décoction de ces feuilles détermine, dit-on, des
migraines.

Ces propriétés sont indiquées par les
ouvrages japonais, car la plante n'est pas
entrée dans la thérapeutique européenne.
2° Dans *A. polyfolia* L., qui croît en Allemagne, Plugge (*Archiv.*, XXI, 813) a découvert un principe analogue à l'Asebotoxine
en même temps que de l'Asebotine.
On sait du reste, comme l'indique Guibourt, que « la vertu narcotico-âcre de cette
plante la rend très pernicieuse aux moutons ».
3° *A. mariana* L. (*Leucothoe mariana* DC.),
de l'Amérique septentrionale, présente les
mêmes propriétés.
Les feuilles d'*A. arborea* L. (*Oxydendron
arboreum* DC.) sont acides, âpres, et employées en décoction comme antiphlogis-
tiques.
D'un autre côté, Waring cite l'essence
retirée d'*A. Leschenaultii*, dont Broughtor
a montré l'identité presque complète ave.,
l'essence de Winter-green (Salicylate de
méthyle impur), comme pouvant être une
source d'acide salicylique et en même temps
comme stimulante, carminative et antiseptique.

Andropogon L. — Les Andropogons appartiennent à la famille des Graminées, série
des Andropogonées. Ce sont des plantes herbacées, à fleurs disposées en épis. Les épillets
sont géminés ou ternés, et, dans ce cas,
l'intermédiaire est sessile et fertile, les 2 autres sont pédicellés et stériles. Ils sont composés de 2 fleurs : l'une, supérieure, hermaphrodite ou unisexuée ; l'autre, inférieure,
neutre et à une seule glumelle. Chaque épillet est entouré de 2 glumes mutiques et qui
deviennent dures. Les glumelles sont plus
courtes que les glumes ; l'inférieure est mutique ou aristée dans les fleurs hermaphrodites. La supérieure, parfois nulle, est plus
petite et mutique.
Le périanthe est représenté par 2 glumellules ordinairement glabres et tronquées.
L'androcée est formé par 1 à 3 étamines. L'o-
vaire uniloculaire, uniovulé, est sessile, glabre et surmonté de 2 styles à stigmates
plumeux. Le fruit est un caryopse qui n'adhère pas aux glumes.
Ces graminées sont répandues dans toutes
les régions tempérées ou chaudes du globe,
soit à l'état inculte, soit, et le plus souvent, à
l'état cultivé. On en compte environ 180 espèces. Quelques-unes d'entre elles présentent
des propriétés qui les font employer en thérapeutique, et dans l'économie domestique, et
parmi elles nous citerons les espèces suivantes :
1° *Andropogon Schœnanthus* L. (*A. Pa-
chnodes* Trin. — *A. Martini* Roxb.). — Cette
espèce, cultivée dans l'Inde et aux Antilles,
présente un rhizome vivace, à tige ou chaume
de 1 à 2 mètres de hauteur, souvent rameuse,
lisse, à moelle spongieuse, à feuilles longues,

acuminées, lisses, feuilles en panicules linéaires.

Dans l'Inde, elle fleurit en octobre et novembre.

D'après Dymock, 373 livres donnent à la distillation 1 livre 5 onces et demie d'essence.

C'est cette espèce qui fournit, dans l'Inde, les essences connues sous le nom de *rusa*, de *gingembre*, de *géranium*. Cette essence pure présente une odeur mélangée de rose et de citron ; elle est incolore, dextrogyre, et représentée par la formule C^5H^4. Elle a une grande affinité pour l'oxygène et se résinifie rapidement quand on l'abandonne au contact de l'air. Aussi celle du commerce est-elle toujours un mélange d'hydrocarbure et d'une essence oxygénée $C^{10}H^{18}O$, le *géraniol*, bouillant à 232°, qui ne se solidifie pas à 25° au-dessous de zéro. En présence des corps oxydants, il donne des acides valérianique et succinique. Traité par le chlorure de zinc, il forme un hydrocarbure liquide, le *géraniène* $C^{10}H^{16}$. On expédie de Bombay, pour les ports de la mer Rouge et pour l'Europe, plus de 40,000 livres d'essence par an (Dymock).

2° *A. Nardus* L. [*A. Iwarancusa* Roxb. (part). — *A. Martini* Thw.]. Rhizome épais. Tige de 2 mètres. Feuilles longues, dressées, larges, à ligule courte, brune et scarieuse ; L'*A. Nardus* est caractérisé surtout par la couleur roussâtre de ses épis et l'étroitesse de ses feuilles.

Cette espèce, que l'on croit originaire de Ceylan, est surtout cultivée aux environs de Pointe-de-Galles et à Singapour.

Elle donne une essence d'une odeur de citronelle, qui est vendue comme telle, mais sert souvent à falsifier l'essence de rose.

3° *A. Citratus* DC. (*A. Schœnanthus* Wall.), qui n'est connue que cultivée, se distingue de l'espèce précédente par ses feuilles plus glauques. L'essence (*essence de verveine*) est formée pour la plus grande partie d'un liquide $C^{10}H^{18}O$, bouillant à 210°, et nommée *citronellol*, dont le composé bromé donne, par décomposition, du *cymène*. Cette essence forme un composé solide quand on l'agite avec le bisulfite de sodium. Son odeur est la même que celle de l'essence précédente et elle est employée aux mêmes usages.

4° *A. Laniger* Desf. (*A. Olivieri* Boiss.). — Cette plante croît dans l'Afrique septentrionale, l'Arabie, le nord de l'Inde, le Thibet. Elle se distingue par son rhizome simple, et son calice lanigère. L'odeur de son essence est analogue à celle du schœnanthe. Sa saveur est aromatique, amère, et un peu âcre.

5° *A. Muricatus* Retz. — C'est cette espèce que l'on croit produire le *vétiver*. C'est une grande plante, dressée, de 5 à 6 pieds de hauteur, à panicule verticillé. Rhizome à radicules nombreuses, jaune brun, d'une odeur persistante et forte, rappelant un peu celle

de la myrrhe. Sa saveur est aromatique et amère.

D'après Vauquelin, ce rhizome renferme une matière résineuse brun rougeâtre, d'une odeur analogue à celle de la myrrhe, d'une saveur âcre, une matière colorante soluble dans l'eau, un acide libre. Il faut y ajouter une huile essentielle.

Ce rhizome bien connu sert à parfumer le linge, les vêtements. Dans l'Inde, on en fait des écrans que l'on place devant les ouvertures des maisons et que l'on arrose d'eau de façon à faire pénétrer dans les appartements une atmosphère à la fois humide et parfumée, destinée à combattre l'extrême sécheresse de la saison chaude.

En médecine, le vétiver (nom vulgaire de la plante) est employé en infusion, dans l'Inde, comme rafraîchissant. Ce n'est, en Europe, qu'un parfum.

Les différentes essences d'Andropogon que nous avons citées sont surtout employées dans la parfumerie, et dans l'Inde on en fait des applications externes pour combattre les rhumatismes, les douleurs névralgiques. A l'intérieur, on les donne parfois sous forme de saccharures, ou de potions comme carminatives et stimulantes.

Anémone pulsatille L. (Coquelourde, Passe-Fleur, Fleur de Pâques). — Plante herbacée, vivace, de la famille des Renonculacées, série des Renonculées. Sa souche ligneuse émet chaque année un rameau aérien, de 20 à 40 centimètres de hauteur, terminé par une fleur unique.

Les feuilles radicales, pétiolées, sont trois fois pinnatifides ; leurs divisions sont pétiolulées, à lobes linéaires, aigus. Celles qui sont rapprochées de la fleur forment un involucre simulant un verticille calicinal.

Le périanthe pétaloïde, violet lilas, est formé de 6 divisions cohérentes à la base, aiguës au sommet.

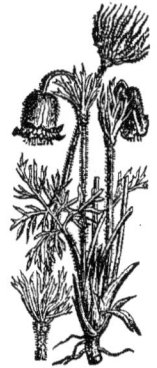

Fig. 64. — Anémone pulsatille.

Les étamines sont très nombreuses, libres ; les extérieures, plus courtes que les autres, deviennent stériles et forment des staminodes glanduleux.

Les ovaires nombreux, libres, insérés en spirale, sont à une seule loge, renfermant à l'âge adulte un seul ovule.

Les quatre autres avortent. Le style est simple et plumeux.

Les fruits sont des achaines réunis en tête, oblongs, velus, surmontés d'un style persistant et plumeux.

Cette plante est très répandue en Europe,

en Sibérie, sur les pelouses découvertes des bois et des coteaux à terrains calcaires. Toutes ses parties aériennes sont couvertes de poils soyeux.

Composition chimique. — En distillant, dans un courant de vapeur, la plante très divisée, le Dʳ Beckurts a obtenu un liquide très limpide, de saveur âcre et brûlante, irritant les sens olfactifs, et neutre. Le chloroforme enlève à cette eau une substance âcre, le *Camphre d'anémone*, qui se présente en prismes rhombiques, fondant sans décomposition à 300°, dont l'odeur est irritante pour les yeux et les organes respiratoires et qui agit comme vésicant sur la peau.

Cette substance est extrèmement volatile et se décompose assez rapidement en solution aqueuse ou même dans le chloroforme en *anémonine* et *acide anémonique.* C'est à une décomposition analogue que l'on attribue la perte de l'âcreté de cette plante quand on la dessèche.

Purifiée par dissolution dans l'alcool, puis cristallisation dans la benzine, l'*anémonine* $C^{15}H^{12}O^6$ se présente sous forme de fines aiguilles, inodores, d'une saveur âcre, peu solubles dans l'eau et l'éther, solubles dans l'alcool, le chloroforme. L'anémonine fond à 156° et se décompose à 270°, en abandonnant un charbon volumineux. Une partie distille sans altération, accompagnée d'un liquide qui, d'après Hanriot (*Compt. rend. Ac. d. Sc.*, t. CIV, nº 19), paraît être un aldéhyde non saturé. Les alcalis la convertissent en *acide anémonique.* Cet acide $C^{15}H^{14}O^7$ est amorphe, insoluble dans l'eau, l'alcool et l'éther : il forme des sels amorphes.

En dissolvant l'anémonine dans le chloroforme, et ajoutant du brome en excès, il se précipite une matière cristallisée qui, purifiée par la benzine, donne des octaèdres de la formule $C^{15}H^{12}O^6Br^4$. Cette bromo-anémonine, réduite en solution par l'hydrogène naissant, donne l'*hydro-anémonine,* qui cristallise en grandes lames incolores, fusibles à 78°, distillant sans décomposition à 210 ou 212° sous une pression de 1 centimètre de mercure. Elle est insoluble à froid dans les alcalis, soluble dans l'anhydride acétique, qui, par évaporation, l'abandonne inaltérée. L'hydro-anémonine est plus stable que l'anémonine (Hanriot, *loc. cit.*).

Thérapeutique. — L'anémonine passe pour être éminemment toxique ; cependant P. Vigier dit en avoir pris lui-même 10 centigrammes sans inconvénient. La dose indiquée serait, d'après Vigier, de 2 à 4 centigrammes par jour, comme anticatarrhale et exerçant une action spéciale sur le système nerveux et peut-être aussi sur le cœur. C'est en réalité au camphre d'anémone que la plante doit ses propriétés irritantes.

Comme toutes les autres espèces d'anémones, elle perd la plus grande partie de ses propriétés par la dessiccation. Les racines ou pattes sont plus actives que les feuilles. Quand elles sont fraîches, elles déterminent sur la peau une irritation et une vésication assez forte. On a même remarqué que lorsqu'on les pilait elles provoquaient un coryza aigu. Les feuilles n'ont fait jusqu'à présent l'objet d'aucun travail thérapeutique complet. On les administrait en applications externes contre les dartres rebelles, et à l'intérieur contre la paralysie et la coqueluche.

La teinture alcoolique a été préconisée en potion à la dose de 20 à 30 gouttes contre l'orchite blennorragique. La douleur s'atténue

rapidement (Martel, Boorcheim, Lawson).

Les préparations pharmaceutiques doivent être faites avec la plante fraîche. L'alcoolature (poids pour poids) des racines se prescrit à la dose de 2 à 4 grammes par jour. Celle des feuilles à la dose de 5 à 10 grammes. Sa saveur est âcre, nauséeuse et difficile à masquer.

On peut lui donner la forme de sirop, à 5 pour 95, dont chaque cuillerée à bouche renferme 1 centimètre cube d'alcoolature.

L'anémone peut se prescrire soit sous forme de cachets, mélangée au sucre en poudre, soit en pilules.

En tout cas, il ne faut pas oublier que la pulsatille fraîche est un des poisons irritants les plus dangereux, et qu'elle ne doit être maniée qu'avec précaution. En applications externes, les feuilles fraîches peuvent être utiles comme rubéfiantes ou même comme vésicantes.

Dans la médecine homéopathique, cette plante passe pour être l'antidote du mercure, et on la prescrit en olfaction contre la migraine, les coliques, etc.

2º *A. nemorosa* L. — La *Sylvie*, qui se

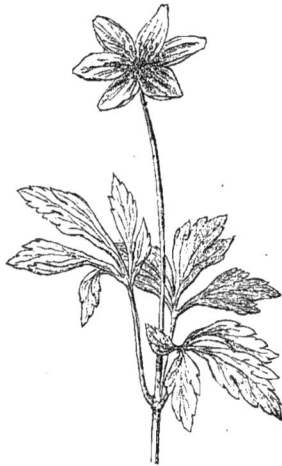

FIG. 65. — *Anémone nemorosa.*

rencontre dans les mêmes lieux que l'espèce précédente, et qui est cultivée dans nos jar-

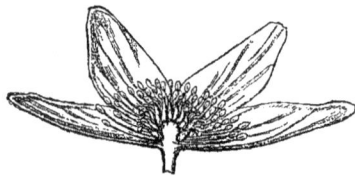

FIG. 66. — *Anémone nemorosa.* Coupe verticale de la fleur.

dins, où ses fleurs se doublent, diffère par ses étamines, *toutes fertiles,* sa tige feuillée et ses fruits dépourvus de styles plumeux. Ses fleurs sont blanches, roses en dehors, rarement bleuâtres.

Cette plante, qui fleurit dès le mois d'avril, est aussi extrêmement âcre et renferme la même matière âcre que l'espèce précédente. C'est pour les animaux qui la broutent par erreur un poison violent qui les fait périr dans des convulsions violentes et en urinant le sang. On l'employait sous forme de cataplasmes pour guérir la teigne, et comme rubéfiant dans les arthrites rhumatismales. En résumé, ses propriétés sont telles que, jusqu'à plus ample informé, il est bon de limiter son usage aux applications externes.

3° *A. autumnalis* (*Adonis autumnalis* L. Goutte de sang, Œil de perdrix).—Plante annuelle, glabre, à tige rameuse, haute de 30 à 50 centimètres. Feuilles multiséquées à segments linéaires.

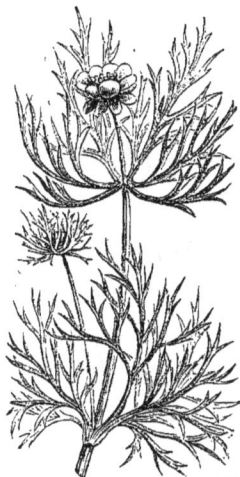
FIG. 67. — *Anemone autumnalis.*

Périanthe de 10 à 15 folioles, les extérieures de couleur pourpre noirâtre, les intérieures rouge pourpre, tachées de noir à la base. Carpelles nombreux.

Cette plante fleurit en juillet-août et habite les moissons.

4° *A. hepatica* L. (Hépatique des jardins, Herbe de la Trinité). — Plante couverte d'un duvet, à rameaux blanchâtres, à feuilles profondément trilobées, fleurs bleues, rarement blanches ou roses, paraissent en mars et avril. Etamines toutes fertiles.

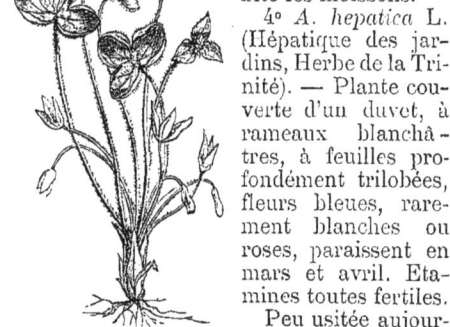
FIG. 68. — *Anemone hepatica.*

Peu usitée aujourd'hui, elle a passé autrefois pour guérir les engorgements du foie.

5° *A. sylvestris* L. (Grande Anémone des bois).—Feuilles basilaires, quinquépartites, à divisions trifides, dentées; fleurs grandes, blanches, avec une teinte verdâtre à la base. Cette plante est très suspecte.

Toutes les Anémones sont des sources auxquelles on peut s'adresser pour obtenir l'Anémonine, et cette substance peut être d'une importance thérapeutique considérable si, comme le veut le Dr Browsky, l'anémonine rend des services sérieux dans le catarrhe bronchique, la toux convulsive et l'asthme.

Aneth. — Le *Peucedanum anethum* H. Bn (*P. graveolens* Hiern. — *Fœniculum anethum*, *Anethum graveolens* L., etc.), qui porte les noms d'Aneth odorant, de Fenouil puant, appartient à la famille des Ombellifères, série des Peucédanées, et se trouve en Europe, en Egypte, en Abyssinie, etc. On cultive cette plante dans les jardins. Elle est annuelle, herbacée, à tige dressée, peu ramifiée, lisse, haute de 30 centimètres à 1^m,50. Feuilles alternes, décomposées en un grand nombre de lanières filiformes; celles de la base ont un pétiole dilaté en gaine; celles du sommet sont sessiles et engainantes.

Fleurs jaunes en grandes ombelles composées d'une douzaine de rayons, terminales, dépourvues d'involucre et d'involucelles. Calice nul. Corolle à 5 pétales, suborbiculaires, entiers, involutés au sommet. 5 étamines libres. Ovaire infère à 2 loges uniovulées. Stylopodes larges, à bords lobés. 2 styles réfléchis.

Fruit largement ovoïde ou elliptique, comprimé dans le dos. Méricarpes se disjoignant facilement, à 3 côtes primaires proéminentes, filiformes, les 2 latérales dilatées en aile sinuée, jaune. Bandelettes solitaires, larges, dans chaque vallécule. Ce fruit a de 1/3 à 1/2 centimètre de diamètre.

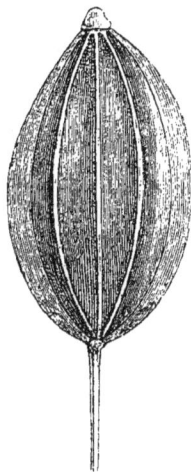
FIG. 69. — Fruit d'aneth. Face dorsale d'un méricarpe.

Cette plante a une odeur aromatique et agréable, et une saveur forte.

Les fruits renferment 35 0/0 d'une essence hydrocarbonée isomère de la térébenthine C^{10}H^{16}, l'*Anéthène*, dont l'odeur rappelle celle du citron; d'une densité de 0,846, bouillant à 872° et dextrogyre. Nietzki a signalé un autre hydrocarbure bouillant à 155°, et une essence oxygénée identique au *Carvol* (voir *Carvi*). Les feuilles sont parfois employées comme aromates à la façon du fenouil.

Ces fruits sont carminatifs, stimulants, aromatiques, et peuvent s'employer pour combattre les coliques venteuses, les crampes d'estomac, sous forme d'infusion préparée avec 4 à 8 grammes de fruits pour 1 litre d'eau bouillante.

L'huile essentielle se donne en potion à la dose de 0^{gr},25 à 1 gramme, et l'eau distillée à la dose de 50 à 100 grammes.

L'espèce indienne désignée sous le nom d'*A. Sowa* ne diffère que fort peu de l'espèce indigène, dont elle possède du reste toutes les propriétés.

Angelin. — On désigne sous ce nom les différentes parties provenant des *Andira* Lamk., arbres de l'Amérique du Sud, appartenant à la famille des Légumineuses papilionacées, série des Dalbergiées. L'espèce la plus intéressante est l'*Andira inermis* H. B. K. (*Gœoffreya inermis* L. — *Andira grandiflora* Guill. et Perr.).

C'est un arbre de taille ordinaire, dont les branches ont les extrémités redressées. Feuilles alternes, imparipennées, à 11 à 15 folioles oblongues, lancéolées, acuminées, entières, glabres, minces, longues de 7 à 10 centimètres sur 2 centimètres de largeur; stipules persistantes. Fleurs rosées en panicules dressées, terminales et axillaires, à pédoncules pourpres, brunâtres, couverts d'un duvet court, rougeâtre. Calice gamosépale à 5 dents. Corolle papilionacée, de 1 à 1 et demi centimètre de longueur, à étendard obové. Ailes et carène semblables. 10 étamines diadelphes (9-1). Ovaire uniloculaire stipité à 3 ou 4 ovules. Style simple. Le fruit est une drupe, de la grosseur et de la forme d'une petite noix, à péricarpe mince, ligneux et déhiscent, ne renfermant qu'une seule graine arrondie, sans albumen.

Cet arbre croît aux Antilles, à la Guyane, dans l'Amérique, et se retrouve au Sénégal, où il a peut-être été introduit.

La partie active est l'écorce du tronc, qui est grisâtre à l'extérieur, de couleur ferrugineuse à l'intérieur, d'une épaisseur de quelques millimètres, d'une saveur douce et mucilagineuse, d'une odeur désagréable.

Elle renferme du tanin et un glucoside qui en est le principe actif et qui a reçu de Peckolt le nom d'*Andirine*.

Cette écorce jouit de propriétés anthelmintiques bien avérées. On la prescrit sous forme de décoction (30 grammes pour 1 litre d'eau) dont la dose est de 1 cuillerée à soupe pour un enfant de 2 à 3 ans; de 2 cuillerées pour un enfant de 10 ans; de 3 cuillerées pour un adolescent et de 4 cuillerées pour un adulte. On peut augmenter progressivement la dose jusqu'à ce qu'on soit arrivé à produire des nausées.

A doses élevées, elle provoque des évacuations violentes, de la fièvre et du délire, symptômes que l'on combat par l'huile de ricin ou le jus de citron.

Le bois dit d'*Angelin* est dur, d'un rouge noirâtre à l'extérieur et fort estimé.

2° *A. Anthelmintica* Benth. Originaire du Brésil, cette plante fournit le fruit connu sous le nom d'*Angelin amorgoso*, qui est ovoïde, long de 4 à 5 centimètres, large de 2 à 3, à épicarpe noirâtre, à métacarpe ligneux, jaune verdâtre, à endocarpe brun. L'amande est libre, ovoïde. Ces amandes sont anthelmintiques, et la dose ne doit pas dépasser un gramme. A doses plus élevées, elles sont émétiques et dangereuses.

Les semences d'*A. Vermifugax* Mart. du Brésil sont également anthelmintiques.

3° *A. retusa* H. B. K. (*Gœoffreya retusa* Lamk.) des Guyanes fournit une écorce de saveur amère, astringente, qui présente les mêmes propriétés thérapeutiques que celle d'*A. inermis*.

Angélique. — L'*Angelica archangelica* L. (*A. officinalis* Mœnch. — *Archangelica officinarum* Hoffm.), de la famille des Ombellifères, série des Peucédanées, croît dans les Alpes, les Pyrénées, la Suède, la Norvège, et est cultivé dans les jardins.

Sa racine est épaisse, charnue. Sa tige, de

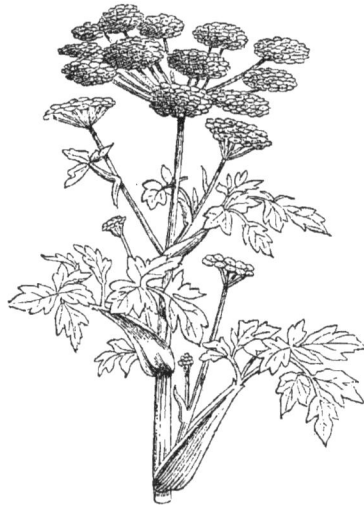

FIG. 70. — *Angelica archangelica*. Sommité florifère.

1^m,50 à 2 mètres de hauteur, est grosse, fistuleuse, cylindrique, cannelée, rougeâtre et rameuse.

Les feuilles sont opposées, très grandes, à pétiole fistuleux, engainant à la base, à limbe étalé, décomposé, penné, formé de folioles opposées, ovales, dentées en scie. Elles sont vertes en dessus et blanchâtres en dessous.

Les fleurs sont verdâtres et disposées en grandes ombelles dont l'involucre est nul; les involucelles sont constituées par huit folioles linéaires étalées.

Calice, corolle, étamines et ovaires des Ombellifères normaux.

Le fruit est ovoïde. Les méricarpes sont elliptiques et portent sur la face dorsale 5 côtes primaires, trois dorsales très saillantes, deux latérales ailées. Chaque vallécule renferme des bandelettes multiples.

Cette plante est cultivée en Europe. Elle demande une terre fraîche, profonde, et doit avoir, suivant l'expression vulgaire, la racine dans l'eau et la tête au soleil. On la sème en pépinière en mars et avril, ou même en septembre, après la maturation des graines. Les pieds sont repiqués à 75 centimètres de distance l'un de l'autre. La récolte des tiges se fait au printemps de la seconde et parfois même de la troisième année. Elle s'exécute quand les premières ombelles commencent à se flétrir et parfois même avant leur floraison. On les coupe en biseau au ras de terre, en laissant la partie centrale si les plantes doivent végéter une année encore.

Les graines se récoltent à maturité complète.

Les racines, quand les graines ont mûri.

On emploie dans l'industrie les tiges, et en thérapeutique les racines et les fruits.

La racine est formée d'un pivot central, d'abord large, puis s'amincissant à l'extrémité. Elle est brune, plissée. Les racines secondaires, longues, flexibles, ont souvent la grosseur d'une plume d'oie. Son odeur est forte, aromatique et un peu musquée. Sa saveur est chaude, aromatique, puis âcre et désagréable.

Composition chimique. — Les fruits de l'angélique renferment une huile essentielle qui leur communique son odeur, et qui est formée par un hydrocarbure C^{10}H^{16}, auquel M. Naudin a donné le nom de *térébangélène*, bouillant à 175°, et beaucoup plus altérable que l'essence isomère des racines. Rudolf a trouvé aussi de l'*acide méthétacétique* et un autre acide solide, non volatil, de la formule C^{14}H^{28}O^3, et qu'il regarde comme de l'*acide oxymyristique*.

Les racines renferment les substances suivantes :

1° Une huile essentielle, mobile, d'une odeur d'angélique moins que celle de l'essence retirée des semences, incolore, mais devenant jaune à la lumière, sa densité est de 0,875 ; elle est composée principalement d'un carbure C^{10}H^{16}, *térébangélène*, d'une densité de 0,870, bouillant à 166° et mélangé de divers polymères (Naudin).

2° L'*angélicine* C^{18}H^{30}O, qui paraît être identique avec l'*hydrocarotine* de Husemann ; elle cristallise en lames soyeuses, inodores, insipides, peu solubles dans l'alcool froid, plus solubles dans l'alcool chaud, très solubles dans l'éther, le chloroforme, le sulfure de carbone, la benzine, l'essence de térébenthine. Elle fond à 126°,5 et se solidifie à 118°. L'acide sulfurique concentré la dissout avec coloration rouge.

3° L'*acide angélique*, qui cristallise en prismes d'une odeur particulière, d'une saveur acide, piquante. Peu soluble dans l'eau froide, il se dissout bien dans l'eau chaude, l'alcool, l'éther, les huiles grasses et essentielles. Il bout à 190°.

4° En même temps que l'acide angélique, passent à la distillation des acides acétique et valérianique.

Brunner a en outre signalé dans cette racine de l'*acide protocatéchuique* (?), de la *résorcine*.

Le *baume d'angélique* qui exsude de la racine fraîche incisée n'est qu'un mélange de résine et d'huile essentielle.

Usages. — Les tiges d'angélique servent surtout à faire des confits. On les aplatit dès qu'elles ont été récoltées, on les coupe en morceaux de 30 centimètres de longueur et on les fait blanchir dans l'eau bouillante. Quand elles cèdent à la pression du doigt on les retire, on enlève les fibres et on leur rend leur fermeté primitive en les laissant dans l'eau fraîche. On les plonge ensuite dans un sirop de sucre épais maintenu à l'ébullition, et quand le sirop a jeté plusieurs bouillons on retire l'angélique et on verse sur elle le sirop. Le lendemain on retire les tiges, on fait cuire le sirop pour le concentrer et on le répand de nouveau sur les tiges. Quelques jours après, on retire le sirop, qu'on fait cuire jusqu'à ce qu'il puisse filer entre les doigts sans se rompre, et on le verse sur l'angélique. Plusieurs jours après, on fait recuire de nouveau le sirop, dans lequel on dépose l'angélique, et on fait bouillir. Cette fois les tiges sont retirées, placées sur une plaque de marbre, saupoudrées de sucre, puis desséchées à l'étuve.

Ces tiges confites donnent une sucrerie fort agréable et fort en vogue dans certaines contrées. Il paraît qu'en France l'angélique de Châteaubriant est celle qui se conserve le mieux.

L'huile essentielle des racines sert à fabriquer des liqueurs, ainsi que celle que l'on retire des fruits.

L'Angélique même sert à faire des liqueurs.

Crème d'angélique. Racine d'angélique, 130 grammes ; semence d'angélique, 125 grammes ; semence de fenouil, 12 grammes ; coriandre, 15 grammes. Macération de 2 jours dans 4 litres d'alcool à 85°. Ajoutez 3^{lit},50 d'eau, distillez et retirez 3^{lit},80. Ajoutez un sirop de sucre préparé avec 5^{kg},500 de sucre et 2^{lit},500 d'eau. Complétez 10 litres avec de l'eau, colorez et filtrez.

On prépare également avec l'essence une eau, une crème, etc.

Thérapeutique. — Les racines jouissent, en raison de l'huile essentielle qu'elles renferment, de propriétés stimulantes qui les rendent fort utiles pour combattre la flatulence, la dyspepsie, l'anorexie. On les regarde aussi comme un tonique, pouvant rendre des services analogues à ceux des amers et présentant sur eux l'avantage d'être fort agréable au goût. On les administre sous forme d'infusion (10 à 30 pour 1,000 d'eau).

Elle fait partie de l'alcoolat de mélisse composé du *Codex* (eau de mélisse des carmes), de la teinture balsamique (*Codex*).

Les feuilles entrent dans la composition de l'alcoolat vulnéraire, de l'alcoolature vulnéraire.

Les tiges confites peuvent fort bien, et avec avantage pour le malade, remplacer les préparations officinales d'angélique.

Angusture. — On emploie en médecine deux écorces d'angusture : l'une, connue sous le nom de *fausse angusture*, est fournie par le Vomiquier (V. *Noix vomique*); l'autre, la vraie, par le *Galipea cusparia* A. S. H. (*Cusparia febrifuga* H. et B. — *Bonplandia trifoliata* Rœm. et Sch.).

Le *Galipea cusparia*, de la famille des Rutacées, série des Cuspariées, est un grand arbre auquel la disposition du feuillage communique de loin l'aspect d'un palmier; ses feuilles sont persistantes, vertes, alternes, pétiolées, trifoliées, à folioles inégales, sessiles, ovales, lancéolées, aiguës, entières, lisses, ponctuées. Elles sont réunies en tête au sommet du tronc, nu jusqu'à cette hauteur. Les fleurs, blanches ou rosées, sont dispo-

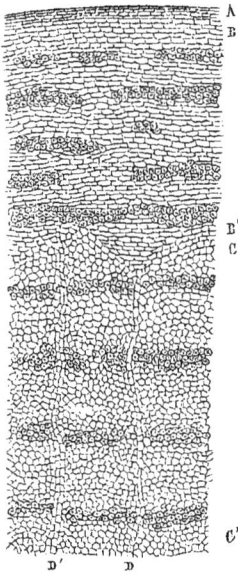

Fig. 71. — Ecorce d'Angusture vraie.
A,B parenchyme cortical; C,C' zone libérienne D,D' rayons médullaires.

sées en petit nombre sur un axe extra-axillaire.

Elles sont hermaphrodites, irrégulières et de 2 centimètres de longueur. Calice gamosépale, à 5 dents, velu. Corolle à 5 pétales irréguliers. 7 étamines; 5 carpelles entourés d'un disque hypogyne. 5 ovaires libres, uniloculaires; 5 styles réunis en colonne. Fruit à 5 coques, à mésocarpe épais, à endocarpe ligneux, s'ouvrant en deux valves pour chasser avec élasticité les graines.

Le *G. cusparia* croît sur les bords de l'Orénoque, dans le Venezuela. D'après H. Baillon, il paraît probable que le *G. officinalis*, auquel Hancock attribuait l'écorce d'angusture, n'est qu'une forme de l'espèce précédente.

La seule partie employée est l'écorce qui se présente en plaques ou en morceaux roulés. La face externe est spongieuse, gris jaunâtre, ou brunâtre; la face interne est brune, terne, lisse, parsemée de cristaux brillants d'oxalate de chaux.

La cassure est courte; son odeur est aromatique, agréable, mais elle disparaît rapidement; sa saveur est amère, un peu âcre.

Nous donnerons, en parlant de la noix vomique, les caractères extérieurs qui permettent de différencier nettement ces deux écorces.

Composition chimique. — Cette écorce renferme une essence volatile qui lui communique son odeur. C'est un mélange d'un hydrocarbure $C^{10}H^{16}$ et d'une essence oxygénée. Elle prend une couleur rouge quand on l'agite avec du chlorure ferrique, et passe au jaune avec l'acide sulfurique concentré.

Korner et Behringer ont extrait de l'écorce d'Angusture des alcaloïdes qui s'y trouvaient à l'état libre. L'un d'eux, la *cusparine* $C^{19}H^{17}AzO^3$, cristallise en longues aiguilles mamelonnées. Traité par la potasse, il se dédouble en un acide de la série aromatique et en un nouvel alcaloïde qui cristallise dans l'alcool bouillant en petites aiguilles aplaties, brillantes, se décomposant sans fondre à 250°.

Les eaux mères renferment une autre base, la *galipéine* $C^{20}H^{21}AzO^3$, cristallisant en aiguilles fusibles à 115°,5. Ses sels sont moins solubles que les sels de cusparine.

Outre ces alcaloïdes, les auteurs ont trouvé une autre base fusible au dessus de 180°, très peu soluble dans l'éther, et dont les sels présentent une fluorescence bleue.

Oberlin et Schlagdenhauffen ont également isolé de cette écorce un alcaloïde auquel ils ont donné le nom d'*angusturine* $C^{19}H^{19}AzO^{14}$.

Ce sont des prismes fondant à 85° et donnant un sulfate et un chlorhydrate cristallisés. En présence de l'acide sulfurique concentré, il prend une teinte rouge, verte avec l'acide nitrique ou l'acide iodique ou les substances oxydantes mélangées d'acide sulfurique.

Cette écorce ne renferme pas de tanin.

Thérapeutique. L'écorce d'angusture a été à peu près abandonnée dans la pratique médicale, à la suite des méprises dangereuses auxquelles donnait lieu la substitution de l'écorce de fausse angusture. C'est cependant un tonique amer fort appréciable, analogue au quassia, à la gentiane, et qui peut rendre des services dans les fièvres légères, les diarrhées anciennes. Elle fait partie du *vin de Seguin*, composé de :

Teinture de quinquina jaune	250	grammes.
Teinture d'opium	9	—
Quassia amara	9	—
Angusture vraie	16	—
Vin de Malaga	1500	—
Vin de Pouilly, blanc	1500	—

Dose de 30 à 50 grammes dans les fièvres intermittentes. La poudre se donne à la dose de 1 gramme, additionnée de 30 centigrammes de poudre de cannelle, à prendre en deux fois.

Anis vert. *Carum anisum* H. Bn (*Pimpinella anisum* L.-*Sison anisum* Spreng). — Plante herbacée annuelle, de la famille des

Ombellifères, série des Carées, qui croît en Grèce, en Syrie, en Egypte, et qui est cultivée presque partout en Europe.

Racine fusiforme; tiges de 20 à 60 centimètres, herbacées, cylindriques, creuses, rameuses, pubescentes.

Feuilles alternes, polymorphes; les inférieures pétiolées, amplexicaules, cordiformes, arrondies, dentées; les moyennes pinratilobées, à lobes lancéolés; les supérieures trifides, à divisions linéaires, entières, régulières au centre, irrégulières à la circonférence.

Fleurs petites, blanches, disposées en ombelles longuement pédonculées, à 8 à 15 rayons. Involucre nul; involucelles à 2 à 3 bractéoles.

Fruits colorés en gris verdâtre, ovoïdes, velus de la base au sommet atténué où ils portent les débris du calice et les deux stylopodes coniques. Chaque méricarpe porte sur sa face dorsale 5 côtes grêles munies, comme toute

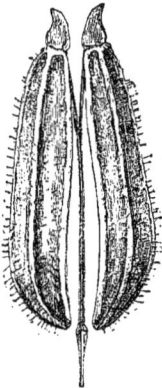

FIG. 72. — Anis.
Fruit.

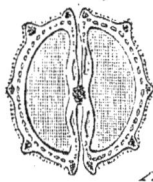

FIG. 73. — Fruit d'anis.
Coupe transversale schématique.

la surface du fruit, de poils très serrés. Bandelettes nombreuses dans chaque vallécule.

On n'emploie que les fruits, soit dans l'économie domestique, soit en médecine. Ils ont une odeur aromatique, une saveur douce, puis chaude, qui devient âcre à la longue.

On distingue dans le commerce plusieurs sortes d'anis :

Celui de Russie, qui est petit, noirâtre et peu estimé; celui de Touraine, qui est vert et doux; celui de Malte, qui est aromatique, et enfin celui d'Espagne, qui est le plus estimé.

On a signalé (*Amer Drug.*) dans les semences d'Anis du commerce la présence de semences de ciguë. On peut les reconnaître, en dehors de leur forme, à ce que ces dernières, arrosées d'une lessive de potasse, développent l'*odeur de souris*, caractéristique de la conicine.

Composition chimique. — Les fruits renferment, outre la résine, une huile grasse, une *huile volatile* à laquelle ils doivent leurs propriétés. Cette essence est composée d'un hydrocarbure liquide $C^{10}H^{16}$ et d'un hydrocarbure oxygéné solide, l'*anéthol* $C^{10}H^{10}O^2$, qui cristallise en feuillets éclatants,

d'une odeur d'anis fort agréable, très friables et fondant à 18°. Cet anéthol forme les 4/5 de l'essence brute. Sa densité est 0.98771. Par oxydation, l'anéthol donne de l'*acide acétique*, de l'*acide anisique* et du *camphre anisique*, isomère du camphre des Laurinées. Traité par l'acide nitrique, il se transforme en *aldéhyde anisique* et *hydrure d'anéthol* ou camphre anisique $C^{10}H^{10}O$.

Thérapeutique. — L'anis est un aromatique stimulant et carminatif, agissant par stimulation des fonctions digestives. Il est fort utile dans les dyspepsies flatulentes accompagnées de spasmes, qui suivent l'ingestion des légumes secs et farineux.

L'anéthol présente à un plus haut degré les mêmes propriétés, mais à doses élevées il peut donner lieu à des convulsions et même amener la mort. L'anis fait partie de la thériaque, de l'esprit carminatif de Sylvius, des pilules de Morton. On l'emploie sous forme d'infusion, 8 à 15 grammes pour 1 litre d'eau.

Les dragées d'anis ou anis de Verdun sont les fruits recouverts de sucre à la façon des dragées.

Dans certains pays, on mélange de l'anis au pain, aux gâteaux, qu'il rend plus facilement digestibles. On l'emploie aussi pour les usages culinaires.

1° *Liqueur d'anis. Anisette de Bordeaux.*

Anis vert.	160	grammes.
Anis étoilé	65	—
Coriandre.	15	—
Fenouil.	15	—
Thé	30	—

Faites macérer dans 4^{lit},25 d'alcool à 85° pendant 8 jours. Ajoutez 2 litres d'eau et distillez pour retirer 4 litres. Ajoutez à froid un sirop formé de 3 kilogrammes de sucre et 2 litres d'eau. On complète à 10 litres avec de l'eau et on filtre.

2° *Anisette ordinaire.*

Badiane.	125	grammes.
Amandes amères concassées	155	—
Iris de Florence en poudre	62	—
Coriandre.	125	—

Même traitement que ci-dessus.

3° *Anis.*

Essence d'anis et de badiane. .	ãã	3^{gr},00
Essence de fenouil		0 50
Essence de coriandre.		0 5

Ajoutez ces essences à 2^{lit},50 d'alcool à 60° et après dissolution ajoutez sirop fait avec 1^{kg},250 de sucre, et eau 6^{lit},60. — Produit, 10 litres.

Crème d'anisette.

Essence d'anis et de badiane . .	ãã	3^{gr},20
Essence de fenouil.		0 60
Essence de néroli.		0 10
Essence de coriandre. . . .		0 5

Même traitement. — Produit, 10 litres.

Huile d'anis.

Anis vert.	200	grammes.
Bois de Cascarille. . . .	40	—
Bois de Rhodes	50	—

Faites macérer 24 heures avec 4 litres d'alcool à 85°, après avoir pilé les semences et contusé les bois. Distillez avec 2 litres d'eau pour retirer 4 litres. Ajoutez à froid un sirop fait avec 5^{kg},500 de sucre et 2^{kg},500 d'eau. Colorez en rouge avec la cochenille et filtrez.

Anisomeles malabarica Br. —Plante de la famille des Labiées, série des Bétonicées, de 60 centimètres à 1^m,50 de hauteur, quadrangulaire; feuilles ovales-lancéolées, crénelées, serretées à la partie supérieure, entières à la partie inférieure, de 10 à 12 centimètres de longueur sur 4 à 5 centimètres de largeur. Calice pubescent. Lèvre supérieure de la corolle entière, blanche; lèvre inférieure à 3 divisions; les deux latérales réfléchies; 4 étamines fertiles.

Cette plante est très commune dans le sud de l'Inde. L'infusion de ses feuilles est employée contre la dyspepsie, les coliques, et pour déterminer une sudation abondante. L'huile essentielle qu'elles renferment est usitée, à l'extérieur, contre les rhumatismes.

Ce sont, on le voit, les propriétés ordinaires des Labiées.

Anona. — Les *Anona* L. sont des plantes arborescentes ou frutescentes de la famille des Anonacées, série des Anonées, sous-série des Xylopiées, à fleurs solitaires ou en cymes, terminales ou oppositifoliées, hermaphrodites, à réceptacle convexe. Calice à 3 sépales, libres ou connés, valvaires. Pétales 3 à 6, bisériés, les extérieurs sessiles, connivents ou étalés, les intérieurs égaux ou plus petits, valvaires ou imbriqués. Etamines indéfinies. Carpelles nombreux, à 1 ou 2 ovules; styles de forme variable, souvent réunis au sommet. Baies rassemblées en un fruit multiloculaire.

Ces plantes habitent l'Asie, l'Afrique et l'Amérique tropicale et subtropicale, où elles sont généralement cultivées. Nous passerons rapidement en revue les espèces suivantes :

1° *Anona muricata* L. (Corossolier). Arbre peu élevé, à feuilles alternes, entières, ovales, lancéolées, sans stipules. Fleurs solitaires terminales, blanchâtres. Calice à 3 sépales libres. Corolle à 3 pétales extérieurs épais, et 3 intérieurs à bords amincis.

Le fruit, qui porte le nom de *Corossol, Cachiman épineux, Grand Corossol, Sappadille,* est une grosse baie ovoïde, verte ou jaunâtre, couverte de pointes droites ou courbes. Cette sorte d'écorce a une odeur térébenthinée et une saveur désagréable. La pulpe est blanchâtre, butyreuse; sa saveur douce, acidulée, rappelle celle de l'ananas, de la cannelle et de la fraise; son odeur est agréable; ces fruits peuvent peser jusqu'à 8 kilogrammes.

Ils renferment du sucre et de l'acide tartrique.

On les mange cuits ou crus. Le suc fraîchement exprimé fermente et donne une liqueur alcoolique qui passe rapidement à l'état de vinaigre.

Ces fruits sont regardés comme antiscor-

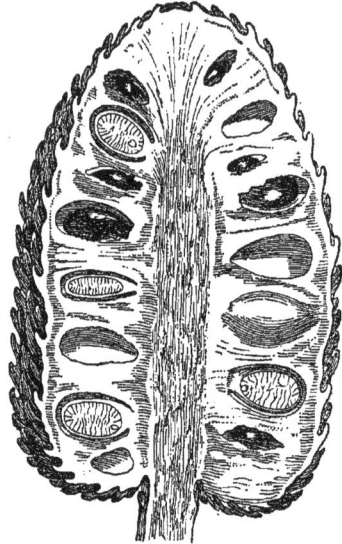

FIG. 74. — *Anona muricata*. Fruit. Coupe longitudinale.

butiques quand ils sont mûrs. Encore verts, séchés et réduits en poudre, ils sont employés pour combattre la dysenterie. Ils agissent alors par le tanin qu'ils renferment. Les fleurs sont regardées comme pectorales, et les graines sont astringentes.

2° *A. squamosa* L. — Arbre fruitier originaire des Antilles et cultivé dans les régions tropicales des deux mondes; il se distingue de l'espèce précédente par ses feuilles moins fermes, oblongues et glabres.

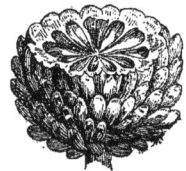

FIG. 75. — *Anona squamosa*. Fruit. Coupe transversale.

Le fruit, de 12 à 14 centimètres de longueur sur 7 à 8 de plus grand diamètre, est presque globuleux, verdâtre, jaunâtre ou grisâtre, couvert de tubercules arrondis, obtus. Sa chair est blanchâtre et molle.

Il est connu sous les noms de *Pomme Cannelle, Ata, Cachimam, Sugard apple* des Anglais. Son odeur est forte, agréable, ainsi que sa saveur, qui rappelle celle de la cannelle; mais quand il est vert il est astringent. Son suc, fermenté, donne une liqueur analogue au cidre.

Ses graines, crustacées, noires, sont, dit-on,

employées, après avoir été pulvérisées, pour détruire les poux.

3° *A. reticulata* L. — Arbre de 15 à 20 pieds de hauteur, à feuilles oblongues, rougeâtres en dessous. Les 3 pétales intérieurs sont remplacés par 3 petites écailles.

Le fruit, qui porte les noms de *Corossol réticulé* ou *sauvage, Cachiment, Cœur-de-Bœuf*, est une grosse baie globuleuse, jaunâtre, partagée en aréoles pentagonales irrégulières. Sa pulpe, blanchâtre, est peu estimée. Vert, il présente les mêmes propriétés que le fruit d'*A. muricata*.

Le suc de l'arbre est irritant.

4° *A. cherimolia* Mill (Chérimolier du Pérou), cultivé dans tous les pays chauds. — Grosse baie mamelonnée, verdâtre, à chair blanche, qui possède une saveur fort agréable de fraise et d'ananas. Ses propriétés médicales sont les mêmes que celles des espèces précédentes.

Les *A. pisonis* Mart. et *Marcgravii* Mart. donnent également des fruits comestibles.

Ceux d'*A. palustris* L. ont une odeur repoussante de fromage pourri, et passent pour être vénéneux. Les feuilles, dont l'odeur rappelle celle de la sabine, sont anthelmintiques.

Antiaris toxicaria Lesch. (*Ipo toxicaria* Pers.).— Cette plante appartient à la famille des Ulmacées, série des Artocarpées. C'est un arbre qui, dans son pays d'origine, peut atteindre 30 mètres de hauteur sur 3 à 4 mètres de circonférence, à écorce lisse, blanche. Les feuilles sont alternes, brièvement pétiolées, à stipules ovales, aiguës, caduques. Elles sont ovales, oblongues, insymétriques à la base, acuminées au sommet, coriaces, vertes, couvertes de poils courts et rudes; elles ont 20 centimètres de longueur sur 10 centimètres de largeur. Ces feuilles tombent avant la floraison.

Les fleurs sont monoïques, axillaires. Les fleurs mâles forment des capitules de glomérules, portés sur un réceptacle convexe, étalé et discoïde.

Calice à 4 divisions dilatées au sommet. 4 étamines libres, dressées.

Les fleurs femelles, solitaires, sont placées à la partie supérieure des rameaux, elles n'ont pas de périanthe; l'ovaire est infère, uniloculaire, uniovulé; styles à divisions stigmatifères récurvées.

Le fruit est drupacé, de la grosseur d'une prune, de couleur brune, adné au réceptacle accru; les graines n'ont pas d'albumen.

Cet arbre habite surtout l'extrémité orientale de Java, où il est connu sous le nom d'*Upas antiar* et *Pohan Upas*. Quand on fait des incisions au tronc, il s'en écoule un suc laiteux, visqueux, résineux, qui sert, à Java et en Cochinchine, à préparer un poison des flèches, que l'on obtient, d'après Horsfield, de la façon suivante :

On ajoute au suc de l'Antiar le suc de *Kæmpferia galanga*, d'*Amomum zerumbet*, d'une sorte d'arum, de l'oignon, de l'ail, du poivre noir pulvérisé.

On ajoute au mélange une graine de piment frutescent qui tournoie quelque temps sur le liquide, puis du poivre et une autre graine de piment. Quant, après avoir répété ces additions nécessaires une troisième fois, la graine de piment reste immobile, la préparation est terminée. Comme ce poison perd rapidement ses propriétés à l'air, on le conserve dans des fragments de bambou bien bouchés.

Vu en masse, l'Upas Antiar a la consistance d'une matière cireuse, de couleur brune légèrement rougeâtre. Il forme avec l'eau une sorte d'émulsion.

Composition chimique. — Le suc laiteux de l'arbre est blanc jaunâtre, mobile, d'une densité de 1,06. Il renferme une substance analogue au caoutchouc et des matières résineuses, dont l'une est amorphe, non toxique. L'autre est cristalline, fond à plus de 100°, se dissout dans le pétrole, l'éther et l'alcool bouillant. La troisième, insoluble dans le pétrole, renferme de l'*Antiarine*, qui cristallise en lamelles incolores et brillantes, solubles dans l'eau et l'alcool, se dissolvant dans l'acide sulfurique en se colorant en jaune brun intense. C'est un glucoside très toxique, agissant sur le cœur comme la digitaline ou l'aconitine. Il se dédouble en résine jaune et en sucre réducteur.

Usages. — L'Antiar servait autrefois à empoisonner les flèches de guerre et de chasse des Javanais, et on l'emploie encore dans les mêmes conditions en Cochinchine. On assure que les animaux tués de cette façon peuvent être mangés sans inconvénients. Du reste, ce suc, qui agit comme un tonique des plus puissants quand il est porté dans le torrent de la circulation sanguine, n'est pas aussi énergique quand il est ingéré, car on l'a proposé comme remède évacuant, mais sans qu'il soit entré dans la thérapeutique, à cause de son activité. Mis en contact avec la peau, il peut produire des accidents douloureux. C'est, en résumé, l'un des poisons les plus violents que fournit le règne végétal.

Les graines sont extrêmement amères, ne renferment pas d'antiarine, mais une résine azotée. On les a conseillées dans la dysenterie et la diarrhée.

Anthostema Aubryanum H. Bn. — C'est un arbre de la famille des Euphorbiacées, série des Excœcarées, dont toutes les parties sont remplies d'un suc laiteux. Feuilles alternes, coriaces, penninerves. Stipules caduques. Fleurs monoïques, disposées en grappes terminales, accompagnées de grandes bractées glanduleuses. Fleurs mâles à l'aisselle des bractées, à calice membraneux, petit, à 3 dents inégales. Une étamine centrale, à filet subulé, dressé. Fleur femelle unique, d'abord centrale, puis latérale, à calice gamosépale trifide. Ovaire à 3 loges uniovulées, surmonté d'un style à 3 branches recourbées, bilobées au sommet. Capsule tricoque ; coques bivalves, monospermes. Graines arillées.

Cette espèce habite l'Afrique tropicale occidentale. Ses graines sont, paraît-il, les plus purgatives de toutes celles de la famille des Euphorbiacées. D'après M. Aubry-Lecomte, une seule goutte de l'huile qu'elles renferment suffit pour déterminer une superpurgation violente.

Apocynum cannabinum L. — Plante herbacée, vivace, de la famille des Apocynacées, série des Echitées, à tiges ramifiées, de 2 à 3 mètres de hauteur. Feuilles opposées, glabres, pétiolées, oblongues, mucronées. Fleurs blanches, rosées ou verdâtres, en grappes de cymes ramifiées et terminales. Calice à 5 sépales. Corolle campanulée, à 5 lobes. 5 étamines insérées à la base du tube de la corolle, libres. 2 carpelles libres, uniloculaires, multiovulés. 2 styles, d'abord libres, puis se réunissant l'un à l'autre pour former un style unique, à sommet stigmatifère conique. 2 follicules libres, s'ouvrant par leur style interne. Graines nombreuses, albuminées, chargées de poils ombilicaux.

Le *Chanvre indien* croît dans l'Amérique du Nord, où on emploie sa racine, qui est longue, cylindrique, d'environ 6 millimètres d'épaisseur, d'un brun pâle, sillonnée longitudinalement et un peu fissurée. Sa cassure est courte. L'écorce est blanche extérieurement, le bois est jaune pâle, poreux et spongieux. Cette racine est inodore; sa saveur est amère, désagréable. Quand elle est fraîche et qu'on l'incise, elle laisse s'écouler un suc laiteux qui se convertit en une substance ressemblant au caoutchouc.

Composition chimique. — Cette racine renferme du tanin, de la résine et deux substances appartenant au groupe de la digitaline, l'*Apocynine* et l'*Apocynéine* (Schmiedeberg).

L'Apocynine est une substance résineuse, amorphe, soluble dans l'alcool, l'éther, insoluble dans l'eau, et qui ne paraît pas être un glucoside, bien que, par ébullition avec l'acide chlorhydrique étendu, elle donne un liquide qui réduit la liqueur cupro-potassique. La plus grande partie de la masse ne subit pas d'altération, mais elle a perdu dès lors toute activité. L'Apocynine est un poison du cœur, à doses même minimes.

L'Apocynéine est un glucoside dont les propriétés se rapprochent beaucoup de celles de la néréine et de la digitaléine; mais, de même que l'Apocynine, elle ne donne pas de réaction en présence de l'acide sulfurique et du brome.

Thérapeutique. — Le suc laiteux de la plante fraîche enflamme les muqueuses, et on se sert de la plante entière pour empoisonner les cours d'eau. La racine agit comme émétocathartique et diurétique. On l'a préconisée en Amérique dans l'ascite, l'hydropisie cardiaque, l'œdème général, l'anasarque.

Comme purgatif, la poudre se donne à la dose de 1 à 2 grammes.

La décoction (racine fraîche, 10 grammes ; eau, 250 grammes) se prescrit à la dose de 30 grammes toutes les six heures.

A doses plus élevées, elle agit à la façon de l'ipéca.

Cette espèce, qui est cultivée dans nos jardins botaniques, pourrait faire l'objet d'études thérapeutiques sérieuses.

2° *A. androsæmifolium* L. — Espèce de l'Amérique du Nord, un peu plus petite que la précédente, à feuilles ovales, aiguës, à face inférieure pâle et parfois duvetée.

Follicules linéaires, lancéolés.

La plante entière est, comme la précédente, gorgée d'un suc laiteux qui renferme du caoutchouc et est irritant pour les parties du corps avec lesquelles on le met en contact.

Sa racine présente les mêmes propriétés que celles de l'espèce précédente, à la condition d'être employée fraîche. Elle porte, du reste, en Amérique le nom d'*ipéca*.

Arabis sagittata DC. — L'Arabette ou Arabide rameuse appartient à la famille des Crucifères, série des Cheiranthées. C'est une plante annuelle de 15 à 30 centimètres de hauteur, velue à la base, glabre au sommet, à feuilles alternes, oblongues, obovales, dentées, sessiles sur la tige, parsemées de poils étoilés.

Fleurs blanches, petites, en grappes terminales. Calice à 4 sépales. Corolle des Crucifères. 6 étamines tétradynames. Ovaire libre, uniloculaire, pluriovulé. Silique sessile, allongée, grêle, linéaire, comprimée, à valves planes. Graines ovales, petites, ponctuées, comprimées, à cotylédons accombants.

Cette plante est commune au printemps dans les lieux stériles et pierreux de toute l'Europe. Elle a une odeur piquante, une saveur âcre, aromatique.

Les graines renferment 45 0/0 d'une huile analogue à l'huile de colza, comestible quand elle est fraîche, et une huile sulfurée, essentielle, qui est celle que l'on retrouve dans la plupart des Crucifères. C'est à elle qu'il faut attribuer la propriété que possède la plante d'activer les sécrétions et les fonctions de la peau et des muqueuses.

On l'a préconisée comme antiscorbutique.

Arachis hypogæa L. — Plante annuelle, herbacée, de la famille des Légumineuses papilionacées, série des Hédysarées. Elle est haute de 30 à 40 centimètres, velue, touffue. Ses rameaux sont les uns dressés, les autres couchés vers la terre. Feuilles alternes composées, à 2 paires de folioles opposées, obovales, longuement pétiolées. Fleurs jaunes, papilionacées, axillaires et disposées par paires. Calice à 4 divisions profondes. 10 étamines monadelphes. Ovaire uniloculaire, multiovulé, inclus dans le réceptacle, qui forme un long tube rigide, parcouru par le style, très long et faisant saillie en dehors du tube formé par les étamines.

La fructification de cette plante est irrégulière.

Toutes les fleurs des tiges dressées avor-

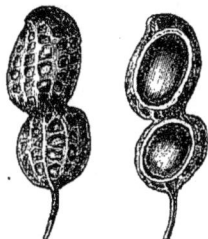

FIG. 76 et 77. — Fruits d'arachide entier et ouvert.

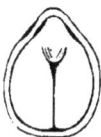

FIG.78.— Graine d'arachide. Coupe verticale.

tent. Celles des tiges couchées fructifient seules. Pour cela, après la fécondation, le pédoncule qui supporte l'ovaire s'allonge, se recourbe vers le sol et y fait pénétrer l'ovaire fécondé. Ce n'est que lorsque ce dernier est parvenu à une profondeur de 5 à 8 centimètres qu'il commence à grossir, pour produire une gousse longue de 3 à 5 centimètres renfermant le plus souvent une graine, rarement plus de deux. Cette gousse est cylindrique, étranglée entre les graines, à surface ridée en réseau. Mûre, la gousse est jaune grisâtre, spongieuse, et se brise facilement sous les doigts.

Les graines, à épisperme rouge vineux ou incolore, sont sans albumen, à cotylédons huileux. Ces graines constituent la seule partie employée. Les feuilles servent de pâture au bétail.

Fraîches, ces graines ont une saveur agréable, qui devient rance quand elles sont anciennes. Quand elles sont grillées, cette saveur se rapproche de celle de la noisette.

L'Arachide, originaire d'Afrique, est cultivée dans la plupart des pays tropicaux; elle préfère les terres légères et sablonneuses, mais sèches.

Composition chimique.—Ses semences renferment 45 à 50 0/0 d'une huile qu'en en retire par simple expression à froid. Elle est incolore, d'une odeur et d'une saveur agréables et se congèle à 3° au-dessus de zéro. Sa densité égale 0,97 à 15°. Saponifiée par les alcalis, elle forme un savon blanc que l'on fabrique surtout à Marseille et qui, décomposé par un acide, donne des *acides arachique, hypogéique, palmitique* et *oléique.* Quand elle est préparée à chaud, cette huile présente une coloration foncée, une saveur et une odeur désagréables qui la rendent impropre aux usages de la table. On la réserve alors pour l'éclairage ou la fabrication des savons.

Usages.—Elle est surtout employée comme huile à manger, soit sous son véritable nom, soit mélangée et substituée à l'huile d'olive. Nous verrons, en parlant de cette dernière, comment on peut reconnaître cette fraude. Nous avons vu qu'on en fait des savons. On s'en sert aussi pour toutes les préparations qui comportent l'usage de l'huile d'olive. Les tourteaux qui restent comme résidu sont fort utiles pour nourrir les bestiaux, en raison de la petite quantité d'huile qu'ils renferment encore, de leur saveur douceâtre et de leur teneur en principes alibiles. C'est la graine à épisperme incolore qui donne la plus grande quantité d'huile. L'autre est généralement réservée soit pour être mangée crue ou grillée, soit pour être mélangée à la graine de cacao et falsifier ainsi le chocolat.

Aralia spinosa L. — C'est un arbuste de la famille des Ombellifères, série des Araliées, qui croît aux Etats-Unis, surtout dans le Sud. Sa tige est dressée, simple, de 8 à 12 pieds de hauteur, armée d'épines nombreuses. Les feuilles sont grandes, bi- ou tripennées, à folioles ovales, aiguës, un peu serretées. La tige porte à sa partie inférieure une ample panicule, rameuse, composée de petites et nombreuses ombelles hémisphériques, renfermant chacune environ 30 fleurs blanches. Le fruit est drupacé.

On emploie aux Etats-Unis son écorce, sa racine et ses fruits. L'écorce est en petits fragments de 1 centimètre au plus de diamètre, minces, fibreux, grisâtres, couverts d'épines ou de leurs restes, jaunâtres en dedans, d'une odeur un peu aromatique, de saveur amère, devenant âcre à la mastication. On a trouvé dans cette écorce, deux résines âcres, une huile volatile en petite quantité, et avec doute, un alcaloïde incristallisable (Elkins. *Amer. journ. of Pharm.* Aug. 1880).

D'après Elliot, l'infusion de l'écorce fraîche de la racine est émétique et cathartique. On l'emploie dans les rhumatismes chroniques et les éruptions cutanées. Dans certaines parties des états du Sud on l'a prescrite comme antisyphilitique. D'après Pursh, le vin que l'on obtient par la fermentation de ses fruits agit d'une façon remarquable contre les douleurs rhumatismales (*Dispensatory of U. S. Amer.*).

Arenaria rubra L. (*Spergularia rubra* Pers.), de la famille des Caryophillacées, série des Spergulées, est une petite plante herbacée, à rameaux étalés, de 12 à 20 centimètres de hauteur. Feuilles opposées, simples, entières, lancéolées, petites, stipulées et trinervées. Fleurs petites, rose lilas, en cymes paniculées terminales. Calice gamosépale, tubuleux, persistant, à 5 divisions scarieuses. Corolle à 5 pétales entiers. 10 étamines libres. Ovaire libre, uniloculaire, multiovulé, surmonté de 2 styles linéaires exsertes. Capsule ovale à deux valves.

Cette plante habite les champs sablonneux de l'Europe méridionale, et est très abondante aux environs d'Alger. Elle a une odeur de foin coupé.

Composition chimique. — D'après l'analyse de Vigier, elle renferme un principe résineux aromatique, à odeur de benjoin. Les cendres donnent de la silice, des phosphates de chaux, de magnésie, de fer, des carbonates de chaux, de soude, de potasse, du chlorure de sodium, du sulfate de soude. On en a retiré aussi à la distillation un stéaroptène aromatique soluble dans l'éther.

Usages. — Bertherand a recommandé cette plante dans le traitement du catarrhe de la vessie et même la gravelle, et, en raison des sels nombreux qu'elle renferme, il compare sa décoction à une eau minérale chloro-carbonatée, comme celles de Bourbon-l'Archambault, Niederbronn, etc. On voit en effet, dans le catarrhe vésical, disparaître en quelques jours l'odeur ammoniacale infecte, putride, des urines.

On donne l'extrait à la dose de 10 grammes en 5 doses à prendre chacune dans un verre d'eau édulcoré de 30 grammes de sucre.

La décoction, le sirop et les pilules sont également prescrits.

Aréquier. *Areca catechu* L. — L'Aréquier est un palmier dont le tronc droit, élancé, cylindrique, d'une hauteur de 10 à 12 mètres, est terminé par une cyme de feuilles peu nombreuses, étalées, engainantes à la base, à pétiole portant des folioles étalés, oblongues. Les fleurs sont unisexuées et dispersées sur un spadice ramifié. Les fleurs femelles sont placées à la partie inférieure et accompagnées de deux fleurs mâles; la partie supérieure du spadice ne porte que des fleurs mâles.

Les fleurs mâles, petites, accompagnées d'une bractée peu développée, ont un calice à 3 lobes, une corolle à 3 pétales blanc jaunâtre, oblongs, rigides, 6 à 9 étamines un peu adhérentes à la base.

Les fleurs femelles, entourées d'une bractée coriace, large, triangulaire, sont 3 à 4 fois plus grandes que les fleurs mâles. Les étamines sont représentées par une cupule membraneuse entourant la base de l'ovaire et découpée en 6 dents. L'ovaire est libre, à 3 loges uniovulées. Style peu distinct, terminé par 3 stigmates.

Le fruit est une drupe uniloculaire et mo-

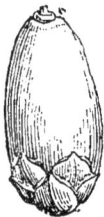

FIG. 79. — *Areca catechu.* Fruit.

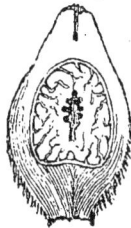

FIG. 80. — *Areca catechu.* Coupe longitudinale.

nosperme par suite de l'avortement des loges de l'ovaire. Il est ovoïde, lisse, de la grosseur

d'un œuf de pigeon, couronné à sa partie supérieure un peu aiguë par les restes des stigmates. Son péricarpe, d'abord charnu, devient ensuite fibreux. L'endocarpe est crustacé. La graine en forme de cône court et arrondi, déprimé du centre à la base, est d'un brun clair et marqué de nervures anastomosées qui s'enfoncent dans l'albumen et lui communiquent à l'intérieur l'aspect de la muscade.

Ces graines sont lourdes, dures, crustacées. Leur odeur est faible, leur saveur légèrement astringente.

Ce palmier, originaire probablement de l'archipel malais, est cultivé en grand dans l'Inde, à Ceylan, dans toute l'Indo-Chine, dans les Indes néerlandaises, les Philippines.

Composition chimique. — Les semences de l'aréquier renferment :
1° 14 0/0 d'une matière grasse, cristalline, fondant à 39° et constituée par un glycéryle d'acide laurique et myristique;
2° Près de 15 0/0 d'un tanin rouge, amorphe, peu soluble dans l'eau, donnant avec les sels ferriques un précipité vert passant au violet en présence d'un alcali;
3° Du mucilage.

Usages. — Le tronc sert à faire des piliers de case fort résistants malgré la contexture spongieuse de leur centre, mais qui agissent comme résistance à la façon des colonnes creuses.

Les semences sont surtout employées comme masticatoires par tous les peuples de l'Inde, de l'Indo-Chine, les Malais. On mélange dans ce but une feuille de bétel, un fragment de noix d'arec et un peu de chaux. La salive prend alors une coloration rouge foncé qui se communique aux dents et les laque pour ainsi dire. Cette couleur est fort prisée parmi ces peuples. On prétend que cet usage, assez malpropre d'ailleurs, trouve sa raison d'être dans la tonicité qu'il communique à l'appareil digestif, le mettant à même de mieux résister aux influences débilitantes du climat. Mais le véritable résultat est le déchaussement des dents, et nous croyons qu'il ne faut voir ici qu'une coutume analogue à celle qu'ont conservé chez nous certains individus de mâcher les feuilles du tabac.

Le Cachou qu'on obtient en faisant bouillir les noix d'arec avant leur maturité est employé comme tonique et astringent.

On a aussi conseillé la noix d'arec pulvérisée comme ténifuge à la dose de 16 à 24 grammes. Mais son action est fort incertaine, et très inférieure à celle des ténifuges que nous possédons aujourd'hui.

Argemone mexicana T. — Cette plante appartient à la famille des Papavéracées, série des Papavérées. Sa tige est épaisse, haute de 30 à 40 centimètres, glauque, légèrement pileuse. Les feuilles sont alternes, semi-amplexicaules, incisées, pinnatifides, chargées de soies rigides et glauques.

Les fleurs hermaphrodites et jaunes sont terminales, grandes. Calice à 3 sépales, caducs, terminés en pointe conique. Corolle à 6 pétales orbiculaires. Étamines en nombre indéfini, libres, hypogynes. Ovaire libre, triangulaire, à une seule loge renfermant 5 placentas pariétaires, étroits, multiovulés. Style court, à 5 lobes stigmatifères, réfléchis. Capsule allongée, oblongue, anguleuse, épineuse, s'ouvrant dans sa partie inférieure par 5 valves qui s'abaissent. Les placentas persistent surmontés par le style et forment ainsi une sorte de cage à claire-voie par laquelle s'échappent les graines, qui sont arrondies, comprimées, scrobiculées et noires.

Cette plante habite les plaines montagneuses du Mexique, de la Louisiane, des États-Unis, du Brésil, Sainte-Hélène, le Cap, Maurice, Java, l'Inde, les îles Sandwich. Elle est cultivée dans nos jardins et s'est répandue dans le Midi de la France. Sa tige laisse exsuder un suc laiteux jaunâtre.

Composition chimique. — Les graines donnent par expression 36 0/0 d'une huile fixe, jaune clair, de saveur douce, d'une densité de 0,919 à 15° et ne se solidifiant pas à 5° au-dessus de zéro; fort peu siccative, soluble dans son volume d'alcool à 90°. Elle donnerait, d'après Frolicher, un savon dont il aurait retiré des acides acétique, butyrique, valérique et benzoïque.

Charbonnier avait en 1868 annoncé que les feuilles et les capsules renfermaient de la morphine, ce qui n'avait pas lieu d'étonner, étant donnée la famille à laquelle cette plante appartient. Dragendorff a vu que les graines contenaient en effet un alcaloïde qu'il isola, ressemblant à la morphine, et dont il présente les principales réactions.

Thérapeutique. — Les racines sous forme de décoction sont employées par les noirs du Sénégal pour combattre la gonorrhée. Le suc laiteux jaune est usité surtout à l'extérieur, dans les affections cutanées, la lèpre, les ulcères syphilitiques, pour détruire les verrues, et même s'applique sur les conjonctives enflammées. Mélangé au suc de l'aristolochia bracteata, les Indiens l'emploient à l'intérieur dans la syphilis et la gonorrhée. Il paraît jouir de propriétés narcotiques.

Les graines remplacent dans l'Inde l'ipéca comme vomitif. Elles n'ont aucune propriété narcotique, mais leur huile est purgative à la façon de l'huile de ricin et à la dose minime de 2 à 4 grammes sans déterminer de coliques. Elle est d'autant plus énergique qu'elle est plus récente, car elle paraît perdre ses propriétés avec le temps. Elle pourrait donc remplacer avec avantage l'huile de ricin, dont elle n'a pas la viscosité et la saveur désagréable. On l'emploie aussi comme huile à brûler. Elle est caractérisée par la coloration rouge orangé qu'elle prend en présence de l'acide nitrique.

Les fleurs passent pour être narcotiques.

Argyreia speciosa Choisy. — Plante volubile, de la famille des Convolvulacées, à feuilles cordiformes, de 20 à 25 centimètres de longueur sur 18 à 20 de largeur, blanchâtres et soyeuses à la face inférieure. Fleurs axillaires. Corolle campanulée à 5 plis. 5 étamines incluses. Ovaire à deux loges biovulées. Baie entourée d'un calice épaissi.

Cette espèce est très commune dans l'Inde occidentale; sa racine est regardée par les Hindous comme tonique et utile dans les rhumatismes, les affections du système nerveux, à la dose de 4 grammes environ. D'après Wight, les feuilles seraient vésicantes.

Aristoloches. — Les Aristoloches, *Aristolochia* T., de la famille des Aristolochiées, sont des plantes herbacées ou des arbustes à rameaux parfois volubiles, à feuilles alternes, à fleurs solitaires ou en bouquets axillaires. Le réceptacle concave porte sur ses bords un périanthe simple, gamophylle d'abord en forme d'outre, ou globuleux ou ovoïde, puis se resserrant et formant au-dessus un tube droit ou arqué, terminé par un limbe irrégulier, lobé ou unilabié ou même bilabié. Les étamines, au nombre de 5 à 6, sont adnées à la colonne stylaire. Ovaire à 5 ou 6 loges multiovulées. Style partagé en 3, 5 et 6 lobes. Capsule à 5 à 6 loges s'ouvrant à partir de la base en 6 panneaux. Graines comprimées, albuminées.

Ces plantes habitent les pays tempérés et les régions tropicales, où elles sont fort estimées comme *aristolochiques*, c'est-à-dire pour déterminer l'apparition des menstrues, des lochies, etc. Les fleurs ont le plus souvent une odeur fétide, cadavérique, qui attire de très loin les insectes. Un certain nombre d'espèces intéressent la thérapeutique.

1° *A. anguicida* L., originaire des Antilles et de l'Amérique du Sud. Cette plante est volubile, à feuilles pétiolées, cordées à la base, à fleurs petites, verdâtres, veinées de pourpre. Le suc de la racine passe pour être un antidote du poison des serpents venimeux.

2° *A. bilobata* L. des Antilles, volubile, à fleurs jaune pâle, striées de brun; s'emploie comme emménagogue.

3° *A. bracteata* Retz. Originaire de l'Inde. Tiges courbées. Fleurs petites, d'un pourpre foncé, accompagnée d'une bractée réniforme.

Toutes les parties de cette plante sont amères et nauséeuses. L'infusion des feuilles sèches (30 pour 1000) se donne à la dose de 30 à 60 grammes, comme anthelmintique. Fraîches, on les mélange à l'huile de ricin pour guérir les galles rebelles.

4° *A. clematitis* L. (A. clématite, A. vulgaire des vignes, Ratelaire, Poison de terre, Guillebaude). — Plante herbacée, vivace, qui croît dans les lieux incultes, les vignes, le bord des eaux, en France. Rhizome rampant, long. Tiges aériennes annuelles, herbacées, de 50 centimètres de hauteur, simples, dressées, sillonnées. Feuilles alternes, pétiolées, ovales, échancrées à la base en deux lobes arrondis, rapprochés, à sommet obtus, d'un vert pâle et à bords rudes.

Fleurs en cymes axillaires paraissant en mai, juin, irrégulières, à réceptacle obconique. Périanthe jaune, en cornet, renflé à sa base, dilaté à la partie supérieure, à orifice oblique, terminé par une languette ovale lancéolée. 6 étamines à anthères

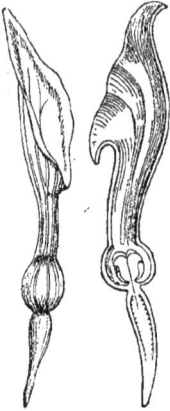

Fig. 81. — *Aristolochia clematitis*. Fleur.

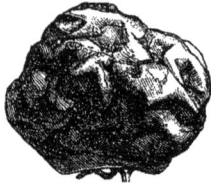

Fig. 82. — Rhizome d'aristoloche ronde.

sessiles. Ovaire infère à 6 loges multiovulées. Style court, renflé, épais, à 6 lobes stigmatiques. Capsule ovoïde ou pyriforme, pendante, s'ouvrant en 6 valves. Graines comprimées, albuminées.

La partie employée est le rhizome, qui est de la grosseur d'une plume d'oie et chargé de racines adventives. Son odeur est forte, désagréable ; sa saveur est âcre, amère.

Composition chimique. — La racine d'aristoloche clématite renferme, d'après Chevalier et Walz, une essence, de l'aristolochine et de l'acide aristolochique.

L'*Aristolochine* est une substance amère, jaune d'or, soluble dans l'eau, l'alcool, insoluble dans l'éther. L'acide aristolochique est volatil et accompagne l'essence à la distillation.

Usages. — C'est une plante toxique, dont il est bon de se méfier, car elle agit sur le système nerveux comme stupéfiante. On la regardait en Angleterre comme le remède de la goutte et des rhumatismes, et elle passe pour être emménagogue. Le fruit cru est donné en Russie comme fébrifuge. Cette plante mériterait d'être étudiée.

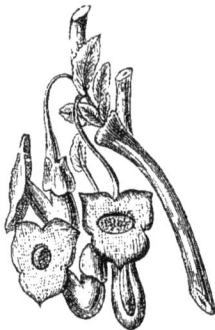

Fig. 83. — *Aristolochia sipho*. Fleurs.

5° *A. fœtida* Kfr. — Plante à tige velue, grimpante, à feuilles cordées réniformes, brièvement acuminées, dont la face inférieure est couverte de poils. Elles ont 12 cen-

timètres de long et de large. Fleurs grandes et portées sur un pédoncule hérissé. Périanthe noir violacé, à tube renflé à la base, dilaté au sommet en un limbe dont la lèvre est allongée, rétrécie et obtuse.

Cette espèce, qui est originaire du Mexique et qui a été trouvée par Humboldt et Bonpland à 2,000 mètres d'altitude, porte le nom vulgaire de *Yerba del Indio*. La partie employée, et qui est officinale dans la pharmacopée mexicaine, est la racine, qui, dans le commerce, se présente en fragments arrondis, rappelant le jalap. Elle est noire à l'extérieur et brun rougeâtre à l'intérieur. Sa saveur est un peu astringente, son odeur est narcotique.

Composition chimique. — Cette racine a été analysée par H. Trimble et Jones (*Amer. journ. of Pharm.*, 1886, p. 113). Elle renfermerait, d'après ces auteurs :

Humidité	14.10
Cendres	4.88
Résine	0.50
Tanin, matière colorante, mucilage.	17.88
Matières albuminoïdes	1.90
Matière organique.	4.11
Cellulose	52.68
Huile fixe	1.95

Il existerait aussi un alcaloïde volatil qui n'a pas été étudié.

Usages. — La décoction de la racine est indiquée comme un stimulant détersif des ulcères anciens, et celle des feuilles et des tiges jouit d'une grande réputation comme vulnéraire dans le traitement des ulcères.

6° *A. fragrantissima* Ruiz. — Espèce volubile des Andes péruviennes, dont l'écorce de la racine, qui est amère, camphrée, balsamique, est employée pour combattre la dysenterie, comme emménagogue, sudorifique et antiseptique.

7° *A. indica* L. — Croît dans l'Inde, à Ceylan, etc. Plante volubile à feuilles cunéiformes ou obovées.

La racine, dont la saveur est amère et nauséeuse, passe dans l'Inde pour être emménagogue, stimulante, tonique, et elle est employée dans les fièvres intermittentes. On l'a regardée aussi comme le meilleur antidote de la morsure des serpents, qui causent tant de morts dans l'Inde.

8° *A. longa* L. — Espèce de la France méridionale, de l'Italie, de l'Espagne, des îles Canaries, à tige dressée portant des feuilles ovales cordées, obtuses au sommet; fleurs à tube verdâtre, à limbe brun pourpré, lancéolé, aigu.

On emploie le rhizome, dont l'odeur est forte et odorante, comme emménagogue et stimulant énergique à la dose de 2 grammes en poudre et en plusieurs prises.

9° *A. serpentaria.* — Voir SERPENTAIRE.

On peut citer encore, comme employées pour neutraliser le venin des serpents, mais sans plus de succès probablement que les autres remèdes, les espèces suivantes : *A. turbacensis* H. B. K. — *A. trilobata* L. — *A. sempervirens* L. — *A. punctata* Lamk.

Armoise L. *Artemisia vulgaris* L. (Fleur de la Saint-Jean, Couronne de saint Jean, Herbe de feu, etc.).—C'est une plante herbacée vivace, de la famille des Composées, série des Hélianthées. Son rhizome est épais, ligneux, long, rampant. Les tiges aériennes de 1 à 2 mètres sont annuelles, herbacées, dressées, striées, rameuses à la partie supérieure, verdâtres ou parfois rougeâtres.

Feuilles alternes, auriculées à la base, vert foncé et glabres en dessus, blanches et tomenteuses en dessous ; les inférieures pétiolées, pinnatipartites, à segments lan-

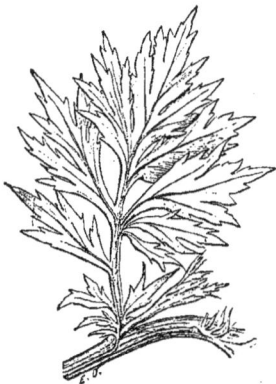

FIG. 84. — Feuille d'armoise.

céolés, mucronés, entiers ou découpés ; les supérieures et les moyennes sessiles.

Fleurs jaunâtres apparaissant en juillet-septembre, disposées en petits capitules ovoïdes, formant une grappe pyramidale. Involucre ovoïde, tomenteux, à bractées inégales, imbriquées, concaves, cotonneuses. Réceptacle convexe, nu.

Fleurs du centre hermaphrodites, celles du rayon femelles. — Organisation florale de l'*absinthe*.

Les fruits sont oblongs, glabres, lisses, à sommet garni d'un petit épaississement disciforme. Cette plante est très commune en France, dans les lieux incultes, sur les chemins, les haies, les décombres. Elle renferme du tanin, une huile volatile très odorante et une substance amère, azotée, mal connue. Son odeur est aromatique. Les tiges et les feuilles ont une saveur amère.

Usages. — Les feuilles d'armoise jouissent de propriétés emménagogues assez marquées et on les emploie même dans le peuple comme abortives. En réalité elles rendent des services comme excitantes quand l'aménorrhée est liée à un état d'atonie dû à la chlorose. Dans la grossesse, à quelque stade que ce soit, elles sont inactives.

On les administre en infusion (10 à 30 grammes pour un litre d'eau). En poudre, à la dose de 4 à 8 grammes. Le suc frais se donne à la dose de 30 à 40 grammes dans l'aménorrhée, pris chaque jour pendant la semaine qui précède l'apparition ordinaire des règles ; son administration paraît exempte de tout danger.

Arnica. — Le *Doronicum montanum* Lamk. (*Arnica montana* L). Doronic d'Allemagne, Plantain des Alpes, des Vosges, Tabac de montagne, Panacée des chutes, etc.)

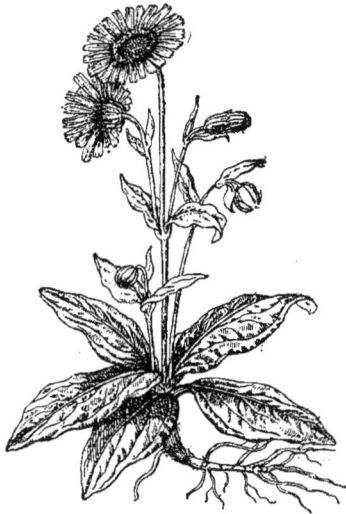

FIG. 85. — *Arnica montana.*

est une belle plante de la famille des Composées, série des Hélianthées, qui croît dans les prairies humides des montagnes de l'Eu-

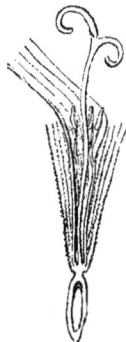

FIG. 86. — *Arnica montana.* Fleur ligulée.

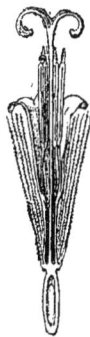

FIG. 87. — *Arnica montana.* Fleur tubuleuse.

rope centrale, s'étend jusqu'à la limite des neiges et se retrouve même en Russie et en Sibérie.

Sa souche vivace émet des rameaux aériens de 20 à 60 centimètres de hauteur, simples, dressés et un peu rameux au sommet.

Les feuilles sont pour la plus grande partie basilaires, étalées en rosette ; celles de la tige, très peu nombreuses (1 à 2 paires), sont sessiles, opposées, oblongues, lancéolées, ciliées et velues, entières, oblongues, à 3-6 nervures longitudinales, vertes, pubescentes. Chaque branche des rameaux est terminée par un capitule de 6 à 8 centimètres de diamètre.

Involucre à 20 à 25 bractées, lancéolées, aiguës, imbriquées sur deux rangs. Réceptacle finement velu. Fleurs jaunes ligulées et femelles sur le rayon, tubuleuses et hermaphrodites sur le disque ; anthères dépourvues d'appendices à leur base.

Les fruits sont des achaines bruns, hérissés, surmontés d'une aigrette blanche à peu près de la même longueur, formée de soies nombreuses, rigides, barbelées.

On emploie en thérapeutique les racines, les feuilles et surtout les capitules.

Le rhizome est cylindrique, brun foncé, contourné, de 2 à 5 centimètres de longueur et pourvu de racines simples, filiformes et longues.

Son odeur est agréable, aromatique ; sa saveur est un peu âcre et amère.

Les fleurs ont une odeur faible assez agréable.

Composition chimique. — Toutes les parties de cette plante renferment une substance particulière, l'*Arnicine*, que l'on avait d'abord regardée, sur la dire de Bastrick, comme un alcaloïde, mais qui, d'après les travaux plus récents de Pavesi et de Walz, paraît être une matière oxygénée ternaire dont la formule n'est pas bien contrôlée et qui se rapproche des glucosides. C'est une masse cristalline, d'un beau jaune d'or, de saveur âcre, amère, peu soluble dans l'eau, soluble dans l'alcool et l'éther. Les acides dilués la décomposent. Les fleurs renferment plus d'arnicine que la racine.

On retrouve également dans toutes ses parties, mais surtout dans les racines fraîches, une huile essentielle (1 0/0), jaune verdâtre, odorante, densité 1,0087, bouillant à 214° et constituée par différents corps dont le principal est l'*éther diméthylique de thymohydroquinone* et du *phlorol*. L'eau distillée séparée de l'essence renferme des acides isobutyrique, angélique et formique.

Le rhizome contient en outre de l'acide gallique et de l'inuline. L'arnicine paraît être le principe actif de l'arnica.

Thérapeutique. — L'arnica est un stimulant fort énergique du système nerveux dont l'action se rapproche de celle des strychnées ; à doses non thérapeutiques, il détermine des nausées, des vomissements, de la gastralgie, des frissons, l'accélération du pouls, de la respiration, des mouvements involontaires. A doses plus élevées encore, cette plante produit des hémorragies et peut même déterminer la mort.

C'est donc un médicament que l'on doit manier avec prudence. Ses propriétés excitantes expliquent en partie l'usage qu'on en fait vulgairement de la teinture d'arnica

à l'intérieur pour atténuer la stupeur, suite de l'ébranlement nerveux causé par les coups violents, par les blessures. On conçoit moins bien l'emploi de cette teinture à l'extérieur, où elle n'agit que par les propriétés styptiques de l'alcool.

La poudre d'arnica (fleurs) est un sternutatoire fort énergique, dont l'effet tout mécanique est dû aux poils de l'aigrette qui irritent la membrane pituitaire. Comme ils agissent de la même façon sur toutes les muqueuses, il faut avoir soin de passer soigneusement, et même de filtrer l'infusion, pour éviter sur l'estomac leur effet irritant, qui amènerait des vomissements.

Fonssagrives a conseillé l'arnica comme la *noix vomique* des enfants dans le cas de débilité musculaire, dans le catarrhe suffocant.

On l'a préconisé aussi comme fébrifuge, et on lui avait même donné le nom de *quinquina des pauvres*. Mais son action antipériodique ne paraît pas bien démontrée.

En résumé, l'arnica est un médicament d'une certaine valeur, qui mériterait d'être étudié d'une façon régulière.

L'arnica peut s'administrer sous les formes suivantes :

Infusion à 5 pour 1,000 grammes. Faites infuser et édulcorez avec sirop de sucre 30-60 grammes. A prendre en quatre doses.

Potion. — Dans les commotions, suites de coups : Teinture d'arnica 5 grammes ; eau 100 grammes, sirop 20 grammes.

Infusion composée. — Mêmes usages : Feuilles et fleurs d'arnica 4 grammes de chaque ; eau 750 grammes ; sirop de citron 60 grammes.

En 4 doses, dans les catarrhes pulmoniques sans fièvre, chez les vieillards.

Le taffetas à l'arnica ne joue pas d'autre rôle que celui de corps isolant, et l'arnica n'ajoute rien à ses propriétés.

En France, on emploie les fleurs ; en Amérique et en Angleterre, c'est le rhizome. Les feuilles sont fumées en guise de tabac par les montagnards de plusieurs contrées.

Artichaut. — L'Artichaut, *Carduus scolymus* H. Bn (*Cynara scolymus* L.), de la famille des Composées, série des Carduacées, est une plante herbacée, vivace, dressée, à tige haute de 60 à 90 centimètres, cannelée, cotonneuse, portant des feuilles alternes, sans stipules, très grandes, profondément découpées, épineuses, d'un vert cendré en dessus, blanchâtres et cotonneuses en dessous. Fleurs en capitules terminaux. Involucre formé d'un grand nombre de bractées, épaisses, charnues, imbriquées. Réceptacle charnu, déprimé, hérissé de soies. Fleurs violettes, toutes fertiles, régulières, à corolle tubuleuse, à 5 lobes valvaires.

5 étamines synanthérées, à anthères terminées par un appendice obtus. Fruits secs,

indéhiscents, surmontés d'une aigrette sessile, filamenteuse.

L'Artichaut, originaire du midi de l'Europe, est aujourd'hui cultivé partout et multiplié par éclats du pied. Il doit, pendant les hivers rigoureux, être recouvert de paille ou de fumier.

Composition chimique. — Les différentes parties de l'Artichaut renferment du tanin et une matière très amère. La décoction de ses feuilles donne par évaporation un extrait qui, repris par l'alcool, fournit une masse amère, à cassure vitreuse, formée pour la plus grande partie d'une matière nommée par Guitteau *cynarine*, mais dont la composition n'est pas connue.

Usages. — Les parties de l'Artichaut que l'on mange sont la base des bractées de l'involucre et le réceptacle charnu, accru par la culture. C'est un aliment à la fois sain et agréable.

Les fleurs en décoction possèdent la propriété de cailler le lait.

En thérapeutique, et malgré les propriétés fébrifuges, antirhumatismales, qu'on lui a attribuées, ce n'est qu'un amer, et par suite un tonique; on emploie la décoction des racines et des feuilles, ou l'extrait des feuilles.

Artocarpes. — Les *Artocarpus* L., vulgairement nommés *Arbres à pain* ou *Jaquiers,* appartiennent à la famille des Ulmacées, série des Artocarpées. Les plus connues sont les deux espèces suivantes :

1° *Artocarpus incisa* L. (*A. communis* Forst.), grand arbre de 15 à 20 mètres, à feuilles alternes, découpées en 5 à 7 lobes profonds et accompagnées de deux stipules réunies en une lame qui a la forme d'un capuchon conique enveloppant le bourgeon terminal et se détachant par la base.

Fleurs monoïques, sur des inflorescences distinctes, à réceptacle sphérique ou allongé. Fleurs mâles, libres sur le réceptacle. Périanthe à 2 folioles, unies à la base, entourant une seule étamine dressée libre.

Fleurs femelles à réceptacle concave, profond, creusé dans la surface du réceptacle de l'inflorescence. Périanthe placé sur les bords du réceptacle, gamosépale, perforé seulement au sommet. Ovaire libre sessile placé au fond de la cavité, primitivement biloculaire, puis uniloculaire et uniovulée. Style long, excentrique. Les fruits sont des achaines enchâssés dans le réceptacle charnu, féculent. Leur ensemble constitue un fruit composé réuni sur un axe commun, à surface verdâtre, couverte de saillies hexagonales.

L'Arbre à pain proprement dit est originaire de l'Asie et de l'Océanie tropicales, mais il est aujourd'hui cultivé dans la plupart des pays chauds. Il se multiplie par graines, par rejets relevant des racines, par marcotte. Il demande un sol riche et croît alors rapidement, car il commence à donner des fruits à cinq ans.

L'ensemble, qui constitue ce qu'on appelle improprement le fruit, et qui n'est en somme que le réceptacle accru, varie beaucoup comme taille, car il peut peser de 1 à 2 kilogrammes. La culture, qui favorise le développement du réceptacle, diminue beaucoup ses dimensions, en même temps qu'elle peut même faire disparaître les graines.

Dans ce cas, on mange le fruit avant sa maturité, quand il est encore ferme, féculent, cuit au four ou bouilli, entier ou coupé par petites tranches et frit comme la pomme de terre. Quand il est complètement mûr, il est très sucré et aromatique, et c'est alors un aliment agréable, mais peu nourrissant. Cette variété sans graines se rencontre presque seule à Taïti, aux Nouvelles-Hébrides, aux îles de la Société. C'est un aliment des plus utiles pour ces peuples sobres, et qu'ils savent conserver pour la mauvaise saison en les coupant par tranches et les entassant par couches dans des trous pratiqués dans le sol et les couvrant de feuilles de *cordyline australis* ou *Ti*. Le tout est recouvert de terre, et on ne touche à cette provision que lorsque la récolte du fruit frais vient à manquer.

Dans l'espèce à graines, ce sont celles-ci que l'on mange. Elles sont au nombre de 50 à 60, grosses comme des châtaignes, dont elles rappellent la saveur quand elles sont cuites comme elles.

Cet arbre, l'un des plus précieux des pays chauds, fournit, en outre, un suc laiteux épais formant une sorte de glu employée par les oiseleurs, des fleurs qui servent à préparer une conserve aigrelette, une écorce dont on retire des fibres qui peuvent être employées pour faire des nattes, des tissus, et enfin son bois, qui, bien que peu résistant, sert à faire des pirogues, des charpentes de cases, des planchers.

2° *A. integrifolia* L. fil. — C'est le *Jack*, Jaca, Jaquier, originaire des Moluques et de l'Inde orientale, introduit dans toutes les autres parties chaudes du globe; il se distingue par ses feuilles entières, ovales, elliptiques, glabres, coriaces, épaisses. Les fruits, qui sont insérés sur le tronc, les jeunes rameaux, sont allongés, ovoïdes, et peuvent atteindre 50 centimètres de longueur. Leur pulpe farineuse est douée d'une odeur fort désagréable qui se communique aux fèces et qui est pour ainsi dire caractéristique des pays indo-chinois. On ne mange guère que ses graines, qui ont pris du développement et constituent un aliment fort utile.

Un certain nombre d'autres Artocarpes fournissent des produits plus ou moins utiles. L'*A. heterophylla* de l'Inde a des graines comestibles, une racine astringente ainsi que le bois et son écorce. Il diffère peu de l'espèce précédente. L'*A. Lakoocha* Roxb. donne une écorce astringente et des graines douées de propriétés purgatives.

Le fruit d'*A. Blumei* renferme une huile comestible. En Cochinchine on mange le fruit d'*A. polyphema*, Cay mit-nai des Annamites.

Arum maculatum L.(Pied-de-Veau,Gouet, Langue-de-Bœuf, Pain-de-Lièvre, Serpentaire, etc.). — Plante herbacée, vivace, de la famille des Aroïdées, à rhizome charnu,

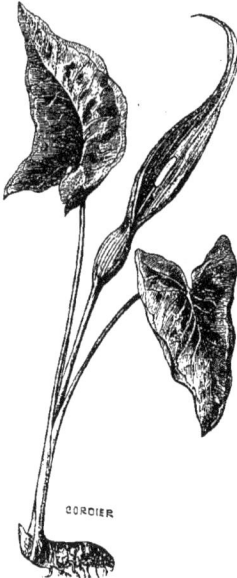

FIG. 88. — *Arum maculatum.* Plante entière.

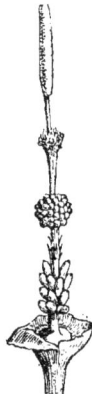

FIG. 89. — *Arum maculatum.* Spadice.

court, épais, tubéreux, donnant naissance à des racines adventives grêles. Cette souche porte des bourgeons dont la base est gorgée de fécule et le sommet muni de feuilles rudimentaires imbriquées. Les feuilles que donne ce bourgeon au printemps sont au nombre de 2 à 4, alternes, engaînantes à la base, à pétiole de 15 à 20 centimètres de longueur, cylindrique, à limbe de 15 à 20 centimètres de

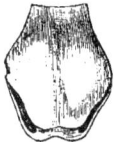

FIG. 90. — *Arum maculatum.* Etamine entière.

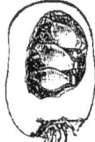

FIG. 91. — *Arum maculatum.* Coupe longitudinale de l'ovaire.

longueur, sagitté, hasté à la base, lisse, luisant, vert ou taché de pourpre noirâtre. Du centre du bourgeon s'élève le *scape*, de 10 à 20 centimètres, vert ou rougeâtre, portant à cette hauteur une *spathe* ou bractée d'une seule pièce, en cornet ventru à la base, rétréci,

puis dilaté et ouvert; elle est vert jaunâtre ou pourprée. L'axe qui porte les fleurs, le *spadice*, est une sorte de baguette renflée à à la base, rétrécie plus haut et terminée en massue. A la base sont placées les fleurs femelles sessiles, constituées uniquement par un ovaire à une seule loge pluriovulée. Un peu plus haut se trouvent des ovaires stériles, puis, plus haut encore, une sorte de manchon de fleurs mâles formées d'une seule étamine libre à anthère quadrilobée. Les ovaires fécondés deviennent des baies d'abord vertes, puis rouges, succulentes, uniloculaires, à 1 et 2 graines arrondies, albuminées.

Cette plante est très commune dans nos contrées, le long des haies, sur les bords des chemins, dans les endroits ombragés.

La partie employée est le rhizome, qui doit être récolté au printemps et à l'automne. Quand il est frais, il a une saveur âcre, brûlante, qui persiste longtemps. Il perd cette saveur par la dessiccation.

Composition chimique. — Il renferme 70 0/0 environ d'amidon, de la gomme, du mucilage, une huile grasse, une matière sucrée et une matière extrêmement âcre, très soluble dans l'eau et vénéneuse.

Usages. — Cet Arum est extrêmement toxique par ses feuilles et ses rhizomes. Les symptômes de l'empoisonnement sont des douleurs vives dans la bouche, puis dans l'estomac, des crampes, des vomissements, des convulsions, des évacuations alvines, le refroidissement de la peau, la faiblesse du pouls, et surtout le gonflement de la langue, de la bouche, du pharynx, qui peut même être assez considérable pour empêcher l'introduction de la sonde œsophagienne. Le seul remède indiqué est l'ipéca ou l'émétique, puis on fait de la médication de symptômes.

Cependant ces bourgeons tuberculeux, de la grosseur d'une noisette ou d'un marron, qui portent à tort le nom de racines, peuvent devenir alimentaires, à la façon du manioc, quand ils sont dépouillés, par l'ébullition ou la torréfaction ménagée, de leur principe âcre ou toxique. Ils donnent alors une fécule alimentaire.

En thérapeutique, ils présentent des propriétés éméto-cathartiques et diurétiques très prononcées qui les ont fait employer dans les hydropisies, et à la façon de l'ipéca, pour modifier les sécrétions muqueuses des bronches.

La poudre se donne comme émétique et purgative à la dose 4 à 10 grammes, en surveillant son action.

Les feuilles et les racines fraîches agissent sur la peau comme rubéfiantes et même vésicantes. Leur suc peut être utile pour modifier la surface des ulcères chroniques par irritation substitutive.

Arum esculentum. — Voir COLOCASIA.

Asarum Europœum L. — Plante herbacée de la famille des Aristolochiacées, série des] Asarées, qui croît dans les bois montueux des Vosges, des Alpes, des Pyrénées. Elle porte les noms vulgaires suivants :

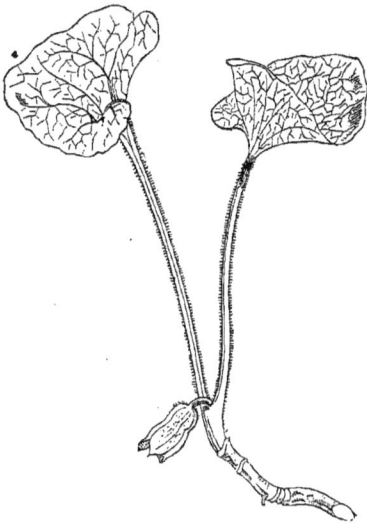

FIG. 92. — *Asarum Europæum.*

Asaret, Cabaret, Nard sauvage, Panacée des fièvres quartes.

Elle est vivace, à rhizome rampant, tortueux, écaillé. Les feuilles alternes, en petit nombre, longuement pétiolées, sont orbiculaires, réniformes, cordées à la base, veinées, d'un vert foncé luisant en dessus, plus pâle en dessous.

Fleurs solitaires, petites, hermaphrodites, régulières, d'un vert vineux taché de pourpre brunâtre, à réceptacle couronné. Calice à 3 sépales triangulaires, velus en dehors. La corolle est remplacée par 3 languettes très petites, subulées.

12 étamines dont 6 plus grandes, libres. Ovaire à demi infère, à 6 loges incomplètes, pluriovulées.

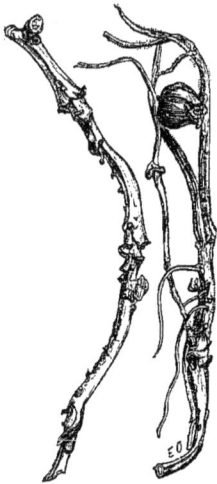

FIG. 93. — Rhizome d'*Asarum Europæum.*

Style à 6 branches.

Capsule couronnée par le calice et les restes de l'androcée, à 6 loges s'ouvrant irrégulièrement. Graines nombreuses, albuminées, rugueuses, ovales et arillées.

La partie employée est le rhizome, qui se récolte au printemps ou à l'automne. Il exhale une odeur forte, pénétrante, qui rappelle celle du Nard celtique, et lui a valu du reste le nom de Nard sauvage. Sa saveur est âcre, amère et nauséeuse.

Composition chimique. — Ce rhizome renferme une huile volatile, solide, l'*asarine* ou *asarone*, une matière grasse âcre, une matière jaune nauséeuse, etc.

L'asarine $C^{20}H^{26}O^5$ passe à la distillation en présence de l'eau, sous forme de cristaux dont l'odeur et la saveur rappellent celles du camphre. Elle fond à 40° et bout à 280°, mais en se décomposant en partie. Elle est insoluble dans l'eau, soluble dans l'alcool, l'éther et les huiles essentielles.

Quand on fait bouillir l'asarine avec de l'alcool, elle donne une solution rouge et subit une modification isomérique. En présence de l'acide nitrique, elle donne de l'acide oxalique. Le chlore forme avec elle un composé quadrichloré.

Outre l'asarine, le Cabaret renferme encore une huile essentielle, jaune, épaisse, âcre, plus légère que l'eau, dans laquelle elle est peu soluble. Elle est toujours mélangée d'une petite quantité d'asarine dont il est difficile de la séparer.

Thérapeutique. — L'Asaret, l'un de nos meilleurs éméto-cathartiques indigènes, jouissait, avant la découverte de l'ipéca, d'une grande réputation, qu'il a du reste conservée, à juste titre, dans nos campagnes. Ces propriétés appartiennent tout à la fois au rhizome et aux feuilles, mais il faut rappeler que le premier perd de son activité avec le temps et qu'il doit être employé frais.

La dose des feuilles ou du rhizome pulvérisés est de 60 centigrammes à 2 grammes comme vomitif.

Les feuilles sont en même temps un sternutatoire fort énergique, et, quand on les mâche fraîches ou sèches, elles donnent lieu à une salivation abondante.

C'est, en résumé, un excellent succédané de l'ipéca, et qui peut être utile dans les conditions où ce dernier est employé.

2° *A. Canadense* L. — C'est le Gingembre sauvage des Américains, qui se distingue par la forme de ses feuilles, par ses fleurs plus grandes, tomenteuses et dépourvues des 3 petites languettes pétaloïdes.

Il croît dans les lieux montueux et boisés du Canada. La souche a une odeur aromatique, une saveur chaude non nauséeuse. Elle est employée comme aromate.

Asclepias curassavica L. — Plante suffrutescente, vivace, de la famille des Asclépiadacées, à tige de 1 mètre de hauteur, duveteuse, à rameaux dressés, arrondis. Feuilles opposées, pétiolées, oblongues, lancéolées, glabres, membraneuses. Fleurs rouge orangé, en ombelles, disposées sur un pédoncule commun. Calice à 5 divisions réfléchies.

Corolle rotacée, à 5 segments réfléchis. 5 appendices pétaloïdes, alternes avec les divisions de la corolle, formés d'une lame en cornet ovale, du fond duquel s'élève une sorte de corne à sommet incliné sur le stigmate. 5 étamines à anthères conniventes, renfermant chacune deux masses polliniques. Ovaire libre à 2 loges pluriovulées. Follicules ovales, acuminés, lisses, glabres.

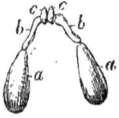

FIG. 84. — Pollen composé d'*Asclepias*.

Cette plante est originaire des Antilles, mais se retrouve dans la plupart des pays tropicaux.

La racine, qui porte le nom d'*Ipéca sauvage*, est émétique et purgative à la dose de 1 à 2 grammes. Sa décoction, qui est en même temps astringente, sert à traiter les leucorrhées.

2° L'*A. syriaca* L. se distingue par ses follicules ovales, vésiculeux, couverts d'aiguillons mous et d'un duvet blanchâtre, et par les appendices de la corolle ovales, avec un processus central aigu, court, falciforme. Elle est originaire de l'Amérique du Nord et se retrouve en Europe, et même aux environs de Paris.

Elle renferme un suc laiteux qui contient du caoutchouc, est très âcre, drastique, et même toxique pour le bétail. L'écorce de la tige donne, par le rouissage, une sorte de filasse. L'aigrette de ses graines peut servir à fabriquer des étoffes analogues à la flanelle, etc.

L'écorce de la racine a été employée en Amérique dans l'asthme, le catarrhe bronchique, à la dose de 4 grammes par jour.

3° *A. tuberosa* L. (Butterfly weed, Pleurisy root). — Cette espèce croît aux Etats-Unis, du Massachusetts à la Georgie, des côtes occidentales au Texas, dans les terrains sablonneux, les bois de sapins. Tiges nombreuses, dressées, ascendantes ou procombantes, arrondies, velues, vertes ou rougeâtres, rameuses au sommet et de 3 pieds de hauteur. Feuilles éparses, oblongues, lancéolées, velues. Dans la variété procombante, elles sont linéaires, et cordées dans l'autre. Les fleurs sont d'une belle couleur rouge orangé. Cette plante ne renferme pas de suc laiteux.

Sa racine est officinale dans la pharmacopée des Etats-Unis. Elle est grosse, fusiforme, charnue, rameuse, de 2 à 15 centimètres de longueur sur 2 centimètres d'épaisseur, un peu cannelée au sommet, sillonnée longitudinalement. A l'extérieur, elle est brun orangé, blanchâtre en dedans. Son écorce est mince. Le bois est jaunâtre, à rayons médullaires larges, blancs. Elle est incolore, de saveur amère, âcre, et elle prend, quand on la conserve longtemps, une teinte grisâtre. Cette racine renferme des acides tannique, gallique, de l'albumine, de la gomme, de l'amidon, deux résines, l'une soluble dans l'éther, l'autre insoluble, une huile fixe, une substance volatile, odorante, et une matière particulière découverte par Rhoads, qui est amorphe, blanc jaunâtre, de saveur amère.

Dans les Etats du Sud, elle est employée pour combattre le catarrhe, la pneumonie, la pleurésie, ainsi que l'indique du reste son nom de *Pleurisy root*. On la prescrit sous forme de poudre, à la dose de 1gr,50 à 4 grammes par jour. Comme diaphorétique, c'est la décoction qu'on emploie (30 grammes pour un litre), à la dose d'une tasse à thé toutes les deux ou trois heures. A doses élevées, cette racine possède des propriétés cathartiques.

Dans ces trois plantes, Gram (*Archiv. exp. path. u. Pharm.*, XIV, 389) a trouvé comme principe actif un glucoside, l'*asclepiadine*, qui est amorphe, jaunâtre, soluble dans l'eau quand elle est récemment préparée, se décomposant même dans l'eau en sucre et en une substance inerte. La solution éthérée laisse déposer des cristaux analogues à l'*asclepion* de List, et qui n'ont aucune action physiologique. L'asclepiadine est émétique, mais sa facile décomposition s'oppose à son emploi.

4° *A. vincetoxicum*. — Voir DOMPTEVENIN.

Asimina triloba Dun. (*Anona triloba* L.— *Porcelia triloba* Pers.). — Vulgairement, Asiminier et Corassol à trois lobes, Papaw. C'est un arbuste de la famille des Anonacées, série des Anonées, à feuilles alternes, simples, ovales, elliptiques, brièvement pétiolées. Fleurs solitaires, axillaires, régulières, hermaphrodites, à réceptacle convexe. Calice à 3 sépales libres. 2 corolles à 3 pétales libres chacune, les internes plus petits. — Etamines nombreuses, libres, insérées en spirale sur le réceptacle; elles ont la forme d'un coin allongé. Anthère à 2 loges étroites. — Six carpelles libres formés chacun d'un ovaire uniloculaire, pluriovulé, surmonté d'un style court, recourbé. Baies stipitées, à péricarpe épais, formant des cloisons charnues entre les graines qui sont albuminées, ruminées et arillées.

Cet arbre se rencontre dans l'Amérique du Nord. Son écorce et ses feuilles ont une odeur désagréable, une saveur âcre. Le fruit est comestible, mais peu estimé.

Composition chimique.— Les graines renferment, d'après Lloyd, un alcaloïde, l'*asimine*, qui est incolore, inodore, insipide, insoluble dans l'eau, mais soluble dans l'alcool, l'éther, moins soluble dans le chloroforme ou le benzol. On n'a pu l'obtenir à l'état cristallin, mais plusieurs de ses sels cristallisent facilement. Quelques-unes de ses réactions le rapprochent de la morphine. Il serait à désirer qu'il fût soumis aux expériences physiologiques.

Usages. — Le fruit donne, par fermentation, une liqueur alcoolique.

La pulpe et les feuilles broyées sont usitées pour hâter la cicatrisation des plaies. Les graines, qui sont âcres, servent à détruire les poux sur la tête des enfants.

Asperge. — L'Asperge, *Asparagus offici-*

nalis L., est une Liliacée de la série des Asparaginées, dont la souche, horizontale, ramifiée (griffe), porte de nombreuses racines cylindriques, épaisses, charnues. Les tiges

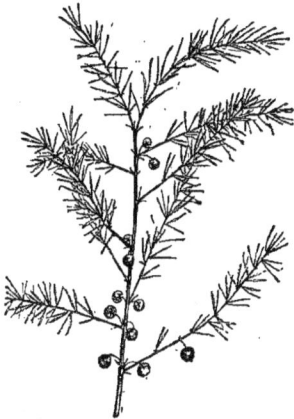

FIG. 95. — Asperge officinale.

sont grêles, nombreuses, lisses, de 1 à 2 mètres de hauteur. Feuilles petites réduites à l'état d'écailles membraneuses ; de l'aisselle des feuilles partent des rameaux

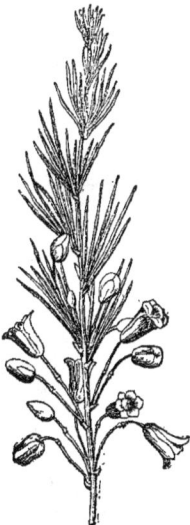

FIG. 96. — Asperge. Rameau florifère.

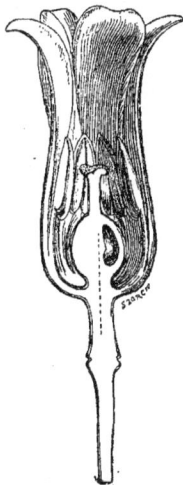

FIG. 97. — Asperge. Fleur. Coupe longitudinale.

fasciculés filiformes, mous. Les fleurs sont hermaphrodites ou unisexuées. Périanthe à 6 folioles oblongues, vert jaunâtre. 6 étamines libres hypogynes. Ovaire libre à trois loges biovulées, style à 3 lobes courts recurvées. Baie globuleuse, de la grosseur d'un pois, d'abord verte, puis devenant rouge, à 3 loges, à 6 graines albuminées.

Cette plante croît dans les terrains légers, sablonneux, et se cultive dans tous les jardins pour l'usage culinaire. On la propage en mettant dans une terre légère bien fumée des fragments de rhizome.

La partie que l'on mange, qui constitue l'asperge, est le turion ou jeune rameau aérien, portant des feuilles blanchâtres ou rosées sous forme d'écailles. Ils sont cylindriques, blancs, charnus, et terminés par un bourgeon conique à écailles imbriquées, verdâtres ou rosées.

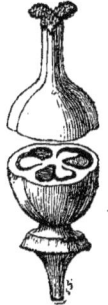

FIG. 98. — Asperge gynécée. Coupe longitudinale.

Composition chimique. — La partie souterraine, connue à tort sous le nom de racine, se compose du rhizome, des écailles qu'il porte, des bourgeons axillaires et des longues racines adventives. Son odeur et sa saveur sont à peu près nulles. Son analyse est fort incomplète, et déjà ancienne. Les jeunes pousses renferment une résine âcre, visqueuse, de la gomme, du mucilage, des matières albuminoïdes, des sels de potasse, de la *mannite* et de l'*asparagine*.

L'asparagine $C^4H^8AZ^2O^3 + H^2O$ est une substance cristalline, dure, cassante, inodore, presque insipide ; une partie se dissout dans 55 parties d'eau froide et 89 d'eau bouillante, insoluble dans l'alcool, l'éther, les huiles grasses et essentielles. En solution impure, elle fermente et donne du succinate d'ammoniaque. Elle se combine avec les acides comme l'ammoniaque. Comme constitution, c'est l'amide de l'acide aspartique.

Thérapeutique. — La partie souterraine de l'Asperge est employée comme diurétique dans l'hydropisie, l'ictère, et à hautes doses ses préparations ralentiraient les mouvements du cœur.

L'asperge que l'on mange présenterait les mêmes propriétés ; on sait en tout cas qu'elle communique à l'urine une odeur fétide caractéristique.

L'asparagine serait, d'après Martin Solon, le principe diurétique et sédatif de l'asperge, opinion controversée par un grand nombre d'auteurs. On la prescrit cependant à la dose de 15 centigrammes par jour comme diurétique. La racine se donne en infusion, 20 grammes pour 1,000 grammes.

Le Codex indique le sirop de pointes d'asperge préparé avec 1,000 grammes de suc de pointes clarifié à chaud, et sucre blanc 1,800 grammes. Il se donne à la dose de 10 à 50 grammes.

L'asperge sauvage, qui croît dans les vignes, est mince, ligneuse, de saveur amère. Pour obtenir l'asperge telle que nous la mangeons, elle doit recevoir des soins particuliers. Les meilleures sont celles d'une grosseur moyenne, tendres, mais cependant un peu fermes. C'est un aliment léger, sain, qui excite l'appétit et devient ainsi une sorte d'apéritif.

Asperula odorata L. (Petit Muguet des

bois, Aspérule odorante, Reine des bois). — Plante herbacée vivace, de la famille des Rubiacées, série des Rubiées, que l'on rencontre dans tous les bois taillis.

Rhizome rampant. Tiges aériennes dressées de 15 à 25 centimètres de hauteur, simples, quadrangulaires. Feuilles verticillées par 6-10, ovales, lancéolées, minces, à bords rudes. La tige porte sous chaque verticille un anneau de poils.

Fleurs blanches, petites, disposées en cymes corymbiformes terminales. Pas de calice. Corolle tubuleuse, à 5 lobes charnus, étalés, valvaires. 4 étamines insérées sur la corolle, libres, incluses. Ovaire à 2 loges uniovulées, surmonté d'un disque épigyne circulaire. Style bifide.

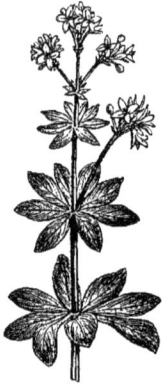

Fig. 99. — *Asperula odorata.*

Fruit sec, bicoque, couvert de poils rudes et crochus. Graines albuminées.

Cette plante, inodore quand elle est fraîche, acquiert, par la dessiccation, une odeur de mélilot ou de fève tonka, qu'elle doit au même principe odorant, la coumarine. — Voir COUMAROUNA.

Les rhizomes renferment une matière colorante rouge. Elle passe pour être diurétique, et sert à préparer des infusions digestives diverses, et même des liqueurs alcooliques.

L'odeur qu'elle émet la fait employer pour écarter les insectes des vêtements et du linge.

2º *A. cynanchica* L. (Herbe à l'esquinancie Petite Garance). — Elle se distingue par ses feuilles supérieures opposées, linéaires, aiguës, ses fleurs en cymes contractées terminales, blanches ou rosées, et son fruit glabre, excepté sur les points où il porte des papilles tuberculeuses.

Cette plante, aujourd'hui inusitée, était autrefois employée en gargarisme contre les angines ou esquinancies. Son rhizome est tinctorial comme le premier, mais à un moindre degré.

Asphodèle. — L'*Asphodelus racemosus* L. (A. mâle, Hache royale), de la famille des Liliacées, série des Asphodélées, présente des racines adventives, bulbeuses, épaisses, charnues, féculentes, et une hampe de 80 centimètres à 1ᵐ,20, dressée, cylindrique. Feuilles radicales nombreuses, ensiformes, très longues, rectinerves. Fleurs régulières, hermaphrodites, en grappes de cymes, blanches; périanthe à 6 divisions ovales étalées en étoile. 6 étamines libres, hypogynes, à filets

dilatés à la base et recouvrant l'ovaire libre, à 3 loges biovulées. Fruit d'abord charnu, puis capsulaire, loculicide.

L'Asphodèle croît dans le bassin méditerranéen, en France, en Espagne, en Algérie, en Italie, etc. Les racines renferment de l'inuline et une substance âcre qui se dissipe par l'ébullition ou la dessiccation. Au point de vue thérapeutique, elles n'ont aucune utilité, mais leur proportion considérable de fécule, les fait employer dans l'industrie pour l'obtention de l'alcool. On saccharifie l'inuline par l'acide sulfurique, et c'est le glucose ainsi obtenu qui, par fermentation, donne de l'alcool et de l'acide carbonique. Cet alcool est préparé en grand en Espagne et en Afrique, mais l'importance de sa production est bien minime, en présence de celle de l'alcool de grains ou de pomme de terre.

Ces racines, féculentes mais sèches, sont alimentaires, et le bétail en est fort avide.

Aspilia latifolia O. et M. — Plante herbacée, de la famille des Composées, série des Hélianthées ; tige d'un à un pied et demi de hauteur, à branches étalées et opposées. Feuilles ovales, acuminées, serretées, couvertes de poils rigides. Fleurs jaunes, en capitules solitaires, celles du rayon neutres, celles du disque hermaphrodites fertiles. Involucre à bractées égales en hauteur aux fleurs du disque. Fruit comprimé, à aigrettes aristées, caduques.

Cette espèce, qui croît dans l'Afrique occidentale et surtout aux environs de Libéria, a été regardée par le Dʳ Roberts comme possédant des propriétés hémostatiques très marquées. Les indigènes appliquent les feuilles et les fleurs sur les blessures, et elles arrêteraient l'hémorragie en quelques minutes. La décoction, à la dose de 30 grammes trois fois par jour, serait usitée avec succès dans l'hématémèse.

Il serait intéressant de savoir si ces propriétés sont réelles et si cette plante agit mécaniquement, ou si son suc, comme celui du *Jatropha curcas,* peut coaguler la fibrine du sang.

Asa fœtida. — L'Ase fétide est une gomme-résine produite par un certain nombre de plantes appartenant à la famille des Ombellifères, série des Peucédanées, et dont on ne connaît réellement l'origine que depuis quelques années.

Nous empruntons à la *Botanique médicale* de M. H. Baillon la description qu'il donne des trois espèces auxquelles il attribue la production de cette drogue.

1º *Peucedanum asa fœtida* H. Bn (*Ferula asa fœtida.—Asa fœtida disgunensis* Kæmpf. — *Scorodosma fœtidum* L.).—Plante vivace, à racine épaisse, pivotante, à ramifications s'étalant horizontalement, grosses et longues. Tige de 2 mètres à 2ᵐ,50 de hauteur, sur

5 à 8 centimètres de diamètre, arrondie, fistuleuse. Les feuilles, peu nombreuses, grandes
(60 à 80 centimètres), ont un pétiole épais,
cylindrique. Elles sont partagées en trois
divisions primaires, à peu près égales,
divergentes ; ces divisions sont bipennées,
à pinnules opposées, peu nombreuses, à
folioles en petit nombre, sessiles, oblongues,
lancéolées, obtuses, glabres en dessus,
entières.

Les fleurs monoïques-polygames sont
petites et disposées en ombelles composées,
grandes, à divisions étalées. Calice petit.
Corolle à 5 pétales entiers obtus et jaunes.

Le fruit, de 1 centimètre 1/2 de long sur
1 centimètre 1/4 de largeur et 2 millimètres
d'épaisseur, est elliptique. Ses méricarpes
sont fortement comprimés, glabres ou pubescents ; les bandelettes sont nulles.

C'est un voyageur allemand, Eug. Kæmp-
fer, qui, en 1687, observa cette plante en
Perse, dans la province de Laristan, dans
le voisinage d'une ville qu'il appelle Disgun,
et a donné sur la récolte de la gomme-
résine, des renseignements circonstanciés qui
se résument en ceci. Les racines sont coupées
en biseau au niveau du sol, le suc s'écoule
dans une fosse qui entoure la plante, et s'y
concrète. D'après H. Baillon, cette plante est
cultivée dans nos jardins botaniques.

Cette espèce croît aussi dans l'Afghanistan,
le Khorassan, le Turkestan, la Bucharie.

2° *P. Narthex.* H. Bn (*Narthex Asa
fœtida* Falconer. — *Ferula narthex* Boiss.).
— Cette espèce, confondue souvent avec la
première, est caractérisée par les pinnules
secondaires et tertiaires de ses feuilles
décurrentes, entières et irrégulièrement
crénelées, son ovaire glabre, son fruit elliptique, ovale, glabre, à valvules dorsales parcourues par 1 ou 2 grandes bandelettes.

Cette plante croît dans l'Inde, entre le
Thibet occidental et le Cachemire, et est
cultivée dans les jardins botaniques. Elle
a même fleuri dans celui d'Edimbourg.

Quand on la coupe, elle laisse exsuder un
suc laiteux, dont l'odeur est celle de l'asa
fœtida, et qui, à l'air, devient rougeâtre puis
brun. D'après W. Dymock, c'est elle qui
fournit la drogue commerciale en Perse et
dans l'Afghanistan. La meilleure sorte porte
à Bombay le nom de *Hing,* et les sortes
inférieures, mélangées de sable et de gravier,
sont désignées sous celui de *Hingra.*

Peucedanum alliaceum H. Bn (*Ferula
alliacea* Boissier).—Cette espèce est caractérisée par les feuilles couvertes d'un duvet
fin, cendré, ses pinnules obtusément dentées, longuement trapézoïdes, son fruit
ovale-oblong, à bandelettes nulles.

C'est, comme l'avait indiqué Baillon, et
comme l'a démontré Dymock (*loc. cit.,*
p. 382), la source de l'Asa fœtida de Perse
qui est importée à Bombay.

En résumé, les plantes qui donnent les

différentes Asa fœtida croissent en Perse,
dans l'Afghanistan, le Beloutchistan, dans
l'Inde du Nord, le Turkestan, et nous avons
dit qu'elles existent pour la plupart dans
nos jardins botaniques.

Récolte. — D'après Dymock, qui tenait
ces renseignements d'un marchand d'Asa
fœtida, la drogue du Ferula alliacea se récolte de la façon suivante :

Les collecteurs protègent la plante en
l'entourant d'une petite rangée de pierres,
et enlevant la terre autour de la racine, de
façon à former une sorte de petit bassin.
Quand la tige commence à pousser, on la
coupe, et la racine donne une petite quantité de gomme-résine de choix. On enlève
ensuite une rondelle de racine de 1/4 de
pouce d'épaisseur, tous les deux ou trois
jours, avec l'exsudation qui la surmonte, et
on continue ainsi jusqu'à ce que la racine
soit épuisée. La masse consistant en couches
alternantes de racine et de gomme-résine
est empaquetée dans une peau, le tout pesant 100 livres environ, et envoyé sur le
marché de Bombay, où la drogue porte le
nom de *Hing;* elle est cotée environ trois
fois plus que la drogue commerciale, ou
Hingra.

Caractère. — L'Asa fœtida de bonne qualité est en larmes agglutinées, formant une
masse dense, brunâtre. Quand on la coupe,
elle montre des larmes d'abord d'un blanc
laiteux, disséminées et présentant un peu
l'apparence du nougat, qui, au contact de
l'air, prennent rapidement une teinte d'un
beau rose violacé, passant ensuite au brun,
puis au jaune. Quand on les touche avec la
salive, elles se recouvrent d'un enduit crémeux, blanc, poisseux. Avec l'acide nitrique,
elles revêtent une belle coloration verte.
Elles forment avec l'eau une émulsion blanchâtre. Cette drogue possède une odeur
spéciale, un peu alliacée, désagréable, qui lui
a valu le nom populaire de *stercus diaboli,*
et qui, au contraire, paraît agréable à certains peuples et à certaines personnes.

Cette drogue est souvent mélangée de
pierres, de sable, de gomme, de fécule de
pomme de terre, etc.

Composition chimique. — L'Asa fœtida est formée
de gomme, de résine et d'huile essentielle. La résine constitue à peu près la moitié de son poids.

L'huile volatile (9 0/0 environ) est un peu jaune,
d'une odeur désagréable d'Asa fœtida, d'une saveur d'abord douce, puis irritante. Elle est neutre,
mais à l'air elle devient acide, prend une odeur spéciale et dégage de l'hydrogène sulfuré. Elle bout
à 135-140°, en dégageant sans cesse de l'hydrogène
sulfuré. Une goutte déposée sur l'eau prend, en
présence des vapeurs de brome, une coloration violette.

Flückiger, en soumettant cette essence à la distillation fractionnée, en a retiré, à 300°, une grande
proportion d'une essence colorée en bleu. En oxydant l'essence primitive, il a obtenu une petite
quantité de cristaux déliquescents d'*acide sulfo-
nique.* Avec le potassium et le sodium, elle donne
des sulfures alcalins, et le résidu a l'odeur de la
cannelle. C'est donc une essence sulfurée.

La *résine* (65 0/0) est incomplètement soluble dans l'éther et le chloroforme : elle renferme de l'acide *férulaïque* $C^{10}H^{10}O^3$. Cette résine, soumise à l'action de la potasse en fusion, donne de la *résorcine*.

A la distillation, elle fournit des essences verte, bleue, violette ou rouge, et de plus 1/4 0/0 environ d'*ombelliférone* $C^9H^6O^3$.

La matière gommeuse (19.44) est en partie soluble dans l'eau. La partie soluble n'est pas précipitée par l'acétate de plomb. La partie insoluble se dissout dans la lessive alcaline, dont elle se sépare quand on ajoute un acide (*Pharmacographia*, 2ᵉ édit., p. 318-319).

Thérapeutique. — L'Asa fœtida, employée chez nous uniquement comme médicament, ce que l'on conçoit, étant donnée son odeur désagréable, est au contraire fort appréciée par les Hindous comme assaisonnement, à la façon de l'ail, et est mangée avec les pois, les haricots. Les feuilles elles-mêmes sont mangées dans les pays où poussent les plantes qui la fournissent.

Au point de vue thérapeutique, c'est un antispasmodique puissant, un emménagogue et même un vermifuge.

Elle communique à toutes les sécrétions son odeur spéciale ; on l'a même regardée comme aphrodisiaque, et, de plus, elle stimulerait les fonctions digestives comme les amers aromatiques. On l'emploie pour combattre les spasmes nerveux, le croup, la coqueluche, l'hystérie, dans la bronchite chronique, l'aménorrhée.

On prescrit le plus souvent l'Asa fœtida sous forme de lavement composé de :

Asa fœtida . . . . . 2 à 5 grammes.
Gomme   50   —
Jaune d'œuf . . . .   1 gramme.

ou de pilules :

Asa fœtida . . . . 10 grammes.
Savon médicinal . . . .   Q. S.

Faites 50 pilules. Une toutes les heures.

On l'associe souvent en lavement à la valériane dont l'action est analogue à la sienne.

Quant aux potions, leur saveur est tellement nauséeuse qu'elles répugnent aux malades.

Le *Codex* recommande de purifier l'asa fœtida, en la traitant par l'alcool et évaporant ce dernier.

Astragalus glycyphyllos L. (Fausse Réglisse, Réglisse bâtarde, Chasse-Vaches.) — Plante herbacée de la famille des Légumineuses papilionacées, série des Galégées. Souche vivace, rampante, ramifiée. Tiges aériennes, couchées. Feuilles alternes, pennées, à 4 ou 7 paires de folioles opposées, ovales, obtuses, glabres. Stipules acuminées, libres ou unies à la base.

Fleurs petites, irrégulières en grappes ovales, à bractées lancéolées. Calice à 5 sépales, linéaires, acuminés.

Corolle jaune verdâtre, papilionacée. Étendard ovale, échancré, ailes oblongues, obtuses.

Dix étamines diadelphes (9 et 1). Ovaire à une ou deux fausses loges pluriovulées. Gousse de 3 à 4 centimètres, dressée, glabre,

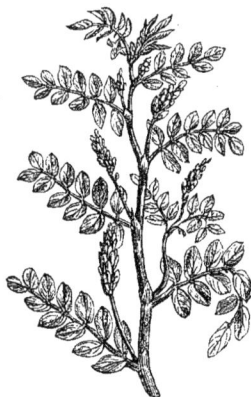

Fig. 100. — *Astragalus glycyphyllos*.

cylindrique, trigone, arquée, acuminée. Graines réniformes.

Cette plante, qui est très commune dans les bois et les lieux incultes, en France, présente dans toutes ses parties une saveur sucrée, analogue à celle de la réglisse. On pourrait donc l'employer, faute de mieux, aux mêmes usages que cette dernière.

Les feuilles sont fourragères.

Atractylis gummifera. L. (*Carlina gummifera* Less.) (Chaméléon blanc). — Cette plante, qui appartient à la famille des Composées, série des Carduées, présente une longue racine pivotante, une tige herbacée, épineuse, dressée, à feuilles alternes, disposées en rosette à la base, pinnatisectées, ciliées.

Capitules subsessiles, solitaires, terminaux. Fleurs dimorphes, les extérieures neutres, unisériées, les autres hermaphrodites. Réceptacle plein, charnu, chargé de paillettes longues, hyalines, enveloppant les fleurs. Involucre à bractées intérieures scarieuses, acuminées, dressées ; les intermédiaires imbriquées, apprimées, obtuses ; les extérieures scarieuses, rigides. Anthères auriculées. Fruits oblongs, à aigrette composée de soies rigides connées à la base, barbelées à la partie supérieure.

Cette plante est originaire de l'Algérie, de l'île de Crète, etc.

La partie employée est la racine, qui a été étudiée par Lefranc, pharmacien militaire (*Compt. rend.*, LXXVI, p. 438). Elle est grosse comme la cuisse et exhale, quand elle est raclée, une odeur de violette.

Composition chimique. — Elle renferme de l'inuline (45 0/0), de l'asparagine, des sucres lévogyres, de *l'atractyline* et de *l'atractylate* de potasse.

L'atractyline $C^{20}H^{30}O^6$ est une substance gommeuse, inodore, de saveur sucrée, soluble dans l'eau, l'alcool, insoluble dans l'éther. Sa réaction est acide; en présence de l'hydrate de potasse, elle se dédouble en *atractyligénine* et glucose. C'est donc un glucoside.

L'acide atractylique $C^{30}H^{34}S^2O^{18}$ est un acide copulé tribasique, du groupe des glucosides, et se comportant comme un acide atractylodivalérianosulfurique, car sa solution aqueuse se dédouble avec le temps en acide valérianique, atractyline, acide sulfurique et résine. Il est très soluble dans l'eau, de saveur styptique, et rougit fortement le tournesol.

Usages. — Le réceptacle et les feuilles se mangent cuits à la façon des artichauts.

La racine possède des propriétés narcotico-âcres qui en font un poison redoutable.

La liqueur épaisse que sécrète la base de son capitule, et qui, par la dessiccation à l'air, forme une sorte de matière analogue au mastic, le remplace du reste en Algérie.

C'est le *mastix ankathi,* que l'on distingue du vrai mastic en ce qu'il est insoluble dans l'alcool.

Cette plante, malgré les propriétés de sa racine, n'a encore reçu aucun usage thérapeutique suivi.

Atherosperma moschata Labill. — C'est un arbre de 50 mètres de hauteur sur 2 mètres de diamètre, ramifié comme un pin, d'aspect fort beau et qui appartient à la famille des Monimiacées. Ses feuilles sont opposées, pétiolées, entières, ovales, elliptiques; ses fleurs sont axillaires, solitaires, monoïques, accompagnées de deux bractées opposées qui forment une sorte de calice.

Dans les fleurs mâles, ce périanthe, inséré sur le bord d'un réceptacle en forme de sac, est formé de folioles en nombre variable (4 à 8), imbriquées, pétaloïdes. Étamines en nombre indéfini, libres, à filets garnis à la base d'appendices latéraux, à loges s'ouvrant en panneaux qui se relèvent.

Dans les fleurs femelles, ces étamines sont représentées par des languettes stériles. Les ovaires, extrêmement nombreux, sont uniloculaires, uniovulés, à styles simples, soyeux. Les fruits sont des achaines enveloppés tous par une large capsule ligneuse formée par le réceptacle induré. Ces fruits, terminés par une longue pointe, sont couverts de longs poils; les graines ont un albumen charnu.

Cet arbre croît dans l'Australie et dans la Tasmanie. Toutes ses parties ont une odeur agréable, une saveur chaude, piquante.

L'écorce, seule partie employée, est mince, fragile, gris blanchâtre et rugueuse au dehors, brune à l'extérieur. Son odeur rappelle à la fois celle de la badiane, du camphre, de la muscade; sa saveur est aromatique, amère, camphrée.

Composition chimique. — Elle renferme, d'après

Zeyer, une huile essentielle, une résine aromatique, un tanin qui verdit les sels de fer, et un alcaloïde, *l'athérospermine,* qui se présente sous forme d'une poudre grisâtre, légère, très amère, fusible à 128°, soluble dans l'alcool, le chloroforme, peu soluble dans l'éther, insoluble dans l'eau. Elle donne des sels incristallisables. Sa composition est inconnue.

Usages. — L'infusion de cette écorce est employée comme le thé par les Australiens. C'est aussi un apéritif. Sa décoction est usitée comme tonique et antiscorbutique.

Elle doit ses propriétés à l'athérospermine.

2° *A. Sassafras* A. Cunn. (*Doryphora sassafras* Endl.). — C'est un grand arbre du même pays que le précédent, à feuilles opposées, à fleurs axillaires, hermaphrodites, accompagnées de bractées caduques, régulières. Les anthères portent, à la partie supérieure, un connectif continué en une longue pointe subulée. Les autres caractères sont ceux de l'espèce précédente.

Son bois est extrêmement odorant, ainsi que toutes ses parties, et on l'emploie en Australie comme carminatif.

Atriplex hortensis L. — L'Arroche, Bonne Dame, est une plante herbacée, de la famille des Chénopodiacées, qui est cultivée dans nos jardins.

Tige de 15 à 20 centimètres de hauteur, dressée. Feuilles alternes, pétiolées, presque triangulaires, molles, blanc jaunâtre ou rougeâtre. Fleurs petites, verdâtres, dioïques, en grappes terminales, axillaires, paraissant en juin-juillet. Fleurs mâles à 5 sépales. 5 étamines. Ovaire libre, uniloculaire, uniovulé. 2 styles. Achaine enveloppé par les bractées latérales, à valves non connées, ovales, arrondies, un peu aiguës.

Les feuilles, dont la saveur est douce, fade, se mangent comme les épinards. Elles entrent, avec la laitue, la poirée et l'oseille, dans le bouillon aux herbes que l'on prend à la suite des purgatifs. Les fruits sont, dit-on, éméto-cathartiques.

Aubépine. — Le *Cratægus oxyacantha* L. (*Mespilus oxyacanthoides* DC.), qui porte les noms vulgaires d'Épine blanche, E. fleurie, E. noble, Epinière, Bois de mai, Semellier, etc., appartient à la famille des Rosacées, série des Pyrées.

C'est un arbrisseau épineux, à feuilles alternes, stipulées, molles, obovales, pinnatipartites, à 3 ou 5 lobes cunéiformes à la base, dentés.

Les fleurs hermaphrodites, régulières, et qui paraissent au printemps, sont blanches ou rosées, et disposées en cymes corymbiformes.

Calice à 5 sépales libres, glabres, ovales, acuminés, étalés. Corolle rosacée, à 5 pétales concaves, arrondis. Etamines nombreuses, libres. Ovaire à 2 ou 3 loges biovulées, surmonté de 3 styles libres à stigmate tronqué.

Le fruit est une drupe presque globuleuse, de la grosseur d'un gros pois, d'un rouge vif, couronnée par le calice, à chair molle, recouvrant un noyau dur, osseux, et une graine non albuminée.

Cette espèce, originaire des pays tempérés, est cultivée souvent en haie dans nos pays.

Son fruit, *senelle*, est sucré, quand il est mûr, et astringent. Ses fleurs exhalent une odeur d'amandes amères, avec une arrière-

anguleuses, striées, et couvertes, comme toute la plante, d'un duvet mou.

Les feuilles radicales sont longuement pétiolées (30 à 35 centimètres), grandes (de 20 à 25 centimètres de long sur 12 à 15 centimètres de large), à limbe ovale-oblong, aigu au sommet, atténué à la base. Les feuilles caulinaires sont sessiles, amplexicaules, et diminuent de taille à mesure qu'elles s'avancent sur l'axe; elles sont ovales, acuminées, dentées, rudes en dessus et duvetées en dessous.

Les capitules sont solitaires à l'extrémité

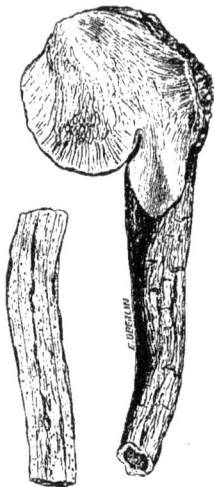

FIG. 101. — Rhizome d'aunée.

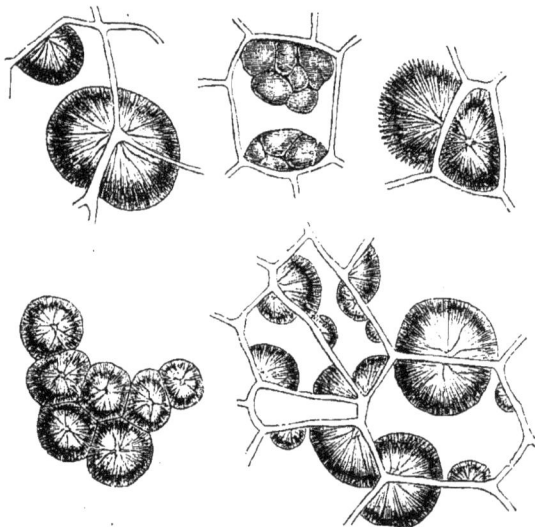

FIG. 102. — Sphéro-cristaux d'inuline.

odeur de poisson que l'on attribue à la présence de la propylamine.

L'écorce est la principale partie que l'on ait recommandée en médecine.

Composition chimique. — Elle renferme du tanin et une matière amère, cristallisée, non azotée, la *cratégine*, soluble dans l'eau, insoluble dans l'éther, et qui ne se combine ni aux bases ni aux acides.

Usages. — Les fruits donnent par fermentation une liqueur alcoolique. En raison de leur astringence, ils pourraient être employés en nature pour combattre les diarrhées légères. L'écorce a été préconisée comme fébrifuge, et on l'avait même proposée comme succédané du quinquina. Cette propriété était au moins fort douteuse, et l'expérience en a fait justice.

Aunée. — L'Aunée, *Inula helenium* L. (*Corvisartia helenium* Mer.), de la famille des Composées, série des Astérées, est une plante herbacée, vivace, dont les tiges, de 1 à 2 mètres de hauteur, sont dressées, rameuses,

des rameaux, grands, de 5 à 8 centimètres de diamètre, jaunes. Involucre à bractées imbriquées, plurisériées, ovales, aiguës, les extérieures finement dentées, les intérieures ciliées. Réceptacle blanc, charnu, plein. Fleurs de la circonférence femelles en demi-fleuron et sur une seule rangée. Fleurs du centre en fleurons hermaphrodites. Anthères surmontées d'un prolongement triangulaire, et munies, à la partie inférieure, de deux queues barbelées. Le fruit est allongé, un peu comprimé, d'un brun pâle, à quatre côtes, et surmonté d'une aigrette de soies blanchâtres, rudes, unisériées.

Cette plante, répandue dans l'Europe centrale et méridionale, s'étend vers l'est dans le Caucase, le sud de la Sibérie et l'Himalaya. Elle se trouve dans les endroits ombragés et les prairies humides. On la cultive dans les jardins, et surtout en Hollande, dans quelques parties de l'Angleterre et de la Suisse.

Les rhizomes, seule partie usitée, récoltés sur les plants de 2 à 3 ans, sont courts, épais, larges de 2 à 3 centimètres, et munis d'un grand nombre de racines de 10 à 20 centimètres de longueur sur une épaisseur variant du diamètre d'une plume d'oie à celui du petit doigt. Ce rhizome est à l'extérieur d'un jaune brun, blanc à l'intérieur, dur et coriace. Il possède une odeur aromatique faible, un peu camphrée, qui, dans la drogue desséchée, se rapproche de l'odeur de l'iris ou de la violette, et une saveur aromatique, amère.

Composition chimique. — Le rhizome d'aunée a été analysé par J. Kallen (1874-1876, *Deutsch. Chem. ges. Ber.*). Il a montré que le produit que l'on désignait sous le nom d'hélénine est un composé d'*hélénine* proprement dite, d'une substance isomérique avec le camphre des Laurinées, l'*inulol*, et de l'anhydride de l'*acide inulique*.

L'*hélénine* pure C^6H^9O est une matière cristallisant en longues aiguilles, inodore, de saveur fade, à peu près insoluble dans l'eau, soluble dans l'alcool, et fondant à 110°.

L'*inulol* (calantol des Allemands) $C^{10}H^{10}O$ est un liquide un peu jaune, dont l'odeur rappelle celle de la menthe, à saveur aromatique, lévogyre, bouillant à 200°. Avec le temps, il se combine avec l'eau, et possède alors des propriétés ozonisantes. Il est dû probablement à la décomposition de quelque autre constituant du rhizome.

L'*anhydride inulique* $C^{15}H^{20}O^3$ cristallise en prismes incolores, de saveur et d'odeur nulles, fondant à 66°, peu solubles dans l'eau, très solubles dans l'alcool, l'éther, bouillant à 275°, se décomposant partiellement et se sublimant lorsqu'on les chauffe doucement.

La solution alcoolique, traitée par un courant d'ammoniaque gazeuse, donne de l'*inulamide*

$$C^{15}H^{20}(OH)COAzH^2$$

cristalline, un peu basique, fondant à 210°, décomposée par la potasse en AzH^3 et inulate de potasse.

Quant à l'hélénine brute, *camphre d'aunée*, c'est une substance concrète, cristallisable, insoluble dans l'eau, soluble dans l'alcool et l'éther, fondant à 72° et bouillant à 280°, en répandant une odeur de patchouli.

Mais la substance qui domine est l'*inuline*, que l'on retrouve dans la plupart des rhizomes des Composées, et qui présente la même composition centésimale que l'amidon $C^6H^{10}O^5$, dont elle diffère cependant par certains caractères. Sa proportion varie, mais elle est plus abondante en automne, où elle est de 44 0/0 d'après Dragendorff.

Elle se dépose dans les cellules par la dessiccation à l'état amorphe.

Elle ne polarise pas la lumière, et n'est pas colorée par l'iode.

Elle se dissout facilement dans 3 parties d'eau; la solution est limpide; mais, quand elle se refroidit, l'inuline se dépose. Cette solution est lévogyre et se transforme en sucre incristallisable. Avec l'acide nitrique, elle ne forme pas de composés explosibles comme l'amidon.

En plongeant le rhizome dans l'alcool ou la glycérine, l'inuline se précipite sous forme de cristaux en aiguilles (sphéro-cristaux) qui, à la lumière polarisée, montrent au microscope une croix semblable à celle des grains d'amidon.

Ce rhizome renferme aussi probablement deux substances analogues, la *synanthrose* et l'*inuloïde*, qui ont été trouvées par Popp dans les autres racines des Composées.

On trouve également dans les cellules des raphides d'oxalate de chaux et de la gomme.

Thérapeutique. — Le rhizome de l'aunée est aromatique, tonique et stimulant.

On l'emploie à l'extérieur sous forme de décoction concentrée en injections contre la leucorrhée, pour combattre l'aménorrhée, en lotions dans le traitement des dartres, dont il calme le prurit, et des ulcères variqueux.

A l'intérieur, on le prescrit sous forme d'infusion (15 à 30 grammes pour 1,000 grammes d'eau), de teinture (5 à 15 grammes), de vin, d'extrait, de poudre, dans les catarrhes bronchiques, la chlorose, l'anémie. Il agit alors comme stimulant.

Korab a préconisé l'hélénine brute en pilules de 2 centigrammes chacune, comme un spécifique du microbe de la tuberculose, comme astringent et antiputride dans les diarrhées infantiles.

Obiel a employé l'hélénine dissoute dans l'huile d'amandes douces contre la diphtérie en application sur les fausses membranes, et la donne également pure à l'intérieur.

Dono l'a prescrite avec succès dans 3 cas de chorée, à la dose de 2 centigrammes 3 ou 4 fois par jour.

Le mélange d'alanthol et d'acide alantique que l'on obtient par la distillation paraît donner de meilleurs résultats que l'hélénine dans la tuberculose, car il peut être donné sans inconvénient pendant longtemps.

C'est, en outre, dit-on, un puissant antiseptique.

2° *I. squarrosa* Bernh. (*I. conyza* DC. — *Coniza squarrosa* L.) (Aunée conyze, Conyze vulgaire, Herbe aux mouches, aux puces, aux punaises). — Cette plante vivace, qui croît très abondamment dans les lieux arides, dans les bois montueux, diffère de l'espèce précédente par ses capitules nombreux disposés en cymes corymbiformes, ses fleurs de la circonférence à corolle tubuleuse à peine ligulée. Son odeur est désagréable, sa saveur est amère.

Son étude chimique n'a pas été faite, mais on sait que son rhizome renferme de l'inuline.

On l'emploie dans la médecine populaire comme emménagogue, carminative, sudorifique. Elle passe pour chasser les mouches, les pucerons. Ses feuilles sont parfois substituées à celles de la digitale pourprée.

3° *I. dysenterica* L. — Cette plante se distingue par ses aigrettes à soies capillaires bisériées, les extérieures connées en couronne à la base. Fleurs périphériques dépassant de beaucoup les centrales. Les racines, les feuilles, les fleurs, ont une saveur aromatique, amère, âcre. Elles sont toniques, astringentes, et, comme l'indique leur nom, elles ont été employées avec quelque succès contre la dysenterie légère.

Aurone. — L'*Artemisia abrotanum* L. (Herbe royale, Aurone mâle, Garde-Robe, Citronnelle) est un sous-arbrisseau de la famille des Composées, série des Hélianthées-Anthémidées. Sa tige, de 1 mètre de hauteur, est dressée, à rameaux cylindriques. Fleurs jaunâtres ; involucres hémisphériques, pubescents. Réceptacle nu, achaine sessile, comprimé, sans aigrette.

Cette plante croît dans le midi de la France et peut être cultivée en pleine terre. Le nom de Citronnelle lui a été donné parce que ses feuilles froissées exhalent une odeur de citron. Elles ne perdent pas ces propriétés par la dessiccation.

Composition chimique. — M. Craveri a retiré de cette plante un alcaloïde cristallisable, auquel il a donné le nom d'*Abrotine.* Il a obtenu le sulfate, l'hydrochlorate, le citrate, tous cristallisables. Le chlorhydrate est très soluble dans l'eau.

Thérapeutique. — L'Aurone mâle passe pour être stimulant, sudorifique, sous forme d'infusion, à la dose de 15 à 30 grammes par litre d'eau bouillante. Cette tisane est fort agréable à prendre.

D'après P. Giacova, l'Abrotine abaisse la température du corps et arrête en quelques minutes l'action du cœur chez la grenouille. Cet alcaloïde et ses sels paraissent posséder la propriété de prévenir la putréfaction des matières albuminoïdes.

L'Aurone possède des propriétés vermifuges, mais moins prononcées que celles de l'absinthe.

Avocatier. — L'Avocatier (Avocada pear, Aguacata) est le *Persea gratissima* de Gœrtner, le *Laurus Persea* de Linné, de la famille des Lauracées, série des Cinnamomées. C'est un arbre de la taille d'un abricotier, à rameaux pubescents ainsi que les inflorescences. Les feuilles sont alternes, simples, entières, elliptiques ou obovales, glabres, coriaces, d'un vert sombre. Fleurs hermaphrodites en panicules terminales. Réceptacle en coupe ; périanthe à 6 divisions, sur deux rangs et valvaires. 12 étamines en 4 verticilles, 9 extérieures fertiles, dont les anthères ont 4 logettes superposées par paires et s'ouvrent par un panneau. 3 étamines stériles, dépourvues de glandes latérales. Ovaire uniloculaire, uniovulé. Style à tête discoïde stygmatifère.

Le fruit est une baie de la grosseur et de la taille d'une poire, d'abord verte, puis violacée ou brunâtre, renfermant une grosse graine globuleuse à cotylédons charnus.

Cet arbre, originaire de l'Amérique du Sud, est cultivé dans tous les pays chauds.

Le fruit est comestible et porte le nom de Poire d'avocat ; son péricarpe est bon à manger. La pulpe, verdâtre près de la surface, blanchâtre près du noyau, grasse au toucher, de consistance butyreuse, fondante, très aqueuse et d'une saveur agréable, se mange comme le beurre avec d'autres aliments ; aussi porte-t-elle le nom de *Beurre végétal.*

Sa saveur plaît d'abord fort peu aux Européens nouvellement arrivés, mais ils s'y accoutument promptement.

Les feuilles et les bourgeons renferment un tanin qui leur communique des propriétés astringentes et les fait employer comme anti-dysentériques.

La graine contient un suc laiteux qui rougit à l'air et peut servir à marquer le linge. On l'a vanté contre la diarrhée et la dysenterie.

Les feuilles sont employées aux Antilles comme pectorales, balsamiques, carminatives.

Avoine. — L'Avoine cultivée, *Avena sativa* L., de la famille des Graminées, est une plante herbacée annuelle dont les tiges ou *chaumes*, de 50 centimètres à 1 mètre de hauteur, sont chargées de feuilles linéaires, aiguës, planes, rudes au toucher, engainantes. Fleurs disposées en panicules formées d'épillets portés sur des pédoncules longs, grêles, penchés. Ces épillets sont généralement triflores. Les deux fleurs situées à la base sont fertiles, la troisième est stérile. Glumes égales, lancéolées, mutiques, aiguës, à dos caréné, glabres. Glumelles inégales, l'une plus grande, aiguë, à deux pointes, couverte de poils soyeux, brunâtres, et munie sur le dos d'une arête effilée

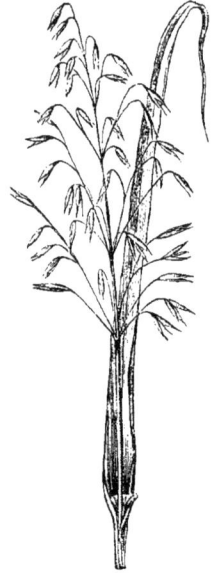

FIG. 103. — Avoine. Inflorescence.

et ronde ; l'autre, plus petite, enveloppée par la première, est glabre. Trois étamines à anthères allongées. Ovaire uniloculaire, uniovulé. Style bifide à deux branches plumeuses.

Le fruit ou caryopse est étroit, allongé, aigu aux deux extrémités, brun et enveloppé par les glumelles.

Cette plante est, croit-on, originaire de l'Asie, et se cultive aujourd'hui dans toute l'Europe.

Composition chimique.—La seule partie employée est le caryopse, improprement appelé grain. Débarrassé de ses enveloppes, il renferme, d'après Boussingault :

Gluten et albumine	16,9
Matières grasses	5,5
Substances minérales	3,0
Amidon, dextrine	61,5
Ligneux, cellulose	4,1
Eau	14,00

On y rencontre aussi de l'*avenine*, matière analogue à la légumine, dont elle diffère en ce que l'acide acétique ne la précipite pas immédiatement.

L'*avenine* $C^{30}H^{44}Az^{18}$ existe surtout dans le péricarpe du fruit, dans des proportions qui changent suivant la variété. Ce serait le principe actif de l'avoine, provoquant une excitabilité neuro-musculaire; mais il faut que l'avoine en renferme au moins 1 0/0. Outre l'avenine, l'avoine renferme de la *vanilline* analogue à celle de la vanille, et qui est contenue dans l'enveloppe du fruit. C'est elle qui communique aux décoctions d'avoine leur odeur et leur saveur particulières, et dont on retrouve l'odeur dans nos promenades parcourues par un

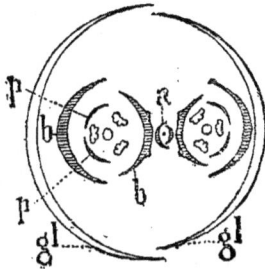

FIG. 104. — Avoine. Diagramme de la fleur.

grand nombre de chevaux dont les déjections desséchées et pulvérisées s'élèvent dans l'atmosphère.

Dans leur travail sur la farine d'avoine, Dujardin-Beaumetz et E. Hardy ont démontré que la farine d'avoine avait la composition suivante, qui diffère peu de la précédente :

Eau.	8,7
Matières grasses.	7,5
Amidon.	64,0
Matières azotées, gluten.	11,7
Matières minérales.	1,5
Cellulose, matières non dosées. .	7,6

Cette farine renferme donc 10 d'éléments plastiques et 35 d'éléments respiratoires.

Usages. — L'avoine est employée pour la nourriture des chevaux, auxquels elle com-

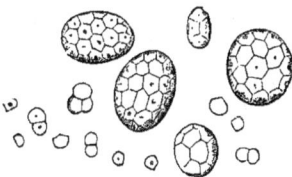

FIG. 105. — Avoine. Grains d'amidon.

munique une ardeur particulière, des vaches, des brebis, etc.

L'albumen féculent, d'un beau blanc, constitue le *gruau*, qui est très employé en Écosse, en Angleterre, et dont Dujardin-Beaumetz a démontré les avantages dans l'alimentation des enfants. On prépare cette sorte de bouillie en versant une à deux cuil-

lerées de farine dans un verre d'eau. On agite le mélange une ou deux heures, puis on le chauffe légèrement, après l'avoir sucré et salé. Cette bouillie se donne aux enfants par cuillerées à bouche.

La balle d'avoine constitue une excellente couche pour les nouveau-nés. Les cataplasmes de farine d'avoine sont excellents. Quant au pain qu'elle donne, il est visqueux, amer et peu digestible.

Ayapana. — L'*Eupatorium ayapana* Vent. (*E. triplinerve* Vahl), connu généralement sous le nom d'*ayapana*, appartient à la famille des Composées, série des Vernoniées. C'est une plante sous-frutescente, de $1^m,50$ à 2 mètres de hauteur, à rameaux rougeâtres munis de quelques poils simples, étalés. Les jeunes pousses ont souvent une apparence farineuse, qu'elles doivent à la présence de petites particules d'une exsudation balsamique blanche. Les feuilles sont opposées, disposées par paires, embrassant la tige par leur base, de 10 centimètres de longueur sur 1 centimètre et demi de largeur, charnues, lisses, lancéolées, étroites. La nervure médiane est forte et rougeâtre. Deux autres nervures secondaires sont saillantes. Fleurs blanchâtres, en capitules disposés en corymbes terminaux. Elles sont toutes régulières, à corolle valvaire. Involucre à bractées aiguës, scarieuses, imbriquées. Réceptacle presque plan, uni et finement fovéolé. Le fruit est tronqué au sommet, à 5 côtes. Aigrette composée de soies en nombre indéfini, unisériées, molles.

Cette espèce est originaire de l'Amérique tropicale, et est cultivée aujourd'hui dans les régions chaudes des deux mondes et dans nos serres. La plante entière est aromatique, agréable; sa saveur est amère, aromatique et particulière. Elle doit ses propriétés à une huile essentielle et à une substance amère. L'ayapana peut être comparée à la camomille par ses effets stimulants et toniques à petites doses, et laxatifs à doses élevées. On l'emploie communément dans les pays chauds sous forme d'infusion préparée avec 30 grammes de feuilles pour un litre d'eau bouillante, et elle remplace le thé. Trop louée autrefois, un peu abandonnée aujourd'hui, cette plante peut rendre des services comme sudorifique et digestif.

Tisane sudorifique (Cameras) :

Feuilles d'ayapana . . .	30 grammes.
Semences d'anis.	4 —
Eau bouillante.	1 litre.

Deux ou trois tasses par jour de cette infusion chaude.

B

Baccharis genistelloides DC. (*Conyza genistelloides* Lamk. — *Molina reticula* Les.).
— Plante sous-frutescente de la famille des Composées, série des Astérées, qui croît au Brésil et au Pérou. Feuilles petites, réduites à des écailles ternées. Capitules petits, en épis interrompus. Réceptacle plan, nu. Involucre turbiné à bractées imbriquées, acuminées. Fleurs dioïques, à corolle régulière, tubuleuse. Achaines lisses, subcylindriques; aigrette à soies minces, unisériées.

Cette espèce et les espèces voisines, *G. venosa* DC., etc., portent au Brésil les noms de *Carqueja dolce* et *C. amarga*.

Elles renferment une grande proportion d'une substance amère combinée à une matière aromatique qui les fait employer sous forme d'extrait et de décoction dans les fièvres intermittentes et dans toutes les conditions auxquelles s'applique l'usage de nos armoises. (Martius, in Lindley *Flor. médic.*)

Le *B. cordifolia* Lamk., qui est très répandu dans l'Uruguay, le Brésil, la République Argentine, où il porte le nom de *Mio-Mió*, est fort redouté des possesseurs de troupeaux, à cause de l'action toxique qu'il exerce sur les animaux qui paissent dans les pampas.

Il renferme, d'après Pedro Arato (*Ann. de sociét. scient. Argent.*, IV, p. 34), un alcaloïde, la *Baccharine*, cristallisant en aiguilles délicates, peu solubles dans l'eau, plus solubles dans l'alcool, l'éther et l'alcool amylique. Les expériences physiologiques ont démontré la toxicité de ce produit, qui n'est pas encore employé en thérapeutique.

Badamiers. — Les Badamiers (*Terminalia* L.), de la famille des Combrétacées, série des Combrétées, sont des arbres ou des arbustes à feuilles alternes, rarement opposées, souvent réunies au sommet des rameaux, pétiolées ou sessiles, entières et marquées de points noirs ou pellucides. Les fleurs, hermaphrodites ou polygames dioïques, sont disposées en grappes ou en épis simples ou composés. Réceptacle tubuleux, ovoïde, cylindrique ou en forme de bouteille allongée, plus ou moins rétréci au-dessus de l'ovaire et dilaté ensuite. Calice à 4 sépales. Pas de corolle; 4 ou 5 étamines, rarement 8 ou 10, libres. Ovaire infère uniloculaire, à 2 ou 3 ovules. Style simple. Fruit variable, charnu, drupacé, sec, ovoïde ou elliptique comprimé, anguleux ou ailé. Il renferme une seule graine sans albumen à cotylédons convolutés.

On en connaît une centaine d'espèces répandues dans les régions tropicales des deux mondes.

Les plus intéressantes sont les suivantes :
1° *Terminalia chebula* Retz. (*Myrobalana chebula* Gœrtn.). — Arbre de 40 à 50 pieds. Feuilles opposées, brièvement pétiolées, oblongues, entières, obtuses, duveteuses quand elles sont jeunes, de 15 centimètres de longueur sur 7 et 8 de largeur. Fleurs petites, blanches, hermaphrodites; 10 étamines.

Les fruits mûrs de cette espèce, qui croît dans les forêts de l'Inde, sont ovoïdes, de 2 c. 5 à 3 c. 5 de longueur, allongées en poire, à 5 et 10 angles aigus, rugueux, rudes au toucher, recouverts d'un épiderme, brun jaunâtre, à chair noirâtre, desséchée, dure, compacte, à noyau ligneux, uniséminé. Leur saveur est astringente. Les fruits non mûrs constituent les *myrobolans indiens* qui sont plus petits, noirs, demi-brillants, à cassure brillante et compacte; leur saveur est extrêmement astringente.

Composition chimique. — Les fruits renferment, d'après Fridolin (1884), de l'*acide chébulinique* $C^{28}H^{26}O^{19}$ qu'il croit être les acides gallique et tannique signalés par Sthenhouse. Cet acide se présente sous forme de cristaux rhombiques, inodores, douceâtres, solubles dans l'alcool et l'eau chaude, insolubles dans l'éther, très peu dans l'eau froide. En solution aqueuse, il réduit la liqueur de Fehling, et par certaines de ses réactions ressemble à l'acide gallique. Il se décompose en tubes scellés en acides gallique et tannique. D'après S. Apery, de Constantinople, ces myrobolans renferment en outre une matière oléorésineuse verte, à laquelle l'acide nitrique communique une couleur rougeâtre. (*Soc. de thérap.*, décembre 1877.)

Usages. — Les feuilles, piquées par un insecte indéterminé qui dépose son œuf dans la piqûre, portent des galles en forme de cornes, larges, plates, creusées. Kearns les préconise dans la diarrhée et la dysenterie, surtout chez les jeunes enfants, à la dose de 5 centigrammes toutes les 3 heures pour un enfant d'un an. Ces galles donnent avec l'alun une couleur jaune très solide, et avec les sels de fer une belle couleur noire. Les fruits, qui ne sont pas employés en Europe, jouissent, dans l'Inde, d'une grande réputation. D'après J. Waring (*Pharm. of. India.*, p. 88), la décoction de ces fruits détermine 4 à 5 selles copieuses, sans nausées, sans coliques. Leurs principes astringents les font employer aussi en lotions, en injections.

Les fruits non mûrs sont à la fois, suivant la dose, purgatifs, carminatifs et toniques.

2° *T. bellerica* Roxb. — Arbre de 100 pieds de hauteur, originaire du Bengale. Il fournit les Myrobolans Bellerics et une gomme en pièces vermiculaires de l'épaisseur du doigt, de la couleur de la gomme arabique inférieure. Elle forme, avec l'eau, une masse gélatineuse, insipide. Les drupes fraîches sont ovales, de la taille d'une muscade, un peu pentagonales, charnues, tomenteuses. Sèches, elles sont brunes, de saveur astringente. L'amande est huileuse et narcotique, dit-on, quand elle est ingérée en grandes quantités. On en distingue trois sortes dont les propriétés sont les mêmes que celles de l'espèce précédente.

3° *T. catappa* L. — Espèce des Moluques introduite et cultivée dans l'Amérique tropicale. C'est un arbre de 50 pieds de hauteur, dont le fruit est ovale, comprimé, lisse, de couleur pourprée, à pulpe pourprée. Sa grosseur varie beaucoup suivant la richesse du sol. La noix est ronde, sèche, épaisse. L'amande, de la taille et de la forme d'une amande, est mangée au Bengale sur les tables. Elle renferme 50 0/0 d'une huile douce, de saveur agréable et comestible, qui laisse peu à peu déposer une grande quantité de stéarine. L'écorce de l'arbre, qui est extrêmement riche en tanin et très astringente, sert pour la teinture. Sa racine est prescrite dans les diarrhées, les dysenteries.

4° *T. angustifolia* Jacq. (*Catappa Benzoine* Gœrtn.). — Faux Benjoin. Arbre de 30 à 40 pieds qui, lorsqu'on l'entaille, donne une sorte de benjoin formé de fragments blancs et bruns qui se brisent facilement entre les mains. Desséché, il donne une poudre blanche employée comme cosmétique. Son odeur est agréable. Il renferme du reste de l'acide benzoïque.

5° *T. tomentosa* W. et Arn. — Son écorce est astringente et employée sous forme de décoction dans la diarrhée atonique. La dose (60 grammes pour 600 d'eau) est de 60 grammes trois fois par jour.

6° *T. latifolia* Sw., des Antilles. — Son écorce est employée comme antidiarrhéique.

7° *T. macroptera* Guill. et Perr., du Sénégal (reb-reb), a une écorce astringente et une racine purgative.

Les graines du *T. mauritiana* Lamk. sont également comestibles et huileuses.

L'écorce du *T. buceras*, Chêne français des Antilles, est astringente, et ses galles, riches en tanin, sont employées comme astringentes et tannantes.

T. arjuna Bedd. — Son écorce, mentionnée sous le nom d'Arjuna en sanscrit, est tonique, astringente. Sa saveur est astringente, mais agréable.

T. paniculata Roth. — Son fruit est petit, à trois ailes, dont l'une est plus grande. Les fleurs fraîches pulvérisées avec la racine du *cocculus villosus* sont employées dans l'Inde contre le choléra et comme contrepoison de l'opium. La dose, qui est de 45 grammes (environ 4 tolas), se donne toutes les heures dans le choléra.

Badiane. — La Badiane, ou Anis étoilé, est le fruit de l'*Ilicium anisatum* Thunb., de la famille des Magnoliacées, série des Illiciées. C'est un arbre forestier qui peut atteindre 6 à 8 mètres de hauteur, et dont le tronc est élancé comme celui d'un peuplier. Les feuilles sont oblongues, lancéolées, persistantes, glabres,

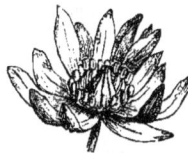

FIG. 106. — Fleur du badianier.

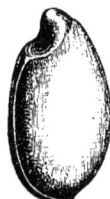

FIG. 107. — Badiane. Graine entière.

sans stipules, disséminées sur les rameaux, ou disposées en rosette. Elles sont chargées de ponctuations pellucides.

Les fleurs, solitaires dans l'aisselle des feuilles, sont régulières, hermaphrodites. Le périanthe est formé de 15 à 20 folioles jaune verdâtre, les inférieures plus étroites, plus longues, toutes caduques.

20 étamines en couronne, libres; 8 carpelles composés chacun d'un ovaire uniloculaire, uniovulé, atténué au sommet en style à extrémité stigmatifère.

Le fruit est composé de 8 follicules ligneux, coriaces, comprimés en carène, disposés en étoile autour de la colonne centrale. Ils sont d'abord dressés, puis plus tard étalés en cercle. A leur maturité, ils s'ouvrent par une fente longitudinale, au niveau de leur bord ventral qui regarde en haut. Les graines sont elliptiques, aplaties, rougeâtre marron, à surface lisse, dure, luisante.

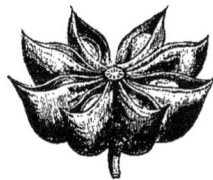

FIG. 108. — Fruit du badianier.

L'*Illicium anisatum* croît surtout dans les montagnes du Yunnan (Chine) et du Tonkin, autour de Halong, Dongdang, Vanquan, etc., qui sont les principaux centres de culture et de production. On l'obtient de graines, et il croît fort lentement pendant une dizaine d'années, ne donnant guère que 1 à 2 kilogrammes de fruits. Au delà de cet âge, et jusqu'à 30 ou 40 ans, sa production augmente beaucoup, et un arbre de grande taille peut donner 200 kilogrammes de fruits.

On n'emploie que le péricarpe du fruit, car la graine n'est pas aromatique. Son odeur est celle de l'Anis, mais plus fine, plus fragrante. Sa saveur est brûlante, sucrée, anisée.

Composition chimique. — D'après Schlegel (*Amer. journ. of. pharm.*, septembre 1885), ces fruits renferment : huile volatile, 4,675 ; une matière cireuse, verte, fondant à 51°. — Cette matière prend une coloration noir verdâtre avec le chlorure de fer, mais n'est pas précipitée par la gélatine, et est regardée comme de l'acide gallique. Il a signalé en outre une résine en partie soluble dans les alcalis, de la gomme, de la saponine. Les graines renferment à peu près les mêmes substances, mais la proportion d'huile essentielle est très minime et, par contre, celle de la matière grasse beaucoup plus grande.

L'huile essentielle est identique à celle de l'Anis vert et, au point de vue chimique, rien ne peut les distinguer l'une de l'autre. Seulement son odeur est plus suave, et elle se solidifie à 1,25 et non à 10°

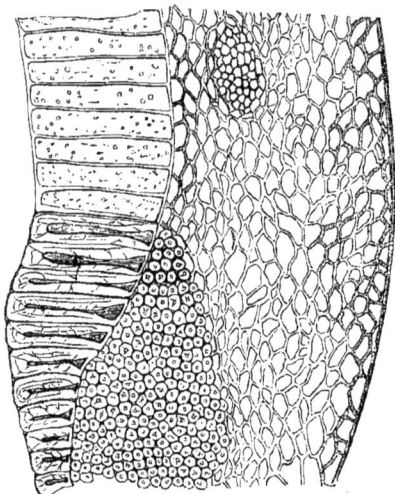

Fig. 100. — Badiane. Coupe transversale du péricarpe.

comme la seconde. Traitée par une solution d'hydrate de chloral, elle prend, au bout de quelques heures, une coloration rouge.

Usages. — La Badiane est employée dans l'Inde pour aromatiser les mets. On mâche les péricarpes après les repas pour favoriser les digestions et communiquer à l'haleine une odeur agréable. On s'en sert aussi, sous forme d'infusion théiforme, comme carminatif et stomachique.

L'essence est usitée comme celle de l'Anis vert (voir ce mot), à laquelle on la substitue, ainsi que le fruit lui-même, du reste, pour la confection des liqueurs fines.

Comme son prix est fort élevé, on la falsifie sur les lieux même de production avec des huiles de coco, d'arachide, fraudes faciles à reconnaître.

2° *I. religiosum* Lieb.— D'après H. Baillon (*Adansonia*, VIII-I), cet arbre n'est qu'une variété de l'espèce précédente, transportée au Japon par les prêtres bouddhistes, et en diffèrant par quelques points. C'est ainsi que les fruits sont moins rugueux ; leur bec est plus aigu, un peu arqué ; leur odeur est non plus aromatique et anisée, mais désagréable et même nauséeuse.

Cet arbre, de 15 à 20 pieds de hauteur, est connu au Japon sous le nom de *Sikimi*, et on le retrouve en Annam dans la province de Bindinh.

Composition chimique. — L'huile essentielle qui existe dans les feuilles, dans la proportion de 2,7 0/0, est un peu jaune, et devient plus foncée avec le temps. Une partie flotte sur l'eau, l'autre se mélange avec elle ; le mélange est plus lourd que l'eau et a une densité de 1,006 à 16°,5. Son odeur diffère de celle de l'essence d'anis vert ou de badiane, et rappelle à la fois celle du laurier, du camphre, du cajeput, de la muscade. Elle ne se solidifie pas même à 20° au-dessous de zéro.

D'après Eyckmann (*Journ. of the Chem. soc.*, janvier 1886), cette essence renferme les substances suivantes :

1° Un terpène de la formule $C^{10}H^{18}$, auquel il a donné le nom de *Sikikimène*, qui est liquide, limpide, mobile, d'une odeur d'essence de citron, d'une densité de 0,865, bouillant à 170°, prenant une belle coloration rouge orangé en présence de l'acide sulfurique, et détonant avec violence quand on le chauffe avec l'acide nitrique et l'iode ;

2° De l'Eugénol que nous étudierons ailleurs ;

3° Un hydrocarbure oxygéné, le *shikimol* $C^{10}H^{10}O^2$, bouillant à 220°, qui paraît identique au safrol de l'essence de sassafras, et qui, chauffé avec le permanganate de potasse, donne de l'*acide pipéronique* ;

4° Une petite quantité de composés indéfinis, dont le point d'ébullition est très élevé, et qui sont probablement des polymères des hydrocarbures précédents.

Le résidu de l'ébullition de ces composés, soumis à une pression énergique, donne un liquide sirupeux, clair, qui renferme de l'*acide protocatéchuique*, de l'*acide shikimique*, de la *shikimipicrine*.

5° L'*acide shikimique* $C^7H^{10}O^5$ est cristallin, blanc, soluble dans l'eau, l'alcool étendu, insoluble dans l'alcool concentré, l'éther, le chloroforme. Il n'a aucune action sur la liqueur cupro-potassique, et quand on le soumet à la fusion avec la potasse caustique il donne de l'acide protocatéchuique. Sa réaction est fortement acide et il décompose les carbonates. Il est monobasique et fond entre 178 et 180°. Ses sels cristallisent difficilement et sont très solubles.

6° La *shikimipicrine* $C^7H^{10}O^3$ se présente sous forme de cristaux larges, transparents, solubles dans l'eau chaude et l'alcool, fondant à 200°, neutres et doués d'une saveur amère extrêmement intense.

Eyckmann avait signalé aussi dans les fruits la présence d'un alcaloïde toxique, la *shikimine*, auquel il attribue les propriétés vénéneuses manifestées par ces derniers. Ce composé est cristallin, incolore, peu soluble dans l'eau froide, plus soluble dans l'alcool, dans l'eau chaude, l'éther, le chloroforme, l'acide acétique, insoluble dans l'éther de pétrole et les alcalis, et sans action sur la liqueur de Fehling. Il fond à 75°, puis, à une température plus élevée, il devient brun rouge, dégage une odeur particulière et brûle sans laisser de cendre. Il ne renferme pas d'azote.

Eyckmann, dans ses travaux plus récents, n'est pas revenu sur l'étude de ce composé.

On retire des graines 30,5 0/0 environ d'une huile fixe, liquide, épaisse, jaunâtre, inodore, d'une densité de 0,919 à 16°,5, soluble dans l'éther de pétrole, le chloroforme, l'éther, le benzol, le sulfure de carbone, ne se solidifiant pas à 0° et prenant à 20° au-dessous de zéro la consistance du beurre.

Usages. — La Badiane sacrée est regardée, ainsi que l'indique son nom, comme un arbre sacré que l'on plante autour des temples, dans les cimetières, au pied des tombeaux des ancêtres. Ses branches fleuries servent à parer les autels. Avec l'écorce et les fruits pulvérisés, on remplit de petits tubes en bois léger que l'on gradue à l'extérieur. Une fois enflammée, cette poudre, en vertu de la résine qu'elle renferme, brûle régulièrement, lentement, et sert ainsi à mesurer le temps. Les feuilles et les branches, très aromatiques, sont employées en infusions parfumées.

Toutes les parties de cette plante sont regardées comme vénéneuses par les Japonais.

L'*huile grasse* est employée généralement pour l'éclairage; mais des empoisonnements ayant été signalés à la suite de son usage comme huile alimentaire, des expériences furent instituées pour savoir à quelle substance ils étaient dus, ainsi que ceux que l'on avait remarqués en Hollande à la suite de la substitution des fruits de la Badiane sacrée à ceux de la vraie Badiane. Eyckmann a montré qu'ils étaient provoqués par la matière qu'il a nommée shikimine, et qui, même à petites doses, déterminerait une irritation violente de l'estomac, de la diarrhée, des vomissements, des convulsions, de la diurèse, des spasmes tétaniques, le collapsus, et enfin la mort si la dose est plus élevée. Le contrepoison paraît être l'hydrate de chloral.

Les fruits de l'I. religiosum doivent donc être tenus pour suspects et rejetés avec soin quand on les trouve mélangés à ceux de la Badiane, car les liqueurs et les infusions que l'on prépare avec ces fruits pourraient devenir, sinon toxiques, du moins dangereuses.

3° *I. floridanum* Ell. — Cet arbuste, toujours vert, croît dans la Floride, l'Alabama, où son fruit est connu sous le nom d'Anis étoilé, de *Poison bay*. Son écorce est, d'après Griffith, employée comme celle du Cornouiller. Ses feuilles passent pour être toxiques; les fruits sont usités comme ceux de la Badiane. Ils renferment une huile essentielle d'une odeur agréable ressemblant à celle d'un mélange d'essence de bergamote et d'orangers.

Les fruits d'*I. parviflorum* Michx., originaire de la Géorgie et dont l'aire de croissance s'étend de la Caroline aux Etats-Unis, possèdent une odeur et une saveur de sassafras.

Dans *I. Graffithii* Hock. et Thoms., la saveur des fruits, presque nulle d'abord, devient ensuite âcre, aromatique, et rappelle à la fois celle du piment et du cubèbe. Cette espèce croît dans l'Inde.

Baguenaudier. — Le *Colutea arborescens* L. est un arbuste de la famille des Légumineuses papilionacées, série des Galégées. Ses feuilles sont alternes, imparipennées, à 3 et 4 paires de folioles, oblongues, brièvement pétiolulées. Fleurs jaune rougeâtre, en grappes axillaires pauciflores. Calice à 5 dents

courtes, égales. Corolle papilionacée, à étendard presque orbiculaire, réfléchi, à ailes étroites, à carène large, incurvée. 10 étamines diadelphes (9 et 1). Ovaire brièvement stipité, uniloculaire, multiovulé. Style long, arqué, épaissi en casque à l'extrémité. Gousse vésiculeuse stipitée, polysperme, membraneuse, s'ouvrant au sommet par deux fentes courtes.

Cette espèce habite le milieu et le sud de l'Europe.

On la cultive fréquemment dans les jardins.

Les feuilles, qui ont été parfois employées pour falsifier le Séné, possèdent, comme ce dernier, des propriétés purgatives à hautes doses. La plante entière est riche en tanin.

Le Dr Campardon présenta à l'Académie de médecine un mémoire sur l'emploi de ces feuilles comme laxatif.

Voici les deux formules qu'il préconisait :

A. Extrait de colutea. . . . . 0^{gr},10.
    Poudre de colutea. . . . . . . 0^{gr},10.

Pour une pilule.

Dose : de 1 à 4 dans la première cuillerée de potage.

B. Extrait de colutea. . . . . . . 0^{gr},10.
    —   rhapontic. . . . . . 0^{gr},10.

Pour une pilule.

Dose : de 3 à 4. Avec cette deuxième formule, les résultats sont plus constants : ces deux extraits se marient intimement; les malades qui en ont pris n'ont pas eu de coliques et ont toujours eu des garde-robes diarrhéiques plus ou moins abondantes.

Balanites Egyptiaca Del. (*Ximenia Ægyptiaca* L.). — C'est un arbuste de la famille des Rutacées, série des Balanitées, dont les branches portent des rameaux avortés en forme d'épines longues, fortes, aiguës. Les feuilles sont alternes, pétiolées, à deux folioles, ovales, oblongues, coriaces, entières, non ponctuées, articulées et accompagnées de 2 stipules latérales. Les fleurs petites, verdâtres ou blanchâtres, pubescentes, à odeur suave, sont réunies en cymes axillaires. Elles sont hermaphrodites et régulières. Calice à 5 sépales. Corolle à 5 pétales. 10 étamines libres, dont 5 plus longues, insérées dans les échancrures d'un disque hypogyne. Ovaire libre, à 5 loges uniovulées; style conique, petit, court. Drupe verte d'abord, puis jaune, ellipsoïde, à épicarpe lisse, mince, à mésocarpe charnu, huileux, parcouru par des faisceaux fibro-vasculaires; noyau dur, osseux, pentagonal, monosperme. Graine sans albumen.

Cet arbuste croît en Egypte, en Arabie, et le *B. Roxburghii*, plante qui paraît n'être qu'une variété, se retrouve dans l'Inde.

La seule partie employée est le fruit, qui,

lorsqu'il est mûr, présente une pulpe sucrée. On le mange en Egypte et en Arabie, où il est connu sous le nom de *Dattes du désert.* La pulpe fermentée donne une liqueur alcoolique recherchée par les noirs. Ces fruits, non mûrs, sont âcres, amers et purgatifs, et anthelmintiques à la dose de 3 à 5 centigrammes.

L'embryon donne une huile appelée *Zachem* par les noirs.

L'écorce, le fruit vert et les feuilles sont donnés aux troupeaux comme anthelminthiques. Les Arabes emploient l'écorce pour intoxiquer les cours d'eau et recueillir plus facilement les poissons.

Ballote noire. — La Ballote fétide, Marrube noir (*Ballota nigra* L.), de la famille des Labiées, série des Betonicées, est une plante herbacée, vivace, à tiges carrées, dressées, de 70 à 80 centimètres de hauteur, pubescentes, ramifiées. Feuilles opposées, largement ovales, pétiolées, cordées, molles, ridées, crénelées, velues. Fleurs purpurines en glomérules stipités, axillaires, accompagnées de bractées subulées, molles (juin-septembre). 4 étamines fertiles.

Cette plante est très commune dans les lieux incultes, le voisinage des habitations, les décombres, etc.

Toutes ses parties exhalent une odeur fétide, désagréable ; leur saveur est amère, âcre, propriétés qu'elles doivent à une huile essentielle, à une matière amère et à l'acide gallique.

Ses feuilles et ses sommités fleuries sont toniques, antispasmodiques, emménagogues et même vermifuges. Elles agissent du reste comme le Marrube blanc.—Voir ce mot.

Balsamite. — Le *Chrysanthemum balsamita* H. Bn (*Tanacetum balsamita* L. — *Balsamita suaveolens* Pers. — *Pyrethrum Tanacetum* DC.), qui porte les noms vulgaires de Baume coq, Menthe coq, Tanaisie des jardins, et appartient à la famille des Composées, série des Hélianthées, est une plante herbacée, vivace, de 50 centimètres à 1 mètre de hauteur, dressée, rameuse, à feuilles radicales pétiolées, ovales, elliptiques, dentées, à feuilles caulinaires sessiles. Fleurs jaunes en capitules hétérogames, terminaux, nombreux. Involucre hémisphérique, à bractées nombreuses, imbriquées, scarieuses, plurisériées ; réceptacle plan et nu. Fleurons tubuleux hermaphrodites. Achaines couronnés par des écailles courtes.

La Balsamite croît surtout dans les lieux incultes du Midi de la France. Son odeur est forte, pénétrante, agréable. Sa saveur est chaude, aromatique et amère.

Elle renferme, comme beaucoup de Composées, une huile essentielle et une matière amère, qui lui communiquent des propriétés stimulantes toniques et antispasmodiques.

On a préconisé la poudre des capitules desséchés, à la dose de 2 et 4 grammes, pour expulser les oxyures vermiculaires.

Bambous. — Les Bambous (*Bambusa* L.), de la famille des Graminées, série des Bambusées, sont des plantes arborescentes, dont la tige ou chaume est cylindrique, creuse, munie de nombreux nœuds, au niveau desquels se trouvent, à l'intérieur, les planchers qui séparent les entre-nœuds. Leurs rameaux sont plus ou moins nombreux et des épines se trouvent aussi au niveau des nœuds. Les feuilles sont étroites, lancéolées, minces, sèches, scarieuses, rétrécies à la base et caduques. Les épillets forment des panicules composées d'un grand nombre de fleurs imbriquées, distiques, toutes hermaphrodites, ou bien les inférieures stériles et réduites à une bractée, les supérieures mâles et les intermédiaires seules fertiles. 2 glumes mutiques à la base de l'épillet. 2 glumelles subcoriaces, l'inférieure concave, aiguë, mucronée, la supérieure étroite et bicarénée. 3 glumellules entières, ciliées. 3 ou plus rarement 6 étamines. Ovaire sessile, uniloculaire, uniovulé. Style long, velu, à 3 stigmates plumeux. Le fruit est un caryopse renfermé dans les glumelles.

Les Bambous habitent l'Asie, l'Afrique, l'Amérique tropicales. On en cultive dans nos jardins certaines espèces de petite taille. L'espèce la plus importante est le *B. arundinacea* Retz, originaire de l'Inde orientale. C'est une des plantes les plus utiles des pays chauds, en raison des dimensions considérables qu'elle peut acquérir. Bien que sa tige soit creuse, elle offre une résistance considérable, à la façon des tubes creux, et elle sert à construire des charpentes de case, des échafaudages d'une solidité à toute épreuve, bien que les pièces ne soient reliées que par des liens empruntés au Bambou lui-même. La dureté de son épiderme siliceux et sa légèreté le rendent des plus précieux.

Cette enveloppe siliceuse le préserve de la putréfaction quand on le met en terre pour en faire des tuyaux de conduites d'eau, de drainage, des gouttières, etc.

Avec les fibres, on fabrique des nattes, des paniers, et surtout le *Papier de Chine*, remarquable par sa douceur, son soyeux et son peu d'épaisseur. Il est plus propre que notre papier de chiffons à recevoir l'empreinte de la gravure.

On l'obtient en ramollissant les tiges du bambou sous l'eau, puis les fendant en baguettes étroites qu'on laisse dans un lait de chaux, jusqu'à ce qu'elles soient ramollies. On les bat ensuite dans un mortier, de façon à en faire une pâte que l'on délaye dans l'eau et qu'on fait bouillir. La pâte est alors propre à la préparation du papier.

Des nœuds s'écoule, à une certaine époque, un liquide sucré, de saveur agréable, qui, par fermentation, donne une liqueur alcoolique. Les jeunes pousses sont comestibles et font partie des confitures au gingembre.

Les concrétions du chaume ou *Tabaschirs*, qui ont joui autrefois d'une grande réputation et ont été préconisées contre toutes les maladies, ne jouissent en réalité d'aucunes propriétés. Elles sont composées de 70 0/0 de silice et de 30 0/0 de potasse, et consistent en fragments irréguliers blancs, opaques ou de couleur bleue opalescente, généralement noircis, car, pour les obtenir, on brûle la plante. On les calcinait pour l'usage.

Bananier. — Les Bananiers, *Musa*, ont donné leur nom à la famille des Musacées. Ce sont des plantes monocotylédones atteignant une hauteur de 4 à 5 mètres, à tige charnue constituée par les pétioles des feuilles. Celles-ci sont alternes, formées d'une gaine longue, large, d'un limbe énorme, ovale-elliptique, d'un vert gai, à nervure médiane saillante, épaisse en dessous, à nervures secondaires perpendiculaires à la première, parallèles entre elles. Ces feuilles se déchirent facilement en lanières limitées par les nervures elles-mêmes. Elles ne durent guère que 2 ou 3 mois et sont remplacées par une jeune feuille roulée sur elle-même qui s'élève du centre de l'axe.

Du milieu des feuilles sort une masse fusiforme, rougeâtre, formée de bractées imbriquées, insérées sur un pédoncule qui s'allonge et se recourbe. A l'aisselle de chacune de ces bractées se trouvent des fleurs sessiles en nombre plus ou moins considérable, disposées sur deux rangées, qui portent le nom de *mains*. La réunion des mains forme le *régime*.

Ces fleurs sont sessiles, hermaphrodites, irrégulières. Périanthe à 6 divisions, dont 5 s'unissent pour former une sorte de lèvre inférieure, la 6e constituant la lèvre supérieure ou *labelle*. 5 étamines libres, en 2 verticilles. Ovaire infère à 3 loges multiovulées. Style renflé au sommet.

Les fruits, qui portent le nom de *Bananes*, sont des baies à cicatrice terminale, allongées, vertes ou jaunes à la maturité, pulpeuses, et renfermant des graines qui disparaissent par la culture. Le régime se compose ordinairement de 60 à 80 bananes. On le coupe avant la maturité, et on le suspend à l'ombre.

La Banane en elle-même est alors composée de 2 parties distinctes, l'une externe, verte ou jaune, qui constitue l'épicarpe, assez épaisse, fibreuse, se séparant facilement, et que l'on rejette, car elle a une saveur âpre, désagréable; l'autre blanche ou légèrement jaunâtre, de saveur sucrée, parfumée, agréable, dans les espèces cultivées.

Quand le bananier a donné son régime de fruits, il végète encore, mais il ne fructifie

plus. On le coupe au ras du sol, et la souche reproduit alors un plus ou moins grand nombre de bourgeons qui végéteront de la même façon.

Il existe un grand nombre d'espèces de Bananiers caractérisés par la forme et la taille de leurs fruits. Les deux plus importantes sont les suivantes :

1° *Musa paradisiaca* L., auquel on rapporte *M. mansaria* Mœnch. et *Cliffortiana* L., est connu sous le nom de *Bananier à gros fruits*, car ceux-ci, qui sont triangulaires, atteignent souvent jusqu'à 30 centimètres de longueur. Leur pulpe est plutôt farineuse que sucrée; aussi les mange-t-on le plus souvent cuits ou grillés. C'est alors un mets très savoureux.

2° *M. sapientium* L. — C'est l'espèce la plus répandue dans les pays tropicaux, en raison de la grande quantité de fruits qu'elle donne. Ces bananes, connues sous les noms de *Figues bananes*, *Figues bacoves* ou *Figues*, sont presque cylindriques et longues de 10 à 12 centimètres au plus. Elles sont très sucrées à la maturité et n'ont pas de graines. Ses variétés sont extrêmement nombreuses et diffèrent entre elles par leur arome, leur longueur, leur forme, leur aspect.

Composition chimique. — Les Bananes renferment, surtout avant la maturité, une grande quantité de matière amylacée qui, plus tard, est remplacée par le sucre et la gomme. L'analyse faite par Corenwider s'applique à des bananes trop mûres, car elle ne signale que des traces d'amidon. On a constaté aussi la présence des acides malique, pectique et d'un arome particulier.

Le péricarpe du fruit, ainsi que le tronc, renferment de l'acide gallique.

Usages. — Le Bananier peut être, à juste titre, surnommé l'arbre sacré, car il fournit à l'homme, et presque sans culture, non seulement ses fruits pour l'alimenter, mais encore ses fibres, pour se faire des vêtements, des cordages grossiers. Son tronc, coupé par tranches, sert à nourrir les porcs, qui en sont très avides. Ses feuilles sont usitées pour le pansement des plaies, des vésicatoires. Placées dans la coiffure, elles tiennent la tête fraîche et opposent à la chaleur torride du soleil tropical une barrière invincible. On a calculé qu'un hectare de terrain peut produire 2,000 kilogrammes de bananes, tandis qu'il ne donne que 25 kilogrammes de blé et 50 kilogrammes de pommes de terre.

Quoi qu'on ait dit, la banane est nutritive, et son usage constant ne donne lieu à aucun inconvénient. C'est à coup sûr le fruit le plus inoffensif des pays chauds. La composition de ses cendres est à peu près analogue à celle des pommes de terre. Toutes deux renferment des matières alcalines, des sels de potasse et de soude, et à peu près la même quantité d'acide phosphorique et de magnésie. Boussingault la regardait même comme supérieure à la pomme de terre au point de vue alimentaire.

Baptisia tinctoria R. Br. (*Sophora tinctoria* L. — *Podalyria tinctoria* Michx.). — Plante herbacée, vivace, de la famille des Légumineuses papilionacées, série des Podalyriées, à tiges rameuses de 2 à 3 pieds de hauteur, à feuilles trifoliolées, petites, d'un vert bleuâtre. Fleurs jaunes en grappes terminales. Calice à 5 lobes subégaux : corolle papilionacée, style incurvé, gousse stipitée, subglobuleuse. Cette plante croît dans les États-Unis du Nord, où elle porte le nom de *Wild Indigo* (Indigo sauvage).

Sa racine, qui est la partie employée, est d'un brun foncé, d'une odeur particulière, et d'une saveur amère, nauséeuse, un peu âcre.

Composition chimique. — D'après le Dʳ Von Schrœder (*Chem. Zeit.*, octobre 1885), cette racine renferme :

1° La *Baptisine*, glucoside insoluble dans l'eau, amer ;

2° La *Baptine*, glucoside cristallisant en aiguilles, soluble dans l'eau et doué de propriétés purgatives légères ;

3° La *Baptitoxine*, alcaloïde toxique même à petites doses, agissant sur les grenouilles en abolissant les mouvements respiratoires et paralysant ; chez les animaux à sang chaud, il abaisse la respiration et augmente l'irritabilité réflexe de la moelle.

Thérapeutique. — A doses élevées, cette plante est un éméto-cathartique ; à doses modérées, c'est un laxatif. Sa décoction (30 gr. pour 600 grammes d'eau) a été prescrite dans la scarlatine, la fièvre typhoïde, pour combattre la gangrène. Le Dʳ Stevens dit en avoir retiré de bons résultats dans une épidémie de dysenterie.

On emploie souvent en Amérique une matière pulvérulente jaunâtre, à odeur vireuse, la *Baptisine*, remède éclectique dont la composition varie beaucoup, et que l'on obtient en précipitant par l'eau la solution alcoolique. Il est usité comme tonique, laxatif, émétique, suivant la dose, dans les affections du foie, l'érysipèle, et peut, dit-on, provoquer l'avortement. On lui attribue également des propriétés antiseptiques. La dose est de 2 à 15 centigrammes. Elle est de 10 centigrammes en moyenne comme laxatif, et on l'administre alors au moment du sommeil.

Barbatimao. — On désigne sous ce nom, au Brésil, des écorces qui doivent au tanin qu'elles renferment, et par suite à leur astringence, les noms d'*écorces de jeunesse, de virginité,* qui indiquent l'usage auquel on les destine. Elles servent également au tannage des peaux.

D'après Guibourt, elles sont produites par les 4 espèces végétales suivantes appartenant à la famille des Légumineuses mimosées :

1° *Stryphonendron barbatimao* (*Acacia adstringens* Mart. — *Inga barbatimao* Endl.) ;

2° *Aberemotemo* Pison (*Pithecalobium Averemotevo* Mart. — *Mimosa cochliocar-*

pus Game. — *Inga averemotevo* Endl.) ;

3° *Angico* (Acacia angico Mart.) ;

4° *Jurema,* aussi du Brésil (*Acacia Jurema* Mart.).

Bardane. — Sous le nom d'*Arctium Lappa*, Linné avait réuni trois variétés : le *Lappa major* Gœrtner, *L. minor* DC. et *L. tomentosa* Lamk., qui ne diffèrent entre elles que par un petit nombre de caractères. On les désigne généralement sous le nom de *Lappa officinalis* Sprach. La Bardane appartient à la famille des Composées, série des Carduées. C'est une plante à racine bisannuelle, à tige herbacée annuelle, de 70 à 90 centimètres de hauteur, à feuilles alternes, les inférieures très

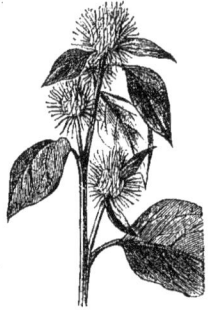

FIG. 110. — Bardane flofcinale.

grandes, pétiolées, cordiformes, crénelées, vertes en dessus, tomenteuses en dessous ; les supérieures de plus en plus simples et ovales.

Capitules en cymes corymbiformes, de couleur pourpre. Involucre globuleux à bractées terminées en crochet. Réceptacle plan, alvéolé, à paillettes nombreuses. Fleurs régulières. Achaine glabre, anguleux, brunâtre, à aigrette simple, sessile et caduque.

La Bardane est commune dans les terrains incultes, le long des chemins. La variété *minor* se reconnaît à sa taille plus petite, et la variété *tomentosa* aux folioles de l'involucre finement duvetées.

La racine, qui est la partie employée, se

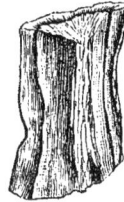

FIG. 111. — Bardane. Racine. Tronçon divisé.

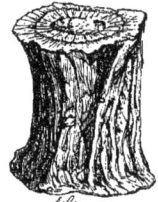

FIG. 112. — Bardane. Racine. Tronçon entier.

présente en rondelles de 1 à 4 centimètres de hauteur, rétrécies au milieu, légères, dures, colorées en gris ou brun clair, rugueuses, plissées longitudinalement. Son odeur en masse est désagréable ; sa saveur, d'abord mucilagineuse, est ensuite un peu amère.

Composition chimique. — Elle renferme une matière amère soluble dans l'eau, du sucre, du tanin, du mucilage, de l'huile. Dans les graines, Trimble et Macfarland (*Amer. Journ. of. pharm.*, mars 1885, p. 127) ont signalé une substance amère, alcaline, précipitant par l'acide phosphomolybdique, l'acide tannique, etc., qu'ils n'ont pu obtenir cristallisée, mais qu'ils regardent comme un alcaloïde et qu'ils nomment *Lappine*. Weckler (*Am. Journ. of pharm.*, août 1887), qui a soumis la racine à une nouvelle analyse, a signalé les substances suivantes :

Huile fixe (0.40) de couleur orange prenant une coloration brun rougeâtre en présence de l'acide nitrique.

Cire, 0.55 ; *résines*, 3.25 ; matières inorganiques, 18.60 ; albuminoïdes et composés organiques, 2.92 ; inuline, etc., et un glucoside non étudié.

Les différentes parties de la Bardane renferment en outre du nitrate et du bicarbonate de potasse empruntés au sol sur lequel vit la plante.

Usages. — La racine de Bardane est employée comme sudorifique, dépurative et diurétique. Elle doit cette dernière propriété aux sels de potasse ; elle se donne sous forme de décoction (20-30 grammes pour 1000 d'eau), de poudre (1-4 gr.), de teinture (1-10 grammes), dans les affections du cœur, le rhumatisme. La décoction des feuilles employée en lotions calme le prurit des dartres ou de l'eczéma. On l'employait autrefois contre la teigne, dont elle fait en effet tomber les croûtes, mais sans qu'elle ait aucune action réelle contre le parasite.

Les jeunes pousses et les racines sont mangées à la façon des salsifis.

Barleria Prionitis L. — Arbuste de la famille des Acanthacées, à tige courte, de 2 à 3 pieds de hauteur, à rameaux nombreux, opposés, dressés, arrondis, lisses. Epines axillaires, au nombre de 4, étroites, minces, aiguës. Feuilles opposées, elliptiques, oblongues, glabres, brièvement pétiolées, un peu mucronées, lisses. Fleurs grandes, belles et jaunes, axillaires, généralement solitaires ou réunies en verticilles faux. Calice à 4 sépales, l'inférieur bifide. Corolle gamopétale, à 5 lobes irréguliers ; 4 étamines didynames. Ovaire à 2 loges biovulées, style simple. Capsule conique à 2 graines recouvertes d'un testa floconneux.

Cet arbre croît dans l'Inde. Les Hindous emploient le suc de ses feuilles pour se frotter les pieds et marcher dans la saison des pluies, sans craindre les fourmis. Le suc, qui est amer et acide, est fort usité dans les affections catarrhales des enfants. La dose est de deux cuillerées à bouche par jour dans un peu de miel, de sucre et d'eau. Le suc frais de l'écorce est employé comme diurétique dans l'anasarque.

Le *B. longifolia* L. est aussi employé comme diurétique.

Les racines des *B. bispinosa* Wahel et *buxifolia* L. sont usitées comme apéritives.

Basilic. — L'*Ocimum basilicum* L. (Grand Basilic, Oranger des Savetiers) appartient à la famille des Labiées, série des Ocimées. C'est une plante herbacée, annuelle, de 30 à 40 centimètres de hauteur, à feuilles opposées, pétiolées, ovales, lancéolées, planes, lisses, d'un vert foncé. Fleurs petites, blanches ou purpurines, en fascicules verticillés, formant des épis terminaux.

Le Basilic, originaire de l'Inde, de la Chine, est cultivé dans nos jardins pour l'odeur agréable qu'il exhale et qui lui a valu le nom de Βασιλιχος, royal.

On emploie ses feuilles et ses sommités fleuries.

Composition chimique. — Elles renferment une huile essentielle d'un vert jaunâtre, qui se solidifie presque complètement en un camphre particulier, cristallisant en prismes à 4 faces, peu odorants, peu sapides, de la formule $C^{10}H^{10}.nH^2O$. La partie liquide n'a pas été examinée.

Thérapeutique. — Ses propriétés excitantes sont celles de toutes les Labiées, mais à un degré assez élevé.

Au Brésil son suc, à la dose de 50 grammes, suivie d'une dose d'huile de ricin, est employé comme anthelmintique agissant sur les vers, quel que soit leur stade de développement. Si cette propriété est bien réelle, il serait intéressant d'essayer chez nous ce médicament si facile à donner aux enfants.

Les *O. minimum* L., *gratissimum* L., de l'Inde et de l'Amérique du Sud, *O. grandiflorum* Lher., *O. suave* Wild., etc., sont employés aussi comme digestifs et pectoraux.

Bassia latifolia Roxb. — Cet arbre appartient à la famille des Sapotacées. Ses branches sont nombreuses, étalées, et forment une tête de dimension considérable. Feuilles alternes, elliptiques, entières, glabres, luisantes, à pétiole duveté. Stipules ensiformes, duvetées, caduques. Fleurs extrêmement nombreuses, charnues, de couleur crème, d'odeur très désagréable, pendantes à l'extrémité des rameaux. Bractées petites. Calice à 4 sépales bisériés, persistants, coriaces. Corolle campanulée, charnue, à limbe divisé en 8 segments sublancéolés. 20 à 30 étamines insérées sur la gorge de la corolle, libres. Ovaire à 6 et 8 loges uniovulées. Style simple dépassant de beaucoup la corolle. Baie oblongue, de la grosseur d'une prune, villeuse, pulpeuse, rouge jaunâtre lorsqu'elle est mûre, généralement à une loge ; graines solitaires, oblongues.

Cet arbre croît dans la péninsule indienne, à Mysor, au Malabar, et surtout dans la présidence de Bombay. On le rencontre principalement aux bords de la mer, mais il remonte assez haut dans les montagnes où il peut supporter facilement une température relativement basse. On emploie ses fleurs et ses grains.

Composition chimique. — Les fleurs, dont l'odeur est très désagréable, mais dont la saveur est sucrée, et que les Indiens appellent Fleurs de Mahwa, renferment, d'après Riche et Remont, à l'état sec,

60 0/0 de sucre fermentescible et 8,50 0/0 de sucre cristallisable. D'après une analyse récente faite en Angleterre, ces fleurs renferment :

Miel (probablement du sucre in-cristallisable)	42.03
Sucre de canne	1.04
Cendres	2.32
Cellulose	42.20
Eau	12.40

Ses semences donnent par expression un corps gras connu sous le nom d'*Huile d'Illipé*, dont la consistance est celle du beurre; il est jaune verdâtre, mais devient incolore quand on l'expose à la lumière; son odeur est agréable. Il fond à 27 et 30°, à 53° d'après Riche; sa densité = 0,958. Il se dissout peu dans l'alcool et fort bien dans l'éther. Le beurre d'Illipé donne à la saponification de l'acide oléique, et deux acides gras, dont l'un est identique à l'acide stéarique, et dont l'autre présente la composition $C^{15}H^{30}O^2$.

Usages. — Les fleurs ressemblent beaucoup, lorsqu'elles sont sèches, aux raisins secs. Elles absorbent une grande quantité d'eau, et ont alors l'aspect d'un petit œuf creux à l'intérieur, ouvert à la partie supérieure, et dont l'enveloppe est charnue. D'après Gibson (*Hooker's journal of botany*, 1852, p. 90), les fleurs sont récoltées dans la saison chaude par les Bheels, soit dans les forêts, soit dans les plantations. Comme elles sont très caduques, on les trouve chaque jour en grandes quantités sous les arbres. Un seul arbre peut en donner de 200 à 400 livres. Sèches, ces fleurs sont expédiées comme article alimentaire, et le meilleur moyen d'assurer la soumission des tribus qui possèdent des Bassia, c'est de couper ces arbres.

Les Hindous en confectionnent des gelées alimentaires en les desséchant et en font des gâteaux qui se conservent comme les raisins secs, dont ils ont un peu le goût. Par fermentation, on en retire une liqueur alcoolique, et dans le Guzerat, le Rajputana, chaque village a son appareil distillatoire. Le gouvernement anglais prélève un impôt de 60 à 80,000 livres sur l'alcool qu'on en retire auprès de Bombay, dans l'île de Caranja. En général, ce sont les Parsis qui vont avec des appareils mobiles distiller les fleurs dans les forêts. Quand il est soigneusement distillé, cet alcool ressemble au wisky irlandais. Son odeur est forte, un peu fétide, mais elle disparaît avec le temps. Quand cet alcool est mal rectifié, il exerce sur l'économie une action délétère en raison de l'essence empyreumatique et aromatique qu'il contient. Il provoque une irritation gastrique, et, d'après Waring, c'est à son abus immodéré que l'on doit attribuer la grande mortalité des troupes anglaises dans l'Inde.

On a exporté en Europe, dans ces dernières années, une grande quantité de fleurs pour en retirer de l'alcool. Un cvt (50^{kil},800) de fleurs donne environ 27 litres d'alcool.

Le fruit, bien que fade, est mangé par les indigènes, mais le produit le plus important est la matière butyracée des graines.

Pour l'obtenir, on débarrasse l'amande de la coque. On la réduit en poudre, on l'enferme dans des sacs que l'on remplit d'eau bouillante pour ramollir le corps gras et qu'on soumet ensuite à la presse. Cette huile est très propre à la fabrication du savon en raison de la grande quantité d'acides gras qu'elle renferme. Elle sert aussi à l'éclairage, et on en a fait, à l'aide d'un artifice particulier, des bougies assez fermes. On l'emploie aussi pour lubréfier la peau et empêcher la transpiration excessive.

Le tourteau de graines est employé comme émétique.

D'après Ainslie, le suc laiteux qui exsude de l'arbre est usité dans l'Inde contre les affections rhumatismales, et l'écorce elle-même, sous forme de décoction, est astringente et est prescrite en frictions contre la gale.

Le *Bassia longifolia* Roxb., qui est très commun au Bengale, et en diffère par la forme de ses feuilles, donne une huile analogue à la précédente, mais moins employée.

Le *B. butyracea* Roxb., de la province de Dotio, est moins commun. Son corps gras, qui porte dans le Sud le nom de *Fulwa butter*, est blanchâtre, mou, se concrète moins facilement et peut remplacer le beurre comme aliment.

On l'emploie aussi pour l'éclairage, car il brûle sans odeur ni fumée, et en frictions contre les rhumatismes. Le fruit est comestible. Les fleurs ne le sont pas. (Dymock., *loc. cit.*, et *Pharm. of. India*.)

B. Parkii Don. (*Butyrospermum Parkii* Kotschy). — Cet arbre croît sur la côte occidentale d'Afrique. Son fruit est peu volumineux, ellipsoïde, et son amande fournit une espèce de beurre végétal connu sous le nom de *Beurre de Kority* ou de *Galam*. Il est d'un blanc sale, un peu rougeâtre, parfois un peu odorant et d'une saveur assez agréable. Il se solidifie à 21° et se saponifie en présence des alcalis.

On l'emploie principalement pour les usages domestiques et en applications contre les douleurs rhumatismales. L'arbre fournit, comme ses congénères de l'Inde, de la gutta-percha.

Le *B. djave* et *B. noungou*, du Gabon, donnent également un beurre connu sous le nom d'*Aagli Djave* et *A. noungou*.

Bauhinia tomentosa L. — Arbre de la famille des Légumineuses césalpiniées, série des Bauhiniées, à branches nombreuses. Feuilles alternes, bifares, pétiolées, arrondies, profondément bilobées, à lobes ovales, obtus, parallèles, trinervées, à stipules filiformes, velues. — Fleurs hermaphrodites, grandes, jaune de soufre, portées sur un pédoncule bifurqué. Calice entier à 5 dents courtes, s'ouvrant irrégulièrement à la façon d'une spathe. Corolle à 5 pétales ovales, le supérieur plus petit et marqué sur les côtés de taches pourpres. Dix étamines toutes fertiles. Ovaire libre, uniloculaire, pluriovulé. Style simple, ascendant, à stigmate capité. Gousses lancéolées, uniloculaires, villeuses, à 5 ou 6 graines comprimées, ovales, albuminées.

Cet arbre existe à Ceylan, au Malabar, dans les montagnes du Coromandel.

Dans l'Inde, les boutons et les jeunes fleurs sont prescrits comme astringents dans certaines formes de la dysenterie. Sur la côte du Malabar, la décoction de l'écorce de la racine est employée pour combattre les inflammations du foie (Rheede).

B. variegata L. — Il en existe deux variétés : dans l'une, les fleurs sont pourpres; dans l'autre, elles sont blanches, jaunes et vertes.

L'écorce passe pour être altérante, tonique, astringente, et on l'emploie dans l'Inde pour combattre l'engorgement des ganglions cervicaux, sous forme d'émulsion, avec l'eau de riz et le gingembre.

Le suc de l'écorce fraîche, additionné du suc des fleurs du *Strobilanthes citrata,* est donné comme expectorant.

Le *B. acuminata* L. est employé, ainsi que l'espèce précédente, comme laxatif et carminatif.

Les feuilles de plusieurs espèces du Brésil, entre autres *B. forficata* Lamk., sont employées sous le nom d'*Unha de Boy* comme mucilagineuses.

Bdellium. — Le Bdellium d'Afrique est, croit-on, produit par le *Balsamea africana* H. Bn. (*Balsamodendron africanum* Arn. — *B. abyssinium* Rey. — *Heudelotia africana* Rich.), de la famille des Térébinthacées, série des Bursérées. C'est un arbre de 8 à 10 pieds de hauteur, rameux, épineux, à feuilles trifoliées, à folioles ovales, nervées, dentées, pubescentes, la médiane plus grande. Fleurs polygames, petites, rouge rosé, apparaissant sur le bois avant les feuilles. Calice tubuleux à 4 dents aiguës, rougeâtre. Corolle à 4 pétales oblongs, dressés. 8 étamines hypogynes libres. Ovaire libre, à 2 ou 3 loges biovulées. Style court. Drupe fusiforme, acuminée, oblique, à noyau uniloculaire, indéhiscent.

Cet arbre croît en Abyssinie et en Sénégambie, où ses fleurs paraissent en mars-avril.

Il laisse exsuder, soit spontanément, soit par incisions, une gomme-résine en larmes arrondies, d'un gris jaunâtre, rougeâtre ou verdâtre, demi-transparentes, à cassure terne et vitreuse, luisante, rarement conchoïde, se ramollissant à la chaleur de la main, s'écrasant sous les dents. Son odeur est faible, té-

rébenthinée. Sa saveur est amère, un peu aromatique. Elle brûle avec une flamme jaune fuligineuse.

Le Bdellium ne forme pas d'émulsion avec l'eau, mais au bout d'un certain temps il donne un mucilage et un dépôt assez abondant.

Ce mucilage est insipide et précipite par le sous-acétate de plomb et non par l'acétate neutre.

Composition chimique. — D'après Parker, le Bdellium d'Afrique renferme : matière résineuse soluble dans l'alcool, 15,4 ; gomme soluble dans l'eau, 33,2 ; gomme insoluble dans l'eau, 37,8 ; humidité, 13,6.

Distillé avec l'eau, il donne une grande proportion d'huile volatile, possédant l'odeur caractéristique de la drogue. La première partie qui distille est presque incolore. Les dernières sont d'un jaune foncé. Toutes sont plus légères que l'eau.

Usages. — Le Bdellium, inusité comme drogue en thérapeutique, entre dans la composition des emplâtres de Vigo, de diachylon gommé, etc.

Bebeeru. — L'écorce de *Bebeeru, Bibiru,* est fournie par le *Nectandra Rodiœi* Schomb., de la famille des Lauracées, série des Ocotées. C'est un arbre de 25 à 30 mètres, à tronc droit, à feuilles opposées, penninervées, coriaces, arrondies ou aiguës à la base, ovales-oblongues, acuminées au sommet, glabres. Ses fleurs sont disposées en panicules courtes, presque sessiles et couvertes de poils tomenteux, fauves. Elles sont hermaphrodites ou polygames. Réceptacle cupuliforme, persistant. Périanthe étalé à 6 folioles arrondies, presque charnues, valvaires. 9 étamines fertiles, munies d'anthères à 4 logettes, introrses dans les 6 extérieures, latérales ou subextrorses dans les 3 intérieures. Ovaire libre, uniloculaire, uniovulé. Le fruit, entouré à la base par le réceptacle cupuliforme, est une baie à graine sans albumen.

Cet arbre croît en forêts dans les Guyanes anglaise et française. On emploie son écorce, qui est en morceaux longs, aplatis, d'un brun grisâtre à l'extérieur, à surface interne jaune cannelle. Elle est dure, cassante, à cassure grenue, fibreuse dans les couches internes. Son odeur est nulle. Sa saveur est très amère.

Composition chimique. — Cette écorce renferme un alcaloïde, la *Bebirine* ou *Bibirine,* $C^{18}H^{21}AzO^6$ identique avec la *Buxine* du buis et la *Pelosine* du *Cissampelos pareira.*

Elle forme des sels incristallisables dont le plus connu est le sulfate.

C'est une substance amorphe, incolore, inodore, de saveur amère, persistante, peu soluble dans l'eau, soluble dans l'alcool, l'éther, fusible à 98° en une masse vitreuse, puis se décomposant.

Maclagan en a retiré aussi un autre alcaloïde, la *Nectandrine,* $C^{20}H^{22}AzO^4$, ainsi que deux autres substances alcaloïdiques qui n'ont pas été encore étudiées. Dans les graines, il a signalé la présence d'un composé cristallin déliquescent, fusible à 105°, volatil à 200°, l'*acide bibirique.*

Thérapeutique. — On n'a guère employé, en thérapeutique, l'écorce de Becberu, mais bien le sulfate de son alcaloïde, dans lequel on avait cru trouver le succédané du quinquina, propriétés que l'expérience n'a pas confirmées. C'est, en revanche, un excellent tonique amer, à la dose de 50 centigrammes à 1 gramme, sous forme de pilules.

On pourrait aussi employer l'écorce sous forme de vin, à la façon du quinquina, ou en décoction.

Belladone. — La Belladone (*Atropa belladona* L.), de la famille des Solanacées, série des Atropées, est une plante herbacée, vivace,

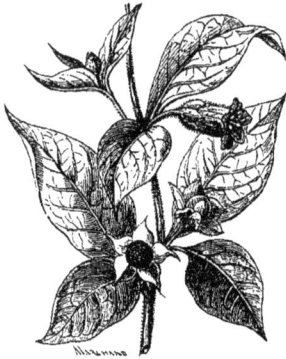

Fig. 113. — Belladone. Sommité florifère.

à racine épaisse, charnue, à tiges aériennes, dressées, de 1^m,50 à 2 mètres de hauteur, couvertes dans le jeune âge, ainsi que toutes les parties de la plante, de poils courts et glutineux. Les feuilles sont alternes, parfois presque opposées ou verticillées, pétiolées, entières, ovales-aiguës ou acuminées, penninerves, molles, verdâtres, glabres ou un peu pubescentes.

Les fleurs, solitaires et axillaires, à pédon-

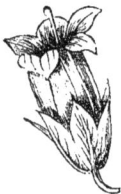

Fig. 114. — Belladone. Fleur.

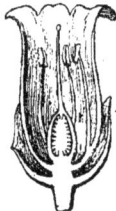

Fig. 115. — Belladone. Fleur. Coupe.

cule penché et de couleur brune, ferrugineuse, violacée, sont hermaphrodites et régulières.

Le calice est gamosépale, persistant, veiné, à 5 lobes aigus, imbriqués.

Corolle gamopétale, subcampanulée, un peu rétrécie à la base, à tube large, court, veiné, à 5 lobes aigus, imbriqués.

Cinq étamines insérées sur la gorge, un

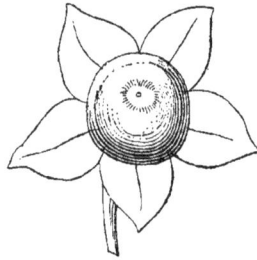

Fig. 116. — Belladone. Fruit.

peu inégales, libres. Ovaire libre, appuyé sur un disque hypogyne, ovoïde, biloculaire, multiovulé; style arqué, long, grêle, à stigmate renflé et bilabié.

Le fruit est une baie sphérique, déprimée,

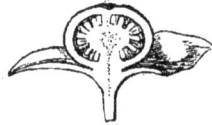

Fig. 117. — Belladone. Fruit. Coupe longitudinale.

accompagnée par le calice étalé, un peu accru, d'abord verte, puis noir violacé, à suc abondant et vineux. Graines nombreuses, réniformes, scrobiculées, albuminées, à embryon incurvé.

Cette plante croît dans l'Europe, l'Asie, et

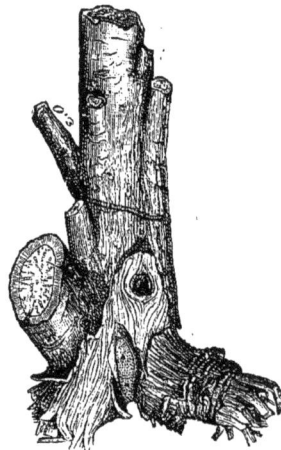

Fig. 118. — Racine de belladone.

a été transportée dans la plupart des pays tempérés. On la cultive aussi, non seulement dans les jardins botaniques, mais encore pour l'usage médical. Elle demande un sol calcaire.

On emploie la racine, les feuilles et parfois les fruits.

La racine peut avoir 20 centimètres de longueur sur 3 à 4 de diamètre. Son écorce

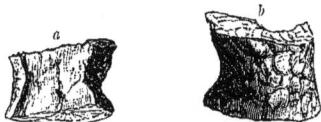

FIG. 119. — Racine en tronçons : *a*, face interne; *b*, face externe.

est d'un brun pâle, parfois jaunâtre, de consistance farineuse et compacte sur les jeunes échantillons. Le bois est léger, jaunâtre, presque poreux. La cassure est courte, compacte.

L'odeur est nulle, la saveur est douceâtre. Quand on la mouille de salive elle développe du mucilage.

Au microscope, cette racine présente une couche de suber, un tissu parenchymateux abondant rempli de cristaux d'oxalate de chaux, une moelle distincte enfermée dans un cercle fibro-vasculaire, traversé par des rayons médullaires étroits. C'est, en somme, une véritable tige souterraine ou rhizome.

Composition chimique. — La racine de Belladone renferme de l'*atropine*, de l'*hyoscyamine*, une substance nommée par Hubschmann *belladonine*, et que Ledenburg a montré n'être qu'un mélange de *tropine* et d'*oxyatropine*, outre les matières que l'on rencontre d'ordinaire dans les rhizomes, de l'amidon, du sucre, etc.

La proportion d'atropine et d'hyoscyamine mélangées varie beaucoup suivant l'état de culture, l'âge de la plante. Ainsi Gerrard a trouvé 0,450 0/0 d'alcaloïde dans la plante sauvage, et 0,350 dans la plante cultivée. Les plus jeunes en contiennent plus que les plus âgées, et c'est particulièrement dans l'écorce que résident les alcaloïdes.

Atropine $C^{17}H^{23}AzO^3$. — Cet alcaloïde cristallise en fines aiguilles soyeuses, incolores, inodores, de saveur amère et âcre, anhydres, fusibles à 113°,5, solubles dans 500 parties d'eau froide, dans 30 parties d'eau bouillante, dans 8 parties d'alcool à 90°, 60 parties d'éther et 30 de glycérine. Sa réaction est alcaline, et il neutralise les acides minéraux en formant avec eux des sels cristallisables. Il est dextrogyre, et, comme on le sait, c'est un toxique des plus actifs.

Sa solution aqueuse s'altère au contact de l'air, se colore en jaune, exhale une odeur nauséabonde, mais sans que l'atropine ait perdu pour cela ses propriétés.

L'Atropine est difficile à caractériser, car on ne peut compter comme réaction typique l'odeur, variable suivant les expérimentateurs, qu'elle donne quand on la brûle sur une lame de platine, odeur de fleur d'oranger suivant les uns, de spirœa, d'aubépine suivant les autres. Cependant Gerrard a indiqué la réaction suivante, contrôlée par Flückiger, et qui paraît différencier nettement l'atropine, car elle ne se produit *avec aucun autre alcaloïde organique*. Un milligramme d'atropine, dissous dans un centimètre cube d'alcool à 0.830°, donne un précipité jaune d'oxychlorure de mercure, en présence d'un centimètre cube d'une solution décinormale de bichlorure de mercure ($27^{gr},2$ pour 1 centimètre cube d'eau). Au bout d'une heure ou deux, ce précipité devient rouge, ce n'est plus alors qu'un oxyde mercurique. Cette réaction est due à ce que l'atropine déplace l'oxyde mercurique de sa combinaison saline, à la façon d'un alcali puissant. D'après Schweinssinger, l'hyoscyamine agirait de la même manière. Ce fait ne paraît pas démontré à Flückiger.

Parmi les sels formés par l'atropine, le plus employé est le *sulfate*, qui est neutre, incolore, très soluble dans l'eau, dans l'alcool, propriétés qui permettent de s'en servir plus facilement que de l'atropine elle-même.

L'atropine chauffée en vase clos, avec de l'eau de baryte ou de l'acide chlorhydrique concentré, se dédouble en *acide tropique* et *tropine*, qui peuvent se recombiner pour reconstituer l'atropine. Celle-ci est donc une tropéine tropique.

L'acide tropique se décompose facilement en *acide atropique* $C^9H^8O^2$ et *isatropique* de même formule, qui ne diffèrent de lui que par H^2O en moins.

La tropine est une base puissante, mais qui ne préexiste pas dans la racine de belladone. Chauffée en vase scellé avec l'acide chlorhydrique, la tropine perd H^2O et passe à l'état de *tropidine* $C^8H^{13}Az$; oxydée par le permanganate de potasse, elle donne le *Tropigénine* $C^8H^{13}AzO$. La tropine et la tropidine n'ont aucune action sur la pupille, tandis que l'atropine, reconstruite par synthèse, agit comme l'atropine normale.

L'*Homatropine*, homologue de l'atropine, dont elle ne diffère que par CH^2 en moins, et qui est la tropine oxytoluique, présente la propriété mydriatique de l'atropine, sans avoir une action toxique aussi marquée. Aussi, est-ce à elle qu'il conviendrait de s'adresser, quand on veut dilater la pupille dans les opérations de chirurgie oculaire.

L'*Hyoscyamine* sera étudiée avec la jusquiame.

La *Belladonine*, de Hubschmann, est une masse visqueuse brune, soluble dans les alcalis. Elle abandonne à l'éther un mélange de tropine et d'oxyatropine. Ce n'est donc, comme nous l'avons vu, qu'un produit impur.

L'*Atrosine*, de Hubschmann, est une matière colorante noire, rougeâtre, que l'on retrouve en plus grande quantité dans le fruit.

Les *feuilles* renferment de l'atropine et de l'hyoscyamine en quantité plus considérable que la racine, 0,580 0/0 dans la plante sauvage, 0,40 0/0 dans la plante cultivée, d'après Gerrard. Mais cette proportion varie singulièrement suivant la culture, l'époque de la floraison, etc. On a montré du reste que la proportion maximum d'alcaloïdes se trouve dans la racine et dans les feuilles à l'époque de la floraison.

Dans l'extrait, Kunz a trouvé une substance fluorescente, l'*acide chrysatropique* $C^{11}H^{10}O^3$, qui serait identique à la *Scopolétine* du *Scopolia japonica,* et analogue du reste à l'*Esculine.* Cette substance donne des solutions aqueuses jaunes, d'un beau vert émeraude par transmission, quand elles sont concentrées, et bleu de quinine ou violet bleuâtre dans les solutions aqueuses et alcooliques étendues. L'auteur a trouvé en outre 0,60 0/0 d'acide succinique.

Les feuilles renferment aussi, dit-on, de l'Asparagine.

Les *fruits* contiennent du sucre, des sels, de l'atrosine, de l'atropine, cette dernière dans la proportion de 0,320 pour la plante sauvage, et 0,200 pour la plante cultivée.

Toxicologie. — La Belladone est une plante éminemment toxique par sa racine, ses feuilles et surtout ses fruits, qui sont souvent mangés par erreur. Cette intoxication est due au mélange d'atropine et d'hyoscyamine. Mais un fait très curieux à citer, c'est que les herbivores et les granivores peuvent se nourrir des feuilles sans qu'il en résulte d'accidents, et on a pu injecter à un lapin, sans le tuer, 50 centigrammes d'atropine, c'est-à-dire une dose 5 fois plus forte que celle qui tuerait un homme. On pourrait donc être empoisonné en mangeant un lapin, un pigeon nourri de feuilles ou de baies de belladone, sans que l'animal ait souffert lui-même de cette alimentation.

Les symptômes de l'empoisonnement sont : le vertige, les hallucinations, le délire, les convulsions, la congestion de la face, et surtout, phénomène qui ne trompe guère, la dilatation énorme de la pupille. La peau se couvre d'une éruption qui rappelle celle de la rougeole. Il faut rechercher par le procédé de Stas l'atropine dans les différentes parties du corps, l'estomac, les intestins, dans les vomissements, les fèces, et la différencier soit par les expériences physiologiques, soit par les réactions que nous avons indiquées plus haut.

Le traitement indiqué est de vider l'estomac avec la pompe gastrique ou les vomitifs. Comme contrepoison, on a indiqué le tanin, l'iodure de potassium ioduré, l'infusion de café à hautes doses, les alcooliques. On avait proposé comme antagoniste l'opium, l'acide cyanhydrique, le chloral, mais les résultats ne sont rien moins que probants, et l'opium même paraît aggraver les symptômes. (Dujardin-Beaumetz, *Leçons de clin. thérap.*, t. I, p. 143.)

Thérapeutique. — Au point de vue thérapeutique, l'action de la belladone se confond avec celle de l'atropine, son principe actif.

Comme mydriatique, l'atropine dilate la pupille, permet ainsi l'exploration de l'œil par l'ophtalmoscope, et facilite les opérations chirurgicales pratiquées sur cet organe, surtout la cataracte.

Elle réussit fort bien, comme l'ont montré Bartholow, Williamson, Hossal et surtout Vulpian, à arrêter les sueurs nocturnes des phtisiques.

Dans la constipation habituelle nerveuse, l'extrait de Belladone à la dose de 2 à 4 centigrammes réussit souvent, ainsi que dans l'obstruction intestinale.

Contre les névralgies superficielles, les applications de sulfate d'atropine à 0,25 0/0 ou à 1 0/0 donnent de bons résultats. Les injections sous-cutanées de cet alcaloïde dans les névralgies profondes présentent des dangers que l'on peut conjurer en associant la morphine à l'atropine.

Dans la coqueluche, l'extrait de belladone et même le sulfate d'atropine réussissent souvent, mais il faut surveiller l'effet, car nous avons vu une pilule de 1 centigramme d'extrait de belladone déterminer chez un enfant de 6 ans du délire, des hallucinations.

En résumé, la belladone et son alcaloïde ont une action certaine comme mydriatiques et antisécréteurs, mais contre l'élément douleur la morphine ou l'opium réussissent mieux, et l'ergotine leur est supérieure comme vaso-moteur.

Parmi les formules diverses et si nombreuses auxquelles donne lieu l'emploi de la belladone ou de son alcaloïde, nous choisirons celles qui nous paraissent typiques.

Solution d'atropine.

Sulfate d'atropine .	2 centigrammes.
Eau distillée	10 grammes.

1 ou 2 gouttes en instillation dans l'œil comme mydriatique.

Granules de sulfate d'atropine à 1/2 milligramme.

Dose 1 à 4 de deux heures en deux heures pour arrêter les sueurs nocturnes des phtisiques. En surveiller l'effet.

Injections sous-cutanées (Duj.-Beaumetz).

Sulfate d'atropine	1 centigramme.
Chlorhydrate de morphine .	10 centigrammes.
Eau de laurier-cerise. . . .	20 grammes.

Une seringue de Pravaz (1 centimètre cube) contient 1/2 milligramme de sulfate d'Atropine et 5 milligrammes de sel de morphine.

Sirop de belladone (Trousseau).

Extrait de belladone . .	20 centigrammes.
Sirop d'opium	30 grammes.
Sirop de fleur d'oranger.	30 grammes.

Une cuillerée à café (5 grammes) dans les 24 heures, suivant l'âge de l'enfant. (Coqueluche.)

Poudre (Wetzls).

Poudre de racine de Belladone.   1 gramme.
Poudre de réglisse   1   —

En 60 prises.

2 pour un enfant au-dessous d'un an ; 3 pour un enfant de 2 ans, et ainsi de suite. (Coqueluche.)

Pilules (Fauvel).

Extrait de belladone . .   5 centigrammes.
Camphre . . . .   1 gramme.
Castoreum   1   —

Pour 10 pilules. Une tous les soirs, dans l'incontinence d'urine.

Suppositoires calmants (Duj.-Beaumetz).

Extrait de belladone. . . . .   1 centigramme.
Extrait d'opium . . . .   2 centigrammes.
Beurre de cacao. . . . . . .   5 grammes.

Pour un suppositoire.

Belle-de-Nuit. — Cette plante, qui doit son nom à ce que ses fleurs s'ouvrent la nuit et se ferment le jour, est la *Mirabilis Jalapa* L., de la famille des Nyctaginacées, plante herbacée, vivace, originaire de l'Amérique tropicale, mais que l'on cultive aujourd'hui dans tous les jardins. La partie souterraine est tubéreuse. Tiges herbacées bi- ou trichotomes, à nœuds renflés, articulés. Feuilles opposées, pétiolées simples, ovales, lancéolées, aiguës au sommet, entières. Les fleurs axillaires et terminales forment des glomérules. Elles sont régulières, hermaphrodites. Calice ou mieux involucre à 5 divisions profondes, persistant. Corolle blanche, jaune rosé, pourpre, suivant les espèces, à tube allongé, ventru à la base, à limbe se dilatant en entonnoir, à 5 divisions étalées ; étamines exsertes, libres supérieurement, unies à leur base en un tube court, épais, qui entoure l'ovaire libre, à une seule loge uniovulée. Style long, grêle, se ramifiant en 2 ou 3 branches stigmatifères. Le fruit est un achaine autour duquel persistent la base de l'androcée et la partie dilatée de la corolle devenue sèche, dure, pyriforme, pentagonale, terminée par un petit pore. La graine est albuminée.

2° *M. dichotoma* L. (*Jalapa officinarum* Mart. — *Nyctago dichotoma* J.). (Fleur de quatre heures) se distingue par ses feuilles plus petites, ses fleurs d'un rouge pourpre et s'épanouissant l'après-midi, avant la nuit.

3° *M. longiflora* L. (*Jalapa longiflora* Mœnch. — *M. suaveolens* H. B. K. — *M. odorata* L.) présente des tiges de 1 mètre de longueur, faibles, à rameaux grêles, pubes-

cents, à feuilles visqueuses, velues, molles, ciliées ; les supérieures sessiles. Fleurs blanches odorantes.

Ces plantes ont une racine pivotante, napiforme, grosse, charnue, noire à l'extérieur, blanchâtre en dedans. La coupe pratiquée à la scie est polie, presque noire, et montre des cercles concentriques, serrés et un peu saillants. Cette racine est dure, compacte, lourde, d'une odeur faible, nauséeuse, de saveur douceâtre, avec un arrière-goût âcre. Ces racines passaient autrefois pour fournir le véritable jalap.

Elles sont, du reste, purgatives, à la façon du véritable jalap, propriétés qu'elles doivent aux mêmes principes actifs.

Benjoin. — C'est un baume renfermant de l'acide benzoïque et produit par un arbre de la famille des Santalacées, le *Styrax Benzoin* Dryand. Cet arbre, de taille moyenne, dont les jeunes pousses sont chargées d'un duvet jaunâtre, présente des feuilles alternes, pétiolées, ovales, arrondies à la base, un peu acuminées au sommet, entières, penninerves, vertes en dessus, duveteuses et blanchâtres en dessous. Fleurs axillaires en grappes peu ramifiées et pauciflores. Calice gamosépale à 5 dents. Corolle à 5 pétales plus longs, adnés entre eux à la base et avec les étamines. 8 à 10 étamines libres supérieurement. Ovaire libre, sétacé, uniloculaire à la partie supérieure, à 2 ou 3 loges incomplètes à la partie inférieure ; il est multiovulé et surmonté d'un style allongé à 3 dents stigmatifères. Fruit globuleux déprimé, de 1 centimètre et demi de hauteur sur 2 centimètres et demi de largeur, apiculé au sommet, à péricarpe épais, dur, brun, rougeâtre, rude, parsemé de poils blanc jaunâtre. Graine solitaire albuminée.

Cet arbre se rencontre communément à Sumatra, Java, Bornéo, dans la presqu'île de Malacca. Son tronc fournit par incision un suc résineux, d'abord liquide, puis se concrétant sur l'arbre, d'où on l'enlève avec un couteau. Il donne environ 1,500 grammes de benjoin par an pendant 10 et 12 ans, puis on l'abat.

On trouve dans le commerce deux sortes de benjoin, l'un vitreux, l'autre opaque : l'un est en blocs irréguliers, composés de larmes opaques, jaunes à l'extérieur, blanches à l'intérieur, enchâssées dans une pâte brune résineuse ; l'autre, le Benjoin en sortes, renferme moins de larmes et beaucoup plus de matières étrangères.

Son odeur rappelle un peu celle du baume du Pérou. Sa saveur est âcre. La variété amygdaloïde est celle que l'on récolte pendant les deux ou trois premières années. Une qualité très inférieure est obtenue en coupant l'arbre et raclant le bois.

Le benjoin de Siam est donné par des

arbres indéterminés. Il est importé en blocs cubiques ayant pris la forme de la caisse. Ses propriétés physiques sont à peu près les mêmes. Cette sorte, la plus estimée, est assez rare. Elle est de couleur ambrée, contient des larmes nombreuses, grosses, et exhalant une odeur de vanille très prononcée.

Enfin Flückiger signale une troisième sorte, le benjoin de Penang, dont l'odeur est fort agréable et dont l'origine est inconnue.

Composition chimique. — Le benjoin est un mélange de plusieurs résines et d'acide benzoïque.

E. Kopp [*Ann. de chim. et de phys.* (3), XIII, p. 229] a trouvé deux échantillons de Benjoin composés de la façon suivante :

	I	II
Acide benzoïque	14,0	14,5
Résine α	52,0	48,0
— β	25,0	28,0
— γ	3,0	3,5
— jaune rougeâtre	0,8	0,5
Pertes, etc.	5,2	5,5
	100,0	100,0

Les résines désignées sous les noms d'α, β, γ, sont amorphes, solubles dans la potasse et l'alcool et un peu acides.

Elles donnent toutes par l'ébullition, en présence de la potasse, de la *Pyrocatéchine*, de l'acide *Protocatéchique* et de l'acide *Paraoxybenzoïque*.

A la distillation sèche, passent l'acide benzoïque $C^7H^6O^2$ et du styrol, qui existe dans la proportion de 14 0/0, et surtout dans la résine brune qui enchâsse les larmes. La proportion d'huile volatile est peu considérable. On signale aussi dans certains échantillons la présence de l'*acide cinnamique* $C^9H^8O^2$. Enfin Stump en a retiré de la *vanilline.*

Thérapeutique. — A l'intérieur, le benjoin agit surtout par son acide benzoïque, qui, dans l'organisme, se transforme en *acide hippurique* éliminé par les reins et peut être utile dans la diathèse phosphatique. Mais ce sont surtout ses résines qui, éliminées par les reins et même par la muqueuse respiratoire, agissent sur les sécrétions de cette dernière et la modifient d'une façon avantageuse.

On emploie le Benjoin dans les catarrhes chroniques à la dose de 1 à 2 grammes sous forme de pilules ou, plus rarement, d'émulsion.

En pharmacie, on l'emploie pour empêcher l'axonge de rancir (1/25), dans la préparation des pastilles du sérail ou clous fumants qui servent à masquer mais non à détruire les mauvaises odeurs. La teinture au cinquième est utilisée pour cicatriser les petites plaies. Etendue d'eau, elle constitue le *lait virginal,* qui est employé pour cicatriser les gerçures du sein et pour la toilette intime.

Benoite. — La Benoite (*Geum urbanum* L.), de la famille des Rosacées, série des Fragariées, vulgairement Herbe de saint Benoît, Sanicle de montagne, Galiotte, etc., est une plante herbacée, à souche épaisse, à tiges herbacées, cylindriques, anguleuses, velues,

de 50 centimètres à 1 mètre de hauteur, ramifiées au sommet. Les feuilles de la base sont longuement pétiolées, à limbe partagé en segments inégaux, incisés-dentés, le terminal

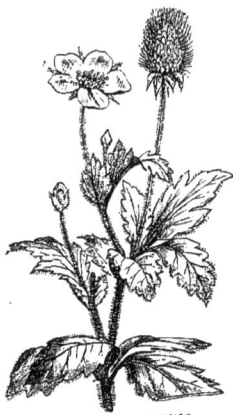

FIG. 120. — Benoite. Sommité florifère.

plus grand. Feuilles de la tige à 3 lobes, sessiles. Toutes sont stipulées.

Fleurs solitaires, jaunes. Calicule à folioles vertes ; calice à 5 sépales pubescents. Corolle à 5 pétales obovales, brièvement onguiculés. Etamines nombreuses, libres. Ovaires nombreux, uniloculaires, uniovulés. Styles persistant sous forme d'une aiguille crochue. Le fruit agrégé est formé d'un grand nombre d'achaines monospermes, oblongs, velus, sessiles, réunis en une tête globuleuse. Graines non albuminées.

Cette plante est très répandue en France le long des haies, des chemins, les terrains frais, où elle fleurit en mai-juillet. On emploie son rhizome, qui est de la grosseur

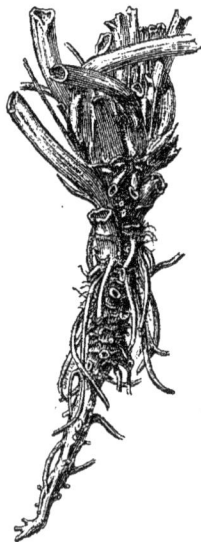

FIG. 121. — Benoite, rhizome.

d'une plume et muni de nombreuses racines adventives. Il est brunâtre, jaunâtre sur les bords et violacé au centre ; il exhale à l'état frais une faible odeur de girofle, et possède une saveur amère, âcre, astringente.

Composition chimique. — Ce rhizome renferme une huile essentielle, de la résine, du tanin et une matière amère à laquelle Buchster a donné le nom de *géine*, mais qui est très imparfaitement connue.

Usages. — Le rhizome doit à l'huile essentielle des propriétés stimulantes qui peuvent le faire employer sous forme d'infusion, et au tanin, ainsi qu'à sa matière amère, une astringence faible qui peut le rendre utile dans les diarrhées légères.

Bien qu'à dose excessives la benoite puisse donner lieu à des nausées, des vomissements, ce n'est pas une plante dangereuse, car les animaux herbivores en sont très friands, surtout les moutons.

Un grand nombre d'autres *Geum* fournissent aussi des rhizomes astringents qui pourraient être utilisés de la même manière, tels sont le *G. rivale* L., qui croît sur les bords des ruisseaux, *G. intermedium* Ehr., *G. Chilense* Bert., *G. Canadense* Murr, etc.

Berberis lycium Royle. — Arbuste résineux de la famille des Berberidacées, d'une hauteur de 2 à 3 mètres. Feuilles à peu près sessiles, persistantes, ovales ou elliptiques, mucronées, lisses, glauques, entières ou dentées.

Fleurs disposées en grappes allongées, courtes, pauciflores. Le périanthe est formé de verticilles trimères appartenant, deux au calice, dont les sépales sont libres, pétaloïdes, caducs; deux à la corolle, dont les pétales sont sessiles, concaves et munis à la base de 2 glandes. Les étamines, au nombre de six, sont libres, à anthères s'ouvrant en manière de panneau.

L'ovaire est libre, à une seule loge, renfermant un petit nombre d'ovules anatropes; style nul, à stigmate déprimé au centre. Le fruit est une baie ovoïde, renfermant une ou plusieurs graines albuminées. Cette espèce croît dans les régions chaudes et sèches de la partie occidentale de l'Himalaya, à une hauteur de 900 à 3,000 mètres au-dessus du niveau de la mer.

Deux autres espèces extrêmement voisines fournissent également l'écorce employée en médecine : ce sont la *B. asiatica* Roxb., l'espèce la plus répandue, et *B. aristata* DC.

Le *B. lycium* fournit sa tige, qui est connue sous le nom hindou de *Darhalab*, l'extrait nommé *Rusot*, *Raswanti*, le fruit *Zarishk* et l'écorce de la racine.

La tige est en morceaux de 1 à 2 pouces de diamètre, couverte d'une écorce molle, subéreuse, brune.

Le Rusot est un extrait brun, de la consistance de l'opium, d'une saveur amère et astringente. Il est très soluble dans l'eau, en partie dans l'alcool, en formant une solution d'un beau jaune.

Le Zarishk est formé d'une masse molle de petits fruits noirs dont beaucoup sont avortés.

L'écorce de la racine est brune à l'extérieur, d'un brun foncé au-dessous de la coulée tubéreuse, avec une teinte jaune verdâtre, fibreuse et de saveur très amère.

Composition chimique. — La racine et le bois de ces espèces renferment en grande quantité de la Berbérine (voir Épine-Vinette). Les fruits renferment des acides malique et tartrique.

Thérapeutique. — L'écorce est citée dans la pharmacopée de l'Inde comme tonique, antipériodique et diaphorétique. On la prescrit dans les fièvres intermittentes et rémittentes, dans la faiblesse générale, sous forme d'infusion (15 grammes, eau bouillante 300 gr.), à la dose de 15 à 90 grammes deux ou trois fois par jour. La teinture alcoolique se donne comme antipériodique à la dose de 12 à 16 et 24 grammes immédiatement avant la période de froid. Comme tonique, la dose est de 30 gouttes à 8 grammes deux ou trois fois par jour.

Le Rusot, extrait aqueux du bois et de l'écorce, renferme généralement une grande quantité d'impuretés. Aussi vaut-il mieux le traiter par l'alcool, qui laisse les matières étrangères non dissoutes. Par évaporation en consistance pilulaire, on obtient un extrait qui se donne à la dose de 1 à 2 grammes par jour. Mélangé à l'opium, à l'alun, aux myrobolans, le Rusot est employé en applications externes contre les inflammations des jointures. On en fait des frictions autour de l'orbite dans la conjonctivite.

Les fruits sont rafraîchissants et acides.

Berle. — La Berle à feuilles étroites, Ache d'eau, Cresson sauvage, est le *Sium angustifolium* L., de la famille des Ombellifères, série des Amminées. Sa souche rampante émet des stolons. Les rameaux aériens sont dressés, fistuleux, de 40 à 60 centimètres de hauteur. Feuilles pennatiséquées à 9 et 15 folioles oblongues, lancéolées, dentées en scie. Fleurs blanches en ombelles; involucre à 5 à 6 folioles réfléchies. Fruit petit, globuleux, didyme, glabre; bandelettes nombreuses.

Cette espèce est très commune en France dans les ruisseaux, les marais, les fossés bourbeux.

La souche renferme ainsi que les feuilles une résine âcre et une huile volatile, qui lui communiquent des propriétés toniques. On l'emploie sèche comme celle de l'ache. Le suc des feuilles passe pour être diurétique.

La Berle à larges feuilles (*S. latifolium*) croît dans les marais. Ses feuilles ont été préconisées comme antiscorbutiques. Leur saveur est amère. La racine est suspecte.

Bertholletia excelsa H. B. — Grand arbre de la famille des Myrtacées, série des Barringtoniées, à feuilles alternes non ponctuées.

Fleurs blanches ocreuses, d'odeur forte, disposées en grappes terminales; bractées subfoliacées, oblongues, très caduques. Calice gamosépale, d'abord en forme de sac clos enveloppant le reste de la fleur, puis se partageant en 2 à 4 divisions longitudinales. Il est caduc. Corolle à 4 pétales inégaux ou subégaux. Les étamines extrêmement nombreuses forment une couronne complète, puis leur support commun se redresse, sous forme d'une languette charnue, d'un côté de la fleur, en représentant une sorte de capuchon qui s'applique par sa concavité sur le gynécée. Les étamines du sommet sont stériles. Ovaire infère à 4 ou 5 loges pauciovulées. Le fruit est très gros, parfois du volume de la tête d'un enfant, subglobuleux, ligneux, et s'ouvre au sommet par un petit opercule. Il est entouré en

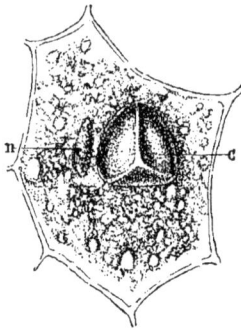

Fig. 122. — Cellule de la graine de *Bertholletia excelsa*. *n*, noyau de la cellule ; *c*, cristalloïde.

partie par le réceptacle adné. Les graines, au nombre de 20 à 40, sont obovoïdes, triquètres, à testa rugueux, dur, brunâtre, à embryon charnu, indivis ; elles sont longues de 3 à 4 centimètres, épaisses de 2 à 3. Cet arbre croît au Brésil, dans les Guyanes, etc.

Les graines, qui portent les noms de châtaignes du Brésil, d'amandes du Para, d'Amérique, sont comestibles et d'une saveur fort agréable quand elles sont fraîches. Elles sont propres à faire des émulsions à la façon de nos amandes douces et peuvent être employées comme elles en thérapeutique. Mais le corps gras qu'elles renferment en grande quantité rancit facilement.

Le bois de l'arbre est fort bon pour les constructions.

Bétel. — Le *Piper betle* L. (*P. melamiri* L. — *Chavica betle* Miq. — *C. auriculata* Miq. — *Arthanthe hexagyna* Miq.), de la famille des Pipéracées, est une plante grimpante, s'enracinant sur les corps voisins, à rameaux striés, noueux, à feuilles alternes, distiques, cordées, ovales, acuminées, un peu asymétriques à la base, à 5 ou 7 nervures, glabres, d'un vert foncé en dessus, plus pâle en dessous, et ponctuées. Les fleurs sont dioïques et disposées en épis opposés aux feuilles, pédonculés. Chacune d'elles est placée à l'aisselle d'une bractée, arrondie, sessile, peltée. Dans les fleurs mâles deux étamines libres. Dans les fleurs femelles un ovaire sessile, uniloculaire, uniovulé. Style court ou nul, partagé en petites languettes stigmatifères. L'épi fructifère est formé de petites baies sessiles, monospermes. La graine est albuminée. Au sommet de l'albumen se trouve un second albumen très petit, enveloppant un petit embryon.

Le Bétel croît dans l'Inde, à Java, Bornéo, aux Philippines, et se cultive dans toute l'Asie et même l'Amérique tropicale.

Composition chimique. — Les feuilles donnent par distillation, en présence de l'eau, une huile essentielle, brune, dont l'odeur rappelle celle du thé et dont la saveur est brûlante. Sa densité = 1.020 à 15°. Elle bout à 250 à 260°, et elle se sépare en deux parties, l'une consistant en un Phénol dont les propriétés et les réactions correspondent à celles de l'Eugénol, et en un hydrocarbure indifférent. Les feuilles sèches donnent environ 1/2 pour cent d'essence. Fraîches, elles doivent en contenir une quantité plus considérable.

Usages. — La feuille de Bétel entre dans la composition du masticatoire connu sous le nom de *Bétel*, et qui est si employé par tous les peuples de l'Extrême-Orient. Ce masticatoire est constitué par une feuille de Bétel pliée en deux, dans laquelle on met gros comme une petite noisette de chaux vive en pâte et le quart ou le cinquième d'une noix d'arec. Le tout forme une boulette assez grosse qu'on mâche pendant plusieurs heures, et qu'on renouvelle quand elle est épuisée. Dans l'Inde, le cachou remplace l'arec, et les classes riches ajoutent du cardamome, de la muscade, du camphre, etc. Sous l'influence de la mastication, la chique de Bétel colore la salive en rouge intense, coloration qui se communique à la langue, à la bouche, aux gencives et aux dents, qui prennent une teinte noir rougeâtre.

L'aspect de la bouche d'un chiqueur de Bétel est des plus répugnants, et malheureusement les hommes ne sont pas seuls à se livrer à cette coutume. Les femmes l'ont également adoptée, du moins dans la classe inférieure en Cochinchine et dans la Malaisie.

Dans quel but ces peuples emploient-ils ce masticatoire ? Nous l'ignorons, et les opinions sont, à ce sujet, des plus controversées. Les uns ont admis que la chique de Bétel donnait du ton aux intestins, qu'elle servait à combattre ainsi l'action déprimante des pays tropicaux sur ces organes ; d'autres ont prétendu qu'elle procurait une sorte d'ivresse légère. Cette habitude nous paraît rentrer dans la même catégorie que celle des chiqueurs de tabac, et nous ne lui reconnaissons d'autre utilité que de communiquer aux chiqueurs de Bétel un aspect repoussant, que ne rehausse guère l'aspect des dents noires et déchaussées, quand elles ne sont pas absentes. Il n'est pas admissible que la salivation abondante n'exerce pas une action nuisible sur les organes digestifs, tout au moins chez ceux qui ne sont pas complètement accoutumés à cette mastication. Pour le débutant, et nous en parlons par expérience, la chique de Bétel n'offre aucun charme. Elle provoque d'abord une sensation chaude, poivrée, due à l'huile essentielle de la feuille de Bétel, suivie rapidement de l'âcreté due à la chaux et de l'astringence que produit la noix d'arec. Les trois sensations se confondent ensuite pour ne laisser subsister qu'une sensation générale des plus désagréables. L'assuétude fait le reste. Il est certain que l'Indo-Chinois privé de sa chique de Bétel éprouve une sorte de langueur désagréable qui ne cesse que lorsqu'il reprend son occupation favorite ; c'est, du reste, le même phénomène qui se produit chez tous les individus adonnés à une habitude quelconque quand elle vient à leur manquer au moment voulu.

Au point de vue médical, le docteur Kleinstück, de Java, dans ces derniers temps, a préconisé l'essence des feuilles de Bétel dans les catarrhes de toute nature, et comme antiseptique à la dose de 1 goutte pour 140 grammes d'eau. Elle paraît donner de bons résultats dans les inflammations de la gorge, du larynx et des bronches. On l'a employée en gargarisme dans la diphtérie.

Bétoine. — Le *Betonica officinalis* L., de la famille des Labiées, série des Bétonicées, est une plante à souche simple, à tiges aériennes de 40 à 60 centimètres de hauteur, dressées, raides, simples. Feuilles radicales, pétiolées, oblongues, lancéolées, cordées, crénelées ; les supérieures sessiles, étroites. Fleurs pourpres, sessiles, petites, rapprochées en épis cylindriques paraissant de juin à septembre. 4 étamines fertiles. La Bétoine habite les pâturages, les prairies, les taillis.

Les rhizomes ont une odeur et une saveur nauséeuses.

Les feuilles et les fleurs, peu odorantes, ne renferment pas d'essence.

Ses usages médicaux sont à peu près nuls. C'est tout au plus si on emploie la poudre de sa racine comme sternutatoire.

Bident. — Le *Bidens tripartita* L. (Chanvre aquatique, Chanvre des marais), de la famille des Composées, série des Hélianthées, est une petite plante des marais, dont les feuilles sont divisées en 3 ou 5 lobes oblongs, lancéolés, dentés, aigus ; capitules solitaires terminaux, involucre à bractées nombreuses plurisériées ; les fleurs sont jaunes, toutes flosculeuses ; le fruit est un achaine dépourvu d'aigrette.

Elle renferme une matière résineuse âcre et une huile essentielle qui lui communiquent des propriétés sialagogues un peu analogues à celles du pyrèthre.

Il en est de même du *B. cernua* L.

Bistorte. — Le *Polygonum bistorta* L.,

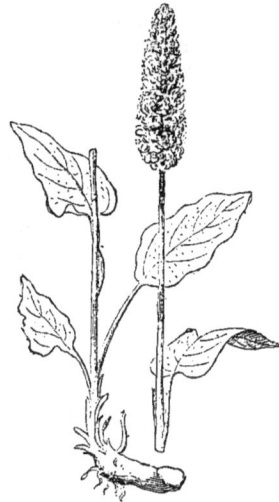

FIG. 123. — Bistorte.

Renouée bistorte, de la famille des Polygonacées, est une plante herbacée, vivace, à tiges simples, dressées, cylindriques, glabres, portant les unes des feuilles, les autres des fleurs. Les feuilles inférieures sont longuement pétiolées, à limbe ovale, aigu, arrondi à la base, puis se rétrécissant brusquement, crénelé sur les bords. Le pétiole des feuilles radicales est muni à la base d'un ocréa vaginiforme.

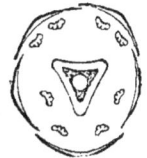

FIG. 124. — Bistorte. Diagramme.

Les fleurs forment de petites cymes uni-

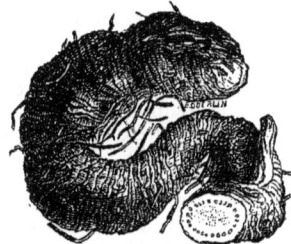

FIG. 125. — Bistorte. Rhizome.

pares réunies sur un axe commun et présentant ainsi l'apparence d'un épi terminal.

Elles sont accompagnées de bractées scarieuses, aiguës. Périanthe à 5 folioles rosées unies. 8 étamines inégales, libres. Ovaire libre, uniloculaire, uniovulé, surmonté d'un style à 3 branches. Fruit petit, sec, indéhiscent, triquètre, brun, lisse, accompagné par le périanthe persistant. Graine unique, à albumen farineux.

Cette espèce est très commune dans les prairies tourbeuses des montagnes.

Son rhizome, seule partie employée, est contourné 2 fois en S sur lui-même, d'où le nom donné à la plante. Sa grosseur varie depuis celle du petit doigt jusqu'à celle du pouce. Sa surface est brun rougeâtre, marquée de côtes annelées, transversalées, troites. Son tissu est compact, résistant; sa cassure est conchoïdale. A l'intérieur, il est rougeâtre ou orangé. Son odeur est nulle; sa saveur, d'abord douce, est ensuite astringente.

Composition chimique. — Ce rhizome renferme une grande quantité d'amidon et de tanin, de l'acide gallique, une matière résineuse brune et des cristaux d'oxalate de chaux. Il cède ses principes actifs à l'eau et à l'alcool.

Thérapeutique. — Le Bistorte est un astringent fort énergique qui peut prendre place à côté du ratanhia et du cachou, propriété qu'il doit à son tanin. Aussi l'emploie-t-on à l'intérieur contre la diarrhée, et à l'extérieur en injections contre la leucorrhée, la blennorrhée, etc. Il entre dans la composition du Diascordium.

Dans la médecine vétérinaire, sa poudre, à la dose de 60 grammes, est souvent prescrite dans la diarrhée chez les chevaux, les bœufs, etc. On l'utilise aussi dans l'industrie pour le tannage des peaux, et, en la débarrassant du tanin qui l'accompagne, on a pu employer sa fécule pour l'alimentation. L'extrait se donne à la dose de 1 à 4 grammes, en pilules, et la décoction (20 pour 1000) à la dose de 1 litre par jour à l'intérieur, ou en injections et gargarismes.

Bocconia frutescens L. — Petit arbrisseau de la famille des Papavéracées, à suc jaune ou rouge. Feuilles alternes, lobées. Fleurs petites, en grappes terminales. Calice à 2 sépales, pas de pétales. Etamines nombreuses, libres. Ovaire libre, uniloculaire, uniovulé. Capsule uniloculaire, elliptique, stipitée, s'ouvrant par deux panneaux. Graine unique, dressée. Plante des Antilles et du Mexique.

Le suc de cette plante est irritant, caustique, volatil et d'une odeur forte. On l'emploie cependant à la dose de 4 grammes comme purgatif et vermifuge. La racine présente les mêmes propriétés.

Bœhmeria nivea Hook. et Arn. — Arbrisseau de la famille des Urticacées, série

des Bœhmériées, et dont le *B. utilis* n'est qu'une variété. C'est l'*Urtica nivea* de Linné, le *Chinagrass* des Anglais, le *Ma* ou *Tchouma* des Chinois, le *Tsjo* des Japonais, la *Ramie*. Ses racines sont pivotantes; ses tiges sont ligneuses, fortes, dressées, rougeâtres, velues, d'une hauteur moyenne de 1m,50. Feuilles grandes, opposées, longuement pétiolées, ovales, arrondies, mucronées au sommet, cordiformes à la base, dentées en scie, crénelées, remplies de cystolithes punctiformes peu visibles, d'un vert sombre en dessus, blanches en dessous. Les stipules sont libres et caduques. Fleurs unisexuées disposées en glomérules, accompagnées de bractées courtes, scarieuses. Elles sont axillaires et réunies en cymes ramifiées.

Dans les fleurs mâles, calice valvaire à 4 divisions velues, 4 étamines libres. Dans les fleurs femelles, le périanthe est gamosépale, en forme de sac relevé à l'orifice supérieur, découpé en 3 ou 4 dents. Ovaire libre, uniovulé. Achaine obovale, renfermé dans le calice persistant, à péricarpe crustacé.

Cette plante, originaire de la Chine, a été transportée dans la plupart des pays chauds, où sa culture tend à se répandre de plus en plus. Elle se multiplie par graines, par éclats de pieds, par boutures de racine, et elle demande une terre riche, ombragée, au voisinage des cours d'eau. Elle peut fournir quatre ou cinq récoltes par an.

On coupe les tiges quand la plante commence à fleurir, on les dépouille de leurs feuilles et on les fait rouir dans l'eau dormante pendant quelques jours; on les débarrasse de leur écorce en les grattant avec un couteau sur une planche, puis on fait rouir de nouveau. Les fibres libériennes que l'on enlève ainsi sont séchées sur des bambous, puis teillées. La filasse que fournit la première récolte est dure, résistante, et sert à fabriquer des cordes, des cordages, des étoffes grossières. Celle des récoltes suivantes est blanc nacré, très douce au toucher, très résistante, et elle est employée pour fabriquer des étoffes d'une extrême finesse qui résistent même à l'humidité.

Nous avons indiqué le procédé primitif, qui a été modifié industriellement dans ces derniers temps, de façon à obtenir facilement les fibres et à les tisser comme le lin et le chanvre. Les fils de ramic ont la ténacité du meilleur fil de chanvre, quand ils sont secs, et leur faculté d'extension dépasse de 50 0/0 celle du lin. La ramie, ou plutôt les tissus qu'on prépare avec elle, peuvent remplacer le lin et le chanvre dans tous leurs usages thérapeutiques.

Quand on les examine par le procédé Vétillart, on remarque que les fibres en long sont colorées en brun, plates, à pointe mousse; sur une section transversale, ces fibres sont irrégulières, à cavité centrale.

Cette plante, dont la multiplication est des

plus faciles, peut constituer pour nos colonies un objet d'exportation des plus importants.

Boerhaavia decumbens Wahl. — C'est une plante herbacée, de la famille des Nyctaginacées, à tige striée, purpurescente et légèrement velue. Feuilles opposées, simples, pétiolées. Fleurs hermaphrodites, régulières, en panicules pauciflores. Involucre gamophylle, quinquéfide, persistant. Périanthe pétaloïde à tube court, étranglé dans son milieu, présentant à la partie supérieure 5 dents deltoïdes. 5 étamines unies à la partie inférieure. Ovaire libre, uniloculaire, uniovulé. 3 stigmates. Achaine accompagné par la base, devenue sèche, du périanthe. Une seule graine albuminée, à embryon condupliqué.

La racine de cette plante, qui croît à la Guyane, est émétique. Son astringence la fait employer aussi sous forme de décoction dans la dysenterie.

La racine du *B. diffusa* L., du même pays, où elle porte également le nom d'*Ipéca*, est aussi émétique. Dans l'Inde, elle est employée comme laxatif, diurétique et stomachique, dans la jaunisse, l'hydropisie et les inflammations internes. La pharmacopée de l'Inde cite son usage comme expectorant, sous forme de poudre, de décoction et d'infusion.

Le *B. hirsuta* W., dont les fleurs sont d'un rouge sang et qui est pubescente, s'emploie au Brésil, d'après Martius, sous le nom d'*Ewa toustaou*, comme antiictérique, et les feuilles sous forme de cataplasme contre l'induration du foie.

Le *B. erecta* L., de l'Afrique et de l'Amérique centrale, fournit également une racine purgative.

Boldo. — Le *Boldo, Boldu*, est le *Peumus Boldus* Mol., de la famille des Monimia-

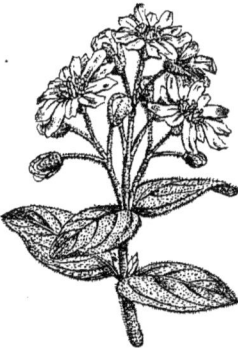

Fig. 126. — *Peumus Boldus*. Extrémité d'un rameau florifère.

cées, série des Hortoniées. C'est un arbre de petite taille, à feuilles opposées, brièvement pétiolées, ovales, arrondies au sommet, longues de 5 à 6 centimètres, à bords entiers, épaisses, coriaces, cassantes, couvertes de poils rudes au toucher, courts, étoilés. Elles sont dépourvues de stipules.

Fleurs jaunes en grappes de cymes, axillaires et terminales, dioïques. Réceptacle sacciforme. Le périanthe est formé de folioles spiralées, imbriquées, les plus exté-

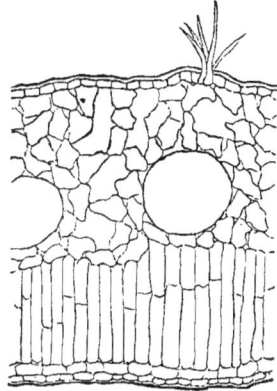

Fig. 127. — *Peumus Boldus*. Feuille. Coupe transversale.

rieures courtes, épaisses, duvetées; les plus intérieures glabres, membraneuses et pétaloïdes. Étamines nombreuses, à filets libres, incurvés, accompagnés à leur base par deux glandes latérales.

Dans la fleur femelle, des languettes étroites, aiguës, représentent les étamines. 3 à 5 carpelles libres, uniloculaires, uniovulés. Styles articulés. Après l'anthèse, la partie supérieure du réceptacle se détache avec le périanthe et les staminodes. La partie inférieure entoure alors les drupes, réduites parfois à une seule, à noyau dur, monosperme; la graine est albuminée.

Le Boldo habite le Chili. Cette plante est aromatique dans toutes ses parties. Les feuilles, surtout, ont une odeur qui rappelle celle de certaines labiées, myrtacées et laurinées.

Son écorce est également aromatique.

Composition chimique. — Verne et Bourgoin (*Bullet. soc. chim.*, XVIII, p. 48) ont démontré, dans les feuilles, la présence du sucre, acide citrique, gomme, tanin, huile essentielle 2 0/0, et Boldine, 1 0/0. *La Boldine* est un alcaloïde de saveur amère, très peu soluble dans l'eau, soluble dans l'alcool, le chloroforme, la benzine, les alcalis, les acides. L'acide azotique le colore en rouge, ainsi que l'acide sulfurique.

Chapoteaut a découvert également un glucoside, la *Boldoglucine*, $C^{30}H^{52}O^{8}$, qui est sirupeux, jaunâtre, d'odeur et de saveur aromatiques, et se dédouble en glucose et en un corps sirupeux, soluble dans l'alcool, la benzine, insoluble dans l'eau et représenté par $C^{16}H^{28}O^{2}$.

Thérapeutique. — Les feuilles de Boldo sont regardées au Chili comme possédant des propriétés digestives, carminatives et diaphoré-

tiques. On les regarde aussi comme un remède contre les maladies du foie, et le gouvernement chilien aurait même fait faire des
expériences probantes dans ce sens. Les
expériences de Dujardin-Beaumetz n'ont pas
confirmé ces propriétés et ont montré que
le Boldo doit être classé parmi les médicaments excitants. Comme toutes les plantes
aromatiques, c'est un excitant général diffusible et un stimulant des fonctions digestives.
Par son essence, il agit sur les urines, et c'est
probablement en stimulant l'action diurétique qu'il agit indirectement sur le foie.

Dujardin-Beaumetz a employé la teinture
et le vin dans les cas d'anémie et de dyspepsie, à la dose de 1 à 2 grammes de teinture et 60 grammes de vin par jour. Il a
administré l'essence en capsules à la dose
de 30 à 40 centigrammes par jour, dans les
cas de catarrhe de la vessie et de cystite
aiguë, en ayant soin de la donner au moment
du repas. (Dujardin-Beaumetz., Leç. de clin.
thérap., t. II, p. 117.)

Teinture de Boldo :

Feuilles contusées. . 100 grammes.
Alcool à 60°. 500   —

Vin de Boldo :

Feuilles contusées.   30 grammes.
Alcool à 90°. . . .   60   —
Vin de Madère. . . 1,000   —

Faites macérer vingt-quatre heures dans
l'alcool, ajoutez le vin ; faites macérer
huit jours, passez avec expression et filtrez.
La Boldoglucine, administrée par la bouche,
détermine rapidement un sommeil tranquille
et sans trouble dans les fonctions. En injections sous-cutanées, elle excite et augmente
les sécrétions de la bile, de la salive et de
l'urine. (Laborde.)

Dans la République Argentine, l'écorce
est employée de préférence contre la blennorragie et le catarrhe chronique de la
vessie.

Bombax malabaricum DC. — Le Fro-
mager est un grand arbre de la famille des
Malvacées, série des Bombacées, couvert
d'épines coniques, aiguës, résistantes.
Feuilles alternes, composées, digitées, caduques. Fleurs rouges, solitaires ou en cymes
axillaires, hermaphrodites, régulières. Calice
gamosépale, cupuliforme, à 5 lobes aigus.
Corolle violacée à 5 divisions profondes, à
préfloraison tordue.

Étamines nombreuses, unies à la base en
5 faisceaux libres supérieurement, à anthères uniloculaires. Ovaire à 5 loges multiovulées, surmonté d'un style au sommet partagé en 5 branches courtes. Capsule ligneuse
en forme d'œuf, d'abord verte, loculicide, à
5 valves. Graines nombreuses, noires, couvertes de filaments cotonneux.

Cet arbre croît dans l'Inde, au Malabar,
où, dans la saison froide, il est remarquable
par ses branches complètement dépouillées
de feuilles, garnies de leurs grandes fleurs
et de leurs capsules.

Les racines sont employées dans l'Inde
comme astringentes, altérantes, et, réduites
en poudre, elles font partie du *Musla-
Semul,* drogue fort prisée comme aphrodisiaque.

Le tronc, piqué par les insectes, laisse
exsuder une gomme astringente, employée
dans la diarrhée, la dysenterie, la ménorragie, à la dose de $2^{gr},50$ à 3 grammes pour
un adulte. Cette gomme devient rouge et
gonfle dans l'eau. Sa saveur rappelle celle
du tanin.

La bourre qui recouvre les graines est
trop courte pour se tisser et se filer facilement, mais elle peut servir à faire des matelas, des coussins, et on l'emploie en chapellerie et en chirurgie.

Le nectar des fleurs est diurétique et purgatif.

Bonduc. — Les graines de *Bonduc* ou de
Cniquier sont fournies par deux végétaux
de la famille des Lé-
gumineuses Cæsal-
piniées, *Guilandina
bonducella,* L. (*Cæ-
salpinia bonducella*
Flem.) et *Cæsalpinia
Bonduc* Roxb.

G. bonducella. —
C'est un arbuste grim-
pant, épineux, pubes-
cent, à feuilles alter-
nes, composées, bipa-
ripennées. Le pétiole
commun porte de 3 à
8 paires de folioles
ovales, oblongues, lai-
neuses, accompagnées
de 1 à 2 petits aiguil-
lons recourbés. Ces
feuilles sont munies
de grandes stipules
pinnatifides.

Les fleurs sont dis-
posées en grappes sim-
ples, axillaires, à
bractées lancéolées,
réfléchies. Calice à 5 sépales unis à la base.

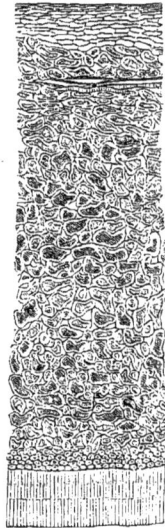

FIG. 123. — Tégument de la
graine de Bonduc. Coupe
transversale.

Corolle à 5 pétales libres et presque égaux.
10 étamines libres, inégales. Ovaire uniloculaire, sessile, pauciovulé. Style cylindrique
à stigmate creusé en coupe. Gousse comprimée, ovale, épineuse, de 5 à 8 centimètres
de long sur 3 à 4 centimètres de large, renfermant 1 à 2 ou 3 et 4 graines.

Cet arbuste est très commun dans l'Afrique,
l'Asie et l'Amérique tropicales, surtout au
voisinage de la mer.

Le *C. bonduc*, plus rare, se distingue par des folioles glabres, inégales à la base, l'absence de stipules et ses graines de couleur jaune orangé brillant. Son habitat est le même.

La seule partie du *G. bonducella* qui soit

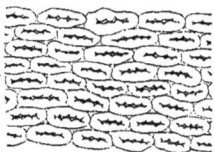

FIG. 129. — Épiderme du tégument de la graine de Bonduc.

employée est la graine. Ces graines sont à peu près globuleuses ou ovoïdes, un peu comprimées, de 1 à 2 centimètres de diamètre, et du poids de 1,25 à 2,50. Elles sont grisâtres ou blanches, lisses, luisantes et

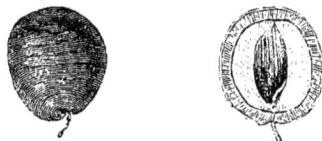

FIG. 130. — Graine de Bonduc entière et coupée longitudinalement.

marquées de lignes horizontales un peu plus foncées, disposées en cercles concentriques autour du hile, qui lui-même est entouré d'une petite tache brun marron. Le testa dur recouvre une amande blanche qui contient de l'huile et de l'amidon. Son amertume est légère.

Composition chimique. — La composition des graines de ces deux plantes, qui ne présentent aucune différence, a été étudiée par Heckel et Schlagdenhauffen; ils ont trouvé dans les cotylédons, qui forment environ la moitié du poids de la graine, les substances suivantes :

Huile	23,920
Résine amère	1,888
Sucre	5,452
Matières salines.	4,251
Principes albuminoïdes solubles.	3,412
— — insolubles.	18,200
Amidon	37,795
Eau	5,000

L'huile est de couleur jaune pâle, de saveur légèrement amère due à une petite quantité de résine amère, dont on peut la débarrasser par l'alcool. Elle se saponifie facilement.

La résine, ou mieux le principe amer, constitue une poudre amorphe, blanche, amère, sans âcreté, soluble dans l'alcool, le chloroforme, l'acétone, l'acide acétique cristallisable, les huiles grasses et essentielles, peu soluble dans l'éther et le sulfure de carbone, presque insoluble dans l'eau et l'éther de pétrole.

Les alcalis sont sans action sur elle.

Elle fond à 145° en se boursouflant, puis elle se décompose en laissant du charbon.

Les auteurs lui ont donné le nom de *Bonducine*,

$C^{14}H^{15}O^8$. Ce principe est caractérisé par les réactions colorantes suivantes :

Acide chlorhydrique, coloration rose; acide nitrique, gouttelettes résineuses rouges; acide sulfurique, coloration rouge, amaranthe au bout d'une demi-heure.

La Bonducine paraît être le principe actif du Bonduc.

Thérapeutique. — Les graines de Bonduc jouissent dans l'Inde d'une grande réputation pour combattre les fièvres intermittentes et comme tonique général. On les administre sous la forme suivante :

Graines de Bonduc pulvérisées.	30 grammes.
Poivre pulvérisé.	30 —

Dose : 1 à 2 grammes trois fois par jour.

D'après le Dr Isnard (de Marseille), la Bonducine agirait à la dose de 10 à 20 centigrammes aussi efficacement que le sulfate de quinine à la même dose, dans les fièvres intermittentes. On la donne sous forme de pilules.

Borassus flabelliformis L. — C'est un grand Palmier à tige de 15 et même 30 mètres de hauteur, cylindrique, en forme de colonne terminée au sommet par de grandes feuilles longuement pétiolées, étalées en éventail, à divisions bifides, aiguës au sommet. Du milieu des feuilles sortent des spathes recouvrant des fleurs petites, dioïques, disposées sur des spadices gros et plus ramifiés.

Fleurs mâles insérées dans les logettes d'un chaton à écailles étroitement imbriquées. Calice à 3 folioles. Corolle à 3 divisions. 6 étamines réunies par la base.

Fleurs femelles munies de 2 à 4 bractéoles. Calice à 3 folioles. Corolle à 3 pétales imbriqués. 6 étamines stériles. Ovaire uniloculaire, à 3 ovules. 3 stigmates. Drupe à mésocarpe charnu, fibreux, à 3 noyaux, ligneux, comprimés, obcordés. La graine est albuminée.

Ce palmier, originaire de l'Inde orientale, Ceylan, Java, des îles de la Sonde, des Moluques, est un des arbres les plus utiles aux habitants de ces contrées. Son bois, dur et noirâtre à sa partie superficielle, sert à faire des poteaux de cases. Le suc sucré qui s'écoule abondamment des spadices incisés donne par fermentation le *Toddy*, boisson alcoolique qui est fort prisée par les indigènes. Le sucre que renferme ce suc, le *Jaggery*, est l'objet d'une exportation assez considérable. Le suc de la racine est employé comme astringent contre la diarrhée et la dysenterie. Les noyaux du fruit à demi-mûr et mous sont alimentaires et le mésocarpe se mange cru ou grillé.

Boucages. — Sous le nom vulgaire de *Boucages*, on comprend des *Carum* de la famille des Ombellifères, série des Carées.

Le petit Boucage, *Carum saxifraga*, H. Bn (*Pimpinella saxifraga* L. — *Tragomelinum saxifragus* Mœnch.), est une plante herbacée, à racine vivace, à tige grêle, cylindrique, rameuse, de 20 à 30 centimètres de hauteur. Feuilles alternes, à 5 et 7 folioles, ovales, arrondies, incisées, la terminale trifide. Fleurs blanches en ombelles, à 10 et 12 rayons, paraissant en juillet et août. Involucre et involucelles nuls. Organisation florale des Ombellifères normales. Fruits comprimés, à méricarpes linéaires, oblongs; côtes filiformes, rudimentaires; vallécules renfermant plusieurs canaux sécréteurs.

Cette plante croît dans les pâturages des montagnes, où elle sert à l'alimentation du bétail. Elle a une odeur forte, une saveur amère, chaude. La racine et les fruits renferment une huile volatile, qui les fait employer parfois dans les campagnes comme excitants et toniques. On prescrit dans ce cas la décoction de la racine à 30 et 60 grammes par kilogramme d'eau, et l'infusion des fruits dans les mêmes proportions.

Le grand Boucage, *Carum magnum* H. Bn (*Pimpinella magna* L.), autre espèce indigène, présente les mêmes propriétés.

Bouillon blanc. — Le *Verbascum thapsus* L. (V. *Densiflorum* Poll., V. *Alatum* Lamk.), Molène, Herbe de Saint-Fiacre, Bonhomme, Cierge de Notre-Dame, de la famille des Scrofulariacées, est une plante herbacée, bisannuelle, à tige dressée, simple, robuste, tomenteuse, de 1 à 2 mètres de hauteur.

Feuilles radicales pétiolées, étalées, très grandes, épaisses, couvertes sur leurs deux faces d'un duvet laineux très épais et blanchâtre, oblongues, lancéolées, à bords entiers ou légèrement crénelés. Celles de la tige sont dressées et décurrentes sur toute la largeur de l'entre-nœud. Fleurs hermaphrodites disposées en cymes formant un épi serré, accompagnées à leur base d'une bractée aiguë. Elles sont petites et d'un jaune pâle.

Calice gamosépale, à 5 divisions, persistant. Corolle gamopétale, caduque, rotacée,

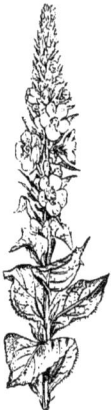

FIG. 131. — Verbascum thapsus.

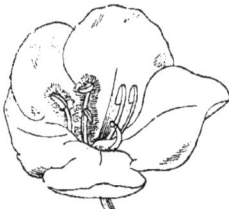

FIG. 132. — *Verbascum thapsus.* Fleur

à 5 lobes arrondis. 5 étamines insérées à la base de la corolle, 4 didynames, et la cinquième plus petite. Ovaire libre à 2 loges multiovulées. Style arqué à 2 lobes stigmatifères. Capsule septicide, biloculaire, portant, sur un placenta épais, des graines petites, rugueuses, albuminées.

Le Bouillon blanc est très commun en France, sur les bords des chemins, dans les lieux arides, incultes.

Les fleurs, qui sont la partie employée, renferment une huile volatile, une matière grasse acide, une résine, du sucre, de la gomme, etc.

Ces fleurs, dont le parfum est doux et suave, possèdent des propriétés émollientes et pectorales qui les font employer sous forme d'infusion, à 5 pour 1,000, dans la bronchite. Il faut passer avec soin l'infusion pour éviter la présence des petits poils du calice, qui irriteraient la gorge et détermineraient l'accès de toux qu'on veut prévenir.

En Amérique, les feuilles sont usitées, en fomentations et sous forme de cataplasmes, comme émollientes. Les graines, qui passent pour être narcotiques, sont ingérées à la façon de la graine de moutarde blanche, et agissent comme elles mécaniquement contre les obstructions intestinales. Quenlan a préconisé les feuilles en infusion dans le lait contre la phtisie, et a vu ces mêmes feuilles fumées réussir fort bien à conjurer les accès d'asthme. Mais il n'est pas certain que, dans ce dernier cas, elles ne fussent pas mélangées de feuilles de belladone, avec lesquelles on les confond souvent.

Cette espèce est souvent remplacée par les espèces voisines : *Verbascum thapsiforme, thapsoïdes, phlomoïdes, blattaria*, etc., qui jouissent des mêmes propriétés.

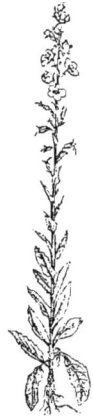

FIG. 133. — Verbascum blattaria.

Bouleau blanc. — Le *Betula alba* L. (Bouillard, Arbre de la sagesse) est un arbre de grande taille, appartenant à la famille des Castanéacées, série des Bétulées.

Les feuilles sont alternes, simples, dentées en scie, ovales, aiguës, un peu duveteuses en dessous. Le pétiole est accompagné de deux stipules latérales, caduques. Fleurs monoïques disposées en chatons unisexués, solitaires. Les chatons mâles sont cylindriques, pendants, formés de grandes écailles peltées et de 2 écailles latérales plus petites, recouvrant 3 fleurs constituées chacune par deux étamines. Dans les chatons femelles, chaque écaille est accompagnée de 4 écailles secondaires.

3 fleurs axillaires formées d'un ovaire biloculaire, biovulé, surmonté de 2 styles

divergents. Dans le chaton mûr, les écailles principales et les écailles secondaires accrues recouvrent des samares ou fruits aplatis,

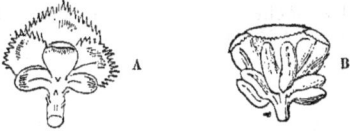

FIG. 134. — Bouleau blanc. A, écaille florifère mâle ; B, fleurs mâles.

bordés de deux ailes membraneuses, secs, indéhiscents, monospermes, à graine sans albumen.

Cet arbre est très commun dans les bois, sur les coteaux sablonneux des parties nord de la France, de l'Europe, de l'Amérique, etc. Ses différentes parties ont reçu divers usages.

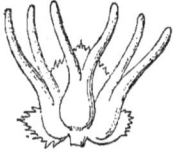

FIG. 133. — Bouleau. Cyme femelle triflore.

Composition chimique. — L'écorce renferme une substance particulière, la *Bétuline,* qui, lorsqu'elle est pure, se présente en aiguilles blanches, inodores, insipides, fondant à 268°, puis se sublimant en partie. Elle est insoluble dans l'eau, peu soluble dans le sulfure de carbone, soluble dans l'essence de térébenthine, l'acide acétique, l'alcool, l'éther, le chloroforme. Quand on la distille, elle laisse passer, entre 80 et 200°, une huile dont l'odeur est celle du cuir de Russie, et à 243° une substance de consistance épaisse.

De la résine de l'écorce Kossmann a retiré une matière résinoïde blanchâtre, très amère, qu'il a nommée *acide bétulo-rétinique*, qui forme avec les alcalis des sels incristallisables.

Usages. — L'écorce du bouleau, qui s'exfolie facilement en plaques minces, est amère et astringente. On l'a administrée dans les fièvres intermittentes, sous forme de décoction (30 à 60 grammes par litre d'eau), ou en poudre à la dose de 20 à 40 grammes en électuaire, etc. Elle sert à couvrir les maisons, à fabriquer des objets de toute nature, tabatières, chaussures, des torches qui brûlent bien. On en fait une sorte de parchemin sur lequel on écrit fort bien.

Quand on soumet cette écorce à la distillation sèche, elle donne une huile empyreumatique dont l'odeur est celle du cuir de Russie, à la préparation duquel elle est du reste employée.

Cette huile a été employée avec succès en applications locales dans les cas d'eczéma chronique, contre les ulcères vénériens. Elle agit à la façon de l'huile de cade.

Les feuilles, dont l'odeur est particulière, aromatique, dont la saveur est amère, sont usitées sous forme d'infusion (30 pour 1000) dans la goutte, le rhumatisme, l'hydropisie.

La sève, que l'on obtient en pratiquant dans l'arbre un trou avec une tarière, est acidule, de saveur agréable. On en prépare

en Suède un sirop qui peut remplacer le sucre. Par fermentation elle donne une sorte de vin mousseux, de vinaigre, etc. Elle est employée par les habitants du Nord pour combattre les affections rhumatismales, les embarras de la vessie, et même contre les dartres, les couperoses.

Les bourgeons sont employés en Russie pour faire, par digestion avec l'huile, une masse emplastique résineuse que l'on applique sur les engorgements scrofuleux.

Bourrache. — La *Borrago officinalis* L. appartient à la famille des Borraginacées, série des Borragées. C'est une plante her-

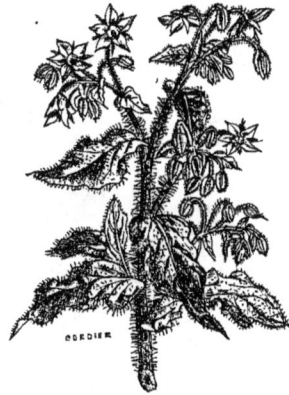

FIG. 136. — Bourrache. Sommité florifère.

bacée, annuelle, hérissée de poils rudes, à tige épaisse, rameuse, de 30 à 60 centimètres de hauteur, cylindrique, creuse. Les feuilles radicales sont couchées sur terre, pétiolées, de 15 à 20 centimètres de longueur sur 8 à 10 de largeur, à limbe ovale, elliptique, dont les bords sont entiers ou sinués. Les feuilles caulinaires sont alternes, sessiles, embras-

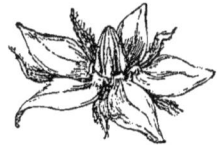

FIG. 137. — Bourrache. Fleur entière.

santes, amplexicaules. Toutes sont vertes, hérissées de poils et ridées. Fleurs herma-

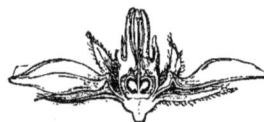

FIG. 138. — Bourrache. Fleur. Coupe longitudinale.

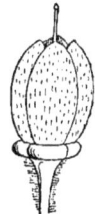

FIG. 139. Bourrache. Fruit.

phrodites, en cymes terminales, d'abord pourpres, puis bleu foncé, ou bien blanches. Calice à 5 sépales libres. Corolle gamopétale, rotacée, à tube court, à limbe étalé, à 5 lobes. Sa gorge est munie d'appendices en forme de lame creuse, échancrée au sommet, velue en dedans. 5 étamines à filets courts, dressés, épais, portant sur le dos un appendice en cône allongé.

Ovaire libre à 2 loges formant par dédoublement de la cloison 4 logettes uniovulées. Style gynobasique, dressé, simple.

Le fruit est formé de 4 achaines tuberculeux, munis à la base d'un rebord très saillant, accompagnés par le calice persistant.

Cette plante, originaire de l'Orient, est commune en Europe dans les décombres, sur les bords des chemins. Elle fleurit en juin et juillet. Son odeur est fade et un peu vineuse; sa saveur est mucilagineuse.

Elle renferme dans toutes ses parties du mucilage, une matière albuminoïde, et surtout du nitrate de potasse.

Thérapeutique. —La Bourrache est regardée comme émolliente, diurétique et sudorifique. On en fait une infusion avec 10 grammes de feuilles sèches pour un litre d'eau bouillante, infusion que l'on prend aussi chaude que possible le soir, dans la bronchite simple, et pour faciliter la sudation dans les fièvres éruptives. Ses propriétés diurétiques sont plutôt dues à la quantité d'eau ingérée qu'à la petite quantité de nitrate de potasse que renferment ses feuilles.

Bourse à pasteur. Le *Capsella bursa-pastoris* Mœnch. (*Thlaspi bursa-pastoris* L.) (Capselle, Moutarde sauvage), de la famille des Crucifères, série des Lépidinés, est une petite plante très répandue sur les bords des chemins, les décombres, à tige dressée, simple ou ramifiée, de 10 à 50 centimètres de hauteur.

Feuilles radicales en rosette, pinnatifides, à lobes triangulaires, le supérieur plus grand, plus large; celles de la tige amplexicaules, entières, sagittées, toutes pubes-

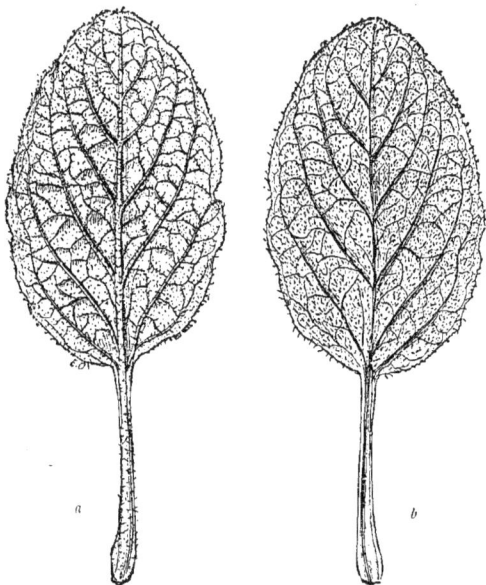

FIG. 140. — Feuilles de Bourrache. *a*, face inférieure ; *b*, face supérieure.

centes. Fleurs petites, blanches, régulières, en grappes lâches. Organisation florale des Crucifères normales. Les fruits sont des silicules sèches, obcordées, triangulaires, comprimées, à valves non ciliées.

La plante entière est inodore, presque insipide. Sa graine renferme de l'huile, qui peut être usitée pour l'éclairage, et son tourteau est alimentaire pour le bétail. On a autrefois proposé la Bourse à pasteur comme astringent pour combattre la diarrhée, et comme emménagogue. Ces propriétés sont au moins douteuses, et cette plante est aujourd'hui à peu près abandonnée.

Bridelia montana Wild. — Arbre de petite taille, à rameaux étalés, épais, de la famille des Euphorbiacées, série des Phyllanthées.

Feuilles alternes, penninerves, stipulées. Fleurs monoïques en cymes axillaires ; bractées et bractéoles imbriquées. Réceptacle concave. Calice à 5 sépales valvaires. Corolle à 5 pétales. Disque intérieur. 5 étamines insérées sur la colonne réceptaculaire, libres. Ovaire à 3 loges biovulées. Style à 3 branches stigmatifères. Fruit charnu, indéhiscent. Graines albuminées.

L'écorce, seule partie usitée dans les Indes occidentales, est brune à l'extérieur, couverte de protubérances fongueuses, petites, lisse et fibreuse à l'intérieur, de couleur brun cannelle. Sa saveur est astringente. Quand on la laisse dans l'eau, elle donne un liquide mucilagineux.

C'est un astringent fort employé dans la présidence de Bombay. A Goa, on le regarde comme lithotriptique, sous le nom de *fatarfoda* (brise-pierre).

Brosimum utile Endl. (*Galactodendron utile* H. B. K., *Piratinera utilis* H. Bn). — Grand arbre de la famille des Ulmacées, série des Artocarpées, à feuilles distiques munies de stipules axillaires semi-amplexicaules. Fleurs monoïques en grappes composées. Réceptacle en forme de petite sphère, dont la surface est chargée de fleurs mâles dépourvues de calice, séparées par des bractées, à une seule étamine libre. La fleur femelle, enchâssée dans l'intérieur de la sphère et unique, est constituée par un ovaire infère à une seule loge uniovulée. Style terminal à 2 lobes stigmatifères. Le fruit est sec, entouré de tous côtés par les écailles peltées du réceptacle. Graines à testa mince, sans albumen.

Cette plante est originaire de l'Amérique tropicale. C'est le fameux *Arbre à la vache* (*Palo de vaca*), dont le suc qui exsude de son tronc incisé passe pour former un véritable lait végétal, analogue comme saveur et comme valeur alimentaire au véritable lait de vache.

Ce suc est blanc, visqueux, un peu plus consistant que le lait, à réaction légèrement acide. Exposé à l'air, il devient sûr et laisse déposer un coagulum volumineux de caséum. D'après Boussingault, l'extrait de ce lait renferme :

Cire et matières grasses.	81,16
Sucre interverti.	2,00
Sucre non interverti.	1,40
Gomme saccharifiable.	3,15
Caséine et albumine.	4,00
Cendres alcalines et phosphates.	1,10
Substance azotée	1,25

100 parties de suc renferment 58 parties d'eau et 42 parties de matières fixes :

Cire et matières saponifiables. . .	35,2
Sucre et substances analogues. .	2,8
Caséine et albumine	1,7
Alcalis et phosphates.	0,5
Substances indéterminées. . . .	1,8

La quantité de matières fixes est trois fois plus grande que dans le lait, et il ressemble plutôt à la crème.

Mais il faut, paraît-il, en rabattre des propriétés organoleptiques de ce fameux lait, qui, d'après P. Marcoy, est d'abord très sucré, mais laisse ensuite une saveur amère, désagréable. Son usage journalier donnerait lieu rapidement à des désordres intestinaux, et les habitants du Venezuela n'en font pas leur nourriture habituelle et l'emploient surtout, mélangé au noir de fumée, pour calfater leurs barques. C'est donc, en résumé, un aliment, si l'on veut, en vertu de sa composition, mais auquel on n'a recours que dans les cas extrêmes.

Broussonetia papyrifera Vent. — C'est un grand et bel arbre de la famille des Ulmacées, série des Morées, dont les feuilles alternes, distiques, sont dimorphes, tantôt entières, ovales, lancéolées, cordiformes à la base, tantôt divisées en deux ou trois lobes plus ou moins profonds. Stipules latérales, membraneuses, caduques. Fleurs dioïques. Les fleurs mâles en glomérules amentiformes ; les fleurs femelles en glomérules serrés,

réunis sur un réceptacle sphérique, et accompagnés de bractées.

Fleurs mâles : calice à 4 sépales valvaires. 4 étamines libres à filets élastiques.

Fleurs femelles ; calice membraneux, urcéolé, denticulé au sommet. Ovaire stipité, uniloculaire, uniovulé. Style long, cylindrique, exserte. Le fruit, entouré à sa base par le calice persistant, est une drupe dont le mésocarpe, épaissi sur les côtés, embrasse le noyau, qui peut, à sa maturité, être projeté à une certaine distance. Graine albuminée.

Cet arbre croît dans tout l'Extrême-Orient, depuis le Japon jusqu'à la Nouvelle-Zélande. On le cultive aujourd'hui dans nos jardins.

Usages. — Le liber de l'écorce donne par macération des fibres textiles qui servent à faire au Japon un papier de la façon suivante : On ne laisse pas l'arbre atteindre sa hauteur normale. Quand les rejetons qui ont poussé des racines ont deux ou trois ans et ont atteint une longueur de 7 à 10 pieds, on les coupe, on les réunit en bottes de 3 à 4 pieds de longueur, et on les expose à la vapeur, de façon que l'écorce puisse facilement s'enlever. On la lave, on la sèche, on la plonge dans l'eau, et on enlève au couteau la couche extérieure, qui est employée pour fabriquer le papier de qualité inférieure. Le reste est lavé, puis rincé dans l'eau claire. On fait blanchir les fibres au soleil, puis on les fait bouillir dans une solution alcaline préparée avec des cendres de sarrasin, de manière à éliminer toutes les substances grasses. On sépare alors les fibres et on les transforme en pulpe en les battant avec un maillet de bois. On mélange cette pulpe avec une quantité d'eau suffisante, à laquelle on ajoute une matière laiteuse obtenue avec la farine de riz et une infusion gommeuse d'écorce d'*Hydrangea paniculata* ou d'*Hibiscus*. On prend comme supports des claies minces de bambous réunies par des fils de soie, de façon à former une sorte de natte unie qu'on recouvre de pulpe sur laquelle on presse avec une pièce de bois.

On plonge le tout dans une cuve, on étale la pulpe, puis on enlève la pièce de bois, et on retire la feuille de papier. Quand on en a fait un certain nombre, on les presse pour en retirer l'excès d'eau, et on les fait sécher. Elles ont généralement 2 pieds de longueur.

Au microscope, et examinées par le procédé Vétillart, les fibres sont transparentes, striées longitudinalement, et souvent contournées sur elles-mêmes comme un ruban. Les pointes sont arrondies. Le canal central est verdâtre. Sur une coupe transversale, les cellules sont irrégulières, allongées, et séparées l'une de l'autre par du parenchyme qui jaunit sous l'influence des réactifs.

Cet arbre porte au Japon le nom de *Kodzu ;* en Chine, de *Tchou*, ou *Hoa-ko-chu ;* à Java, de *Kendang*, et aux îles Fidji, de *Ma-lo*.

A Taïti et aux îles Sandwich, ainsi que dans les îles du Pacifique, ces fibres servent à faire des vêtements spéciaux qui sont souvent teints des plus brillantes couleurs.

Brucea antidysenterica Mill. (*B. ferruginea* Lherit.). — Petit arbre tomenteux de la famille des Rutacées, série des Quassiées, à feuilles alternes, longues de 20 à 50 centimètres, imparipennées, velues, à folioles entières, opposées, ovales, lancéolées, acuminées, ondulées ou dentées, couvertes de poils ferrugineux sur les nervures.

Fleurs articulées, disposées en petites cymes sur un épi axillaire, grêle et allongé. Elles sont petites, verdâtres et polygames. Calice à 4 sépales, courts, imbriqués. Corolle à 4 pétales imbriqués. 4 étamines libres. 4 ovaires uniloculaires, uniovulés. 4 styles à stigmates étalés se collant vers le milieu de leur hauteur.

Drupes petites, ovoïdes, arrondies, lisses, d'un pourpre foncé, à une seule graine dépourvue d'albumen.

Cet arbre croît dans l'Abyssinie, où il est connu sous le nom de Wooginos. C'est Bruce qui le premier le fit connaître en Europe. Il est aujourd'hui cultivé dans nos jardins botaniques.

Son écorce, qui a été confondue autrefois avec celle de la noix vomique, d'où le nom de Brucine donné à l'un des alcaloïdes que renferme cette dernière, ne présente aucune propriété toxique. C'est un tonique amer très employé en Abyssinie, surtout pour combattre la dysenterie. On donne l'écorce de la racine réduite en poudre.

Le *B. Sumatrana* Roxb. (*Gonus amarissimus* Lour.) de Sumatra, des Moluques, de la Cochinchine, a des feuilles plus grandes, velues, et des inflorescences composées. Il présente les mêmes propriétés que l'espèce précédente, et il a été indiqué comme tonique, amer et même fébrifuge.

Bryone. — Le *Bryonia dioïca* L. (Navet du diable, Couleuvrée, Feu ardent, Ipéca indigène) appartient à la famille des Cucurbitacées, série des Cucurbitées.

C'est une plante herbacée, vivace, à racine allongée, charnue, grosse, à tiges aériennes, herbacées, grimpantes, grêles, pouvant acquérir une longueur assez considérable, et munies de vrilles extra-axillaires, très longues, s'enroulant alternativement à droite et à gauche. Feuilles alternes, pétiolées, de 6 à 12 centimètres de longueur et de largeur, à limbe divisé en 5 lobes triangulaires ou oblongs, séparés par des sinus obtus. Elles sont vertes et hérissées de poils raides sur les deux faces.

Fleurs petites, verdâtres, en courtes grappes et dioïques.

Dans les fleurs mâles, le réceptacle campanulé porte sur ses bords un calice à 5 dents, courtes et velues. Corolle gamopétale, rotacée, à 5 lobes étalés. 5 étamines, une

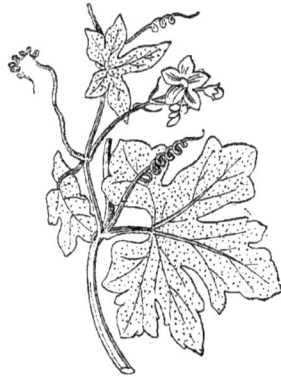

FIG. 141. — Bryone.

libre, les quatre autres réunies par paires, à filets courts, portant une anthère linéaire flexueuse insérée sur le bord d'un large connectif.

Dans la fleur femelle, le réceptacle se dilate pour former une poche sphérique qui renferme l'ovaire, s'étrangle ensuite, puis forme une cupule portant un périanthe analogue à celui de la fleur mâle. L'ovaire est

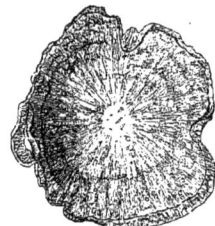

FIG. 142. — Étamine de Bryone.   FIG. 143. — Racine de Bryone.

triloculaire, multiovulé. Du fond de la cupule réceptaculaire s'élève un style cylindrique grêle, partagé en 3 branches stigmatifères bilobées. Le fruit est une baie globuleuse, de la grosseur d'un pois, d'abord verte, puis devenant rouge vif. Les graines, jaunâtres, ovoïdes, comprimées, n'ont pas d'albumen.

La Bryone dioïque est très commune dans toute l'Europe, l'Afrique du Nord et l'Orient.

On emploie sa racine, qui se trouve dans la droguerie sous forme de tranches d'un blanc jaunâtre, légères, à écorce jaune brunâtre, très rugueuse à l'extérieur, jaune à l'intérieur. La partie centrale présente des cercles concentriques saillants, rugueux, coupés de lignes radiales nombreuses. Cette racine est dure, compacte, à cassure courte, farineuse. Son odeur est nulle. Sa saveur est extrêmement amère. Sa poussière provoque des éternuements.

Composition chimique. — La racine de Bryone renferme une grande quantité de fécule, de la gomme, une huile, une résine et, d'après Walz, deux principes amers, la *Bryonine* et la *Bryonitine.*

La Bryonine, à laquelle il assigne la formule $C^{48}H^{80}O^{19}$, est un glucoside qui se présente sous forme de grains blancs ou à peine colorés, se dédoublant, en présence de l'acide sulfurique étendu et bouillant, en glucose et en deux corps amorphes : la *Bryonétine*, soluble dans l'éther, et l'*Hydrobryonétine*, insoluble dans l'éther, soluble dans l'alcool.

Quant à la Bryonitine, on l'obtient par précipitation, à l'aide du sous-nitrate de plomb, de la solution qui retient la Bryonine.

La Bryonine serait toxique ; à la dose de 1gr,50, elle tue un lapin, et la dose de 2 grammes injectée sous la peau d'un chien le tue en vingt-quatre heures.

Nous devons ajouter que, jusqu'à ce jour, la formule de la Bryonine et ses réactions ne sont pas parfaitement connues. Cette étude doit donc être reprise.

Thérapeutique. — Toutes les parties de la Bryone présentent une activité plus ou moins considérable. C'est ainsi que les baies ont déterminé un véritable empoisonnement chez un enfant, qui ne succomba pas, grâce à l'émétique et au sulfate de zinc qui lui furent administrés à temps ; mais c'est surtout dans la racine que résident les propriétés actives. Le suc qu'on en extrait quand elle est fraîche irrite la peau et, bien plus encore quand il est ingéré, le tube digestif en déterminant une purgation violente. La pulpe fraîche elle-même provoque sur la peau un érythème.

A dose toxique, la racine de Bryone donne lieu à tous les symptômes du choléra, la superpurgation, le refroidissement, la faiblesse du pouls, les crampes, puis des convulsions tétaniques, de la stupeur et la mort. Comme on ne connaît pas de véritable contrepoison, on administre les vomitifs, ou on vide l'estomac avec la pompe stomacale en prescrivant ensuite les stimulants diffusibles, l'alcool, les infusions chaudes et alcooliques, etc.

A doses thérapeutiques, c'est un purgatif drastique dont l'usage n'est pas toujours inoffensif et qui agirait aussi comme diurétique. La dose comme purgatif est de 1 à 2 grammes de poudre de racines en pilules et de 1 à 2 centigrammes de Bryonine. Mais les essais faits avec cette dernière substance ne sont pas encore assez complets pour qu'on puisse conseiller son usage. Rappelons que, dans les campagnes, on emploie, comme purgatif, sous le nom d'*Eau de Bryone,* le suc qui se rassemble à la surface de la racine coupée.

Quand on traite la fécule de la racine par l'eau à la façon du manioc, on la débarrasse de tout principe toxique et on peut l'employer à l'alimentation en cas de besoin. On peut aussi la convertir en glucose par les acides, et par fermentation subséquente en tirer de l'alcool.

1° Le *B. alba* L., qui diffère par ses baies noires, ses fleurs mâles et femelles sur la même plante, présente les mêmes propriétés, mais à un moindre degré.

Il en est de même de *B. cretica* L., dont cependant en Grèce on mange les jeunes pousses.

Buchu. — On désigne sous les noms de *Buchu, Bucco, Bocco,* des feuilles de trois espèces de *Barosma,* arbrisseaux de la famille des Rutacées, série des Diosmées, odorants et munis dans toutes leurs parties, mais surtout dans les feuilles, de réservoirs d'huile essentielle. Ces feuilles sont opposées ou alternes, épaisses, coriaces, crénelées, dentées ou ponctuées et glanduleuses ponctuées.

Les fleurs, blanches ou roses, hermaphrodites ou polygames, sont pédonculées, axillaires, solitaires ou en cymes corymbiformes. Calice à 5 sépales libres ou unis. Corolle à 5 pétales onguiculés. 10 étamines, dont 5 fertiles ; 5 carpelles uniloculaires, biovulés. Styles unis en une seule colonne. Sur la partie dorsale des ovaires se trouvent des écailles concaves en dessus, qui, en se réunissant, forment autour du style une couronne à 5 lobes. Les fruits sont constitués par 5 capsules rugueuses comprimées, couvertes de poils glanduleux, s'ouvrant en deux valves. Graines ovales, aplaties, noires, brunâtres, à albumen peu développé.

Ces plantes habitent l'Afrique australe et surtout le cap de Bonne-Espérance. Les espèces qui fournissent les feuilles du commerce sont les suivantes :

1° *Barosma crenulata* Hook. (*Bucco crenata* Rœm. et Sch.). Ces feuilles, longues de 2 à 3 centimètres sur 1 centimètre de large, sont brièvement pétiolées, ovales, oblongues, à bords crénelés. Elles sont coriaces, glabres et ponctuées.

2° *Barosma betulina* Bartl. Longueur de 1 à 2 centimètres. Largeur de 1 à 2 centimètres ; limbe obové ou suborbiculaire, atténué en coin à la base, à bords dentés en scie.

Ces deux sortes de feuilles sont le *Buchu large.* Le Buchu long est fourni par :

3° *B. serratifolia* Wild. Feuilles longues de 1 à 3 centimètres ; larges de 1 1/2, linéaires, lancéolées, à sommet tronqué, à bords dentés. Elles possèdent, outre la nervure médiane, deux nervures latérales, se dirigeant parallèlement et tout près des bords.

4° *Empleurum serrulatum* Ait. Cette espèce est également une Diosmée voisine des Barosma, dont elle se distingue par sa fleur apétale, son fruit uni carpelle, terminé par une lame rigide, aplatie, ensiforme. Les feuilles sont plus oblongues, à dents déjetées en dehors et non tournées vers le sommet.

Ces feuilles sont remplies de glandes internes faisant plus ou moins saillie à la surface, et entourées de cellules aplaties, comprimées. Au contact de l'eau, elles dévelop pent une grande quantité de mucilage. Elles ont une odeur particulière, pénétrante, une saveur aromatique prononcée. Les feuilles de *B. betulina* sont les moins estimées, mais sans raison.

Composition chimique. — Flückiger, qui a analysé les feuilles de *B. betulina*, a obtenu, par distillation en présence de l'eau, 1/2 0/0 d'une essence jaune verdâtre, plus légère que l'eau, ayant l'odeur de la menthe et de la bergamote. Exposée au froid, elle dépose 1/5 environ de son poids d'un camphre que Flückiger a nommé *Diosphénol*, $C^{11}H^{16}O^3$, qui cristallise en prismes incolores, d'une odeur camphrée, un peu solubles dans l'eau, solubles dans l'alcool et l'éther, fondant à 83° et bouillant à 233°, puis se décompose. Il se dissout dans les alcalis, mais ne décompose pas les carbonates; l'acide carbonique, au contraire, le sépare de ses solutions alcalines. Les solutions alcooliques additionnées de chlorure ferrique prennent une coloration foncée, verdâtre.

D'après Spica (*Annali di chim. med. farmac*, 1885, p. 233), sa formule serait celle d'un oxycamphre $C^{10}H^{16}O^2$ qu'il appelle Stéaroptène. La partie liquide jaune verdâtre, qui constitue environ les 2/3 de l'essence première, a une odeur agréable et forte, une saveur aromatique, d'abord âcre, puis douceâtre.

Elle bout entre 205 et 210° et sa formule $C^{10}H^{16}O$ en fait un isomère du bornéol.

Outre cette huile essentielle, les feuilles de Buchu renferment du mucilage, se gonflant dans l'eau comme la gomme adragante. Flückiger, non plus que J.-M. Maisch, n'ont trouvé l'acide salicylique, signalé par Wayn. D'un autre côté, Spica a isolé une substance qu'il appelle *Diosmine*, différant de celle de Brandes (1827), qui était glutineuse, amorphe, soluble dans l'eau, et qu'il comparait à la coloeynthine, à la cathartine, mais paraissant identique à la Diosmine de Landerer (1830), qui est cristalline et insoluble dans l'eau.

Cette étude, comme on le voit, est encore incomplète.

Thérapeutique. — Les feuilles de Buchu ont été introduites par Burchell, qui les avait vues employées par les Hottentots avec le plus grand succès, comme stimulant et stomachique. Elles n'augmentent pas la quantité d'urine émise, mais elles doivent à leur huile essentielle une action spéciale sur l'appareil génito-urinaire, qui les fait prescrire dans les affections rénales, la lithiase ammoniacale, la blennorragie, la cystite chronique, les affections de la prostate, la dyspepsie. Elles sont inscrites à la pharmacopée des États-Unis.

Les meilleures préparations sont celles qui empêchent la déperdition de l'huile volatile; l'infusion (60 de feuilles pour 750 gr. d'eau) se prescrit à la dose de 30 à 120 grammes, 2 et 3 fois par jour; l'extrait fluide américain, à la dose de 4 grammes, 3 à 4 fois par jour; la teinture, à celle de 10 à 40 grammes, et l'élixir de Constantin Paul doit être pris à la dose d'un petit verre à bordeaux tous les matins.

Comme l'essence s'élimine par les poumons aussi bien que par les reins, le Buchu peut rendre aussi des services dans la bronchite chronique à la façon du copahu.

Bugles. — Les Bugles, *Ajuga* L., appartiennent à la famille des Labiées, série des Ajugées, sont caractérisés par des fleurs ordinairement bleues, dont la corolle bilabiée présente une lame postérieure à deux dents très petites et des étamines didynames. Ce sont des plantes herbacées, vivaces ou annuelles.

L'*Ajuga reptans* L. (Petite Consoude, Herbe de saint Laurent), présente une souche rampante,

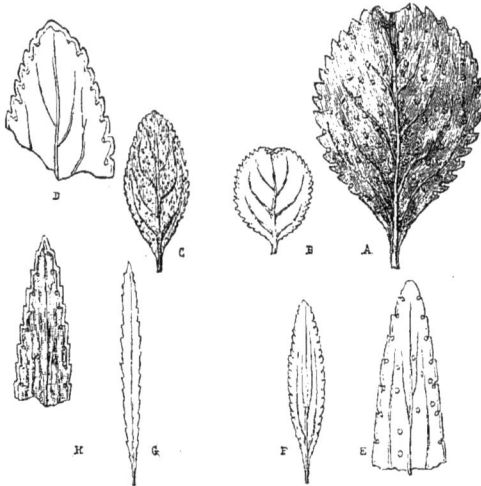

FIG. 144. — A, Feuille de *Barosma betulina* très grossie, face supérieure; B, la même grandeur naturelle, face inférieure; C, *B. crenulata* grandeur naturelle; D, partie supérieure de la même, grossie; E, feuille de *B. serratifolia*, partie supérieure, grossie; F, la même, grandeur naturelle; G, feuille d'*Empleurum serrulatum*, grandeur naturelle; H, partie supérieure de la même, grossie.

émettant des stolons stériles très nombreux

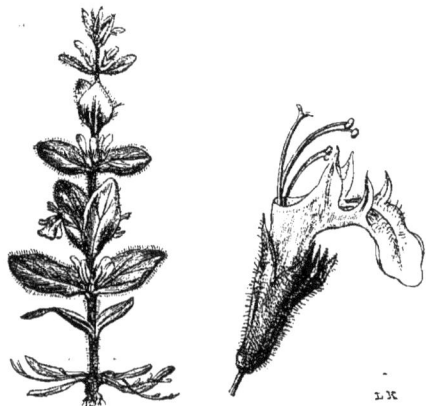

FIG. 145. — *Ajuga reptans.*

et des tiges aériennes de 15 à 20 centimètres.

Feuilles opposées, oblongues, les radicales en rosettes, pétiolées, les inférieures sessiles. Fleurs bleues, parfois rougeâtres ou blanches, en glomérules axillaires.

Cette plante vivace habite les bois humides, les buissons ombragés. Contrairement à la plupart des Labiées, elle est inodore, de saveur un peu astringente, amère et saline. On l'a vantée comme astringente et cicatrisante des plaies, d'où le nom de *Consolida media* qu'on lui donne. En réalité, elle est inerte et inusitée.

Il en est de même d'*A. pyramidalis* L., dont les fleurs sont bleues.

Buglosse. — L'*Anchusa officinalis* L. (Buglose, Bourrache bâtarde, Langue-de-Bœuf), de la famille des Borraginées, série des Borragées, est une plante bisannuelle,

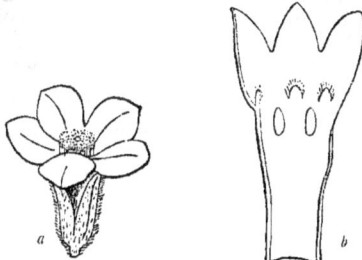

FIG. 146. — *Anchusa officinalis.* A, fleur ; B, corolle coupée.

à tige de 1 mètre et plus, ramifiée, hérissée, à feuilles lancéolées, ondulées, les inférieures pétiolées, les supérieures sessiles, toutes hérissées de poils rudes. Fleurs assez grandes, bleues, roses ou blanches, en grappes terminales feuillées, paraissant de mai à août. Calice à 5 divisions profondes. Corolle hypocratériforme, à tube allongé, à limbe dressé à 5 lobes. Gorge munie de 5 écailles obtuses, laciniées. 5 étamines libres. Ovaire et fruits analogues à ceux de la bourrache.

Cette plante, qui croît dans les champs cultivés, présente avec la bourrache une telle ressemblance, qu'on les prend souvent l'une pour l'autre. Elle jouit des mêmes propriétés médicales et s'emploie dans les mêmes conditions.

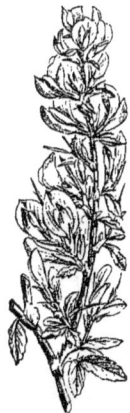

FIG. 147. — Bugrane.

Bugrane. — L'*Ononis spinosa* L. (Arrête-Bœuf, Herbeaux-Curés, Chauproin, Tenon), de la famille des Légumineuses papilionacées, série des Trifoliées, est une plante à souche vivace, à racines très fortes, très résistantes, à rameaux couchés, à ramuscules très durs et très aigus. Les feuilles sont composées, à 3 folioles, ovales, obtuses, dentées, pétiolées, les supérieures à une seule foliole. Fleurs solitaires axillaires, roses ou d'un blanc rosé. Calice gamosépale, à 5 lobes inégaux. Corolle papilionacée, à étendard très ample, suborbiculaire, ailes oblongues, carène en bec. 10 étamines monadelphes. Ovaire uniloculaire, pluriovulé. Gousse plus longue que le calice, courte, renflée, pubescente. Graines peu nombreuses.

Le Bugrane fleurit de juin à septembre et se rencontre dans les lieux arides, sur les bords des chemins.

Sa racine a une odeur désagréable, une saveur douceâtre, nauséabonde.

Composition chimique. — Cette racine renferme, d'après Reinsch et Hlasiwetz, les substances suivantes :

1° *Ononine.* — Elle forme des aiguilles incolores, insipides, insolubles dans l'eau, peu solubles dans l'eau bouillante et l'éther, solubles dans l'alcool bouillant. Elle fond à 235° et donne à l'ébullition, en présence de la potasse ou de l'eau de baryte, de l'acide formique et de l'*Onospine*. Les acides dilués la transforment à l'ébullition en glucose et *Formonétine*.

Traitée par l'acide sulfurique concentré et le peroxyde de manganèse, elle se colore en rouge cramoisi.

L'*Onospine* est en paillettes feutrées, solubles dans l'eau, l'alcool, les alcalis. Le perchlorure de fer la colore en rouge. C'est un glucoside aussi, car les acides dilués la transforment à l'ébullition en glucose et *Ononétine*.

L'*Ononétine* cristallise en prismes incolores, cassants, solubles dans l'alcool et les alcalis, un peu étendus. Elle se colore en rouge en présence du chlorure ferrique, et en cramoisi avec l'acide sulfurique et le peroxyde de manganèse.

2° *Onocérine* $C^{14}H^{20}O$. Cette substance existe dans la racine avec l'Ononine. Elle cristallise en aiguilles fines, insolubles dans l'eau, peu solubles dans l'éther, solubles dans l'alcool bouillant et l'essence de térébenthine.

Thérapeutique. — Le Bugrane a été employé autrefois comme diurétique dans les hydropisies. On se servait de sa racine, sous forme de décoction (30 grammes pour un litre d'eau). Elle faisait partie des cinq racines apéritives mineures.

Buis. — Le *Buxus sempervirens* L., rapporté par H. Baillon à la famille des Célastrinées, dont il représente un type apétale et dicline, est un arbuste devenant parfois arborescent, rameux, à feuilles opposées, entières, elliptiques, coriaces, lisses, luisantes, presque sessiles, petites, et toujours vertes. Les fleurs unisexuées, jaunes, forment des glomérules capituliformes, renfermant le plus souvent une fleur femelle, entourée par plusieurs fleurs mâles. Elles paraissent en hiver.

Dans les fleurs mâles : calice à 4 sépales inégaux, imbriqués. 4 étamines superposées, libres.

Fleurs femelles : calice à 6 sépales imbriqués. Ovaire libre à 3 loges biovulées.

3 styles épais, écartés, stigmatifères en haut et en dehors. Capsules arrondies, couronnées par 3 petites cornes, s'ouvrant en trois valves.

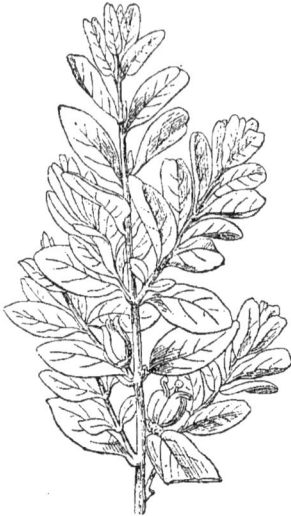

FIG. 148. — Buis.

Chacune de ces trois loges renferme deux graines albuminées.

Le Buis croit sur les coteaux arides et calcaires ; mais on le cultive aujourd'hui, car l'usage que l'on fait de son bois a rapidement dépeuplé les bois qui existaient encore. Il en existe un grand nombre de variétés, entre autres le Buis nain qui sert à faire des bordures dans les jardins.

Composition chimique. — L'écorce et les feuilles ont été analysées successivement par Fauré, Pavia et Barbaglia, et récemment (*Gazetta di chimica,* avril 1882) par Alessandri, qui en a retiré trois substances : la Buxine, la Buxéine et la Parabuxine.

La *Buxine,* qui existe dans l'écorce, est blanche, cristallisant en écailles, un peu solubles dans l'eau et la benzine, un peu plus dans le chloroforme et le sulfure de carbone, très solubles dans l'alcool, l'éther et les acides dilués. Elle donne avec les réactifs ordinaires les réactions des alcaloïdes. En présence de l'acide nitrique, coloration pourpre rougeâtre, qui devient amaranthe, puis disparait. La potasse caustique en dégage de l'ammoniaque. Avec l'acide sulfurique et le bichromate de potasse, précipité jaune, devenant vert émeraude par la chaleur.

La *Buxéine* est blanc jaunâtre, cristalline et se comporte avec les dissolvants comme la Buxine. L'acide nitrique la colore en jaune verdâtre, et au bout de quelques minutes la couleur vire au rouge brique.

Quant à la *Parabuxine,* qui existe à la fois dans les feuilles et l'écorce, sa nature n'a pas été nettement définie par l'auteur. C'est une résine rouge pourpre soluble dans l'alcool, insoluble dans l'éther. L'acide azotique la colore en jaune verdâtre permanent.

D'après Alessandri, la Buxine de Fauré est un mélange d'alcaloïdes et de glucosides. Celle de Pavia est un mélange de Buxine, de Buxéine et de Parabuxine, et celle de Barbaglia, un mélange de Buxine et de Parabuxine.

Thérapeutique. — Les feuilles du buis sont purgatives à la dose de 4 à 6 grammes. Leur saveur amère et nauséeuse les fait entrer frauduleusement à la place du houblon dans la fabrication de la bière.

Le bois, en raison de son grain, fin, serré, est employé pour le tour et surtout pour la gravure sur bois. Mais la croissance très lente du buis, et par suite la rareté relative de tiges assez développées pour donner des blocs de dimensions convenables ont fait rechercher parmi les bois exotiques l'équivalent de ce bois.

L'écorce a été préconisée surtout en Allemagne comme fébrifuge, mais sans que son succès momentané se soit soutenu.

Le sulfate de Buxine a été surtout étudié en Italie comme succédané du sulfate de quinine, à une époque où ce dernier avait acquis un prix très élevé. Mais les inconvénients qui résultaient de son emploi l'ont fait abandonner, car la Buxine agit d'une façon fâcheuse sur le centre cérébro-spinal et sur la muqueuse intestinale.

Cette substance demande donc à être étudiée de nouveau et maniée avec la plus grande précaution. Ce n'est en réalité qu'un amer, et la thérapeutique regorge de substances amères et actives.

Busserole. — L'*Arctostaphylos uva ursi*

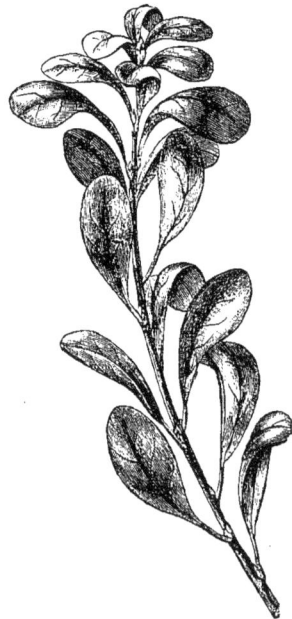

FIG. 149. — Busserole.

Spreng (*A. officinalis* Wienen, *Arbutus uva ursi* L.) (Busserole, Raisin d'ours), de la famille des Ericacées, série des Arbutées, est un petit sous-arbrisseau de 40 à 60 centimètres, toujours vert, à branches étalées, rampantes, à rameaux flexibles, pubescents. Feuilles alternes, persistantes, ressemblant à celles du buis, brièvement pétiolées, obovales, obtuses, entières, coriaces, lisses, luisantes.

Les fleurs, brièvement pédicellées, forment une petite grappe terminale un peu penchée. Elles sont accompagnées de deux bractées latérales. Calice petit, verdâtre ou rosé, persistant, à 5 sépales. Corolle gamopétale urcéolée, blanc rosé, à limbe très petit divisé en 5 lobes courts, étalés. Dix étamines libres, à filets courts, roses, renflés en balustre, velus. Les anthères s'ouvrent à la partie supérieure et sont munies de deux longues queues descendantes et papilleuses. Ovaire à 5 loges partagées en 10 logettes uniovulées, et entouré d'un petit disque, pourpre, nectarifère. Style dressé, creux, à tête stigmatifère, aplatie, à 10 lobes obtus. Baie globuleuse, petite, rouge. Graines nombreuses, olivaires, albuminées.

La Busserole est très répandue dans l'hémisphère boréal des deux continents, dans les montagnes du nord de la France, dans les lieux ombragés et stériles.

On emploie les feuilles, l'écorce et les baies.

Les feuilles sont inodores, leur saveur est amère, un peu styptique. La tige et l'écorce sont plus amères et astringentes.

Composition chimique. — Cette plante renferme du tanin, de l'acide gallique, de la résine, de la pectine et les substances suivantes :

1° *Ericoline* $C^{25}H^{36}O^{21}$. Matière résineuse, jaune brun, inodore, très amère, fusible à 100°; chauffée en présence des acides dilués, elle se dédouble en glucose et *éricinol*.

L'éricinol est une huile volatile verdâtre, d'odeur désagréable, de saveur amère, nauséabonde, bouillant entre 240 et 242°. On l'obtient aussi par distillation, en présence de l'eau, des feuilles de Busserole et de diverses autres plantes de la famille des Ericacées.

2° *Ursone* $C^{26}H^{32}O^{2}$; cristallise en aiguilles soyeuses, incolores, inodores, insipides, insolubles dans l'eau, les acides, les alcalis étendus, peu solubles dans l'alcool et l'éther. Elle fond à 200°. A une température plus élevée elle bout et se volatilise sans décomposition.

3° *Arbutine* $C^{25}H^{34}O^{14}$; cristallise en longues aiguilles incolores, inodores, amères, solubles dans 8 parties d'eau froide, dans 1 partie d'eau bouillante, dans 16 parties d'alcool, moins dans l'éther. En présence de l'émulsine, des acides étendus et bouillants, et même d'un ferment que renferment les feuilles, elle se dédouble; 100 parties donnent 64.1 de glucose, 19.7 d'hydroquinone et 22.5 d'éther monométhylique de l'hydroquinone.

On peut caractériser l'arbutine en l'arrosant de quelques gouttes d'acide nitrique concentré, faisant bouillir avec un mélange d'alcool (8 volumes), acide sulfurique (1 volume), d'eau, et un excès de potasse. Le liquide prend une coloration violette due au sel potassique de la *dinitrohydroquinone*.

Quand on l'oxyde, elle donne de la quinone $C^{6}H^{4}O^{2}$ et de l'*acide formique*. Quand on la calcine, elle fournit de l'*hydroquinone* et de la *pyrocatéchine*.

Thérapeutique. — La Busserole est un tonique et un astringent par le tanin et l'acide gallique qu'elle contient. Par son arbutine, qui, dans l'organisme, se décompose en hydroquinone dont l'action sur les organes urinaires est des plus remarquables, elle agit comme un tonique spécial de la muqueuse vésicale et des uretères.

On l'emploie dans le catarrhe chronique de la vessie, la cystite du col de la vessie, l'incontinence et la rétention d'urine, la leucorrhée. L'infusion des feuilles (15 à 40 grammes pour 1,000) se donne à la dose d'un litre par jour; la poudre, à la dose de 2 à 4 grammes, répétée trois ou quatre fois par jour. L'action sur la vessie se manifeste par la coloration verte des urines, produite par l'hydroquinone mise en liberté.

Quant à l'arbutine, qui est le principe actif, elle a été préconisée par Lewin, comme remplaçant la Busserole, à la dose de 50 centigrammes à 2 grammes par jour et même plus, car ce glucoside n'est pas toxique. On l'administre sous forme de cachets, de sirop, de solution aqueuse, comme diurétique.

2° L'*A. glauca*, petit arbre originaire de la Californie, croît dans les endroits rocailleux, secs.

Les feuilles sont fort estimées pour combattre la diarrhée, la blennorragie, sous forme de décoction.

Elles renferment, d'après J.-H. Flint, 9.80 0/0 de tanin et de l'arbutine.

C

Cacao. — On désigne sous le nom de Cacaos les semences d'un certain nombre d'arbres appartenant à la famille des Malvacées, à la série des Buettnériées, au genre *Theobroma*, et qui sont originaires des côtes et des îles du Mexique. On en connaît, à l'état sauvage, une dizaine d'espèces ou de variétés, mais celle qui est la plus répandue par la culture est le *Theobroma cacao* L.

Cet arbre, qui croît au Mexique, dans les provinces de Guatemala et de Nicaragua, et que l'on cultive dans la Colombie, aux Antilles et dans la plupart des pays tropicaux, peut atteindre une hauteur de 6 à 10 mètres.

Les feuilles sont alternes, simples, entières, longues de 20 à 30 centimètres, larges de 7 à 10 centimètres, brièvement pétiolées, entières, un peu ondulées sur les bords, obovales, oblongues, acuminées, penninervées, glabres, vertes à la face supérieure, blanchâtres à la face inférieure. Quand elles sont jeunes elles sont rougeâtres. Stipules linéaires, subulées, caduques.

Les fleurs sont petites, rougeâtres, dispo-

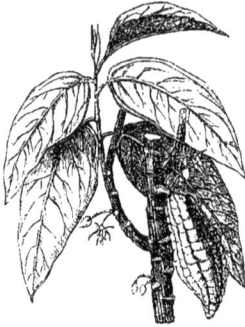

Fɪɢ. 150. — *Theobroma cacao.*

sées en cymes dichotomes et portées par des pédoncules uniflores ou triflores, allongés, couverts de poils glanduleux et articulés au-dessus de la base. Les inflorescences sont situées dans l'aisselle des feuilles, le plus

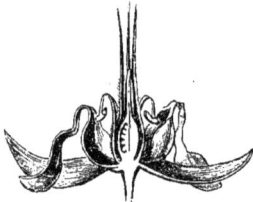

Fɪɢ. 151. — *Theobroma cacao.* Fleur. Coupe longitudinale.

souvent sur le tronc ou les branches âgées, ou dans l'aisselle des feuilles tombées depuis longtemps, de telle sorte que l'arbre porte surtout ses fruits sur le tronc lui-même et sur les grosses branches. Le calice est gamo-

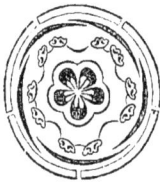

Fɪɢ. 152. — Diagramme de la fleur.

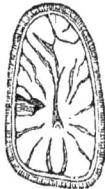

Fɪɢ. 153. — Graine de cacao. Coupe longitudinale.

sépale, à 5 sépales presque pétaloïdes, unis à la base, lancéolés, glabres, un peu ciliés sur les bords.

La corolle est formée de 5 pétales li-bres, roses ou carminés, constitués chacun de trois parties : l'une basilaire, dilatée en forme de cuilleron rabattu sur les étamines

fertiles, trinerviée, l'autre médiane, rétrécie, courbe, et une terminale (ligule) en forme de lame spatulée, aplatie, rhomboïde, acu-minée, réfléchie après l'anthèse.

L'androcée est formée d'étamines fertiles et de staminodes unis en un tube urcéolé qui entoure l'ovaire. Du bord supérieur de ce tube s'élèvent 5 staminodes en forme de languettes linéaires, subulées, dressées, ve-lues, alternes avec les pétales, et 5 filets d'étamines fertiles, glabres, d'abord dressés, puis réfléchis, terminés chacun par des an-thères biloculaires.

L'ovaire libre est pentagonal, à 5 loges, renfermant chacune de 5 à 8 ovules ana-tropes, insérés dans l'angle interne sur deux rangées verticales, horizontales. Le style, à sommet stigmatifère quinquéfide, est couvert de poils glanduleux.

Le fruit est glabre, coriace, cartilagineux, ovale, oblong, atténué au sommet, marqué de 5 sillons longitudinaux alternes avec au-tant de côtes couvertes de rugosités et de tubercules irréguliers. C'est une sorte de baie de 15 à 25 centimètres de longueur sur 8 à 12 centimètres de largeur, à péricarpe assez dur à la surface et dans sa partie moyenne, et remplie d'une pulpe molle dans laquelle sont nichées les graines. Elle est jaunâtre à l'intérieur, d'un jaune rougeâtre plus ou moins foncé, ou même rouge dans sa partie moyenne et interne.

Les graines sont irrégulièrement ovoïdes, recouvertes d'un tégument brunâtre, et ren-ferment un gros embryon à radicule conique, courte, à cotylédons épais, charnus, repliés sur eux-mêmes, et logeant dans leurs replis une petite quantité d'un albumen muqueux, qui parfois manque complètement.

Le *Theobroma leiocarpa* de Bernouilli, cultivé dans le Guatémala, sous le nom de *Cumacaro*, ne se distingue de l'espèce précé-dente que par son fruit lisse et plus petit, et par la dimension moins grande de ses fleurs.

Le *Theobroma pentagona* Bern. diffère par ses fleurs, deux fois plus petites, et par son fruit pentagonal, à angles aigus proéminents, à faces couvertes de gros tubercules verru-queux, irréguliers. Cet arbre est cultivé dans le Guatémala sous le nom de *Cacao lagarto*. Les caractères qui différencient ces deux variétés du *Theobroma Cacao* ne sont pas suffisants pour en faire des espèces dis-tinctes.

On distingue en outre :

1° Le *Theobroma glaucum* Karst., dont les grains, d'après Karsten, présentent à peu près la même saveur que celle des *Theo-broma* cultivés, et constituent une partie du Cacao de Caracas du commerce.

2° Le *Theobroma bicolor* H. B. K., cultivé à la Nouvelle-Grenade, où il porte le nom de *Bacao*. Feuilles oblongues, cordées obliquc-ment à la base, blanchâtres en dessous. Son

8

fruit ovoïde, à 10 côtes peu marquées, duveté, long de 16 à 22 centimètres, donne surtout, dit-on, le Cacao de Caracas. Cette espèce est très abondante au Brésil et dans la Colombie.

3° Le *Theobroma guianense* W., de la Guyane, à fruit arrondi, ovoïde, à 5 arêtes arrondies, couvert d'un duvet roussâtre, ras, de 12 centimètres de longueur sur une largeur de 7 centimètres. Il fournit une partie du Cacao de la Guyane, où il croît dans les forêts marécageuses.

4° Le *Theobroma angustifolium* Sess. et Moc., qui donne le Cacao Soconusco et d'*Esmeralda*. Il croît au Mexique.

5° Le *Theobroma sylvestre* Aubl., dont le fruit est ovoïde, un peu pyriforme à la base, à côtes presque nulles, long de 14 centimètres et couvert d'un duvet roussâtre, donne une partie du Cacao de Cayenne.

6° Les *Theobroma subincanum* Mart., *speciosum* W., *microcarpum* Mart., donneraient les Cacaos du Brésil.

Quel que soit, du reste, le nombre réel des espèces de Cacaoyers, il est certain que le climat, le mode de culture, amènent des différences dans le port des arbres, leur feuillage, la forme des fruits, qui doivent rendre fort circonspect sur la création de nouvelles espèces.

Culture. — Le cacaoyer est cultivé soit dans les forêts, soit dans les terrains nus. Dans le premier cas, on coupe les arbres trop rapprochés les uns des autres, et on ne laisse en place que ceux dont le feuillage est assez abondant pour offrir un abri au jeune plant. Quand le terrain est ainsi préparé, on met en place les plants venus de graines et âgés de six mois au moins, en ayant soin de les disposer assez près des arbres réservés pour qu'ils puissent bénéficier de leur ombrage, et assez loin d'eux pour ne pas enchevêtrer leurs racines avec les leurs. Cette transplantation se fait comme la suivante, du reste, au commencement de la saison des pluies, pour que la plante puisse trouver dans un sol humide les conditions nécessaires à son accroissement.

Quand on crée de toutes pièces une plantation de cacaoyers dans un terrain nu, on laboure tout d'abord un espace restreint destiné à servir de pépinière, on ameublit le sol, et on pratique de petites buttes à sommet élevé de 20 à 25 centimètres, dans chacune desquelles on place trois graines. On recouvre de feuilles de bananier, pour que le sol ne se dessèche pas sous l'influence des rayons ardents du soleil, et on arrose de façon à maintenir le sol constamment humide, si le semis n'a pu être fait à la saison des pluies. D'un autre côté, on plante le terrain d'essences pouvant donner rapidement un ombrage épais; ce sont généralement les bananiers que l'on emploie, car leur croissance est très rapide.

Le cacaoyer transplanté à six mois commence à donner des fleurs à la fin de sa troisième année, mais on les coupe chaque année jusqu'à ce que l'arbre ait cinq ans. A deux ans, l'on écime en retranchant les branches supérieures. Le cacaoyer commence à rapporter à cinq ans, et peut donner des fruits jusqu'à vingt-cinq ou trente ans. A cet âge, son rapport n'est plus suffisant, et on l'abat.

Récolte. — Le cacaoyer porte des fleurs et des fruits en toutes saisons. Aussi la récolte peut-elle être faite à toute époque, à mesure que le fruit mûrit.

Le fruit, qui porte le nom de *Cabosse*, est ouvert, et on en retire les graines et la pulpe qui les entoure. Dans certaines régions, on entasse le tout dans de grands vases en terre, et on l'abandonne à la fermentation, qui détruit peu à peu la pulpe. Les graines, que l'on peut alors facilement séparer, sont ensuite exposées au soleil sur des nattes, jusqu'à ce que leur dessiccation soit complète.

100 kilogrammes de graines fraîches donnent environ 40 à 50 kilogrammes de graines sèches.

Ce sont les *Cacaos non terrés*.

D'autres fois, au contraire, comme dans la province de Caracas, les graines sont mises en terre dans des tonneaux de bois. Elles subissent ainsi une sorte de fermentation qui facilite la séparation des téguments de l'amande, et retire à cette dernière la saveur âpre et assez désagréable qu'elle possède. De plus, elle se colore en brun rougeâtre. On fait ensuite sécher les graines avant de les livrer au commerce. Elles constituent les *Cacaos terrés*.

Ces semences, versées dans le commerce, portent le plus souvent le nom des localités dans lesquelles on les récolte.

Les sortes commerciales de Cacaos se divisent d'abord en deux grandes classes:

1° *Cacaos terrés.* — Ces Cacaos comprennent les sortes suivantes:

Les *Cacaos caraques* premier choix, qui comprennent les la Guayra et les Porto-cabello, sont de la grosseur d'une olive, régulièrement ovales ou triangulaires à angles arrondis. L'épisperme est épais et peu adhérent. Les cotylédons sont d'un brun violet. L'odeur et la saveur sont des plus agréables. Les semences ont été terrées, et sont parfois recouvertes d'une légère couche de terre brunâtre. Elles viennent de Caracas.

(Les *Cacaos caraques* deuxième choix, qui comprennent les variétés Irapa, Guiria, Yagarapara, etc., ne sont pas terrés. Ils sont régulièrement ovoïdes, à épisperme lisse, à cotylédon brun violet. Leur saveur est moins fine que celle de la sorte précédente.)

Cacao Trinidad (Cacao de la Trinité). — Les semences sont plus petites, plus aplaties. L'épisperme est gris ou rougeâtre. Les cotylédons sont violacés ou noirâtres. Leur saveur est prononcée.

Cacao Soconusco. — Semences jaunes, fortement convexes sur les faces. Saveur douce. Cotylédons brun rougeâtre. *Ils sont terrés.*

Cacao Guatemala. — La semence est plus grosse, très convexe, atténuée à l'extrémité.

Cacao Esmeralda. — Semence plus petite, foncée.

Cacaos Maracaïbo et *Colombie.* — Semences plus longues, plus épaisses que celles du *Soconusco.*

Cacao Martinique. — Semences aplaties, légèrement concaves et plus larges à l'extrémité qui correspond à l'embryon. Épisperme d'un rouge vif. Cotylédons violet ardoisé.

Les sortes suivantes, bien que terrées, sont moins estimées parce qu'elles sont plus amères et moins parfumées. Ce sont les *Cacaos Guayaquil*(Équateur), très larges, très gros, ovales, aplatis, de couleur brun rougeâtre, et les *Cacaos de Berbice* et d'*Exquibo* (Guyane), qui sont plus petits, minces, à épisperme grisâtre et brun rougeâtre à l'intérieur.

2° *Cacaos non terrés.* — Ils ont un épisperme très adhérent et une amande violacée ou d'un bleu plus ou moins foncé. Leur saveur est amère et âpre.

Cacao du Brésil ou *Maragnan.*—Semences petites, allongées; épisperme adhérent rougeâtre ou gris, cotylédons d'un brun clair, saveur faible. On les divise en *Cacaos de Para* et *Cacaos de Bahia.*

Cacaos des îles.—On comprend sous cette dénomination les cacaos provenant des Antilles et de Bourbon.

Cacao Haïti. — Semences à épisperme noirâtre. Saveur faible et peu agréable.

Cacao Bourbon.—Graines rondes, petites, épisperme mince, peu adhérent, fendillé, luisant, d'un rouge clair ou noirâtre. Cotylédons brun violacé. Saveur vineuse et généralement peu agréable.

Composition chimique. — Les graines du cacao se composent de deux parties, l'épisperme et les cotylédons, dont les proportions varient suivant les espèces.

En moyenne, l'épisperme forme les 12 centièmes du poids de la graine, et les cotylédons les 88 centièmes. D'après Lhôte, ces proportions varient de 8,97 à 15,85. C'est le Cacao caraque qui, à la décortication, donne le plus de coques, 15,85 0/0, et le Cacao de Haïti qui en donne le moins, 8,93.

100 parties d'amandes décortiquées lui ont donné :

DÉSIGNATION.	EAU.	BEURRE.	CENDRES.	AZOTE.	ALBUMINE calculée.
Caraque............	4.20	51.50	4.00	2.16	13.50
Porto-cabello........	7.00	40.36	3.35	2.18	13.60
Maragnan torréfié....	4.20	45.80	2.75	2.22	13.70
Martinique torréfié...	2.00	45.56	2.90	2.32	18.00
Trinidad torréfié.....	6.50	48.93	2.95	2.23	13.00
Haïti torréfié........	6.00	42.96	2.85	2.24	14.00

L'azote appartient tout à la fois à l'albumine et à une substance particulière, la *théobromine.*

D'après Boussingault, les analyses complètes du Cacao faites jusqu'à ce jour sont loin d'être suffisantes.

Les analyses de Payen indiquent pour les Cacaos mondés, mais non torréfiés, les proportions suivantes :

Beurre......................	48 à 50 ou 52
Albumine...................	21 à 20 ou 20
Théobromine................	4 à 3 ou 2
Amidon et glucose	11 à 10 ou 10
Cellulose...................	3 à 2 ou 2
Substances minérales........	3 à 4 ou 4
Eau........................	10 à 12 ou 10

A ces substances il faut ajouter des traces de matières colorantes et d'une essence aromatique.

D'après des analyses plus récentes, les semences de cacaoyer renferment :

Beurre de Cacao, albumine, théobromine, amidon, glucose, gomme, acide tartrique libre ou combiné, tanin, substances minérales.

La coque renferme les mêmes matières que les cotylédons, mais dans des proportions différentes. Ainsi, dans la coque entière, après torréfaction, on a trouvé :

Beurre de cacao...................	3.90
Matière azotée....................	14.25
Gomme mucique...................	12.12
Acide tartrique, tanin.............	5.05
Cendres	6.89
Ligneux, cellulose................	45.61
Eau..............................	12.18
TOTAL..............	100.00

Les cotylédons décortiqués renferment :

Beurre de cacao...................	49.90
Amidon, glucose	2.44
Théobromine	3.90
Asparagine.......................	indices.
Albumine.........................	15.68
Gomme mucique	2.44
Acide tartrique....................	3.38
Tanin et matière colorante.........	0.20
Cellulose soluble	10.60
Cendres..........................	3.98
Eau..............................	7.55
Matières indéterminées............	5.55
TOTAL..............	100.00

Dans les cendres du cacao décortiqué, Letellier a trouvé :

Acide carbonique.................	1.0
Acide phosphorique	29.6
Acide sulfurique..................	4.5
Chlore	0.2
Potasse..........................	37.4
Chaux...........................	11.0
Magnésie	17.0
Silice	3.3
Oxyde de fer.....................	traces.

De toutes ces substances, celles qui nous intéressent le plus sont la matière grasse et la théobromine, dont les proportions indiquent la qualité du cacao.

Le *Beurre de Cacao* est d'un jaune brillant, opaque, onctueux au toucher, mais cependant cassant, et à cassure cireuse. Son odeur rappelle celle du chocolat. Sa saveur est douce et agréable. Il rancit difficilement au contact de l'air. Il fond entre 29 et 30°. Sa pesanteur spécifique est de 0,961. Insoluble dans l'eau, il se dissout dans 20 parties d'alcool bouillant, qui le laisse en partie déposer par le refroidissement, tout en retenant une certaine quantité en dissolution. La benzine en dissout, à froid, à peu près la moitié de son poids. Il s'en sépare lentement de petites masses cristallines.

Ce corps gras est, comme ses congénères, composé d'un certain nombre de substances, donnant par la saponification des acides gras et de la glycérine. Ce sont les acides *oléique, palmitique, stéarique*. Traub a retrouvé en outre dans le beurre de Cacao de l'acide arachique $C^{20}H^{40}O^2$.

Le beurre de Cacao s'obtient en torréfiant le Cacao dans un cylindre de tôle, brisant les amandes à l'aide d'un moulin ou d'un rouleau de bois. On sépare les enveloppes par le van et les germes au moyen du crible. Le cacao est ensuite réduit en pâte dans un mortier chauffé, et quand elle est suffisamment fine, on la met au bain-marie avec une quantité d'eau égale au dixième en poids du Cacao. Après avoir chauffé quelques instants, on enferme le tout dans une toile de coutil, et on soumet rapidement à la presse, entre des plaques de fer étamées, préalablement chauffées à l'eau bouillante.

On purifie le beurre de Cacao en le faisant liquéfier au bain-marie et, quand il est solidifié, on le sépare de l'eau et du parenchyme qui s'est déposé. On le fait sécher en le plaçant pendant quelque temps sur un lit de papier non collé.

La *Théobromine* $C^7H^8Az^4O^2$ est une substance incolore, cristalline, d'une saveur légèrement amère, peu soluble dans l'eau froide, plus soluble dans l'eau chaude, moins soluble dans l'alcool et l'éther. D'après Keller, elle se sublime sans décomposition vers 290° :

A 100°, une partie de théobromine se dissout dans 148 parties d'eau.
A 17°, dans 1,600 parties d'eau.
A 100°, dans 422 parties d'alcool absolu.
A 17°, dans 4,284 parties d'alcool absolu.
A 100°, dans 105 parties d'alcool chloroformé.

La théobromine se rapproche de la caféine $C^8H^{10}Az^4O^2$ par ses propriétés physiologiques et sa composition chimique. On peut du reste, en partant de la théobromine, obtenir la caféine.

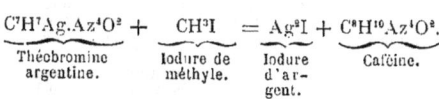

$$C^7H^7Ag.Az^4O^2 + CH^3I = Ag^2I + C^8H^{10}Az^4O^2.$$

Théobromine argentine.   Iodure de méthyle.   Iodure d'argent.   Caféine.

En préparant de la théobromine, Schmidt (*Arch.*, 3, XXI, 675) a séparé de la liqueur mère une petite quantité de longs cristaux aciculaires, identiques à la caféine.

Usages. — Les semences du cacaoyer sont surtout employées pour la fabrication du *chocolat*, dont la consommation a pris en Europe une extension considérable. Quelques mots sur ce produit ne seront pas inutiles ici. On le prépare en mélangeant entre elles les différentes semences, suivant leurs propriétés organoleptiques et la proportion de leur matière grasse. C'est ainsi qu'on mélange le Cacao Caraque, qui est sec, avec le Maragnan, plus gras. On crible les semences pour en séparer les matières étrangères. On les torréfie dans un brûloir en tôle à feu doux jusqu'à ce que l'épisperme s'enlève facilement par le froissement. On les brise ensuite et on sépare les coques à l'aide du van. On les pile dans un mortier chauffé jusqu'à ce qu'elles soient réduites en pâte, on ajoute les 4/5 du sucre, puis on porte le mélange sur la pierre à broyer chaude, et on en fait une pâte fine que l'on introduit ensuite dans des moules auxquels une machine imprime des secousses répétées et brusques pour unir la surface du chocolat. Celui-ci se contracte, et on le sort des moules pour le recouvrir d'une feuille mince d'étain ou lui donner toutes les formes possibles.

En Espagne, le grain est plutôt desséché que torréfié, le chocolat est gras et un peu amer.

En Italie, la torréfaction est poussée assez loin ; le chocolat est amer, mais aromatique.

En France, on prend le milieu entre ces deux genres de torréfaction, et le Cacao perd environ le tiers de son poids. Nous donnons ici, d'après Boussingault, la composition des marques les plus connues du commerce français.

DÉSIGNATION.	MEUNIER LOMBARD.	MÉNIER.	COMPAGNIE coloniale.	CHOCOLAT espagnol.
Sucre de cannes............	59.07	57.47	56.34	41.40
Beurre de cacao............	21.40	22.30	23.80	29.21
Amidon, glucose............	1.83	1.83	0.97	1.48
Théobromine	1.26	1.33	1.43	1.38
Asparagine	Traces	Traces	Traces	Traces
Albumine....................	4.57	4.75	4.90	6.25
Gomme......................	1.02	1.07	1.13	1.13
Acide tartrique	1.41	1.48	1.58	1.98
Tanin et matière colorante...	0.20	0.20	0.20	0.22
Cellulose soluble..........	4.53	4.70	5.04	6.21
Cendres	1.77	1.75	1.87	2.31
Eau........................	1.22	1.28	0.98	4.36
Matières indéterminées......	1.70	1.92	1.60	3.27
TOTAUX............	100.00	100.00	100.00	100.00

Le tableau n'indique pas sur quelles qualités de chocolats ont porté ces analyses.

Nous n'avons pas à insister ici sur la préparation du chocolat. Nous dirons seulement qu'il faut éviter de le faire bouillir, car on lui enlève ainsi ses propriétés aromatiques. Les fraudes les plus ordinaires consistent à employer les coques du Cacao, des sucres de qualité inférieure, à remplacer le beurre de Cacao par des matières grasses, animales ou végétales. L'addition de farine, d'amandes, de noisettes ne se fait que pour les sortes très inférieures.

Il est probable qu'on emploie aussi le Pain de Dika. — Voir ce mot.

Le chocolat est, par sa matière grasse et par le sucre, un excellent aliment réparateur, mais que certains estomacs délicats digèrent difficilement. La vanille qu'on y ajoute, suivant les prix, aide à sa digestion. Il sert, en médecine, à masquer la saveur de certains médicaments et à les faire ingérer plus facilement.

On connaît les chocolats à la santonine, à la scammonée, etc. Nous ne parlons pas des chocolats ferrugineux, association malheureuse, car il se forme du tannate de fer, et de plus, la préparation ferrugineuse, plus lourde, tombe au fond du vase et risque de ne pas être ingérée.

Quant au beurre de Cacao, il sert à faire des suppositoires simples ou composés. C'est aussi un cosmétique. Quant à la théobromine, comme elle présente toutes les propriétés de la caféine, nous verrons en parlant du café l'usage qu'on peut en faire.

Le cacao fait la base d'un certain nombre de liqueurs auxquelles il communique une odeur et une saveur des plus agréables, à la condition, toutefois, de n'employer que des cacaos de premier choix et des eaux-de-vie fines.

1° *Huile de cacao.* Cacao 500 grammes, que l'on torréfie, qu'on pulvérise et qu'on fait macérer pendant 48 heures avec 4^{lit},25 d'alcool à 86°. On ajoute 2 litres d'eau et on distille pour retirer 1^{lit},25 d'alcoolat. Ajouter un sirop formé de 5^{kil},500 de sucre et 2 litres d'eau. On complète à 2 litres et on filtre.

Cachou. — On connaît différentes sortes de *Cachous* ou substances astringentes, très riches en un tanin particulier et fournies soit par l'Arequier, *Areca catechu* (voir ce mot), soit par une plante de la famille des Légumineuses mimosées, l'*Acacia catechu* Wild.

C'est un arbre de 6 à 8 mètres de hauteur, à rameaux épineux. Feuilles alternes, décomposées, à rachis cannelé et glandulifère, à folioles groupées au nombre de 40 à 50 paires opposées sur des pétiolules très grêles, opposés, réunis, au nombre de 10 à 20, sur le rachis. Fleurs blanches, presque sessiles, hermaphrodites, régulières, à épis axillaires. Calice gamosépale à 5 lobes duvetés. Corolle gamopétale à 5 lobes duvetés. Étamines très nombreuses, libres, insérées sur un disque nectarifère, circulaire. Ovaire uniloculaire, libre, pluriovulé. Style court, à gousse membraneuse, aplatie, dressée, renfermant 5 à 6 graines discoïdes, comprimées, sans albumen.

Cet arbre est originaire de l'Inde, où il est cultivé, de l'Afrique orientale, des îles de l'Amérique.

L'*Acacia Suma* Kulz est une espèce très voisine qui diffère par ses fleurs jaunes et ses rameaux couverts de poils laineux.

Pour obtenir dans l'Inde le Cachou, on coupe le bois en fragments, et on le fait bouillir dans l'eau. La solution qui en résulte est évaporée en consistance d'extrait. On distingue le cachou du Pegu et celui du Bengale.

Le premier, qui est le seul connu en Europe, se présente en masses volumineuses,

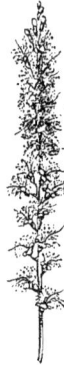

FIG. 154. — *Acacia catechu.* Inflorescence.

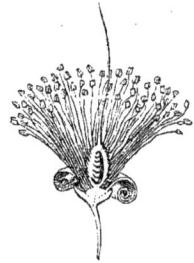

FIG. 155. — *Acacia catechu.* Fleur. Coupe longitudinale.

légères, colorées en brun très foncé, à surface luisante, mamelonnée, irrégulière, à cassure nette, conchoïdale, luisante. Il s'égrène entre les doigts. Sa saveur est âpre, puis un peu sucrée. Son odeur est nulle. Il colore la salive et laisse une tache brune sur le papier. Il se dissout dans l'alcool chaud, fort peu dans l'eau froide, mieux dans l'eau bouillante, qui se trouble par refroidissement. Les sels ferriques forment un précipité vert foncé qui passe au pourpre en présence de l'eau commune ou de traces d'alcalis. Les acides étendus y donnent aussi un précipité.

Composition chimique. — Quand on le met en contact avec l'eau, ce Cachou blanchit, se ramollit, se désagrège. Une partie se dissout en donnant une solution brun foncé. La partie insoluble est la catéchine ou *acide catéchique*, à laquelle on donne la formule C^{18}H^{18}O^3, et qui est un composé de phloroglucine C^{6}H^{6}O^3 et d'alcool œsculique C^{7}H^{8}O^3 moins H^{2}O. Déshydratée sur l'acide sulfurique et traitée par un acide, elle perd H^{2}O, et se convertit en *catéchurétine.* À la distillation sèche elle donne, entre autres substances, de la *Pyrocatéchine.* La solution aqueuse de catéchine ne précipite pas en présence de la solution de gélatine, d'émétique, ou des alcaloïdes végétaux. Le cachou renferme aussi une substance cristalline jaune, la *quercitine,* et l'acide *catéchutannique,* dont la proportion est considérable et auquel le cachou doit ses propriétés et par suite son emploi.

Thérapeutique. — Le Cachou du Pegu ou *Caschuttie* est un astringent fort énergique, que l'on emploie, rarement seul d'ailleurs, dans les diarrhées, la leucorrhée, l'uréthrite, en potions, en lotions, en injections ou en gargarismes contre certaines angines légères.

A l'intérieur, la dose est de 1 à 2 grammes de poudre, de teinture alcoolique 30 grammes, de sirop 20 à 200 grammes.

Dans l'Inde, le Cachou est employé à l'extérieur comme cicatrisant des plaies.

Dans l'industrie, il sert au tannage des peaux.

Le *Cachou de Bologne*, qui a joui d'une si grande vogue parmi les fumeurs pour masquer l'odeur de l'haleine, renferme bien du Cachou, mais c'est surtout une drogue aromatique.

Le bois de l'*A. catechu* renferme parfois dans ses fentes des cristaux de catéchine qui sont connus dans l'Inde sous le nom de Khersal. Cette drogue est fort estimée et très chère.

Cacur. — Les Cafres d'Afrique désignent sous ce nom le fruit du *Cucumis myriocarpus* Maudin, de la famille des Cucurbitacées. C'est une plante annuelle, à feuilles alternes, anguleuses, digitinerves, à 5 et 7 lobes, à cirrhes simples. Fleurs jaunes, petites, axillaires, solitaires, monoïques. Calice à 5 sépales subulés. Corolle polypétale, à 5 folioles. 5 étamines, dont 4 réunies par paires, à anthères flexueuses. Ovaire uniloculaire, multiovulé. 5 staminodes, dont 4 connés par paires. Style court. Stigmate à 5 lobes. Le fruit est une péponide subglobuleuse, de la grosseur d'une petite pomme, d'abord verte, puis jaune, et parsemée de quelques épines fines. Il renferme de 60 à 100 graines noyées dans une pulpe visqueuse, molle.

Cette plante croît au Cap, à Guenamenda, à Bulfelfontaine et dans les Etats libres. La pulpe, seule partie qu'on emploie, a une odeur qui rappelle celle des concombres, une saveur amère. C'est un émétique, un purgatif cholagogue. La dose pour les enfants est d'un fruit, et de deux pour les adultes. Les Cafres en font un usage journalier.

Cæsalpinia pulcherrima Sw. (*Poinciana pulcherrima* L.).—Cette plante appartient à la famille des Légumineuses cæsalpiniées. C'est un bel arbre inerme, de 12 à 14 mètres de hauteur, à feuilles pennées, à folioles oblongues, ovales, émarginées, lisses. Fleurs en grappes terminales, d'une belle couleur orangée. Elles sont grandes et fort belles. Calice à 5 sépales inégaux. Corolle à 5 pétales inégaux. 10 étamines libres, velues à la base. Ovaire sessile, pluriovulé. Style simple. Gousse lisse, oblongue, pluriséminée, étranglée entre les graines.

Cette espèce, qui est originaire des Indes occidentales, où elle porte le nom de *Flamboyant*, a été naturalisée dans la plupart des pays chauds.

Les feuilles sont purgatives à la façon du séné. Leur infusion concentrée ainsi que celle des fleurs est employée comme emménagogue, et peut même, dit-on, produire l'avortement. Elle aurait été employée avec succès dans le traitement des fièvres graves.

La racine est âcre et même vénéneuse.

Les graines pulvérisées passent pour un excellent remède contre les coliques.

Le bois du *C. sappan* L. de l'Inde (Bresillet) est employé dans l'Inde et en Cochinchine comme emménagogue et même abortif. Son bois est usité dans la teinture.

Café. — Le Caféier d'Arabie (*Coffea arabica* L.) est un arbrisseau appartenant à la famille des Rubiacées, section des Coffées. On le regarde généralement comme originaire des provinces méridionales de la Haute-Abyssinie, d'où il aurait été transporté en Arabie-Heureuse ou Yémen, vers la fin du XVᵉ siècle. Cependant, comme il croît en abondance dans cette partie du globe, quelques botanistes le croient originaire de l'Yémen. On l'a rencontré aussi à l'état sauvage à Rio-Nunez, à la Réunion (?) et au Brésil. Les Hollandais importèrent les premiers le Caféier en Europe. En 1690, Van-Horn parvint à s'en procurer quelques pieds à Moka, et les introduisit à Batavia, où ils réussirent parfaitement. Il envoya à Amsterdam, en 1710, un plant que l'on parvint à multiplier par graines. En 1712, un pied fut remis à Louis XIV, qui le fit placer dans les serres du Jardin des Plantes, où il fructifia fort bien. Peu de temps après, on en expédia trois pieds aux Antilles par les soins de Declieux, gentilhomme normand, enseigne de vaisseau, qui ne parvint, dit-on, à en conserver un qu'en partageant avec lui sa ration d'eau. C'est de ce pied que sont sorties les plantations de la Guadeloupe, de la Martinique, de la Guyane, de Saint-Domingue, et de toutes les autres colonies européennes, excepté toutefois les colonies hollandaises.

Le Caféier est un petit arbre toujours vert, à forme pyramidale, pouvant atteindre une hauteur de 5 à 6 mètres. Sa tige est cylindrique; ses branches sont opposées, un peu noueuses, flexibles et grisâtres.

Les feuilles sont opposées, persistantes, presque sessiles, simples, entières, et accompagnées à leur base de stipules intrapétiolaires, acuminées et réunies en gaine. Ces feuilles sont ovales, allongées, pointues, un peu sinueuses sur les bords, glabres, d'un vert foncé luisant, à nervures saillantes. Les fleurs, d'un blanc légèrement rosé et d'une odeur suave, sont disposées en cymes composées à l'aisselle des feuilles supérieures. Elles sont régulières, hermaphrodites, à pédicelle court, et accompagnées de bractées et de bractéoles.

Le calice est gamosépale, court, turbiné, à 5 petites dents égales.

La corolle est gamopétale, un peu hypocratériforme, à tube plus long que le calice, à limbe composé de 5 lobes lancéolés, pointus.

Les étamines, au nombre de 5, insérées

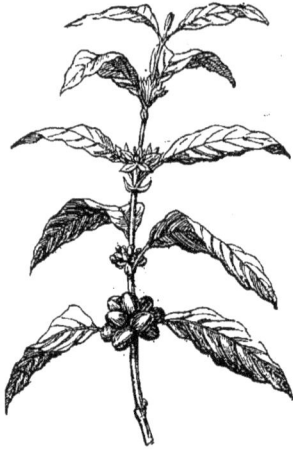

FIG. 156. — Café.

sur la gorge de la corolle, ont leurs filets libres, courts, et des anthères dorsifixes, allongées, étroites et biloculaires.

L'ovaire infère est à deux loges renfermant chacune un seul ovule, inséré dans l'angle interne, incomplètement anatrope. Le style est simple et terminé par un stigmate bifide.

Le fruit est une baie de la grosseur d'une

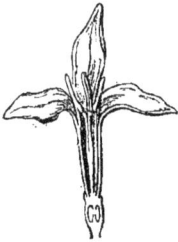

FIG. 157. — Café. Fleur.
Coupe longitudinale.

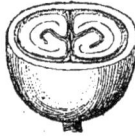

FIG. 158. — Coupe transversale du fruit.

petite cerise, ovoïde, d'abord verte, puis rouge, et enfin noirâtre, à chair dure, peu épaisse, jaunâtre, renfermant deux noyaux parcheminés, ellipsoïdes, plans d'un côté et accolés par leur face aplatie.

La graine, plan-convexe, présente, sous un mince tégument, un albumen corné, involuté sur les bords, et un embryon excentrique, à cotylédons foliacés, à radicule infère.

On connaît depuis peu de temps une espèce nouvelle, le *Coffea liberica* Hiern, exis-

tant à l'état sauvage sur la côte de Liberia qui s'étend du cap des Palmes à Sierra-Leone, et dans plusieurs autres localités de l'Afrique tropicale occidentale. La qualité, le volume de ses graines, sa croissance vigoureuse et la facilité avec laquelle elle

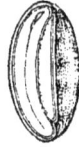

FIG. 159. — Graine coupée longitudinalement.

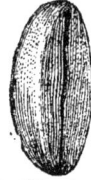

FIG. 160. — Graine vue par la face ventrale.

résiste aux parasites qui commencent à décimer les plantations du Café d'Arabie, rendent cette plante des plus précieuses pour l'avenir de nos colonies, et déjà elle est cultivée avec succès dans l'Inde anglaise, à Java et au Brésil.

C'est un grand arbrisseau, ou plutôt un arbre, qui peut acquérir une hauteur de 20 et même de 30 pieds. Les feuilles sont grandes, obovales, de 30 à 40 centimètres de longueur sur 1 1/2 de largeur, entières, coriaces, glabres, à pétiole canaliculé et petit. Le fruit varie dans ses dimensions suivant la variété du Caféier, et surtout suivant le terrain dans lequel on le cultive. C'est ainsi qu'on connaît une variété à petites baies; mais, d'un autre côté, la variété à grandes baies, qui est généralement préférée, car elle donne une plus grande quantité de graines dont la qualité paraît également supérieure, peut, dans les terrains secs, se modifier, et donner des baies dont le volume est beaucoup moindre. Il semble donc facile de modifier les dimensions des graines suivant le mode de culture et le terrain choisi. Cette espèce prospère dans tous les pays où la température se maintient entre 22 et 30°, aussi bien sur les côtes que sur les lieux élevés. Il lui faut un terrain humide, mais à la condition que les racines ne soient pas en contact avec l'eau. Sur les terrains en pente, sur les coteaux, les racines doivent toujours être couvertes de terre, car elles affleurent et se dessécheraient rapidement au soleil. Aussi, dans la saison sèche, convient-il de les recouvrir de gazon desséché, de paille, etc. Le plant lui-même ne redoute pas trop les rayons solaires, et s'il est bon de l'abriter pendant la première année, on peut n'employer dans ce but que des plantes annuelles.

On le reproduit de semis que l'on repique quand les jeunes plants ont trois ou quatre mois, en les espaçant l'un de l'autre de 12 pieds environ.

Il est indispensable que l'air et la lumière puissent frapper directement le Caféier, qui végète ainsi plus vigoureusement.

Le meilleur terrain de plantation est une terre vierge, meuble, légère, qui peut suffire sans engrais pendant trois ou quatre ans. Plus tard, le meilleur engrais est la pulpe qui entoure le grain, le fumier de bestiaux, les matières végétales en décomposition. Les engrais azotés doivent être répandus sur le sol.

Bien que cet arbrisseau résiste fort bien aux attaques des organismes inférieurs qui dévastent les plantations, tel que l'*Hemileia vastatrix*, il convient d'éloigner soigneusement tous les arbres qui pourraient en être atteints, et les couper et de les brûler loin des plants de Caféier. En tout cas, il est prudent d'éviter de le planter auprès d'arbres atteints déjà. Quand l'arbuste est en pleine végétation, on peut ou l'étêter comme on le fait pour le café ordinaire, ou l'abandonner à toute sa croissance.

D'après certains rapports, le rendement en graines serait tel que 20 acres de terrain plantés de *Coffea liberica* fourniraient autant de produits que 200 acres plantés en café d'Arabie ou de Ceylan.

La graine possède un parfum des plus agréables, et on espère modifier le plant de telle façon que ses fruits puissent lutter sans désavantage avec ceux de Moka.

On a aussi découvert au Brésil une nouvelle variété de café qui porte le nom de *Maragogipe*, et qui se distingue par les dimensions de ses feuilles, deux fois plus grandes que celles du café d'Arabie, et par la grosseur de sa graine, dont le parfum ne le cède en rien à celui des meilleures sortes. Son rapport paraît être considérable. A trois ans, il atteint une hauteur de 8 à 10 pieds, et la récolte est déjà des plus rémunératrices. Sa culture paraît s'étendre dans le Brésil.

Culture. — La culture du Caféier, qui varie fort peu d'ailleurs, réussit dans les terres pas trop humides, sur le penchant des coteaux un peu ombragés, et à une température variant du minimum de 12° au maximum de 31 à 32°. Les graines, que l'on fait séjourner dans l'eau pendant un jour ou deux, de façon à ramollir leur endosperme corné, sont déposées dans une terre légère, riche et un peu humide. On continue à maintenir l'humidité dans le terrain à l'aide d'arrosages ménagés, et quand les tigelles et les cotylédons sortent de terre, on les abrite contre les rayons trop ardents du soleil, qui les feraient périr s'ils étaient privés de l'ombrage naturel d'arbres voisins. Après un an, les pieds de Caféier sont assez robustes pour pouvoir être replantés et repiqués. Ils commencent à produire quand ils ont trois ou quatre ans. Seulement, à cette époque, il faut les étêter pour arrêter leur accroissement en hauteur, les faire s'élargir, et permettre ainsi de récolter plus facilement leurs graines. Les Caféiers ont deux principales époques de floraison, à six mois d'intervalle

l'une de l'autre, mais ils portent presque constamment des fleurs et des baies. Ces dernières mettent environ quatre mois à mûrir; aussi, la récolte est-elle pour ainsi dire continue.

Récolte. — Le café se récolte de trois façons différentes. Aux Antilles, en Égypte, en Arabie, on laisse le fruit sécher sur l'arbre, et tomber naturellement ou à la suite de secousses légères imprimées aux branches. On sépare le grain de son enveloppe, soit dans un mortier en bois, soit par le battage au fléau, soit plus simplement encore en froissant la baie dans les mains.

D'autres fois, les baies sont récoltées mûres, mais non desséchées, étendues sur le sol battu par couches de 10 à 15 centimètres d'épaisseur, exposées au soleil pendant trois ou quatre semaines, et pelletées fréquemment. Il suffit ensuite de triturer légèrement le fruit pour en séparer complètement le grain. Ce procédé communique parfois au café une odeur et une saveur désagréables, par suite du commencement de fermentation putride que peut éprouver la pulpe du fruit. Aussi le remplace-t-on, dans certaines contrées par la dessiccation rapide dans des séchoirs artificiels.

Le troisième procédé consiste à faire passer les baies mûres, mais non desséchées, entre deux cylindres suffisamment rapprochés, nommés *grageurs*. On les fait ensuite macérer pendant quelques heures dans l'eau, et, par une agitation répétée, on sépare facilement la pulpe du grain, qui est ensuite séché au soleil ou dans les séchoirs. Le grain est bien sec quand il craque sous la dent. On vanne ces grains à l'aide d'un ventilateur, pour en séparer les menus débris ou les pellicules. Cette opération, bien que pouvant s'appliquer à tous les cafés, n'est encore pratiquée ordinairement que pour les meilleures sortes.

Le café qu'on obtient ainsi est désigné sous le nom de *gragé* (cafés de l'Amérique centrale), *lavé* (Brésil), *plantation* (Ceylan et Indes).

Les différents cafés commerciaux ont été très soigneusement étudiés dans une brochure de M. E. Darolles, sous-intendant militaire (*le Café sur le marché français*). Nous en avons donné un extrait dans notre ouvrage sur les *Plantes utiles des colonies françaises*, qui fait partie des *Notices coloniales*, publiées pour l'Exposition d'Anvers, et auquel, du reste, nous empruntons cet article.

On admet en général, avec raison d'ailleurs, que les cafés récemment récoltés sont loin de posséder les qualités qu'ils doivent avoir plus tard; ils ont une saveur aigrelette, amère, suivant les espèces, et qui ne disparaît qu'après un certain temps. De là la coutume de ne les consommer que lorsqu'ils ont subi une dessiccation lente et ménagée pendant quelques mois, ou mieux encore pendant des années. A quelle limite extrême doit-on s'arrêter? C'est ce que l'on ignore encore; mais, d'après une note du général Morin, des cafés authentiques de Moka, récoltés en 1828, ont donné, en 1878, une infusion excellente. On admet que le café, emmagasiné dans des conditions normales, peut être conservé pendant une vingtaine d'années sans avoir subi la moindre dépréciation, et acquérir ainsi des qualités qui le rendent bien supérieur à celui qui est récemment récolté. C'est, du reste, une coutume générale, dans les pays de production, de ne consommer le café que lorsqu'il a été conservé pendant quatre ou cinq années.

Composition chimique du café. — On connaît un grand nombre d'analyses du café, variant dans de certaines limites avec les espèces examinées. L'analyse suivante du Café Moka, faite par Payen, indique suffisamment quels sont les constituants de cette graine :

Cellulose.	34,000
Eau hygroscopique.	12,000
Matières grasses.	10 à 13,000
Glucose, dextrine, acide indéterminé.	15,500
Légumine, caféine.	10,000
Chlorogénate de caféine et de potasse	3, 5 à 5,000
Substance azotée albuminoïde.	3,000
Caféine libre.	0,800
Huile essentielle solide. . .	0,001
Huile essentielle liquide . . .	0,002
Matières minérales.	6,697

La proportion de caféine varie beaucoup moins qu'on ne le supposait, et, d'après les travaux de Paul et Cownley, elle est en moyenne de 1,10 à 1,28. Contrairement à l'opinion admise, ces auteurs affirment que la quantité de caféine ne diminue pas beaucoup dans le café grillé et torréfié au degré ordinaire. Ainsi avec une même sorte de café ils ont trouvé les résultats suivants :

Torréfaction faible.

Le café perd 13,7. La caféine, dont la proportion normale, dans le café vert, était de 1,10 0/0, est de 1,30.

Torréfaction moyenne.

Perte.	16,07
Caféine.	1,36

Torréfaction excessive.

Perte.	34,07
Caféine.	1,25

Il n'est pas rare de recueillir, près des appareils où l'on torréfie de grandes quantités de café, de beaux cristaux de caféine (Méhu).

La *cellulose* est la partie ligneuse constitutive de la graine; elle est inerte.

L'*eau hygroscopique*, estimée à 12 0/0, varie évidemment suivant l'état de siccité du café. Ce chiffre représente une moyenne dans les conditions ordinaires de conservation.

La *caféine* $(C^8H^{10}Az^4O^2)$ offre d'autant plus d'intérêt que c'est elle qui communique au café ses propriétés physiologiques particulières, mais non toutefois la saveur que l'on recherche dans son infusion.

Elle a été découverte dans le café par Runge, en 1821, et reconnue comme un alcaloïde par Herzog. Stenhouse, en 1843, constata qu'elle existe dans les tiges et les feuilles du Caféier aussi bien que dans les graines.

Cet alcaloïde, qui cristallise en aiguilles fines et soyeuses, est incolore, inodore, d'une saveur légèrement amère; il se dissout dans 98 fois son poids d'eau froide, et dans l'eau bouillante en quantité assez considérable pour que la solution saturée se solidifie par refroidissement.

Soumise à l'action de la chaleur, en présence d'un acide organique pouvant lui céder de l'hydrogène, la caféine se décompose en donnant naissance à de la *méthylamine*. Chauffée avec de la potasse hydratée ou de la baryte, elle forme également de la méthylamine, et avec la baryte un nouvel alcaloïde, la *caféidine* reconnue par Strecker.

Elle se combine avec les acides pour former des sels, les uns parfaitement stables, les autres se décomposant au contact de l'eau.

L'*acide chlorogénique*, ou mieux *cafétannique*, existe dans le café en combinaison avec la chaux et la magnésie, ou, d'après Payen, avec la potasse et la caféine. Sa saveur est astringente; il est soluble dans l'eau et l'alcool, et par évaporation se sépare de ses solutions sous forme de mamelons cristallins.

Sous l'influence de la chaleur, il fond, puis se décompose en donnant des vapeurs qui exhalent l'odeur du café torréfié et de l'*acide oxyphénique*.

L'acide cafétannique ne donne pas de précipité avec les sels ferreux, et précipite en vert foncé les sels ferriques.

Les *matières minérales* sont : de l'oxyde de fer, de la potasse, de la magnésie, de la chaux, des acides phosphorique, silicique, sulfurique, et du chlore.

Les principes odorants ne sont pas ceux qui se retrouvent dans le café torréfié.

Torréfaction du café. — Le café est, en effet, rarement employé à l'état vert, et ce n'est que comme agent thérapeutique et succédané du quinquina qu'on a employé son extrait, sa poudre ou sa décoction. On lui fait toujours subir une torréfaction ménagée, qui a pour but de développer une huile empyreumatique, amère et aromatique, à laquelle il doit ses propriétés excitantes. Cette substance a reçu de Boutron et Frémy le nom de *caféone*, et se présente sous forme d'une huile brune, plus dense que l'eau, légèrement soluble dans l'eau bouillante, et très soluble dans l'éther. La plus faible quantité suffit pour communiquer à un litre d'eau l'arome si recherché.

La torréfaction exige certains soins sans lesquels le café peut perdre toute sa valeur. Aussi Payen a constaté que la perte de principes solides est d'autant plus grande que la chaleur est plus élevée, et que les principes aromatiques sont également éliminés. 100 grammes de café torréfié au roux donnent 25 grammes de substances extractives. S'il a pris une couleur marron, on n'en retrouve plus que 19 grammes. Dans le premier cas, 1 litre d'infusion faite avec 100 grammes de café renferme 5 à 6 grammes de matière azotée, et 4,50 seulement dans le second cas.

D'après Dausse, les cafés des Antilles, de Porto-Rico, d'Haïti, doivent perdre à la torréfaction 20 0/0 de leur poids; ceux de Bourbon, du Malabar et de la côte d'Afrique, 16 à 18 0/0; ceux de Moka et de Java, 15 à 16 0/0 au plus.

Dans une torréfaction bien conduite, la température à laquelle sont portés les grains de café ne doit pas dépasser 300°. Elle doit être, d'après J. Personne, au plus de 275° pour le café vert, et de 250° pour celui de Java. Pendant cette opération, la caféine est en partie décomposée, et forme, comme nous l'avons vu, de la méthylamine, dont la plus grande partie reste dans le grain.

On ajoute parfois pendant la torréfaction une certaine quantité de sucre, qui, sous l'influence de la chaleur, donne du caramel et des produits de décomposition plus ultime. Cette addition est au moins inutile. Ces cafés sont connus sous le nom de *cafés torréfiés* dans le commerce de Paris.

Le café convenablement torréfié présente des propriétés organoleptiques tout autres que celles du grain non torréfié. L'amertume de ce dernier a disparu en partie, des produits nouveaux ont pris naissance, dont les uns se sont volatilisés et les autres se sont fixés sur le café.

D'après O. Bernheimer (*Soc. chim.*, 3,116), le café grillé donne de petites quantités d'hydroquinone, de méthylamine, de pyrrhol, d'acétone, des acides palmitique, acétique, carbonique, de la caféine et du *caféol*. Ce composé, qui possède l'arome du café au plus haut degré, répond à la formule $C^8H^{10}O^2$. Il est insoluble dans l'eau froide, soluble dans l'eau chaude, l'acool, l'éther. Par la fusion avec la potasse, il donne de l'acide salicylique.

Le mode d'emploi du café est trop connu pour que nous insistions sur ce sujet; cependant, nous devons dire qu'il varie beaucoup suivant les pays, et que le liquide qui en résulte ne possède pas toujours les mêmes propriétés, ce dont il est facile de s'apercevoir en buvant le café fait à l'orientale et celui que l'on prépare en Europe, particulièrement en France. Dans l'Yémen, d'après Palgrave (*Une Année dans l'Arabie centrale,* 1862-1863), cité par Darolles, le café est exposé à la chaleur jusqu'à ce qu'il craque et fume légèrement sans arriver à la teinte que nous recherchons. On le concasse dans un mortier de pierre, la poudre est versée dans l'eau bouillante, et l'ébullition est continuée pendant quelques minutes. La décoction, car ce n'est plus l'infusion ordinaire, est tenue constamment chaude, et on l'additionne parfois de safran ou de graines aromatiques, nommées *heyl* par les Arabes; son usage est général dans la péninsule arabique. La liqueur est filtrée et servie sans sucre.

Le café ainsi préparé est surtout une boisson aromatique, mais dont les propriétés excitantes sont loin d'égaler celles de notre infusion, car on peut sans inconvénient en ingérer une grande quantité.

Les procédés suivis en Europe sont tous basés sur l'infusion et peuvent se résumer de la façon suivante : on introduit 10 grammes de café torréfié et pulvérisé au moment même dans une cafetière-filtre, et, à la surface de cette poudre non tassée, on verse 10 grammes d'eau bouillante. On laisse en contact pendant deux à trois minutes, pour que la poudre soit bien humectée, et on ajoute alors 100 grammes d'eau bouillante, qui filtre lentement à travers la poudre en dissolvant les principes solubles qu'elle rencontre sur son passage.

Quand le liquide cesse de couler, il se trouve à la température de 50 à 60°, qui est celle que l'on recherche dans cette infusion.

Le café n'est pas complètement épuisé par cette première infusion. Aussi on reprend parfois la poudre ainsi traitée par une nouvelle quantité d'eau bouillante. Mais on n'obtient qu'une infusion très pauvre en principes sapides et aromatiques.

La coutume de faire bouillir le marc avec de l'eau ne donne qu'une infusion riche surtout en acide cafétannique, et par suite plus tonique qu'aromatique ou excitante. Cette décoction peut être employée à la place de l'eau pour faire la première infusion.

Les appareils que l'on emploie pour la préparation de l'infusion sont extrêmement nombreux, et varient, non seulement suivant les pays, mais encore suivant la fécondité d'esprit des inventeurs. Le plus employé est la cafetière à la Dubelloy, qui remplit toutes les conditions voulues pour obtenir une infusion convenable.

Commerce et consommation. — Le café est un produit d'exportation dont la quantité se chiffrait, en 1879, par 5,498,142 quintaux métriques. En ajoutant la consommation faite dans les pays producteurs, et évaluée du reste, très approximativement, à 570,000 quintaux métriques, on arrive, comme production totale approximative, à 6,070,150 quintaux métriques.

L'importation européenne, qui va sans cesse en augmentant, était représentée, en 1879, par 3,491,000 quintaux métriques, se décomposant ainsi :

France.	1,002,880 quint. mét.
Angleterre.	740,000 —
Hollande.	603,240 —
Belgique.	447,400 —

La consommation était en 1879 :

France.	568,350 quint. mét.
Angleterre.	207,000 —
Belgique.	249,620 —
Allemagne.	1,125,940 —

En France, l'importation et la consommation vont sans cesse en croissant; car, en 1881, il fut importé 1,363,349 quintaux métriques, et consommé 646,959 quintaux métriques. Elles ont quadruplé depuis 1840.

La consommation individuelle ressort à 1k,225, et, sous ce rapport, la France n'occupe que le huitième rang. En admettant que les deux tiers de la population peuvent consommer deux tasses d'infusion par jour, soit 20 grammes de café, la consommation annuelle devrait atteindre 1,460,000 quintaux métriques de café torréfié, ou, en admettant une perte de 17 0/0, 1,759,000 quintaux métriques de café vert. On voit donc que la production n'est pas encore à la hauteur des besoins qu'elle devrait satisfaire.

Le marché français reçoit les cafés du monde entier, mais chacun de ses ports s'alimente à une zone déterminée. Ainsi, Marseille reçoit les cafés arabes, ceux des Indes anglaises et espagnoles. Sur Bordeaux sont dirigés surtout les cafés de la côte occidentale d'Afrique, du Brésil et de l'Amérique du Sud. Nantes reçoit surtout ceux de Bourbon. Quant au Havre, il importe les cafés de tous les lieux de production. A l'étranger, Londres s'adresse surtout aux Indes anglaises, à Ceylan, à l'Indo-Chine et au comptoir d'Aden. La Hollande importe les cafés de Java, Hambourg, ceux du Brésil et de Haïti. A Anvers arrivent tous les cafés, comme au Havre, mais en moins grande quantité.

Sous le rapport de la production, nos colonies françaises, à part la Guadeloupe, sont en décadence.

En France, les différents cafés ne jouissent pas tous d'une même renommée. Dans les départements du Nord, celui du Brésil jouit d'une très grande vogue. En général, on demande un mélange de moka, martinique et bourbon, et ce mélange se trouve partout et est partout donné. Or, le martinique n'existe plus, le moka et le bourbon n'entrent dans l'importation que pour une quantité relativement minime. On assortit donc des cafés clairs jouant le moka, des cafés gris ardoise donnés comme marti-

nique, et des cafés verts remplaçant le bourbon.

A Paris, on débite surtout les guadeloupe, porto-rico, bourbon, haïti, les cafés des Indes anglaises, hollandaises et espagnoles. La clientèle inférieure consomme surtout les haïti médiocres et les rio. Dans les cafés, ce sont surtout les haïti, les malabar et les manille. Du côté de Bordeaux passent les cafés du Centre-Amérique, ceux de la Colombie et du Venezuela. A Marseille, ce sont les cafés des Indes anglaises et hollandaises.

L'Algérie consomme surtout ceux du Brésil, jusqu'au jour où elle produira non seulement pour elle-même, mais encore pour l'exportation, car elle renferme des parties dont le sol et la température sont analogues à ceux des provinces les plus riches du Brésil.

Falsifications. — Les falsifications du café en grains sont assez rares, et nous ne citerons que pour mémoire celle qui consistait à fabriquer de toutes pièces, avec de l'argile, une pâte à laquelle on donnait au moule la forme normale du grain, et que l'on revêtait ensuite d'une teinte verte ou jaune pâle. Cette fraude était trop facile à découvrir pour être d'un grand rapport et persister.

La fraude la plus générale est la substitution d'une espèce à une autre, mais elle est tellement entrée dans les habitudes du commerce qu'elle est adoptée par tous les négociants. Parfois, cependant, cette fraude peut prendre un caractère plus sérieux. C'est ainsi que, dans la province de San-Paolo, centre de culture des plus importants du Brésil, on élève soigneusement les variétés de Caféier dont les grains rappellent par leur forme les sortes d'autre provenance, auxquelles on les substitue en les revêtant même de la couleur qui leur est propre. Ce sont les cafés dits *santos* qui se prêtent le mieux à ces substitutions.

Parfois, dit-on, certains cafés sont passés à la plombagine, pour leur donner une teinte plus foncée. En les frottant avec un linge bien blanc et légèrement mouillé, on découvre facilement cette fraude.

Du reste, comme le fait fort bien observer Darolles, le café est presque toujours vendu pour l'emploi auquel le destine le détaillant, c'est-à-dire suivant son aspect extérieur, et non suivant sa valeur réelle.

Notons, cependant, qu'on mouille les cafés en les brûlant, pour augmenter leur poids.

Thérapeutique. — Le café peut être envisagé, au point de vue thérapeutique, à l'état vert et à l'état d'infusion.

Le café vert a été vanté non seulement contre la goutte et ses manifestations, mais encore pour combattre l'hypertrophie cardiaque. Pelletan le donnait de la façon suivante : café, 20 grains, sur lesquels on versait une première tasse d'eau bouillante qu'on rejetait, puis une deuxième tasse que le malade devait boire.

L'infusion du café torréfié doit ses effets à la température à laquelle on la prend, à l'huile essentielle, à la caféone, et aussi, mais moins, à la caféine. A doses modérées, elle stimule la digestion, la circulation et les fonctions cérébrales. A doses élevées, elle donne lieu à de la céphalalgie, des tremblements nerveux, des fourmillements dans les extrémités, à une sorte d'ivresse, de l'insomnie, à des troubles de la vue, de l'ouïe, etc. Mais comme le café s'élimine rapidement, cette action est fugitive. C'est un anaphrodisiaque bien avéré, et Linné l'appelait même la *liqueur des chapons*. Le café étendu d'eau est une excellente boisson pendant les chaleurs de l'été. Par son principe aromatique et essentiel, il corrige l'eau mauvaise, et on sait que nos marins et nos troupes en campagne font entrer à leur grand avantage le café dans leur alimentation journalière. Il permet à l'organisme de consommer et d'user davantage en assurant sa réparation parfaite. Quant à la valeur alimentaire du mélange d'infusion de café et de lait, dont l'usage est si répandu, nous ne pouvons mieux faire que de citer les lignes suivantes. « Je veux m'élever surtout contre un préjugé vulgaire ne reposant sur aucune base sérieuse... « *Le café au lait* est-il la cause des pâleurs blanches chez les jeunes filles et les jeunes femmes? Rien de cela n'est vrai. Le café au lait bien préparé est une excellente boisson. » (Dujardin-Beaumetz, *Leçons de clin. thérap.*)

Par contre, le café noir doit être interdit aux enfants, aux personnes atteintes d'hystérie, de nervosisme, ou qui présentent des lésions cardiaques, des palpitations nerveuses.

C'est un excellent excitant dans la somnolence, le coma résultant de l'intoxication par l'opium , et nous avons dû nous-même au café à haute dose, pris pendant huit jours, d'échapper aux conséquences d'un empoisonnement accidentel par l'opium brut fumé.

Dans les céphalalgies, les migraines, il réussit fort bien.

En poudre, le café grillé présente des propriétés désodorantes et désinfectantes assez marquées. On l'a proposé pour masquer l'odeur, la saveur de certains médicaments, tels que l'iodoforme, et on sait que l'infusion concentrée est le plus souvent le véhicule de la quinine.

La caféine est un succédané de la digitale, particulièrement utile dans les affections cardiaques, aortiques, accompagnées d'anémie cérébrale. De plus, c'est un excellent diurétique, fort utile dans l'hydropisie et l'albuminurie. Dans l'hémicrânie, les céphalalgies générales, la caféine diminue souvent l'intensité des accès et souvent même les

annihile. Mais son effet n'est pas toujours certain. Elle doit être donnée à la dose de 1gr,50 à 2 grammes par jour, sous la forme suivante, préconisée par Dujardin-Beaumetz et Tanret.

Potion :

Caféine.	1	gramme.
Benzoate de soude	1	—
Eau de tilleul.	30	—
Eau de laitue.	30	—
Sirop des cinq racines . .	30	—

Quand on ne peut l'administrer par la bouche, on emploie la solution suivante :

Benzoate de soude . . .	3	grammes.
Caféine.	3	—
Eau distillée	6	—

Chaque centimètre cube renferme 25 centigrammes de caféine.

Dujardin-Beaumetz repousse comme mauvaises les pilules et les cachets, qui déterminent de vives douleurs et souvent même des vomissements.

Éthoxycaféine. — Cette substance est de la caféine dans laquelle un atome d'hydrogène a été remplacé par le groupe C^2H^5O ou oxyéthyle. Elle forme des cristaux blancs, aiguillés, fusibles à 140°, très peu solubles dans l'alcool, l'éther, insolubles dans l'eau. Elle détermine parfois de la chaleur, une sensation de brûlure dans l'estomac, souvent même des nausées, des vomissements, et ces phénomènes se produisent surtout quand la substance est ingérée en poudre.

L'Éthoxycaféine exerce une action sédative sur l'axe cérébro-spinal, et possède aussi des propriétés narcotiques incontestables. A la dose de 25 centigrammes, qu'il ne faut pas dépasser, ses effets sont surtout appréciables *dans le traitement de la migraine*, et il y a avantage à la substituer à la caféine.

Potion (Duj.-Beaumetz).

Ethoxycaféine	0gr,25
Salicylate de soude.	0 25
Chlorhydrate de cocaïne. . . .	0 10
Eau de tilleul.	60 00
Sirop de capillaire	20 00

A prendre en une seule fois avant l'accès.

Industrie. — *Crème de Moka.*

Café Moka.	500 grammes.
Amandes amères concassées	100 —
Alcool à 85°.	4lit,25
Sucre.	5kg,600

Torréfier le café, le moudre grossièrement. Faire macérer vingt-quatre heures dans l'alcool avec les amandes ; distiller, rectifier pour obtenir 4 litres. Ajouter le sirop, compléter à 10 litres. On ne colore pas.

Crème demi-fine.

Hydrolat de Moka	2lit,00
Alcool à 85°.	2 80
Sucre	2kg,500
Eau	3lit,500

Par simple mélange, 10 litres.

Crème par les alcoolats.

Alcoolat de Moka	3lit,00
Alcool à 85°. . . . . : . .	0 60
Sucre	5kg,600
Eau . . . . . . q. s. pour le sirop.	

Pour 10 litres.

Cainça. — Ce nom sert à désigner au Brésil l'écorce d'une plante appartenant à la famille des Rubiacées, série des Chiococcées, le *Chiococca anguifuga* Mart. C'est un arbrisseau de 2 à 3 mètres de hauteur, à feuilles opposées, stipulées, ovales acuminées, d'un vert clair. Les fleurs hermaphrodites, régulières, sont disposées en grappes

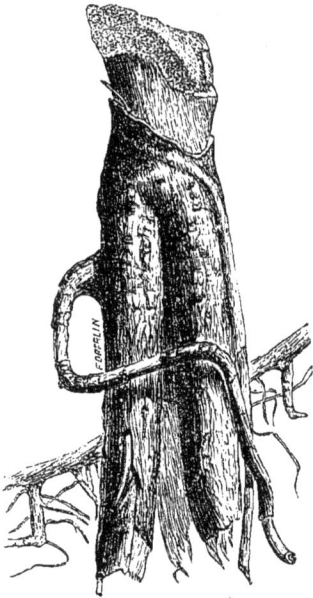

Fig. 161. — Racine de Cainça.

paniculées, axillaires, d'un blanc jaunâtre. Calice à 5 dents. Corolle campaniforme, à tube obconique, à 5 lobes aigus. 5 étamines incluses, libres. Ovaire infère, à 2 loges uniovulées. Style exserte, claviforme. Le fruit est une drupe d'une blancheur remarquable (χιων neige, κοκκος graine), couronnée au sommet par les dents du calice, à chair peu abondante, à 2 noyaux chartacés, monospermes, recouvrant chacun une graine à albumen cartilagineux.

Cet arbuste habite les forêts vierges de Bahia, de Minas-Geroes au Brésil, de la Guyane, de Cuba, du Pérou, etc.

La racine, seule partie employée, est rameuse; ses divisions, de 30 à 60 centimètres de longueur, de la grosseur d'une plume ou du petit doigt, sont fendillées longitudinalement. L'écorce est brunâtre, peu épaisse, et se sépare facilement du bois, qui est dur et poreux. Son odeur rappelle celle du Jalap, sa saveur est amère, âcre, un peu astringente. Celle du bois est à peu près nulle.

Composition chimique. — Cette écorce renferme un principe actif que Pelletier et Caventou avaient nommé *acide caincique*, mais qui, d'après Rochleder et Hlasivetz, est un glucoside, la *caincine*. C'est une substance blanche, cristalline, inodore, d'une saveur extrêmement amère, laissant une sensation d'astriction dans la gorge, très peu soluble dans l'eau, peu soluble dans l'éther, très soluble dans l'alcool.

Chauffée dans un tube, elle se ramollit, charbonne, et donne par sublimation une substance blanche, insipide.

En présence des acides dilués et à l'ébullition, la caincine se dédouble en un sucre incristallisable et en une matière gélatiniforme, la *caincétine*. La réaction serait représentée :

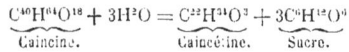

$$C^{40}H^{64}O^{18} + 3H^2O = C^{22}H^{34}O^3 + 3C^6H^{12}O^6$$
Caincine.   Caincétine.   Sucre.

La caincétine à son tour, traitée par la potasse en fusion, se transforme en butyrate de potassium et en un corps nouveau, la *caincigénine*.

On a signalé, en outre, dans cette racine la présence de l'émétine.

Thérapeutique. — Cette écorce jouit dans l'Amérique du Sud d'une grande réputation pour combattre les effets des morsures de serpents venimeux, et elle doit probablement avoir une action assez sérieuse, quand l'intoxication est combattue à temps, en raison des propriétés purgatives, diurétiques et vomitives qu'elle possède.

On l'emploie en poudre, à la dose de 25 centigrammes, trois à quatre fois par jour, dans l'hydropisie, ou sous forme de décoction (10 pour 500 de véhicule). A doses élevées, elle provoque des vomissements répétés. La caincine a été proposée comme diurétique à la dose de 20 à 30 centigrammes.

Les racines des *C. racemosa* Jacq., *densifolia* Mart., agissent de la même façon. Celles de la première espèce, qui porte le nom de *Branda* à la Guadeloupe, y sont employées contre les rhumatismes et la syphilis. Elles diffèrent de celles de *C. anguifuga* par la plus grande abondance de matière colorante jaune.

Cajeput. — L'essence du Cajeput, dont le nom vient du mot malais *Kayaputi, Cajaputi* (arbre blanc), est fournie par un certain nombre d'arbres appartenant à la famille des Myrtacées, série des Leptospermées.

La véritable plante à Cajeput est, d'après

H. Baillon, le *Melaleuca minor* Sm. (*M. cajuputi* Roxb.), qui n'est probablement qu'une variété de *M. Leucodendron* L. C'est un petit arbre à rameaux irréguliers, dont l'écorce, d'un gris jaunâtre, se détache sous forme de larges lamelles. Les feuilles sont alternes, brièvement pétiolées, linéaires-lancéolées, parfois un peu falciformes, aiguës au sommet, d'abord molles et soyeuses, puis rigides et glabres. Elles portent trois nervures, l'une médiane, les deux autres partant de la base et s'infléchissant pour se réunir au sommet. Elles ont 5 à 6 centimètres de long sur 1 à 2 centimètres de large.

Fleurs petites, blanc jaunâtre, sessiles, terminées en épis sur un rameau se continuant au-dessus d'elles par un bourgeon qui donne naissance à des feuilles. Calice à 4 ou 5 sépales. Corolle à 4 ou 5 pétales. Étamines nombreuses, plurisériés, libres.

Ovaire en partie infère, à 3 loges multiovulées. Style cylindrique, filiforme. Le fruit est une capsule triloculaire, arrondie, de 1 centimètre de diamètre, tronquée, enchâssée à la partie inférieure dans le réceptacle cupuliforme durci. Ce fruit, très dur, reste pendant plusieurs années sur le rameau. Graines ovoïdes, albuminées.

Cet arbre habite un grand nombre d'îles de l'archipel Indien, les Philippines, les Célèbes, Amboine, etc.

On obtient l'essence en soumettant les feuilles à la distillation en présence de l'eau, et on l'exporte par Singapoor, Manille, Java, Batavia.

Composition chimique. — Cette essence est mobile, transparente, colorée en vert bleuâtre, d'une odeur toute particulière, pénétrante et camphrée. Sa densité = 0,926. Elle ne se solidifie pas à 13° au-dessous de zéro.

Elle dévie à gauche la lumière polarisée.

L'essence de Cajeput est formée en grande partie de *cajuputol* ou *bihydrate de cajuputène* $C^{10}H^{16}H^2O$, qui passe à 174°. Le reste est un hydrocarbure de la formule $C^{10}H^{16}$.

Distillée sur l'acide phosphorique anhydre, l'essence donne, entre 160-165°, le *cajaputène* liquide, dont l'odeur rappelle celle du jasmin; puis, à 177°, de l'*isocajaputène*, dont l'odeur est moins agréable, et enfin, entre 310-316°, du *paracajaputène*, de la même formule $C^{10}H^{16}$. Ce dernier est jaune citron et fluorescent.

Usages. — L'essence de Cajeput est employée dans l'Inde et l'Indo-Chine en applications et en frictions contre les rhumatismes. Elle rubéfie fortement la peau. C'est par suite un analgésique local. Elle n'est connue en Europe que depuis le xviiie siècle, et son emploi est le même. On l'a préconisée à l'intérieur contre le choléra, à la dose de 10 à 50 gouttes, dans une infusion aromatique chaude, mais sans qu'elle réussisse plus que les autres médications.

Ajoutons qu'il est possible de trouver parfois dans cette essence du cuivre enlevé aux alambics dans lesquels on la prépare, mais que la teinte vert bleuâtre qui la caractérise

lui appartient en propre. C'est du moins ce que nous avons constaté sur des échantillons authentiques en Cochinchine.

En Nouvelle-Calédonie, le *M. leucodendron* Lamk. type et sa variété, le *M. viridiflora* Gœrtn., sont extrêmement abondants. Il y porte le nom de *Niaouli* et domine la flore forestière. Son écorce sert à couvrir, à tapisser les cases, à faire des torches, à calfater les barques. Ses feuilles donnent également de l'essence de Cajeput analogue à celle de *M. minor*.

Calabar (*Fève de*). — La Fève de Calabar, *Eseré* de l'Afrique tropicale, est la graine du *Physostigma venenosum* Balf., de la famille des Légumineuses papilionacées, série des Phaséolées. C'est une liane vivace, s'enroulant de droite à gauche et pouvant acquérir de grandes dimensions. Feuilles alternes, composées, pinnées, à trois folioles, larges,

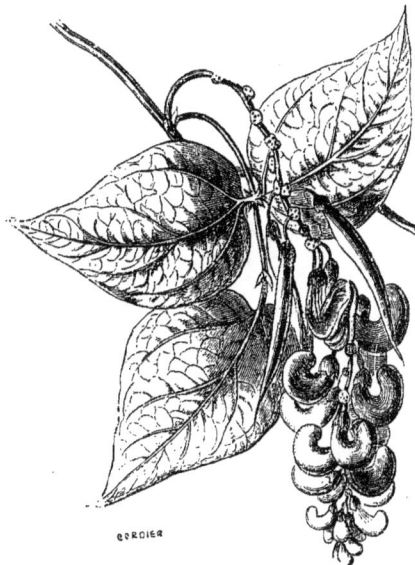

FIG. 162. — *Physostigma venenosum.* Inflorescence.

ovales, aiguës au sommet, la médiane régulière, les latérales un peu asymétriques. Pétiole accompagné de deux stipules courtes.

Fleurs grandes, de couleur écarlate, réunies en grappes axillaires, à pédicelles grêles, pendants. Réceptacle concave, accompagné à l'intérieur d'un disque se relevant en étui autour du gynécée. Calice gamosépale, à 5 divisions courtes. Corolle papilionacée, à étendard ovale, orbiculaire, à deux auricules latérales. Ailes asymétriques, obovales, libres. Carène obovale, se terminant par un bec allongé s'enroulant sur lui-même, et tordu plusieurs fois en spirale.

Dix étamines diadelphes (9 et 1). Ovaire uniloculaire à 2 ou 3 ovules. Le style a une forme particulière. Il est très long, enroulé en spirale dans la carène, grêle à la base, puis épaissi, puis rétréci de nouveau jusqu'à l'extrémité, où il porte un petit stigmate

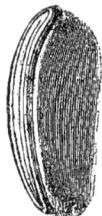

FIG. 163. — Fève entière.

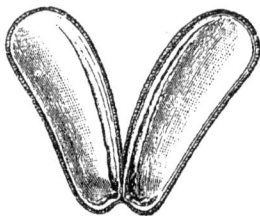

FIG. 164. — Fève ouverte avec cotylédons écartés.

papilleux. Il est, en outre, barbu sur le côté concave, et au-dessus du stigmate il se dilate en formant un appendice aplati, triangulaire. On avait cru que cet appendice était creux, vésiculeux, de là le nom de *Physostigma* donné à la plante. Gousse allongée,

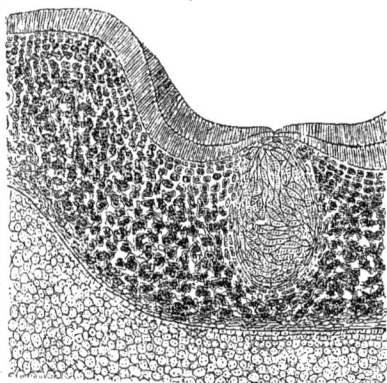

FIG. 165. — Fève de Calabar. Coupe transversale passant par le milieu du hile.

un peu comprimée, glabre, convexe, s'ouvrant dans toute sa longueur par deux fentes. Les graines sont au nombre de 1, 2, 3. Elles sont oblongues, convexes, glabres, de 3 à 3 centimètres et demi de longueur sur 1 et 1 centimètre et demi de largeur, et une épaisseur de 1 centimètre environ. Elles sont creusées d'un sillon qui part du mycropyle, et tranche par sa coloration rouge clair sur le fond brun châtain de toute la surface. Ces graines sont inodores et insipides.

Cette plante se trouve dans le golfe de Guinée, au niveau de l'embouchure du Niger. La graine servait de poison d'épreuve aux noirs, qui la cachaient avec un soin jaloux. Ce fut un missionnaire, Thompson, qui, en 1859, envoya la plante à Balfour, d'Edimbourg, lequel la décrivit comme un type nouveau.

Composition chimique. — Les cotylédons de la fève de Calabar renferment de l'amidon, 48 0/0; des matières albuminoïdes, 23 0/0 ; de l'huile, 0,58 0/0, et les alcaloïdes suivants :

Jobst et Hesse, en 1863, isolèrent un alcaloïde, la *physostigmine*, sous forme d'une masse amorphe, alcaline, soluble dans l'eau et les acides. Ses solutions rougissaient à l'air, et parfois devenaient bleues par suite d'une décomposition partielle de l'alcaloïde.

Hesse, qui étudia de nouveau ce produit, lui donna la formule $C^{30}H^{31}Az^2O^4$, et l'obtint incolore, insipide, se ramollissant à 40°, fondant à 45°, et se décomposant à 100°.

En 1865, Vée et Leven obtinrent un alcaloïde, l'*ésérine*, qui diffère de la physostigmine en ce qu'elle forme des cristaux tabulaires, rhomboïdaux, incolores, amers, fondant à 90°, solubles dans l'éther, l'alcool, le chloroforme, peu solubles dans l'eau. Elle rougit à l'air. L'identité de ces deux alcaloïdes, soutenue par Tison, n'est pas encore bien prouvée.

Harnack et Witkowski, en 1876, démontrèrent la présence d'un autre alcaloïde, la *calabarine*, presque insoluble dans l'éther, et dont l'action physiologique est toute différente de celle de la physostigmine.

En 1878, Hesse retira une nouvelle substance cristalline, indifférente, la *phytostérine* $C^{26}H^{44}O + H^2O$, se rapprochant de la cholestérine, mais en différant par l'absence de pouvoir rotatoire et son point de fusion. Hesse admet que l'ésérine est un mélange de ce composé et de physostigmine.

La physostigmine se reconnaît aux caractères suivants. La solution sulfurique additionnée d'ammoniaque, puis abandonnée à l'air, passe au rouge, au jaune, au vert, puis au bleu. Saturée par un acide, elle paraît violette, pourpre par transparence, et rouge carmin fluorescent par réflexion.

La solution bleue, évaporée à sec, abandonne une matière bleue, soluble dans l'eau, l'alcool, cristallisant et teignant la soie sans mordant.

Thérapeutique. — La Fève de Calabar est un toxique puissant qui, à doses élevées, donne lieu aux phénomènes suivants : la paralysie graduelle, les battements irréguliers, faibles du cœur; la mort survient, après quelques spasmes, dans un affaissement général, par asphyxie, suite de la paralysie du diaphragme et des muscles intercostaux.

A faibles doses, son infusion aqueuse, son extrait, déterminent *la contraction de la pupille*, de la céphalalgie, le ralentissement du pouls et des contractions fibrillaires des membres et du tronc.

C'est la physostigmine qui agit sur la pupille et qui paralyse les centres nerveux; la calabarine est sans effet sur la pupille et paralyse la moelle épinière.

On emploie surtout aujourd'hui le *sulfate d'ésérine* pour contracter l'iris dans la presbytie, le glaucome, les dilatations pupillaires d'origine syphilitique ou traumatique.

On prescrit ce sulfate à la dose de 1 à 2 centigrammes en instillations aqueuses sur la conjonctive.

L'application des préparations de la Fève de Calabar au traitement de l'épilepsie, de la chorée, du tétanos, n'a donné que des résultats douteux.

Callicarpa lanata L. — Grand arbuste de la famille des Verbénacées, à feuilles opposées, cordées, acuminées, blanches et duveteuses en dessous. Fleurs rouges, en cymes axillaires, dichotomes. Calice à 5 dents. Corolle gamopétale à 5 lobes. 4 étamines, égales, libres. Ovaire à 4 loges uniovulées; style filiforme, capité. Baie globuleuse à 4 petits noyaux monospermes.

Cette plante est originaire du Malabar, de Ceylan, de Java; son écorce a une saveur aromatique et légèrement amère, et les Cinghalais la mâchent quand ils ne peuvent se procurer le bétel.

Calophylum inophyllum L. — Arbre de la famille des Clusiacées, série des Mammées, à feuilles opposées, entières, grandes, papyracées, obovales, à nervures secondaires nombreuses, fines, perpendiculaires à la nervure médiane. Fleurs assez grandes, odorantes, polygames, en grappes de cymes terminales ou axillaires. Calice à 4 divisions. Corolle à 4 et 8 pétales. Étamines très nombreuses, polyadelphes. Ovaire rudimentaire dans la fleur mâle, uniloculaire dans la fleur femelle et uniovulé. Style grêle, capité.

Le fruit, seule partie employée, est une drupe ovoïde, jaune verdâtre à la maturité, et dont la taille varie. Sur les vieux arbres, il est de la grosseur d'une noix de Galles, pulpeux, à un seul noyau couvert d'un brou compact renfermant une seule graine dont il est séparé par un tissu mou, subéreux, et dont les cotylédons sont huileux.

Cet arbre existe, soit à l'état naturel, soit cultivé, dans toute l'Inde, à Ceylan, à Java, aux Philippines, aux Moluques, à Taïti, en Cochinchine, à la Nouvelle-Calédonie, à Magascar.

Il laisse exsuder, quand on l'entaille, une résine verte que l'on n'emploie pas. Elle est facilement fusible et se dissout complètement dans l'alcool. Elle ne donne pas d'ombelliférone à la distillation. On l'a confondue avec la Tacahamaque du *C. Calaba*. Elle est émétique et purgative. Les graines donnent une huile verdâtre jaune, amère, aromatique, de 0,942 de densité et se solidifiant à 5° au-dessus de zéro. On l'emploie dans la classe pauvre comme huile à brûler et, en médecine, en frictions contre les rhumatismes, soit seule, soit mélangée à l'huile d'*Hydnocarpus*. L'écorce écrasée sert en applications sur les orchites.

2° *C. Calaba* Jacq. Le *Calaba* ou *Gallea* des Antilles françaises, *Arbor del aceite de marie* ou d'*Ocuya*, à Cuba, est un arbre de 10 mètres de hauteur, à feuilles ovales-obtuses, lisses, douces au toucher. Fruit de la forme et de la taille d'une cerise, à brou mince, à noyau jaunâtre, ligneux mince; amande jaune ou rougeâtre, huileuse.

Cet arbre donne une résine verdâtre très aromatique, appelée *baume marie*, et employée aux Antilles comme vulnéraire.

Le fruit du *G. Tacahamaca* Wild, de la

Réunion et de l'île Maurice, se distingue par son odeur de vétiver. Cet arbre donne aussi un *baume vert* ou *baume marie*.

Calotropis gigantea R. Brown (*Asclepias gigantea* L.), de la famille des Asclépiadacées, série des Cynanchées, est un petit arbre qui croît dans les parties sèches et incultes de l'Inde, dans la Péninsule malaise et aux Moluques, etc. Son tronc, de 7 à 10 mètres de hauteur, et qui peut atteindre la grosseur de la cuisse, est dressé, rameux, à suc laiteux, âcre. Son écorce est cendrée. Ses jeunes pousses sont couvertes de poils mous, laineux.

Les feuilles sont opposées, simples, entières, pétiolées, décussées, subsessiles, embrassantes, larges, obovales, cunéiformes, à face inférieure couverte de poils laineux. Elles ont de 10 à 15 centimètres de longueur sur 4 à 6 centimètres de largeur.

Les fleurs sont hermaphrodites, régulières, disposées en cymes ombelliformes, simples, parfois composées. Leurs pédoncules, dressés, longs de 5 à 6 centimètres environ, sont couverts, comme les feuilles et les jeunes pousses, d'un duvet laineux. Ces fleurs sont fort belles, grandes, panachées de rose et de pourpre. Le calice est gamosépale, à 5 lobes profonds. La corolle est gamopétale, de 5 centimètres de diamètre. Son tube est anguleux, et ses angles sont creusés intérieurement en sac. Le limbe est divisé en 5 lobes oblongs, obtus, réfléchis à l'extrémité. Au niveau de la gorge se trouvent des appendices arrondis.

Cinq étamines à anthères terminées par un appendice membraneux. Les masses polliniques sont comprimées, pendantes, attachées par un caudicule grêle. La couronne présente 5 appendices plus longs que la colonne staminale et couverts de poils, arrondis.

Deux ovaires à 2 loges pluriovulées, à stigmate non pointu.

Le fruit est composé de deux follicules ventrus, lisses et polyspermes. Les graines sont albuminées.

2° Le *C. procera* R. Br. est un petit arbre de 4 à 5 mètres de hauteur qui se rencontre dans l'Inde, en Perse, en Égypte et en Afrique. Il diffère du *C. gigantea* d'abord par ses dimensions moindres, puis par ses fleurs plus petites, sa corolle campanulée de 2 centimètres et demi de diamètre, à segments ovales, aigus, pourpres, bordés de blanc à la base inférieure, argentés en dessous.

Le suc laiteux de cette plante est aussi extrêmement âcre. D'après le professeur Royle, cette espèce ou une espèce voisine produit une sorte de manne appelée *Sakkar el usnar*.

Ces deux plantes fournissent à la thérapeutique les écorces de leurs racines, dont les caractères physiques et chimiques se confondent assez pour qu'on ne puisse les distinguer l'une de l'autre, et que l'on décrit aussi sous le nom d'*Écorces de Mudar*.

Cette écorce se présente en fragments courts, plats, arqués ou roulés en gouttières, de 3 à 5 millimètres d'épaisseur. Sa couche extérieure est d'un gris jaunâtre, subéreuse, molle, pourvue de fissures longitudinales ; elle peut être séparée facilement de la couche moyenne corticale, qui est blanche, friable, et traversée par des rayons médullaires étroits et brunâtres. Cette écorce est cassante et friable. Sa saveur est mucilagineuse, amère, âcre, et son odeur particulière.

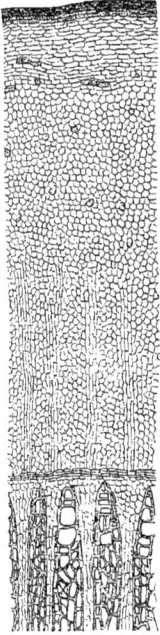

Fig. 106. — Écorce de Mudar. Coupe transversale.

Sur une coupe transversale, on remarque au microscope : 1° une couche de suber à cellules minces, polyédriques *a ;* 2° un parenchyme cortical *b*, uniforme, à cellules remplies de gros grains d'amidon. Quelques-unes d'entre elles sont sclérenchymateuses ; d'autres renferment des touffes d'oxalate de calcium. On y trouve aussi des vaisseaux laticifères nombreux, remplis d'un suc brunâtre granuleux, insoluble dans la potasse ; 3° un liber parcouru par les rayons médullaires, etc.

Composition chimique. — Duncan avait, en 1829, annoncé que cette écorce renfermait un alcaloïde auquel il donna le nom de *mudarine*. Flückiger (*Pharmacographia*, p. 426) n'a pas trouvé la mudarine, mais bien 12 0/0 d'une *résine* âcre, soluble dans l'éther et l'alcool, du mucilage, et un principe amer, amorphe, insoluble dans l'eau, soluble dans l'alcool, et que l'on peut obtenir incolore en le purifiant par le chloroforme et l'éther. Cette substance paraît être le principe actif de l'écorce.

Warden et Waddell ont repris (1881) cette étude de l'écorce. Ils ont trouvé une matière cristallisable en masses nodulaires, qu'ils avaient d'abord crue analogue à l'*asclepione* de List, mais qui en diffère par sa formule C^{17}H^{28}O, celle de l'asclepione étant C^{20}H^{34}O^3. Ces cristaux sont analogues à l'*albane* de la gutta-percha. Une résine jaune présente aussi des analogies avec la *fluavile* de la gutta, mais leur composition chimique diffère. Warden a, en outre, séparé une résine jaune très amère, insoluble dans l'eau, soluble dans l'alcool, une résine noire soluble dans la potasse, la soude, et du caoutchouc.

Mudar albane.	0,640
— fluavile.	2,471
Résine acide noire	0,997
— jaune	0,093
Caoutchouc.	0,855

Thérapeutique et usages. — L'écorce de Mudar, qui jouit dans l'Inde d'une grande réputation, a été étudiée par les médecins anglais de l'armée de l'Inde. Ils la regardent comme un tonique altérant, un diaphorétique et un émétique à haute dose, et l'emploient pour combattre la lèpre, l'éléphantiasis, la dysenterie (en l'employant à la brésilienne comme l'ipéca). C'est un remède populaire contre la syphilis, d'où le nom de *mercure végétal* qui lui a été donné.

Le suc laiteux, âcre, qui exsude de sa tige à la moindre incision, a passé, pendant longtemps, pour jouir d'un grand nombre de propriétés médicales. On le prescrivait comme caustique dépilatoire, et il passait pour être le plus âcre du règne végétal. On l'a employé pour enlever les poils de la peau dans l'herpès tonsurant (*Ringworm*). Mélangé au miel, on en fait des applications sur les aphtes de la bouche. Une boulette de coton imprégnée de ce suc, et placée dans les dents cariées, arrête la douleur. D'après Normancheven (*Man. of med. Jurispr. for India*, 1870), il est employé couramment chez les Rajputs du district d'Allahab, ainsi que dans celui de Khangor, pour tuer les filles, qui, comme on le sait, sont pour certaines castes un embarras. On en fait aussi des applications sur les jointures dans les rhumatismes articulaires.

Ce suc laiteux, qui, comme nous l'avons vu, renferme les éléments de la gutta-percha, a été proposé comme pouvant, sinon la remplacer, du moins être mélangé avec elle et donner un bon produit. Les sols les plus pauvres suffisent pour la plante. Il y aurait donc lieu de continuer les expériences qui ont été faites par les Anglais. Les fibres du tronc donnent une pâte à papier fort bonne, ainsi que les poils qui couronnent les graines.

Bien que le suc laiteux soit beaucoup plus actif que l'écorce de la racine, c'est cette dernière qui est entrée dans la pratique médicale européenne, en raison de la constance de ses effets. On la prescrit comme tonique altérant à la dose de 15 centigrammes par jour, et comme émétique, à la dose de 2 à 4 grammes. (*Pharm. of India.*)

Calyptranthes aromatica A. S. H. — Arbrisseau de la famille des Myrtacées, série des Myrtées. Il a de 8 à 9 pieds de hauteur, et ses feuilles sont connées, grandes, oblongues, elliptiques. Fleurs en grandes panicules terminales, axillaires. Calice adhérent, clos d'abord, puis se déchirant en travers pour former un opercule déjeté sur un côté. Corolle à 2, 3 pétales, tombant avec l'opercule auquel ils restent attachés. Etamines nombreuses, libres. Ovaire petit, infère, à 3 loges biovulées ; style et stigmate simples. Fruit bacciforme à 3 loges.

Les boutons sont employés au Brésil, d'où l'arbre est originaire, sous le nom de

Craveiro da terra pour remplacer les clous de girofle, dont ils ont la saveur et l'odeur. Ils sont globuleux, de la grosseur d'une grande groseille, blanchâtres, sessiles.

Calystegia sepium R. Brown (*Convolvulus sepium* L.). — Plante volubile de la famille des Convolvulacées, à tige anguleuse, glabre. Feuilles alternes, pétiolées, simples, amples, sagittées, acuminées au sommet, glabres. Fleurs grandes, blanches, solitaires, à pédoncules axillaires anguleux, munis de deux grandes bractées cordiformes opposées. Calice régulier à 5 sépales égaux. Corolle campanulée. 5 étamines libres, exsertes. Ovaire à 2 loges incomplètes, pluriovulées. Style à stigmate bilobé. Capsule loculicide. Graines noires.

Cette espèce habite les haies en Europe,

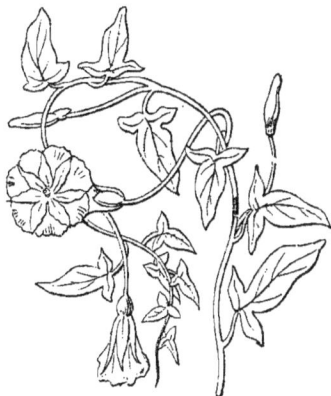

Fig. 167. — *Convolvulus arvensis*.

dans l'Asie, l'Amérique, à Java, à la Nouvelle-Zélande.

Toutes ses parties renferment un suc laiteux, analogue à celui du jalap et de la scammonée, et comme eux doué de propriétés purgatives. Aussi l'emploie-t-on parfois sous le nom de Scammonée d'Europe.

Le *C. Soldanella* R. Br., qui croît sur les plages maritimes du midi de l'Europe et dans l'Amérique, se distingue par ses tiges étalées, ses feuilles réniformes, obtuses et ses fleurs grandes et pourpres.

Il est également purgatif.

Les propriétés du *C. arvensis* L. ou petit Liseron, quoique analogues à celles des espèces précédentes, sont beaucoup moins marquées.

Camomille romaine. — La Camomille romaine, C. noble, C. odorante, est le *Matricaria nobilis* H. Bn (*Anthemis nobilis* L. — *A. odorata* Lamk. — *Chamomilla nobilis* Godr.*, etc.), de la famille des Composées, série des Hélianthées. C'est une plante herbacée, vivace, de 10 à 30 centimètres de hauteur, velue, vert blanchâtre, très odorante,

à rameaux aériens nombreux, faibles. Feuilles alternes, étroites, bipinnatipartites, à segments nombreux, rapprochés, ténus, velus, odorants. Fleurs en capitules solitaires; involucre à bractées velues, inégales, les intérieures scarieuses sur les bords

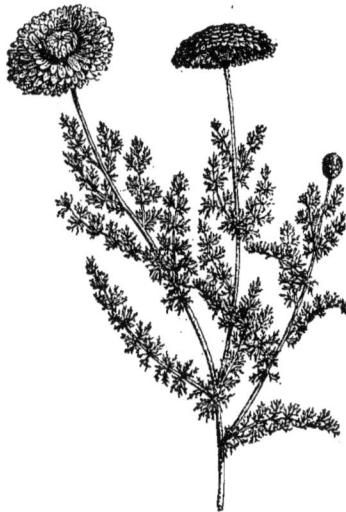

Fig. 168. — Camomille romaine.

et le sommet. Réceptacle conique garni de paillettes. Fleurs des rayons fertiles à corolle blanche, ligulée, celles du disque jaunes ou parfois semblables à celles des rayons. Achaines petits, verdâtres, lisses, à 3 côtes blanches et sans aigrettes.

Cette espèce est très commune en Europe, sur les pelouses sèches, à Madère et aux Açores. On la cultive aussi pour l'usage médical. On emploie sous le nom de fleurs ses capitules, que l'on dessèche rapidement pour leur conserver leur couleur. Ils ont une odeur très aromatique, agréable, et une saveur amère.

Composition chimique. — La camomille donne à la distillation avec l'eau de 0,60 à 0,80 0/0 d'une huile essentielle, d'abord d'un bleu pâle, devenant ensuite, en quelques minutes, d'un brun jaunâtre. Elle a été examinée à Strasbourg, dans le laboratoire de Fittig, et on l'a trouvée constituée par les composés suivants :

A 147-148° passent des *éthers isobutyliques* et des hydrocarbures; à 177°, de l'*angelicate d'isobutyle*; à 200°, de l'*Angelicate d'isamyle*; à 204-205°, du *tiglinate d'isamyle*. Dans le résidu se trouvent de l'alcool hexylique C⁶H¹³OH et un alcool de la formule C¹⁰H¹⁶O, *anthémol*, d'odeur camphrée. Ces alcools existent à l'état d'éthers avec les acides suivants. En décomposant les angelicates et le tiglinate, on obtient 30 0/0 d'acides angélique et tiglinique.

Quant au principe amer, il forme un extrait brun. C'est probablement, d'après Flückiger, un glucoside. On ignore si la camomille ne renferme pas d'alcaloïde.

D'un autre côté, Naudin (*Bull. Soc. chim.*) en a séparé deux corps cristallisables dont l'un a été examiné par lui et désigné sous le nom d'*Anthémène* C²⁰H³⁶. Ce composé cristallise en aiguilles microscopiques, insolubles dans l'alcool froid, solubles dans l'alcool chaud, l'éther, le pétrole, le chloroforme, le bisulfure de carbone, insolubles dans l'eau. Ils fondent à 63-64°. En présence de l'acide nitrique ou chromique, ce composé forme des acides de la série grasse.

Thérapeutique. — La camomille romaine possède des propriétés stimulantes et antispasmodiques qu'elle doit à son huile essentielle. Elle est fébrifuge par son principe amer, mais ces propriétés antipériodiques sont beaucoup moins prouvées, bien que, dans certaines fièvres d'accès, elle ait parfois réussi. On la prescrit sous forme d'infusion (4 à 15 grammes pour un litre d'eau), de poudre (I à 6 grammes), ainsi que l'huile essentielle (1 à 5 gouttes), dans la dyspepsie, la chlorose, l'hystérie, la gastralgie. A doses élevées elle agit comme vomitive. L'huile de camomille camphrée à 1/10 est souvent employée en embrocations.

La Camomille commune ou d'Allemagne (*M. Chamomilla* L.) est très inférieure à l'espèce précédente, bien qu'elle lui soit souvent substituée.

Campêche. — Le bois de campêche est fourni par une Légumineuse cœsalpiniée de la série des Eucœsalpiniées, l'*Hœmatoxylon campechianum* L. — C'est un arbre de 12 à 14 mètres, à rameaux flexueux, à feuilles alternes, rapprochées par 3 à 4, composées, pennées, à 10 et 12 folioles cordiformes. Fleurs petites, jaunâtres, hermaphrodites, en grappes axillaires. Calice à 5 sépales rouges, membraneux, cordés, inégaux, connés à la base. Corolle à 5 pétales libres, étalés, ovales, égaux. 10 étamines libres. Ovaire à une seule loge, biovulée. Gousse aplatie, membraneuse, lancéolée. La déhiscence se fait suivant la ligne qui unit l'aile à la partie remplie par les graines ; celles-ci sont aplaties, étirées en travers.

Cet arbre habite l'Amérique tropicale, et on l'a introduit dans la plupart des pays chauds.

La partie employée est le cœur, d'un brun rougeâtre pâle, qui devient d'un rouge vif à l'air. Il est pesant, compact, d'une odeur particulière, d'une saveur douceâtre un peu astringente. On le récolte surtout aux Antilles, à la Guyane, au Vénézuela, à Saint-Domingue, à Haïti, d'où il est expédié sous forme de grosses bûches de 200 kilogrammes environ.

Il renferme, outre une certaine quantité de tanin, un principe colorant isolé par Chevreul, l'*hématoxyline*, qui forme des cristaux jaune clair, brillants, de saveur sucrée, solubles dans l'eau froide, l'alcool et l'éther. En présence des alcalis, elle absorbe l'oxygène de l'air et se colore en rouge cerise foncé. Le produit formé a reçu le nom d'*hématéine*.

Le bois de campêche est employé pour la teinture. En thérapeutique, son emploi est à peu près nul, bien qu'on l'ait prescrit comme astringent et tonique dans la diarrhée, la dysenterie, sous forme de poudre à la dose de 20 à 60 grammes, ou de décoction.

Camphorosma monspeliaca L. — La Camphrée de Montpellier est une petite plante ligneuse de la famille des Salsolacées, qui croît dans le midi de la France, l'Espagne, et dont les feuilles et les fleurs ont une odeur faible de camphre. On l'a préconisée autrefois comme diurétique et sudorifique, qualités qu'elle ne possède que sous forme d'infusion chaude, et qu'elle doit alors à l'eau elle-même.

Elle est aujourd'hui inusitée.

Camphrier. — Le véritable Camphrier est le *Cinnamomum camphora* Nees et Eber.

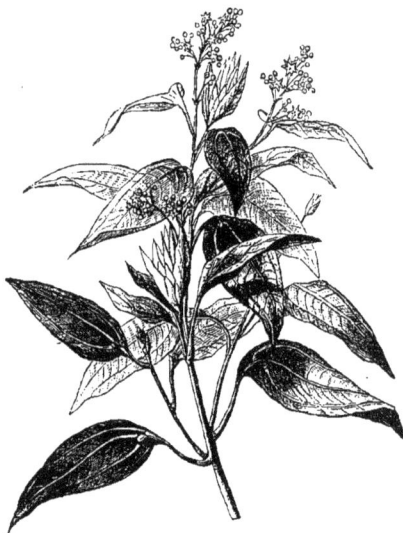

FIG. 109. — *Cinnamomum camphora.*

(*Laurus camphora* L. — *Persea camphora* Kæmpf.), de la famille des Lauracées, série des Cinnamonées. C'est un grand et bel arbre, dont les feuilles sont alternes, longuement pétiolées, persistantes, simples, ovales, lancéolées, protégées dans le bouton par de larges écailles rigides, imbriquées. Ces feuilles sont coriaces, d'un vert brillant, un peu plus pâle en dessous, à nervures latérales saillantes, munies, dans l'angle qu'elles forment avec la nervure médiane, d'une petite glande saillante, luisante, s'ouvrant en dessous par un pore ovale. Fleurs petites, hermaphrodites, en grappes axillaires et terminales. Réceptacle en coupe profonde, portant sur ses bords le périanthe et l'androcée et au fond le gynécée ; pendant la maturation du fruit, il se détache circulairement à sa base.

Le verticille extérieur ou calice est formé de 3 folioles libres, égales, épaisses. Corolle à 3 folioles alternes, épaisses, velues.

4 verticilles d'étamines présentant chacun de l'extérieur à l'intérieur 3 étamines libres ; anthères à 4 logettes superposées par paires, s'ouvrant en panneau ; 3 étamines semblables ; 3 autres dont les anthères sont extrorses et les filets accompagnés de 2 grosses glandes stipitées. 3 étamines stériles. Ovaire libre, uniloculaire, uniovulé. Style simple. Drupe ronde et de couleur pourpre foncé.

Le Camphrier se trouve dans la Chine et les îles du Japon, l'île de Formose. On peut même le cultiver dans le midi de l'Europe. Son exploitation avait complètement cessé à Formose. Elle reprend maintenant. On l'exploite, du moins à Formose, de la façon suivante :

On enlève sur l'arbre abattu des copeaux de bois du tronc, des racines, des branches, que l'on place sur une planche percée de trous, reposant elle-même sur une sorte de cage en bois remplie d'eau et dont le fond est protégé du feu par une couche de terre glaise. La vapeur passe à travers les trous sur les copeaux et volatilise le camphre, qui se dépose dans des pots en terre qui les recouvrent. Le camphre que l'on obtient ainsi est assez pur. Ces appareils primitifs se transportent de place en place à mesure que les arbres disparaissent. C'est sur Tamsui qu'est dirigé le camphre, qui vient se faire raffiner ensuite en Europe. Le procédé est bien simple : il consiste à le charger dans des alambics en verre, de forme spéciale, placés dans un bain de sable qu'on chauffe rapidement à 120° pour éliminer l'eau. On porte ensuite la température à 200° environ, pendant vingt-quatre heures, puis on laisse refroidir et on brise les vases pour recueillir le produit. Le camphre est alors sous forme de gâteaux concaves, de 25 à 30 centimètres de diamètre sur 5 à 10 centimètres d'épaisseur, offrant à leur centre un trou qui correspond à l'ouverture de l'alambic.

Composition chimique. — Le camphre raffiné est incolore, cristallin, translucide, d'une odeur bien connue, d'une saveur âcre et chaude ; bien qu'il se casse facilement sous le marteau, il résiste avec élasticité au pilon, et pour l'obtenir en poudre il faut l'humecter d'un peu d'alcool, d'éther, de chloroforme, etc. Il fond à 175°, bout à 206° et se volatilise même à la température ordinaire.

Déposé sur l'eau, il prend un mouvement giratoire. Sa densité à 12° = 0,992. Il est peu soluble dans l'eau, très soluble dans l'alcool, l'éther, le chloroforme, le sulfure de carbone, les huiles fixes et volatiles, les hydrocarbures liquides. Il brûle avec une flamme fuligineuse. En solution concentrée, il est dextrogyre.

Le camphre est un hydrocarbure oxygéné $C^{10}H^{16}O$. Le seul composé intéressant la thérapeutique auquel il donne naissance est le *bromure de camphre* $C^{10}H^{16}OBr^2$. $C^{10}H^{16}Br + BrH$, qui se présente en cristaux aiguillés, prismatiques, incolores, d'une odeur aromatique camphrée, térébenthinée, de saveur amère, durs, insolubles dans l'eau, solubles dans l'alcool, l'éther, le sulfure de carbone, etc., et fondant à 70 et 76°.

2° *Camphre de Bornéo.* — Il est produit par le *Dryobalanops aromatica* Gœrt. (*D. camphora* Colebr. — *Shorea camphorifera* Roxb. — *Dryobalanops Dipterocarpus* Steud.),

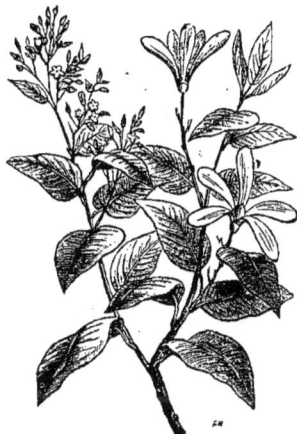

Fig. 170. — *Dryobalanops aromatica.*

de la famille des Diptérocarpées, série des Dryobalanopsées. C'est un grand arbre de 30 à 45 mètres de hauteur, ne donnant de

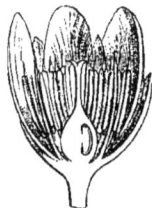

Fig. 171. — Fleur. Coupe longitudinale.

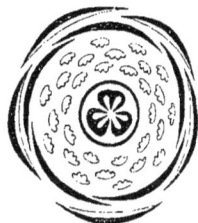

Fig. 172. — Fleur. Diagramme.

branches qu'à la partie supérieure, où il se termine par une cyme touffue de 15 à 20 mètres de feuilles alternes, simples, entières, coriaces, ovales, lancéolées, aiguës, penninerviées, à pétiole court, accompagné de bractées caduques. Fleurs en grappes ramifiées, axillaires et terminales, lâches. Calice à 5 sépales. Corolle à 5 pétales. Étamines nombreuses, libres. Ovaire libre, ovoïde, à 3 loges biovulées. Style simple à stigmate crénelé, creux.

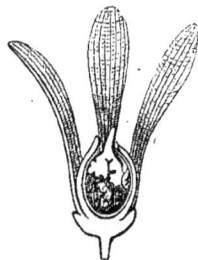

Fig. 173. — Fruit. Coupe longitudinale.

Le fruit, dont la forme est particulière, est

une capsule arrondie, entourée par les sépales accrus et formant cinq grandes ailes, égales, arrondies au sommet, rigides, coriaces, à rainures longitudinales, saillantes. La graine unique n'est pas albuminée. Elle germe souvent dans le fruit.

Cet arbre habite la côte nord-ouest de Sumatra, la partie nord de Bornéo et l'île de Labuan. Il renferme une petite quantité d'un camphre particulier, le *camphre de Bornéo* ou *Bornéol*, dont on ne retire guère d'un arbre que 8 à 10 livres au maximum, et ce sont les plus âgés qui en renferment le plus.

Dans les troncs jeunes ou dans les branches, c'est l'*huile de camphre* $C^{10}H^{18}$ qui domine, et pour savoir si l'arbre contient du camphre solide on pratique un petit trou jusqu'au cœur. Quand l'huile apparaît, on la reçoit dans des bambous. Quand le camphre tapisse la cavité, on abat l'arbre, on le coupe en morceaux et on extrait péniblement, et à la main, le camphre cristallisé qui tapisse ses fissures longitudinales. Ces cristaux sont criblés, nettoyés, souvent même blanchis.

On tâte souvent plus de cent arbres avant d'en trouver un productif, et les natifs s'entourent de précautions superstitieuses, telles que de s'abstenir de certains mets, de parler un langage particulier, sans lesquelles, croient-ils, leurs recherches seraient vaines.

Le *Bornéol* est plus dur que le camphre, plus dense, cristallin, d'une odeur qui rappelle à la fois celle du camphre, du patchouli et de l'ambre. Il est moins volatil que le camphre et ne fond qu'à 198° ; il bout à 212° ; est insoluble dans l'eau et soluble dans tous les dissolvants du camphre. Sa formule est représentée par $C^{10}H^{18}O$. Il diffère donc du camphre ordinaire par H^2 en plus. Aussi, quand on lui enlève ces deux atomes d'hydrogène par un corps oxydant, obtient-on le camphre ordinaire. D'un autre côté, en chauffant le camphre avec la potasse alcoolique, on forme du Bornéol (Berthelot). Le Bornéol est dextrogyre.

L'*huile de camphre* $C^{10}H^{18}$ existe en quantités considérables dans l'arbre. Il suffit, pour l'obtenir, de pratiquer un trou avec une tarière. C'est une huile volatile tenant en dissolution une résine qui se dépose peu à peu. Elle est incolore ou jaunâtre, d'une odeur qui rappelle celle du cajeput, du cardamome et du camphre. C'est elle qui, en s'hydratant, forme le Bornéol.

3° *Camphre de Ngai* ou de *Blumea*. Ce camphre est retiré en Chine d'une grande plante herbacée de la famille des Composées, le *Blumea balsamifera* D C., nommé en chinois *Ngai*, et qui abonde dans l'Asie tropicale.

Flückiger, en sublimant le produit brut, a obtenu des cristaux brillants, ressemblant au Bornéol, dont ils présentent les caractères et la composition chimique. Ils n'en diffèrent qu'en ce qu'ils sont lévogyres.

Usages. — Le camphre ordinaire est aujourd'hui entre toutes les mains, et chacun sait les usages domestiques auxquels on l'emploie. Il convient cependant d'indiquer qu'il n'est pas aussi inoffensif qu'on le croit généralement car, à doses élevées, 8, 10 et 15 grammes, il peut provoquer un empoisonnement rarement suivi de mort, mais qui, chez les enfants, peut cependant être fort grave. Un fragment déposé sur les muqueuses finit par les ulcérer. Inhalé, il donne lieu à un peu d'oppression. En médecine, on l'emploie comme hyposthénisant pour diminuer l'érection dans la blennorragie, sous forme de pilules, de lavements. A l'extérieur, on s'en sert comme analgésique et antiseptique sur les plaies de mauvaise nature, sous forme d'alcool camphré, d'huile camphrée, de pommade camphrée. L'eau sédative est un remède populaire contre les migraines, qui agit ou n'agit pas, suivant l'occurrence. En applications, en frictions, l'alcool camphré sert à résoudre les engorgements, les ecchymoses produites par les contusions, les entorses.

On sait l'extension exagérée que Raspail avait donnée à la médication camphrée, en se basant sur ses propriétés antiparasitaires. Pour lui, toutes les maladies étaient dues au développement d'un organisme inférieur, justifiable du camphre. Il est curieux de voir cette doctrine, tant battue en brèche, reparaître de nos jours, en remplaçant l'organisme par le microbe, et le camphre par le sublimé ou les antiseptiques. Raspail ne se serait donc trompé que sur l'antagoniste du microbe !

Le camphre en poudre sert aussi à saupoudrer les plaies.

On préfère de beaucoup, à l'intérieur, le *bromure de camphre*, que l'on emploie sous forme de dragées renfermant 10 centigrammes. La dose est de 2 à 12 par jour. Il abaisse la température et présente des propriétés hypnotiques incontestables.

2° Le Bornéol est surtout consommé en Chine, au Japon, en Cochinchine, au Laos, au Cambodge, à Siam. La quantité exportée de Bornéo et de Sumatra est relativement minime, et le prix en est fort élevé. Les Chinois le regardent comme le remède des ophtalmies et l'emploient au traitement des contusions, des entorses, des affections rhumatismales. Il fait du reste partie d'une foule de remèdes. La plus grande partie est consommée dans les cérémonies funéraires à Bornéo.

L'huile, mélangée au jus de tabac, est employée dans le traitement des maladies parasitaires du cuir chevelu. Dans l'industrie de l'extrême Orient, cette huile tend à remplacer l'essence de térébenthine dans certains de ses usages, car elle dissout plus facilement à froid toutes les résines, la paraffine, la stéarine. Les Japonais l'emploient surtout pour la préparation de la laque, et l'une des préparations les plus usitées est formée de 10 parties d'huile de camphre, de 3,30 d'essence de térébentine et 8 de résine copal.

Le papier recouvert d'une solution de colophane dans l'huile de camphre prend une transparence parfaite. En mélangeant 22 parties d'huile de camphre et 5 parties d'asphalte on obtient une laque qui donne aux objets en métal un aspect aussi beau que celui du célèbre *Uruschi* du Japon.

3° Le camphre Ngai, est consommé en Chine, soit pour la médecine, soit pour parfumer les belles encres de Chine. Les Chinois regardent le Bornéol comme un aphrodisiaque puissant.

Cananga odorata. — Le *Cananga odorata* Hook. et Thomp. (*Anona odorata* H. Bn), de la famille des Anonacées, série des Anonées, est un grand arbre à feuilles alternes, simples, entières, brièvement pétiolées, acuminées, de 18 centimètres de longueur sur 7 de largeur, coriaces. Fleurs régulières, hermaphrodites, fort belles. Calice à 3 lobes. Corole à 6 pétales libres, lancéolés, longs de 7 centimètres sur 2 de largeur, verts. Leur forme générale est celle d'une cloche renversée. Étamines très nombreuses à filets cunéiformes et surmontés d'un prolongement du connectif par lequel ils se réunissent. 15 à 20 ovaires uniloculaires, pluriovulés. Style court, recourbé.

Les pédoncules qui portent les fruits forment une sorte d'ombelle axillaire sur les nœuds des branches. Ces fruits sont des baies vertes contenant de 3 à 8 graines, à albumen charnu, ruminé.

Cet arbre se rencontre dans toute l'Asie tropicale, où il est cultivé presque partout, surtout auprès des habitations, à cause de l'odeur suave de ses feuilles, qui rappelle à la fois celles de l'hyacinthe et du girofle. Ses fleurs donnent, à la distillation, une essence importée depuis peu de temps en Europe sous le nom d'*Ylang-Ylang*.

Cette essence a une odeur suave, une saveur âcre. Sa densité égale 0,960 à 0°. Elle se dissout dans l'éther et bout à 70°. Elle a été analysée par Couvert, pharmacien à Francfort-sur-le-Mein. Elle renferme de l'acide benzoïque à l'état d'éther, un éther acétique, une aldéhyde et probablement un phénol.

On l'emploie dans la parfumerie, et elle atteint un prix fort élevé, ce qui se comprend, car 5 kilogrammes de fleurs ne donnent que 25 grammes d'essence ; ce prix diminuera si la culture de cet arbre se répand, et surtout s'il peut fleurir en Algérie. Les indigènes font digérer ses fleurs et celles du Michelia champaca dans l'huile de coco, pour s'enduire la chevelure et le corps.

On expédie de Java, à un prix fort infé-

rieur, sous le nom d'Ylang-Ylang, une essence beaucoup moins fine, et qui est due probablement à un mode de préparation défectueux si, toutefois, elle est retirée de la même plante, ce que l'on ignore.

Canarium commune L. — Arbre de 40 à 50 mètres de hauteur, de la famille des Térébinthacées, série des Burséréces, à feuilles alternes, imparipennées, à folioles opposées. Fleurs hermaphrodites ou polygames en grappes axillaires ramifiées de cymes. Calice à 3 dents. Corolle à 3 pétales oblongs, concaves. 6 étamines libres, inégales, insérées sous le disque. Ovaire libre, sessile, à 3 loges biovulées. Style simple, à stigmate trilobé. Drupe oblongue, noire, à noyau osseux, uniloculaire par avortement, renfermant une seule graine non albuminée.

Cet arbre est très répandu dans l'Inde, à Java, etc. Ses fruits verts sont employés comme purgatifs, mais ils deviennent comestibles à la maturité. Le tronc donne par incision un suc oléo-résineux qui présente, au point de vue thérapeuthique, toutes les propriétés du copahu. C'est, dit-on, l'élémi de l'Inde. Ses graines sont aussi purgatives et renferment de l'huile.

2° *C. Strictum* Roxb. — Cet arbre, de l'Inde orientale, fournit une résine transparente et d'une couleur jaune d'ambre ou brunâtre par transparence, mais qui sur l'arbre est noirâtre. On l'emploie dans l'Inde comme substitutif de la poix de Bourgogne. Elle se dissout dans la térébenthine et forme un vernis. Elle renferme 70 0/0 d'une essence analogue à celle de la térébenthine.

3° *C. rostratum* Zipp. — Cette plante donne également une résine analogue aux deux premières, et que l'on désigne sous le nom de Dammar noir.

Canchalagua. — Cette plante est l'*Erythræa chilensis* Pers. (*Chironia chilensis* Wild.), de la famille des Gentianacées. Sa tige est quadrangulaire, de 15 à 20 centimètres de hauteur, à rameaux opposés, dichotomes. Feuilles opposées, ovales, lancéolées, entières, à 5 nervures longitudinales. Fleurs rose violet disposées en cymes dichotomes. Calice à 5 dents. Corolle infundibuliforme à 5 lobes. 5 étamines libres. Ovaire oblong, libre, uniloculaire, pluriovulé. Style simple. Capsule oblongue, uniloculaire, s'ouvrant en deux valves. Graines couvertes d'aspérités.

Cette plante est originaire du Pérou et du Chili.

Composition chimique. — Elle renferme des principes amers (9 0/0), une matière huileuse, âcre, de la cire, des matières colorantes, de la gomme, de l'amidon et de l'*érythro-centaurine.*—Voir CENTAURÉE.

Usages. — Elle doit à ces principes une amertume qui la fait employer par les indigènes comme tonique et fébrifuge sous forme de décoction ou d'infusion.

Canne à sucre. — La Canne à sucre paraît être originaire du Bengale, de l'Indo-Chine, de Java, de Bornéo et d'un grand nombre d'autres îles de l'archipel Malais, d'où elle aurait été importée dans les parties chaudes de l'ancien et du nouveau monde.

D'après Kurt Sprengel, elle est probablement connue dans l'Inde depuis un temps immémorial, et c'est au Bengale que l'on paraît avoir le plus anciennement fabriqué le sucre, car son nom, dans toutes les langues de l'Asie occidentale et de l'Europe, dérive du mot sanscrit *Sharkara*, qui indique une substance ayant la forme de petits cailloux. Le sucre brut est désigné dans le sanscrit sous le nom de *Gura*, et ce mot se retrouve avec la même signification dans l'archipel Malais.

Cette denrée ne fut connue en Europe que dans le commencement de l'ère actuelle.

Les nations commerçantes introduisirent la culture de la canne dans tous les pays où la température favorisait sa croissance. C'est ainsi qu'elle fut introduite à Madère en 1420, à Saint-Domingue en 1494, dans les Canaries en 1503, au Brésil dès le commencement du XVIᵉ siècle, au Mexique vers 1520, à la Guyane vers 1600, à la Guadeloupe en 1640, à la Martinique en 1650, à Maurice vers 1750, dans le Natal et la Nouvelle-Galles du Sud en 1852 (*Pharmacographia*).

La canne est aujourd'hui cultivée dans toutes les contrées où la température moyenne ne descend pas au-dessous de 20°, et il importe de remarquer qu'elle renferme d'autant plus de sucre que la température est plus élevée ; en effet, la densité du jus sucré qu'on en extrait en Espagne et en Algérie varie seulement de 6,50 à 9 au maximum à l'aréomètre de Baumé, tandis qu'elle est de 10 à 13 au Brésil, dans les Antilles et dans l'Inde.

La canne demande une température régulière, chaude, humide, et une lumière très vive. Les gelées, même les plus faibles, l'endommagent de telle façon qu'il n'a pas été possible de conserver sa culture dans la Provence, dans la Napolitaine. Cette plante appartient donc, sans conteste, à la culture tropicale.

Le *Saccharum officinarum* L. appartient au grand ordre des Monocotylédones, à la famille des Graminées et à la tribu des Andropogonées.

C'est une plante herbacée à souche vivace, dont les tiges pleines sont hautes de 1ᵐ,50 à 3 ou même 5 mètres, d'un diamètre variant de 35 millimètres à 4 centimètres, colorées en jaune, en rouge foncé, en vert, etc., à nœuds peu saillants et d'autant plus distants les uns des autres que la croissance a été plus rapide. Dans les variétés les plus estimées, cette distance peut être de 10 à 12 et même 16 centimètres.

Les feuilles sont distiques, rapprochées, emboîtées, formées d'une longue gaine ouverte, à l'ouverture de laquelle se trouve une couronne de poils dressés ; la ligule est courte, entière, arquée ; le limbe, long de 60 centimètres à 1ᵐ,20, est dressé d'abord, puis étalé, plan, atténué, aigu au sommet, à bords finement serrulés. Leur ligne médiane est creusée d'un sillon profond, pâle, convexe en dessous. Ces feuilles se détruisent de bonne heure de bas en haut.

Les fleurs sont disposées en une grande panicule terminale, soyeuse, blanchâtre, appelée *flèche*, étalée, à forme générale à peu près pyramidale, dressée, longue de 30 à 90 centimètres, blanchâtres ou grisâtres.

Les rameaux de cette grande inflorescence sont alternes et étalés, striés. Ils portent un grand nombre d'épillets uniflores disposés par paires, l'un sessile sur le rachis, l'autre courtement pédonculé, tous deux articulés. Leur base est garnie d'une couronne épaisse de longs poils blancs et soyeux.

Chaque épillet offre deux bractées ou glumes, l'une inférieure et externe, binerve, embrassant la seconde, uninerve, qui est un peu plus élevée et interne ; elles sont toutes les deux membraneuses, lisses.

En dedans des deux glumes, chaque épillet porte deux fleurs, dont l'une, l'inférieure, avorte et se trouve réduite à une seule bractée. La fleur fertile est munie de deux bractées ou glumelles, l'une uninerviée, l'autre binerviée.

En dedans de ces bractées se trouvent deux petites écailles distinctes, obscurément divisées au sommet en deux ou trois lobes.

L'androcée se compose de trois étamines indépendantes, à filets grêles et allongés, à anthères versatiles, oblongues, biloculaires, introrses, déhiscentes par deux fentes longitudinales.

L'ovaire supère, uniloculaire, lisse, ovoïde, est surmonté de deux longs styles dont les extrémités stigmatiques ont la forme d'aigrettes à poils simples, rouges, dentés. La loge ovarienne renferme un seul ovule anatrope, inséré dans son angle interne. Le fruit est un caryopse lisse contenant une graine à albumen féculent et un embryon latéral, analogue à celui des Graminées.

Variétés. — La canne à sucre a produit un certain nombre de variétés dont les principales sont les suivantes :

1° La *Canne de Bourbon, de Singapore, de Taïti.* — Cette variété, originaire de Taïti, présente une tige jaune, mince, à nœuds très rapprochés, des feuilles larges, retombantes et d'un beau vert pâle. Elle est précoce, se propage facilement et donne un produit très beau et très abondant. La longue distance qui sépare les nœuds entre eux rend cassante la tige, qui est de grande taille.

2° La *Canne noire de Java, de Batavia, Saccharum violaceum* (Tussac), *Canne violette* de Taïti, de la Jamaïque. — Les tiges sont très grosses, fortes et difficiles à broyer. Mais cette variété est très rustique, robuste, et elle donne une grande proportion de sucre; les entre-nœuds sont violets et les feuilles ont une teinte pourprée qui l'a fait nommer *Canna morada.*

3° *Canne à rubans, Canne transparente.* — Les tiges présentent des stries nombreuses, d'un rouge vif, et ayant de 5 millimètres à 2 centimètres de largeur. Cette variété réussit surtout dans les terres légères et siliceuses. Le rendement en sucre est important.

4° *Canne du Bengale, Canne rouge de Calcuta.* — Elle fournit un sucre très dur et un jus très coloré; elle est très vigoureuse.

5° *Canne de la Chine.* — Introduite dans l'Inde, en 1796. Sa tige est petite, mais résiste fort bien au froid, à la chaleur et aux attaques des fourmis blanches. On la considère comme une espèce distincte.

6° *Canne de Salangore.* — Les feuilles sont très larges, très retombantes et pourvues sur leur bord inférieur de nombreuses épines. Cette variété est peut-être la meilleure de toutes celles que l'on cultive. Elle donne un jus très facile à clarifier.

Les variétés les plus cultivées sont la canne de Bourbon ou canne Créole, la canne de Batavia et celle de Taïti.

Culture. — Les terrains profonds, frais et argileux, les terres granitiques renfermant une certaine proportion d'argile et des débris de matières organiques, les terrains d'alluvions, doivent être préférés pour la culture de la canne à sucre. Dans les Indes et dans les États-Unis d'Amérique, on recherche surtout les terres fertiles, riches en sels de soude et de potasse.

Dans les terres humides, la canne développe une végétation luxuriante, mais aux dépens de la proportion de sucre, qui diminue tandis que la quantité d'eau augmente.

Dans les terres sèches et arides, les cannes donnent un sucre de bonne qualité, mais en petite quantité.

Les cannes des terrains sablonneux n'atteignent pas une grande hauteur, mais donnent un jus très sucré.

Si le sol est inculte, on coupe les arbustes, on enlève les broussailles, les mauvaises herbes, que l'on réunit en tas et que l'on brûle. Les cendres sont ensuite répandues sur le terrain, qu'on laboure à 15 ou 20 centimètres de profondeur. Quand il est bien égalisé par la herse, on trace des raies parallèles distantes les unes des autres de 1^m,65 à 1^m,85, et qui sont destinées à recevoir les boutures et les engrais.

Ces derniers sont indispensables, car la culture de la canne épuise rapidement le sol. Les engrais les plus estimés sont le sang desséché expédié d'Europe ou d'Amérique et qui provient des abattoirs, le guano, la chair de cheval, la poudrette (partie solide des excréments humains desséchés et réduits en poudre), la colombine (fiente des oiseaux desséchée), le fumier bien décomposé. Du reste, les engrais et la façon de les répandre sur le sol varient suivant les pays. Ainsi, dans l'Inde, on enfouit l'indigo épuisé d'indigotine; en Egypte et sur les bords des grands fleuves de l'Inde, c'est la vase apportée par leurs eaux que l'on répand sur le sol; à la Jamaïque, on parque le bétail, et on a calculé que 5,000 têtes de gros bétail pouvaient fertiliser un hectare.

Quand le sol ne renferme pas de chaux, on répand des marnes, de la chaux ou de la poudre d'os, mélange de phosphate et de carbonate de chaux.

On évite autant que possible l'emploi des engrais riches en azote ou des fumiers frais, car le vesou que l'on obtient des cannes ainsi fumées renferme une proportion plus considérable de sucre incristallisable qui passe dans les mélasses et est perdu pour la fabrication.

MULTIPLICATION. — Bien que la canne à sucre puisse se multiplier par graines, on n'emploie généralement dans ce but que les boutures et les rejetons.

Les boutures s'obtiennent au moment de la récolte des cannes en coupant, à la partie supérieure de la tige qui n'a pas fleuri, immédiatement au-dessous de la masse de feuilles qu'on nomme tête de la canne, une longueur suffisante que l'on divise en tronçons de 25 à 30 centimètres de longueur, de façon que cette section renferme plusieurs nœuds. Cette partie de la canne, de pousse plus récente, reprend plus facilement en terre que les tronçons enlevés à la partie inférieure de la tige.

Toutes les boutures sont mises en terre immédiatement et recouvertes d'une couche de feuilles vertes qui les préservent de l'action du soleil. On les place ensuite dans le terrain préparé à la saison des pluies et dans des trous creusés à la houe, présentant de 16 à 20 centimètres de profondeur et espacés les uns des autres de 30 centimètres, si l'on en met deux. Les boutures sont disposées soit à plat, soit un peu obliquement, et recouvertes de 10 à 15 centimètres de terre meuble.

Vers le vingtième ou le trentième jour, quand les premières feuilles se sont développées, on bine le sol pour combler les trous et on arrose modérément jusqu'à la saison des pluies.

Quand la canne a atteint une hauteur de 1 mètre environ, on butte pour lui donner plus de solidité et lui permettre de résister aux coups de vent, en même temps que pour rendre l'arrosage plus facile. De plus, le buttage paraît exercer une action favorable à la production du sucre. Deux mois avant la maturité, on enlève les feuilles sèches qui empêchent l'action du soleil.

Pendant sa période de végétation, qui

dure de huit à quinze mois, suivant les pays, la canne peut être attaquée de diverses manières. C'est ainsi que les fourmis blanches ou termites ameublissent la terre qui entoure les racines et enlèvent à la canne les moyens de résister à la violence du vent. De plus, les racines mises à nu se dessèchent et la plante meurt. On peut éloigner ces fourmis en répandant du pétrole sur le sol.

Les rats font aussi les plus grands ravages en rongeant par le pied les cannes arrivées à maturité. On arrive à les détruire par milliers à l'aide d'un procédé très simple. Lors de la récolte, on coupe les cannes en commençant par la circonférence du champ et en arrivant progressivement jusqu'à son milieu, où les rongeurs sont rassemblés. On laisse une touffe de cannes plus ou moins considérable sur pied en ce milieu et on y met le feu. Mais le moyen le plus certain de détruire les rats, qui se multiplient surtout quand on emploie comme engrais le sang desséché, dont ils sont très friands, c'est d'introduire dans les plantations de cannes à sucre des couleuvres qui font à ces rongeurs une chasse acharnée.

Parmi les insectes, deux espèces du genre *Calandre*, le *C. sacchari* et le *C. plamarum* ou ver *grougrou*, attaquent la canne, le premier en pénétrant dans la tige et dévorant la moelle, le second en détruisant les boutures. Le *borer* des Anglais (*Procera sacchari*) s'introduit également dans la tige, qu'il fait périr. A Bourbon, le pou à poche blanche, sorte de cochenille, attaque les feuilles. Aux Antilles, c'est un autre hémiptère, le *Delphax saccharivora*, qui dévore les rejetons encore tendres. Enfin différents pucerons (*Aphis*) se fixent sur la canne, dont ils sucent le jus sucré, et ne l'abandonnent que lorsque la fermentation a commencé.

De plus, les vents brûlants, les longues sécheresses, arrêtent la canne dans son développement; les coups de vent, si violents dans les contrées tropicales, les déracinent; les grandes pluies font pourrir les racines et diminuent la richesse saccharine. Enfin les feuilles peuvent être attaquées par la rouille.

Si le planteur peut, dans certains cas, se défendre contre les influences mauvaises, qu'il combat par des soins de chaque jour, il est désarmé contre les coups de vent, qui ont, à diverses reprises, ravagé les colonies et compromis parfois l'industrie sucrière.

RÉCOLTE. — On récolte les cannes lorsqu'elles ont une teinte violette ou dorée, quand les feuilles inférieures sont tombées et que les feuilles supérieures sont encore verdâtres. Comme toutes les tiges ne mûrissent pas ensemble, la récolte est successive, mais elle ne doit être ni trop hâtive ni trop tardive, car la proportion du jus sucré serait beaucoup diminuée.

Les cannes sont coupées en sifflet à 3 ou 5 centimètres au-dessus du sol; à l'aide d'un coutelas, d'une petite hache ou d'une serpe, on enlève la tête, on coupe les tiges en deux et on les lie en paquets qui sont transportés immédiatement au moulin.

Un hectare de terrain donne en moyenne de 40 à 50,000 kilogrammes de tiges.

Avant de passer rapidement en revue les procédés les plus ordinairement employés pour retirer de ces tiges le jus sucré qu'elles renferment, rappelons dans quels éléments et sous quel état se rencontre le sucre.

En pratiquant une section transversale sur une tige, on remarque, à la partie externe, des faisceaux fibro-vasculaires formant une couche très dense, recouverte par un épiderme mince, incrusté de *silice* qui se dépose molécule à molécule dans les parois cellulaires. Cette silice, qui donne à la tige la rigidité nécessaire pour se dresser et résister aux vents, existe dans les cendres de certaines cannes dans la proportion de près de 50 0/0.

Sous la cuticule épidermique, on trouve une couche superficielle, adhérente, la *cérosie*, qui se détache sous forme d'une poussière blanche quand on racle les cannes, et surtout la variété violette. Purifiée par cristallisation dans l'alcool bouillant, elle présente sous forme de fines lamelles nacrées, insolubles dans l'éther et l'alcool froid; sa formule est $C^{24}H^{48}O$.

Plus intérieurement, on remarque encore de nombreux faisceaux fibro-vasculaires qui diminuent dans le centre, où le tissu parenchymateux prédomine. C'est surtout dans ses cellules à parois minces que l'on rencontre le sucre dissous accompagné d'une petite quantité de grains d'amidon et d'une matière albuminoïde en dissolution. On retrouve cette dernière en plus grande proportion dans la partie cambiale des faisceaux vasculaires.

On avait admis jusqu'à ces derniers temps que le sucre cristallisable existait seul dans la canne. Mais le docteur Icery, de Maurice, dans un travail des plus complets (*Annales de chimie et de physique*, 1865, p. 350, 410), a démontré la présence du sucre incristallisable, dans certaines conditions de végétation. Quand la canne est arrivée à maturité parfaite, elle renferme presque uniquement du sucre cristallisable dans la partie appelée *corps de la canne* et qui s'étend depuis les premiers nœuds de la racine jusqu'à ceux qui sont situés immédiatement au-dessous des feuilles vertes encore attenantes à la tige. La proportion du sucre incristallisable est très faible et dépasse rarement les 4 millièmes du poids du jus ou le 1/50 de celui du sucre cristallisable. Mais cette quantité augmente à mesure que l'on se rapproche des entre-nœuds de la partie supérieure de la tige pour diminuer graduellement à partir de cet endroit jusqu'au milieu du corps, où elle devient inappréciable. Quand la canne, bien que mûre, est enveloppée de feuilles vertes, le jus renferme 1/6 de son poids de sucre incristallisable dont la proportion peut être portée au tiers dans les cannes non mûres. Aussi voit-on le suc des *cannes folles* ou *babas*, qui, plantées dans un sol humide, prennent un développement végétal considérable et ne mûrissent jamais, renfermer toujours, et cela dans toutes leurs parties, une quantité considérable de sucre incristallisable. D'un autre côté, M. Icery a vu que, lorsque la tige était dépouillée de ses feuilles et se trouvait ainsi soumise à l'action directe de la lumière, le sucre interverti disparaissait rapidement pour faire place au sucre cristallisable. Il a tiré de ces observations la conclusion fort vraisemblable que le sucre incristallisable se forme le premier dans les cellules et que ce n'est que sous l'influence de la végétation, et surtout de la lumière directe, qu'il se transforme en sucre cristallisable.

De là cette prescription, déjà suivie dans la pratique, de planter les cannes de façon qu'elles soient ensoleillées convenablement, dans un terrain ni trop sec ni trop humide, et de les effeuiller avant maturité. De là aussi l'inconvénient des engrais trop puissants, qui déterminent une végétation trop luxuriante, et, par suite, une abondance de sucre incristallisable, nuisible aux bons résultats des opérations subséquentes. Toutes les cannes renferment des proportions de sucre qui varient d'après la nature et l'âge de la plante, l'époque de la récolte, le terrain sur lequel elle a crû, etc.

C'est ainsi que, dans quatre variétés de cannes les plus cultivées, on a trouvé les quantités proportionnelles suivantes :

DÉSIGNATION	CANNE diard.	CANNE penang.	CANNE créole cuba.	CANNE de Taïti
Sucre..............	20.00	19.80	16.20	18.00
Cellulose, sels, etc..	10.20	11.20	6.00	10.96
Eau...............	69.80	69.00	77.80	71.04
Totaux.......	100.00	100 00	100.00	100.00

Les analyses de Payen, faites sur des cannes à deux périodes de développement, indiquent bien l'influence de la maturité sur la proportion du sucre.

1° Canne de Taïti mûre :

Eau............................	71.04
Sucre........................	18.00
Cellulose, etc.................	10.96
	100.00

2° Canne de Taïti au tiers de son développement :

Eau...........................	79.70
Sucre.........................	9.06
Cellulose, etc.................	11.24
	100.00

L'analyse complète de la canne de Taïti faite par Payen donne une idée approximative de sa composition quand elle est en pleine maturité :

Eau............................	71.04
Sucre..........................	18.00
Cellulose, matière ligneuse, acide pectique, albumine et matières azotées......................	10.11
Cérosie, matières verte et jaune, matière colorable en brun et en rouge carmin, matières grasses résineuses, huiles essentielles, matière aromatique déliquescente..	0.37
Sels insolubles 0.12, sels solubles 0.16, phosphates de chaux et de magnésie, sulfate et oxalate de chaux, acétates, malates de chaux, de potasse, de soude, sulfate de potasse, chlorures de potassium et de sodium...........	0.28
Silice.........................	0.20
	100.00

Sans insister plus qu'il ne convient sur les principes constituants de la canne, il faut noter que la présence des matières albuminoïdes et azotées a une importance considérable, car elles déterminent rapidement la fermentation du jus de la canne dès son extraction, et amènent la transformation du sucre cristallisable en sucre incristallisable qui constitue une perte pour le planteur. Nous verrons comment on peut les éliminer ou tout au moins les frapper d'inertie.

La proportion et la nature des sels minéraux exercent aussi une influence notable pendant la mise en œuvre du jus sucré. Elles varient nécessairement, et l'analyse précédente ne peut s'appliquer qu'à l'espèce sur laquelle Payen a opéré. Il est facile de voir, d'après les analyses des cendres faites par le docteur Stenhoux et Parent d'Esmery, jusqu'à quel point ces proportions peuvent changer :

DÉSIGNATION	CANNE des Antilles et de la Guyane.			CANNE de Maurice.		
	Minima.	Maxima.	Moyenne.	Minima.	Maxima.	Moyenne.
Potasse...........	7.46	32.93	16.63	11.87	27.32	17.39
Soude.............	0.57	1.64	0.48	1.03	5.43	2.96
Chaux.............	2.34	14.36	4.43	4.43	13.07	8.33
Magnésie..........	3.66	15.61	7 62	3.65	15.53	8.65
Chlorure de sodium.	1.69	17.12	5.44			
Chlorure de potassium...........	3.27	16.06	4.87	1.02	8 85	4.12
Acide sulfurique....	1 93	10.94	6.62	4 56	10 92	8.01
Acide phosphorique.	2.90	13.04	6.81	3.75	8.16	6.23
Silice.............	17.64	54.59	43.15	40.85	46 24	41.31

Le sucre n'est pas également réparti dans toutes les parties de la canne. La moelle est plus riche que les parties corticale et médullaire et en renferme 18 0/0, tandis que l'écorce n'en contient que 17.9 et les nœuds 17.1.

EXTRACTION DU JUS SUCRÉ. — A mesure que les cannes sont coupées, elles sont portées dans un magasin, le *parc aux cannes*, où elles doivent séjourner le moins possible, car elles s'altèrent rapidement, fermentent sous l'influence d'une température toujours élevée et voient leur sucre se convertir en alcool, puis se détruire complètement.

On les fait passer au moulin, formé en général, aujourd'hui, de trois cylindres horizontaux en fonte, creusés de cannelures profondes, grâce auxquelles les cannes, une fois engagées, sont saisies d'une manière invariable et entraînées plus facilement que lorsque cette surface est lisse. La distance entre ces cylindres est généralement de 2 à 3 millimètres et réglée par des vis de pression. Leur vitesse de rotation est assez lente pour que l'écrasement soit complet et que les cellules déchirées permettent au jus de s'écouler. Après avoir subi une seconde pression, la canne, privée de la plus grande partie de son jus, constitue la *bagasse*, qu'on lie en gros paquets et que l'on fait sécher pour l'utiliser comme combustible dans les opérations de la sucrerie. Cette bagasse renferme encore cependant une certaine quantité de sucre, car, par le procédé que nous avons indiqué, on ne retire au plus que les 65 centièmes du jus que contient la canne, proportion qui peut être portée, il est vrai, à 80 0/0, soit en chauffant par la vapeur les cylindres creux, car la tige échauffée perd son élasticité, laisse écouler plus facilement le vesou et, se gonflant moins après l'expression, absorbe moins de suc ; soit en projetant de la vapeur mélangée de gouttelettes d'eau sur les cannes avant qu'elles ne passent sous les deux derniers cylindres, soit enfin en employant des presses à cinq cylindres. Ces modifications ont été proposées par Payen. Il semble donc qu'il y aurait intérêt à retirer le plus possible de vesou. Mais, d'après Icery, la quantité de sucre n'augmente pas proportionnellement à la quantité de vesou. C'est qu'en effet la partie médullaire, qui est la plus riche en sucre, est celle qui abandonne le plus facilement son suc, tandis que les parties corticales et sous-jacentes ne cèdent à une pression plus considérable qu'un suc moins sucré et surtout plus chargé de matières azotées et salines, dont le rôle dans la fabrication du sucre est des plus nuisibles. C'est, d'après le même auteur, à la pression plus considérable employée aujourd'hui, et non à une prétendue dégénérescence de la canne, qu'il faudrait attribuer la pauvreté relative du vesou et la difficulté de le mettre en œuvre. Il convient, en outre, de noter que la bagasse est le combustible le plus généralement employé dans nos colonies, et on a même soin de ne pas pousser l'extraction jusqu'à la dernière limite, car ces cannes ainsi épuisées ne fourniraient qu'un mauvais comestible si elles ne contenaient pas une certaine quantité de sucre.

Ce calcul est cependant faux, car en mettant en comparaison des produits que pourraient donner la bagasse avec le prix de revient de la houille, même dans les conditions les plus onéreuses, l'avantage serait tout entier du côté de cette dernière.

On obtient ainsi en moyenne 60 à 65 kilogrammes de suc sucré, le *vesou*, de 100 kilogrammes de cannes. En admettant qu'un hectare produise à peu près 50,000 kilogrammes de cannes, il fournit, d'après cette proportion, 30,000 kilogrammes de vesou.

La composition du vesou, au sortir de la canne, ainsi que sa quantité, varient suivant l'âge de la canne, l'époque à laquelle elle est récoltée, le sol sur lequel elle a crû et la variété cultivée.

Sa composition moyenne est représentée par :

Eau	81.00
Sucre	18.36
Sels	0.29
Mucilage azoté	0.22
Matières albuminoïdes	0.03
Matières granulaires	0.10
	100.00

En adoptant le chiffre moyen de 30,000 kilogrammes par hectare planté de cannes, on devrait obtenir 5,508 kilogrammes de sucre. Mais, malgré les perfectionnements apportés à l'industrie du sucre, on ne parvient guère à retirer que 8 à 10 kilogrammes de sucre égoutté de 100 kilogrammes de vesou, c'est-à-dire, dans les conditions précitées, de 2,400 à 3,000 kilogrammes.

Le vesou entraîne toujours des débris de tissus et de cellules qui, après une demi-heure environ, forment un dépôt dont l'abondance dépend de la pression exercée sur la canne. Le liquide surnageant est d'un gris verdâtre, opaque, d'une saveur douce, sucrée, d'une odeur qui rappelle celle de la canne. La lactescence qui le caractérise est due à une matière granulaire composée de petits globules de 3 à 5 μ de diamètre, à parois minces, transparentes. En l'éliminant par la filtration, le suc limpide, d'une couleur légèrement brune, peut se conserver au moins pendant vingt-quatre heures, après lesquelles débute la fermentation. Mais quand on ne sépare pas la matière granulaire, le vesou devient visqueux en quelques heures.

Les matières albuminoïdes jouent également un rôle important. Ce sont elles qui font fermenter après vingt-quatre heures le jus dépouillé de sa matière granulaire. Aussi, si on le chauffe à 100°, température à laquelle les matières albuminoïdes se coagulent, celles-ci entraînent la matière granulaire, et quand par filtration on a obtenu un liquide limpide, celui-ci peut se conserver intact pendant au moins deux jours à une température de 30°. Nous verrons quelle conséquence M. Icery a tiré de ces observations.

Au sortir de la presse, le vesou est conduit par une rigole dans la chaudière la plus éloignée du foyer, *la grande*, où on l'additionne de chaux vive dans la proportion de 2 à 3 millièmes suivant l'acidité du jus. Cette chaux sature en effet les acides libres, qui, une fois entrés dans cette combinaison, ne peuvent plus réagir sur le sucre pour le convertir en sucre incristallisable.

On porte la température du jus à 100°; les matières albuminoïdes se coagulent et entraînent à la surface la plus grande partie des impuretés que l'on écume.

Le vesou passe dans une seconde chaudière, la *propre*, où il achève de. s'épurer, puis dans une troisième chaudière, le *flambeau*, ainsi nommée parce qu'on reconnaît à ce moment si les opérations précédentes ont réussi. Dans la quatrième chaudière, dite le *sirop*, le vesou prend la consistance d'un sirop épais qui, dans la *batterie*, approche du point de concentration voulu. Quand cette concentration est suffisante, ce dont on s'aperçoit à ce que l'agitateur se couvre de petits cristaux, on fait écouler la masse dans le *rafraîchissoir*, où elle se refroidit et se solidifie. On l'enlève et on la porte dans des barriques défoncées à leur partie supérieure et percées à la face inférieure de trous dans lesquels on introduit des cannes qui empêchent le sucre cristallisé d'obstruer les ouvertures et permettent ainsi aux eaux mères de s'écouler dans un réservoir ou *bassin à mélasse*. Après un égouttage qui dure de deux à trois semaines, on remplit le vide qui s'est produit dans les barriques par le tassement, puis on les fonce.

Dans cet état, le sucre porte le nom de *sucre brut* ou *moscouade*. C'est une poudre sableuse, plus ou moins colorée, renfermant de la mélasse et 3 à 4 0/0 de sable, d'eau, de débris organiques, de chaux, de potasse, qui lui communiquent une odeur particulière et la font fermenter facilement.

On obtient un sucre plus pur en versant le sirop de la batterie dans des formes coniques en terre cuite, bouchées avec une cheville que l'on retire pour l'égouttage quand la cristallisation est faite. L'égouttage étant terminé, on tasse la base du pain et on la recouvre d'argile délayée dans l'eau. Cette eau pénètre dans le pain et donne de la fluidité au sirop qu'il renferme encore et qui s'écoule. On renouvelle cette application d'argile deux ou trois fois, on laisse les pains se dessécher pendant une vingtaine de jours, on les enlève des formes et on les fait sécher à l'étuve, où en faisant le vide à la base du récipient (succion par le vide), ou

bien encore dans les turbines. Quand les pains sont secs, on les pile, et le sucre ainsi pilé est mis dans des barriques et fortement tassé. C'est le *sucre terré* ou *cassonade*.

Les sirops d'égouttage ou *mélasses* sont cuits dans la chaudière *le sirop*, pour donner une certaine quantité de sucre. Les résidus liquides subissent ensuite un traitement particulier dont nous parlerons plus bas.

Ces procédés primitifs, qui ne sont plus guère employés que dans les localités éloignées, ne donnent pas tout le sucre que renferme le vesou. Ainsi 1,000 kilogrammes de cannes renfermant en moyenne 160 kilogrammes de sucre donnent, d'après Payen.

Sucre........................	55	à 65
Sucre engagé ou transformé en glucose, et sucre incristallisable dans la mélasse........	25	à 20
Sucré laissé dans la bagasse..	80	à 75
	160	160

La perte énorme de 56 0/0 est due à une pression trop faible, ainsi qu'à la durée des évaporations, pendant lesquelles le sucre chauffé à feu nu se caramélise et donne une grande quantité de mélasse.

Aussi l'emploi d'appareils perfectionnés tend-il à se répandre de plus en plus, car on obtient alors un rendement d'un tiers plus considérable d'un sucre plus beau et dont par suite la valeur est augmentée singulièrement.

Dans cette fabrication, le suc est introduit dans un bassin à double fond, chauffé à la vapeur, d'où un monte-jus l'envoie dans la chaudière à défequer où se fait l'addition de chaux.

Au sortir de cette chaudière, le jus passe sur le filtre rempli de charbon d'os en grains, ayant déjà servi à une première opération. Le sirop, à peu près décoloré, est monté dans un réservoir supérieur, d'où il s'écoule sur des serpentins chauffés par les vapeurs qu'aspire une pompe à faire le vide dans la chaudière à évaporer. Celle-ci est à double fond et reçoit le sirop marquant 25 Baumé. Il est envoyé de là par un monte-jus dans le filtre, où le noir récent le décolore complètement. Il est ensuite reçu dans une chaudière spéciale où le vide peut être fait et où il se concentre au degré voulu. Le sirop concentré est conduit enfin dans un rafraîchissoir où la cristallisation commence, et elle se termine dans les formes à cristalliser.

Ces procédés éliminent l'une des conditions les plus défectueuses de la cuisson du sucre; c'est l'ébullition à feu nu qui détermine surtout dans les sirops très concentrés la coloration du liquide en brun et la transformation d'une quantité considérable de sucre cristallisable en sucre incristallisable, qui est perdu pour la fabrication.

Au contraire, dans les chaudières où le vide se fait plus ou moins complètement, l'ébullition du sirop s'opère à une température assez basse pour que le sucre cristallisable ne s'altère plus. De plus, comme la différence entre la température de la vapeur dans les serpentins chauffeurs et celle du liquide est plus considérable, on obtient ainsi, à surface de chauffe égale, plus d'effet utile et, par suite, plus de rapidité dans la concentration.

Le sucre que l'on obtient ainsi renferme des matières colorantes et azotées, des sels minéraux tels que des chlorures, des carbonates, des phosphates de calcium et de potassium, du sucre incristallisable, des acides organiques de la série grasse et des saccharates de potasse et de chaux. C'est la cassonade ordinaire.

Le docteur Icery a indiqué un procédé basé sur l'élimination rapide des matières organiques azotées du vesou, et qui donne un liquide limpide, conservant malgré la concentration sa transparence et sa pureté, dans lequel la fermentation peut être arrêtée pendant au moins vingt-quatre heures, et qui ne renferme qu'une petite proportion de sucre incristallisable. Ce procédé est le suivant.

Le vesou, au sortir du moulin, est traité par la quantité de chaux reconnue nécessaire et est porté à la température de l'ébullition, puis projeté dans des filtres en forme de bacs, munis d'une série de toiles métalliques superposées à l'aide de cadres mobiles et terminés par une lame criblée doublée d'une ou deux couches de flanelle. Le suc ainsi purifié subit ensuite la série des opérations ordinaires.

Dans ces conditions, en effet, on élimine les matières globulaires et albuminoïdes qui provoquent l'acidité du vesou et sont la principale cause de la transformation du sucre cristallisable en sucre incristallisable. De plus, on évite la présence des impuretés qu'entraîne le vesou et de celles qui se forment pendant l'évaporation. Ces impuretés se mélangent en fragments très ténus aux grains de sucre, s'agglutinent et sont le point de départ de nouveaux cristaux auxquels elles communiquent une couleur terne, brune, qui, étant inhérente à la constitution même du cristal, ne peut être enlevée par le clairçage.

RAFFINAGE DU SUCRE. — Le sucre brut de la canne suffisamment travaillé possède un arôme, un parfum particulier qui le font rechercher par certaines personnes, et dans les colonies on en consomme des quantités considérables. Mais la plus grande partie de sucre de canne est expédiée en Europe pour être raffinée.

Le raffinage comprend une série d'opérations que nous passerons rapidement en revue :

1° Dépotage. — Les sucres amenés à l'usine sont dépotés pour leur faire subir une sorte de triage, séparer les parties avariées, et au besoin écraser les parties agglomérées. Les barriques, les caisses, les sacs sont lavés à l'eau chaude après avoir été grattés soigneusement.

2° Fonte. — Avant de dissoudre le sucre, le raffineur s'assure de sa qualité, de sa véritable teneur en principes cristallisables. C'est ainsi que très souvent les sucres des colonies ou de la canne ont une réaction acide qui déterminerait la formation de sucre incristallisable. Dans ce cas, on les mélange avec des sucres de betterave dont l'alcalinité habituelle, due au sucrate de chaux, sature ces acides de telle façon qu'on obtient des produits neutres.

Si le sucre brut est trop impur, on le mélange, avant de le dissoudre, avec du sirop étendu d'eau, et on lui fait subir un clairçage ou un turbinage qui élimine une grande partie des matières étrangères.

La dissolution du mélange des deux sucres se fait dans une chaudière à double fond chauffée par la vapeur et en présence d'une quantité d'eau telle que le liquide marque 30 ou 31 Baumé à 40°; la proportion est à peu près de 250 litres d'eau pour 750 à 800 kilogrammes de sucre.

3° Clarification. — Quand le sucre est complètement dissous, le liquide, toujours louche, est traité par le noir animal fin (4 à 5 kilogrammes par 100 kilogrammes de sucre brut). On brasse fortement, on chauffe et, quand l'ébullition commence, on ajoute du sang de bœuf (1 à 2 litres par 100 litres de sirop, et délayé dans quatre fois son volume d'eau).

A la surface du sirop monte une écume renfermant de l'albumine et de l'hématoglobuline qui, en se coagulant, entraînent avec elles le noir et la plus grande partie des impuretés. On laisse reposer un certain temps et on sépare le sirop en le filtrant dans des filtres en forme de sacs, dits filtres Taylor.

Le sirop ainsi clarifié ou claircé passe dans des filtres remplis de noir animal en grains où il se décolore complètement. Il est ensuite amené dans une chaudière à cuire dans le vide où il se concentre au point convenable. Pour que la cristallisation se fasse ensuite dans de bonnes conditions, il faut réchauffer le sirop, car, sous la pression de 54 à 56 centimètres de la chaudière, la température n'est que de 67 à 69°. On l'introduit dans une chaudière à double fond où la température est amenée à 80°. On agite avec soin et, quand les cristaux apparaissent, on enlève la masse avec de grandes cuillers en cuivre et on la projette dans des vases coniques percés d'un trou à leur sommet, les formes, où elle se prend en cristaux et se moule. On a soin, pour distribuer uniformément les cristaux, de ne remplir les formes qu'à moitié d'abord et d'ajouter ensuite le sirop jusqu'à 1 centimètre des bords. Dès que la surface se recouvre d'une couche cristalline, on *opale*, on *mouve*, c'est-à-dire qu'on détache le sucre de la paroi en plongeant et relevant la lame d'un couteau de bois suivant l'axe de la forme. La température du local dans lequel se fait l'emplissage des formes doit être maintenue à 35°, ainsi que celle du grenier dans lequel s'opèrent l'*égouttage* et le *clairçage*. Les formes sont posées la pointe en bas au-dessus d'un récipient, on enlève le bouchon de linge qui obture leur orifice, dans lequel on introduit une alène pour faciliter l'écoulement et on laisse égoutter. Pour enlever les dernières traces de sirop qui les colore plus ou moins, on *claire*, c'est-à-dire qu'on ajoute du sirop de sucre pur qui, ne pouvant plus disssoudre de sucre, peut fort bien cependant dissoudre les sels, la matière colorante et le sucre incristallisable. Cette addition se fait à deux ou trois reprises en employant la dernière fois un sirop très pur.

Pour accélérer l'égouttage, qui durerait plusieurs jours, on place la pointe des formes sur une tubulure munie de robinet reposant sur un tuyau dans lequel on fait le vide à l'aide d'une pompe à air.

On peut aussi employer la turbine, en disposant les formes de façon que leur base soit tournée vers l'axe et leur pointe vers la circonférence.

Lorsque les pains sont complètement égouttés, on égalise leur base et on les fait sortir de la forme pour les introduire dans une étuve chauffée à 50 ou 55°, où ils séjournent de six à dix jours, suivant l'état hygrométrique de l'air. Quand ils sont secs, on les fait refroidir graduellement pour qu'ils aient la sonorité que l'on recherche ; puis, après les avoir pesés, on les recouvre d'un papier violet ou bleu qui corrige comme couleur complémentaire leur teinte parfois un peu jaunâtre.

Ce sucre est le sucre raffiné du commerce.

Sucres inférieurs, Mélasses. — Avec les divers sirops et les déchets, on fabrique des sucres en pains de qualité inférieure (*lumps* et *bâtardes*) ou des sucres en poudre plus ou moins colorés (*farines*, *vergeoises*). Les deux premières sortes, soumises à des clairçages méthodiques et à l'égouttage forcé, peuvent donner du sucre analogue au sucre raffiné.

Dans ces préparations, comme dans la fabrication du sucre de canne, on obtient en dernière analyse un liquide brun foncé, épais, visqueux, limpide, la *mélasse* qu'on livre telle quelle à la consommation, ou après l'avoir filtrée sur le noir pour améliorer sa couleur. Parfois aussi elle est soumise à la distillation pour l'obtention de l'alcool.

Propriétés physiques et chimiques du sucre. — Parmi les propriétés physiques et chimiques du sucre de canne nous citerons particulièrement celles qui présentent un intérêt spécial pour sa fabrication. Le

sucre de canne, *saccharose* $C^{12}H^{22}O^{11}$, *sucre cristallisable*, est incolore, transparent quand il est pur et cristallisé (sucre candi), ou opaque et d'un blanc parfait quand il est en masses résultant de l'agglomération de petits cristaux (sucre en pains); son odeur est nulle, sa saveur est connue. Notons toutefois qu'elle peut être modifiée quand on le réduit en poudre fine, soit qu'il se forme une petite quantité d'amidon ou de caramel, soit qu'il y ait simplement modification moléculaire. Les cristaux appartiennent au système clinorhombique. Ils sont durs, ne renferment pas d'eau de cristallisation et répandent une lueur phosphorescente quand on les broie ou qu'on les frotte dans l'obscurité ; leur densité est de 1,595 à 15° ; ils ne s'altèrent pas à l'air sec. Le sucre est très soluble dans l'eau, qui, à froid, en dissout trois fois son poids, et neuf fois environ à chaud en donnant alors un sirop visqueux, coulant difficilement. Cette dissolution, évaporée rapidement et versée sur une plaque de marbre, donne une masse vitreuse, amorphe, transparente, connue sous le nom de *sucre d'orge*, qui éprouve après un certain temps une modification particulière, devient opaque, cristalline avec une structure rayonnée du centre à la surface.

La dissolution aqueuse dévie vers la droite le plan de polarisation, pour la teinte de passage $[\alpha] = +73^\circ.8$, et ce pouvoir rotatoire n'est modifié par la température que d'une manière insensible. La façon dont une solution aqueuse se comporte, soit en présence de l'air, soit à l'ébullition, n'est pas encore complètement élucidée.

D'après Maumené, l'eau sucrée perd en partie son pouvoir rotatoire, et l'ébullition prolongée transforme le saccharose en *sucre intercerti*, mélange de dextrose et de lévulose qui dévie vers la gauche la lumière polarisée, interversion qui provient de ce que le lévulose a un pouvoir rotatoire plus considérable que la dextrose. Il y a fixation des éléments de l'eau.

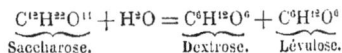

$$\underset{\text{Saccharose.}}{C^{12}H^{22}O^{11}} + H^2O = \underset{\text{Dextrose.}}{C^6H^{12}O^6} + \underset{\text{Lévulose.}}{C^6H^{12}O^6}$$

La modification peut même aller plus loin et le pouvoir rotatoire descendre à 0°. En chauffant pendant vingt-sept heures à 100° 200 grammes de sucre et 1,000 grammes d'eau, il se formerait trois produits, dont un acide.

D'après Béchamp, la solution froide ne s'intervertirait que sous l'influence de moisissures déterminant une véritable fermentation.

Enfin, d'après Clasen, le sucre de canne se convertirait dans l'eau pure en glucose, sans l'intervention de moisissures ; mais, par contre, l'ébullition, même prolongée pendant quelques heures, ne déterminerait pas la formation de glucose.

A 160°, le sucre se convertit en un mélange de dextrose et de lévulosane.

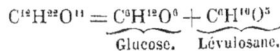

$$\underset{}{C^{12}H^{22}O^{11}} = \underset{\text{Glucose.}}{C^6H^{12}O^6} + \underset{\text{Lévulosane.}}{C^6H^{10}O^5}$$

A 210 et 220°, le sucre se boursoufle, brunit, et il se dégage de l'eau renfermant des traces d'acide acétique, en même temps qu'une huile volatile brune, dont l'odeur est celle du sucre brûlé. Il reste du *caramel*, noir, brillant, insipide, soluble dans l'eau, à laquelle il communique une teinte brun foncé, insoluble dans l'alcool. A une température plus élevée, le sucre donne des produits volatils, oxyde de carbone, acide carbonique, hydrure de méthyle, des huiles brunes, de l'acide acétique, de l'acétone, des aldéhydes. Le résidu est un charbon volumineux, poreux et brillant. Certains métaux se dissolvent dans une solution sucrée en formant, au contact de l'air, des composés nouveaux, les *sucrates*. C'est ainsi qu'on obtient le sucrate de fer, $C^{12}H^{22}O^{11}FeO$, le sucrate de cuivre, le sucrate de plomb, etc.

Les acides organiques et inorganiques exercent sur le sucre de canne une action qui varie suivant leur nature, leur état de concentration et la température. Les acides tartrique, acétique, etc., mis en présence d'une solution aqueuse de saccharose, invertissent ce dernier en un mélange de glucose et de lévulose, lentement à froid, plus rapidement à l'ébullition.

Quand l'ébullition est prolongée, le sucre subit une altération plus profonde, et donne naissance à un certain nombre de produits bruns, amorphes, l'ulmine, l'acide ulmique, etc., et même à de l'acide formique.

En présence de l'acide sulfurique étendu, il se forme, d'après Mulder, des matières noires, insolubles dans l'eau, et dans la liqueur on trouve des acides glucique et apoglucique. L'acide sulfurique concentré décompose le sucre de canne avec production d'acide sulfureux et d'un charbon noir volumineux. Le glucose, dans les mêmes circonstances, n'est pas attaqué.

L'acide nitrique étendu et chauffé donne naissance aux acides saccharique et oxalique; en présence de l'acide à 1,30 de densité, tout le sucre est converti en acide saccharique, si la température est maintenue à 50°; si elle s'élève davantage, on recueille surtout de l'acide oxalique. Quand l'acide nitrique est concentré ou mélangé avec l'acide sulfurique, le sucre se transforme en une matière amorphe qui, touchée avec un charbon rouge, déflagre avec un bruit léger : c'est le nitrosaccharose $C^{11}H^{18}O^{11}(AzO^4)4$.

Parmi les réactions les plus intéressantes, il faut noter celles des acides et surtout de différents sels.

Un caractère distingue le sucre de canne du glucose, c'est de ne pas brunir lorsqu'on le triture avec des alcalis; mais quand on fait bouillir sa solution dans la potasse, la soude, la baryte et la chaux, il se forme des composés nouveaux, les sucrates de la formule $C^{12}H^{22}O^{11}MO$. La chaux donne avec le saccharose plusieurs combinaisons solubles dans la dissolution sucrée concentrée; ce sont le sucrate monobasique, soluble dans l'eau froide; le sucrate sesquibasique, qui se forme quand on ajoute un excès de chaux; le sucrate bibasique, qui est soluble dans l'eau froide, et le sucrate tribasique, peu soluble dans l'eau froide, se précipitant à chaud, mais plus soluble dans l'eau sucrée.

L'acide carbonique précipite toute la chaux de ces solutions à l'état de carbonate et laisse le saccharose non altéré.

En présence des alcalis en fusion, la décomposition du sucre de canne est complète, car il donne des acides formique, acétique, propionique, et de l'acide oxalique; avec la chaux caustique, le sucre donne par distillation de l'acétone, de la métacétone, mélangées d'hydrure de méthyle et de petites quantités de carbures éthyliques.

Les chlorures de potassium, de sodium et d'ammonium forment des composés avec le sucre de canne. La combinaison la plus importante est celle qu'il forme avec le chlorure de sodium $C^{12}H^{22}O^{11}NaCl$, car elle est extrêmement déliquescente, et quand elle se rencontre dans la dissolution sucrée elle empêche la cristallisation du saccharose, et occasionne par suite de grandes pertes pour le fabricant, car une molécule du composé renferme environ six fois son poids de sucre.

Le sucre de canne dissous ne fermente que lorsqu'il a été transformé en mélange de dextrose et de lévulose, modification déterminée par la présence de la levure de bière, et indépendante de l'alcalinité ou de l'acidité de la liqueur. Nous avons vu que le vesou renferme des substances organiques jouant le même rôle que la levure et déterminant comme elle l'interversion du sucre. D'après les observations de Dubrunfaut, la chaux s'oppose à cette interversion, car une dissolution de sucre bouillie pendant quarante-huit heures avec 1/2 équivalent de chaux ne subit aucune altération, tandis que la même solution bouillie sans chaux, toutes choses égales d'ailleurs, ne contient plus de sucre après douze heures d'ébullition.

Les produits de la fermentation sont de l'alcool, de l'acide carbonique, de la glycérine et de l'acide succinique; 100 parties de sucre donnent 51,11 d'alcool.

Ces propriétés que nous venons de passer rapidement en revue expliquent la théorie de la fabrication du sucre. L'addition de chaux au vesou, non seulement n'altère pas le sucre, mais le met en outre, dans une certaine mesure, à l'abri de l'action décomposante de l'eau et de la chaleur. L'évaporation dans le vide, à l'aide de laquelle la concentration du jus sucré se fait plus rapidement et à une température plus basse, amoindrit également l'action prolongée de ces deux agents de destruction. La température de 55 à 60°, à laquelle on porte le vesou traité par la chaux, suffit pour paralyser l'action des matières albuminoïdes jouant le rôle de ferment. Cependant il est impossible d'éviter la formation des mélasses, car, quelque faible que soit la température appliquée au jus sucré, la proportion de sucre, relativement à la quantité d'eau, est si minime que son altération doit toujours exister. De plus, dans le vesou existent des sels et surtout des chlorures qui forment avec le sucre des composés déliquescents, enlèvent ainsi une partie non altérée de sucre, et empêchent l'autre de cristalliser; aussi, la moitié du poids des mélasses est-elle formée de sucre cristallisable. On voit enfin pourquoi les cassonades renferment le plus souvent du sucre incristallisable et ont une légère réaction acide. C'est qu'il est très difficile d'éviter la présence de matières azotées, qui, sous l'influence de la chaleur et de l'humidité, déterminent des fermentations acides, réagissant à leur tour sur une certaine quantité de sucre altéré et amenant son intervention.

Usages. — Les usages du sucre sont extrêmement nombreux, tant comme aliment que comme condiment. Pour être assimilé, il doit, comme l'a montré Claude Bernard, subir l'action de la digestion, et c'est le suc intestinal qui a la curieuse propriété de le transformer en glucose. Richet a cependant soutenu que cette propriété de transformation pouvait être aussi attribuée à la salive. Une fois à l'état de glucose, il passe dans le sang, et la présence de ce corps dans le liquide sanguin constitue la glycosurie physiologique. Quand sa proportion est trop considérable, il s'élimine par les urines et provoque la glycosurie alimentaire. Une partie de ce glucose subit l'action de l'oxygène et est rapidement brûlée en fournissant de l'acide carbonique et de l'eau. Une autre partie se fixe dans le foie, pour y constituer le glycogène hépatique, glycogène qui fournira à son tour le glucose nécessaire à l'économie lorsque l'alimentation n'en contiendra plus. Comme l'amidon, dont la transformation est la même, le sucre, ou plutôt le glucose, favorise, soit directement, soit indirectement, le dépôt des graisses dans l'économie. C'est là un point important, surtout pour le régime alimentaire des obèses. (Dujardin-Baumetz, Des principes alimentaires primordiaux. Bullet. de thérap., 30 juin 1886.) Comme toutes les matières hydrocarbonées, le sucre ne renfermant pas d'azote est un aliment fort incomplet et qui seul ne peut entretenir la vie. L'impression qu'il produit sur le goût provoque la sécrétion de la salive et par suite la sécrétion gastrique. En présence des spores, des mucédinées, il se convertit en acide lactique, rend la bouche pâteuse, épaisse, détruit les dents, échauffe, constipe et, pris en trop grande quantité, enlève l'appétit et détermine de l'embarras gastrique. Son abus entraîne des ulcérations de la bouche, le ramollissement des gencives, le déchaussement et la chute des dents. Aussi ne saurait-on trop proscrire l'usage des sucreries, surtout à l'état solide, chez les enfants et les grandes personnes.

Au point de vue médical, le sucre est un émollient que l'on emploie, en le laissant fondre dans la bouche, dans les affections catarrhales. Mais il est remplacé avantageusement par les matières sucrées qui ne fermentent pas, telles que le rhizome du réglisse ou son suc, ou bien encore par la gomme arabique. On a préconisé, dans les pays où la canne est cultivée, la vapeur de vesou pour combattre la bronchite. Le sucre a été recommandé comme contrepoison des préparations de cuivre et même d'arsenic. Il est inutile d'ajouter qu'il n'agit alors que comme corps diluant et non comme antidote. En pharmacie, le sucre sert à édulcorer les tisanes. Sous forme de sirop, on l'emploie aussi pour donner de la consistance aux pilules, à différentes préparations et enrober les pilules, entre autres les pilules ferrugineuses, pour les préserver de l'oxydation. C'est la base des sirops médicamenteux. Il entre dans la composition des robs, des électuaires, des conserves, des tablettes, des pastilles, des pâtes.

La *cassonade* et la *mélasse* sont usitées, la dernière surtout, comme laxatives à la dose de 30 à 60 grammes sous forme de lavement dans du lait.

On sait quel rôle le sucre joue dans l'industrie de certaines conserves alimentaires, qu'il préserve pendant un temps plus ou moins long de toute altération.

PRODUIT SECONDAIRE DE LA CANNE A SUCRE.

Rhum. — Nous avons vu que le vesou épuisé de sucre cristallisable par les procédés ordinaires abandonne comme résidu un liquide visqueux, très dense, marquant ordinairement de 40 à 50° à l'aréomètre de Baumé, et dont la couleur varie du jaune clair au jaune brun. Ce résidu porte le nom de *mélasse.* Il renferme des proportions de sucre variables suivant le procédé de fabrication, mais qui, dans les mélasses ordinaires, ne sont pas au-dessous de 60 à 65 0/0. En effet, d'après la composition moyenne, les mélasses sont formées de :

Sucres divers	65
Eau.	39
Matières organiques.	3

Sur ces 65 parties de sucre, on en trouve 45 de sucre cristallisable, qui n'a pu cependant prendre l'état solide, engagé qu'il était avec des sels qui le rendent déliquescent, et 20 parties de glucose ou mieux de sucre interverti.

Ces résidus, ne pouvant plus être utilisés pour la fabrication du sucre, reçoivent une autre destination. On les fait fermenter de manière à convertir tout le sucre en glucose, puis en alcool, que l'on peut retirer dans la proportion de 35 à 40 0/0 d'alcool absolu. Cet alcool porte le nom de *rhum* ou *tafia.* Le véritable rhum de la Jamaïque se fabriquait directement autrefois avec le vesou même de la canne violette, et possédait un arome particulier. Le tafia était le produit de la distillation des mélasses. Aujourd'hui, rhum et tafia proviennent uniquement des mélasses, et l'on désigne sous le premier nom l'eau-de-vie de mélasse fabriquée avec soin, et l'on vend comme tafia l'alcool dont la qualité et le parfum sont inférieurs.

Pour obtenir cet alcool, on délaye la mélasse dans quatre ou cinq fois son volume d'eau, dont une partie est à une température de 50 à 55° pour que le mélange se fasse bien, et dont l'autre partie froide est ajoutée quand le mélange est complet, de façon que le tout soit à une température de 20 à 25°. Dans ces conditions, on obtient un moût dont la densité varie entre 7 et 8° Baumé, et que l'on additionne de 250 grammes de levure de bière fraîche, délayée dans un peu d'eau tiède, par 100 kilogrammes de moût. Quand on opère dans de bonnes conditions, la fermentation alcoolique détermine d'abord la formation d'une écume blanche qui monte à la surface, puis disparaît, et est remplacée par la production d'acide carbonique se dégageant d'abord tumultueusement, puis devenant plus rare; à ce moment, la cuve exhale une odeur alcoolique très prononcée. La fermentation est ordinairement terminée en quarante-huit heures, et le liquide ne marque plus que 0 ou 1 à l'aréomètre de Baumé. On ajoute ensuite au liquide un léger excès de chaux, pour saturer les acides qui ont pu se produire dans la fermentation et diminuer les progrès de la fermentation acétique qui se fait aux dépens de l'alcool. Après vingt-quatre heures de repos, le liquide, éclairci et débarrassé de ses impuretés, est prêt pour la distillation.

L'appareil le plus ordinairement employé dans nos colonies est composé d'une chaudière en cuivre étamé que l'on remplit aux deux tiers, et munie à sa partie latérale et inférieure d'un tuyau et d'un robinet de vidange. Les vapeurs se rendent dans un chapiteau rectificateur, où elles se dépouillent en partie de leurs huiles essentielles, et de là, par un cou de cygne, dans un grand cylindre muni d'un serpentin. Le cylindre est rempli de liquide fermenté, qui, au contact du serpentin échauffé par les vapeurs alcooliques, prend une température de 40 à 50°, et, par un robinet de vidange, se rend dans la première chaudière. Les vapeurs alcooliques passent ensuite dans un serpentin refroidi, et de là dans un récipient quelconque.

Il est rare que le premier produit renferme une assez grande quantité d'alcool absolu; aussi est-on généralement obligé de le redistiller. On obtient alors un liquide marquant 50 à 51° centésimaux, incolore, transparent, ne possédant d'odeur spéciale que lorsqu'il provient de la distillation du vesou lui-même. Pour lui communiquer la couleur et la saveur que l'on recherche dans le rhum et le tafia, on fait infuser dans une certaine partie des pruneaux, des râpures de cuir tanné, des clous de girofle, du goudron, etc., et la coloration s'obtient au moyen du caramel.

C'est ainsi qu'on emploie :

1° Cuir neuf et tanné	2 kilogr.
Écorces de bois de chêne pilées	500 gr.
Clous de girofle	15 gr.
Goudron de bois	15 gr.
Eau-de-vie de mélasse	100 litres.

Faites infuser pendant quinze jours, tirez au clair, et colorez avec le caramel.

2° Râpures de cuir tanné	4 kilogr.
Truffes noires	1 kilogr.
Zestes d'orange	20 gr.
Eau-de-vie à 85°	10 litres.

Faites infuser pendant quinze jours au moins cette préparation, et ajoutez au rhum la quantité nécessaire pour le parfumer. D'un autre côté, on introduit dans le baril destiné à contenir le rhum la fumée d'une poignée de paille enduite de goudron. On ferme le baril pour laisser cette vapeur imprégner complètement ses parois, et l'on remplit avec le rhum aromatisé, qui prend en vieillissant la saveur de celui de la Jamaïque. Quant aux pruneaux, on les fait tremper dans l'eau chaude, on les écrase, et on les projette dans la cuve. La proportion est généralement de 10 kilogrammes pour 100 kilogrammes de mélasse.

Canella alba Murr. (*C. Winteriana* Gœrtn. — *Winterana canella* L.).

C'est un arbre de 6 à 15 et même 18 mètres de hauteur, de la famille de Magnoliacées, série des Cannellées, dont les feuilles sont alternes, simples, entières, ovales, elliptiques, pétiolées, sans stipules, et parsemées de points glanduleux. Fleurs hermaphrodites, régulières, en grappes de cymes ramifiées à l'extrémité des rameaux. Calice à 3 sépales, libres, persistants. Corolle à 5 pétales. 20 étamines monadelphes, à anthères extérieures uniloculaires. Ovaire libre, uniloculaire, à 2 ou 3 placentas pariétaux pluriovulés. Style court, à 2 et 3 lobes stigmatiques. Baie polysperme. Graines albuminées, entourées par une pulpe gélatineuse.

Cet arbre, originaire des Antilles, fournit à la thérapeutique son écorce, ou *écorce de cannelle blanche*, qui se présente en cylin-

dres irréguliers ou en gouttières, assez longs, de 2 à 5 millimètres d'épaisseur. La couche subéreuse est grise. La couche sous-

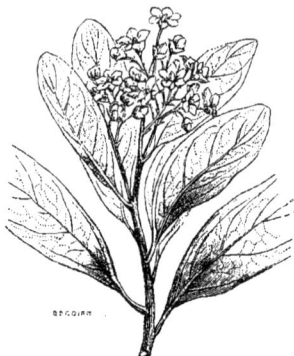
Fig. 174. — *Canella alba*. Rameau florifère.

jacente, qui existe seule parfois, est brun

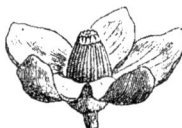
Fig. 175. — Fleur de *Canella alba*.

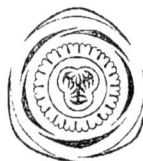
Fig. 176. — Diagramme de la fleur.

orangé clair. La surface interne est blan-

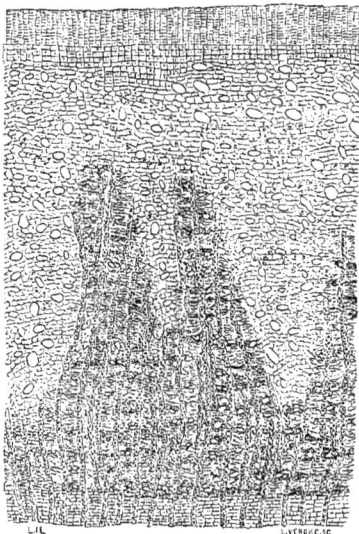
Fig. 177. — *Canella alba*. Coupe transversale de l'écorce.

châtre, ou de couleur cannelle, lisse. La cassure est courte. Elle renferme des cellules remplies d'essence. L'odeur est agréable et rappelle celle de l'écorce de cannelle. La saveur est amère, piquante et âcre.

Composition chimique. — Elle renferme, d'après Wöhler, 1 0/0 environ d'une essence composée *d'acide eugénique*, d'une essence se rapprochant d'une de celles qui constituent le cajeput, et de deux autres qui n'ont pas été complètement étudiées. On y a trouvé aussi de la mannite, 8 0/0. Le principe amer n'a pas-été isolé.

Thérapeutique. — Cette écorce est stimulante et tonique en vertu de l'huile essentielle qu'elle renferme. On l'emploie aux Antilles comme condiment sous forme de confits. Elle remplace le plus souvent l'écorce de Winter.

Cannelles. — Sous le nom italien de *Canella*, petit tuyau, on désignait autrefois des écorces aromatiques parmi lesquelles nous citerons les suivantes :
1° *Cannelle de Ceylan.* Elle est produite par une plante de la famille des Lauracées, le *Cinnamomum Zeylanicum* Breyne(*Laurus cinnamomum* L., etc.). — C'est un arbre toujours vert, à feuilles opposées, pétiolées, ovales, oblongues, coriaces, entières, glabres, lisses, luisantes, munies de 3 ou 5 ner-

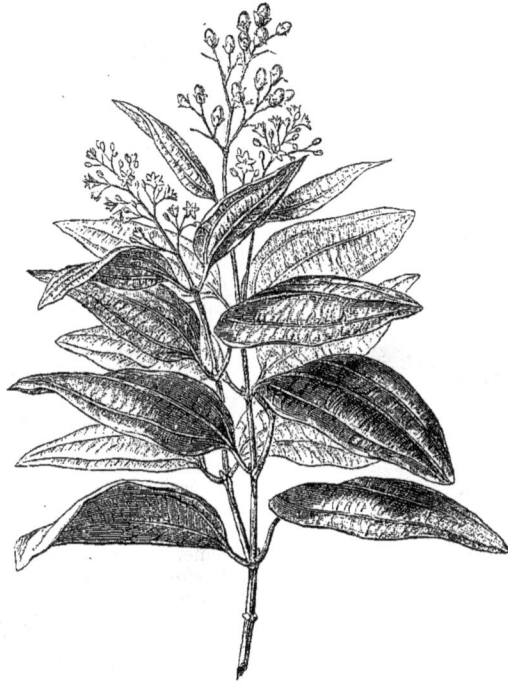

FIG. 178. — *Cynnamomum zeylanicum*.

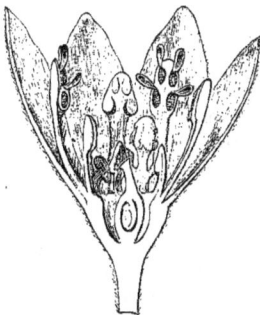

FIG. 179. — Fleur. Coupe longitudinale.

vures longitudinales, une médiane, les autres latérales, situées près des bords. Elles ont 15 à 20 centimètres de longueur. Fleurs

petites, d'un blanc jaunâtre, en grappes terminales. Réceptacle en coupe. Calice pétaloïde à 3 divisions. Corolle à 3 pétales, épais, velus, colorés. Androcée analogue à celui des Laurinées et formé de 12 étamines. Ovaire uniloculaire, uniovulé, libre. Style simple, renflé au sommet. Baie accompagnée à sa base par le réceptacle et le calice persistant, à péricarpe charnu, peu épais, renfermant une graine sans albumen.

Le Cannelier est originaire de Ceylan, de la Péninsule indienne, d'où il a été transporté dans la plupart des pays tropicaux. Il se trouve dans les forêts, depuis le niveau de la mer jusqu'à 3,000 et même 8,000 pieds d'altitude. Son port, la grandeur, la consistance de ses feuilles, varient beaucoup, au point que certaines variétés ont même passé pour des espèces distinctes. Deux ou trois de ces variétés produisent les meilleures sortes : ce sont celles dont les feuilles sont plus grandes, un peu irrégulières ; mais ce caractère n'est pas suffisant, car les collecteurs, avant d'écorcer un arbre sauvage, goûtent toujours son écorce pour s'assurer de sa qualité.

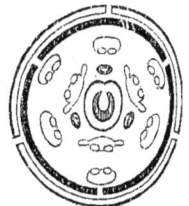

FIG. 180. — Diagramme de la fleur de Cannelier.

L'arbre qui produit la meilleure écorce de cannelle croît à Ceylan, à 150 mètres au-dessus du niveau de la mer, entre Negumbo, Columbo et Madura. On le taille de manière à lui faire former une souche de laquelle s'élèvent 4 ou 5 rameaux, qu'on coupe quand ils ont deux ans et lorsque l'épiderme commence à devenir grisâtre. La principale récolte se fait après la saison des pluies, car l'écorce se sépare alors plus facilement du bois. On enlève les feuilles, on racle légèrement les rameaux au couteau, puis on fait des incisions circulaires à la distance de 25 à 30 centimètres l'une de l'autre, et une perpendiculaire qui les relie. L'écorce s'enlève alors à l'aide d'un couteau spécial et d'un tour de main particulier. Ces fragments d'écorce sont abandonnés pendant vingt-quatre heures à une sorte de fermentation qui permet d'enlever plus facilement par le raclage les parties étrangères. On place alors, les uns dans les autres, les petits tubes incomplets formés par l'enroulement des écorces, et on les fait sécher à l'ombre sur des claies.

Cette culture est en décadence à Ceylan, où elle a été en partie remplacée par la culture plus rémunératrice du quinquina, du café, et ceci au détriment de la qualité des écorces, qui sont moins aromatiques quand elles proviennent d'autres pays.

L'écorce de Ceylan est en partie en rou-

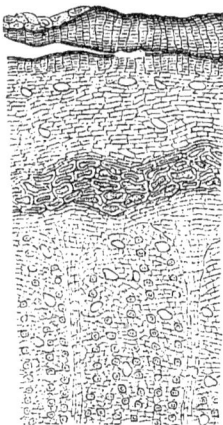

Fig. 181. — Écorce de Cannelle de Ceylan. Coupe transversale.

leaux formés par un certain nombre d'écorces emboîtées les unes dans les autres, les plus minces en dedans. Elle est d'un brun pâle à l'extérieur, d'un brun rougeâtre en dedans, d'une épaisseur de 2 à 3 millimètres environ, cassante, se brisant facilement en éclats, d'une odeur particulière, d'une saveur d'abord sucrée et aromatique, puis chaude et piquante.

Au microscope, on constate que le suber et une partie du parenchyme cortical manquent, ce qui est dû au raclage. Plus intérieurement, on remarque : 1° un parenchyme à parois minces renfermant de l'amidon et de l'huile essentielle ; 2° une rangée de cellules sclérenchymateuses formant un cercle interrompu par places ; 3° une zone libérienne interrompue par les rayons médullaires.

Composition chimique. — L'écorce de cannelle renferme du sucre, de la mannite, de l'amidon, du mucilage, de l'acide tannique. La *cinnamomine* de Martin est de la mannite. La partie la plus importante est *l'essence*, qui existe dans la proportion de 1/2 à 1 0/0. Elle est d'un beau jaune d'or. Son odeur est celle de l'écorce, sa saveur est douceâtre et aro-

matique, mais brûlante. Sa densité^v = 1,035. Elle est un peu lévogyre. Elle est principalement constituée par *l'aldéhyde cinnamique* $C^9H^8(CH)^2COH$, avec des proportions variables d'hydrocarbure $C^{10}H^{16}$. A une température un peu basse, elle se trouble et laisse déposer un camphre qui n'a pas été examiné. A l'air, elle en absorbe peu à peu l'oxygène, et donne une résine et de l'acide cinnamique.

Les feuilles donnent aussi une essence brune, visqueuse, dont l'odeur rappelle celle des clous de girofle. C'est un mélange d'*eugénol* et d'un hydrocarbure.

L'essence de la racine, plus légère que l'eau, a une odeur camphrée.

Thérapeutique. — L'écorce de cannelle agit par son huile essentielle comme un stimulant des fonctions digestives et de l'appareil circulatoire. On l'emploie cependant rarement seule. Mais elle entre dans une foule de préparations, l'alcoolat de cannelle simple ou composé, l'élixir de Garus, le baume de Fioraventi, l'eau de Botot, la thériaque, le laudanum, l'élixir de la Grande Chartreuse. On sait, du reste, que le vin chaud à la cannelle, que l'on prépare en faisant chauffer du vin avec quelques fragments d'écorce, est un excellent remède pour éviter les refroidissements et amener une réaction rapide. On peut remplacer l'écorce par l'alcoolat de cannelle, 10 grammes pour 125 grammes de vin et 30 grammes de sirop. On a alors la potion cordiale des hôpitaux.

2° *Cannelle de Chine.* Elle est produite par le *Cinnamomum cassia* Bl., d'après Thorel (*Notes médic. du voyage d'exploration du Mékong*), mais il est probable qu'un certain nombre d'espèces la fournissent également, entre autres *C. obtusifolium, pauciflorum, Tamala*, etc.

Cette écorce est aussi sous forme de tubes enroulés, un peu plus épais que ceux de la cannelle de Ceylan, d'un brun plus foncé, souvent revêtus de lichens, par suite d'un raclage imparfait. La cassure est courte. En résumé, cette écorce, dont l'odeur et la saveur sont celles de la cannelle de Ceylan, mais peut-être un peu moins fines, n'en diffère que fort peu. C'est du reste, aujourd'hui, la sorte la plus répandue dans le commerce.

La composition de son essence est la même que celle de la cannelle de Ceylan. L'écorce renferme seulement un peu plus de tanin et d'amidon. La densité de l'essence diffère aussi, car elle est de 1,0366.

C'est surtout de Canton que s'expédie en quantités considérables la cannelle de Chine.

Les usages sont les mêmes.

Industrie. — Les écorces de cannelle de Ceylan et de Chine entrent dans la composition d'un certain nombre de liqueurs dont nous donnons les formules d'après Bosset (*loc. cit.*).

Huile de cannelle.

Cannelle de Ceylan. . .	80 grammes.
— de Chine. . . .	25 —
Girofles —	5 —

Contusez et faites macérer 48 heures avec 4 litres d'alcool à 85°. Ajoutez 2 litres d'eau et distillez pour retirer 4 litres de produit. On ajoute le sirop fait à froid avec 5ᵏⁱˡ,500 de sucre et 2 litres d'eau. Complétez à 10 litres et colorez au caramel.

Eau-de-vie de Dantzig (formules allemandes).

Cannelle de Ceylan	25ᵍʳ,00
Girofles —	1 50
Anis vert	12 50
Semences de céleri	12 50
— de carvi	12 50
— de cumin	3 00
Alcool à 85°	5ˡⁱᵗ,00
Sucre blanc	2ᵏ,500

Même méthode. On ne rectifie pas. — 10 litres de produit.

Eau-de-vie de Dantzig. Par les essences, A. Fine.

Essence de coriandre	0ᵍʳ,20
— de cannelle de Ceylan	0 40
— de cannelle de Chine	1 20
— de Portugal	0 60
— de citron	2 50

Alcool, 3ˡⁱᵗ,20. Sucre, 4ᵏⁱˡ,375. Eau, 3ˡⁱᵗ,90 pour 10 litres.

B. Surfine.

Essence de coriandre	0ᵍʳ,20
— de cannelle de Ceylan	0 50
— de cannelle de Chine	1 50
— de Portugal	1 00
— de citron	3 00

Pour 10 litres, mêmes proportions d'alcool, de sucre et d'eau que ci-dessus.

Crème de Cannelle.

Essence de cannelle de Chine	0ᵏ,06
Sucre	4 375
Eau	3ˡⁱᵗ,90
Alcool à 85°	3 20

Par simple mélange.

Les écorces de cannelle font aussi partie de l'élixir de la Grande Chartreuse dont nous donnons des formules approximatives, la véritable formule n'étant pas connue.

A. Chartreuse verte.

Cannelle de Chine	1ᵍʳ,50
Macis	1 50
Mélisse, citronnelle sèche	50 00
Sommités fleuries d'hysope	25 00
— de menthe poivrée	25 00
— de thym	3 00
— de balsamite	12 50
— de genepi	25 00
Fleur d'arnica	1 50
Bourgeons de peuplier baumier	1 60
Semences d'angélique	12 50
Racines d'angélique	6 50
Alcool à 85°	6ˡⁱᵗ,25
Sucre blanc	2ᵏ,500

B. Chartreuse jaune.

Cannelle de Chine	1ᵍʳ,50
Macis	1 50
Coriandre	150 00
Girofles	1 50
Aloès	3 00
Mélisse, citronnelle	25 00
Sommités fleuries d'hysope	12 50
Genepi	12 50
Fleur d'arnica	1 50
Semences d'angélique	12 50
Racines d'angélique	3 00
Petit cardamome	3 00
Alcool à 85°	4ˡⁱᵗ,25
Sucre blanc	2ᵏ,500

C. Chartreuse blanche.

Cannelle de Chine	12ᵍʳ,10
Macis	3 00
Girofles	3 00
Muscade	1 50
Fève Tonka	1 50
Mélisse, citronnelle	25 00
Sommités fleuries d'hysope	12 50
Semences d'angélique	12 50
Genepi	12 50
Racines d'angélique	3 00
Petit cardamome	3 00
Calamus aromaticus	3 00
Alcool à 85°	5ˡⁱᵗ,25
Sucre blanc	3ᵏ,750

On divise, on contuse, on pile les substances et on les fait macérer pendant 24 heures dans l'alcool. On ajoute de l'eau, la moitié ou les deux tiers de l'alcool. On distille pour retirer tout l'alcool. On ajoute au liquide distillé autant d'eau que la première fois. On rectifie de façon à obtenir autant d'alcool qu'on en avait employé. On mélange le sirop fait à chaud avec le sucre et la moitié de son poids d'eau. On complète à 10 litres, on colore, on laisse reposer et on filtre.

Canscora decussata Rœm. et Sch. (*Pladera decussata* Roxb.). — Cette plante herbacée, annuelle, appartient à la famille des Gentianacées. Sa tige, d'un pied de hauteur environ, est dressée, à 4 angles lisses, à rameaux opposés. Feuilles opposées, étalées, sessiles, lancéolées, aiguës, entières, lisses, à 3 nervures. Fleurs terminales et axillaires, pédonculées, blanches. Calice à 4 dents, quadrangulaire. Corolle campaniforme, tripartite, à quatre ailes, les deux segments supérieurs égaux et orbiculaires, l'inférieur bipartite. 4 étamines libres, inégales. Ovaire uniloculaire, uniovulé. Style simple, stigmate à deux branches recourbées. Capsule bivalve à une seule graine.

Cette plante, qui croît dans l'Inde, présente les propriétés amères et toniques des Gentianacées. On recommande le suc frais de ses feuilles à la dose de 30 grammes comme tonique nervien.

Capillaires. — Les Capillaires sont des plantes de la famille des Fougères. Deux d'entre elles seulement intéressent la thérapeutique.

1° Capillaire du Canada (*Adiantum pedatum* L.). — C'est une plante herbacée, vivace, à rhizome traçant, couvert d'écailles nom-

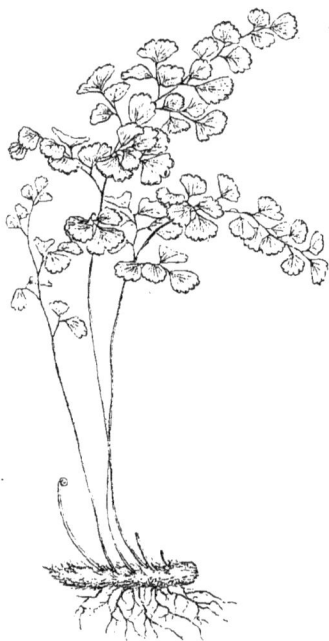

FIG. 182. — Capillaire de Montpellier.

breuses. Les frondes ou feuilles sont décomposées, pédalées. Le pétiole est long, grêle, glabre, d'un noir rougeâtre, vernissé, fistuleux, d'un beau jaune à l'intérieur. Les folioles sont alternes, d'un vert foncé, à pétiolule court et présentent la forme d'un demi-éventail, à sommet arrondi, découpé en 4 ou 6 lobes obtus, finement dentés. Sur les folioles fertiles se trouvent des sores en fer à cheval, à concavité supérieure et recouvertes d'une indusie.

Cette plante croît dans l'Amérique du Nord, surtout au Canada. Son odeur est peu prononcée. La saveur des folioles est sucrée, un peu astringente.

Composition chimique. — Elles renferment du tanin, de l'acide gallique, de la gomme, du sucre, du mucilage, une matière amère et une huile essentielle.

Thérapeutique. — Le Capillaire du Canada passe pour être expectorant, béchique, et s'emploie en infusion (15 pour 1,000), et surtout sous forme de sirop qui est inscrit au Codex et qui est usité pour combattre les rhumes et les affections catarrhales. Ces propriétés ne sont pas bien démontrées.

Il en est de même, du reste, du Capillaire

de Montpellier, *A. capillus Veneris* L., qui est originaire du midi de la France. Il diffère de l'espèce précédente par ses pétioles grêles, longs de 20 à 30 centimètres, ses pétiolules alternes écartés, ses folioles cunéiformes, à 2 et 3 lobes terminaux. Son odeur et sa saveur sont moins marquées que celles du capillaire du Canada. Aussi ne peut-il lui être substitué.

Capparis spinosa L. — Le Câprier épineux, de la famille des Capparidacées, est un arbuste dont la souche donne naissance à un grand nombre de branches munies de feuilles alternes, simples, pétiolées, ovales, arrondies. Le pétiole est accompagné de deux

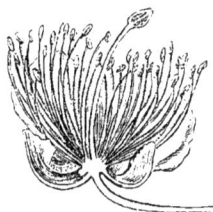

FIG. 183. — *Capparis spinosa*. Fleur. Coupe longitudinale.

stipules qui deviennent épineuses. Fleurs axillaires, solitaires. Calice à 4 sépales libres, dont l'un, postérieur, est plus concave, plus arqué. Corolle à 4 pétales sessiles. Étamines en nombre indéfini, libres. Ovaire longuement stipité, à 7 ou 8 loges multiovulées, stigmate sessile, en tête. Baie longuement stipitée, oblongue, remplie d'une pulpe ferme dans laquelle sont nichées les graines réniformes, albuminées.

Cette espèce est originaire de la région méditerranéenne et se retrouve en Asie, en Afrique, en Australie, aux îles Sandwich.

L'écorce de la racine est la seule partie employée en médecine; elle se présente en fragments de la grosseur d'une plume, de 15 à 20 centimètres de longueur, épaisse, fissurée, grise à l'extérieur, blanche à l'intérieur, de saveur acide et âcre.

Composition chimique. — Elle renferme un principe neutre, amer, irritant, ressemblant à la sénégine.
Les jeunes boutons floraux donnent à la distillation aqueuse une eau d'odeur alliacée. L'eau chaude en retire de l'acide caprique $C^{18}H^{32}O^2$ et de la rutine. On trouve encore parfois cet acide sur les calices sous forme de cire.

Usages. — Les boutons du Câprier, confits au vinaigre, forment les câpres, dont l'usage culinaire est connu. L'écorce de la racine a été recommandée comme diurétique dans la goutte, l'hydropisie. Le suc frais de la plante est instillé dans l'oreille pour tuer les vers qui peuvent s'y rencontrer.

L'écorce des racines des *C. cynophallo-*

phora L., *breynia* Jacq., *jamaïcensis* Jacq., *ferruginea* L., est vésicante et s'emploie comme telle aux Antilles. On la regarde aussi comme diurétique, hydragogue et même emménagogue. On attribue au bois du *C. morisonia* L. des propriétés antispasmodiques, probablement à cause de l'odeur fétide qu'il exhale.

Au Brésil, les feuilles du *C. yao* Eichl. peuvent, dit-on, tuer les animaux qui les broutent.

Capraria biflora L. — Cette plante, originaire du Pérou, des Antilles, du Mexique, de l'Afrique tropicale, appartient à la famille des Scrofularinées, série des Gratiolées. Elle se distingue par sa corolle campanulée presque régulière et par sa capsule septicide.

Elle sert à faire des infusions digestives, comme le thé, dont elles portent du reste le nom aux Antilles.

Capsicum fastigiatum Bl. (*C. frutescens* L., *C. minimum* Roxb.) — Cette plante, de la famille des Solanacées, série des Solanées, et qui est connue sous les noms de *poivre de Cayenne, poivre de Guinée, piment rouge, poivre d'Inde*, est un petit arbuste de 40 à 60 centimètres de hauteur, ramifié en dichotomie, à feuilles obtuses, pétiolées, ovales, aiguës. Fleurs peu nombreuses, terminales, régulières, hermaphrodites. Calice campaniforme à 5 dents. Corolle rotacée à 5 divisions aiguës. 5 étamines insérées sur le tube de la corolle, libres. Ovaire libre, à 2 loges multiovulées. Style simple à sommet obtus. Le fruit est une baie longue de 1 à 3 centimètres, étroitement ovoïde, oblongue, à sommet aigu, à péricarpe coriace, mince, lisse, luisant, de couleur rouge orangé. Graines nombreuses, réticulées, rugueuses, à albumen charnu.

Cette plante se trouve à l'état inculte dans le sud de l'Inde, à Java et l'archipel Indien. On la suppose cependant d'origine américaine, et elle est cultivée dans tous les pays tropicaux.

Les fruits sont la seule partie usitée. La saveur du péricarpe et des graines est extrêmement piquante et même brûlante. L'odeur est assez forte.

Composition chimique. — Le péricarpe du fruit, seul, renferme un alcaloïde découvert par Thresh, la *capsaïcine* C⁹H¹⁴O², qui se présente en cristaux incolores, extrêmement âcres, car la plus petite partie qui se volatilise provoque des accès de toux. Elle ne se dissout pas dans l'eau froide, se dissout mieux dans l'eau bouillante, bien dans l'alcool, l'éther, la benzine, l'acide acétique cristallisable, le sulfure de carbone chaud, et peu dans le pétrole. Elle fond à 59° et commence à se volatiliser à 115° sous forme de globules huileux qui cristallisent. Les vapeurs sont tellement âcres, qu'il ne faut manier la capsaïcine qu'avec beaucoup de précaution. Ce n'est pas un glucoside. Oxidée par l'acide nitrique, elle donne des acides oxalique, succinique, un acide cristallin insoluble et une substance huileuse. Sa densité est de 1,060.

Le fruit renferme, d'après Thresh, de l'acide palmitique. Sa matière colorante est une huile de couleur orangée foncée, insoluble dans l'alcool froid, un peu soluble dans l'alcool bouillant, soluble dans l'huile de ricin, le sulfure de carbone, le chloroforme. En présence de l'acide sulfurique, elle prend une teinte indigo, puis noire.

La *capsicine* de Braconnot est l'oléo-résine, si abondante dans le fruit, qu'on en retire 20 à 25 0/0. L'existence du *capsicol* de Buchheim est au moins douteuse. Dans toutes ces substances, la capsaïcine est le véritable principe actif du piment de Cayenne.

Usages. — Le piment de Cayenne s'emploie le plus souvent aux colonies comme condiment, mais il faut s'habituer à son usage, car il brûle la gorge et l'estomac : c'est alors un digestif puissant. En thérapeutique, ses propriétés stimulantes, énergiques, le font prescrire en gargarisme sous forme de teinture (3 à 10 grammes dans 100 grammes de véhicule) contre l'enrouement. Contre les hémorrhoïdes, au début, il donne de bons résultats sous la forme suivante :

Poudre de capsicum. . .   10 centigrammes.
  — de réglisse. . .   10   —
Miel. . . . .   Q. S.

pour une pilule. La dose est 5 à 20 par jour en deux fois.

La capsaïcine ne peut guère être administrée à l'intérieur, car, même à la dose de 2 milligrammes et demi, elle détermine une sensation de brûlure très pénible dans l'estomac et donne lieu à des évacuations abondantes. En solution dans la glycérine, elle agit comme rubéfiant mais non comme vésicant.

2° *C. annuum* L. (*C. cordiforma* Mell. — *C. longum* DC.). — Cultivé dans nos jardins, et originaire de l'Amérique tropicale. Son fruit dressé, oblong, varie de taille, de forme, de couleur, car il peut être cylindrique, obtus, globuleux, jaune, rouge, blanc, vert. Certaines variétés participent des propriétés de l'espèce précédente, les autres, comme les *Piments doux*, sont presque insipides.

C'est un condiment qui peut être employé en thérapeutique quand il est âcre.

Capucine. — Le *Tropæolum majus* L., Grande Capucine, de la famille des Géraniacées, série des Tropæolées, est une plante annuelle, à racine fibreuse, à tiges nombreuses, cylindriques, minces, succulentes, vertes, lisses, s'élevant au moyen de supports à une hauteur de 1ᵐ,50 à 2 mètres. Feuilles alternes longuement pétiolées, sans stipules, entières, peltées, ombiliquées, larges de 6 à 8 centimètres, lisses, glauques. Fleurs axillaires, solitaires, longuement pédonculées, grandes, de couleur ponceau éclatant. Le réceptacle est prolongé à sa partie inférieure en un éperon creux, arrondi, un peu courbe et nectarifère. Calice à 5 sépales colorés. Corolle à 5 pétales dissemblables. 8 étamines libres. Ovaire libre, trigone à

3 loges uniovulées. Style long, cylindrique, à 3 branches stigmatifères. Fruit composé de 3 coques soudées, charnues, toruleuses à la surface, indéhiscentes, mais se séparant à la

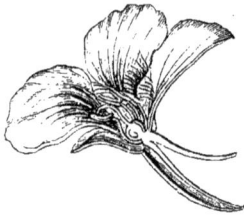

FIG. 184. — Capucine.

maturité de la columelle centrale. Graine unique sans albumen.

Cette espèce est originaire du Pérou. Les fleurs ont une odeur agréable, une saveur piquante qui les fait mélanger parfois à la salade. Les feuilles et les tiges présentent la même saveur, plus développée, et se rapprochant beaucoup de celle des Crucifères. Aussi ses parties peuvent-elles être employées comme antiscorbutiques et rendent même des services comme diurétiques. Elle doit ces propriétés à une essence sulfurée, analogue à celle de la moutarde, et on aurait même constaté la présence du phosphore. Les boutons et les fruits sont confits dans le vinaigre à la façon des câpres.

En résumé, la Grande et la Petite Capucine (T. minus) jouissent de propriétés stimulantes qui leur assignent une place sérieuse parmi les antiscorbutiques.

Au Pérou, le T. tuberosum R. et Pav. a des tubercules charnus, renflés, dont la saveur est piquante, mais qui renferment une grande quantité de fécule. On les emploie dans l'alimentation comme les pommes de terre.

Caramboliers. — Les Caramboliers, *Averrhoa* L., de la famille des Géraniacées, série des Oxalidées, renferment deux espèces principales :

1° *Averrhoa carambola* L. (*Prunum stellatum* Rumph.). — C'est un petit arbre de 4 à 5 mètres de hauteur, à feuilles alternes, composées, imparipennées, à folioles petites, glabres, sans stipules.

Les fleurs sont disposées en grappes simples, axillaires ou portées sur le bout des tiges et des branches. Elles sont régulières, hermaphrodites. Réceptacle convexe. Calice à 5 sépales unis à la base. Corolle à 5 pétales réguliers. 10 étamines monadelphes à la base, dont 5 stériles. Ovaire libre à 5 loges multiovulées. 5 styles. Le fruit est une baie oblongue, jaune, charnue, à 5 angles saillants, indéhiscente, de 10 à 12 centimètres de longueur sur 3 à 4 d'épaisseur. Graines nombreuses.

2° *A. Bilimbi* L. ne diffère du précédent que par ses 10 étamines fertiles, ses feuilles velues, ses fleurs plus grandes.

Les Caramboliers sont originaires de l'Inde, des Moluques, de l'Indo-Chine, et on les cultive dans tous les pays tropicaux pour leurs fruits, dont la chair acide renferme une grande proportion d'acide oxalique. Mûrs, mais crus, leur saveur est un peu âcre, mais ils la perdent par la cuisson. On en fait des conserves, des confitures. Ils sont antiscorbutiques au même titre que les Capucines et les Surelles, et on les prend comme rafraîchissants dans les fièvres.

Leur acidité les fait aussi employer pour enlever sur le linge les taches d'encre et de rouille, et même pour nettoyer les métaux.

Carapa guianensis Aubl. — Cet arbre, de la famille des Méliacées, série des Trichiliées, découvert à Cayenne par Aublet, paraît être la même espèce que le *C. guineensis* A.-J., *C. touloucouna*, dont Guillemin et Perrottet signalèrent la présence sur la côte occidentale d'Afrique, surtout à l'embouchure de la Casamance. Son tronc, extrêmement élevé, est terminé par une cyme large de branches retombant presque jusqu'à terre. Les feuilles, très grandes, sont composées, imparipennées, et leur rachis atteint parfois un mètre de longueur. Les folioles sont subopposées, oblongues, à sommet arrondi. Les supérieures ont ordinairement de 12 à 25 centimètres de longueur sur 4 à 10 centimètres de largeur. Ses inflorescences, qui ont souvent 50 centimètres de longueur, sont des grappes ramifiées de cymes axillaires ou terminales. Elles sont blanches, régulières, hermaphrodites. Calice à 4 et 5 dents arrondies. Corolle à 4 ou 5 pétales plus longs. 8 à 10 étamines réunies en un sac urcéolé, à 8 et 10 dents : les anthères incluses dans ce sac alternent avec ces dents. Ovaire libre à 4 et 6 loges, plongé en partie dans un disque épais, jaune orange. Ovules nombreux. Style court à stigmate dilaté en un plateau circulaire, épais, dentelé. Le fruit globuleux est une grosse capsule de 10 à 12 centimètres de diamètre, demi-charnue, à plusieurs loges, renfermant de 7 à 9 graines très grosses, polygonales en dedans, arrondies et convexes en dehors, à testa spongieux, à embryon charnu.

Cette espèce, comme nous l'avons vu, croit à la fois à la Guyane et dans l'Afrique occidentale. Elle est surtout utile par l'huile que l'on retirait de ses graines, à l'aide d'un procédé primitif remplacé aujourd'hui par les presses hydrauliques ou le sulfure de carbone.

Cette huile est de consistance butyreuse, onctueuse au toucher, fondant à la chaleur de la main, jaune, d'une odeur particulière, d'une saveur extrêmement amère.

Cette amertume se retrouve dans l'écorce, qui est épaisse de 5 millimètres, à épiderme grisâtre.

L'intérieur est rouge brun foncé ; la cassure est nette.

Composition chimique. — D'après Caventou, cette écorce renferme une matière résineuse, le *touloucounin*, neutre, incristallisable, insoluble dans l'eau, soluble dans l'alcool, insoluble dans l'éther. Quand on l'humecte légèrement, il prend en présence de l'acide sulfurique une belle couleur bleue.

Usages. — A la Guyane, les Galibis mélangent l'huile au rocou et s'enduisent les cheveux et surtout la peau, qu'elle préserve de la piqûre des insectes et surtout des attaques des chiques (*Pulex penetrans*).

Le bois que l'on imprègne de cette huile est par cela même préservé de la piqûre des vers. On l'emploie également pour l'éclairage et on l'importe à Marseille pour la préparation des savons.

Quant à l'écorce, son amertume l'avait fait prescrire comme succédané du quinquina, auquel elle est très inférieure. Les fruits passent pour être émétiques.

Le bois est fibreux, assez léger, rougeâtre, inattaquable par les insectes. Il se fend facilement ; il est employé pour faire des lattes, des planches, des caisses de voitures.

Cardamomes. — Les Cardamomes sont les fruits de l'*Elettaria repens* (E. *Cardamomum* Mat. — *Amomum repens* Sonn. — *Alpinia cardamomum* Roxb., etc.), de la famille des Zingibéracées. Plante vivace, à port de roseau, à rhizome muni d'écailles, de racines adventives, et émettant des axes aériens dont les uns sont chargés de feuilles et les autres de fleurs. Feuilles alternes, distiques, engaînantes, à limbe étalé, lancéolé, brièvement pétiolé ; rameaux florifères grêles, flexibles, étalés sur le sol, munis d'écailles ; des gaines des feuilles sortent dans leur aisselle les inflorescences chargées de bractées alternes, persistantes. A l'aisselle de ces dernières se trouvent des cymes pauciflores. Calice tubuleux à 3 dents ;

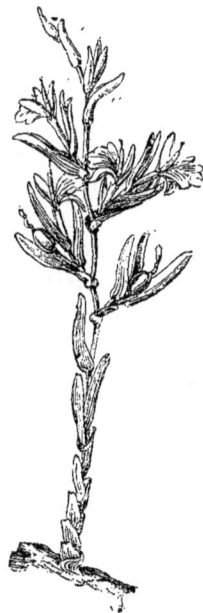
Fig. 185. — Cardamome.

second calice à limbe partagé en 3 lobes inégaux, oblongs, obtus, imbriqués, blanchâtres ou vert pâle. 3 étamines, dont une seule fertile ; les deux autres représentées par un labelle pétaloïde, étalé, blanc, veiné de pourpre. Ovaire infère, à

3 loges, pluriovulées. Style simple à stigmate en tête. Le fruit est une capsule ovoïde, oblongue, du volume d'une muscade, à 3 loges, trivalve, à déhiscence loculicide. Graines noirâtres, albuminées.

Cette plante croît dans l'Inde et est cultivée dans la plus grande partie de l'Asie tropicale.

Les parties employées sont les graines, qui sont irrégulières, anguleuses, longues et larges d'environ 3 millimètres et entourées d'un arille mince, incolore. Elles ont une odeur aromatique, piquante, une saveur poivrée fort agréable. Les cardamomes sont d'autant plus estimés qu'ils sont plus réguliers, plus lourds.

Les meilleurs donnent les trois quarts de leur poids de graines.

Composition chimique. — L'albumen et l'embryon de la graine renferment 10 0/0 d'huile grasse et 4 à 5 0/0 d'une huile essentielle, dont l'odeur et la saveur sont celles des graines. Elle est dextrogyre et laisse déposer des cristaux identiques avec le camphre ordinaire, dont la solution alcoolique, comme celle du camphre, dévie vers la droite la lumière polarisée.

Dumas et Peligot ont obtenu de cette essence des cristaux de terpène $C^{10}H^{16}3H^{10}O$.

Les cendres renferment une grande proportion de manganèse.

Usages. — Le Cardamome du Malabar sert beaucoup plutôt comme condiment que comme médicament. Il entre dans la préparation des poudres de Curry ou Carry, et il s'en fait une grande consommation en Russie, en Suède, en Norvège et en Allemagne. Cependant l'huile essentielle qu'il renferme peut le rendre stimulant sous forme d'infusion d'eau chaude.

Les Cardamomes de Ceylan sont plus gros et de forme plus allongée. Leur odeur et leur saveur sont un peu moins prononcées. Bien qu'ils soient employés comme les premiers, ceux-ci sont les seuls officinaux, et du reste les plus estimés.

Cardiospermum halicacabum L. (C. Pois de cœur). — Plante herbacée de la famille des Sapindacées, série des Sapindées, s'accrochant aux plantes voisines à l'aide de cirrhes. Feuilles alternes, biternées, à folioles pétiolulées, oblongues, acuminées, serretées. Fleurs petites, blanches ou rosées, disposées en grappes. 4 sépales. 4 pétales munis à l'intérieur d'une écaille. 8 étamines. Ovaire libre, à 3 loges uniovulées. Style simple, trifide. Capsule membraneuse, vésiculeuse, enflée, à 3 loges, à 3 valves. Graines globuleuses, noires, arillées à la base, sans albumen.

Cette plante, originaire de l'Inde et cultivée dans les jardins, fournissait autrefois à la thérapeutique ses graines, que l'on regardait comme cordiales, d'où le nom de *Cardiospermum*, Pois de cœur. Ses fruits ont passé pour jouir de propriétés merveilleuses.

Dans l'Inde, les racines sont regardées comme émétiques, laxatives, stomachiques, rubéfiantes et employées dans les rhumatismes, les maladies nerveuses, etc. Ainslie les regarde comme apéritives. Les feuilles sont administrées, à l'intérieur, en poudre mélangée à l'huile de ricin, et à l'extérieur, sous forme de cataplasmes pour combattre les rhumatismes. En résumé, cette plante n'est que légèrement astringente, et n'a, par suite, qu'une valeur médiocre.

Carissa xylopicron Dup. Th. — Arbuste de la famille des Apocynacées, série des Carissées. Rameaux jeunes épineux, duveteux ; rameaux âgés inermes. Feuilles opposées, accompagnées à la base de petites soies glanduleuses, pétiolées, ovales, elliptiques, mucronées, glabres, coriaces, révolutées sur les bords. Pédoncules floraux, terminaux, dichotomes, à 1 et 2 fleurs. Calice bifide à 5 lobes acuminés. Corolle ressemblant à celle du jasmin, à tube cylindrique, à 5 lobes lancéolés blancs. Gorge nue. 5 étamines libres. Ovaire uniloculaire, pluriovulé. Style court. Baie de 3 centimètres de longueur, allongée, ellipsoïde, amincie. Graines peltées, comprimées, albuminées.

Cet arbuste, qui renferme un suc laiteux, est originaire de Maurice et de Bourbon, où il est devenu rare. Il y est connu sous le nom de *Bois amer* ou *Bois d'absinthe*. Ce bois est en effet d'une amertume qui rappelle celle du Quassia, et on fait des gobelets dans lesquels on laisse séjourner de l'eau ou du vin, ou que l'on débite en copeaux que l'on fait macérer dans l'eau. Cette solution est employée comme tonique, stomachique, digestive et même fébrifuge. L'extrait alcoolique de l'écorce de la racine a été préconisé comme antipériodique.

Le *C. Carandas* L., de l'Inde, naturalisé dans les îles Mascareignes, est remarquable par ses belles fleurs blanches, très odorantes, et son fruit d'un noir pourpré, du volume d'une prune, à suc épais, visqueux.

Sa racine, dont l'odeur est désagréable et la saveur âcre et un peu amère, est réputée comme un amer stomachique. Ses fruits verts sont astringents et on les mange confits au vinaigre. Mûrs, leur saveur est sucrée, acidule ; on en fait des compotes, et on les emploie aussi comme rafraîchissants.

Carline officinale. — Le *Carlina acaulis* L. (*C. subacaulis* DC.), de la famille des Composées, série des Carduacées, est une plante des prairies sèches des montagnes de l'Europe. Feuilles étalées en rosette sur le sol, pétiolées, pinnatifides, coriaces, vertes. Tige courte ou nulle. Capitule large, orbiculaire, solitaire. Involucre à bractées extérieures foliacées, épineuses, étalées. Bractées intérieures colorées, scarieuses. Réceptacle plan, garni de paillettes. Fleurs

hermaphrodites, régulières. Achaines à aigrettes formées de lamelles plumeuses, unisériées.

La racine, de la grosseur du petit doigt, grise à l'extérieur, blanche en dedans, a une saveur amère, aromatique, âcre, et une odeur rappelant celle de l'Aunée. Elle jouit de propriétés stomachiques, stimulantes, comme tous les amers, et on l'a même regardée comme un fébrifuge. On l'emploie sous forme de décoction (30 pour 1,000). Cette racine renferme une résine et une huile essentielle, qui n'ont pas été étudiées. Les réceptacles charnus sont mangés comme ceux des artichauts.

Carotte. — La Carotte (*Daucus carota* L.), de la famille des Ombellifères, série des Daucées, est une plante bisannuelle à racine mince, ligneuse, à tige dressée, de 30 à 40 centimètres de hauteur. Feuilles bipennées, à pinnules pinnatifides, dont les lobes sont linéaires. Fleurs blanches en ombelles dont les rayons portent des ombellules. Involucre à folioles pinnatifides, à lanières étroites, étalées ; involucelles à divisions courtes, linéaires. Fruit petit, ovale, arrondi, comprimé sur le dos, à 5 côtes primaires filiformes, 4 secondaires proéminentes, munies d'aiguillons larges. Une bandelette dans chaque vallécule.

La racine de la carotte devient, par la culture, grosse, charnue, sucrée, le plus souvent d'un jaune particulier, parfois blanche, rouge, etc.

Composition chimique. — Elle renferme un sucre analogue à celui de la betterave, amidon, pectine, mannite, asparagine, huile grasse, huile essentielle, et une matière colorante, la *carottine* $C^{18}H^{24}O$. Elle forme des cristaux rouge brun, à reflets métalliques, se décolorant à la lumière ou sous l'influence de la chaleur, fondant à 167°, peu solubles dans l'éther, le chloroforme, solubles dans le sulfure de carbone, la benzine, insolubles dans l'eau, l'alcool. L'acide sulfurique la dissout en violet et l'eau la précipite en vert foncé. C'est une substance indifférente.

La carottine est accompagnée par l'hydro-carottine $C^{18}H^{30}O$, blanche, inodore, insipide, cristalline, fusible à 126°, soluble dans l'alcool, l'éther, le sulfure de carbone, la benzine. A 100°, elle devient rouge jaune. L'acide sulfurique la dissout en rouge et l'eau la précipite avec cette couleur et amorphe.

Thérapeutique. — Nous n'insisterons pas sur la valeur alimentaire de la carotte. Son suc jaune a été et est encore prescrit contre l'ictère, probablement en raison de la doctrine des signatures. L'ictère est la coloration jaune de la face. Le suc de la carotte est jaune, donc il doit guérir l'ictère. La pulpe remplit fort bien l'office de cataplasme.

Les graines de l'espèce sauvage sont carminatives et diurétiques.

Carragaheen. — Le Carrageen, Carragaheen (*Chondrus crispus* Lyngb. — *Fucus* *crispus* L.), plus connu sous le nom de Mousse d'Islande, est non pas une mousse, mais une Algue floridée, de la famille des Gigartinées. Elle est formée d'un pied cylindrique fixé sur les rochers, duquel s'élève une fronde plane, dichotome, à lamelles linéaires, cunéiformes, colorées en rouge brun ou en pourpre foncé, ou à baguettes étroites, qui portent les organes reproducteurs. Les cystocarpes sont logés dans l'épaisseur du thalle et produisent à sa surface des saillies elliptiques au centre desquelles se voient les spores.

Cette algue est formée d'un tissu cortical épais, gélifié.

Dans le commerce, la Mousse d'Islande est sèche, crispée, blanche ou d'un blanc jaunâtre, d'odeur faible, de saveur mucilagineuse, assez agréable. Elle se gonfle dans l'eau,

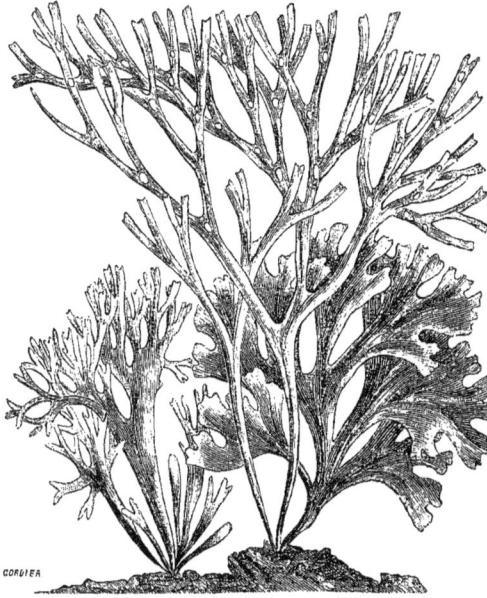

Fig. 186. — *Chondrus crispus.*

de potasse. On lave ensuite à l'eau froide, on la passe dans une solution chaude d'hyposulfite de soude, on lave de nouveau, puis on sèche.

Composition chimique. — D'après Herberger, cette algue renferme :

Matière gélatineuse....... 79.1
Mucus........ 9.1
Deux résines . 0.5
Matières grasses, acide libre : traces, sels.

Blondeau en a retiré une matière neutre, la *goémine*, qui renferme de l'azote, est insipide, inodore, et est attaquée par l'acide chlorhydrique.

Usages. — Le Carragheen se récolte non seulement dans les mers du Nord, en Islande, mais surtout sur les côtes de l'Amérique du Nord, qui en fournissent jusqu'à un demi-million de livres par année. Cette algue est employée parfois comme nourriture par les populations côtières des mers

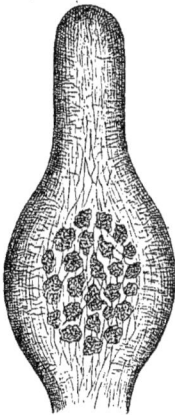

Fig. 187. — *Chondrus crispus.* Coupe longitudinale d'un rameau fructifère.

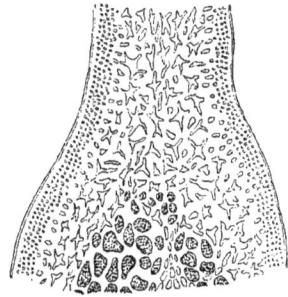

Fig. 188. — Coupe d'un fragment de thalle contenant un cystocarpe avec des spores.

du Nord, et on l'avait proposée comme aliment médicamenteux. Mais, bien qu'azotée, la goémine n'est pas plus alimentaire que la gélatine.

Le Carragheen est surtout usité pour préparer des mets sucrés agréables. L'industrie l'emploie en grandes quantités pour la fabrication de certains papiers, toiles, etc.

En thérapeutique, c'est un médicament émollient, qui peut rendre des services comme tel, mais qui n'a pas de réelle valeur.

devient gélatineuse, et se dissout complètement dans l'eau bouillante, en formant par refroidissement une gelée ferme et insipide. Pour l'obtenir décolorée, on la met dans l'eau froide après l'avoir recueillie, puis on la place dans une solution de permanganate

On le donne sous forme de tisane (5 pour 1000), de saccharure, de gelée additionnée

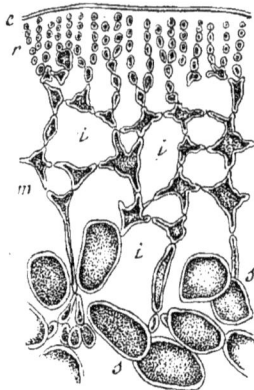

FIG. 189. — Coupe transversale au niveau d'un cystocarpe.

de sucre, d'eau de fleurs d'oranger, de pâte, etc.

Caryocar glabrum Pers. (*Pekea ternata* Pers. — *Saouari glabrum* Aubl.). — Grand arbre de la famille des Ternstrœmiacées, à feuilles opposées, digitées, à 3 folioles épaisses, dentées. Fleurs blanches, hermaphrodites, en grappes terminales. Calice à 5 divisions. Corolle à 5 pétales. Etamines nombreuses, monadelphes à la base, libres à la partie supérieure. Ovaire à 4 loges uniovulées. Fruit drupacé, globuleux, à mésocarpe charnu, à noyau épais, résistant, renfermant une graine à embryon charnu, huileux.

Cet embryon renferme une matière grasse, butyreuse, qui sert aux mêmes usages que les huiles, les graisses, le beurre.

L'écorce sert à teindre en brun.

Les *C. butyrosum* W., *brasilianum* A. S. H., *nuciferum*, *amygdaliferum*, de l'Amérique tropicale, servent aux mêmes usages.

Leur bois est dur, compact, et ses grandes dimensions le rendent propre à faire des pirogues.

Carthame. — Le Carthame tinctorial ou Safran bâtard (*Carthamus tinctorius* L.) appartient à la famille des Composées, série des Carduées. C'est une plante annuelle, dressée, haute de 50 à 60 centimètres, à feuilles alternes, sessiles, ovales, oblongues, aiguës, à dentelures piquantes sur les bords. Fleurs disposées en capitules terminaux; involucre ovoïde, formé de bractées inégales, ovoïdes, plurisériées, foliacées, dont les bords sont pourvus d'aiguillons. Réceptacle commun, déprimé, sétacé. Toutes les fleurs sont semblables et régulières. Fruit ovoïde, arqué, comprimé, lisse, gris, dépourvu d'aigrette.

Cette plante, originaire de l'Orient, est cultivée en France, en Espagne, en Italie, en Hongrie, dans le sud de la Russie, en Asie, dans l'Amérique du Sud. La plus estimée est celle d'Egypte, de l'Inde et de la Chine. Sa nuance est celle d'un beau rouge feu.

Composition chimique. — Elle renferme, d'après Salvetat :

Matière colorante jaune soluble..	26.4	36.0
Carthamine (acide carthamique).	0.3	0.6
Matière extractive..............	3.6	6.5
Albumine.....................	1.5	8.0
Cire.........................	0.6	1.5
Cellulose, pectine.............	38.4	56.0
Silice	1.0	8.4
Oxyde de fer, alumine. Oxyde de manganèse...................	0.4	4.6

L'acide carthamique desséché se présente sous forme d'écailles rappelant la fuchsine par leur beau reflet verdâtre. La poudre est d'un beau rouge. Il est insoluble dans l'éther, peu soluble dans l'eau, soluble dans l'alcool. Il jouit de propriétés acides et peut s'unir aux alcalis.

Usages. — L'acide carthamique servait, avant la découverte des matières d'aniline, à colorer la soie, la laine et le coton en cerise, rose, ponceau. Cette teinte est peu solide.

Le mélange d'acide carthamique et de talc pulvérulent constitue le *fard végétal*.

Les feuilles peuvent coaguler le lait.

Les semences sont purgatives à la dose de 8-12 graines en émulsion ou de 12-24 graines en décoction. Elles sont à peu près inusitées.

Carvi. — Le *Carum carvi* L., de la famille des Ombellifères, série des Caruées, est une plante bisannuelle, à tige dressée de 25 à 50 centimètres de hauteur, cylindrique, glabre, ramifiée. Feuilles alternes, grandes, bipennatifides, à segments nombreux divisés à leur tour en lanières étroites, acuminées. Pétiole très long, dilaté en gouttière à la base. Ombelles terminales composées à 8-12 rayons. Involucre à 3-4 bractées linéaires. Pas d'ombellule. Fruits ovoïdes, allongés, à 10 côtes égales filiformes renfermant dans les vallécules de 1 à 3 bandelettes.

L'odeur de ces fruits est aromatique. Leur saveur est forte, agréable, aromatique.

Cette plante habite les prairies, les lieux montueux, et se cultive également presque partout.

Composition chimique. — Le carvi renferme une huile volatile dans la proportion de 5.5 à 7 0/0, suivant sa provenance. C'est un mélange d'un hydrocarbure $C^{10}H^{16}$, le *carvène*, 1/3, et d'un hydrocarbure oxygéné $C^{10}H^{14}O$, le *carvol*.

Le carvène est incolore, d'une odeur agréable, de 0.861 de densité, bout à 173° et forme avec HCl un chlorhydrate solide. Il est dextrogyre.

Le carvol, plus odorant que le carvène, bout à 224°. Sa densité = 0.953. Il se combine avec l'acide sulfhydrique et l'acide chlorhydrique.

Le *carvacrol*, que l'on obtient en traitant à chaud l'essence brute par la potasse ou l'acide phosphorique vitreux, est un liquide huileux, incolore, d'odeur désagréable, de saveur âcre, bouillant à 232° et répandant des vapeurs qui irritent les poumons. Il se forme également en présence de l'iode.

Par la distillation du carvol, on obtient comme résidu une substance de la classe des phénols.

Dans le fruit non mûr, on trouve du tanin colorant en bleu les sels de fer. Il renferme, en outre, du sucre réducteur et des substances protéiques.

Usages. — Le carvi est surtout employé pour aromatiser le pain, les sauces, la choucroute, en Allemagne et en Suède. Il entre dans la composition de certains gâteaux, et surtout du *Kummel*. On l'exporte surtout de Finlande et d'Allemagne, où sa culture est très répandue, ainsi que du Maroc. L'huile essentielle est fabriquée sur une large échelle.

En thérapeutique, le carvi est employé comme stimulant, aromatique, stomachique, pour combattre les coliques venteuses à la façon de l'anis. On l'a même regardé comme emménagogue. La dose de la graine est de 2-4 grammes; celle de l'essence, de 4-6 gouttes sous forme de saccharure.

Caryota urens L. — C'est un palmier de 12-15 mètres de hauteur, couronné par une large cyme de feuilles de 6 à 7 mètres de longueur, alternes, bipennées, à pinnules flabelliformes, atténuées en coin à la base, coriaces, inégalement dentelées ; pétiole en gaine ; inflorescences axillaires en spadices ramifiés monoïques de 3-4 mètres de longueur entourés par 4 spathes de 30 centimètres de longueur, imbriquées, coriaces. Fleurs mâles à 3 sépales et 3 pétales. Etamines en nombre indéfini, libres. Dans les fleurs femelles, ovaire libre, triloculaire ou uniloculaire par avortement. Chaque loge ne renferme qu'un ovule. Trois styles courts. Le fruit est une baie globuleuse, déprimée, de la grosseur d'un grain de raisin de Malaga, d'abord verte, puis rougeâtre, à mésocarpe peu épais, à endocarpe pulpeux, sucré, agréable. Graine à albumen corné.

Cet arbre est indigène de l'Inde, au Malabar, au Bengale, à la côte de Coromandel, surtout dans les montagnes. Quand on mange le fruit sans enlever la peau, il provoque sur les lèvres et la langue une sensation de brûlure analogue à celle de l'ortie et qui est due à des raphides nombreux contenus dans le mésocarpe. Après avoir séparé cette partie, le fruit est de saveur sucrée et agréable.

Ses tiges coupées donnent une sève sucrée en quantités considérables (plusieurs centaines de litres?) qui, par fermentation, constitue le *Toddi* ou vin de Palme. On peut en extraire aussi du sucre.

Cascara amarga. — L'Écorce amère, connue sous le nom d'écorce de Honduras, est fournie par un arbre du Mexique qui n'a pas été encore identifié, mais que l'on croit voisin du genre *Picramnia*, famille des Térébinthacées, tribu des Anacardiacées. Elle est d'un gris brunâtre, striée, à fissures longitudinales nombreuses. La couche interne est brun foncé, dure, ferme, d'une saveur amère.

Composition chimique. — Thomson en a retiré un alcaloïde cristallin soluble dans le chloroforme, moins soluble dans l'éther, la benzine, insoluble dans les acides dilués et les alcalis fixes. Il a proposé de le nommer provisoirement *picramnine*. Ses sels sont amorphes, solubles dans l'eau, insolubles dans l'éther ou le chloroforme.

Thérapeutique. — Cette écorce a été employée sous forme d'extrait fluide et à la dose de 40 à 50 gouttes dans la syphilis et le rhumatisme blennorragique. Elle agit comme stimulant du système excréteur, augmente l'appétit et empêche la constipation.

Cascarille. — La principale source de l'écorce de Cascarille est le *Croton eluteria* Berm., de la famille des Euphorbiacées, série des Crotonées. C'est un arbuste de 8-10 mètres de hauteur, à feuilles alternes, peu nombreuses, longuement pétiolées, ovales, lancéolées, cordées à la base, aiguës au sommet, entières ou irrégulièrement dentées, vertes et couvertes en dessous de poils écailleux peltés, que l'on retrouve épars à la partie supérieure. Fleurs monoïques en petites grappes terminales. Calice à 5 sépales. 5 pétales à bords frangés, 15 étamines en verticilles, libres. Ovaire ovoïde, sessile, triloculaire, à trois ovules. Style court à trois branches plusieurs fois bifurquées. Capsule ovoïde tricoque, recouverte de poils argentins. Graines d'un brun rougeâtre, à micropyle garni d'un arille charnu.

Cette espèce habite les îles Baléares, Cuba, plusieurs Antilles, et son écorce s'exporte surtout de Nattai, dans la Nouvelle-Providence.

Cette écorce se présente dans le commerce en tubes roulés de 5-15 centimètres de longueur, de la grosseur d'une plume d'oie et d'une épaisseur de 1 millimètre et demi. Les écorces jeunes sont recouvertes d'un suber grisâtre, piqueté de points noirs. Les vieilles sont plus rugueuses, fendillées longitudinalement. La face interne est brune. La cassure est courte, nette, résineuse. Son odeur

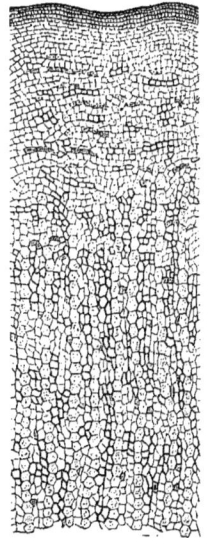

Fig. 190. — Cascarille. Coupe transversale.

est forte et aromatique. Sa saveur est âcre, amère, nauséeuse. Quand on la brûle, elle exhale une odeur aromatique.

Composition chimique. — Cette écorce renferme de 1 à 3 0/0 d'une huile volatile qui est physiologiquement inerte, mélange de deux essences au moins, l'une plus volatile, oxygénée; l'autre, qui est un hydrocarbure C¹⁰H¹⁶. La résine qui se trouve en grande proportion, 10 à 11 0/0, a été examinée par Cripps. Elle est extrêmement amère, soluble dans l'alcool, le chloroforme, et donne la réaction du sucre quand on la fait bouillir avec l'acide chlorhydrique étendu. Par la fusion avec la potasse caustique, elle donne de l'acide protocatéchuique. Le principe amer nommé *cascarilline* cristallise en prismes microscopiques solubles dans l'éther, le chloroforme, l'alcool, très peu dans l'eau, fondant à 205°. Il n'est pas volatil. La cascarilline se dissout dans l'acide sulfurique concentré avec une coloration rouge cerise passant au violet verdâtre, puis au vert. Avec l'acide chlorhydrique, solution rose, devenant rouge pourpre, violette, verte, bleue. Sa composition est représentée par C¹²H⁷O⁴. Bochme a signalé la présence d'un alcaloïde se rapprochant de la choline, et a vu, de plus, que la cascarilline se convertit par une ébullition prolongée en présence de l'eau en un corps résineux qui conserve les propriétés toxiques de la cascarilline.

Thérapeutique. — L'étude de cette écorce est encore incomplète, et la cascarilline n'a pas été expérimentée en thérapeutique. On sait seulement qu'elle agit comme un poison nervin. On a employé cette écorce comme succédané du quinquina, succédané bien imparfait, comme la plupart des autres, et qui n'a pas de meilleurs résultats qu'eux. Dans les diarrhées, elle a donné de meilleurs résultats, soit seule sous forme de décoction, soit associée à l'ipéca et à l'opium. Comme tonique et apéritive, la cascarille peut rendre des services dans l'anémie, la chlorose. On l'a même proposée comme galactagogue à la suite d'une expérience faite sur une jument. L'expérience n'a pas confirmé cette propriété.

Casse. — Le Canéficier des boutiques, officinal, Casse en bâton, est le fruit du *Cassia fistula* L. (Cathartocarpus fistula Pers.), de la famille des Légumineuses cœsalpiniées, série des Cassiers; c'est un arbre de 7-10 mètres à feuilles pennées pourvues de 4-8 paires de folioles opposées, ovales ou oblongues, entières, lisses. Fleurs en grappes longues, simples, pendantes. Calice à 5 sépales, ovales, glabres, un peu inégaux. Corolle à 5 pétales, jaunes, inégaux. Dix étamines libres, dont trois plus longues. Ovaire uniloculaire pluriovulé. Style arqué, lisse. Gousse cylindrique longue de 20-30-50 centimètres, large de 2-3, glabre, brun noirâtre, lisse, à deux sutures, l'une saillante, l'autre creuse. Cette gousse est ligneuse et partagée en petites loges cylindriques par des diaphragmes minces, blanchâtres, ligneux, couverts d'une pulpe molle, épaisse, douce, sucrée, acidulée. Chacune de ces petites loges renferme une graine elliptique, rougeâtre, et qui se déplace dans

la gousse sèche en produisant un bruit de grelot. L'albumen est dur, corné.

Cet arbre, originaire, croit-on, de l'Ethiopie ou de l'Inde, est aujourd'hui cultivé dans tous les pays tropicaux.

La gousse, seule partie employée, que l'on tirait autrefois de l'Egypte, provient aujourd'hui de l'Amérique tropicale.

La pulpe desséchée est visqueuse, foncée, de saveur douce un peu fade. Elle renferme du sucre, du mucilage, de l'oxalate de chaux.

Thérapeutique. — La Casse est un laxatif fort agréable et fort utile qu'on a délaissé, et qui, associé à la manne, à l'huile d'amandes douces et au sirop de capillaire, à la dose de 60 grammes chacun, constituait la *marmelade de Tron-*

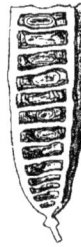

FIG. 191. — *Cassia fistula.* Fruit. Coupe longitudinale.

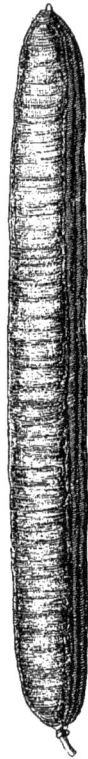

FIG. 192. — *Cassia fistula.* Fruit.

chin, très en vogue au dix-huitième siècle.

On substitue souvent à la casse officinale la gousse du *Cassia moschata* H. B. K. ou petite casse d'Amérique, qui est plus petite et moins droite. Brisée et chauffée, elle exhale une odeur agréable de bois de Santal. La pulpe du *Cassia grandis* L. est, au contraire, amère et astringente.

Cassia. — Les Cassia de la famille des Légumineuses cœsalpiniées, série des Cassiées, sont des arbustes, rarement des arbres ou des herbes, habitant la plupart des pays tropicaux, mais surtout l'Amérique. Les feuilles sont alternes, composées, paripennées ou à pétiole dilaté en phyllode. Les fleurs, placées à l'aisselle d'une bractée et souvent accompagnées de deux bractéoles, sont hermaphrodites, irrégulières et solitaires, axillaires ou réunies en grappes axillaires ou terminales simples. Calice à 5 sépales inégaux. Corolle à 5 pétales presque égaux, l'un d'eux, le vexillaire, dissemblable. Dix étamines, dont 3 fertiles, superposées aux 3 sépales antérieurs, généralement plus grandes. 4 autres fertiles superposées aux pétales, plus petites. Les autres sont stériles. Elles peuvent cependant être toutes fertiles. L'ovaire, supporté par un pied arqué, est libre, à une seule loge, renfermant un grand nombre d'ovules anatropes. Style court, capité. Le fruit ou gousse est de forme variable, déhiscent ou indéhiscent. Les graines sont albuminées.

Ce genre renferme un certain nombre d'espèces intéressant la thérapeutique.

C. absus L. — C'est une petite plante annuelle, originaire de l'Inde, de l'Afrique, du Sennaar, qui se distingue par ses dix étamines toutes fertiles, à peu près égales, par ses gousses aplaties, bivalves, ses graines ovales ou oblongues, plus aiguës vers le hile, à testa épais, corné, noir luisant, à cotylédons jaunes. Leur saveur est amère. Elles sont connues en Égypte sous les noms de *Chichim, Cishmé, Tchechum*, etc.

Ces graines sont employées depuis longtemps par les Égyptiens pour combattre la conjonctivite purulente de la façon suivante : on concasse les grains, on les monde de leurs tuniques et on en fait une poudre que l'on introduit entre le globe de l'œil et la paupière. Elle détermine de la cuisson et fait couler les larmes. Puis la douleur se dissipe peu à peu et l'œil reprend son éclat (Caillaud). Cette poudre a été parfois employée avec succès en Europe dans le même cas.

C. alata L. (*C. herpetica* Jacq.). — Arbuste dont les feuilles ont 2 à 3 pieds de longueur et sont constituées par un pétiole triangulaire, portant 8 à 14 paires de folioles opposées. La première paire est la plus petite, placée près des branches et séparée de la seconde paire par un intervalle plus long que celui qui existe entre les autres. Les folioles terminales ont de 12 à 15 centimètres de longueur. Toutes sont obovales, oblongues, obtuses, mucronées, glabres. Stipules auriculées, rigides, aiguës, persistantes. La gousse porte deux grandes ailes latérales et longitudinales.

Le *Dartrier*, qui est cultivé dans l'Inde et qu'on retrouve dans une grande partie de la Cochinchine et de l'Amérique méridionale, renferme de la chrysarobine, et est surtout fort utile pour combattre l'*Herpès circinatus*. On en fait une pommade en réduisant les feuilles fraîches en pâte et en les incorporant à l'axonge. Il vaut mieux encore les contuser et en faire une pâte avec le suc de citron. Elles agissent surtout sur l'herpès récent.

A l'intérieur, ces feuilles sont purgatives à la façon du séné.

C. auriculata L. — Cette espèce est très commune dans l'Inde, dans les lieux stériles du Deccan et de Guzerat. Son écorce, à peu près de l'épaisseur de celle de la cannelle, est lisse, d'un brun rougeâtre à l'extérieur, d'un vert olive à l'intérieur. Elle se présente sous forme de petits tuyaux. Sa saveur est douceâtre et un peu astringente. Cette écorce renferme du tanin en quantité assez considérable pour qu'elle puisse être usitée dans la tannerie, et qui lui communique des propriétés astringentes.

Les graines ovales, oblongues ou obscurément triangulaires, un peu aiguës à une extrémité, sont brunes ou d'un vert olive foncé, lisses. Leur odeur et leur saveur sont nulles.

Ces graines réduites en poudre sont usitées dans l'Inde en applications sur les yeux dans l'ophtalmie et la conjonctivite purulente chronique. A l'intérieur, elles sont regardées comme rafraîchissantes, atténuantes et prescrites sous forme d'électuaire (Ainslie).

C. chamæcrista L. — Sous-arbrisseau de l'Amérique méridionale dont les fleurs sont axillaires, solitaires ou en petit nombre ; les dix étamines sont fertiles. La gousse est atténuée, comprimée aux deux extrémités, s'ouvre en deux panneaux. Les feuilles participent de la propriété purgative des sénés et sont employées comme eux aux Antilles et en Amérique.

C. fistula. — Voir CASSE.

C. occidentalis L. — Cette espèce est très répandue dans toute la zone intertropicale, en Amérique, de la Virginie au Brésil, en Afrique et dans certaines localités de l'Inde. Elle a été étudiée par Heckel et Schlagdenhauffer (*Archives de médecine navale*, avril-mai 1887).

C'est un sous-arbrisseau de 60 centimètres à 1 mètre de hauteur, à feuilles alternes, composées, paripennées, à 2 à 6 paires de folioles opposées, ovales, lancéolées, subsessiles, asymétriques à la base. Fleurs axillaires ou terminales en grappes jaune de soufre. Calice à 5 sépales inégaux. Corolle à 5 pétales à peu près égaux, veinés, courtes, le postérieur plus développé. Deux verticilles de 5 étamines chacun. Sur les 5 étamines superposées aux sépales, 2 sont fertiles, plus grandes, arquées. Des 5 oppositipétales, 4 sont fertiles et petites. Gousse membraneuse, chartacée, de 5 à 6 centimètres de longueur, arquée, dure, à surface râpeuse, grenue, présentant aux deux sutures, ventrale et dorsale, un bourrelet épais, résistant. Elle est déhiscente. Graines petites, dures, aplaties.

Cette plante porte à la côte d'Afrique les noms indigènes de *M'bentamaré*, d'*Adiana*, de *N'diangudierang*, et portugais de *Fedegosa* (puante). Toutes ses parties, mais surtout ses feuilles, exhalent quand on les froisse une odeur forte, urineuse, très désagréable.

Sa racine est ramifiée, épaisse, à écorce noirâtre, dont la partie interne est jaune paille ; le bois est blanc. A l'état frais, elle a la saveur et l'odeur de la racine de réglisse, mais elle est moins sucrée.

Les graines sont ovales, de 5 millimètres de long sur 3 de large. L'épisperme est très dur, corné, lisse, brillant. L'endosperme peu épais est charnu. Leur saveur est celle de la légumine crue.

Composition chimique. — Les graines avaient été soumises à l'analyse par Clouet, professeur à Rouen, qui avait signalé :

Matières grasses	4,9
Acide tannique	0,90
Sucre	2,10
Gomme	28,8
Amidon	2,00

et 13,58 d'une substance qu'il appela *achrosine,* parce que, malgré sa coloration rouge, elle ne peut se fixer sur aucune étoffe, quel que soit le mordant employé.

Heckel et Schlagdenhauffen ont repris cette étude. D'après ces auteurs, la graine est composée de la manière suivante :

Eau hygrométrique	8,855
1° *Solubles dans l'éther de pétrole :*	
Corps gras et matières colorantes	1,63
2° *Solubles dans le chloroforme :*	
Corps gras et matières colorantes	1,15
3° *Solubles dans l'alcool :*	
Matières colorantes et traces de tanin	5,022
Glucose	0,738
4° *Solubles dans l'eau :*	
Matières pectiques, gommeuses, mucilagineuses	15,734
Albuminoïdes solubles et aleurone	6,536
5° *Solubles dans l'eau acidulée :*	
Matières cellulosiques	7,431
6° *Insolubles dans les véhicules précédents :*	
Matières albuminoïdes	2,216
— ligneuses	32,727
Perles	0,012
Parties fixes	17,976
	100,000

Les corps gras sont des mélanges de lécithine et de cholestérine.

Parmi les matières colorantes, les unes sont d'un beau jaune d'or, et se colorent en rouge en présence de l'acide sulfurique et de la potasse. M. Clouet les regardait comme de l'acide chrysophanique, identité que n'admettent pas complétement les auteurs. Les autres sont jaune orange et violettes. La matière violette qui est amorphe est insoluble dans l'eau et se dissout dans la potasse, l'ammoniaque et l'acide acétique avec une coloration rouge violacé. Ce composé, abstraction faite des sels minéraux qu'il renferme, correspond à la formule $C^{14}H^{10}O^{5}$. C'est l'*achrosine* de Clouet. Il paraît aux auteurs provenir de la transformation des principes colorants, qui constituent la majeure partie de l'extrait alcoolique.

Comme on l'a vu, il n'existe dans la graine ni alcaloïde, ni glucoside, ni matière amère.

Thérapeutique. — Au Brésil, la racine est employée comme tonique et diurétique, en infusion (4 grammes d'écorce, 180 grammes d'eau) pour une dose en vingt-quatre heures.

Au Dahomey, on fait bouillir 30 grammes de feuilles dans 300 grammes d'eau en réduisant à 250. Cette décoction est prise chaude en une seule fois dès que le premier frisson de fièvre apparaît. Ce médicament est regardé comme le meilleur fébrifuge après la quinine, et ne fatigue pas l'estomac comme

elle. Chez les Toucouleurs du Fouta, les feuilles sont employées comme aliment après avoir été dépouillées de leur amertume par 2 ou 3 lavages à l'eau bouillante. On les ajoute à la viande, et le mélange porte le nom de *ruy.*

La graine, par la torréfaction, prend le goût du café et peut être mélangée à ce dernier, dans la proportion de 1/5, à la façon de notre chicorée. De là le nom de *Café nègre* qui lui a été donné.

Au point de vue thérapeutique, ces graines ont été étudiées par Delioux de Savignac, Dubonne, Clouet, Féris, qui ont constaté chez elle une propriété antipériodique assez prononcée pour suppléer même parfois la quinine quand celle-ci avait échoué. L'analyse chimique n'indiquant aucun alcaloïde ni glucoside, on ne peut attribuer cette vertu qu'à la petite proportion de tanin que renferment ces graines. Cette étude serait intéressante à continuer dans les pays tropicaux, où cette plante abonde et où nos collègues de la marine n'ont que trop souvent l'occasion de combattre l'élément paludéen sous toutes les formes.

Ces graines se donnent en infusion ou en macération à la dose de 10 à 15 grammes pour 500 d'eau, à prendre de 2 à 3 fois par jour.

C. Sophora L. — Plante annuelle, caractérisée par 10 étamines toutes fertiles et une gousse longue, linéaire, glabre, bivalve, remplie de graines séparées par des fausses cloisons.

Cette plante croît dans toute l'Asie tropicale. Elle a une odeur désagréable et paraît devoir ses propriétés thérapeutiques à l'acide chrysophanique ou mieux à la chrysarobine.

Les Cinghalais emploient les feuilles, en décoction dans l'huile de ricin, pour combattre l'herpès circiné et les dartres. Ils se servent aussi, dans le même but, d'un cataplasme fait avec la poudre de la racine et du bois de santal.

C. tora L. — Plante annuelle de l'Inde et de l'Arabie, dont la gousse quadrangulaire à environ 15 centimètres de longueur sur 2 de diamètre. Elle a une odeur fétide.

Les feuilles bien développées sont mucilagineuses et ont une saveur nauséeuse. Jeunes, elles sont mangées par la classe pauvre dans l'Inde.

Cette plante jouit dans l'Inde d'une grande réputation dans le traitement des maladies de la peau.

Les graines pulvérisées, mélangées à du lait de beurre aigre, sont employées pour calmer les démangeaisons produites par la gale.

Ses racines fraîches pulvérisées et mélangées au jus de citron passent pour être le meilleur remède du psoriasis et de l'herpès. Dans le Concan, on emploie le mélange suivant : graines de *C. tora*, 6 parties ; *Psorolia corylifolia*(graines),4parties;*Carotte*(graines) 2 parties. On les réduit en poudre qu'on fait macérer pendant 8 jours dans l'urine de vache, et on applique ce mélange sur la peau. Le *C. tora* doit aussi ses propriétés à la chrysarobine qu'il renferme (Dymock, *loc. cit.*).

Un grand nombre de Cassia présentent encore des propriétés thérapeutiques.Nous citerons comme purgatives, à la façon du séné : *C. Schimperi*, de l'Abyssinie, *medica*, *fulcata, lœvigata, magnifica, rugosa*, du Brésil ; *C.peruviana*,au Pérou,*emarginata,decipiens*, aux Antilles, et *C. marylandica*, des Etats-Unis ; le *C. biflora* est employé comme antisyphilitique dans l'Amérique du Sud.

Cassytha filiformis L. — Plante herbacée, de la famille des Lauracées, série des Cassythées, à tiges grêles, cylindriques, ressemblant à celles de la cuscute et s'attachant par des suçoirs sur les plantes voisines. Elle n'a pas de feuilles. Fleurs en capitules axillaires d'une bractée, et accompagnées de 2 bractéoles. Elles sont hermaphrodites ou polygames par avortement de l'ovaire. Calice à 3 sépales petits. Corolle à 3 pétales charnus, concaves. 12 étamines en 4 verticilles, 9 fertiles dont les anthères s'ouvrent par 2 panneaux, les 3 plus intérieures stériles. Ovaire uniloculaire, uniovulé. Style cylindrique. Achaine globuleux, petit, à péricarpe mince. Graine sans albumen. Le réceptacle, accru et épaissi, forme autour du fruit une couche charnue.

Au Sénégal, cette plante est employée mélangée au beurre pour combattre les urétrites et calmer les douleurs de la miction. En Cochinchine, on s'en sert comme dépuratif et antisyphilitique.

Castilloa elastica Cerc. — Cet arbre appar-

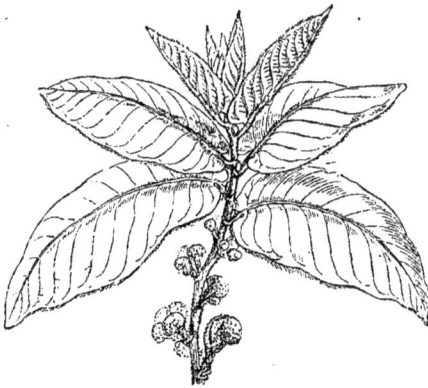

FIG 193. — *Castilloa elastica*.

tient à la famille des Ulmacées, série des Artocarpées. Les feuilles sont alternes, briè-

vement pétiolées, ovales, oblongues, aiguës, inégales et un peu cordiformes à la base, accompagnées de stipules connées. Les fleurs sont monoïques, réunies en capitules entourés de bractées nombreuses imbriquées. Les fleurs mâles sans périanthe sont formées d'étamines nombreuses, libres.

Dans les fleurs femelles, on trouve un calice à 4 divisions, un ovaire semi-infère, uniloculaire, uniovulé, un style mince, cylindrique, à deux branches stigmatiques linéaires, subulées.

Le fruit est une drupe dont la graine n'est pas albuminée.

Cet arbre croît dans le Mexique, la Colombie, le Pérou, les Antilles. Il renferme un suc laiteux très abondant qui fournit la plus grande quantité du caoutchouc. Un arbre peut en donner en une seule fois 50 livres. Pour l'obtenir, on fait sur le tronc des incisions verticales, reliées entre elles par des incisions horizontales, ou bien encore on leur donne la forme de spirale continue, inclinée à 45°. Une gouttière en fer conduit le latex dans des seaux. On le filtre et on le coagule. Ce caoutchouc est ensuite comprimé à la presse, dans des moules qui lui donnent les diverses formes du commerce. La production est assez considérable pour qu'un seul district du Nicaragua ait fourni en une année 10,000 quintaux de ce produit si nécessaire à l'industrie. Nous indiquerons plus loin les applications du caoutchouc à l'industrie, à l'art médical. — Voir HEVEA GUIANENSIS.

Casuarina equisetifolia L. — Arbre de grande taille, de la famille des Casuarinées, remarquable en ce que ses rameaux grêles, capillaires, tous groupés à l'extrémité des petites branches, figurent ainsi une sorte de queue de cheval. Les feuilles sont réduites à l'état de petites écailles. Fleurs unisexuées, les mâles en épis, avec une sorte de périanthe de 3 à 4 bractéoles et une seule étamine, les femelles en capitules axillaires d'une bractée et accompagnées de deux bractéoles d'abord ouvertes, puis fermées, et se rouvrant à la maturité. Ovaire à une loge biovulée. Fruit indéhiscent, graine non albuminée. Cette plante existe dans l'Inde, en Cochinchine, en Australie, etc.

Son écorce, qui renferme du tanin, est astringente et employée contre la diarrhée, et comme tonique dans la débilité qui suit les fièvres. Son bois est beau à l'intérieur, qui n'est pas attaqué par les insectes ; mais son aubier pourrit rapidement.

Le suc qui exsude du tronc, d'abord incolore, rougit ensuite à l'air. Il est astringent comme l'écorce. Il a été étudié par Lépine, pharmacien de la marine (*Revue coloniale*, juin 1856).

Catesbœa spinosa L. — Arbuste épineux de la famille des Rubiacées, à feuilles petites, presque nulles, opposées. Fleurs pendantes, jaunâtres, petites. Calice à 4 lobes. Corolle gamopétale, campanulée, à 4 lobes; 4 étamines. Ovaire à 2 loges pluriovulées. Le fruit est une baie de la grosseur d'un œuf de poule, ovale, à épicarpe jaune, uni, recouvrant une pulpe douce, molle, acidulée, d'odeur fort agréable, et des graines albuminées.

L'écorce de cette plante, qui porte aux Antilles le nom de Quinquina épineux, a été préconisée comme fébrifuge, en raison de son amertume. Elle n'est que tonique. Les fruits sont comestibles.

Catha edulis Forsk.(Celastrus edulis Vahl.).

— Cet arbuste, de la famille des Célastracées, série des Evonymées, est glabre, à feuilles pétiolées, souvent opposées, oblongues, lancéolées, coriaces, serretées ou subentières. Stipules petites. Fleurs en cymes axillaires, courtes, dichotomiques, petites et blanches. Calice petit, à 5 lobes; 5 pétales plus longs, dressés; 5 étamines extérieures d'un disque cupuliforme. Ovaire libre, triloculaire, à loges biovulées. Style court, à 3 lobes stigmatiques. Fruit capsulaire, linéaire, oblong, obtusément trigone, loculicide, à 3 valves. Graines, 1 et 3, oblongues, portant à la partie inférieure une aile mince, membraneuse. Embryon axile, vert. Cotylédons foliacés, elliptiques.

Cette plante croît en Arabie, dans l'Afrique tropicale orientale et australe, et est cultivée en Arabie, dans les jardins, en même temps que le café. Elle existe à Menton, dans le jardin de M. Hanbury.

On coupe les rameaux en même temps que les feuilles et on les fait soigneusement sécher. On les met ensuite en bottillons de différentes grosseurs dont la qualité se reconnaît à la forme et à la grosseur de la botte. Il faut environ quarante rameaux pour fournir un de ces bottillons. Ils sont expédiés à Aden en assez grande quantité.

Composition chimique. — Les effets des feuilles du Catha semblaient indiquer la présence de la caféine. Mais ni Attfeld ni le Dr Paul n'ont pu en découvrir les traces les plus minimes. C. Scharlemmer en a retiré une petite quantité de mannite. Le professeur Schar, de Zurich, en agissant sur des feuilles de choix provenant d'Aden, a obtenu un alcaloïde auquel il donne le nom de *katine*. C'est une substance huileuse, épaisse, jaunâtre, soluble dans l'eau. Sa solution rougit le papier imprégné de phénolphtaléine, et la coloration disparaît rapidement, probablement par suite de l'évaporation de l'alcaloïde. Traité par l'acide acétique dilué, elle laisse un résidu. La solution, filtrée, puis évaporée avec soin sur l'acide sulfurique, donne un acétate de katine cristallin.

D'après le Dr Paul, ces feuilles renfermeraient aussi un tanin particulier, analogue à celui du thé, du café, de la coca.

Usages. — Les feuilles du Catha edulis jouissent, en Arabie, d'une réputation considérable, et c'est même une règle de politesse d'en offrir aux visiteurs. On les mâche

sèches ou fraîches, et leur usage est répandu dans l'Yémen et dans tout le nord-est de l'Afrique. Leur saveur est agréable, et elles produisent une excitation particulière qui se rapproche beaucoup de celle de l'infusion de café, et provoque comme elle une insomnie, mais sans fatigue. Les courriers qui parcourent de longs espaces mâchent ces feuilles pour conserver leurs forces, et on peut voir là un effet analogue à celui des feuilles de coca.

Leur consommation est assez considérable pour que, à Aden seul, il en parvienne par an environ 1,200 à 1,400 charges de chameaux.

On attribuait autrefois à ces feuilles des propriétés vénéneuses qui n'existent pas. Un synode musulman en a permis l'usage aux sectateurs de Mahomet, comme n'allant pas à l'encontre des prescriptions du Prophète.

En résumé, ces feuilles nous paraissent participer, dans une certaine mesure, des propriétés de la coca, du maté, et pourraient peut-être rendre des services analogues. C'est à l'expérience thérapeutique à se prononcer.

Caulophyllum thalictroides Michx.(Leontice thalictroides L.).

— Plante vivace, herbacée, glabre, de la famille des Berbéridacées, série des Berbéridées, à rhizome tubéreux. Feuilles radicales pinnatisectées, feuilles caulinaires bractéiformes. Fleurs jaunes, disposées sur la hampe en grappes composées. Calice à 6 sépales pétaloïdes, accompagnés de 3 petites bractées. Corolle à 6 pétales minces. 6 étamines libres, à anthères s'ouvrant en deux valves. Ovaire libre, pluriloculaire, pluriovulé. Capsule membraneuse, indéhiscente, dont le péricarpe se détruit dans la partie inférieure et ne forme plus qu'une gaine très courte autour de la base; graines globuleuses, stipitées, charnues.

Cette espèce habite l'Amérique du Nord, où on emploie son rhizome, qui est presque inodore, de saveur douceâtre, un peu amère et même âcre. Il est inscrit à la pharmacopée des Etats-Unis.

Composition chimique. — Il renferme deux résines, toutes deux solubles dans l'alcool, l'une soluble, l'autre insoluble dans l'éther, de la saponine, de la gomme, etc.

Usages. — Ce rhizome passe pour être antispasmodique, tonique, diurétique, etc. Il agirait surtout sur les organes génitaux, et serait indiqué dans les maladies utérines chroniques. La décoction (30 grammes pour 600 grammes d'eau) à la dose de 30 à 60 grammes est regardée, par les médecins américains, comme supérieure à l'ergot pour hâter l'accouchement, quand le retard est dû à la fatigue ou à la débilité.

Cedrela odorata L. — Le Cedrel odorant,

11

de la famille des Méliacées, est un arbre de grandes dimensions, droit, à feuilles imparipennées, longues de 30 centimètres, à 5 à 8 paires de folioles ovales, lancéolées, acuminées, entières, glabres. Fleurs d'un jaune pâle, petites, en panicules terminales. Calice à 5 dents. Corolle à 5 pétales oblongs. 5 étamines libres, insérées sur le sommet du disque. Ovaire sessile, infère, ovoïde, à 5 loges pluriovulées. Style court, à stigmate discoïde. Capsule ovale, ligneuse, coriace, à 5 loges s'ouvrant en 5 valves septifrages. Graines pendantes, comprimées, prolongées en une aile membraneuse, albuminée.

Cet arbre croît aux Antilles, à la Guyane. Son bois, qui porte le nom d'*acajou femelle*, de *cèdre acajou*, et qu'il ne faut pas confondre avec le véritable acajou, est très léger, poreux, tendre, résineux, rougeâtre, odorant, amer, et inattaquable par les insectes. On l'emploie pour faire des boîtes à cigares. L'écorce a une odeur fétide. L'infusion des fleurs passe pour être antispasmodique.

2° *C. toona* Roxb. — Tronc très ramifié, à folioles dentées en scie, à fleurs nombreuses, petites, blanches.

Son écorce est un puissant astringent, que l'on emploie dans l'Inde, mélangée aux graines de Bombax, comme tonique et antispasmodique. Ses fleurs sont regardées comme emménagogues. D'après Nees d'Esembeck, l'écorce renfermerait une matière résineuse astringente, une gomme brune astringente, une matière extractive brune, ressemblant à l'ulmine.

3° *C. febrifuga* Blume. — Il porte à Java le nom de *Suren*, et on le désigne souvent sous le nom de quinquina des Indes orientales. Son écorce rendrait des services dans les diarrhées, les dysenteries, et même, dit-on, les fièvres épidémiques graves.

Cedron (*Quassia cedron* H. Bn. — *Simaba cedron* Pl.), de la famille des Rutacées, série des Quassiées, section des Aruba, croît au Venezuela, en Colombie, dans le nord du Brésil.

C'est un arbre de 6 à 10 mètres de hauteur, sur 60 centimètres de diamètre, dont le tronc simple ou peu ramifié porte à sa partie supérieure une couronne de feuilles composées-pennées, d'un mètre environ de longueur. Ces feuilles ont une dizaine de paires de folioles elliptiques, oblongues, insymétriques à leur base arrondie, brièvement acuminées, glabres, d'un vert pâle ou presque livide en dessus, plus pâles en dessous. Elles sont longues de 18 à 20 centimètres, sur 4 à 6 centimètres de large.

Les inflorescences axillaires sont allongées, formées de grappes lâches de cymes plus courtes que les feuilles et étalées. Les fleurs sont longues de 2 centimètres, blanchâtres, couvertes de poils brunâtres en dehors. Elles sont régulières, hermaphrodites, à réceptacle en forme de colonne cannelée à 5 facettes sur lesquelles se moulent les écailles staminales.

Calice à 4 sépales imbriqués. Corolle à 4 pétales tordus dans le bouton. Les étamines, au nombre de 10, disposées en 2 verticilles, s'insèrent au même niveau que le périanthe. Les filets sont grêles, munis à la base d'une écaille velue; les anthères sont biloculaires. Le gynécée, qui repose sur la plate-forme du réceptacle, est composé de 5 carpelles formés chacun d'un ovaire à une seule loge renfermant un seul ovule descendant, anatrope. Chaque ovaire est surmonté d'un style qui s'unit aux quatre autres pour former une colonne commune stigmatifère au sommet.

5 drupes verdâtres, puis pourprées, glabres. Mais comme, le plus souvent, 4 ovaires sur 5 ont avorté, le fruit est alors pyriforme, insymétrique, obconique à la base, arrondi et obtus au sommet. Les dimensions ordinaires sont de 7 centimètres environ de longueur, sur 5 de largeur et 4 d'épaisseur. La chair est peu épaisse; le noyau est gros, inégalement ovoïde, fibreux, feutré, épais d'un demi-centimètre, et renferme une seule graine.

Cette graine, attachée en dedans au noyau par la partie supérieure de sa face ventrale, a des téguments minces, qui se brisent facilement et se dédoublent en deux lames. L'embryon est formé de 2 gros cotylédons longs de 3 à 4 centimètres, larges de 1 et demi à 2, convexes et un peu bombés sur leur face dorsale, aplatis irrégulièrement sur la face interne, courbés sur un des bords. Leur surface est d'un gris jaunâtre, noirâtre, et comme salie par places.

C'est ordinairement un de ces cotylédons isolé qui porte le nom de *noix de Cedron*. Il nous arrive souvent percé d'un trou par lequel passe un lien qui sert à le suspendre au cou des Indiens, car ceux-ci le portent toujours sur eux en voyage, et en râpent une petite quantité qu'ils avalent dès qu'ils ont été mordus par un animal venimeux.

Ces cotylédons ont une saveur extrêmement prononcée; leur apparence est légèrement grasse et amylacée. L'odeur est faible, mais, quand on les râpe, ils dégagent une odeur de cacao. La cassure est lisse, jaune, compacte.

Composition chimique. — Ces cotylédons renferment une matière grasse, neutre, cristallisable, insoluble dans l'alcool, soluble dans l'éther, et une matière particulière, la *cedrine*, signalée par Lévy (*Journ. de pharm.*, XIX, 325) comme un alcaloïde cristallisable, très amer, soluble dans l'eau bouillante, auquel le cedron devrait ses propriétés. Tauret et Cloez ont recherché cet alcaloïde sans le trouver. Ils ont retiré une matière amorphe, très amère, formant un vernis jaunâtre, soluble dans l'eau, dont les dissolutions, même très étendues, ont une fluorescence vert jaunâtre magnifique. Elle présente, du reste, au plus haut degré, les propriétés du Cedron.

Usages. — Ces graines passent, auprès des Indiens, pour un remède sûr contre la morsure des serpents, et ils prétendent même que l'haleine d'un homme qui a bu une boisson alcoolique dans laquelle on a fait infuser la graine suffit pour éloigner ces animaux. On leur avait attribué des propriétés fébrifuges qui ont été démontrées par les expériences récentes, mais elles sont plus lentes et, sous ce rapport, elles sont moins sûres que le quinquina. C'est un tonique, un amer, au même titre que le quassia. On dit cependant qu'à hautes doses ces graines peuvent être toxiques. On les avait données aussi comme un remède certain contre la rage, remède qui a échoué, du reste, comme beaucoup d'autres. Dujardin-Beaumetz a vu qu'à la dose de 4 milligrammes, en injections hypodermiques, la Cédrine produit des vertiges sur l'homme. Il en faut environ 1 centigramme pour tuer un lapin de petite taille.

Celastrus paniculatus W. (*C. nutans* Roxb. — *C. rothianus* DC.). — Arbrisseau grimpant, inerme, de la famille des Celastracées, à feuilles alternes, pétiolées, entières, ovales, glabres.

Fleurs en panicules axillaires et terminales. Calice gamosépale à 5 divisions arrondies. Corolle à 5 lobes. 5 étamines libres, portées sur la marge du disque, charnues, orbiculaires. Ovaire sessile, à 3 loges biovulées. Capsule globuleuse, à 3 loges, loculicide. Graines entourées d'une écaille charnue, albuminées.

Cet arbrisseau habite les montagnes du Mysore et du Concan, dans l'Inde.

Ses graines donnent, par distillation sèche, une huile jaune rougeâtre, d'une odeur âcre, d'une saveur piquante. Densité = 0,951. Elle laisse déposer, au bout d'un certain temps, une certaine quantité d'un corps gras solide. En présence de l'acide sulfurique, elle présente une couleur bistre foncée.

Dans l'Inde, ces graines passent pour être stimulantes, aphrodisiaques, et s'emploient, à l'intérieur et à l'extérieur, dans les rhumatismes, la goutte, la paralysie, la lèpre. On commence par une graine, et on augmente peu à peu jusqu'à 50. On place, dans un pot perforé, les graines de *C. paniculatus*, du benjoin, des clous de girofle, des muscades, et on distille pour obtenir une huile empyreumatique employée pour combattre le *beri-beri*. A la dose de 10 à 15 gouttes, c'est un puissant stimulant et un diaphorétique.

Dans le Concan, le suc des feuilles passe pour être l'antidote de l'opium, et les graines, mises en pâte avec l'urine de vache, servent à guérir la gale (Dymock, *loc. cit.*).

2° *C. Senegalensis* Lamk. — Petit arbrisseau épineux, à feuilles polymorphes, à fleurs nombreuses, blanches, en corymbes. Capsule subglobuleuse, à 2 valves. Graines arillées.

Il croît dans la Sénégambie, où il porte les noms de *Guenandath, Suatt, Deck.* Ses racines ont une saveur amère, astringente. On les emploie comme purgatif léger, et leur écorce dans les dysenteries chroniques.

3° *C. scandens* L. (Bourreau des arbres), de l'Amérique du Nord. — Arbrisseau grimpant. Son écorce est émétique, évacuante et narcotique. C. H. Bernhardt en a retiré une résine neutre, une résine acide, de l'amidon, du glucose, du caoutchouc, une huile volatile. L'activité de la drogue est due probablement aux résines et à l'huile volatile.

4° *C. macrocarpus* R. et Pav., du Pérou. — Les bourgeons alimentaires sont savoureux, et les graines donnent une huile comestible, ainsi que celles du *C. verticillatus,* du même pays.

5° *C. boaria* ou *Maiten (Senacia maytenus* Lamk., etc.), du Chili, du Brésil un purgatif énergique. La décoction des feuilles et des rameaux est employée en fomentations sur les brûlures produites par le *Rhus causticu.* Au Brésil, les feuilles ont été préconisées comme fébrifuges. Les graines donnent également une huile essentielle.

Le fruit du *C. Fournieri* Panch. et Seb., de la Nouvelle-Calédonie, est comestible. Son bois est très beau, dur, à grain fin, serré.

6° *C. obscurus* Rich. — Croît en Abyssinie, à 8 à 10,000 pieds au-dessus du niveau de la mer. Les feuilles renferment, d'après Draggendorf, de l'acide lactique, une huile essentielle et un glucoside amer, la *celastrine,* qui ressemble à la menyanthine.

Cette plante est employée pour combattre le *kolla,* maladie particulière à l'Abyssinie. C'est surtout un tonique amer.

Celosia nitida Vahl. — L'Amarantine des Antilles, de la famille des Amaranthacées, est une plante herbacée, buissonneuse, glabre, à feuilles alternes, ovales, lancéolées, acuminées. Fleurs petites, en épis courts axillaires, terminaux, subsessiles, apétales, à bractées colorées, persistantes. Périanthe à 5 divisions. 5 étamines fertiles réunies à la base en une cupule basilaire. Ovaire libre, uniloculaire, pluriovulé. Capsule ellipsoïdale entourée par le périanthe et s'ouvrant par une fente circulaire. Graines lenticulaires, réniformes, crustacées, albuminées.

La plante entière, mais surtout les sommités fleuries et les graines, sont regardées comme diurétiques, antidysentériques, sous forme d'infusion ou de décoction.

Celtis dysoxylon Thw. — Arbre de la famille des Ulmacées, série des Ulmés, à tronc épais, à feuilles alternes, triplinerves à la base. Fleurs polygames, monoïques. Périanthe gamosépale à 5 divisions imbriquées. 5 étamines libres, infléchies dans le bouton, se redressant avec élasticité. Ovaire uniloculaire, uniovulé. Style à deux grandes branches stigmatifères. Drupe nue, globuleuse, à chair peu épaisse, à noyau rugueux, monosperme. Graine à cotylédons conduppliqués et à albumen muqueux.

Cet arbre habite Ceylan ; son bois est brun et exhale une odeur stercorale très prononcée, qui le devient bien plus encore quand on le râpe. Les Cinghalais le brûlent pour éloigner les mauvais génies, et l'emploient, malgré son odeur, à l'intérieur, mélangé au jus de citron, pour purifier le sang dans les éruptions cutanées. À l'extérieur, on en fait également des onctions. L'odeur de ce bois paraît due à la naphtylamine.

Centaurée (Petite). La Petite Centaurée (*Erythrœa centaurium* L.) (Herbe à Chiron, à la fièvre, au centaure), de la famille des

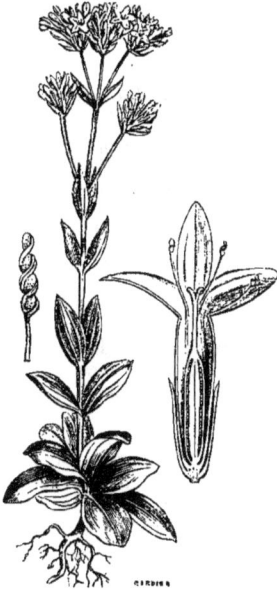

Fig. 104. — Petite Centaurée. Fleur. Coupe longitudinale. Anthère.

Gentianacées, est herbacée. Sa tige, de 15 à 25 centimètres de hauteur, quadrangulaire, rameuse, dichotome, porte à la base une rosette de feuilles obovales, brièvement pétiolées, et plus haut des feuilles opposées, sessiles, linéaires, aiguës, glabres, à 3 à 5 nervures longitudinales. Fleurs en cymes terminales. Calice gamosépale, tubuleux, à 5 divisions aiguës, inégales. Corolle rose ou blanche, gamopétale, à tube cylindrique, à limbe en entonnoir partagé en 5 divisions. 5 étamines libres. Anthères se roulant en vrille après l'anthèse. Ovaire libre, allongé, uniloculaire, multiovulé. Style partagé au sommet en deux branches jaunes, aplaties. Capsule étroite, s'ouvrant en deux valves. Graines nombreuses, petites, comprimées, réticulées, albuminées. Cette plante est commune dans les bruyères, les prairies, les

bois humides, et fleurit en automne. Elle est presque inodore, de saveur extrêmement amère.

Composition chimique. — Elle renferme une matière cristalline, l'*erythro-centaurine* C²⁸H⁵O⁵ (Méhu), insipide, inodore, neutre, cristallisable, soluble dans l'eau, l'alcool, le chloroforme, l'éther. A la lumière, elle se colore en rouge vif, mais donne même alors des solutions incolores. Ce n'est pas le principe actif de la plante, qui contient en outre un principe amer mal défini, constitué par un corps brun, solide, et une résine molle, une matière résineuse mal déterminée, la *Centaurirésine*, du sucre, de la gomme, des sels et une substance résineuse. Il n'existe pas de tanin.

Thérapeutique. — Les sommités fleuries, comme toute la plante, sont amères, toniques, apéritives, et elles sont employées comme la gentiane. On les prescrit en infusion (15 à 30 pour 1 litre), en extrait (1 à 5 grammes), en vin. C'est le plus amer des fébrifuges indigènes, et il réussit parfois dans les fièvres légères quand le quinine a échoué.

Cephalanthus occidentalis L. — Arbrisseau de la famille des Rubiacées, série des Cinchonées, à feuilles ternées ou opposées, ovales, acuminées, entières. Fleurs sessiles, rapprochées, à réceptacle sphérique. Calice à 4 lobes. Corolle infundibuliforme, à tube long, à gorge glabre, à 4 lobes. 5 étamines libres. Ovaire biloculaire, biovulé. Style grêle, allongé, exserte. Fruit obconique, coriace, couronné par le calice, bicoque. Graines albuminées.

Cette espèce croît dans l'Amérique du Nord, depuis le Canada jusqu'à la Floride. Elle est connue sous le nom de *Bois bouton* ou *Bois de marais*.

Composition chimique. — Hattau (*Amer. journ. pharm.*, XLVI, 314) a signalé dans cette écorce la présence d'un acide cristallisable fluorescent, d'une substance amère incristallisable, de la saponine, de deux résines, d'une matière grasse, de gomme, glucose, amidon.

Toute la plante est amère et employée comme tonique, fébrifuge. C'est surtout l'écorce de la racine qui est usitée sous forme de décoction ou d'infusion.

Cerbera Manghas L. — Arbre de la famille des Apocynacées, très commun dans les lieux humides, à feuilles alternes, pétiolées, entières, lancéolées. Fleurs en grappes terminales dichotomes. Calice à 5 lobes caducs. Corolle blanche, hypocratériforme, à 5 lobes ovales dont la pointe est recourbée. 5 étamines libres, à anthères quadriloculaires. Ovaire à deux loges uniovulées. Le fruit est une drupe de la grosseur d'un œuf de dindon, ovale, verte, comprimée, à noyau biséminé.

Cet arbre, qui croît à Singapoore et dans les îles voisines, renferme un suc laiteux, toxique, qu'on emploie cependant à petites doses comme un purgatif énergique. Les graines sont émétiques et vénéneuses. De Vrij en a séparé un glucoside cristallin qui paraît analogue à celui du C. thevetia.

Les feuilles et l'écorce du tronc sont usitées comme purgatives à la façon du Séné.

C. thevetia. — Voir THEVETIA NERIIFOLIA.

C. venenifera. — Voir TANGHINIA VENENI-FERA.

Cerisiers. — Les Cerisiers, de la famille des Rosacées, série des Prunées, forment une section caractérisée par des feuilles conduppliquées dans le bourgeon, des fleurs nées avant les feuilles, disposées en ombelles ou en grappes, et une drupe à épicarpe lisse, noir ou pourpré, couvert d'une fleur cireuse, ou pruine, à mésocarpe charnu. Un noyau lisse.

1° *Cerisier vulgaire (Prunus cerasus* L. — *Cerasus vulgaris* Mill. — *C. caproniana*

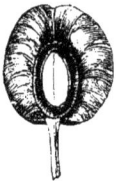

Fig. 105. — Cerisier. Fruit. Coupe longitudinale.

DC.) — Arbre à rameaux étalés, en tête arrondie. Feuilles pétiolées, ovales, acuminées, dentées en scie, glabres en dessous, lisses. Fleurs blanches, rosées, sortant de bourgeons dont les écailles inférieures sont foliacées, petites. Calice à 5 sépales. Corolle à 5 pétales. Étamines nombreuses, libres, insérées au-dessus d'un disque. Ovaire à 1 loge biovulée. Style simple. Le fruit ou cerise est globuleux, déprimé, d'abord blanc, puis rouge, à mésocarpe charnu. Sa couleur varie du reste suivant les variétés.

Ces fruits sont acides, sucrés.

Cet arbre paraît être originaire de la Crimée, de la Macédoine. Il aurait été apporté dans l'Italie méridionale par Lucullus et il s'est ensuite répandu presque partout. On connaît trop les usages des fruits pour que nous insistions. Les pédoncules servent à faire une infusion qui passe dans la pratique vulgaire pour être diurétique ; avec une variété connue sous le nom de *Marasca*, on fait aux environs de Zara en Dalmatie, et par fermentation, une liqueur désignée sous le nom de *Marasquin*. La formule suivante est donnée par Guibourt.

Kirchwasser	300	grammes
Eau pure	2,400	—
Alcoolat de framboise	200	—
Sucre	600	—
Alcool à 90°	800	—

par simple dissolution.

2° *Merisier (Prunus avium* L. — *Cerasus avium* Mœnch.). — Arbre de 10 à 15 mètres de hauteur, spontané dans les forêts européennes et même en Afrique. Ses fruits sont petits, rouge foncé ou noirâtres, de saveur fade ; leur noyau, gros, adhère à la pulpe.

Ces fruits, peu comestibles, servent sur-

tout à préparer en Alsace, en Suisse, en Souabe, la liqueur alcoolique connue sous le nom de *kirchenwasser* ou de *kirch*. On l'obtient en faisant fermenter la pulpe des merises, mélangée d'un certain nombre de noyaux écrasés qui fournissent par leur amande l'acide cyanhydrique ou mieux l'essence d'amandes amères. C'est elle qui communique au kirch son parfum. L'alcool est fourni par la pulpe même.

Ratafia de Grenoble.

Suc de merises noires	10.000
Merises noires	2.000
Feuilles de cerisier	375
Cannelle fine	800
Girofles	400
Mûres	400
Sucre	4.5
Alcool à 22°	8.
Eau	2.250

Certaines races donnent cependant des fruits agréables, les *guigniers*, dont les fruits en forme de cœur, blancs, rouges ou noirs, ont une chair tendre; les *bigareautiers*, rouge clair ou noirs, cordiformes, ont une chair ferme, agréable.

La gomme qui découle des cerisiers est connue sous le nom de *Gomme nostras*. Elle est moins soluble que la gomme arabique et s'emploie dans la chapellerie.

Ceroxylon andicola H. B. — Grand palmier dont le tronc peut acquérir une hauteur de 50 mètres, et couronné par des feuilles pennées, dont les folioles, atténuées à la base, tronquées et élargies au sommet, sont blanches et tomenteuses en dessous. Fleurs dioïques, pourvues de bractées. Spathes complètes. Calice tripartite. Corolle tripétale. 6 à 9 étamines. Ovaire triloculaire à loges uniovulées. 3 stigmates aigus. Baie monosperme.

Ce palmier habite les Andes du Pérou et fournit la cire végétale connue sous le nom de Cire de palmier, qui exsude naturellement des cicatrices laissées par les feuilles tombées. Les habitants l'enlèvent avec un couteau. Elle est alors blanche, légère. On la fond pour lui donner la forme de masses compactes. Elle renferme deux résines, dont une est la *Céroxiline*.

Cereus Flagelliformis Mill. — Plante grasse de la famille des Cactacées, série des Eucereus, à tige allongée, munie de côtes articulées, ramifiées, à rameaux cylindriques. 10 à 12 tubercules serrés. Épines courtes, 8 à 12 radiales, 8 à 14 centrales un peu plus longues. Fleurs latérales d'un beau rouge cramoisi. Le réceptacle, muni de coussinets tomenteux, se prolonge au delà de l'ovaire et donne insertion à des lobes calicinaux, nombreux, multisériés, les extérieurs squamiformes, les intérieurs allongés, imbriqués en spirale. Corolle à pétales nombreux, recourbés, étoilés. Étamines nombreuses, plurisériées, libres. Ovaire infère garni d'écailles. Style filiforme, à plusieurs rayons stigmatiques. Baie garnie d'écailles. Graines albuminées, à cotylédons recourbés en hameçon.

Au Mexique, où cette plante porte le nom de *Junco-Junquillo*, l'infusion des fleurs est employée contre l'éclampsie. Le suc de la tige est rubéfiant et usité à l'intérieur comme vermifuge; mais, en raison de ses propriétés irritantes, il doit être administré avec précaution.

Cestrum nocturnum L. (Galant de nuit). — Arbrisseau de 2 à 3 mètres, de la famille des Solanacées, à feuilles alternes, entières, ovales, oblongues, d'un beau vert parsemé de jaune. Fleurs jaune verdâtre en cymes brièvement pédicellées. Calice campanulé, persistant, à 5 dents. Corolle gamopétale, glabre, à 5 lobes pleins. 5 étamines libres. Ovaire biloculaire, pluriovulé, libre. Style simple, stigmate obtus. Baie ovoïde, oblongue, de la grosseur d'un petit pois, blanche, à 2 loges. Graines à embryon droit.

Cette plante croît dans l'Amérique méridionale et aux Antilles. Les fleurs ont un parfum fort agréable mais qui devient pénible à supporter dans un lieu clos. Les baies renferment un suc vénéneux que l'on a préconisé dans l'épilepsie, sous forme d'extrait.

2° *C. auriculatum* Lherit., se distingue par ses feuilles lancéolées, molles, d'un vert mat, ses fleurs verdâtres teintées de rouge, pubescentes, d'une odeur musquée.

Cette plante passe pour fébrifuge, propriété tout au moins douteuse, étant donnée la famille à laquelle elle appartient. A l'extérieur on l'emploie contre l'œdème des membres inférieurs ou en bains pour calmer les douleurs hémorroïdales.

3° Le *C. laurifolium* Lherit., des Antilles, est vénéneux. Les autres espèces n'offrent pas d'intérêt au point de vue médical.

Cevadille. — Cevadille, fournie par le *Schœnocaulon officinale* Asa. Gr. (*Asagræa officinalis* Lindl. — *Sabadilla officinarum* Brandt.), de la famille des Liliacées, série des Vératrées. C'est une plante herbacée, vivace, de 2 mètres de hauteur, à bulbe pyriforme, de 8 à 10 centimètres, portant des tuniques imbriquées, les extérieures brunes ou noirâtres, les intérieures blanches, charnues. Feuilles étroites, ensiformes, aiguës, à nervures droites et parallèles. Hampe florale nue à la base, portant à la partie supérieure un épi long de 50 centimètres de fleurs brièvement pédicellées, hermaphrodites, placées à l'aisselle d'une bractée concave. Calice à 6 sépales, épais, oblongs, verdâtres, sur 2 verticilles; 6 étamines libres, inégales.

Ovaire à 3 loges pauciovulées. Fruit formé de 3 follicules unies à la base, s'ouvrant en 3 valves de 1 centimètre de longueur. Graines petites, claviformes, un peu arquées, noires, glabres, albuminées.

Cette plante habite le Mexique, dans les prairies montueuses, ainsi que le Guatémala et le Venezuela. On la cultive à Vera-Cruz, à Alvarada et Tlacatalpa. D'après Berg, une autre forme se trouve à Caracas, à 4,000 pieds au-dessus du niveau de la mer. Ses feuilles seraient plus larges et plus carénées. On emploie ses graines à l'extraction de la vératrine. Elles proviennent presque toutes de la Guayra, le port de Caracas.

Composition chimique. — Les graines de cévadille ont été étudiées par Meisner, Pelletier et Caventou, Concrbe, Merck, et en dernier lieu par A. Wright et Luff, et les travaux de ces différents auteurs ne concordent pas toujours entre eux. D'après Wright et Luff, ces graines renferment : 1° une base soluble dans l'éther, la *vératrine* ($C^9H^{31}AzO^9$), se dédoublant par la saponification en *acide diméthylprotocatéchuique* qui serait identique avec l'acide vératrique de Merck, et une nouvelle base, la *rérine* $C^{18}H^{19}AzO^8$. Les auteurs proposent de conserver au premier alcaloïde le nom de vératrine. Il ne cristallise pas, mais son sulfate et son chlorhydrate cristallisent bien ; 2° la *cévadine* (*cévatrine* de Merck) $C^{32}H^{49}AzO^9$ cristallisant en aiguilles efflorescentes, insolubles dans l'eau, solubles dans l'éther et l'alcool et se dédoublant en une nouvelle base, la *cévine* $C^{27}H^{44}AzO^8$, et en un acide identique avec l'*acide méthylcrotonique* $C^5H^8O^2$ et avec l'acide cévadique de Pelletier et Caventou ; 3° une nouvelle base $C^{24}H^{53}AzO^8$, amorphe, insoluble dans l'éther, un peu soluble dans le benzol bouillant, ne donnant pas de sels cristallisables et formant en présence de la soude alcoolique de l'acide méthylcrotonique. Ce composé rappelle en certains points seulement la sabadilline de Weigaclin. Les auteurs proposent de l'appeler *cévadilline*.

Quoi qu'il en soit de cette constitution si controversée, la vératrine officinale en France est celle du Codex. Elle est en poudre composée de prismes rhomboïdaux très fins, efflorescents, insolubles dans l'eau froide, solubles dans l'eau bouillante, l'éther et surtout l'alcool et le chloroforme. Son odeur est nulle. Sa saveur est âcre et brûlante. Elle provoque, quand on la pulvérise ou quand on la respire, des éternuements violents et prolongés. Elle forme des sels cristallisables avec les acides. C'est une substance très toxique. Sa formule est $C^{32}H^{52}Az^2O^9$.

Thérapeutique. — Les graines de la cévadille ne sont plus guère usitées que pour l'extraction de la vératrine. On les employait jadis sous forme de poudre pour la destruction des poux ; mais, comme celle-ci est très irritante et toxique, son usage est tombé en désuétude. Il n'en est pas de même de la vératrine, malgré sa toxicité, qui est telle qu'elle peut être mortelle à la dose de 1 centigramme. Nous ne parlons ici, bien entendu, que de la vératrine du Codex. Elle provoque des vomissements violents, des selles séreuses abondantes, une sensation de brûlure très douloureuse dans la bouche et l'arrière-gorge, une grande faiblesse musculaire, des tremblements nerveux, des convulsions, des troubles sérieux de la respiration, de la circulation. Le pouls devient petit, fréquent, irrégulier, et la mort survient par arrêt du cœur ou paralysie des muscles de la respiration. Cette paralysie est généralement précédée par une irritabilité excessive. On l'utilise cependant comme analgésique et diurétique dans les névralgies, l'hystérie, les rhumatismes aigus. On l'employait jadis à l'intérieur contre la goutte et l'hydropisie, comme diurétique. Mais elle est remplacée avantageusement par le colchique, plus facile à manier, ou par la colchicine.

On la prescrit aussi dans la paralysie, la dysménorrhée, l'épilepsie. C'est, en résumé, administré à l'intérieur, un médicament dangereux et d'utilité douteuse. Il n'en est pas de même à l'extérieur, et elle peut alors rendre des services dans les rhumatismes, les douleurs névralgiques, etc. Ces applications déterminent du reste une sensation de chaleur et du fourmillement.

En pilules, associée à l'extrait d'opium, la dose est de 1 à 5 milligrammes par jour. En pommade (5 centigrammes pour 10 d'axonge) pour frictions ; on emploie aussi, mais rarement, les injections hypodermiques.

Il ne faut pas confondre la cévadille avec le *Veratrum sabadilla* Retz des Antilles et des terres chaudes du Mexique, dont les fruits sont plus arrondis et de couleur plus foncée.

Chanvre. — Bien qu'on ait distingué spécifiquement plusieurs espèces de Chanvres,

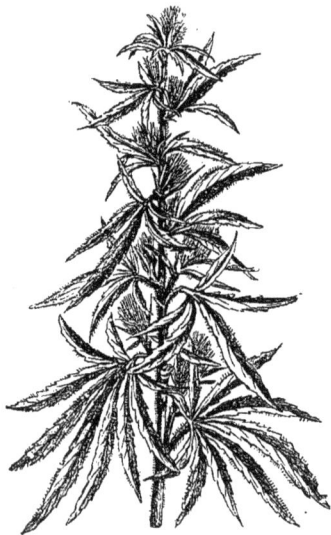

FIG. 196. — Chanvre femelle.

on s'accorde aujourd'hui à n'en plus reconnaître qu'une seule, le *Cannabis sativa* L., avec la correspondance des noms suivants : *C. indica* Lamk., *C. erratica* Siev., *C. chinensis* Del. Il appartient à la famille des Ulmacées, série des Cannabinées.

C'est une plante herbacée, annuelle, dont la tige est dressée, cannelée, anguleuse, couverte, comme toutes les parties de la plante, d'une pubescence fine, rugueuse, d'un

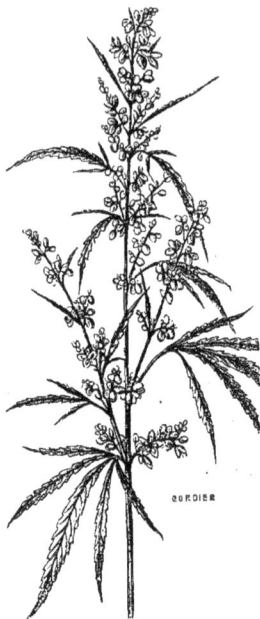

FIG. 197. — Chanvre mâle.

vert clair. Feuilles alternes (*chinensis*), ou opposées (var. *kif* d'Algérie), pétiolées, stipulées, à limbe divisé jusqu'à la base en

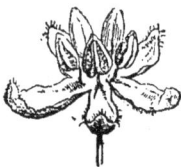

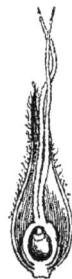

FIG. 198. — Fleur mâle.   FIG. 199. — Fleur femelle. Coupe longitudinale.

un certain nombre de folioles plus nombreuses, 7 à 9, dans les feuilles inférieures, étroites, lancéolées, aiguës, dentées en scie et scabres. Fleurs dioïques, régulières, apétales. Fleurs mâles en grappes axillaires, pendantes. Calice à 5 sépales velus ; 5 étamines libres, dressées. Fleurs femelles en grappes axillaires. Pédoncule court, à l'aisselle d'une bractée verte, longue, effilée. Calice gamosépale en forme de coupe membraneuse, à 2 sépales connés. Ovaire libre, arrondi, uniloculaire par avortement, uniovulé. 2 styles couverts de papilles stigmatiques, articulés à la base. Achaine indéhiscent, enveloppé par la bractée, à graine sans albumen.

Le chanvre paraît être originaire de l'Asie tempérée. Il existe en grande abondance sur les bords du Volga, dans l'Inde, en Afrique, au Brésil, où il a été transporté, et on le cultive dans toutes nos contrées.

Cette plante a une odeur forte, particulière, qui agit sur l'appareil nerveux et provoque, quand on séjourne dans un champ de chanvre, des vertiges et une sorte d'ivresse.

Nous nous occuperons tout d'abord de la variété *Indica,* qui, pour la thérapeutique, a une importance assez grande, tandis que le Cannabis de nos contrées a surtout un intérêt industriel, et jouit du reste de propriétés thérapeutiques bien moins marquées que le premier.

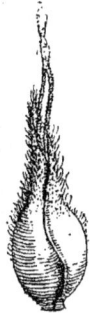

Fig. 200. — Fruit.

Dans le commerce de l'Inde, le chanvre se présente sous les formes suivantes :

1° *Bhang, Sidhi, Sabzi.* Ce sont les feuilles séchées, de couleur vert foncé, généralement brisées de façon à former une poudre grossière. Leur odeur est particulière, leur saveur nulle. Ces feuilles se fument seules ou mélangées au tabac. On en fait, avec du sucre, de la farine et un certain nombre d'autres substances, une pâte nommée *majun,* qui est verte. On en prépare aussi une macération dans l'eau.

2° *Ganja* (Hind. Beng.), *Kalpam* (Tam.). Ce sont les sommités fleuries de la plante femelle. Elles sont comprimées, glutineuses, d'un vert brunâtre. Leur odeur est particulière et narcotique.

3° Le *charas, churrus,* est la résine qui exsude des feuilles et des rameaux, que l'on récolte d'une façon étrange. Deux hommes vêtus de cuir se promènent dans les champs de chanvre, de façon que la résine s'attache à leurs vêtements, d'où ils l'enlèvent de temps en temps. On roule aussi dans les mains les sommités du chanvre, puis on racle les doigts. Dans l'Inde, ce charas n'est récolté que sur les chanvres croissant dans les montagnes à une certaine altitude.

Celui d'Yorkand est brun, en masses considérables, irrégulières, compactes, friables. Il est composé de petits grains de résine transparente; son odeur est celle du chanvre, sa saveur est nulle. Il renferme un tiers de son poids de résine amorphe, soluble dans l'alcool et le sulfure de carbone. Le résidu est constitué par des sels de calcium, de sodium et de fer.

Ce charas est fumé avec le tabac. Il ne parvient que rarement en Europe.

Composition chimique. — Malgré les nombreux travaux qui ont été faits, la composition du chanvre est encore aujourd'hui imparfaitement connue.

En 1847, T. et H. Smith en séparèrent une résine solide, brune, amorphe, brûlant avec une flamme blanche et sans laisser de résidu. Ils l'appelèrent *cannabine* et attribuèrent, soit à elle-même, soit à un principe volatil qu'elle renferme, une action physiologique puissante, car à la dose de 5 à 6 centigrammes elle serait toxique.

En 1876, Preobaschensky déclara avoir trouvé dans le hachich un alcaloïde volatil identique avec la nicotine, et qu'il regardait comme le principe actif du chanvre. La présence d'un alcaloïde de cette nature parut étrange, et Draggendorf et Marquiss, après avoir vainement recherché la nicotine dans les échantillons qu'ils avaient en leur possession, admirent que l'échantillon analysé par Preobaschensky devait renfermer du tabac, que l'on mêle souvent en effet à la drogue qui est destinée à être fumée. Siebold et Bradbury se rangèrent à l'opinion de Draggendorf et séparèrent du chanvre un très petite quantité un alcaloïde volatil auquel ils donnèrent le nom de *cannabinine,* mais dont ils ne décrivirent pas l'action physiologique.

Matthew Hay, d'Edimbourg, en 1883, crut voir que le chanvre renfermait plusieurs alcaloïdes, parmi lesquels il étudia surtout un alcaloïde cristallisant en aiguilles incolores, soluble dans l'eau, l'alcool, moins dans l'éther et le chloroforme. En raison de ses propriétés tétaniques, analogues à celles de la strychnine, il lui donna le nom de *tétano-cannabine.*

Merck retira plus tard un glucoside qu'il combinait au tanin et dont Bombelon obtint, à l'aide de l'oxyde de zinc, une poudre brun verdâtre se volatilisant sans résidu sur une lame de platine. Il lui donna le nom de *cannabinum.* Warden et Waddel, en 1884, ne retrouvèrent ni l'alcaloïde de Smith ni celui de Hay; ils opéraient cependant dans l'Inde sur des panicules fleuries et des feuilles récoltées devant eux et en grandes quantités. Par la distillation destructive de l'extrait alcoolique, ils obtinrent une huile empyreumatique renfermant du phénol, de l'ammoniaque et les produits ordinaires en pareil cas.

Cette huile avait manifestement l'odeur de la nicotine, mais non ses effets, car elle était inerte.

Comme on le voit, le principe actif du chanvre n'est pas encore connu.

Le chanvre renferme une huile essentielle que l'on obtient en distillant sur le chanvre à diverses reprises une même quantité d'eau. Cette essence, étudiée par Personne, est de couleur ambrée, d'une odeur de chanvre très prononcée. Elle est plus légère que l'eau. Elle se dédouble en deux substances, le *cannabène,* liquide, incolore, et l'*hydrure de cannabène,* solide, cristallisant dans l'alcool. Personne attribuait au cannabène l'action du chanvre.

Hachich. — Il est enfin un produit particulier dont la renommée s'est répandue même en Europe, c'est le *hachich.* Quelle est sa composition ? Elle est des plus complexes, car elle varie certainement suivant la fantaisie des fabricants ou les demandes de leur clientèle spéciale. La base est la résine de chanvre, mais elle peut être associée à l'opium, à des solanées du genre datura, etc., et les ingrédients sont le beurre, le miel, les confitures. On en fait aussi des bonbons. Dans certains échantillons, on a même trouvé de la noix vomique. On conçoit combien, dans ces conditions, l'action du hachich doit être incertaine et parfois même dangereuse.

D'après *Pharm. Rundsch.,* février 1887, le hachich pur serait préparé en traitant l'extrait alcoolique du chanvre indien par un alcali caustique qui se combine avec toutes les substances acides de la drogue et les maintient en dissolution. Le résidu ou *hachich pur* consiste surtout en un mélange de résine molle et de l'alcaloïde tétanique. C'est alors une matière résineuse, molle, brune, insoluble dans l'eau, mais formant une solution d'un beau jaune d'or dans l'alcool, l'éther, le chloroforme. A petite dose (2 centigrammes), elle agit comme stimulante; à doses plus élevées, elle produit les effets du chanvre, suivi d'un sommeil profond. Il faut la doser suivant les susceptibilités du sujet. La drogue ne produit tout son effet que lorsqu'elle est dans un grand état de division. On l'administre généralement sous forme de pastilles, associée au cacao ou au café grillé.

A Alger, on vend sous le nom de *madjoun* du chanvre pulvérisé, bouilli dans du miel pendant un temps plus ou moins long, suivant la consistance qu'on veut lui donner. On le mélange généralement avec une certaine quantité de *ras-el-hanout*, épice composé de cannelle, girofles, muscade, poivre, gingembre, galangal et maniguette. Ce mélange porte alors le nom de *kif*. On en prend gros comme une noisette ou comme une noix, suivant l'âge, le sexe et la façon dont il est supporté.

D'après Preobaschensky, le hachich de l'Asie centrale est en gâteau de forme variable, sur 1 à 3 pouces d'épaisseur, brun foncé à l'extérieur, brunâtres ou verdâtres à l'intérieur, fermes, ne pouvant se casser, mais se laissant couper facilement. On le prépare de la façon suivante : le suc résineux des sommités fleuries fraîches est récolté au printemps, mélangé de sable et d'eau de façon à former une masse que l'on sèche sur des claies jusqu'à ce qu'elle puisse être coupée en plaques. En quelques jours l'excès d'eau s'est évaporé et le hachich est prêt pour l'exportation, qui se fait de Bochara sur Chiwa, Tarthkand, Kokant, etc.

Usages industriels. — Chanvre textile. On en connaît plusieurs espèces : 1° le *C. ordinaire;* 2° le *C. du Piémont*, dont la tige est plus élevée; 3° le *C. de Chine*, qui ne végète que sous un climat un peu chaud et peut atteindre 5-7 mètres de longueur; 4° le *C. d'Algérie* ou *Kif*, *Takrouri*, qui est peu élevé.

Le chanvre demande des terres argilo-calcaires ou siliceuses, sèches, profondes, qui doivent être amendées par les engrais, car elles sont rapidement épuisées. On l'arrache généralement 12 à 14 semaines après la semaille, le plant mâle le premier, et on égrène les pieds femelles pour les semailles ou pour le commerce. On fait sécher les tiges puis on les assortit par grosseur, et souvent même on les coupe de longueur à peu près égale avant de procéder au rouissage, qui s'opère à l'eau froide, à la rosée ou à l'eau chaude.

Le rouissage à l'eau froide se fait en eau dormante ou en eau courante. Le premier donne des produits colorés et beaucoup de déchets. Dans l'eau courante, au contraire, la qualité de la filasse est bien supérieure, ainsi que sa coloration. Le rouissage est terminé quand la matière gommo-résineuse qui relie les fibres entre elles a été dissoute par l'eau. Il dure en eau dormante de 5 à 15 jours, suivant la nature du chanvre et la température de l'eau. On lave ensuite les tiges, précaution inutile quand l'eau est courante, puis on fait sécher pendant quelques jours. On a proposé de remplacer l'eau ordinaire par l'eau chaude et alcaline. On obtient ainsi 10 0/0 en plus de rendement d'une filasse plus belle et plus fine. Le rouissage à la rosée, qui est plus long, donne des fibres moins durables.

Avant de broyer ou de *teiller* le chanvre, on le dessèche complètement au four, puis on l'écrase sur un billot avec un maillet de bois très lourd pour rendre le broyage plus facile.

Celui-ci se fait soit à la main, soit et mieux à la machine, qui prépare de 8 à 10 kilos de chanvre à l'heure. Le broyage a pour but de séparer les fibres textiles du bois.

Dans le teillage qui se fait à la main, l'ouvrier prend un brin de filasse et le détache en l'enroulant sur un doigt. Ces brins sont ensuite déroulés et tordus pour qu'ils ne se mêlent pas. On peigne avec des peignes de fer fixés sur un chevalet, de façon à désunir les fibres et à fendre les brins, que l'on tord grossièrement.

Un hectare de terrain donne en moyenne 2 à 2,400 kilogrammes de chanvre brut, produisant en plaine 500 kilogrammes, et dans les vallées 1,100 kilogrammes de filasse.

Le rendement des graines varie entre 9 à 12 hectolitres; 100 kilogrammes de filasse brute donnent 60 à 70 kilogrammes de filasse peignée et 30 à 33 0/0 d'étoupes (Heuzé).

Les tiges, après le rouissage, servent à faire les allumettes. Les graines sont employées pour la nourriture des volailles et pour l'extraction de l'huile qu'elles renferment.

Le chanvre sert à fabriquer des ficelles, des cordes, des câbles, des toiles fines, des toiles à voiles, et il est souvent utile de savoir distinguer dans un tissu le caractère des fibres dont il est constitué.

Le procédé microscopique institué par M. Vétillart, et qui est adopté du reste dans la marine française, répond à ce desideratum non seulement pour le chanvre, mais encore pour le lin, le coton, le phormium tenax, etc. Nous donnerons ici la marche de ce procédé, en réservant pour chacun des textiles la caractéristique microscopique.

L'examen porte sur les fibres en long et sur leur coupe transversale.

1° On fait bouillir pendant une demi-heure un poids donné de fibres dans une solution d'une partie de carbonate de soude sec et dix parties d'eau, en ayant soin de remplacer l'eau à mesure qu'elle s'évapore. Après refroidissement, les fibres retirées de l'eau sont battues dans un mortier avec un pilon de bois; puis on ajoute de l'eau et on recommence la même opération. On passe sur une toile métallique à mailles fines, qui retient les fibres et les matières étrangères insuffisamment pilées. On répète le même traitement sur les fibres restées dans le mortier, jusqu'à ce que l'eau passe claire. On lave soigneusement les parties fibreuses restées sur la toile, on les enlève et on les sèche à fond, puis on les abandonne à l'air pour qu'elles reprennent leur humidité normale.

Si cette opération est bien faite, le résidu n'est formé que de fibres isolées du tissu parenchymateux. On le pèse, et la proportion des fibres est donnée d'une façon approximative, mais suffisante.

2° On procède ensuite à l'examen en long.

Pour cela les fibres, préparées comme on vient de l'indiquer, sont placées sur une glace, avec une goutte ou deux de la solution suivante : *une partie d'iodure de potassium dans cent parties d'eau distillée, à laquelle on ajoute de l'iode jusqu'à saturation, et même en quantité plus grande.* Quand les fibres sont bien imprégnées, on ajoute quelques gouttes du même liquide, et à l'aide d'aiguilles emmanchées on écarte les fibres les unes des autres, de façon à les isoler autant que possible. On absorbe alors l'excès du liquide iodé avec de petits carrés de papier à filtrer de 2 centimètres de côté, puis on place sur les fibres 3 ou 4 de ces carrés que l'on presse doucement, en ayant soin de ne rien déplacer.

On recouvre la préparation d'une lame mince de verre, que l'on presse doucement avec l'aiguille pour faciliter la diffusion de l'acide sulfurique dont on dépose une ou deux gouttes sur les bords de la lame.

Cet acide se prépare ainsi : on prend 3 parties en volume d'acide sulfurique à 1.84 de densité et on le mélange soigneusement, pour éviter l'élévation de température, avec 1 partie d'eau distillée et 2 parties de glycérine pure. On laisse refroidir et on décante la partie limpide.

On examine alors au microscope, au moindre grossissement. Quand les fibres sont colorées en bleu, les cellules sont de la cellulose pure ; mais si elles sont jaunes, c'est qu'elles sont imprégnées ou lignifiées par des substances azotées.

Quand la préparation est bien faite, la forme des fibres n'est pas altérée et leur coloration rend visibles leur forme et leur texture. Les dimensions, l'épaisseur des cloisons cellulaires, la forme de leur cavité centrale, peuvent être facilement appréciées. Il devient facile de voir si cette cavité est vide, si elle renferme des matières étrangères qui apparaissent en jaune ou en brun.

Il peut arriver parfois que les fibres ne se colorent pas. Dans ce cas, on imbibe les fibres sèches de quelques gouttes d'une solution de potasse (1 partie pour 6 d'eau). On les sèche au papier buvard, et on ajoute l'eau iodée. La couleur disparaît d'abord, puis, après addition d'eau iodée nouvelle, elle persiste. On traite comme ci-dessus. Quand cet examen paraît insuffisant, on procède à l'examen d'une coupe transversale de ces fibres.

Coupe transversale. — On colle les fibres de façon à ce qu'elles forment une sorte de petit bâton de la grosseur d'un crayon. Pour cela il est indispensable que la colle devienne suffisamment dure en séchant pour donner au bâton une résistance suffisante, mais qui ne soit pas trop grande pour que le rasoir puisse l'entamer facilement comme il le ferait d'une matière cornée. De plus cette colle doit se dissoudre complètement dans l'eau iodée, de façon à disparaître complètement quand on sèche la préparation avec le papier à filtrer. Cette colle se prépare de la façon suivante :

Gomme arabique pure......	40 grammes.
Eau distillée...............	40 —

On fait dissoudre :

Colle de poisson (grénétine)..	10 grammes.
Eau........................	40 —

On laisse en contact vingt-quatre heures, puis on chauffe pour dissoudre et on passe à chaud à travers une gaze serrée.

On réunit les deux solutions qu'on chauffe au bain-marie, et on ajoute 10 à 12 centimètres cubes de glycérine pure. Quand le mélange est complet, on l'introduit dans un flacon à large ouverture de 100 grammes au plus, et on ajoute un fragment de camphre pour empêcher la moisissure.

Cette colle devient solide en se refroidissant, et il faut la chauffer au bain-marie pour la rendre liquide et l'employer.

On prend environ l'épaisseur d'un crayon de fibres de 3 centimètres de longueur et les maintenant du doigt, on les imprègne de la colle précédente en ayant soin de maintenir leur parallélisme autant que possible et de presser avec le doigt pour enlever l'excès de colle. On donne aux fibres agglutinées la forme d'un petit bâtonnet qu'on laisse sécher au moins pendant douze heures pour obtenir la consistance voulue, ni trop dure ni trop molle.

On pratique sur ce bâtonnet, et à l'aide d'un rasoir bien affilé, des coupes bien perpendiculaires à l'axe et aussi fines que possible. Il y a là un tour de main assez difficile et qui demande de l'habitude, car les coupes trop épaisses ne peuvent être utilisées.

On dépose ces coupes sur une glace avec quelques gouttes d'eau iodée, et on chauffe légèrement au-dessus d'une lampe à alcool de façon à dissoudre la colle. On absorbe ensuite l'excès d'eau iodée à l'aide de petits carrés de papier buvard placés de chaque côté de la préparation. Il faut surveiller attentivement l'absorption du liquide, car si elle est trop rapide il se fait des courants qui entraînent les coupes sur les bords, ce qu'il faut éviter.

On ajoute alors sur ce dépôt une goutte d'eau iodée, et on répète les mêmes opérations pour enlever la colle.

On ajoute ensuite une goutte d'acide sulfurique (voir plus haut) sur la préparation bien sèche. On mélange avec la pointe de l'aiguille, puis on recouvre d'une lamelle de verre.

En examinant ces coupes au microscope, on voit nettement la forme des cellules, l'épaisseur de leurs cloisons, la forme et les dimensions relatives des cavités. Les coupes sont colorées en bleu (cellulose pure) ou en jaune (cellulose lignifiée).

Il est important parfois de connaître la longueur des fibres. On emploie pour cela une plaque de verre sur laquelle est gravée une échelle en centimètres et en millimètres. On étale une couche de glycérine sur laquelle on dispose les fibres bien séparées l'une de l'autre, et que l'on mesure alors facilement.

Le chanvre présente les caractères suivants :

1° *Examen en long.* — Fibres réunies en faisceaux fortement agglomérés, recouvertes d'une mince enveloppe jaune qui modifie un peu la couleur bleue ou violette des filaments et les rend moins transparents. Fibres étalées d'un diamètre très irrégulier, souvent plates et enrubannées, quelquefois striées profondément ; *pas de ligne centrale jaune.* Lignes transversales très fines, ne produisant pas de nœuds sur les fibres. Pointes grosses et courtes en forme de spatule, de fer de lance.

2° *Coupe transversale.* — Coupes irrégulières, à angles rentrants, presque toujours en groupes, dans lesquels les tranches des fibres sont enchevêtrées les unes dans les autres. Couches concentriques très marquées, circonscrivant des zones de teintes différentes. Chaque section de fibre est circonscrite par un filet jaune très fin. Cavité intérieure grande rappelant la forme du contour intérieur. Pas de coloration jaune à l'intérieur. Dans les coupes très pleines la cavité est représentée par une ligne allongée et non par un point.

Thérapeutique. — Il importe de séparer nettement les propriétés physiologiques et thérapeutiques des préparations pharmaceutiques du chanvre indien de celles que manifestent les diverses drogues que nous avons désignées sous les noms de *Ganja*, *Churrus*, *Bang* et *Hachich*. C'est que cette dernière surtout est loin de représenter le chanvre lui-même, au moins dans la plupart des échantillons du commerce, et les effets auxquels elle donne lieu pourraient induire en erreur sur la valeur réelle du chanvre, au point de vue thérapeutique. Le hachich, comme nous l'avons vu, est de composition complexe, et si la partie active est la résine, les ingrédients qu'on lui ajoute jouent certainement un rôle particulier.

Nous avons été à même de suivre une série d'expériences faites sur des sujets en parfaite santé, et avec une drogue dont la provenance paraissait irréprochable.

Après un temps qui varie suivant l'idiosyncrasie du sujet et son état d'esprit antérieur, on voit survenir une sorte de relâchement musculaire, une aisance dans les mouvements, qui semble donner des ailes et permettre de se soustraire aux lois de la pesanteur. Cette période doit être surveillée très

attentivement par les personnes présentes, car, dans cette sorte de délire, le sujet pourrait fort bien ouvrir une fenêtre et se précipiter dans le vide, avec la persuasion intime qu'il se soutiendra facilement dans l'air. Les incidents les plus minimes prennent à ses yeux une importance considérable souvent déviée de leur acception première. L'excitation nerveuse peut être considérable, mais nous n'avons jamais vu survenir de convulsions.

A cette période succède une torpeur toute particulière qui constitue réellement l'effet du hachich. C'est alors que, suivant les dispositions d'esprit ordinaires du sujet, celles sous l'influence desquelles il se trouvait avant d'ingérer la drogue, suivant la composition de cette dernière, l'on voit survenir les hallucinations les plus bizarres, dont rien ne peut donner une idée, car elles sont à la merci d'une foule de circonstances extérieures ou d'ordre psychique. Agréables, érotiques, sensuelles, immatérielles, religieuses ou mondaines, ces sensations étranges laissent cependant toujours le sujet conscient de son individualité, se disant et se répétant, même à haute voix, que cet état est purement artificiel, qu'il n'a rien de réel, et que le réveil viendra malheureusement trop tôt. Pendant cette période, le sujet doit être laissé dans le calme le plus absolu, car les moindres contrariétés établissent dans son esprit une lutte entre le rêve et la réalité qui détermine une irritation nerveuse des plus désagréables, accompagnée de nausées, de céphalalgie intense, etc. Ces effets se dissipent peu à peu et le sujet reprend lentement ses sens, avec un regret énorme d'avoir abandonné ses rêves s'ils étaient agréables, avec un soulagement sérieux s'ils étaient désagréables. Car il faut bien le dire, et nous insistons sur ce point pour éviter les mécomptes à ceux qui voudraient trouver, toujours et partout, dans le hachich, l'oubli de leurs maux ou une ivresse toujours agréable, cette drogue, comme l'alcool, comme l'opium, exalte les sentiments du moment, et quant à l'érotisme qu'elle provoque et qui pourrait séduire certaines personnes, il est, croyons-nous, à moins de dispositions spéciales, toujours dû à l'introduction dans le haschich de substances excitantes, voire même de cantharides, dont la présence ne serait pas sans danger.

L'usage journalier du hachich n'est pas entouré des mêmes dangers que celui de l'opium ou de l'alcool, car les désordres auxquels il donne lieu sont surtout d'ordre psychique, et on ne remarque ni amaigrissement, ni congestion cérébrale, ni constipation, etc. Il n'en est pas moins dangereux, car l'assuétude aux doses ordinaires se fait rapidement, et l'équilibre des fonctions cérébrales est facilement rompu. Comme toute drogue provoquant une excitation factice, le hachich doit être évité, au moins comme coutume.

Quant aux propriétés thérapeutiques des préparations du chanvre, elles sont encore peu connues, et elles mériteraient d'être l'objet d'une étude thérapeutique sérieuse. Dans l'Inde, on a employé l'extrait et la teinture alcoolique dans le tétanos, le delirium tremens, les convulsions des enfants, les affections nerveuses. Dans l'asthme et la coqueluche, il paraît donner de bons résultats. On l'a préconisé en obstétrique pour hâter le travail de la parturition, quand les retards sont dus à l'atonie de l'utérus.

L'extrait se donne à la dose de 5 à 10 centigrammes, ou même davantage, et la teinture à celle de 5 à 30 gouttes, en répétant cette dose suivant les besoins. On peut aussi fumer le Ganja ou le Bang à la façon du Datura.

Quant au produit désigné sous le nom de *hachichine,* on peut l'employer à la dose de 5-20-30 centigrammes, sous forme de pilules ou de solution.

Après cette étude un peu longue du chanvre indien, il ne nous reste que peu de choses à dire du chanvre de nos contrées, dont les propriétés sont les mêmes, mais singulièrement atténuées par le climat. On sait que ses graines, connues sous le nom de *chènevis,* sont usitées pour la nourriture des oiseaux, qui en sont très friands, et qu'on en extrait une huile alimentaire. Toutefois, elle paraîtrait déterminer certains phénomènes un peu analogues à ceux du hachich, quand on l'a préparée sans enlever l'épisperme (?).

Cannabine. — Le Dr F. Roux (*Bull. génér. de thérap.,* 15 décembre 1886) a étudié les propriétés physiologiques de cette substance. D'après cet auteur, le principe actif du chanvre réside dans la résine et non dans l'essence.

L'extrait alcoolique possède des propriétés excitantes et convulsives. 1 gramme produit le coma et la mort de l'animal en dix ou douze heures. Le sommeil qu'il procure *parfois* est rarement profond, et son action est très incertaine quand on le prescrit à doses faibles, comme l'indique la prudence.

L'extrait éthéré est inactif, ainsi que le tannate de cannabine.

Tous les extraits actifs amènent rapidement l'anorexie et provoquent un amaigrissement et une apathie très marquée. Quelques doses suffisent.

La cannabine ne paraît donc pas pouvoir entrer dans la thérapeutique.

Châtaignier. — Le Châtaignier commun (*Castanea vulgaris* Lamk. — *C. sativa* Mill. — *C. vesca* Gœrtn.), de la famille des Castanéacées, série des Quercinées, est un grand arbre à feuilles oblongues, aiguës, dentées, caduques, glabres, d'un beau vert luisant. Les fleurs sont polygames et disposées en chatons. Les chatons mâles sont cylindri-

ques, longs. Chacune des fleurs, accompagnées de bractéoles à leur base, présente un périanthe à 6 divisions et 12 à 18 étamines libres.

Les fleurs femelles sont au nombre de 2 ou

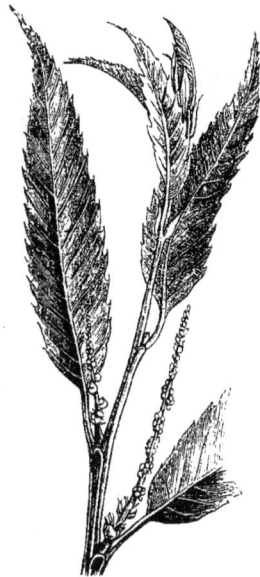

Fig. 201. — *Castanea vulgaris.*

3, réunies dans un involucre hérissé d'épines dures. Périanthe à 6 lobes étroits. Ovaire infère à 6 loges incomplètes, biovulées. Style à 6 branches.

Les fruits sont des achaines, au nombre de 2 ou 3, entourés par l'involucre, épineux, persistant, accru, globuleux. A la maturité l'involucre s'ouvre, à la partie inférieure, en quatre panneaux, pour laisser échapper les achaines, qui renferment une graine fertile, dépourvue d'albumen, à cotylédons épais, farineux.

Le châtaignier croît en France, en Europe, dans l'Amérique du Nord, l'Asie, l'Afrique tempérée, partout où se rencontre la silice dans le terrain. Son bois est précieux, dur, à grain fin. L'écorce sert à tanner les peaux et à faire de l'encre. Les fruits, *les châtaignes,* sont, on le sait, mangées sous toutes les formes. On les conserve en les chauffant sur des claies, de façon à dépouiller facilement l'amande de ses

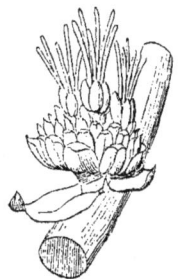

Fig. 202. — Inflorescence femelle.

enveloppes. Elle est alors sèche et blanche. L'une des variétés les plus estimées est le marron, qui est plus gros, presque rond, et qui ne renferme que peu de replis de la membrane externe de la graine. L'arbre ne donne de récolte qu'à 40 ans.

C'est un aliment peu réparateur, car on a calculé qu'un homme devrait en manger 5 kilogrammes environ pour retrouver l'équivalent d'un aliment complet et suffisant.

Chaulmoogra (*Huile de*). — Cette huile est extraite des graines du *Gynocardia odorata* Roxb., grand arbre de la famille des Bixacées, originaire de l'Inde. Feuilles alternes, brièvement pétiolées, entières, oblongues, lancéolées, acuminées, de 12 à 20 centimètres de longueur sur 3 à 5 de largeur, coriaces, luisantes.

Fleurs dioïques, jaunâtres, solitaires, axillaires, ou insérées en fascicules sur le tronc. Calice cupuliforme, coriace, à 5 sépales. Corolle à 5 pétales, accompagnés d'une écaille ciliée. Étamines très nombreuses, libres. Dans la fleur femelle, les étamines sont réduites à l'état de languettes hypogynes. Ovaire globuleux, sessile, libre, à une seule loge multiovulée. 5 styles courts. Stigmates sagittés. Baie globuleuse, de très grande dimension, unicellulaire, indéhiscente, à épicarpe épais, visqueux, gris cendré. Graines de la grosseur d'une noisette, longues de 3 centimètres, larges de 1 centimètre et demi, immergées dans la pulpe, ovales, lisses, gris jaunâtre, albuminées.

Cet arbre habite les forêts de la Péninsule malaise et de l'Inde orientale, au nord de Nizam, et s'étend au pied de l'Himalaya jusqu'à l'ouest de Sikkim.

Les graines donnent, par expression, un corps gras solide, brun, d'une odeur et d'une saveur désagréables, fondant à 35°, moussant quand on l'agite avec l'eau chaude. Une partie se dissout dans l'alcool froid, possède les propriétés organoleptiques des corps gras, et donne avec l'acide sulfurique une coloration vert pâle. La partie insoluble se colore en vert pâle.

Le corps gras se dissout dans l'éther, le chloroforme, le sulfure de carbone, la benzine, en laissant un léger résidu.

Composition chimique. — Il renferme, d'après J. Moss :

Acide palmitique	63
— hypogéique	4
— coccinique	2,3
— gynocardique	11,7

Cette étude a été reprise par Heckel et Schlagdenhauffen, qui ont donné comme caractéristique de l'huile de Chaulmoogra la réaction suivante : on ajoute une solution éthérée de chlorure ferrique, et on évapore. Après deux ou trois opérations analogues, l'huile prend une teinte vert sale. On la retire du bain-marie, et, après refroidissement, on ajoute quelques gouttes d'acide sulfurique, qui donne une teinte bleu verdâtre se communiquant au chloroforme, qui présente alors un dichroïsme rouge. Cette réaction ne se produit pas avec les huiles de palmier, de sésame, d'olive et d'œillette.

Thérapeutique. — L'huile de Chaulmoogra jouit, dans l'Inde, d'une grande réputation contre les maladies de la peau, la scrofule et la syphilis. On l'administre à la dose de 5 ou 6 gouttes, que l'on augmente graduellement. C'est, d'après les expériences faites en Europe, un médicament destiné à prendre dans la thérapeutique des maladies cutanées, et en particulier de la lèpre, une place fort importante.

Appliquée sur la peau, elle réussit contre les eczémas anciens, le prurigo, le lupus tuberculeux, en agissant comme irritant substitutif.

Chélidoine. — Le *Chelidonium majus* L. (Grande Éclaire, Grande Chélidoine, Herbe d'hirondelle), de la famille des Papavéracées, est herbacée, dressée, rameuse, à latex jaune orangé. Feuilles alternes, pinnatiséquées, à 5 à 11 segments, ovales, irrégulières. Elles sont molles, glauques à la face inférieure. Fleurs en cymes ombelliformes.

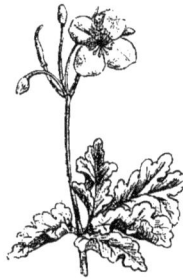

FIG. 203. — *Chelidonium majus.*   FIG. 204. — Laticifère de Chélidoine.

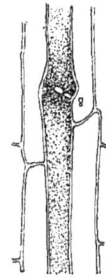

Calice à 2 sépales fugaces, jaunâtres, mous, acuminés. Corolle à 4 pétales, entiers, obovés. Étamines en nombre indéfini, libres. Ovaire allongé, uniloculaire, multiovulé. Style court, à 2 lobes stigmatiques, épais, défléchis. Fruit siliquiforme, de 2 à 5 centimètres de long, se séparant en deux valves à la maturité. Graines nombreuses, presque noires, à arille blanc.

Cette plante est très commune dans les haies, les décombres, les vieilles murailles. Fraîche, elle a une odeur vireuse, désagréable; sa saveur est amère et âcre. Elle renferme, dans toutes ses parties, un suc jaune orangé qui exsude à la moindre incision faite à la racine ou à la tige. Il est amer, âcre, corrosif, et s'épaissit à l'air, en prenant une couleur plus foncée.

Composition chimique. — Toutes les parties de la plante et surtout la racine renferment un alcaloïde, la *chélidonine* $C^{19}H^{17}Az^2O^3 + H^2O$, et la *chélérythrine*, identique à la *sanguinarine*.

La chélidonine cristallise en aiguilles incolores, amères, brillantes, insolubles dans l'eau, solubles dans l'alcool et l'éther, perdant à 100° une molécule d'eau et fondant à 130°. On la reconnaît en ce que l'acide sulfurique nitreux la colore en vert. Mise en suspension dans un peu d'eau sucrée, et additionnée avec précaution d'acide sulfurique, elle donne une coloration rouge violacé. Cet alcaloïde forme des sels cristallisés, très amers.

La sanguinarine C^{17}H^{15}AzO^4 est amorphe, pouvant cristalliser dans l'alcool, blanche, insipide, et provoque l'éternuement. Elle est insoluble dans l'eau, peu soluble dans l'alcool froid, plus soluble dans l'alcool chaud et l'éther, l'alcool amylique, la benzine, le sulfure de carbone, le chloroforme et le pétrole. L'acide sulfurique la colore en jaune à froid, et en brun verdâtre à chaud. Traitée par une solution alcoolique de potasse, elle dégage de l'ammoniaque et forme un alcaloïde insoluble dans l'eau, soluble dans l'éther, l'alcool, et cette solution incolore possède une fluorescence bleue. La sanguinarine se combine avec les acides pour former des sels qui sont amers et très vénéneux.

La chélidonine est le principe toxique de la chélidoine. Celle-ci renferme, en outre, des acides citrique, malique, à l'état de sels de magnésium, de l'acide phosphorique à l'état de phosphate terreux, et de l'acide chélidonique que Schmidt (*Archiv. de pharm.*, 1886, p. 531) a démontré n'être que de l'acide éthylsuccinique, fondant à 84°, et se transformant en acide oxalique en présence de l'acide nitrique.

Probst (*Ann. de chem. und. Pharm.* XXIX, 128) a donné le nom de *chélidoxanthine* à une matière jaune, amère, le plus souvent amorphe, peu soluble dans l'eau froide, à laquelle elle communique une couleur jaune très intense.

Thérapeutique. — Le suc est employé, dans les campagnes, pour détruire les verrues. C'est à lui que sont dus les empoisonnements, et il agit sur les centres nerveux à la façon des poisons narcotiques. 16 grammes entraînent la mort des chiens à la suite d'une inflammation très vive. Appliqué sur la peau dénudée, il est également toxique. Les symptômes de l'empoisonnement sont des vomissements, des selles, des douleurs violentes du tube digestif, des symptômes cérébraux analogues à ceux que provoquent les narcotiques. On les combat par des boissons émollientes, les vomissements provoqués.

Les propriétés antiophtalmiques qui ont fait donner à la plante le nom d'*Eclaire* peuvent être réelles, mais le contact du suc rendra toujours son emploi dangereux, et la thérapeutique oculaire dispose de moyens plus puissants et moins dangereux. Comme purgatif drastique, ce suc n'a pas plus de raison d'être employé, à cause de l'irritation violente qu'il détermine sur le canal gastro-intestinal.

A l'extérieur, on l'a préconisée comme détersif des ulcères de mauvaise nature, contre les éruptions herpétiques vésiculeuses. Il agit alors comme caustique léger, ou comme irritant substitutif.

La dose du suc à l'intérieur est de 50 centigrammes à 2 grammes, dose maximum 8 grammes, dans le lait ou une potion mucilagineuse. Pour les pansements extérieurs, on le mélange à la glycérine, à parties égales.

Chênes. — Les Chênes (*Quercus L.*), de la famille des Castanéacées, série des Quercinées, sont des arbres de taille le plus sou-vent élevée, ou parfois des arbrisseaux, à feuilles alternes, persistantes ou tombant en hiver, pétiolées, stipulées, à limbe entier ou profondément lobé. Fleurs unisexuées et monoïques. Les fleurs mâles forment des chatons axillaires, pendants. Calice à 5 divisions. Etamines au nombre de 3 à 5 et même 15, libres. Fleurs femelles solitaires, entourées d'un grand nombre de bractées écailleuses, imbriquées, se soudant ensuite pour former un involucre en cupule. Périgone à 6 divisions imbriquées. Ovaire infère à 3 loges biovulées. Style à 3 branches de forme variable. Le fruit, qui porte le nom de *gland*, est un achaine inséré par sa base large sur la cupule, à péricarpe mince, coriace, surmonté des restes du calice et du style. Une seule graine sans albumen, à cotylédons épais, plans convexes.

Ce genre renferme un grand nombre d'espèces qui croissent dans les régions boréales, tempérées et même tropicales des deux continents.

Les espèces intéressantes sont les suivantes :

1° *Quercus robur* L. (Chêne rouvre), ren-

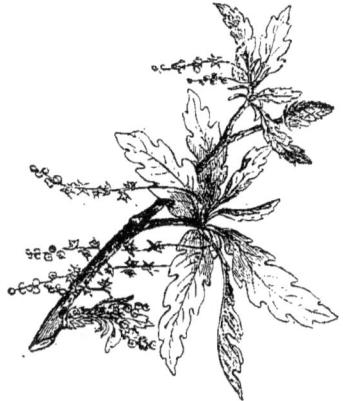

FIG. 205. — *Quercus robur*. Rameau florifère.

fermant le *Q. sessiliflora* et le *Q. pedunculata*. C'est un grand arbre dont les feuilles sont

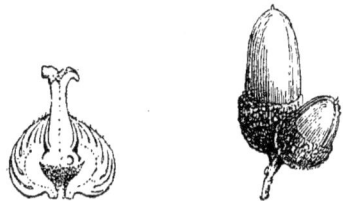

FIG. 206. — *Quercus robur*. Fleur femelle.

FIG. 207. — *Quercus robur*. Fruits.

glabres ou tomenteuses (var. *pubescens*), son gland est ovoïde.

Son bois est un des meilleurs que puisse employer l'ébénisterie et la menuiserie, en raison de sa dureté et de sa couleur.

Cet arbre fournit à l'industrie et à la thérapeutique son écorce et ses fruits.

L'*écorce* est en lames de dimensions variables, à surface grise, luisante, marquée de lenticelles transversales, à face interne brune, fibreuse; sa cassure est fibreuse, blanchâtre dans la partie interne, brune et compacte à la périphérie. Son odeur est celle bien connue du *tan*, sa saveur est astringente et un peu sucrée.

Composition chimique. — Cette écorce renferme environ 7 à 10 0/0 d'un tanin particulier, l'*acide quercitannique*, qui diffère de l'acide gallo-tannique de la noix de galle en ce qu'il forme avec la gélatine un précipité qui résiste à la putréfaction, et en ce qu'il peut être transformé en acide gallique et ne donne pas d'acide pyrogallique par sublimation, mais bien de la pyrocatéchine.
Ce composé donne à l'ébullition en présence des acides dilués un dérivé rouge et du sucre. Il n'a pas encore été isolé à l'état pur. Il précipite les sels de fer au maximum en noir violacé. On y trouve aussi de la *pectine*, de la *quercite*, sucre cristallisable voisin de la *mannite*, et la *quercine*, substance amère voisine de la salicine. L'étude de cette écorce n'est pas complète.

Thérapeutique. — L'écorce de chêne, trop vantée autrefois, trop délaissée aujourd'hui, est un médicament astringent, tonique et antiseptique. Comme astringent, elle est utile à l'intérieur dans les diarrhées, les hémorragies passives utérines, en injections contre la leucorrhée, la blennorragie, surtout chez les femmes, en lotions contre les ulcères de mauvais aspect. On emploie dans ce cas la décoction (30 à 60 grammes pour 500). La poudre sert comme antiseptique sur les plaies, dont elle hâte la cicatrisation. On a même attribué à la décoction des propriétés fébrifuges, surtout dans les fièvres intermittentes, et on donnait le nom de *quinquina français* à un mélange de : écorce de chêne, 120 grammes; noix de galle, 30 grammes; gentiane, 25 grammes; camomille, 20 grammes; lichen, 5 grammes. A prendre 30 grammes avant l'accès, 15 grammes après, puis 30 grammes avant l'accès suivant. Toutefois ces doses sont considérables et peuvent irriter l'estomac.

Le tan, qui sert à rendre les peaux imputrescibles, est fort utile comme désinfectant et absorbant sur les plaies. On avait même considéré les inhalations des émanations de tan comme pouvant préserver de la phtisie pulmonaire. L'observation rigoureuse a fait justice de cette opinion hasardée.

Glands du chêne. — Les glands ont une odeur nulle, une saveur astringente, styptique.

Composition chimique. — Ils renferment de l'amidon, 37; du tanin, 9 à 10; de l'huile, des sels, de la gomme et une matière sucrée, la *quercite* $C^6H^{10}O^5$, qui est cristalline, de saveur sucrée, soluble dans 8 parties d'eau, dans l'alcool étendu et chaud, insoluble dans l'alcool froid, l'éther, la benzine, le chloroforme. Inaltérable à l'air, elle fond à

225° en un liquide incolore et se sublime en partie. Avec l'acide nitrique, elle donne de l'acide oxalique. Elle ne fermente pas. Distillée dans le vide, elle donne l'éther de la quercite $C^{14}H^{24}O^9$, de la quercitane $C^9H^{10}O^4$, puis de la quinone, de l'hydroquinone et du pyrogallol.
Elle forme avec les sels métalliques un certain nombre de combinaisons bien définies.

Usages. — Les glands ne peuvent être mangés en raison de leur amertume, dont on les dépouille difficilement. Les porcs, par contre, les dévorent avec avidité. On a employé leur décoction dans les diarrhées muqueuses. Torréfiés, on les emploie en infusion à la façon du café, comme tonique et pour combattre les diarrhées infantiles.

Les glands doux réduits en poudre entrent dans la préparation de deux produits fort vantés autrefois comme analeptiques, le *racahout* des Arabes et le *palamoud* des Turcs. Ils étaient associés à du sucre et à des aromates.

Sur le chêne rouvre on rencontre souvent une galle particulière, la *galle* en *artichaut*. Elle est formée d'écailles couchées, puis s'écartant, ayant pour base une partie disposée comme le cul de l'artichaut. Du milieu s'élève un corps allongé ou sphérique qui est la véritable galle. D'après Lacaze-Duthiers, elle se produit de la façon suivante : De la galle sort une femelle agame de Cynipide, l'*ophilotrix gemmæ*, qui pique le bourgeon à fleur, dépose ses œufs et détermine la formation de petites galles ovales, aiguës, vertes, puis brunes et velues. De ces petites galles sortent les cynips sexués, *andricus pilosus*, qui s'accouplent. Les femelles fécondées pondent sur les bourgeons et déterminent la formation des galles en artichaut, d'où sort ensuite la génération agame.
Les *pommes de chêne* sont spongieuses, assez grosses, blanchâtres ou vermeilles au printemps puis séchées.
L'une d'elles, surmontée d'une couronne, est produite par le *cynips argentea*; l'autre, mamelonnée, par le *teras terminalis*.

2° *Chêne à galles* (Quercus Lusitanica Lamk. — var. *infectoria* DC. — *Q. petiolaris*

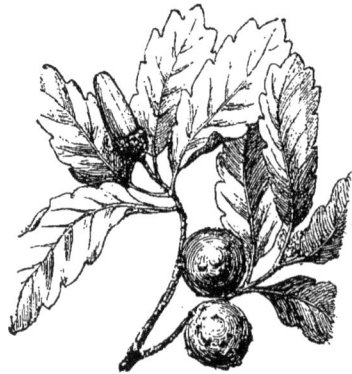

Fig. 208. — *Quercus infectoria* et ses galles.

Boiss.). — C'est un petit arbre à rameaux jeunes tomenteux, à feuilles ovales, oblongues, obtuses, à bords découpés en larges dents, parsemées de petits poils étoilés.

Cette plante croît dans l'Asie Mineure, la Syrie, la Grèce, l'île de Chypre. C'est elle qui fournit les meilleures galles, dites *galles d'alep*. Celles-ci sont produites par la piqûre d'un hyménoptère, le *diplolepis gallæ tinctoriæ*, qui enfonce son aiguillon dans le tissu de la plante en formant un canal dans

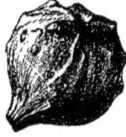

FIG. 209. — Galle d'Alep.

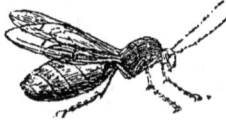

FIG. 210. — *Diplolepis gallæ tinctoriæ* grossi.

lequel il dépose son œuf. La partie ainsi attaquée s'hypertrophie et produit la galle. Elle est sphérique, de la grosseur d'une noisette, à surface lisse, luisante, couverte dans sa moitié supérieure de petits tubercules aigus, d'arêtes saillantes. Elle est verte et lourde tant que l'insecte y réside, mais ensuite elle devient brun jaunâtre et

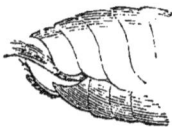

FIG. 211. — Extrémité postérieure de l'abdomen.

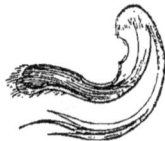

FIG. 212. — Tarière du *diplolepis*.

légère. La larve y séjourne 5 à 6 mois, se développe en un insecte ailé qui, pour sortir, se creuse un chemin depuis le centre jusqu'à la face externe et s'envole. Comme cette larve s'est nourrie d'amidon, la galle, après sa sortie, est surtout riche en tanin.

Ces galles sont dures, cassantes, inodores, de saveur très astringente.

Composition chimique. — Elles renferment 65 d'acide gallotannique, 4 d'acide gallique, ellagique, luteo-gallique, 2 d'amidon, etc., une résine. Le tanin spécial est la partie importante. Cet acide *gallotannique* $C^{14}H^{10}O^9$ serait, d'après Schiff, de l'acide *digallique* et, en présence des acides ou des alcalis étendus, donnerait de l'acide gallique

$$C^{14}H^{10}O^9 + H^2O = 2C^7H^6O^5.$$

Il précipite les sels ferriques en noir bleuâtre. Les sels ferreux ne réagissent pas tout d'abord ; mais au contact de l'air ils s'oxydent et la liqueur devient noire. Cet acide forme, avec la gélatine, un précipité insoluble mais qui se décompose facilement.

Usages. — Dans l'industrie, la noix de galle sert surtout à l'extraction du tanin. Ses usages thérapeutiques sont les mêmes que ceux de l'écorce de chêne. Ainsi que cette dernière, sa décoction peut être employée comme antidote dans les empoisonnements par l'opium, les alcaloïdes végétaux. Elle sert, mélangée au sulfate ferreux et à la gomme arabique, à fabriquer une encre excellente, mais que l'on remplace le plus ordinairement aujourd'hui par le noir d'aniline, qui présente l'inconvénient de s'effacer peu à peu et qu'on a dû proscrire des actes officiels.

3° *Chêne liège* (*Quercus suber* L.). — C'est une espèce de la région méditerranéenne, très répandue en Algérie, où elle est exploitée en grand, dans le Var en France, en Sicile, en Italie, en Espagne. Elle est surtout remarquable par le développement considérable de la couche subéreuse de son écorce ; aussi le tronc, les branches, sont-ils recouverts d'une épaisseur considérable de *liège*. On sait que l'on enlève l'écorce par larges plaques et qu'elle renaît ensuite lentement. Les usages du liège sont trop nombreux et trop connus pour que nous les décrivions ici.

4° *Chêne quercitron* (*Quercus tinctoria* Barh.). — Arbre de l'Amérique du Nord, dans la Caroline, la Virginie, la Pensylvanie. Il peut atteindre 30 mètres. Ses feuilles sont grandes, elliptiques, découpées en un petit nombre de segments grands, triangulaires, mucronés et inégalement dentés. Pubescentes quand elles sont jeunes, elles deviennent glabres à l'âge adulte.

Composition chimique. — Son écorce renferme des acides gallotannique et gallique et un principe colorant, la *quercitine* $C^{33}H^{18}O^{20}$, qui cristallise en tables microscopiques, de couleur jaune pâle, inodores, insipides, en solution toutefois, ils sont amers, insolubles dans l'eau froide, solubles dans l'eau bouillante, l'alcool, les alcalis et l'ammoniaque avec une coloration jaune verdâtre, peu solubles dans l'éther. Soumise à l'ébullition en présence des acides dilués, elle se dédouble en *quercétine* (61,20/0) et un sucre isomère de la mannite, l'*isodulcite* (46,40/0).

La quercitine est une matière colorante qui sert à teindre en jaune les laines et les soies. On emploie le plus souvent le *quercitron*, l'écorce broyée finement.

5° *Chêne au kermès* (*Quercus coccifera* L.). — C'est une espèce répandue dans toute la région méditerranéenne, de 1 mètre de hauteur environ, à feuilles fortement épineuses sur les bords. C'est sur cette plante que vivent les insectes hémiptères connus sous le nom de *kermès* et qui étaient autrefois employés pour la teinture en rouge.

L'écorce de la racine est astringente et sert à teindre en noir.

Le *Q. ballota* Desf. donne des glands doux et sucrés. Les autres chênes n'ont que peu d'intérêt pour nous.

Chenopodium ambrosioides L. — Le Thé du Mexique, Ambroisie du Mexique, de la famille des Chénopodiacées, est une plante herbacée à tige de 40 à 60 centimètres de hauteur, rameuse, cannelée. Feuilles alternes, brièvement pétiolées, oblongues, cunéiformes à la base, sinuées, dentées sur les bords. Fleurs petites, en grappes axillaires et terminales, verdâtres. Calice à 5 divisions. Pas de corolle. 5 étamines libres. Ovaire libre, uniloculaire, uniovulé. Le fruit, enfermé dans le calice persistant et accrescent, est une sorte d'utricule membraneuse, déprimée. Graine à testa crustacé, noir, albuminée.

Cette plante, originaire du Mexique, cultivée dans nos jardins et que l'on retrouve dans la région méditerranéenne, a une odeur aromatique agréable et une saveur âcre, aromatique, qu'elle doit aux glandes remplies d'huile essentielle dont elle est parsemée. Cette essence a une odeur de menthe assez manifeste.

La plante porte aux colonies le nom

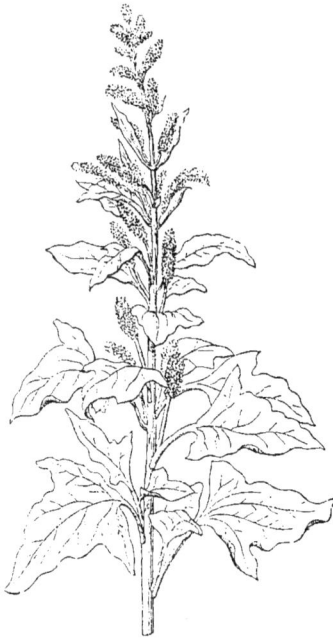

d'*herbe aux vers*. Les feuilles sont employées en infusions théiformes (8-250 gr.) comme tonique, stomachique et même contre les maladies nerveuses. Les sommités fleuries, employées au Brésil, sont vermifuges à la dose de 8 grammes en infusion, ou avec une partie égale d'huile de ricin. A petite dose, on donne l'infusion comme carminative, diaphorétique et emménagogue.

Le fruit, de 2 millimètres de diamètre, est globuleux, déprimé, glandulaire, verdâtre ou brunâtre, entouré par le calice persistant. Sous cette enveloppe se trouve une membrane mince constituant le péricarpe. On enlève facilement avec les doigts ces deux enveloppes friables, et on voit alors les

graines noires, lenticulaires. Ce fruit, qui est inscrit à la pharmacopée des Etats-Unis, a une odeur particulière, térébinthacée, et une saveur âcre, amère. Il donne par distillation, en présence de l'eau, une huile essentielle jaunâtre ou brun jaunâtre, d'une odeur désagréable ainsi que sa saveur. Densité = 0,908. Il renferme en outre 1,18 0/0 de tanin, une huile fixe, insipide, et une substance non cristallisable, très âcre, amère. Ce fruit est employé comme anthelminthique, ainsi que l'huile essentielle, que l'on donne à la dose de 5 à 15 gouttes, sous forme d'oléo-saccharure.

3° *C. bonus henricus* L. — Tige épaisse, de 20 à 30 centimètres de hauteur, marquée de bandes rouges et vertes. Feuilles grandes, vertes, pétiolées, triangulaires; bractées involutées vers les bords, blanchâtres en dessous. Fleurs en grandes panicules.

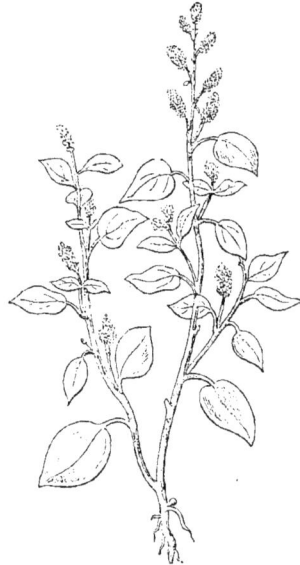

Ses feuilles sont mangées à la façon des épinards. C'est un laxatif émollient.

Les graines du *C. quinoa* W., qui sont riches en matière féculente, servent à faire au Chili et au Pérou une bouillie assez nourrissante. Les graines de la variété rouge renferment un principe amer. Elles sont employées au Pérou et au Chili comme émétiques et antipériodiques.

Le *C. botrys* L. s'emploie en infusion théiforme contre la toux catarrhale et l'asthme humide. C'est aussi un anthelminthique.

Quand au *C. vulvaria* L., dont l'odeur rappelle celle du poisson pourri et qui renferme de la triméthylamine, on l'a préconisé contre les maladies nerveuses et surtout l'hystérie.

Cherimolier. — Le *Cicca disticha* L., de la famille des Euphorbiacées, est un arbrisseau de l'Inde cultivé dans l'Amérique tropicale. Feuilles alternes, stipulées, entières, glabres. Fleurs unisexuées. Calice à 4 divisions munies de 4 glandes alternes. Pas de corolle. 2 à 4 étamines libres. Ovaire à 4 ou 5 loges biovulées. Fruit bacciforme du volume d'une cerise, d'un blanc cireux, marqué de grosses côtes à 4 ou 5 loges monospermes par avortement.

Cette plante, originaire de l'Inde, est cultivée dans les Antilles. Ses fruits, dont le péricarpe est charnu et acide, sont comestibles et servent à préparer des sirops, des conserves. Ses feuilles sont employées sous forme d'infusions comme sudorifiques pour combattre les affections rhumatismales. Le suc laiteux qui s'écoule de ses différentes parties est âcre, vomitif et purgatif.

Chicorée. — La Chicorée sauvage, *Cichorium intybus* L. de la famille des Composées, série des Cichoriées, est une plante herbacée, à tige de 40 à 50 centimètres de hauteur, dressée, à rameaux raides, divariqués. Feuilles radicales, roncinées, terminées par un lobe aigu. Feuilles caulinaires semi-engainantes petites, lancéolées. Fleurs bleues en capitules axillaires, subsessiles, toutes semblables, hermaphrodites, irrégulières. Corolle ligulée. Anthères syngenèses, à auricule descendante. Ovaire à une seule loge uniovulée. Style simple, exserte, divisé au sommet en 2 branches grêles, récurvées, stigmatifères. Achaine anguleux, tronqué au sommet, qui porte une aigrette à divisions courtes.

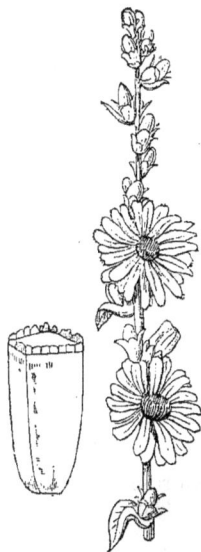

FIG. 215. — *Cichorium intybus*. Sommité florifère et fruit.

Cette plante habite les bords des chemins, les lieux secs, où elle est très commune. Elle fleurit en juillet, août, septembre.

On emploie sa racine et ses feuilles. La première est allongée, grosse comme le doigt, grisâtre à la surface, blanche intérieurement, de saveur amère, mucilagineuse. La cassure est courte, compacte, non fibreuse. Son odeur est nulle.

Composition chimique. — Cette racine renferme de l'inuline, un principe amer, du mucilage, du sucre, une résine, du tanin et une petite proportion d'huile essentielle.

Les feuilles âgées renferment du sucre, une matière amère, de l'albumine, des sels. Les feuilles jeunes sont au contraire d'une amertume peu marquée.

La plante cultivée à l'abri de la lumière s'étiole complètement, mais conserve cependant son amertume. Ce sont ses feuilles allongées, jaunes, que l'on mange sous le nom de *barbe de capucin*.

Thérapeutique. — Les feuilles fraîches,

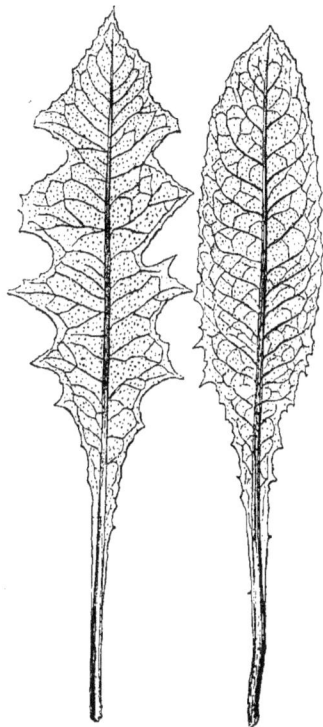

FIG. 216. — Feuilles de chicorée. Face inférieure. (D'après Blondel.)

récoltées en pleine maturité, sont toniques, laxatives, dépuratives, et on les employait jadis beaucoup contre les maladies du foie. Elles sont aujourd'hui à peu près abandonnées, bien qu'elles puissent rendre des services comme stomachiques, toutes les fois que les amers sont indiqués. On peut les prescrire en infusion (8 à 15 grammes par litre), en sirop composé, où elles entrent avec la racine de chicorée, la rhubarbe, la cannelle, le santal, le citrin, etc.

Les propriétés de la racine sont les mêmes, mais son usage dans l'économie domestique est beaucoup plus répandu. C'est elle qui, torréfiée, remplaça le café pendant la période du blocus continental, et qui, associée au café, sert à la préparation du café au lait de certaines classes. Elle communique au café une teinte plus foncée, une saveur amère et des propriétés laxatives réelles, en même temps qu'elle affaiblit ses propriétés excitantes.

On peut reconnaître facilement, d'ailleurs, le mélange frauduleux de poudre de chicorée et de poudre de café, en en plaçant une pincée sur l'eau. La chicorée, plus lourde, va au fond, en colorant le liquide; le café surnage.

La racine et les feuilles sont, du reste, inscrites au Codex français.

2° Une autre espèce, la *Chicorée endive* (*C. endivia* L.), dont les fleurs sont violacées, est cultivée dans nos jardins potagers. On en distingue deux sortes : la *Scariole*, dont les feuilles sont larges, charnues, oblongues, ondulées, crépues, et sont peu amères, et la *Chicorée crépue*, à feuilles très divisées et plus amères.

Toutes deux sont mangées en salade.

Chiendent. — Le Chiendent officinal, Petit Chiendent (*Triticum repens* L. — *Agropyrum repens* Pal. Beauv. — *Braconnotia officinarum* Godr.), est une plante herbacée, vivace, de la famille des Graminées, à rhizome grêle, rampant, émettant en terre des stolons nom-

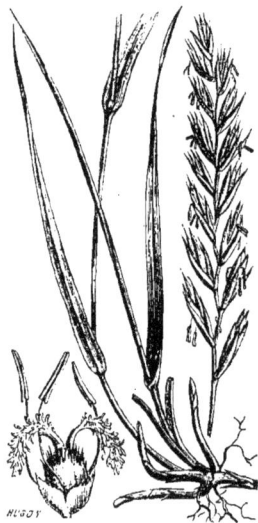

Fig. 217. — *Triticum repens*. Port. Épi et fleur.

breux, oblongs, et des rameaux aériens ou chaumes de 60 centimètres à 1 mètre de hauteur. Feuilles engainantes à la base, planes à la partie inférieure, vertes ou glauques, rudes en dessus, lisses en dessous, à nervures fines, parallèles. Fleurs disposées en épis composés, grêles, comprimés, portés à la partie supérieure du chaume, et formés d'épillets sessiles, distiques, ovales, cunéiformes, contenant chacun 4 ou 5 fleurs. Chaque fleur est formée de deux glumelles, dont l'inférieure est lancéolée, linéaire, aiguë, la supérieure tronquée, bicarénée; de 2 petites glumellules, de 3 étamines libres, d'un ovaire

uniloculaire, uniovulé, d'un style à stigmate sessile et d'un caryopse pourvu au sommet d'un appendice blanc, velu.

Le Chiendent est très commun en Europe, en Asie et dans les parties tempérées de l'Amérique. On emploie en médecine son rhizome, qui est grêle, jaune pâle, de 2 millimètres d'épaisseur, ramifié et pourvu de racines adventives, grêles. Sa surface est dure, lisse, luisante, et porte des nœuds espacés entre eux de 2 à 4 centimètres. Son odeur est nulle. Sa saveur est un peu sucrée.

Composition chimique. — Il renferme 3 0/0 de sucre et 7 0/0 d'une matière gommeuse, la *triticine* $C^{18}H^{16}O^{11}$, dont la solution concentrée renferme, au bout d'un certain temps, du sucre. Il contient aussi des malates acides, et probablement de la mannite, mais on n'y trouve ni résine ni pectine.

Thérapeutique. — Le rhizome du Chiendent passait autrefois pour jouir d'un grand nombre de propriétés médicales. Il n'en a retenu qu'une seule, et encore est-elle douteuse, c'est d'être diurétique. Il a été conservé au Codex. On sait combien cette plante est nuisible à l'agriculture.

2° Le *Gros Chiendent*, Chiendent Pied-de-Poule (*Cynodon dactylon* Pers. — *Panicum dactylon* L. — *Dactylon officinale* Will., etc.), est très commun dans les lieux incultes. Il se rapproche beaucoup de l'espèce précédente, mais son rhizome est plus épais, à nœuds plus rapprochés et garnis de 2 ou 3 écailles. Il renferme beaucoup d'amidon et de l'*asparagine*. Ses usages sont les mêmes.

Chimaphila umbellata Nutt. (*C. corymbosa* Pursh., *Pirola umbellata* L.). — Cette espèce, qui appartient à la famille des Éricacées, série des Pirolées, croît dans l'Amérique du Nord, en Russie, en Sibérie, en Suisse; elle est herbacée, vivace, toujours verte.

Son rhizome stolonifère émet des rameaux aériens, courts, simples, dressés ou procombants, ligneux à la base, de 10 à 20 centimètres de hauteur.

Feuilles disposées en rosettes, brièvement pétiolées, persistantes, cunéiformes, un peu lancéolées, serretées, coriaces, lisses, d'un vert foncé à la face supérieure, plus pâle en dessous, de 3 centimètres de longueur environ. Fleurs d'un jaune pâle un peu rosé, régulières, hermaphrodites, disposées en petits corymbes terminaux portés sur de courts pédoncules. Calice à 5 sépales courts. Corolle à 5 pétales sessiles, imbriqués, arrondis, concaves, étalés, et exhalant une odeur agréable. Étamines au nombre de 10, insérées sous l'ovaire, à filets plus courts que les pétales, à anthères à deux loges s'ouvrant, après l'anthèse, par des pores situés en haut et en dedans. Ovaire libre, globuleux, déprimé, à 5 loges renfermant chacune un grand nombre d'ovules. Style court, épais, creux, à sommet pelté, convexe, à 5 lobes peu prononcés. Capsule lo-culicide, entourée à sa base par le calice per-sistant, arrondie, déprimée, renfermant des graines nombreuses, linéaires, munies d'un albumen charnu.

Cette plante, qui est inscrite à la pharma-copée des Etats-Unis, est le *Pipsissewa* des Américains et le véritable *Winter-green* (herbe d'hiver), qu'il ne faut pas confondre avec le *Gaultheria procumbens*, qui porte le même nom.

Les fleurs apparaissent en juin ou juillet.

Les feuilles ont une saveur amère, astrin-gente, douceâtre.

Les tiges et les racines sont un peu âpres. Ces parties du végétal cèdent leurs proprié-tés actives à l'eau bouillante et à l'alcool.

Composition chimique. — Les feuilles de cette plante ont été étudiées par Samuel Fairbank (*Pharm. Journ.*, 1860) et par Beshore (*Amer. Journ. of pharm.*, mars 1887). Traitées par l'éther de pétrole, elles abandonnent 3,92 0/0 d'une substance qui, pu-rifiée par des traitements à l'alcool absolu et au chloroforme bouillant, se présente sous forme de cristaux, de la formule $C^{10}H^{19}O$, insipides, inodores, peu solubles dans l'alcool, l'éther, le benzol, le chlo-roforme, plus solubles dans l'acide acétique chaud. Ils ne donnent aucune coloration avec l'acide ni-trique et l'acide sulfurique, ce qui les distingue de l'ursone.

En distillant les feuilles avec de l'eau, Beshore a obtenu un hydrolat cédant à l'éther de pétrole une matière qui, par évaporation des menstrues, forme des cristaux jaunes, coloration due probablement à des impuretés, solubles dans le chloroforme, l'al-cool, l'éther, insolubles dans l'eau, colorés en rouge par l'acide sulfurique, couleur qui, par l'addition du bichromate de potasse, passe au jaune, puis au vert.

Ce composé avait été signalé par Fairbank, sous le nom de *chimaphiline*, mais il diffère de cette der-nière, car elle est signalée comme étant d'un beau jaune d'or, soluble dans un plus grand nombre de dissolvants.

Les feuilles renfermeraient, en outre, du tanin, des matières grasses, une résine, de l'amidon, etc.

Usages. — Cette plante est diurétique, comme l'indique le nom d'*Herbe à pisser* que les colons français lui ont donné, et, de plus, elle est tonique et astringente. Les formes pharmaceutiques sont l'extrait fluide préparé avec les feuilles, à la dose de 7 à 8 centi-mètres cubes, trois ou quatre fois par jour, et la décoction, que l'on préfère généralement (10 parties de feuilles et une quantité d'eau suffisante pour obtenir 100 parties de liquide).

Elle est employée aux Etats-Unis, parti-culièrement dans la scrofule, les rhumatismes et les affections néphrétiques.

On l'a surtout recommandée dans l'hydro-pisie accompagnée de désordres de la diges-tion et de faiblesse générale, ainsi que dans les affections des voies urinaires qui relèvent de l'emploi de l'*Uva ursi*. Dans la scrofule, on l'a prescrit soit à l'intérieur, soit à l'exté-rieur, sous forme de lotions et pour la guérison des ulcères rebelles et des éruptions cutanées.

2° Le *C. maculata*, ou *Spotted Winter-green*, diffère de l'espèce précédente par la forme de ses feuilles, qui sont lancéolées, ar-rondies à la base, d'un vert olive foncé, vei-nées de blanc verdâtre. Elle jouit des mêmes propriétés que le *C. umbellata*.

3° Notre espèce indigène, le *Pirola rotun-difolia*, qui habite les bois couverts, a des feuilles d'un vert sombre, lisses, ar-rondies, coriaces et longuement pétio-lées. Elle porte des fleurs blanches ou rosées qui apparais-sent en mai, juillet.

Cette plante est amère, acerbe; on la regarde comme astringente et vulné-raire, et on l'a em-ployée dans les hé-morragies passives, les leucorrhées ato-niques, les diarrhées chroniques.

On la donne en dé-coction ou en infu-sion (30 à 60 gram-mes par litre d'eau), en poudre, à la dose de 2 à 4 grammes; elle entre aussi dans le mélange connu sous le nom de *Vulnéraire suisse*.

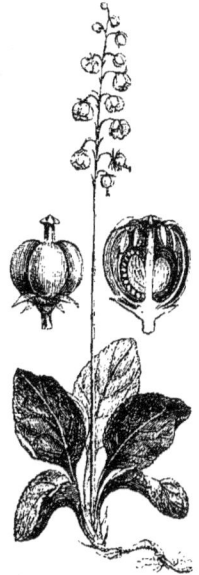

Fig. 218. — *Pirola rotundifolia*.

Chionanthus virginiana L. — Arbuste de la famille des Oléacées, à feuilles opposées, entières, obovales, pétiolées, duveteuses à la face inférieure. Fleurs hermaphrodites, en panicules trichotomes, blanches, et naissant sur les rameaux de l'année dépourvus de feuilles. Calice petit, gamosépale, quadrifide. Corolle gamopétale, tubuleuse, à 4 lobes longs, linéaires. 2 étamines libres. Ovaire à 2 loges biovulées. Style court. Drupe ovoïde ou oblongue, d'un bleu pourpre, à endocarpe dur, non épais, renfermant une seule graine à albumen charnu.

Cette espèce, qui croît dans l'Amérique du Nord, est cultivée dans nos jardins, et la belle couleur blanche de ses fleurs lui a fait donner le nom d'*Arbre de neige*.

L'écorce de la racine, qui renferme de la saponine, est employée aux Etats-Unis, sous forme d'extrait fluide, comme apéritif, cho-lagogue, diurétique et altérant. Elle paraît réussir dans la jaunisse. Quand le foie est indolent, on l'associe à la podophylline de la façon suivante:

Extrait fluide de Chionanthus.	30 grammes.
Podophylline.	4 —
Acétate de potasse.	2 —
Eau	120 —

Dose, 4 grammes toutes les trois ou quatre heures.

Le *C. caribœa* Jacq., des Antilles, donne un bois très dur employé à la Martinique sous le nom de *Bois de fer*.

Chloranthus officinalis Blum. (*C. indicus* Wight. — *C. Sumatranus* Miq. — *C. salicifolius* Presl.). — C'est une petite plante de la famille des Pipéracées, série des Chloranthées, de 3 à 4 pieds de hauteur, à rameaux opposés, traînants, à feuilles opposées, pétiolées, oblongues, acuminées aux deux extrémités, minces, luisantes. Stipules interpétiolaires, connées entre elles et avec le pétiole. Fleurs en épis terminaux, rameux, à bractées glanduleuses. Elles sont hermaphrodites et dépourvues de périanthe. Réceptacle cupuliforme. Les étamines sont constituées par une écaille épaisse, charnue, découpée en 3 lobes ; le médian supporte les deux loges d'un anthère extrorse, les deux autres chacun une seule loge. Ovaire uniloculaire, uniovulé. Style court. Drupe à noyau mince, recouvrant une graine albuminée.

Cette espèce croît à Java, à une hauteur de 1,500 à 3,000 pieds au-dessus du niveau de la mer. Toutes ses parties sont très aromatiques. Les feuilles et les tiges perdent ces propriétés par la dessiccation, mais les racines, bien séchées, les conservent pendant longtemps. Elles ont une odeur camphrée, une saveur aromatique, amère, qui rappelle celle de l'Aristoloche serpentaire. Les montagnards de Java les emploient sous forme d'infusion ou en poudre et mélangées avec l'écorce du Cinnamomum Culilowan, pour combattre les spasmes des nouvelles accouchées. Avec des substances carminatives comme l'Anis et l'Oignon, on les emploie avec succès dans la variole maligne des enfants. Leur infusion réussit, paraît-il, dans les fièvres accompagnées de débilité et de suppression des fonctions de la peau. On les a prescrites aussi dans les fièvres intermittentes qui ont sévi à Java ; mais, dans ce cas, leur infusion était associée à une décoction de *Cedrela Toona*.

C'est, d'après Blume, auquel nous empruntons ces données, l'un des stimulants les plus puissants que nous possédions.

Le *C. brachystachys* Blum., du même pays, jouit des mêmes propriétés.

Chloroxylon Swietenia DC. — Arbre de la famille des Méliacées, série des Cédrélées, à feuilles abruptipennées, à folioles nombreuses, insymétriques à la base, obtuses au sommet. Fleurs en grappes ramifiées, axillaires. Calice à 5 sépales. Corolle à 5 pétales onguiculés. 10 étamines libres, insérées autour de la base d'un gros disque velu. Ovaire libre, à 3 loges pluriovulées. Style court, obscurément trilobé au sommet. Capsule allongée, coriace, s'ouvrant en 3 valves. Graines allongées, comprimées, dilatées en ailes sur les bords, sans albumen.

Cette espèce, qui croît dans l'Inde orientale, fournit un des *bois satinés* du commerce. Son écorce laisse exsuder une oléorésine que l'on substitue souvent à la résine Dammar, et qui est aromatique. Elle est employée comme tonique et antirhumatismale.

Chrysophyllum glycyphlœum Casar. (*Lucuma glycyphlœa* Mart. et Eichl.). C'est l'*Ibiraee* de Pison, l'*Hivurahé* de Thevet. — Arbre de la famille des Sapotacées, à suc laiteux, à feuilles alternes entières, à nervures secondaires fines, parallèles, couvertes en dessous d'un duvet fin soyeux. Inflorescences axillaires en ombelles. Calice à 5 sépales. Corolle gamopétale, rotacée, à 5 divisions étalées. 6 étamines insérées sur la gorge, libres. Ovaire à 5 loges uniovulées. Baie surmontée du stigmate, à graines luisantes, albuminées. Cet arbre, originaire de l'Amérique du Sud, fournit l'écorce dite de *Monesia* ou de *Buranhem*.

Cette écorce se présente dans le commerce en morceaux aplatis, de 2 à 3 millimètres d'épaisseur, sur une longueur de 5 à 10 centimètres, d'un blanc jaunâtre. Lorsqu'elle est pulvérisée, la couleur est blanche. D'après G. Planchon (*Drogues simples*, etc.), sa surface est marquée d'impressions conchoïdales peu profondes et de légères stries longitudinales. Toutes les parties saillantes sont d'un brun rougeâtre. La surface interne est d'un brun jaune ou rougeâtre, marquée en longueur de stries profondes et régulières. Sur une coupe transversale, les couches extérieures, qui représentent le périderme et l'écorce moyenne, sont minces et réduites, les premières à un petit nombre de rangées de cellules lobulaires, les autres à cellules parenchymateuses quadrangulaires remplies de matière colorante. Le liber, qui constitue presque entièrement l'écorce du commerce, est formé de couches alternantes de cellules sclérenchymateuses et de parenchyme cortical, interrompues transversalement par des rayons médullaires constitués par deux ou trois rangées de cellules radiales. Les cellules parenchymateuses, à minces parois, renferment de l'amidon ou de la matière colorante.

L'odeur de cette écorce est peu sensible. Sa saveur est d'abord douce, puis astringente et amère. D'après l'analyse de Henry et Payen, elle renferme :

Matière grasse, cire et chlorophylle.	1.2
Glycyrrhizine	1.4
Monésine	4.7
Tanin	7.5
Matière colorante rouge. . . .	9.2
Malate acide de chaux. . . .	1.8
Sels de potasse, de chaux, silice, etc	3.0
Pectine et ligneux	71.7

D'après Peckolt, la composition de l'écorce

de Monesia serait représentée comme suit :

Acide tannique.	61.587
— gallique.	6.960
Monésine et corps âcre amorphe	2.805
Hivurahein	0.090
Matière amère	1.138
Glycyrrhizine, acides tartrique et citrique, etc.	15.000

La monésine, dont la saveur est âcre, paraît être analogue à la saponine, et, en effet, lorsqu'on traite l'écorce par l'eau, celle-ci devient mousseuse. Nous étudierons la glycyrrhizine avec le réglisse.

Thérapeutique. — Cette écorce est employée au Brésil comme astringente, au même titre que le ratanhia, dans les diarrhées, les fièvres intermittentes, les hémorragies, etc. Elle paraît agir sur l'utérus à la façon de l'ergot de seigle. On l'emploie sous forme de décoction (30 pour 500), de cataplasme, d'extrait, de sirop ou de vin. L'extrait est expédié tout préparé, en masses plates, noires, recouvertes de papier, d'une saveur d'abord sucrée, puis astringente, amère et très désagréable. La dose de l'extrait est de 20 centigrammes à 2 grammes.

La monésine s'emploie, à la dose de 10 à 30 centigrammes, sous forme de sirop, qui jouit au Brésil d'une grande réputation pour combattre les hémoptysies.

Le *Ch. glycyphlœum* passe pour produire une substance présentant quelques rapports avec la gutta-percha, et connue sous le nom de *chicle* ou gomme du Mexique.

Le *Chrysophyllum Caimito* (Caimito, Cahimitier), arbre qui croît aux Antilles et qui a été transporté dans un certain nombre de pays tropicaux, renferme un suc laiteux qui s'écoule par les incisions faites au tronc, et qui présente la plupart des qualités que l'on recherche dans la gutta-percha. Son fruit, qui est de la grosseur d'une pomme, a une chair blanche, sucrée et rafraîchissante. L'amande est amère. L'écorce passe pour être tonique et même excitante.

Ciguë. — La Grande Ciguë, Ciguë offici-

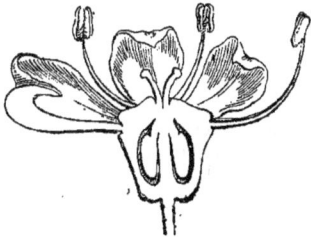

FIG. 219. — *Conium maculatum*. Fleur. Coupe longitudinale.

nale, Ciguë maculée, *Conium maculatum* L. (*Cicuta major* Lamk. — *C. maculata* Lamk.), est une Ombellifère de la série des Carées. C'est une plante dicarpienne dont la tige, haute de 1m,50 à 2 mètres, est dressée, fistu-

leuse, glabre, lisse, luisante, couverte dans sa partie supérieure de taches arrondies, pourpres, vineuses, ramifiée à la partie supérieure. Feuilles alternes, les inférieures pétiolées, triangulaires, à segments nombreux, ovales, oblongs, aigus, incisés, dentés. Les inférieures parfois sub-opposées. Toutes sont molles, glabres, luisantes. Fleurs blanches en ombelles composées, terminales, axillaires, de 12 à 20 rayons. Involucre de 2 à 6 bractées courtes, triangulaires, lancéolées, réflé-chies. Involucelles à 2 à 5 bractéoles. Calice nul. Corolle à 5 pétales cunéi-formes, émarginés. 5 éta-mines libres. Ovaire à 2 loges uniovulées. 2 styles filiformes divergents, à stigmates arrondis. Fruit ovoïde, comprimé, long de 6 millimètres, large de 3 à 4, atténué vers le

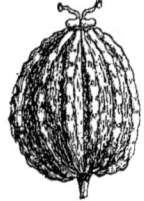

FIG. 220. — Fruit.

sommet, couronné par les stylopodes. Il se divise en 2 *méricarpes* ou achaines, à 5 côtes égales, saillantes, ondulées, crénelées. Ban-

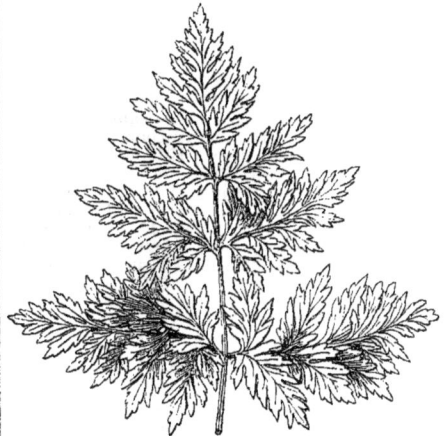

FIG. 221. — Feuille.

delettes nulles. Graine à albumen corné. Elle présente sur une coupe transversale un contour réniforme dû à un sillon profond creusé dans l'albumen sur sa face commis-surale.

La ciguë croît dans les décombres, aux environs des habitations.

Composition chimique. — Les fruits renferment : 1° une petite quantité d'une huile essentielle non toxique, qui n'a pas été bien examinée ; 2° la *conine*, conicine, cicutine ; 3° la *conhydrine* ; 4° le *conylène*.

La *conine* $C^8H^{15}Az$ est un liquide oléagineux, incolore, d'une odeur désagréable, pénétrante, de saveur âcre, d'une densité de 0,886, bouillant à 169. A la température ordinaire, elle émet des vapeurs qui se transforment en fumées blanches, épaisses, quand on approche une baguette trempée dans l'acide chlorhydrique. A l'air, elle s'oxyde, brunit, puis se résinifie. Elle se dissout à froid dans 90 parties d'eau, et cette solution se trouble à l'ébullition. Elle se mêle fort bien à l'alcool absolu, l'éther, la benzine et le chloroforme. Elle est dextrogyre et des plus toxiques.

Elle existe surtout dans les fruits qui ne sont pas

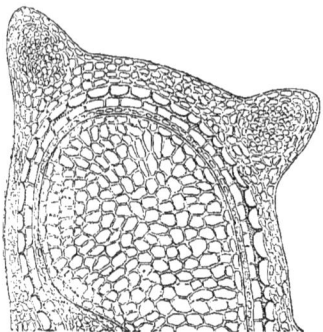

FIG. 222. — Coupe transversale d'une partie du méricarpe.

complètement mûrs. La conine s'unit aux acides pour former des sels neutres, difficilement cristallisables.

La *conhydrine* $C^8H^{17}AzO$ est un alcaloïde oxygéné, solide, volatil, fondant à 126°, bouillant à 226°. Elle se volatilise sans résidu. Assez soluble dans l'eau, elle se dissout mieux dans l'alcool, l'éther.

L'acide phosphorique lui enlève H^2O et la transforme en conine. D'après Hoffman, le liquide huileux qui résulte de cette déshydratation renferme non la conine vraie, mais trois bases différentes ressemblant il est vrai à la conine. La première, *α-conicéine*, est incolore, d'une odeur de conine, bout à 155°, très peu soluble dans l'eau. Elle dif-

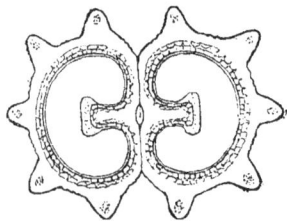

FIG. 223. — Coupe transversale schématique.

fère de la conine en formant un picrate cristallin presque insoluble dans l'eau, difficilement soluble dans l'alcool. Elle peut se convertir en conine par digestion à 200° en présence d'un excès d'acide iodhydrique et de phosphore. La seconde base est la *γ-conicéine*, cristalline, fondant à 41°, bouillant à la même température que la conine, de même odeur, très volatile, peu soluble dans l'eau, soluble dans l'alcool et l'éther. La troisième base est la *β-conicéine*, liquide d'odeur analogue à celle de la conine, bouillant à 173°, plus léger que l'eau, dans laquelle elle est peu soluble, et formant des sels déliquescents. α- et γ-conicéine sont des toxiques puissants. Coninck (*Compt. rend.*, C, 806) a obtenu un alcaloïde isomérique de la Conine, qu'il a nommé *isoconine*, en introduisant six atomes d'hy-

drogène dans la molécule de β-collidine provenant de la décomposition de la cinconine. L'action physiologique est la même que celle de la conine.

Le *conylène* C^8H^{14} est un hydrocarbure non toxique, séparé par Wertheim de la conine et de la conhydrine.

La conine est souvent accompagnée dans le fruit de méthylconine.

Enfin on a signalé la présence d'un troisième alcaloïde peu étudié $C^7H^{13}Az$.

La proportion de conine varie beaucoup suivant l'état de maturité du fruit, mais elle est au plus de 1/5 0/0. Il est probable que dans le stade le plus avancé la conine se transforme en conhydrine. Ladenburg a obtenu la conine par synthèse, en faisant réagir la paraldéhyde sur α-picoline, et traitant le produit obtenu par les agents réducteurs. Cette conine présente toutes les propriétés de la conine retirée des fruits, mais elle est inactive à la lumière polarisée. Il a vu que cette insensibilité provenait de ce qu'elle était constituée par une conine dextrogyre et une conine lévogyre se compensant complètement. Ce fait concorde avec l'opinion émise par Petit, que les différences de rotation des conines du commerce provenaient probablement de ce qu'elles étaient un mélange.

Les feuilles renferment les mêmes alcaloïdes, mais en proportions moins considérables. Quand elles sont sèches, elles ne renferment même plus de conine. Elles donnent 18 0/0 de cendres composées principalement de sels de calcium, de potassium, de sodium, surtout de phosphate de chaux et de chlorure de sodium.

Thérapeutique. — On a remarqué que la Ciguë est d'autant plus active qu'elle croît dans un climat plus chaud et sur un sol plus sec, et on affirme que jeune elle peut être mangée impunément dans les pays du nord.

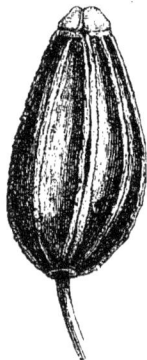

FIG. 224. — Grande ciguë. Fruit.   FIG. 225. — Diagramme de la fleur.

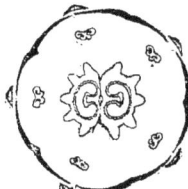

Il n'en est pas ainsi en France, où elle constitue, comme on le sait, un poison redoutable pour l'homme et les animaux. 6 grammes de feuilles fraîches sont toxiques.

Les symptômes de l'empoisonnement sont des vertiges, de la langueur, la destruction de la motilité et de la sensibilité, l'accélération des mouvements respiratoires, les convulsions tétaniques, la paralysie, le refroidissement et la mort, qui arrive dans le coma. A l'autopsie, on constate que le sang est devenu huileux et que les hématies forment une gelée qui obstrue les capillaires.

On combat l'empoisonnement par les vomissements, l'iodure de potassium ioduré, les stimulants diffusibles, l'alcool, l'éther.

La cicutine est difficile à caractériser, car ses réactions ne sont pas bien nettes. On ne peut guère compter que sur son odeur, les fumées blanches en présence de HCl. On la recherche par le procédé de Stas.

La ciguë a été préconisée dans le traitement d'une foule de maladies, le cancer, la scrofule, les ulcères atoniques, les affections nerveuses, la phtisie, la péritonite chronique, l'épilepsie, les névralgies, etc. C'est surtout contre les phénomènes convulsifs et en particulier contre les symptômes réflexes qui ont pour point de départ le pneumogastrique que la ciguë et les sels de conine paraissent donner de bons résultats.

Dujardin-Beaumetz prescrit le bromhydrate de conine en injections hypodermiques ne dépassant pas 1 à 2 centigrammes par 24 heures, et à l'intérieur sous forme de sirop, à la dose de 2 à 4 centigrammes, ou de granules, ou de solution.

Injection.

Bromhydrate cristallisé. . . .	0gr,50
Alcool	1gr,50
Eau de laurier-cerise	23gr,00

1 gramme de liquide contient 2 centigrammes de sel.

Sirop.

Sirop simple	999gr,00
Bromhydrate cristallisé. . . .	1gr,00

10 grammes renferment 1 centigramme de sel.

Solution.

Bromhydrate cristallisé . . .	0gr,30
Eau de menthe	50gr,00
Eau distillée.	250gr,00

La cuillère à bouche de 10 grammes renferme 1 centigramme de sel.

Ce sel est employé pour diminuer la dyspnée cardiaque. Dans la coqueluche, il n'a pas donné de bons résultats. Quant aux préparations de ciguë, elles sont le plus souvent infidèles, et les résultats thérapeutiques n'ont pas répondu aux indications multiples qu'on avait signalées.

2° *Ciguë vireuse.* — La Cicutaire aquatique, Persil des fous, des chats, des marais, est le *Cicuta virosa* L. (*Cicutaria aquatica* Lamk. — *Coriandrum cicuta* Roth. — *Sium cicuta* Vest.). — C'est une plante herbacée dont le rhizome tubéreux, tronqué, muni de racines adventives au niveau des nœuds, porte des tiges aériennes de 0m,80 à 1m,50 de hauteur, fistuleuses, à feuilles bi- et tripennées, grandes; à folioles lancéolées, aiguës, dentées sur les bords. Les ombelles sont formées de 12 à 15 rayons dépourvus d'involucre.

Involucelles à bractées linéaires, nombreuses. Fleurs petites et blanches. Fruit largement ovoïde et même suborbiculaire, comprimé perpendiculairement à la cloison, à côtes primaires épaisses, obtuses, blanchâtres. Bandelettes solitaires dans les vallécules.

Cette plante aquatique croît dans les marais, les fossés inondés de l'Europe, du nord et du centre de la Sibérie, du Kamchatka, de l'Amérique du Nord. Son odeur est désagréable et le suc laiteux jaunâtre que renferment toutes ses parties est extrêmement vénéneux.

D'après Wikszenski, la *C. virosa* agit sur les grenouilles à la façon de la picrotoxine, en stimulant d'abord les centres médullaires, déterminant des spasmes violents, généralisés, et enfin une paralysie générale (*Draggendorf Jahr.*, 1875, p. 494). Sur l'homme, elle agit comme un narcotique âcre, en provoquant des vertiges, des convulsions, la paralysie générale terminée par la mort. Cette plante est, dit-on, moins vénéneuse sèche que fraîche, et cependant l'extrait alcoolique de la racine séchée est un poison violent. Elle renferme, d'après Trapp (de Saint-Pétersbourg), une huile volatile inerte, identique à l'essence du cumin. Wittstein et Buignet ont démontré la présence de la conine. La ciguë vireuse n'a reçu aucune application thérapeutique.

3° La *C. maculata* L., qui croît dans l'Amérique du Nord, se distingue par sa tige tachetée, ses folioles ovales. Elle paraît être plus vénéneuse que l'espèce précédente. Cette plante n'a pas reçu d'applications en médecine.

Cinnamodendron corticosum Miers. — C'est un grand arbre de la famille des Magnoliacées, à feuilles alternes, simples, entières, ovales, elliptiques, sans stipules. Fleurs grandes, en grappes pauciflores, axillaires ou latérales. Calice à 5 sépales. Corolle à 5 pétales, doublée de 5 lames petites, obovales, imbriquées. 20 étamines monadelphes, en forme de manchon portant à l'extérieur des anthères uniloculaires, linéaires. Ovaire libre, uniloculaire, à 3 ou 5 placentas pariétaux, pluriovulés. Style à sommet renflé. Le fruit est une baie à pulpe gélatineuse, dont les graines sont albuminées.

Cette plante croît dans les Antilles et sur le continent. Son écorce, seule partie employée, est très épaisse, solide, lisse, d'un jaune brunâtre au dehors, d'un brun noirâtre en dedans. Son odeur est aromatique. Sa saveur est piquante, et parfois même difficile à supporter. Elle est, paraît-il, fort répandue dans le commerce, où elle se substitue à la véritable *Écorce de Winter* du *Drymis Winteri*, particulièrement dans le *Vin de la Charité* ou Vin de scille et de quinquina composé. Elle jouit de propriétés toniques, stimulantes. Bien que son analyse chimique n'ait pas été faite, on sait qu'elle renferme un tanin, car elle noircit par les sels de fer au maximum, et l'iode lui communique une coloration brun pourpre.

2° *C. axillare* Endl. (*Canella axillaris* Mart.), du Brésil, où il porte le nom de *Paratudo*

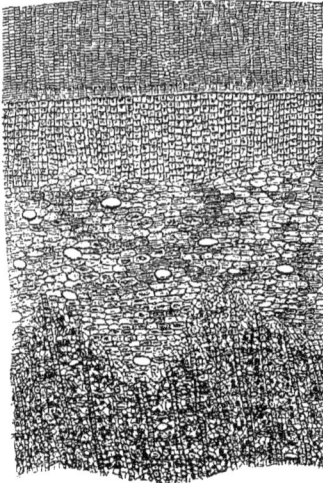

Fig. 226. — *Cinnamodendron corticosum.*
Coupe de l'écorce.

(propre à tout) *aromatico*, se distingue par des fleurs plus petites, à 4 ou 5 folioles, son ovaire à 4 ou 5 placentas. Son écorce, qui jouit au Brésil d'une réputation considérable dans toutes les maladies, est épaisse, d'une odeur poivrée, d'une saveur âcre et brûlante.

Elle n'est pas employée en Europe, et, comme la précédente, elle ne paraît être que stimulante et tonique.

Cinnamosma fragrans H. Bn. — Petit arbre de la famille des Magnoliacées, série des Cannellées, à feuilles alternes, ovales, elliptiques, brièvement pétiolées, glanduleuses, ponctuées. Fleurs axillaires, solitaires, sessiles. Calice à 3 sépales, accompagné à la base de bractées imbriquées plus courtes. Corolle gamopétale, tubuleuse, à limbe étalé, réfléchi, partagé en 6 lobes. 15 étamines monadelphes, à anthères uniloculaires. Ovaire libre, uniloculaire, à 3 ou 4 placentas pluri-ovulés. Style court, conoïde. Le fruit est une baie polysperme, à graines albuminées, entourées d'une pulpe gélatineuse. Cet arbre est originaire de Madagascar.

Son écorce est piquante. Son odeur est aromatique, et rappelle celle de la cannelle et du cédrat.

H. Baillon a appelé sur cette écorce l'attention des médecins, auxquels il la recommande comme pouvant rendre des services à la thérapeutique, en raison de ses propriétés toniques et stimulantes.

Citron. — Le Citron est le fruit du *Citrus limonum* Risso, ou Limonier, de la famille des Rutacées, série des Aurantiées ou Citrées. C'est un arbuste de 3 à 4 mètres de hauteur, ramifié, dont les jeunes pousses et les bourgeons sont rouge pourpre. Il est souvent muni d'épines axillaires. Les feuilles sont alternes, entières, ovales, aiguës, à bords crénelés, d'un vert un peu jaunâtre. Fleurs

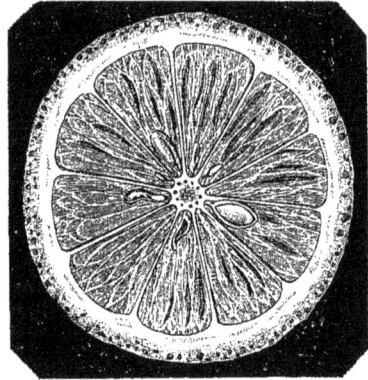

Fig. 227. — Citron. Coupe transversale.

solitaires et axillaires, blanches et teintées de rose. Calice à 5 divisions. Corolle à 5 pétales sessiles, odorants. Etamines très nombreuses (20 à 40), à filets réunis en faisceaux à la base, libres à la partie supérieure. Ovaire libre, appuyé sur un disque hypogyne, à 10 à 12 loges multiovulées. Style court, épais, conique. Le fruit est le Citron,

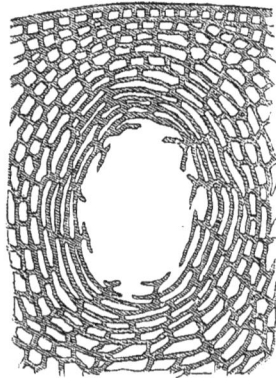

Fig. 228. — Coupe transversale de la partie externe du péricarpe au niveau d'une glande.

dont on connaît la forme oblongue, la couleur jaune serin; à son sommet, il porte une saillie conique, pleine. Sa surface est rugueuse. Son écorce épaisse est blanche et fibreuse à l'intérieur. De sa surface postérieure partent des cloisons minces qui séparent la pulpe en 10 à 12 segments correspondant aux loges de l'ovaire et contenant chacun 2 à 3 graines ovoïdes assez grosses, un peu aplaties, à téguments épais recouvrant un ou plusieurs embryons sans albumen.

Le Citronier ou Limonier est originaire de l'Inde et se cultive dans la région méditerranéenne, aux Açores, aux Canaries. Ses variétés sont du reste extrêmement nombreuses. On emploie le fruit entier ou ses différentes parties.

Composition chimique. — L'écorce verte du Citron renferme une huile essentielle qui est obtenue surtout en Sicile, en Calabre, à Nice, à l'aide de deux procédés particuliers. Dans le premier, l'écorce séparée de la pulpe et coupée en quartiers est pressée par sa face extérieure sur une éponge, en ayant soin de retourner, pour ainsi dire, la face interne de l'écorce et de la rendre convexe, de concave qu'elle était. Les glandes qui renferment l'essence étant ainsi rompues laissent couler leur contenu sur l'éponge, qui s'en imbibe et qu'on presse ensuite dans un récipient. L'huile essentielle s'y sépare par le repos du liquide aqueux qui l'accompagne. 100 fruits donnent environ 300 à 400 grammes d'essence. C'est le procédé *dit à l'éponge*, qui donne un excellent produit. Le second, dit de l'écuelle à piquer, consiste à employer une sorte d'entonnoir aplati, à tube fermé en bas. De nombreuses épingles sont fixées sur le fond du vase, et c'est sur elles qu'on frotte l'écorce dont les cellules se déchirent. Cette essence est jaune, d'un parfum fort agréable, d'une saveur un peu amère, aromatique. Elle est dextrogyre, constituée surtout par un *terpène* $C^{10}H^{16}$ qui donne facilement des cristaux de terpine $C^{10}H^{18}3H^2O$, par un second hydrocarbure $C^{10}H^{16}$, bouillant à 160°, par une petite proportion de *cymène* et un composé éthéré acétique. Cette essence est insoluble dans l'eau, soluble dans l'alcool absolu. À la lumière, elle s'oxyde et devient visqueuse. Quand on la rectifie, elle laisse un résidu cristallin, un camphre, le *citroptène*, incolore, volatil, neutre, insoluble dans l'eau froide, soluble dans l'eau chaude qui devient dichroïque.

L'essence donne avec l'acide chlorhydrique le composé cristallin $C^{10}H^{16}2HCl$. Cette essence, qui vient surtout de Palerme et de Messine, est rarement pure dans le commerce, où elle est mélangée surtout d'essence de térébenthine.

Le *citron* renferme aussi un principe amer, l'*hespéridine*, glucoside incolore, peu soluble dans l'eau, l'éther, très soluble dans l'acide acétique chaud et les solutions alcalines, se dédoublant en présence des acides dilués et à l'ébullition en *hespérétine* et glucose.

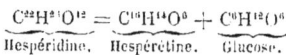

$$C^{22}H^{21}O^{12} = C^{16}H^{14}O^6 + C^6H^{12}O^6$$
Hespéridine.   Hespérétine.   Glucose.

L'hespérétine est cristalline, soluble dans l'alcool ou l'éther, insoluble dans l'eau. Sa saveur est nulle. La potasse la dédouble en *phloroglucine* et *acide hespérétique* $C^{10}H^{10}O^4$.

Le *suc*, qui est jaune pâle, trouble, renferme 9,05 0/0 d'*acide citrique*, 3 à 4 0/0 de gomme et de sucre, 2,28 0/0 de sels inorganiques. Il est contenu dans les longs poils pluricellulaires qui forment la pulpe du fruit.

L'*acide citrique* $C^6H^8O^7$, que l'on obtient en saturant le jus de citron par la craie et en décomposant le citrate de chaux formé par l'acide sulfurique, cristallise en gros prismes inodores, de saveur acide agréable, solubles dans l'eau, l'alcool, l'éther. Il fond de 100 à 175°, perd de l'eau, passe à l'état d'*acide aconitique*, puis, à une température plus élevée, d'*acide itaconique*.

Il se reconnaît en ce qu'il ne précipite pas l'eau de chaux à froid, mais à l'ébullition, ni le sulfate de potasse, ce qui le distingue de l'acide tartrique. Il est toxique à hautes doses.

Thérapeutique. — Les différentes parties du Citron ont reçu des applications thérapeutiques assez importantes. Citons d'abord le jus de citron préparé comme l'indique le Codex et que l'on met en bouteilles bien bouchées dans lesquelles le liquide est recouvert d'une couche d'huile. Il peut ainsi se conserver très longtemps. C'est un des plus puissants antiscorbutiques que l'on connaisse, et, suivant l'exemple donné depuis longtemps par la marine anglaise, la marine française en pourvoit amplement ses bâtiments de guerre qui font de longues croisières. Qu'il agisse comme végétal ou par sa potasse ou par le citrate de potasse, toujours est-il que l'expérience a prononcé sur ses propriétés. On le donne à la dose de 100 à 150 grammes par jour. Le suc de citron frais est préconisé en applications dans les angines pultacées ou diphtéritiques, mais il ne peut combattre l'infection et devient par suite souvent infidèle. Contre le muguet, il ne réussit pas, puisque l'*oidium albicans* végète dans un milieu acide. On l'a préconisé aussi contre les fièvres intermittentes, mélangé au café. À l'extérieur, il donne de bons résultats dans la pourriture d'hôpital, les ulcères anciens.

L'essence de citron est un stimulant diffusible que l'on prescrit sous forme de saccharure à 1/10.

Les semences passent pour être anthelminthiques.

L'écorce est, en vertu de son amertume, regardée comme tonique et stomachique. Il vaut mieux l'employer fraîche.

On sait l'usage que l'on fait du suc de citrons pour faire des limonades tempérantes. Mais on le remplace généralement par l'acide citrique :

Acide citrique . . . . . . 1 gramme.
Sirop simple . . . . 60 grammes.
Eau . . . . 900 —

Ou par le sirop citrique, 100 grammes, et eau, 900 grammes.

Cette limonade est très rafraîchissante, mais prise en trop grande quantité elle détermine de la diarrhée. Aussi la remplace-t-on dans les pays chauds par la boisson préparée avec le suc exprimé et additionné de rhum ou d'eau-de-vie.

Les zestes du Citron frais font partie de l'alcoolate de mélisse composé ou *eau de mélisse des Carmes*.

L'essence entre dans la composition d'un grand nombre d'eaux de senteur, l'*eau de Portugal* et surtout l'*eau de Cologne*, dont le Codex donne la formule suivante :

Essence de bergamote .   100 grammes.
   —   de cannelle. . .   25   —
   —   de citron. . . .   100   —

Essence de cédrat. . . .	100 grammes.
— de lavande . . .	50 —
— de fleurs d'oran-	
ger. . . .	50 —
— de romarin. . .	50 —
Alcool à 90°.	12 kilog.
Alcoolat de mélisse com-	
posé.	1,500 grammes.
— de romarin. . . .	1,000 —

On distille au bain-marie après 8 jours de contact et on recueille les 4/5 du mélange.

Les feuilles donnent une infusion antispasmodique agréable.

Les fleurs, par distillation, donnent une essence parfumée qui entre dans la composition de l'*eau de Hongrie*. Elles peuvent être employées en infusion comme celles de l'oranger.

Clématite. — La Clématite des haies, Berceau de la Vierge, Vigne blanche, Viorne, Herbe aux Gueux, est le *Clematis vitalba* L., de la famille des Renonculacées, série des Clématidées. C'est une plante ligneuse, grimpante, ramifiée, à feuilles opposées, imparipennées, à 5 folioles pétiolulées, ovales, aiguës, subcordiformes, entières ou un peu dentées. Le pétiole, long, s'enroule autour des corps voisins. Fleurs petites, très odorantes, en cymes composées, au sommet d'un pédoncule commun. Calice à 4-5-6 sépales blancs, elliptiques, tomenteux, caducs. Pas de corolle. Étamines nombreuses, incluses, libres, hypogynes. Carpelles en nombre indéfini, formés chacun d'un ovaire uniloculaire, pluriovulé. Style simple, soyeux.

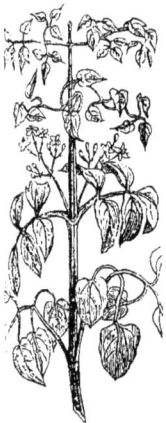

Fig. 229. — Clématite.   Fig. 230. — Fleur.

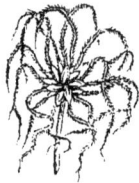

Achaines surmontés chacun du style accru, en forme de longue queue plumeuse toute chargée de poils soyeux, blanchâtres.

Cette plante est commune dans les haies, dans les bois. Toutes ses parties ont une saveur âcre, brûlante. Les feuilles, écrasées sur la peau, y produisent d'abord de la rubéfaction, puis la vésication. Ces plaies, superficielles d'ailleurs, servaient et servent peut-être encore à certains mendiants, qui espèrent ainsi exciter la commisération, d'où le nom d'*Herbe aux Gueux* que porte la clématite.

Composition chimique. — Gaube a trouvé dans la clématite un principe spécial, la *clématine*, qui n'a pas été étudié de nouveau et dont l'existence n'est pas bien prouvée ; de la résine, une huile essentielle, d'odeur très suave, qui existe dans les fleurs ; du tanin, etc.

Thérapeutique. — A l'extérieur, la clématite a été employée pour guérir la gale, sous forme d'huile dans laquelle on fait macérer les feuilles écrasées. On obtient ainsi une inflammation substitutive très forte, qui peut être curative, mais aussi fort dangereuse. C'est, en somme, un révulsif énergique. A l'intérieur, c'est un purgatif drastique, hydragogue, des plus dangereux à manier, car il devient rapidement toxique, et, bien qu'on ait essayé de le remettre en faveur, la thérapeutique est trop bien armée pour être obligée de recourir à la Clématite, au moins dans cet ordre de médication.

Il est remarquable que dans la Clématite, comme dans la plupart des Renonculacées, le principe actif est volatil et se dissipe par la dessiccation, la chaleur, etc. Il n'existerait pas dans la plante très jeune, qui peut devenir comestible, dit-on.

2° *C. flammula*, qui ne diffère que par ses feuilles trilobées, présente les mêmes propriétés.

3° *C. erecta* All., des mêmes contrées, est dressée et non grimpante. Les feuilles sont parfois simples.

Mêmes propriétés.

4° *C. dioica* L., des Antilles. Sa racine, en infusion dans le vin ou l'eau, est employée comme purgative.

Le *C. Mauritiana* Lamk. (Liane arabique, Vigne vierge), de Bourbon et de Maurice, est substituée comme vésicante aux cantharides.

En un mot et sans allonger cette nomenclature, toutes les clématites sont toxiques à doses élevées, et n'ont pas reçu la sanction de l'expérience thérapeutique. Elles peuvent, cependant, maniées avec précaution, rendre des services dans la médecine populaire, et il y aurait lieu, peut-être, de substituer ses feuilles aux cantharides, dont elles ne présentent pas les inconvénients, n'ayant aucune action sur la vessie.

Cleome pentaphylla L. (*Gynandropsis pentaphylla* DC.). — Plante herbacée, annuelle, de la famille des Capparidacées, à feuilles alternes, composées, palmatiséquées, à 3-5-7 folioles lancéolées ou elliptiques lancéolées. Fleurs blanchâtres ou pourpres, en grappes terminales. Calice à 4 sépales. Corolle à 4 pétales. 6 étamines libres, portées sur une colonne grêle, étirée. Ovaire libre, longuement stipité, uniloculaire, multiovulé. Capsule allongée, étroite, siliquiforme, s'ouvrant à la maturité en deux valves membraneuses. Graines réniformes, albuminées.

Cette plante croît dans la plupart des pays tropicaux et se cultive même dans les jar-

dins. Elle présente les propriétés antiscorbutiques du Cresson, du Cochléaria.

Le *C. speciosa* H. B. K. se distingue par
les segments de ses feuilles plus grands,
par sa corolle plus grande aussi et rosée. On
l'emploie au Pérou comme légume, et il
jouit des propriétés de l'espèce précédente.

Le *C. viscosa* L. (*Polanisia graveolens* Rafin.), qui croît en Amérique, dans l'Inde, etc.,
s'emploie à l'extérieur, comme topique, dans
les otites. Ses graines ont la saveur et les
propriétés des graines de moutarde.

D'après Aublet, le *C. frutescens* Aubl., de
la Guyane, serait aussi irritant que les cantharides, propriétés qui seraient partagées
par le *C. gigantea* de l'Amérique méridionale.

En résumé, les Cléomes sont, en général,
des plantes stimulantes, antiscorbutiques,
apéritives, diurétiques. Quelques-unes cependant font exception, comme nous l'avons vu.

Clerodendron heterophyllum R. Br. —
Petit arbuste de la famille des Verbénacées,
à rameaux gris cendré, à feuilles opposées,
simples, pétiolées, membraneuses, aiguës,
glabres, tantôt lancéolées, tantôt linéaires.
Fleurs en corymbes terminaux, à bractées
petites, subulées. Calice campanulé à 5 dents
courtes, deltoïdes. Corolle d'un blanc verdâtre, gamopétale, à 5 divisions oblongues.
4 étamines didynames. Ovaire à 4 loges uniovulées. Style simple, à stigmate bifide.
Drupe de la grosseur d'une petite cerise,
blanche, spongieuse et pulpeuse.

Cette plante, qui croît à la Réunion, à
Maurice, où elle porte les noms de *Bois
chenilles, Bois de bouc, Bois cabris*, laisse
exsuder par incision un suc extrêmement
amer et qu'on peut employer comme tonique.
Les feuilles ont, lorsqu'on les froisse, une
odeur très forte. On les emploie dans ces îles
en cataplasmes, dans les angines, et en infusion contre les maladies syphilitiques.

2° *C. infortunatum* L. — Les feuilles de
cette espèce ont été recommandées dans l'Inde
comme un tonique et même un antipériodique succédané du *Chyretta*. Leur suc frais
est employé par les natifs comme vermifuge, comme tonique amer et fébrifuge dans
les fièvres intermittentes, surtout chez les
enfants.

Il en est de même du *C. serratum* Blume,
très commun dans l'Inde, et dont les racines
constituent le *Gantu Bhorangi* Tel. Elles
n'ont ni odeur ni saveur, et sont probablement assez peu actives.

3° *C. phlomoides* L. (*Volkameria multiflora*
Burm.) est très commun dans l'Inde. Ses
feuilles sont opposées, ovales, membraneuses,
irrégulièrement serretées, pubescentes à la
face inférieure. Ses fleurs sont blanches,
odorantes.

La racine passe pour jouir de propriétés
altérantes qui la font employer contre les
maladies syphilitiques.

Clitoria ternatea L. — Plante de la
famille des Légumineuses papilionacées, série
des Phaséolées, à tiges volubiles, à feuilles
alternes, à 3 paires de folioles ovales, accompagnées de stipules persistantes, sétacées.
Fleurs bleues, axillaires, solitaires. Calice
bilabié. Corolle papilionacée, à étendard
large, dressé, à carène plus courte que les
ailes. 10 étamines, dont 9 unies et la dixième
libre. Gousse brune, pubescente, linéaire,
comprimée, bivalve, étranglée entre les
graines, qui sont tachetées de vert et de noir.

Cette plante, originaire de l'Inde, est cultivée dans nos jardins. Il en existe une variété
à fleurs blanches. On emploie sa racine et ses
graines.

La racine fraîche est blanche, charnue,
rameuse, de 3 centimètres environ de diamètre, de saveur amère et âcre. L'écorce est
molle, épaisse, facilement séparable du bois.
Sa composition chimique n'a pas été étudiée.
Quant aux graines, elles cèdent à l'alcool une
résine molle, brune, dont l'odeur forte rappelle celle du Jalap.

La racine a passé pour émétique, mais elle
est surtout purgative, car son extrait alcoolique, à la dose de 30 à 60 centigrammes,
détermine une violente purgation, avec ténesme. Aussi n'est-elle que peu employée de
ce chef.

D'après Moodeen Sheriff (de Madras), l'infusion de l'écorce de la racine (4 à 8 grammes
pour un litre d'eau) agit comme émollient
dans l'irritation de la vessie et de l'urètre.
Elle est aussi diurétique et parfois même
on l'emploie comme laxative.

Les graines sont purgatives, à la dose de
2 à 4 grammes, et on les administre mélangées avec deux fois leur poids de bitartrate
de potasse. Leur action est prompte et sûre.

Clusia rosea L. — Arbre de la famille des
Clusiacées, à feuilles opposées, coriaces,
penninerves. Fleurs très grandes, polygames, à folioles nombreuses, imbriquées;
les plus intérieures, ou pétales, au nombre
de 8 à 10, sont plus grandes, nombreuses,
colorées. Étamines nombreuses, réunies en
une masse globuleuse. Dans la fleur femelle,
ces étamines sont stériles. L'ovaire, sessile,
est globuleux, pluriloculaire et multiovulé. Il
est recouvert d'un style court, partagé en
plusieurs lobes stigmatifères, rayonnants et
réfléchis. Le fruit est une capsule polysperme, épaisse, à déhiscence septicide. Les
graines sont petites et recouvertes d'un
arillode charnu. Leur embryon est très gros,
sans albumen.

Cet arbre, qui croît aux Antilles, où il porte
le nom de *Figuier maudit*, de *Millepieds*,
laisse exsuder non seulement de sa tige,
mais encore du corps globuleux (étamines)
qui occupe le centre de ses fleurs, un suc
résineux jaunâtre, épais, balsamique, amer.
Il jouit de propriétés purgatives qui le rap-

prochent de la Scammonée. On l'emploie plus généralement dans le pays pour calfater, goudronner les bateaux, les cordages, et pour faire des torches.

Le *C. alba* L. (Aralie maudite), qui croît à la Martinique et à la Guadeloupe, est un arbre de 20 à 30 pieds de hauteur, à fleurs blanches, à fruit ovoïde, rouge. Son latex est aussi balsamique, amer et purgatif.

On prépare avec la racine et l'écorce du tronc des bains employés dans le traitement de la lèpre.

Le suc du *C. venosa* Jacq., de la Martinique, jouit des mêmes propriétés.

Le *C. panapanari* Choisy, de la Guyane, laisse exsuder un suc jaunâtre qui ressemble à la gomme-gutte, dont il possède les propriétés purgatives.

L'écorce amère du *C. Pseudochina* Pœpp. a servi parfois à falsifier les écorces de quinquina.

Cneorum tricoccum L. — Ce petit arbuste, toujours vert, qui porte les noms de *Petit Olivier, Camelée, Garoupe*, est rangé, par H. Baillon, dans la famille des Rutacées. Sa tige est très rameuse, à feuilles alternes, simples, entières, sessiles, allongées, et rappelant par leur forme celles de l'Olivier. Elles sont toujours vertes et persistantes. Fleurs petites, jaunes, longuement pédonculées, axillaires, solitaires. Calice à 3 sépales persistants. Corolle à 3 pétales. 3 étamines, insérées dans les dépressions du disque glanduleux, libres. Ovaire libre à 3 loges biovulées. Style dressé, à 3 lobes stigmatifères. Drupe tricoque, à mésocarpe peu épais, d'abord vert foncé, puis d'un beau rouge, recouvrant 3 noyaux osseux, à graines albuminées.

Cette espèce habite le Midi de la France, l'Italie, l'Espagne. Elle est très commune aux environs de Narbonne, où, malgré sa petite taille, on l'emploie pour chauffer les fours. Toutes ses parties ont une saveur âcre et brûlante. Elles enflamment la peau et peuvent même produire la vésication. C'est à l'intérieur un purgatif drastique, très difficile à manier, que l'on ne doit employer que mélangé à une substance mucilagineuse pour adoucir son action. La poudre des feuilles peut se donner à la dose de 50 centigrammes à 2, 4 et 6 grammes, en augmentant progressivement. Cette plante n'est pas généralement employée.

Coca. — La Coca, *Erythroxylon coca* Lamk., de la famille des Linacées, série des Erythroxylées, est un petit arbuste de 0ᵐ,50 à 1ᵐ50 de hauteur, rameux, à feuilles alternes, pétiolées, rapprochées, ovales, atténuées graduellement à la base, à sommet obtus, aigu ou émarginé, entières, de 5 à 7 centimètres de longueur sur 2 à 3 de largeur, caduques, membraneuses, d'un vert clair à la face supérieure, plus clair à la face inférieure.

Nervure médiane saillante; veines fines nombreuses et anastomosées. Ces feuilles sont caractérisées nettement par deux lignes qui, partant de la base, s'infléchissent fort peu vers les bords et vont se rejoindre au sommet. D'après H. Baillon, ce sont les empreintes des bords de la feuille ainsi disposées à cause de la préfloraison. Aucune feuille employée en médecine ne présente ce caractère. Les stipules sont rapprochées l'une de l'autre et forment un petit appendice triangulaire aigu, persistant. Fleurs hermaphrodites,

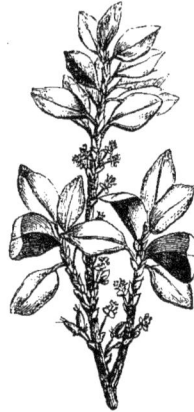

FIG. 231. — *Erythroxylon coca.*   FIG. 232. — Fleur.

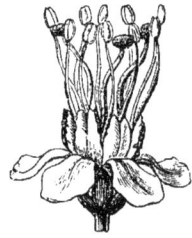

régulières, d'un blanc jaunâtre, en petites cymes axillaires. — Calice glabre, à 5 sépales triangulaires. — Corolle à 5 pétales ovales, oblongs, concaves, doublés chacun à l'intérieur d'un appendice de même couleur, en forme de cuilleron à la base et terminé, à la partie supérieure, par deux prolongements dressés. — 10 étamines réunies à la base en un tube urcéolé, blanc, un peu charnu, libres à la partie supérieure. — Ovaire libre

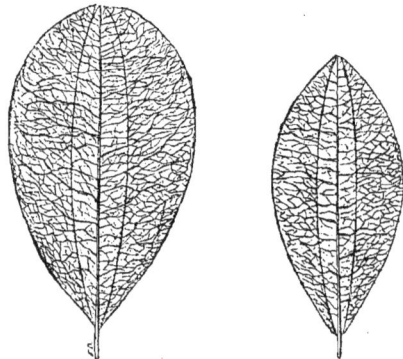

FIG. 233. — Feuilles.

à 3 loges dont 2 avortent; celle qui reste est biovulée; style partagé dès sa base en 3 branches stigmatifères repliées en massue. Drupe accompagnée par les restes du calice et de l'androcée, de 1 centimètre environ, ovoïde, oblongue, asymétrique, rouge lisse. Noyau peu épais recouvrant une graine à cotylédon épaissi, à albumen cartilagineux. (H. Bn, *Bot. médic.*)

La Coca est depuis longtemps cultivée en grand dans les Andes du Pérou, de la Bolivie, de la Nouvelle-Grenade, dans la République Argentine, au Brésil, etc., à 700 ou 2,000 mètres d'altitude. Le centre le plus important est au Brésil, dans la province de la Paz.

Les feuilles sont les seules parties usitées. On les récolte quand elles sont bien développées, en ayant soin de ne pas dépouiller complètement l'arbuste, qui, sans cette précaution, périrait bientôt. La cueillette se répète 2 à 4 fois par an.

Ces feuilles se détériorent rapidement, et au bout de 6 mois on les regarde, au Pérou et en Bolivie, comme hors d'usage. Les chiqueurs trouvent même que les feuilles transportées à la côte sont moins actives qu'au commencement du voyage. De plus, en raison de l'humidité constante du climat, il est très difficile de les dessécher complètement avant de les emballer. Aussi a-t-on vu la température de certains ballots, cependant bien conditionnés, s'élever à 43°, et, par suite, les feuilles qu'ils recouvraient étaient altérées et renfermaient de 18 à 20 0/0 d'humidité. L'alcaloïde que l'on retire de ces feuilles est en partie incristallisable.

Composition chimique. — Les feuilles de Coca renferment un alcaloïde cristallisable, la cocaïne, une substance odorante, huileuse, volatile, l'hygrine, et deux alcaloïdes, la cocamine et la cocaïdine.

La *cocaïne* $C^{17}H^{21}AzO^4$ se rencontre dans des proportions très variables suivant l'état de conservation des feuilles. Elle varie de 0,15 à 0,80 0/0 dans celles qui sont récemment importées, et la moitié environ peut seule cristalliser. Dans l'industrie, le rendement est encore moindre.

Elle cristallise en clinorhombes à 6 pans, blancs, inodores, de saveur amère, peu solubles dans l'eau (1 dans 2,000 parties), solubles dans l'éther, l'alcool, le chloroforme, le benzol, le sulfure de carbone, la vaseline, les huiles fixes et volatiles. Elle se combine avec les acides pour former des sels cristallisables.

Le plus employé est le *chlorhydrate*, qui est cristallisable, inodore, amer, non hygroscopique, soluble dans son poids d'eau, dans l'alcool, le chloroforme, insoluble dans l'éther, l'éther de pétrole, les huiles fixes et volatiles. Ses cristaux renferment quelquefois 6 0/0 d'eau, quand ils sont obtenus dans l'eau. La solution produit sur la langue une sensation de fourmillement, suivie d'insensibilité : elle dilate la pupille. Ces cristaux renferment 89,25 0/0 de cocaïne.

Les réactions propres à faire reconnaître la cocaïne sont les suivantes : 1° en présence de l'acide chlorhydrique concentré, elle se dédouble en *acide benzoïque, ecgonine* et *alcool méthylique*

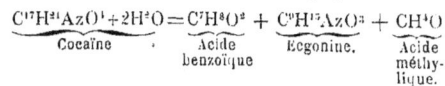

$$C^{17}H^{21}AzO^4 + 2H^2O = C^7H^6O^2 + C^9H^{15}AzO^3 + CH^4O$$

| Cocaïne | Acide benzoïque | Ecgonine. | Acide méthylique. |

L'ecgonine est plutôt un acide qu'un alcaloïde ; elle est neutre, mais elle se combine avec les alcalis en formant des combinaisons solubles dans l'eau et l'alcool.

2° En ajoutant à 1 centigramme de chlorhydrate de cocaïne, dissous dans 2 gouttes d'eau, une quantité suffisante d'une solution de permanganate de potasse à 1/300, il se produit un sel d'alcaloïde violet, insoluble, qui devient parfois cristallin.

3° Chauffés avec l'acide sulfurique (D = 1,84), la cocaïne et ses sels dégagent d'abondantes vapeurs blanches, âcres. Par le refroidissement, il se dépose des cristaux d'acide benzoïque sur les parois du tube (Fülckiger).

L'*hygrine*, d'après O. Hesse, est une substance huileuse, volatile, jaunâtre, d'une odeur particulière que présente parfois la cocaïne impure, de saveur un peu brûlante, soluble dans l'éther, le chloroforme, l'alcool, peu soluble dans l'eau, la solution de soude. Sa réaction est basique, et elle forme un chlorhydrate cristallin. Ses solutions acides diluées sont fluorescentes et d'un beau bleu. La solution, dans un excès de HCl, donne, lorsqu'elle est additionnée d'une solution de chlorure de chaux et d'un excès d'ammoniaque, un trouble laiteux, dû à la séparation de globules huileux qui se rassemblent ensuite, mais pas de coloration.

La solution du chlorhydrate ne se colore pas en présence du chlorure ferrique. D'après Hesse (*loc. cit.*), l'hygrine aurait pour formule $C^{12}H^{21}Az$, ce qui en ferait un homologue de la choline. On ne sait encore si l'hygrine existe dans les feuilles ou si c'est un produit de décomposition des alcaloïdes associés à la cocaïne.

La partie amorphe, dont on a séparé la cocaïne et l'hygrine, renferme, d'après O. Hesse (*Pharm. zeit.*, 16 juillet 1887), une base amorphe à laquelle il a donné le nom de *cocamine* dont la formule est la même que celle de la cocaïne, et qui ne se trouverait que dans la variété de Coca à petites feuilles. Elle est soluble dans l'alcool, l'éther, le chloroforme, les acides étendus, peu soluble dans l'eau et l'éther de pétrole. Son hydrochlorate est amorphe, neutre, soluble dans l'eau, l'alcool. La cocamine fond à 80° et se décompose à 100°, ou quand on la fait bouillir avec une solution alcoolique de baryte. Dans ce dernier cas, il se produit un acide qui cristallise de l'éther en aiguilles analogues à celles de l'acide benzoïque. Le produit basique qui se forme aussi n'est pas de l'ecgonine, car il cristallise en longues aiguilles et se dissout facilement dans l'eau à laquelle il communique sa réaction basique.

La *cocaïdine* $C^{17}H^{21}AzO^4$ a été séparée par Hesse (*Pharm. zeit.*, novembre 1887, t. XXXIII) de l'eau mère dont avaient été éliminées la cocaïne, la cocamine et l'hygrine. Elle se présente sous forme de lames brillantes donnant une poudre blanche, inodore, d'abord insipide, puis de saveur amère, et provoquant sur la langue une sensation de fourmillement. Elle est hygroscopique et se dissout dans l'éther, l'alcool, l'acétone, le chloroforme, l'éther de pétrole. Elle est peu soluble dans l'eau et les solutions alcalines.

La cocaïdine fond à 51° et ne passe pas à la distillation avec les vapeurs d'eau. Sa réaction est alcaline, mais elle n'agit pas sur la phénolphtaléine. Bouillie avec la solution alcoolique de baryte, elle donne, par dédoublement, de l'acide benzoïque et un produit qu'on n'a pas encore examiné.

Son chlorhydrate forme un vernis incolore, inodore, très amer, mais irritant pour les muqueuses, soluble dans l'eau, l'alcool, un peu hygroscopique.

Thérapeutique. — Jusqu'à ces dernières années, la Coca passa pour un succédané du café, de l'alcool, et était regardée comme un médicament tonique antidéperditeur. Cette opinion s'étayait sur l'usage journalier que font de ces feuilles les Indiens du sud Amérique pour s'entraîner à de grandes marches et supporter de longs jeûnes. Ils se emploient de la façon suivante. Un certain nombre de feuilles, dont la nervure médiane est enlevée, sont roulées en forme de boulette au centre de laquelle on met une poudre alcaline, la *clipba*, provenant de l'incinération de certaines tiges. L'Indien mâche cette chique jour et nuit et avale sa salive, qui est jaune. La sensation que produit cette mastication est d'abord aromatique, puis amère et astringente. Au bout de quinze à vingt minutes, la Coca a perdu toute saveur, et les parois buccales, la langue, sont anesthésiées pour un temps plus ou moins long. Cette propriété anesthésique, la cocaïne la possède au plus haut degré, car avec quelques gouttes d'une solution à 2 0/0 de son chlorhydrate on obtient en quelques minutes l'anesthésie complète des muqueuses, de la peau, mais il faut pour cela que la peau soit dépouillée de son épiderme. Dans ce cas, la cocaïne s'applique au traitement des brûlures, dont elle calme les douleurs si vives, des crevasses du sein, de certaines affections prurigineuses.

En injections sous-cutanées, l'insensibilisation est temporaire, mais suffisante pour permettre les opérations de peu de durée. L'anesthésie locale est toujours supérieure à celle du froid. Sur les muqueuses, l'action est la même, plus prompte peut-être, mais aussi plus fugace, car elle ne persiste guère plus d'un quart d'heure. Les bons effets qu'on en peut tirer sont nombreux. C'est ainsi qu'on l'emploie contre les ulcérations douloureuses du pharynx, de l'épiglotte, du larynx, pour permettre l'examen au laryngoscope, l'introduction de la sonde œsophagienne. Pour l'avulsion des dents ou pour calmer les douleurs dentaires, les applications locales de cocaïne ne donnent pas de bons résultats.

La cocaïne réussit fort bien à combattre les vomissements incoercibles de la grossesse et même, dit-on, du mal de mer. Des applications locales ont réussi contre le vaginisme, et Doleris a même avancé que l'on pouvait faire disparaître une partie des douleurs de l'accouchement à l'aide d'injections sous-cutanées et de badigeonnages sur le col. On sait quel bénéfice on tire de la cocaïne dans la chirurgie oculaire.

En résumé, la cocaïne est utile quand il s'agit d'obtenir une anesthésie superficielle, passagère et de peu d'étendue de la peau et des muqueuses. C'est, jusqu'à nouvel ordre, le seul anesthésique local des muqueuses, et c'est un fait qui doit compter pour la plus précieuse découverte thérapeutique de l'époque. (Dujardin Beaumetz, *les Nouvelles Médications.*)

Le feuilles de Coca ne s'emploient plus guère sous forme d'infusion, de vin ou élixir, que comme aromatique calmant.

On emploie surtout le chlorhydrate de cocaïne en solution à 2 0/0, sous forme de vaseline cocaïnée (1 gr. pour 20), d'oléate (1 gr. pour 10).

L'infusion à 10 pour mille s'emploie comme aromatique. Pour le vin (feuilles contusées, 50 grammes ; alcool à 60°, 80 grammes. Après macération de deux jours, filtrez et ajoutez : vin muscat, 870 grammes), la dose est de 1 à 2 verres à bordeaux. Quant à l'élixir (alcoolat de Coca, 600 grammes ; sirop de sucre, 460 grammes), la dose est d'un verre à liqueur après chaque repas.

Coccoloba uvifera L. — Le Raisinier d'Amérique, de la famille des Polygonacées, est un arbre qui peut acquérir de grandes dimensions. Ses feuilles sont alternes, simples, entières, cordées, grandes, orbiculaires, coriaces, subsessiles, glabres en dessus. Elles sont munies à la base d'un ochréa herbacé, tronqué obliquement. Les fleurs hermaphrodites régulières sont disposées en épis. — Périanthe unique, infundibuliforme, à 5 divisions, accrescent ; 8 étamines libres. Ovaire trigone, uniloculaire, uniovulé. Style simple à 3 lobes stigmatifères. Les fruits, qui sont des achaines trigones, entourés par le périanthe accru, pulpeux, rouge, forment une grappe assez volumineuse. Ils ont la grosseur d'une petite cerise.

Ces fruits ont une saveur aigrelette, assez agréable, et sont comestibles. On les regarde comme rafraîchissants et antidysentériques. Le bois rougeâtre donne par décoction un extrait rouge brun, astringent, qui est un des kinos du commerce et peut être employé comme tel.

Les fruits du *C. pubescens* L., qui diffère du premier par ses feuilles pubescentes et leur ocréa villeux, sont également comestibles. Le bois est un des bois de fer du commerce.

L'écorce, les feuilles et le bois des *C. diversifolia* et *punctata* L. sont aussi astringents. Leurs fruits sont moins estimés.

Cochléaria. — Les Cochléarias appartiennent à la famille des Crucifères, série des Alyssinées. Les deux espèces suivantes nous intéressent particulièrement.

1° *Cochlearia Armoracia* L. (*Armoracia lapathifolia* Gilib.) (Cran de Bretagne, Cranson, Raifort sauvage, Grand Raifort, Moutarde des moines, Radis de cheval). — C'est une plante herbacée, vivace, indigène dans l'est de l'Europe, cultivée ou demi-sauvage en Angleterre, en Bretagne, dans d'autres parties de l'Europe et jusque dans les régions polaires. On la trouve même en Islande jusqu'au 66° lat. N., et en Norvège jusqu'au 70°.

Racine longue de 0ᵐ,70 à 0ᵐ,90 et large de 0ᵐ,02 à 0ᵐ,03, cylindrique dans une partie de son étendue, d'un brun jaune brillant à l'extérieur, charnue, blanche à l'intérieur, à cassure courte et non fibreuse. A sa partie supérieure, elle forme une couronne divisée en un petit nombre de branches surmontées par un bouquet de feuilles et portant les cicatrices annulaires des feuilles tombées.

Feuilles radicales très grandes, longuement pétiolées, elliptiques, oblongues, irrégulièrement dentées sur les bords et terminées en pointe mousse. Feuilles caulinaires inférieures alternes, simples, pinnatifides, les supérieures oblongues, lancéolées-aiguës, dentées en scie.

Tige haute de 60 centimètres à 1 mètre et plus, dressée, glabre, ferme, cannelée et ramifiée à sa partie supérieure, où elle porte des petites fleurs blanches, nombreuses, paraissant en mai et juin et disposées en grappes terminales ramifiées.

Calice, corolle, androcée et gynécée des Crucifères normales.

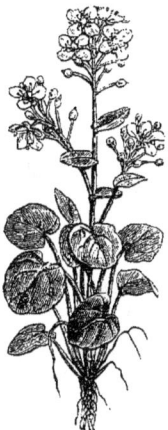

FIG. 234. — *Cochlearia officinalis.*

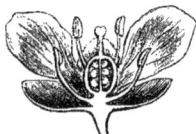

FIG. 235. — Fleur. Coupe longitudinale.

Le fruit est une silicule, petite, ovoïde, brièvement stipitée, globuleuse, déhiscente en deux valves non carénées, et à 2 loges, renfermant un petit nombre de graines insérées sur deux rangées, lisses, dépourvues d'albumen et à cotylédons accombants.

La seule partie usitée dans le *C. Armoracia*

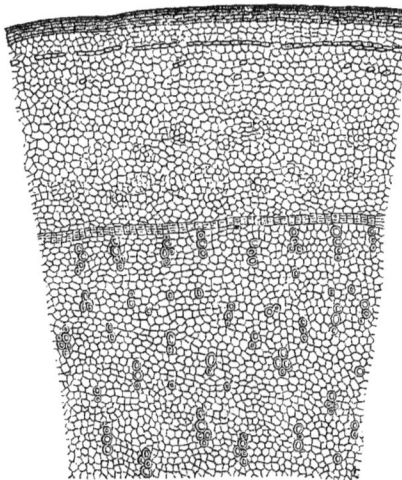

FIG. 236. — Racine de raifort.

est la racine, dont la saveur est âcre. Quand elle est intacte, elle est complètement inodore ; ouverte longitudinalement ou coupée dans l'acool à 90°, elle n'a qu'une faible odeur. Mais, dès qu'on la brise transversalement ou quand on la contuse au contact de l'air, elle exhale une odeur piquante caractéristique.

Composition chimique. — L'étude chimique de la racine de Raifort est loin d'être complète. Le principe le plus important est l'huile volatile, qui paraît être identique à celle de la moutarde noire et présenter la formule $SCAzC^3H^5$ du sulfocyanure d'allyle. Cette essence est d'un jaune pâle, âcre, corrosive et même vésicante. Sa proportion est peu considérable (6 pour 10,000). Elle ne préexiste pas, car l'extrait alcoolique de la racine ne développe pas d'odeur qui, au contraire, se fait sentir rapidement quand on ajoute une émulsion de moutarde blanche, fort riche, comme on le sait, en *myrosine*. La racine de Raifort renferme donc de la myrosine et du myronate de potasse, ou sinigrine, qui ne réagiraient l'une sur l'autre que lorsqu'on brise les cellules dans lesquelles elles sont localisées séparément et à la faveur de l'eau de végétation de la plante. Outre l'huile volatile, ou plutôt les éléments qui lui donnent naissance, la racine de Raifort renferme aussi une matière grasse et du sucre, que l'alcool peut lui enlever, de l'albumine, de l'amidon, de la gomme, une résine amère et de la cellulose. D'après Flückiger (*Pharmac.*), la présence de la myrosine, plutôt admise que prouvée, demande à être mieux constatée.

2° *Cochlearia officinalis* L. (Cranson, Herbe aux cuillers, Herbe au scorbut). — Cette plante indigène, annuelle, vit communément dans les lieux humides, sur les bords de la mer, près des ruisseaux, dans les montagnes. Elle se distingue du *C. Armoracia* par une tige haute seulement de 0^m,20 à 0^m,30, faible, anguleuse, quelquefois inclinée, ses feuilles radicales nombreuses, arrondies, cordiformes à la base, lisses, vertes, un peu concaves ou creusées en cuiller, et portées sur de longs pétioles canaliculés. Les feuilles supérieures, alternes, sont embrassantes.

Les fleurs sont blanches et disposées en grappes simples, terminales, peu étalées. Elles s'épanouissent de mai à juillet.

Le fruit est siliculeux, arrondi, un peu ovoïde, à valves ne se détachant que tardivement. L'une des loges avorte même fort souvent. Les graines sont couvertes de tubercules.

Le principe actif réside ici particulièrement dans les feuilles, surtout au commencement de la floraison. Elles donnent alors naissance, lorsqu'on les écrase, à une huile volatile, qui paraît être un *butylsulfocarbimide* secondaire, C^5H^9AzS, incolore, d'une odeur vive, piquante, d'une densité de 0.944 et bouillant à 159°,5 (Hoffmann).

Le *C. Pyrenaïca* DC., des Hautes-Pyrénées, ne se distingue que par ses feuilles radicales réniformes.

Les *C. Anglica* et *Danica* L. en diffèrent également fort peu.

Usages. — Le Raifort et le Cochléaria constituent les plus puissants antiscorbutiques que nous possédions, propriétés dues à la présence de l'huile essentielle qu'ils renferment tous deux. Leurs feuilles et leurs racines, soumises à la mastication, ont une saveur amère, piquante, peu agréable, provoquant la sécrétion salivaire, et déterminant dans l'estomac une sensation de chaleur bien manifeste. Dans le scorbut, leur mastication raffermit les gencives et modifie heureusement les ulcérations locales.

Le Raifort possède sur l'épiderme une action plus forte que celle du cochléaria, car sa racine, pilée, appliquée sur la peau, détermine la rubéfaction. Aussi, Lepage de Gisors a-t-il proposé l'emploi de la poudre de Raifort dans les mêmes cas que la farine de moutarde. Comme la racine ne perd pas ses propriétés par la dessiccation, quand celle-ci a été faite d'une façon convenable, il suffirait de mêler la racine sèche à 1/5 de graine de moutarde blanche, qui fournit la myrosine, de pulvériser ensemble les deux substances, et de passer au tamis. La poudre s'emploierait dans les mêmes conditions que la farine de moutarde, et, en présence de l'eau, dont la proportion doit être double de celle qu'on emploie avec la farine de moutarde, le sulfocyanure d'allyle prend naissance.

Cocotier. — Le Cocotier commun, *Cocos nucifera* L., appartient à la famille des Palmiers.

Cet arbre est aujourd'hui tellement répandu et cultivé dans toutes les régions chaudes du globe, qu'on ignore sa véritable patrie. Il vit dans les terrains humides, sur le bord de la mer, dont la salure favorise même sa végétation. Ses racines sont peu profondes, aussi cet arbre résiste-t-il difficilement aux violents coups de vents d'équinoxe quand il n'est pas planté dans les lieux abrités.

La tige, d'une hauteur considérable, 20 à 30 mètres, et même plus quand elle a atteint tout son développement, est droite ou un peu contournée, non ramifiée, et porte sur sa face externe les cicatrices des feuilles tombées à mesure que l'arbre croissait, et qui lui communiquent une apparence annelée.

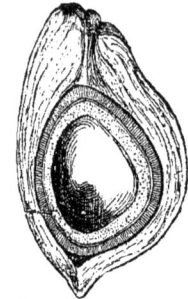

Fig. 237. — Noix de coco.
Coupe transversale.

Les feuilles situées à la partie terminale de la tige, à pétioles largement amplexicaules, sont au nombre de 15 à 20 ou davantage, ailées, vert sombre et dures.

De l'aisselle des feuilles inférieures sortent des spathes doubles, l'extérieure plus courte, ouverte au sommet; l'intérieure ligneuse, et donnant naissance à des spadices rameux portant des fleurs unisexuées.

Dans les fleurs mâles : calice à 3 folioles carénées; corolle à 3 pétales lancéolés, à

préfloraison valvaire. Étamines au nombre de 6, incluses, à filets subulés et entourant un rudiment d'ovaire.

Dans les fleurs femelles l'ovaire est à 3 loges, dont 2 rudimentaires et une seule fertile. Style très court ou nul, à 3 stigmates connivents d'abord, puis révolutés. Le fruit est une drupe ovale ou elliptique, trigone, du volume de la tête environ, monosperme, formée extérieurement d'un mésocarpe fibreux, recouvrant un endocarpe osseux percé à sa base de trois trous. Sous l'endocarpe se trouve l'albumen, amygdalin ou cartilagineux, souvent creux et contenant un très petit embryon, niché sur un des côtés auprès d'un des pores.

Usages. — Le Cocotier est sans conteste l'arbre le plus utile des pays chauds. Ses racines, dont la saveur est âcre, sont employées dans l'Inde pour combattre la dysenterie. Le tronc renferme, quand il est jeune, une moelle de saveur agréable et un peu sucrée. Le bourgeon terminal est un mets fort délicat et rappelant beaucoup le goût de la noisette. Mais comme l'arbre meurt peu de temps après qu'il est enlevé et que le cocotier est d'un rapport relativement considérable, on ne l'ébourgeonne que rarement.

La sève, qui est sucrée, donne à volonté du sucre, du vin, de l'alcool, du vinaigre. Le mésocarpe fibreux du fruit sert à faire des cordages peu résistants, mais dont on augmente la résistance par le volume, des nattes, etc. Le noyau osseux est employé comme vase; on en fait des ouvrages de tabletterie, et dans l'Inde on le distille en vase clos, pour obtenir une huile empyreumatique antiodontalgique et un charbon très divisé employé en peinture. La cavité centrale de l'albumen renferme une assez grande quantité d'un liquide sucré, le lait de coco, qui, bu frais, est extrêmement rafraîchissant, et passe même pour diurétique. Il peut subir la fermentation alcoolique. Puis, à mesure que le fruit mûrit, la proportion de ce lait diminue et l'albumen augmente. C'est alors une substance blanche, solide, presque fibreuse, de goût fort agréable et comestible quand elle est fraîche. Cet albumen donne par expression à peu près la moitié de son poids d'un corps gras, que l'on peut obtenir aussi en faisant bouillir l'amande avec l'eau.

Dans les pays chauds, où la température descend rarement à 20°, ce corps gras est liquide, incolore, inodore, et presque insipide quand il est extrait récemment. On peut, dans ce cas, l'employer dans l'alimentation. Mais au bout de très peu de temps cette huile rancit et prend une odeur et une saveur caractéristiques qui, pour les Européens, deviennent repoussantes. Elle se solidifie à 18°. Saponifiée par la soude, elle forme un savon sec, cassant, moussant beaucoup avec l'eau, et qui, malgré son odeur, mal masquée par les parfums, est versé depuis quelque temps dans le commerce.

D'après Oudemans, l'huile de coco, saponifiée, donne de l'acide laurique mélangé d'acide palmitique et d'acide myristique, des acides volatils tels que les acides caproïque et caprylique. On n'y trouve pas d'acide oléique.

2° Le Cocotier des Seychelles (*Lodoicea Seychellarum*) se distingue par la forme de

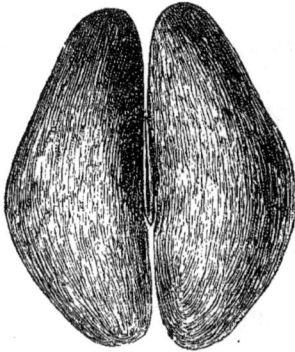

FIG. 238. — Fruit du Cocotier des Seychelles.

son fruit, qui est gros comme la tête d'un homme et bilobé avec un sillon médian très profond. De plus, l'albumen de la graine, bien que comestible, est d'un goût peu agréable. Cet arbre tend à disparaître des Seychelles, le seul endroit où il se soit multiplié, et des mesures ont dû être prises pour le conserver.

Cognassier. — Le *Cydonia vulgaris* Pers. (*Pyrus Cydonica* L.), de la famille des Rosacées, est un arbuste originaire, croit-on, de l'Asie occidentale et cultivé en Europe, à

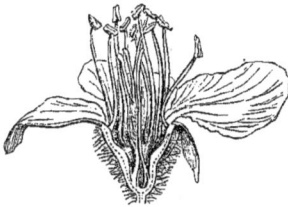

FIG. 239. — *Cydonia vulgaris.* Fleur. Coupe longitudinale.

tige tortueuse, d'une hauteur de 4 à 5 mètres, à écorce blanchâtre ou grisâtre, à rameaux irréguliers souvent couverts, dans leur jeune âge, d'un duvet blanchâtre.

Feuilles alternes, simples, entières, ovales, obtuses au sommet et à la base, brièvement pétiolées, duveteuses à la face inférieure, et présentant de chaque côté du pétiole deux petites stipules caduques foliacées, ovales, finement dentées.

Fleurs d'un blanc rose, grandes, solitaires à l'extrémité des jeunes rameaux, accompa-

gnées de bractées caduques, ovales et glanduleuses. Elles s'épanouissent avant les feuilles. Ces fleurs sont hermaphrodites, régulières ; leur réceptacle est concave, cotonneux, et porte sur ses bords le périanthe et les étamines. Calice à 5 sépales ovales, denticulés, cotonneux. Corolle à 5 pétales alternes, elliptiques, arrondis, deux fois plus longs que les étamines, cotonneux, à préfloraison tordue. Etamines, 15 ou 20 sur deux verticilles, libres. Le gynécée, inséré très obliquement dans le fond du réceptacle, est formé de 5 carpelles indépendants l'un de l'autre au niveau de leur bord ventral, uniloculaires, renfermant deux rangées verticales d'ovules anatropes. Styles duveteux, terminés par un stigmate renflé.

Le fruit, qui est connu sous le nom de Coing, Poire de coing, est une grosse drupe charnue, en forme de poire, constituée par le réceptacle très accru, portant à la partie supérieure les sépales persistants. L'exocarpe est jaune à la maturité, couvert de poils cotonneux ; le mésocarpe est très épais, charnu, dur, et renferme, comme beaucoup de poires, un grand nombre de cellules pierreuses. L'endocarpe est mince et parcheminé.

Le centre de ce fruit est divisé en 5 loges contenant chacune de 8 à 15 graines plus ou moins adhérentes entre elles à l'aide de la couche mucilagineuse qui les recouvre. Ces graines sans albumen sont colorées en brun acajou.

Les coings sont jaunes à la maturité, très odorants, mais présentent une saveur âpre et astringente qui les rend peu agréables à manger quand ils sont crus. Aussi sont-ils le plus généralement mélangés avec du sucre, et l'on en fait des sirops, des gelées, etc.

Composition chimique. — La pulpe a donné à l'analyse : du sucre, du tanin, de l'acide malique, de la pectine, une matière azotée, de la cellulose et une huile volatile. Les semences examinées au microscope présentent une seule couche épidermique de cellules cylindriques qui, en présence de l'eau, se gonflent et donnent du mucilage qui existe en proportion assez considérable pour que quatre parties d'eau et une partie de coings se prennent en masse. Cent parties de graines donnent environ 20 0/0 de mucilage sec, dont la composition, $C^{12}H^{10}O^{10}$, est analogue à celle du mucilage de lin. Il contient une grande quantité de matières albuminoïdes et de sels de chaux. Traité par l'acide azotique, il donne de l'acide oxalique. Avec l'acide sulfurique concentré, il se colore en bleu sous l'influence de l'iode.

Ce mucilage ne possède qu'un faible pouvoir adhésif. Il doit être considéré comme une modification de la cellulose, mais il n'est pas soluble dans la dissolution cupro-ammoniacale (*Pharmacographia*). Outre le mucilage, les semences renferment encore de l'amygdaline, de l'émulsine, de l'amidon et de l'huile fixe. Aussi, quand on les broie et qu'on les traite ensuite par l'eau tiède, perçoit-on une odeur assez vive d'essence d'amandes amères.

Usages. — Leurs propriétés astringentes, toniques et stimulantes font employer les fruits dans les cas de diarrhée atonique séreuse, et Gubler ajoute qu'il a vu la dyspepsie atonique céder à l'usage des coings soumis à la cuisson sèche et mangés chauds. Le sirop des pharmacies possède les mêmes propriétés et sert à édulcorer les tisanes. Quant aux semences, elles ne sont guère employées qu'en décoction, comme émollient externe. La proportion plus ou moins considérable d'essence d'amandes amères, à laquelle elles donneraient naissance par la mastication ou par le traitement à l'eau froide, contre-indique cependant leur usage dans ces conditions.

Colchique. — Le *Colchicum autumnale* L. (Tue-Chien, Faux Safran, Belle-toute-Nue) est une plante herbacée de la famille des Liliacées, série des Colchicées. Son bulbe souterrain est plein, portant à sa base des racines simples, et entouré de deux tuniques closes, brunes. Il est conique, pyriforme, de 4 à 5 centimètres de longueur sur 2 à 3 de largeur, arrondi sur une face, aplati sur l'autre. Il porte à son sommet une cicatrice qui représente le point d'attache de la tige florale de l'année précédente. A côté de ce bulbe, et formant à l'extérieur une saillie, se trouve le plateau duquel sort la tige florale qui s'épanouit à l'automne ainsi que les feuilles, qui précèdent les fleurs, et ne se développent cependant qu'au printemps suivant. Ces feuilles sont constituées alors par de grandes lames de 10 à 20 centimètres de longueur, oblongues, allongées, plissées, entières, glabres, d'un vert sombre, à nervures parallèles. Elles entourent les fruits et se fanent à la fin de l'été. — Les fleurs, qui naissent directement du plateau, sont formées d'un long tube terminé à sa partie supérieure par 6 lobes égaux, concaves, lilas clair ou rosé. 6 étamines libres insérées au sommet du tube ; 3 d'entre elles sont plus courtes. L'ovaire, situé au fond du tube, est libre, à 3 loges multiovulées. Les 3 styles, qui sont très longs, sont renflés au sommet. Capsule oblongue de 5 à 6 centimètres de longueur sur 2 de largeur, renflée, aiguë au sommet, d'un brun jaunâtre, glabre. Les trois carpelles se séparent à partir du sommet. Graines nombreuses, sessiles, obovoïdes, pourvues d'un arille inférieur et latéral, charnu, blanc. Testa brun rugueux, albumen

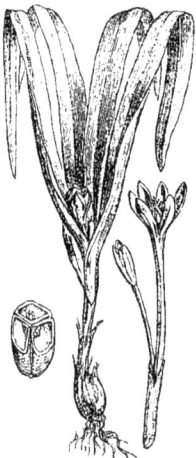

Fig. 240. — Colchique d'automne. Plante entière. Fleur et fruit.

dur, corné, blanc. Cette plante est très commune dans les pâturages humides de l'Europe moyenne et méditerranéenne. On la trouve aussi en Angleterre, en Irlande et en Suisse jusqu'à 1,600 mètres au-dessus du niveau de la mer.

On emploie son bulbe, dont l'activité est d'autant plus grande qu'il a été récolté à une époque plus voisine de la floraison et que l'on sèche à l'air et au soleil. Les graines, qui sont aujourd'hui usitées de préférence, se récoltent complètement mûres.

Composition chimique. — Le Colchique renferme dans toutes ses parties une substance qui lui communique ses propriétés spéciales, mais sur la nature de laquelle les différents chimistes qui l'ont étudiée ne sont pas d'accord. Les uns la regardent comme un alcaloïde et lui donnent le nom de *colchicine*, les autres admettent l'existence d'un alcaloïde en très petite quantité, mais pour eux les différents procédés d'extraction employés ne donnent qu'un produit tout différent de celui qui existe réellement.

La colchicine a été étudiée successivement par Pelletier et Caventou, Hesse et Geiger, Oberton, Hubsmann, Soubeiran, Ludwig et Pfeiffer, Hubler, Reithner, Schoonbrooch, Eberbach, Walz, Maish, Archoff, Bley-Hertel, Zeisel, etc.

Dans un travail des plus complets, Delaborde et Houdé ont repris l'étude du colchique au double point de vue physiologique et chimique. En employant un procédé particulier décrit dans leur brochure, *le colchique et la colchicine*, Houdé et Delaborde ont obtenu des semences de colchique environ 3 grammes pour 1,000 de colchicine cristallisée. Elle n'existerait dans le bulbe que dans la proportion de 0,40 pour 1,000.

La colchicine cristallise en prismes orthorhombiques hydratés incolores, mais prenant au contact de l'air et de la lumière une légère coloration jaune ambré. Son odeur est agréable, sa saveur est très amère, persistante. Elle est très soluble dans l'alcool à 90°, le chloroforme, un peu moins dans la benzine, presque insoluble dans l'éther, l'eau, la glycérine, l'alcool amylique, insoluble dans les huiles lourdes et légères de pétrole, les solutions de potasse et de soude. Elle est lévogyre, et fond à 93° dans son eau de cristallisation. Anhydre, elle ne fond qu'à 163°. Elle brûle sans laisser de résidu.

C'est une substance neutre dont la formule correspond à $C^{33}H^{27}Az^2O^7$, et qui ne se combine pas aux acides pour former des sels.

En présence de l'acide chlorhydrique en excès et chauffée dans des tubes scellés à 120°, la colchicine se dédouble en alcool méthylique et *colchicéine*. Ce serait donc de la *méthylcolchicine*. Les acides minéraux et organiques, les acides en solution altèrent également la colchicine.

En présence de l'acide azoteux à l'état naissant, elle donne une base, l'*oxycolchicine*, cristallisable, inodore, d'une saveur âcre, persistante, alcaline, insoluble dans l'eau et l'éther, soluble dans l'alcool, le chloroforme, brûlant avec résidu. Elle se distingue de la colchicine en ce qu'elle ne se colore pas en vert en présence du perchlorure de fer.

L'iode forme une combinaison, l'*iodocolchicine*, pouvant cristalliser et donnant les réactions des alcaloïdes.

La colchicine ne réduit la liqueur cupro-potassique qu'après avoir subi l'action d'un acide minéral à l'ébullition. En se dédoublant, elle ne donne pas de glucose, mais de la colchicéine, qui réduit le sel cuivrique.

La colchicine se reconnaît aux réactions caractéristiques suivantes :

1° En présence de l'acide nitrique concentré, coloration jaune, puis verdâtre, rouge cramoisi, violacée, puis elle disparaît. L'addition d'un alcali développe ensuite une coloration rouge cerise persistante.

2° Dissoute dans l'acide sulfurique concentré, elle prend, en présence d'un cristal de nitrate de potasse, une coloration bleue, puis verdâtre, et enfin violacée (Draggendorf).

3° Avec le sulfovanadate d'ammoniaque (vanadate d'ammoniaque, 1 gramme, acide sulfurique, 200 grammes), coloration violette intense, très fugace, passant au rouge violacé par l'addition de quelques gouttes d'eau.

La *colchicéine* ne préexiste pas dans la plante. Elle se présente en lamelles incolores, inodores, insipides, acides, insolubles dans l'eau froide, très solubles dans l'alcool, le chloroforme, la benzine, l'alcool méthylique; l'éther l'enlève même aux solutions acides, ce qui permet de la séparer de la colchicine. Elle est azotée et renferme une matière amère. Elle se combine à l'alcool méthylique pour régénérer la colchicine, qui serait un éther. C'est un phénol en même temps qu'un glucoside.

Elle se distingue par la coloration vert-pomme très intense, persistante, qu'elle prend en présence du perchlorure de fer, et que ne présente pas la colchicine. A la lumière elle se colore en jaune, fond à 152°, puis brûle sans résidu.

La colchicéine ne présente pas les propriétés toxiques de la colchicine.

Les graines traitées par l'alcool concentré lui abandonnent une assez grande quantité de matière grasse que l'eau précipite. En la purifiant par l'éther et évaporant, on obtient une masse brune qui renferme des cristaux formés d'acides gras libres. Ceux-ci, saponifiés dans l'alcool bouillant par la potasse caustique, donnent un savon que l'on prive d'alcool, qu'on dissout dans l'eau et qu'on agite avec l'éther. Cet éther abandonne par évaporation une petite quantité d'une masse cireuse, cristalline, qui donne la réaction de la *cholestérine*.

Thérapeutique. — Le colchique est le véritable spécifique de la goutte, mais *spécifique empirique*, car on n'a pu expliquer encore ses effets thérapeutiques, et l'obscurité qui régnait sur la nature réelle de son principe actif s'étendait également à son rôle physiologique; diurétique pour les uns, il diminue au contraire, pour les autres, la sécrétion urinaire; il serait sans action sur le nombre des pulsations du cœur, qu'il augmenterait au contraire pour certains auteurs. Pour Alberi, c'est un paralysant de la sensibilité et des phénomènes moteurs. Pour Jolyet, c'est un médicament excito-moteur analogue à la strychnine.

Cette étude, fort incohérente, comme on le voit, a été reprise par Delaborde avec la colchicine de Houdé. Chez l'herbivore, l'effet porte surtout sur la respiration et la circulation. Chez le carnivore et chez l'homme, l'action s'exerce sur l'appareil gastro-intestinal, en provoquant des nausées avec ou sans vomissement suivant la dose. Ces vomissements, s'ils existent, sont nombreux, glaireux, bilieux. Les selles sont diarrhéiques, constantes, nombreuses, rapprochées, fétides.

Quand la dose est toxique, les selles deviennent sanguinolentes et sont accompagnées de ténesme, de coliques, puis surviennent le collapsus, la stupeur, un épuisement marqué et la mort.

Ce qu'il faut retenir, c'est que la colchicine produit son effet lentement, de 2 à 5 heures après son administration par la voie buccale ou cutanée. Elle excite les nerfs moteurs, rend d'abord plus nombreuses et irrégulières les contractions cardiaques, puis les ralentit et augmente leur amplitude; dans une troisième période, on remarque une tendance à l'arrêt de la respiration avec phénomènes asphyxiques terminaux. L'abaissement de la température chez l'homme est notable et sous l'influence des déperditions alvines nombreuses et de l'émaciation rapide qui en est la suite.

La colchicine n'agit pas sur les fonctions cérébrales. Ce n'est pas un paralyso-moteur, comme l'ont voulu certains auteurs. Elle élève la pression sanguine.

Les diverses préparations de colchique sont loin de posséder toutes la même activité, ce qui dépend de la partie de la plante employée et de la proportion de colchicine qu'elle renferme. Ainsi, d'après Houdé, les semences de colchique renferment 3 grammes pour 1,000 de colchicine cristallisée, les bulbes 0,45 seulement. Les feuilles en renferment moins que les bulbes, et les fleurs sont intermédiaires entre les bulbes et les graines. Il en résulte que les préparations les plus chargées et les moins infidèles sont celles qui ont les graines pour base en prenant comme véhicule l'alcool à 80° (1 pour 5). 5 grammes de cette teinture renferment 3 milligrammes et demi de colchicine. Puis vient l'*extrait alcoolique de semences*, dont 1 gramme renferme 3 à 4 milligrammes de colchicine, et l'*alcoolature de fleurs* (fleurs fraîches 1 partie, alcool à 90°, 1 partie), dont 5 grammes contiennent 3 milligrammes de colchicine.

Pour l'usage interne, la dose maximum de l'alcoolature est de 10 grammes, soit 5 milligrammes de colchicine, celle de l'alcoolé est de 10 grammes, soit 7 milligrammes, et celle de l'extrait sous forme de pilules est de 3 centigrammes, données au nombre de 5 dans les vingt-quatre heures, soit 5 milligrammes de colchicine.

Quant à la colchicine cristallisée de Houdé, l'auteur indique la formule suivante:

Granules.

Colchicine cristallisée..	60 milligrammes.
Sucre de lait......	4 grammes.
Gomme arabique....	50 centigrammes.
Sirop de sucre.....	1 gramme.

Divisez en 60 pilules contenant chacune 1 milligramme de colchicine. 4 à 5 pilules dans les vingt-quatre heures.

Vin.

Colchicine cristallisée.	50 milligrammes.
Vin de grenache....	250 grammes.

Solution hypodermique.

Colchicine cristallisée.	5 centigrammes.
Alcool à 20°......	20 grammes.

1 centimètre cube renferme 2 milligrammes et demi de colchicine.

La colchicine cristallisée constituerait, d'après de Laborde et Houdé, un médicament curatif et surtout préventif de l'accès de goutte.

Dans les accès de goutte déclarés, dès les premiers symptômes, ils prescrivent de prendre :

Le 1er jour, 4 granules de 1 milligramme à un quart d'heure d'intervalle chaque ;

Le 2e jour, 3 granules de 1 milligramme à un quart d'heure d'intervalle chaque ;

Le 3e jour, 2 granules de 1 milligramme à un quart d'heure d'intervalle chaque ;

Le 4e jour, 1 granule de 1 milligramme.

Attendre de 6 à 8 jours, puis recommencer l'administration du médicament si les premiers effets n'ont pas amené la résolution de l'accès.

Dans les cas de prévention, dès les prodromes :

Le 1er jour, 3 granules à 1 à 2 heures de distance ; le 2e jour, 2 granules à 1 à 2 heures de distance ; le 3e jour, 1 granule.

Cette dose suffit généralement. On pourrait la renouveler en continuant de la même façon le 4e jour. On peut aussi reporter le 2e jour la dose à 3 granules si l'accès n'est pas suffisamment bridé.

Il importe de remarquer que les préparations de colchique doivent être surveillées dans leur administration, en raison des idiosyncrasies particulières. Dujardin-Beaumetz (Leçons de thérapeutique, III, p. 496) indique la formule suivante :

Teinture de semences. . . . .
Alcoolature de racines d'aconit. ⟩ ää 10 grammes.
Teinture de gaïac. . . . . .
    —   de quinine. . . . . ⟩

Trente gouttes le matin, à midi et le soir, dans un verre de tisane de frêne. (Le frêne a joui d'une grande réputation dans le traitement de la goutte.)

Le vin d'Anduran est composé d'alcoolature de bulbes de colchique, 5 grammes, et vin blanc, 100 grammes. La dose est de 10 à 20 grammes par jour.

L'usage des préparations de Colchique ou de la colchicine est contre-indiqué chez les individus dont l'intestin est facilement irritable ou fatigué par une maladie antérieure.

Coldenia procumbens L. — Plante herbacée de la famille des Borraginacées, à tiges procombantes, velues, à feuilles alternes, brièvement pétiolées, obovales, inégales à la base, dentées en scie, plissées, couvertes de poils nombreux en dessus et hirsutes en dessous. Fleurs axillaires, solitaires, sessiles, blanches. Calice à 4 divisions. Corolle infundibuliforme à 4 lobes ; 5 étamines libres. Ovaire libre à 4 fausses loges uniovulées.

Style gynobasique. Drupe rugueuse, à sarcocarpe sec se divisant en 4 loges monospermes.

Cette plante, qui croît dans l'Inde, est desséchée, pulvérisée et mélangée avec parties égales de semences de fenugrec, dont on fait une pâte que l'on applique sur les furoncles pour en hâter la maturation (Dymock, loc. cit.).

Coleus aromaticus Benth. — Plante herbacée de la famille des Labiées, série des Ocimées, à feuilles opposées, larges, ovales, crénelées, de 7 centimètres de longueur, couvertes sur la face supérieure, de poils dont quelques-uns sont simples et surmontés d'une glande globuleuse, transparente, brillante ; sur la face inférieure, les poils glanduleux sont plus nombreux et les nervures sont très proéminentes ; fleurs pourprées des Labiées avec 4 étamines didynames et les loges des anthères confluentes en une seule poche.

Cette plante, originaire des Moluques, est cultivée dans les jardins de l'Inde et en Cochinchine. Les feuilles ont une odeur agréable, fraîche, une saveur d'abord aromatique, puis âcre.

On les emploie mélangées de sucre comme un carminatif aromatique pour combattre les coliques des enfants. D'après Loureiro, on s'en sert en Cochinchine dans l'asthme, la toux chronique, l'épilepsie, etc. On leur a attribué des propriétés toxiques que l'on n'a pu vérifier. (Dymock, loc. cit.).

Cette plante renferme une matière colorante analogue à celle qui a été extraite du C. Verschaffellii par H. Church (Deutsch. chem. Gesellschaft, 1887, 296), la coléine, $C^{10}H^{10}O^3$. C'est une matière colorante rouge, insoluble dans l'éther, peu soluble dans l'eau, soluble dans l'alcool. La solution additionnée d'ammoniaque passe au pourpre, au violet, à l'indigo, au vert et enfin au jaune verdâtre.

Colletia spinosa Lamk.(C. horrida W.).— Arbuste à rameaux épaissis, épineux, de la famille des Rhamnacées, série des Collétiées. Feuilles très petites, décussées, squamiformes. Fleurs solitaires, régulières, hermaphrodites. Périanthe pétaloïde, blanc, odorant, en tube ; à sommet découpé en 5 lobes. 5 étamines libres, à anthères biloculaires. Ovaire libre, à 3 loges uniovulées. Style capité, de la longueur de la corolle et trilobé.

Fruit drupacé, accompagné de la cupule réceptaculaire, à mésocarpe mince, se desséchant. Il est tricoque, et chacune de ses coques s'ouvre en 2 valves. Graines planconvexes, à testa crustacé et albuminées.

Cette plante croît dans l'Amérique méridionale, au Chili, au Brésil. Son bois est employé comme purgatif et sous forme de teinture alcoolique pour combattre les fièvres d'accès. Elle porte le nom d'*Estratto alcoholico de Quina*. Elle renferme, d'après Reuss, une matière amère, cristallisable, la *colletiine*.

Les *C. cruciata* Gill. et Hook (*Condalia paradoxa* Spreng), *ferox* Gill. et Hook., *Cruzerillo* Bert. donnent un bois qui est également employé au Brésil comme purgatif (H. Bn, *Hist. des pl.;* page 71).

Collinsonia canadensis L. — Plante de la famille des Labiées, à tiges droites, tétragones de 30 à 60 centimètres de hauteur, à feuilles opposées, grandes, brièvement pétiolées, cordiformes à la base, dentées en scie, glabres. Fleurs nombreuses, jaunes, en panicules lâches. 2 étamines libres. Ovaire et fruit des Labiées.

Cette espèce croît dans l'Amérique du Nord, depuis le Canada jusqu'à la Floride, où elle jouit d'une grande réputation, qu'indique bien d'ailleurs le nom vulgaire qu'elle porte : *Gravel root, horse balm*. Son odeur est désagréable ; sa saveur chaude, piquante, est due à une huile essentielle. Elle présente des propriétés astringentes, toniques et diurétiques qui la font employer à l'intérieur sous forme d'infusion dans l'hydropisie et les affections calculeuses de la vessie. Comme tonique, on la prescrit dans la convalescence des fièvres graves ; comme astringente, on en fait des applications sur les meurtrissures. La racine même, à petites doses, et prise en nature, irrite l'estomac et provoque des nausées.

Colocasia esculenta Schott. (*Caladium esculentum* Vent. — *Arum esculentum* L.). — Cette plante, qui appartient à la famille des Aroïdées, est herbacée, vivace, à rhizome tronqué, tubéreux, napiforme, ou irrégulièrement trifurqué, de grosseur variable, donnant naissance à plusieurs bouquets de feuilles, dont les pétioles sont verdâtres ou violets, longs, engaînants à la base. Limbe pelté, cordiforme à la base, un peu sagitté, lisse, luisant, verdâtre ou violacé. Veinules apparentes en dessous, ascendantes, anastomosées à l'extrémité. Hampes axillaires, simples, grêles, dressées, au nombre de 2 à 3 dans la gaine des feuilles.

Spathe étroite, persistante, presque aussi longue que la hampe, roulée en cornet, un peu courbée au sommet, adhérente au spadice dans sa partie inférieure. Spadice libre, trois fois plus court que la spathe, terminé par un appendice rose, acuminé. Fleurs femelles insérées à la base du spadice, constituées par des ovaires nombreux, serrés, à insertion spiralée, comprimés, aplatis ou trigones, uniloculaires, multiovulés, entremêlés d'appendices claviformes. Style court à stigmate pelté. Les fleurs mâles, séparées des fleurs femelles par des fleurs neutres, sont constituées par des étamines à connectifs conoïdes, tronqués, à deux loges s'ouvrant par un pore terminal commun. Les fruits sont de petites baies entourées par la base de la spathe, qui se déchire, et renferment des graines petites, oblongues, à épiderme succulent.

Le *C. antiquorum* Schott (*Arum colocasia* L.) ne diffère que fort peu de l'espèce précédente, dont il n'est qu'une variété.

Ces plantes sont originaires de l'Inde et sont cultivées dans les pays tropicaux, où elles forment la base de l'alimentation de certains peuples, particulièrement en Océanie. Ses variétés sont du reste extrêmement nombreuses.

Les rhizomes, qui portent en Océanie le nom de *taro*, renferment jusqu'à 33 0/0 d'une fécule blanche, onctueuse au toucher, inodore, insipide, à grains très petits, globuleux, et un principe extrêmement âcre, qui irrite violemment les muqueuses, surtout celles du tube digestif, et qui peut même donner lieu à une intoxication sérieuse. Mais il en est de ces plantes comme du Manioc ; la coction en présence de l'eau ou la dessiccation font disparaître ce principe, qui est soluble dans l'eau et volatil, et il ne reste plus que la partie amylacée, qui est alors comestible.

Le taro se cultive soit dans les terrains humides, soit dans les terrains plus secs. Dans le premier cas, les indigènes creusent sur les flancs des montagnes, en amphithéâtre, des tranchées de 2m,50 à 3 mètres sur 50 centimètres de profondeur, dans lesquelles ils plantent des rhizomes coupés à 2 ou 3 centimètres au-dessous des feuilles, puis amènent l'eau, qui recouvre les plantations d'une couche de 12 à 15 centimètres. Le trop-plein des fosses supérieures s'écoule par un conduit dans celles qui sont en dessous. Quand le terrain est plan, le niveau se fait à l'aide de tuyaux de bambou ou de troncs de cocotiers creusés. La plante n'a guère acquis tout son développement que l'année suivante. Le poids des tubercules peut aller jusqu'à 2 à 3 kilogrammes. On les mange cuits dans l'eau ou grillés sur le feu.

Les Colocasia portent aux Antilles et dans l'Amérique du Sud les noms de *Chou caraïbes, tayes* ou *tayoves*, et ce sont alors non seulement les tubercules que l'on mange, mais encore les feuilles cuites à l'eau.

Les tubercules du *C. macrorhiza* Schott, qui peuvent acquérir jusqu'à 1 mètre de longueur, sont beaucoup plus âcres et doivent subir deux ou trois fois la chaleur du four pour devenir comestibles.

Colombo (*Racine de*). — Cette racine est fournie par le *Chasmanthera palmata* H. Bn (*Jateorhiza columbo* Miers. — *Menispermum colombo* Roxb.—*Cocculus palmatus* D. C.), de la famille des Menispermacées, série des Chasmanthérées. C'est un arbuste grimpant, à racines grosses, charnues, à tiges aériennes, annuelles, s'élevant jusqu'au sommet des arbres les plus élevés.

Feuilles alternes, longuement pétiolées,

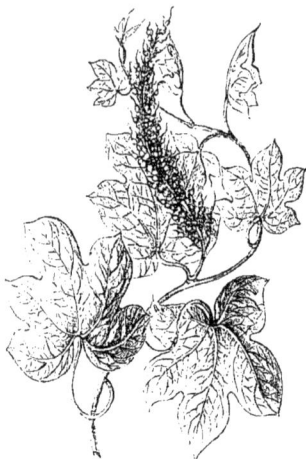

Fig. 240. — *Chasmantera palmata.* Sommité florifère.

cordées à la base, découpées en 5 lobes profonds, entiers, acuminés. Elles sont velues et membraneuses.

Les fleurs sont dioïques et disposées en

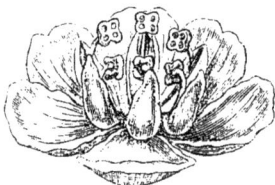

Fig. 242. — Fleur mâle.

une sorte de panicule pendante. Le calice, la corolle, sont constitués chacun par 2 verticilles formés de 3 sépales et de 3 pétales.

La fleur mâle contient 6 étamines embrassées par les pétales, dont l'anthère offre, après la déhiscence, 4 compartiments s'ouvrant par des pores ; au centre de cette fleur existe un ovaire rudimentaire.

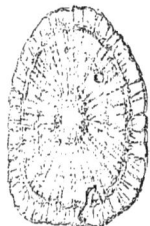

Fig. 243. — Racine. Coupe transversale.

La fleur femelle présente 6 bâtonnets représentant des étamines stériles, et un gynécée composé de 3 ovaires uniloculaires et uniovulés. Le fruit est formé de 3 drupes ovoïdes et accolées.

Cet arbuste est indigène des forêts tropicales, du Mozambique, de l'Afrique orien-

tale. On le cultive à Maurice, aux Seychelles, sur les côtes de Madagascar.

La partie utile est la racine, qui se présente dans le commerce sous forme de rondelles de 3 à 8 centimètres de diamètre. Elles ont la configuration de celles de la bryone, mais elles en diffèrent par leur amertume, leur

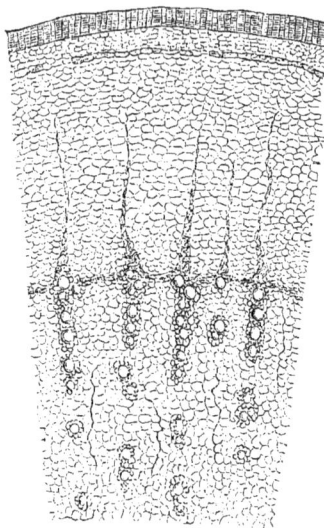

Fig. 241. — Racine de Colombo. Coupe transversale.

couleur jaune verdâtre, et surtout par leurs caractères microscopiques.

On donne aussi aux Etats-Unis le nom de Colombo à la racine d'une Gentianée, le *Frasera Walteri* Mich., qui porte vulgairement le nom de *Colombo d'Amérique.*

Composition chimique. — La racine de Colombo renferme trois substances amères, la colombine, l'acide colombique, la berbérine.

La *colombine,* qui, d'après Duquesnel, existe dans la proportion de 3gr,50 à 4 grammes par kilogramme, est une substance cristallisée, inodore, d'une saveur très amère et persistante, peu soluble dans l'eau, la glycérine et l'alcool faible, très soluble dans le chloroforme, la benzine et l'essence de térébenthine. Elle se combine avec les acides pour former des sels. En présence de l'acide sulfurique, elle prend une coloration marron, caractère qui la distingue de la quassine.

L'acide *colombique* est cristallin, incolore, amer, insoluble dans l'eau froide, soluble dans l'alcool et les solutions alcalines. Il paraît exister en combinaison avec la berbérine.

Quant à la berbérine, nous l'étudierons avec l'Épine-Vinette.

Thérapeutique. — La colombine a été étudiée par Roux (*Rép. de pharm.*), qui a vu qu'à faible dose elle augmente la sécrétion de la bile, des glandes de l'estomac et de l'intestin. A haute dose, elle fait subir au foie la dégénérescence graisseuse. C'est une substance toxique, contrairement à l'opinion émise par Falck et Schraff, car 10 centigrammes suffisent pour tuer une poule. Il n'y a donc pas intérêt à l'introduire dans la thérapeutique.

Elle ne se trouve fort heureusement qu'en proportions très minimes dans la racine, 3 à 4 centigrammes pour 100.

Nous étudierons à Épine-Vinette l'action de la berbérine.

La racine de Colombo est un amer stomachique qui, à doses modérées, provoque l'appétit, active la digestion et la rend plus parfaite. On l'a recommandée dans les embarras gastriques, les troubles fonctionnels gastro-intestinaux, la diarrhée chronique, etc. A haute dose, elle agit comme la colombine.

On prescrit la *poudre* à la dose de 0^{gr},50 à 4 grammes, et le *vin* préparé avec :

Extrait de Colombo . .   2 grammes.
Extrait de Quassia. . .   2   —
Vin de Malaga.   500   —

à la dose de 2 cuillerées avant chacun des repas, comme apéritif.

L'action du Colombo doit être surveillée.

Coloquinte. — La Coloquinte est le fruit du *Citrullus colocynthis* Schrad. (*Cucumis colocynthis* L.), de la famille des Cucurbitacées. C'est une plante herbacée, vivace, à tiges longues de 2 à plusieurs mètres, couchées sur

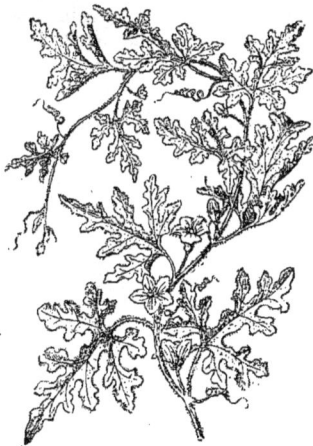

Fig. 245. — *Citrullus colocynthis.*

le sol, chargées de poils rudes. Feuilles alternes, longuement pétiolées, triangulaires, profondément découpées en 3 lobes, subdivisés eux-mêmes, découpés sur les bords mousses et très dissemblables suivant les individus. Ces feuilles sont d'un vert pâle à la face supérieure, blanchâtres ou grisâtres à la face inférieure et couvertes de poils blancs et rudes ; à l'opposite du pétiole se trouve une vrille simple.

Fleurs monoïques, longuement pédonculées, solitaires et axillaires. Dans la fleur

mâle le réceptacle, en forme de coupe, porte sur ses bords 5 sépales et 5 pétales libres, jaunes ; 5 étamines disposées par paires, plus une libre, à anthères flexueuses et surmontées d'un prolongement du connectif. Dans la fleur femelle, le réceptacle globuleux recou-

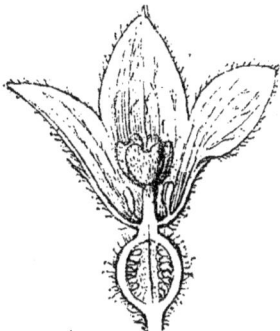

Fig. 246. — Fleur femelle. Coupe longitudinale.

vre l'ovaire infère, se rétrécit au-dessus de lui, s'évase et porte le calice et la corolle. 3 staminodes représentent les étamines. L'ovaire uniloculaire, uniovulé, est surmonté d'un style court à 3 renflements stigmatifères, étalés. Le fruit, de 6 à 8 centimètres de diamètre, est globuleux, glabre, lisse,

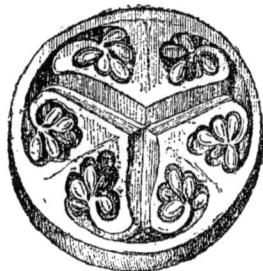

Fig. 247. — Fruit. Coupe transversale.

verdâtre, puis jaune, taché de blanc, rempli d'une pulpe blanche qui se dessèche et dans laquelle sont plongées les graines obovales, comprimées, lisses, brunes, sans albumen.

Cette plante est originaire des îles de l'Archipel grec, de l'Asie Mineure, de l'Afrique, de l'Arabie, et se trouve aujourd'hui dans la plupart des pays tropicaux. La partie qu'on emploie est la pulpe desséchée, privée de son épicarpe mince et qui forme une boule blanche légère, spongieuse, de la grosseur d'une petite orange, renfermant des semences nombreuses. L'odeur est nulle, la saveur est extrêmement amère et désagréable. Les graines sont insipides.

Composition chimique. — Hubschmann isola de la pulpe une substance extrêmement amère, jaune, très soluble dans l'eau et l'alcool, à laquelle il donna le nom de *colocynthine*. Walz l'obtint sous forme de masse jaunâtre, cristalline, et lui assigna la formule $C^{28}H^{40}O^{23}$. C'est, d'après cet auteur, un glucoside donnant, par ébullition en présence des acides dilués, un glucose et la *colocynthéine* $C^{14}H^{60}O^{12}$. Il donne le nom de *colocynthitine* à la partie de l'extrait alcoolique soluble dans l'éther, insoluble dans l'eau et qui, purifiée, forme une poudre cristalline, insipide.

D'après E. Johannson (*Journ. Pharm. et Chim.*, 1886, p. 325, d'après *Zeit. anal. chem.*, t. XIV), la colycinthine donne par l'ébullition en présence de l'acide sulfurique étendu, outre la colocynthéine, de l'élatérine et de la bryonine.

La résine (*citrulline* de Merck) est encore mal connue, et la colocynthine elle-même a besoin d'être étudiée de nouveau.

Les graines renferment 17 0/0 d'une huile grasse insipide.

Thérapeutique. — On distingue dans le commerce la Coloquinte d'Égypte, celle de Chypre et celle de Syrie. Cette pulpe, à laquelle son amertume a valu le nom de chicotine, est un purgatif drastique d'une grande énergie qui, à haute dose, provoque des vomissements, des selles sanguinolentes, une série de phénomènes nerveux, et peut amener la mort à la dose de 6 à 10 grammes. Cette action peut même se produire par absorption cutanée, car il suffit d'appliquer sur le ventre une pommade de 2 à 5 pour 30 pour déterminer une purgation énergique.

C'est donc une substance à manier avec précaution toutes les fois qu'on veut l'employer dans la constipation, l'obstruction intestinale, les rhumatismes, la goutte. Elle entre dans la composition des pilules antigoutteuses de Laville. On prescrit à l'intérieur l'extrait à la dose de 10 à 30 centigrammes, la poudre à la dose de 20 à 80 centigrammes, le vin à celle de 8 à 30 grammes.

La colocynthine purge violemment à la dose de 5 à 10 milligrammes. En injections sous-cutanées, elle agit de la même façon, mais ces injections sont très douloureuses.

La *citrulline* purge aussi à la dose de 5 à 10 milligrammes.

Pilules de coloquinte composées (Codex).

Aloès pulvérisé. . . .	50 centigrammes.
Poudre de Coloquinte.	50 —
Poudre de scammonée	50 —
Essence de girofle. .	Une goutte.
Miel	Q. S.

Pour 10 pilules. Chacune d'elles renferme 5 centigrammes de coloquinte. 1 à 4 par jour.

Colubrina Asiatica Brongn. — Arbuste de la famille des Rhamnacées, à feuilles alternes, entières, elliptiques, glanduliformes à la base, glabres ou légèrement pubérulentes. Fleurs en cymes axillaires plus ou moins rameuses, polygames, dioïques. Calice adné à la base, à 5 lobes étalés. Corolle spatulée. Ovaire adné au réceptacle, à sommet libre, à 3 loges uniovulées. Capsule globuleuse, pourprée, tricoque.

Cet arbre habite l'Inde. A Taïti, ses racines et son écorce sont très appréciées des indigènes dans la diathèse scrofuleuse connue sous le nom de *Hea-taa-pu*. C'est une des rares préparations médicales auxquelles ils aient recours d'une manière suivie.

L'écorce amère du *C. fermentum* Rich. de la Guyane joue le rôle de ferment dans les liquides sucrés auxquels on l'ajoute.

C. reclinata. L'écorce de cet arbre, originaire de l'Amérique du Sud, connue sous le nom d'*écorce de Mabee.* Elle se présente en morceaux de 6 pouces de longueur environ, à cassure courte, résineuse, inodore, de saveur d'abord amère, puis douceâtre. Elle renferme, d'après W. Elborne, 8 à 9 de tanin, 9 à 7 d'un glucoside amer et une huile grasse verte.

Elle sert à préparer une infusion théiforme qui passe pour jouir de propriétés toniques fort marquées.

Colza. — Le *Brassica napus oleïfera* DC. (*B. compestris* L.), de la famille des Crucifères, série des Cheiranthées, est une petite plante herbacée, bisannuelle, à tige dressée, rameuse, hispide, à feuilles alternes, les caulinaires cordées, amplexicaules à la base. Organisation florale des Crucifères normales.

Le fruit est une silique allongée, cylindroïde, comprimée, à valves munies d'une nervure longitudinale. Les graines sont arrondies, petites, noires, chagrinées, à cotylédons charnus et condupliqués.

Le Colza est cultivé dans le nord de la France, la Belgique, pour le corps gras que l'on extrait de ses graines. Elles renferment environ 40 0/0 d'huile, que l'on en retire en les réduisant en pâte au moyen de meules et soumettant cette pâte à la presse et dans des sacs exposés à la vapeur ou plongés dans l'eau bouillante. En même temps que l'huile, passent des matières mucilagineuses, que l'on élimine en ajoutant à l'huile environ 2 0/0 d'acide sulfurique concentré et en agitant la masse jusqu'à ce qu'elle ait pris une teinte verdâtre.

Après vingt-quatre heures, on ajoute du carbonate de chaux délayé, en quantité suffisante pour saturer l'acide, on laisse reposer puis on décante l'huile éclaircie dans une futaille où l'on a mis avec une certaine quantité de tourteau de graine de colza. On soutire après dix jours environ les trois quarts de l'huile.

Dans ces conditions, l'huile de colza, épurée en petit, renferme une petite quantité d'acide sulfoléique qui attaque le métal des lampes. Sacc a proposé pour les cultivateurs le procédé suivant : pour 50 kilogrammes d'huile, on prend 2 kilogrammes de tan frais qu'on fait digérer dans 4 kilogrammes d'eau bouillie et chaude. Le mélange de tan et d'eau est introduit dans des bouteilles qu'on bouche hermétiquement. Après vingt-quatre heures on jette ce mélange sur une toile tendue, on remue le mélange de tan d'eau et d'huile et on ajoute 10 litres d'eau bouillante; on bat et on laisse déposer dans un endroit chaud, puis on décante la partie claire. Si l'on n'a pas coloré l'eau du tan, l'huile parfaitement épurée est incolore; dans le cas contraire, elle est un peu jaunâtre.

Le procédé de purification par l'acide sulfurique et la craie réussit fort bien quand on opère sur des quantités considérables.

Cette huile est jaune, limpide, d'une odeur forte et d'une saveur peu agréable quand elle n'est pas très récente. Elle blanchit peu à peu au contact de l'air, devient visqueuse et augmente de densité. Celle-ci est à 15° de 0,913; soumise à l'action du froid, elle présente des petites aiguilles réunies en étoiles.

Les tourteaux exprimés à froid donnent, en présence de l'eau tiède, de l'essence de moutarde. L'huile de colza paraît renfermer aussi deux acides gras, l'*acide brassique*, identique, d'après Staedeler, avec l'acide érucique solide de l'huile de moutarde, et de l'*acide brassoléïque* liquide, identique également à l'acide liquide de la même huile.

Une réaction caractéristique de l'huile de colza, qui s'applique également à toutes les huiles de crucifères, et qui est due au soufre qu'elles renferment normalement, est la suivante : En faisant bouillir quelques minutes, dans une capsule de porcelaine, 25 à 30 grammes d'huile que l'on soupçonne renfermer de l'huile de colza ou une huile de crucifère avec 2 grammes de potasse pure dissoute dans 10 grammes d'eau, et jetant le mélange liquide sur un filtre mouillé, l'eau alcaline qui s'écoule, mise en contact avec un papier imbibé d'acétate de plomb, le noircit en formant du sulfure de plomb.

Combretum glutinosum Perr. — Plante de 12 à 15 pieds de hauteur, à rameaux grimpants, appartenant à la famille des Combrétacées. Feuilles opposées ou ternées, entières. Fleurs petites, jaunâtres, en épis simples. Réceptacle en sac profond, allongé. Calice à 4 sépales; corolle à 4 pétales. 8 étamines libres, sur 2 verticilles. Ovaire infère, uniloculaire, biovulé. Fruit allongé, coriace, membraneux, indéhiscent, à ailes membraneuses d'un jaune d'or, glutineuses. Une seule graine à cotylédons épais, plissés irrégulièrement.

Cet arbrisseau croît en Sénégambie, où il porte le nom de *Rhatt*. Son suc gommeux et gélatineux est employé comme colle forte. L'infusion des feuilles est expectorante. Les cendres de la plante sont utilisées pour fixer les couleurs de l'indigo. Les feuilles et les racines donnent une belle teinture jaune.

L'écorce du *C. coccinum* Lamk. de la Guyane est astringente.

Sur le *C. laccifera* (sp. nov.), le *Dom sangke* de la Cochinchine, s'élève le *Coccus lacca*. C'est l'arbre dont le produit en laque est le plus considérable.

Comocladia integrifolia Jacq. — Arbre de 10 à 30 pieds de hauteur, appartenant à la famille des Térébinthacées, série des Anacardiées. Ses feuilles sont alternes, imparipennées, à 8 à 10 paires de folioles opposées, coriaces, entières, oblongues. Fleurs d'un pourpre foncé, petites, en grappes axillaires composées et trimères. Ovaire uniloculaire, uniovulé. Le fruit est une drupe de la forme d'une olive oblongue; graine sans albumen.

Cet arbre, originaire de l'Amérique tropicale, donne aux Antilles, où il est connu sous les noms de *Bresillet faux*, *Bresillette*, un très beau bois qui ressemble à l'acajou et qui est inattaquable par les insectes, car il renferme un suc glutineux, très âcre, noircissant à l'air. Il tache la peau en noir indélébile, la brûle même, et on prétend que les colons marquaient de cette façon leurs nègres esclaves. Il peut servir à détruire les verrues et modifie avantageusement les surfaces dartreuses. Mais, en raison même de ses propriétés corrosives, il doit être manié avec de grandes précautions.

Ses fruits sont comestibles, mais seulement quand ils sont parfaitement mûrs, car verts ils sont dangereux.

Le suc du *C. dentata* Jacq. possède les mêmes propriétés, ainsi que celui du *C. Brasiliastrum* Poir. et du *C. ilicifolia* Sw.

Concombre. — Le *Cucumis sativus* L., de la famille des Cucurbitacées, est une plante herbacée, couverte dans toutes ses parties de poils rudes, hérissés, à tige rampante. Les feuilles sont alternes, pétiolées, munies de vrilles simples, cordiformes, à 5 lobes peu marqués, le terminal plus grand.

Les fleurs, brièvement pédonculées, sont assez grandes, unisexuées, et au nombre de 2 à 3 à l'aisselle des feuilles. Calice à 5 sépales subulés. Corolle à 5 pétales aigus; 4 étamines réunies par deux, plus une libre, à anthères flexueuses contournées en S, surmontées d'un prolongement du connectif. Gynécée rudimentaire dans les fleurs mâles.

Dans les fleurs femelles, le réceptacle, rétréci à la partie supérieure, est oblong et recouvre l'ovaire infère, uniloculaire, à 3 placentas, portant des ovules nombreux. Le style est court, cylindrique, entouré à la base par un disque épigyne, et terminé par un stigmate à 3 lobes ovoïdes, obtus.

Le fruit, qui peut acquérir la grosseur du bras et une longueur de 20 à 30 centimètres, est oblong, plus ou moins arqué, à surface lisse ou parsemée d'aiguillons épais, rudes au toucher. Vert d'abord, il devient ensuite vert jaunâtre. Sa chair est blanche, succulente, un peu sucrée et d'une odeur vireuse. Les graines nombreuses sont ovales, aiguës, blanches, coriaces, dépourvues d'albumen.

Cette plante, originaire des pays chauds, s'est acclimatée en Europe, où elle est cultivée. La variété naine ou le fruit jeune donne le cornichon ordinaire que l'on mange confit.

L'usage le plus ordinaire en thérapeutique est la *pommade de concombre*, qui se prépare avec :

Graisse de porc.	500	grammes.
Graisse de veau.	300	—
Baume de Tolu.	1	gramme.
Hydrolat de roses . . .	5	grammes.
Sac récent de Concombre	600	

Cette pommade est un cosmétique fort employé comme émollient. Les graines, qui sont émulsives, peuvent être employées, triturées avec l'eau, pour faire des émulsions adoucissantes.

2° *Concombre sauvage*. — Voir ECBALLIUM.

Condaminea corymbosa DC. — Arbre de la famille des Rubiacées, série des Portlandiées, à feuilles opposées, ovales, oblongues, presque sessiles, coriaces, acuminées, accompagnées de 2 stipules chartacées, bipartites. Fleurs hermaphrodites en cymes pédonculées, trichotomes, grandes, pourprées. Calice gamosépale à 5 dents. Corolle infundibuliforme à tube cylindrique, à gorge villeuse, à 5 lobes. 5 étamines libres. Ovaire infère à 2 loges multiovulées, couronné par un disque déprimé. Style à 2 branches stigmatiques recourbées. Capsule coriace, turbinée, tronquée au sommet, biloculaire, loculicide. Graines nombreuses, petites, albuminées, à testa réticulé.

Cet arbre est originaire du Pérou, où son écorce passe pour jouir des mêmes propriétés que celles des quinquinas, qu'elle a souvent servi à falsifier. Elle s'en distingue en ce qu'elle est blanchâtre à l'intérieur. Son amertume est plus grande.

Le *C. tinctoria* DC. du Pérou donne une écorce qui est employée pour teindre en rouge.

Condurango. — Sous le nom de *Condurango*, qui signifie *liane au condor* et qui lui a été donné parce que, dit-on, le condor emploie ses feuilles comme contrepoison du venin des serpents, on désigne une liane appartenant à la famille des Asclépiadacées, le *Gonolobus condurango* Th., dont le port rappelle celui de la vigne, et qui croît sur le versant ouest de la Cordillère des Andes, en se fixant sur le tronc des plus grands arbres, au sommet desquels il va chercher l'air et la lumière.

Ses feuilles sont opposées, sans stipules, cordées, de 12 centimètres de long sur 8 à 10 centimètres de large, d'un vert foncé.

Fleurs petites, régulières en ombelles. Calice à 5 divisions. Corolle à 5 pétales. 5 étamines libres, à filets munis d'appendices pétaloïdes formant une couronne staminale. Loges de l'anthère renfermant une seule masse pollinique. 2 ovaires. 2 follicules longs de 10 centimètres environ, aplatis au sommet et à la base. Graines brunes, munies à une extrémité d'une longue chevelure. Cette liane habite la République de l'Equateur, la Colombie, la Nouvelle-Grenade, sur le versant occidental des Andes, à une hauteur de 4 à 5,000 pieds au-dessus de la mer.

Les naturels distinguent deux variétés de bois, le *Condurango amarillo* ou *jaune*, et le *C. bianco* ou *blanc*. Ces différences de coloration paraissent tenir à ce que le premier croît au soleil et le second à l'ombre.

L'écorce, seule partie employée, est grisâtre et recouvre un bois jaune paille, amer. La tige laisse exsuder, quand on l'incise, un suc visqueux, d'odeur balsamique, de saveur aromatique, amère.

Composition chimique. — Le D' Vulpius a étudié cette écorce comme l'avait fait Tanret pour la racine d'*Asclepias vincetoxicum*. Il en a retiré des produits solubles et insolubles dans l'eau, correspondant à ceux que Tanret considère comme les modifications solubles et insolubles de la vincetoxine. Une solution aqueuse de la forme soluble se trouble par la chaleur, et la solution à 2 0/0 constitue une gelée qui se maintient encore au-dessous du point d'ébullition.

L'analyse n'a pas encore indiqué si ces produits sont identiques comme composition à la vincetoxine ou s'ils doivent former un nouveau groupe, sous le nom de Condurangine. La solution aqueuse chauffée pendant plusieurs heures, en présence d'une solution sulfurique à 1 0/0, réduit le tartrate de cuivre alcalin, réaction qui indique la nature glucosique du nouveau corps. Vulpius a en outre trouvé de légères traces d'une substance basique, et un composé acide insoluble dans l'eau.

Thérapeutique. — Cette écorce a été vantée dans son pays d'origine comme un spécifique du cancer, et l'expérience unique, faite en Allemagne par Friedreich, semblerait indiquer, si le diagnostique était certain, une action réelle contre cette maladie. Les expériences tentées en Angleterre, en France, en Allemagne même, paraissent cependant avoir toutes échoué. Mais ce qui résulte de l'étude thérapeutique, c'est que le Condurango est un excellent tonique amer, qui a été récemment encore préconisé par le D' Riegel (de Munich).

La meilleure préparation serait la poudre d'écorce, surtout de la racine, à la dose de 1 à 4 grammes. La décoction ne renfermant pas la résine serait avantageusement remplacée soit par la teinture alcoolique, soit par l'extrait alcoolique à la dose de 1 à 2 grammes. Les graines passent pour être toniques.

Connarus africanus Cav. — Arbuste de 15 à 20 pieds de hauteur, de la famille des Connaracées, à feuilles persistantes, alternes, imparipennées, sans stipules. Fleurs en grappes ramifiées, axillaires ou terminales. Calice à 5 sépales. Corolle à 5 pétales. 10 étamines, en deux verticilles, unies à la base. 5 ovaires libres, uniloculaires, biovulés. Le fruit est un follicule stipité, sec, coriace, déhiscent dans une étendue assez grande à partir de son bord ventral. Graines dressées, arillées à la base, sans albumen.

L'écorce de cet arbre, qui est originaire de l'Afrique occidentale, est employée par les noirs sous forme de décoction comme topique sur les plaies et les brûlures.

Elle renferme une matière résineuse balsamique qui la rend tonique et astringente. L'embryon de la graine est huileux.

Dans le *C. edulis*, l'arille de la graine est comestible.

Consoude. — La Grande Consoude, *Symphytum officinale* L., de la famille des Borraginacées, série des Borraginées, est une

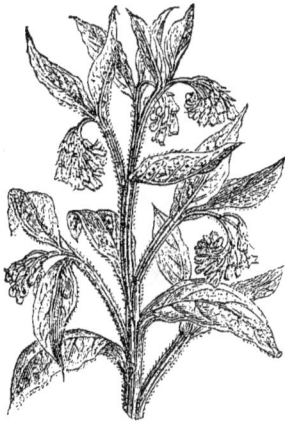

FIG. 248. — *Symphytum officinale*. Rameau.

plante herbacée, vivace, velue dans toutes ses parties, qui croît dans les prairies humides de nos contrées et sur le bord des ruisseaux.

Sa souche est longue de 30 centimètres environ, grosse comme le doigt, succulente, facile à rompre, noirâtre au dehors, pulpeuse et mucilagineuse en dedans. Sa saveur est visqueuse et son odeur à peu près nulle.

Sa tige est dressée, ramifiée, haute de 60 centimètres à 1 mètre, anguleuse, ailée, velue, rude au toucher.

Les feuilles, très rudes, sont alternes, très grandes, ovées-lancéolées et longuement pétiolées. Les feuilles supérieures sont souvent opposées, lancéolées, sessiles ou récurrentes.

Les fleurs disposées en cymes unilatérales ou terminales, penchées, sont blanchâtres, jaunâtres ou rosées. Calice gamosépale, persistant, à 5 dents. Corolle tubuleuse à 5 lobes

courts réfléchis et munis de 5 appendices tubuleux, subulés, plus longs que les étamines, blancs et couverts de papilles sur les bords. 5 étamines libres; ovaire à 2 loges, puis quadriloculaire, par formation de

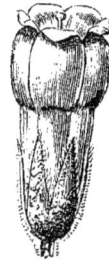

FIG. 249. — *Symphytum officinale*. Fleur.

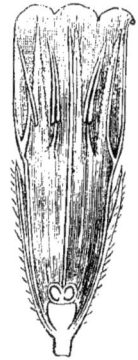

FIG. 250. — Fleur. Coupe longitudinale.

fausses cloisons. Loges uniovulées ; style gynobasique. Le fruit est un tétrachaine. Graines albuminées.

Le nom de Consoude (*Consolida*) lui vient de ce qu'on lui attribuait autrefois la propriété de cicatriser, de consolider les plaies. On y ajouta le nom de *grande* pour la distinguer d'autres plantes qui portaient aussi le nom de Consoude : le Consolida media (*Ajuga reptans*), le C. minor (*Bellis perennis*) ou pâquerette, le C. regalis (*Delphinium consolida*) ou Pied-d'Alouette, etc. La racine de Grande Consoude ne renferme en réalité qu'une grande proportion de mucilage visqueux, tenace, auquel elle doit des propriétés émollientes. On y rencontre aussi du tanin, mais en très petite quantité.

On l'administre sous forme d'infusion (15 à 30 pour 1,000), de sirop, dans les diarrhées légères. Les propriétés antihémorragiques qu'on lui attribuait n'existent pas.

Contrayervas. — Un certain nombre de racines appartenant aux *Dorstenia* portent le nom *Contrayerva* (contre-venin). Mais la racine officinale provient du Brésil et appartient au *Dorstenia Brasiliensis* Lamk., *Coraapia* Marc. Pis.

Cette plante appartient à la famille des Ulmacées et à la tribu des Morées.

FIG. 251. — *Dorstenia contrayerva*.

Sa racine est courbée, d'une couleur fauve rougeâtre à l'extérieur, blanche à l'intérieur, et composée d'un tubercule noueux, oblong, de 5 à 6 centimètres de longueur, pourvu sur

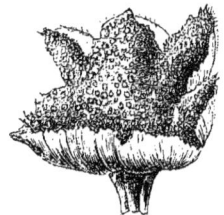

les côtes de radicules très minces, et terminé par une sorte de queue retournée, qui lui donne quelque ressemblance avec la queue du scorpion.

De la racine partent 4 ou 5 feuilles longuement pétiolées, elliptiques, obtuses, creusées sur les bords, et des hampes nues qui supportent un réceptacle orbiculaire, étalé, sur lequel sont implantées les fleurs mâles et les fleurs femelles. Les fleurs mâles sont formées uniquement de deux étamines insérées sur la surface même du réceptacle, à filets simples, libres, infléchis dans le bouton, à anthères biloculaires.

Les fleurs femelles, noyées dans le réceptacle, ne laissent paraître au dehors que les deux stigmates divergents, linéaires, qui font suite à un style unique. L'ovaire est uniloculaire et à un seul ovule descendant.

Le fruit monosperme et indéhiscent est logé dans l'épaisseur du réceptacle qui s'est accru. L'odeur de la racine est aromatique, sa saveur âcre. Elle renferme une grande quantité de mucilage. On l'a administrée comme excitante et diaphorétique à la dose de 4 à 8 grammes en poudre, et en infusion 4 grammes de racine pour 500 grammes d'eau.

Le *Dorstenia contrayerva* se distingue par ses feuilles pinnatifides ressemblant un peu à celles de la vigne, et par son réceptacle, qui est incisé, lobé et presque carré.

Sa racine est noirâtre au dehors, blanche au dedans et porte des radicules noueuses, irrégulières, dures, ligneuses. Elle est inodore et de saveur âcre. Elle semble provenir aussi du *D. Houstoni* L. des Antilles, et du *Dorstenia Drakena* importé pour la première fois du Pérou par Drake.

Ses propriétés sont du reste les mêmes que celles du *D. Brasiliensis*.

Copahiers. — Un certain nombre d'arbres appartenant à la famille des Légumineuses papilionacées, à la série des Copaïférées, fournissent l'oléo-résine de copahu qui porte à tort le nom de baume.

Ces plantes sont originaires des parties tropicales de l'Amérique et de l'Afrique. Les unes habitent les forêts humides, les autres les lieux secs et élevés.

1° Le *Copaifera officinalis* (*C. Jacquini* Desf.) est un grand arbre de la Nouvelle-Grenade, à tête arrondie, dont les feuilles sont alternes, composées, paripennées, à pétiole commun long de 15 à 20 centimètres environ, accompagné à la base de petites stipules. Les folioles, au nombre de trois ou quatre paires opposées, sont pétiolées, oblongues lancéolées, coriaces, lisses, à nervures pennées, alternes. Elles sont un peu arrondies à la base, entières sur les bords et terminées en une pointe obtuse. Elles sont couvertes d'un grand nombre de glandes remplies d'oléorésine.

Les fleurs forment des grappes axillaires un peu plus longues que les feuilles, placées

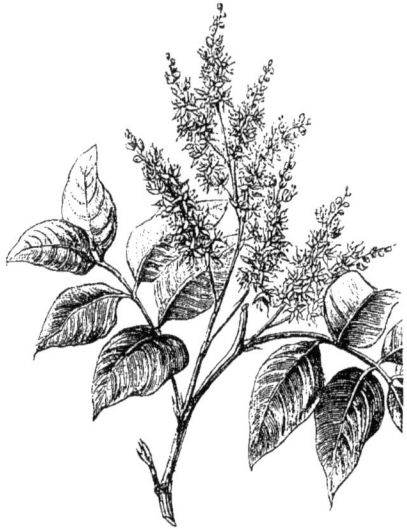

Fig. 252. — *Copaifera officinalis.*

à l'aisselle de ces dernières ou à l'extrémité des rameaux. Elles sont petites, sessiles ou

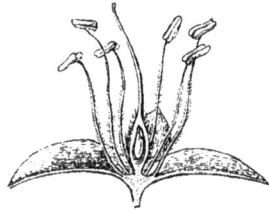

Fig. 253. — Fleur. Coupe longitudinale.

brièvement pédonculées, et accompagnées à leur base de bractées et de bractéoles petites,

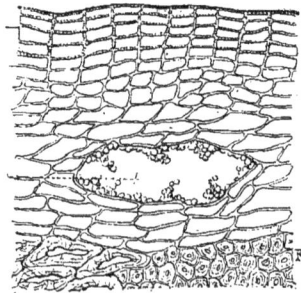

Fig. 254. — Coupe transversale de l'écorce d'un jeune rameau.

écailleuses, caduques. Elles sont presque irrégulières et hermaphrodites.

Calice à 4 sépales libres, lancéolés, concaves et couverts de poils soyeux sur leur face interne. Corolle nulle. Androcée de 10 étamines inégales, libres, insérées en dedans du calice, autour d'une portion un peu déprimée et glanduleuse du réceptacle. L'ovaire libre, uniloculaire, sessile ou brièvement stipité, velu, biovulé, est surmonté d'un style grêle à surface stigmatique un peu renflée, simple ou légèrement bilobée.

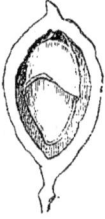

Gousse brièvement stipitée, elliptique, convexe sur les deux faces, portant au sommet la base du style; son péricarpe est plus ou moins charnu, puis il se dessèche et la gousse devient ligneuse et s'ouvre en deux valves. Graine unique, non albuminée.

Fig. 253. — Fruit.

Les principales espèces, qui fournissent aussi du copahu, sont: *C. guyanensis* Desf. du Brésil septentrional, de la Guyane.

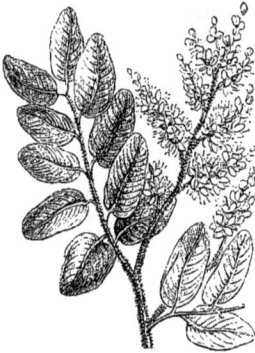

Fig. 254. — *Copaifera langsdorffii*.

C. Langsdorffii Desf. du Brésil; *C. Martii* Hayne, de la Guyane, avec leurs diverses variétés.

Pour obtenir le copahu, il suffit de faire une incision profonde dans le tronc, près de la base, qui laisse écouler l'oléo-résine contenue dans les canaux sécréteurs du parenchyme.

Le copahu est un liquide plus ou moins visqueux, jaune pâle ou brun clair, d'odeur aromatique, de saveur âcre, amère, persistante; ses propriétés diffèrent suivant les échantillons et la provenance, car celui du Para est souvent incolore et aussi fluide que l'eau. Presque toujours transparent, il peut être opalescent. Sa densité varie de 0.940 à 0.993, suivant la proportion d'essence qu'il renferme et la durée de son exposition à l'air. Il devient plus fluide sous l'action de la chaleur. Il est soluble dans l'alcool ordinaire, plus soluble dans l'alcool absolu, l'acétone, le bisulfure de carbone et la benzine. Ses propriétés optiques varient, car, de deux échantillons examinés par Flückiger, l'un était dextrogyre et l'autre lévogyre.

Avec les alcalis terreux, il forme une masse qui durcit peu à peu, pourvu qu'on y ajoute un peu d'eau, ainsi que l'a démontré Roussin. Cette solidification se produit très bien avec la magnésie, mieux encore avec la chaux et la baryte.

Composition chimique. — Le copahu est une oléo-résine analogue à la térébenthine. Il renfermerait: huile volatile hydrocarbonée, 32 à 80; acide copahuvique ou résine, 38 à 58 ; résine incristallisable, 1.65 à 11.05.

Mais sa composition peut varier beaucoup suivant la provenance des échantillons et la durée de leur exposition à l'air. L'huile volatile, dont la proportion change suivant l'âge du copahu et l'espèce dont il provient, et qui peut aller jusqu'à 60 et même 80 0/0, est un hydrocarbure, $C^{10}H^{16}$, analogue à l'essence de térébenthine, dans ses propriétés générales et sa composition chimique. Elle est liquide, incolore, transparente, d'une odeur et d'une saveur qui rappellent celles du copahu lui-même, et bout entre 245 et 260°, mais en s'altérant. Son poids spécifique varie de 0.88 à 0.91. Elle se dissout en toutes proportions dans l'alcool anhydre et dans l'éther, dans le sulfure de carbone et dans 4 parties d'alcool à 90° et 9 à 10 parties d'alcool à 70°. Cette essence dévie à gauche la lumière polarisée, mais un grand nombre d'échantillons présentent des essences qui diffèrent par leurs propriétés optiques.

La résine est formée par deux résines, l'une cristallisable, l'autre visqueuse, incristallisable.

La première, qui a été obtenue pour la première fois en 1827, pure et cristallisée par Schweitzer, et à laquelle il a donné le nom d'*acide copahuvique* ou *copahu résinique* présente la même formule que l'acide abiétique $C^{20}H^{14}O^2$. Ce composé est inodore, soluble dans l'alcool, moins dans l'éther, les huiles et le copahu lui-même. Sa solution rougit fortement la teinture de tournesol. Il s'unit facilement aux bases.

Dans un copahu du Para, H. Von Fehling trouva, en 1842, une substance analogue, l'acide oxycopahuvique $C^{20}H^{28}O^3$, qui y formait un dépôt.

D'un copahu de Maracaïbo, Strauss a retiré, en 1865, de l'acide métacopahuvique ($C^{22}H^{34}O^4$), qui fond à 206° et qui est probablement identique avec l'acide que Werner a retiré du baume de Gurjun.

Quant à la résine incristallisable, elle est jaunâtre, visqueuse et onctueuse, soluble à froid dans l'alcool absolu et l'éther, soluble seulement à chaud dans l'alcool à 75° et le pétrole. Elle présente la même composition que l'acide copahuvique, mais ne se combine que très difficilement avec les bases; l'acide copahuvique paraît surtout se former pendant la végétation.

Il semblerait d'après cela que les différences de consistance des baumes de copahu peuvent tenir à ce que les produits d'arbres âgés renferment beaucoup d'acide copahuvique, et que ceux qui se sont épaissis à l'air renferment une forte proportion de résine incristallisable.

Thérapeutique. — Le copahu est un stimulant des muqueuses, dont il modifie les sécrétions, et surtout des muqueuses respiratoires et génito-urinaires : des premières, parce qu'il s'élimine par les poumons et même par la peau, à la surface de laquelle il détermine souvent des éruptions spéciales, analogues à celle de la rougeole; des secondes, en agissant sur l'épithélium et modifiant ou supprimant les écoulements.

On l'emploie dans la *blennorragie aiguë*, et c'est là son usage le plus connu, trop connu même, car il est difficile au médecin de le prescrire dans les *catarrhes bronchiques*, à cause de la suspicion qui peut atteindre le malade.

Dans le premier cas, on le donne à la fin de la période aiguë, à la dose de 4, 6 ou 8 grammes, surtout sous forme de capsules gélatineuses, parfois aussi associé au cubèbe et au cachou sous forme d'opiat. La potion de Chopart, mixture nauséabonde, malgré l'addition de sirop de tolu, d'alcoolé nitrique, d'essence de menthe, est généralement abandonnée.

Il faut cesser l'usage du copahu quand apparaissent les vomissements, la diarrhée. Certains organismes ne pouvant le supporter par la voie stomacale, on l'administre alors en lavement, associé à un jaune d'œuf.

Dans les catarrhes chroniques, la dose est de 1 à 2 grammes et même plus par jour.

Copalchi (*Écorce de*). Le nom de Copalchi est mexicain et sert à désigner le *Croton niveus* Jacq. (*Croton pseudochina* Schlecht.), arbuste de 3 mètres de hauteur environ qui croît au Mexique, à la Nouvelle-Grenade et au Venezuela. Cette plante appartient à la famille des Euphorbiacées, et, comme le Cascarille, à la section *Eluteria* du genre *Croton*.

Les rameaux supérieurs, les feuilles et les fleurs sont recouverts de poils ramifiés, argentés ou ferrugineux. Les feuilles, dont le pétiole est deux à quatre fois plus court que le limbe et accompagné de stipules rudimentaires, sont ovales, cordées à la base, obtusément acuminées à la pointe, membraneuses; leur limbe est à 3-5 nervures, entier, dépourvu de glandes à la base, argenté et écailleux à la partie inférieure, d'un vert brillant à la partie supérieure, excepté sur un petit nombre de petites plaques éparses.

Les fleurs forment des grappes axillaires, deux fois plus courtes que les feuilles. Elles sont monoïques. Fleurs mâles à 5 sépales et 5 pétales; 10 à 16 étamines à filets velus. Fleurs femelles à 5 sépales et 5 pétales oblongs-ovales. L'ovaire, à 3 loges uniovulées, est surmonté de 3 styles à 3 divisions entières ou bifides. Le fruit est une capsule tricoque recouverte de poils.

La seule partie employée est l'écorce, qui paraît avoir été apportée pour la première fois à Hambourg en 1817, sous le nom de *Cascarille de la Trinité*, *de Cuba*, et plus tard envoyée comme une sorte de quinquina blanc, d'où le nom de *Pseudo-china* qui lui a été donné. Elle présente en effet une ressemblance éloignée avec certaines écorces de quinquina, mais elle rappelle plutôt celle de Cascarille, dont elle a l'odeur et la saveur.

On la trouve dans le commerce en morceaux roulés, droits, cylindriques, de 30 à 60 centimètres de longueur sur une épaisseur de 3 à 4 millimètres. La surface extérieure présente une couche subéreuse assez adhérente, d'un jaune fauve, et recouverte de larges plaques d'un blanc crétacé. Sous la couche subéreuse on trouve une surface marquée de petites fossettes transversales et des rides longitudinales. Sa cassure est courte; sa face interne, de couleur rouge brun pâle, est striée finement en largeur.

Lorsqu'on pulvérise cette écorce, elle répand une odeur de térébenthine ou de résine commune. Sa saveur est amère, piquante et térébinthacée.

Composition chimique. — Éliot Howard a signalé dans cette écorce une substance amère soluble dans l'éther qui, en présence du chlore et de l'ammoniaque, donne, comme la quinine, une coloration vert foncé, mais qui ne présente aucun des autres caractères de cet alcaloïde et ne donne avec l'iode aucun composé. Mœnch n'a trouvé aucune base organique. Il a retiré une huile essentielle constituée par un hydrocarbure et un acide organique qui n'a pas été étudié, ainsi qu'un principe amer cristallisable, la *copalchine*, soluble dans l'alcool et le chloroforme, peu soluble dans l'eau et l'éther (*Pharmacogr.*, p. 565).

Usages. — Cette écorce n'est pas usitée dans la médecine européenne. Au Mexique, on l'emploie comme tonique aromatique, dans les fièvres intermittentes. Le Dr Stark l'a prescrite dans l'atonie de l'estomac avec irritation intestinale, sous forme d'infusion (25 grammes d'écorce, 500 grammes d'eau bouillante) à la dose de 30 à 60 grammes trois fois par jour.

Coptis teeta Wall. — Cette plante, que H. Baillon rapproche des Hellébores et dont il a fait l'*Helleborus teeta* H. Bn, appartient à la famille des Renonculacées, série des Aquilégiées. Elle est herbacée, à rhizome souterrain d'où naissent des feuilles alternes triséquées à lobes pétiolés, découpés en lobules pennés, incisés et dentés. Les hampes florales qui partent du rhizome sont munies d'un petit nombre de bractées tripartites linéaires. Périanthe à 5 divisions colorées, pétaloïdes, caduques. Les pétales sont représentés par de petits godets charnus et stipités. Étamines en nombre indéfini, libres. Ovaires stipités, uniloculaires, multiovulés. Styles recourbés en dehors. Follicules ovales, oblongues.

Cette plante est originaire des montagnes de Mislerue, dans le royaume d'Assam. Son rhizome, seule partie employée, est de la grosseur d'une plume d'oie, cylindrique, un peu contourné et brun jaunâtre. Cassure nette. Son odeur est nulle, sa saveur est très amère.

Composition chimique. — Il renferme une matière colorante jaune qui se dissout facilement dans l'eau. L'acide nitrique produit dans cette solution concentrée un précipité de petits cristaux jaunes qui sont de la *berbérine*, dont la proportion est de 8 à 9 0/0, et qui doit être combinée à un acide qui lui communique la solubilité qu'elle ne possède pas seule.

Usages. — C'est un tonique amer que l'on emploie dans la débilité, la convalescence, la dyspepsie atonique et dans les fièvres intermittentes légères. Le rhizome pulvérisé se donne, d'après la pharmacopée de l'Inde, à la dose de 50 centigrammes à 1ᵍʳ,50 ; la teinture, à celle de 2 à 8 grammes, et l'infusion (20-500) à la dose de 30 à 60 grammes trois fois par jour.

Le *C. trifolia* Salisb. (*Helleborus trifolius* L.) ne diffère de l'espèce précédente que par ses trois lobes foliaires, qui sont ovales, obtus, dentés, par sa hampe uniflore.

On le rencontre dans les Etats-Unis, l'Amérique du Nord, l'Europe, la Russie d'Asie.

Son rhizome, à saveur très amère, renferme également de la berbérine et un alcaloïde incolore, la *coptine*, signalée par E. Gross et par Schultz, dont la solution sulfurique devient pourpre à chaud.

On emploie au Japon pour les mêmes usages le rhizome du *C. anemonæfolia*, amer fort estimé à l'égal du quassia, de la gentiane et du colombo, et que l'on emploie sous forme d'infusion contre les aphtes et les stomatites des enfants.

Coquelicot. — Le *Papaver Rhœas* L. (Coquelicot, Pavot-Coq, Ponceau), de la famille des Papavéracées, est une plante herbacée, annuelle, à tige dressée, rameuse, de 40 à 50 centimètres de hauteur, couverte de poils dressés.

Ses feuilles sont pinnatifides, à lobes lancéolés, dentés. Les fleurs, qui apparaissent

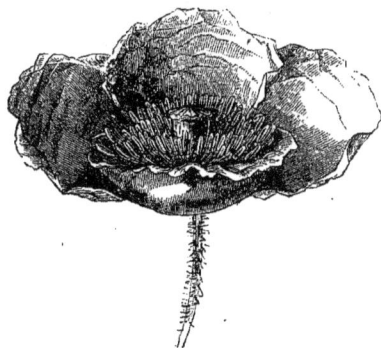

Fɪɢ. 357. — Fleur de Coquelicot.

en juin-juillet, sont grandes, d'un beau rouge, longuement pédonculées. Calice à 2 sépales velus, caducs. Corolle à 4 pétales plissés, caducs. Étamines nombreuses, libres. Ovaire à une seule loge, dans laquelle font saillie 10 placentas, en lames verticales, portant sur leurs faces des ovules nombreux. Cet ovaire est surmonté d'un disque stigmatique, portant dix sillons disposés en rayonnant autour du centre. 10 dents saillantes répondent aux sillons. Le fruit est une capsule obovale, lisse, glabre, qui présente un nombre variable de panneaux, par lesquels se fait la diffusion des graines. Celles-ci sont finement réticulées.

Cette plante, qui accompagne les céréales dans toute l'Europe, se retrouve en Asie Mineure, en Abyssinie, et paraît n'exister ni dans l'Inde ni dans le Nord de l'Amérique.

Composition chimique. — La plante renferme dans ses laticifères un suc laiteux blanchâtre, qui se retrouve dans la capsule, et qui contient un alcaloïde particulier, la *rhœadine* $C^{21}H^{21}AzO^6$, cristallisant en aiguilles incolores, inodores, insipides, non toxiques, insolubles dans l'eau, peu solubles dans l'alcool, le chloroforme, la benzine, les solutions alcalines, solubles dans les acides faibles.

En présence de l'acide sulfurique étendu, elle forme une masse résineuse, incolore, qui se dissout avec une teinte pourpre. Par le refroidissement, il se sépare de petits cristaux bruns, à reflets verdâtres, et la solution renferme le sulfate d'une nouvelle base, la *rhœagine*, isomère de la rhœadine.

La coloration rouge que présente la rhœadine avec les acides est assez marquée pour qu'on puisse la déceler dans une solution qui n'en renferme qu'un huit-cent-millième. Elle disparaît avec les alcalis. Avec l'acide sulfurique concentré, la rhœadine donne une solution vert olive, et jaune avec l'acide nitrique.

Le suc laiteux des capsules ne renferme pas de morphine.

La matière colorante des pétales est composée de deux substances, les acides *rhœadique* et *papavérique*, qui sont amorphes.

Thérapeutique. — On a attribué aux pétales du coquelicot, seule partie employée, des propriétés calmantes et narcotiques, qui sont tout au moins douteuses. Le *Codex* a conservé le sirop et la tisane (5 pour 1,000 d'eau bouillante).

Corallines (de χοράλλιον, corail). — Ces plantes appartiennent à la famille des Corallinées, et au grand groupe des Algues.

Les Corallinées ont été longtemps regardées comme des productions animales, et c'était l'opinion de Cuvier, Bosc, Dumont, Lamarck. Pallas, Spallanzani, Ellis et Decaisne leur attribuèrent leur véritable nature.

Leur couleur varie, car lorsqu'elles sont fraîches elles sont naturellement rougeâtres ou de couleur pourpre. Sous l'action de l'air, de la lumière et de l'humidité, elles prennent des teintes variant depuis le rose tendre jusqu'au brun verdâtre, mais elles finissent toutes par devenir blanches. Elles sont généralement fixées, immobiles, et quelques-unes seulement parasites sur d'autres algues. On les trouve dans toutes les mers, excepté dans les mers glaciales. Les espèces à conceptacle corniculé existent surtout dans les mers de l'hémisphère austral, mais ne dépassent pas le tropique du Capricorne. Celles qui ont un conceptacle lisse se trouvent dans les mers des régions tempérées. Les corallines des mers équatoriales sont plus grandes, plus colorées et d'une forme plus élégante que les autres.

1. *Corallina officinalis* (Coralline blanche ou officinale). — Cette espèce est très commune sur toutes les côtes de l'Europe. Elle se présente sous forme de petites touffes d'un blanc verdâtre à l'état sec, rouge à l'état frais, composées d'un très grand nombre de tiges fines articulées ramifiées.

Ces tiges sont formées de cellules trapé-

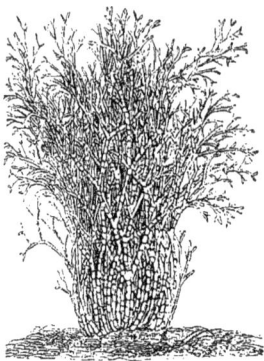

Fig. 258. — Coralline officinale.

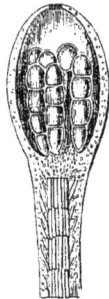

Fig. 259. — Cystocarpe de Coralline.

zoïdes disposées bout à bout en une seule rangée dans chaque rameau. Les organes reproducteurs sont portés latéralement sur certains rameaux. Ce sont des cystocarpes ovoïdes, percés d'une étroite ouverture au

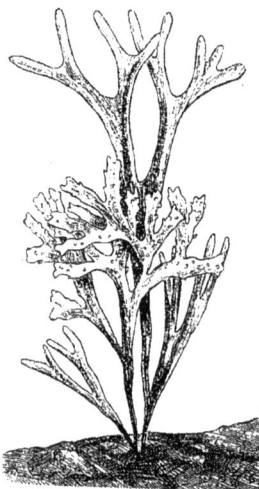

Fig. 260. — *Gigartina mamillosa.* Deux variétés, dont une fructifère.

sommet, par laquelle peuvent s'échapper les spores, qui, d'abord simples, se divisent transversalement en quatre et s'élèvent du fond du conceptacle, auquel elles adhèrent par leur extrémité amincie. La reproduction est asexuée.

La coralline est blanche, opaque, cassante,

propriété qu'elle doit à la grande quantité de carbonate de chaux qu'elle renferme. Bouvier en a trouvé 61,6, associé à du carbonate de magnésie, du chlorure de sodium, etc., de la gélatine et de l'albumine. On a employé cette algue comme vermifuge à la dose de 1 à 2 grammes en poudre ; elle est aujourd'hui à peu près inusitée.

2° La Coralline de Corse, *Gigartina helminthocorton* Greville, est l'espèce fondamentale qui, mélangée à un grand nombre d'algues, constitue la *mousse de Corse.* Elle présente les caractères de la famille et se distingue en ce qu'elle est composée d'un grand nombre de fibres réunies par leur base à des parcelles de gravier. Chaque fibre se bifurque en deux rameaux qui eux-mêmes se subdivisent en deux. Les articulations sont sèches, d'un gris rougeâtre, salés à l'extérieur, blanches en dedans ; elles se cassent quand elles sont conservées dans un lieu sec, mais à l'air humide, elles deviennent souples et humides.

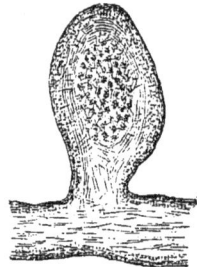

Fig. 261. — *Gigartina mamillosa.* Coupe à travers un rameau fructifère.

D'après une analyse ancienne de Bouvier, la mousse de Corse contient : matière cellulosique, substance gélatiniforme, sulfate de chaux, sel marin, carbonate de chaux, fer, magnésie, phosphate de chaux, iode, ce qui ne nous apprend rien sur son principe actif. Sa saveur est moins désagréable que celle du semen-contra, aussi l'emploie-t-on comme vermifuge dans la médecine infantile. On l'administre en décoction sucrée, coupée avec du lait. La dose ordinaire est de 10 grammes pour 100 grammes de liquide, en gelée, en sirop (20 à 60 grammes par jour), en poudre associée au semen-contra et à la rhubarbe.

On recueille souvent en même temps que le *Carragaheen,* dont nous avons parlé, le *Gigartina mamillosa* J. Ag., qui possède du reste les mêmes propriétés.

Corchorus olitorius L. — Cette plante, de la famille des Tiliacées, est herbacée, à feuilles alternes, ovales, serretées, pétiolées. Fleurs jaunes solitaires, terminales. Calice à 5 sépales. Corolle à 5 pétales. Étamines nombreuses, fertiles, libres, insérées sur la colonne cylindrique formée par le réceptacle élevé. Ovaire à 5 loges pluriovulées. Style simple. Le fruit est une capsule allongée, siliquiforme, de 2 centimètres de longueur, à 5 loges, s'ouvrant en 5 valves. Graines nombreuses, albuminées.

Cette espèce, qui croît dans tous les pays tropicaux, est mangée comme légume sous le nom de *corète*. Les fibres ligneuses, que l'on obtient par le rouissage, comme celles du chanvre, donnent le fil de *jute* ou de *pite*, qui manque de ténacité et pourrit facilement, mais dont on se sert pour fabriquer des cordages grossiers, des sacs d'emballage, des tapis, etc. Examinées par le procédé Vetillart, ces fibres montrent, sur une coupe transversale, des cellules colorées en jaune, adhérant les unes aux autres, polygonales, avec un canal central incolore, arrondi. Les fibres, vues en longueur, ont une pointe mousse, des parois épaisses. Les graines jouissent de propriétés purgatives.

Les *C. capsularis* L., *acuntangulus* Lamk., *trilocularis* L., *tridens,* etc., sont également employées comme légumes à la façon de nos épinards. Leur saveur est nulle. Leurs fibres donnent également du *jute.*

Cordia latifolia Roxb. — Cette plante, qui appartient à la famille des Borraginacées, est un arbre de 20 pieds de hauteur, à feuilles alternes, pétiolées, arrondies, cordées, ovales, trinerviées, grandes, de 7 à 15 centimètres de longueur. Fleurs en panicules courtes, terminales et latérales, nombreuses, petites et blanches. Calice campanulé, charnu, à 5 dents. Corolle campanulée, à 5 segments oblongs, linéaires. 5 étamines libres. Ovaire à 4 loges uniovulées. Style simple. Stigmate à 4 lobes. Drupe sphéroïdale de 3 à 4 centimètres de diamètre, jaune lorsqu'elle est mûre, couverte d'une poussière blanchâtre. Pulpe abondante, molle ; noyau rugueux, à 4 cellules, rarement toutes fertiles. Graines solitaires dans chaque loge, ovale, oblongue.

Cet arbre croît dans l'Inde, ainsi que l'espèce suivante, que l'on retrouve en Perse, en Arabie, en Égypte. C'est le *Cordia myxa* L., arbre de 8 à 12 pieds de hauteur, dont le tronc est aussi gros que le corps d'un homme. Feuilles éparses, ovales. Drupe globuleuse, lisse, de la grosseur d'une cerise, entourée par le calice accru, jaune lorsqu'elle est mûre, à pulpe transparente et visqueuse. Noyau rugueux. Ces drupes ressemblent, lorsqu'elles sont sèches, à des pruneaux. On les distingue des précédentes en ce que leur pulpe ne se sépare que difficilement du noyau et parce qu'elles sont plus petites.

Ces fruits sont connus sous le nom persan de *sapustan,* ou européen de *sebestes.* Ils sont comestibles et employés en médecine comme émollients, béchiques et laxatifs. L'écorce des arbres est tonique, et les graines, réduites en poudre et mises sous forme de pâte, passent pour guérir les dartres.

Avec l'écorce on fait, en outre, des cordages grossiers.

Coriandre. — Le Coriandre, *Coriandrum sativum* L., appartient à la famille des Ombellifères, à la tribu des Carées.

C'est une petite plante annuelle, glabre, qui doit son nom, Κοριζνδρον, à l'odeur pénétrante et fétide qu'elle exhale quand elle est froissée, odeur qui rappelle celle de la pu-

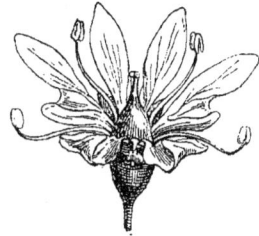

FIG. 262. — Coriandre. Fleur.

naise, κοριç, et qui ne se retrouve pas du reste dans les fruits secs.

La tige est dressée, cylindrique, haute de 35 à 50 centimètres, lisse et ramifiée à la partie supérieure. Les feuilles radicales sont pétiolées, pinnatiséquées, à segments larges, cunéiformes et dentés sur les bords. Les feuilles supérieures sont divisées en lanières très fines et très aiguës.

Les fleurs sont rougeâtres ou blanches, disposées en ombelles à 3 ou 5 rayons, dépourvues

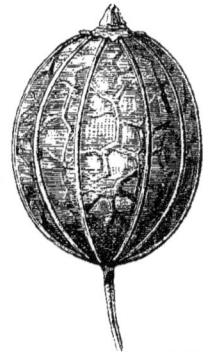

FIG. 263. — Coriandre. Fruit.

d'involucre et pourvues d'involucelles à 2 ou 3 folioles placées d'un seul côté. Calice, corolle et organes reproducteurs analogues à ceux des Ombellifères normales.

Le fruit est constitué par deux méricarpes hémisphériques, très intimement unis l'un à l'autre, et formant une sphère à peu près régulière, de 4 millimètres de diamètre environ, surmontée par les dents persistantes

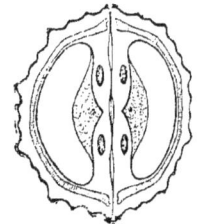

FIG. 264. — Coriandre. Fruit. Coupe transversale.

du calice et par un stylopode épais et conique. Sur chacun des méricarpes se trouvent quatre côtes droites aiguës et deux autres côtes appartenant en commun aux deux méricarpes. Leur séparation se fait suivant une ligne sinueuse.

Entre chaque côte, existent des cordons saillants, épais, ramifiés et anastomosés. La face interne du péricarpe ne porte pas de bandelettes. Ces deux méricarpes, bien qu'étroitement unis, n'adhèrent entre eux que par le péricarpe, qui est mince, et qui, à la maturité, entoure une cavité lenticulaire ; sur la face commissurale de chaque méricarpe, on trouve deux bandelettes ; quand on fait une section transversale dans le fruit, on remarque que l'albumen forme un croissant dont la face concave est tournée vers le centre du fruit. Le carpophore forme une colonne unie avec le péricarpe seulement par la base et le sommet.

Ces fruits sont durs, colorés en brun clair, d'une odeur désagréable, quand ils sont frais, mais qui devient aromatique et particulière lorsqu'ils ont été desséchés. Cette odeur n'est même très sensible que lorsqu'on pulvérise le fruit, c'est-à-dire quand on met à nu les bandelettes internes.

Le Coriandre est indigène des régions caucasiques et méditerranéennes, mais on le retrouve dans toutes les contrées tempérées d'Europe et d'Asie. Il est cultivé en France aux environs de Paris, dans la Touraine, etc.

Composition chimique. — Ces fruits renferment environ 13 0/0 de matières grasses, des matières extractives et 0.57 à 1 gramme d'une huile essentielle dont la formule, $C^{10}H^{16}O$, en fait un isomère du born\u00e9ol. Lorsqu'on enlève H^2O, elle se convertit en une essence d'odeur forte, désagréable, dont la formule est $C^{10}H^{16}$. Celle-ci, dans la plante, paraît précéder la première, car Flückiger a obtenu, de fruits non mûrs, de 9.57 à 11 d'une essence possédant cette odeur caractéristique, et déviant la lumière polarisée de 1°,1 vers la droite, tandis que l'essence de fruits mûrs présente une déviation à droite de 5°,1.

L'essence brute est d'un jaune pâle, d'une odeur aromatique agréable, d'une densité de 0.859 à 0.871. Elle se mélange fort bien à l'alcool, à l'éther, aux huiles fixes ou volatiles. Cette essence bout à 150° ; à une température plus élevée, passe une partie dont la formule serait $C^{10}H^{18}O = (C^{10}H^{16}, H^2O$. En présence de l'iode, elle donne du cymol. Elle est convertie par l'acide azotique d'abord en kétone, puis elle donne des acides acétique, carbonique et de l'acide diméthyl-succinique. Enfin, par oxydation complète, elle fournit des acides carbonique, acétique et oxalique. Avec l'acide sulfureux, elle prend une couleur brun rougeâtre et se charbonne quand on la chauffe.

Usages. — Le Coriandre possède les propriétés stimulantes, stomachiques, propres à toutes les ombellifères aromatiques, propriétés qu'il doit à son huile volatile. Ce fruit fait partie des espèces carminatives, avec l'anis, le carvi et le fenouil employés en parties égales.

On l'emploie sous forme de tisane : 10 grammes de coriandre pour 1,000 grammes d'eau bouillante, préparée par infusion ; de teinture, au 1/5 ; d'alcoolat :

Coriandre.................. 1 partie.
Alcool à 80°.............. 8 parties.

Faites macérer deux jours et retirez à la distillation 7 parties de produit. — Doses, 4 à 20 grammes en potion. L'huile volatile s'emploie par gouttes sur du sucre ou dans une potion.

Le Coriandre était surtout employé pour masquer le goût du séné dans la médecine noire.

Cornus florida L. — Petit arbre de la famille des Cornacées, originaire de l'Amérique du Nord, du Massachussetts au Mississipi et au golfe du Mexique, où il croît dans les marais.

Feuilles opposées, pétiolées, ovales, aiguës, de 7 à 8 centimètres de longueur, d'un vert foncé, à nervures parallèles mais obliques sur la nervure médiane. Elles deviennent rouges à l'approche de l'hiver. Fleurs petites, jaunâtres, en cymes composées de glomérules et entourées par 4 bractées blanches simulant une corolle. Ces fleurs sont sessiles, hermaphrodites, régulières. Calice à 4 dents ; 4 pétales plus longs, réfléchis ; 4 étamines épigynes, libres. Ovaire infère, à 2 loges uniovulées. Style entouré à sa base par un disque épigyne. Drupes ovales, d'un beau rouge, rapprochées, mais indépendantes. Noyau épais, à 2 loges uniséminées.

La partie employée en médecine et inscrite à la pharmacopée des États-Unis est l'écorce

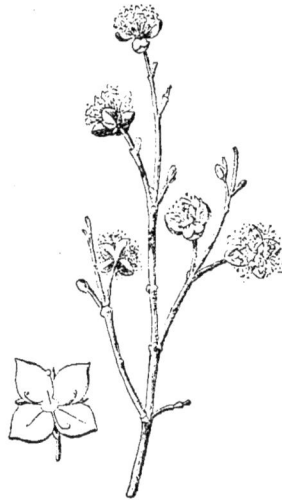

FIG. 265. — *Cornus mas.* Rameau florifère et fleur.

de la racine. Elle est en fragments de longueurs différentes, de 3 millimètres d'épaisseur, dépourvue de sa couche subéreuse gris brunâtre. La face interne est rougeâtre, pâle ou d'un brun rougeâtre et striée. La cassure est courte. L'odeur est nulle, la saveur est amère et astringente.

Les fleurs présentent la même saveur.

Composition chimique. — Geiger (*Ann. der Chem. und Pharm.*, XIV, p. 266) a retiré de la racine une substance cristallisant en aiguilles satinées, groupées en étoile, inodores, de saveur amère, solubles dans l'eau et l'alcool, peu solubles dans l'éther, colorées en noir par les alcalis. Il la nomma *cornine* ou *acide cornique*.

Thérapeutique. — Cette écorce est tonique, astringente, et on lui attribuait des propriétés fébrifuges analogues à celles des écorces de quinquina. On la donne en poudre (1,50 à 4 grammes), à doses plusieurs fois répétées dans l'intervalle des accès de fièvre. On emploie de préférence l'écorce sèche, qui jouit des mêmes propriétés que l'écorce fraîche, et qui n'attaque pas comme elle l'estomac et l'intestin. L'extrait fluide est officinal aux États-Unis. La dose est de 2 centimètres cubes par jour.

Le bois est appelé *Dogwood* (Bois de chien), à cause de sa dureté.

2° Le *C. mas* L., ou *Cornouiller*, de nos contrée a des drupes comestibles, les *Cornes*, rougeâtres et un peu astringentes.

Son écorce est astringente.

Coronilla Emerus L. (*Colutea scorpioides*). — Plante de la famille des Légumineuses papilionacées, série des Hédysarées. C'est un arbrisseau de 60 centimètres à 1ᵐ,50 de hauteur, à feuilles alternes, imparipennées, à 2 ou 3 paires de folioles obovales, entières, glauques en dessous. Fleurs au nombre de 2 ou 3 sur le même pédoncule, jaunes, assez grandes, papilionacées, à carène acuminée, recourbée, rostrée. 10 étamines diadelphes (9—1). Gousse articulée, quadrigone, droite, à articles oblongs. Graines oblongues, sans arille.

Cette plante existe dans le midi de la France et même dans l'Est, où elle porte le nom de *Séné bâtard*. Les *graines*, qui sont très amères, renferment, d'après Schalgdenhauffen et Reeb, un alcaloïde cristallisable, qu'ils regardent comme leur principe actif, et qui, en solution aqueuse, produit chez la grenouille la paralysie générale de tous les organes. Dans le midi de la France, les feuilles sont employées, sous forme d'infusion, comme purgatives.

C. varia L. — Cette espèce diffère par ses tiges couchées, rameuses, ses feuilles, à 7 à 12 paires de folioles, et ses fleurs panachées de blanc et de lilas, au nombre de 12 à 15 sur le même pédoncule.

Les propriétés vénéneuses que l'on a attribuées à cette plante et que l'on a niées pourraient bien être réelles et dues à l'alcaloïde des graines.

Cette plante est employée comme diurétique.

Corydalis bulbosa DC. — Plante herbacée, vivace, de la famille des Papavéracées, série des Fumariées, à rhizome bulbeux ou tubéreux, à tiges simples, de 12 à 15 centimètres de hauteur, à feuilles alternes, multiséquées, sans stipules. Fleurs disposées en grappes terminales, simples. Elles sont irré-

gulières, à pétales extérieurs dissemblables; l'un d'eux se prolonge au-dessus de sa base en un éperon. 6 étamines en deux phalanges égales, à anthères biloculaires. Ovaire uniloculaire, multiovulé. Style à stigmate bilobé. Capsule siliquiforme, déhiscente, polysperme. Graines à crête arillaire.

Cette plante est originaire de la région méditerranéenne. Les bulbes sont amers.

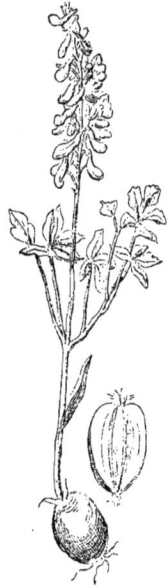

Fig. 266. — *Corydalis bulbosa*. Plante et fruit.

Composition chimique. — Le bulbe renferme un alcaloïde découvert par Wackenroder, étudié récemment par Wicke (*Ann. Chem. Pharm.*, t. CXXVII, p. 274, la *corydaline* C¹⁸H¹⁹AzO⁴, qui cristallise en prismes incolores, inodores, de saveur amère, insolubles dans l'eau, solubles dans l'alcool, l'éther, le chloroforme, le sulfure de carbone, la benzine, fondant à 130° en masse brun rouge. L'acide nitrique la transforme en une résine rouge brun. L'acide sulfurique donne une solution jaune orange. Cet alcaloïde forme des sels bien définis et cristallisables.

On a signalé, en outre, la présence d'acide fumarique, d'une huile volatile, d'une résine insipide, d'amidon, etc.

Thérapeutique. — Ce bulbe est regardé comme tonique, diurétique, altérant, et administré sous forme de teinture ou de décoction, à la dose de 50 centigrammes à 2 grammes, dans les affections syphilitiques, scrofuleuses et cutanées.

On lui attribue aussi des propriétés emménagogues et anthelminthiques.

Les *C. tuberosa* DC., du midi de l'Europe, *fabacea*, *glauca*, *capnoides*, *digitata*, jouissent des mêmes propriétés.

Coscinium fenestratum Colebr. (*Menispermum fenestratum* Gœrtn. — *Pereiria medica* Lindl.). — Cette plante, de la famille des Menispermacées, série des Chasmanthérées, présente une tige ligneuse, grimpante, cylindrique, de 3 à 6 centimètres de diamètre, à écorce subéreuse, pâle. Feuilles alternes, pétiolées, entières, cordées, à 5 ou 7 nervures, lisses luisantes en dessus, velues en dessous, un peu acuminées ou obtuses, de 7 à 20 centimètres de longueur sur 5 à 10 centimètres de largeur. Chez la plante jeune, elles sont souvent peltées. Fleurs dioïques, en capitules pédonculés, globuleux, nombreuses, subsessiles, villeuses, d'un vert sombre.

Dans les fleurs mâles, le périanthe est formé de 9 folioles sur 3 séries, les 3 intérieures plus grandes et pétaloïdes. 6 étamines fertiles, 3 extérieures libres, à anthères uniloculaires, 3 intérieures monadelphes, à anthères biloculaires.

Dans les fleurs femelles, 3 ovaires uniloculaires, uniovulés. Styles subulés, récurvés. Drupes subglobuleuses, à noyau osseux. Graine subglobuleuse, à albumen ruminé, charnu, huileux.

Cette plante croît à Ceylan et dans le Malabar, où elle porte le nom tamul de *Mara-Maujol*. On emploie à Ceylan sa racine, qui renferme de la berberine et qui sert souvent à falsifier le colombo. C'est un tonique amer, qui est usité sous forme de teinture ou d'infusion. La matière colorante jaune qu'elle renferme la fait employer dans la teinture. Elle paraîtrait jouir aussi de propriétés antiseptiques, car de la viande immergée dans une infusion froide de la tige aurait pu se conserver pendant plusieurs semaines. (Ondaatje.)

Coto (*Écorce de*). — Cette écorce, importée pour la première fois en Europe en 1873, sous le nom de *China coto*, est produite par une plante appartenant à la famille des Rubiacées, et que l'on croit être le *Palicurea densiflora* Martius.

Cette écorce se présente en fragments longs, de couleur fauve, d'une odeur qui rappelle celle de la cannelle, mais qui exerce ensuite une action irritante sur la pituitaire. Sa saveur est âcre.

Composition chimique. — Jobst et Hesse en ont retiré un alcaloïde, la *cotoïne* $C^{24}H^{18}O^6$, qui cristallise en prismes jaune pâle, de saveur amère, peu solubles dans l'eau froide, solubles dans l'eau chaude, très solubles dans l'alcool, l'éther, le chloroforme, la benzine, le sulfure de carbone. Ils se dissolvent aussi dans les alcalis libres ou carbonatés, mais les acides les précipitent de cette dissolution. La cotoïne fond à 110°, puis se décompose. Chauffée avec l'acide nitrique concentré, elle prend une coloration rouge de sang. Le chlorure ferrique communique à sa solution alcoolique une teinte violet foncé. En présence de la potasse en fusion, elle donne de l'acide benzoïque et une essence à odeur d'amandes amères. Outre la cotoïne, cette écorce renferme encore un composé cristallisant en lamelles blanches, fusibles à 71°, solubles dans l'alcool, l'éther, le chloroforme, de la formule $C^{14}H^{12}O$, que Jobst et Hesse ont appelé *dicotoïne*.

Dans une écorce très voisine et à laquelle ils donnent le nom de *Paracoto*, les auteurs ont trouvé : *paracotoïne*, *leucotine*, *oxyleucotine*, *hydrocotoïne* et *huile essentielle*.

La *paracotoïne* $C^{19}H^{12}O^6$ cristallise en lamelles jaunes ou incolores, solubles dans l'éther, le chloroforme, l'alcool bouillant, peu solubles dans l'alcool froid, la benzine, l'eau bouillante, insolubles dans l'ammoniaque, fondant à 52°, puis se sublimant. La baryte bouillante la transforme en *acide paracotoïque* $C^{14}H^8O^7$ amorphe.

L'*oxyleucotine* $C^{18}H^{14}O^{12}$ cristallise en prismes quadrangulaires, fusibles à 133°, insolubles dans les alcalis.

La *leucotine* $C^{20}H^{22}O^{10}$ forme des prismes blancs, solubles dans l'alcool, l'éther, la benzine, fusibles à 95°. Par la fusion avec la potasse, elle donne des acides benzoïque, pyrocatéchique, de l'aldéhyde

protocatéchique $C^7H^6O^3$ et de la *cotogénine* $C^9H^{10}O^5$, fusible à 210°.

On obtient en même temps de l'*hydrocoton* $C^{18}H^{14}O^6$, cristallisant en prismes incolores, solubles dans l'alcool, l'éther, fondant à 49° et distillant à 243°.

La leucotine renferme aussi le *dibenzoylhydrocoton* $C^{32}H^{32}O^8$, en prismes blancs, fusibles à 113° et dédoublés par la potasse en acide benzoïque et hydrocoton.

L'*hydrocotoïne* $C^{15}H^{14}O^4$ cristallise en prismes jaunes ou blancs, neutres, insipides, solubles dans l'eau, l'alcool, fondant à 98°, se dissolvant dans l'acide sulfurique avec une couleur rouge et dans l'acide azotique avec une couleur jaune.

L'*huile essentielle*, d'une odeur agréable, se partage, par distillations fractionnées, en plusieurs substances : *paracotol*, *paracotène*.

Thérapeutique. — L'écorce de Coto, et surtout la Cotoïne, employées à petites doses, augmentent l'appétit de l'homme en santé. Elles ne sont absorbées que par l'intestin et passent dans les urines. Elles dilatent les vaisseaux sanguins de l'abdomen, provoquent ainsi la nutrition de la muqueuse, et favorisent l'absorption.

Elles agissent surtout dans les diarrhées chroniques, la faiblesse intestinale provoquée par la cachexie, la phtisie. Elles sont fort bien supportées même par les enfants.

L'usage est contre-indiqué dans l'hyperhémie de l'intestin et lorsqu'il y a tendance aux vomissements noirs.

La teinture alcoolique d'écorce au dixième se donne à la dose de 4 à 10 gouttes par heure aux enfants et de 15 à 30 gouttes pour les adultes.

On peut aussi prescrire le *vin de Coto*.

> Écorce de Coto concassée.   30 grammes.
> Vin de Malaga à 16° . . . 1 litre.

Doses : un verre à liqueur 2 ou 3 fois par jour.

La cotoïne se prescrit à la dose de 15 à 20 centigrammes par jour sous forme de cachets, de pilules ou de solution. Il est bon d'aider son action par l'administration du sous-nitrate de bismuth.

Quand elle ne peut être ingérée, on peut faire des injections sous-cutanées, avec une seringue de Pravaz, de la solution suivante :

> Cotoïne. . . . .   20 centigrammes.
> Éther acétique. . . . 10 cent. cubes.

La seringue de 1 centimètre cube renferme ainsi 2 centigrammes de cotoïne.

La paracotoïne agit de la même façon, mais à doses plus considérables.

Cotonnier. — Les Cotonniers (*Gossypium* L.), de la famille des Malvacées, sont des plantes herbacées ou ligneuses, à feuilles alternes, entières ou lobées, stipulées. Fleurs pédonculées, terminales ou axillaires, jaunes ou pourprées. Calicule à 3 bractées. Calice gamosépale à 5 divisions. Corolle à 5 pétales unis à leur base et avec la partie inférieure

de l'androcée. Etamines nombreuses, monadelphes, en tube, à anthères réniformes,
uniloculaires. Ovaire libre, à 3 loges multiovulées. Style partagé en 3 branches stigmatifères. Le fruit, accompagné du calicule et du
calice persistants, est capsulaire et loculicide. Les graines sont globuleuses, réniformes ou anguleuses et albuminées. Les cotylédons sont huileux.

Leur tégument superficiel porte la substance textile qui est le
coton. M. Baillon décrit
sa formation de la façon
suivante (*Botanique mé-
dicale*, p. 802) : « Un
certain nombre de cel-
lules, soit régulièrement,
soit irrégulièrement dis-
posées, s'accroissent ra-
pidement, avant même
la floraison, de façon à
produire des saillies en
forme de petits dômes
à la surface de la semence. Ces éléments
ne peuvent grandir sur les côtés, arrêtés
qu'ils sont par les cellules environnantes ;
ils ne peuvent non plus s'accroître en dedans, où ils rencontrent la barrière résistante du deuxième tégument. Ils ne grandis-
sent donc que par leur face libre ou extérieure. Celle-ci, d'abord légèrement bombée,
représente bientôt une sorte de cæcum qui
peut devenir fort long et qui, finalement, ne
renferme plus que des gaz. La rapidité de
leur élongation fait que ces tubes ont une
paroi épaisse, et elle n'est pas assez rigide
pour que leur forme cylindrique se main-
tienne. Leurs parois peuvent se rapprocher ;
ils s'aplatissent et se tordent plus ou moins.

Chez quelques cotonniers, ces brins de
coton sont si courts qu'on ne peut les tisser.
Chez les espèces utiles, ils varient beaucoup
de finesse, de longueur, de couleur. On distingue les espèces de cotonnier suivantes :

1° *Gossypium barbadense* L. (*G. vitifolium*
Lamk. — *punctatum* Schum. et Thom.
— *peruvianum* DC.). — Espèce ligneuse,
très cultivée, de l'Afrique tropicale, l'Asie
et surtout de l'Amérique, à feuilles palmatilobées, à 3 ou 5 lobes oblongs, lancéolés, acuminés.

Le Coton est blanc ou légèrement jaunâtre
et se sépare facilement de la graine. Il est
fin et brillant. C'est cette espèce qui donne
le *Coton longue soie* ou *Sea Island* de la
Caroline du Sud.

2° *G. herbaceum* L. (*G. hirsutum* L. —
G. punctatum Guill. et Perrotet — *G. prostra-
tum* Schum. et Thonn.).— Cette espèce, qui a
passé longtemps pour donner la plupart des
cotons employés, est cultivée en Asie, en
Afrique et dans l'Europe méridionale. Les
fleurs sont jaunes et les graines donnent
deux sortes de poils, les uns longs, difficiles
à séparer, les autres courts.

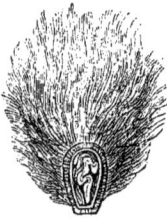

FIG. 267. — Cotonnier.
Graine.

3° *G. arboreum* L. — Cotonnier en arbre.
Cultivé en grand en Amérique, dans l'Asie
et l'Afrique tropicales. Poils longs et courts ;
ces derniers sont souvent verdâtres. Les
fleurs sont pourpres.

4° *G. anomalum* Wawr. et Peyr., caractérisé par les bractées de son calicule, qui
sont linéaires, lancéolées, plus longues que
les sépales, ses fleurs rougeâtres, son coton
adhérent et brunâtre. Cette espèce, originaire de la Nubie, n'a pas l'importance économique des autres.

Nous n'insisterons pas ici sur la culture
du Cotonnier, dont l'importance, comme on
le sait, est si considérable, nous bornant à
étudier celles de ses parties qui intéressent
la thérapeutique.

Disons, toutefois, que le Coton, traité par
l'acide nitrique, devient le *coton-poudre*, la
pyroxyline, lequel, dissous dans un mélange
d'éther et d'alcool, constitue le *collodion*.
Celui-ci laisse sur la peau un enduit adhérent, après l'évaporation du dissolvant. C'est
un agglutinatif et, en outre, un excipient
d'un certain nombre de médicaments actifs.
On l'emploie, le plus ordinairement, sous
forme de collodion rendu élastique par l'addition d'huile de ricin dans la proportion de
1/15 du poids du collodion normal, qui,
d'après le Codex, est préparé avec :

Fulmicoton	5 grammes.
Éther rectifié.	75 —
Alcool à 95°	20 —

Les tissus de coton sont, malgré le préjugé qui les accuse d'envenimer les plaies,
d'un usage aussi hygiénique que les tissus
de lin ou de chanvre, et peuvent, comme eux,
servir à faire des bandes, des compresses,
des bandages, etc. Sous forme de coton cardé
ou *ouate*, il s'emploie dans le traitement des
brûlures, des plaies, et peut s'imbiber de
liquides ou de matières pulvérulentes antiseptiques. On s'en sert alors comme couche
protectrice dans un grand nombre de pansements.

Le coton sert aussi à faire des moxas.

L'*écorce de la racine* est officinale dans la
pharmacopée des États-Unis. Elle se présente sous forme de fragments ou de bandes
flexibles, d'un jaune brunâtre à l'extérieur,
tachetés en orangé brunâtre. La couche inférieure est blanchâtre, soyeuse, finement
striée ; les couches libériennes se séparent
facilement en feuillets aussi minces que le
papier. Cette écorce est inodore ; sa saveur
est un peu âcre et légèrement astringente.
Elle se casse difficilement en travers, facilement en long.

Composition chimique. — L'écorce renferme de
l'amidon et une substance qui se dissout dans l'alcool en le colorant en jaune, couleur qui passe peu
à peu au rouge brunâtre. On la regarde comme de
nature résineuse. Elle est soluble dans 14 parties
d'alcool, 15 de chloroforme, 23 d'éther, dans les

alcalis, d'où la précipitent les acides (Vaysse, Stachb.). On a trouvé aussi du glucose, une substance qui donne un précipité noir pourpre avec le chlorure ferrique, une résine jaune, une petite quantité de tanin et une huile fixe.

Usages. — Les négresses emploient cette écorce comme abortive, ce qui a suggéré l'idée de la prescrire sous forme de décoction (120 grammes pour 1,200 grammes d'eau, à la dose de 60 grammes toutes les trente minutes pour combattre la dysménorrhée et la suppression des règles. En Amérique, on emploie l'extrait fluide.

Les graines ont été pendant longtemps jetées au rebut, jusqu'au jour où on s'avisa d'en extraire par la pression l'huile brun rougeâtre qu'elles renferment, et cette fabrication se fait aujourd'hui sur une telle échelle que les pays producteurs d'huile d'olive ont été obligés de frapper l'huile de coton d'un droit d'entrée assez considérable pour éviter les fraudes auxquelles elle se prête fort bien quand elle a été décolorée par les alcalis et l'acide sulfurique. On l'emploie, en effet, pour adultérer l'huile d'olive, et le mélange est d'autant plus difficile à reconnaître que l'huile de coton présente à peu près la même densité, et que sa saveur, son odeur, se confondent fort bien avec celles de l'huile d'olive ordinaire.

Cette huile se prête, du reste, à la plupart des usages pharmaceutiques de l'huile d'olive, et pourrait la remplacer avec avantage, étant donné son prix inférieur.

Le tourteau des graines dont on a exprimé l'huile renferme une matière sucrée, dextrogyre, le *gossypose* $C^{18}H^{32}O^{16} + 5H^2O$.

Les graines sont employées en Amérique contre la dysenterie, et on les regarde encore comme galactogogues.

Le suc des feuilles est usité comme émollient dans la diarrhée, la dysenterie légère.

Cotyledon umbilicus L. (*C. rupestris* Salisb.; *Umbilicus pendulinus* DC. — Nombril de Vénus. — Plante grasse, de la famille des Crassulacées, à racine tubéreuse, à tige dressée, simple ou un peu rameuse, de 30 centimètres de hauteur. Feuilles radicales, pétiolées, épaisses, succulentes, crénelées, un peu concaves, arrondies et ombiliquées, d'où le nom de *Nombril de Vénus* donné à la plante. Les feuilles de la tige, plus petites, sont cunéiformes et lobées. Fleurs d'un blanc verdâtre, pédonculées, pendantes, disposées en épis longs. Calice à 5 sépales unis à la base. Corolle gamopétale à tube pentagonal, à 5 lobes petits, cordiformes, acuminés. 10 étamines adhérant au tube corollaire, puis libres. 5 ovaires libres, accompagnés de 5 glandes quadrilatérales, aplaties, uniloculaires, pluriovulées. 5 follicules libres, déhiscents. Graines nombreuses.

Cette plante, qui croît dans le midi de l'Europe, sur les rochers, les vieux murs, fournit à la thérapeutique ses feuilles, dont la saveur est âcre.

Composition chimique. — Elles ont été analysées par Hétet, pharmacien en chef de la marine (*Arch. de méd. nav.*, 1861, t. II, p. 330), qui a signalé la présence de la *triméthylamine* C^6H^9Az, corps huileux, à odeur de poisson pourri, à réaction alcaline, bouillant à 9°, et formant des sels cristallisables.

La triméthylamine existe, à l'état de combinaison avec un acide inconnu, dans la proportion de 2 pour 1000. Ces feuilles renferment en outre : amidon, glucose, mucilage, chlorophylle, matière colorante jaune, une huile volatile à odeur de santal (?), du tanin, du fer, des sels de potasse, de soude de chaux et 0.90 0/0 de nitre.

Cette plante a été préconisée contre l'épilepsie par Salter, en Angleterre, Graves, Gusmao, etc. On administrait le suc des feuilles à la dose de deux cuillerées par jour. Les résultats heureux signalés lors des premières expériences ne se sont pas renouvelés, et le C. umbilicus n'est plus guère employé en médecine que comme un tonique du système nerveux.

Coumarouna. — Le *Coumarouna odorata* Aubl. (*Dipteryx odorata* Wild. — *Baryosma Tongo* Goertn.), grand arbre des forêts de la Guyane, appartient à la famille des Légumineuses papilionacées, série des Dalbergiées.

Son tronc, d'un mètre de diamètre environ, a une hauteur de 25 à 30 mètres. La dureté de son bois peut être comparée à celle du gaïac, dont il porte, du reste, le nom à la Guyane. Il est d'un jaune rosé, formé de fibres d'une grande finesse et présentant, sur une coupe longitudinale, l'image d'une chevelure ondoyante.

Les feuilles sont alternes, composées, imparipennées, à folioles opposées; le rachis est souvent ailé. Elles n'ont pas de stipelles et sont accompagnées de stipules latérales, petites, qui peuvent manquer.

Les fleurs, violacées ou roses, sont petites, nombreuses, disposées en grappes composées à l'extrémité des rameaux, chargées de bractées petites et caduques et de bractéoles plus grandes, caduques. Le réceptacle est cupuliforme, discifère à l'intérieur, l'étendard est obové, à deux divisions marginales; ailes oblongues, en forme de faux; carène semblable aux ailes libres. 10 étamines monadelphes.

Le fruit, drupacé, a la forme et la contexture d'une amande ordinaire. L'endocarpe, ligneux, épais et indéhiscent, renferme une seule graine elliptique, aplatie, longue de 27 à 45 millimètres, dont les téguments sont minces, luisants, d'un brun noirâtre, fortement ridés. L'amande est formée de 2 cotylédons blancs, gras et onctueux, enveloppant un embryon volumineux, situé à l'une des extrémités de la graine et présentant un peu la forme d'un phallus à radicule courte et dressée.

La partie la plus importante du Coumarouna est la graine, qui porte le nom de *Fève Tonka*. Elle a une saveur douce, agréable, huileuse, et une odeur aromatique particulière qui tient à la fois du mélilot et de la vanille.

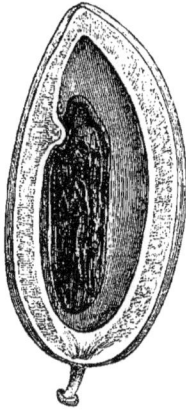

Composition chimique. — Cette odeur est due à un principe actif découvert par Guibourt, et étudié plus tard par Delalonde en France et Bodenbender en Allemagne, la *coumarine* C⁹H⁶O², qui existe à l'état libre. Elle est incolore, d'une odeur particulière et très fine, d'une saveur brûlante, et cristallise en petites lames rectangulaires qui craquent sous la dent. Elle entre en fusion à 67° et distille, sans altération, à 290°. Très peu soluble dans l'eau froide, elle se dissout fort bien dans l'eau bouillante, qui, par refroidissement, laisse déposer des aiguilles fines d'une grande blancheur. Elle se dissout aussi sans altération dans les acides étendus bouillants, se charbonne en présence de l'acide sulfurique concentré, et avec l'acide nitrique forme de la *nitro-coumarine*, puis de l'acide picrique.

En présence de la potasse en solution concentrée et bouillante, elle forme l'*acide coumarique* C⁹H⁸O³. Si la potasse est solide et en fusion, on obtient des acides salicylique et acétique.

FIG. 268. — *Coumarouna odorata.* Fruit et graine.

Usages. — La Fève Tonka n'est guère employée que pour parfumer le tabac à priser.

La coumarine n'a encore été étudiée qu'au point de vue physiologique. Ingérée à hautes doses, elle est toxique, car 70 centigrammes suffisent pour tuer un chien. Chez l'homme, elle détermine des vomissements, des sueurs, des vertiges, à la dose de 4 grammes. Elle agit sur l'organisme comme stupéfiant, narcotique et anesthésique, et surtout sur les centres nerveux. Ce serait, d'après Kolher, un poison cardiaque. La coumarine se retrouve inaltérée dans l'urine.

Courge. — La Courge (*Lagenaria vulgaris* Ser. — *Cucurbita Lagenaria* L.) est une plante annuelle de la famille des Cucurbitacées, à feuilles alternes, simples, arrondies, molles et couvertes de poils fins, lanugineux.

Fleurs blanches et très évasées, dioïques. Les fleurs mâles ont 5 étamines triadelphes, dont quatre sont soudées deux par deux, la cinquième libre. Anthères flexueuses, contournées en S, à déhiscence longitudinale. Fleurs femelles à ovaire infère, presque dépourvu de style et terminé par trois stigmates épais, bilobés, granuleux. Cet ovaire est uniloculaire avec trois placentas pariétaux qui se rejoignent au centre. La forme du fruit varie singulièrement. Tantôt il est formé de deux renflements inégaux, arrondis, le supérieur plus petit, c'est la *gourde des pèlerins;* tantôt la masse globuleuse inférieure est terminée par un col oblong, c'est la *cougourde*. D'autres fois, comme dans la *gourde vessie* ou *trompette*, le renflement globuleux inférieur est peu marqué et se termine par un col long, parfois recourbé. L'enveloppe de ces fruits est dure, ligneuse, et renferme une pulpe spongieuse, blanche, insipide. Les graines, dépourvues d'albumen, sont grises, ligneuses, plates, elliptiques, huileuses, et entourées d'un bourrelet élargi sur les côtés et échancré au sommet.

Composition chimique. — Heckel a extrait de la pellicule verdâtre qui enveloppe l'embryon une résine à laquelle il donne le nom de *pepo-résine*, et qui serait le principe actif de la graine; 27 grammes de pellicules en renferment 1 gramme.

Usages. — Les semences de courge sont des vermicides et passent même pour être des ténifuges, d'autant plus agréables, d'ailleurs, qu'elles n'ont qu'une saveur médiocre, et qu'il suffit de les enrober de sucre pour les faire prendre aux enfants. La dose est illimitée. Le remède n'est pas toujours efficace, tant s'en faut, comme l'a montré Béranger Féraud (*Leçons sur les ténias de l'homme*, p. 258), qui n'a compté que 4 0/0 de succès sur 349 observations relevées dans les hôpitaux de la marine. D'après Heckel, le périsperme de 17 grammes de graines aurait suffi pour expulser complètement un ténia, quand 183 grammes de semences dépouillées de leur périsperme avaient échoué sur un autre sujet. Cet auteur admet que la courge rouge est inactive et

FIG. 269. — Courge. Graine.

qu'il faut s'adresser à la courge jaune, qui renferme une plus grande quantité de *peporésine*.

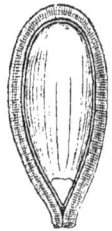

La question n'est pas encore jugée, et il faudrait faire pour ces graines ce que Tanret a fait pour l'écorce de grenadier : isoler le principe actif (Ber. Féraud, *loc cit.*). Toutefois ce médicament réussit parfois là où les autres ont échoué, et on sait que les ténifuges, même les plus en faveur, ne réussissent pas toujours.

Quant à la pepo-résine d'Heckel, elle se donne à la dose de 0,80 à 1 gramme, sous forme de pilules. Cette dose correspond à 250 grammes de semences.

Deux heures après l'ingestion, on prescrit une dose d'huile de ricin pour faciliter l'expulsion du ténia.

Huile de courge. — En Alsace, on utilise, dans la médecine vétérinaire, l'huile que l'on retiré, dans la proportion d'un cinquième, des graines de courge. Elle y est connue sous le nom de *Kurbiskerneol*. Elle est d'un brun rougeâtre, inodore, insipide, neutre. Sa densité est de 0,920. L'acide hypoazotique est sans action sur elle; elle ne renferme donc pas d'oléine, mais bien les éthers glycériques de l'acide linoléique. C'est une huile siccative (Merckling, *Journ. ph. d'Alsace-Lorraine*, octobre 1886).

Cousso. — Sous les noms abyssiniens de *Cousso, Kousso, Koso*, on désigne un arbre appartenant à la famille des Rosacées, série des Agrimoniées, l'*Hagenia abyssinica* Willd.

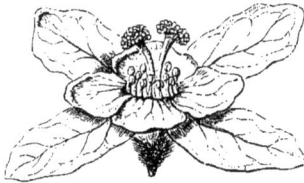

Fig. 270. — Cousso. Fleur femelle.

(*Brayera anthelmintica* Kuntz.—*B. abyssinica*. — C'est un arbre de 7 à 8 mètres de hauteur, presque toujours penché, à rameaux al-

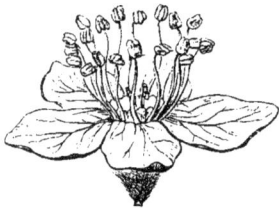

Fig. 271. — Cousso. Fleur mâle.

ternes, velus, portant à leur extrémité des feuilles alternes, composées, imparipennées, à 5 folioles oblongues, elliptiques, lancéolées,

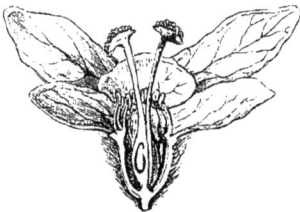

Fig. 272. — Cousso. Coupe longitudinale de la fleur femelle.

aiguës, serretées, villeuses, quand elles sont jeunes, plus tard glabres en dessus et velues en dessous, à bord dentés. Elles sont longues de 8 à 10 centimètres. Les fleurs, polygames, dioïques, forment des grappes de cymes plusieurs fois ramifiées, axillaires

ou terminales. Chacune d'elles est accompagnée de 2 ou 3 bractées.

Dans les fleurs mâles, le réceptacle est en forme de cône renversé, peu profond, duveteux; sur ses bords s'insère un périanthe formé d'un calice double à 4 folioles extérieures, imbriquées, membraneuses, en languettes courtes, réfléchies, à 4 folioles intérieures, plus courtes, pétaloïdes, et une corolle à 4 divisions étalées. Les étamines, au nombre de 20 environ, sont libres. Le gynécée est rudimentaire. Dans les fleurs femelles, le réceptacle est plus creux, et c'est au fond que s'insère le gynécée libre, formé de 2 ovaires uniloculaires, uniovulés, surmontés chacun d'un style simple.

Le fruit est formé de caryopses ovoïdes, dont la graine est dépourvue d'albumen.

Cet arbre croît sur tout le plateau de l'Abyssinie, à l'altitude de 900 à 2,000 mètres. Il fut signalé, en 1645, par Godingus, décrit et figuré par Bruce, en 1790, sous le nom de *Bankesia abyssinica*, étudié par Brayer, médecin résident à Constantinople, mis en lumière par Rochet d'Héricourt, en 1841, et décrit, ainsi que ses propriétés, par le Dr Aubert Roche.

Cet arbre n'a jamais été introduit en Europe, malgré le grand intérêt qu'on aurait, cependant, à posséder sous la main un médicament si puissant, et dont le transport doit altérer les propriétés. En Abyssinie, le koussotier est cultivé dans le voisinage des habitations.

On récolte les sommités fleuries avant la maturation des graines, on les fait sécher au soleil. Le Cousso nous arrive en petites bottes de 40 centimètres de longueur sur 6 à 8 d'épaisseur, légères, brunâtres, et entourées d'une écorce flexible. Chacune d'elles renferme 2 ou 3 inflorescences.

On distingue les inflorescences mâles à leur couleur verdâtre, avec une teinte rosée. Ce sont les moins estimées. Les femelles ont une couleur rouge pourpre, qui leur a fait donner le nom de Cousso rouge. Leur odeur est fade, balsamique, mais peu agréable; leur saveur, d'abord nulle, devient âcre et amère.

Composition chimique. — Le Cousso renferme une résine amère, une petite quantité d'huile volatile, dont l'odeur rappelle celle des sommités, et que l'on obtient par distillation, en même temps que des traces d'acide valérianique et acétique, et une substance particulière, la *coussine* ou *cosine*. La *cosine* forme des cristaux jaunes de soufre, insipides, inodores, neutres, solubles dans le benzol, le bisulfure de carbone, le chloroforme, l'éther, moins solubles dans l'acide acétique cristallisable, insolubles dans l'eau. 1,000 parties d'alcool à 0,81 n'en dissolvent que 2 à 3. La coussine est soluble dans les alcalis caustiques ou carbonatés, d'où la précipitent les acides sans altération chimique; elle est alors blanche et amorphe. Elle fond à 142° sans s'altérer; à une température plus élevée, elle dégage une odeur d'acide butyrique. Les acides dilués bouillants ne la décomposent pas. Flückiger lui assigne la formule $C^{31}H^{38}O^{10}$. Avec l'acide sulfurique concentré, elle donne une solution jaune, qui, par addition d'eau, laisse dégager l'odeur de l'acide butyrique. Elle semble donc être un composé éthéré de cet acide. Cette solution sulfurique devient rouge au bout de 6 à 8 jours. L'eau en précipite une masse rouge, amorphe, insoluble dans le sulfure de carbone. Par la fusion en présence de la potasse elle forme des acides formique, butyrique, oxalique, et des matières brunes, visqueuses. En présence de l'amalgame de sodium elle donne naissance à une essence $C^{23}H^{40}O^2$ et à une matière amorphe (Flückiger et Buri, *Archiv. pharm.*, t. V, p. 193, 1874).

Thérapeutique. — Le Cousso est employé journellement en Abyssinie, où, par suite de l'usage de la viande crue, se développe facilement le ténia, que ces sommités engourdissent ou tuent. On prend le cousso régulièrement tous les deux mois, en le broyant, ou le délayant soit dans l'eau, soit dans le *taidje*, sorte d'hydromel, ou dans une bière préparée avec de l'orge et le *teff* (Poa abyssinica) appelée *bouza*.

C'est un bon remède contre les *tænia solium* et *mediocanellata*, et le *botryocephalus latus*, à la condition, toutefois, d'être aussi frais que possible, car il paraît perdre de ses propriétés par la dessiccation et par l'âge.

On l'administre de la façon suivante :

La veille, le malade est tenu à la diète; le matin, il avale, en deux ou trois fois, si c'est possible, une sorte de bouillie, faite avec 20 grammes de sommités délayées dans l'eau froide, où elles ont macéré pendant 5 ou 6 heures. Il doit éviter de boire et d'aller à la selle au moins pendant une heure. On peut, au bout de deux heures, donner 30 grammes d'huile de ricin. C'est en somme un médicament des plus désagréables à avaler, et auquel beaucoup de personnes ne peuvent se faire. Aussi a-t-on proposé pour le remplacer le *Cousso granulé*, composé de 16 grammes de Cousso et de 32 grammes de sucre.

On ne sait à quel principe attribuer l'action ténicide du Cousso, car la coussine est peu active. On a même admis qu'il agissait mécaniquement par l'irritation que déterminent les poils dont toutes ses parties sont couvertes, et, en effet, la macération filtrée se montre beaucoup moins active.

Les doses généralement adoptées sont de 4 grammes pour un enfant de 4 ans, 7 grammes de 4 à 7 ans, 10 grammes de 7 à 12 ans, 12 grammes de 12 à 15 ans, et 15, 20, 30, 40 grammes pour les adultes.

D'après Béranger Féraud (*loc. cit.*), on ne compterait que 10 0/0 de succès réels avec le Cousso.

On a proposé d'employer le *coussinate de soude*, que l'on obtient en dissolvant la coussine dans l'eau chaude et ajoutant assez de bicarbonate sodique pour la saturer. On fait bouillir quelques instants, on filtre et on évapore ensuite. Ce produit est amorphe, pulvérulent, blanchâtre, très amer, soluble dans l'eau froide, plus soluble dans l'eau chaude et l'alcool.

Ce composé, étant très soluble, peut rendre des services.

Coutarea speciosa Aubl. (*Portlandia speciosa* Jacq.). — Arbrisseau de la famille des Rubiacées, série des Portlandiées, à rameaux opposés, glabres, à feuilles opposées, brièvement pétiolées, stipulées, ovales ou elliptiques, oblongues, glabres en dessus. Fleurs grandes, terminales ou axillaires, réunies par trois. Calice rougeâtre, à 6 divisions. Corolle infundibuliforme, d'un pourpre violet, à 6 lobes ovales, plus courts que le tube. Six étamines libres, exsertes, insérées sur la corolle, à anthères linéaires. Ovaire infère à 2 loges uniovulées.

Le fruit est une capsule obovale, biloculaire, s'ouvrant en deux valves. Les graines sont arrondies et bordées d'une petite aile circulaire. Cette espèce croît dans la Guyane française, à Cayenne, à la Trinité, etc.

Son écorce, qui porte le nom de *quina de Fernambouc*, est amère, stomachique, et a même été employée comme succédanée du quinquina, dont elle est loin, cependant, d'avoir la valeur antipériodique.

Coutoubea spicata Aubl. (*C. densiflora* Mart.). — Plante annuelle, de la famille des Gentianacées, à tige dressée, quadrangulaire, à feuilles simples, opposées, lancéolées, acuminées, un peu charnues, semi-amplexicaules, glabres. Fleurs blanches, disposées par 4 en épis terminaux. Calice à 4 divisions muni de 3 bractéoles. Corolle hypocratériforme à tube cylindrique, à limbe quadrifide ; 4 étamines exsertes, libres, à anthères sagittées. Ovaire libre, à deux loges plurivulées. Le fruit est une capsule à 4 demi-loges, bivalve, septicide. Les graines sont albuminées.

Cette espèce croît sur les bords des chemins, des ruisseaux, dans la Guyane française, au Brésil, etc.

On emploie la plante entière, qui a une saveur très amère, comme emménagogue, tonique, et même comme fébrifuge.

Le *C. ramosa* Aubl., dont la tige est rameuse et les fleurs disposées en grappes, présente les mêmes propriétés.

Crambe maritima L. — Le Chou de mer, Chou marin, est une plante vivace, de la famille des Crucifères, de la série des Cakilées, à tige glauque, à feuilles alternes, épaisses, charnues, glauques, à fleurs blanches, odorantes, constituées comme celles des Crucifères normales. Le fruit est une silicule globuleuse, indéhiscente, à une seule graine arrondie.

Cette plante croît sur les bords de la mer, dans les parties nord de l'Europe. On la cultive en Angleterre comme plante potagère, en étiolant les feuilles par la privation de lumière. Celles-ci constituent le *Sea Kale* des Anglais. Les jeunes pousses sont mangées comme les asperges. Leur saveur rappelle un peu du reste celle des choux-fleurs. Les graines passent pour être vermifuges et les feuilles sont antiscorbutiques.

Cratœva religiosa Forst. — Petit arbre de la famille des Capparidacées, qui croît au Malabar, dans l'Afrique tropicale, les îles de la Société.

Feuilles longuement pétiolées, trifoliées, à folioles lancéolées, acuminées, minces, lisses, d'un vert sombre à la face supérieure, plus foncé à la face inférieure, de 18 à 20 centimètres de longueur sur 10 à 12 de largeur. Fleurs hermaphrodites, disposées en corymbes terminaux ou axillaires. Calice à 4 sépales imbriqués ; corolle à 4 pétales longuement onguiculés. Étamines nombreuses, libres. Ovaire longuement stipité, uniloculaire, multiovulé. Stigmate subsessile, discoïde. Baie stipitée, corticquée; graines réniformes, à cotylédons convolutés. Cet arbre doit son épithète à ce qu'il est planté par les mahométans auprès des temples et des tombeaux.

Les feuilles, froissées, ont une odeur désagréable, une saveur un peu amère, âcre, déterminant sur la langue une sensation de fourmillement.

L'écorce est grise à l'extérieur, épaisse, sa cassure est courte. Sa saveur est amère. Les feuilles sont employées dans l'Inde comme apéritives, laxatives et diurétiques. Leur suc est prescrit, dans le Concan, à la dose de 1/2 à 3 tolas, mélangé au lait de coco, dans les rhumatismes. L'écorce, sous forme de décoction, sert à faire des fomentations.

L'écorce des *C. tapia* L. et *gynandra* L., de l'Amérique du Sud, est amère et employée comme tonique, stomachique et même fébrifuge. La racine est extrêmement âcre et même vésicante.

Dans l'Inde, on mange les baies du *C. narvala* Hans., qui ont une saveur vineuse, et en Cochinchine, celles du *C. magna*.

Crescentia cujete L. — Le Calebassier est un arbre de la famille des Bignoniacées, série des Crescentiées. Du tronc partent de grosses branches horizontales, portant des feuilles alternes, fasciculées, longues de 4 à 6 pouces, largement lancéolées, un peu aiguës, entières, atténuées à la base, subsessiles, charnues.

Sur les parties les plus anciennes du tronc ou des branches s'élèvent des pédoncules, rarement au nombre de 2 ou 3, recourbés, portant une seule fleur pendante, grande, de couleur variable, généralement d'un vert jaunâtre plus ou moins rayé. Calice à 2 lobes caducs, verts. Corolle campanulée, resserrée en son milieu, dilatée en dessous, à 5 lobes dentés, ondulés. Son odeur est

des plus désagréables. Les étamines didynames sont plus courtes que la corolle. Ovaire uniloculaire pluriovulé.

Le fruit est une baie ovoïde, grosse, coriace à l'intérieur, unicellulaire, renfermant une pulpe abondante, dans laquelle sont plongées des graines obcordées, épaisses, à téguments durs.

Cette espèce croît dans l'Amérique du Sud, au Brésil, aux Antilles.

Composition chimique. — Peckolt a trouvé, dans la pulpe, un nouvel acide organique cristallin, l'*acide crescentique*, des acides tartrique, citrique, tannique, deux résines, une matière aromatique amère, une matière colorante ressemblant à l'indigo.

Usages. — Le fruit est employé pour faire des vases, des ustensiles dans lesquels on peut faire bouillir l'eau. Il suffit d'enlever la pulpe et de laver soigneusement pour éliminer toute amertume. La pulpe est aigrelette. Cuite, elle sert à faire le *sirop de calebasse*, employé comme expectorant. La pulpe non mûre et le suc sont laxatifs. L'extrait alcoolique, à la dose de 10 centigrammes, est un apéritif, et à celle de 60 c'est un drastique.

Cressa cretica L. — Plante herbacée de la famille des Convolvulacées, petite, buissonneuse, diffuse. Feuilles ovales, sessiles, petites, aiguës, nombreuses, pubescentes.

Fleurs petites, blanches ou rosées, subsessiles, axillaires, et formant une tête pauciflore. Calice à 5 divisions ; corolle gamopétale, à 5 lobes. 5 étamines libres, exsertes. Ovaire libre à deux loges pluriovulées. Style simple. Capsule déhiscente.

Cette plante, qui croît dans l'île de Crète, dans l'Asie Mineure, l'Inde, est employée comme tonique et passe pour être aussi expectorante.

Cressons. — Sous le nom commun de *Cressons*, on comprend un certain nombre de plantes, parmi lesquelles nous citerons les suivantes :

1º Le Cresson de fontaine (*Nasturtium officinale* L.), de la famille des Crucifères, série des Cheiranthées, est une plante vivace, glabre, à rhizome oblique, qui croît dans les lieux humides, au bord ou au fond des fontaines, dans les ruisseaux à eaux courantes, et qu'on cultive dans les jardins à demi inondés. Du rhizome s'élèvent des rameaux de 10 à 50 centimètres de haut, creux, verts ou rougeâtres. Les feuilles sont alternes, pinnatiséquées, composées de folioles obrondes, ovales ou elliptiques, d'un vert foncé, lisses, succulentes. La foliole terminale est plus grande que les autres et un peu cordiforme à la base.

Les fleurs, qui sont petites, blanches, disposées en grappes courtes, terminales, présentent les mêmes caractères botaniques que celles du cochléaria. Elles ont seulement le stigmate obtusement bilobé.

Le fruit est une silique courte, horizontale, un peu recourbée, à peine plus longue que le pédoncule et à pointe courte. Les valves sont munies d'une nervure dorsale distincte.

2° Le *Nasturtium sylvestre* (Roquette sauvage, Cresson des bois) diffère du Cresson de fontaine par ses feuilles pinnatisectées, à segments lancéolés, dentés ou incisés. Les pétales sont jaunes et plus longs que les sépales. Cette plante, qui croît sur les bords des ruisseaux et des rivières, est souvent substituée à la première, dont elle possède les propriétés.

3° *Cardamine pratensis* L. (Cresson des prés, Cresson amer). Il vit dans les marais,

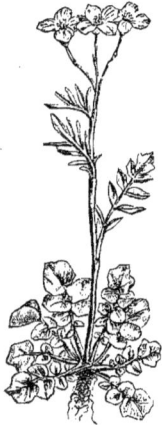

FIG. 273. — *Cardamine pratensis.*   FIG. 274. — *Nasturtium amphybium.*

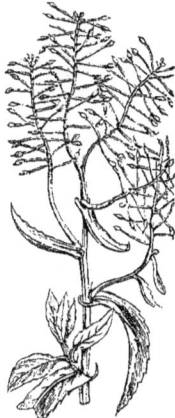

les prés humides, où il fleurit au printemps, et se rapproche des espèces précédentes par sa saveur et ses propriétés; ses feuilles sont pinnatifides, très découpées; son stigmate est en tête, et son style, très court, est à peine plus mince que la silique. Celle-ci est linéaire, allongée, comprimée, ses valves s'ouvrent avec élasticité, et ses graines sont ovées et non marginées.

4° Le *Lepidium Sativum* L. (Cresson alénois, Cresson des jardins, Nasitort) appartient à la série des *Thlaspidées*.

Les feuilles, étalées en rosette, sont pinnatifides ou pinnatipartites et frisées dans une variété. Fleurs très petites, blanches, disposées en grappes. Silicules orbiculaires, ailées, indéhiscentes, à loges monospermes.

Cette plante, qui est originaire du Levant, est cultivée aujourd'hui dans tous les jardins. Elle jouit des mêmes propriétés que le Cresson de fontaine, mais ses feuilles ont une saveur plus piquante et plus prononcée.

Composition chimique. — Toutes ces plantes doivent leurs propriétés stimulantes à l'huile essentielle qu'elles renferment et qui est identique à l'essence que l'on trouve dans la moutarde et dans un grand nombre d'autres Crucifères. Muller et Chatin y ont découvert de l'iode, qui se trouvait en plus grande quantité dans les plantes croissant en eau courante. Le cresson renferme aussi une certaine quantité de fer, quand il habite les eaux ferrugineuses.

D'autres plantes, qui n'appartiennent plus à la famille des Crucifères, portent également le nom de Cresson, tel est le *Cresson du Para* (Spilanthes Oleracea L.), de la famille des Composées, tribu des Chrysanthémées, petite plante du Brésil, cultivée en France dans les jardins, dont les capitules ont une saveur brûlante et caustique qui excite fortement la salivation. Cette âcreté est due, suivant les uns, à une matière fixe, résineuse, soluble dans l'alcool et dans l'eau, et, suivant les autres, à une huile volatile qui se dissiperait par la dessiccation. Il est employé comme odontalgique, sialagogue et antiscorbutique.

Le *Cresson du Mexique* est la Grande Capucine, plante originaire du Pérou. — Voir CAPUCINE.

Usages. — Les Cressons sont employés comme diurétiques, antiscorbutiques, et entrent dans l'alimentation journalière. On les mange soit au naturel, soit assaisonnés en salade. Le Cresson n'est pas précisément la santé du corps, comme le veut le préjugé, mais c'est un bon stimulant de l'estomac, par l'huile sulfo-azotée qui se forme dans ses tissus quand on les divise. Quant à l'iode, dont on a voulu signaler la présence, il faut se mettre en garde contre les réactifs que l'on emploie, et de ce chef le Cresson, en admettant qu'il en renferme, ne pourrait jamais entrer en lutte avec les iodures employés avec tant de succès dans la scrofule.

On administre, en thérapeutique, son suc, dont on peut retirer 70 0/0 par simple expression des feuilles. Le Cresson entre également dans la préparation du sirop et du vin de raifort composés.

Crinum asiaticum Var., **toxicarium** Herb. — Cette plante, qui appartient à la famille des Amaryllidacées et qui croît dans les endroits humides, au Bengale, au Concan et dans les autres parties de l'Inde, les Moluques, la Cochinchine, est aussi cultivée dans les jardins. Racines bulbeuses. Feuilles radicales, linéaires, lancéolées, concaves et lisses, à bords entiers, striées en dessous, d'un mètre à 1m,20 de longueur sur 12 à 15 centimètres de largeur. Scape plus court que les feuilles, un peu comprimé, axillaire. Fleurs grandes, blanches, subsessiles, disposées en ombelles de 6 à 12. Périanthe tubuleux, à 6 lobes linéaires, lancéolés. Six étamines libres. Ovaire infère à 3 loges pluriovulées. Style à 3 lobes stigmatifères. Baie arrondie de la grosseur d'un œuf de pigeon, à une seule loge par avortement.

La partie inscrite à la pharmacopée de l'Inde est la racine fraîche ou mieux le bulbe avec la partie stolonifère. Il a une odeur narcotique, déplaisante, et agit comme émétique sans produire de douleur, de purgation. A petites doses, il est nauséeux et diaphorétique. On prescrit, dans l'Inde, le suc du bulbe frais mélangé de 4 fois son poids d'eau employée pour l'extraire, à la dose de 8 à 16 grammes, toutes les vingt minutes, jusqu'à ce que l'effet désiré se produise.

Le sirop est employé, pour les enfants, comme émétique pouvant remplacer l'ipéca.

Le suc des feuilles est usité dans l'Inde contre les maux d'oreilles. On en dépose quelques gouttes dans l'oreille atteinte.

Le bulbe du *C. ornatum*, *C. latifolium* Roxb., est extrêmement âcre, et quand il a été chauffé on l'emploie comme rubéfiant dans les rhumatismes (Dymock, *loc. cit.*).

Crithmum maritimum L. (Fenouil marin, Crête marine, Perce-Pierre, Passe-Pierre). — Plante herbacée, glabre, rameuse, frutescente à la base, de la famille des Ombellifères, série des Peucédanées. Feuilles charnues, ternato-pennées, décomposées, d'un vert foncé. Fleurs verdâtres ou jaunâtres, en ombelles terminales; bractées de l'involucre foliacées, celle de l'involucelle planes. Organisation florale des Ombellifères normales. Fruit ovoïde, oblong, à 10 angles, à exocarpe épais, subéreux, léger. Bandelettes en nombre indéfini, logées dans la couche profonde de l'exocarpe.

Cette plante est très commune sur les bords des mers de l'Europe et des îles de l'Afrique boréale occidentale. Ses feuilles ont une saveur agréable, piquante et aromatique, et une odeur qui se rapproche un peu de celle du pétrole. On les fait confire dans le vinaigre à la façon des cornichons. Elles sont antiscorbutiques, diurétiques, et leur suc passe, ainsi que l'huile essentielle qu'on en retire, pour être de bons vermifuges.

Croton tiglium. — Le *Croton tiglium* L. (graine de Tilly ou des Moluques, Petits Pignons d'Inde), de la famille des Euphorbiacées, série des Crotonées, est un petit arbre de 5 à 6 mètres de hauteur, originaire de la côte de Malabar et de Tavoy, et cultivé dans les jardins de plusieurs contrées de l'Orient.

Les feuilles sont simples, alternes, pétiolées et stipulées. Le limbe de la feuille, deux ou trois fois plus long que le pétiole, est ovale, aigu au sommet, obtus à la base, oblique, creusé sur les bords, à nervures latérales et parfois longitudinales. A la base du limbe se remarquent deux glandes sessiles arrondies. Ces feuilles ont une odeur désagréable et une saveur nauséeuse.

Fleurs monoïques, petites, peu visibles, disposées en grappes terminales dont les fleurs mâles occupent le sommet en nombre plus considérable que les fleurs femelles, qui sont situées à la partie inférieure. Chaque fleur est située dans l'aisselle d'une bractée

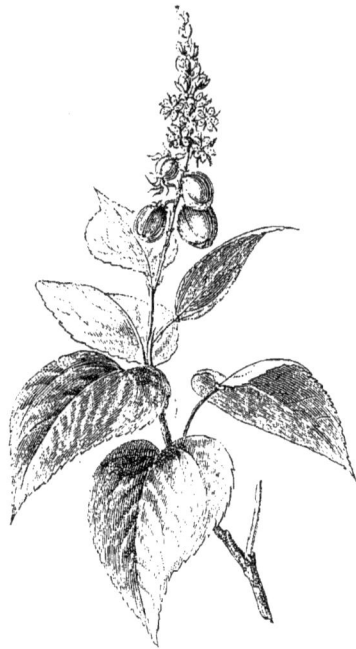

FIG. 275. — *Croton tiglium.*

subulée et portée par un pédicelle muni de deux bractéoles. Le réceptacle est convexe.

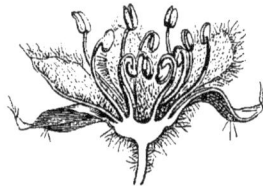

FIG. 276. — Fleur mâle. Coupe longitudinale.

La fleur mâle est composée d'un calice gamosépale à 5 divisions ovales, membraneuses

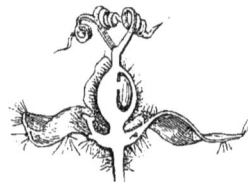

FIG. 277. — Fleur femelle. Coupe longitudinale.

et munies de bouquets de poils rigides. Corolle à 5 pétales, à poils longs et soyeux, alternant avec 5 petites glandes. Etamines aunombre de 14 à 18, en plusieurs verticilles libres.

Les fleurs femelles ont un calice persistant à 5 divisions. La corolle, beaucoup moins développée que dans la fleur mâle, est représentée par de petites languettes subulées, épaissies au sommet. Les 5 glandes alternes avec les pétales sont beaucoup plus développées. Ovaire libre, supère, à 3 loges uniovulées, couvert de poils étoilés, à style simple et cylindrique inférieurement, mais se divisant au sommet en 3 branches qui se subdivisent en 2 lames grêles, enroulées sur elles-mêmes et aiguës.

Le fruit, de la grosseur d'une noisette, est une capsule elliptique, glabre, jaunâtre, à 3 coques, et accompagnée à sa base par le calice persistant, mais non accrescent. A la maturité, les trois coques se séparent l'une de l'autre, en laissant en place une columelle

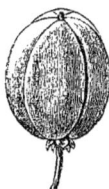

Fig. 278. — Fruit.   Fig. 279. — Graine.

centrale. Chacune de ces coques s'ouvre ensuite en 2 valves par ses 2 faces ventrale et dorsale en mettant en liberté la graine. Ces graines ont à peu près 14 millimètres de long et 1 centimètre de large. Elles sont

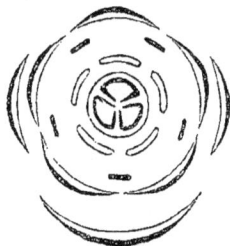

Fig. 280. — Diagramme.

ovoïdes ou oblongues, obtuses, divisées dans leur longueur en 2 parties inégales, l'une correspondant à la face dorsale, l'autre aplatie, correspondant à la face ventrale. L'épisperme de la graine est plus ou moins coloré en brun cannelle clair ; lorsqu'on l'enlève, on voit un testa noir, doublé d'une couche interne mince et délicate. Ces téguments recouvrent une amande blanchâtre, huileuse. La saveur de la graine est d'abord oléagineuse, mais elle devient bientôt désagréable, âcre et persistante.

La surface jaunâtre de la graine lui donne une grande ressemblance avec les pignons du pin, de là le nom de petits pignons d'Inde qui lui a été donné ; mais la distinction est facile à faire, les pignons du pin ne possédant pas les nervures saillantes qui vont de l'ombilic au sommet, et dont les 2 latérales sont plus apparentes, et forment 2 petites gibbo-

sités avant de se réunir à la partie inférieure de la graine.

Il arrive parfois que le fruit ne renferme que 2 graines au lieu de 3, par suite d'avortement. Ces graines étant accolées par leur face interne, ressemblent alors aux grains de café et comme eux présentent un sillon longitudinal, formé par l'impression de l'axe central persistant.

Composition chimique. — La partie la plus importante des graines de croton est l'huile grasse, qui forme les 50 à 60 centièmes de l'amande.

D'après Gauthier et Frolich (*Bulletin Société chimique*, t. XIII, 523), l'huile de croton renferme des acides acétique, butylique, valérianique et autres homologues supérieurs, et de plus un acide isomère de l'acide angélique, l'acide tiglique ou tiglinique $C^5H^8O^2$. Cependant la présence de l'acide angélique paraît réelle.

D'un autre côté, Schlippe dit avoir isolé la matière vésicante de l'huile de croton, en l'agitant avec une solution alcoolique de potasse caustique, puis avec de l'eau. La liqueur qui surnage est inerte, tandis que la solution alcoolique additionnée d'acide chlorhydrique abandonne une petite quantité, 4 0/0 environ, d'une huile brun foncé, qu'il nomme *crotonol*, à laquelle il assigne la formule $C^{18}H^{26}O^4$ et qui jouirait de propriétés purgatives. Flückiger, dont la compétence est hors de doute, n'a pu obtenir ce crotonol.

D'après Kobert, l'huile de croton devrait ses propriétés vésicantes et purgatives à l'*acide crotonoléique*, qui se rencontre à l'état libre — il est alors soluble dans l'alcool — et à l'état de glycéride. Celle-ci n'est pas toxique, l'acide libre seul est vésicant et purgatif. Le glycéride serait attaqué par les ferments de l'estomac, qui mettraient en liberté l'acide. Celui-ci se trouve du reste dans la fraction de l'huile qui se dissout dans l'alcool. On l'obtient en saturant cette partie par l'eau de baryte, lavant la pâte avec l'eau distillée chaude, pour enlever l'excès de baryte et les composés barytiques des acides acétique, butyrique, tiglinique, puis par l'éther, qui enlève seulement l'alcool et le crotonoléate de baryte. Ce dernier, dissous dans l'alcool, est décomposé par l'acide sulfurique. La solution évaporée donne l'acide crotonoléique.

Les graines renferment en outre une matière brune soluble dans l'eau et l'alcool, une matière gélatineuse qui paraît analogue à une substance albuminoïde qu'on retire du gluten, la gliadine ; une résine d'un brun clair, de consistance molle, d'une saveur âcre et d'odeur désagréable. Elle est soluble dans l'alcool, insoluble dans l'eau et l'éther, mais soluble dans les alcalis.

L'existence de la crotonine n'est pas démontrée.

La préparation de l'huile de croton ne se fait pas dans les pharmacies à cause des inconvénients que présente le maniement des graines, qui déterminent à la surface de la peau et des muqueuses des accidents inflammatoires sérieux. C'est le commerce qui la fournit, et la plus grande partie vient de l'Inde par voie d'Angleterre.

Cette huile est transparente, visqueuse, d'une couleur jaune ambrée, d'une odeur désagréable et d'une excessive âcreté. Elle est un peu fluorescente. Sa densité est de 0.942. Sa solubilité dans l'alcool à 40° B., niée par quelques auteurs, admise par d'autres, paraît dépendre beaucoup de son âge et de la fraîcheur plus ou moins grande des graines. L'huile oxydée ou résinifiée est celle qui se dissout le mieux.

Antidotes. — Comme l'huile et les graines de croton sont extrêmement toxiques, il faut, dans les cas d'empoisonnement, dégager complètement l'estomac, donner du lait, des boissons émollientes. Les alcalins ont été préconisés, mais ne paraissent pas avoir donné de bons résultats. De petites doses d'opium peuvent arrêter la diarrhée. Pour rétablir la circulation, on retire de bons effets de l'ammoniaque, de l'eau-de-vie et surtout des bains chauds.

Thérapeutique. — L'huile de croton est un révulsif et un purgatif. Une goutte déposée sur la peau détermine une sensation pénible, une rougeur qui devient une vésicule remplie d'un liquide jaunâtre. Les vésicules s'étendent sur toute la partie touchée. On l'emploie dans ces conditions pour opérer une révulsion énergique. Il faut avoir soin de ne pas porter aux yeux les doigts qui ont touché le croton, car on déterminerait une irritation dangereuse. Nous avons vu dans ces conditions se produire un véritable érysipèle de la face, que l'on peut faire cesser rapidement du reste avec des applications de glycérine et d'amidon. Le même traitement fait cesser les démangeaisons.

C'est un purgatif des plus énergiques, qui provoque même une irritation gastro-intestinale interne s'il est donné à doses élevées. On ne le prescrit jamais en nature, mais sous forme de pilules d'une goutte chacune, 25 milligrammes environ, ou d'émulsion dans l'huile d'olives. Il faut le donner à doses fractionnées, par exemple de 5 centigrammes toutes les deux heures jusqu'à l'apparition des coliques.

On regarde généralement la dose de 15 à 20 gouttes comme toxique.

Croton adenaster Jim. (Picoso). — Cette espèce, qui croît au Mexique, renferme, d'après Loso de la Vega, une résine noire soluble dans l'éther, une oléo-résine acide, une substance volatile balsamique, du tanin, différentes matières colorantes, des sels, etc. Les feuilles sont employées au Mexique sous forme d'infusion, à la dose de 1 à 2 grammes pour 500 grammes d'eau, comme antipériodiques.

Cubèbe. — Le Poivre cubèbe, *Piper cubeba* L. Fil., de la famille des Pipéracées, est un arbrisseau à tiges aériennes, ligneuses, grimpantes, à branches arrondies, de la grosseur d'une plume d'oie, lisses, gris cendré, renflées et articulées au niveau des nœuds, d'où naissent des racines adventives qui leur permettent de se fixer sur les corps environnants. Les jeunes rameaux sont laineux. Feuilles alternes, simples, entières, pétiolées, arrondies ou cordées obliquement à la base, ovales, oblongues, terminées en pointe, coriaces, lisses, penninerves et à nervures saillantes. Elles ont une longueur de 10 à 15 centimètres et une largeur de 4 à 5 centimètres.

Les fleurs sont dioïques, disposées en épis portés sur un pédoncule de la même longueur que le pétiole et opposé à ce dernier. Chaque fleur est sessile dans l'aisselle d'une bractée et celle-ci est adnée au pétiole commun, sauf au niveau de ses bords. Dans la fleur mâle on trouve deux étamines à filet libre. La fleur femelle se compose d'un ovaire sessile, globuleux, uniloculaire, uniovulé, d'un style court, divisé en un plus ou moins grand nombre de languettes stigmatiques rabattues sur le sommet de l'ovaire.

Le fruit est globuleux, sessile à l'état jeune, mais graduellement soulevé par un pédoncule droit, mince, plus long que lui. Il a 4 millimètres de diamètre. Dans le commerce, il est d'un brun grisâtre ou noirâtre, souvent couvert d'une poussière gris cendré et accompa-

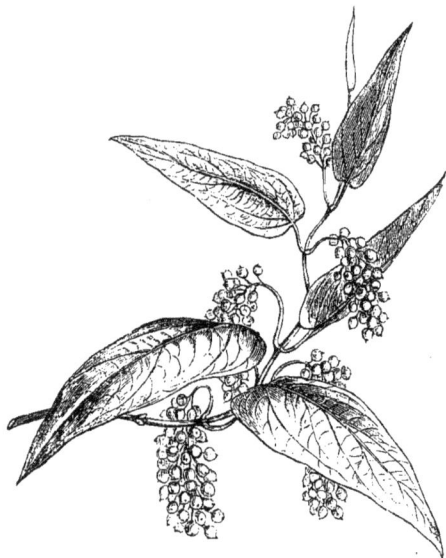

FIG. 281. — *Piper cubeba.*

gné de son pédoncule. Sous le sarcocarpe desséché se trouve un noyau peu épais enveloppant la graine, qui est sphérique, un peu comprimée, lisse à la surface, et adhérente au péricarpe seulement par sa base. L'albumen est ferme, blanchâtre, huileux et renferme un petit embryon placé au-dessous du sommet.

Le cubèbe est originaire de Java, de Suma-

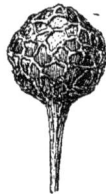

FIG. 282. — Fruit. (D'après Blondel.)   FIG. 283. — Fruit. Coupe longitudinale.

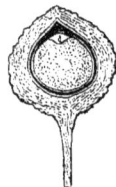

tra et de Bornéo, où il est cultivé séparément aussi bien que dans les plantations de café. Celles-ci sont abritées par des arbres destinés à leur donner de l'ombrage, au pied desquels on plante le cubèbe, qui grimpe jusqu'à 5 et 6 mètres en formant des touffes épaisses.

Introduit dans la médecine arabe, le cubèbe paraît avoir été employé dans le moyen âge comme épice, soit pulvérisé et mélangé aux aliments, soit en grains entiers et confits. Ce n'est que depuis une époque très récente qu'il est entré dans l'arsenal pharmaceutique, car on attribue à un officier anglais son importation en Angleterre, en 1815, comme médicament, ou plutôt vers la même époque les médecins anglais de l'Inde utilisèrent ses propriétés antiblennorragiques, qui leur avaient été signalées par leurs domestiques indous.

Composition chimique. — Le poivre cubèbe possède une odeur aromatique et une saveur à la fois aromatique, âcre et amère.

Il renferme une huile volatile, un principe particulier, *la cubébine,* de la résine, de la gomme, une huile grasse et des sels, particulièrement des malates de magnésium et de calcium.

L'huile volatile, qui détermine l'odeur aromatique du cubèbe, s'y trouve dans des proportions variant de 4 à 13 0/0. C'est, d'après Oglialoro, un mélange d'une essence $C^{10}H^{16}$, bouillant à 158-163, et de deux essences de la formule $C^{15}H^{24}$, bouillant à 262°. L'une dévie à gauche la lumière polarisée et donne, avec HCl, un composé cristallin; l'autre est moins levogyre et ne se combine pas avec HCl. Elle entre en ébullition entre 250 et 260°, mais à la distillation elle se décompose toujours un peu. Exposée à l'air, elle devient épaisse et se résinifie. Quand elle a vieilli, elle laisse déposer, dans les temps froids, des cristaux octaèdres d'une substance qu'on a appelée *camphre de cubèbe* ou *hydrate de cubébine* $C^{10}H^{18}2H^2O$.

La cubébine $C^{10}H^{10}O^3$ ou cubébin a été découverte en 1839 par Soubeiran et Capitaine. C'est un corps neutre, insipide, inodore, incolore, cristallisant en petites aiguilles ou en écailles. Insoluble dans l'eau froide, elle se dissout un peu dans l'eau bouillante, et facilement dans l'alcool et l'éther; elle entre en fusion à 125° et se décompose par la chaleur. On a retiré du cubèbe depuis 0,40 jusqu'à 2,50 0/0 de cubébine. Elle ne possède aucune action thérapeutique. Dissoute dans le chloroforme, elle dévie vers la gauche la lumière polarisée. Par la fusion en présence de la potasse caustique, elle se dédouble en CO^2, acide acétique et acide protocatéchuique. Chauffée avec du protoxyde de phosphore, elle prend une teinte bleue persistante comme l'essence de cubèbe (Flückiger). Elle rougit au contact de l'acide sulfurique concentré, en prenant une teinte analogue à celle de la salicine.

La résine renferme une partie indifférente (3 0/0) et une partie acide, *l'acide cubébique* (1 0/0), que l'on obtient à l'état amorphe en le retirant du cubébate de sodium.

La proportion de la gomme est d'environ 8 0/0 du poids total de la graine. On y rencontre aussi, d'après Schmidt, une huile grasse, des malates de magnésium et de calcium (*Pharmacographia*, 2ᵉ édit., p. 587).

Thérapeutique. — Le Cubèbe était employé depuis longtemps dans l'Inde pour combattre la blennorragie, et c'est en Europe, depuis 1815, l'un des médicaments les plus employés dans ce but; il est mieux supporté par l'estomac que le copahu, et il agirait plus rapidement et plus vivement. On le prescrit à la dose de 8 à 10 grammes par jour, soit en poudre, soit sous forme d'opiat (mélangé avec du copahu), soit à l'état d'extrait éthéro-alcoolique, qui est dix fois plus actif et qu'on donne en capsules. La pharmacopée américaine prescrit l'oléo-résine obtenue en épuisant le cubèbe par l'éther. C'est un composé d'huile volatile, de résine, de cubébine et de cire. La dose est de 30 centigrammes à 2 grammes, en émulsion ou en saccharure.

On admet en général que le cubèbe agit beaucoup plus par sa résine que par l'acide cubébique. D'après les expériences de Heydenreich, la résine, à la dose de 1ᵍʳ, 50, prise par fractions toutes les deux heures, augmente considérablement la secrétion urinaire en produisant en même temps une sensation légère de brûlure, qui cesse avec l'action diurétique. En augmentant cette dose, on détermine une irritation grave des voies urinaires, accompagnée de fièvre. Quant à la cubébine, elle est inerte, comme nous l'avons vu.

L'usage de la poudre de Cubèbe continué pendant quelque temps détermine souvent de la diarrhée. Aussi l'associe-t-on généralement à un astringent, le cachou, le ratanhia, etc.

Cumin. — Le *Cuminum cyminum* L., de la famille des Ombellifères, série des Daucées, est une petite plante annuelle originaire d'Égypte, et cultivée aujourd'hui en Chine, dans l'Inde, l'Arabie et dans toutes les parties de l'Europe méditerranéenne.

Sa tige est dressée, ramifiée, de 30 à 40 centimètres de hauteur environ, glabre dans le bas, légèrement velue en haut. Les feuilles sont glabres, multifides, biternées, à segments ovales, lancéolés, allongés et divisés en lanières filiformes.

Fleurs blanches ou de couleur pourprée, très petites, disposées en ombelles composées, généralement à 5 rayons, et pourvues d'involucre et d'involucelles à 2 ou 4 bractées simples ou divisées, d'abord dressées, puis réfléchies après l'anthèse. Organisation florale des Ombellifères normales pentamères.

Le fruit est allongé, ovoïde, un peu comprimé latéralement. Les 2 méricarpes restent unis et, par suite, le fruit est dressé et régulier. Il a environ un demi-centimètre de long sur 2 millimètres de

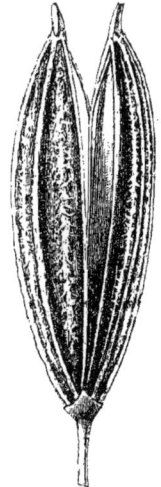

FIG. 284. — Fruit du Cumin.

large. Sur chacun des méricarpes existent 5 côtes primaires filiformes, scabres, muriquées, et 4 côtes secondaires, couvertes de poils rudes (il existe une forme cultivée sur laquelle ces poils n'existent pas). On ne trouve qu'une seule bandelette entre les côtes primaires et deux autres sur la face commissurale de chaque méricarpe. Ce fruit est d'une couleur jaunâtre, terne et uniforme.

Les graines ont un albumen abondant, blanc, huileux.

L'odeur du fruit est très forte et aromatique. Sa saveur est très aromatique également.

Composition chimique. — Les fruits renferment, d'après Bley : huile grasse, 7 ; résine, 13 ; mucilage et gomme, 8 ; matières albuminoïdes, 55,5 ; huile essentielle, 1.

Il faut ajouter des granules sphériques, incolores, de 5 à 7 μ de diamètre, qui, tout en offrant à la lumière polarisée les caractères de l'amidon, se comportent autrement que ce dernier en présence de l'iode, qui ne les bleuit pas. Ce sont des grains d'*aleurone*.

L'kilogramme de cumin donne environ 24 grammes

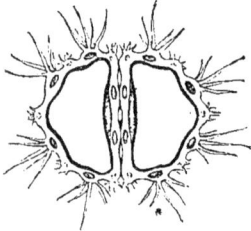

Fig. 285. — Fruit. Coupe transversale schématique.

l'essence qui est généralement d'un jaune pâle et limpide. Son odeur est assez désagréable. Sa réaction est acide. Cette essence, dans laquelle résident les propriétés du cumin, est un mélange presque à parties égales de *cymol* ou *cymène* $C^{10}H^{14}$, et de *cuminol* ou *cuminaldéhyde* $C^{10}H^{12}O$. Elle contiendrait aussi un hydrure de carbone $C^{10}H^{16}$.

Usages. — Les fruits du cumin font partie des 4 semences chaudes. Ils entrent dans la composition de certaines poudres destinées à l'assaisonnement des mets. En Russie, ils servent à confectionner une liqueur particulière, le *kummel*.

Au point de vue thérapeutique, le Cumin présente les propriétés carminatives, sudorifiques ou emménagogues de tous les fruits des Ombellifères aromatiques.

Curare. — Sous les noms de *Curare, Urari, Woorali, Woorara, Woorari*, on désigne un poison des flèches employé par les indigènes de l'Amérique du Sud.

C'est un extrait le plus généralement solide, noirâtre, à cassure résinoïde brillante, à odeur empyreumatique, de saveur très amère, et qui nous arrive soit dans des gourdes, soit dans des vases en argile, dans lesquels il a été coulé à l'état liquide. Le Curare donne avec l'eau, dans laquelle il est incomplètement soluble, une liqueur rouge, acide. Il est soluble dans l'alcool, insoluble dans l'éther.

La façon dont le Curare est préparé, les ingrédients qui entrent dans sa composition, ont été fort longtemps inconnus. On savait, d'après Humboldt et Bonpland, que sa composition était exclusivement végétale et

qu'il provenait d'une liane, probablement une Strychnée, avec addition de venin de serpent, soit de diverses plantes plus ou moins toxiques. G. Planchon, qui a étudié d'une façon aussi complète que possible les origines des différents curares que nous connaissons (*Journ. de Pharm. et de Chim.*, 5, t. I, p. 193 et suiv.), indique 3 variétés caractérisées surtout par les Strychnos qui les produisent :

1° Le Curare du haut Amazone, provenant du *Strychnos castelnœana* Wedd., le *Ramon* des Yaiguas et du *St. yapurensis*, associés à 3 espèces de Pipéracées, une aristoloche, une aroïdée, une phytolocacée.

2° Le Curare de la Guyane anglaise, caractérisé par le *St. toxifera* Benth., les *St. Schomburgii* et *cogens.*

3° Celui de la Guyane française, caractérisé par le *St. Crevauxii*, ainsi nommé en l'honneur de Crevaux, médecin de la marine, qui fit, avec le pharmacien de la marine Le Jane, des excursions scientifiques fort intéressantes dans les régions inexplorées du haut Amazone et mourut des fatigues de ses voyages.

Il serait intéressant de pouvoir distinguer les Curares de chacune de ces régions, ce qui n'a pas encore été fait. Mais aujourd'hui, grâce aux travaux de Crevaux, de Couty et de La Cerda, nous avons cessé d'être tributaires des Indiens, et nous pouvons préparer un curare dont les propriétés sont analogues avec celui qu'on obtient des *Strychnos toxifera, triplinervia*, etc., mais non pas avec tous les Strychnos, car les uns agissent comme convulsivants, témoin le *St. nux vomica* les autres comme paralysants. Ce sont ceux que nous venons de citer. Toutefois, les Curares que l'on obtient ainsi sont moins toxiques que le curare des calebasses ou des pots d'argile, et, pour produire les mêmes effets, il faut en employer une plus grande quantité.

Composition chimique. — Boussingault et Roulin, en 1828, séparèrent une substance qu'ils regardèrent comme un alcaloïde, mais qu'ils ne purent obtenir cristallisée. Preyaz, à la prière de Cl. Bernard, reprit cette étude et isola un alcaloïde cristallisable, la *curarine* $C^{10}H^{15}Az$, incolore, hygroscopique, de saveur très amère, soluble dans l'eau, l'alcool, le chloroforme, insoluble dans l'éther, la benzine, l'essence de térébenthine, le sulfure de carbone. Elle s'unit aux acides et forme des sels très amers, cristallisant difficilement.

Avec l'acide sulfurique concentré elle donne une coloration violet pâle, passant au rouge, puis au rose. Avec addition de bichromate de potasse, la réaction est la même que celle de la strychnine. Le réactif d'Erdmann la colore en violet brunâtre, puis en gris, réaction qui distingue la curarine de la strychnine. Les réactions physiologiques distinguent, du reste, ces deux alcaloïdes, car la strychnine est tétanique, et la curarine ne l'est pas.

Böhme (*Berichte*, t. XX, p. 143) a signalé dans le Curare, etc., la présence d'une autre base, la *curine*, qui existerait dans l'extrait aqueux dans la proportion de 75 à 90 0/0. Elle est cristalline, un peu soluble dans l'eau froide, soluble dans l'alcool, le chloroforme, les acides dilués, moins dans l'éther, et fondant à 160° en un liquide jaune pâle. Cette base est inactive. Mais Böhme, en la traitant par l'iodure de méthyle, a obtenu un iodhydrate d'une nouvelle base présentant, à un degré très élevé, les propriétés du Curare.

Thérapeutique. — Le Curare, pris à l'intérieur et à doses modérées, n'a aucune action sur la muqueuse du tube intestinal, car il s'élimine rapidement. A doses trop élevées, il provoque les mêmes phénomènes que lorsqu'on le dépose sur une plaie, ou qu'on le fait passer dans la circulation. Il détermine alors une paralysie complète des nerfs moteurs qui n'atteint ni les nerfs sensitifs ni les centres, les troncs nerveux. La seule partie paralysée est la partie périphérique des nerfs. La mort survient par arrêt des mouvements de la respiration ; mais quand on entretient artificiellement la respiration, la mort arrive par paralysie du grand sympathique et arrêt du cœur.

La curarine est vingt fois plus active que le Curare. Son action est foudroyante, mais à la condition qu'elle soit en contact avec une surface dénudée, ou administrée en injection hypodermique, car le tube digestif l'absorbe difficilement (Cl. Bernard).

Le Curare a été essayé pour combattre le tétanos et les empoisonnements par la strychnine, dans l'hydrophobie, l'épilepsie, mais sans grands résultats pratiques. Ce n'est, jusqu'à présent du moins, qu'un agent des plus utiles en physiologie, mais peu utile, ou même inutile, en thérapeutique.

Curcuma longa L. — Le Souchet ou Safran des Indes, racine de safran, dont le nom de *Curcuma* vient du Persan *kurkum*, qui signifie safran, appartient à la famille des Amomacées, série des Zingibéracées.

Sa souche est tubéreuse, oblongue, palmée. Feuilles toutes basilaires, alternes, pétiolées, lancéolées, glabres, vertes. Le scape, qui porte les fleurs, est entouré par les gaines des feuilles et se termine par un épi oblong, vert, muni de bractées aiguës portant dans leur aisselle des fleurs solitaires, jaunes, à calice tubuleux, divisé en 3 dents, à corolle tubuleuse, tripartite. 3 étamines, dont 2 stériles, formant un labelle très développé, bifide, et une fertile, pétaloïde, trilobée, portant sur le lobe médian une anthère biloculaire. Ovaire infère, à 3 loges multiovulées. Style filiforme. Capsule triloculaire, s'ouvrant en 3 valves ; graines arillées, albuminées.

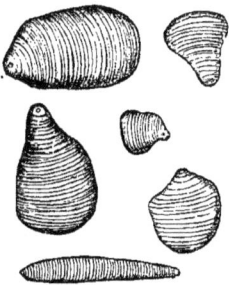

Fig. 286. — Graine d'amidon de Curcuma.

C'est cette espèce qui fournit les rhizomes connus sous le nom de *Curcuma rotunda*, ils proviennent du centre, et *C. longa*, qui proviennent des rhizomes latéraux. On les distingue dans le commerce d'après leur provenance en *C.* de Chine, de Madras, du Bengale, de Java, de Cochinchine.

Les *C.* ronds sont ovales ou presque ronds, du diamètre de 2 à 5 centimètres. Les *C.* longs sont cylindriques, recourbés, à écorce rugueuse. Tous sont durs, à cassure foncée, d'aspect résineux et colorés en orange ou brun orange. Leur odeur et leur saveur sont aromatiques et particulières.

Composition chimique. — Les rhizomes renferment de la fécule, une matière colorante ou *curcumine* et une huile essentielle. Ils ont été étudiés par Jackson et Menke (*Amer journ. chem.* 1882, IV, 77-91).

Cette essence (1 0/0) est huileuse, jaunâtre, d'odeur aromatique agréable. A l'ébullition, elle se dédouble en donnant, vers 196°, un hydrocarbure oxygéné, le *carmerol*, $C^{14}H^{24}O$, qui est d'un jaune pâle, aromatique, et ne se combine pas avec le bisulfite de soude.

La curcumine $C^{14}H^{14}O^4$ est cristalline, jaune à la lumière directe et d'une belle couleur bleue à la lumière réfléchie. Ses solutions éthérées ont une belle fluorescence verte. Elle a une odeur de vanille et une saveur âcre, est peu soluble dans l'eau froide, plus soluble dans l'eau chaude, davantage dans les alcools éthylique et méthylique, l'acide acétique cristallisable, les alcalis caustiques et les carbonates. Un papier trempé dans une solution alcoolique de curcuma devient rouge brun en présence des alcalis, puis violet par la dessiccation, réaction utilisée en chimie. Jackson et Menke, en traitant la curcumine par les agents oxydants faibles, en ont retiré de la vanilline.

Usages. — Le Curcuma est doué de propriétés stimulantes qu'il doit à son huile essentielle. C'est un des ingrédients du curry indien. Dans la pharmacopée de l'Inde, on recommande sa décoction contre les ophtalmies purulentes, dont il calme les douleurs. Dans le coryza, les fumées du curcuma que l'on brûle diminuent la congestion et amènent une amélioration.

Les jeunes rhizomes, qui sont presque incolores, donnent le *tikhur*, un des arrow-root de l'Inde. On a remarqué du reste que la matière colorante et les principes aromatiques n'apparaissaient qu'à la fin de la végétation.

Leurs propriétés colorantes les font employer dans la teinture de la soie et du maroquin.

Le *C. angustifolia* paraît être la principale source du Tikhur. Pour obtenir cette fécule on râcle le tubercule, on le réduit en poudre qu'on couvre d'eau. Au bout de 2 heures on enlève toutes impuretés de la surface. On sépare ensuite la farine qu'on laisse de nouveau en contact avec l'eau pendant 4 à 5 jours. Elle a perdu sa saveur amère quand l'eau s'est colorée en jaune. On passe à travers un linge et on fait sécher au soleil. Cette fécule est surtout employée dans l'alimentation des enfants.

Cyclamen europæum L. — Le Cyclame, Pain de Pourceau, de la famille des Primulacées, présente un rhizome charnu, épais, volumineux, de la grosseur du poing, rond, aplati, muni à sa partie inférieure de racines minces et ramifiées. Les feuilles qui naissent du rhizome sont longuement pétiolées, entières, ovales, arrondies, cordées à la base, tachetées de blanc sur la face supérieure, rougeâtres en dessous, glabres. Fleurs blanches ou pourprées, solitaires, penchées, portées sur des pédoncules de 10 à 12 centimètres de longueur. Elles sont tournées de telle façon que leur disque regarde la terre. Calice à 5 segments profonds, persistant. Corolle rotacée, à tube presque globuleux, à limbe partagé en 5 segments profonds, lancéolés, obliques, égaux, repliés, redressés vers le ciel et s'enroulant en spirale après l'anthèse. Gorge nue, proéminente à la circonférence, pourprée. 5 étamines libres. Ovaire libre, uniloculaire, pluriovulé. Style cylindrique, étroit, à stigmate simple. Capsule globuleuse, un peu charnue, uniceltulaire, s'ouvrant au sommet en 5 dents parallèles; graines nombreuses, ovales, anguleuses.

Le Cyclamen croît dans les endroits ombragés, les fossés, les bois humides, et on le cultive dans les jardins pour la beauté de ses fleurs.

La seule partie employée est le rhizome, que l'on récolte en automne. Il est inodore, de saveur âcre, amère et brûlante. Frais, il est beaucoup plus actif, car la dessiccation lui enlève ses propriétés.

Composition chimique. — Il renferme un glucoside, la *cyclamine* ou *arthanitine* découverte par Saladin et de Luca, à laquelle Martius assigne la formule C²⁰H³¹O¹⁵ et que Mutschler croit identique avec la primuline et probablement la saponine. Elle cristallise en aiguilles fines, inodores, irritant fortement les muqueuses, hygroscopiques, insolubles dans l'éther, le chloroforme, solubles dans l'eau, les alcools méthylique, éthylique, amylique, la glycérine, et fondant à 230°. La solution aqueuse, opalescente, mousse comme l'eau de savon et se coagule à 70°.

La cyclamine se dédouble sous l'influence de l'eau à 90°, de la chaleur, de l'émulsine, des acides dilués, en *cyclamirétine* et glucose incristallisable, dextrogyre et fermentescible. L'acide sulfurique dissout la cyclamine et la colore en rouge. La cyclamirétine est identique avec la sapogénine. Elle est amorphe, soluble dans l'alcool, l'éther, fusible à 198°.

Le rhizome renferme en outre un sucre gauche, la *cyclamose* C¹²H²²O¹¹ (Michau), de l'amidon.

Usages. — Bien que ce rhizome soit mangé par les porcs, d'où le nom de Pain de Pourceau qui lui a été donné, il n'en constitue pas moins un poison pour l'homme et pour certains animaux, tels que les poissons. Il est purgatif, vermifuge, emménagogue.

Comme purgatif, il détermine des selles nombreuses, des vomissements parfois sanguinolents, et, si la dose est considérable, la mort peut survenir.

Comme emménagogue, il peut aller même jusqu'à l'avortement.

Ces propriétés diminuent par la dessiccation, et on peut administrer, comme purgatif, 50 centigrammes à 1 gramme de poudre.

La pulpe elle-même, appliquée sur le ventre, purge copieusement, et amène même parfois des vomissements.

Quant à la cyclamine, elle est extrêmement vénéneuse, et son action paraît être analogue à celle du curare, quoique moins énergique. On ne l'emploie pas en thérapeutique.

En résumé, le rhizome de cyclamen est, à l'état frais, un agent difficile à manier et qui peut être remplacé facilement par les purgatifs plus ou moins énergiques dont nous disposons.

Cynanchum Argel L.(*Solanostemna Argel* HAYNE). Cette plante, de la famille des *Asclépiadacées*, n'est intéressante que parce que ses feuilles ont été autrefois mélangées au séné d'Alexandrie et que, malgré les améliorations des envois, certaines sortes inférieures de séné en contiennent encore.

Elle a de 30 à 60 centimètres de hauteur, et croît dans les contrées arides de la Nubie. Ses feuilles sont lancéolées, égales à la base, de la même grandeur que celles du séné, mais souvent plus larges, d'un vert grisâtre pâle, opaque. Elles sont rigides, épaisses, un peu difformes, ridées et pubescentes, à nervures peu distinctes. Leur saveur est caractéristique. Elles ont de 2 à 3 centimètres de longueur.

Les fleurs, que l'on trouve aussi en assez grande quantité dans les balles de séné d'Alexandrie, sont petites, blanches, en forme d'étoiles, et les bourgeons floraux sont disposés en corymbes denses, axillaires. Ces fleurs présentent la construction ordinaire aux Asclépiadacées. Les sépales sont lancéolés. La corolle est blanche, un peu plus longue que le calice. Les follicules sont bruns, ridés, pyriformes à la base, effilés en fuseau à la partie supérieure, longs de 3 à 4 centimètres environ, et renferment plusieurs graines chevelues.

Les feuilles d'Argel n'ont qu'une action purgative très faible, mais déterminent, paraît-il, des coliques assez violentes. Ces propriétés expliquent l'importance qu'il y a à ne point les trouver mélangées au séné.

Cynoglosse. — Le Cynoglosse, *Cynoglossum officinal* L., dont le nom vient de χυων, chien, et γλωσσα, langue, et lui a été donné à cause de la forme de ses feuilles, appartient à la famille des Borraginacées.

C'est une plante indigène, bisannuelle, très commune dans les lieux stériles, sur le bord des chemins, etc. Sa racine est grosse, longue, droite, charnue, grise ou d'un brun rougeâtre extérieurement, blanche en dedans, d'une saveur fade et d'une odeur vireuse.

La tige, d'une hauteur de 50 à 80 centimètres environ, est couverte de poils mous, dressée, simple inférieurement, ramifiée à la partie supérieure. Feuilles alternes, simples, entières, les radicales oblongues, lancéolées, pétiolées, les supérieures sessiles et amplexicaules. Elles sont, sur les deux faces, couvertes d'un duvet blanchâtre.

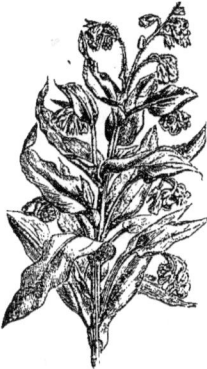

FIG. 287. — Cynoglosse.

Les fleurs sont petites, rouges ou bleues, veinées de rouge, disposées en cymes unipares terminales, et tournées d'un seul côté. Calice gamosépale à 5 divisions profondes. Corolle gamopétale, infondibuliforme, à tube à peine plus long que le calice, et à 5 divisions obtuses. La gorge est fermée par 5 écailles convexes, velues. 5 étamines incluses. Les fruits, au nombre de 4, sont des achaines chargés de pointes rudes.

Toute la plante exhale une odeur forte, désagréable. La seule partie usitée est la

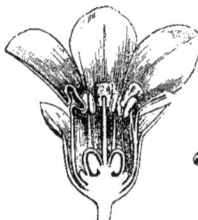

FIG. 288. — Cynoglosse. Fleur.
Coupe longitudinale.

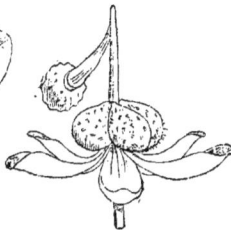

FIG. 289. — Fruit.

racine. C'est son odeur qui a fait supposer qu'elle pouvait être calmante ou narcotique, et comme elle est surtout manifeste dans l'écorce, on n'emploie que celle-ci en rejetant le meditullium. Elle renferme, d'après Conedilla, un principe odorant, vireux, une matière colorante, une matière grasse, une résine, du tanin, des substances inertes et des sels.

Les propriétés thérapeutiques de cette écorce sont des plus problématiques. Elle entre cependant dans la composition des pilules de Cynoglosse opiacées du *Codex*, dont la formule est la suivante :

Extrait d'opium . . . . 10 grammes.
Poudre de semences de jusquiame . . . . 10 —
Poudre de Cynoglosse. . . . . 10 —
Myrrhe. . . . . 15 —

Oliban. . . . . 12 grammes.
Safran . . . . 4 —
Castoréum . . . . 4 —
Mellite simple . . . . 3 —

Cette dose est divisée en pilules de 20 centigrammes chacune renfermant 2 centigrammes d'opium.

Comme on le voit, ces pilules, qui sont employées comme hypnotiques, doivent cette propriété à l'opium et à la jusquiame plutôt qu'à la Cynoglosse. Le nom qu'elle porte ne sert qu'à tromper les personnes qui ne veulent pas employer les préparations opiacées.

Cypripedium pubescens L. — Le Sabot de Vénus, de la famille des Orchidacées, est une petite plante terrestre qui croît dans les bois des diverses parties de l'Amérique du Nord, à rhizome horizontal, à tiges de 1 à 2 pieds de hauteur, à feuilles alternes, sessiles, pubescentes, ovales, lancéolées, acuminées, rétrécies à la base, de 10 à 12 centimètres de longueur sur 5 à 6 de largeur. La fleur est solitaire et terminale, de grande taille. Périanthe étalé à 4 folioles, les deux extérieures cohérentes presque jusqu'au sommet, les deux intérieures plus longues, plus étroites, ondulées. Elles sont jaunes. Labelle renflé en une sorte de sac simulant grossièrement un sabot, d'où le nom donné à la plante. Gynostème petit, cylindrique. 3 étamines, dont une seule, centrale, pétaloïde, est stérile, les 2 latérales fertiles. Anthères cachées sous l'étamine stérile, presque rigides, biloculaires. Pollen d'abord granuleux, puis pultacé. Style libre, cylindrique, à disque stigmatifère. Capsule oblongue, rétrécie aux deux extrémités, recourbée, pubescente et pédonculée.

2° *C. parviflorum* L. Les fleurs sont plus petites que celles de l'espèce précédente, et d'un vert jaunâtre. Le lobe du style est triangulaire et aigu, les pétales extérieurs sont ovales, oblongs et acuminés. Cette espèce est très répandue aux États-Unis.

La partie inscrite à la pharmacopée américaine est le rhizome de ces deux espèces, qui est de 10 centimètres de longueur environ sur 3 millimètres d'épaisseur. La partie supérieure est couverte de cicatrices nombreuses, circulaires ; la partie inférieure porte des racines simples, nombreuses, de 10 à 50 centimètres de longueur. La cassure est courte, blanche. Odeur peu marquée ; saveur douceâtre, puis un peu âcre.

Ces rhizomes renferment, d'après H. Blair, une huile volatile, un acide volatil, des acides tannique et gallique, deux résines, de la gomme, du glucose, etc.

Ils sont employés comme stimulants nerveux et antispasmodiques à la façon de la valériane, pour combattre les diverses maladies nerveuses et même l'épilepsie. Ils doivent leurs propriétés à l'huile volatile et au principe amer. La dose de la poudre est de 1 gramme trois fois par jour. L'oléo-résine que l'on obtient en précipitant par l'eau la teinture alcoolique se prescrit à la dose de 3 à 20 centigrammes. Cette drogue n'a encore été usitée qu'en Amérique, sous forme d'extrait fluide, dont la dose est de 10 centigrammes.

Cytisus Laburnum L. — Le Cytise des Alpes, Ébénier des Alpes, est un petit arbre de la famille des Légumineuses papiliona-cées, série des Genistées, originaire de l'Eu-rope et de l'Asie Mineure, pubérulent sur les jeunes branches, à feuilles trifoliées, presque sessiles, velues en dessous. Fleurs jaunes disposées en grappes terminales de 15 centi-mètres de long, à bractées et bractéoles très petites. Calice gamosépale à 5 divisions iné-gales. Corolle polypétale grande, irrégulière, papilionacée, avec un étendard ovale, des ailes oblongues, une carène oblongue, droite. 10 étamines incluses dans la carène, mona-delphes et libres seulement au sommet. Ovaire sessile, uniloculaire, à 2 ou 3 ovules à style incurvé, à stigmate globuleux.

Le fruit est une gousse pubescente ovale, oblongue, plane, comprimée, linéaire, épais-sie à chaque suture, contractée entre les graines. Celles-ci sont oblongues, compri-mées, luisantes, polies et d'un noir vert. Elles sont dépourvues d'arille.

Composition chimique. — Les graines du C. La-burnum renferment un principe actif, découvert par Husemann et Marmé, la *cytisine*, substance non azotée, qu'il ne faut pas confondre avec la cytisine de Chevalier et Lassaigne, qui était mélangée de matières étrangères. Ils ont signalé également la présence d'un second alcaloïde, la *laburnine*.

La cytisine donne des cristaux inaltérables à l'air, inodores, de saveur fort amère et caustique, fondant à 154, puis donnant de longues aiguilles par subli-mation. Elle est soluble dans l'eau et l'alcool étendu, presque insoluble dans le chloroforme, la benzine, l'éther, le sulfure de carbone. Elle est assez basique pour déplacer l'ammoniaque de ses sels. Elle est extrêmement vénéneuse et détermine la mort par asphyxie. Ses solutions donnent, avec l'iodomer-curate de potassium, un précipité jaune orangé, et avec l'acide nitro-sulfurique, une coloration ana-logue.

Thérapeutique. — Cornevin (*Acad. des Sc.*, 777, 1886), sur 10 espèces de Cytises, n'en a trouvé que 2 dépourvues de propriétés nuisibles : les *C. sessilifolius* et *capitatus*. Deux sont faiblement toxiques : *C. nigricans* et *supinus*. Les autres sont très vénéneux : *C. purpureus, weldeni, biflorus, elongatus*, et surtout l'espèce que nous étudions.

Le principe toxique a été trouvé dans toutes les parties, mais en proportions iné-gales. L'écorce, surtout celle de la racine, les fleurs et les graines sont celles qui en renferment le plus. Les feuilles du mois de mai en contiennent 6 fois plus que celles de juillet et 10 fois plus que celles d'octobre. La dessiccation n'altère pas ces propriétés ; par la voie digestive, l'intoxication est dif-ficile chez les sujets qui vomissent. Les ron-geurs résistent, car l'activité de la fonction urinaire soustrait le poison de l'organisme à mesure qu'il se produit.

Par la voie intraveineuse ou hypodermique, l'extrait alcoolique est toxique pour tous les animaux, à des doses variables suivant l'es-pèce.

D'après les expériences de Prevost et de P. Binet (*Ac. d. Sc.*, 105-468, 1887), le Cytise doit être considéré comme un bon vomitif, à action centrale, agissant rapidement et mieux par injection hypodermique que par inges-tion stomacale. A cette action vomitive se joint, à haute dose, une action paralyso-mo-trice, analogue, sinon identique, à celle que produit le curare.

La grande difficulté de maniement du *Cytisus Laburnum* s'est opposée jusqu'à ce jour à son emploi en médecine. Il ne pourrait prendre place du reste qu'à côté du séné.

D

Dadi-Gogo. — Le *Dadi-Gogo* est le rhizome d'une plante appartenant à la famille des Anonacées, et qui, d'après Heckel, provien-drait d'une Anonée non encore décrite, qu'il a dédiée à M. Dujardin-Beaumetz, sous le nom de *Phrynium Beaumetzii*. Cette plante est encore fort peu connue malgré les tra-vaux de MM. Corre, médecin, et de Sambuc, pharmacien de la marine (*Contrib. à l'étude de la flore et de la matière médicale de la Sénégambie*), qui a pu se procurer des échantillons secs de rhizome, de feuilles et de fruits.

Le rhizome est cylindrique, jaunâtre, à nœuds saillants, de 3 à 4 millimètres envi-ron ; sur la coupe transversale, on remarque une couche corticale jaune et une couche centrale blanche, poreuse. Feuilles engai-nantes à la base, étroites, allongées, de 5 mil-limètres de largeur sur 15 centimètres de longueur, à nervures parallèles. Les fleurs, qui sont inconnues, doivent être radicales et à ras de terre.

Les fruits sont ovoïdes, allongés, de 3 à 6 centimètres de longueur, terminés au som-met par les débris du calice persistant, tri-loculaires, à loges contenant une double rangée de graines à testa crustacé noir, chagriné, d'une saveur chaude et aromatique moins prononcée que celle des maniguettes.

Cette espèce a été signalée pour la première fois par Corre (*Esquisse de la flore, etc.*) dans le Rio-Nunez, où elle porte en Sousou le nom de *Dadi-Gogo* ou *Gogo*. Dans le Rio-Dubreka, elle porte le nom de *Gogoféré;* en Mellacorée, celui de *Gogué;* en Cazamance, de *Balancounfa*. En résumé, son aire de croissance s'étend depuis la Cazamance jusqu'à Sierra-Leone et probablement sur les plateaux du Fouta-Djallon.

Ce rhizome est vanté par les noirs comme ténifuge pour l'expulsion du ténia inerme, le seul que l'on ait trouvé dans l'Afrique occidentale. D'après Corre, « ils écrasent le rhizome et le traitent par l'eau bouillante, boivent l'infusion, souvent avec les débris de la plante, qui ressemblent à un paquet de filasse, et se mettent à sautiller sur la pointe des pieds, tandis qu'une personne complaisante les frappe avec la main sur le dos pour faire descendre le remède. » Dans le Rio-Dubreka, on emploie la macération, et dans la Mellacorée la décoction.

D'après Corre, 80 grammes de poudre grossièrement tamisée, traités par 500 grammes d'eau, provoquent assez habituellement l'expulsion du ténia. Il est bon de faire suivre l'administration de celle de l'huile de ricin. M. Sambuc a fait des expériences avec le rhizome sec, il est vrai, et, bien qu'il ait suivi le mode opératoire des noirs, il n'a jamais pu obtenir de résultats. Il attribue cet insuccès à l'état de dessiccation du rhizome, qui serait dépouillé de son huile essentielle, seule partie active. S'il en était ainsi, il ne semble donc pas qu'il y ait lieu, en Europe, de compter sur l'action ténifuge de cette drogue.

Dæmia extensa R. Br. — Liane volubile de la famille des Asclépiadacées, à feuilles opposées, cordées, aiguës, auriculées à la base, duveteuses et glauques en dessous. Fleurs disposées en grappes lâches, subaxillaires, à corolle subrotacée, d'un vert pâle à l'extérieur et pourprées en dedans, dont la couronne extérieure est membraneuse, à 10 lobes, et la couronne intérieure à 5 écailles éperonnées. Le pollen des anthères est réuni en masse avec caudicule et rétinacle. Le gynécée est formé de 2 ovaires libres pluriovulés, surmontés de 2 styles, le tout formant une masse pentagonale. Les stigmates dépourvus de rostre sont coniques. Les fruits sont des follicules à bec recourbé et couverts de soies molles.

Cette plante croît dans la péninsule indienne, au Bengale, dans l'Himalaya. Ses feuilles ont une odeur nauséeuse particulière, une saveur un peu amère et nauséeuse.

Elles sont employées par les natifs en infusion comme expectorant, dans les affections pulmonaires, surtout chez les enfants; le Dr Oswald, de l'Inde, les prescrivait à la dose de 50 centigrammes en poudre. A doses élevées, elles deviennent nauséeuses et vomitives. A Goa, le suc des feuilles sert en applications dans les rhumatismes.

Les fibres ligneuses de la tige, qui sont fines et fortes, peuvent être employées à la façon des fibres du lin pour faire des tissus légers.

Dalbergia sympathetica Nim. — Plante grimpante de la famille des Légumineuses papilionacées, série des Dalbergiées, remarquable par ses grandes épines, qui ont souvent jusqu'à 20 centimètres de longueur et qui se contournent sur elles-mêmes de façon à donner à la plante un support sur les arbres les plus élevés. Feuilles alternes, imparipennées, de 10 à 15 centimètres de longueur, à folioles alternes, obtuses ou émarginées, de 1 à 2 centimètres de longueur, soyeuses surtout en dessous. Fleurs petites, d'un blanc jaunâtre, en cymes axillaires. Corolle papilionacée, deux fois plus longue que le calice. 10 étamines diadelphes (9-I). Gousse membraneuse, obtuse, de 5 centimètres de longueur sur 1 à 2 de largeur, monosperme.

Cette plante habite l'Inde. Son feuillage ressemble à celui du tamarin. Ses fleurs paraissent en février et en mars. Ses feuilles sont usitées à Goa comme altérantes.

Dans le Concan, le suc des feuilles du *D. volubilis* Roxb. est employé en application sur les aphtes, et en gargarismes dans les maladies de la gorge. Le suc de la racine, mélangé de sucre et de cumin, est prescrit pour combattre la blennorragie (Dymock, *loc. cit.*).

2° *D. frondosa* Roxb. — Arbre de 30 pieds environ de hauteur, à feuilles pennées, à cinq paires de folioles. Fleurs d'un blanc bleuâtre, pubescentes, disposées en panicules axillaires. Gousse lancéolée à 1 à 4 graines.

L'écorce de cette plante, originaire de l'Inde, est usitée à l'intérieur dans la dyspepsie, et les feuilles écrasées servent à traiter la lèpre et les maladies cutanées. Les graines donnent une huile usitée en frictions dans les rhumatismes, et le suc laiteux de la racine s'applique sur les ulcères (Roxb.).

Damiana. — Sous le nom de Damiana, on désigne en Amérique le *Turnera aphrodisiaca* L. F., originaire de la chaîne des Andes occidentales, du Mexique, et qui appartient à la famille des Bixacées, série des Turnerées. Tige ligneuse, à rameaux rougeâtres, pubescents. Feuilles alternes, simples, brièvement pétiolées, entières, obovales ou oblongues, lancéolées, atténuées à la base, incisées, crénelées ou sessiles, longues de 1 à 1 1/2 centimètre sur 1/2 centimètre de largeur.

Fleurs régulières, hermaphrodites, dimorphes, presque sessiles, axillaires, bibrac-téolées. Calice en tube dilaté en entonnoir à la partie supérieure, puis divisé en 5 lames oblongues lancéolées. Corolle à 5 pétales, insérés sur la gorge du calice, large, colorée, membraneuse, obovale, arrondie. 5 étamines libres. Ovaire libre, à une seule loge plurio-vulée. 3 styles à stigmates flabellés. Capsule s'ouvrant en 3 valves. Graines grosses, lon-gues, réniformes, albuminées, munies d'un arille membraneux, enveloppant la base comme une sorte de cornet.

Cette espèce est préconisée en Amérique, et les parties employées sont les branches fleuries et surtout les feuilles, dont l'odeur est forte, agréable, et la saveur aromatique.

Composition chimique. — Une analyse de cette plante a paru dans un rapport au ministère de l'a-griculture des Etats-Unis pour 1878.

Humidité à 115 et 125.	9,06
Cendres.	8,37
Chlorophylle, résine molle. Es-sence.	8,06
Résine sèche, brune	6,39
Sucre, matière colorante et ex-tractive.	6,42
Tanin.	3,45
Matière amère	7,08
Gomme.	13,50
Amidon.	6,15
Extraits acides et alcalins. . . .	10,02
Albuminoïdes.	14,88
Cellulose	5,3
	98,42

Henry Parsons, dans *New Remedies*, septem-bre 1886, a repris cette analyse. Il semble probable que les propriétés thérapeutiques du Damiana dé-pendent surtout de l'huile volatile, de la résine molle, de la résine brune, de la matière amère, de la gomme et peut-être de tanin.

L'huile volatile, dont la proportion ne dépasse pas 0,01 à 0,03 0/0, n'a pu être obtenue assez pure pour qu'on ait examiné ses véritables propriétés. Elle paraît avoir l'odeur et les autres propriétés phy-siques et chimiques de l'essence de térébenthine, ainsi que ses propriétés médicinales.

D'après Schimmel, de Dresde, elle est visqueuse, épaisse, verdâtre, d'une odeur de camomille, d'une densité de 0,970. Elle bout à 250-310°. Les parties qui passent à une température plus élevée renfer-ment une huile bleue.

La résine molle, dont la consistance est celle d'une oléo-résine, est, lorsqu'elle est débarrassée de la chlorophylle, de couleur brune, demi-solide, de saveur âcre, térébenthinée, soluble dans l'alcool à 80 et 90°, dans le chloroforme, l'éther, le sulfure de carbone, le benzol et l'huile de naphte. Elle ne se dissout pas facilement dans l'ammoniaque étendue et l'hydrate de potasse. C'est à cette résine que se-raient dus les effets irritants qui suivent parfois l'administration de l'extrait alcoolique de Damiana.

La résine brune est presque insipide, insoluble dans les dissolvants de la résine précédente, excepté dans l'alcool. Elle fond à 85° et forme des savons solubles avec l'ammoniaque diluée et la potasse. Elle paraît être composée de deux résines et d'une matière colorante brune, car, lorsqu'on précipite le savon ammoniacal, on ne retrouve pas la quantité primitive de résine étendue. La partie qui se pré-cipite la première quand on sature par un acide est plus foncée que la résine elle-même, tandis que la partie qui reste en solution forme un savon de plomb peu coloré avec l'acétate de plomb. Cette résine ne paraît pas jouir de propriétés thérapeu-tiques

La substance amère est solide, amorphe, incris-tallisable, brun clair, et ne renferme pas d'azote. Sa saveur amère n'est ni désagréable, ni persis-tante. *Ce n'est ni un alcaloïde, ni un glucoside.* L'eau et l'alcool la dissolvent; mais elle est insoluble dans l'éther, le chloroforme, le benzol, le pétrole et le sulfure de carbone. Le charbon animal ne la dé-colore pas. Elle n'est pas précipitée par l'acétate basique ou neutre de plomb, ni par les réactifs ordi-naires.

Cette substance est un tonique d'une valeur sé-rieuse dans les dyspepsies. Comme elle est soluble dans l'eau, la meilleure préparation de Damiana serait non pas l'extrait fluide ou la teinture qui ren-ferment la résine irritante, mais l'infusion et la dé-coction. Les malades préfèrent le plus souvent une sorte de thé préparé avec 4 grammes de feuilles et 120 grammes d'eau bouillante. Ce thé est assez agréable et renferme l'huile volatile qui lui com-munique une saveur aromatique, la matière amère, un peu de tanin et du mucilage.

L'auteur dit avoir employé cette infusion avec succès à la dose de 120 grammes deux fois par jour dans la gastralgie accompagnée de migraine.

La gomme, dont la proportion est considérable est précipitée de sa solution aqueuse par l'alcool. Elle est alors blanche, mais à l'air elle devient noire.

Le tanin donne avec les sels de fer une colora-tion brun-verdâtre, son astringence est peu consi-dérable.

Il existe, en outre, de petites quantités d'acides organiques volatils ou fixes et une substance qui donne avec les sels ferriques une coloration pour-prée, un peu analogue à celle que produit avec eux l'acide salicylique. Ces matières ne sont pas citées dans l'analyse précédente.

Il résulterait donc de ces observations que les préparations alcooliques de Damiana peuvent, dans un grand nombre de cas, devenir irritantes par suite de la présence de la résine molle, et que l'extrait aqueux est tonique, parce qu'il renferme la matière amère.

Usages. — Le Damiana jouit en Amérique d'une réputation considérable comme aphro-disiaque n'entraînant aucun des inconvénients qui peuvent suivre l'administration du phos-phore, de la strychnine, des cantharides. Il stimulerait le cerveau, le tonifierait, et cette action, se continuant sur les nerfs sympathi-ques, amènerait l'effet cherché. Il augmente la quantité d'urine émise, et, administré pen-dant quelques jours de suite, il jouit de pro-priétés laxatives.

On l'emploie surtout comme tonique. La dose d'extrait fluide est de 2 à 4 grammes, et d'extrait solide, de 20 à 60 centigrammes.

On attribue des propriétés analogues au *T. diffusa* W. (*T. microphylla* Desvx), espèce des Antilles et du Mexique, qui est très voi-sine de la première.

Les *T. angustifolia* Curt. et *ulmifolia* L. s'emploient comme toniques et expectorants.

Le *T. apifera* Mart. est astringent et se prescrit au Brésil contre les dysenteries.

L'extrait fluide se prescrit à la dose de 2 à 4 grammes par jour. L'extrait solide, à la dose de 30 à 60 centigrammes.

Danais fragrans Commers. — Cette plante appartient à la famille des Rubiacées, série des Cinchonées. C'est une liane vivace, grimpante, glabre, à feuilles opposées, briè-vement pétiolées, oblongues, obtuses, cunéiformes à la base, glabres, penninervées et coriaces. Les stipules interpétiolaires sont triangulaires, aiguës. Les fleurs dioïques ou polygames sont disposées en cymes axillaires corymbiformes. Calice persistant, campanulé, à 5 petites dents. Corolle infondibuliforme à 5 dents lancéolées, valvaires, à gorge villeuse, de belle couleur rouge orange et odorante. Les étamines de la fleur mâle, au nombre de 5, sont dimorphes. Ovaire biloculaire libre, reposant sur un disque annulaire ; ovules nombreux. Style grêle longuement exserte, à deux branches stigmatiques coniques. Le fruit est une capsule petite, subdidyme, couronnée au sommet par le calice, loculicide et bivalve. Elle est de la grosseur d'un pois. Les graines, petites, albuminées, sont munies d'une aile suborbiculaire.

Cette liane, originaire de Bourbon, de Maurice, de Madagascar, de Rodriguez, porte dans ces îles le nom de *Liane de bois jaune, Liane de bœuf*.

On emploie la racine et l'écorce du bois.

La racine est cylindrique, de la grosseur d'un porte-plume, de 5 à 6 centimètres de diamètre. Son écorce rouge brun foncé est striée longitudinalement. Sa cassure est jaune orange, le bois est peu dense et de couleur jaune. L'odeur est nulle, la saveur est douceâtre.

Composition chimique. — Cette racine renferme, d'après Heckel et Schlagdenhauffen, une matière colorante à laquelle ils donnent le nom de *danaïne* et assignent la formule $C^{14}H^{11}O^5$. C'est un glucoside se dédoublant en glucose et *danaïdine*, $C^{24}H^{26}O^9$.

Cette matière colorante, rouge, peut se fixer sur la laine et la soie. Elle paraît constituer le principe actif de la racine.

Thérapeutique. — La racine du Danaïs fragrans est employée fraîche comme vulnéraire puissant, et les exemples cités par Bourdon, pharmacien de la marine, dans sa thèse inaugurale, semblent suffisamment probants. Sa décoction passe pour être fébrifuge, bien qu'elle ne renferme aucun alcaloïde analogue à celui des quinquinas. On l'emploie aussi comme tonique.

L'écorce du bois qui porte le nom de *Bois à dartres* est employée dans le traitement des affections cutanées. On la substitue souvent à la racine même.

Daphnés. — Les Daphnés appartiennent à la famille des Thyméléacées, série des Thymélées. Les espèces qui intéressent la thérapeutique sont européennes. Ce sont les suivantes :

1° Daphne *gnidium* L. (Garou, Sain-Bois, Thymélée à feuilles de lin, Trintanelle). — Arbuste de 50 centimètres à 1 mètre, à feuilles alternes, nombreuses, sessiles, imbriquées, dressées, linéaires, lancéolées, rigides, vertes. Fleurs petites, blanches, odorantes, en grappes ombelliformes terminales. Elles

sont apétales, hermaphrodites. Périanthe gamophylle, tubuleux, velu, caduc, à 4 lobes; 8 étamines libres, incluses, disposées sur deux séries. Ovaire libre, à une seule loge uniovulée. Style simple, à stigmate capité. Le fruit est une baie ovoïde d'une belle couleur rouge orange quand elle est mûre. Graine sans albumen.

Cette espèce est très répandue dans toute la région méditerranéenne et même aux Canaries et à Madère.

La partie employée est l'écorce de la tige, qui se présente dans le commerce sous forme de lanières minces, flexibles. Le suber est brun luisant. L'écorce est jaune pâle, fibreuse, à fibres aiguës, fines, brillantes, qui s'implantent dans la peau et déterminent des démangeaisons très vives. La partie interne est jaune foncé. Son odeur est désagréable, sa saveur, un peu lente à se développer, est âcre et brûlante.

Composition chimique. — Cette écorce renferme une matière colorante jaune, une matière grasse verte, une résine âcre, principe actif, et un glucoside, la *daphnine*, qui paraît être inerte.

La résine est sèche, cassante, insoluble dans l'eau, soluble dans l'alcool et l'éther. Elle existe dans la proportion de 7 à 9 0/0.

La *daphnine* $C^{15}H^{16}O^9 + 2H^2O$ isomère de l'esculine, est un glucoside incolore de saveur amère, soluble dans l'eau, moins soluble dans l'alcool, insoluble dans l'éther. Sous l'influence des acides ou des ferments, elle se dédouble en glucose et *daphnétine* $C^9H^6O^4$, isomère de l'esculétine. Cette substance cristallise en prismes jaunâtres insolubles dans la benzine, le chloroforme, le sulfure de carbone. En présence des acides sulfurique et chlorhydrique, elle se dissout avec une coloration rouge. L'eau la précipite inaltérée. A la distillation sèche elle donne de l'ombelliférone; on la considère comme une *oxy-ombelliférone*, car elle ne diffère de la première que par O en plus.

Les graines renferment une huile grasse analogue à celle de l'écorce, et contiennent, comme elle, en suspension, de la résine âcre.

Thérapeutique. — L'écorce de Garou doit à sa résine des propriétés vésicantes bien marquées. Imbibée de vinaigre et maintenue en contact avec la peau, elle détermine de la cuisson, de la rougeur, et, après 36 à 48 heures, la vésication. Celle-ci, bien que plus douloureuse que celle provoquée par les cantharides, a l'avantage de ne pas agir comme elles sur la vessie. On conçoit que, dans ces conditions, l'usage interne de cette écorce ait été complètement abandonné, bien qu'on l'ait autrefois prescrite comme purgative et vomitive, à la dose de 20 à 50 centigrammes.

Elle sert surtout à préparer des pommades et des papiers épispastiques. Pour cela on épuise le Garou par un mélange d'alcool, 7 parties, éther, 1 partie, et le résidu de l'évaporation, qui a la consistance du miel, fait la base des pommades et des papiers employés tantôt comme irritants, tantôt comme vésicants.

Dans le Midi, le Garou sert à teindre en jaune. Les graines étaient autrefois employées comme purgatives sous le nom de *Cocca gnidia*. Les feuilles, sous forme de décoction, sont purgatives.

2° *D. Mezereum* L. (Bois Gentil, Joli Bois, Faux Garou). — Arbuste dont les feuilles sont

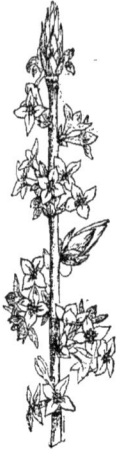

FIG. 290. — *Daphne mezereum*. Rameau.

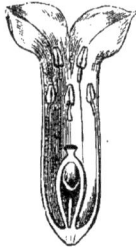

FIG. 291. — *D. mezereum*. Fleur. Coupe longitudinale.

oblongues, lancéolées, caduques. Elles naissent après les fleurs, qui paraissent en hiver, et sont roses, odorantes. La baie est

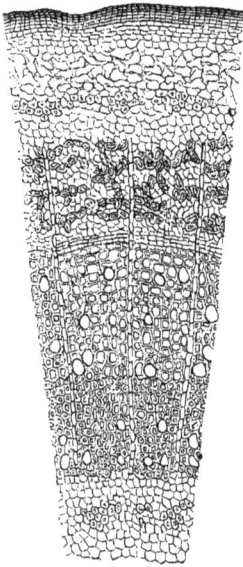

FIG. 292. — *D. mezereum*. Écorce.

ovoïde, rouge, ou parfois jaune ou blanche. Cette plante croît dans les lieux montueux de l'Europe et remonte très loin dans le Nord. On la cultive dans nos jardins pour la beauté de ses fleurs. On emploie l'écorce

de la tige et de la racine. Elle est grisâtre à l'extérieur, à couche interne verte en dehors, blanche, satinée en dedans. Sa composition chimique, ses propriétés thérapeutiques sont les mêmes que celles de l'espèce précédente.

Casselmann (*Zeit. Chem.* 1870, p. 681) a retiré des graines 0.40 0/0 d'une substance à laquelle il donna le nom de *coccognine*, cristallisant en étoiles peu solubles dans l'eau, très solubles dans l'alcool, se sublimant facilement. Cette substance paraît se rapprocher beaucoup de la Daphnine, si ce n'est elle-même.

3° *D. laureola* L. (Lauréole, Laurier Épurge).—Petit arbuste toujours vert, de 60 à

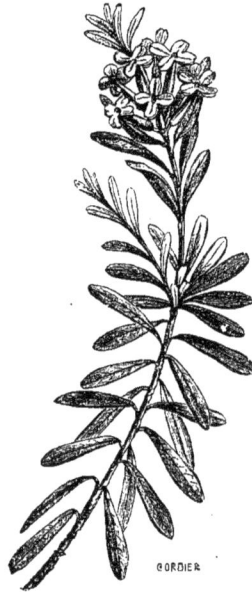

FIG. 293. — *Daphne laureola*. Rameau.

80 centimètres de hauteur, à feuilles alternes disposées en rosette au sommet des rameaux, persistantes, sessiles, ovales lancéolées, lisses, luisantes, coriaces. Fleurs verdâtres, peu odorantes. Baie ovoïde, noirâtre, dont le suc rouge vineux tache la peau.

Cette espèce, très commune dans les bois humides de l'Europe, et qui se retrouve en Asie Mineure, en Algérie, aux Açores, fleurit dans nos contrées en avril et mai. Ses propriétés sont analogues à celles des deux espèces précédentes.

Ces écorces sont d'ailleurs employées l'une pour l'autre. En France, c'est celle du *D. gnidium ;* en Angleterre et en Amérique, c'est celle du *D. mezereum.*

Daphnidium cubeba Nees (*Laurus cubeba* Laur. — *Litsœa cubeba* Pers.). — Arbuste de la famille des Lauracées, sérié des Tétran-

therées, à feuilles alternes, palminerves. Les
fleurs sont dioïques et renfermées dans
un bourgeon écailleux. Leur réceptacle
est obconique. Périanthe à 6 folioles subégales, caduques ; 9 étamines, dont les
3 intérieures sont accompagnées chacune de
deux glandes. Anthères biloculaires. Ovaire
libre, uniloculaire, uniovulé, surmonté d'un
style simple. Le fruit est une baie entourée
par le réceptacle sphérique, brun rougeâtre,
d'odeur agréable, de saveur amère et aromatique. Le péricarpe est rugueux, mou, huileux. L'embryon est huileux.

Cette espèce est originaire de l'Asie tropicale et subtropicale.

Composition chimique. — Ces fruits ont été examinés par Oldham Braithwaile et E.-H. Farr
(*Pharmac. journ.*, 18 septembre 1886). Ils renferment les substances suivantes :
Huile volatile, 1.25 0/0. Elle est jaune, d'une
odeur agréable qui tient le milieu entre celle de la
verveine et du citron, solide à 15°, fusible à 17°, sa
densité = 0.911. Soluble dans l'alcool et le chloroforme, elle est insoluble dans le sulfure de carbone.
Huile grasse, 23.95 0/0, formée surtout de glycérides d'acides oléique, laurique et caprique.
Trois résines, 11.5 0/0, les unes molles, les autres
sèches, acides, neutres, amères.
Deux alcaloïdes, l'un amorphe, inodore, amer,
peu soluble dans l'eau, l'éther ; l'autre blanc grisâtre, inodore, insipide, insoluble dans l'eau, très
soluble dans les solutions acides. Ils n'ont pas été
étudiés encore.

Usages. — Les résines acides, à la dose de
20 centigrammes, sont vomitives et purgatives.

Les fruits de cette plante ont été introduits
sous le nom de *Cubèbes*, avec lesquels ils
présentent une certaine ressemblance. Leurs
propriétés thérapeutiques, qu'ils doivent à
leurs résines et à leur huile essentielle, sont
du reste les mêmes, et on peut sans inconvénient les employer aux mêmes doses pour
combattre la blennorragie.

Datisca cannabina L. — Plante herbacée,
vivace, de la famille des Saxifragacées, série
des Datiscées, dont le port rappelle celui du
chanvre. Tige de 4 à 6 pieds de hauteur,
rameuse. Feuilles alternes, les inférieures
longues de 30 centimètres, imparipennées, à
7 à 11 folioles pétiolées ; les supérieures plus
petites, simples, sessiles. Fleurs dioïques
réunies en glomérules axillaires. Dans les
fleurs mâles, le périanthe est gamosépale,
court, à 4 à 10 dents ; les étamines sont nombreuses, libres. Dans la fleur femelle, le réceptacle long, tubuleux, porte un calice à 3 à
6 dents. Ovaire infère, inséré dans la cavité
réceptaculaire, à une seule loge multiovulée,
et surmonté de 3 à 4 divisions stylaires bifurquées. Le fruit est une capsule à une
seule loge, s'ouvrant en 3 panneaux triangulaires. Graines nombreuses, petites, allongées, à testa recouvert d'un réseau saillant,
et non albuminées.

Cette plante croît dans les parties tempérées de toute l'Asie occidentale.

Composition chimique. — Les feuilles et la racine
renferment un glucoside, la *datiscine* $C^{21}H^{22}O^{12}$,
cristallisant en aiguilles soyeuses, neutres, inodores, amères, peu solubles dans l'eau froide,
l'éther, très solubles dans l'alcool. Ils fondent
à 180° et peuvent se sublimer. Sous l'influence des
acides dilués, de la potasse concentrée, ce glucoside se dédouble à chaud en glucose et *datisce-
tine*, $C^{15}H^{10}O^{6}$. Cette substance, insoluble dans l'eau,
se dissout dans l'alcool, l'éther, les alcalis aqueux.

Thérapeutique. — On emploie la plante
entière et la racine, qui jouissent de propriétés amères, nauséeuses et purgatives. On l'a
préconisée comme amer, dans l'Inde, sous
forme de poudre, à la dose de 50 centigrammes
à 1 gramme dans les fièvres intermittentes.

Daturas. — Les Daturas, de la famille des
Solanacées, série des Solanées, renferment
les espèces utiles suivantes :
1° *Datura stramonium* L. (Pomme épineuse, Herbe du diable, des sorciers, des
magiciens, Endormie). — C'est une plante

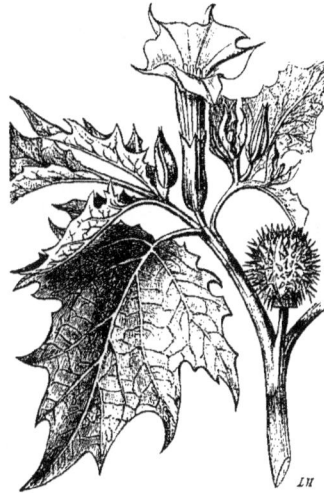

FIG. 234. — *Datura stramonium.*

herbacée, annuelle, à tige haute de 60 centimètres à 1ᵐ,50, grosse comme le doigt à sa
base, robuste, dressée, creuse, d'un vert
sombre. Feuilles alternes ou parfois opposées, longuement pétiolées, ovales, aiguës,
insymétriques à la base, sinuées sur les
bords et à dentelures aiguës. Elles sont
d'un vert sombre en dessus et plus pâle en
dessous. Les fleurs sont hermaphrodites,
régulières, solitaires, dressées, axillaires,
blanches, grandes. Calice gamosépale, à tube
long, pentagonal, à 5 dents courtes. Corolle
très fugace, infondibuliforme, à 5 lobes acuminés, longue de 6 à 7 centimètres. 5 étamines incluses, insérées sur le tube corollaire, libres. Ovaire entouré à sa base par le

disque annulaire chargé d'aiguillons, libre, infère, à 2 loges multiovulées, souvent partagées en deux par 2 fausses cloisons. Style simple, un peu plus long que les étamines, à stigmate aplati et bilamellé.

Le fruit est une capsule ovoïde, obtuse, accompagnée par la base réfléchie du calice, hérissée sur toutes ses faces d'aiguillons coniques et marquée de 4 sillons verticaux, suivant lesquels se fait la déhiscence, qui est septicide et à 4 valves. Les graines, très nombreuses, sont aplaties, réniformes, noires, fovéolées, à embryon arqué, entouré par l'albumen.

Le D. stramonium, que l'on croit originaire de l'Orient, est devenu presque indigène dans nos contrées. Toutes les parties de cette plante ont une odeur vireuse désagréable. Les graines ont une saveur amère et une odeur désagréable quand on les froisse.

Leur teinture alcoolique présente une belle fluorescence verte, passant au jaune quand on y ajoute de l'ammoniaque.

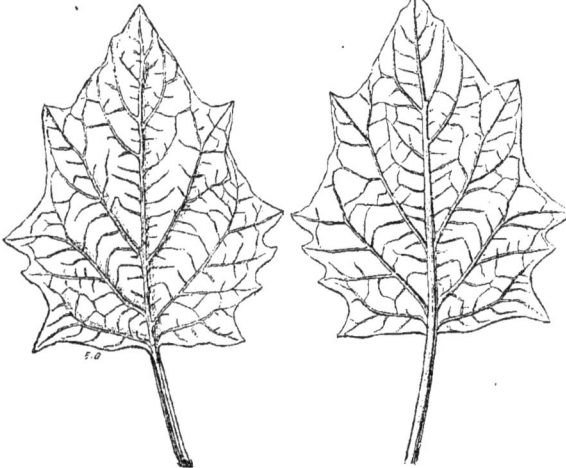

FIG. 293. — Feuilles de *D. stramonium* (d'après Blondel).

Composition chimique. — On désignait autrefois sous le nom de *daturine* l'alcaloïde que renferment les différentes parties de cette plante, et on distinguait dans le commerce deux sortes de daturine, la D. *lourde* et la D. *légère*. Les travaux d'E. Schmidt et Ladenburg ont démontré la complexité de ces produits et la non-existence d'un alcaloïde spécial au Datura.

La daturine est un mélange d'*atropine* et d'*hyoscyamine* dans lequel prédomine l'atropine, que, par une série de cristallisations, on peut séparer à l'état pur. C'est ainsi que, de divers échantillons, Schmidt a retiré 45 à 50 et même 70 0/0 d'atropine. La proportion, comme on le voit, n'est pas constante, et l'auteur combat l'assertion de Ladenburg, que la daturine légère renferme une plus grande quantité d'hyoscyamine. La daturine n'est donc pas une individualité.

Les feuilles du Datura ne renferment pas plus de 2 à 3 dixièmes 0/00 d'alcaloïdes, les graines 1 dixième 0/0 environ.

Thérapeutique. — Le Datura est toxique par toutes ses parties, ses feuilles et surtout ses graines. Ses propriétés sont connues depuis longtemps en Europe, en Egypte, en Arabie, dans l'Inde, et elles ont été mises à profit par les sorciers, les criminels, de là les noms vulgaires que porte la plante. Les herbivores paraissent cependant réfractaires à son action, car on prétend que les maquignons mêlent des feuilles de Datura à la provende de leurs chevaux, qui, dormant plus longtemps, s'engraissent plus facilement.

Les symptômes de l'empoisonnement sont la dilatation de la pupille, la sécheresse de la bouche, le malaise général, le délire, les hallucinations, l'accélération des battements du cœur, l'hyperhémie cutanée, le coma. La mort ne survient pas toujours, mais l'intoxication est alors suivie d'un état maniaque persistant.

Pour combattre ces symptômes, il faut tout d'abord provoquer les vomissements, et au besoin vider l'estomac avec la pompe stomacale, administrer l'opium, qui peut être un antagoniste des alcaloïdes, mais surtout faire prendre au malade des doses considérables de café noir et très chargé. S'il y avait congestion de la tête, il faudrait en même temps mettre des sinapismes aux pieds, de la glace sur la tête, des sangsues aux oreilles.

Le Datura est employé pour combattre les phénomènes psychiques de l'aliénation mentale, telles que les hallucinations, la manie puerpérale. Dans l'épilepsie, l'hystérie et la rage, il est inefficace. Dans l'asthme, au contraire, il rend les plus grands services, et c'est de l'Inde que nous est venue cette médication. On fait fumer les feuilles sèches, soit seules, soit mélangées au tabac, en ayant soin de s'arrêter dès qu'on ressent du malaise ou des vertiges.

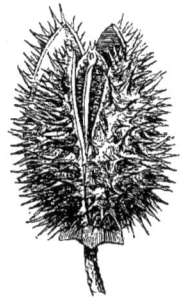

FIG. 295. — Fruit.

La dose de feuilles à fumer est de 1 gramme à 1gr,50. On peut aussi imprégner le tabac d'extrait alcoolique (20 centigrammes par pipe ou cigarette), ou bien encore le papier à cigarettes lui-même. Le Datura est contre-indiqué chez les cardiaques. Disons toutefois que, même dans l'asthme, ce médicament a souvent échoué.

Dans les névralgies faciales légères, la céphalalgie, la coqueluche, ses différentes préparations ont donné parfois de bons résultats, ainsi que dans l'entéralgie, la gastralgie.

Comme la Belladone, le Datura et ses alcaloïdes dilatent la pupille, et c'est même un des symptômes de l'intoxication. Mais la prétendue daturine n'est pas employée dans ce but, et c'est avec raison qu'on s'adresse à l'atropine.

Les préparations du *D. stramonium* sont l'extrait alcoolique (1 à 10 centigrammes), l'extrait aqueux (1 à 20 centigrammes), la poudre (5 centigrammes à 1 gramme), l'infusion.

2° Le *D. lœvis* L. ne diffère de l'espèce précédente que par ses capsules glabres.

3° Le *D. alba* Nees, ou *D. indien*, qui croît dans l'Inde, est également une espèce annuelle, haute de 1m,50 à 2 mètres, à feuilles ovales, acuminées, dentées, longues de 20 à 25 centimètres, à fleurs grandes, blanches, à fruit globuleux, déprimé, plus large que long, épineux et s'ouvrant irrégulièrement à la maturité. Les graines, d'un brun jaunâtre clair, sont d'une forme irrégulière qui rappelle un peu celle de l'oreille.

Cette plante est employée fort souvent dans l'Inde et en Cochinchine dans un but criminel, et nous avons même constaté que la plupart des empoisonnements dans ce dernier pays étaient dus au *D. alba*. Ses usages sont les mêmes que ceux du *D. stramonium*. Ses feuilles sont employées en cataplasmes contre les douleurs rhumatismales, ainsi que l'huile dans laquelle on a fait macérer les graines. La composition chimique de la plante est analogue à celle de l'espèce précédente.

4° *D. tatula* L. La Stramoine violacée se distingue par la coloration violacée de sa tige et de sa corolle. On la regarde comme originaire de l'Amérique centrale. Elle passe pour être plus efficace dans l'asthme que la Stramoine.

Dattier. Le Dattier, *Phœnix dactylifera* L., de la famille des Palmiers, croît dans toutes les régions chaudes du globe et est indigène en Afrique, au sud de l'Atlas, dans la région qui a pris précisément son nom *Biledulgerid* (*Beled el Djeryd*, pays des dattes), et qui s'étend du Maroc à la Tunisie. On le cultive en Espagne, en Sicile, en Portugal, et il peut même croître jusqu'à 38° de latitude.

Sa tige droite, simple, et dont le diamètre est le même depuis la base jusqu'au sommet, s'élève à une hauteur de 18 à 20 mètres. Elle présente à l'extérieur des anneaux rapprochés et les bases persistantes des feuilles qui se détruisent à mesure que sa tige s'accroît. Les feuilles, qui forment au sommet du tronc un panache élégant, sont composées d'un pétiole épais, canaliculé à la partie supérieure, engainant à la base, et sur la longueur duquel sont disposées des folioles aiguës à la façon des barbes d'une plume. Les feuilles sont d'abord dressées, puis se recourbent et retombent le long de la tige.

De l'aisselle des feuilles sortent de longues spathes, un peu comprimées, se fendant dans toute leur longueur pour laisser passer les rameaux infléchis en zigzags, qui portent des fleurs femelles ou des fleurs mâles, car l'arbre est dioïque.

Le périanthe est à 6 divisions sur deux rangs. Les étamines sont au nombre de 6 et libres. Dans les fleurs femelles, le gynécée est formé de 3 ovaires libres, uniovulés, parfois réduits à un seul par avortement. 3 stigmates distincts.

Les fruits sont des drupes elliptiques, longues et grosses comme le pouce, à épi-

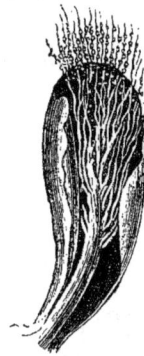

Fig. 297. — Dattier; régime. Spathe entourant le spadice.

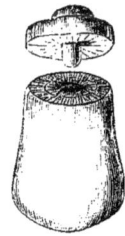

Fig. 298. — Embryon sans cotylédon.

derme mince, roussâtre ou jaunâtre, recouvrant une pulpe ferme, sucrée. La graine est constituée par un épisperme blanc, soyeux, membraneux, par un périsperme osseux, dur, sillonné d'un côté.

Il existe plusieurs variétés de Dattiers, que l'on désigne dans leur pays d'origine par des noms spéciaux. On multiplie surtout les dattiers femelles, qui, dans les oasis, se trouvent le plus généralement dans la proportion de 50 pour 1 pied mâle. La fécondation se fait soit par le vent ou les oiseaux, et elle peut alors manquer, soit, et mieux, par le soin des indigènes, qui grimpent au sommet des Dattiers mâles, coupent les rameaux de fleurs mâles lorsque les étamines sont chargées de pollen et vont ensuite les secouer sur les fleurs femelles. Les arbres peuvent donner des fruits au bout de 5 ans, mais ce n'est guère que vers 15 ans que leur récolte est rémunératrice, et à 30 ans ils ont atteint leur maximum de production, laquelle peut se continuer jusqu'à près de 90 ans, époque à laquelle la récolte décroît sensiblement. Le rendement varie avec l'âge de l'arbre, suivant la quantité d'eau d'irrigation et la zone où il croît. Ainsi, à Biskra, un dattier peut donner 50 kilogrammes de fruits. Dans les oasis de Souf, d'Ouargla, du Mzab, il peut donner 70 kilogrammes, mais la moyenne est d'environ 55 kilogrammes.

On récolte les dattes un peu avant maturité, et elles achèvent de murir au soleil. On les sèche alternativement au four et au soleil quand elles sont destinées à l'exportation. Celles qui sont consommées sur place ne sont pas aussi bien traitées. Les dattes renferment: matière gommeuse insoluble, gomme analogue à la gomme arabique, sucre de canne, sucre interverti, albumine.

Elles constituent un aliment analogue à la banane, incomplet par conséquent, mais qui suffit à la sobriété bien connue des Arabes, que nous avons vus se contenter pendant des journées entières, passées au soleil, de dattes et d'eau pour toute nourriture.

Au point de vue médical, les dattes sont rangées parmi les fruits pectoraux, avec les jujubes, les figues, les raisins de Corinthe. On les regarde comme adoucissantes, émollientes, et on les emploie surtout sous forme de décoction (500 grammes sans noyaux pour un litre d'eau).

Mais le Dattier ne se borne pas à donner son fruit. Les fibres qui enveloppent le pied des pétioles servent à faire des cordes, des sacs, des tentes, à rembourrer le bât des chameaux. On en confectionne aussi des nattes, des sandales, des paniers, des éventails grossiers. Les feuilles servent de couverture pour les maisons et les gourbis. Le tronc sert à soutenir les cases légères des indigènes. Il agit comme résistance à la façon des colonnes creuses. En faisant des incisions au-dessous du bourgeon terminal des feuilles, on obtient la sève de l'arbre, qui par fermentation donne une liqueur alcoolique appelée *Lakmi*. Le bourgeon terminal est mangé parfois, mais alors l'arbre meurt. Enfin les noyaux de dattes ramollis par cuisson dans l'eau et passés au moulin servent de fourrage aux dromadaires. Ce ne peut être qu'un élément très pauvre, car il ne renferme pas d'amidon, de sucre, et fort peu de matières albuminoïdes, mais il peut rendre cependant quelques services à des animaux habitués à vivre de peu.

Delphinium consolida L. (Pieds d'alouette des champs, Dauphinelle des blés, Consoude). — Plante annuelle de la famille des Renonculacées, série des Aquilégiées, très commune dans les moissons. Tige dressée, pubescente, de 50 à 60 centimètres de hauteur. Feuilles alternes, découpées en lanières nombreuses, longues, linéaires. Les feuilles inférieures seules sont pétiolées. Fleurs bleues, parfois roses ou blanches, disposées en grappes courtes formant, par leur ensemble, une panicule terminale. Calice pétaloïde à sé-

pales inégaux, le supérieur se terminant en un

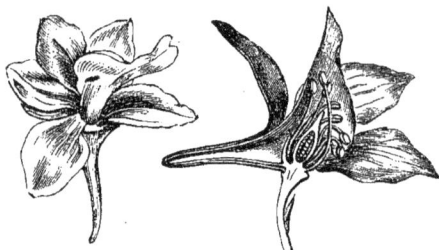

Delphinium consolida.
FIG. 299. — Fleur.   FIG. 300. — Coupe de la fleur.

éperon creux, long, horizontal; les latéraux plus petits, oblongs. La corolle est représentée par un seul pétale bifide, oblong, prolongé en bas en un long éperon s'enfonçant dans le sépale supérieur. Étamines en nombre indéfini, en 8 verticilles, libres. Un seul ovaire, à une seule loge pluriovulée. Style court. Follicule glabre, surmonté du style en

FIG. 301.— Fruit.

forme de bec grêle, s'ouvrant à la partie supérieure. Graines noires, ridées.

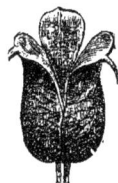

Cette plante est inodore, de saveur amère.

Composition chimique. — Elle se rapproche de celle du *D. staphysagria* (voyez STAPHYSAIGRE), car ses graines renferment la *delphinine*, une huile volatile, une huile fixe, une résine, de la gomme, de l'acide gallique et des sels de potasse, de chaux et de fer (Th. Hopkins). Le suc de la plante a fourni de l'acide *aconitique*. (Voyez EQUISETUM.)

Usages. — Cette plante est suspecte, aussi ne l'emploie-t-on plus aujourd'hui en France, à l'intérieur, bien qu'on ait autrefois usité ses fleurs comme diurétiques. dans l'hydropisie, la gravelle, les affections des voies urinaires, comme emménagogues et vermifuges.

Les graines, de saveur âcre, sont diurétiques à doses minimes, et, à doses plus élevées, vomitives et purgatives. En Angleterre et en Amérique, leur teinture alcoolique (30 pour 600) est prescrite dans l'asthme spasmodique et l'hydropisie, à la dose initiale de 12 gouttes que l'on augmente peu à peu, jusqu'à ce qu'on ait obtenu l'effet désiré.

Ces graines pulvérisées servent à détruire les poux. Leur décoction est employée dans quelques endroits pour combattre les maladies de la peau et surtout la gale.

Dans le Caucase, sa racine passe pour être antiscrofuleuse, et cette action aurait été récemment contrôlée par un médecin russe, le Dr Krasnagladoff.

Dentelaire. — Le *Plumbago europœa* L. (Dentaire, Herbe aux canaris, Malherbe), de la famille des Plumbaginées, est une plante herbacée de 40 à 60 centimètres de hauteur, à feuilles alternes, engainantes à la base, ovales, oblongues, auriculées, rudes; les inférieures sont ovales, obtuses, les supérieures sont plus étroites, lancéolées, aiguës, puis deviennent presque linéaires. Fleurs violettes, en cymes terminales. Calice gamosépale, à 5 dents, à 5 angles, couvert de poils glanduleux, visqueux. Corolle gamopétale, infondibuliforme, à 5 lobes. 5 étamines libres. Ovaire libre à une seule loge uniovulée. Style quinquéfide au sommet. Capsule entourée par le calice persistant. Graine unique.

Cette plante croît sur le bord des chemins, dans les endroits arides du sud de la France. Elle est rendue visqueuse par le liquide que sécrètent les glandes calicinales. La racine, que l'on emploie particulièrement, est pivotante, épaisse, blanche, un peu rameuse. Sa saveur est âcre, brûlante, et provoque, quand on la mâche, une salivation abondante.

Composition chimique. — D'après l'analyse faite autrefois par Dulong (*Journ. Ph.*, t.XIV, p. 441), cette racine renferme un principe non azoté, la *plumbagine*, qui cristallise en aiguilles jaune-orangé, de saveur d'abord amère, puis âcre, volatiles, neutres, peu solubles dans l'eau froide, plus solubles dans l'eau chaude, l'alcool et l'éther. En présence des alcalis, la solution aqueuse prend une couleur rouge cerise, ramenée au jaune par les acides. L'acétate basique de plomb la colore de la même façon.

Thérapeutique. — Les propriétés rubéfiantes et même vésicantes de cette racine empêchent de l'employer à l'intérieur, car elle agit alors comme un poison irritant. Cependant on peut la mâcher quand elle est sèche, en crachant la salive, dont elle augmente la sécrétion. A l'extérieur, on peut employer la racine fraîche pour déterminer sur la peau une vésication rapide et exempte des inconvénients des cantharides. Les feuilles présentent les mêmes propriétés. On prépare avec 200 grammes de racines sèches dans un litre d'huile ordinaire un oléolé qui est prescrit en frictions contre la gale.

2° *Plumbago rosea* L. — Plante originaire des différentes parties de l'Inde, herbacée, à tige arrondie, striée, à rameaux ascendants ou dressés, à feuilles pétiolées, ovales, lancéolées, obtuses ou apiculées, légèrement dentées et ciliées, à fleurs rougeâtres.

La racine est vésicante. Dans l'Inde, on la pile, on la mélange avec une huile douce et on l'applique comme topique irritant dans la paralysie, les rhumatismes.

3° *Plumbago Zeylanica* L. —Plante vivace, indigène dans l'Inde, le Travancore, le Concan, le Bengale, etc., à tige noueuse, lisse, à feuilles ovales, lisses, entières. Fleurs blanches, disposées en grappes axillaires et terminales et couvertes de poils glutineux.

La racine sèche est d'un brun rougeâtre foncé à l'extérieur, striée longitudinalement et marquée çà et là de petites proéminences. La partie interne est brune et striée. Sa cassure est courte, sa saveur âcre et nauséeuse. Le bois est rougeâtre. Sa composition chimique est la même que celle de la première espèce.

Comme les précédentes, cette racine possède des propriétés vésicantes. Lorsqu'elle est fraîche, on en fait, avec du riz, une pâte que l'on applique sur les bubons.

Les indigènes la regardent comme abortive lorsqu'on l'administre en poudre pendant la grossesse, ou mieux encore quand on introduit un fragment dans la cavité utérine, où elle agit mécaniquement en même temps que par l'irritation qu'elle provoque; il est inutile d'ajouter qu'il en résulte le plus souvent des métrites et des péritonites parfois mortelles.

Sa teinture alcoolique a été employée comme antipériodique par les médecins anglais de l'Inde. Elle agit de plus comme un sudorifique énergique.

Dans les îles Sandwich, on emploie cette racine pour teindre la peau en gris noirâtre d'une façon permanente.

Detarium senegalense Gmel. (*Mambodi Detar*, *Detah* en· yolof). — C'est un arbre inerme, de 5 à 7 mètres de hauteur, appartenant à la famille des Légumineuses césalpiniées, série des Copaïers, dont les feuilles sont alternes, paripennées, à 7 à 11 paires de folioles alternes. Les fleurs sont petites, jaunes, en grappes d'épis composés, ramifiés, axillaires. Les pédicelles, très courts, articulés, axillaires d'une bractée, sont accompagnés de 2 bractéoles latérales caduques. Périanthe unique, à 4 folioles, dont 2 sont souvent unies. 10 étamines libres, dont 5 plus grandes. Ovaire libre, sessile, uniloculaire, biovulé, surmonté d'un style plus long que les étamines.

Le fruit est une grosse drupe, sessile, orbiculaire, comprimée, à noyau monosperme, osseux, rugueux, entouré par une chair parcourue de nervures fibro-vasculaires ramifiées.

La chair de ce fruit est verdâtre, farineuse. Les nègres, et surtout les singes, en font une grande consommation, et on l'apporte sur les marchés de Saint-Louis et de Gorée, car l'arbre est indigène sur la côte occidentale d'Afrique.

L'écorce qui n'a pas été examinée au point de vue chimique, est aussi toxique que celle de l'*Erythrophlœum guineense* (voyez ce mot), et était employée comme poison des flèches par les noirs.

Une variété de cet arbre, connue sous le nom de *Datah i ney*, donne au contraire un fruit fort amer qui serait un poison violent. Aussi les noirs de Rio-Nunez ne mangent pas l'espèce précédente, dans la crainte d'une confusion dangereuse. M. Sambuc, pharmacien de la marine (*loc. cit.*), a étudié ces fruits au point de vue chimique, et n'a pu découvrir aucun alcaloïde ni glucoside;

18 grammes d'extrait alcoolique, administrés à un chien, n'ont donné lieu à aucun symptôme morbide. La pulpe même, à haute dose, s'est montrée inerte. L'auteur n'avait opéré que sur des fruits du Sénégal proprement dit, et il ajoute qu'il serait possible que leur activité fût plus grande dans d'autres régions.

Dictamne de Crète, L. *Amaracus dictamnus* Benth. (*Oreganus dictamnus* L. — *A. tomentosus* Mœvet). Appartient à la famille des Labiées. C'est une espèce orientale et méditerranéenne, dont les tiges sont couchées et les rameaux dressés, de 20 à 30 centimètres de hauteur, rougeâtres, cotonneux. Les feuilles sont presque sessiles, entières, ovales, obtuses, arrondies à la base, molles, épaisses et laineuses. Les fleurs forment des glomérules uniflores, pédonculés. Des bractées rougeâtres entourent ces glomérules ; elles sont sessiles, orbiculaires, glabres, membraneuses. Corolle à 2 lèvres, la supérieure allongée, entière, dressée ; l'inférieure tronquée. Gorge nue. L'organisation générale est celle de toutes les Labiées tétradynames.

Cette plante jouissait auprès des anciens de la réputation de guérir les blessures. C'est avec le dictamne recueilli sur le mont Ida, en Crète, que Vénus cicatrisait les blessures d'Énée. Ce n'est en réalité, comme la plupart des Labiées, qu'une plante aromatique, excitante, propriétés qu'elle doit à l'huile essentielle âcre, aromatique, que renferment ses feuilles.

Elle fait partie de l'*électuaire diascordium*, de l'*électuaire de safran composé* ou confection d'hyacinthe, de l'*électuaire thériacal*, etc.

Dictamne blanc. — Voyez Fraxinelle.

Digitale. — Le *Digitalis purpurea* L., de la famille des Scrofulariacées (Gantelet de Notre-Dame, Gant de bergère, Digitale pourprée), est une plante herbacée, bisannuelle ou vivace, à racines fibreuses, à tige simple, dressée, rougeâtre, duveteuse ; elle ne paraît que la seconde année, après les feuilles, qui, la première année, sont disposées en rosette. La seconde année, celles de la base sont également en rosette, les supérieures deviennent de plus en plus petites. Elles sont toutes sessiles ; mais celles de la base sont atténuées en un pétiole ailé sur les bords. Le limbe est ovale ou ovale oblong, crénelé sur les bords, couvert sur les 2 faces d'un duvet court, blanc et serré. La nervure principale est large, saillante, anguleuse à la face inférieure ; les nervures secondaires sont réticulées et saillantes en dessous. Les feuilles les plus grandes, celles de la base, ont de 30 à 40 centimètres de longueur sur 6 à 10 centimètres de largeur.

Les fleurs hermaphrodites, irrégulières, forment une longue grappe terminale unilatérale, à pédicelles penchés, pubescents.

Calice à 5 sépales presque libres, inégaux. Corolle gamopétale, de couleur rose vif ou rose pâle à l'extérieur, d'un rose plus pâle à l'intérieur, et portant sur la ligne médiane des poils et des taches ocellées de couleur pourpre foncé, bordées de blanc. Elle est tubuleuse, rétrécie à la base, dilatée ensuite, à 2 lèvres inégales, la supérieure bilabiée, l'inférieure plus grande, à 3 lobes, le médian plus développé. 4 étamines didynames libres. L'ovaire libre, reposant à sa base sur un disque

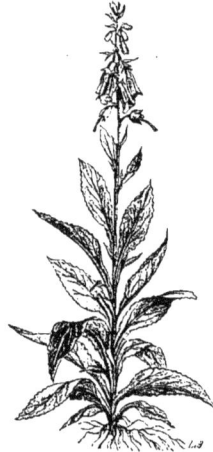

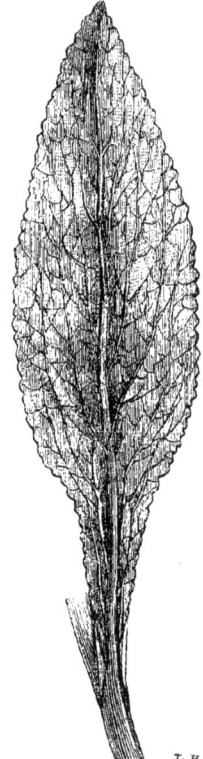

Fig. 302. — *Digitalis purpurea.*

Fig. 303. — Feuille radicale de digitale.

glanduleux, est à 2 loges multiovulées. Le style est terminé par un stigmate bilamellé.

Le fruit, accompagné à sa base par le calice persistant et au sommet par le style, est une capsule conique, aiguë, membraneuse, septicide. Les graines sont nombreuses, petites, ovoïdes, d'un brun pâle, et albuminées.

La Digitale pourprée croît dans les terrains siliceux, dans les bois, sur les collines ; on la cultive aussi dans les jardins. La variété à fleurs jaunes ne se trouve que dans les terrains calcaires.

On n'emploie plus aujourd'hui en médecine que les feuilles. Elles doivent être récoltées la seconde année ; car si celles de la première année sont plus belles, plus chargées de suc, elles renferment par contre une moins grande proportion de principe actif. On ne prend que celles qui sont intactes, en bon état, et on enlève les pétioles ainsi que la nervure médiane. On les conserve dans des boîtes en fer-blanc ou dans des vases en verre placés à l'abri de la lumière, de l'humidité et des insectes.

La Digitale des Vosges est celle qui, ré-

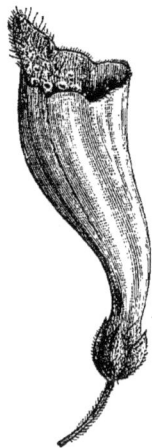

FIG. 304. — Fleur.

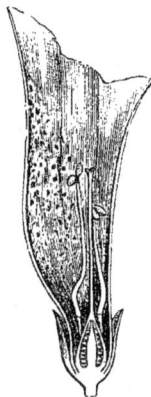

FIG. 305. — Fleur. Coupe longitudinale.

coltée en pleine maturité, paraît donner les meilleurs résultats et la plus grande proportion de principes actifs.

Récoltées dans les conditions que nous

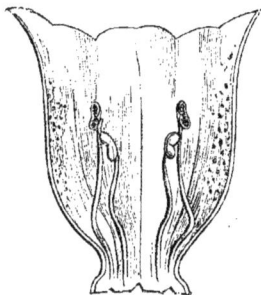

FIG. 306. — Fleur étalée.

venons d'indiquer, les feuilles de la Digitale sont toujours égales à elles-mêmes, et le praticien peut compter sur leur activité.

Composition chimique. — Les feuilles de la Digitale pourprée renferment, outre un grand nombre d'autres matières, une substance qui présente, à des degrés variables, leurs propriétés actives, la *digitaline*, mais dont la nature réelle est encore aujourd'hui si imparfaitement connue que, malgré les travaux de Homolle, Nativelle, Kosmann, Schmiedeberg, Tanret, etc., l'on ignore si c'est un alcaloïde ou un glucoside, quelle est sa composition centésimale exacte, etc. C'est qu'il y a autant de digitalines que de chimistes ayant étudié la digitale, car nous connaissons la *digitaline amorphe* d'Homolle, la *digitaline cristallisée* de Nativelle, les *digitalines solubles, insolubles,* etc. Ces digitalines elles-mêmes sont accusées de n'être pas des corps bien définis, car la digitale amorphe serait, d'après Kosmann, un produit intermédiaire entre la *digitaléine*

et la *digitaline*, renfermant une molécule de glucose qu'elle perd par l'action des acides étendus en donnant la digitaline cristallisée. La digitaline cristallisée du *Codex* serait de la digitalirétine provenant de la digitaléine par perte de 2 molécules de glucose. La digitaline de Schmiedeberg n'est pas celle de Merk, et ainsi de suite. On conçoit qu'en présence de cette divergence d'opinion le médecin se trouve fort embarrassé, et du reste la digitaline n'est inscrite ni à la pharmacopée des États-Unis, ni à celle de l'Angleterre. Mais il est un produit auquel il faut s'adresser et qui est devenu officinal par son inscription au *Codex* récent : c'est la digitaline cristallisée obtenue par le procédé de Nativelle, et dont les propriétés sont ainsi décrites par la pharmacopée française.

La digitaline se présente en cristaux très légers, très blancs, sous forme d'aiguilles courtes et déliées, groupées autour d'un même axe. Sa saveur est très amère. Elle est à peine soluble dans l'eau, très soluble dans l'alcool à 90°, moins soluble dans l'alcool anhydre, insoluble dans l'éther, très soluble dans le chloroforme.

Chauffée en présence d'une petite quantité d'acide chlorhydrique ou phosphorique, elle se dissout, et le liquide prend une belle coloration vert émeraude. Chauffée au-dessous de 100°, elle devient élastique; puis, si on élève davantage la température, elle fond, répand ensuite des fumées blanches, brunit et brûle sans laisser de résidu.

La digitaline ne renferme que du carbone, de l'oxygène et de l'hydrogène et pas d'azote. Elle est extrêmement toxique, toxicité dont l'intensité varie du reste suivant la nature de la drogue et son mode d'obtention.

D'après Lafon (Étude pharmacol. et toxique de la Digit., *Ann. d'hygiène et de méd. légale*, 1886), les différentes digitalines françaises seraient comparables entre elles et à peu près identiques aux points de vue chimique et physique. Par contre, la *digitoxine* allemande, amorphe, jaunâtre, serait analogue à notre digitaline.

Lafon indique la réaction suivante comme caractéristique et très sensible : une trace de digitaline, humectée d'un mélange à parties égales d'alcool et d'acide sulfurique, puis chauffée légèrement, donne, quand on ajoute une goutte de perchlorure de fer, une belle coloration bleu verdâtre. On peut remplacer le chlorure de fer par l'eau chlorée, bromée, iodée, le permanganate de potasse, l'hypochlorite de chaux.

On pourrait déceler ainsi un dixième de milligramme de digitaline.

Outre la digitaline, les feuilles renferment un grand nombre d'autres substances, la *digitalose, digitalin, digitalide, acides digitalique, antirrhinique, tannique, sucre, amidon, pectose, matière colorante rouge cristallisable, huile volatile, sels ligneux,* auxquelles il faudrait ajouter, d'après Schmiedeberg, la *digitoxine,* la *digitaléine,* la *digitoxone;* d'après Waltz, la *digitalosine;* d'après E. Baudrimont, de la *méthylamine.*

L'existence de ces divers composés n'est rien moins que prouvée, et il y a tout lieu de croire que ce ne sont que des produits de décomposition formés pendant la préparation de la digitaline.

Nous n'insisterons pas sur cette histoire chimique si embrouillée de la digitale. Le médecin trouve au *Codex* un produit toujours identique à lui-même; c'est lui seul qu'il doit prescrire, quelle que soit sa composition présumée, ne fût-ce même pas de la digitaline, mais de la digitoxine, comme on l'a avancé.

Thérapeutique. — La Digitale et surtout son principe actif, la digitaline, sont toxiques à des degrés différents suivant la préparation employée ou la digitaline à laquelle on s'adresse. Les symptômes de l'empoisonnement sont les suivants : malaises, vertiges, bouffées de chaleur, nausées, céphalalgie, sueurs froides, troubles de la vue, anxiété précordiale, douleur épigastrique, vomissements violents, pénibles, selles fréquentes. Le pouls, d'abord fort, fréquent, s'abaisse en quelques heures de 20 à 30 pulsations. L'anéantissement est extrême, et les malades ont la sensation d'une exophtalmie qui existe en effet avec dilatation de la pupille. La peau devient froide, le pouls petit, faible, intermittent. Les urines sont supprimées. La mort arrive sans agonie 15 à 20 heures après l'ingestion du poison.

Quand l'intoxication n'est pas mortelle, la douleur stomacale persiste ainsi que la céphalalgie pendant quelques jours, et s'accompagne d'insomnies. Puis le pouls se relève, tout en restant intermittent, mais il ne revient que lentement à son rythme ordinaire. L'urine reparaît rouge et fétide. La convalescence s'établit franchement, mais on voit persister longtemps une grande faiblesse, un bruit de souffle au premier temps et de l'exophtalmie. Cette issue favorable est, hâtons-nous de le dire, la plus ordinaire, si on arrive à combattre rapidement les effets du poison. Il faut pour cela vider complètement l'estomac, puis administrer le tanin. Dans le cas contraire, on prescrit le café, les stimulants diffusibles et la morphine pour combattre la douleur.

En thérapeutique, la digitale et la digitaline sont employées en raison de leurs effets sur le cœur et la circulation, sur la température, et de leur action diurétique. Disons toutefois qu'en présence de l'incertitude où se trouve le médecin d'avoir entre les mains un produit toujours identique à lui-même il convient, pour plus de sûreté, de s'adresser aux feuilles de digitale elle-mêmes, en supposant qu'elles aient été obtenues dans les conditions normales et régulières.

Comme l'indique M. Dujardin-Beaumetz dans ses *Leçons de clinique thérapeutique*, t. I, page 50 et suivantes, la meilleure préparation est la tisane par macération, et il exclue la forme pilulaire en raison même de l'action irritante locale de la digitale sur la muqueuse.

Cette macération se fait avec :

Poudre de feuilles de Digitale.   25 centigrammes.
Eau froide. . . . .   110 grammes.

Faites macérer pendant 12 heures. Il est important que la macération soit non seulement passée, mais encore filtrée avec soin, car les moindres parcelles de poudre pourraient irriter l'estomac et provoquer le vomissement.

Après la macération vient la teinture alcoolique et non la teinture éthéro-alcoolique, qui est infidèle. Cette teinture se donne à la dose de 10 à 40 gouttes dans les 24 heures.

Les injections hypodermiques doivent être employées avec précaution, bien que Gubler et Vimont en aient retiré de bons effets, car elles peuvent déterminer une irritation locale violente.

Les cataplasmes, les frictions avec la teinture, ne donnent aucun résultat pratique. Il n'en est pas de même des lavements qui se préparent par macération de 50 centigrammes de poudre dans 120 grammes d'eau.

En tisane, la dose de feuilles de digitale peut être portée à 50 centigrammes, quand il est nécessaire d'agir rapidement. Mais il faut la diminuer graduellement les jours suivants, en ayant soin de ne pas prolonger l'administration au delà de 4 à 5 jours, pour cesser pendant le même temps et reprendre ensuite.

Quant à la digitaline, on admet que la digitaline cristallisée est trois fois plus active que la digitaline amorphe et cent fois plus que la feuille.

Maladies du cœur. — Il importe de bien spécifier les cas dans lesquels la Digitale doit être employée, car, médicament héroïque dans les uns, elle peut devenir nuisible dans les autres. C'est un tonique du cœur que Beau appelait avec raison le quinquina du cœur, et qui agit sur la fibre musculaire ; elle réussit dans les affections mitrales non compensées en augmentant l'énergie du ventricule et régularisant par suite la circulation générale. Il y a contre-indication quand la fibre a subi la dégénérescence graisseuse, et on peut le reconnaître à l'action qu'exerce la digitale, quand elle ne produit aucune amélioration du côté du cœur ou du pouls, et surtout quand la quantité d'urine n'a pas augmenté.

Comme conséquence de cette action sur le cœur, la digitale réussit dans l'hydropisie produite par les troubles mécaniques qu'apportent à la circulation les affections mitrales non compensées; elle détermine alors une diurèse abondante, excepté dans les cas où le rein n'a plus assez de force pour réagir.

La macération se prescrit à la dose de 30 centigrammes de poudre pour 120 d'eau, en prolongeant le traitement, ou à la dose de 50 centigrammes d'abord, pour terminer par doses décroissantes.

La digitale paraît agir encore aussi comme antipyrétique, en ayant soin d'en surveiller l'effet pour éviter les phénomènes dus à l'accumulation.

Appliquée sur la peau dénudée, la digitaline provoque une inflammation vive et douloureuse.

La digitale paraît avoir une action hyposténisante manifeste sur les organes génitaux, et on la donne à la dose de 30 à 40 centigrammes dans les pollutions nocturnes, la spermatorrhée. Elle exciterait aussi les contractions de l'utérus, et on l'a même employée comme abortive.

A doses élevées, elle irrite fortement la muqueuse gastro-intestinale, provoque des nausées, des vomissements parfois incoercibles, quelquefois aussi de la diarrhée, et peut déterminer même l'ulcération de la muqueuse. (Dujardin-Beaumetz, *Leçons de clinique thérap.*)

Dika (Beurre de). — Le Beurre de Dika est une matière grasse retirée des graines de l'*Irvingia gabonensis* H. Bn, de la famille des Rutacées, série des Quassiées. C'est un grand arbre de 8 à 10 mètres, dont les bourgeons acuminés sont enveloppés par une sorte de spathe stipulaire, caractère commun à tous les Irvingia, à feuilles alternes, entières, ovales, coriaces, pétiolées, à stipules axillaires. Fleurs petites, odorantes, blanchâtres, disposées en grappes axillaires terminales. Calice à 4 sépales. Corolle polypétale à 4 pétales. 8 étamines libres insérées en dehors de la base d'un disque hypogyne à 8 sillons correspondants aux filets. Ovaire libre, à 2 loges uniovulées. Style simple, stigmate capité. Fruit drupacé, ligneux, à noyau dur, renfermant une seule graine à albumen charnu, abondant.

Cet arbre croît à la côte occidentale de l'Afrique et surtout au Gabon. C'est l'*Oba*, l'*Iba* des Gabonais, le *Wild mango* des colons anglais. Les Gabonais mangent le sarcocarpe du fruit malgré sa saveur térébinthacée. Les graines pilées grossièrement et mises en bloc forment une masse brune, grasse au toucher, dont l'odeur et la saveur rappellent à la fois celles du Cacao et de l'amande grillée. Cette masse renferme 70 à 80 0/0 d'un corps gras solide, le *beurre de Dika*, qui présente les plus grands rapports avec le beurre de cacao, et comme lui est fusible à 30°.

Ce produit est expédié en Europe, et comme il n'a aucun usage médical ou industriel, il est fort probable qu'il doit servir à frauder le beurre de cacao ou à fabriquer de toutes pièces des chocolats inférieurs dont le cacao aurait été dépouillé de sa matière grasse. Ce corps gras est formé d'acides myristique et laurique.

2° *I. Oliveri* Pierre. — Cet arbre, qui porte le nom de *Cay-Cay* en annamite, croît dans l'est de la Cochinchine. Il peut atteindre une hauteur de 30 à 35 mètres. Ses feuilles sont longues de 8 à 15 centimètres, ovales, allongées, à nervures secondaires se dirigeant des bords vers le sommet en s'incurvant et se réunissent l'une à l'autre de manière à former une nervure marginale ondulée à 5 millimètres du bord. Fleurs en panicules lâches, pentamères. 10 étamines. Le fruit est une drupe ovoïde, à mésocarpe fibreux, à endocarpe lignifié. Mûre, elle est jaune et de la grosseur d'un citron. L'amande a la grosseur et la forme de celle de l'amandier.

Cette espèce a été étudiée dans sa thèse inaugurale par M. Vignoli, pharmacien de la marine. Les amandes renferment 52 0/0

d'un corps gras, d'abord jaune grisâtre et assez odorant, mais blanchissant à l'air et devenant inodore. Il est constitué par 30,20 d'acide oléique et 38,5 d'acides gras indéterminés, probablement des acides margarique ou stéarique.

Cette substance est employée en Cochinchine pour fabriquer des chandelles dont l'éclat est intermédiaire entre celui de nos chandelles et de nos bougies. On pourrait en faire des savons. Les procédés primitifs des indigènes ne leur donnent que 20 0/0 de matière grasse. Le tourteau sert d'engrais ou pour alimenter les bestiaux.

Dikamali. — On désigne sous ce nom, dans l'Inde, une résine que laisse exsuder le tronc d'arbres appartenant à la famille des Rubiacées, série des Genipées, les *Gardenia gummifera* L. et *lucida* Roxb.

Ce sont des arbres épineux, à feuilles opposées, brièvement pétiolées, entières, coriaces, lancéolées, lisses, à stipules intrapétiolaires aiguës. Les fleurs sont hermaphrodites, régulières, odorantes, brièvement pédonculées, généralement solitaires et rassemblées à l'extrémité de petits rameaux courts, rigides, latéraux et épineux. Calice gamosépale régulier. Corolle gamopétale, campanulée, à tube long, à limbe divisé en 5 segments. 5 étamines libres insérées sur la gorge de la corolle. L'ovaire infère surmonté d'un disque épigyne est uniloculaire ou mieux à 2 loges incomplètes, renfermant de nombreux ovules; style court, stigmate à 2 divisions et inclus dans le tube de la corolle.

Le fruit est une baie uniloculaire, ovale, arrondie, de la grosseur d'une pomme reinette, lisse, déprimée, et marquée de 5 sillons à la base et au sommet. La couche externe est épaisse, charnue, jaunâtre, avec des fibres éparses, grêles, dures et longitudinales. La couche interne est mince, ferme, mais non osseuse. Les graines sont petites et plongées dans une pulpe jaune.

Dans les marchés indiens, la résine de Dikamali se trouve sous forme de masses grossières, d'une couleur vert olive, et plus ou moins mélangées d'écorces, de tiges et d'autres impuretés.

D'après Dymock (*loc. cit.*), le Dikamali purifié est transparent et d'une belle couleur jaune d'or. Son odeur est forte, semblable à celle de la valériane, avec un arome camphré. Il se dissout facilement dans l'alcool rectifié, en donnant une solution jaune paille qui, projetée dans l'eau, forme une émulsion colorée en rose délicat. Après trente-six heures, il se dépose une résine opaque de la couleur du soufre précipité, mais insuffisante pour affecter la couleur de l'opacité de l'émulsion.

Composition chimique. — D'après Stenhouse et Groves (*Chemical Society*, 21 juillet 1877, 19 juin 1879), la résine de Dikamali a une odeur alliacée, désagréable, due à un composé volatil que l'on obtient en distillant dans un courant de vapeur d'eau. La quantité qui a passé à 170°, rectifiée sur le sodium, donne un *terpène* bouillant à 160° et de la formule $C^{20}H^{16}$. Une petite partie de cette essence bout à 250°. Le résidu consiste en un liquide d'un brun foncé d'une odeur aromatique, alliacée, et renfermant des traces de soufre.

La résine renferme un principe particulier découvert par Stenhouse, la *gardenine*, qui forme des cristaux d'un jaune brillant fondant à 163-164° et de la formule $C^{14}H^{12}O^6$. 1 partie traitée par 10 parties d'acide nitrique à 1,24 prend une couleur orange, se dissout avec dégagement de vapeurs nitreuses, et forme une solution laissant par évaporation un résidu jaune qui est du *trinitrophénol*. Traitée par trente fois son poids d'acide acétique cristallisable bouillant, puis après refroidissement par 2 parties d'acide nitrique, elle donne en deux minutes des aiguilles rouges qui, dissoutes dans 250 parties d'eau froide, forment un précipité gélatineux rouge. Pressée et séchée, cette substance est insoluble dans l'eau, les acides dilués, soluble dans les solutions alcalines d'où la précipitent les acides. Elle a été nommée provisoirement *Acide gardenique*. Sa formule est $C^{14}H^{10}O^6$. Il fond et se décompose à 236°.

L'acide gardenique traité par une solution aqueuse d'acide sulfureux donne de l'acide *hydrogardenique* $C^{14}H^{14}O^6$ que les agents d'oxydation convertissent en acide gardenique.

En résumé, le Dikamali renferme une huile volatile, une résine qui donne de la gardenine et une résine amorphe qui peut se décomposer à son tour en résine amorphe et résine molle, brunâtre, fondant à 100°. Flückiger a également trouvé des cristaux qu'il croit être de l'acide protocatéchique.

D'après la pharmacopée de l'Inde, cette drogue est usitée dans les hôpitaux pour éloigner les mouches des surfaces ulcérées. Les indigènes l'emploient comme antispasmodique. A Bombay, elle est souvent prescrite dans les dyspepsies flatulentes.

Dioscorea villosa L. — Cette plante, qui appartient à la famille des Dioscoréacées, croît aux Etats-Unis, où elle est connue sous le nom de *Wild yam*, Igname sauvage. Elle croît dans les lieux humides et ses tiges herbacées, qui peuvent atteindre une longueur de 15 pieds et plus, se cramponnent aux buissons. Les feuilles sont alternes ou opposées, ou même disposées par 4 ou 6. Elles sont ovales, cordiformes à la base, entières ou ondulées sur les bords, à sommet aigu, presque lisses en dessus et plus ou moins duveteuses en dessous. Les fleurs sont dioïques, verdâtres; les fleurs mâles en panicules pendantes, à périanthe herbacé à 6 divisions, 6 étamines libres, à anthère biloculaires; les fleurs femelles en grappes simples, à ovaire infère, à 3 loges biovulées; style à 3 branches stigmatifères. Le fruit est une capsule triangulaire ailée sur les angles, et leur assemblage forme une grappe pendante, qui permet facilement d'identifier la plante. Graines albuminées, bordées d'une aile membraneuse.

Le rhizome est horizontal, de 2 centimètres environ de diamètre, un peu aplati en dessous, se bifurquant dans diverses directions, de telle façon que le rhizome entier couvre un espace de 15 à 30 centimètres de diamètre. Ses divisions présentent une certaine res-

semblance avec celles du gingembre. La partie supérieure est couverte d'écailles circulaires plus ou moins concaves, cicatrices des tiges aériennes. Les radicelles de 5 à 10 centimètres de longueur sont simples. Le rhizome et les racines sont de couleur brun jaunâtre, et se brisent difficilement, en raison de la compacité de leur tissu. Odeur nulle, saveur d'abord insipide, puis devenant fortement âcre.

Ce rhizome est regardé comme antispasmodique, diaphorétique, expectorant, cardiaque, et on le recommande contre les coliques bilieuses sous forme d'infusion (30 grammes de rhizome; eau, 600 grammes), la dose étant de 15 grammes chaque fois.

Dans la Virginie et dans les autres Etats du Sud, ce rhizome est connu par les noirs sous le nom de *Rheumatism-root*, parce qu'on l'emploie contre les rhumatismes.

Par une ébullition prolongée, ce rhizome perd ses propriétés âcres, la chaleur faisant volatiliser le principe âcre ou l'altérant. Il renferme du reste une grande quantité d'amidon. (J. Maisch., *Amer. Journ. of pharm.*, 1878.)

Un certain nombre de Dioscorées possèdent de grosses racines charnues employées comme alimentaires sous le nom d'*Ignames*, en raison de la grande quantité de fécules qu'elles renferment. L'espèce la plus répandue est le *D. alata* L. Ses tubercules, du volume de la betterave, sont violet noirâtre au dehors, blanc sale en dedans. Crus, leur saveur est fade, visqueuse ou amère, mais quand ils sont cuits elle devient agréable. Coupés par tranches, grillés ou cuits sous la cendre, bouillis, ils forment la base de la nourriture des indigènes de l'Amérique du Sud.

D. aculeata est l'espèce la moins commune, mais la plus blanche et la plus délicate, et n'a pas la saveur fade et mucilagineuse du *D. alata*. Les *D. sativa* et *globosa* sont cultivés dans la plupart des pays tropicaux. On a tenté avec quelque succès dans nos pays la culture de l'*Igname de Chine* (*D. batatas*). Tous ces tubercules renferment de l'amidon, du mucilage et une proportion plus ou moins considérable d'un principe volatil âcre qui n'a pas encore été isolé.

D. bulbifera L. Les tubercules et même les bulbilles de cette espèce sont usités à Taïti, la plupart des îles de la Polynésie, les Moluques. Les bulbilles de l'espèce sauvage sont employées dans l'Inde en applications sur les ulcères, à l'intérieur, mélangées avec du cumin, du sucre et du lait, contre la syphilis et la dysenterie. La poudre additionnée de beurre est prescrite contre la diarrhée. Par la culture, cette plante perd son amertume.

Diospyros embryopteris Pers (*Embryopteris glutinifera* Roxb.). — Arbre de 10 à 12 mètres, de la famille des Ebénacées, à feuilles persistantes alternes, ovales, oblongues, obtuses à la base, acuminées, glabres, pétiolées, molles, rougeâtres dans le jeune âge, puis devenant coriaces. Fleurs blanches, odorantes, régulières, dioïques ou polygames. Fleurs mâles plus nombreuses, 5 à 7, en grappes axillaires, jaunâtres, pubescentes, accompagnées de bractées caduques. Calice gamosépale, à 4 divisions profondes, pubescent. Corolle gamopétale à 4-5 lobes obtus, pubescents en dehors, glabres en dedans. Etamines nombreuses libres. Fleurs femelles solitaires. Même périanthe. 4 staminodes aplatis. Ovaire libre, ovoïde, à 4 loges biovulées. 4 divisions stylaires subdivisées.

Fruit, entouré à sa base par le calice accru, sessile, globuleux, ovoïde, de 4 à 7 centimètres de longueur sur 4 à 6 centimètres de largeur, duveteux, de couleur jaune orangé, et rempli d'une pulpe visqueuse. Graines à albumen cartilagineux.

Cet arbre est originaire de l'Inde, de l'Asie tropicale et des îles de l'Archipel indien. On le cultive aussi dans les jardins. Ses fruits mûrissent en avril, sur les jeunes branches de l'année précédente, et les fleurs apparaissent en même temps sur les branches de l'année.

Le fruit est extrêmement astringent quand il est vert, puis il mûrit rapidement et devient alors de saveur douce et sucrée. Il renferme du tanin, de la pectine et du glucose.

Thérapeutique. — Ce fruit fait partie de la pharmacopée de l'Inde, qui indique comme préparation l'extrait obtenu en soumettant le fruit mûr à la presse et évaporant au bainmarie. Cet extrait est d'un brun rougeâtre, en plaques flexibles, très solubles dans l'eau. C'est un excellent astringent, très utile dans la diarrhée et la dysenterie chronique. La dose est à l'intérieur de 5 à 30 centigrammes, trois fois par jour. Une solution de 8 grammes dans 600 grammes d'eau forme une injection vaginale fort utile dans la leucorrhée.

Le fruit mûr est mangé par la classe pauvre, qui met de côté ses graines, employées comme astringentes. Le testa seul est usité, car l'albumen est insipide.

2° *D. Kaki* L. F. — Cette espèce, très répandue en Chine, au Japon, et qui est connue sous le nom de *coignassier de Chine, néflier du Japon,* porte également un fruit très astringent quand il est vert, mais devenant, comme nos nèfles, alimentaire et même assez recherché quand il est blet.

3° *D. melanoxylon* Roxb. — Arbre de 20 à 25 pieds de hauteur, à feuilles presque opposées, coriaces, à fleurs blanches. Le fruit est également astringent. L'écorce possède les mêmes propriétés. Additionnée de poivre et réduite en poudre, on l'emploie contre la dysenterie. Elle sert aussi au pansement des ulcérations.

On sait que le cœur de certains Diospyros

fournit le bois d'ébène, entre autres : *D. ebenum* L., *D. ebenaster* L. *melanoxylon,* de l'Inde, des Moluques ; *D. melanida* et *leucomelas* Poir., de Maurice ; *D. reticulata,* de Madagascar, Maurice, etc. Les dimensions de l'Ebène vrai sont assez restreintes, mais les arbres qui le fournissent sont assez grands pour qu'on puisse parfois trouver un cœur dépouillé de son aubier, de 2 pieds de diamètre sur 15 à 20 pieds de longueur.

Ce bois doit être parfaitement noir, très lourd, à grain assez fin pour qu'au polissage on ne découvre aucune trace de fibres ligneuses. Sa saveur est piquante et il répand une odeur agréable quand il brûle. On connaît l'usage que l'on fait de ce bois dans l'ébénisterie fine. On le remplace, à raison de son prix très élevé, par le bois du poirier, du sycomore ou du noyer, que l'on teint à la cuve, et qu'on recouvre ensuite d'un vernis noir.

D. virginiana L. — Arbre de 8 à 60 pieds, indigène dans les Etats sud de l'Amérique du Nord, à branches étalées, à feuilles alternes, ovales, oblongues, acuminées, entières, lisses, veinées, réticulées. Les fleurs sont dioïques. Le fruit est une baie globuleuse du volume d'une prune, jaune foncé quand elle est mûre, et renfermant des graines nombreuses.

Ce fruit vert est astringent et renferme de l'acide tannique, du sucre, de l'acide malique, une matière colorante jaune, insoluble dans l'eau. Mûr, il est comestible.

On a préconisé, en Amérique, le fruit vert dans la diarrhée, la dysenterie, les hémorragies utérines, sous forme d'infusion, de sirop. L'écorce est astringente, amère, et on l'a employée comme fébrifuge.

Dodonœa viscosa L. — Arbrisseau de la famille des Sapindacées, à feuilles alternes, presque sessiles, simples, entières, oblancéolées, obtuses ou aiguës, glabres et visqueuses. Fleurs petites, polygames ou dioïques, en grappes ramifiées de cymes. Périanthe à 4 divisions ovales, lancéolées, minces et vertes. Pas de corolle. 4-8 étamines libres. Ovaire rudimentaire dans la fleur mâle, sessile, à 3-4 loges biovulées. Style dressé, divisé au sommet en 4 dents. Capsule septicide, à 3-4 valves arrondies à la base, et ailées.

Cette espèce croît dans tous les pays tropicaux. Ses feuilles ont une saveur amère qui les fait employer comme fébrifuges, ainsi que la décoction du bois, qui sert aussi à préparer des bains et des fomentations astringentes.

Dans l'Inde, le bois du *D. dioica* Roxb. est usité sous forme de décoction contre les coliques flatulentes.

Le *D. Thumbergiana* du Cap donne des feuilles employées par les noirs comme purgatives et fébrifuges.

Dolichos urens L. (*Mucuna urens* DC.).

— Plante à tiges longues, volubiles, de la famille des Légumineuses papilionacées, série des Phaséolées. Les feuilles sont composées de trois folioles pétiolulées, ovales, lancéolées. Fleurs jaunes tachées de pourpre, en longues grappes ; 10 étamines diadelphes (9-1). La gousse, longue de 10 à 15 centimètres, large de 5 à 6 centimètres, est comprimée, renflée à l'endroit où se trouvent les graines, plissée transversalement et couverte de poils caducs, roux, fins, durs, piquants, qui provoquent sur la peau des démangeaisons très vives. Cette gousse est partagée en plusieurs loges renfermant chacune une graine cornée, ronde, aplatie, brune, chagrinée et entourée sur les deux tiers de sa circonférence par une bande noire qui est d'autant plus remarquable que la couleur de l'épisperme blanchit dans toute la partie qui avoisine cette bande. Ces graines portent le nom d'œil de bourrique, à cause de leur ressemblance avec l'œil de l'âne, ou mieux de la chèvre. On les appelle aussi gros pois pouilleux.

Cette plante est très répandue dans l'Amérique méridionale et les Antilles.

D'après Saint-Martin (Répert. de pharm., p. 112 ; 1883), ces graines renferment du tanin, une huile essentielle, une huile grasse, du mucilage et une matière extractive brune.

Dans l'Amérique, ces graines sont employées, sous forme de décoction, pour calmer les douleurs produites par les hémorroïdes. Leur pulpe, en applications topiques, sert à panser les plaies. On les prescrit aussi comme diurétiques. Les poils qui recouvrent les gousses agissent mécaniquement comme anthelminthiques en irritant l'intestin et délogeant les ascarides. Il faut ensuite administrer un purgatif.

2° D. pruriens L. (Mucuna pruriens DC.). — Tiges longues, volubiles. Feuilles à 3 folioles. Fleurs rouges ; gousses indéhiscentes de la longueur et de la grosseur du petit doigt, non plissées transversalement, recourbées en S, couvertes de poils roussâtres, brillants, qui provoquent, comme les premiers, des démangeaisons insupportables. Ces gousses sont divisées en 3 ou 4 loges obliques, renfermant chacune une graine dont la forme rappelle celle d'un petit bonnet, brune, luisante. Le hile est très court, latéral, entouré par un rebord proéminent, dur et blanc comme l'ivoire.

Cette plante est répandue dans l'Inde, aux Moluques, aux Antilles. Elle est inscrite à la pharmacopée de l'Inde comme anthelminthique, pour provoquer l'expulsion des ascarides lombricoïdes. Elle paraît agir d'une façon moins marquée sur les ascarides vermiculaires.

On administre les gousses sous forme d'électuaire, dans le sirop ou le miel, après avoir été triturées dans le véhicule. La dose est de 15 grammes pour un adulte, et de 4 grammes pour un enfant. Il faut la donner pendant 3 ou 4 jours successivement. On prescrit ensuite un purgatif.

Dompte-Venin. — Le *Vincetoxicum officinale* Mœnch. (Dompte-Venin, Asclépiade blanche), de la famille des Asclépiadacées, série des Cynanchées, est une plante herbacée, à rhizome rameux, à tiges aériennes hautes de 30 centimètres à un mètre, subvolubiles. Feuilles inférieures opposées, brièvement pétiolées, ovales, aiguës ou lancéolées, cordées, les supérieures souvent alternes. Fleurs en cymes ombelliformes pédonculées. Calice à 5 sépales

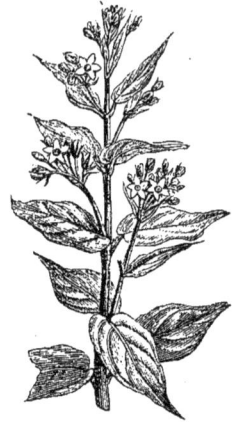

FIG. 307. — *Vincetoxicum officinale.*

aigus, un peu unis à la base. Corolle subcampanulée, blanche, à 5 lobes profonds. Cinq étamines un peu unies à la base, portant sur le dos des appendices unis en couronne pentagonale à 5 angles saillants. Masses polliniques unies 2 par 2. Deux ovaires libres, pluriovulés, à styles unis, formant un chapiteau pentagonal. Follicules coniques à graines aigrettées.

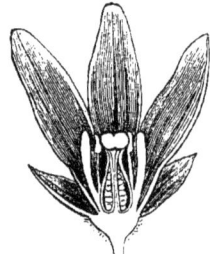

FIG. 308. — Fleur. Coupe longitudinale.

Cette plante croît dans nos contrées, dans les buissons, surtout sur les terrains calcaires.

Composition chimique. — La racine a été étudiée par Tanret (*Journ. de Pharm. et de Chim.*, 1885, p. 24), qui en a séparé une matière particulière, la *Vincetoxine*, $C^{10}H^{14}O^6$, qui se présente sous deux états : soluble et insoluble.

La vincetoxine soluble est une poudre jaunâtre, incristallisable, de saveur un peu sucrée et amère, soluble dans l'eau, l'alcool, le chloroforme, insoluble dans l'éther. Ses solutions aqueuses se troublent par la chaleur et redeviennent limpides par le refroidissement. Elle est lévogyre. La vincetoxine insoluble ne se dissout pas dans l'eau, mais elle devient soluble quand on ajoute de la vincetoxine soluble. Sa solution se prend en masse à 15°. Elle fond à 59. La vincetoxine est neutre. C'est un glucoside se dédoublant en glucose et produits complexes. Elle est précipitée de ses solutions par les alcalis concentrés, excepté l'ammoniaque. Elle précipite, bien qu'elle ne soit pas alcaloïde, par l'iodure de potassium et de mercure, ainsi que par l'iodure ioduré de potassium.

La vincetoxine paraît être inactive. Les propriétés de la plante semblent dues à une matière peu connue, analogue à l'émétine.

Usages. — Le rhizome de cette espèce a une saveur amère, âcre, une odeur désagréable quand elle est fraîche, et qui diminue par la dessiccation.

Ce rhizome, frais, provoque les vomissements, et à doses élevées peut déterminer des inflammations dangereuses de l'estomac. On l'a employé autrefois comme dépuratif, sudorifique, dans les maladies de la peau, la scrofule. Ses feuilles sont également émétiques. C'est aussi une plante tinctoriale.

Doronicum pardalianches L.

— Plante de la famille des Composées, série des Hélianthées, qui croît dans les bois des montagnes subalpines, dans les Alpes, dans les parties montagneuses de la Syrie, particulièrement sur le mont Yabrurat. Elle est herbacée, vivace, à feuilles alternes, ovales, simples, les radicales en cœur et dentées. Fleurs jaunes en capitules longuement stipités, fertiles, dimorphes; celles du rayon, femelles, unisériées; celles du disque, hermaphrodites. Les achaines sont linéaires, à aigrette rigide.

Le rhizome, qui est la partie employée, est scorpioïde, rameux, noueux, blanc, de 8 à 10 centimètres de longueur sur 1 à 2 centimètres de largeur. La face supérieure est écailleuse, la face inférieure est marquée des restes des radicules nombreuses, dont quelques-unes ont persisté. Sa couleur est blanc jaunâtre, la partie centrale est un peu spongieuse et inodore. La saveur, d'abord insipide, devient ensuite chaude et piquante.

Composition chimique. — Ce rhizome renferme de *l'inuline*, de la synanthrose $C^{12}H^{22}O^{11}$, H²O, de *l'inuloïde* $C^6H^{10}O^5 + H^2O$. La synanthrose est soluble dans l'alcool chaud, sans pouvoir rotatoire et déliquescente. L'inuloïde est plus soluble dans l'eau que l'inuline. Le principe âcre n'a pas été étudié.

Ce rhizome est regardé comme tonique, fort utile dans les dépressions nerveuses, les digestions imparfaites, la dyspepsie flatulente. Il est aussi employé contre les morsures des serpents venimeux ou des scorpions. Les femmes en couches le portent suspendu au cou comme un charme devant leur procurer un accouchement sans douleur. Il n'est employé, du reste, qu'en Perse et en Turquie.

Douce-Amère.

— Le *Solanum dulcamara* L. (Morelle grimpante) appartient à la famille des Solanacées, série des Atropées. C'est une plante vivace, ligneuse, sarmenteuse, de 2 à 3 mètres de hauteur, à feuilles alternes, pétiolées, les unes simples, entières, ovales, lancéolées; les autres triséquées, à segment terminal plus grand, les latéraux obliques, réfléchis. Elles sont d'un vert foncé, duveteuses.

Les fleurs, qui se montrent de juin en septembre, violettes ou blanches, sont disposées en cymes latérales, pédonculées, hermaphrodites, régulières. Calice gamosépale, persistant, à 5 divisions courtes. Corolle gamopétale, rotacée, à cinq lobes ovales lancéolés, munis à leur base de taches vertes, bordées de blanc. Cinq étamines insérées sur le tube de la corolle, libres, à anthères collées les unes aux autres et s'ouvrant au sommet par des fentes

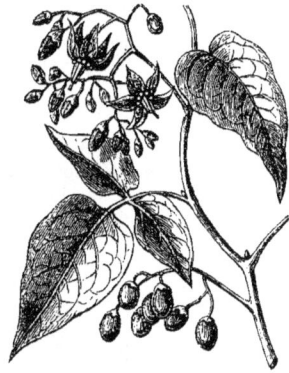

FIG. 309. — *Solanum dulcamara.*

apicales. Ovaire libre, à 2 loges multiovulées. Style simple, dépassant le tube anthérien. Stigmate à 2 lèvres.

Le fruit est une baie ovoïde, de la grosseur d'un gros pois, d'abord verte, puis devenant d'un beau rouge. Elle est accompagnée par le calice. Ses graines aplaties renferment un embryon arqué et albuminé.

Cette plante se rencontre en Europe, dans le nord de l'Afrique

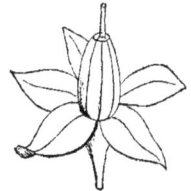

FIG. 310. — Fleur

et de l'Asie, dans les haies, les bois humides, sur le bord des ruisseaux.

On emploie seulement les tiges de deux ans et on les coupe en petits morceaux pour les faire sécher. Elles ont alors la grosseur d'une plume d'oie, et sont un peu verdâtres en dehors et blanchâtres en dedans. Leur odeur, désagréable quand elles sont fraîches, disparaît par la dessiccation. Leur saveur est amère et douceâtre.

Composition chimique. — Les tiges et les feuilles renferment un glucoside, la *solanine*, que l'on rencontre aussi dans la pomme de terre, et pour lequel Hilger propose la formule $C^{42}H^{67}AzO^{13}$, qui s'appuie sur l'analyse du dérivé hexacétylé. La solanine cristallise en longues aiguilles feutrées, d'une saveur amère, brûlante, inodores, insolubles dans l'eau, peu solubles dans l'éther, l'alcool froid, plus solubles dans l'alcool chaud. Par le refroidissement, la solution devient gélatineuse au point que l'on peut même retourner le vase sans la verser. Ce phénomène se produit également avec l'alcool amylique. Cette gélatinisation est caractéristique pour la solanine et son produit de dédoublement, la *solanidine*, que l'on obtient en même temps que le glucose quand on fait agir sur elle les acides étendus et chauds ou même froids. La solanine est colorée en orangé par l'acide sulfurique concentré.

Outre la solanine, la Douce-Amère renferme aussi un glucoside, la *dulcamarine*, $C^{22}H^{34}O^{10}$, jaunâtre, inodore, de saveur d'abord amère puis sucrée, soluble dans l'eau, l'alcool, l'acide acétique et l'éther acétique, le chloroforme, le pétrole, fondant à 160°. En présence de l'acide sulfurique dilué et à chaud, elle se dédouble en glucose et en un produit amorphe, résinoïde, la *dulcamarétine*, $C^{10}H^{26}O^{6}$, inodore, insipide, insoluble dans l'eau, l'éther, le chloroforme, soluble dans l'alcool.

Pfaff a signalé aussi dans les tiges de Douce-Amère la présence d'une matière cristalline, de saveur douce et amère, à laquelle il a donné le nom de *picroglycine*.

Thérapeutique. — La Douce-Amère participe d'une partie des propriétés des Solanées vireuses et provoque, quand on l'emploie à hautes doses, des nausées, des vomissements, des vertiges, une hypersécrétion rénale, intestinale et cutanée. Bien que peu employées aujourd'hui, les tiges de Douce-Amère ont joui autrefois d'une grande réputation comme dépuratives dans le traitement des accidents cutanés, de la syphilis, de la scrofule. On les a aussi préconisées dans le rhumatisme articulaire, les affections du cœur, ainsi que dans l'asthme et la coqueluche, comme antispasmodiques.

C'est en somme un médicament trop vanté jadis, et peut-être un peu trop oublié aujourd'hui.

Quant à la solanine, on est loin de s'accorder sur ses propriétés. Des expériences faites avec la solanine des pommes de terre ont montré quelle était à peu près inerte, car il a fallu plus d'un gramme pour tuer des lapins de petite taille. D'un autre côté, A. Gencuil la préconise comme un médicament dont les propriétés se rapprochent de celles de l'atropine. Ce serait un poison des plaques motrices terminales de la vie organique, narcotisant le bulbe, la moelle, les cordons nerveux, et déterminant ainsi la paralysie des nerfs sensitifs et moteurs. Elle ne s'accumulerait pas dans l'organisme.

M. Gencuil la propose comme pouvant remplacer la morphine avec l'avantage de ne pas congestionner le cerveau, dans toutes les maladies où il y a lieu de combattre l'excitation, la douleur, le spasme. Ce serait un excellent analgésique, indiqué dans les maladies où il y a lieu de combattre la douleur, le spasme, dans les névralgies rhumatismales, faciales, la cystite, l'asthme, les coliques néphrétiques, etc.

Les tiges de Douce-Amère se donnent le plus souvent en infusion, 8 à 20 grammes par litre.

Quant à la solanine, la dose la plus ordinaire serait de 5 à 30 centigrammes en 3 ou 4 fois dans la journée, soit en pilules, soit en cachets. On peut l'employer en injections hypodermiques de 1 à 5 centigrammes.

Doundake. — Ce nom sert à désigner, à la côte occidentale d'Afrique, un végétal de la famille des Rubiacées, série des Cinchonées, le *Sarcocephalus esculentus* Afzel.

C'est un arbrisseau à tronc court, noueux, robuste, auquel ses branches, qui naissent de la souche, donnent l'aspect d'un buisson grimpant de 3 à 7 mètres de hauteur. Les feuilles sont opposées, simples, subcoriaces, épaisses, arrondies à la base, acuminées, ovales, aiguës, glabres, de 5 à 20 centimètres de longueur. Stipules intermédiaires courtes,

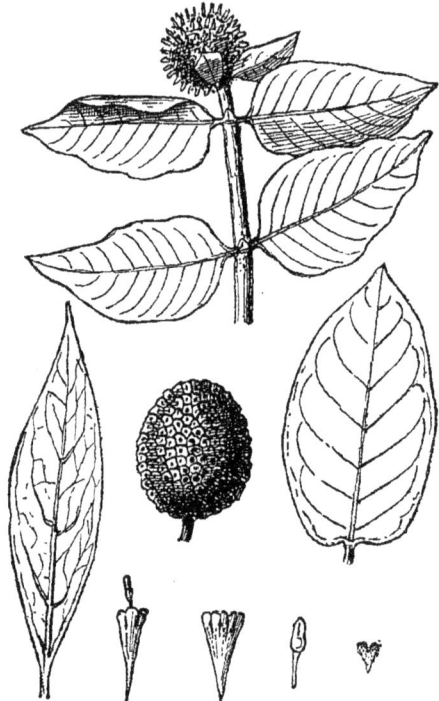

Fig. 311. — *Doundake*. Extrémité florale. Feuilles. Détails de la fleur. Fruit (d'après Corre).

obtuses, de couleur pourpre, ainsi que leur pétiole.

Fleurs blanches ou blanc jaunâtre en capitules de glomérules, hermaphrodites, régulières. Calice gamosépale, tubuleux, à 5 dents, muni d'appendices claviformes, très caduc. Corolle en entonnoir, rétrécie à la base, un peu charnue, à 4, 5 et 6 lobes, rétrécis d'abord puis élargis, arrondis, obtus, duvetés sur les bords. Elle est caduque et exhale une odeur agréable de fleurs d'oranger. 4, 5 et 6 étamines libres. Ovaire infère, à 2 loges incomplètes, renfermant chacune un nombre considérable d'ovules disposés en deux masses. Style grêle, brun, à stigmate épais, blanc.

Le fruit est un syncarpe globuleux de 6 à 8 centimètres de diamètre, de couleur rouge noir, maculé de brun à la maturité, creusé à la surface de vacuoles peu profondes, limitées par des arêtes polygonales. Le sarcocarpe est charnu; les graines sont petites, blanchâtres, ovoïdes, lisses, non ailées, à testa crustacé. Albumen charnu.

Cette plante croît sur le littoral ouest de l'Afrique, depuis le Sénégal jusqu'au Gabon, surtout en Sénégambie, au Gabon, Casamance, Rio-Nunez, Sierra-Leone, etc. Elle fleurit en juin-juillet et donne ses fruits mûrs en octobre.

Bien qu'employé par les nègres de temps immémorial, le Doundake n'a guère été connu des Européens que depuis 8 à 10 ans. Venturini, pharmacien de la marine, le signala et indiqua comme principe actif de son écorce la *salicine*, qui n'a pas été retrouvée.

Oliver indique dans *Flora tropica africa*, t. III, p. 38, plusieurs noms indigènes de la plante, mais ne donne pas la dénomination *Doundake*, qui est propre au dialecte sonsou, et répandue en Casamance, à Rio-Nunez, à Dakar. Ce fut Corre, médecin de la marine, qui fit le premier connaître la plante et l'écorce sous le nom de *Doundake*, et qui en donna une description que Heckel rendit plus complète à l'aide d'échantillons authentiques qui furent étudiés au point de vue chimique par Schlagdenhauffen.

Cette plante fournit son *fruit* et son *écorce*.

Le *fruit*, du volume d'une belle pêche, est charnu, à surface dure, granuleuse, à sarcocarpe solide, un peu dur, mais mangeable, rappelant beaucoup la partie centrale de l'ananas. La chair environnante est un peu molle, remplie de petites graines. Elle a la consistance et l'apparence de la fraise. Ce fruit se vend communément sur les marchés du littoral. Cependant, d'après Sweinfurth, il agirait comme émétique, quand il est ingéré en trop grandes quantités.

L'écorce se présente sous deux formes. 1º Celle de Sierra-Leone montre un suber grisâtre, fendillé, lisse, muni de petites excroissances dures et de couleur plus foncée. Dans les écorces anciennes, les crevasses se multiplient. Intérieurement, l'écorce est d'un jaune ocreux, à surface striée longitudinalement. Sa saveur est amère et localisée dans le tissu jaune du parenchyme à éléments scléreux. Le suber n'est pas amer, mais astringent.

2º *Écorce de Boké.* — Le suber est plus lisse et dépourvu d'excroissances charnues. La face interne est d'un jaune plus foncé. Sa saveur est plus amère. Au point de vue histologique (Heckel), ces écorces présentent un parenchyme cellulaire à éléments scléreux, nombreux, isolés ou groupés.

Composition chimique. — D'après l'analyse faite par Heckel et Schlagdenhauffen (*Journ. de ph. et de ch.*, 1885, p. 477), cette écorce renferme :

Parties solubles dans :

L'éther de pétrole . . . . }	Cire, corps gras	1.200
Le chloroforme. {	Cire, corps gras. . . . } Matières colorantes. . {	1.040

L'alcool . . . . {	Traces de tanin, glucose, matières colorantes ré- sinoïdes	6.950
L'eau acidulée. {	Matières albuminoïdes et amylacées	23.112
	Cellulose	62.128
	Sels fixes. 100	»

Les auteurs n'ont pu retrouver les alcaloïdes signalés par Bochefontaine, Ferris et Marcus sous le nom de *doundakine*, et auxquels ces auteurs attribuaient des propriétés toxiques. Ce seraient les corps signalés sous le nom de matières résinoïdes colorantes, solubles dans l'alcool, l'un rouge jaune, très amer, soluble dans l'eau chaude et l'alcool; l'autre insoluble dans l'eau bouillante, soluble dans l'alcool. La formule brute du premier serait $C^{28}H^{19}AzO^{12}$, et celle du second $C^{19}H^{18}AzO^{9}$.

Thérapeutique. — L'écorce de Doundake porte vulgairement le nom de *quinquina africain*, en raison des propriétés fébrifuges que lui attribuent les noirs, mais qui n'ont pas été vérifiées par les médecins de la marine. Ce n'est qu'un astringent tonique, à vertus fébrifuges peu marquées, mais qui peut être fort utile dans l'anoréxie, la dyspepsie atonique, l'anémie consécutive aux fièvres paludéennes (Corre).

La meilleure préparation est l'extrait hydro-alcoolique, qui, sec, représente les 21 centièmes de l'écorce et jouit de toutes ses propriétés. La dose est de 15 à 20 centigrammes par jour, en pilules. Le vin (30 grammes d'écorce pour un litre de vin) peut remplacer le quinquina comme tonique et est mieux supporté par les estomacs débilités. Une observation de Féris, restée incomplète, semble indiquer que l'extrait donnerait de bons résultats comme cataleptique dans la paralysie agitante.

Dracontium fœtidum Wild. (*Ictodes fœtidus* Big., *Symplocarpus fœtidus* Salisb.). — Plante de la famille des Aroïdées, indigène dans les parties nord et moyenne des États-Unis d'Amérique. Rhizome vivace, à fibres charnues, nombreuses. La spathe, première partie de la plante qui apparaisse, est ovale, acuminée, déprimée obliquement au sommet, auriculée à la base, de couleur pourpre brunâtre, tachetée de rouge, de jaune et de vert. Les fleurs sont nombreuses sur un spadice pédonculé qui, après la chute de la spathe, continue à croître et acquiert une dimension cinq à six fois plus considérable. Les feuilles, qui apparaissent après les fleurs, sont nombreuses, cordées, oblongues, aiguës, lisses, longuement pétiolées, à stipules colorées. Elles peuvent avoir de 1 à 2 pieds de longueur et 1 pied de largeur.

Toute la plante a une odeur fétide, due à un principe volatil, qui se dissipe rapidement par la chaleur.

Le rhizome, seule partie employée, est cylindrique, de 2 à 3 pouces de longueur sur 1 pouce d'épaisseur, d'un brun foncé à l'extérieur, blanc et amylacé à l'intérieur. Son odeur est désagréable. Sa saveur est âcre, et quand on le mâche elle persiste dans la gorge. Cette âcreté se dissipe par la chaleur. Ce rhizome est stimulant, antispasmodique, narcotique. A doses élevées, il provoque des nausées, des vomissements, de la céphalalgie, le vertige, des troubles de la vessie. Gubler l'a recommandé dans l'asthme, le catarrhe chronique, le rhumatisme chronique, l'hystérie, etc.

La poudre se donne à la dose de 1 gramme, répétée toutes les 3 ou 4 heures, en augmentant peu à peu. Il faut s'assurer de l'état du rhizome, qui est souvent altéré par l'âge (Dispensat. of. Un. St.).

Drimys Winteri Forst. — Cet arbre, qui appartient à la famille des Magnoliacées,

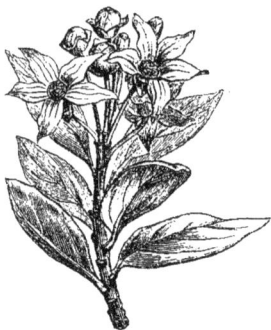

FIG. 312. — *Drimys Winteri.*

série des Ilicicées, est toujours vert. Sa hauteur varie de 3 à 12 mètres, suivant les localités. Les feuilles sont alternes, persistantes, oblongues, obtuses, munies de ponctuations pellucides. Les fleurs, hermaphrodites, régulières, sont axillaires, solitaires ou en grappes de cymes. Le périanthe extérieur, que l'on regarde comme un calice, forme un sac membraneux, d'une seule pièce, qui, à l'époque de la floraison, se déchire, à partir du sommet, en 3 ou 4 lobes irréguliers, caducs. Le périanthe intérieur ou corolle, inséré sur le réceptacle allongé, est formé de 6 folioles libres. Les étamines, très nombreuses (plus de 50), sont libres. Le gynécée est formé de 5 carpelles libres, réunis au sommet du réceptacle, sessiles, articulés, uniloculaires, multiovulés. Style court. Les fruits sont des baies indéhiscentes, recouvrant plusieurs graines réniformes, albuminées, à testa lisse, crustacé, cassant.

L'aire de végétation de cette plante s'étend depuis le cap Horn jusqu'au Mexique, avec des variations assez marquées dans la forme, les dimensions des feuilles et de ses fleurs, pour qu'on ait fait parfois plusieurs espèces. Elles ont toutes été réunies en une seule par Hooker et Eichler. C'est à Winter, qui faisait partie de l'expédition de Francis Drake, que l'on doit la découverte de l'écorce de cet arbre. Il l'employa comme antiscorbutique, et

c'est Clusius qui lui donna le nom d'*Écorce de Winter*. C'est Forster, botaniste de l'expédition de Cook, qui donna à l'arbre le nom sous lequel il est connu aujourd'hui.

Cette écorce est en morceaux roulés ou en

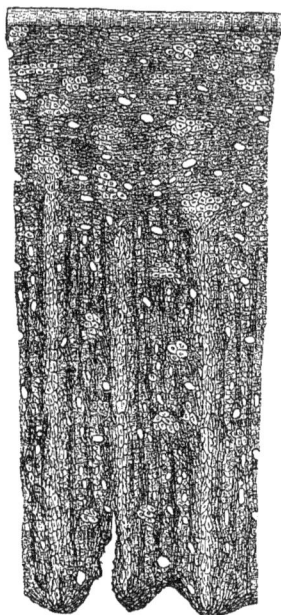

FIG. 313. — Écorce de Winter. Coupe transversale.

forme de gouttière, très épais, de coloration rouille foncée dans les écorces anciennes. La

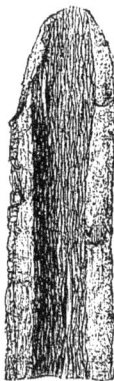

FIG. 314. — Écorce de Winter en gouttière.

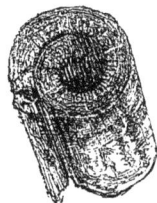

FIG. 315. — Écorce enroulée, grandeur naturelle.

face interne est marquée de stries et sillonnée de fissures. La cassure est courte. Sa saveur est brûlante, son odeur rappelle celle de la térébenthine.

Composition chimique. — Cette écorce renferme une huile essentielle(?), une résine, du tanin, du mucilage.

Cette étude aurait besoin d'être reprise, car elle est incomplète.

Thérapeutique. — L'écorce de Winter est aujourd'hui très rare dans la droguerie, et on lui substitue presque toujours celle du *Canella alba* ou celle du *Cinnamodendron corticosum*, qui avait été décrite par Mérat et Delens comme étant la véritable écorce de Winter. Le tanin, qu'elle renferme en assez grandes quantités pour qu'on l'emploie au tannage des peaux au Chili, lui communique des propriétés astringentes. Par son huile essentielle, elle est tonique et stimulante. Aussi l'emploie-t-on non plus en Europe, où elle est rare, mais dans l'Amérique du Sud, contre la dyspepsie et la diarrhée.

Drosera rotundifolia L. (Rossolis, Rosée du soleil, Herbe à la rosée). — Petite plante herbacée, de la famille des Droseracées, qui croît dans les terrains granitiques, cachée dans la mousse. Les feuilles, au nombre de 6 à 10, sont toutes radicales, disposées en rosettes étalées, orbiculaires, à pétiole plus

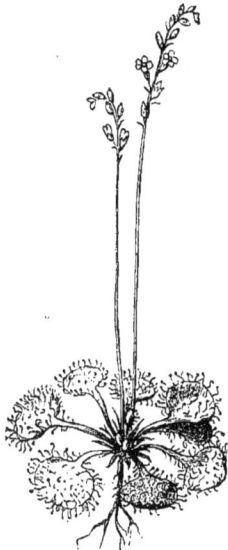

Fig. 317. — Feuille grossie montrant les poils avant l'excitation.

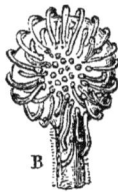

Fig. 316. — *Drosera rotundifolia.*

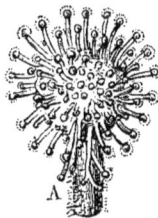

B

Fig. 318. — Feuille grossie, après l'excitation.

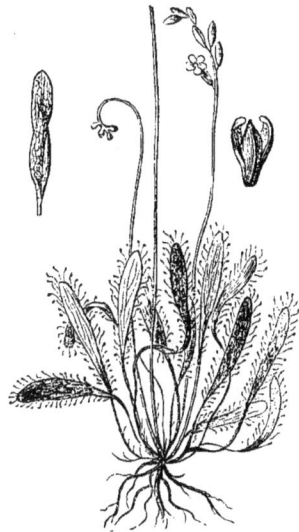

Fig. 319. — *Drosera longifolia.*

long que le limbe, qui est roulé en crosse avant le développement et porte sur la surface et sur les bords des filaments glanduleux ou *tentacules*. La hampe, de 10 à 20 centimètres de hauteur, dressée, porte des fleurs blanchâtres qui apparaissent en août. Calice gamosépale persistant, à 5 divisions. Corolle polypétale à 5 pétales ovoïdes, obtus, marcescents. 5 étamines libres, hypogynes. Ovaire libre, à une seule loge pluriovulée. Style à 3 ou 5 branches. Capsule polysperme, à 3 ou 5 valves, portant sur le milieu de leur face interne des graines albuminées.

Cette plante est surtout intéressante parce

que c'est sur elle qu'ont porté les expériences de Darwin, et dont par suite les propriétés singulières ont été le mieux étudiées. C'est qu'en effet ses tentacules sont recouverts d'une grosse goutte d'une matière visqueuse, étincelant au soleil, sécrétée par une glande, et jouissent d'une sensibilité extraordinaire, car au moindre contact d'un insecte, d'une matière azotée, ils se courbent sur l'objet qui les irrite, l'enlacent en même temps que leurs glandes sécrètent le liquide visqueux qui possède la propriété de digérer lentement l'albumine, la fibrine, les cartilages mêmes. Ce liquide est analogue à la pepsine sécrétée par l'estomac de l'homme, et Max Rees et H. Well ont pu faire digérer de la fibrine à la pepsine retirée des feuilles du *D. rotundifolia.*

Le Drosera est donc une plante carnivore, et surtout insectivore, bien qu'elle digère aussi des substances végétales, mais dans ce cas elle dépérit, quand elle ne parvient pas à s'alimenter d'insectes.

Le *D. rotundifolia* est assez connu dans nos contrées pour qu'on puisse répéter facilement les expériences si intéressantes de Darwin, en mettant sur le centre de la feuille une mouche, par exemple. Dès que les tentacules ont été touchés par cette proie vivante, dont les mouvements les irritent, ils s'infléchissent lentement vers le centre, et ce mouvement se communique aux plus éloignés. L'insecte, englué par la sécrétion visqueuse, meurt dès que celle-ci recouvre ses trachées aériennes. S'il n'est saisi que par les tentacules extérieurs, ceux-ci s'infléchissent, poussent leur proie vers ceux de l'intérieur, qui fléchissent à leur tour jusqu'à ce que l'insecte, par ce mouvement singulier de roulement, soit amené au centre de la feuille, qui peut à son tour se replier sur elle-même. Par un phénomène assez remarquable, le choc produit par les gouttes de pluie n'a aucune action sur les tentacules. Il leur faut, pour se mouvoir et sécréter le liquide digestif, la proie vivante. La plante, repue de substance animale, tient ses tentacules couchés pendant 2 à 7 jours, puis les redresse, prêts à saisir un nouvel insecte, en se recouvrant de gouttelettes visqueuses.

Au point de vue thérapeutique, cette espèce est moins intéressante. On l'a essayée, sans grand succès, dans la phtisie, et avec quelques avantages dans la coqueluche, comme antispasmodique. Dans ce cas, on emploie la teinture alcoolique, à la dose de 10 à 40 gouttes dans les 24 heures. La plupart des auteurs la regardent cependant comme inerte.

Le *D. longifolia* se distingue par ses feuilles linéaires, oblongues. Il est moins répandu que l'espèce précédente. Ses usages, ses propriétés sont les mêmes.

Duboisia myoporoides R. Br. — Cette plante, qui forme le passage entre la famille

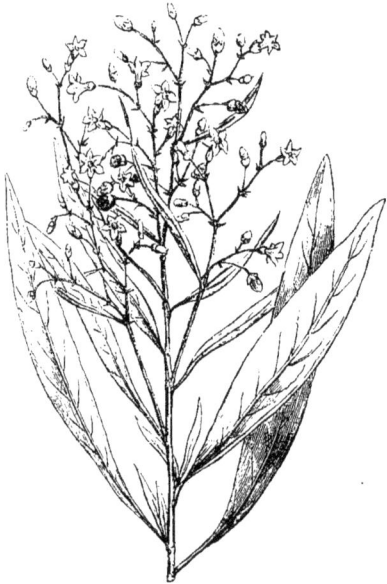

Fig. 320. — *Duboisia myoporoides*.

des Scrofulariées et celle des Solanacées, est un petit arbre de 4 à 5 mètres de hauteur, à rameaux dressés et formant un angle droit avec la tige. Les feuilles, situées à l'extrémité des rameaux, sont alternes, simples, entières, à pétiole de 2 centimètres de longueur, longues elles-mêmes de 10 à 12 centimètres sur 2 centimètres de largeur, elliptiques, lancéolées, lisses, glabres, fermes,

et sans stipules. A mesure qu'elles se rapprochent des fleurs, elles deviennent elliptiques, sessiles, étroites, oblongues.

Les fleurs hermaphrodites, d'un bleu pâle

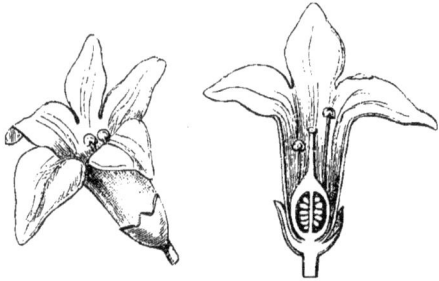

Fig. 321. — Fleur.

Fig. 322. — Fleur. Coupe longitudinale.

ou blanches, petites, sont disposées en cymes unipares et persistent pendant la plus grande partie de l'année. Calice gamosépale, court, à 5 dents triangulaires, courbes, égales. Corolle gamopétale, tubuleuse, infondibuliforme, dilatée à la gorge, un peu bilabiée et à 5 lobes, les deux postérieurs plus étroits, les trois antérieurs plus larges. 4 étamines didynames, libres, insérées sur le tube de la corolle. Ovaire libre, ovoïde, à 2 loges multiovulées, entouré d'un disque peu marqué. Style simple, terminé par un stigmate entier.

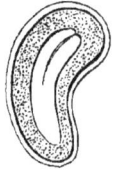

Fig. 323. — Graine. Coupe longitudinale.

Le fruit est une baie noire, arrondie, de la grosseur d'un petit pois, à chair peu abondante, entourée à sa base par le calice persistant et surmontée des restes du style. Dans chacune de ces deux loges sont renfermées 2 ou 3 graines réniformes, brunes, réticulées et albuminées.

Cette plante, originaire de l'Australie, croît dans les environs de Sydney et du cap York. On la rencontre aussi en Nouvelle-Calédonie et en Nouvelle-Guinée.

Composition chimique. — Cette plante renferme un principe actif, alcaloïdique, découvert par Gerhard en Angleterre, et Petit en France, qui ne l'avaient obtenu qu'à l'état amorphe. Ladenburg et Duquesnel l'en ont retiré à l'état cristallin. La *duboisine* cristallise en aiguilles incolores, solubles dans l'eau, l'alcool, le chloroforme, l'éther et le sulfure de carbone. Ses solutions aqueuses sont fluorescentes. Elle est lévogyre. Sa formule chimique est analogue à celle de l'atropine et de l'hyoscine, avec lesquelles elle présente assez de ressemblance pour qu'on ait pu admettre que ces deux alcaloïdes sont identiques. Cependant, on remarque entre eux certaines différences. La duboisine est lévogyre, l'atropine est inerte. En présence de l'acide sulfurique, la duboisine se colore, à froid, en rouge brun, et quand on élève la température elle dégage une odeur désagréable d'acide butyrique. Dans les mêmes conditions, l'atropine, qui ne se colore pas à froid, dégage, à chaud, une odeur agréable d'Aubépine. Bouillies avec l'hydrate de baryte, l'atropine dégage une odeur de Gaultheria, la duboisine une odeur désagréable. La duboisine forme des sels avec les acides; les seuls cristallisables sont le sulfate et le bromhydrate.

Thérapeutique. — La duboisine détermine la dilatation très rapide de la pupille, accompagnée de paralysie de l'accommodation. Cette action serait plus rapide que celle de l'atropine, et n'irriterait pas la conjonctive. A la dose de 5 centigrammes elle est toxique, et l'empoisonnement est caractérisé par la rougeur scarlatiniforme de toute la surface du corps. La sueur, la salive, sont arrêtées momentanément, par suite de la paralysie des fibres nerveuses. Les collyres mêmes peuvent déterminer des accidents, tels que tremblement général, faiblesse des membres inférieurs, etc.

Le Dr Bancroft est le premier qui ait employé la plante et surtout son principe actif, en lui reconnaissant des propriétés identiques à celles de l'atropine. C'est Gruppes qui l'a introduite en Europe. Depuis, la D. myoporoïdes a été étudiée par Fortesac, Eweedy, Gubler, Galezowski, Wecker, Dujardin-Beaumetz, Denos, etc.

Dans la thérapeutique oculaire, c'est un succédané de l'atropine, et ses indications sont exactement les mêmes. Nous avons vu cependant que la duboisine passe pour être moins irritante. Dans le goitre exophtalmique, Dujardin-Beaumetz a substitué les injections hypodermiques de sulfate de duboisine à l'atropine et a obtenu une grande diminution des palpitations et des battements vasculaires; malgré les irrégularités signalées par Denos, ce traitement donne de bons résultats.

On a aussi préconisé la duboisine contre les sueurs profuses en injections hypodermiques.

On emploie toujours le sulfate de duboisine.

Collyre.

Sulfate de duboisine. .   2 à 5 centigrammes
Eau distillée. . . . . .   10 grammes

3 à 4 gouttes en instillation.

Injection hypodermique.

Sulfate de duboisine. . . . .   1 centigramme
Eau distillée de laurier-cerise. 20 grammes

Chaque seringue de 1 centimètre cube renferme 1/2 milligramme de sulfate de duboisine.

2° *D. Hopwoodii* F. Muell. (*Anthoceras Hopwoodii* F. Muell. — *D. Pituri* Bancr.). — Cette espèce ligneuse, d'une hauteur de 8 mètres, diffère de la précédente par ses feuilles plus étroites, sa corolle plus longue et moins irrégulière, blanche et striée de rouge.

Elle est originaire de l'Australie occidentale et de la Nouvelle-Galles du Sud, où elle est connue sous le nom de Pituri. D'après Liversidge, les indigènes mélangent le pituri avec les cendres d'une plante et l'enroulent d'une feuille, de façon à former ainsi une chique qui, dans certaines circonstances, passe de bouche en bouche et est enfin placée derrière l'oreille de son propriétaire jusqu'à ce qu'elle soit de nouveau réclamée. Les effets seraient ceux que produit la fumée du tabac. C'est un objet de luxe réservé aux personnes âgées, dont les femmes et les jeunes gens ne font pas usage.

Composition chimique. — Liversidge a retiré de cette plante un alcaloïde volatil, la *piturine*, qui est liquide, incolore, limpide, mais jaunit rapidement au contact de l'air, et surtout des rayons solaires, dont l'odeur rappelle celle de la nicotine, mais qui se rapproche de celle de la pyridine, si le produit est ancien, coloré, épaissi.

Sa saveur est cuisante et persistante. Il est soluble dans l'eau, l'alcool, l'éther. A la température ordinaire, il se volatilise, irrite fortement les muqueuses et provoque une violente migraine. Sa vapeur donne, en présence d'une baguette trempée dans l'acide chlorhydrique, un nuage blanc. Cet alcaloïde forme avec les acides des sels hygroscopiques et solubles dans l'alcool.

La piturine présente avec la nicotine de telles analogies, que Petit a pu avancer que ce n'était que de la nicotine, dont elle différerait, d'après Palm, par la réaction suivante : la nicotine, chauffée légèrement avec une petite quantité d'acide chlorhydrique, passe au violet, et à l'orangé quand on ajoute quelques gouttes d'acide azotique concentré. La piturine ne change pas de couleur et devient jaune quand on chauffe.

Sa formule dubitative serait représentée par C^{12}H^{16}Az^2.

Durio zibethinus L. — Très bel arbre de la famille des Malvacées, originaire de l'Archipel Indien. Feuilles simples, entières, penninervées, épaisses et chargées, comme toutes les parties, de poils épineux. Fleurs entourées d'un involucre figurant un calice et se déchirant irrégulièrement. Calice gamosépale à 5 lobes dentés. Corolle à 5 pétales. Étamines nombreuses, monadelphes à la base, puis divisées en 5 faisceaux. Ovaire à 5 loges multiovulées. Style à sommet stigmatifère, claviforme, quinquéfide. Fruit à écorce ligneuse, muriquée, indéhiscente. Graines entourées d'une pulpe charnue.

Cette pulpe présente une saveur particulière, qui rappelle à la fois celle des légumes, des fruits, de la crème, accompagnée d'une odeur alliacée. Aussi parait-elle tout d'abord fort désagréable, mais on s'y habitue assez facilement. Le péricarpe devient rapidement très fétide (H. Bn, *Bot. méd.*, p. 807).

E

Ecballium elaterium A. Rich. (*Momordica elaterium* L. — *Ecballium officinale* Nees. — E. *cordifolium* Mænch.). — Le Concombre sauvage (C. d'âne) est une plante herbacée, annuelle ou vivace, de la famille des Cucurbitacées, série des Cyclanthérées, qui croît dans l'est de l'Europe, en Perse, dans l'Inde, et que l'on cultive dans les jardins du nord ainsi qu'en Angleterre. Racine épaisse, charnue. Tige couchée, ramifiée, chargée comme toute la plante de poils blancs, courts et rudes. Feuilles alternes, longuement pétiolées, sans vrilles ni stipules, ovales, triangulaires, à sommet obtus, à base cordée, auriculée, à bords ondulés, dentés ou lobés. Fleurs monoïques, les mâles disposées en grappes courbes, axillaires ; les femelles solitaires, parfois à côté de la fleur mâle. Dans celle-ci le connectif des anthères n'est pas prolongé au delà des loges. Le fruit pendant est oblong, hérissé, charnu, de 4 centimètres de longueur sur 2 centimètres de largeur. A la maturité il se détache du pédoncule, et présente alors un trou par lequel sont projetés le liquide du fruit et les graines. Celles-ci sont oblongues, comprimées, lisses, noirâtres, surmontées d'une petite vrille en forme de 8. Ce fruit, d'abord vert, devient ensuite jaunâtre à la maturité.

La seule partie usitée est le fruit ou plutôt le suc qui accompagne les graines.

Composition chimique. — Ce suc s'obtient en comprimant légèrement le fruit coupé en tranches. Il est d'abord verdâtre trouble. Après un repos de quelques heures il laisse un dépôt qu'on sépare, qu'on lave et qu'on sèche. Ce dépôt constitue l'*elaterium* de la pharmacopée anglaise. Il se présente sous forme d'une masse friable, d'un vert pâle, vert grisâtre ou gris jaunâtre suivant l'âge du fruit. Son odeur rappelle celle du thé. Sa saveur est amère et âcre. Il ne doit pas faire effervescence en présence des acides. Bouilli avec l'eau, il donne une liqueur qui, refroidie, ne doit pas se colorer par l'iode. Il cède à l'alcool bouillant la moitié de son poids. Cet elaterium est préparé en Angleterre. L'elaterium de Malte est moins pur, souvent mélangé de chaux, d'amidon, et parfois même de suc de Nerprun. Sa qualité est très inférieure. L'*elaterium* renferme de 20 à 25 0/0 d'une substance particulière l'*élatérine* C⁴⁰H²⁸O⁷, que l'on obtient en épuisant l'elaterium par le chloroforme, ajoutant de l'éther à la solution chloroformique, rassemblant le précipité, qu'on lave et qu'on purifie par cristallisation dans le chloroforme. L'élatérine forme de petits cristaux incolores de saveur amère et âcre, insolubles dans l'eau, peu solubles dans l'alcool, solubles dans l'alcool bouillant, l'alcool amylique, le sulfure de carbone, le chloroforme, entrant en fusion à 200°, puis brûlant sans résidu. Quand on fond l'élatérine en présence de l'acide phénique, elle donne une solution qui, lorsqu'on lui additionne d'acide sulfurique, prend une couleur cramoisie, devenant rapidement écarlate. En ajoutant de la potasse

caustique solide à la solution alcoolique d'élatérine, on la convertit en un corps acide, qui ne possède plus ses propriétés.

Le suc frais d'ecballium renferme, d'après Kohler, 95 0/0 d'eau, 3 à 3,5 0/0 de matières organiques, et de 1 à 1,6 0/0 de matières inorganiques. Il a observé du reste que la proportion de l'élatérine diminue à mesure que la saison avance.

Walz a signalé en outre dans le suc la présence d'un glucoside cristallisable, la *prophétine*, qui se retrouve dans le *cucumis prophetarum* L., et de substances amorphes, l'*ecballine*, ou *acide élatérique*, l'*hydro-élatérine*, l'*élatéride*, qui demandent de nouvelles études. Elles constituent les 87 centièmes de l'élatérium.

Thérapeutique. — Le concombre sauvage est un purgatif énergique fort employé autrefois, aujourd'hui délaissé pour l'élaterium, qui est employé surtout en Angleterre. C'est à l'extérieur un irritant assez énergique pour déterminer parfois des ulcères sur les mains de ceux qui le préparent. C'est surtout à l'intérieur un cathartique hydragogue, fort employé dans l'anasarque, l'hydropisie, mais contre-indiqué chez les sujets affaiblis ou atteints d'irritation gastro-intestinale. La dose maximum est de 3 centigrammes (*British Pharmacopeia*). Comme sa composition est variable suivant sa préparation, il vaut mieux s'adresser à l'élatérine, dont la dose est de 1/40 à 1/10 de grain (0,00162 à 0,00648).

La pharmacopée anglaise indique la formule de poudre suivante :

Élatérine.	1 partie
Sucre de lait. . . .	3 parties

La dose est de 3 centigrammes à 30 centigrammes.

Echium vulgare L. (Vipérine commune, Herbe aux Vipères). — Plante bisannuelle, de la famille des Boraginacées, croissant abondamment dans les champs, les bois, etc. Tige de 40 à 60 centimètres, dressée, brun rougeâtre, couverte de poils blancs, raides. Feuilles alternes, ovales, oblongues, aiguës. Celles de la base sont pétiolées, couvertes de poils rudes et étalées en rosette. Celles de la tige sont sessiles et étroites. Fleurs d'un beau bleu, en grappes recourbées (juin-septembre). Calice hérissé de poils. Corolle gamopétale, irrégulière, à gorge oblique, à 5 lobes inégaux. 5 étamines libres, inégales. Ovaire à 4 lobes, style filiforme. 4 nucules coriaces, rugueux, turbinés.

Cette plante renferme dans toutes ses parties une certaine quantité de nitrate de potasse qui la fait employer en infusion théiforme à la façon de la bourrache, dont ses

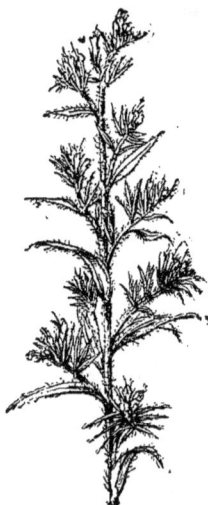

FIG. 324. — *Echium vulgare.*   FIG. 325. — *Echium vulgare.* Fleur.

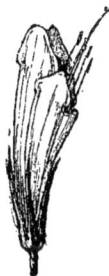

fleurs prennent souvent la place chez les herboristes.

Eclipta erecta L. — Plante herbacée, velue, de la famille des Composées, série des Hélianthées, à tiges dressées ou étalées, à feuilles opposées, lancéolées, serretées. Capitules terminaux, presque sessiles, disposés par paires. Involucre à bractées foliacées, bisériées, égales. Réceptacle paléacé. Fleurs blanches, dimorphes; celles du rayon, femelles, à corolle ligulée; celles du disque, hermaphrodites, à corolle régulière. Achaine anguleux, tronqué au sommet.

Cette plante, que des poils blancs nombreux, apprimés, rendent rude au toucher, et qui a, lorsqu'on la touche, une odeur désagréable, est très commune dans la péninsule indienne, et, d'après Roxburgh, c'est la même espèce qu'*E. prostrata, punctata.* Elle a une saveur amère et une odeur forte, désagréable. La racine possède des propriétés émétiques et purgatives, qui l'ont fait employer par les médecins hindous et anglais dans les maladies du foie, de la rate, l'hydropisie. Le suc frais est indiqué par la pharmacopée de l'Inde comme la meilleure préparation (*Pharm. of India.* — Dymock. *loc. cit.*).

L'*E. alba* des Moluques est une plante potagère.

Ehretia buxifolia Roxb. — Arbuste ou petit arbre de la famille des Borraginacées, à feuilles alternes, fasciculées, sessiles, réfléchies, cunéiformes, scabres, lisses. Pédon-

cules axillaires à 2 et 6 fleurs, à pédicelles courts. Fleurs petites et blanches. Calice à 5 segments lancéolés. Corolle campanulée à 5 lobes. Le fruit est une baie succulente, rouge, quadriloculaire.

Cette plante est commune dans les forêts de la presqu'île de Coromandel.

La racine fraîche, dont la saveur est douceâtre, est employée comme altérante dans la cachexie et la syphilis. Les médecins mahométans la regardent comme l'antidote des poisons végétaux. On la prescrit sous forme de décoction (60 grammes de racine pour 600 grammes d'eau) à la dose de 60 grammes (*Pharmacop. of India*).

Elæis guineensis Jacq. — Ce palmier croît à l'état sauvage dans la Cazamance, le Rio-Nunez, le Rio-Pungo, Grand-Bassam, Assinie, Dabou, le Gabon, où il est fort abondant, et en général sur toutes les côtes de la Guinée. Sa tige est épaisse, marquée de cicatrices annulaires, formées par la base des pétioles, et couronnée par une touffe de feuilles amples, étalées, pinnées, à pétiole serreté et épineux sur les bords.

Les fleurs monoïques sortent de l'aisselle des feuilles enveloppées dans une spathe ligneuse double, et sont portées sur un spadice ramifié. Dans les fleurs mâles, le périanthe est composé de 2 verticilles, l'un de 3 folioles extérieures, l'autre de 3 folioles intérieures, concaves, coriaces, imbriquées sur les bords. 6 étamines à filets réunis à la base, s'étalant en étoile au sommet. Pistil rudimentaire. Dans les fleurs femelles, enfermées dans une spathe différente, le périanthe est également à 6 folioles. L'androcée est rudimentaire. L'ovaire est libre, à trois loges, dont deux avortent. Le style est court et le stigmate trifide et révoluté.

Le fruit est une drupe monosperme, ovale, de la grosseur d'une noix, aiguë au sommet, accompagnée à la base du calice persistant, d'un jaune doré, à sarcocarpe fibreux, à noyau très dur, portant 3 pores au sommet. L'amande ou albumen est cartilagineuse, huileuse. L'embryon est dressé entre les pores.

On récolte ces fruits quand ils sont mûrs, et on les laisse pendant un certain temps entassés sur le sol, où ils subissent une sorte de fermentation. Quand elle paraît suffisante, on fait bouillir les fruits dans l'eau pendant un certain temps, on les bat dans des mortiers en bois, on retire l'amande et on fait bouillir de nouveau le sarcocarpe fibreux. Le corps gras qu'il renferme dans la proportion de 65 à 70 0/0 surnage l'eau et est recueilli avec des cuillers en bois.

L'amande concassée fournit également une matière grasse, dans la proportion de 45 0/0. Celle-ci est blanche, solide, et, fraîche, peut être employée aux mêmes usages que le beurre.

Composition chimique. — Le corps gras du sarcocarpe, et que l'on connaît sous le nom d'*huile de palme* parce qu'au Sénégal, comme sur toute la côte de l'Afrique tropicale, il est liquéfié par la température ordinaire (30°), devient solide au-dessous de 20° et présente alors la consistance du beurre. Il est d'une couleur jaune orangé. Sa saveur est douce, parfumée, et son odeur rappelle celle de l'iris ou de la violette. Il se dissout complètement à froid dans l'alcool à 40°, mieux dans le même alcool à chaud, d'où une partie se précipite par le refroidissement. L'éther le dissout très bien. Quand il est récent, il ne cède rien à l'eau, mais au contact de l'air il rancit, s'acidifie, et quand on le reprend par l'eau il lui abandonne de la glycérine.

Exposé à la lumière, ce corps gras se décolore facilement. Les alcalis, tels que la potasse et la soude, le saponifient et forment avec lui des savons jaunes.

Cette huile est composée d'oléine, de tripalmitine et d'une petite quantité d'acides oléique et palmitique qui vont en augmentant à mesure que le corps gras rancit.

Usages. — Le commerce principal de cette huile se fait sur la partie de l'Afrique occidentale appelée, de ce fait, *Côte des Palmes.*

Les lieux d'exportation sont surtout la Cazamance, le Rio-Nunez, le Rio-Pungo, Grand-Bassam, Assinie et le Gabon, qui pourrait en fournir des quantités considérables. C'est dans l'Ogoway que le mouvement commercial est le plus accentué.

Cette huile est dirigée sur Marseille, où elle sert à préparer la plus grande partie des savons communs. Ces savons ont une odeur particulière qui les fait facilement reconnaître et qui à la longue ne laisse pas d'être désagréable. De plus, ils sont colorés en jaune quand l'huile n'a pas été décolorée préalablement à l'air ou par les corps oxydants. La quantité considérable de palmitine qu'elle renferme la fait employer aussi pour la fabrication des bougies, car, par la saponification à l'aide de la chaleur et de l'eau ou de l'acide sulfurique, on rend libres la glycérine et l'acide palmitique, qui distille vers 170 ou 180° et que, par un traitement approprié, on sépare de l'acide oléique qui l'accompagne. Cet acide palmitique subit ensuite la série de manipulations nécessaires pour l'amener à l'état de bougie.

Elaphrium tomentosum Jacq. — Arbre de 20 pieds de hauteur appartenant à la famille des Térébinthacées, à la série des Bursérées, et croissant dans les endroits rocailleux à Curaçao et dans les îles voisines. Feuilles alternes, imparipennées, à 4 paires de folioles ovales, obtuses, de 1 pouce de longueur, duveteuses. Fleurs petites, jaunes, en grappes terminales. Calice caduc à 4 divisions profondes. 4 pétales; 8 étamines libres. Ovaire libre. Style court. Stigmate bifide. Le fruit, de la grosseur d'un pois, est une capsule arrondie, à une seule loge, à une seule graine. Noix entourée d'une pulpe arillaire écarlate.

Cet arbre renferme une grande quantité d'une oléo-résine d'une odeur balsamique,

glutineuse, qui est une des *Tacamaques* de Guibourt. Elle se présente en larmes détachées de couleur jaune un peu rougeâtre, à cassure terne, ou en grosses larmes irrégulières, grisâtres, farineuses à la surface, brunâtres à l'intérieur, non transparentes. Cette oléo-résine n'a pas reçu d'emploi thérapeutique en Europe.

À la Nouvelle-Grenade, l'écorce et le bois d'*E. integerrimum* Tul. (*Caratero* en Colombie) sont employés comme diurétiques, diaphorétiques, dans l'hydropisie, la polysarcie (H. Bn., *Hist. des Pl.*, t. V, p. 296). L'*E. excelsum* H. B. K. du Mexique donne un produit analogue au premier.

Élémi. — L'oléo-résine d'Élémi est une exsudation dont l'origine botanique est peu connue et que Bentley et Trimen attribuent *avec doute* au *Canarium commune* L. — Voir ce mot.

Bien qu'on trouve dans le commerce un grand nombre de substances dénommées *Élémi* et produites toutes par des Burséracées de diverses contrées, l'Élémi de Manille étant celui qu'on rencontre le plus souvent, c'est lui que nous décrirons ici.

C'est une substance molle, d'un blanc jaunâtre, de consistance granuleuse comme celle du miel ancien, souvent souillée de particules de charbon ou de débris de plantes. Quand elle est exposée à l'air, elle s'épaissit lentement et prend une teinte jaunâtre plus accentuée. Son odeur, très prononcée, assez agréable, rappelle à la fois celle du fenouil, du citron et de la térébenthine. Sa saveur est piquante et parfumée. Elle se ramollit sous le doigt. À 100°, elle devient complètement molle, et à une température un peu plus élevée elle fond en une résine claire. Elle est presque entièrement soluble dans l'alcool absolu. Dans l'alcool étendu, elle se désagrège et forme de petits cristaux prismatiques en aiguilles.

D'après les caractères qu'elle présente le plus souvent, cette oléo-résine doit avoir été obtenue à l'aide de la flamme qui, faisant éclater les canaux sécréteurs de l'arbre, donne la plus grande partie du produit, mais en détruisant l'arbre.

Composition chimique. — L'Élémi de Manille renferme 10 0/0 d'une *huile essentielle*, incolore, neutre, d'une odeur agréable, d'une densité de 0,861 à 15°, soluble dans le sulfure de carbone; mélangée à l'acide sulfurique concentré, elle prend une couleur orangé foncé. Par distillations fractionnées, elle se sépare en 6 parties, dont le pouvoir dextrogyre va en diminuant. 8 parties d'Élémi mélangées avec 2 parties d'alcool à 0°,816, 1 partie d'acide nitrique et 5 parties d'eau, abandonnent de grands cristaux analogues à la *terpine* $C^{10}H^{20}O^2$ de l'essence de térébenthine.

L'Élémi renferme *deux résines :* l'une soluble dans l'alcool froid, qui constitue la plus grande partie de la drogue et qui n'a pas été bien étudiée; l'autre, peu soluble dans l'alcool froid, soluble dans l'alcool chaud, cristallisable, que Baup a nommée *amyrine* $C^{25}H^{42}O$. Elle est d'un blanc de neige, fond à 177° et se dissout dans tous les dissolvants ordinaires des résines. C'est une substance neutre, qui peut se sublimer. Chauffée avec le zinc, elle forme du *toluol*, du *méthyl-éthyl-benzol* et de l'*éthyl-naphtaline*.

Baup a retiré de la résine amorphe des cristaux de *bréine*, que Flückiger regarde comme de l'amyrine impure, et de l'Élémi même une substance cristallisable, la *bryoïdine* $C^{20}H^{38}O^2$, et de la *braïdine*.

La bryoïdine est neutre, amère, peu soluble dans l'eau froide, soluble dans l'eau bouillante, l'alcool et l'éther. Elle peut se sublimer.

Du liquide dont on a extrait la bryoïdine, on retire une substance très amère et aromatique.

Il existe aussi une petite quantité d'*acide élémique* $C^{35}H^{56}O^4$ (Buri) en grands cristaux, fondant à 215°.

Les relations entre toutes ces substances sont représentées par :

Huile essentielle.	C^5H^8.
Amyrine.	$(C^5H^8)^5H^2O$.
Résine amorphe	$(C^5H^8)^2H^2O$.
Bryoïdine	$(C^5H^8)^43H^2O$.
Acide élémique	$(C^5H^8)^7O^4$.

(*Pharmacographia*, 2ᵉ édition.)

Usages. — L'Élémi entre dans la composition de l'emplâtre diachylon gommé. Dans la pharmacie anglaise, il sert à faire un onguent composé de :

Élémi	1 partie
Axonge	4 parties

qui est appliqué comme stimulant sur les ulcères anciens et indolents.

Dans les pharmacopées belge, allemande et russe, cet onguent est composé de :

Élémi	1 partie
Essence de térébenthine. . .	1 —
Axonge	4 parties

Ses effets physiologiques sont les mêmes que ceux de la térébenthine ; mais l'Élémi n'a pas été jusqu'à ce jour employé dans la médication interne.

Elephantopus scaber L. — Plante herbacée, vivace, de la famille des Composées, série des Vernoniées, à racines fibreuses, à tige velue, dichotome, rameuse, arrondie, de 30 à 40 centimètres de hauteur. Feuilles radicales étalées sur le sol, oblongues, épineuses, crénelées et velues. Celles de la tige sont petites et lancéolées, cordées, ovées. Fleurs d'un pourpre pâle, en capitules, renfermant 4 ou 5 fleurs. Réceptacle commun globuleux, nu. Involucre comprimé, à bractées bisériées, sèches, oblongues. Corolle à 5 lobes égaux. Achaine comprimé, oblong, à 10 côtes, tronqué au sommet, à aigrette dont les soies rigides sont disposées sur un rang, dilatées à la base, égales.

Cette plante est très commune dans toutes les parties de l'Inde, dans les terrains élevés et secs.

Sur la côte de Malabar, les feuilles et les racines sont prescrites sous forme de décoction, comme émollientes, pour combattre la dysurie.

Elæodendron Roxburghii W. et Arn. (*Nereeja dichotoma* Roxb.). — Petit arbre de la famille des Célastracées, à branches nombreuses, étalées dans toutes les directions, à feuilles parfois alternes, ou opposées, pétiolées, ovales, oblongues, serretées, lisses, de 10 centimètres de long sur 5 de large. Stipules petites, caduques. Fleurs petites, jaunes, peu nombreuses, en cymes axillaires, hermaphrodites, régulières. Calice à 5 sépales orbiculaires, caducs. Corolle à 5 pétales linéaires, oblongs, étalés. 5 étamines libres, insérées sous un disque, à anthères biloculaires dont les loges didymes s'ouvrent par des fentes longitudinales. Dans le centre du disque à 5 lobes s'insère l'ovaire à 2 loges biovulées, surmonté d'un style court, conique, à stigmate obtus. Le fruit est une drupe oblongue, succulente, rouge, avec un noyau uniloculaire recouvrant une graine sans arille.

Cet arbre croît dans toutes les régions tropicales et surtout dans l'Inde. Les natifs emploient ses feuilles desséchées comme sternutatoire ; en fumigations, elles servent à combattre les syncopes hystériques et la migraine.

L'écorce de la racine est compacte, à cassure granuleuse. Elle se présente en fragments irréguliers, petits, à surface externe, brunâtre, parfois jaunâtre, à partie interne d'un rouge brique. Sa saveur est amère et astringente. Elle renferme des cristaux, surtout le long des canaux vasculaires. La matière rouge colorante se trouve dans des cellules séparées (Dymock). Cette écorce est employée, dans un but criminel, comme un violent poison. A l'extérieur, elle est usitée contre les blessures et les brûlures ; fraîche et mise en pâte avec de l'eau, elle agit comme un astringent énergique.

Au Cap, l'*E. croceum* DC. est employé pour combattre les effets des morsures de serpents venimeux. Les fruits drupacés d'*E. sphærophyllum* sont alimentaires.

Embelia ribes Burm. — C'est un grand arbuste grimpant de la famille des Myrsinacées, à feuilles alternes, oblongues, entières, glabres. Fleurs nombreuses, petites, d'un jaune verdâtre, en panicules terminales. Calice persistant à 5 divisions. Corolle à 5 lobes. 5 étamines libres insérées sur le milieu des pétales. Ovaire à 1 loge pluriovulée. Drupe globuleuse, d'un rouge foncé, marquée de taches bleues. La graine est concave-convexe, albuminée, cornée, rougeâtre, et recouverte d'une efflorescence cristalline. Elle devient rapidement noirâtre à l'air. Cet arbuste est originaire de la péninsule indienne.

Composition chimique. — J. C. Warden (de Calcutta) a fait un examen préliminaire du fruit de l'*Embelia ribes* (*Pharm. journ.*, 21 janvier 1888), et a isolé une substance acide à laquelle il a donné le nom d'*acide embelique*, sans pouvoir indiquer encore si c'est le principe actif. Il cristallise en brillantes aiguilles jaunes, solubles dans l'alcool, le chloroforme, l'éther, le benzol, les alcalis caustiques, en donnant avec ces derniers une solution rouge vineuse. Quand on ajoute un acide, la couleur rouge disparaît, et il se fait un précipité jaune. Cet acide forme des sels cristallisables.

L'auteur a signalé en outre, mais sans l'avoir étudié, un alcaloïde.

Usages. — Cette graine présente avec le poivre noir une ressemblance assez grande pourqu'on l'ait souventmélangée frauduleusement à ce dernier. Ces graines jouissent, dans l'Inde, d'une grande réputation comme anthelminthiques : on donne communément aux enfants quelques graines réduites en poudre dans du lait. Leur saveur est agréable, un peu astringente et aromatique. Il faut faire précéder leur administration d'un purgatif. Pour un adulte, la dose est de 4 grammes, et de 2 grammes pour un enfant.

On les a, en outre, préconisées, chez les Hindous, comme carminatives, toniques, et utiles dans la dyspepsie et même les maladies de la peau. Le Dr Harris, de Sunla (*Lancet*, juillet 23, 1887), a insisté de nouveau non seulement sur les propriétés anthelminthiques, mais encore sur sa valeur comme ténifuge. Celle-ci est à étudier.

Emblica officinalis Gœrtn. (*Phyllanthus Emblica* L.). — Cet arbre, dont le tronc, généralement courbé, est presque aussi gros que le corps, appartient à la famille des Euphorbiacées, série des Phyllanthées; ses feuilles sont alternes, étalées, bifares, pennées, à folioles nombreuses, alternes, linéaires, obtuses, entières, lisses, de 2 centimètres de longueur. Stipules petites, caduques. Fleurs petites, d'un jaune verdâtre et monoïques. Fleurs mâles nombreuses à l'aisselle des feuilles inférieures. Périanthe à 6 divisions. 3 étamines réunies à la base. Fleurs femelles sessiles, peu nombreuses, mélangées parfois aux fleurs mâles. Disque en forme de coupe embrassant la moitié de l'ovaire, qui est libre, ovale, à 3 loges biovulées. 3 styles en colonne, à 6 stigmates bifides. Drupe globuleuse, charnue, lisse, à 6 stries. Noix obovale, triangulaire, à 3 loges s'ouvrant en 6 valves et renfermant chacune 2 graines petites, rouges et luisantes.

Cet arbrisseau croît dans toutes les parties de l'Inde. Son fruit, qui porte le nom de *Myrobalan emblic*, est gros comme une noisette quand il est desséché, rugueux, vert jaunâtre, de saveur astringente et aigrelette, d'une odeur aromatique. Quand il est frais, ce fruit est regardé comme réfrigérant, diurétique et laxatif. Les Sicks en font des sorbets édulcorés avec du sucre et du miel. Sec, c'est un astringent fort prisé dans l'Inde contre la dysenterie, la diarrhée.

Les fleurs passent pour être apéritives et réfrigérantes. L'écorce du tronc est astringente et employée contre la diarrhée et pour le tannage des peaux. Son suc frais est prescrit contre la blennorragie.

Dans le Travancore, les indigènes font tremper les jeunes branches feuillées dans l'eau rendue impure par des matières végétales accumulées, et prétendent ainsi la rendre saine et même lui communiquer une saveur agréable. On prépare avec la racine un extrait astringent dont les propriétés sont analogues à celles du cachou.

Emilia sonchifolia DC.— Plante annuelle, dressée ou étalée, de la famille des Composées, originaire de Bourbon, de 2 à 3 pieds de hauteur, à feuilles lyrées ou obovées, dentées, les caulinaires sagittées ou cordées, amplexicaules. Capitules en corymbes pauciflores. Involucre oblong, cylindrique, à bractées herbacées peu nombreuses. Réceptacle alvéolé. Fleurs jaunes, homogames. Achaine oblong, pentagonal, à angles ciliés, couronné par des poils blancs trois fois aussi longs que l'achaine.

Les feuilles, dont la saveur est amère, sont employées, à Bourbon, en décoction (10 pour 1,000), pour combattre les fièvres légères.

Empetrum nigrum L. (Camarine, Camarigue). — Arbuste éricoïde, couché, très ramifié, de la famille des Empétracées, qui croît dans les montagnes et les régions froides de l'hémisphère boréal, dans les Andes et dans l'île de Tristan d'Acunha. Feuilles éparses, alternes, linéaires, sans stipules, profondément sillonnées sur leur face dorsale. Fleurs petites, solitaires, polygames. Calice à 3 sépales. Corolle à 3 pétales. 3 étamines longues, libres. Ovaire entouré d'un petit disque hypogyne à 6 ou 9 loges uniovulées. Style à 6 ou 9 lobes stigmatifères, épais, rayonnés. Drupe à 6 ou 9 noyaux, renfermant une graine albuminée à téguments épais.

Ces fruits, dont la saveur est acidulée, sont comestibles et présentent des propriétés diurétiques et antiscorbutiques qui les font employer dans le nord de l'Europe. D'après Gmelin, on en fait en Sibérie une limonade assez agréable. Au Kamtchatka, ils servent à colorer les peaux. On les emploie aussi pour faire de l'encre et teindre les draps en rouge (*Dict. de Bot. de Baillon*).

Encens. — C'est un produit d'exsudation qui est exporté de la côte d'Arabie et paraît produit par le *Boswellia Carterii* Bird. C'est un petit arbre de 3 à 7 mètres de hauteur, à rameaux pubescents ou tomenteux, à feuilles composées, imparipennées, rapprochées au sommet des rameaux, et accompagnées à la base d'un anneau produit par les restes des feuilles. Les folioles sont au nombre de 7 à

17

10 paires, opposées, ovales, oblongues, ondulées ou crénelées ondulées, arrondies à la base, glabres ou pubescentes, longues de 2 à

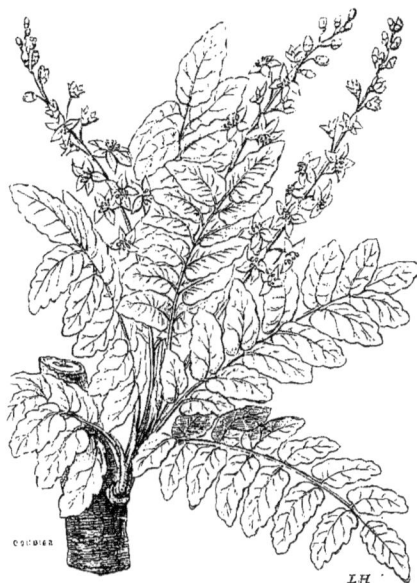

Fig. 326. — *Boswelia Carterii*.

5 centimètres, larges de 1/2 à 1 1/2. La foliole terminale impaire est souvent plus grande.
Fleurs en grappes axillaires, simples, fasciculées, plus courtes que les feuilles, hermaphrodites. Calice petit, gamosépale, cupuliforme, à 5 dents courtes, arrondies. Corolle à 5 pétales libres, alternes, étalés, blanchâtres. Etamines au nombre de 10. Ovaire

Fig. 327 — Fleur entière.

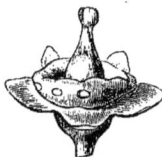

sessile, à 3 loges biovulées; style court, à stigmate capité. Disque charnu, divisé au niveau de son bord inférieur en lobes arrondis peu prononcés.
Drupe petite, pyriforme, munie de 3 an-

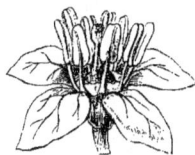

Fig. 328. — Fleur sans pétales et étamines.

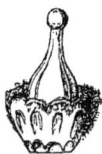

Fig. 329. — Gynécée et disque.

gles saillants et aplatis, au niveau desquels l'exocarpe se sépare en 3 panneaux de la portion centrale du fruit, qui est dure, ligneuse, formée d'une sorte de colonne à 3 ailes saillantes, répondant aux cloisons

du fruit. Les graines sont constituées par 3 noyaux rugueux monospermes.
Cette espèce croît sur la côte des Somalis, près du cap Guardafui, et en Arabie, sur la côte de Hadramant, dans les montagnes-rocheuses, sur les débris pierreux, aux environs des bords de la mer. On l'a plantée à Bombay et à Aden.
L'encens se recueille en faisant aux arbres une incision profonde et enlevant une bande d'écorce de 12 centimètres environ au-dessous de la plaie. Après un mois, on fait une nouvelle incision plus profonde que l'on renouvelle. On sépare soigneusement les gouttelettes claires qui restent attachées à l'arbre de celles qui sont tombées à terre. Au bout de quinze jours, l'arbre donne encore de l'encens en quantités qui vont en augmentant jusqu'au moment où la saison des pluies met fin à la récolte. C'est Bombay qui reçoit l'encens et l'expédie surtout en Amérique et en Chine.
L'encens du commerce est, en général, sous forme de larmes isolées de 2 centimètres de longueur, globuleuses, pyriformes, et souvent mélangées de petits fragments d'écorce. Leur couleur est jaunâtre ou brun pâle, parfois incolore ou légèrement verdâtre dans les meilleures sortes. Quelques grains, les plus petits, sont transparents, les autres sont translucides et parfois laiteux. La cassure est molle et cireuse. L'encens se ramollit dans la bouche. Sa saveur, un peu amère, mais non désagréable, rappelle celle de la térébenthine. Son odeur est très légèrement aromatique. A 100°, il se ramollit, sans se fondre. Projeté sur des charbons ardents, il développe l'odeur si généralement connue.

Composition chimique. — L'encens est composé de gomme, de résine et d'huile essentielle.
La gomme, qui paraît être identique à la gomme arabique, s'y trouve dans la proportion de 25 à 30 0/0.
La résine, à laquelle Hlasiwetz assigne la formule $C^{20}H^{32}O^4$, forme la plus grande partie de l'encens; elle est disposée en couches concentriques, et non uniformément distribuée dans les larmes.
L'huile essentielle, 5 à 7 0/0 environ, a une densité de 0,866, bout à 179°,4, et son odeur rappelle celle de l'essence de térébenthine. Par distillation fractionnée, on la sépare en deux parties : l'une de la formule $C^{10}H^{16}$, bouillant à 158°; l'autre contenant de l'oxygène $C^{10}H^{16}O$.
Soumis à l'action de la chaleur, l'encens ne donne pas d'ombelliférone.

Usages. — L'encens est regardé comme un stimulant, au même titre que les résines ou les oléo-résines, mais on l'emploie rarement comme médicament interne. Il est surtout usité en fumigations pour masquer momentanément les émanations putrides. De là, probablement, son emploi dans les temples et surtout les églises dans lesquelles se faisaient autrefois certaines inhumations. Il entre dans la composition de la thériaque, du baume de Fioravanti et de plusieurs emplâtres.

Entada scandens Benth. (*E. gigalobium* DC. — *Mimosa scandens* Sw., etc.). — Arbrisseau grimpant de la famille des Légumineuses mimosées, série des Adénanthérées, s'accrochant aux arbres voisins à l'aide de cirrhes représentant la foliole extrême des feuilles. Celles-ci sont bipennées, à folioles nombreuses, petites, non glanduleuses, accompagnées de 2 stipules latérales, petites, sétacées. Les fleurs sont disposées en épis grêles, hermaphrodites. Calice gamosépale à 5 dents. Corolle à 5 pétales égaux plus ou moins cohérents. 10 étamines libres. Ovaire sessile, libre, à une seule loge pluri-ovulée, surmonté d'un style grêle. Le fruit est une gousse de plusieurs pieds de longueur, de 4 à 5 pouces de largeur, entourée par un cadre épais, dur, lisse, qui reste en place lorsque les valves se séparent en autant d'articles qu'il y a de graines. Ces articles sont au nombre de 10 à 30, uniséminés, ligneux, renflés au centre, de couleur verdâtre, rectangulaires, allongés dans le sens transversal et persistant autour de la graine, qu'ils enveloppent. Ces graines sont lenticulaires, presque rondes, de 3 à 4 centimètres de diamètre environ, à testa brun foncé, et albuminées.

Composition chimique. — D'après un travail récent de Petit (*Société de Pharm. de Paris,* 7 mars 1888), ces graines céderaient à l'alcool un principe actif, vraisemblablement un glucoside, qu'il n'a pu étudier complètement. Une dose de 5 centigrammes empoisonne un cobaye en 50 heures, sans agitation apparente, avec paralysie du train postérieur. La mort survient en 4 heures avec 25 centigrammes. On a trouvé aussi dans ces graines de la saponine.

Cette espèce s'est naturalisée sur toutes les côtes des pays tropicaux. D'après Gibson (*Bomb. flora*, part. I, p. 84), l'infusion des fibres du tronc est employée avec avantage contre diverses affections de la peau, aux îles Philippines, où cet arbre porte le nom de Gogo. Les graines grillées sont mangées dans toute la Sonde. L'huile qu'on en extrait sert pour l'éclairage.

À Java, d'après Horsfield, la plante est employée comme émétique, sans qu'il indique à quelle partie du végétal doit se rapporter cette propriété. La substance mucilagineuse qui existe dans les graines, autour d'elles et aussi dans le liber, sert, dans l'Inde, à préparer une décoction qui s'emploie à laver les cheveux.

Epidendrum bifidum Aubl. — Plante herbacée de la famille des Orchidacées, épiphyte, à tiges courtes, oblongues, couvertes de feuilles rudimentaires. Feuilles au nombre de 3 environ sur chaque tige, lancéolées, oblongues, obtuses, coriaces. Scape de 3 pieds de hauteur environ. Inflorescence terminale. Périanthe à 6 folioles libres, oblongues, lancéolées, d'un vert pâle, tachées de pourpre à l'extrémité, étalées, puis réfléchies. Labelle conné en tube avec le gynostème, à lobes latéraux arrondis, dressés, jaunes, le plus grand pourpre, dilaté au sommet, bifide, avec les côtés arrondis puis recourbés. Disque présentant deux épaississements. Gynostème étroit, cylindrique; clinandre court, à lobes latéraux arrondis. Anthère terminale, operculaire, charnue, biloculaire, renfermant 4 pollinies céracées, larges, attachées par un caudicule lamelliforme, linéaire. Capsule ovoïde, à côtes proéminentes.

Cette espèce habite les îles de l'Amérique du Sud et la Guyane.

Son suc, d'après Schomburgk, est employé comme purgatif à la dose de 15 grammes environ. On le regarde aussi comme anthelminthique et diurétique.

Epigœa repens L. — Sous-arbrisseau toujours vert, de la famille des Ericacées, série des Andromédées, qui habite les bois ombragés de l'Amérique, à tiges ligneuses de 40 à 60 centimètres de hauteur, à feuilles entières, cordées, pétiolées, à fleurs petites, odorantes, disposées en grappe terminale. Calice coloré, à 5 divisions profondes, enveloppé de 3 bractées. Corolle hypocratérimorphe quinquéfide. 10 étamines libres, petites, à anthères bifides s'ouvrant longitudinalement. Capsule subglobuleuse à 5 loges, enveloppée par le calice.

Composition chimique. — Cette plante renferme les mêmes principes que la Busserole (voir ce mot) et des acides tannique, gallique et formique.

Cette plante est employée en Amérique comme diurétique, à la façon de la Busserole et de la même manière. Elle paraît même avoir réussi quand celle-ci avait échoué.

Epilobium angustifolium L (*E. spicatum* Lamk.). — Cette plante appartient à la famille des Onagrariées, série des Œnothérées, et croît dans les parties nord de l'Europe, de l'Asie, aux États-Unis, dans l'Amérique anglaise. Tige simple, dressée, de 4 à 6 pieds de hauteur. Feuilles éparses, subentières, lancéolées, sessiles, lisses, acuminées. Fleurs en long épi terminal, nombreuses, fort belles, lilas pourpre. Calice à 4 sépales caducs; 4 pétales. 8 étamines libres. Ovaire infère à 4 loges multiovulées. Style grêle, à 4 stigmates en croix. Capsule allongée, li-

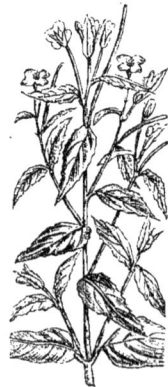

FIG. 330. — *Epilobium palustre.*

néaire, quadriloculaire, à loges polyspermes et loculicide. Graines nombreuses, à 4 angles, surmontées d'une aigrette chevelue.

La racine, la seule partie employée, pénètre profondément dans le sol; elle est mince, à écorce épaisse. Elle renferme du tanin, de la gomme, du mucilage, du sucre, de l'amidon, de l'acide gallique, etc.

A. Smith a préconisé son infusion pour la guérison des aphtes, et paraît en avoir obtenu de bons résultats, dus évidemment à l'astringence de cette partie de la plante.

E. rosmarinifolium Hœnck. — Cette plante était regardée comme émolliente et un peu astringente. On prétendait même que l'infusion de sa racine apprivoisait les bêtes féroces, et que sa décoction dans le vin adoucissait les caractères et rendait le cœur joyeux. En Suède, les bourgeons sont alimentaires, ainsi que les jeunes souches. Les aigrettes des graines servent à préparer une sorte de fil. Les *E. latifolium* L. et *tetragonum* L. passaient pour jouir des mêmes propriétés (*Hist. d. pl.*, t. IV, p. 486, H. Bn).

Épine-Vinette. — Le *Berberis vulgaris* L. (Berbéris vinettier, Epine-Vinette), de la fa-

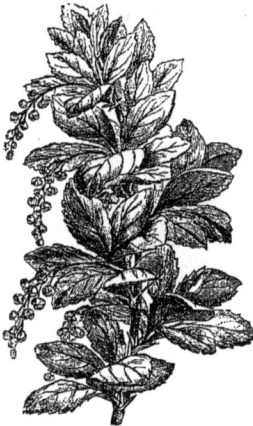

FIG. 331. — Épine-Vinette.

mille des Berbéridacées, série des Berbéridées, est un arbuste de 2 à 3 mètres de hau-

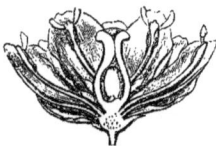

FIG. 332. — Épine-Vinette. Fleur.   FIG. 333. — Étamine.
Coupe longitudinale.

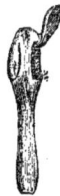

teur, qui croît sur la lisière des bois, dans les haies. Feuilles alternes et dimorphes. Celles des rameaux florifères sont pétiolées, caduques, simples, ovales-oblongues, dentées sur les bords et réunies en paquets. Celles des rameaux foliifères sont accompagnées d'épines rudes, ligneuses. Fleurs petites, jaunes, odorantes, en longues grappes pendantes, simples, allongées. Elles sont régulières, hermaphrodites. Calice à 6 sépales

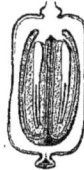

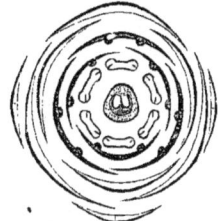

FIG. 334. — Fruit.   FIG. 335. — Diagramme de la fleur.

caducs, pétaloïdes. Corolle à 6 pétales sessiles, concaves et accompagnés à leur base de 2 glandes. 6 étamines libres, à anthères dont les deux loges s'ouvrent en manière de panneau. Ovaire libre, à une seule loge pluriovulée. Style nul; stigmate en tête circulaire, déprimée au centre. Baie ovoïde, d'abord verte, puis rouge, couronnée par le stigmate, à une seule loge renfermant deux graines albuminées.

L'Epine-Vinette est employée dans nos contrées pour faire des haies, mais il faut éviter de la planter aux environs des champs de froment, car c'est sur ses feuilles que vit la forme œcidiale du *puccinia graminis*, champignon qui produit la rouille du blé. Il en est de même pour le seigle et l'avoine.

On emploie l'écorce de la racine et de la tige, les racines, les feuilles et les fruits.

L'écorce de la racine est grisâtre au dehors, jaune en dedans, de saveur très amère. Quand on la mâche, elle teint la salive en jaune.

Composition chimique. — Cette écorce renferme non seulement de la berbérine, mais encore, d'après Hesse (*Berichte*, XIX, 3196), au moins quatre autres alcaloïdes.

La berbérine $C^{20}H^{17}AzO^4$, matière colorante, est un alcaloïde cristallisant en aiguilles soyeuses d'un jaune clair, inodores, peu solubles à froid dans l'alcool et l'eau, insolubles dans l'éther. A 100° elle perd 10 molécules d'eau, fond à une température plus élevée, et à 200° donne naissance à des vapeurs jaunes odorantes, qui se condensent en un corps solide, soluble dans l'alcool, insoluble dans l'eau. La berbérine forme, avec les acides, des sels cristallisables et jaunes.

La réaction suivante, qui est très sensible, peut servir à reconnaître la berbérine. Dans sa solution alcoolique et chaude, on verse une solution étendue d'iode dissous à l'aide d'une petite quantité d'iodure de potassium. Il se précipite des paillettes vertes, brillantes, dont les reflets rappellent ceux des élytres des cantharides. Il se forme en même temps des cristaux d'un sel rouge. Ces deux sels posséderaient, d'après Perkins (*Journ. of chem. Soc.*, XV, 329), la même composition chimique.

En présence de l'hydrogène naissant, la berbérine se transforme en une nouvelle base, l'*hydroberbérine* cristallisée.

En traitant par la soude l'eau-mère qui a fourni le chlorhydrate de berbérine, il se fait un précipité de couleur foncée, dont l'éther enlève non seulement l'*oxyacanthine* de Walcker, mais encore deux autres alcaloïdes; un autre alcaloïde brun amorphe reste indissous. On peut obtenir l'oxyacanthine à l'état de sulfate en dissolvant dans l'acide acétique le mélange enlevé par l'éther et ajoutant du sulfate de soude à la solution.

L'*oxyacanthine* est amorphe, blanche, mais se colore en jaune à la lumière. Elle peut cristalliser de l'alcool aqueux. Sa saveur est amère, âcre. Elle est presque insoluble dans l'eau, soluble dans 30 parties d'alcool froid, 1 partie d'alcool bouillant, 125 parties d'éther froid, 4 parties d'éther bouillant, très soluble dans le chloroforme, les huiles essentielles et grasses. Elle est alcaline, fond à 139°, et à une température plus élevée dégage de l'ammoniaque et des vapeurs empyreumatiques. Les acides concentrés la décomposent. Elle réduit l'acide iodique et forme avec les acides des sels cristallisables. Sa composition est représentée par $C^{18}H^{19}AzO^3$. En présence des alcalis caustiques, elle passe à l'état de β-oxyacanthine, qui diffère probablement par la fixation des éléments d'une molécule d'eau. Quand on la traite par l'acide chlorhydrique, celle-ci se sépare, et on obtient le chlorhydrate normal. Sous ce rapport, l'oxyacanthine présente quelque ressemblance avec la narcotine.

Le troisième alcaloïde retiré de l'eau-mère par le nitrate de soude a été désigné par Hesse sous le nom de *berbamine* $C^{18}H^{19}AzO^3$.

Usages. — L'écorce de la racine, sous forme de décoction, est regardée comme tonique en raison de son amertume, et à doses élevées elle agit comme cathartique. La coloration jaune de sa décoction l'a fait employer contre la jaunisse, en vertu de la *doctrine des signatures*. Son action tonique et laxative peut en effet rendre quelques services dans cette affection. Son extrait a été préconisé comme fébrifuge sous le nom de *quinoïde*, mais sans avoir plus de valeur que les autres substances végétales que l'on a tenté de substituer au quinquina. Piorry l'avait vantée contre la fièvre.

La racine et le bois servent à teindre en jaune la laine, le coton, le fil, le cuir même. On a conseillé la décoction des feuilles dans le scorbut et les dysenteries légères.

Les fruits, qui renferment des acides malique et tartrique, ont un peu la saveur de la groseille. Quand ils sont mûrs, on en prépare des gelées, des sirops, des limonades rafraîchissantes. Verts, on les confit dans le vinaigre, comme les câpres. En les faisant fermenter avec du miel, ils donnent une sorte d'hydromel légèrement alcoolique dont la saveur est agréable. Leur suc, additionné d'alun, donne une belle couleur rouge. L'oxyacanthine a été employée contre les fièvres palustres. La berbérine elle-même, à la dose de 25 à 50 centigrammes, a été préconisée, en Allemagne, comme tonique, dans la convalescence des fièvres adynamiques.

Equisetum arvense L. — Plante herbacée de la famille des Équisétacées, qui croît dans les champs humides, sablonneux, les fossés, les ruisseaux; son rhizome souterrain donne naissance à des tiges aériennes. Les unes

sont fertiles et paraissent les premières. Elles sont cylindriques, simples, cannelées, hautes de 10 à 20 centimètres, noueuses et

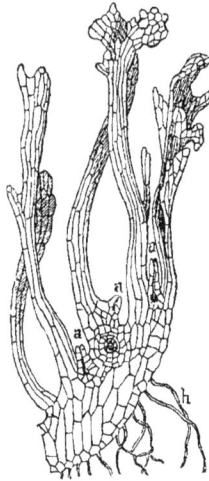

FIG. 336. — *Equisetum arvense.* Prothalle femelle. *h,* rhizoïdes ; *aa,* archégones.

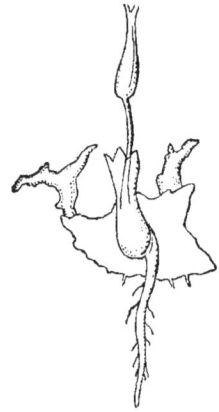

FIG. 337. — *Equisetum arvense.* Développement de l'embryon.

munies au niveau des nœuds de gaines tuberculeuses découpées en 8 ou 10 dents. Elles

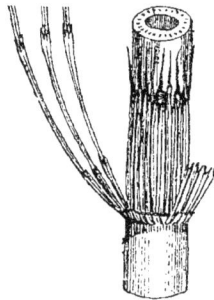

FIG. 338. — *Equisetum Telmatyn.* Nœud avec sa gaine et ses rameaux.

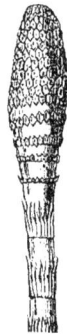

FIG. 339. — *Eq. arvense.* Sommet fructifère.

sont terminées par un épi oblong, cylindrique, portant un grand nombre d'écailles pé-

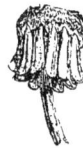

FIG. 340. — *Eq. arvense.* Écaille fructifère.

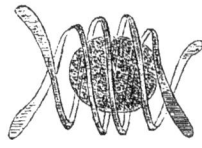

FIG. 341. — *Eq. arvense.* Spore.

dicellées, peltées, verticillées. A la face inférieure de chaque écaille se trouvent six *sporanges* renfermant un grand nombre de spores elliptiques, dont le tégument externe, très élastique, se découpe en deux bandes spiralées, les *élatères*, qui peuvent se dérouler ou s'enrouler autour de la spore suivant la sécheresse ou l'humidité. Les spores donnent naissance à des *prothalles*, les uns mâles ne portant que des *anthéridies*, les autres femelles produisant des *archégones*. Ce sont de petites lames vertes, ramifiées, à poils radiculaires. L'organisation des organes de reproduction est la même que chez les Fougères.

Les tiges stériles plus petites, plus grêles,

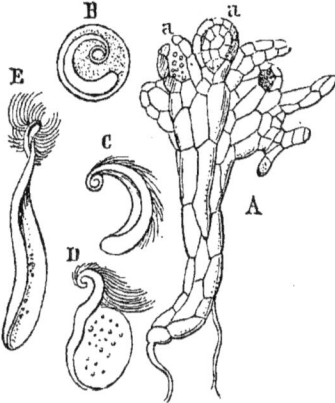

FIG. 342. — *Eq. arvense*. A, prothalle portant *a*, *a* des anthéridies ; B, C, D, E, anthérizoïdes à divers états.

présentent dans l'aisselle des gaines des verticilles de rameaux tétragones, simples ou peu ramifiés.

Les *E. hyemalis* L., Prèle d'hiver, qui croît dans les lieux humides, *limosum* L. P., des marais ; *sylvaticum* L. P., des bois ; *fluviatile*, du bord des rivières ; *segetale*, des moissons ; *palustre*, etc., ne diffèrent de l'espèce précédente que par des caractères botaniques peu marqués.

Ces végétaux sont inodores. Leur saveur est âpre et désagréable.

Composition chimique. — Les Prèles renferment une proportion assez considérable de silice qui communique à leurs tiges la rudesse qui les caractérise. Elles contiennent aussi un acide qu'on avait appelé *acide équisétique* et qui est identique avec l'*acide aconitique* $C^6H^6O^6$ retiré du suc de l'aconit et du *delphinium consolida*. Cet acide est amorphe, soluble dans l'eau, l'alcool, l'éther. Il fond à 140° ; à 160°, il se décompose en un produit huileux et en acide itaconique.

Il est tribasique et se combine avec les bases pour former des sels cristallisables. Il se distingue de ses isomères, l'acide fumarique, par sa fusibilité, et l'acide maléique, en ce qu'il n'est pas volatil et qu'à l'état de sel ammoniacal il précipite le chlorure ferrique.

Usages. — Les tiges des Prèles servent, en raison de leur rudesse, à polir le bois, les métaux. On mange en Italie les jeunes pousses en guise d'asperges.

Au point de vue médical, on regarde les Prèles comme astringentes, surtout comme

diurétiques, et on a conseillé leur décoction, 8 à 15 grammes par litre, dans les hydropisies par atonie. On les accuse cependant de provoquer parfois l'hématurie.

On les considère également comme emménagogues, et on a même prétendu qu'elles causaient l'avortement des vaches qui les broutaient.

Érables. — Les Érables appartiennent à la famille des Sapindacées, série des Acérinées. Ce sont des arbres à feuilles opposées, composées, pennées ou simples, pétiolées. Les

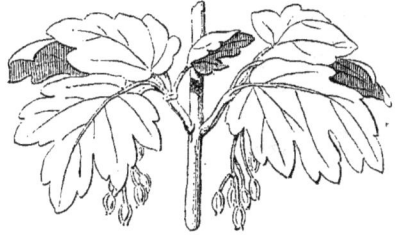

FIG. 343. — *Acer campestris*. Fragment de rameau.

fleurs sont régulières, dioïques ou polygames, en grappes, en corymbes axillaires, ou en terminales, accompagnées d'une bractée caduque. Calice à 5 sépales. Corolle à 5 pétales. 5 à 10 étamines libres, insérées sous un gros disque hypogyne. Ovaire libre, biloculaire,

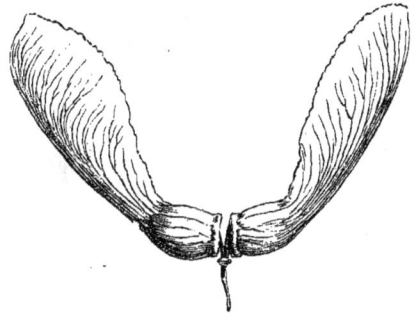

FIG. 344. — Érable. Samare double.

à loges biovulées. Style simple, à deux longues branches stigmatifères. Le fruit est une samare double, à deux loges qui se séparent l'une de l'autre. Elles renferment 1 à 2 graines.

Les Érables, dont on connaît une cinquantaine d'espèces, sont répandus dans l'Amérique du Nord, l'Europe, l'Asie tempérée, le Japon, l'Himalaya, Java. La sève de la plupart d'entre eux renferme du sucre de canne en quantité assez considérable pour donner lieu à une exploitation régulière. Nous citerons parmi eux : *Acer saccharinum* L. — *pensylvanicum* L. — *rubrum* L. — *eriocarpum* Michx., de l'Amérique du Nord — *A. campestre* L. — *platanoïdes* L. — *pseudoplatanus* L.

Pour obtenir la sève sucrée, on pratique dans le tronc deux trous parallèles obliques, à 50 centimètres du sol, écartés de 10 centimètres environ et ne pénétrant que fort peu dans l'aubier. Des tubes conduisent la sève dans des récipients où on la puise pour la faire évaporer. Le sucre brut est ensuite raffiné comme celui de la betterave. Un arbre peut donner, par temps sec, 10 litres de sève, et cela pendant un mois environ. 27 litres fournissent 2 kilogrammes d'un sucre qui, lorsqu'il est raffiné, ne diffère en rien du sucre de canne. Un même arbre bien ménagé peut donner sa sève pendant trente ans. Cette exploitation se·fait surtout au Canada et dans le centre des Etats-Unis. Les Erables sont aussi fort recherchés pour leur bois, qui est dur, résistant et employé en ébénisterie, dans la lutherie, l'armurerie.

Ergot de Seigle. — Sur les épis de certaines graminées, on rencontre souvent, dans les années pluvieuses, des organismes d'une nature particulière dont la forme rappelle celle du grain lui-même, et que l'on nomme *Ergots* à cause de leur ressemblance grossière avec l'ergot du coq. La nature de l'Ergot qui se trouve sur le seigle, *Secale cereale* L., a été démontrée par Tulasne.

C'est la forme intermédiaire d'un champignon, le *Claviceps purpurea* de la famille des Pyrénomycètes, le *sclé-*

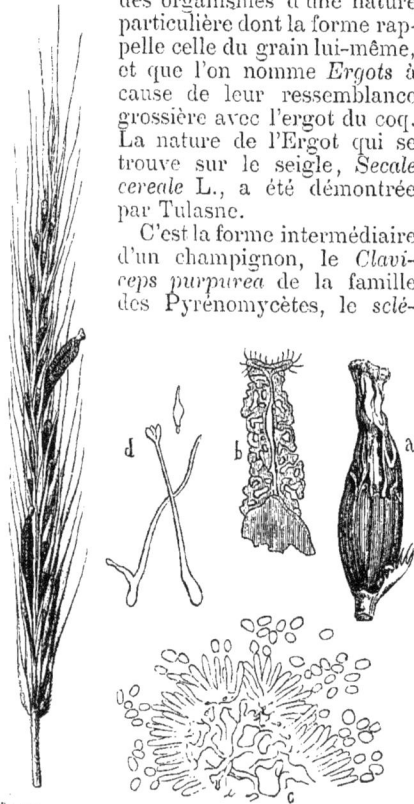

FIG. 345. — Épi de seigle ergoté.

FIG. 346. — *Claviceps purpurea. a*, sphacélie; *b*, Coupe longitudinale de la sphacélie et du sommet de l'ovaire soulevé par elle; *c*, Hymenium portant des spores; *d*, Conidies en germination.

rote, le *mycélium* à l'état de repos. Pour bien faire comprendre sa nature, prenons le grain du seigle attaqué.

L'ovaire, avant la fécondation, se recouvre d'abord de gouttelettes d'une substance glutineuse, jaunâtre, de saveur douce. C'est le *miel de seigle*, c'est aussi le premier stade de développement du champignon, le mycélium feutré, blanc, mou, délicat, oblong, se nourrissant du tissu de l'ovaire, dont il garde la forme. Ce tissu est formé d'*hyphes*, cellules filiformes, grêles, recouvertes de *basides* claviformes qui donnent naissance à des *conidies*, petits corpuscules ovales de 4 μ de diamètre. Ce sont elles qui forment à la surface du grain la poussière blanchâtre engluée de matière sucrée. Ces conidies peuvent germer et former d'autres mycéliums. Dans cet état, c'est la *sphacélie* de Léveillé.

A la base, se forme un corps compact, violet noirâtre au dehors, blanc en dedans,

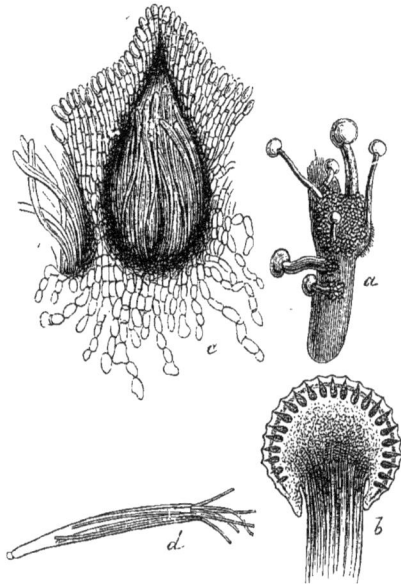

FIG. 347. — *a*, Ergot produisant des réceptacles ; *c*, Coupe d'un conceptacle très grossi rempli de thecques ; *d*, Asque déchiré à une extrémité et laissant sortir les spores.

qui augmente peu à peu de volume, se sépare du mycélium et soulève les restes de l'ovaire, en se recourbant en corne. C'est alors le *sclérote*, l'*Ergot de seigle*.

Mais là ne s'arrête pas le développement du champignon. Quand ce sclérote tombe sur le sol humide, on voit se former en certains points de petites têtes blanches, devenant plus tard jaune grisâtre, puis pourprées. Ces têtes sont soulevées par des pédoncules grêles. Ce sont les *réceptacles*. A la surface de ces petites têtes, on remarque des petites élévations brunâtres, munies d'une ouverture et communiquant avec une petite cavité. Ces cavités sont disposées radialement en cercle autour du renflement, ce sont les *conceptacles* ou *périthèces*. Chaque conceptacle renferme un grand nombre de tubes sporifères *asques*, contenant chacun 8 spores filiformes qui s'échappent pour donner naissance, sur l'ovaire du seigle, à un mycélium conidifère, et le cycle que nous avons décrit recommence.

Le *Claviceps purpurea* présente donc trois phases de développement : 1° le mycélium; 2° le sclérote ou Ergot; 3° le réceptacle fructifère ou champignon complet.

C'est surtout en Russie et en Espagne que les seigles sont ainsi attaqués, et ce sont du reste ces deux contrées qui fournissent la plus grande quantité d'Ergot.

L'*Ergot de seigle* se présente sous la forme d'un corps cylindrique, un peu arqué, aminci aux extrémités, de 2 à 6 centimètres de longueur sur 2 à 4 millimètres d'épaisseur, à surface lisse, dure, brun noirâtre ou violacée. Il porte un sillon sur les faces convexe et concave. Sa texture est cornée. Il se courbe un peu quand on le plie, puis il casse. Sa cassure est blanche, compacte, avec une couleur vineuse sur les bords. Il est difficile de le réduire en poudre s'il n'a pas été desséché récemment, car il est hygrométrique. Son odeur est désagréable. Sa saveur, qui est à peu près celle du beurre rance, laisse dans la gorge une sensation d'âcreté.

On récolte l'ergot quand sa formation est complète. Il s'altère rapidement à l'air, surtout quant il est pulvérisé. Aussi, malgré les précautions prises pour le conserver, est-il bon de n'employer que celui de l'année.

Composition chimique. — Bien que l'Ergot de seigle ait été étudié par un grand nombre de chimistes, sa composition chimique est encore mal connue. Wenzell, en 1865, signala dans l'Ergot deux alcaloïdes, l'*ecboline* et l'*ergotine*, tous deux amorphes, formant une sorte de vernis brunâtre, de saveur légèrement amère, à réaction alcaline, solubles dans l'eau, l'alcool, insolubles dans l'éther, le chloroforme, difficilement solubles dans l'alcool méthylique, et formant avec les acides des sels déliquescents. L'ecboline se distinguerait en ce qu'en solution aqueuse elle est précipitée par le bichlorure de mercure et l'acide phosphomolybdique, tandis que l'ergotine n'est pas précipitée par le bichlorure mais par les acides tannique et phosphomolybdique. Ces deux alcaloïdes seraient combinés avec l'acide ergotique. 3 centigrammes d'ecboline correspondraient à 2 grammes d'ergot. Cette dose exercerait une sorte d'intoxication sur la moelle, se communiquant au système musculaire et déterminant des contractions musculaires involontaires. Puis surviennent des nausées, perte de l'appétit, douleurs dans la tête s'irradiant aux muscles, etc. Cette action dure environ trois heures. L'ergotine n'agirait ni sur la moelle épinière ni sur le système musculaire.

Pour Draggendorff et Podwissotzky, ces deux alcaloïdes sont sans action sur les grenouilles, et leurs propriétés physiques et chimiques se confondent.

L'ecboline et l'ergotine de Wenzell ont été aussi obtenues par Gauser (*Archiv. d. Pharm.*, 1870, 144, p. 195). Son ecboline est amère, l'ergotine est salée et n'agit pas autant que la première, qui cause des nausées et des éructations.

Pour T. Blumberg (*Inaug. dissertation*, Dorpat. 1878), l'ecboline et l'ergotine représentent un même alcaloïde.

En 1875, Tanret retira de l'Ergot une substance, l'*ergotinine*, à laquelle il assigna la formule $C^{35}H^{40}Az^4O^9$, et qu'il regarde comme un alcaloïde. Elle est blanche, cristalline, mais se colore à l'air. Les solutions sont très fluorescentes. Insoluble dans l'eau, elle se dissout bien dans l'alcool, l'éther, le chloroforme. C'est une base faible, car avec les acides minéraux elle forme des sels difficilement cristallisables. La réaction qui permet de la reconnaître est la suivante : Traitée en présence d'un peu d'éther par l'acide sulfurique étendu de 1/7 d'eau, elle prend une belle coloration violette, puis bleue. En solution sucrée et en présence du même acide, la coloration est rose, puis brune.

En même temps que l'ergotinine cristallisée, l'auteur a signalé l'ergotinine amorphe, qui ne serait qu'une modification moléculaire de la première. Au soleil et en solution alcoolique, elle se résinifie.

Tanret n'a retiré de 1 kilogramme d'Ergot que 1ᵉʳ,20 d'ergotinine, dont 1/3 seulement cristallisé. Un milligramme correspondrait donc à peu près à 1 gramme d'Ergot.

L'ergotinine représenterait, d'après l'auteur, le principe actif de l'Ergot de seigle.

Draggendorff et Podwissotzky relèguent les ergotines et l'ergotinine au second rang, et ont repris dans leurs *Recherches sur le principe actif et quelques constituants de l'ergot* l'étude de cette drogue. Ils ont signalé les substances suivantes :

1° *Acide sclérotique.* Il n'a pas été obtenu complètement pur, car il renferme encore 2 0/0 de cendres. Il est inodore, insipide, à réaction légèrement acide, soluble dans l'eau et l'alcool. L'acide nitrique à 1,20 de densité forme avec lui des acides picrique, oxalique, et une nouvelle substance qui prend une couleur jaune quand on ajoute un alcali. L'acide nitrique plus concentré le convertit en acides picrique, oxalique, mucique, tartrique et aposorbique. Ce n'est pas un glucoside, mais il se rapproche beaucoup de la nature des alcaloïdes. L'Ergot en renferme de 1 à 3 à 4 à 5 0/0. Ce composé serait fort actif, surtout en injections hypodermiques, et paralyse les grenouilles avec gonflement de l'abdomen.

2° *Acide fuscosclérotique.* Il est insoluble dans l'eau, l'éther, soluble dans les liquides acides. Il paraît agir surtout sur la sensibilité, qu'il diminue promptement;

3° *Scléromucine.* Matière colloïdale visqueuse, soluble dans l'eau, insoluble dans l'alcool. Elle est azotée quoique impure, car elle renferme 26, 8 0/0 de matières minérales et mal définies; elle paraît être l'agent thérapeutique de l'Ergot;

4° *Picrosclérotine.* Matière amer, insoluble dans l'eau acidulée. C'est l'agent le plus toxique de l'ergot. Une injection de 1 milligramme sous la peau d'une grenouille produit d'abord l'insensibilité, puis la paralysie des extrémités et la mort en dix minutes;

5° *Scléréythrine.* Matière colorante rouge, se rapprochant de l'anthraquinone ;

6° *Scléroiodine.* Poudre noir bleuâtre, soluble dans les alcalis;

7° *Scléroxanthine* et *sclérocristalline.* Elles ont été obtenues en cristaux. Leur solution alcoolique est peu colorée, mais elle prend une couleur violette en présence du chlorure ferrique.

R. Kobert (*Pharm. central.*, 25 décembre 1884), assistant à l'Institut pharmacologique de Strasbourg, ajoute à la liste déjà si nombreuse des composés de l'Ergot deux acides et un alcaloïde :

1° *Acide ergotinique.* Il est amorphe, blanc jaunâtre, hygroscopique, et s'agglutine facilement. Il renferme de l'azote. C'est un glucoside, car, sous l'action des acides minéraux, il se décompose en sucre et en une base d'un beau blanc, cristallisée, et sans action sur la lumière polarisée. Ce serait le principe actif de l'acide sclérotique de Draggendorff. Il n'a rien de commun avec l'acide ergotique de Wenzell.

D'après l'auteur, il est inactif quand il est pris par la bouche, soit parce qu'il se dédouble dans l'estomac en ses deux composés inactifs, sucre et base, soit parce qu'il n'est que peu absorbé. En injections sous-cuta-nées, il paralyse la corde spinale, abolit peu à peu les mouvements volontaires, diminue le nombre des respirations, et cause la mort par asphyxie; même à doses toxiques, il est sans action sur l'utérus;

2° *Acide sphacélinique*. Insoluble dans l'eau, les acides étendus, soluble dans l'alcool, peu soluble dans l'éther et le chloroforme. Il ressemble à une résine, et dans l'ergot ancien il passe en effet à la modification résineuse inactive. Il ne renferme pas d'azote.

Son action principale est de produire la gangrène, et ce serait à lui que seraient dues les épidémies de gangrène produites par le seigle ergoté. Il tétanise l'utérus;

3° *Cornutine*. L'auteur regarde cette substance non seulement comme un alcaloïde, mais encore comme le principe le plus actif de l'Ergot. 5 dixièmes de milligramme suffiraient pour provoquer la salivation, les vomissements, la diarrhée, les mouvements de l'utérus, la contraction des vaisseaux sanguins et l'augmentation de la pression sanguine.

La cornutine, bien que se rapprochant de l'ergotinine, en différerait parce qu'elle est très toxique, tandis que la seconde est sans action, et qu'elle est beaucoup plus soluble.

Tauret [*Journ. de Pharm. et de Chim.*, 1885, p. 399], regarde la cornutine de Kobert comme de l'ergotinine plus ou moins altérée par l'air ou les acides, car une solution acidulée d'ergotinine exposée à l'air se colore et donne un liquide qui possède les propriétés accordées à la cornutine. Nous verrons du reste que l'ergotinine n'est pas inactive.

Comme on le voit par l'énumération rapide de ces travaux, la constitution chimique des principes actifs de l'Ergot est loin d'être connue.

L'Ergot renferme en outre une matière camphrée volatile (Tauret), un sucre, le *mycose* $C^{14}H^{22}O^{11} + 2H^2O$, cristallisant en octaèdres rhombiques et différant de celui qu'on trouve dans le *miel d'ergot*, de la *mannite*, des acides lactique, formique, acétique, de l'amidon. Traité par un alcali, l'ergot donne de la *triméthylamine*, qui, d'après certains auteurs, existe toute formée.

Il contient en outre 30 0/0 d'une huile jaunâtre, non siccative, formée d'oléine, de palmitine et de petites quantités d'acides gras volatils, surtout les acides acétique et butyrique. Elle est accompagnée de résine et de cholestérine. Pure, elle est inactive.

Toxicologie. — L'Ergot de seigle détermine une intoxication particulière, connue sous le nom d'*Ergotisme,* que l'on a souvent observée chez les habitants qui se nourrissent de seigle attaqué par ce champignon, surtout dans les étés pluvieux. L'ergotisme est caractérisé par des mouvements intermittents, la vue s'éteint, les pupilles se dilatent, l'ouïe s'altère, puis les malades tombent dans le délire et le coma. En même temps, on ressent dans les membres des picotements, un engourdissement, des douleurs vives dans les orteils, de la chaleur qui devient bientôt un froid glacial. Puis apparaît le sphacèle, la peau rougit ou devient pâle et ridée, se couvre de taches violettes, puis noires. La gangrène est le plus souvent sèche. L'escarre s'élimine, et les parties mortifiées se séparent des parties vivantes.

Dans les cas d'empoisonnement, on fait évacuer l'estomac, et on traite les symptômes par le café, le tanin, le chloral et les injections d'éther (Debierre).

Thérapeutique. — A doses plus faibles, l'Ergot détermine des nausées, du prurit des

membres, du vertige, du délire, la dilatation de la pupille, le ralentissement de la circulation avec petitesse et dureté du pouls, pâleur du tissu.

Chez la femme, l'ergot provoque, surtout quand elle est grosse, des contractions utérines accompagnées de tranchées utérines assez violentes pour provoquer l'expulsion du fœtus quand le travail est commencé. Ces contractions commencent au bout d'une demi-heure au plus, et cessent après une heure. Aussi l'emploi de l'Ergot de seigle dans l'accouchement difficile est-il classique pour combattre l'inertie de l'utérus, le débarrasser des caillots après avoir hâté la délivrance, arrêter les hémorragies puerpuérales. Il ne faut pas oublier que les contractions qu'il provoque sont toutes différentes des contractions intermittentes de l'utérus en travail régulier, et que par suite il ne faut pas l'administrer au début et avant la dilatation complète du col, sous peine de s'exposer à une rétraction de l'utérus. Il ne faut pas non plus l'administrer quand il y a un obstacle mécanique.

L'Ergot doit être employé aussi frais que possible, et pulvérisé au moment même où l'on s'en sert. Le médecin peut se servir pour cela du moulin à poivre des ménages. La dose est de 2 à 4 grammes en 2 à 4 paquets, donnés chacun toutes les demi-heures pour activer l'accouchement, ou pour arrêter l'hémorragie *post partum.*

Pour éviter l'altération de l'Ergot et lui donner sous le même volume une activité plus grande, on peut enlever l'huile soit par pression, soit à l'aide de l'éther, de la benzine, du sulfure de carbone. Cette huile extraite de l'Ergot frais par pression est presque incolore, inodore, insipide et inactive. Mais l'éther enlève, avec le corps gras, une partie active de l'Ergot, car l'huile ainsi préparée possède certaines de ses propriétés. Elle est alors d'un brun rougeâtre, d'une saveur désagréable, âcre, soluble dans l'alcool et les solutions alcalines. D'après Hermann (*News Remedies*, 1872, p.238), elle consiste en 22^{gr},703 d'acide palmitique, 69^{gr},205 d'acide oléique et 8^{gr},091 de glycérine.

Shœmaker l'a recommandée en applications locales dans l'eczéma aigu, l'herpès des parties génitales, la séborrhée, l'érysipèle, etc. L'ergot a été employé dans les rhumatismes articulaires aigus avec quelques succès dus probablement, d'après Dujardin-Beaumetz, à la triméthylamine.

L'infusion, la décoction, le sirop, l'extrait fluide officinal aux États-Unis, ne sont pas usités en France.

On emploie beaucoup un extrait aqueux qui a reçu de Bonjean (de Chambéry) le nom fort impropre d'*ergotine.* Cet extrait, dont la composition n'est pas toujours constante, est très hygrométrique, soluble dans l'eau, insoluble dans l'alcool rectifié et l'éther, de consistance variable. Son odeur rappelle la viande rôtie, sa saveur est piquante et amère. Un kilogramme d'ergot en fournit 140 à 160 grammes.

Cette préparation s'emploie pour arrêter les hémoptysies des tuberculeux, en injections sous-cutanées (2 grammes pour 30 grammes), une demi-seringue de Pravaz toutes les deux ou trois heures; contre l'hémoptysie cardiaque, contre les névralgies congestives (Marino), dans les hématémèses, à la dose de 10 à 20 centigrammes.

L'extrait hydroalcoolique d'Yvon est un liquide ambré, représentant un poids égal d'ergot (*Journ. de Pharm.*, 1877). Ses applications sont les mêmes, et il ne produirait pas d'irritation locale comme le précédent.

L'ergotinine de Tanret est employée sous forme de sirop :

Ergotinine.	5 centigrammes.
Acide lactique. . . .	10 »
Sirop de fleur d'oranger.	1 kilogramme.

Chaque cuillerée à café de 5 grammes contient 1/4 de milligramme d'ergotinine. La dose est de 1 à 4 cuillerées à café par jour.

Solution hypodermique.

Ergotinine.	1 centigramme.
Acide lactique	2 centigrammes.
Eau de laurier-cerise. .	10 grammes.

Un milligramme d'ergotinine par centimètre cube.

D'après Dujardin-Beaumetz (*Soc. de Thérap.*, février 1873), cette substance, quand on dépasse 5 milligrammes, provoque des coliques et des vomissements. Elle diminue les hémorragies, mais l'action ne se fait sentir qu'après 12 à 24 heures. D'après Budin et Galippe (*Soc. de Biolog.*, 6 mai 1878), il a fallu 80 milligrammes chez le chien pour abaisser la température et provoquer les coliques, les vomissements, et 105 milligrammes pour amener la mort. Les indications de l'ergotinine sont surtout pour combattre les hémoptysies.

D'autres ergots ont été préconisés comme pouvant remplacer à l'occasion l'Ergot de seigle. Nous citerons entre autres :

1° L'*Ergot du froment ou blé*, dont les propriétés ont été signalées par Miahle, en 1850. (*De l'Ergot de blé*, thèse), et qui serait d'une conservation plus facile.

2° L'*Ergot du Diss* se trouve sur une graminée, l'*Ampilodes mas tenax* Link, qui porte en Algérie le nom de *Diss*. Ce sclérote se conserverait fort bien, sans être attaqué par les insectes. Il serait, d'après Lallemand, plus actif que l'ergot de seigle.

3° L'*Ergot de l'avoine*. C'est un corps allongé, noir, long de 10 à 12 millimètres, très effilé à une de ses extrémités et portant

un léger sillon sur une de ses faces. Son tissu intérieur est compact, homogène et blanchâtre. Les matrones arabes le regardent comme aussi actif que celui du seigle, et le Dr Bousquet a constaté que son action est aussi rapide, aussi durable. Il exercerait de plus une action excitante générale.

4° L'*Ergot du maïs* (*Ustilago maydis* Leveillé). Il est caractérisé par des spores sphériques, recouvertes d'élévations échinulées. Il apparaît en masses variant de la grosseur d'une cerise à celle d'une tête d'enfant, lisses, irrégulièrement globuleuses, de couleur d'abord bleuâtre, puis devenant noirâtres et couvertes d'une poussière noire.

Composition chimique. — Rademaker et Fish (*Nation. Drugg*, 17 juin 1887) ont retiré un alcaloïde, l'*ustilagine*, qui cristallise en longues aiguilles minces, blanches, amères, solubles dans l'eau, dans l'alcool, l'éther, et forme des sels solubles dans l'eau. Traitée par l'acide sulfurique concentré, la solution prend une couleur marron passant peu à peu au vert intense, et prenant en présence du chlorure ferrique une couleur jaune foncé. Ce champignon renferme en outre de l'huile fixe, 6,50, de la résine, de l'acide sclérotique, du sucre, de la pectine et de la tryméthylamine.

Son action physiologique est celle de l'Ergot. La meilleure préparation est l'extrait fluide à la dose de 30 gouttes à 5 grammes. Il paraît produire l'avortement des vaches pleines qui broutent le maïs attaqué.

Il est inscrit à la pharmacopée des Etats-Unis.

Erica cinerea L. — La Bruyère cendrée, de la famille des Éricacées, est un arbrisseau

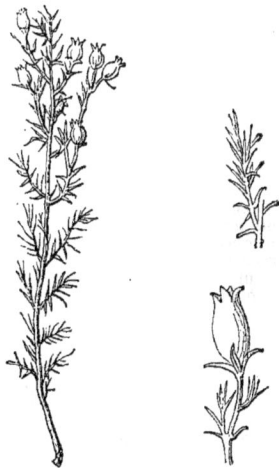

FIG. 348. — *Erica cinerea.*

à tiges tortueuses, rameuses, formant des touffes étalées diffuses, dans les landes, les bois sablonneux, les terrains arides de l'Europe. Feuilles linéaires, verticillées, ternées, glabres, luisantes, persistantes, rapprochées, appliquées sur les rameaux. Fleurs petites, presque sessiles, terminales, d'un rouge vif ou blanches, en grappes simples. Calice à 4 lobes. Corolle urcéolée à limbe 4-fide. 8 étamines insérées sous un disque hypogyne, libres, à anthères s'ouvrant par des pores. Ovaire à 4 loges pluriovulées. Style fili-forme, stigmate obtus à 4 lobes courts. Capsule couronnée par le calice, à 4 loges, à 4 valves. Graines réticulées.

La bruyère a une saveur astringente, un peu amère.

Composition chimique. — Elle renferme une grande quantité de tanin, de l'*éricoline*, de l'*éri-cinol*. — Voir BUSSEROLE.

La Bruyère avait été indiquée comme diu-rétique, et Cazin dit en avoir obtenu de bons résultats sous forme de décoction (30 gr. pour un litre) dans le catarrhe de la ves-sie, l'anasarque, l'albuminurie avec infiltra-tion séreuse. On la regarde aussi comme diaphorétique. Le tanin qu'elle renferme la rend également utile comme astringente. Elle mériterait d'être étudiée.

Erigeron canadensis L. (*E. paniculatum* Lamk., Lin synanthéré, Conyze du Canada). — Cette petite plante annuelle, de la famille des Composées, série des Astérées, origi-naire du Canada, est tellement répandue en France, qu'on la trouve pour ainsi dire partout dans les endroits secs, arides, sa-blonneux. Tige de 1 mètre à 1^m,50, rameuse. Feuilles en rosette à la base, celles de la tige alternes, distantes, obovales et dentées. Involucre triple. Fleurs du rayon blanches, femelles, fertiles, à corolle ligulée. Celles du disque parfois stériles, à corolle régulière. Achaine à aigrette sessile, soyeuse.

Composition chimique. Les feuilles et surtout les sommités fleuries renferment une huile essentielle, des acides gallique, tannique, une matière amère. L'*huile essentielle* a été étudiée par Vigier et Cloëz (*Journ. de pharm. et de ch.*, septembre, octo-bre, 1851). Elle est de couleur jaune paille, d'odeur herbacée, de saveur âcre, brûlante. A l'air, elle s'oxyde. La plus grande partie de l'essence passe à 177°. Cette partie est incolore, mobile, d'odeur forte. Elle ne tache pas le papier. Densité 0,848. Traitée par HCl, elle forme un camphre renfermant 51,51 de H Cl, composition qui ferait de cette essence un isomère de l'essence de citron C^{10}H^8. L'acide nitrique l'atta-que en formant une résine visqueuse jaunâtre, soluble dans la potasse. La potasse en solution con-centrée la colore en rouge orangé à froid et, à chaud, la transforme en partie en une masse vis-queuse rouge pourpre. Ces caractères peuvent ser-vir à sa recherche dans l'essence de menthe, à la-quelle elle se trouve souvent mélangée, l'érigeron infestant les champs consacrés à la culture de la menthe.

Usages. — Cette plante, dont l'odeur est agréable, la saveur amère, âcre, un peu astringente, est employée aux Etats-Unis comme diurétique, tonique et astringente, contre l'hydropisie et la diarrhée. On la donne en poudre, 2 à 4 grammes; en infusion,

30 pour 600 d'eau, à la dose de 60 à 120 grammes; en teinture, en extrait, de 30 à 60 centigrammes. Ces doses doivent être répétées toutes les 2 à 3 heures. L'es-sence s'administre à la dose de 5 à 10 gouttes toutes les 2 à 3 heures dans les hémorragies internes.

En Amérique, on emploie aussi *E. annuum* Pers., *strigosum* Muhl. et *philadelphium* L. Ces plantes sont aromatiques, un peu amè-res. On les a préconisées dans la gravelle, l'hydropisie, sous forme d'infusion ou de dé-coction.

Eriobothrya japonica Lindl. (*Mespilus japonica* Thunb.). — Le Néflier du Japon, originaire du Japon, de la Chine, est un arbre de la famille des Rosacées, série des Pyrées, à feuilles alternes, simples, pétiolées, coriaces, toujours vertes. Stipules petites. Fleurs en corymbes ter-minaux. Calice à 5 sé-pales. 5 pétales ongui-culés, caducs. Etamines nombreuses (20 environ), libres; réceptacle cam-panulé; 5 ovaires uni-culaires, biovulés. 5 sty-les. Le fruit ressemble à une pomme. C'est une drupe presque globu-leuse, terminée au som-met par un œil, entourée par les sépales persistants. Chair épaisse. 5 noyaux cartila-gineux, peu épais, recouvrant chacun 1 à 2 graines sans albumen.

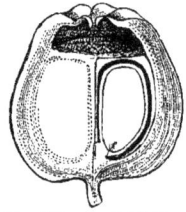

Fig. 349. — *Eriobothrya japonica.* Fruit.

Les fruits, verts avant la maturité, devien-nent ensuite jaunes. Leur chair est agréable à manger.

Composition chimique. — Peckolt (*Zeits. d. allg. oster. Ap. Ver.*, 1er janvier 1886) a trouvé dans la chair de ce fruit 5,034 de sucre de raisin, 1,674 d'acide organique libre, 0,455 d'acide citrique com-biné, 0,145 de matière colorante résineuse jaunâtre. Les graines renferment un corps gras, 0,416; une résine brunâtre, 0,160; de l'amygdaline amorphe, 0,150; une matière amère, 1,300.

Usages. — La nèfle du Japon est consom-mée dans les pays tropicaux comme fruit de table, et on en expédie même en Europe. Les feuilles, qui renferment du tanin, prises sous forme d'infusion (30 grammes pour 240 d'eau) à la dose d'une cuillerée à bouche toutes les deux heures, ont donné de bons résultats pour combattre la diarrhée. La teinture des feuilles est employée au Brésil pour combattre les indigestions.

Eriodictyon glutinosum Benth. — Petit arbrisseau de la famille des Hydroléacées, série des Namées, qui croît en Californie. Feuilles alternes, lancéolées, irrégulièrement serretées, parfois entières, couvertes en dessous d'un tomentum blanchâtre, coriaces, à nervures pennées. Fleurs en cymes uniparcs, scorpioïdes. Calice petit, quinquépartite, persistant. Corolle tubuleuse. Étamines incluses. Ovaire uniloculaire à deux placentas pariétaux, bifides au milieu. Deux styles.

La plante entière est résineuse, glabre, et porte au Mexique le nom de *Yerba Santa*.

Composition chimique. — D'après Ch. Mohr. (*Amer. journ. Pharm.*, 1879, p. 549), cette plante renferme une huile volatile en très petite quantité, de l'acide tannique, 8 0/0 d'une résine verte, amère, âcre, à laquelle il attribue ses propriétés, un glucoside de la série du tanin, des traces de sucre.

Dans les feuilles, Holzaver (*Amer. journ. Pharm.*, août 1880) a trouvé une huile essentielle, d'odeur et de saveur aromatiques, verte, une matière grasse cristalline, insipide, inodore, du tanin, du sucre, de la gomme, de la cire, du caoutchouc, une résine de couleur ambrée, aromatique, un peu amère.

Thérapeutique. — Les Indiens de l'Utah, d'Arizona, de la Californie, tiennent cette plante en très haute estime. On l'emploie en Californie comme expectorante et stimulante, dans l'asthme, la bronchite chronique. La décoction prise à l'intérieur sert à combattre les rhumatismes, ainsi qu'en applications externes. Les feuilles sont fumées à la façon du Datura, ou prises en infusion théiforme. Les préparations usitées sont la teinture alcoolique à la dose de 8 grammes ; l'extrait fluide, à la dose de 2 grammes.

Le sirop préparé avec les feuilles fait disparaître, dit-on, la saveur amère de la quinine. Cette propriété est due, d'après Rother (*Am. journ. Ph.*, mai 1887), à une résine acide qui forme avec certaines bases des sels solubles, lesquels réagissent sur les sels de quinine, pour donner un sel de résine acide de quinine, lequel est facilement décomposé par les acides et est surtout soluble dans l'ammoniaque.

Eruca sativa Lamk. (Roquette cultivée). Petite plante herbacée annuelle, de la famille des crucifères, série des chéiranthées, très voisine des Brassica (Moutardes), à tige lisse, ramifiée, à feuilles pinnatiséquées, à fleurs blanchâtres ou jaunâtres, veinées de violet. Organisation florale des crucifères normales. Silique oblongue, cylindrique, turgide, à valves convexes, glabres, portant une côte médiane et terminée par un bec large qui, lui, ne contient pas de graines.

Cette plante a une odeur forte, désagréable ; sa saveur est amère, âcre, piquante. Dans le Midi, on la mange en salade. Ses graines sont amères et âcres. Les anciens la regardaient comme aphrodisiaque, et l'une des préparations dans lesquelles elle entrait portait le nom d'*élixir de magnanimité*. Elle jouit en réalité des propriétés excitantes, antiscorbutiques, diurétiques de la plupart des crucifères. Cependant Wauters (*Répertoire de Pharm.*, 1863, n° 9, p. 488) a proposé les graines à la dose de 15 grammes pour un litre d'eau, sous forme d'infusion, comme

vomitif. Réduites en poudre, elles peuvent rubéfier la peau comme la moutarde. Elles doivent ces propriétés aux mêmes principes que nous retrouverons dans les Moutardes. La Roquette sauvage paraît plus active.

Eryngium campestre Dod. (Chardon roulant, à cent têtes, Panicaut, etc.). — Plante herbacée, épineuse, de la famille des Ombellifères, série des Hydrocotylées, dont l'aspect est plutôt celui d'une Composée que d'une Ombellifère. La racine présente à sa

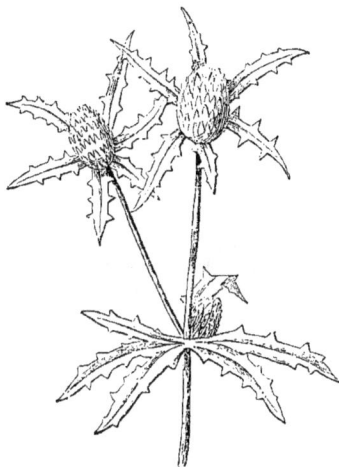

FIG. 350. — *Eryngium campestre*.

partie supérieure, au printemps, avant les nouvelles feuilles, un amas de poils en forme de pinceau qui lui a valu le nom d'*Eryngium* (Barbe-de-Chèvre). Tige dressée, de 40 à 50 centimètres de hauteur, très rameuse. Feuilles radicales amplexicaules, multifides, lancéolées, épineuses. Feuilles de la tige plus petites, auriculées. Elles sont toutes coriaces, d'un vert glauque. Fleurs sessiles, rapprochées en capitules globuleux, munies d'un involucre à 6 et 7 bractées épineuses et disposées en ombelles simples. Calice à 5 lobes, couvert de vésicules. Corolle à 5 pétales dressés, connivents, échancrés, à pointe recourbée et repliée en dedans. 5 étamines libres. Ovaire infère, biloculaire. 2 styles longs, grêles. Fruit ovoïde, couvert d'écailles épineuses, imbriquées, à côtes peu saillantes, sans bandelettes.

La racine est grosse comme le doigt, succulente, blanche ou jaunâtre à l'intérieur, spongieuse. Sa saveur est douceâtre. Son odeur est assez forte et désagréable. Elle est employée comme diurétique pour combattre l'hydropisie, la gravelle, l'ictère, etc. On peut lui faire perdre sa saveur amère en la faisant bouillir dans l'eau, et elle peut alors devenir alimentaire.

L'*E. maritimum* L., qui croît au bord de

la mer, dans les sables, diffère par ses feuilles radicales pétiolées, à limbe cordiforme, arrondi, denté, épineux. Sa racine paraît être plus active que celle de l'espèce précédente.

E. aquaticum L. (*E. yuccafolium* Michx.), du Sud des Etats-Unis et du Mexique. Sa racine est amère et sialagogue. On la regarde comme expectorante, diaphorétique et émétique, à doses élevées. C'est un des contrayerva du Mexique.

E. fœtidum L., de Cayenne, de la Jamaïque, est employé comme fébrifuge, d'après Aublet.

E. lingua Tucani Mart., du Brésil, est usité dans le traitement des stomatites, des aphtes, sous forme de décoction.

E. planum L. — En Sibérie, on emploie comme sudorifique l'infusion théiforme de ses fleurs.

Erysimum officinale L. (*Sisymbrium officinale* DC.). — Plante herbacée, annuelle, de la famille des Crucifères, série des Cheiranthées. Tiges de 60 centimètres à 1 mètre, cylindriques, rameuses, étalées. Feuilles inférieures pétiolées, pinnatipartites, rudes, feuilles supérieures hastées, à lobes étroits, le terminal très allongé. Fleurs petites, jaunes, disposées en grappes allongées. Caractères des Crucifères normales. Le fruit est une silique grêle, anguleuse, amincie en pointe au sommet, velue, et s'ouvrant en 2 valves.

Cette plante est commune dans tous les lieux incultes, contre les murs. Elle porte les noms vulgaires de *Velar*, de *Tortelle*, d'*Herbe aux chantres*, parce qu'un chantre de Notre-Dame en faisait autrefois un sirop fort estimé contre la toux. Elle ne possède pas les propriétés âcres et piquantes des autres Crucifères. La plante entière fait partie du *Sirop d'Erysimum composé* du Codex, qui est employé dans les bronchites et l'enrouement à la dose de 20 à 100 grammes.

Erythrina corallodendron L. (*E. mulungu* Benth.). — Cet arbre appartient à la famille des Légumineuses papilionacées, série des Phaséolées. Ses feuilles sont alternes, pinnées, trifoliolées, à stipules petites et accompagnées d'épines, aiguës, noirâtres. Elles tombent après la saison des pluies. Les fleurs, qui sont d'une belle couleur écarlate, d'où le nom d'*Arbre corail* donné à cette plante, apparaissent avant les feuilles. Elles sont disposées en grappes axillaires, terminales. 10 étamines diadelphes (9 à 1). Gousse stipitée, linéaire, atténuée à la base et au sommet, s'ouvrant en deux valves sinuées et contractées entre les graines, qui sont plus grosses que des pois, arrondies, lisses, d'un rouge vif avec une large tache noire.

Cet arbre croît sur la côte de l'Amérique du Sud, dans les Antilles et même dans l'Inde. On emploie au Brésil son écorce, sous le nom de *Casca de mulungu*.

Composition chimique. — Bochefontaine et Rey ont découvert dans cette écorce un alcaloïde, l'*érythrine*, lequel agit sur le système nerveux central, pour diminuer et même abolir son fonctionnement normal, sans atteindre l'excitabilité motrice et la contractilité musculaire. D'après W. Young, elle renfermerait aussi un glucoside ressemblant à la saponine mais possédant la propriété de dilater la pupille, et auquel il a donné le nom de *migarrhine*.

L'écorce est usitée en médecine, au Brésil, comme hypnotique à petites doses fréquemment répétées. C'est aussi un purgatif énergique en même temps qu'un diurétique.

Erythrophlœum guineense Don. (*Fillœa suaveolens* Guill. et Perrot.—*Mavia judicialis* Bertol. f.). — C'est un arbre de 30 à 40 mètres de hauteur sur 2 mètres de diamètre, appartenant à la famille des Légumineuses césalpiniées, série des Dimorphandrées. Les feuilles sont alternes, bipennées, à folioles

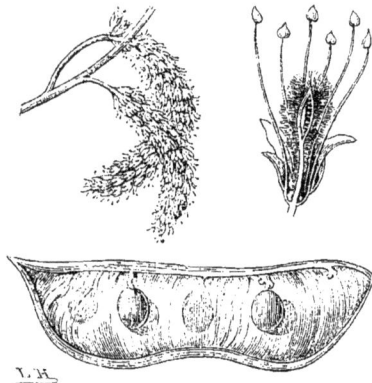

FIG. 351. — *Erythrophlœum guineense.* Fleur et fruit ouvert.

larges, peu nombreuses, coriaces. Les fleurs blanches forment des grappes ramifiées au sommet des rameaux, et chacune est supportée par un pédicelle articulé inséré à la base d'une bractée caduque. Elles sont régulières, hermaphrodites. Calice gamosépale à 5 dents, courtes, inséré sur les bords du réceptacle en coupe. Corolle polypétale à 5 pétales égaux, un peu plus longs que le calice. 10 étamines libres, 4 à 5 fois plus longues que le calice, inégales entre elles. Ovaire libre, supporté par un long pied grêle, à une seule loge renfermant un grand nombre d'ovules. Style très court. Le fruit est une gousse oblongue, aplatie, coriace, bivalve, dont les graines sont entourées d'une pulpe épaisse. Elles sont albuminées.

Cet arbre, qui porte les noms de *Teli*, de *Mançone*, que lui ont donné les Portugais, croît sur la côte occidentale d'Afrique, surtout au Congo, à Rio-Nunez, etc., où son écorce est employée comme poison d'épreuve et pour empoisonner les flèches.

Elle se présente sous forme de fragments plats ou un peu recourbés, peu épais, brun rougeâtre, lisses à la surface interne, à cas-

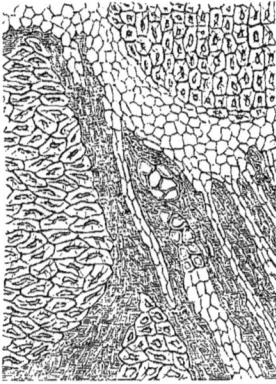

Fig. 352. — *E. guineense.* Coupe transversale de l'écorce dans le liber.

sure courte, granuleuse. Sa saveur est âpre, son odeur est nulle. Quand on la réduit en poudre, elle provoque des éternuements prolongés et persistants.

Cette écorce est caractérisée dans le liber par des couches, des amas de cellules scléreuses, colorées en jaune clair, alternant avec un liber mou, coloré en rouge foncé.

Composition chimique. — La composition chimique de cette écorce est fort mal connue. Gallois et Hardy (*Journ. de phar. et de chim.*, 4, t. XXIV, p. 25) ont découvert une substance incolore, cristalline, soluble dans l'eau, l'alcool, l'éther acétique, moins soluble dans l'éther sulfurique, le chloroforme et la benzine, se combinant avec les acides pour former des sels. Les réactions de cette substance l'ont fait regarder par les auteurs comme un alcaloïde auquel ils ont donné le nom d'*érythrophléine,* caractérisé au point de vue chimique par la coloration violette qu'il prend, comme la strychnine en présence de l'acide sulfurique et du permanganate de potasse, mais moins intense et passant rapidement au noir.

Harnack et Zabrocki (*Arch. f. exp. path. und pharm.*, t. XV, p. 403) ont donné le même nom à une substance non chimiquement définie, se décomposant en *acide érythrophléinique* et une base volatile, la *manconine,* dont ils n'ont pas établi la composition. Le point important de cette étude, c'est que, tandis que l'érythrophléine a, dans une certaine mesure, les propriétés physiologiques de la digitaline et de la picrotoxine, ses deux produits de décomposition ne les présentent nullement.

D'un autre côté, Schlagdenhauffen, dont la haute compétence est hors de conteste, n'a pas trouvé d'alcaloïdes dans cette écorce, mais une matière amère.

Thérapeutique. — Cette écorce a été étudiée tout d'abord par Corre, médecin de la marine. « Deux individus, dit-il, ont-ils une contestation grave, sont-ils dans l'impossibilité de produire des témoins qui jugent leur différend ? Ils doivent boire le Téli en pré-

sence du roi. Pour que les assistants soient convaincus de la gravité de l'épreuve, et pour écarter toute idée de supercherie, une

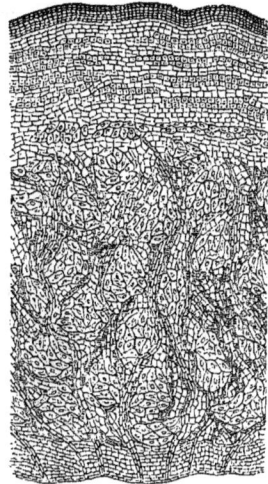

Fig. 353. — Écorce d'*E. guineense.* Coupe transversale.

partie du poison est d'abord donnée à un chien. Quand l'animal est tombé mort, on partage le reste du poison entre les combattants. Celui qui survit à l'épreuve est déclaré innocent. Presque toujours les deux adversaires succombent. On assure pourtant que quelques noirs possèdent un secret pour annihiler les effets du Téli. Un Arabe, depuis longtemps établi à Rio-Nunez, et très initié aux choses du pays, m'a assuré que l'on pouvait combattre les effets du Téli avec l'écorce de Bouilli-beté, qui appartient à un acacia voisin d'*A. Sink.* Des Wolofs qui l'ont vue entre nos mains la rapportent même à cette espèce. Son infusion détermine d'abondants vomissements. » Au point de vue physiologique, l'écorce de Téli est un poison du cœur d'une grande énergie, ainsi que l'érytrophléine de Hardy. A dose même faible (1 à 2 milligrammes par kilogramme du poids de l'animal), cette substance provoque un ralentissement, puis la fréquence du pouls, l'abaissement de la tension à 0°, une résolution musculaire générale. La pupille est contractée, le cœur bat irrégulièrement, la respiration devient anxieuse, puis surviennent des convulsions générales très violentes, une dilatation subite des pupilles et enfin la mort.

Au point de vue thérapeutique, l'écorce de Mançone agit comme la Digitale. Dujardin-Beaumetz (*Bull. de thér.*, t. CVII, p. 107, 1884) a donné à quelques malades la teinture d'écorce à la dose de 40 gouttes et a obtenu chez les uns des effets diurétiques très énergiques, et chez les autres la teinture s'est montrée dépourvue d'action. D'après certains auteurs, le signe de l'intoxication serait la diminution de la quantité d'urine émise. Le Mançone n'est pas encore entré nettement dans la thérapeutique.

D'après Lewin (*Société de méd. de Berlin*), le chlorhydrate d'érythrophléine, en solution à 1/500, instillé dans l'œil d'un chat, a produit, au bout de quinze à vingt minutes, une anesthésie persistante de vingt-quatre à soixante heures. Chez les cobayes, il aurait même pu inciser la peau de la région ou la piqûre avait été faite sans provoquer la moindre douleur. Les muscles même sont insensibles. Les expériences physiologiques ne sont pas cependant encore assez concluantes pour admettre que l'érythrophléine puisse se substituer à la Cocaïne.

E. coaminyua Afz. C'est un arbuste de petite taille, inerme, à feuilles paripennées. Fleurs en grappes axillaires. Calice à 4 segments, petits, squamiformes. 1 pétale sessile orbiculaire. 3 étamines. Ovaire libre, biovulé. Le fruit est inconnu.

Cette espèce est commune dans les Seychelles et à Madagascar. Son écorce jouit de propriétés analogues à celles de l'espèce précédente. Gallois et Hardy ont signalé la présence d'un alcaloïde se rapprochant beaucoup de l'érythrophléine et peut-être même identique.

Esenbeckia febrifuga Mart. Arbre de la famille des Rutacées, série des Xanthoxylées, à feuilles opposées, trifoliées. Folioles lancéolées, elliptiques, un peu acuminées. Fleurs en cymes terminales et axillaires, duveteuses. Calice à 5 sépales décussés. Corolle à 5 pétales plus longs. 5 étamines libres insérées sous un disque sinué. Ovaire libre, à 5 loges biovulées. Style simple, inséré au fond de la dépression apicale, à stigmate obtus. Capsules à 5 coques bivalves, à une seule graine albuminée.

Cette plante habite le Brésil dans la province de Minos Geraes.

Compositum chimique. — Cam. Eudes (*Archiv. pharm.,* 21 CXLIII, p. 112) a retiré de l'écorce un alcaloïde auquel il a donné le nom d'*esenbeckine* et un acide analogue à l'acide quinovique, l'acide *esenbeckique.*

L'écorce qui fournit l'Angusture du Brésil, ou *china pinei*, et le bois jeune sont extrêmement amers et astringents, et employés au Brésil comme fébrifuges succédanés des quinquinas et de l'Angusture vraie.

Eucalyptus globulus Labill. — Cet arbre appartient à la famille des Myrtacées, série des Leptospermées. Son tronc peut, dans de bonnes conditions d'altitude et d'exposition, acquérir une hauteur de 60, 70 et même 100 mètres sur 28 à 30 mètres de circonférence à la base. Les couches externes de l'écorce tombent chaque année comme

chez le platane. Ses feuilles sont persistantes et dimorphes. Sur l'arbre jeune, elles sont opposées, placées horizontalement, sessiles, ovales, cordées à la base, obtuses au sommet, à bords entiers, longues de 15 centimètres environ et larges de 4 à 8 centimètres à la base. Elles sont colorées en vert bleuâtre et recouvertes d'une pruine blanchâtre. Plus tard, elles deviennent coriaces et prennent une teinte jaunâtre.

Sur l'arbre plus âgé, les feuilles prennent

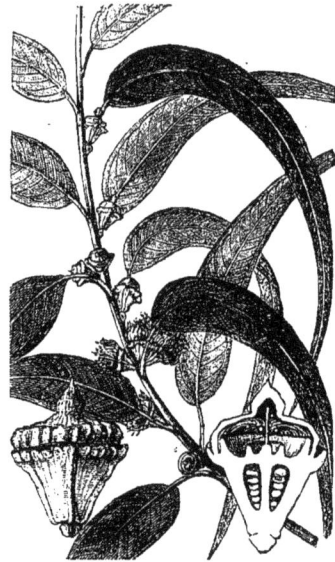

Fig. 354. — *Eucalyptus globulus.* Rameau fleuri. Fleur entière et coupée verticalement.

une apparence et une disposition toutes différentes. Elles sont alternes, falciformes et lancéolées. De plus, au lieu d'être horizontales, elles prennent, par suite de la torsion du pétiole, une position verticale ou oblique par rapport à la branche, et jouent au vent comme les feuilles du tremble. C'est cette disposition qui donne aux forêts d'Eucalyptus un aspect particulier et des plus étranges. La lumière passe en plus grande quantité à travers le feuillage, et on a pu dire, avec quelque exagération, qu'on avait ainsi des forêts sans ombre. Ces feuilles sont coriaces, rigides, et présentent un grand nombre de ponctuations pellucides produites par des glandes d'oléorésine.

Les fleurs blanches, solitaires ou réunies par deux ou trois dans l'aisselle des feuilles, sont hermaphrodites, régulières, à réceptacle très concave quadrangulaire, épais, ligneux, muni d'arêtes longitudinales, inégales, irrégulières. Il est recouvert d'une pruine blanche très adhérente. Son bord supérieur à 4 dents est un calice très réduit surmonté d'un couvercle conique, rugueux, épais, représentant une corolle à pétales soudés, et couverte également d'une pruine blanchâtre. C'est ce couvercle qui a valu au genre Eucalyptus le nom qu'il porte de ευ, bien, χαλυπτος, caché. Cet opercule se sépare au niveau de sa base en une seule pièce et se détache. Les étamines, extrêmement nombreuses (900 à 1,200), sont réunies en un tube très court, épais, dur, brunâtre, d'où s'élèvent des filets staminaux, filiformes, très grêles, infléchis dans le bouton, beaucoup plus longs que la corolle, étalés après la floraison et jaunes. L'ovaire est infère, à 4 loges multiovulées. Style court, cylindrique, à stigmate

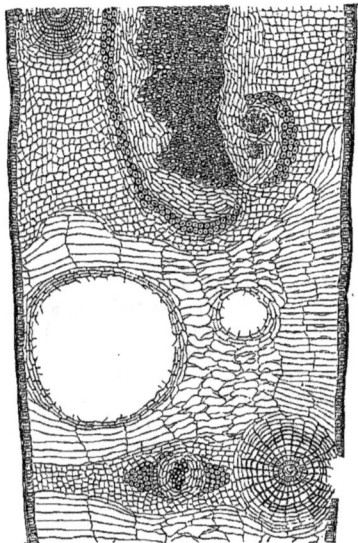

FIG. 335. — Feuille d'*E. globulus*. Coupe transversale.

peine atténué. Le fruit, que Labillardière comparait pour la forme à un bouton d'habit, d'où le nom de *globulus* donné à l'espèce, et qui représente plutôt une petite urne, est globuleux, presque ligneux, déhiscent en autant de valves qu'il y a de loges et surmonté par le style persistant. Les graines sont noires, extrêmement petites (d'après Mueller, il en faut 10,000 pour faire 30 grammes), anguleuses et irrégulièrement comprimées.

L'*Eucalyptus globulus* fut découvert en 1792, sur les côtes de la Tasmanie, par Labillardière, attaché à l'expédition française chargée de retrouver les traces de Lapérouse. Il se rencontre aussi en abondance en Australie sur les versants humides des montagnes boisées. Sa croissance est extrêmement rapide, car on a pu voir à Alger l'un d'eux croître de 6 mètres par saison, et malgré cela son bois est d'une grande solidité.

C'est grâce aux efforts désintéressés, mais fort mal récompensés, de P. Ramel, que cet arbre a été propagé non seulement sur tout

le littoral de la Méditerranée, mais encore au Sénégal, à Bourbon, au Cap, au Brésil et dans l'Indochine.

Composition chimique. — Les feuilles donnent à la distillation une essence étudiée par Cloëz, 1870; elle est très fluide, présente une légère coloration jaune et exhale une odeur qui tient à la fois de celle du camphre, de la térébenthine et de la cassie. Soumise à la distillation, elle commence à bouillir vers 170°, et on recueille alors 16 0/0 d'un liquide odorant, rappelant le parfum de l'aldéhyde valérianique, puis la température s'élève rapidement à 175° et reste stationnaire jusqu'à ce que la moitié environ soit distillée. A partir de ce point, une partie passe entre 188 et 190° ces produits complexes sont encore mal étudiés; à la fin de l'opération, une petite quantité seulement passe à 200°.

Cloëz s'est surtout occupé du liquide qui distille entre 170 et 175°, et lui donna le nom d'*eucalyptol*, en lui attribuant la formule $C^{12}H^{20}O$. La densité = 0,905 à + 8°. Il ne se congèle pas à — 18°. Il est très peu soluble dans l'eau, mais soluble dans l'alcool, et sa solution très diluée a une odeur comparable à celle de la rose. Aspiré par la bouche, à l'état de vapeur et mélangé avec l'air, il produit une sensation de fraîcheur fort agréable.

D'après les travaux de Faust et Homeyer (*Deuts. chem. Gesell* , 1874, p. 63), l'eucalyptol de Cloëz n'est pas une espèce distincte, mais bien un mélange de 70 0/0 de térébenthène et de 30 0/0 de cymène, ne renfermant pas d'oxygène, mais en absorbant rapidement à l'air en se résinifiant. Le térébenthène $C^{10}H^{16}$ bout entre 171 et 174°, s'oxyde sous l'influence de l'acide nitrique et donne des acides paratoluique et térephtalique. Lorsqu'on traite l'essence par l'acide sulfurique concentré qui polymérise le térébenthène, qu'on ajoute de l'eau et qu'on distille, on obtient un corps inattaquable par l'acide sulfurique et qui présente tous les caractères du cymène.

Jahns a obtenu des feuilles une substance débarrassée complètement de terpènes qu'il appelle *eucalyptol*, $C^{10}H^{18}O$. Il bout à 176-177°, et sa densité est 0,923 à zéro. On prépare aujourd'hui l'eucalyptol pur en faisant passer de l'acide chlorhydrique gazeux dans l'eucalyptol brut refroidi, lequel se convertit en un magma cristallin. On le presse, on le sèche, on le décompose par l'eau et on le rectifie. On obtient ainsi un produit dont le point d'ébullition constant est à 176°, et dont la densité est 0,930 à 15°. Dans un mélange réfrigérant, cet eucalyptol donne de magnifiques aiguilles fondant à 1° au-dessous de zéro.

La quantité d'essence brute fournie par les feuilles d'eucalyptus varie suivant le climat, l'âge de l'arbre, l'époque de la récolte, de 1,5 à 2,75 0/0.

Outre l'essence, les feuilles renferment des acides tannique et gallique, de l'alcool cérylique, de la pyrocatéchine (Flückiger), un acide particulier, cristallisable dans l'alcool, fusible à 247° (Hartzer).

Brun désigne sous le nom d'*eucalyptine* une substance retirée par lui des feuilles, et qu'il considérait comme un alcaloïde. D'après Rabuteau, cet alcaloïde n'existe pas, mais par contre, en évaporant doucement l'alcoolé d'eucalyptus et ajoutant de l'eau, il a obtenu une résine jaunâtre noircissant à l'air et se dissolvant dans les alcalis.

Le tronc de l'E. globulus produit une gomme-résine qui a été peu étudiée jusqu'à présent. On la trouve dans le tronc sur les arbres de tout âge, en dépôt plus ou moins abondant, dans des cavités allongées dans le sens du bois, où elle s'épaissit peu à peu et se prend en masses solides et friables. On pourrait l'obtenir à l'état liquide en faisant des incisions au tronc.

Usages. — La rapidité extrême de la croissance de l'Eucalyptus et la grande quantité d'eau qu'il absorbe l'ont fait employer pour dessécher les marécages et assainir ainsi des localités abandonnées depuis longtemps.

De plus, on attribuait aux émanations odorantes de ses feuilles une influence désinfectante et antiseptique sur les miasmes paludéens, influence qui aurait été due, d'après Kingzett, à la formation, sous l'influence de l'air et de l'humidité, de peroxyde d'hydrogène et d'acide camphorique, par suite de la décomposition de l'huile volatile, le premier possédant une propriété désinfectante et le second un pouvoir antiseptique.

Des essais qui ont été faits en Algérie, en Espagne, à Cuba, en Italie, ont montré qu'il ne fallait pas trop compter sur cet arbre pour faire disparaître la malaria.

L'écorce superficielle qui se détache annuellement renferme assez de tanin pour pouvoir être utilisée dans la tannerie. L'écorce non caduque peut être utilisée dans la fabrication du papier et du carton.

Les feuilles elles-mêmes, pulvérisées à la manière des Sumacs, ont donné, à la dose du Sumac de Sicile, le meilleur du commerce, des noirs fort beaux sur coton et sur laine.

Thérapeutique. — Les feuilles et l'écorce de l'*E. globulus* possèdent des propriétés toniques, astringentes et peut-être même fébrifuges, qu'elles doivent au tanin qu'elles contiennent. L'essence agit comme l'essence de térébenthine, déterminant de la chaleur dans l'estomac, des renvois odorants, puis à doses plus élevées du malaise, de la céphalalgie, et à doses exagérées (4 à 6 et 8 grammes) de la diarrhée, une sorte d'ivresse, de la fièvre, une soif vive, de l'insomnie. Cette essence s'élimine surtout par la surface pulmonaire. On ne retrouve dans l'urine qu'une petite quantité de résine.

A l'extérieur, on a employé l'infusion des feuilles (15 à 20 pour 1000) comme antiputride, en lotions sur les plaies de mauvaise nature, en injections contre la vaginite, la blennorragie, l'otorrhée, l'ozène. Sous forme de masticatoire, les feuilles peuvent rendre des services dans les stomatites diverses, la gingivite. Walker avait signalé l'emploi de l'alcoolature dans la diphtérie sous forme de sirop à la dose d'une cuillerée à café toutes les heures. Cette médication s'est montrée inefficace. Bucquoy (*Bullet. de Thérap.*, t. LXXXIX, p. 108) a employé avec succès cet alcoolature à la dose de 2 grammes dans les bronchites fétides.

Les naturels de l'Australie employait l'Eucalyptus de temps immémorial contre les fièvres intermittentes. En Corse, en Algérie, on en aurait obtenu des effets remarquables. On emploie dans ce cas la poudre de feuilles à la dose de 4 à 16 grammes par jour (Gubler) ou la teinture. Mais l'Eucalyptus est, comme on devait s'y attendre, très inférieur au quinquina et à la quinine.

L'eucalyptol réussit bien dans les bronchites chroniques comme stimulant. On le prescrit sous forme de perles renfermant chacune 15 centigrammes, et dont la dose varie de 10 à 20 par jour. Dujardin-Beaumetz a pratiqué des injections d'Eucalyptol dissous dans la vaseline médicinale, qui lui enlève ses propriétés irritantes sur le tissu cellulaire.

Eucalyptol	20 grammes.
Vaseline liquide	80 —

Roussel l'avait dernièrement préconisé contre la tuberculose pulmonaire. Mais les expériences de M. Villemin fils ont démontré que, dans les cultures, l'Eucalyptol, loin de détruire ce bacille, ne s'opposait en rien à sa vitalité.

La dose de tolérance de l'Eucalyptol est de $0^{gr},50$ à $1^{gr},25$ par jour.

On a aussi fait fumer des cigarettes d'écorce et de feuilles d'Eucalyptus.

Sur des Eucalyptus de taille gigantesque, Guelmeth, voyageur naturaliste, passant en Tasmanie, a trouvé des ruches d'une abeille particulière très petite, noire, renfermant un miel dont le Dr Th. Caraman décrit ainsi les propriétés (*Acad. des sc.* 1887). « C'est un liquide sirupeux, homogène, un peu transparent, de couleur orangé foncé, d'une odeur d'essence d'Eucalyptus, soluble dans l'eau, le vin, fermentant difficilement. Densité 1,44. Sa saveur est agréable. Il renferme 611 de sucre interverti, 2 de cendres, 171 de principes actifs, entre autres eucalyptol, eucalypton, cymol, terpène, et des matières colorantes, odorantes et résineuses.

D'après Th. Caraman, après l'ingestion d'une cuillerée de ce miel, on est envahi par une douce chaleur. Au bout d'une demi-heure l'élimination se fait par les poumons, la voix devient plus claire, l'haleine est parfumée, les poumons jouent mieux. L'usage continu détermine une légère diurèse et l'urine a une odeur agréable. Ce serait non seulement un aliment mais encore un excellent substitutif de l'huile de foie de morue, un anticatarrhal, un fébrifuge, un parasiticide, un antiblennorragique, et on pourrait l'employer avec avantage dans le traitement des affections du larynx, des bronches, des poumons, la fièvre typhoïde, la coqueluche, les désordres des reins, de la vessie, etc.

En faisant la part de l'exagération dans l'énumération de ces propriétés thérapeutiques, il est possible que ce miel puisse rendre des services réels dans les maladies de l'appareil respiratoire ou rénal.

2° L'*E. amygdalina* Labill., de l'Australie, de la Tasmanie, présente aussi les propriétés de l'espèce précédente.

L'*E. resinifera* donne une sorte de résine et de manne, ainsi que les *E. mannifera* et *dumosa*. Les *E. gigantea, piperita, robusta, obliqua*, donnent une gomme. Les bois d'un grand nombre d'espèces sont usités et fort appréciés.

Eupatoires. — Les Eupatoires, *Eupatorium*, qui appartiennent à la famille des Composées, série des Vernoniées, sont des plantes herbacées ou frutescentes, parfois grimpantes, à feuilles alternes ou opposées, entières ou dentées. Capitules disposés en cymes corymbiformes. Involucre imbriqué. Réceptacle plan, nu. Fleurs régulières, hermaphrodites, fertiles, pentamères. Corolle valvaire. Etamines à anthères obtuses à la base. Style à branches stigmatifères, arrondies ou aplaties. Achaines tronqués au sommet, à 5, 7 et 10 côtes, couronnés d'une aigrette à soies unisériées, molles, barbelées ou plumeuses.

Ces plantes habitent les régions tempérées et chaudes des deux mondes. Nous citerons parmi elles les espèces suivantes, qui intéressent plus ou moins la thérapeutique.

1° *Eupatorium cannabinum* L. (Eupatoire chanvrin, Eupatoire d'Avicenne, Pan-

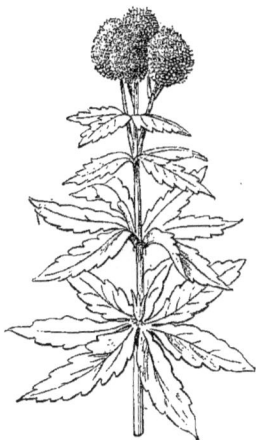

FIG. 386. — *Eupatorium cannabinum*. Sommité florifère.

tagruelion). — Plante herbacée à tige de 1 mètre à 1ᵐ,50, rougeâtre, pubescente, rameuse. Feuilles opposées, brièvement pétiolées, dentées, à 3 lobes lancéolés. Corymbes terminaux (juillet-septembre) de fleurs rosées. Achaines cylindriques à aigrette sessile, soyeuse.

Cette plante habite nos contrées, dans les marais, les prairies, etc. Elle a une odeur faible, aromatique, une saveur aromatique, piquante, amère.

Sa racine renferme de l'amidon, une essence, de la résine, une matière amère, âcre, et une substance mal définie, l'*eupatorine* de Righini, dont la saveur est piquante, amère.

La racine fraîche employée en décoction (30 à 60 grammes par litre d'eau) agit comme purgative.

Les feuilles sont un tonique amer en infusion (30 grammes par litre d'eau). Quant aux propriétés nombreuses et merveilleuses que l'on attribuait à l'*Eupatoire d'Avicenne*, elles n'ont aucun fondement, et cette plante n'est plus guère usitée que dans la médecine des campagnes.

2° *E. perfoliatum* L. (*E. connatum* Michx. — *salvæfolium* Sims.). — Cette espèce est très abondante aux Etats-Unis, à la Nouvelle-Ecosse, à la Floride, où elle croît dans les endroits marécageux. Elle est de grande taille, vivace, à feuilles opposées, unies à la base, lancéolées, de 10 à 15 centimètres de long, aiguës au sommet, serretées, duveteuses et couvertes de points résineux en dessous. Capitules en corymbes nombreux. Involucre oblong, à bractées écailleuses, linéaires. Achaines à aigrette sur un seul rang.

La plante entière a une odeur faible aromatique. Sa saveur est astringente et amère. Elle fait partie de la pharmacopée américaine, où son extrait fluide est officinal. C'est, en Amérique, un remède populaire comme tonique, sudorifique, émétique et même fébrifuge.

Composition chimique. — Peter Collier (Amer. journ. ph., juillet 1879) avait signalé dans cette plante la présence d'une matière brune, incristallisable, soluble dans l'eau, l'alcool, insoluble dans l'éther, et qu'il n'avait pu obtenir complètement pure. Cette étude a été reprise par G. Latin (Am. journ. pharm., août 1880), qui retira un glucoside, l'*eupatorine*, une substance cristallisable, une huile volatile, de la gomme, du tanin, du sucre.

L'*eupatorine* est amorphe, blanche, de saveur amère et légèrement acide, soluble dans l'alcool, le chloroforme, l'éther, l'eau bouillante, les acides concentrés. Elle se volatilise sans résidu. Par l'ébullition en présence des acides dilués, elle se dédouble en sucre et en une matière blanche. Avec l'acide sulfurique, elle prend une couleur brun rougeâtre, et avec les acides nitrique et chlorhydrique une couleur jaune.

La matière cristalline est inodore, insoluble dans l'alcool, l'éther, l'eau, les solutions alcalines. Le point de fusion est peu élevé. C'est une cire ou une résine.

L'huile volatile a une odeur désagréable de choux.

3° *E. ayapana* Vent. — Voir AYAPANA.

4° *E. purpureum* L. — Originaire du Canada, de la Virginie. Tige pourprée, de 5 à 6 pieds de hauteur, à feuilles ovales, lancéolées, serretées, pétiolées, disposées par 4 à 5 en rosette. Fleurs pourpres.

La racine, dont la saveur est amère, aromatique et astringente, est diurétique. Le nom de *Gravel root* qu'elle porte indique assez quelles sont les vertus qu'on lui attribue.

5° *E. teucrifolium* Wild. — Plante herbacée, vivace, de 2 pieds de hauteur, à feuilles sessiles, ovales, à fleurs petites, blanches, qui croît aux Etats-Unis. Ses propriétés médicales sont celles d'*E. perfoliatum*. Elle est moins amère.

Euphorbes. — Les Euphorbes appartiennent à la famille des Euphorbiacées, série des Euphorbiées, et renferment environ 100 espèces répandues dans toutes les régions du globe. Nous nous bornerons à l'étude de quelques espèces les mieux connues ou les plus usitées.

1° *Euphorbia resinifera* Berg. — Plante vivace, aphylle, à port de cactus, à tiges dressées, de 2 à 5 mètres de hauteur, à rameaux charnus, quadrangulaires, à faces

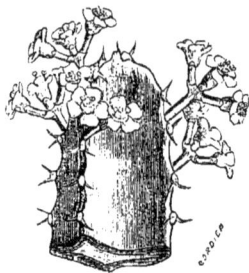

FIG. 357. — *Euphorbia resinifera*. Sommet du rameau florifère.

concaves et lisses. Sur les angles, sont disposées par paires, distantes, des stipules épineuses, dressées, divergentes, de 15 millimètres environ. Fleurs jaunes, polygames, disposées en petites cymes terminales triflores. Périanthe campanulé, à 5 divisions courtes alternant avec 5 glandes oblongues. Étamines en nombre indéfini, disposées en 5 faisceaux libres, à anthères biloculaires. Entre les étamines se trouvent des languettes linéaires. Ovaire libre, stipité, à 3 loges uniovulées, et accompagné d'un disque trilobé. Style à 3 branches stigmatifères bifides. Capsule trilobée, déprimée, lisse, à 3 coques carénées, s'ouvrant avec élasticité. Graines ovoïdes, arrondies, albuminées.

Cette plante est originaire du Maroc et elle croît sur les flancs de l'Atlas. Elle donne par incision un suc laiteux, visqueux, d'une telle âcreté que les collecteurs sont obligés de se garantir soigneusement de son contact. C'est ce suc qui porte le nom d'*euphorbium* et dont avait attribué la production à *E. officinarum* du nord de l'Afrique, du Cap de Bonne-Espérance, à *E. canaricum* des îles Canaries et de l'Afrique occidentale, à *E. antiquorum* de l'Égypte, de l'Arabie et de l'Inde. Toutes ces espèces sont du reste cactiformes.

L'*Euphorbium*, gomme ou résine d'Euphorbe, se présente en morceaux irréguliers, en masses oblongues ou arrondies de la grosseur d'un pois ou davantage, renfermant souvent des épines, des fruits, etc. L'aspect est cireux, translucide; la couleur est jaunâtre ou rougeâtre. Odeur à peu près nulle. Saveur d'abord peu marquée, puis devenant âcre et brûlante. Densité = 1,124. Triturée avec l'eau, cette substance rend l'eau laiteuse et se dissout en partie. L'alcool la dissout plus facilement.

Composition chimique. — Flückiger étudia l'euphorbium en 1862 (*Viert. J. prakt. Pharm.*, XVII, 82,102) sur des échantillons choisis et lui assigna la composition suivante :

Résine amorphe ($C^{10}H^{16}O^2$)	38
Euphorbone ($C^{13}H^{22}O$)	22
Mucilage	18
Malates de calcium et de sodium	12
Composés minéraux	10

D'après Henke (*Archiv. Pharm.*, 3, XXIV, 729 759), l'euphorbium pur renferme :

Euphorbone	36,40
Résine soluble dans l'éther	26,95
Résine insoluble dans l'éther	14,25
Caoutchouc	1,10
Acide malique	1,50
Gomme et sels précipités par l'alcool	8,10
Mêmes substances non précipitées par l'alcool	12,30
Sels et substances organiques solubles dans l'ammoniaque	1,20

L'*euphorbone*, ainsi nommée par Flückiger, qui l'a découverte, a été étudiée par Henke (*loc. cit.*). D'après cet auteur, elle cristallise de l'huile légère de pétrole en aiguilles brillantes, insipides, inodores, neutres, fondant à 67-68°, répondant à la composition $C^{20}H^{36}O$ (Hesse lui avait assigné la formule $C^{15}H^{24}O$). Ces cristaux ne s'altèrent pas à l'air; ils sont dextrogyres, solubles dans l'éther, le pétrole, le chloroforme, l'alcool, l'acétone, moins solubles dans l'alcool dilué, solubles dans 10,000 parties d'eau. En chauffant l'euphorbone avec l'acide phosphorique anhydre, elle donne *heptane*, *octane*, *xylène*, et de petites quantités d'autres hydrocarbures aromatiques. Ses propriétés diffèrent beaucoup de celles que leur assignait Flückiger.

Les résines ont une saveur extrêmement âcre qu'elles communiquent à la drogue. En les évaporant avec la potasse alcoolique et neutralisant le résidu avec une solution acide étendue, il se précipite une matière brune, amorphe, l'*acide euphorbique* de Buchheim, qui n'est pas âcre comme les résines, mais de saveur très amère.

Usages. — L'euphorbium pris à l'intérieur agit comme un émétique et un cathartique des plus violents. A doses élevées, il détermine des douleurs violentes d'estomac, une chaleur intolérable dans la gorge et une grande prostration. Aussi son usage est-il tombé en désuétude dans la médecine interne. En applications sur la muqueuse nasale, il provoque une violente irritation, des éternuements répétés et un écoulement abondant. Sa poussière irrite aussi fortement les yeux. Il produit la vésication sur la peau, ce qui l'a fait utiliser parfois pour obtenir des emplâtres vésicants. C'est dans ce but qu'on l'emploie surtout dans la médecine vétérinaire.

Dans ces derniers temps, il a été souvent employé en Angleterre pour mélanger à la peinture destinée à la carène des navires. Sa présence paraît éloigner les animaux et les plantes, qui les détruisent si rapidement parfois.

2° *E. pilulifera* L. — Petite plante des régions équatoriales croissant dans tous les terrains, où elle est même fort difficile à détruire. Tige rougeâtre, plus ou moins couchée, de 30 à 40 centimètres de hauteur, couverte de poils jaunâtres. Feuilles d'un beau vert mêlé de rouge, opposées, oblongues, lancéolées, longues de 5 à 6 centimètres, larges de 3 à 4, finement dentées, velues et rugueuses, brièvement pétiolées. 2 stipules. Fleurs petites, d'un blanc rouge pâle, en capitules globuleux. Fruits d'abord rouges, puis verts et brunâtres sur la plante sèche, à 3 coques comprimées, carénées, couvertes de poils fauves. Graines rougeâtres, aiguës, oblongues, tétragones, à surface rugueuse.

Composition chimique. — Cette composition est encore fort peu connue. Le Dr Marssot (*Bullet. gén. thérap.*, 15 mars 1885) s'est assuré que le principe actif est soluble dans l'eau, l'alcool étendu, insoluble dans l'éther, le chloroforme, l'essence de térébenthine, le sulfure de carbone. Il ne donne pas les réactions des alcaloïdes.

La solution aqueuse évaporée à siccité abandonne un corps brun rougeâtre foncé, à cassure vitreuse, d'odeur aromatique, de saveur très faible.

Thérapeutique. — Le principe actif est toxique à faible dose pour les animaux qu'il tue par arrêt des mouvements respiratoires et des battements cardiaques, accélérés d'abord, puis ralentis. Ses effets ne s'accumulent pas. Il laisse intacts les autres appareils que les centres respiratoire et cardiaque et paraît s'éliminer par le foie. Sans action locale sur la peau et les muqueuses, il irrite cependant la muqueuse gastrique. Les extraits aqueux et alcooliques agissent de la même façon.

En 1886, Matheson a signalé l'action de l'*E. pilulifera* dans le traitement de l'asthme, et Tison (*Cosmos*, 17 mai 1884) l'a utilisé dans les dyspnées d'origine cardiaque et asthmatique.

La décoction (15 pour 2,000) se donne à la dose de 3 à 4 verres à bordeaux par jour. La dose de l'extrait alcoolique est de 10 centigrammes par jour; celle de la teinture, de 10 à 30 gouttes. 1 gramme représente 5 grammes de plante. Au bout de huit jours, il est bon d'interrompre le traitement. L'action irritante sur la muqueuse gastrique oblige à se servir d'un véhicule abondant et à faire prendre le remède avant les repas.

La dose toxique est, d'après Eloy (*Rep. de pharm.*, janv. 1886), de 1 gramme de plante sèche par kilogramme du poids total de l'animal.

3° *Alvelos.* — C'est le nom sous lequel est connue au Brésil une plante que les uns croient être l'*E. heterodoxa* Mull. et que Beimes, sur des échantillons venus en serre et remis à lui par Christy, regarde comme *E. anormala* Salzri. Feuilles alternes, sessiles, lancéolées, oblongues, cordées à la base. Fleurs petites, vertes, inodores, à 4 lobes.

Cette plante croît dans l'intérieur de la province de Pernambuco et au sud du Parahybo. On en distingue trois variétés : la mâle, la femelle et la sauvage.

On extrait par expression de la plante femelle le suc laiteux, qui est d'un blanc jaunâtre, de consistance sirupeuse, insoluble dans l'eau, l'alcool, soluble dans l'éther, le chloroforme et miscible aux huiles fixes.

Ce suc jouit parmi les indigènes de la réputation de guérir le cancer. Landowski (*Assoc. franç. avanc. des sc.*, Grenoble 1885) l'a expérimenté sur des cancroïdes, des épithéliomas, des végétations syphilitiques, et lui a reconnu une action escarrotique puissante, jointe à une action dissolvante des tissus organiques. Il réunirait les propriétés d'un toxique à celle de la papaïne. La destruction des tissus se fait promptement et peut être graduée. On l'applique avec un pinceau et on panse à la vaseline boriquée.

Duplouy, de Rochefort, en a obtenu également des résultats satisfaisants.

D'après J. Bairusfel (*N. York med. journ.*, 4 juin 1887), l'Alvelos communique à l'urine une coloration prononcée et une odeur désagréable. Les propriétés toxiques de l'Alvelos son action irritante sur le parenchyme rénal contre-indiquent son emploi à l'intérieur.

3° *E. lathyris* L. (Euphorbe, Grande

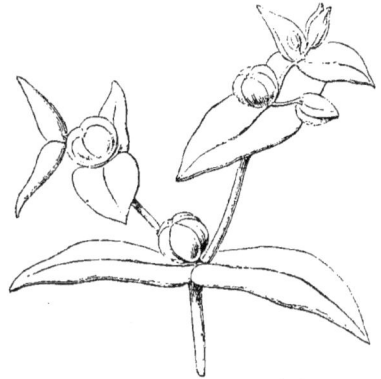

FIG. 358. — *Euphorbia lathyris.*

Catapuce, Epurge, Ginousette). — Plante

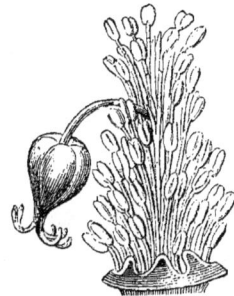

FIG. 359. — *Euphorbia lathyris.* Fleur.

presque ligneuse, dressée, ramifiée, de

1 mètre de haut. Feuilles opposées, sessiles, simples, oblongues, lancéolées, un peu épaisses, étalées. Les folioles de l'involucre ressemblent aux feuilles. Fleurs en cymes ombelliformes, monoïques, sessiles, jaune verdâtre. Capsule grosse, lisse, à péricarpe d'abord charnu, puis sec, tricoque, se séparant de la columelle centrale en 3 valves, elles-mêmes divisées en deux par le milieu.

L'Épurge est originaire de nos contrées. Toutes ses parties renferment un suc laiteux, âcre. La seule partie officinale est la graine, qui est ovoïde, tronquée obliquement, rugueuse, réticulée, colorée en brun mat, arillée et albuminée.

Composition chimique. — Ces graines renferment de l'huile fixe, stéarine, huile brune âcre, matière cristalline, résine, matière colorante.

L'huile fixe existe dans la proportion de 46 0/0 environ. Elle est d'un jaune clair, de saveur très âcre, d'odeur désagréable, propriétés qu'elle doit probablement à l'huile brune. Densité = 0,926. Elle est incomplètement soluble dans l'alcool.

L'huile brune, âcre, a une odeur et une saveur qui rappellent celles de l'huile de croton. Elle est soluble dans l'alcool et l'éther.

La résine est insipide, fusible, insoluble dans l'eau, l'alcool bouillant, très soluble dans les huiles.

Thérapeutique. — Toutes les parties de l'Épurge jouissent des propriétés drastiques les plus marquées. Les graines surtout les présentent au plus haut degré. L'effet vomitif précède l'action purgative, qui peut ne

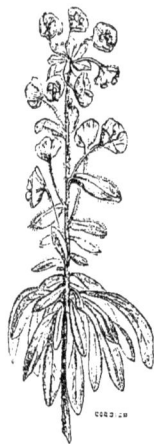

FIG. 360. — *Euphorbia sylvatica.* Rameau fructifère.

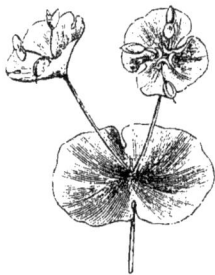

FIG. 361. — *Euphorbia sylvatica.* Portion d'inflorescence.

se montrer qu'au bout de 3 heures. Elles produisent une irritation de la muqueuse des voies digestives, particulièrement du gros intestin et de l'arrière-gorge, surtout quand on les a mâchées. A haute dose, ces graines produisent des effets toxiques caractérisés par une période algide, vomissements, diarrhée, une période d'excitation (phéno-

mènes nerveux, vertige, délire), période de réaction (chaleur, sueurs abondantes). Le meilleur remède est l'opium. Il ne faut jamais prescrire ces graines au nombre de 10 à 12, sous peine d'intoxication, et il vaut

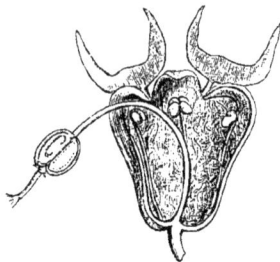

FIG. 362. — *Euphorbia sylvatica.* Coupe longitudinale.

mieux ne pas les employer (Caraven, Cochin et Subour, *Bull. thérap.*, 1881, p. 368). L'huile se prend à l'intérieur à la dose de 20 à 25 centigrammes pour les enfants et 1 gramme à 1gr,50 pour les adultes. A l'extérieur, elle rubéfie la peau comme l'huile de croton, mais d'une façon moins marquée.

Les feuilles et les racines fraîches sont aussi purgatives et vomitives.

Autres espèces. — Un grand nombre d'autres Euphorbes pourraient être employées, car leur huile et leur latex jouissent des mêmes propriétés. Nous citerons sans nous y arrêter, parmi nos espèces indigènes, *E. sylvatica* L., très commun dans nos bois, dont la racine est purgative et vomitive; *E. cyparissias* L. (Petit Cyprès, Rhubarbe des pauvres). Parmi les espèces américaines citons : *E. ipecacuanha* L. des Etats-Unis du centre et du sud, dont la racine fournit un des faux ipécas et est employée comme émétique à la dose de 1 gramme, mais de dangereuse application ; *E. corollata* des

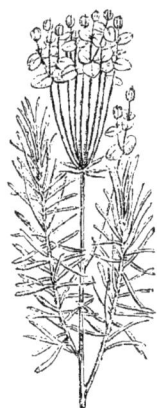

FIG. 363. — *Euphorbia cyparissias.*

Etats-Unis, dont la racine est également émétique ; *E. hypericifolia*, recommandé par Zollickoppfer dans la dysenterie, la ménorragie, la leucorrhée, en infusion (feuilles sèches 30 grammes, eau 600 grammes), à la dose de 15 grammes toutes les heures.

Euphrasia officinalis L. — Petite plante de la famille des Scrofulariacées, à tige haute de 15 à 20 centimètres, un peu ligneuse, rameuse, à feuilles sessiles, opposées à la base, alternes à la partie supérieure de la tige, ovales, dentées. Fleurs petites, blanches mêlées de jaune et de violet clair, presque sessiles, disposées en épis terminaux. Calice gamosépale à 4 divisions inégales. Corolle tubuleuse, à tube bilabié, à lèvre supérieure concave, l'inférieure à 3 lobes ; 4 étamines didynames. Ovaire libre à 2 loges pluriovulées. Style simple, stigmate globuleux. Capsule ovale oblongue, à 2 valves, à 2 loges polyspermes.

Cette plante a une saveur un peu amère, une odeur douce et agréable.

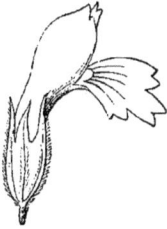

Fig. 364. — Euphraise. Fleur.

Son hydrolat jouissait autrefois d'une grande réputation dans les maladies des yeux, d'où le nom d'*herbe à l'ophtalmie* qu'on donnait à la plante. En réalité elle est à peu près inerte, et on l'a abandonnée avec raison.

Evodia fraxinifolia J. Hook. — Arbre de la famille des Rutacées, série des Xanthoxylées. Feuilles imparipennées, glabres, à folioles elliptiques, oblongues, acuminées, subserretées, obliques à la base, les latérales presque sessiles, les terminales longuement pétiolées. Fleurs en cymes paniculées, pubescentes, axillaires et terminales. 4 étamines. Ovaire à 4 loges. Le fruit est composé de 3 à 4 carpelles étalés en étoile, à une seule graine noire.

Ce fruit a une odeur forte et donne à la distillation 4 0/0 d'une huile essentielle jaune, de saveur âcre, d'une odeur extrêmement agréable et intense, ressemblant à celle de la bergamote. Sa densité est de 0,840. Elle est soluble dans l'alcool, l'éther. L'odeur agréable de cette essence l'a fait proposer par Helbing pour désodorer l'iodoforme.

E. rutœcarpa Beuth et Hook. Les fruits de cette espèce jouissent en Chine et au Japon d'une grande réputation comme purgatifs, sudorifiques et excitants. Ils sont connus sous le nom de *Ge sju, ju*. Les *E. hortensis* Forst. (*Fagara evodia* L. F.) de la Polynésie et *E. latifolia* DC. des Moluques sont employés comme toniques et vulnéraires (H. Bn., *Hist. des pl.*, IV, 438).

Evonymus. — Les *Evonymus* L. appartiennent à la famille des Célastracées, série des Evonymées, et sont plus connus en France sous le nom de *Fusains*.

Les deux espèces qui nous intéressent particulièrement sont le fusain d'Europe et celui d'Amérique.

1° *Fusain d'Europe* (*Evonymus Europœus* L.) (Bonnet de prêtre, Bonnet carré, Bois à lardoire, etc.). — Arbrisseau toujours vert qui croît communément dans les bois, les haies, et que l'on cultive dans les jardins pour ses fruits, d'un rouge éclatant.

Feuilles simples, entières, opposées, brièvement pétiolées, persistantes, ovales, lancéolées, glabres, finement dentées en scie sur les bords, un peu pendantes et accompagnées de deux petites stipules caduques.

Les fleurs, qui s'épanouissent en mai-juin, sont petites, blanchâtres et disposées en cymes pauciflores, axillaires. Calice gamosépale, à 4 divisions, persistant. Un disque glandulaire, large et surbaissé, en tapisse le fond. Corolle à 4 pétales insérés sur les bords du disque, sessiles. Dans les intervalles des pétales et sur les bords du disque, s'insèrent 4 étamines alternes, à filets libres, courts, incurvés au début, à anthères biloculaires. Ovaire sessile, supère, à 4 loges, renfermant chacune 2 ovules. Style court, épais, à extrémité stigmatifère, à 4 lobes. Capsule quadrangulaire affectant la forme d'un

Fig. 365. — Graine de Fusain. C. longitudinale.

bonnet de prêtre, d'où le nom vulgaire de la plante, d'un rouge vif à la maturité (août-septembre). Son sommet est déprimé. Il s'ouvre en 4 valves à déhiscence loculicide, à valves médio-septifères. Les graines albuminées sont enveloppées d'un arille charnu et coloré en rouge orangé.

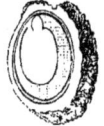

Toutes les parties de cette plante ont une odeur désagréable et nauséeuse. La saveur des semences est âcre et nauséeuse.

Composition chimique. — Les graines contiennent : sucre, albumine, huile volatile âcre, une substance amère, huile grasse, matière colorante, etc. Il y a lieu de distinguer les arilles des graines elles-mêmes. D'après Lepage (1862), les premières renferment 25 0/0 d'une matière grasse, fluide, rouge, devenant gélatineuse à — 11°. Dans les graines, la proportion de cette huile est de 41 0/0. Sa couleur est d'un brun jaunâtre, son odeur est spéciale, et elle laisse un arrière-goût qui rappelle celui du bois de fusain, tout en étant du reste parfaitement comestible. Avec la soude caustique, elle forme un savon dur.

La substance amère présente une saveur amère très désagréable. On lui a donné le nom d'*évonymine*. Elle est cristallisable, soluble dans l'alcool et l'éther.

Dans le cambium, Kubel a trouvé une matière sucrée cristallisable, qu'il a nommée *évonymite* et qui est identique à la *dulcite*.

Usages. — Le Fusain d'Europe agit d'une façon particulière par son écorce, ses feuilles, ses graines, sur le tube digestif, en provoquant une irritation vive et par suite des évacuations abondantes, des vomissements. La décoction des semences (15 à 30 grammes par 1,000 d'eau), additionnée d'un peu de vinaigre, est d'un usage populaire en lotions sur la peau contre la gale. La poudre des graines, répandue sur la tête, est employée pour tuer les poux.

On sait l'usage qu'on fait de son bois calciné en vase clos pour la fabrication de la poudre et de crayons à dessin dits *Fusains*.

Les *E. latifolius* Scop. et *verrucosus* Scop.

(Fusains lépreux) jouissent des mêmes propriétés.

2° *Evonymus atropurpureus* Jac. Cette espèce, connue sous les noms de *Wahoo, Burningbush, Spindle tree*, croît dans le nord-ouest de l'Amérique du Nord.

C'est un arbuste de 3 à 4 mètres de hauteur, dont la tige est droite, rameuse, à écorce mince, lisse, rayée de noir. Fleurs petites et de couleur pourpre foncé. Ses autres caractères sont ceux du Fusain d'Europe.

En 1845, Carpenter rapporta l'écorce de cet arbrisseau, qui était employée par les Indiens du nord-ouest de l'Amérique comme un remède souverain contre les maladies du foie et l'hydropisie.

Composition chimique. — D'après les analyses de Wenzell, cette écorce contient :

Evonymine, asparagine, pectine, albumine, glucose, amidon, huile fixe, cire, 4 résines, des acides organiques en combinaison avec la chaux et la magnésie, acides citrique, malique, tartrique et *éronique*, ce dernier découvert par Wenzell, mais non étudié, des sels minéraux, phosphates de chaux, de fer, d'alumine, sulfates de potasse, de chaux, silice, oxyde de fer.

Usages. — L'écorce de cette espèce est drastique. Le produit employé en Amérique, et qui a été mis en essai en France par Guéneau de Mussy, Blondeau et Dujardin-Beaumetz, porte, à tort du reste, le nom d'*évonymine*, qui doit être réservé pour le principe cristallisable et parfaitement défini du même nom. L'étude de ce produit commercial a été faite par P. Thibault (*Jour. de pharm. et chim.*, août 1883). Il a constaté qu'on trouve dans le commerce trois sortes d'évonymine.

1° *Évonymine brune*, en poudre gris brunâtre, d'une saveur particulière, déterminant une abondante sécrétion salivaire et très hygrométrique. Elle est soluble dans l'eau, qu'elle colore en brun foncé, peu soluble dans l'alcool et l'éther. La solution précipite légèrement par le phospho-molybdate d'ammoniaque. Le perchlorure de fer la colore en brun foncé. Elle réduit fortement la liqueur cupro-potassique.

2° *Évonymines vertes* (deux variétés). L'une en poudre verte, presque complètement soluble dans l'eau et ne laissant pour résidu que de la chlorophylle ; l'autre verdâtre, pulvérulente, inodore, de saveur très amère, soluble dans l'alcool et le pétrole, soluble en partie seulement dans l'éther et le chloroforme.

3° *Évonymine liquide.* C'est une solution aqueuse, légèrement alcoolisée, d'évonymine brune.

Thibault a indiqué la préparation de produits similaires, d'une activité semblable, et portant les mêmes désignations.

C'est avec l'évonymine brune que les expériences cliniques ont été faites, car elle est beaucoup plus active. Elle se prescrit à des doses variant de 5 centigrammes à 15 centigrammes, comme stimulant de l'appareil biliaire. Elle n'agit pas comme un purgatif violent, mais provoque une ou deux selles renfermant une grande quantité de bile.

Quant à l'évonymine liquide, qui peut s'administrer facilement en potion ou en sirop, sa dose varie de 4 à 8 grammes.

La plupart des propriétés de l'espèce botanique que nous venons d'étudier se retrouvent à des degrés différents dans *E. americanus* Jacq. de l'Amérique du Nord et *E. tingens* Walt., employé dans l'Inde contre certaines ophtalmies.

Excæcaria agallocha L. (*E. ovalis* Endl. — *Commia Cochinchinensis* Lour.). — Arbuste ou petit arbre de la famille des Euphorbiacées, série des Excæcariées, à feuilles alternes, ovales ou elliptiques, obtuses à la base, entières, coriaces, de 5 centimètres de longueur environ, munies de deux glandes à leur base. Stipules petites, aiguës. Fleurs monoïques, amentiformes. Dans les fleurs mâles, le calice est composé de 2 à 3 sépales, entouré à la base par une bractée réniforme; 2 à 3 étamines libres. Pas de gynécée.

Dans les fleurs femelles, qui sont solitaires et axillaires, et dont le périanthe est le même que dans la fleur mâle, l'ovaire est libre, à 3 loges uniovulées, surmonté d'un style à 3 branches révolutées. Le fruit est une capsule s'ouvrant en 3 coques bivalves et monospermes. La graine est dépourvue d'arille et albuminée.

Cet arbre, qui donne le *faux bois d'aigle* ou *Calambac*, est très commun sur les bords de la mer dans les pays tropicaux de l'ancien continent. C'est l'*arbor excæcans* de Rumphius, et ce nom lui vient de ce que le latex que laisse exsuder son tronc est extrêmement âcre, irrite la peau, les muqueuses, et donne lieu à des ophtalmies très dangereuses quand il tombe dans les yeux.

Son bois est dur, pesant, brun rougeâtre, tacheté de noir ou de gris, résineux, très amer, d'une odeur de myrrhe toute particulière. Quand il brûle, il répand un parfum fort agréable.

Le suc frais sert en applications sur les ulcères invétérés. La décoction des feuilles est employée dans le même but. Ce suc peut aussi donner une sorte de caoutchouc qui pourrait trouver des applications dans l'industrie. A l'intérieur, c'est un purgatif drastique des plus dangereux à manier, mais que l'on a quelquefois cependant donné dans l'hydropisie.

Toutes ces propriétés se retrouvent dans *E. laurocerasus* et *biglandulosa* de l'Amérique, *E. Mauritiana* et *E. indica, baccata* et *oppositifolia* en Asie.

Un arbre du même genre, l'*E. sebifera* Muller (*Sapium sinensis* H. Bn), originaire de la Chine et introduit dans l'Inde, donne des fruits qui fournissent un suif végétal solide, blanc, employé pour fabriquer des chandelles dont la consistance est augmentée par un revêtement extérieur de cire. Elles brûlent moins bien que nos chandelles de suif de bœuf et de mouton, répandent une fumée plus épaisse, donnent une lumière moins vive et se consument plus rapidement. Mais comme le suif animal est peu répandu en Chine, ce suif végétal le remplace à peu de frais. Les graines donnent aussi par expression une graisse transparente. Le commerce de ces fruits se chiffre annuellement à Shanghaï par 50 à 60 millions de francs.

Exostema cariboeum DC. — Arbuste de 3 à 4 mètres de hauteur, de la famille des Rubiacées, série des Cinchonées, à feuilles opposées, lancéolées, acuminées, lisses. Fleurs hermaphrodites d'un blanc rose, grandes, axillaires, terminales. Calice à 5 dents. Corolle tubuleuse, hypocratériforme. Cinq étamines libres. Ovaire infère, biloculaire, pluriovulé. Capsule couronnée par le calice, septicide, à 2 valves bipartites. Graines prolongées en ailes en haut et en bas.

Le *Quinquina caraïbe*, qui croît dans les Antilles, donne une écorce plate, à épiderme gercé, jaunâtre, spongieux, friable; à liber pesant, dur, fibreux, d'un brun verdâtre. Son amertume est forte et désagréable. Elle colore la salive en jaune orangé et sa poudre ressemble à celle du quinquina jaune.

Cette écorce passait autrefois pour jouir de propriétés fébrifuges analogues à celles du quinquina. Elle est seulement émétique et n'est plus employée aujourd'hui.

Il en est de même de l'écorce de l'*E. Floribundum* Rœm. et Sch. (Quinquina piton de Sainte-Lucie), arbre de 10 à 13 mètres et qui ne renferme aucun des alcaloïdes des quinquinas vrais.

F

Fabiana imbricata Ruiz et Pav. — Cet arbuste, qui porte au Chili, au Pérou, dans

conifère, car ses rameaux se divisent en ramuscules arrondis, minces, couverts de pe-

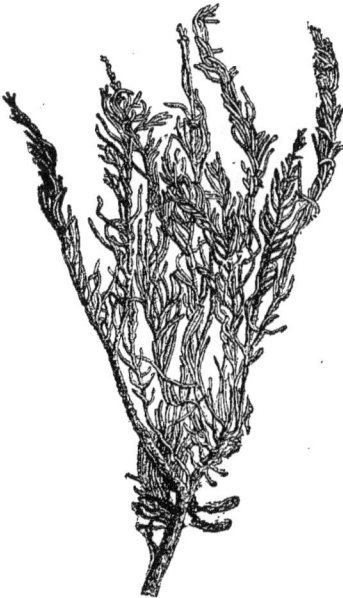

FIG. 366. — Branche de *Fabiana imbricata*.

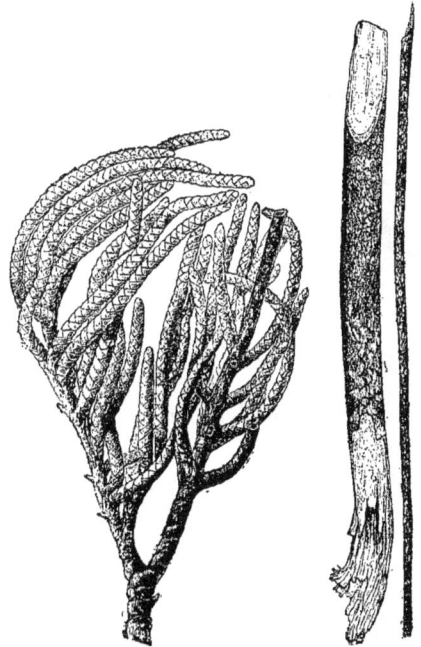

FIG. 367. — Ramuscules de *F. imbricata*.

FIG. 368. — Tige de *F. imbricata*.

la république Argentine, le nom de *Pichi*, appartient à la famille des Solanacées, à la série des Curvembriées. Il croît sur les collines élevées et sèches. Son aspect général le ferait prendre au premier abord pour une

tites écailles imbriquées qui ne sont autres que les feuilles, dont la couleur est d'un vert bleuâtre. Elles sont épaisses, ovales, aiguës, de 2 millimètres et demi de longueur, et se recouvrent les unes les autres.

Les fleurs, qui n'apparaissent que la seconde année, sont solitaires à l'extrémité des ramules. Calice gamosépale, brièvement campanulé, vert, puis jaunâtre, épais, glanduleux, à 5 lobes oblongs, obtus, carénés. Corolle gamopétale, à tube dilaté à la partie supérieure, à gorge un peu comprimée, à 5 lobes courts, petits, semi-circulaires. Elle est blanche et persistante. Cinq étamines insérées sur la gorge, inégales, incluses, libres. Ovaire libre, inséré sur un disque charnu, orangé, à 2 loges multiovulées. Style filiforme. Le fruit est une capsule oblongue, ovoïde, crustacée, d'un brun clair, d'un centimètre et demi environ de longueur, bivalve, septicide au sommet; les graines, d'un millimètre de longueur, sont arrondies, presque anguleuses, à testa crustacé.

Telle qu'on la trouve dans le commerce, la drogue consiste en tiges, branches et ramuscules feuillés. Les branches les plus grosses ont de 1 à 2 centimètres de diamètre. Leur écorce est lisse, un peu ridée longitudinalement, d'un gris cendré et marquée de protubérances tuberculeuses. Le bois est blanc jaunâtre. Toutes ses parties sont couvertes d'une résine blanche ou gris verdâtre, qui revêt le végétal d'une enveloppe protectrice, destinée à empêcher l'évaporation de son eau de végétation pendant les longues sécheresses.

Composition chimique. — Le Dr Lyons (*Amer. jour. of pharmacy*, 1886, p. 65 et suiv.) a retiré de la drogue une petite quantité d'un alcaloïde, la *fabianine*, pouvant fournir des sels cristallisables amers, un principe cristallisable neutre, riche en carbone, insipide, insoluble dans l'eau et probablement inerte; une substance fluorescente ressemblant à l'esculine, une huile volatile, une résine amère, très abondante, soluble dans les alcalis, d'où la précipitent les acides, non fluorescente, soluble dans l'éther, le chloroforme, peu soluble dans l'eau et l'éther de pétrole.

Nivière et Liotard n'ont pu retrouver la fabianine, ce qui ne prouve pas qu'elle n'existe pas, car ils opéraient sur une plante du midi de la France, et on sait combien le milieu, le climat, changent les propriétés. Ils attribuent, mais sans preuves à l'appui, les propriétés thérapeutiques de la drogue à un glucoside fluorescent analogue à l'esculine.

Thérapeutique. — Le Dr Manuel S. Ramirès, de Valparaiso, attira le premier l'attention sur l'emploi du Pichi, qui était usité depuis longtemps au Chili, où il jouissait, dans la médecine populaire, d'une grande réputation pour le traitement des affections calculeuses. Il le signalait comme un diurétique puissant, indiqué dans les inflammations catarrhales des voies urinaires, mais contre-indiqué quand il y a dégénérescence des reins.

Cette drogue paraît être aussi un stimulant du foie, et on l'emploie à Rio-Janeiro dans la jaunisse et l'hydropisie, ainsi que

pour combattre la dyspepsie due à une insuffisance de la sécrétion biliaire.

Dans le cas de catarrhe chronique ou vésical aigu, consécutif à une cause mécanique comme la gravelle, les calculs, le Pichi modifie rapidement la sécrétion urinaire, calme l'irritabilité et facilite l'expulsion des calculs qui peuvent passer par le canal de l'urètre. Son action sur le foie paraît être moins marquée.

On emploie l'écorce et les jeunes rameaux sous forme de décoction (10 grammes pour 1,000 grammes d'eau), dont on donne plusieurs verres par jour. L'extrait fluide se prescrit à la dose de 4 à 6 cuillerées par jour dans l'eau froide ou chaude.

Fagonia arabica L. — Plante suffrutescente de la famille des Rutacées, série des Zygophyllées, originaire de l'Orient, de l'Afrique centrale, etc., diffuse, rameuse, à feuilles opposées, composées de 3 folioles, entières, mucronées, accompagnées de 2 stipules, souvent épineuses. Fleurs roses violacées, solitaires, latérales. Calice à 5 sépales caducs. 5 pétales caducs. 10 étamines insérées sous un petit disque, libres, grêles. Ovaire sessile quinquégone, à 5 loges biovulées; style subulé à 5 angles, à sommet stigmatifère simple. Fruit à 5 coques monospermes dont l'endocarpe se sépare de l'exocarpe à la maturité. Graines à testa mucilagineux, à albumen corné.

Cette espèce est employée dans le sud de l'Afghanistan pour guérir les fièvres. L'écorce, qui est brune, devient mucilagineuse quand on la mouille, sa saveur est mucilagineuse. Le suc de la plante entière sert à prévenir la suppuration des plaies ouvertes. Dans l'Orient on emploie le *F. arabica* dans le traitement des paralysies et des spermatorrhées.

Faham. — On désigne sous ce nom, à Bourbon, une plante appartenant à la famille des Orchidacées, série des Vandées, l'*Angraecum fragrans* Dup.-Thouars. Elle est herbacée, épiphyte, et par son port se rapproche beaucoup de la vanille. Les feuilles sont entières, coriaces, linéaires, arrondies au sommet et divisées en 2 segments arrondis inégaux, atténuées légèrement à la base et engainantes. Elles ont environ 7 centimètres de longueur sur 7 à 14 millimètres de largeur. Les nervures parallèles et longitudinales sont plus apparentes à la partie inférieure. Les pédoncules floraux, opposés aux feuilles, sont uniflores et ascendants. Le périanthe est formé de folioles libres, lancéolées, oblongues, aiguës, un peu recourbées. Le labelle, qui adhère à la base de la colonne, est sessile, charnu, entier, plus large que les folioles du périanthe et muni à la base d'un éperon en forme de corne. La colonne est cylindrique. L'androcée est constitué par

une anthère biloculaire, renfermant 2 pollinies à caudicule court, étroit, à glandule
triangulaire.

Cette espèce est originaire des îles Bourbon et Maurice. Les feuilles, telles qu'elles
se trouvent dans le commerce, sont jaunes
ou brun jaunâtre, d'une odeur agréable et qui
rappelle celle de la fève tonka. Elles renferment en effet de la coumarine dans les cellules de leur épiderme supérieur, et c'est à
elle qu'elles doivent d'être employées en infusions théiformes (10 grammes par litre
d'eau bouillante), que l'on prend journellement dans les iles Mascareignes comme boisson digestive, sudorifique et stimulante. Ce
sont du reste les seules propriétés qu'on doive
leur reconnaître, car leur emploi pour combattre les affections pulmonaires n'a donné
aucuns résultats sérieux.

Fenouil. — Le *Fœniculum capillaceum*
Gilib. (*F. vulgare* Gœrtn. — *officinale* All. —
sativum Berth. — *Anethum fœniculum*
L., etc.) appartient à la famille des Ombellifères, série des Peucédanées. C'est une plante
herbacée, variant beaucoup d'aspect, de
taille, etc., à sou-
che épaisse, vivace ou
bisannuelle, à tiges
dressées, cylindri-
ques, rameuses, ver-
tes, de 1m,50 à 2 mè-
tres. Feuilles alternes,
grandes, vertes, dé-
composées en lanières
filiformes très allon-
gées. Les supérieures
présentent une gaine
très développée.

Les fleurs (juillet-
septembre) sont dis-
posées en ombelles
terminales, larges, à
rayons nombreux, lis-
ses, anguleux, épais.
Les rayons secondai-
res sont plus courts,
inégaux. Il n'existe
ni involucre ni invo-

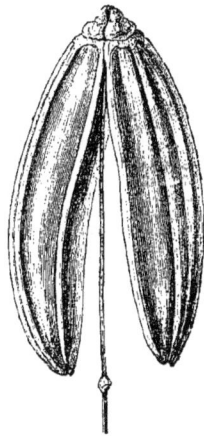

Fig. 369. — *Fœniculum vulgare.*
Fruit entier au moment de
la séparation du méricarpe.

lucelle. Ces fleurs, d'un beau jaune d'or, sont
hermaphrodites, régulières au centre de
l'ombelle, irrégulières à la périphérie. Organisation florale des Ombellifères normales.

Le fruit de la forme dite *Fenouil doux
majeur* ou *F. romain* est elliptique, un peu
arqué, de 10 à 15 millimètres de long sur 3 à
4 de large, cylindroïde, caréné, cannelé, à
8 côtes carénées au sommet, élargies à la
base. Les vallécules renferment une bandelette légèrement saillante, et on en retrouve
sur la face commissurale de chaque carpelle.

Ces fruits sont d'un vert pâle, blanchâtre,
d'odeur douce qui se développe surtout au
frottement, de saveur aromatique, sucrée,
agréable. . .

Les fruits du *Fenouil d'Allemagne* sont
brun verdâtre, d'odeur et de saveur analogues.

Dans les fruits du *Fenouil amer*, la saveur
est un peu amère, épicée.

Cette plante paraît être originaire de la
région méditerranéenne, mais elle se trouve

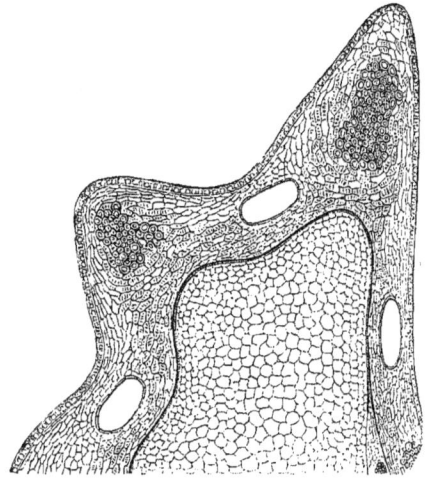

Fig. 370. — Coupe transversale d'une partie du méricarpe.

à l'état sauvage ou cultivé dans l'Europe
occidentale.

On emploie la racine et surtout les fruits.

La racine se présente en fragments de
longueur variable, à écorce mince, grisâtre,

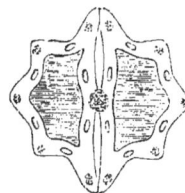

Fig. 371. — Fruit. Coupe
transversale schémati-
que.

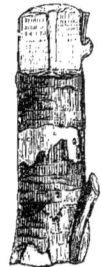

Fig. 372. — Racine
de Fenouil (d'a-
près Blondel).

striée longitudinalement, luisante et brun
clair à l'intérieur. Le bois est jaune très
clair, parfois même un peu verdâtre. Cassure fibreuse. Son odeur et sa saveur sont
nulles.

Composition chimique. — Les fruits renferment
3,50 0/0 d'une huile essentielle, constituée : 1° par
l'*anéthol* ou *camphre d'anis* $C^{10}H^{12}O$, que l'on peut
recueillir à l'état liquide, en séparant la partie de
l'essence qui distille à 225° et qui prend par refroidissement l'état solide ; 2° par un hydrocarbure
$C^{10}H^{10}$ isomère de l'essence de térébenthine.

On trouve également dans ces fruits une petite

proportion de sucre et 12 0/0 environ d'huile fixe qui réside surtout dans l'albumen.

Thérapeutique. — Les semences du fenouil doivent à l'huile essentielle qu'elles renferment des propriétés stimulantes, carminatives. On leur a attribué en outre la propriété d'activer la sécrétion lactée et de provoquer l'écoulement des règles. Rien n'est encore moins prouvé. Ce qui est réel, c'est qu'elles augmentent l'appétit par l'action stimulante qu'exerce l'essence sur l'estomac. On emploie le plus souvent l'infusion des fruits (15 à 30 grammes pour un litre d'eau) ou de la racine à la dose de 30 ou 50 grammes pour la même quantité d'eau.

L'huile essentielle peut se prescrire pure, à la dose de 4 à 6 gouttes dans une potion mucilagineuse ou sous forme de saccharure.

Industrie. — Les fruits du Fenouil servent à préparer une liqueur connue sous le nom de *Fenouillette*.

Alcoolat de Fenouil	1^{lit},60	
— de coriandre . . .	20 centilitres.	
— de cannelle. . . .	20	—
Alcool à 85°	1^{lit},80	
Sucre blanc	5^{kil},600	
Eau	Q. S. pour dissoudre le sucre et compléter à 10 litres.	

Fenugrec. — Le *Trigonella Fœnum græcum* L., qui appartient aux Légumineuses papilionacées, à la tribu des Trifoliées, est originaire des bords de la Méditerranée, d'où sa culture s'est étendue jusque dans l'Inde.

C'est une plante herbacée, annuelle, dressée, presque glabre, de 30 à 60 centimètres de hauteur. Feuilles alternes, brièvement pétiolées, à 3 folioles obovales, légèrement dentées, articulées à la base. Stipules lancéolées, entières et adnées au pétiole.

Fleurs blanchâtres, sessiles, solitaires ou disposées par paires dans l'aisselle des feuilles. Calice gamosépale à 5 dents aiguës.

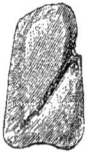

Fig. 373. — Graine de Fenugrec très grossie.

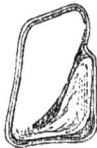

Fig. 374. — Graine. Coupe longitudinale.

Corolle caduque, papilionacée, à étendard plus long que les ailes.

Dix étamines diadelphes (9-1). Ovaire uniloculaire, sessile, multiovulé. Style filiforme, à stigmate dilaté. Gousse linéaire, longue de 8 à 10 centimètres, recourbée en faux, comprimée et surmontée d'un bec égalant en longueur le quart ou le tiers du fruit.

Les graines, au nombre de 10 à 20, sont dures, jaune brunâtre, d'un quart de centi-

mètre de longueur, rhomboïdes, parfois ridées et un peu comprimées. Leur saveur et leur odeur rappellent celles des pois et des haricots avec le parfum du mélilot. Du hile

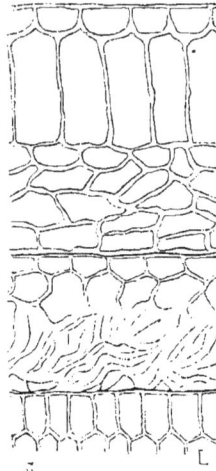

Fig. 375. — Graine. Coupe transversale.

part un sillon profond qui contourne la graine et la divise presque en deux lobes égaux.

Composition chimique. — Ces graines renferment dans le testa du tanin, et dans les cotylédons une matière colorante jaune, une huile grasse, amère, d'odeur désagréable (6 0/0), une petite quantité de résine. Le principe odorant n'a pas été déterminé. Humidité, 10 0/0 ; cendres, 7 0/0, formées pour un quart d'acide phosphorique.

Jahns (*Berichte* XVIII, 2518) a découvert dans ces graines trois alcaloïdes. L'un d'eux est identique à la *choline*, dont la présence dans le règne végétal a été observée bien souvent depuis quelque temps.

Le second alcaloïde, qu'il nomme *trigonelline* $C^7H^7AzO^2 + H^2O$, est sous forme de prismes incolores, de saveur faiblement saline, hygroscopiques, solubles dans l'eau, difficilement solubles dans l'alcool froid, très solubles dans l'alcool chaud, insolubles dans l'éther, le chloroforme et le benzol. Cet alcaloïde se combine avec les acides pour former des sels cristallisables.

L'existence du troisième alcaloïde est moins bien prouvée.

Usages. — Les graines de Fenugrec sont employées par les éleveurs, surtout pour engraisser les bestiaux.

Dans l'Inde, où la plante a été beaucoup cultivée, elles sont regardées comme toniques, carminatives et même aphrodisiaques. La farine qu'on en retire sert à faire des cataplasmes et s'applique sur la peau comme cosmétique à la façon de notre poudre de riz.

Feronia elephantum Correa. — Arbre épineux de 50 à 60 pieds de hauteur, appartenant à la famille des Rutacées, série des Aurantiées. Feuilles imparipennées à 5 à 7 folioles opposées, subsessiles, ponctuées, obovales, à pétiolé ailé. Fleurs blanches, disposées en grappes simples et polygames.

Calice petit, à 5 ou 6 dents, caduc. Corolle à 5 ou 6 pétales. 10 à 12 étamines libres. Ovaire à 4 ou 6 loges, souvent incomplètes, multiovulées. Style court, épais, à sommet stigmatifère, oblong ou fusiforme.

Le fruit est une grosse baie subglobuleuse, de 7 à 8 centimètres de diamètre, couverte d'un épiderme crustacé blanc ou légèrement grisâtre, recouvrant une écorce verte ligneuse. La pulpe est rose grisâtre et entoure des graines nombreuses, oblongues, comprimées, à embryon charnu.

Cet arbre habite l'Asie tropicale, où il est souvent cultivé pour son fruit, qui est comestible et dont l'odeur, quand il est cuit, est aromatique et rappelle celle du melon. Les feuilles ont une odeur anisée.

Le tronc laisse exsuder, quand on l'incise, une gomme particulière, en masses irrégulières, jaunes ou brunâtres. Dissoute dans l'eau, elle forme un mucilage insipide, plus visqueux que celui que donne la gomme arabique. Cette solution rougit le tournesol et précipite par l'alcool, l'oxalate d'ammoniaque, les silicates alcalins, le perchlorure de fer, mais non par le borax. L'acétate neutre de plomb, la baryte caustique, la précipitent. La plus grande partie de cette gomme est identique à la gomme arabique, mais elle est dextrogyre et non lévogyre. Traitée par l'acide nitrique fumant, elle donne des cristaux d'acide mucique. Elle renferme 17 0/0 d'eau.

Le fruit et les feuilles n'ont pas été examinés chimiquement.

Usages. — Le fruit vert est regardé comme astringent et antidysentérique. Les feuilles sont aromatiques, carminatives. La pulpe du fruit, en applications externes, sert à combattre les morsures des serpents venimeux. La gomme remplace dans l'Inde la gomme arabique.

Fève. — Le *Faba vulgaris* Mœnch. (*Vicia faba* L.) (Féverole, Fève de marais) est une plante herbacée, annuelle, de la famille des Légumineuses papilionacées, série des Viciées, originaire de l'Asie, cultivée aujourd'hui partout. Tiges dressées, hautes de 50 à 80 centimètres, fistuleuses, anguleuses, peu ramifiées. Feuilles paripennées, à 1 ou 3 paires de folioles alternes, entières, oblongues, épaisses, d'un vert glauque et dépourvues de vrille. Les fleurs blanches ou rosées, tachées de noir, sont disposées en grappes axillaires courtes. Étamines monadelphes. Gousse allongée, aplatie, à pointe recourbée : graines oblongues, comprimées, tronquées.

Ces graines renferment dans leur embryon une grande quantité d'amidon et de légumine, et dans leur épisperme du tanin. Jeunes, c'est-à-dire ayant acquis le tiers de leur développement, elles peuvent être mangées crues, car elles sont alors légèrement sucrées et digestives. Plus tard il faut enlever l'épisperme, qui ne se digère pas. Sèches, les fèves sont également peu digestives. On les regarde comme adoucissantes et résolutives par leur amidon et leur légumine, astringentes par leur épisperme, et elles peuvent alors rendre des services dans les diarrhées légères sous forme de bouillie claire.

Les fleurs sèches ont été préconisées par Bouloumié contre les coliques néphrétiques et les douleurs de l'appareil urinaire, à la dose d'une pincée par tasse d'eau bouillante (*Soc. méd. prat.*, mai 1888).

Fève de Saint-Ignace. — Le nom de *Fève de Saint-Ignace* fut donné par les jésuites, en l'honneur du fondateur de leur ordre, aux graines envoyées pour la première fois en Europe par un des leurs, le père Joseph Kamel ou Camellus. Ce fut sur les renseignements donnés par Camellus que Bergius

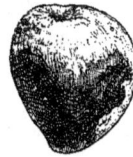

Fig. 376. — *Fève de Saint-Ignace*. (grandeur naturelle).

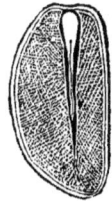

Fig. 377. — Graine. Coupe longitudinale.

(1778) décrivit la plante fournissant ces graines comme une Loganiacée, et lui donna le nom de *Strychnos Ignatii*. Linné fils l'attribua à l'*Ignatia amara*. Récemment la plante a été décrite et figurée dans une publication de *Commissio de la flora forestal de Filipinas*, publiée à Manille en 1886. C'est bien un strychnos auquel le nom donné par Bergius doit être laissé.

Cet arbre croît dans les îles Philippines, à Samar, Masbate, à Bohal, à Cebu, où il est connu sous le nom de *Coyacoy*. D'après Loureiro (*Fl. Cochinchinensis*), cette plante existe aussi en Cochinchine, où elle aurait été transportée, et serait connue sous le nom de *Ho-daut-gio*. Aux Philippines, elle est désignée par les indigènes sous les noms de *Aguaton, Caulara, Igasus*, et par les Espagnols : de *Pepita*, de *Bisbaya* ou de *Catalogan*.

C'est un petit arbre à feuilles opposées, brièvement pétiolées, ovales, aiguës, trinervées à la base, de 10 à 25 centimètres de long sur 5 à 13 centimètres de large. Fleurs en grappes axillaires de cymes opposées, à 4 fleurs. Corolle blanche, à tube long, à limbe court à 5 lobes. 5 étamines libres. Ovaire libre à 2 loges multiovulées. Style simple à 2 loges stigmatifères. Les fruits sont globuleux, d'une circonférence longitudinale ou transversale de 25 à 29 centimètres, lisses et revêtus d'un épiderme fin et vert. Le péricarpe, qui a 6 millimètres d'épaisseur, présente : 1° une couche de 3 millimètres, ligneuse, fragile, grise; 2° une couche plus interne, à tissu charnu, dense, verdâtre; 3° une pulpe charnue, de couleur verdâtre, séparée parfois de la seconde couche par de petites bandes plus dures. Ce fruit est à une seule loge par suite d'avortement.

Les graines, au nombre de 10-12, sont plongées dans la pulpe, un côté aplati dirigé vers le péricarpe, le côté opposé au ventral tourné vers le centre du fruit. Elles sont irrégulières, comprimées par une pression réciproque, couvertes de poils serrés, s'irradiant du centre vers la circonférence, unicellulaires et plus faciles à détacher que ceux de la Noix vomique. Ces poils ne se retrouvent pas sur les graines du commerce. L'albumen est corné et renferme un embryon droit, à radicule épaisse, longue, et à cotylédons minces.

Les Fèves de Saint-Ignace du commerce ont à peu près la grosseur d'une olive; elles sont arrondies et convexes sur un côté et parfois angulaires sur l'autre. Leur surface est brunâtre, avec une teinte gris bleuâtre. L'albumen est très dur et se laisse difficilement couper. Quand on fait ramollir la graine dans l'eau chaude, elle se gonfle et exhale une odeur désagréable. Sa saveur est très amère.

Composition chimique. — Les Fèves de Saint-Ignace renferment environ 1,5 0/0 de strychnine et 0,50 de brucine. (Voir NOIX VOMIQUE.) Par suite, la proportion de strychnine est beaucoup plus considérable que dans la noix vomique, qui n'en renferme que de 0,25 à 0,50, ce qui explique son emploi pour la préparation de cet alcaloïde. Les deux bases, la strychnine et la brucine, sont combinées à l'acide iga-urique retiré par Ludwig, en 1873.

Usages. — La Fève de Saint-Ignace doit à la strychnine qu'elle renferme, ainsi qu'à la brucine, des propriétés toniques, mais aussi beaucoup plus dangereuses que celles de la noix vomique elle-même. Elle est rarement employée en médecine et sert plus particulièrement à l'extraction de la strychnine. Pour la réduire en poudre, il faut, à cause de la consistance cornée et élastique de son albumen, la ramollir à la vapeur de l'eau bouillante, la concasser ensuite au moulin et la faire sécher à l'étuve. On l'obtient ainsi en poudre grossière que l'on peut rendre plus fine en la contusant au mortier et passant au tamis de soie.

Cette poudre est d'un gris sombre, inodore quand elle est sèche et d'une saveur extrêmement amère. Elle entre dans la composition suivante, bien connue :

Gouttes amères de Baumé.

Fève de Saint-Ignace râpée	500
Carbonate de potasse	5
Suie	1
Alcool à 60°	1.000

Faites macérer pendant dix jours, passez, exprimez, filtrez. Doses, 1 à 8 gouttes dans une infusion amère. Elles se prescrivent dans les mêmes conditions que les préparations de noix vomique.

Fevillea trilobata L. (*F. Marcgravii* Guib. — *Ghandiroba, Nhandiroba* Marcgr.). — Plante grimpante de la famille des Cucurbitacées, série des Févillées, se soutenant à l'aide de vrilles bifurquées au sommet et axillaires. Feuilles alternes, longuement pétiolées, cordées, à 3 à 5 lobes, ceux des feuilles inférieures obtus, ceux des feuilles supérieures aigus. Elles sont un peu onduleuses sur les deux faces. Inflorescences axillaires, latérales, disposées en grappes composées. Fleurs petites et jaunes, dioïques. Les fleurs mâles présentent un calice à 5 sépales ovales, obtus et velus. Corolle à 5 pétales alternes, munis en bas et en dedans, sur la ligne médiane, d'une crête verticale saillante que l'on a parfois décrite comme une étamine stérile et oppositipétale. Cinq étamines libres, à anthères basifixes, dont le connectif est dilaté en une lame étalée et portant une loge unique et extrorse.

Les fleurs femelles, qui sont moins nombreuses, ont un réceptacle en forme de sac et dilaté en coupe à la partie supérieure, portant sur ses bords un périanthe double, analogue à celui des fleurs mâles, et, plus bas, 5 staminodes. Ovaire infère, à 3 loges, renfermant chacune un certain nombre d'ovules. Style partagé jusqu'à sa base en 3 branches à extrémité stigmatifère bilobée. Baie pédonculée, arrondie, du volume du poing d'un enfant, d'abord charnue, puis se desséchant; vers le tiers supérieur, se trouve une cicatrice annulaire qui lui donne un peu l'aspect d'une boîte à couvercle, d'où le nom de *boîte à savonnette* qui lui a été donné, et portant la trace des sépales. Les 3 loges renferment chacune 4 graines irrégulièrement lenticulaires, larges de 2°,5 à 3°,5, de couleur fauve brunâtre.

Cette plante habite l'Amérique du Sud et surtout le Brésil, où, d'après Martius, ses graines, la seule partie du végétal qui soit employée, sont connues sous le nom de *Fèves de Saint-Ignace*, probablement à cause de leur amertume. Les cotylédons de ces graines renferment une huile grasse extrêmement amère et purgative qui, en raison même de son abondance, est employée pour l'éclairage. En médecine, on l'a préconisée au Brésil contre les douleurs rhumatismales.

Une ou deux graines suffisent pour déterminer une purgation fort énergique.

2° *Fevillea cordifolia* L. (*F. hederacea* Poir. — *Trichosanthes punctata* L. — *Nhandiroba foliis trifidis* Plum.). — Cette espèce ne diffère de la première que par la forme de son fruit et de ses graines.

Le fruit est arrondi, de 10 à 12 centimètres

de diamètre, à épicarpe mince, peu consistant, et présente, vers son équateur, un peu au-dessous, la cicatrice annulaire, répondant aux bords du réceptacle et formant une sorte de bourrelet. Ce fruit est charnu et renferme dans chacune de ses loges 2 graines larges de 5 à 6 centimètres, irrégulièrement lenticulaires, amincies sur les bords. L'épisperme, de couleur fauve, est épais, coriace et comme velouté à la surface.

Cette plante habite les Antilles, où elle porte les noms d'*Avila*, de *Noix de serpent*, et se retrouve sur toute la côte américaine voisine.

Les graines renferment une huile amère, purgative, analogue à celle de la première espèce. La graine, récemment récoltée, et broyée avec de l'eau, passe aux Antilles pour être l'antidote certain des morsures des serpents venimeux et de l'empoisonnement par les fruits du mancenillier. En raison de ses propriétés éminemment purgatives, elle peut en effet rendre des services dans ce dernier cas, à la condition toutefois d'être employée en temps opportun.

Les graines d'un certain nombre d'autres espèces brésiliennes jouissent des mêmes propriétés, et nous citerons sans nous y arrêter : *Fevillea monosperma* Vell.—*F. parviflora* Vell. (Castantha de Jabota, de Bugre, de Para) — *Hypanthera guapeaua* Mans., Guapera, à San Paolo.

Fibraurea tinctoria Lour. (*Cocculus fibraurea* DC.). — Cette plante, de la famille des Ménispermacées, série des Chasmanthérées, présente une tige frutescente, grimpante, ligneuse, rameuse. Les feuilles sont ovales ou oblongues, coriaces, entières, glabres, triplinervées. Fleurs blanches, petites, en grappes. Périanthe à 9 divisions, les 3 extérieures petites, bractéiformes, les intérieures plus grandes, subégales. Dans la fleur mâle, 6 étamines libres. Dans la fleur femelle, 3 ovaires libres, uniloculaires, uniovulés. Drupe oblongue, portant au sommet la cicatrice du style terminal. Noyau dont la graine présente un albumen ruminé.

Cette plante croît dans la Malaisie, l'Archipel indien, la Cochinchine. Elle est amère et employée comme tonique. Sa racine est diurétique, et les Malais l'emploient contre les fièvres intermittentes et les affections hépatiques. Les tiges contusées donnent, par décoction, une couleur jaune persistante.

Ficaire. — Le *Ranonculus ficaria* L. (Petite Éclaire, Petite Chélidoine) appartient à la famille des Renonculacées et à la tribu des Renonculées.

C'est une petite plante annuelle qui croît en France dans les lieux humides et ombragés. Les racines sont tuberculeuses et ficoïdes. Rameaux aériens de 10 à 20 centimètres de longueur, dressés ou couchés. Feuilles alternes, vertes, longuement pétiolées, cordiformes à la base, dentées sur les bords. Dans l'aisselle de certaines feuilles aériennes,

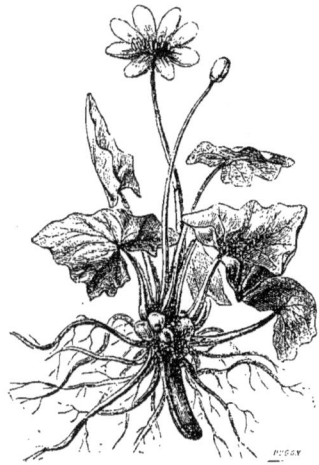

Fig. 378. — *Ranonculus ficaria.*

se développent des bourgeons renflés, gorgés d'amidon, qui se détachent, tombent sur le sol et produisent une plante nouvelle.

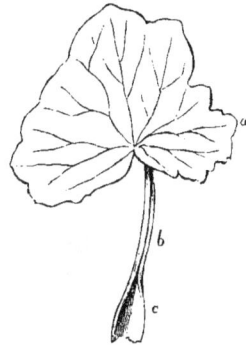

Fig. 379. — Ficaire. Feuille.

Fleurs solitaires, d'un jaune éclatant, paraissant au printemps. Calice à 3 sépales verdâtres, un peu membraneux. Corolle polypétale régulière, à 5 à 11 pétales, caducs, à onglet peu marqué, munis à la base d'une fos-

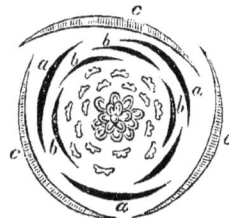

Fig. 380. — Ficaire. Diagramme de la fleur.

sette nectarifère. Les étamines sont nombreuses et libres. Les carpelles sont très nombreux, spiralés sur le réceptacle. Chacun d'eux se compose d'un ovaire comprimé transversalement, arrondi à l'extrémité, parcouru dans son angle interne par un sillon vertical, dont les bords se recouvrent en haut de papilles stigmatiques. Cet ovaire, à une seule loge, renferme un seul ovule. Achaines secs, monospermes, renfermant une graine albuminée.

Composition chimique. — Les racines de la ficaire renferment, d'après Saint-Martin (*Rép. de Chim. appl.*, 1859), un acide volatil très âcre décomposable par la chaleur, l'*acide ficarique*, et une substance analogue à la saponine, la *ficarine*, qui s'en distingue en ce qu'elle ne se colore pas en présence du chlorure ferrique.

Usages. — Les racines ont été préconisées contre les hémorrhoïdes, en raison de ce principe singulier qui, s'étayant de la forme du végétal ou d'une de ses parties, en faisait un remède souverain contre les maladies présentant avec lui une ressemblance extérieure plus ou moins grossière. Les racines du Ficaire sont ovoïdes ou globuleuses, les hémorrhoïdes sont globuleuses; de là leur curabilité par les premières. C'est ce que l'on a appelé la *doctrine des signatures*. On les employait en extrait, pilules, décoction, etc. Aujourd'hui, la Ficaire n'est plus usitée, et, de plus, elle paraît dépourvue des propriétés âcres que l'on rencontre dans les autres Renonculacées.

Figuier. — Le *Ficus carica* L., Figuier commun, ou *Bou*, Arbre à cariques, appartient à la famille des Ulmacées, à la tribu

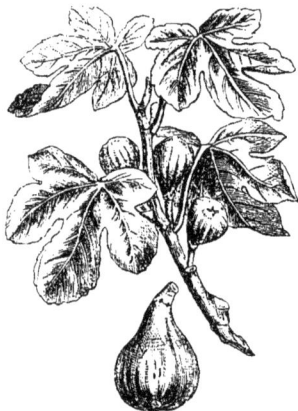

Fig. 384. — Figuier. Rameau florifère et fruit.

des Artocarpées. Il est aujourd'hui cultivé dans les régions tempérées des deux mondes, et paraît être originaire du Caucase, de la Syrie et peut-être des districts du N.-O. de l'Hymalaya. Il mûrit ses fruits, mais rarement, jusqu'en Angleterre.

C'est un arbre à branches arrondies, cassantes, à écorce verte ou rousse, couverte, quand elle est jeune, d'un duvet laineux, court et rude. Feuilles alternes, caduques, coriaces, rudes, longuement pétiolées, à limbe cordé, à 3 ou 5 lobes arrondis, dentés en scie sur les bords, d'un vert foncé en dessus, blanchâtres et couvertes d'un grossier duvet en dessous. Elles sont accompagnées de deux stipules connées qui les recouvrent dans le bouton.

Les inflorescences, solitaires dans l'aisselle des feuilles, sont formées par un court pédoncule sur lequel s'insèrent des bractées écailleuses, dures, alternes et petites. Au-dessus de ces bractées, le sommet de l'axe floral forme une coupe qui se creuse de plus en plus et donne ainsi naissance à une sorte de poire dont la base présente un orifice étroit bordé de petites écailles. C'est sur la face interne de

Fig. 382. — Figue.

ce réceptacle que naissent les fleurs monoïques, disposées en petites cymes très nombreuses et rapprochées, apparaissant tout d'abord à l'orifice, puis, graduellement, de plus en plus près du fond de la cavité.

Les fleurs mâles, groupées auprès de l'orifice, sont formées d'un calice à 3 sépales et de 3 étamines libres, à anthères biloculaires.

Les fleurs femelles, supportées par de pe-

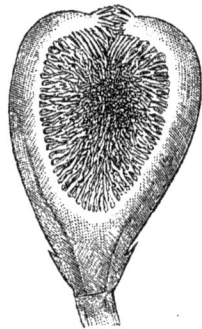

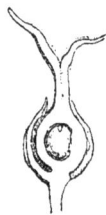

Fig. 383. — Figuier.
Fleur femelle. Coupe longitudinale.

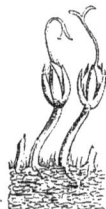

Fig. 384. — Figuier.
Fleur et portion du péricarpe.

tits pédicelles charnus, ont un calice à 5 sépales et un ovaire libre primitivement biloculaire, devenu uniloculaire par avortement et renfermant un seul ovule. Le style latéral est bifide au sommet. Le fruit est un achaine sec, jaunâtre, cassant, contenant une seule graine albuminée.

La figue est donc constituée par les pédoncules des fleurs femelles et les calices devenus charnus, et surtout par la portion interne du réceptacle. On rejette, quand on la mange fraîche, la partie externe, qui est jaune verdâtre ou violacée, et qui est insipide ou de saveur âpre et désagréable.

Une coutume ancienne du Levant, et qui existe encore en Italie, consiste à prendre des branches fleuries de Figuier sauvage, dont les fruits sont amers, et à les déposer sur les branches du Figuier cultivé. Les fruits de la première espèce renferment un grand nombre d'œufs d'un *Cympas*, le *C. psenes* L. (*Blastaphaga grossorium*). Les larves qui sortent de ces œufs se dirigent vers les fleurs de l'espèce cultivée, transportent avec elles le pollen de la fleur sauvage et le déposent sur les fleurs femelles, dont elles hâtent ainsi la fécondation. C'est la *caprification*, qui ne s'explique pas beaucoup, mais qui passe pour donner des fruits meilleurs et plus hâtifs.

On distingue dans le commerce les figues sèches, de beaucoup les plus employées, sous les noms de *blanches*, *violettes* et *grasses*. Les premières sont de petite taille, très sucrées. Les violettes, ou *figues mouissonnes* de Provence, sont surtout usitées en médecine. Les *figues grasses* sont épaisses, un peu visqueuses. On les mange entières, le réceptacle ayant pris une saveur plus agréable.

Pour obtenir ces figues, on les fait sécher alternativement au soleil et au four, et on les emballe en caisses, où elles s'aplatissent par la pression. Pour éviter qu'elles n'adhèrent entre elles quand elles sont mal séchées, on les recouvre de farine. Ce sont alors les sortes les plus inférieures.

Composition chimique. — Les figues mûres renferment du sucre de raisin (60 à 70 0/0), des petites quantités de corps gras, des gommes. Quand elles sont vertes, l'amidon domine, et c'est lui qui, en présence des acides végétaux, passe peu à peu à l'état de sucre.

Le suc qui exsude du tronc quand on y fait des incisions est laiteux et âcre. Il renferme une résine âcre, tenue en suspension dans le liquide, et du caoutchouc.

D'après Bouchut, ce latex renferme un ferment digestif. C'est ainsi que 5 grammes, mis dans un verre avec 60 grammes d'eau distillée, 10 grammes de fibrine humide, et maintenus à l'étuve à 50°, ont ramolli cette fibrine et, au bout de quelques heures, l'ont complètement digérée, en laissant cependant un petit résidu blanchâtre au fond du verre. La solution exhale une odeur prononcée de bon bouillon, sans putridité. Après un mois, ces digestions de fibrine n'avaient pas fermenté. Elles conservaient une bonne odeur de viande digérée, plus l'arome de la résine de Figuier.

Usages. — Les figues vertes constituent un aliment très facile à digérer et même nutritif. Sèches, elles sont de digestion plus difficile. En médecine, on les regarde comme émollientes et même laxatives. C'est, sous forme de gargarismes, obtenus par la décoction de 6 à 8 figues sèches dans un quart de litre de lait, un remède populaire dans l'angine, la stomatite.

Le latex sert à faire disparaître les verrues et même les cors. C'est aussi un purgatif drastique que l'on a employé pour expulser les vers, mais son usage interne est dangereux.

Un grand nombre d'autres *Ficus* jouissent de propriétés très variées, que nous ne ferons qu'énumérer, d'après H. Baillon (*Histoire des plantes*, t. VI, p. 175-176). — *F. hispida* L. Suc très vénéneux, employé cependant contre les aphtes. — *F. amboïnensis* Kostl., dont la racine sert à enivrer les poissons. Son suc est astringent et passe pour être fébrifuge. — *F. toxicaria* L. Suc très vénéneux. — *F. septica* Rumph. Suc vénéneux employé aux Moluques comme vermifuge et vésicant. — *F. panifica* Del. (*Choddlo* d'Abyssinie), dont l'écorce intérieure sert de pain aux indigènes. — *F. parasitica* Kœw., du Malabar, employé comme antidysentérique.

F. religiosa L. (Figuier des pagodes, Multipliant), à racines adventives partant des branches et formant, en prenant terre, des poteaux vivants qui, en se multipliant, arrivent à former d'un seul arbre une véritable petite forêt. C'est sur ses rameaux que vit le *Coccus lacca*, insecte hémiptère qui exsude une matière résineuse rouge dont il s'entoure. Cette matière est *la laque*, qui sert à fabriquer des vernis, des cires à cacheter, et qu'on emploie en médecine comme astringente et tonique.

Les *F. indica*, *nitida*, *infectoria*, *Rumphii*, etc., de l'Asie tropicale, sont astringents. Sont comestibles, les fruits des *F. glomerata*, *amboïnensis*, *mollis*, *aspera*, *granata*, de la Polynésie, *Pumila*, de la Chine. Le *F. tinctoria* sert à teindre en jaune à Taïti.

Parmi les Ficus à caoutchouc, on cite : *F. elastica* Roxb, *laccifera* Roxb, *religiosa*, en Asie ; *macrophylla* et *rubiginosa*, en Australie. Ces caoutchoucs sont généralement impurs et inférieurs aux produits américains.

Filipendule. — Le *Spiræa filipendula* L., de la famille des Rosacées, série des Spirées, est une petite plante herbacée commune dans nos pays, où elle se rencontre dans les clairières, sur les coteaux secs, sablonneux. On la cultive aussi dans les jardins.

Racines à fibres renflées en tubercules. Tige dressée, simple, rameuse à la partie supérieure. Feuilles pétiolées, composées, à folioles alternes ou parfois opposées, ovales, dentées, glabres. Fleurs blanches ou un peu rosées, odorantes, en panicules terminales (juin-juillet). Calice à 5 sépales. Corolle à 5 pétales ovales. Étamines nombreuses, libres. Ovaires nombreux, uniloculaires, uniovulés. Les fruits sont des follicules secs, pubescents, droits, renfermant un petit nombre de graines.

Les racines tuberculeuses, qui, fraîches, exhalent une odeur de fleur d'oranger, renferment de l'amidon et du tanin. Par l'amidon, elles peuvent être alimentaires ; par le tanin, elles sont astringentes. On les considère aussi comme diurétiques. On en fait une décoction (30 à 60 grammes par litre d'eau) qui s'administre avec quelque succès dans les diarrhées légères.

Flacourtia Cataphracta Roxb. (*Roumea jaugomas* Spreng.). — Arbre de petite taille, de la famille des Bixacées, série des Flacourtiées, originaire des parties tropicales de l'ancien continent.

Feuilles alternes, pétiolées, articulées, stipulées, petites, dentées. Fleurs petites, disposées en cymes axillaires, uniséxuées. Calice à 5 sépales. En dedans le réceptacle forme un disque circulaire. Etamines nombreuses, libres, à anthères biloculaires. Ovaire libre, renfermant 5 ou 6 placentas pariétaux qui peuvent s'avancer jusqu'au milieu de la loge unique et portent 2 ovules. Styles nombreux, à stigmates dilatés. Le fruit est une drupe arrondie, pourprée, indéhiscente, accompagnée à la base par le calice persistant et surmontée des stigmates. Elle renferme 5 noyaux contenant chacun 1 ou 2 graines albuminées.

Dans l'Inde, le fruit est recommandé pour combattre les affections bilieuses. Comme, du reste, tous les fruits acides, il est purgatif et antinauséeux. Les jeunes pousses sont mangées comme toniques, stomachiques, astringentes.

Les fruits des *F. sapida, sepiaria, inermis* et *Ramoutchi* sont également comestibles.

Fontainea Pancheri Heck. — Arbrisseau de 4 à 5 mètres, ou petit arbre de la famille des Euphorbiacées uniovulées, série des Jatrophées, qui croît à la Nouvelle-Calédonie, où il est très commun dans les bois, surtout aux environs de Nouméa. Feuilles alternes ou subopposées à l'extrémité des rameaux, pétiolées, obovales ou elliptiques, allongées, sans stipules. Fleurs blanches, odorantes, en petites grappes axillaires ou terminales, dioïques. Calice à 4 ou 5 dents. Corolle à 3-6 pétales charnus, subcoriacés. Etamines nombreuses, libres. Ovaire triloculaire, à 3-6 loges uniovulées, entouré d'un disque hypogyne. Style à 3-6 branches stigmatifères.

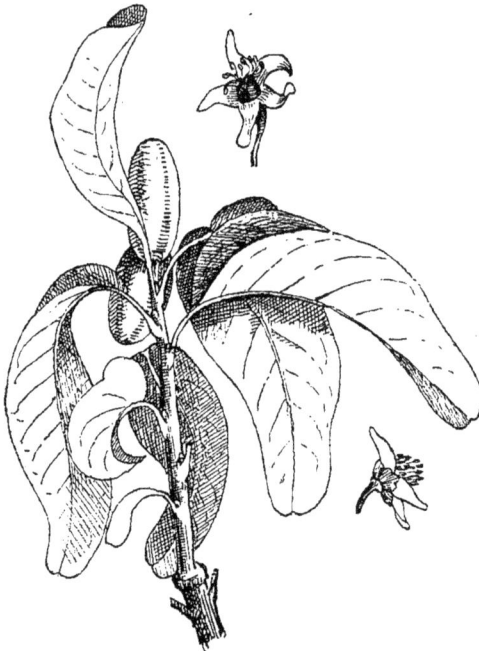

FIG. 385. — *Fontainea Pancheri.* Rameau fructifère. Fleurs (d'après Corre et Le Jane).

Fruit drupacé, de la grosseur d'une prune, suboliviforme ou obscurément tétragone, orangé, à chair peu épaisse, de saveur brûlante. Noyau ligneux, tétragone, à une loge fertile. Cet arbre fleurit deux fois par an.

Les feuilles et les racines sont inertes. L'écorce du tronc, le mésocarpe et l'endocarpe du fruit contiennent un suc âcre et caustique.

L'amande de cette plante, qui a été étudiée par Heckel, donne, par expression, une huile très limpide, d'un jaune d'or, qui possède des propriétés drastiques fort énergiques, analogues à celles de l'huile de croton, mais peut-être plus dangereuses : 3 à 5 gouttes déterminent une superpurgation violente. Elle agit sur la peau à la façon de l'huile de *croton tiglium*.

Fougère mâle. — L'*Aspidium filix mas* Schwartz appartient à la famille des Fougères, série des Polypodiacées, sous-série des Aspidiées.

Son rhizome est vivace, traçant, de 15 à 20 centimètres de longueur, gros comme le pouce, recouvert de feuilles serrées, imbriquées les unes sur les autres au niveau de leurs bases.

Les racines sont adventives, noires, filiformes, ramifiées. De longs poils brunâtres recouvrent le rhizome et la base des pétioles.

Les feuilles insérées sur ce rhizome sont amples, lisses, cassantes, alternes, spiralées, et présentent ce caractère constant dans la famille, excepté chez les Ophioglossées, d'être recourbées en crosse sur elles-mêmes quand elles sont jeunes. Leur pétiole principal, élargi à la base, est couvert sur sa face inférieure de poils squamiformes, brunâtres, larges. Le limbe est formé de 15 à 25 paires de folioles opposées par paires, pinnatiséquées, à segments également opposés. Elles sont plus grandes au milieu, et diminuent graduellement jusqu'à l'extrémité. La nervure médiane principale émet des nervures secondaires latérales qui se bifurquent à leur tour.

La plante que nous venons de décrire constitue la *génération asexuée* de la Fougère mâle.

19

Sur la face dorsale des folioles et sur leurs nervures sont insérés les *sores*, constitués

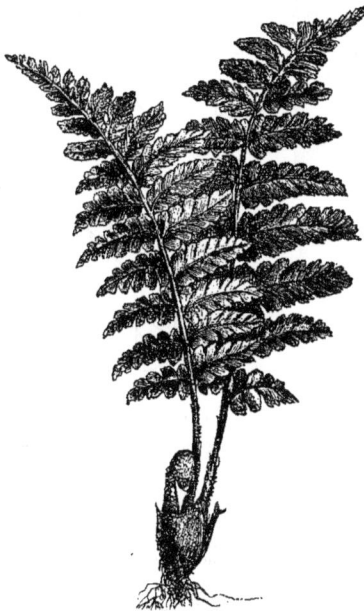

FIG. 386. — *Aspidium filix mas.*

par un pédicule fixé sur la face inférieure d'une nervure et par une lame aplatie réni-

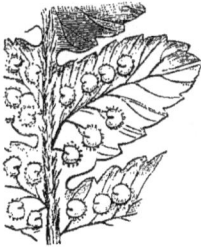

sance à une lame verte, cordiforme, d'où partent des radicelles à l'aide desquelles elle se fixe au sol et se nourrit. C'est le *prothalle*, sur lequel naissent plus tard les organes reproducteurs mâle et femelle.

L'*anthéridie* ou organe mâle est une cavité renfermant un certain nombre de cellules mères. Chacune de celles-ci produit une cellule allongée en spirale et pouvant se mouvoir à l'aide de cils vibratiles. C'est l'*anthérozoïde*.

Quant à l'*organe femelle*, c'est un mamelon cellulaire renfermant une cellule qui, fécondée par l'anthérozoïde, produit une plante asexuée, celle que nous avons décrite tout d'abord, la *Fougère*.

La partie de la fougère dont on se sert particulièrement en médecine est le *rhizome*, que l'on emploie à l'état frais, car il possède alors une activité beaucoup plus grande. Ce rhizome se présente sous forme de fragments coniques de 5 à 12 centimètres de longueur, entourés par la base des frondes, entremêlées d'un grand nombre de fibres radicales et d'écailles squammeuses qui augmentent son épaisseur.

Sa surface est brun noirâtre, dure, ridée et creusée de longs sillons. Les bases des pétioles sont de la même couleur et dirigées obliquement d'arrière en avant.

La cassure est courte, compacte. Quand la drogue est récente, sa coupe transversale est jaune verdâtre et devient d'un jaune cannelle quand elle est ancienne. Dans cet état,

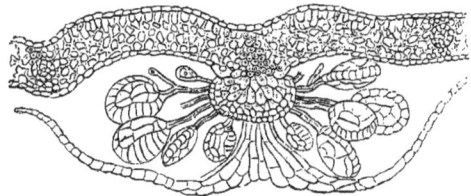

FIG. 387. — Foliole fructifère.

FIG. 388. — Coupe verticale d'un lobe de feuille d'*aspidium* passant par un sore.

forme, l'*indusie*, qui recouvre des sacs pédiculés, les *sporanges*. Les bords de l'indusie, d'abord très rapprochés de la feuille, s'en écartent à la maturité.

Les *sporanges* sont nombreux, insérés autour du pédicule de l'indusie. Chacun d'eux est composé d'un pédicule grêle, à cellules allongées, portant parfois sur le côté une glande pédicellée. Il se termine par un sac ovoïde, renflé, un peu aplati. Au niveau du pourtour existe une rangée de cellules épaisses formant un bourrelet saillant qui fait le tour du sporange. C'est l'*anneau*, dont les cellules sont hygrométriques; à la maturité, il se renverse en arrière avec élasticité en formant une ouverture par laquelle sont chassées les *spores*. Celles-ci, en germant, donnent nais-

le rhizome a perdu la plus grande partie de

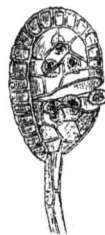

FIG. 389.— Sporange d'*A. filix mas* après la déhiscence.   FIG. 390.— Sporange jeune.

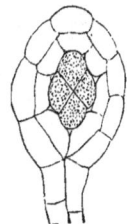

ses propriétés. L'odeur est désagréable. La

saveur d'abord un peu sucrée est ensuite astringente et un peu amère.

La Fougère mâle est répandue dans le monde entier, où on la rencontre dans les lieux incultes, les bois, les endroits montueux, mais elle paraît cependant ne pas exister aux États-Unis.

Composition chimique. — Le rhizome renferme : huile grasse verte, 6 0/0 environ; huile volatile, traces; amidon, résine, tanin, se dédoublant à l'ébullition, en présence des acides dilués, en sucre et en substance rouge, le *rouge de fougère* ou *acide filicitannique*, analogue au rouge cinchonique; matières gommeuses et albuminoïdes, *acide filicique*, auquel Grabowski a assigné la formule $C^{14}H^{18}O^5$; un glucoside, la *filixeoline*, qui, par saponification, se dédouble en *acide filosmylique* volatil et *acide*

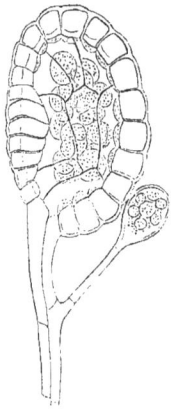

Fig. 391. — Sporange à peu près mûr portant une glande.

filicalinique non volatil. D'après Schoenbroodt, il existe encore des acides volatils de la série grasse et un acide fixe. On y trouve aussi du sucre cristallisable.

Les cendres, 2 à 2,5 0/0, sont surtout composées

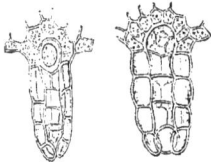

Fig. 392. — Archégone d'*A. filix mas* (Berg).

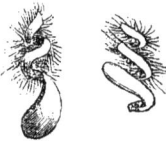

Fig. 393. — Anthérozoïdes.

de manganèse, oxyde de fer, magnésie, chaux, potasse, soude, associés aux acides carbonique, phosphorique, sulfurique, et de silice.

Les travaux de Krus ont démontré que les proportions de ces différentes substances varient suivant l'époque de récolte des rhizomes. Le mois d'avril paraît, d'après lui, être le plus favorable.

Gerolamo Daccomo (*Annali di chimica*, août 1887), en opérant sur des rhizomes d'Italie frais et secs, en a séparé, en outre, plusieurs autres nouveaux composés.

Le premier est d'apparence cireuse, soluble dans l'alcool bouillant, peu soluble dans l'alcool froid,

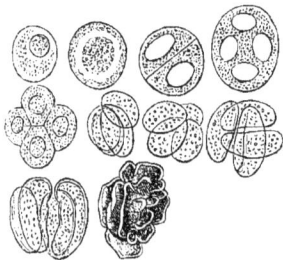

Fig. 394. — Développement des spores (Sachs).

l'éther, insoluble dans l'eau, la solution de potasse. Il fond à 80°; sa composition = $C^{13}H^{20}O$. Il s'obtient du résidu de l'extrait éthéré après qu'il a été traité par un mélange de 1 d'éther et 2 d'alcool à 95°, puis par la solution de potasse, pour enlever l'acide filicique.

La partie de l'extrait éthéré soluble dans le mé-

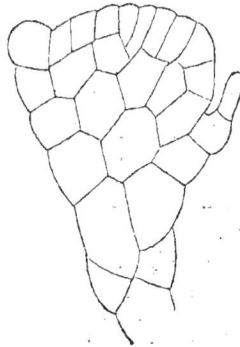

Fig. 395. — Prothalle en voie de développement.

lange éthéré? alcoolique donne une autre substance, en cristaux nacrés, fondant à 136°,5, de la formule $C^{20}H^{34}O$, isomérique probablement avec le cinchol, le cupréol et le québrachol de Hesse, dont elle diffère cependant par son point de fusion et son pou-

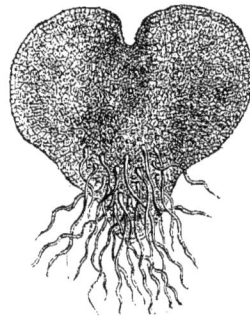

Fig. 396. — Prothalle adulte.

voir lévogyre moins considérable. L'auteur la nomme *aspidol*. Il est insoluble dans l'eau, les alcalis, soluble dans l'éther, la benzine, le chloroforme, l'é-

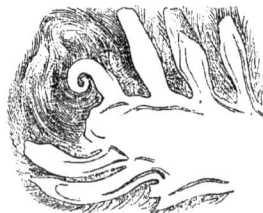

Fig. 397. — Sommet du rhizome. Coupe longitudinale.

ther de pétrole, l'alcool bouillant, peu soluble dans l'alcool froid. Il ressemble beaucoup à la cholestérine.

Daccomo a en outre isolé *deux résines ;* l'une est une poudre rouge, fondant à 85 à 93°, l'autre de consistance poisseuse, puis un *liquide huileux*, qui se partage en trois fractions : l'une acide, jaune, distillant entre 130 et 199°, d'odeur extrêmement irritante ; la seconde distillant entre 220 et 290°, de couleur vert émeraude, représentée par $C^{27}H^{40}O^2$; la troisième, brun jaunâtre, distillant à 300°, représentée par $C^{34}H^{58}O^2$.

Quant à l'huile essentielle, Daccomo admet qu'elle ne doit pas préexister dans la plante, car il n'a pu en obtenir en distillant 10 kilogrammes de rhizomes frais, bien qu'il en ait retiré de l'extrait éthéré de rhizomes secs. Il la suppose formée par l'oxydation d'autres substances.

Schoonbroodt en avait cependant obtenu du rhizome frais et non du rhizome sec.

Thérapeutique. — Le rhizome de la Fougère mâle est un des tænifuges indigènes les plus employés, sans qu'on puisse indiquer précisément à quelle substance il doit ses propriétés.

C'est ainsi que Béranger-Féraud (*Leçons clin. sur les Tænias de l'homme*) l'a vu varier suivant les pays. Très actif dans les Vosges, ce rhizome l'est moins dans le Jura, les Alpes, très peu dans les Cévennes, le Puy-de-Dôme, moins encore en Bretagne et presque inactif en Normandie. De plus, l'époque de la récolte influe aussi beaucoup sur ses propriétés. Il faut le recueillir dans les mois d'été, quand les bourgeons ont acquis leur maturité ; la cassure est alors vert pistache clair, son odeur est nauséabonde. Enfin les différents modes de préparation ont une influence marquée.

L'apozème, qui est d'ailleurs fort désagréable à ingérer, est peu efficace. Il en est de même de la poudre, qui est répugnante, provoque les vomissements, des coliques vives et même des spasmes.

L'extrait éthéré du Codex est la préparation la plus active, à la condition de provenir de rhizomes des Vosges, et encore ne donnet-il, d'après Béranger-Féraud, que 25 0/0 de succès. Il serait donc désirable de retirer, comme on l'a fait pour le grenadier, le principe actif de la Fougère, de façon à connaître au juste son efficacité.

Cet extrait se donne en capsules contenant chacune 50 centigrammes d'extrait éthéré et 5 centigrammes de calomel. La dose est de 12 capsules prises le matin à jeun, le malade n'ayant pris qu'un potage la veille au soir. Pour un enfant de quatre ans, la dose est de 6 à 8 capsules. Cette association du purgatif et du tænifuge donne les meilleurs résultats.

Dans le nord de l'Europe, on mange les jeunes pousses de la Fougère à la façon des asperges. Les feuilles vertes constituent pour le bétail une nourriture qui peut suppléer l'herbe quand les pâturages sont desséchés. On les mélange avec la paille. Ces feuilles servent aussi à faire des matelas pour les enfants. La farine du rhizome peut devenir alimentaire en cas de besoin extrême.

Fraisier. — Le *Fragaria vesca* L., de la famille des Rosacées, série des Fragariées, qui croît dans nos contrées, est cultivé dans tous les pays tempérés et même dans les pays tropicaux, mais à une altitude qui compense la température.

Sa souche vivace, courte, épaisse, émet des rameaux florifères de 20 à 30 centimètres de haut, nus ou munis de 2 ou 3 feuilles seulement. Des rameaux rampants partent de la souche, et émettent au niveau de leurs nœuds des racines qui forment des plants

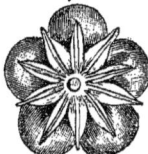

FIG. 398. — Fleur de fraisier avec son calice et son calicule.

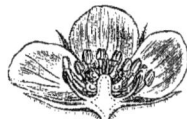

FIG. 399. — *Fragaria vesca.* Coupe longitudinale de la fleur.

nouveaux, que l'on peut séparer de la plante mère. Ce sont les *stolons*.

Feuilles alternes, à 3 folioles ovales, dentées, blanchâtres et pubescentes en dessous, vertes en dessus et accompagnées de 2 stipules latérales membraneuses.

Les fleurs sont disposées en cymes pau-

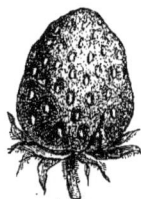

FIG. 400. — Fruit mûr.

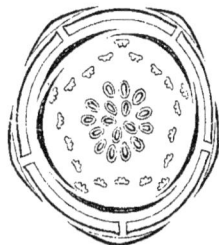

FIG. 401. — *F. vesca.* Diagramme de la fleur.

ciflores, irrégulières et terminales ; réceptacle en forme de coupe très évasée, à rebord circulaire ; le fond se relève en bosse comme celui d'une bouteille ordinaire. C'est sur cette partie centrale que sont portés les carpelles tandis que le périanthe et l'androcée sont insérés sur les bords. Calice à 5 sépales, verts, velus et étalés ou réfléchis à la maturation. Calicule à 5 folioles. Corolle régulière à 5 pétales blancs, caducs, obovales. 20 étamines libres, disposées sur trois verticilles. La surface intérieure du réceptacle est doublée d'un disque glanduleux plus ou moins prononcé. Les ovaires, en nombre indéfini, sont libres, uniloculaires, uniovulés, surmontés d'un style à stigmate tronqué.

Le fruit est formé d'un grand nombre d'achaines portés sur la partie relevée du réceptacle, qui s'est beaucoup épaissie et est devenue charnue et succulente. La graine renferme un embryon charnu, dépourvu d'albumen. Le calice et l'involucre persistent à la base du fruit.

Ce fruit a une odeur spéciale, une saveur sucrée, légèrement acidulée et des plus agréables. Par la culture, on est arrivé à faire prédominer le sucre et le parfum ; aussi les variétés obtenues sont-elles extrêmement nombreuses. Le *F. vesca* donne surtout une variété connue sous le nom de *Fraise des quatre saisons*, qui est remarquable en ce quelle produit pendant une partie de l'année. Les grosses fraises sont produites par une espèce américaine, le *F. chilensis*, modifiée par la culture et surtout par des croisements avec une autre espèce américaine, le *F. virginiana* L.

La fraise constitue un aliment rafraîchissant et tempérant, mais parfois indigeste, aussi a-t-on coutume de la manger avec du vin et du sucre, qui facilitent sa digestion. Elle renferme aussi de l'acide malique et par la fermentation peut donner une liqueur légèrement alcoolique à odeur agréable.

La souche et les feuilles renferment du tanin qui leur communique des propriétés astringentes que l'on peut utiliser pour combattre les diarrhées légères, surtout chez les enfants.

Tisane.

Racine de fraisier. . . .   20 grammes.
Eau bouillante   1,000   —

On fait infuser deux heures et on presse. On édulcore avec 30 grammes de sirop de sucre.

L'alcoolat de fraisier est un stimulant aromatique à la dose de 10 à 30 grammes en potion.

Les confitures de fraises et de framboises constituent un mets des plus agréables.

Framboisier. — Le Framboisier, *Rubus idæus* L., de la famille des Rosacées, série des Fragariées, est un petit arbuste de 1 à

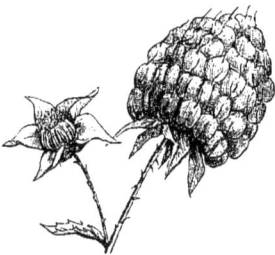

Fig. 402. — *Rubus idæus*. Fruit mûr et fleur après la chute de la corolle.

2 mètres de hauteur, à tige dressée, un peu flexueuse, aiguillonnée. Les feuilles sont alternes, composées, à 3 et 5 folioles, la terminale ovale, acuminée. Ces feuilles sont

molles, vertes en dessus, blanches et cotonneuses en dessous. Les stipules naissent du pétiole.

Fleurs blanches, hermaphrodites, régulières, fasciculées ou solitaires dans l'aisselle des feuilles, paraissant en mai-juillet. Calice sans calicule, gamosépale, persistant, à 5 lobes lancéolés, acuminés, réfléchis après l'anthèse, couverts de poils blancs, cotonneux. Corolle polypétale, rosacée. Étamines très nombreuses, libres. Ovaires nombreux, insérés sur le réceptacle, qui s'élève en forme de coin arrondi, dont la partie centrale est conique, spongieuse, très développée. Ces ovaires sont libres, uniloculaires, uniovulés et surmontés d'un style tronqué au sommet.

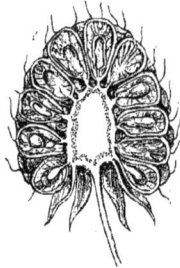

Fig. 403. — *R. idæus.* Coupe longitudinale du fruit.

Le fruit est formé d'un grand nombre de petites drupes blanches ou jaunes, charnues, succulentes, velues et se séparant du réceptacle, qui ne s'accroît pas. La graine n'est pas albuminée.

Ces drupes sont parfumées, d'une saveur sucrée et rafraîchissante.

Composition chimique. — Elles renferment des acides citrique et malique (1,50), de la pectine, des corps gras (1,40), du sucre (4), une matière albuminoïde, une huile essentielle, un principe aromatique et des sels.

Usages. — Les framboises constituent un dessert des plus agréables. Mais il faut éviter de les manger en trop grandes quantités, car elles peuvent devenir indigestes et provoquer de la diarrhée et même de l'urticaire. En boisson, elles peuvent être utiles comme rafraîchissantes.

Mélangées aux fraises, elles donnent des confitures et même une eau-de-vie, un sirop, un vinaigre, un ratafia, etc.

Ses feuilles renferment du tanin et sont astringentes comme celles des ronces. On en fait des gargarismes contre les angines légères.

INDUSTRIE. —— *Marasquin.*

Framboises . . . .   12 kilogr.
Merises mûres.   90   —
Feuilles de merisier. . . .   5   —

Écraser les fruits, faire fermenter. Ajouter 750 grammes de noyaux de pêche ouverts, contusés, et 500 grammes d'iris. Distiller pour retirer tout l'alcool. Rectifier à 85° et ajouter un sirop formé de 1kg,450 de sucre par chaque litre d'alcool parfumé. Compléter à 10 litres pour 3lit,500 d'alcool.

Marasquin. — Par les alcoolats.

Alcoolat de noyaux d'abricots. 80 centilit.
    — de fleurs d'oranger. .   20   —
    — de framboise.   15   —
Vieux kirsch . . . .   2 litres.
Sucre blanc. 5ᵏᵍ,600
Eau. 1ˡⁱᵗ,70

Pour 10 litres.

Nous complétons ainsi ce que que nous avons dit des Marasquins à l'article *Cerisier.*

Framboise.

	A. ORDINAIRE	B. DOUBLE	C. DEMI-FINE	D. FINE	E. SURFINE
Alcoolat de framboise.	1ˡⁱᵗ,00	1ˡⁱᵗ,60	1ˡⁱᵗ,30	2ˡⁱᵗ,00	2ˡⁱᵗ,60
Alcool à 85°,	1 ,30	3 ,40	1 ,30	1 ,20	1 ,00
Sucre...	1ᵏ,280	2ᵏ,500	2ᵏ,500	4ᵏ,375	5ᵏ,600
Eau ...	6ˡⁱᵗ,60	3ˡⁱᵗ,40	5ˡⁱᵗ,30	9ˡⁱᵗ,05	2ˡⁱᵗ,60

On colore le produit par la cochenille.

Franciscea uniflora Pohl. (*Brunfelsia uniflora* L.). — Cet arbuste, qui appartient à la famille des Scrofulariacées, croît au Brésil, dans les provinces de Para, Maranhao, des Amazones, et il y est connu sous le nom de *Manaca.*

Ses feuilles sont brièvement pétiolées, alternes, oblongues, acuminées, ondulées. Les fleurs solitaires et terminales ont une odeur pénétrante. Calice à 5 divisions. Corolle irrégulière. 4 étamines didynames libres. Ovaire libre à 2 loges multiovulées. Baie de la grosseur d'un fruit de genévrier.

La plante entière a une saveur amère.

Composition chimique. — Lenardson, de Dorpat, a trouvé, dans la racine et la tige, un alcaloïde, la *manacine* C¹⁸H²³Az³O⁵. C'est une poudre jaune, hygroscopique, de saveur un peu amère, soluble dans l'eau, les alcools méthylique et éthylique, insoluble dans l'éther, la benzine, l'alcool amylique et le chloroforme. Ces solutions sont très instables. Cet alcaloïde, qui est toxique à doses élevées, semble être le principe actif de la Manaca.

On trouve encore un composé fluorescent qui paraît être identique avec l'*acide gelseminique*, dont il présente les principales réactions. Il en diffère, cependant, en ce qu'il ne donne pas de sucre quand on le traite par les alcalis caustiques ou l'acide chlorhydrique.

Thérapeutique. — La racine est employée au Brésil comme purgative, à la dose de 30 centigrammes à 1 gramme. Elle passe pour jouir de propriétés antisyphilitiques assez marquées pour qu'on lui ait donné le nom de *mercure végétal.* Elle a été introduite aux Etats-Unis comme altérante et fort utile dans le traitement des rhumatismes.

La décoction se prépare avec 15 grammes de racines pour 500 d'eau. C'est là dose à employer par jour.

A doses élevées, la Manaca est vénéneuse.

Frankenia grandifolia Gray. — Cette plante, connue en Californie sous le nom de *Yerba reuma*, appartient à la petite famille des Frankéniacées. Elle croît sur les côtes, au pied des montagnes de la Californie et sur leurs pentes. C'est un végétal herbacé, rabougri, de 15 centimètres de hauteur, à tige arrondie, à rameaux arrondis et articulés aux nœuds.

Feuilles opposées par paires, petites, entières, spatulées, charnues, subsessiles, arrondies au sommet, d'abord velues, comme le calice et les plus jeunes bourgeons, puis, à la fin de leur croissance, devenant lisses, excepté à la base, où persistent quelques poils épars qui leur donnent une apparence ciliée. Fleurs solitaires, terminales, roses, hermaphrodites, régulières et sessiles. Calice gamosépale, tubuleux, velu, persistant, à 4 côtes saillantes et à 4 lobes. Il est entouré par les 2 paires de feuilles terminales. Corolle polypétale, régulière, d'un rose pâle, à 4 pétales longuement onguiculés. Etamines nombreuses, hypogynes et libres. Ovaire libre, sessile, tétragone, uniloculaire, à 3 placentas pariétaux et renfermant un grand nombre d'ovules. Style filiforme, divisé au sommet en 3 branches stigmatifères. Le fruit est une capsule incluse dans le tube calicinal, s'ouvrant en 4 valves. Les graines sont nombreuses, ovoïdes, albuminées, à testa crustacé.

Cette petite plante, desséchée, présente une couleur vert grisâtre. Elle est inodore, mais les incrustations salines que l'on remarque à sa surface lui communiquent une saveur salée.

Composition chimique. — Le professeur Carl Junk (*Therapeutic Gazette*, 1882, p. 60) a donné de cette plante l'analyse suivante, qui est fort incomplète :

Tanin formant un précipité bleu avec les sels de fer.	6.000
Chlorure de sodium	28.049
— de magnésium	1.350
Sulfate de chaux	1.474
— de sodium	2.547

Usages. — La plante entière est employée, soit sous forme de poudre, à la dose de 0ᵍʳ,50 à 1 gramme, soit et mieux sous forme d'extrait fluide, dans les catarrhes chroniques de la muqueuse nasale, les fleurs blanches et les urétrites. Elle doit son action spécifique au tanin qu'elle renferme, ainsi qu'au chlorure de sodium. On l'a employée aussi contre les catarrhes des organes digestifs, mais les essais tentés dans cette voie en Amérique ne sont pas encore assez probants.

Frasera Walteri Michx. (*F. Carolinensis* Walt.). — Cette plante, qui appartient à la famille des Gentianacées, croît dans les parties méridionales et occidentales des Etats-Unis, où elle est fort répandue, surtout dans l'Arkansas et le Missouri.

De la racine triennale naissent d'abord des feuilles radicales, elliptiques, obtuses, de 30 à 50 centimètres de longueur sur 10 centimètres de largeur, s'étalant en étoile sur le sol. La troisième année, paraissent la tige et les fleurs. La première est solide, succulente, lisse, de 1ᵐ,50 à 3 mètres de hauteur. Les feuilles caulinaires sont sessiles, entières, glabres, vertes, oblongues, lancéolées, et diminuent de dimension à mesure qu'elles s'élèvent sur la tige, pour devenir enfin lancéolées aiguës. Fleurs nombreuses, grandes, d'un blanc jaunâtre, en panicules terminales et axillaires de 30 centimètres à 1ᵐ,50 de longueur. Les segments du calice sont lancéolés, aigus. Étamines plus courtes que la corolle. Ovaire à une loge, ovale oblong, comprimé. Style simple à stigmate bifide. Fruit ovale, comprimé, acuminé, capsulaire, bivalve, jaune, renfermant de 8 à 12 graines elliptiques.

Les fleurs paraissent de mai à juillet.

La racine, seule partie usitée, est récoltée au printemps de la troisième année. Elle est longue, charnue, jaune, et se présente dans le commerce sous forme de morceaux irrégulièrement circulaires, d'un diamètre de 2 à 3 centimètres. L'écorce, recouverte d'un épiderme brun rougeâtre, est jaunâtre. Sa saveur est douceâtre et amère. Elle rappelle un peu la racine de Colombo, dont elle diffère par la plus grande uniformité de sa structure interne, l'absence de lignes rayonnantes et concentriques, et sa couleur jaune pur sans teinte verdâtre. Elle porte, du reste, les noms de *Colombo américain*, de *Gentiane américaine*.

Composition chimique. — Higinbothom, de Bermuda, indique la composition suivante de cette racine : gomme, pectine, glucose, cire, résine, matière grasse, matière colorante jaune, matière amère, et un acide particulier.

Thomas a signalé l'absence de berbérine. G.-W. Kennedy a isolé l'acide gentisique, la *gentiopicrine*, les deux principaux constituants de la racine de gentiane. Pour Lloyd, la matière colorante jaune est l'acide gentisique impur.

Thérapeutique. — La racine de Frasera agit comme un tonique amer, et on lui attribuait les propriétés du Colombo ; mais l'expérience n'a pas confirmé la haute estime dans laquelle on la tenait et, bien qu'elle soit encore parfois employée, elle été détrônée par le Colombo. On l'administre sous forme de poudre, à la dose de 2 à 4 grammes, d'infusion (30 pour 600 d'eau), à la dose de 30 à 60 grammes, répétée plusieurs fois par jour.

La racine fraîche paraît agir comme émétique et cathartique et est souvent usitée dans ce but (*Dispensat. of. U. S. Amer.*).

Fraxinelle. — La Fraxinelle, Dictamne blanche, *Dictamnus albus* L. (*D. fraxinella* Pers.), appartient à la famille des Ruta-

cées, série des Rutées. C'est une plante herbacée, à souche vivace, à racines épaisses, rameuses, à tiges simples, cylindriques, rougeâtres, velues, hautes de 60 à 80 centimètres. Les feuilles sont alternes, pétiolées ; les inférieures entières, obovées, les supérieures imparipennées, à folioles ovales, aiguës, couvertes de ponctuations pellucides. C'est la ressemblance de ces feuilles avec celles du frêne qui a valu à cette plante le nom de Fraxinelle. Les fleurs, blanches ou roses, sont disposées en grappes terminales. Calice à 5 sépales réguliers, caducs. Corolle polypétale, irrégulière, à 5 pétales, l'antérieur recouvrant les 2 latéraux, qui enveloppent les 2 postérieurs. 10 étamines libres, un peu inégales. 5 ovaires libres, uniloculaires, renfermant cha-

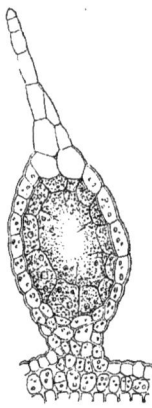

Fig. 404. — Fraxinelle. Glande externe.

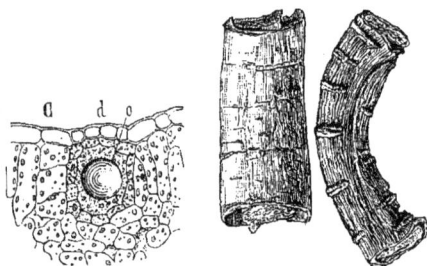

Fig. 405.— Glande interne.

Fig. 406.— Racine de Fraxinelle (d'après Blondel).

cun 3 ovules. 5 styles réunis en une colonne unique.

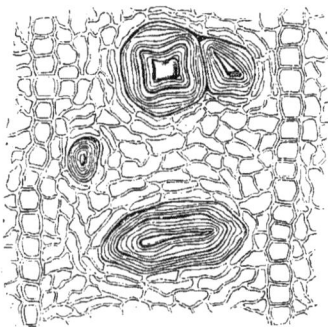

Fig. 407. — Racine de Fraxinelle. Coupe transversale dans le liber.

Le fruit est formé de 5 coques s'ouvrant avec élasticité en 2 valves. Graines globuleuses, noires, albuminées.

La Fraxinelle croît dans l'Europe méridionale et l'Asie tempérée. On la cultive dans nos jardins pour la beauté de ses fleurs.

Cette plante est extrêmement odorante, et elle doit cette propriété à l'huile essentielle que renferment ses feuilles, et qui est en assez grande proportion pour qu'on ait même affirmé qu'il suffisait d'approcher de la plante une lumière pour qu'elle s'enflammât tout entière. Le fait est faux, cela va de soi, mais il est facile d'enflammer les glandes à essence sans que toutefois l'effet devienne général.

On a employé l'écorce de la racine, qui est mince, jaunâtre, lisse en dehors, blanche en dedans, et de consistance molle. Elle présente des bourrelets cicatriciels correspondant aux cicatrices des écailles souterraines, disposées en fer à cheval sur 2 séries longitudinales. Sa cassure est courte et rugueuse. Son odeur est aromatique, agréable. Sa saveur est extrêmement amère et persistante.

Usages. — La matière amère que renferme cette écorce lui communique des propriétés amères et toniques qui la faisaient prescrire autrefois sous forme de poudre (4 à 10 grammes), d'infusion (15 à 30 grammes par litre d'eau), de vin, d'extrait ou d'alcoolature (1 d'écorce fraîche pour 8 d'alcool). C'est à tort que l'on a abandonné ce médicament indigène pour rechercher, à grands frais, des amers exotiques qui souvent ne le valent pas.

Ses propriétés emménagogues sont peu marquées. Ce n'est pas, comme on l'avait cru, un antiépileptique et un vermifuge.

L'huile essentielle est employée en parfumerie.

Frênes. — Arbres de la famille des Oléacées, tribu des Fraxinées. Nous citerons parmi eux les espèces suivantes.

F. excelsior L. (Frêne commun, quinquina d'Europe). — Arbre à tronc droit, de 10 à 12 mètres, à écorce unie et cendrée.

Feuilles opposées, imparipennées, composées de 9 à 15 folioles pétiolulées, ovales, lancéolées, dentelées, glabres, acuminées, vertes en dessus, velues en dessous de chaque côté de la nervure médiane. Pétiole commun renflé à la base. Les bourgeons sont noirâtres.

Fleurs polygames, dioïques, disposées en groupes de cymes axillaires. Calice à 4 sépales unis à la base. Pas de corolle. 2 étamines latérales, libres. Le gynécée, dans les fleurs hermaphrodites et femelles, est composé de 2 carpelles réunis en un ovaire biloculaire, ovoïde, renfermant 2 ovules insérés sur un placenta axile.

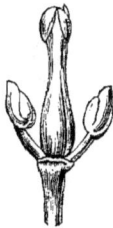

Fig. 408. — *Fraxinus excelsior.* Fleur.

Le fruit est une samare elliptique, arrondie à la base, tronquée au sommet et surmontée du style persistant. Par avortement, il n'a plus qu'une seule loge et qu'une seule graine, linéaire, sans albumen.

D'après Hanbury, le Frêne peut donner de la manne dans les parties les plus chaudes de la Sicile. Les parties qui ont été usitées sont l'écorce de la tige et de la racine, les feuilles et les fruits. Les feuilles et l'écorce ont une saveur amère, âcre, astringente.

Composition chimique. — L'écorce renferme un glucoside, la *fraxine* $C^{21}H^{22}O^{13}$, qui cristallise en aiguilles d'un blanc jaunâtre, amère astringente, amère, et inodores. Elle est peu soluble dans l'eau et l'alcool à froid, mais s'y dissout bien sous l'influence de la chaleur.

Ces solutions ont une fluorescence bleue que les acides font disparaître. Elle fond facilement en une masse amorphe qui est détruite partiellement par la chaleur. Les acides faibles la dédoublent à l'ébullition en glucose et en *fraxétine.*

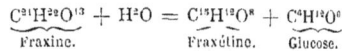

$$C^{21}H^{22}O^{13} + H^2O = C^{15}H^{12}O^8 + C^6H^{12}O^6$$
Fraxine.   Fraxétine.   Glucose.

La *fraxétine* est incolore, inodore, d'une saveur astringente, à réaction acide. Presque insoluble dans l'eau froide, elle est un peu plus soluble dans l'alcool chaud, d'où elle se dépose en cristaux microscopiques. L'éther en dissout fort peu. Elle fond à 228°.

La fraxine se distingue par sa fluorescence, la coloration jaune de soufre qu'elle prend en présence des alcalis et la coloration verte que lui communique le perchlorure de fer, qui donne en même temps naissance à un précipité jaune citron.

La fraxétine se dissout dans l'acide sulfurique avec une coloration jaune intense. En présence de l'acide azotique, elle se colore en violet, puis en rouge, en grenat, en rose. La liqueur finit par se décolorer.

L'écorce, ainsi que les feuilles, renferment du tanin, car la décoction noircit par les solutions ferrugineuses.

Usages. — Les feuilles possèdent des propriétés purgatives bien manifestes; elles purgent comme le séné, à la dose de 8 à 15 grammes pour 250 grammes d'eau, en infusion ou en décoction. On les a employées également contre les rhumatismes et la goutte.

L'écorce était employée comme fébrifuge avant la découverte du quinquina, soit en poudre, soit en décoction; mais cette propriété est moins bien prouvée que l'action laxative et purgative des feuilles. Elle est aujourd'hui abandonnée.

2° *Fraxinus Americana* (Frêne blanc ou cendré). — Arbre de 60 à 80 pieds, croissant à la Nouvelle-Ecosse, au Nouveau-Brunswick, à la Floride, dans la Louisiane, etc. Son bois est léger, élastique. Ses caractères botaniques sont ceux de F. excelsior.

L'écorce de sa racine et celle de son tronc sont employées aux Etats-Unis. Telle qu'on la rencontre dans le commerce, elle est en fragments de 3 à 6 millimètres d'épaisseur sur une largeur de 25 à 75 millimètres d'épaisseur et une longueur de 15 centimètres. Sa surface extérieure, mondée du tissu subéreux, est blanchâtre ou gris jaunâtre, parfois rougeâtre ou d'un brun rouge, parcourue de sillons longitudinaux réguliers. Sa surface interne est jaunâtre et lisse. Sa cassure est fibreuse, son odeur légèrement aromatique, sa saveur amère et un peu âcre.

Composition chimique. — Traitée par l'éther, cette écorce donne *une matière grasse* plus légère que l'eau, verte, qui prend une couleur rouge quand on la fait bouillir.

Par distillation avec l'eau, on obtient une petite quantité d'une *huile volatile* aromatique, d'une saveur douce qui passe, et un résidu blanc.

Elle renferme aussi une *résine* âcre, acide, et une matière alcaloïdique amorphe, mélangée à d'autres substances et qui n'a pas encore été purifiée. Sa réaction est alcaline, sa saveur amère. C'est peut-être le principe actif de l'écorce.

Outre ces principes, on a trouvé du sucre et de l'amidon, mais non du tanin et de l'acide gallique. Les réactions qui simulent la présence de ces deux acides seraient dues à une matière colorante et à une résine acide qui donnent, en présence du perchlorure de fer, *une coloration noir bleuâtre.*

Elle renferme de la *fraxine;* Roberts (*Amer. journ. pharm.*, mars 1886) dit avoir retiré un alcaloïde de l'extrait alcoolique.

Thérapeutique. — Les propriétés thérapeutiques de cette espèce sont les mêmes que celles de l'espèce précédente. L'écorce a été aussi préconisée par les médecins américains contre la dysménorrhée.

Les préparations usitées en Amérique sont: l'extrait fluide, qui est rouge noirâtre, amer et âcre; l'extrait alcoolique, dont la saveur est brûlante.

3° *F. ornus* L. (*Ornus europœus* Pers.). —

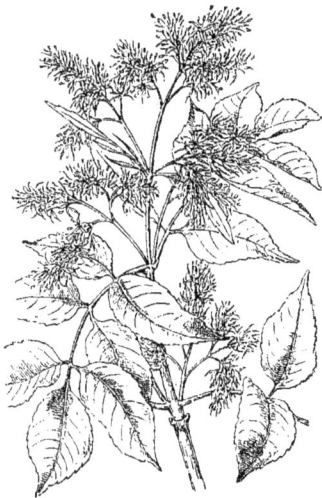

FIG. 409. — *Fraxinus ornus.*

Cette espèce croît spontanément en Asie Mineure et s'étend dans la région méditerranéenne jusqu'en Espagne. On la cultive en grand en Sicile et en Calabre. C'est un petit arbre de 5 à 7 mètres de hauteur, dont les feuilles ont 7 à 9 folioles pétiolulées, ovales, lancéolées, aiguës, glabres ou duveteuses.

Samare portant une aile latérale linéaire, obovale, obtuse.

Cet arbre laisse exsuder, quand on fait des incisions sur son tronc et ses grosses branches, une matière sucrée, la *manne.* Il est épuisé quand les incisions couvrent toute sa surface. La récolte se fait dans les mois de juillet et d'août, et la manne qui s'est durcie sur l'arbre est la sorte la plus estimée. Celle qui coule des incisions inférieures

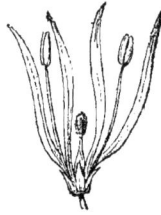

FIG. 410. — *F. ornus.* Fleur hermaphrodite.

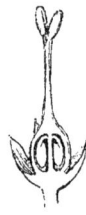

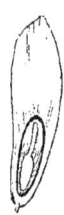

FIG. 411. — *F. ornus.* Fleur femelle. Coupe longitudinale.

FIG. 412. — *F. ornus.* Samare.

et que l'on reçoit sur des toiles ou des fragments de tige d'opuntia est de qualité inférieure. Enfin celle qui recouvre les fragments de paille ou de pétiole qu'on enfonce dans les incisions est d'une qualité supérieure, mais elle est fort rare.

On distingue plusieurs sortes de mannes.

1° *En larmes.* Elle est stalactiforme, poreuse, cristalline, blanche ou d'un jaune pâle, cassante, croquante. Son odeur rappelle un peu celle du miel. Sa saveur, d'abord sucrée et agréable, est ensuite un peu amère et âcre.

2° *En sortes.* Elle est composée de petites larmes, agglutinées par une matière gluante, molle.

3° *Manne grasse.* Elle est molle, gluante, et c'est celle qui exsude à la fin de l'été et de l'automne.

Composition chimique. — La manne devient à la longue translucide, rouge, gluante, et fermente. Elle est soluble dans 6 parties d'eau et dans l'alcool, et se ramollit à la chaleur de la main.

La manne est constituée, pour la plus grande partie, de 70 à 80 0/0 de sucre de manne ou *mannite* $C^6H^{14}O^6$, isomérique avec la *dulcite* ou *melampyrine.* Elle cristallise en prismes ou en tables incolores, inodores, d'une saveur un peu sucrée, douce, agréable, solubles dans 5 parties d'eau à 16°, moins solubles dans l'alcool aqueux, peu solubles dans l'alcool absolu, insolubles dans l'éther. Elle fond à 166°, bout à 200°, se colore, se change en partie en *mannitane* $C^6H^{12}O^5$ et peutêtre sublimée, mais en se décomposant. Elle peut fermenter, mais moins facilement que les sucres de la série des hydrates de carbone.

La solution de manne réduit rapidement la solution alcaline de tartrate de cuivre, réduction qui est due non à la mannite elle-même, mais à un *dextro-glucose* (Backhaus), qui existe dans la proportion de 16 0/0 environ.

Flückiger n'a pu isoler ni la dextrine ni le sucre de canne signalés par Buignet. Cet auteur a signalé en outre une petite quantité d'un *mucilage dextrogyre* donnant de l'acide mucique quand on le fait bouillir avec l'acide nitrique concentré.

On extrait par l'éther, de la solution de manne, une petite proportion de *résine rouge brun*, d'odeur désagréable, de saveur âcre.

La proportion d'eau varie de 10 à 15 0/0. Celle des cendres ne dépasse pas 3 0/0 dans les meilleures sortes.

La couleur verte de certaines mannes est due à la *fraxine* qui communique la fluorescence aux solutions alcooliques de manne (*Pharmacographia*, p. 412).

Scichilone et Denari (*Gaz. chim. ital.*, 1882, t. XII) ont obtenu, en traitant la mannite de la façon suivante, un alcaloïde auquel ils ont donné le nom de *mannitine*.

On distille un mélange intime de 1 molécule de mannite et 2 molécules de AzH⁴Cl. On obtient une huile d'un rouge brun, douée d'une odeur agréable ; on ajoute de la potasse et on épuise le liquide par l'éther ; après évaporation du dissolvant on distille le produit. On obtient ainsi une huile incolore, brunissant à l'air, mais sans s'altérer profondément. En opérant avec 2 kilogrammes de mannite, les auteurs n'ont obtenu que 15 grammes d'alcaloïde.

La mannitine correspond à la formule C⁶H⁸Az². Elle bout à 170° sans s'altérer. Elle se dissout dans l'eau, l'alcool et l'éther. Sa saveur est extrêmement amère.

C'est un poison énergique, qui agit sur le système nerveux et sur les poumons en produisant un abaissement considérable de température.

Thérapeutique. — La manne est usitée comme un purgatif doux, ne déterminant ni coliques, ni nausées. On l'emploie surtout dans la médecine des enfants, et la dose est de 15 à 30 grammes. Pour les adultes, elle peut être portée à 60 grammes sans inconvénients. On l'administre dans l'eau, dans le lait, dans un loch. C'est du reste un médicament fort agréable à prendre en raison de sa saveur sucrée.

La mannite, qui, pour certains auteurs, est le principe actif de la manne, se prescrit à doses moitié moindres. Mais c'est un produit fort cher et d'action incertaine. D'autres auteurs attribuent à la résine l'action purgative de la manne, et de fait celle qui purge le mieux est celle qui en renferme la plus grande quantité, la manne en sortes. Le Codex indique la préparation de tablettes de manne qui en renferment chacune 20 centigrammes.

Fritillaire. — Le *Fritillaria imperialis* L. (Fritillaire impériale, Couronne impériale), de la famille des Liliacées, est une plante herbacée, bulbeuse, à tige de 50 centimètres à 1 mètre. Feuilles nombreuses au bas de la tige, verticillées, oblongues, aiguës. Le milieu de la tige en est dépourvu. Au sommet, elles sont plus petites, plus rapprochées. Fleurs de grande taille, de couleur rouge safran, formant une sorte de couronne. Périanthe à 6 divisions profondes, munies à leur base d'une fossette nectarifère. Six étamines libres. Ovaire libre à une seule loge. Style simple, à stigmate trilobé. Capsule à 6 angles. Graines nombreuses, planes.

Toutes les parties de cette plante, et surtout le bulbe, ont une odeur forte, une saveur âcre, et sont vénéneuses. Cependant on peut extraire de son bulbe la fécule qu'il renferme en quantités considérables, en faisant subir à la partie amylacée des lavages à l'eau acidulée ou alcalinisée, en opérant comme pour le manioc. Cette fécule ressemble alors au tapioca, au salep, etc. Malgré les propriétés toxiques de cette plante, on l'a conseillée pour combattre l'hydropisie, la goutte, à la façon du colchique. Elle agit comme un purgatif énergique et comme diurétique. Elle n'est pas usitée dans la thérapeutique ordinaire et mériterait peut-être d'être étudiée.

Les tubercules du *F. Thunbergii* Miq. (*Uvularia cirrhosa* Thunb.), qui ressemblent à l'hermodactyle, sont usités en Chine, sous le nom de *Pei-mu*, pour combattre les rhumatismes et calmer les douleurs des articulations (Holmes, *Pharm. journ.*, juillet 1879).

Fucus vesiculosus L. — Le Varech vésiculeux, chêne marin, *Fucus vesiculosus* L., appartient au grand groupe des Algues, à la famille des Fucacées. Cette plante, qui vit dans la mer, est fixée sur les rochers par un plateau arrondi ou mieux par des crampons radiculaires.

Du plateau naît une sorte de tige arrondie,

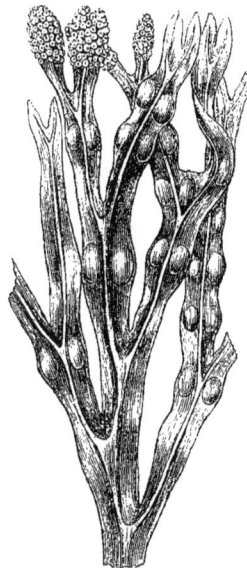

FIG. 413. — *Fucus vesiculosus*. Sommet d'un thalle.

se ramifiant en lames aplaties, dichotomes, de couleur vert olivâtre et présentant des vésicules elliptiques, disposées par paires, remplies d'air, qui jouent le rôle de flotteurs, et permettent à l'ensemble de flotter dans l'eau. Chacune de ses branches présente en son milieu une nervure longitudinale très saillante, et à sa partie supérieure des renflements elliptiques, qui ne sont autres que les organes reproducteurs.

Cette plante est dioïque ; les organes re-

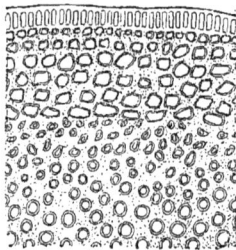

Fic. 414. — Coupe transversale du thalle.

producteurs sont logés dans des cavités, les *conceptacles*, dont l'ensemble forme précisément les renflements terminaux ; chacun

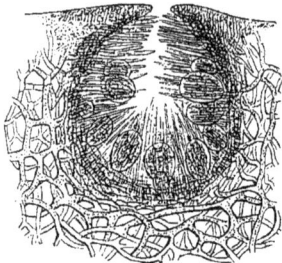

Fic. 415. — Conceptacle. Coupe longitudinale.

de ces réceptacles ne communique avec l'extérieur que par une ouverture fort étroite. Les organes mâles, *anthéridies*, sont de pe-

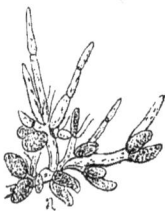

Fic. 416. — Anthéridies.

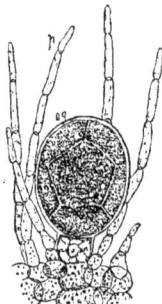

Fic. 417. — Oogone entouré de paraphyses *p*.

tits sacs ovoïdes ayant pour support des poils ramifiés et renfermant des *anthérozoïdes* très petits, elliptiques, munis de cils vibratiles, l'un à l'avant, l'autre à l'arrière.

Les organes femelles, *oogones*, mélangés de poils stériles ou *paraphyses*, sont formés d'un pédicule court, unicellulaire, et d'une grosse cellule sphérique, renfermant 8 cel-

lules ou *oosphères*. Celles-ci se séparent, les anthérozoïdes, qui nagent dans le milieu à l'aide de leurs cils vibratiles, s'appliquent sur elles, les font tourner quelques instants, puis disparaissent en se mêlant à leur plasma. Les oosphères sont fécondées ; ce sont alors des oospores qui s'entourent d'une membrane, se segmentent, s'allongent, et donnent naissance à une plante analogue à celle que nous avons décrite.

Cette plante est de port extrêmement variable, car de ses variétés les unes ont à peine 5 à 10 centimètres de longueur, les autres 1 mètre et plus. Les unes possèdent des vésicules aériennes, les autres en sont dépourvues. Les conceptacles sont tantôt globuleux, tantôt ellipsoïdaux.

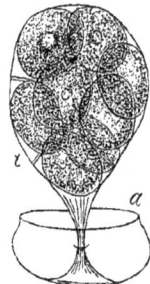

Fic. 418.— Oogone dont la membrane externe est rompue pour pouvoir laisser passer les oosphères.

Le Fucus vesiculosus se trouve dans toutes les mers, depuis le nord de l'Atlantique jusqu'aux mers tropicales, et même dans le sud de l'Océan. Son odeur est particulière, marine, non désagréable, sa saveur est saumâtre, nauséeuse.

Composition chimique. — Cette plante renferme de la cellulose, du mucilage, de la mannite, une huile volatile odorante, des substances colorantes et amères.

Sèche, elle contient 16.6 0/0 environ de sels de potasse de soude, de chaux, de magnésie, de fer. C'est l'une des algues les plus pauvres en iode. On peut isoler la matière odorante en distillant le fucus en présence de l'eau et reprenant le liquide distillé par l'éther. Par évaporation, on obtient une essence blanche semi-fluide, d'odeur caractéristique.

Usages. — Comme toutes les algues que l'on récolte sur les côtes, le *F. vesiculosus*, calciné au contact de l'eau dans des fosses profondes, donne des cendres consistant surtout en chlorure, sulfate de sodium, de potassium, et 2 0/0 de carbonate de soude. C'est dans les eaux mères que Courtois, en 1812, découvrit l'iode, et pendant longtemps c'est à elles que l'industrie demanda ce métalloïde. Mais les salpêtres du Chili, qui en renferment des quantités plus considérables, ont causé à cette industrie le plus grand préjudice.

Par la calcination en vase clos, il donne le produit connu autrefois sous le nom d'*Ethiops végétal*, et qui renferme, outre l'iode, des sulfures provenant de la décomposition du sulfate en présence du charbon. Cet éthiops a joui pendant longtemps d'une grande célébrité dans le traitement des bronchocèles et de la scrofule. Il devait ces propriétés à l'iode.

Dans le nord de l'Europe, on l'emploie comme combustible et pour couvrir les chaumières, et lorsque la terre est couverte de neige on voit les troupeaux errer sur les bords de la mer pour manger le fucus abandonné par le retrait des eaux. Les Norvégiens, les Lapons, le font bouillir, le mélangeant avec de la farine grossière, et le donnent comme nourriture à leurs chevaux, aux bestiaux. Cette coutume est également suivie en Irlande et en Ecosse. Le mucus des vésicules a été préconisé par Russel comme un excellent résolutif en application sur les engorgements ganglionnaires et autres tumeurs scrofuleuses.

Le Dr Duchesne-Duparc avait cru trouver en lui l'antidote de l'obésité, et l'on sait le bruit qui s'est fait sur ce genre de médication. Il n'a pas donné les résultats qu'on en attendait, et les gens obèses doivent chercher dans une hygiène souvent pénible un remède que les pilules ou l'extrait de fucus leur paraissaient rendre moins difficile.

Avec la partie mucilagineuse, on prépare des cataplasmes émollients.

En résumé, de toutes les propriétés attribuées au F. vesiculosus, il ne lui reste que celle fort douteuse d'être utile dans la scrofule, et la minime proportion d'iode qu'il renferme et qu'il est difficile de doser l'a fait remplacer avec avantage par les diverses préparations iodées dont l'arsenal thérapeutique est aujourd'hui si riche.

Fumeterre. — La *Fumaria officinalis* L. (Fumeterre, Fiel de terre, Pisse-Sang), de la famille des Papavéracées, série des Fumariées, est une petite plante herbacée, annuelle, qui croît dans les champs cultivés. Feuilles alternes ou subopposées, multiséquées, d'un vert gai, sans stipules. Fleurs

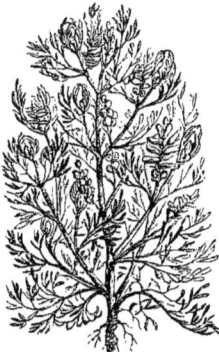

Fig. 419. — Fumeterre.

petites, pourprées, veinées de noir et de blanc, disposées en grappes simples, opposées aux feuilles. Calice à deux folioles latérales, caduques. Corolle à 4 pétales, l'antérieur caréné, le postérieur un peu éperonné à la base et soudé aux deux pétales latéraux et intérieurs. Etamines divisées en deux faisceaux opposés aux pétales, l'un antérieur,

l'autre postérieur; chacun d'eux se compose d'un support élargi à la base portant au sommet 3 anthères, les 2 latérales à 1 seule loge, la médiane à 2 loges. Ovaire

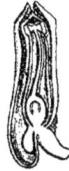

Fig. 420. — Fumeterre. Fleur. Coupe longitudinale.

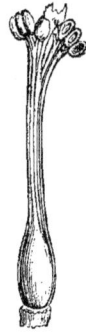

Fig. 421. — Fumeterre; androcée.

uniloculaire à un seul ovule. Style terminal, tombant, stigmate bipartite.

Le fruit est une petite drupe, dont le mésocarpe peu épais finit même par se dessécher, et dont le noyau ne renferme qu'une graine albuminée.

La Fumeterre présente une amertume prononcée et désagréable.

Composition chimique. — La Fumeterre renferme un alcaloïde découvert par Peschier, puis Hannon, la *fumarine*, qui cristallise en prismes rhomboïdaux, de saveur amère, solubles dans le chloroforme, l'alcool éthylique, l'alcool amylique, la benzine, le sulfure de carbone, l'éther, peu solubles dans l'eau. Broyée avec une goutte d'acide sulfurique, elle donne une coloration violet foncé qui devient brune en présence d'un corps oxydant. La fumarine forme des sels cristallisables avec les acides acétique, sulfurique, chlorhydrique.

Outre la fumarine, la Fumeterre renferme encore de *l'acide fumarique* C⁴H⁴O⁴ cristallisant en aiguilles étoilées, d'odeur nulle, de saveur acide, solubles dans l'eau froide, dans l'alcool, l'éther. Il fond et se volatilise au-dessus de 200°, en donnant de l'acide malique anhydre. Un kilogramme de Fumeterre en donne environ 2 grammes. Cet acide est basique et forme des sels acides et des sels neutres.

Usages. — La Fumeterre officinale passe pour posséder des propriétés amères, stomachiques, antidartreuses, antiscrofuleuses. Elle est inscrite au Codex avec ses deux préparations officinales, extrait et sirop. Le premier se donne à la dose de 2 à 5 grammes en pilules, le second à la dose de 50 à 100 grammes.

On emploie le sirop chez les enfants atteints de croûtes de lait, de faiblesse des voies digestives. La Fumeterre fait aussi partie du sirop de chicorée composée du Codex.

Les espèces annuelles de nos contrées, *F. spicata* L., *pauciflora* L., *vaillantii* Lois., *media* Lois, *capreolata* L., peuvent être substituées à *F. officinalis* ainsi que *F. flabellata* Gasp., *macrocarpa* Parl.

G

Gaïacs ou gayacs. — Les Gaïacs appartiennent à la famille des Rutacées, série des Zygophyllées. Deux espèces fournissent le bois employé en thérapeutique, ce sont le *Guaiacum officinale* et le *G. sanctum.*

1º *G. officinale* L. — Arbre ne dépassant pas 10 mètres de hauteur, toujours vert et très ramifié. Feuilles persistantes, opposées, composées, paripennées, à 2 et 3 paires de folioles obovales, sessiles, entières, glabres; stipules caduques. Fleurs d'un bleu brillant, disposées en petites cymes axillaires, à pédoncules légèrement velus. Calice polysépale, à 5 sépales obtus, blanchâtres, laineux.

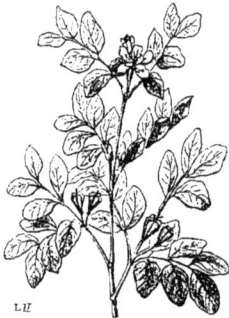

Fig. 122. — *Guaiacum sanctum.*

Corolle à 5 pétales deux fois plus longs que les sépales, oblongs, laineux en dehors, ca-

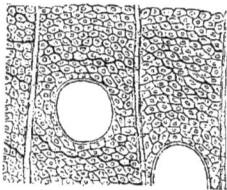

Fig. 123. — Coupe transversale du cœur du bois.

ducs. 10 étamines libres, à filets plus longs que les sépales. Ovaire libre, infère, à 2 ou 3 loges pluriovulées. Style simple. Le fruit est une capsule obovale, obcordée, apiculée au sommet, à 2 ou 3 coques, à parois sèches, à dos anguleux; chaque coque renferme une graine arrondie, un peu comprimée, albuminée.

2º *G. sanctum* L. — Il ne diffère de l'espèce précédente que par ses feuilles à 5 ou 7 paires de folioles ovales, obtuses, et par son fruit à 5 loges.

Ces arbres croissent dans les îles américaines de Cuba, Jamaïque, Saint-Domingue, Martinique, et dans l'Amérique tropicale.

Le bois fourni par ces deux espèces est extrêmement lourd et compact, d'une couleur brun verdâtre foncé, et d'une légère odeur aromatique. Sa grande dureté le fait employer pour les objets fabriqués au tour. Son écorce, qui renferme une résine et un principe âcre et amer, est très riche en oxalate de calcium. Mais la partie la plus importante du bois est sa résine, qui exsude naturellement de l'arbre, et qu'on recueille alors en toutes saisons; on l'obtient par des incisions faites sur l'écorce, et la résine qui en découle se dessèche au soleil ou par la chaleur. Dans ce cas, on dispose horizontalement une bûche de gaïac sur deux pieux verticaux. On allume du feu au-dessous de chacune des extrémités de la bûche, et on fait sur son milieu une longue gouttière par laquelle s'écoule la résine. On peut aussi l'obtenir en faisant bouillir des copeaux dans l'eau chargée de sel marin pour augmenter son point d'ébullition. Elle vient flotter à la surface du liquide.

La résine de gaïac se présente soit sous forme de larmes, soit en masses. *Les larmes* sont arrondies ou ovales, parfois plus grosses qu'une noix de galles. *Les masses* sont d'un volume considérable, et ordinairement mélangées de fragments d'écorce, de bois et autres impuretés. Leur couleur est brune ou brun verdâtre. Cette résine est cassante, à cassure résineuse et brillante, en lames minces, transparentes et brun verdâtre. Son odeur est un peu balsamique, et s'exalte par la pulvérisation ou la chaleur. Sa saveur est faible, mais irritante. Densité, 1,2289. Elle fond à 85º, en répandant une odeur qui rappelle celle du benjoin. Elle est très soluble dans l'alcool, l'éther, le chloroforme, les solutions alcalines, l'essence de girofles, moins facilement dans les autres essences, le sulfure de carbone et la benzine.

Soumise à l'action des agents oxydants, elle prend une belle couleur bleue qui se manifeste surtout quand on fait sécher une couche mince de sa solution alcoolique, et qu'on la touche avec une solution alcoolique très étendue de perchlorure de fer. La chaleur et les agents réducteurs font disparaître cette coloration.

Composition chimique. — Hadelich (*Journ. f. Prakt. Chem.*, t. CXXXVII, p. 321) a donné de la résine de gaïac la composition suivante :

Acide gaïaconique.	70.35
— gaïarétique.	10.50
Bêta-résine de gaïac.	9.76
Gomme.	3.70
Partie ligneuse.	2.57
Acide gaïacique, matière colorante, etc.	2.33
Principes fixes, insolubles dans l'eau.	0.79
	100.00

L'*acide gaïaconique* $C^{19}H^{22}O^6$, découvert par Hadelich dans l'eau mère dont on a précipité l'acide gaïarétique par la potasse, est une substance brune, amorphe, fondant à 100°, insoluble dans l'eau, le benzol, le sulfure de carbone, soluble dans l'éther, le chloroforme, l'alcool, l'acide acétique. Il forme avec les alcalis des sels cristallisables solubles dans l'eau et l'alcool.

L'*acide gaïarétique* $C^{20}H^{26}O^4$, découvert par Hlasiwetz, se présente en cristaux incolores, inodores, solubles dans l'éther, le benzol, le chloroforme, le sulfure de carbone, l'acide acétique, insolubles dans l'eau, l'ammoniaque, fondant au-dessus de 80° et se volatilisant sans décomposition. Pur, il se colore en vert en présence du perchlorure de fer. Il est bibasique.

L'*acide gaïacique* $C^9H^8O^3$, obtenu par Thierry (1841), cristallise en aiguilles incolores ressemblant à l'acide benzoïque, solubles dans l'eau, l'alcool, l'éther. Hadelich n'en a retiré que 1 pour 20,000 de résine.

Béta-résine. Sa composition ne paraît pas différer de celle de l'acide gaïaconique. Elle est soluble dans l'alcool, l'acide nitrique, les alcalis, insoluble dans l'éther.

La *matière colorante jaune* cristallise en octaèdres quadratiques jaunes, de saveur amère. C'est un acide faible, soluble dans les alcalis, l'éther, l'alcool, peu dans l'eau. La résine, soumise à la distillation sèche, donne à 118° le *gaïacène* C^9H^8O, liquide neutre, incolore, de saveur aromatique, brûlante, d'odeur agréable d'amandes amères; à 205-210°, passe le *gaïacol.* Densité, 0,874.

Le *gaïacol* $C^7H^8O^2$ (méthylpyrocatéchine) est un liquide incolore dont l'odeur rappelle celle de la créosote, très réfringent. Densité 1,119. Peu soluble dans l'eau, il se dissout dans l'alcool, l'éther et les alcalis. Chauffé à 105-200°, dans un courant d'acide iodhydrique, il se dédouble en iodure de méthyle et pyrocatéchine; avec le chlorure ferrique, il prend une coloration verte passant au rouge violacé quand on ajoute de l'ammoniaque et du carbonate de soude.

Après ces divers produits passe la *pyrogaïacine* $C^{10}H^{22}O^3$, en cristaux brillants, rougeâtres, insolubles dans l'eau, solubles dans l'alcool, inodores, fondant à 183°, se sublimant ensuite. Sa solution alcoolique est colorée en vert par le chlorure ferrique. L'acide sulfurique la dissout avec coloration jaune passant, sous l'influence de la chaleur, au rouge, au vert, au violet et enfin au bleu foncé. Cette coloration bleue se produit à froid quand on ajoute du bioxyde de manganèse. C'est probablement à la pyrogaïacine que sont dues les couleurs analogues prises dans les mêmes conditions par la résine.

Thérapeutique. — Le bois du gaïac, et surtout sa résine, ont joui autrefois d'une grande réputation dans le traitement de la syphilis, ce qui avait fait donner au premier le nom de *Bois de vie.* La résine agit surtout comme stimulant, et on l'a conseillée dans l'aménorrhée, la dysménorrhée, comme sudorifique dans la goutte, le rhumatisme chronique. Elle se prescrit à la dose de 1 à 4 grammes par jour, en pilules ou en émulsion. Le bois peut être employé sous forme de décoction (30 à 100 grammes pour 1 litre d'eau).

Le gaïacol a été préconisé dernièrement par Sahli dans le traitement de la phtisie, comme remplaçant avantageusement la créosote, dont il forme, du reste, les 60 à 90 centièmes. On aurait ainsi un produit pur et débarrassé des matières étrangères que renferme toujours la créosote du commerce.

Le bois de gaïac fait partie des espèces sudorifiques du commerce.

Galanthus nivalis L. (Perce-Neige, Galantine, Nivéole, etc.). — Plante herbacée, vivace, de la famille des Amaryllidacées, série des Amaryllidées, à bulbe tuniqué, à 2 feuilles linéaires, planes, obtuses, glauques. Gaines rudimentaires. Fleurs penchées, solitaires, portées sur une hampe fistuleuse, accompagnées de 2 bractées connées, membraneuses, incolores. Périanthe en cloche, à 6 segments, dont 3 extérieurs oblongs, obtus, blancs, et 3 intérieurs plus courts, avec une tache verte extérieure et quelques lignes vertes saillantes en dedans. 6 étamines grêles, libres, insérées sur les fossettes du disque épigyne. Ovaire à 3 loges multiovulées. Style subulé, à stigmate papilleux. Capsule globuleuse, polysperme. Graines albuminées, arillées.

Cette plante croît dans les bois, les prairies, les jardins; ses fleurs paraissent au milieu de la neige et précèdent le printemps. On la cultive comme plante ornementale.

Le bulbe présente des propriétés émétiques analogues à celle du Narcisse des prés. On l'a même conseillé comme fébrifuge. Ce bulbe cuit devient émollient et résolutif sous forme de cataplasmes. L'eau distillée sur les fleurs est employée comme cosmétique.

Galbanum. — On attribue la production de cette gomme-résine à deux espèces végétales appartenant à la famille des Ombellifères, série des Peucédanées, le *Peucedanum galbanifluum* H. Bn (*Ferula galbaniflua* Boiss. et Bushe) et *P. rubricaule* H. Bn (*Ferula rubricaulis* Boiss. — *F. erubescens* Boiss. — *F. erubescens*, Boiss. part.).

1° *P. galbanifluum.* — Tige haute de 1 à 2 mètres, à feuilles basilaires, longues de 50 à 70 centimètres, à pétiole tomenteux, long. Limbe triangulaire à divisions principales opposées, écartées, à pinnules ultimes très petites, ovales, pinnatifides, à segments linéaires divariqués.

Fleurs polygames, en ombelles, les terminales formées de fleurs hermaphrodites et femelles, les latérales de fleurs mâles. Elles sont d'un jaune pâle. Organisation florale des Ombellifères normales. Fruit stipité, elliptique, oblong, comprimé, à méricarpes ailés. Bandelettes solitaires dans chaque vallécule.

Cette plante habite la Perse.

2° *P. rubricaule.* — Croît dans le nord et le sud de la Perse.

D'après Borszczow, le *Ferula schair*, qui croît dans les déserts de Syr-Daria, sur les confins de la Sibérie et du Turkestan, donne aussi un galbanum (H. Baillon, *Botan. médic.*, p. 1044).

On récolte le galbanum en faisant des incisions sur la tige, près de la racine. Il existe dans le commerce deux variétés de cette drogue : l'une, molle, *en larmes* de la grosseur d'une petite noix, jaunâtres, luisantes à la surface, se ramollissant à la chaleur de la main, à laquelle elles adhèrent ; l'autre *en masses* formées de larmes agglutinées, mélangées de fruits, d'écorce, de fragments divers. Son odeur est particulière. C'est elle qui domine dans l'emplâtre diachylon. Sa saveur est aromatique, amère, un peu camphrée.

Le galbanum sec se présente également en larmes ou en masses. Il n'adhère pas aux doigts.

Ces deux sortes viennent de la Perse. Une grande partie est dirigée vers la Russie.

Composition chimique. — Le galbanum renferme, d'après les travaux des différents auteurs : résine, gomme, huile essentielle.

L'*huile essentielle* (7 0/0 environ) est incolore, un peu jaunâtre, de saveur aromatique, dextrogyre, composée d'hydrocarbures $C^{10}H^{16}$ dont les points d'ébullition varient.

La *résine* (60 à 65 0/0) est d'un jaune brunâtre foncé, transparente, friable, à cassure luisante, insipide, soluble dans l'éther, l'alcool, les solutions alcalines, insoluble dans l'essence de térébenthine. Elle se ramollit entre 55 et 60°. Chauffée pendant quelque temps avec l'acide chlorhydrique, elle donne de l'*ombelliférone* $C^9H^6O^3$, qui forme des cristaux incolores, solubles dans l'eau chaude, à laquelle ils communiquent une fluorescence bleue magnifique qui s'avive en présence des alcalis et est détruite par les acides. L'ombelliférone doit préexister dans la drogue; car si on plonge dans l'eau un fragment de galbanum, l'addition d'une goutte d'ammoniaque produit immédiatement cette fluorescence. Par l'ébullition en présence d'une solution alcaline concentrée, l'ombelliférone se dédouble en résorcine, acide carbonique et acide formique.

Soumise à la distillation sèche, la résine donne une huile épaisse, d'un bleu brillant prononcé, d'odeur aromatique, de saveur âcre et amère. Par refroidissement, elle laisse déposer des cristaux d'ombelliférone, en même temps que des acides gras. D'après Kaehler, cette huile peut se résoudre, par distillation fractionnée, en une essence $C^{10}H^{16}$ incolore et une essence bleue, oxygénée, $C^{10}H^{16}O$, bouillant à 290°.

Soumise à la fusion en présence de la potasse, la résine donne 6 0/0 de *résorcine*, de l'acide acétique, des acides gras volatils. Avec l'acide nitrique, elle donne de la *trinitrorésorcine* ou acide styphinique (*Pharmacografia*, 2ᵉ édition).

Usages. — Le galbanum est aujourd'hui peu usité à l'intérieur, bien que par sa résine et son essence il possède quelques-unes des propriétés de l'assa fœtida. C'est un stimulant antispasmodique qui pourrait être utilisé si la thérapeutique n'en possédait pas un grand nombre d'autres que l'on peut se procurer plus facilement. Il entre dans la composition de l'emplâtre diachylon gommé, du baume de Fioraventi, du diascordium, etc.

La dose, à l'intérieur, est de 50 centigrammes à 2 grammes.

Il entre dans la composition des *pilules antihystériques* de Murrez :

Galbanum	2 grammes.
Myrrhe	3 —
Sagapénum	3 —
Assa fœtida	1 gramme.
Savon de sucre	Q. S.

F. S. A. des pilules de 20 centigrammes, 3 à 4 par jour.

Galega officinalis L. — Plante herbacée, vivace, de la famille des Légumineuses papilionacées, série des Galégées, qui croît dans le midi de l'Europe et est souvent cultivée dans les jardins. Tiges rameuses, dressées, fistuleuses. Feuilles alternes, imparipennées, à 15 ou 17 folioles, oblongues, obtuses, stipulées. Fleurs blanches, rosées ou bleuâtres,

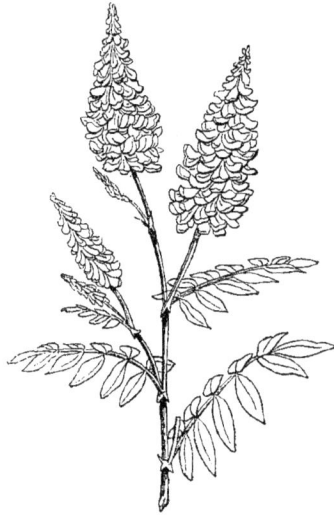

FIG. 424. — *Galega officinalis.*

en grappes terminales et axillaires, papilionacées; gousses dressées, grêles, linéaires,

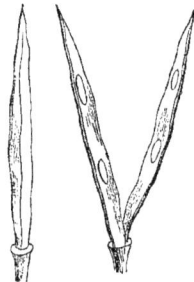

FIG. 425. — *Galega.* Gousses.

aiguës, de 5 centimètres de longueur, à 2 valves et tordues à la maturité.

Cette plante, inodore à l'état normal, émet, quand on la froisse, une odeur désagréable. Sa saveur est amère, déplaisante, et, mâchée, elle teint la salive, en brun jaunâtre. Elle jouissait autrefois de la réputation d'être diurétique, sudorifique et vermifuge, propriétés qu'elle ne possède pas. Elle passe aujourd'hui, sans beaucoup plus de raison, pour être galactagogue. Ses jeunes pousses sont comestibles.

Les racines du *G. virginiana*, des Etats-Unis, sont regardées comme diaphorétiques et anthelminthiques. On les administre sous forme de décoction.

Galium aparine L. (Caille-Lait, Grateron, Aparine, Rièble, Capille à teigneux). — Cette plante annuelle appartient à la famille des Rubiacées, série des Rubiées, et se rencontre communément en Europe dans les prés secs, sur les bords des bois.

Tiges longues de 60 centimètres à 1 mètre, grêles, grimpantes, noueuses, tétragones et

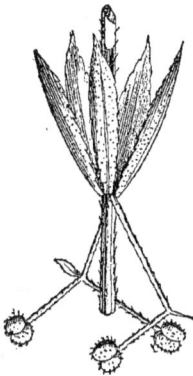

FIG. 426. — *Galium aparine.* Tige fructifère.

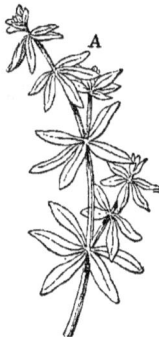

FIG. 427. — *Galium mollugo.*

nérissées d'aspérités crochues sur les angles, par lesquelles elles s'accrochent aux corps qui les touchent. Feuilles verticillées par 6 ou 8, simples, entières, étroites, lancéolées-

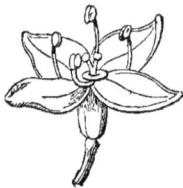

FIG. 428. — *Galium mollugo.* Fleur.

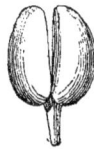

FIG. 429. — *Galium rerum.* Fruit.

linéaires, un peu rétrécies à la base, glabres en dessus, pubescentes en dessous, hérissées, crochues le long des nervures et sur les bords. Fleurs hermaphrodites, petites, d'un blanc verdâtre, en cymes pauciflores, apparaissant en juin-juillet. Calice à 4 sépales presque nuls. Corolle gamopétale régulière, rotacée, à 4 lobes. 4 étamines libres, introrses. Ovaire infère, à 2 loges uniovulées, surmonté d'un disque épigyne. Style à 2 branches stigma-

tifères et globuleuses. Le fruit est formé de 2 achaines pisiformes, accolés deux à deux, secs, indéhiscents, recouverts de poils nombreux, rudes et crochus. La graine est albuminée.

Cette petite plante a reçu, à tort, le nom de *Caille-Lait*, car elle ne jouit pas de la propriété de faire cailler le lait. Ses tiges et ses feuilles renferment un suc aqueux très abondant.

Dans la racine on trouve, comme dans celles de la garance, mais en moins grande proportion, une matière colorante rouge.

Les semences, torréfiées à la façon du café, présentent une saveur et une odeur qui rappellent d'assez loin celles du café lui-même, et qui les a fait employer parfois comme ses succédanées.

Le Grateron, après avoir été vanté outre mesure puis, par réaction, complètement abandonné, paraît aujourd'hui jouir d'un regain de popularité. On a employé, en Angleterre, son suc aqueux pour combattre les douleurs produites par le cancer et arrêter son action ulcérante. On lui attribue aussi des propriétés diurétiques, et la plante entière, prise sous forme de décoction, a été même administrée pour combattre l'obésité.

L'expérience indiquera la valeur de ces assertions, qui n'ont pas encore pour elles la sanction thérapeutique.

Parmi les autres espèces du genre *galium*, certaines ont été préconisées, entre autres les *G. verum*, *G. mollugo*, comme antigoutteux, antihystérique, etc., ou même comme astringents et vulnéraires. Nous passons sur ces propriétés, qui n'ont pas été sanctionnées par l'expérience.

Garcinia Hanburyi Hook. fil. (*Garcinia morella* var. *pedicellata* Hanb.). — Cette plante, une de celles qui fournissent la *gomme-gutte*, appartient à la famille des Clusiacées, série des Garciniées.

C'est un arbre de 10 à 20 mètres, dont les feuilles sont opposées, brièvement pétiolées, ovales, elliptiques, lancéolées, atténuées aux deux extrémités, acuminées au sommet, entières, coriaces, glabres, longues de 10 à 12 centimètres sur 3 à 4 de largeur.

Les fleurs sont dioïques. Les fleurs mâles axillaires sont solitaires ou groupées par 3 ou 6, *pédonculées* et accompagnées de petites bractées. Calice à 4 sépales, suborbiculaires, glabres. Corolle à 4 pétales orbiculaires, épais, charnus, coriaces. 30 à 40 étamines sessiles, adhérentes entre elles par la base. Elles ont la forme d'une sorte de clou conique et s'ouvrent en haut et en travers en pyxide. Les anthères sont uniloculaires.

Les fleurs femelles sont sessiles, solitaires, axillaires et plus grandes que les fleurs mâles. Le calice et la corolle sont les mêmes : le premier est persistant, la seconde tombe de bonne heure.

Les staminodes sont au nombre de 20 à 30, soudés à la base, et forment une couronne membraneuse, du bord supérieur de laquelle s'élèvent des filets courts supportant une anthère globuleuse subovale et stérile.

L'ovaire est supère, à peu près globuleux, à 4 loges uniovulées. Le style est nul; le

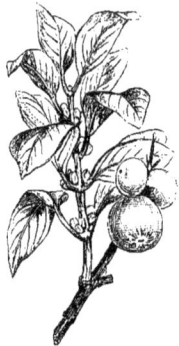

Fig. 130. — *Garcinia Hanburyi.*

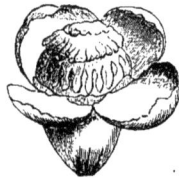

Fig. 131. — Fleur femelle sans la corolle.

stigmate sessile est aussi large que l'ovaire, bombé, divisé superficiellement en 4 lobes irréguliers, frangés sur les bords et couverts de tubercules très petits.

Le fruit, qui est à peu près sphérique, et de

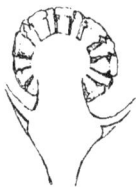

Fig. 132. — Fleur mâle.

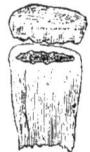

Fig. 133. — Étamine.

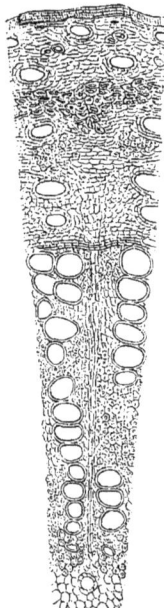

Fig. 134. — Rameau. Coupe transversale.

2 centimètres et demi de diamètre environ, est une baie cortiquée, accompagnée à sa base

par le calice persistant et au sommet par le stigmate. Ses loges, au nombre de 4, renferment chacune une graine oblongue, un peu arquée, non albuminée.

Cet arbre est originaire du Cambodge et de la Cochinchine. M. Pierre l'a trouvé dans l'île de Phu-Quoc. On le cultive à Singapoor et à Java. Toutes ses parties sont remplies d'un latex épais, visqueux, de couleur jaune plus ou moins foncée, contenu dans les vaisseaux laticifères situés principalement dans l'écorce de la tige, la moelle et les rayons médullaires. C'est la *gomme-gutte*.

On le récolte en faisant au tronc des incisions disposées en spirales et le recevant dans des tuyaux de bambou. Un arbre auquel on ne fait qu'une incision par année donne assez de latex pour remplir trois entre-nœuds de bambou de 50 centimètres de long sur 4 centimètres de diamètre. Quand ces bambous sont pleins, et on les examine souvent, on les expose devant le feu, en leur imprimant une rotation graduelle jusqu'à ce que l'eau que renferme la gomme-résine soit évaporée au point que le bambou puisse être retourné sans laisser échapper son contenu.

La gomme-gutte du commerce se présente sous forme de cylindres de 3 à 6 centimètres de diamètre sur 10 à 20 centimètres de longueur, portant encore les impressions du bambou. On la rencontre aussi en masses irrégulières. Sa couleur est d'un bel orangé brunâtre. Son odeur est peu marquée. Sa saveur, d'abord insipide, devient ensuite âcre et désagréable. Quand on la touche avec l'eau, elle forme immédiatement une émulsion jaune. Sa cassure est conchoïdale, lisse, luisante. Elle se pulvérise facilement, et sa poudre est d'un beau jaune brillant.

Les sortes inférieures sont brunâtres, à cassure granuleuse et même bulleuse.

Composition chimique. — La gomme-gutte est un mélange de résine et de 15 à 20 0/0 de gomme.

La résine est brun rougeâtre, translucide, cassante. Sa poudre est jaune. Elle se dissout facilement dans l'alcool en donnant une solution rouge jaunâtre. Sa réaction n'est pas acide, malgré le nom d'*acide cambodgique* qu'on lui avait donné. Soumise à la fusion en présence de la potasse, elle donne de l'acide acétique et des acides de la même série, en même temps que de la *phloroglucine*, de l'*acide pyrotartrique* et de l'acide *isuvitinique* (Hlasivetz et Barth.).

Quant à la gomme, elle diffère de la gomme arabique en ce que sa solution n'est précipitée ni par l'acétate neutre de plomb, ni par le perchlorure de fer, le silicate et le borate de soude.

Thérapeutique. — A doses élevées, la gomme-gutte est un poison irritant dont on ne connaît pas bien le contre-poison. A la dose de 10 à 15 centigrammes, elle agit comme laxatif; à celle de 30 à 50 centigrammes, elle donne lieu à des évacuations alvines très abondantes accompagnées de coliques. Malgré ces propriétés, elle est aujourd'hui rarement employée seule; mais on l'associe au calomel, à l'aloès, dans les pilules écossaises, les pilules de Bontius, etc.

Pour éviter l'irritation produite sur l'intestin, la meilleure forme à lui donner est celle de l'émulsion.

Les indications thérapeutiques sont les suivantes : constipation, développement des hémorroïdes, le rétablissement du flux menstruel, dans la dysménorrhée et l'aménorrhée.

On sait aussi que la gomme-gutte est une couleur fort employée en aquarelle, surtout en raison de la belle couleur jaune d'or qu'elle donne. Il faut éviter de la laisser entre les mains des enfants, qui, avec leur habitude de porter tout à la bouche, pourraient être purgés d'une façon violente et même dangereuse.

2° Outre l'espèce végétale que nous venons de citer, d'autres plantes de la même famille fournissent également une gomme-gutte de bonne nature. Nous citerons *G. morella* Desrouss., de Ceylan ; *G. travancorica* Roxb., *pictoria* Roxb., de l'Inde ; *G. Gaudichaudii* Trian. et Planch., de la Cochinchine, et certains autres de la Nouvelle-Calédonie.

3° *G. mangostana.* — Cet arbre, qui croît dans l'Asie et l'Océanie tropicales, présente cette particularité qu'on ne connaît que les pieds femelles. Mais il est probable que, parmi les staminodes qui entourent l'ovaire, doivent se trouver quelques anthères pourvues de pollen. Son fruit, qui est sans conteste le plus savoureux des pays chauds mais qui ne peut supporter le transport en Europe, est une baie de la grosseur d'une petite pomme, à péricarpe rouge foncé, épais, coriace, couronné par les débris du calice, de 2 centimètres environ d'épaisseur. Quand on l'ouvre, on trouve, au milieu et bien séparées du péricarpe par un espace vide, 6 à 18 graines entourées d'une pulpe blanche sucrée, de saveur exquise. Le péricarpe donne une sorte de gomme-gutte riche en résine et ne s'émulsionnant pas avec l'eau ou sous le doigt mouillé.

Composition chimique.— D'après Schmidt (*Ann. der chem.* u *Pharm.*, XCIII, p. 83), l'écorce du fruit renferme une substance particulière, la *mangostine* $C^{20}H^{24}O^5$, qui accompagne la résine.

Elle est en lames minces, d'un jaune d'or, insipides, fusibles à 190°, puis se décomposant, mais en se sublimant en partie. Elle est insoluble dans l'eau, soluble dans l'alcool, l'éther et les alcalis. L'acide sulfurique la dissout avec coloration rouge foncé, puis la charbonne. Avec le perchlorure de fer, coloration vert noirâtre.

4° *G. indica* Chois. (*G. purpurea* Roxb. — *G. celebica* Desr.). — Arbre commun sur les côtes occidentales de l'Inde, entre Damann et Goa. Ses fleurs sont tétramères ; ovaire 4-8 loculaire. Fruit sphérique, de la grosseur d'une petite pomme, rouge foncé, renfermant 4 à 8 graines comprimées latéralement, de 2 centimètres environ de longueur, noyées dans une pulpe acide et rouge.

Les graines, soumises à l'ébullition en présence de l'eau, après avoir été concassées, donnent un corps gras solide qui est connu des Européens sous le nom de *Beurre de Kokum*. Cette substance est d'un blanc verdâtre, solide et friable même dans la saison la plus chaude. Elle est grasse au toucher comme le blanc de baleine. Sa structure est cristalline.

Composition chimique. — Dans *Pharmacografia*, 2° édition, Flückiger et Hanbury donnent sur ce beurre les notions suivantes : « Le beurre pur, bouilli avec la soude caustique, forme un savon qui, traité par l'acide sulfurique, abandonne un poids égal à la matière première d'acides gras cristallins, qui sont des acides stéarique, fondant à 65°,5 et myristique, fondant à 55°. Ce beurre renferme, en outre, de l'acide oléique.

La pulpe sèche des bazars a été examinée par Lyon (1881) ; elle renferme :

Humidité 37,04
Substance extraite par l'eau chaude. 42,90
Cellulose 5,52
Résidu insoluble 14,54
Cendres. 7,88

La solution chaude est d'un beau rouge acide et passe au bleu verdâtre quand on l'additionne d'un excès d'alcali. L'acidité est due à l'acide malique.

Usages. — Pour préparer le fruit ou plutôt la pulpe, on enlève les graines, on fait sécher la pulpe au soleil et on la sale légèrement. C'est un des composants des poudres dites *Curry.*

Le beurre est usité comme alimentaire par les indigènes. Sa consistance le fait employer dans toutes les préparations qui comportent l'axonge, car celle-ci est liquide à la température ordinaire de ces pays.

Le suc du fruit sert comme mordant dans la teinture, et à Goa on en prépare un sirop fort employé dans les affections bilieuses. L'écorce de l'arbre est astringente. Les feuilles sont employées comme antidysentériques (Dymock, *loc. cit.,* p. 80, 86).

5° *G. xanthochymus* Hook. f. — Son fruit acide est employé comme celui de *G. indica.* On administre, contre les engorgements bilieux, un sorbet préparé avec sa pulpe, un peu de sel, du poivre, du gingembre, du cumin et du sucre (Dymock).

Garuga pinnata Roxb. — Arbre de la famille des Térébinthacées, série des Burserées, originaire de l'Inde, à feuilles alternes, imparipennées, rassemblées au sommet des rameaux, à folioles opposées, serretées, tomenteuses. Fleurs en grappes composées, polygames. Calice à 5 sépales valvaires. Corolle à 5 pétales. 10 étamines libres en 2 séries, les oppositipétales plus courtes. Ovaire infère à 5 loges pluriovulées. Style dressé, stigmate à 5 lobes. Fruit drupacé, globuleux, jaune verdâtre, renfermant plusieurs noyaux, osseux, monospermes, finissant par se séparer les uns des autres.

Cet arbre donne une gomme résine jaune

verdâtre, translucide, en petites masses ma-melliformes, ayant un peu l'odeur et la saveur de la térébenthine. Une minime partie seulement se dissout dans l'alcool. Dans l'eau, elle se désagrège rapidement en formant un mucilage un peu épais, dans lequel on peut apercevoir au microscope des globules d'oléorésine.

A Bombay, la sève en instillations sert à faire disparaître les opacités de la cornée. Le fruit est mangé, il est un peu acide. Dans le Concan, le suc des feuilles, mélangé avec celui des feuilles de l'Adhatoda vesica, de Vitex trifolia et de miel, est employé contre l'asthme (Dymock, *loc. cit.*).

Garrya Fremonti Dougl. — Arbuste de la famille des Cornacées, série des Garryées, qui croît en Californie. Rameaux tétragones. Feuilles persistantes, opposées, pétiolées, sans stipules, à limbe entier, penninervé. Fleurs axillaires et terminales, dioïques. Les mâles sont disposées en chatons pendants, à bractées décussées et connées. Calice peu développé, à 4 dents. 4 pétales plus développés, velus. 4 étamines libres. Gynécée rudimentaire. Fleurs femelles en grappes, réceptacle creusé en sac. Ovaire à 2 loges uniovulées. Style à 2 branches stigmatifères. Baie arrondie, accompagnée à la base du calice, surmontée du style. Graine albuminée, entourée d'une pulpe arillaire acidule.

Composition chimique. — Cette plante a été étudiée par D. W. Ross. (*Amer. Journ. of Pharm.*, décembre 1877.) Il a signalé dans les feuilles une résine, du tanin, du sucre et une substance qu'il regarde comme un alcaloïde, à laquelle il donne le nom de *garryine*, cristallisant en cubes, de saveur amère, solubles dans l'eau, l'alcool. Avec l'acide sulfurique, coloration pourpre; avec l'acide sulfurique et le chromate de potasse, coloration d'abord rouge, puis jaune, et enfin verte.

Les feuilles donnent 5 0/0 de cendres, constituées par des sels de potassium, de calcium, de magnésium et de fer.

La racine renfermerait le même alcaloïde que les feuilles, accompagné de résine, d'amidon et de sucre.

Usages. — En raison de leur amertume, les feuilles et la racine de cette plante sont regardées comme toniques et peuvent être utilisées dans tous les cas qui relèvent de cette médication.

Gastrolobium bilobum R. Br. — Arbuste de la famille des Légumineuses papilionacées, série des Podaliriées, originaire d'Australie, à feuilles opposées ou verticillées, simples, à petites stipules. Fleurs rougeâtres, en grappes axillaires et terminales. Calice gamosépale, à 5 divisions, les deux supérieures plus larges. Corolle papilionacée. 10 étamines libres. Ovaire à une seule loge biovulée. Style grêle, incurvé. Gousse courte, large, bivalve. Graines arillées.

Composition chimique. — Baron, Mueller et L. Rummel ont signalé dans cette plante la pré-

sence d'un glucoside, auquel ils ont donné le nom de *gastrolobine*. Il est noirâtre, hygroscopique, avec une odeur et une saveur qui rappellent celles du sassafras, soluble dans l'eau chaude, l'alcool. Les acides minéraux étendus le dédoublent. Il se dissout dans l'ammoniaque avec une coloration jaune.

Les auteurs ne peuvent encore affirmer si ce glucoside est le principe toxique de la plante.

Celle-ci est en effet vénéneuse, ainsi que plusieurs autres espèces du même genre.

Elle n'a reçu encore aucune application en médecine.

Gaultheria procumbens L. (*G. humilis* Salisb. — *Gauteria repens* Raf.) (Palommier, Thé du Canada ou de Terre-Neuve, Thé rouge, Winter green des Anglais). — Petit arbuste couché, de 10 à 15 centimètres de hauteur, appartenant à la famille des Ericacées, et croissant dans les montagnes boisées, sablonneuses, du nord de l'Amérique, à Terre-Neuve, aux îles Saint-Pierre et Miquelon. Rameaux courts, pubescents. Ramuscules rougeâtres. Feuilles de 3 à 5 centimètres de longueur sur 2 à 3 centimètres de largeur, persistantes, alternes, presque sessiles, ovales, aiguës au sommet, coriaces, glabres, teintées de pourpre en dessus, vert pâle en dessous, dentées en scies, munies d'une soie. Fleurs d'un beau rouge vif, solitaires ou réunies par 3 ou 5. Calice gamosépale, rouge pourpré, à 5 segments triangulaires, accrescents. Corolle urcéolée, blanche ou rosée, à 5 dents réfléchies. 10 étamines libres à anthères terminées par 4 cornes. Ovaire libre, arrondi, déprimé, à 5 loges multiovulées. Style filiforme à stigmate simple. Capsule loculicide, entourée par le calice accru,

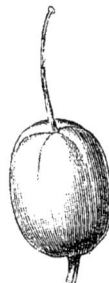

Fig. 433. — *Gaultheria procumbens*. Fruit.

charnu, et surmonté des restes de la corolle et du style. Elle s'ouvre en 5 valves septifères. Graines nombreuses, petites, à testa réticulé.

Cette plante répand, surtout quand elle est sèche, une odeur qui rappelle celle de la vanille et de certains baumes, et qui est surtout perceptible quand on froisse les feuilles et les calices.

Composition chimique. — Les feuilles ont été analysées en Amérique par Droelle (*Americ. journ. of pharmacy*, juin 1887), qui en donne la composition suivante:

Huile volatile	0,50
Résine et cire	2,50
Résine soluble dans l'éther	2,15
Chlorophylle, avec traces d'arbutine,	
d'ursone, de tanin	2,75
Tanin.	5,45
Chlorophylle, arbutine et éricoline .	3,80
Mucilage.	2,90
Glucose et dextrine	3,56
Acides organiques	3,25

Albuminoïdes. 4,54
Pararobine. 2,20
Perte 6,35
Humidité 8,00
Cendres. 4,20
Cellulose 45,53

De toutes ces substances, la seule qui nous intéresse est l'huile volatile, connue sous le nom d'*essence de Winter green*.

Cette essence est incolore, mais à l'air elle prend une teinte rougeâtre, d'une odeur agréable, de saveur brûlante. Densité = 1.17. Elle est très soluble dans l'alcool.

On reconnaît sa pureté aux caractères suivants : 1° chauffée à 80°, elle ne doit pas donner de liquide distillé présentant les caractères de l'alcool ou du chloroforme ; 2° un mélange de 5 gouttes d'essence et de 5 gouttes d'acide nitrique ne doit pas se solidifier en une masse résineuse rouge foncé (pas d'essence de sassafras). En solution aqueuse, elle donne une coloration pourpre avec les sels ferriques.

Cette essence est aujourd'hui préparée synthétiquement, et il est difficile de distinguer les deux produits. Cependant, quand on agite l'essence avec de l'eau dans un tube, l'essence artificielle reste pendant longtemps en suspension et le mélange est coloré, tandis que l'essence naturelle se sépare de suite.

Procter, le premier, signala dans cette essence la présence de l'acide salicylique. Cahours donna sa composition exacte. C'est un salicylate de méthyle $C^6H^4(OH) CO^2CH^3$, accompagné d'un hydrocarbure $C^{10}H^{16}$ (1/10), qu'il nomma *gaultherylène*. D'après Pettigrew, la proportion de cet hydrocarbure ne serait que de 0.30 0/0.

On sépare facilement les deux composés en distillant et maintenant le point d'ébullition à 222. Le salicylate de méthyle ou acide méthylsalicylique est un liquide incolore, d'une odeur forte, agréable, persistante, peu soluble dans l'eau, très soluble dans l'alcool et l'éther. Sa densité = 1.18. Les sels ferriques le colorent en rouge violacé. Il forme avec les alcalis des sels cristallisables. Avec la potasse, il donne de l'alcool méthylique et du salicylate de potassium. En décomposant ce dernier par l'acide chlorhydrique, on obtient l'acide salicylique, après l'avoir lavé à l'eau froide et fait cristalliser dans l'alcool.

Cette essence a été retrouvée dans le *Betula lenta*, le *Spiræa ulmaria*, le *G. hispidula*, et par de Vry dans les *G. leucocarpa* et *punctata* des régions volcaniques de Java.

Thérapeutique. — L'essence de *G. procumbens* jouit de propriétés antiseptiques qui la font employer non seulement dans la parfumerie (dissoute dans l'alcool), mais encore dans les pansements des plaies, la désinfection des mains, en pulvérisation, etc. On peut employer la formule suivante :

Essence. . . . . 5 grammes
Alcool à 86° . . . . 100 —
Eau. . . . . 50 —

A la dose de 8 grammes par jour, on l'a préconisée contre les rhumatismes articulaires, comme antipyrétique. Elle agit à la façon du salicylate de soude, et son emploi ne s'accompagne d'aucun trouble de la circulation ou des voies digestives.

La plante elle-même sous forme d'infusion est regardée comme astringente, stimulante et antidiarrhéique.

Geissospermum lœve H. Bn (*G. Vellosii*

F. Allem., *Tabernamontana lœvis* Vellos., *Valesia inedita* Guib.).— Cette plante, qui porte au Brésil le nom de *Pao-Pereiro*, appartient à la famille des Apocynacées, série des Plumériées.

C'est un arbre de grande taille, à feuilles alternes, pétiolées, lancéolées, atténuées en pointe des deux côtés, lisses, brillantes, longues de 6 à 7 centimètres et larges de 2, 3 à 5 centimètres. Les fleurs régulières, hermaphrodites, sont disposées en cymes. Calice à 5 divisions, muni à l'intérieur d'une couronne de poils. Corolle hypocratérimorphe, dont le limbe est à 5 lobes. 5 étamines libres, insérées sur la corolle, à anthères non appendiculées à la base et renfermant du pollen jusqu'à la base de leurs loges. 2 ovaires, unis seulement dans la partie stylaire, uniloculaires, pluriovulés. 2 styles réunis en un stigmate unique. Le fruit est formé de 1 à 2 baies ovoïdes, aiguës, de 8 centimètres de longueur sur 4 centimètres de largeur, à graines peltées, veinées, albuminées.

Cette espèce croît au Brésil, dans les provinces de Bahia, de Minas et d'Espiritu Santo, et est cultivée aujourd'hui dans nos serres. Son latex est très abondant et blanc.

On emploie l'écorce du tronc, qui se présente en fragments souvent larges et plats. Le suber est marqué de crevasses longitudinales, profondes et recouvert d'un épiderme gris jaunâtre. Le liber est constitué par des lames plates, appliquées les unes sur les autres, faciles à séparer, difficiles à rompre et de couleur jaune foncé. La saveur est franchement amère.

Composition chimique. — Ezequiel Correa de Santos, pharmacien à Rio-Janeiro, signala pour la première fois dans cette écorce la présence d'une substance qu'il supposait être un alcaloïde et constituer son principe actif. Elle avait d'abord reçu le nom de *péréirine*, qui, sur les observations de Bochefontaine et de Freitas, fut changé en celui de *geissospermine*, qui rappelle mieux son origine.

O. Hesse signala dans l'écorce la présence de plusieurs alcaloïdes (Société chimique de Berlin, 1878) : 1° la *geissospermine*. Cet alcaloïde se présente sous forme de prismes blancs, tronqués aux deux extrémités, solubles dans l'alcool, mais presque insolubles dans l'eau et l'éther; ils renferment de l'eau de cristallisation, qu'ils perdent à 100°, en se colorant en jaune. A une température plus élevée, la geissospermine se colore davantage, fond à 160° en un louche brun qui, par refroidissement, se solidifie en une masse amorphe. Elle est lévogyre. Anhydre et desséchée à 100°, elle répond à la formule $C^{19}H^{44}Az^2O^3$; hydratée, elle renferme une molécule H^2O de plus.

Cet alcaloïde est soluble dans les acides dilués, d'où le précipitent l'ammoniaque en excès ou l'hydrate de soude, sous forme d'abord amorphe, mais prenant rapidement ensuite celle de petits cristaux. L'acide nitrique le dissout avec une couleur rouge pourpre, qui persiste longtemps à la température ordinaire, mais disparaît immédiatement par la chaleur, en passant au jaune orange. L'acide sulfurique concentré le dissout, mais se colore tout d'abord; mais, après quelques secondes, la solution devient bleuâtre, puis bleue. Si l'acide renferme de l'acide molybdique, il dissout l'alcaloïde avec une couleur bleu foncé, qui persiste pendant 24 heures.

Chauffée avec une petite quantité de chaux sodée, la geissospermine donne une solution qui se sublime en écailles jaune clair, très délicates, franchement solubles dans l'éther, et se dissolvant sans coloration dans l'acide nitrique concentré, mais produisant une belle couleur bleue avec l'acide sulfurique renfermant de l'acide molybdique.

2° Le second alcaloïde étudié par Hesse est une poudre amorphe, d'un blanc verdâtre, très soluble dans l'éther. L'acide nitrique concentré le colore en rouge de sang et l'acide sulfurique pur en rouge violet. Ses propriétés correspondent à celles que Goos et les autres auteurs attribuent à la *pereirine*, dont il pourrait porter le nom. Il existerait dans l'écorce en proportion plus considérable que la geissospermine.

D'un autre côté, les feuilles ont une saveur extrêmement amère, analogue à celle du *quassia amara*, et qui devient de plus en plus manifeste quand on les mâche quelques instants. Cette saveur, qui rappelle celle de l'écorce, fait supposer que ces feuilles renferment un alcaloïde analogue à celui de l'écorce, ce que confirme l'action physiologique de leur extrait aqueux. L'étude des feuilles n'a pas encore été faite complètement.

Quant à la pereirine employée au Brésil, ce n'est pas un produit chimique pur, c'est une poudre amorphe, d'un jaune brunâtre, dont la saveur amère rappelle celle des feuilles et de l'écorce.

Thérapeutique. — Employée depuis longtemps par les Indiens, à l'intérieur du Brésil, contre les fièvres intermittentes, cette écorce a été introduite dans la médecine brésilienne comme un tonique et un fébrifuge précieux que l'on emploie à l'intérieur sous forme de décoction, à 30 grammes pour 500 grammes d'eau.

Au point de vue physiologique, l'écorce du *P. Pereiro* agit comme un poison paralysant, frappant d'abord l'encéphale, puis progressivement l'axe gris bulbo-médullaire, en laissant intacts le système nerveux périphérique et les muscles. Le geissospermine de Bochefontaine et Freitas est toxique à la dose de 14 centigrammes pour un chien de petite taille.

Elle n'est pas entrée dans la thérapeutique ordinaire.

Gelsemium. — Les *Gelsemium* appartiennent à la famille des Apocynacées, série des Gelsémiées. L'espèce employée en médecine est le *G. sempervirens* Act. (*G. lucidum* Poir. — *G. nitidum* Michx.) (Jasmin jaune ou sauvage, Jasmin de la Caroline). C'est un arbuste grimpant, glabre, à feuilles opposées, persistantes, oblongues, lancéolées, brièvement pétiolées, glabres, luisantes. Fleurs élégantes, d'un beau jaune d'or, dont l'odeur rappelle celle de notre jasmin, disposées en petites cymes à 3 ou 5 fleurs axillaires, accompagnées de bractées décussées. Calice à 5 sépales libres. Corolle infundibuliforme, grande (de 3 à 4 centimètres), dilatée à la gorge, à 5 lobes. 5 étamines insérées sur le tube de la corolle, libres, incluses. Ovaire inséré sur un petit disque, à 2 loges multiovulées. Style plus long que les étamines, à deux branches stigmatifères. Capsule elliptique, aplatie, à 2 loges s'ou-

vrant en deux valves septicides et creusées en carène. Graines aplaties, orbiculaires, larges, surmontées d'une aile chalazique longue, déchiquetée.

Cette plante croît dans les terrains riches, humides, sur les bords de la mer, de la Virginie, au nord de la Floride. On la retrouve au Mexique, et elle a été introduite en Europe au milieu du XVIIe siècle.

Les parties employées en thérapeutique sont la racine, qui est cylindrique, lisse, d'un brun pâle, à méditullium ligneux blanc jaunâtre, et les rhizomes, dont l'écorce est rude, marquée de lignes pourpre foncé, et à couche interne

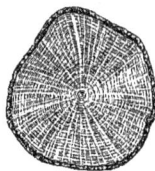

Fig. 436. — Racine de Gelsemium. Coupe transversale. Grandeur naturelle.

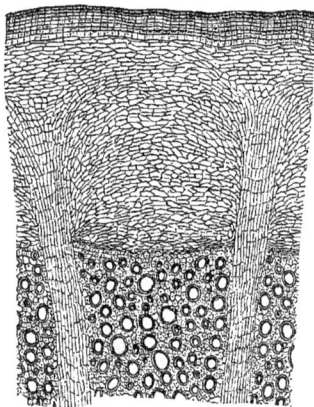

Fig. 437. — Racine de Gelsemium. Coupe transversale.

fibreuse et soyeuse. L'odeur est un peu narcotique, la saveur est amère.

Composition chimique. — Cette racine renferme un alcaloïde reconnu par Eberle (1869), Vormley (1870), puis étudié par Gerrard (1883) et Thompson (janvier 1887). C'est la *gelsémine*, à laquelle Gerrard assigne la formule $C^{12}H^{14}AzO^2$ et Thompson $C^{24}H^{60}Az^4O^{12}$.

Elle est friable, transparente, difficilement cristallisable, insoluble dans l'eau froide (1 pour 650), plus soluble dans l'eau bouillante, qui la laisse se séparer sous forme amorphe, granuleuse, soluble dans l'alcool (1 partie de l'alcaloïde sec dans 25 parties, et fraîchement précipité dans 10 parties), le chloroforme, peu dans l'éther de pétrole.

La gelsémine fond à 45° en un liquide incolore, visqueux, qui se solidifie en masse vitreuse. A une température plus élevée, elle brûle sans laisser de résidu. L'acide sulfurique et l'acide nitrique la dissolvent sans la colorer. Les sels qui en résultent ont une saveur spéciale non amère.

On reconnaît la gelsémine à ce que, traitée par l'acide sulfurique et le bioxyde de manganèse, elle prend une couleur rouge, passant ensuite au vert olive.

On ne peut confondre cette réaction avec celle de la strychnine, car celle-ci donne d'abord une coloration bleue passant ensuite au pourpre. Mais si la gelsémine renferme des traces du second alcaloïde, la *gelséminine*, on obtient la réaction pourpre. La gelséminine forme avec des bases des sels cristallins, excepté le sulfate, incolores, amers.

La *gelséminine* a été trouvée par Thompson (*Pharmac. journ.*, 2 avril 1887, d'après *Pharm. Era*, janvier). C'est une masse résineuse, brun foncé, dont la poudre est jaune. Sa saveur est amère et rappelle celle de la racine. Peu soluble dans l'eau, cet alcaloïde se dissout bien dans l'alcool, l'éther, le chloroforme, moins dans l'éther de pétrole. C'est une base puissante qui neutralise complètement les acides en formant des sels neutres amorphes. Cet alcaloïde se distingue par la coloration pourpre passant au bleu pourpre qu'il prend en présence de l'acide sulfurique et du bioxyde de manganèse.

L'étude de ce composé n'est pas encore complète, car on ne sait s'il existe réellement, si c'est un produit de décomposition de la gelsémine, ou même s'il ne renferme pas un autre alcaloïde.

L'*acide gelsémique* ou *gelséminique* de Wormley est regardé par Robbins (*Deut. chem. Ges.*, 1876, p. 1182), par Dragendorff (*Jahr. f. Pharm.*, etc., 1878, p. 640), par Schwartz (*Inaug. diss.*, Dorpat, 1882), comme de l'*esculine* mélangée d'*esculétine*. D'après de nouvelles études, Wormley (*Amer. journ. of Pharm.*, juillet 1882) croit devoir maintenir l'acide gelsémique comme une individualité différant de l'esculine.

Thérapeutique. — Chez les individus en bonne santé, le Gelsémium produit une sorte de langueur, de relâchement musculaire. A doses plus élevées, on observe des troubles de la vision, la dilatation de la pupille, faiblesse musculaire générale, prostration. La fréquence et la force du pouls sont diminuées, ainsi que celles de la respiration ; insensibilité à la douleur, sans stupeur ni délire. Le plus souvent ces symptômes disparaissent en ne laissant après eux qu'une diarrhée rebelle ; mais parfois aussi ils s'exaspèrent au point de déterminer la mort. Dans le cas d'empoisonnement, il faut évacuer l'estomac avec la pompe ou les vomitifs internes ou externes (apomorphine), maintenir le malade dans la position horizontale, le réchauffer et lui administrer les stimulants ordinaires.

Le Gelsémium a été employé dans les fièvres rémittentes, intermittentes, typhoïdes, la fièvre jaune, les inflammations des poumons et de la plèvre, la dysenterie, le rhumatisme, la dysménorrhée, l'hystérie, l'épilepsie, etc. On l'a surtout prescrit en Amérique dans les névralgies faciales de forme intermittente.

La teinture se donne à la dose de 60 centigrammes ; l'extrait fluide, à celle de 12 centigrammes, que l'on répète, si c'est nécessaire, toutes les deux, quatre ou six heures, en augmentant la dose s'il y a lieu, tout en surveillant son effet. La dose maxima n'est guère connue; mais on a vu 40 gouttes d'extrait fluide produire la mort; une dose même inférieure est dangereuse (*Dispensat. of U. S. Am.*, p. 706).

Dans *Nouvelles Médications*, p. 180, Dujardin-Beaumetz apprécie de la façon suivante l'action des préparations de Gelsémium. « Les résultats que nous avons obtenus, ainsi que le Dr Eymery (*Thèse*, 1877), sont assez conformes à ceux qu'avaient obtenus les différents expérimentateurs. Le Gelsémium est un poison énergique, et son action est variable selon les préparations ; de sorte que telle teinture faite avec les tiges aériennes agit fort peu, tandis que telle autre, faite avec les racines, produira, aux mêmes doses, des accidents toxiques. Avec deux centimètres cubes de teinture, un malade a éprouvé des symptômes très graves. On a recueilli, d'ailleurs, un certain nombre de cas d'empoisonnement par le Gelsémium. Aussi, tout en reconnaissant l'action analgésique de ses préparations, action inférieure toutefois à celle de l'aconit, j'ai pensé qu'il était bon d'être prudent dans l'emploi de ce médicament.

« On connaît trop peu l'action physiologique et toxique de la gelsémine pour s'adresser à elle. La gelsémine et ses alcaloïdes paralysent la sensibilité, le mouvement. Ainsi, en résumé, infériorité, comme effet thérapeutique, sur les préparations de l'aconit et sur l'aconitine, variabilité des effets suivant les préparations et la partie de la plante employée, symptômes toxiques très intenses, telles sont les circonstances qui font que, malgré les tentatives faites en Amérique, en Angleterre et en France, le Gelsémium n'occupe qu'un rang secondaire parmi les analgésiques. »

2° *G. elegans* Benth. — Arbuste grimpant toujours vert, à feuilles opposées, ovales, lancéolées, aiguës au sommet, entières, un peu arrondies à la base, de 5 à 11 centimètres de longueur. Stipules petites, caduques. Fleurs apétales, jaunes, en cymes terminales. Calice petit, persistant, à 5 divisions profondes, aiguës. Corolle rotacée à 5 lobes. Le fruit est une capsule membraneuse, brune, sèche, oblongue, de 1 centimètre de longueur. Graines petites, entourées d'une aile brun rougeâtre, réniforme.

Cette espèce croît en Chine, à Hong-Kong, sur les bords de la rivière de Canton, dans les provinces de Chekiang, Kwang ou Sze-Chuen, Yunnan, et, d'après Bentham, on la retrouve à Sumatra : c'est alors probablement le *Leptopteris sumatrana* de Blume. Elle fleurit en novembre et décembre, et donne des fruits en avril et mai. Elle porte en chinois les noms de *kou-min, yeh-ko, tu-ken, humeng-tsao, tu-ch'a, yieh-teng*, etc.

Elle ne diffère de l'espèce américaine que par ses fleurs, plus petites, inodores, ses feuilles plus grandes, et ses fruits, ainsi que ses graines, plus petits.

La partie employée est la racine, qui est brune à l'extérieur, sillonnée, marquée à intervalles réguliers de fentes transversales. Le bois est jaune, à section cireuse. Cette drogue, qui est commune dans les boutiques chinoises de Hong-Kong, a été étudiée par MM. Charles Ford, directeur du Jardin Botanique de Hong-Kong, et W. E. Crow, chimiste du gouvernement (*Pharmac. journ.*, 14 mai 1887, p. 924).

Composition chimique. — Les auteurs ont trouvé dans cette racine un alcaloïde nouveau, des plus toxiques et se rapprochant par ses effets de la strychnine. En présence de l'acide sulfurique, il présente la réaction suivante, qui le différencie de la gelsémine et de la strychnine :

1° Coloration violet pourpre foncé, passant ensuite au pourpre riche ;

2° *Gelsémine.* Réaction indiquée plus haut ;

3° *Strychnine.* Coloration violet foncé, passant rapidement au pourpre et prenant enfin une couleur rouge vineux.

La coloration de cet alcaloïde est en outre plus persistante.

Usages. — Cette racine est indiquée dans le livre de matière médicale chinoise, le *Pen tsao*, comme n'étant jamais employée à l'intérieur en raison de ses propriétés toxiques. Cependant les Chinois l'emploient comme un spécifique de la lèpre et de la teigne. C'est surtout dans un but criminel qu'elle est usitée. Son action physiologique diffère de celle du *G. sempervirens* et se rapproche de celle du *Strychnos-nux-vomica*. C'est donc un poison tétanique.

Genêts. — Les *Genista* L. (Genêts) sont des plantes herbacées ou des arbustes appartenant à la famille des Légumineuses papilionacées, série des Genistées. Certaines espèces sont usitées en médecine.

1° *Genêt à balais* (*Sarothamnus scoparius* Koch. — *Cytisus scoparius* Link. — *Spartium scoparius* L.).—Arbrisseau de 1ᵐ,50 à 2-3 mètres de hauteur, à rameaux nombreux, souples, flexibles, pentagonaux, sans épines.

Feuilles alternes, brièvement pétiolées, composées, à trois folioles, obovales, oblongues. Fleurs d'un beau jaune d'or, axillaires, solitaires. Calice bilabié à lèvre supérieure bidentée, lèvre inférieure à 3 dents. Corolle à étendard sub-

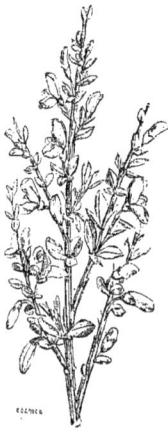

Fig. 438. — *Cytisus scoparius.*   Fig. 439. — Fleur.

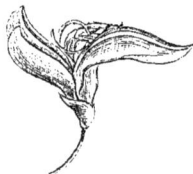

orbiculaire, réfléchi, plus grand que les ailes et la carène. Ovaire uniloculaire, pluriovulé. Style long, enroulé en spirale après la floraison. Gousse comprimée, velue, de 3-4 centimètres de longueur, noirâtre. Graines réniformes.

Cette espèce croît dans nos contrées, sur les terrains arides et sablonneux. Toutes ses

parties ont une odeur désagréable, une saveur amère, désagréable.

Composition chimique. — Stenhouse a découvert, en 1851, dans cette plante deux substances, la *scoparine* et la *spartéine*, qui ont été étudiées ensuite par Mills, puis par Bernheimer.

La *scoparine* $C^{20}H^{22}O^{10}$ est sous forme de cristaux jaunes, inodores, insipides, neutres, peu solubles dans l'eau froide, solubles dans l'eau bouillante, l'alcool et les alcalis. En présence de l'acide nitrique, elle se transforme en *acide picrique*. Avec la potasse, elle donne de la *phloroglucine* et de l'acide *protocatéchique*, ce qui la rapproche de la *quercétine*. C'est, du reste, une matière colorante à laquelle Stenhouse attribuait, à la dose de 25-30 centigrammes, des propriétés diurétiques.

La *spartéine* $C^{15}H^{26}Az^2$ se retire des eaux mères acides qui ont laissé déposer la scoparine. Cet alcaloïde a été étudié par Stenhouse, Mills, et, en 1884, par O. Bernheimer. C'est un liquide huileux, d'odeur pénétrante, de saveur très amère, incolore, mais brunissant au contact de l'air, plus dense que l'eau, dont il se sépare par l'addition du chlorure de sodium. Peu soluble dans l'eau, la spartéine se dissout dans l'alcool, l'éther, le chloroforme, mais est insoluble dans la benzine et le pétrole. Sa réaction est alcaline, et elle sature facilement les acides. En solution dans l'alcool à 96°, son pouvoir rotatoire $[a]_D = -14.6$ pour une concentration de 23.88 à 26°. Elle peut supporter une température de 200° sans s'altérer. Mais à une température plus élevée elle se carbonise en partie.

L'acide nitrique concentré et bouillant donne, avec la spartéine, une substance qui, traitée par le chlorure de chaux, produit de la *chloropicrine*.

La spartéine (à l'état de sulfate), oxydée par le permanganate de potassium, donne naissance à une petite quantité d'un acide volatil, dont l'odeur rappelle celle des acides gras, en même temps qu'à un acide non volatil ayant la composition de l'acide *pyridinemonocarboxylique* $C^5H^4AzCOOH$. En distillant un sel de cet acide avec la chaux, on obtient une base qui présente les propriétés de la *pyridine* (O. Bernheimer, *Gazzetta,* XIII, 451-454).

La spartéine est extrêmement vénéneuse et possède des propriétés narcotiques très prononcées.

Mills a démontré que c'est une diamine tertiaire.

Thérapeutique. — La spartéine, ou plutôt son sulfate, qui est son sel le plus stable et, par suite, le seul employé en médecine, a été étudiée par Laborde, en 1885, qui a reconnu son action sur le cœur, puis par Germain Sée, qui l'a appliquée au traitement des affections cardiaques (*Compt. rend.,* 1885).

C'est un régulateur des battements du cœur dont l'action est plus prompte, plus durable que celle du muguet et de la digitale, car elle se produit au bout d'une ou de quelques heures, et persiste encore 3 ou 4 jours après qu'on a cessé d'administrer le médicament.

Le sulfate de spartéine paraît être indiqué quand le cœur est atteint d'une altération des tissus ou d'insuffisance, quand le pouls est faible, irrégulier, arythmique, et que la circulation se ralentit.

La dose moyenne est de 5 à 10 centigrammes par jour, soit sous forme de pilule, soit sous forme de sirop.

Sirop d'écorces d'oranges
amères. . . . . 300 grammes.
Sulfate de spartéine . . . 50 centigrammes.

Chaque cuillerée à bouche renferme 2 centigrammes de sulfate de spartéine.

2° *Genêt des teinturiers* (*Ginesta tinctoria* L.) (Genestrelle, Spargelle). — Arbuste de 30-60 centimètres de hauteur, divisé dès sa base en rameaux nombreux, effilés, dressés, glabres, striés. Feuilles simples, presque sessiles, unifoliolées, oblongues, lancéolées, glabres. Fleurs petites, jaunes, en grappes terminales compactes de 5 centimètres de longueur. Gousse ovale, oblongue, comprimée, glabre, à graines dépourvues d'albumen.

Cette plante croît sur la lisière des bois, les coteaux incultes et dans les bruyères.

Le suc des fleurs est purgatif à la dose de 20-30 grammes. Leur décoction (30 grammes par litre d'eau) agit de la même façon. En poudre, elles sont vomitives, et les graines sont, dit-on, émétocathartiques. On a préconisé comme spécifique de l'hydropisie la poudre de graines à la dose de 4 grammes tous les deux jours dans 200 grammes de vin blanc, en faisant suivre par l'administration de 60 grammes d'huile d'olives. Les sommités fleuries et les racines abandonnent à l'eau une matière tinctoriale jaune employée en teinturerie.

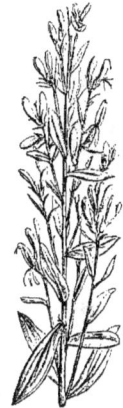

Fig. 440. — *Ginesta tinctoria*.

3° Le *Genêt purgatif* (*Spartium purgans* L.), qui croît dans les montagnes de l'est et du midi de la France, est employé dans les campagnes comme un purgatif plus énergique que les précédents.

4° Le *Genêt d'Espagne* (*Sp. junceum* L.) du midi de la France, cultivé pour ses belles fleurs jaunes odorantes, de saveur sucrée, est également purgatif.

Genévrier. — Le Genévrier commun, *Juniperus communis* L. (Cade, Pétron, Genèvre, etc.), arbuste toujours vert, dressé, rameux, qui croît en Europe, dans la Russie d'Asie, et que l'on trouve même dans les régions arctiques, appartient à la famille des Conifères, série des Cupressées. Feuilles ternées, sessiles, linéaires, rigides, glaucescentes, terminées en une pointe épineuse. Fleurs unisexuées. Les mâles sont rapprochées vers le sommet des rameaux et constituées par un axe le long duquel s'insèrent les étamines dont le connectif est pelté et portant 4 loges introrses. Les fleurs femelles forment des chatons globuleux, constitués par 6 bractées disposées sur 2 verticilles. En dedans de chaque bractée du verticille interne se trouve une fleur femelle constituée par un ovaire uniloculaire, uniovulé. Le fruit, qui est composé, est formé, à l'extérieur, par

les bractées florales charnues. Il est globuleux, de la grosseur d'un pois, d'abord vert, puis bleu noirâtre. La saveur de sa pulpe est

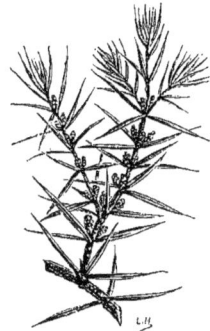

Fig. 441. — Genévrier mâle.

résineuse, amère, aromatique, un peu sucrée. Les graines sont albuminées, au nombre de

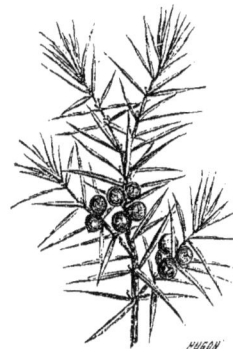

Fig. 442. — Genévrier femelle.

trois. Elles sont remplies d'une résine jaune verdâtre.

Les parties employées sont les fruits, qu'on

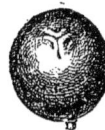

Fig. 443. — Genévrier. Fruit.

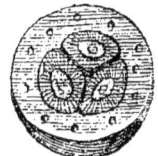

Fig. 444. — Genévrier. Fruit. Coupe transversale.

désigne généralement à tort sous le nom de *Baies de genièvre*, et au besoin le bois.

Composition chimique. — Ces fruits renferment, d'après Donath (*Journ. de ph. et de ch.*, janv. 1874, p. 84) :

Eau	29,44
Huile volatile	0,91
Acide formique	1,86

Acide acétique	0,94
Acide malique	0,21
Acide oxalique	traces.
Cire.	0,64
Résine verte.	8,46
Résine brune.	1,29
Matière amère (junipérine de Heer).	0,37
Pectine.	0,73
Substances protéiques.	4,45
Sucre.	29,69
Cellulose	15,83
Substances minérales.	2,33

La *junipérine* de Heer (*Chem. cent.*, déc. 1856) est noire, jaune à la lumière transmise, friable, insipide, insoluble dans l'eau, l'éther, soluble dans l'alcool et neutre. Cette substance possède la propriété, quand on la triture avec de l'eau, de former une poudre jaune soluble dans 66 parties d'eau. Cette solution a une saveur amère extrêmement désagréable. L'individualité de cette substance n'est pas bien prouvée.

L'*huile essentielle*, qui est la partie la plus importante, est incolore ou d'un jaune pâle, parfois d'un jaune brunâtre ou même verdâtre; son odeur très forte rappelle celle du fruit et des autres parties de la plante. Sa saveur est résineuse et aromatique. Densité = 0.86 à 0.88. Elle est lévogyre, soluble dans 10 à 12 parties d'alcool à 80°, dans la moitié de son volume d'alcool absolu et en toutes proportions dans l'éther. Elle est constituée par le mélange de deux essences dont les proportions varient suivant qu'on a opéré sur les fruits verts ou mûrs. Ce sont deux hydrocarbures de composition identique. *Le premier*, représenté par la formule $C^{10}H^{16}$, a une densité de 0.839, bout à 155° et est soluble dans l'alcool à 80°. *Le second* $C^{20}H^{32}$, qui prédomine dans les fruits mûrs, a une densité de 0.878, bout à 205° et est généralement plus coloré que le premier.

Ces deux essences absorbent l'oxygène, et, lorsqu'elles sont exposées à l'air pendant longtemps, elles laissent déposer un camphre qui est un peu soluble dans l'eau, très soluble dans l'éther et dans l'alcool bouillant. La solution alcoolique donne par refroidissement des cristaux de camphre.

L'essence brute présente les réactions suivantes : L'acide sulfurique détermine une élévation de température, la formation de vapeurs, et donne une solution trouble, d'abord brune, passant ensuite au rouge de sang. En ajoutant de l'alcool, la teinte devient chamois ou rose sale.

Cette essence absorbe l'acide chlorhydrique gazeux comme la térébenthine pour former un composé liquide qui, laissé en contact avec l'eau pendant un certain temps, donne un hydrate cristallisable. Une solution chloroformée de brome communique à l'essence une couleur bleu verdâtre. Avec l'hydrate de chloral et après un certain temps, la coloration est jaune, puis passe successivement au brun verdâtre, au vert clair et au vert sombre. Une solution alcoolique d'acide chlorhydrique la colore en rouge brunâtre. Les réactions en présence de l'acide nitrique fumant, de la solution ammoniacale de nitrate d'argent, sont les mêmes que celles de la térébenthine.

Thérapeutique. — Les fruits du genévrier agissent comme les térébenthines en excitant les premières voies, comme stimulant diffusible et en modifiant les sécrétions. Par leur essence, ils exercent une grande influence sur la sécrétion urinaire. Aussi les regarde-t-on comme un des meilleurs diurétiques, à la condition toutefois de ne pas trop élever les doses de leur préparation, qui peuvent déterminer de l'irritation et même de l'hématurie. On les prescrit dans la dyspepsie atonique, la débilité, le scorbut, et l'essence en frictions dans les affections rhumatismales chroniques.

On emploie l'infusion (4-8 grammes dans 500 grammes d'eau), l'extrait aqueux à la dose de 2-5 grammes, comme stimulant stomachique. L'essence se prescrit à la dose de 2-6 gouttes, soit en pilules, soit dans une solution mucilagineuse sucrée. En applications externes on se sert de la solution alcoolique (essence, 1 partie; alcool à 90°, 49 parties).

En Norvège, on fait macérer huit jours 2 kilogrammes de fruits dans 1 hectolitre d'eau-de-vie de grains à 54°. Le produit renferme les essences, les résines, etc., solubles dans l'alcool, et il produit une sensation caustique, irritante.

Le plus souvent, on distille l'alcool sur les grains, 1 à 2 kilogrammes par hectolitre d'alcool à 50°, soit en les mettant directement dans la cucurbite, soit en les suspendant dans un petit sac ou un vase perforé suspendu dans l'alcool, soit, enfin, en faisant passer les vapeurs alcooliques dans un vase intermédiaire où sont placées les baies concassées.

Ce n'est, en réalité, qu'un moyen de masquer les saveurs désagréables des alcools de grains mal rectifiés. On obtient ainsi une liqueur qui agit avec une énergie fatale sur le cerveau par les essences qu'elle renferme, en provoquant une ivresse féroce, bestiale. Son abus provoque des affections graves de l'intestin, des affections nerveuses.

Dans le nord de la France, en Belgique, en Hollande, en Allemagne, en Angleterre, on prépare par fermentation des fruits et distillation une eau-de-vie connue sous le nom anglais de *gin*. Ce n'est souvent, du reste, que de l'alcool additionné d'essence de térébenthine ou de l'alcool distillé dont les vapeurs ont passé sur des baies de genièvre.

Le genièvre entre dans le *vin diurétique de la charité* ou vin scillitique amer.

Les vieux troncs laissent exsuder une résine que l'on confond à tort avec la véritable sandaraque, que produit seul le *Callitris quadrivalvis*.

Sous le nom d'*Alcoolat de genièvre composé*, on prépare une liqueur de table, avec : baies de genièvre, 50; fruits de fenouil, de carvi, 6 grammes de chaque; alcool à 56°, 400 grammes; eau, 100 grammes. On fait macérer pendant 4 jours, puis on distille pour obtenir 400 grammes d'alcoolat. La dose est de 20-30 grammes.

Genièvre.

Baies de genièvre concassées.	600 grammes.
Coriandre.	20 —
Iris en poudre	40 —
Alcool à 80°.	5ᶫⁱᵗ,650
Sucre.	1ᵏᵍ,80

On procède comme pour la préparation de

la chartreuse. 5 jours de macération. Pas de rectification. 10 litres. Colorer en vert olive.

Gentiane. — La Grande Gentiane, Gentiane jaune, *Gentiana lutea* L., appartient à la famille des Gentianacées, à la série des Gentianées proprement dites. C'est une plante herbacée, à souche souterraine vivace, portant de petits bourgeons disposés sur plusieurs lignes spiralées. La véritable racine est cylindrique, longue et rameuse. La tige annuelle, haute de 1 mètre environ, est simple, dressée, fistuleuse.

Les feuilles sont opposées, entières, glabres, d'un vert un peu jaunâtre, munies de 5 à 7 nervures longitudinales qui, partant de la base,

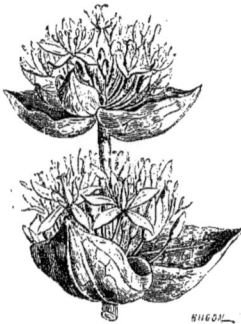

Fig. 445. — *Gentiana lutea.*

convergent vers le sommet. Les feuilles radicales, rapprochées en rosette, sont pétiolées, grandes, elliptiques. Celles du bas de la tige sont plus brièvement pétiolées, les moyennes et les supérieures sont sessiles et engainantes.

Les fleurs, d'un beau jaune, à pédoncule court, sont fasciculées dans l'aisselle des feuilles supérieures. Elles sont hermaphrodites et régulières. Calice gamosépale, tubuleux, membraneux, à 4 ou 10 dents, fendu d'un côté en forme de spathe. Corolle gamopétale, divisée en 5, 7 ou 9 lobes étroits, lancéolés, contournés dans la préfloraison et étalés en étoile après l'anthèse. 5 étamines connées au tube de la corolle, à anthères linéaires, biloculaires. Ovaire uniloculaire, pluriovulé, libre, surmonté d'un style court et de deux stigmates roulés en dehors.

Le fruit est une capsule uniloculaire, ovoïde, acuminée, s'ouvrant en deux valves septicides. Les graines sont ovales, comprimées, ailées, et renferment, dans un albumen abondant, un embryon très petit.

Cette plante croît dans les montagnes peu élevées : en France, dans les Vosges, le Jura, l'Auvergne, les Alpes, les Pyrénées; dans l'Europe centrale et méridionale, et même en Asie Mineure. On la cultive dans les jardins, où elle vient assez difficilement.

La seule partie employée est la racine, qui est en morceaux irréguliers, contournés, de 7 à 8 centimètres de long sur 1 à 3 centimètres d'épaisseur, ridés longitudinalement et marqués, en outre, de sillons annulaires transversaux. La partie externe de la racine est d'un brun rougeâtre; l'interne est jaune rougeâtre. La cassure est courte, peu fibreuse. La texture est spongieuse. Son odeur, qui est particulière, assez agréable quand elle est fraîche, disparaît par la dessiccation. Sa saveur est très amère.

Composition chimique. — La racine de Gentiane renferme : « Gentiopicrine ou amer de Gentiane, » gentisine (acide gentisique ou gentianique), pectine, sucre, une huile odorante, une huile fixe et de la glu.

La *gentiopicrine* $C^{20}H^{30}O^{12}$ est un glucoside cristallisant en aiguilles incolores, inodores, d'une saveur extrêmement amère, solubles dans l'eau et l'alcool, mais non dans l'éther. Avec les alcalis caustiques, elle donne une solution jaune. Elle se dédouble, sous l'influence des acides minéraux étendus d'eau, en glucose et une substance amorphe, neutre, la *gentiogénine.*

La *gentisine* $C^{14}H^{10}O^5$ est une substance d'un jaune pâle, en cristaux soyeux, d'une saveur particulière, mais faible, inodores; sous l'influence de la chaleur, elle se décompose, mais en se volatilisant en partie et cristallisant par condensation. Elle est peu soluble dans l'eau froide ou chaude, plus soluble dans l'alcool bouillant, d'où, par refroidissement, elle se précipite à l'état cristallin, peu soluble dans l'éther, très soluble dans les solutions alcalines, avec lesquelles elle forme des composés cristallisables. Cependant son acidité est assez peu marquée pour qu'elle ne déplace pas l'acide carbonique de ses combinaisons. Soumise à la fusion, en présence de la potasse, elle donne de la *phloroglucine*, de l'acide acétique et de l'acide *oxysalicylique* $C^{14}H^7O^5$, que l'on avait appelé *acide gentianique* ou *gentisinique*. Cet acide se dédouble par la chaleur en acide carbonique et hydroquinone.

La *pectine* existe dans la racine en assez fortes proportions pour déterminer souvent la transformation de l'infusion en gelée.

Le sucre ou *gentianose* $C^{12}H^{22}O^{11}$, qui s'y trouve dans la proportion de 12 à 15 0/0, est incristallisable, dextrogyre, de saveur peu sucrée, très soluble dans l'eau, moins soluble dans l'alcool, fusible à 210°. C'est à lui que l'infusion doit la propriété de fermenter et de donner de l'alcool par distillation.

Quant à la matière désignée sous le nom de *glu*, c'est un mélange de cire, d'huile et de caoutchouc.

Substitutions. — On remplace souvent les racines de Gentiane jaune par celles d'autres espèces de Gentiane, qui possèdent, du reste, des propriétés analogues.

Telles sont : *G. purpurea* L., qui croît en Suisse, en Savoie, en Transylvanie, dans le sud de la Norvège et même au Kamtchatka. — La saveur de cette racine est peut-être un peu moins amère.

G. punctata L. — Même habitat. Mêmes propriétés.

G. pannonica Scop., de l'Autriche, de la Suisse. — C'est celle qui est officinale dans la pharmacopée américaine.

G. Catesbœi Wolt. (*G. Saponaria* L.). — Espèce originaire des États-Unis. Comme toutes nos espèces européennes, cette plante fournit des racines dont l'amertume est moins désagréable.

Thérapeutique. — La racine de Gentiane est un amer qui stimule les fonctions digestives, et passait pour posséder des propriétés fébrifuges. A doses élevées et surtout quand elle est fraîche, elle détermine une sorte d'ivresse narcotique et provoque des vomissements.

On l'emploie dans les diarrhées atoniques, les dyspepsies, la chlorose (associée au fer), sous forme de décoction (15 à 20 grammes

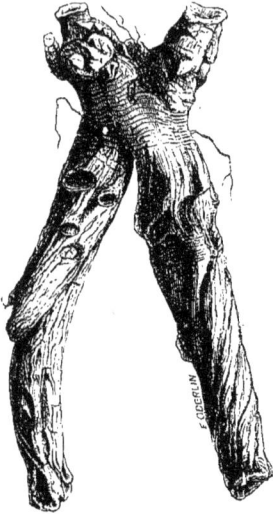

Fig. 115. — Racine de Gentiane (d'après Blondel).

pour 1000 d'eau), de teinture alcoolique (5 à 10 grammes), de poudre (1 gramme à 5 à 10 grammes), de sirop, et surtout de vin.

Comme elle se gonfle beaucoup par l'humidité, on l'emploie aussi pour dilater les trajets fistuleux, à la façon de l'éponge préparée ou du Laminaria. La racine de Gentiane fait, en outre, partie du Diascordium, de la Thériaque, de l'Élixir de longue vie, etc.

Geranium maculatum L. — Plante herbacée de la famille des Géraniacées, série des Géraniées, originaire des Etats-Unis, où elle porte le nom d'*Alum root* (Racine d'alun), et croît dans les bois humides, les champs, les broussailles. Son rhizome, vivace, est horizontal, cylindrique, charnu, à radicules courtes.

Tiges aériennes de 25 à 50 centimètres de hauteur, arrondies, ramifiées dichotomiquement, couvertes, ainsi que les pétioles et les pédoncules, de poils étalés ou défléchis.

Feuilles naissant du rhizome, à pétiole de 20 à 25 centimètres de longueur, à limbe divisé profondément en 5 à 7 lobes inégalement obovales, découpés irrégulièrement, incisés sur les bords, velus à la face inférieure et couverts de macules plus pâles. Feuilles de la tige opposées, plus briève-

ment pétiolées. Plus haut, elles sont presque sessiles et accompagnées de stipules lancéolées ou linéaires.

Fleurs grandes, de couleur lilas clair veiné de pourpre rose, et disposées en cymes ombelliformes terminales, à ramifications 2 ou 3 flores. Calice à 5 sépales oblongs, mucronés. Corolle à 5 pétales obovales, à onglets courts. 10 étamines, 5 plus grandes, munies de glandes à leur base, à anthères versatiles, biloculaires, oblongues, caduques. Les filets sont unis à la base. Ovaire libre, à 5 loges biovulées. Style à 5 branches stigmatifères.

Le fruit est sec, surmonté du style, « s'ouvrant de façon que chacune des loges se sépare de l'axe même du fruit, se relève élastiquement de la base au sommet; et, au-dessus d'elle, se sépare également du style une longue languette qui supporte inférieurement la loge et qui s'arque en spirale. Ce petit appareil est hygrométrique. » (H. Baillon, *Botanique méd.*) Graines albuminées.

La seule partie employée est le rhizome, qui est inscrit à la pharmacopée des Etats-Unis. Il est horizontal, cylindrique, de 5 à 7 centimètres de longueur, de 12 millimètres d'épaisseur, sillonné longitudinalement, d'un brun foncé. Sa cassure est courte, brun rougeâtre pâle. L'écorce est mince. Les faisceaux ligneux sont jaunâtres, petits, formant un cercle près du cambium. Les rayons médullaires sont larges. La moelle est développée. Ce rhizome est inodore, astringent.

Composition chimique. — D'après Tilden, il renferme des acides tannique, gallique, gomme, pectine, sucre, amidon, résine soluble dans l'alcool, une oléo-résine soluble dans l'éther, une matière colorante, etc. Ces divers constituants n'ont pas été, jusqu'à ce jour, complètement étudiés.

Thérapeutique. — Ce rhizome serait, d'après les médecins américains, un des meilleurs astringents que possède l'Amérique du Nord, et il doit cette propriété aux acides tannique et gallique dont la proportion est considérable. D'après Shœmaker (*Journ. of Amer. med. Assoc.*, 29 octobre 1887), il serait surtout fort utile dans les hémorragies internes ou externes, l'hémoptysie, qui serait arrêtée par 4 grammes d'extrait fluide continué jusqu'à ce que l'attaque cesse, l'hématémèse, l'hémorragie utérine, des reins et du tube intestinal. L'épistaxis peut être arrêtée en tamponnant les narines avec du coton trempé dans une solution de 1 partie d'extrait fluide et 3 parties d'eau. Le *G. maculatum* serait, en outre, un excellent remède de la diarrhée colliquative, infantile, de la fièvre typhoïde, de la chlorose, de l'anémie, etc.

Nous arrêtons ici cette liste, qui serait un peu longue. C'est, en résumé, un excellent astringent, auquel les résines et les oléo-résines doivent ajouter leurs propriétés particulières.

La dose de la poudre est de 1gr,50 à

3 grammes; celle de la décoction (30 pour 600) est de 30 à 60 centimètres cubes, et de l'extrait fluide de 1gr,25 à 2 grammes.

2° *G. Robertianum* L. — Le Géranium

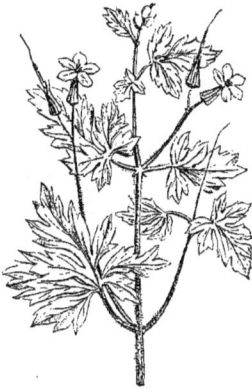

FIG. 447. — *Geranium Robertianum.*

bec-de-grue, Herbe à Robert, qui croît sur les bords des chemins, où il se distingue par

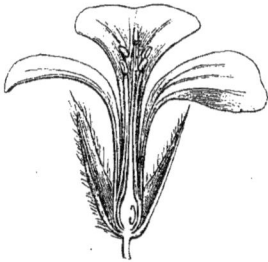

FIG. 448. — *Geranium Robertianum.* Fleur. Coupe longitudinale.

ses fleurs roses et ses fruits terminés en pointe filiforme, présente une odeur désa-

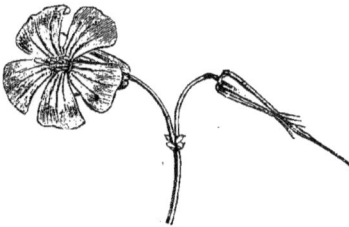

FIG. 449. -- *Geranium Robertianum.* Fleur et fruit.

gréable, une saveur un peu amère. C'est un faible astringent, que l'on a employé en gargarisme pour combattre l'angine, d'où le nom d'*Herbe à l'esquinancie* qu'on lui a donné. A l'intérieur, on l'administre parfois, mais sans grand succès, contre les hémorragies. La dose est de 15 à 30 grammes dans 500 grammes d'eau bouillante.

On emploie dans les campagnes, et dans les mêmes conditions, les *G. pratense*, ro-

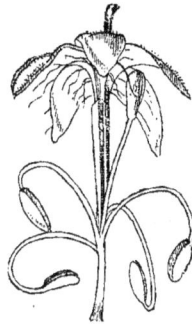

FIG. 450. — *Geranium Robertianum.* Fruit mûr.

tundifolia, *sanguineum*, *columbinum*, etc.

Germandrée.—Le *Teucrium chamædrys* L. (Petit chêne, Chenette, Chasse-Fièvre), de la

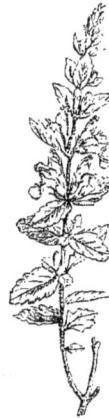 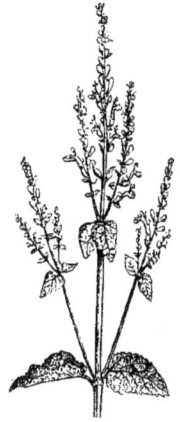

FIG. 451. — Germandrée.   FIG. 452. — *Teucrium Scorodonia.*

famille des Labiées, est une petite plante très commune dans nos bois, à souche vivace, rampante, à tige quadrangulaire, divisée depuis la base en rameaux pubescents, d'abord étalés, puis redressés, haute de 15 à 30 centimètres.

Feuilles opposées, glabres et souvent luisantes en dessus, d'un vert pâle en dessous et un peu velues. Les feuilles inférieures sont brièvement pétiolées, ovales ou lancéolées, crénelées sur les bords. Les supérieures sont subsessiles, à peine dentées, bractéiformes, et d'une couleur rougeâtre. Les fleurs, roses ou violacées, sont disposées,

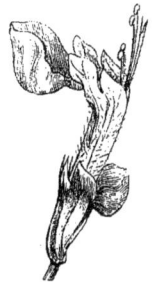

FIG. 453. — *Teucrium Scorodonia.* Fleur.

par 2 ou 3, en grappe feuillée, unilatérale. Leur conformation est celle de toutes les Labiées que nous avons déjà décrites.

On emploie les sommités fleuries de la Germandrée officinale particulièrement sous forme d'infusion. Comme toutes les Labiées, la Germandrée renferme un principe amer et de l'huile essentielle qui lui communiquent des propriétés stimulantes, toniques et digestives, et la font employer dans la dyspepsie atonique, la dilatation de l'estomac. Elle fait partie des *Essences amères*.

On a employé dans les mêmes conditions : la *G. sauvage*, (*T. Scorodonia* L.) ; la *G. aquatique* (*T. Scordium* L.) ; la *G. femelle* (*T. Botrys* L.) ; la *G. maritime* (*T. marum*), et le Pouliot de montagne, *T. Polium*. Toutes ces espèces présentent, du reste, les mêmes propriétés que la Germandrée.

Gillenia trifoliata Mœnch. — Plante herbacée vivace, de la famille des Rosacées, série des Spirées, à rhizome souterrain donnant naissance à des rameaux aériens munis de feuilles alternes, brièvement pétiolées, à 3 folioles oblongues, lancéolées, acuminées, dentées en scie, à stipules peu développées. Fleurs en grappes terminales de cymes pauciflores, longuement pédonculées. Calice gamosépale, tubuleux, ventru, à 5 dents aiguës. Corolle à 5 pétales linéaires, lancéolés, recourbés, blancs, avec une teinte rouge sur les bords, trois fois plus longs que le calice. 20 étamines disposées en 3 verticilles, à filets courts, à anthères jaunes. 5 ovaires libres, uniloculaires, multiovulés. Style terminal. 5 follicules entourés par le réceptacle membraneux, connés à la base, oblongs, acuminés, bivalves, renfermant chacun 1 ou 2 graines albuminées.

Cette espèce croit dans les Etats-Unis, la Floride et le Canada.

2° *G. stipulacea* Nutt. (*Spiræa trifoliata* var.—*incisa* Pursh.).— Cette espèce diffère de la première par ses stipules très grandes, ovales, acuminées, serretées, ressemblant à des feuilles. Les feuilles inférieures sont plus profondément veinées et deviennent même pinnatifides. Elle croit dans la vallée du Mississipi.

La seule partie usitée de ces végétaux est la racine, de la grosseur d'une plume, sillonnée longitudinalement, à fissures transversales, et, dans les parties plus épaisses, devenant noueuse, irrégulière, ondulée. L'écorce est rougeâtre à l'extérieur, blanche à l'intérieur. Sa saveur est amère, non désagréable. Le bois, qui se sépare facilement, est insipide et inerte. L'alcool et l'eau se chargent du principe amer de l'écorce.

Composition chimique. — Cette écorce renferme : gomme, amidon, acide gallo-tannique, matière grasse, cire, résine, matière colorante, etc. W. B. Stanhope a donné le nom de *gillénine* à une substance blanchâtre, amère, un peu odorante, soluble dans l'eau,

l'alcool, l'éther, les acides étendus, et neutre. L'acide nitrique lui communique une coloration rouge de sang, l'acide chromique une coloration verte. A la dose de 2 centigrammes, elle produit des nausées et des vomissements.

Thérapeutique. — L'écorce de la racine est un puissant émétique, agissant aussi sur l'intestin. A petites doses, elle est tonique. On l'emploie en Amérique à la place de l'ipéca. La dose de la poudre d'écorce est de 1gr,20 à 2 grammes, répétée toutes les demi-heures jusqu'à ce que les vomissements commencent. On peut aussi lui donner la forme de macération, comme l'ipéca, pour combattre les dysenteries.

Gingembre.— Le *Zingiber officinale* Roscoe, de la famille des Amomacées, série des Zingibérées, dont le port rappelle celui du roseau, présente un rhizome bisannuel, tubéreux, d'où naissent des rameaux aériens

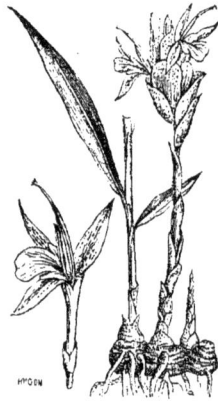

FIG. 154. — *Zingiber officinale.*

dressés, annuels, de 90 centimètres à 1m,50 de hauteur. Feuilles alternes, engainantes, étroites, lancéolées, linéaires, aiguës, entières, à nervure médiane blanchâtre ; ligule obtuse, membraneuse. Les fleurs sont portées sur des rameaux spéciaux, plus courts que les rameaux feuillés, et munies de bractées obtuses, allongées ; elles forment des épis serrés, et chacune d'elles est axillaire d'une grande bractée, large, concave, arrondie, striée, d'un jaune verdâtre. Calice gamosépale, verdâtre, fendu sur le côté, à 3 dents. Gorolle jaune orangé, striée de pourpre violacé, à 3 divisions unies à la base, égales, aiguës. Trois étamines, dont deux stériles unies en un grand labelle pourpre violacé, strié de taches plus pâles. L'étamine fertile porte, sur un filet court, une anthère à 2 loges séparées par un sillon que traverse le style ; ovaire infère à 3 loges multiovulées. Style simple à stigmate frangé. Le fruit n'est pas connu (H. Baillon, *Botanique médicale*, p. 1425).

Le Gingembre est regardé comme originaire de l'Asie tropicale. Il est cultivé dans tous les pays chauds. On emploie le rhizome, qui porte dans le commerce les noms de Gingembre de la Jamaïque, de la Cochinchine, du Bengale, d'Afrique.

Les trois premières sortes sont privées de

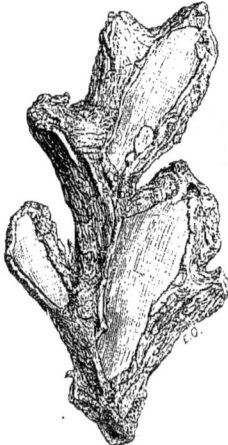

Fig 485. — Gingembre cortiqué (d'après Blondel).

leur épiderme, que la dernière, la plus estimée, a conservé.

Le rhizome cortiqué forme des renflements ovoïdes, aplatis, placés bout à bout, portant sur le côté des sortes de tubercules dont le sommet présente une cicatrice laissée par le rameau aérien. L'écorce subéreuse est d'un brun pâle au dehors, d'un rouge brun en dedans. Elle est souvent recouverte d'une poussière grise. Son épaisseur est de 2-3 millimètres environ. Le centre est amylacé et parsemé de points brunâtres. Cassure courte et compacte. L'odeur est aromatique et particulière. La saveur est poivrée et brûlante. Sa poudre provoque des éternuements.

Le rhizome décortiqué présente une surface blanche, mate, et ne diffère, en somme, que par l'absence de la couche corticale brune. Sa saveur est un peu moins brûlante.

Composition chimique. — Le Gingembre renferme, d'après l'analyse de J.-C. Tresh (*Pharm. journ.*, août 1879, sept. 1881, mars 1882), les substances suivantes :

1° *Une huile essentielle* dont la consistance est celle de l'huile d'amande, d'un jaune paille, d'odeur un peu camphrée, de saveur aromatique. Elle est peu soluble dans l'alcool, soluble dans l'éther, le chloroforme, le benzol, le sulfure de carbone et l'acide acétique. Densité 0.883. Elle rougit le papier bleu. Elle est lévogyre. Au contact de l'air, une partie s'évapore rapidement, et il reste une matière molle, de consistance résineuse. L'acide sulfurique lui communique une coloration rouge de sang.

C'est un mélange d'hydrocarbures (cymène, terpène), et de leurs produits d'oxydation ; la partie la plus volatile renferme le principe odorant et s'oxyde facilement;

2° *Une résine neutre*, inodore, insipide, noire par réflexion et brun rougeâtre foncé par transmission,

soluble dans l'alcool absolu, l'éther, le sulfure de carbone, etc.;

3° *Des résines acides* α et β, la première sèche, brillante, noirâtre; la seconde brun rougeâtre;

4° Une substance à laquelle l'auteur a donné le nom de *gingerol* et à laquelle paraît être due la saveur du gingembre. C'est un liquide visqueux, jaune paille, inodore, de saveur piquante et un peu amère. Il est soluble dans l'alcool, les essences, le sulfure de carbone. Sa densité = 1,09. Il est probable que ce produit n'a pas été obtenu pur, car il subit facilement des modifications.

Le gingembre renferme, en outre, des matières grasses, de l'amidon, etc.

Thérapeutique. — C'est un stimulant aromatique des plus énergiques, que l'on emploie comme carminatif dans les coliques et qui est même regardé comme aphrodisiaque. On peut prescrire l'infusion (10 pour 1000), l'alcoolé (1 pour 5) à la dose de 4-10 grammes, la bière (20 grammes en macération par litre de bière).

On fait avec son essence un sirop fort employé en Angleterre et en Amérique pour aromatiser les eaux gazeuses.

Sa poudre sert de condiment et entre dans la composition des curry. Les fragments coupés de grandeur convenable sont confits dans le sirop de sucre épais et constituent les confitures au gingembre si appréciées en Chine et qui nous parviennent aujourd'hui facilement. Le Gingembre, même enrobé de sucre, a une saveur des plus piquantes, désagréable pour les personnes qui n'y sont pas habituées.

Dans l'industrie des liqueurs, on prépare une *huile de Gingembre* avec :

Gingembre.	100 grammes.
Cannelle de Chine . . .	10 —
Galanga	80 —
Muscade.	3 —
Macis	1gr,50
Girofle.	6 —
Alcool à 85°	4 litres.
Sucre blanc	5gr,600.

On opère comme pour la chartreuse, mais sans rectifier. On colore avec le caramel.

Ginseng. — Les racines, qui portent le nom de *ginseng*, *gin-sen*, sont fournies par des plantes appartenant à la famille des Ombellifères, série des Araliées, l'*Aralia ginseng* (*Panax ginseng* A. Mey) de la Chine et l'*A. quinquefolia* (*P. quinquefolium* L.) de l'Amérique. Il paraît probable que ce ne sont que deux variétés du même végétal. Racine petite, charnue, bifurquée, ridée transversalement; radicelles fibrillaires. Tige arrondie, lisse, verte, parfois teintée de rouge. Elle porte à la partie supérieure trois feuilles longuement pétiolées, à 5 folioles ovales, lancéolées, dentées en scie sur les bords, les deux inférieures petites, les deux supérieures plus grandes, la terminale plus grande encore. Du milieu des pétioles s'élève un pédoncule terminé par une ombelle simple de petites fleurs blanchâtres. L'organisation florale est celle des Ombellifères normales. Le fruit est une drupe en forme de rognon, couronnée par le calice et les styles, comprimée, de couleur écarlate. Elle renferme deux noyaux dont les graines sont albuminées.

La forme de la racine, dont les divisions rappellent grossièrement les cuisses de l'homme, ont valu à cette plante son nom chinois. Elle est originaire de la Tartarie, de la Mantchourie, de la Corée. La variété la plus estimée est celle de la Corée, où la plante est cultivée, et on en connaît deux sortes : l'une blanche, qui a été lavée et séchée ; l'autre rosée, qui a subi une préparation particulière, laquelle est un monopole du gouvernement. L'exportation en est défendue autrement que par les soins de ses agents, et elle se dirige tout entière vers la Chine.

Le Ginseng du commerce est de la grosseur et de la longueur du petit doigt, jaunâtre à l'extérieur, blanc et farineux ou jaune et corné à l'intérieur. Son odeur rappelle celle de l'angélique. Sa saveur est amère, âcre et sucrée.

Le Ginseng américain se récolte dans le Minnesota et dans certaines parties de la Pensylvanie. On le fait sécher à la vapeur, qui lui communique une belle couleur ambrée. Cette sorte est beaucoup moins estimée que la première.

La composition chimique du Ginseng n'a pas été étudiée. Un travail surtout microchimique a été fait par S. Raczynski dans le *Bulletin de la Soc. imp. des nat. de Moscou*, 1865, n° 1, p. 70-76.

Cette racine jouit d'une grande faveur auprès des Chinois, et les sortes les plus estimées atteignent des prix fabuleux. La variété blanche est employée surtout pour purifier le sang, la variété rouge est regardée comme un aphrodisiaque des plus puissants. D'après Foulk, consul des Etats-Unis en Corée (*Pharm. journ.*, août 1886, p. 163-164), la sorte la plus estimée provient des racines de 3 ans. C'est, d'après lui, un médicament des plus actifs, qui exige certaines précautions, car son usage inconsidéré détermine l'apparition de furoncles, d'éruptions, et détermine des flux de sang. On le prend le plus souvent sous forme d'infusion, mais parfois aussi on concasse les racines qu'on mélange au miel.

En Europe, cette racine tant prisée par les Orientaux ne nous paraît être qu'un médicament de valeur peu sérieuse. Il serait cependant étrange qu'elle fût tenue en si haute estime si elle n'avait pas une valeur quelconque, mais qui, pour nous, est encore à découvrir.

Giroflier. — Le Giroflier, *Eugenia caryophyllata* Thunb.(*Caryophyllus aromaticus* L. — *Myrtus caryophyllus* Spreng.), appartient à la famille des Myrtacées et à la série des Myrtées.

C'est un arbre toujours vert, de 10 à 12 mètres de hauteur, de forme conique, glabre et à branches opposées. Les feuilles sont opposées, simples, entières, persistantes, coriaces, luisantes, oblongues, rétrécies aux deux extrémités et munies de fines ponctuations.

Les fleurs sont disposées en cymes terminales, calice gamosépale à 4 divisions charnues, courtes, concaves, ovales, d'abord vertes, puis rougeâtres ; corolle à 4 pétales très caducs, adhérant souvent entre eux par le sommet, et se séparant du calice sous

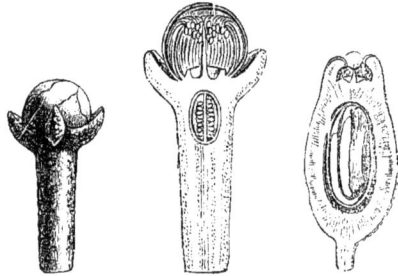

FIG. 456. — Clou de Girofle entier. FIG. 457. — Clou de Girofle. Coupe. FIG. 458. — Giroflier. Fruit. Coupe longitudinale.

forme de coiffe. Etamines nombreuses et disposées en 4 phalanges. Ovaire infère, à 2 loges renfermant chacune une vingtaine d'ovules.

Le fruit est une baie elliptique, pourpre,

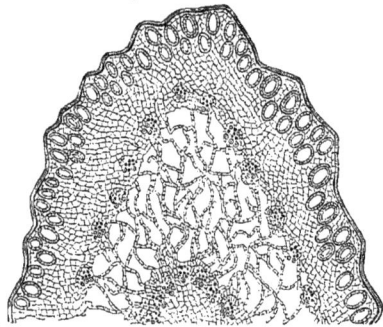

FIG. 459. — Clou de Girofle. Pédoncule. Coupe transversale.

le plus souvent uniloculaire et à une seule graine par avortement.

Il nous paraît intéressant de donner, d'après *Pharmacographia*, de Flückiger et Hanbury, l'historique du Giroflier, car il peut montrer à quelles aberrations étranges conduit le désir de conserver un monopole.

Les clous de girofle, connus des Chinois bien longtemps avant notre ère, ne parvinrent en Europe que vers le IV° siècle. On les crut exportés de Java jusqu'au moment où les Portugais, au commencement du XVIᵉ siècle, découvrirent les Moluques. Ils gardèrent ce commerce entre leurs mains pendant près d'un siècle, et lorsqu'ils furent chassés, en 1605, par les Hollandais, ces derniers prirent les mesures les plus arbitraires pour conserver le monopole de cette épice.

Pour atteindre leur but, ils essayèrent de détruire le giroflier dans ses îles natales et instituèrent dans ce but des expéditions périodiques. Ils voulaient confiner la production de l'épice dans un groupe de petites îles, et particulièrement à Amboine. Bien qu'aujourd'hui ces mesures restrictives aient pris fin et que la culture du giroflier soit libre, les plantations d'Amboine sont restées la propriété du gouvernement hollandais. Les Moluques, primitivement les îles aux girofliers, ne produisent plus de clous de girofle.

Malgré la surveillance la plus active des Hollandais, Poivre, intendant de Maurice et de Bourbon, auquel nous devons l'introduction dans nos colonies de la plupart des végétaux qui font ou ont fait leur prospérité, parvint à se procurer des pieds de giroflier qui furent introduits dans ces îles, en 1770. De là le giroflier fut transporté à Cayenne, en 1773, puis dans toute l'Amérique tropicale.

Les *clous de girofle* du commerce sont constitués par la fleur cueillie avant que la corolle soit tombée et lorsque les pétales encore soudés forment une sorte de tête ronde au-dessus du calice. D'abord blancs, ils deviennent verts, puis d'un rouge brillant. C'est à ce moment qu'on les récolte, soit à la main, soit en les faisant tomber sur des draps placés sous l'arbre. On les fait ensuite sécher au soleil, et, par la dessiccation, ils acquièrent la coloration brune qu'on leur connaît.

La production d'un arbre est d'environ 2 kilogrammes, mais elle peut doubler facilement.

Ces clous ont à peu près 12 millimètres de longueur, une odeur agréable, une saveur forte, aromatique et piquante. On les distingue dans le commerce, d'après leur provenance, sous les noms de Penang, Bancoulen, Amboine, Zanzibar, etc. Ceux qui proviennent de Bourbon et de Cayenne ont des dimensions moindres et passent pour contenir une moins grande quantité d'huile essentielle.

Composition chimique.—La partie la plus importante du clou de girofle est l'huile essentielle, qui existe dans la proportion de 15 à 25 0/0. C'est un liquide incolore ou jaunâtre, d'une odeur très forte, d'une saveur particulière. Sa densité varie entre 1,046 et 1,058. Elle est constituée par un mélange variable d'un hydrocarbure et d'un corps oxygéné, l'*eugénol*.

L'hydrocarbure $C^{10}H^{16}$, souvent désigné sous le nom d'*huile légère de girofle*, est incolore et d'une odeur qui rappelle celle de la térébenthine.

L'*eugénol* $C^{10}H^{12}O^2$ ou *acide eugénique*, incolore quand il est récent, se colore avec le temps. Son odeur et sa saveur sont celles de l'essence elle-même, sa densité est de 1,079. On a, en outre, trouvé dans l'essence de girofle de l'*acide salicylique*, de la *caryophylline* $C^{20}H^{34}O^2$, substance cristalline, incolore, inodore, insoluble dans l'eau, mais très soluble dans l'alcool bouillant et l'éther, de la gomme, un acide tannique, etc.

Usages. — Le clou de girofle est une des épices les plus communément employées. Il est souvent mélangé avec des fruits du Giroflier connus sous le nom de *mère de girofle*, d'*antophylle*, de *clou matrice*, et avec les pédoncules désignés sous le nom de *griffes de girofle.*

En thérapeutique, c'est un stimulant diffusible, et l'essence est employée contre la carie dentaire pour cautériser la pulpe, en ayant soin d'éviter d'en laisser tomber sur la muqueuse, qui serait excoriée. Mélangée à l'axonge, à la vaseline, à la glycérine, elle peut rendre des services en frictions dans les douleurs rhumatismales, la parésie des membres.

Le girofle entre dans la composition du laudanum de Sydenham et de plusieurs autres médicaments.

INDUSTRIE. — *Huile de girofle.*

Girofles concassés . . .	50 grammes.
Cannelle de Chine . . .	15 —
Alcool à 85°	4 litres.
Sucre blanc :	5ᵏᵍ,600.

Méthode générale. 10 litres à colorer par le calomel.

Girofle (formule allemande).

Essence de girofle . . .	5 grammes.
— de cannelle . .	1 gramme.
— de macis . . .	50 centigrammes.
Alcool à 90°	4 litres.
Sucre	1ᵏᵍ,800.
Eau	900.

Simple dissolution. Compléter à 10 litres avec l'eau. Colorer en brun par le cachou.

Gisekkia pharnaceoides L.—Petite plante herbacée, annuelle, de la famille des Phytolocacées, très commune dans les parties sèches de l'Inde, du Carnatic au Punjaub et à l'Oude. Rameaux couchés. Feuilles opposées sans stipules. Fleurs petites, axillaires, en cymes. Calice à 5 sépales membraneux sur les bords. 5 étamines libres, à anthères biloculaires. 5 ovaires libres, uniloculaires, uniovulés. 5 styles courts. 5 achaines membraneux, à graines réniformes, albuminées.

Cette plante a été signalée par W. H. Lowther comme un puissant tænifuge. On emploie la plante entière en fruit, à la dose de 30 grammes, que l'on pile dans un mortier avec de l'eau pour en faire une pâte un peu liquide. Cette dose doit être répétée trois fois, à intervalles de quatre jours, et prise après une diète de quelques jours. Cette propriété toute particulière n'a pas été encore sanctionnée en Europe (*Pharmacop. of India*, p. 183).

Globularia alypum L. — Ce sous-arbrisseau rameux, de 70 centimètres à 1 mètre de hauteur, et qui croît dans les parties méridionales de la France, en Espagne, en Italie, appartient à la famille des Scrofulariacées, série des Globulariées. Il est connu en France sous les noms de *Séné de Provence, Globulaire turbith, Herbe terrible*.

Feuilles alternes, simples, entières ou munies de 1 ou 2 dents au sommet, agrégées à la base des rameaux et pétiolées ; les supérieures plus petites, écartées, spatulées, marcescentes. Fleurs très petites, bleuâtres, irrégulières, dont l'inflorescence rappelle celle des Composées, agrégées en tête sur un réceptacle convexe, pailleté, entouré d'un involucre formé de bractées plurisériées. Elles sont solitaires et sessiles. Calice gamosépale, hémisphérique, persistant, à 5 lobes ovales, imbriqués. Corolle gamopétale, irrégulière, à tube cylindrique, à limbe bilabié ; lèvre supérieure presque nulle, lèvre inférieure plus longue, tridentée. 4 étamines à filets libres, exsertes, à anthères réniformes, d'abord biloculaires, puis devenant uniloculaires par la jonction des loges après l'épanouissement et s'ouvrant à la partie supérieure par une fente. Ovaire libre, uniloculaire, à un seul ovule. Style simple, terminal. Stigmate indivis. Le fruit est un achaine ovoïde, jaune luisant, enveloppé par le calice.

Composition chimique. — Heckel et Schlagdenhauffen (1883) ont trouvé dans les feuilles les substances suivantes (*Bullet. thérap.*, CIII-1882, p. 187) : globularine, une faible quantité d'un principe volatil encore incomplètement étudié, de l'acide cinnamique, du cinnamate de potassium et de sodium, du tanin, de la mannite, du glucose, de la chlorophylle, de la résine, des matières colorantes et des sels fixes. Les deux principes cristallisables, l'acide cinnamique et la mannite, avaient été méconnus par Walz. L'acide globularitannique de Walz n'est qu'un mélange de matière jaune et de tanin ordinaire.

Le principe volatil existe en si petite quantité que les auteurs, en agissant sur le produit de la distillation de 15 kilogrammes de feuilles, n'ont pu obtenir avec le bisulfite de sodium la réaction qui aurait indiqué nettement la présence d'une aldéhyde : celle-ci aurait pu faire comprendre l'accumulation de l'acide cinnamique dans le globularium.

La *globularine* C¹⁹H²⁰O⁸ est solide, incristallisable, d'une saveur amère, soluble dans l'eau, l'alcool et le chloroforme. Elle est précipitée de ses solutions aqueuses par l'iode, le brome, le tanin, et c'est à l'aide de ce réactif que Walz l'obtint pour la première fois. Sous l'influence des acides minéraux et à l'ébullition, elle se dédouble en glucose et un principe résineux, la *globularétine* C⁹H⁸O.

La globularine, en présence des matières oxydantes, le permanganate de potasse et la potasse, donne naissance à de l'*hydrure de benzoïle*.

La *globularétine*, traitée par la potasse en solution à l'ébullition et additionnée ensuite d'un acide lorsque la solution est refroidie, donne un précipité cristallin d'*acide cinnamique*. De plus, si, à la solution alcaline bouillante, on ajoute un fragment de permanganate de potasse, on obtient *de l'essence d'amande amère*.

Les tiges de la globulaire renferment, mais en moins grandes proportions, les mêmes principes.

Thérapeutique. — Les feuilles, à la dose de 20 à 30 grammes, sont employées en décoction comme purgatif ne déterminant ni nausées ni irritation stomacale ou intestinale. Cette propriété lui a valu le nom de *Séné de Provence*.

D'après Heckel, Mourson, Schalgdenhauffen (*Compt. rend.*, XCV, 196), la globularine, à la dose de 15 à 50 centigrammes, agit comme la théine. Mais, à la dose de 70 centigrammes, elle provoque des symptômes d'empoisonnement, en diminuant la fréquence du pouls, abaissant la température et causant des vertiges, de la céphalalgie, des douleurs dans les lombes. C'est à ce principe qu'est due la réputation que possède la plante d'être vénéneuse.

La globularétine est le principe purgatif ; mais son action est moins énergique que celle de la décoction, probablement parce que, dans les feuilles, elle est combinée à la mannite. Son action est plus prompte quand on la dissout dans une solution alcaline. La dose varie de 10 centigrammes à 1 gramme. Elle agit aussi sur l'appareil rénal et augmente d'un tiers la quantité de matières solides de l'urine. Elle est, du reste, difficile à obtenir à l'état pur, car elle est toujours accompagnée d'une essence volatile qui lui communique des propriétés diurétiques.

Gloriosa superba L. — Cette plante, qui appartient à la famille des Liliacées, croît dans l'Inde, dans les jungles, les ravins, sur les bords des rivières. Sa partie souterraine est tubéreuse, cylindrique, de 15 à 20 centimètres de long sur 2ᶜ,4 de diamètre. Elle est formée de 2 tubercules unis à angle droit, l'un plus petit. À la partie inférieure se présentent les racines. La tige est grimpante et herbacée. Feuilles lancéolées et terminées en vrille. Fleurs grandes, comme celles du lis, duveteuses, fort belles, tantôt jaunes, tantôt rouge cramoisi, et paraissant à la saison des pluies. Périanthe à 6 folioles réfléchies. 6 étamines libres à anthères biloculaires. Ovaire libre, à 3 loges pluriovulées. Style oblique. Stigmate trilobé. Capsule triloculaire, s'ouvrant en 3 valves et de 2 centimètres et demi à 5 centimètres de longueur. Graines albuminées. Embryon droit, cylindrique.

Les tubercules frais sont charnus, succulents, recouverts par un épiderme brunâtre, au-dessous duquel se trouve une couche tégumentaire de couleur jaunâtre, cireuse, parsemée de taches jaune foncé. La partie interne est blanche et ses cellules renferment des grains d'amidon. Le suc est mucilagineux, un peu amer sans âcreté. Dans les tubercules anciens, l'amidon diminue. Séchés à l'air, leur aspect est amylacé; mais s'ils sont desséchés à la vapeur, la cassure devient vitreuse.

Composition chimique. — Les tubercules frais renferment 81,06 d'eau, et, par incinération, donnent 4,583 de matières minérales, dont 1,538 sont insolubles dans l'eau. Ces cendres sont alcalines, font effervescence avec les acides et renferment une grande quantité de potasse.

Warden (*Pharm. journ.*, 18 septembre 1880) a trouvé dans ces racines : 1° *une résine* se séparant en deux résines, l'une α, d'un brun foncé, acide, solide à la température ordinaire; l'autre β, jaune, de la consistance du beurre et devenant, après un certain temps, presque cristalline; 2° une substance amère qu'il regarde comme le principe actif, pour laquelle il propose le nom de *superbine* et qu'il croit être très rapprochée du principe actif de la scille maritime; 3° de l'acide tannique en petites quantités; 4° de l'amidon; 5° du sucre réducteur, etc.

Usages. — Ces racines passent pour posséder les mêmes propriétés vénéneuses que celles de l'*Aconitum ferox*, avec lesquelles elles sont souvent mélangées. On a cité du reste, dans l'Inde, à la suite de leur ingestion, des cas d'empoisonnements suivis de mort.

Cependant, d'après Mooden Sheriff, leur poudre n'aurait aucune propriété nuisible à la dose de 50 centigrammes, et on pourrait l'employer comme tonique et antipériodique, toutefois avec les précautions que nécessite la toxicité évidente de ce tubercule.

Dans la médecine hindoue, on fait, avec le tubercule frais, une pâte que l'on applique sur la région suprapubienne pour faciliter l'accouchement ou provoquer l'expulsion du placenta. Parfois cette application se fait sur la paume des mains ou la plante des pieds. L'amidon, que l'on retire par le lavage, est donné à l'intérieur dans la gonorrhée comme adoucissant.

Gmelina parvifolia Roxb. — Arbuste de la famille des Verbénacées, série des Viticées, originaire de l'Inde, à feuilles opposées, entières. Fleurs en grappes terminales de cymes. Calice à 5 dents. Corolle à tube dilaté dans sa partie inférieure, à limbe bilabié. 4 étamines didynames courtes. Ovaire à 2 et 4 loges uniovulées. Fruit drupacé, à 2 et 4 loges.

Les feuilles et les jeunes rameaux renferment une grande quantité d'un mucilage visqueux qu'ils cèdent facilement à l'eau froide. Cette macération est employée par les natifs comme émolliente dans la blennorragie, pour calmer les douleurs de la miction.

2° *G. asiatica* L. — La racine de cette espèce est tenue en très haute estime par les Portugais, sous le nom de *Rais madre de deos*. On la regarde comme altérante et émolliente.

Gnaphalie L. — Le *Gnaphalium dioicum* L., Immortelle dioïque, Pied-de-Chat, de la famille des Composées, série des Astérées,

est extrêmement répandue dans toute la France et surtout aux environs de Paris. Sa tige est simple, dressée, cotonneuse, petite. Feuilles alternes, simples, entières, sessiles, rétrécies à la base, blanches ou velues en dessous. Feuilles radicales étalées en rosette et spatulées. Les fleurs, qui paraissent en mai-juin, sont blanches ou rougeâtres, disposées en corymbes serrés et disciformes. Bien épanouies, elles représentent assez bien le dessous de la patte du chat. Réceptacle plan, dépourvu de paillettes. L'involucre est formé de bractées nombreuses, plurisériées, imbriquées, glabres, scarieuses et colorées. Les fleurs du centre sont hermaphrodites, fertiles, à corolle régulière, tubuleuse. Celles de la périphérie sont femelles, filiformes et plurisériées. Leur corolle est irrégulière, ligulée. Le fruit est un achaine muni d'une aigrette de soies capillaires indépendantes, plus longues que le calice.

Les sommités fleuries de cette plante, ainsi que ses fleurs, font partie des espèces pectorales et des quatre fleurs pectorales. On les emploie en infusions théiformes, 15 à 30 grammes par litre d'eau, comme adoucissantes dans les bronchites.

Goa (*Poudre de*). — La Poudre de Goa, Pao de Bahia, Araroba, sur l'origine de laquelle on a longtemps discuté, est, d'après les travaux de J.-M. d'Aguiar, produite par un arbre de grande taille qui croît au Brésil et appartient à la famille des Légumineuses papilionacées, série des Dalbergiées, pour lequel il a proposé le nom d'*Andira araroba* Aguiar. Feuilles composées, imparipennées, à 20 à 40 folioles alternes, oblongues, obtuses, se recouvrant en partie l'une l'autre. Les fleurs, de couleur pourpre, sont disposées en panicules. La gousse est à une seule loge et uniséminée. La graine est dépourvue d'albumen.

On abat l'arbre, on le scie transversalement, puis on le fend longitudinalement pour en retirer la poudre qui s'accumule dans les fissures.

C'est une poudre de couleur jaune comme le soufre, mais se colorant à l'air et devenant violet foncé; son odeur est nulle, sa saveur est très amère, et il ne faut pas la laisser séjourner dans la bouche, car elle détermine des ulcérations. Sa consistance est résineuse. Elle est insoluble dans l'eau froide ou chaude, auxquelles elle communique cependant une coloration jaunâtre, soluble dans l'éther, le chloroforme, qui prend une belle teinte vert émeraude dans la benzine et dans les alcalis dilués. Elle renferme toujours des débris ligneux.

Composition chimique. — Cette poudre renferme de la résine, une matière amère et une substance nommée par Atfield *acide chrysophanique*, mais que les travaux de Liebermann et Seidler ont démontré n'être que de la *chrysarobine*, dont le produit d'oxydation est l'acide chrysophanique et dont la formule = $C^{30}H^{20}O^7$.

On retire la chrysarobine de la poudre à l'aide de la benzine bouillante. Par cristallisations répétées, on l'obtient sous forme de lamelles jaunes, insolubles dans l'eau, l'ammoniaque, solubles dans les alcalis avec une couleur jaune et une fluorescence verte. Ces solutions, soumises à l'action d'un courant d'air, donnent de l'acide chrysophanique.

D'après Liebermann, ces deux substances se différencient de la façon suivante :

L'acide sulfurique concentré dissout la chrysarobine avec une couleur jaune, l'acide chrysophanique avec une couleur rouge.

Fondue avec la potasse, la chrysarobine donne une masse brune, l'acide une masse bleue.

Thérapeutique. — La Poudre de Bahia ou de Goa (ainsi nommée parce qu'elle fut employée tout d'abord par les Portugais de Goa) est très employée au Brésil, dans l'Inde et l'Indo-Chine, pour combattre *l'herpès circiné*, le *chloasma*, *l'herpès tonsurant*. Il suffit de frotter vigoureusement les vésicules avec la poudre et d'en laisser sur place la plus grande partie.

Elle doit ses propriétés à la chrysarobine, qui, sous forme de pommade à 1 gramme pour 30 d'axonge, réussit fort bien dans le psoriasis, le pityriasis versicolor.

La poudre de Goa se prescrit en pommade :

Poudre de Goa.	2-4 grammes.	
Acide acétique	1-2	—
Axonge benzoïnée . . .	30	—

On emploie aussi le mélange de poudre et d'acide acétique appliqué au pinceau.

La chrysarobine, prise à l'intérieur, agit comme un irritant gastro-intestinal, provoquant des selles abondantes, aqueuses, brunâtres, des vomissements répétés, mais sans nausées. La dose serait, d'après Thompson (*New Remedies*, 1877, p. 167), de 1 gramme à 1^{gr}, 50 pour les adultes, de 50 centigrammes pour les enfants de douze ans, et de 30 centigrammes pour les enfants. Cependant cette substance n'a pas pris encore place, en Europe, dans la médecine interne.

Gomme adraganthe. — Cette gomme est le produit d'exsudation d'un certain nombre d'*Astragalus* appartenant à la famille des Légumineuses papilionacées, série des Galégées. Ce sont de petits arbustes vivaces, dont les feuilles composées, à folioles nombreuses, sont munies de pétioles persistants et épineux. Le réceptacle est cupuliforme. Les fleurs sont papilionacées, à 10 étamines diadelphes (9 unies en un tube fendu en arrière, la 10e libre), à gousses déhiscentes en 2 valves, renfermant plusieurs graines sans arilles.

Ces plantes habitent l'Europe, l'Asie. La gomme adraganthe provient surtout de l'Asie Mineure, de la Syrie, de l'Amérique, du Kurdistan, de la Perse, et elle est fournie par les espèces suivantes (*Pharmacographia*, p. 175, etc.).

A. adscendens Boiss. et Hausskn., arbuste de 1^m,50, des montagnes de la Perse; — *A. brachycalyx* Fisch., arbuste de 70 centimètres, des montagnes du Kurdistan persan; — *A. gummifera* Labill., de la Syrie, de l'Arménie, du Kurdistan ; — *A. microcephalus* Wild., Asie Mineure, Turquie, Arménie;—*A. pycnocladus* Boiss. et Hauss., de Perse; — *A. stromatodes* Bunge, nord de

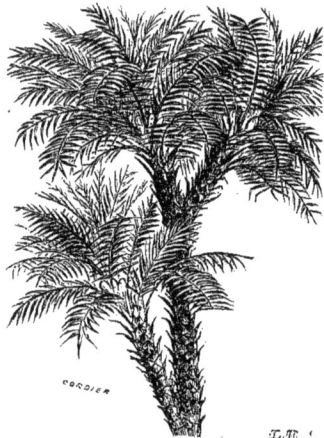

CORDIER

FIG. 460. — *Astragalus creticus.*

la Syrie; — *A. kurdicus* Boissier, de la Cilicie, de la Cappadoce; — *A. Parnassi* Boiss. var. *Cyllenea* Held., de la Morée ; — *A. verus* Oliv., de la Perse occidentale et de l'Asie Mineure ; — *A. creticus* Lamk., de l'île de Crète.

Cette gomme est un produit de la métamorphose des membranes cellulaires, qui exsude sous la pression des tissus environnants et prend par suite la *forme vermiculée* qui caractérise les bonnes sortes ou celle de *plaques veinées*, aplaties, marquées d'ondulations concentriques, contournées. Ces deux sortes sont blanches, translucides, flexibles, cornées, inodores, de saveur un peu amère. Les sortes inférieures sont plus ou moins colorées. On récolte celle qui exsude naturellement ou celle que l'on obtient en faisant des incisions dans l'écorce.

Le marché principal est Smyrne, où se fait le triage des différentes sortes, et Constantinople.

Composition chimique. — Cette gomme se distingue de la gomme arabique en ce qu'elle se gonfle dans l'eau, dont elle absorbe jusqu'à 50 fois son poids, tout en formant un mucilage épais, mais elle ne s'y dissout que fort peu; de plus, cette solution filtrée précipite abondamment par l'acétate de plomb, et ne se colore pas en présence du chlorure ferrique. Le mucilage qui reste sur le filtre est la *bassorine, adraganthine* ou *tragacanthine* $C^{12}H^{20}O^{10}$. La gomme adraganthe est soluble dans les liqueurs alcalines, même dans l'ammoniaque, et prend une teinte jaune. Elle perd en séchant 14 0/0 d'eau et donne par incinération 3 0/0 de cendres.

Usages. — Ses propriétés médicinales sont les mêmes que celles de la gomme arabique. En pharmacie on l'emploie de la même façon, surtout pour faire le mucilage destiné à la préparation des tablettes, pastilles, etc.

Gomme ammoniaque. — Cette gomme-résine est produite par des plantes appartenant à la famille des Ombellifères, série des Peucédanées, les *Peucedanum ammoniacum* H. Bn (*Dorema ammoniacum* Don.) et le *P. Aucheri* H. Bn (*D. Aucheri* Boiss.).

Le *P. ammoniacum* croît dans les régions sablonneuses qui entourent la Perse. C'est une plante vivace, à tige florifère, dressée, cylindrique, de 2 à 3 mètres de hauteur, dépourvue de feuilles qui sont remplacées par des gaines triangulaires, amplexicaules. Les feuilles radicales très grandes sont composées, ternatiséquées, à divisions primaires pinnées, à segments larges, obtus. Fleurs très petites, blanches, en ombelles simples, globuleuses, de 1 centimètre et demi de largeur. Organisation florale des Ombellifères normales. Fruit ovale, très comprimé, brièvement stipité, glabre ou laineux. Bandelettes larges, solitaires dans chaque vallécule. La face com-

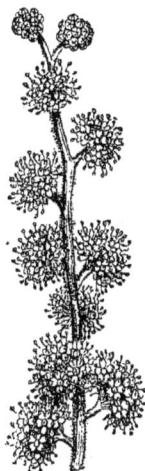

FIG. 461. — *Peucedanum ammoniacum.*

missurale des méricarpes porte 2 à 4 bandelettes.

Cette plante est extrêmement riche en suc laiteux, qui exsude à la moindre piqûre, particulièrement sous celles des scarabées qui, à certains moments, s'abattent sur elle. Le suc durcit rapidement et est recueilli par les indigènes. La racine en laisse aussi exsuder, mais de qualité inférieure.

Le Gomme ammoniaque est sous forme de *grains* ou de *larmes* de volume variable, jaune pâle en dehors, d'un blanc laiteux en dedans. Cette couleur passe peu à peu, à l'air, au brun cannelle. Elle est cassante, mais se ramollit facilement à la chaleur. Sa saveur est âcre, amère, son odeur est caractéristique, mais non alliacée. Triturée avec l'eau, elle forme une émulsion.

Dans la gomme en *masse* fournie par l'agglutination des larmes on trouve souvent des fruits de la plante.

Composition chimique. — La gomme ammoniaque est un mélange d'oléo-résine et de gomme. D'après Pflügge, sa composition serait représentée par :

Résine	66,53
Gomme	26,10
Eau	5,10
Essence	1,35

L'huile volatile, dont l'odeur est celle de la drogue, est plus légère que l'eau, de saveur âcre. Elle ne contient pas de soufre. La *résine* est rouge, son odeur et sa saveur sont celles de la drogue. Elle est soluble dans l'alcool, les huiles fixes et volatiles, en partie dans l'éther. Elle se décompose en deux résines dont l'une est indifférente et l'autre acide. Soumise à la fusion en présence de l'hydrate de potasse, elle donne de la *résorcine.* D'après Johnston, elle serait représentée par $C^{30}H^{24}O^3$. La *gomme* présente les caractères de la gomme arabique. Cette gomme résine ne donne pas d'*ombelliférone.*

2° Le *P. Aucheri* découvert en Perse par Aucher, Eloy et Szowitz donne aussi une gomme ammoniaque de bonne qualité.

3° On cite également une sorte de *gomme ammoniaque africaine* qui provient du Maroc, où elle porte le nom de *Kelth,* mais qui ne parvient pas en Europe. Elle est fournie par *Ferula tingitana* L., qui croît également en Syrie, à Rhodes, à Chio. Ses caractères se rapprochent de ceux de la vraie gomme ammoniaque. On peut la distinguer à l'aide d'une solution d'hypochlorite calcique qui colore celle de Perse en orange et ne colore pas celle du Maroc. Elle paraît contenir de l'ombelliférone (Hirschsohn), et, par la fusion en présence de la potasse, Goldschmiedt a obtenu de la résorcine et un acide particulier $C^{10}H^{10}O$, et qui n'existerait pas dans la Gomme ammoniaque vraie.

Thérapeutique. — La Gomme ammoniaque agit comme stimulant et expectorant et peut même devenir un diurétique ou un emménagogue. On l'emploie contre le catarrhe chronique, les affections des poumons, et elle peut même agir sur les affections de la vessie. La dose à l'intérieur est de 50 centigrammes à 2 grammes sous forme d'émulsion, de pilules préparées avec le savon médicinal comme excipient ; à l'extérieur, c'est un résolutif sous forme d'emplâtre. Elle entre du reste dans la composition d'un certain nombre d'emplâtres et d'onguents.

Gomme arabique. — La Gomme arabique, qui paraît être le Κόμμι ἐκ τῆς ἀκακίας de Dioscoride, est un produit naturel exsudant du tronc et des grosses branches de plantes appartenant à la famille des Légumineuses mimosées, série des Acaciées.

Le nom spécifique d'*arabique* lui fut donné tout d'abord parce qu'elle était exportée uniquement autrefois d'Arabie, ou tout au moins de la Haute-Égypte, et cette désignation a prévalu pour indiquer les gommes solubles des acacias, quelle que fût leur provenance.

D'après H. Baillon (*Histoire des plantes,* t. II, p. 52), la plus grande partie des gommes d'Arabie et du Sénégal sont produites par l'*Acacia arabica* Wild., espèce répandue dans l'Inde, l'Égypte, l'Arabie, le Sénégal et jusqu'au cap de Bonne-Espérance. Ses formes et ses variétés sont : *A. nilotica* Del., *A. tomentosa* Benth., *A. indica* Benth. et *A. kraussiana* Benth. C'est de la variété *tomentosa* qu'exsude la gomme du Sénégal et d'*A. indica* celle de l'Inde.

D'autres espèces fournissent également de la gomme. Tels sont, au Sénégal, les *A. adstringens, fasciculata, neboueb, Sénégal, seyal* et *verek;* en Mauritanie, l'*A. gummifera;* dans l'Afrique orientale, en Arabie, les *A. Ehrenbergii, seyal, tortilis;* dans l'Afrique australe, les *A. capensis* et *horrida;* dans l'Inde, l'*A. leucophlœa;* en Australie, les *A. decurrens, homolophylla, melanoxylon, mollissima, pycnantha* et *sophorœ.*

Certaines espèces de Mimosées, rangées d'ailleurs par H. Baillon dans la série des Acaciées, exsudent également de la gomme. Tels sont, dans l'Inde, l'*A. Lebbek* (*Albizzia Lebbek* Benth.); à Java, l'*A. stipulata* (*Albizzia stipulata* Boiv.), l'*A. farnesiana.*

a. *A. arabica* Wild.—Arbre de petite taille,

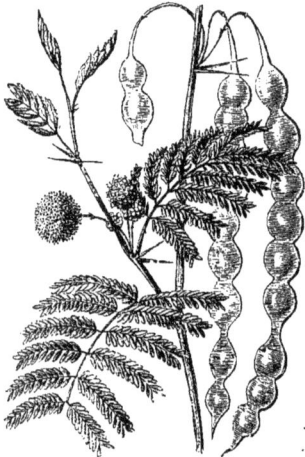

Fɪɢ. 462. — *Acacia arabica.* Rameau fructifère et florifère.

muni d'épines stipulaires droites, grêles ou un peu épaissies à la base, longues de 5 à 7 centimètres. Rachis glabre ou pubescent, muni d'une glande cupuliforme au niveau de chaque paire de pétioles secondaires, ou seulement au niveau des premières et des dernières paires. Il porte 6 à 12 paires de pétioles secondaires sur lesquels sont insérées 20 à 30 paires de folioles oblongues, linéaires, obtuses, glabres, de 5 à 8 millimètres de longueur. Les capitules globuleux, pédonculés, sont axillaires et portent des fleurs polygames. Calice gamosépale à 5 lobes courts et obtus. Corolle à 5 pétales deux fois aussi longs que les sépales, et connés dans presque toute leur longueur. Ovaire uniloculaire, pluriovulé, brièvement stipité, à style excentrique, dont l'extrémité stigmatique est souvent atténuée. Gousse linéaire, droite ou légèrement courbée, comprimée, moniliforme, divisée par des étranglements très prononcés en articles mono-

spermes, aplatis ou convexes. Elle est large de 1 à 2 centimètres, longue de 10 à 15 centimètres et s'ouvre en deux valves coriaces, pubescentes ou glabres. Bentham distingue quatre variétés :

1° *A. tomentosa* Benth. (*Neb neb* au Sénégal). — Les pinnules, au nombre de 4 à 6 paires, sont formées de 10 à 20 paires de folioles oblongues et linéaires. Les capitules sont ordinairement réunis par trois. Les ramuscules et les pétioles sont pubescents. Les fruits mûrs sont couverts d'un duvet abondant.

Cette variété habite le Sénégal, dont elle paraît donner la plus grande partie de la gomme.

2° *A. nilotica* Del. — Fruits glabres à étranglements égaux et réguliers. Le nombre des pinnules des feuilles peut dans quelques cas se réduire à une seule paire.

D'après Sweinfurth, cette variété ne donne que peu de gomme.

3° *A. indica* Benth. (*Mimosa arabica* Roxb., *Baboal babula* au Bengale). — Les fruits mûrs sont couverts d'un duvet blanchâtre. Les graines sont plus nombreuses ainsi que les rétrécissements de la gousse. Pinnules au nombre de 12 à 15 paires portant chacune de 15 à 18 paires de folioles linéaires oblongues, obtuses. Pétioles velus. Cette variété habite l'Inde.

4° *A. Kraussiana* Benth. — Fruits à peu près glabres à la maturité, épines stipulaires, épaisses et arquées. Toutes les parties de cette plante sont tomenteuses (Port-Natal).

b. *A. stenocarpa* Hochst. — Grand arbre à feuilles accompagnées d'épines stipulaires. Leurs pédoncules sont munis à la base ou vers le milieu d'un involucre de bractées. Le fruit est une gousse linéaire, aplatie, falciforme ou courbée en cercle presque complet, entière sur les bords ou légèrement rétrécie entre les graines, longue de 10 centimètres, large de 5 millimètres, déhiscente par deux valves minces, coriaces, pubérulentes et marquées de fines nervures longitudinales.

Cet arbre, qui habite le sud de la Nubie et de l'Abyssinie, où il porte les noms de *Talca, Talha* ou *Kakul,* fournit une gomme qu'on recueille dans le district de Gedaref, entre le Nil Bleu et l'Atbara supérieur, par 14° de latitude nord.

c. *A. seyal* Del. — Arbre de moyenne taille, à extrémités glabres ou pubérulentes, à écorce brune ou brun rougeâtre dans certaines variétés, d'un blanc laiteux et lisse dans la variété *fistulosa* Sweinfurth, qui fournit surtout la gomme. Les rameaux sont munis de grandes épines d'un blanc laiteux. La gousse est linéaire, longue de 7 à 15 centimètres et large de 5 à 6 millimètres, falciforme, un peu étranglée entre les graines, atténuée aux deux extrémités, déhiscente en deux valves coriaces munies de nervures saillantes.

Cet arbre croît dans le Sennaar et le sud de la Nubie, où il est connu sous le nom de *Soffar.*

d. A. pycnantha Benth. — Arbuste dont les feuilles sont transformées en phyllodes alternes, étroits et allongés. Le fruit est mince, droit, aplati et dépourvu d'étranglement.

Cette espèce habite l'Australie.

e. A. dealbata Link. — Se distingue par ses feuilles bipennées à 12 ou 16 paires de pinnules formées chacune de 30 à 35 paires de folioles linéaires, pubescentes.

Cet arbre est originaire de l'Australie, où il est connu sous le nom de *Silver wattle.*

f. Acacia decurrens Wild. (Australie), *Black* ou *Green wattle tree* des Anglais. — Il se distingue de l'espèce précédente par ses feuilles alternes bipennées, à rameaux aplatis, ailés.

g. Acacia homolophylla H. Cunn. (Australie). — Feuilles transformées en phyllodes arqués, obtus. Ovaire pédonculé, globuleux. Capitules floraux munis à la base d'un petit involucre de bractées.

h. Acacia horrida Wild. (*Acacia capensis* Burch.).— Arbuste indigène du cap de Bonne-Espérance, où il porte le nom de *Doornboom, Wittedoorn* ou *Karrodoorn ;* cette espèce fournit la plus grande partie de la gomme arabique du sud de l'Afrique.

La gomme arabique, comme la *gomme adraganthe,* la *gomme nostras* de nos cerisiers, abricotiers, est produite sous l'influence de conditions que l'on peut considérer comme morbides.

Propriétés de la gomme. — La gomme arabique, et sous ce nom nous comprenons toutes les gommes produites par les acacias dont nous avons parlé, a pour caractère générique, quand elle est pure et des meilleures sortes, d'être concrète, incristallisable, incolore, parfois brunâtre, rougeâtre ou jaunâtre, d'une saveur à peu près nulle, de se dissoudre à peu près complétement dans l'eau, et d'être insoluble dans l'éther et les corps gras. De plus, elle donne de l'*acide mucique* lorsqu'on la traite par l'acide nitrique.

La gomme, dissoute dans l'eau froide et acidulée par l'acide chlorhydrique, puis traitée par l'alcool, abandonne un précipité d'*arabine* ou *acide arabique.* C'est la partie la plus importante des constituants de la gomme qui, comme Neubauer l'a montré, paraît être représentée essentiellement par une combinaison acide d'acide arabique avec le calcium, ou mieux par un mélange de sels acides de calcium, de potassium et de magnésium, car on retrouve tous ces corps simples dans les résidus de la calcination. Cet acide arabique est celui que Frémy désigne sous le nom d'*acide gummique* et qui a pour formule $C^{12}H^{22}O^{11}$. Desséché à 120 ou 130°, il perd de l'eau et devient isomérique avec l'amidon et la cellulose. A 150°, il passe à l'état d'acide *métagummique*, insoluble dans l'eau, mais qui, par ébullition en présence d'un alcali, repasse à l'état d'acide gummique ou arabique soluble.

La gomme arabique en solution dévie généralement vers la gauche les rayons de la lumière polarisée, mais ce pouvoir rotatoire varie suivant les échantillons, et certains d'entre eux sont même

dextrogyres. D'après Scheibler, toutes les gommes renfermeraient au moins deux gommes différentes, l'une dextrogyre, l'autre lévogyre, la première donnant, sous l'action des acides dilués, un sucre sirupeux, fermentescible et incristallisable, la seconde un glucose non fermentescible, mais cristallisable, l'*arabinose.* Suivant les espèces de gomme, on obtient des proportions variables d'arabinose et de sucre sirupeux, car, d'après Scheibler, la quantité d'arabinose varie de 48 à 70 0/0, ce dernier chiffre correspondant à l'acide arabique pur.

La solution de gomme arabique n'est pas précipitée par l'acétate neutre de plomb, mais bien par l'acétate basique. Avec les sels de sesquioxyde de fer il se forme un précité soluble dans l'acide acétique.

Le caractère le plus saillant de la gomme arabique est la propriété qu'elle possède de se dissoudre lentement dans un poids égal d'eau en formant un liquide épais, de saveur fade, à réaction nettement acide, et possédant des propriétés adhésives qui la font employer aujourd'hui dans l'industrie, où sa consommation surpasse de beaucoup celle de la pharmacie. Cette solution se conserve difficilement et devient rapidement acide. Une partie de la gomme s'est convertie en sucre. On peut arrêter cette décomposition en ajoutant à la solution du camphre, de l'acide phénique, du bichlorure de mercure, etc.

Gomme du Sénégal. — Nous donnerons sur cette gomme des renseignements un peu plus circonstanciés, car elle forme un appoint considérable du commerce d'une de nos colonies. Nous les empruntons, du reste, à notre article des Notices coloniales (*Plantes utiles,* etc.). Les acacias qui fournissent cette gomme croissent en forêts plus ou moins considérables dans les terrains sablonneux qui bordent le fleuve, sur la rive droite, dans le pays des Maures Braknas et Trarzas, le pays de Galam, le Boundu, le Bambouck, et sur la rive gauche dans le Oualo, le Cayor et le Djolof. Ces arbres perdent leurs feuilles au mois de novembre, à la fin de la saison des pluies, quand il commence à souffler le vent sec et chaud du désert. Sous son influence, l'écorce se fendille et laisse exsuder, à travers ses fissures, la gomme, qui s'épaissit rapidement au contact de l'air en fragments dont le volume varie suivant le temps qu'ils séjournent sur l'arbre et qui peuvent, dans certains cas, atteindre des dimensions relativement considérables.

La récolte de la gomme commence au mois de novembre et se termine lorsque la saison des pluies est bien établie, c'est-à-dire au mois de juin.

Quand le terrain, jusqu'alors inondé, est desséché par le vent d'est, les Maures viennent camper dans les forêts d'acacias et font enlever par leurs esclaves la gomme qui exsude des troncs, soit directement à la main, soit, comme dans le bas du fleuve, au moyen d'une longue gaule dont l'extrémité est garnie d'un crochet de fer.

On prétend que les premières gommes sont généralement enterrées dans le sol humide pour éviter leur perte de poids par la dessiccation qu'elles subiraient sous l'influence de la sécheresse atmosphérique. On les reconnaîtrait à ce qu'elles sont recouvertes d'une légère couche de sable, mais mieux encore à la perte de poids qu'elles subissent en séchant. Elles sont moins estimées que les gommes de la seconde récolte, qui ont eu le temps de s'accumuler sur l'arbre, d'y acquérir un volume plus considérable et, en même temps, de subir, sous l'influence du vent d'est, une véritable déshydratation. Enfin, on reçoit aussi, paraît-il, du Haut-Sénégal, des gommes extrêmement friables, récoltées, croit-on, sur les arbres qui ont échappé, non sans dommage, aux incendies qui ravagent si fréquemment les forêts d'acacias. Ces sortes sont cotées à un prix très inférieur et sont, du reste, assez rares.

Au commencement de la traite, vers le mois de mai, les Maures traversent le fleuve et viennent offrir leur récolte aux négociants de nos escales de Podor, Matam, Bakel, Oei, Dagana, etc.

La gomme du bas du fleuve est apportée en sacs de cuir cousus et transportée soit à dos de chameau, soit sur les hémiones. Parfois les négociants achètent au tas, à un prix approximatif, d'autres fois au poids. L'échange se fait soit avec des marchandises, telles que des étoffes, de l'ambre, des clous, de la coutellerie, des munitions de guerre, etc., soit avec des pièces de 5 francs en argent qui portent le nom de gourdes.

Le gouvernement français perçoit aux escales un droit d'une pièce de guinée (étoffe) par 1,000 kilogrammes de gomme. Cet impôt, appelé aussi droit de coutume, est remis en totalité aux rois des Trarzas et des Bracknas, qui s'engagent par cela même à ne pas lever d'impôts forcés sur les marchandises françaises qui transitent chez eux. Cette pièce de guinée a une valeur variant de 9 à 11 francs.

Après achat, les gommes, triées très sommairement, sont mises en balles de 80 kilogrammes environ et expédiées à Saint-Louis, d'où elles sont dirigées sur Bordeaux.

À leur arrivée dans ce port, elles sont livrées à des commerçants qui procèdent à un triage plus complet.

Dans le commerce, la gomme du Sénégal porte différents noms, suivant le pays dont elle provient ou le port dont elle est exportée. C'est ainsi qu'on distingue la gomme de Galam ou du haut du fleuve, et la gomme de Podor ou du bas du fleuve. La première vient de Galam, Bakel et Médine, la seconde de Dagana, de Podor, du désert de Boussoun et du pays des Maures Bracknas et Trarzas.

La gomme du bas du fleuve est la plus estimée. Elle se compose, quand elle est bien triée, de larmes sèches, dures, peu volumineuses, non friables, ovales ou vermiculées, ridées à l'extérieur, transparentes et vitreuses à l'intérieur. Leur cassure est conchoïdale. Elles sont presque blanches ou d'un jaune pâle. Les morceaux peuvent être aussi plus

gros, sphériques ou ovales, et atteindre un poids de 500 à 600 grammes. Ils sont alors moins secs, moins cassants.

La gomme du haut du fleuve est en fragments moins réguliers, et souvent recouverts d'une couche fendillée et opaque.

Chacune de ces sortes est, à son tour, divisée dans le commerce de la façon suivante, qui s'applique également aux autres gommes dont nous parlons plus loin :

1° Gomme grosse blanche, en fragments assez considérables, entière, blanche ou légèrement jaunâtre. Elle provient, comme la suivante, de la première récolte.

2° Gomme petite blanche, en fragments de moindre dimension, entiers ou divisés, généralement plus blancs que les premiers.

3° Grosse blonde, en morceaux de même dimension que ceux de la gomme grosse blanche, mais colorés en jaune ou en jaune rougeâtre.

4° Petite blonde, dont les fragments sont plus petits, entiers ou divisés, jaunâtres ou jaune rougeâtre.

5° Blonde larmeuse, en morceaux ondulés ou mamelonnés d'un jaune clair, à surface luisante, à cassure nette, sèche. Elle provient de la dernière récolte et semble avoir été recueillie sur des arbres épuisés.

6° Deuxième blonde ou rouge, en morceaux rougeâtres, entiers ou fragmentés plus ou moins gros.

7° Fabrique. — Les morceaux sont plus ou moins gros, entiers ou fragmentés, rougeâtres ou brunâtres, peu transparents, à surface granuleuse, à cassure souvent résinoïde, raboteuse. Cette gomme paraît produite par le gonakié (Acacia adstringens, Acacia Adansonia, Guill. et Perrot., Gommier rouge), et les Maures la mélangent dans le parcours avec la gomme de qualité supérieure.

8° Grabeaux. — On les divise en gros, moyens, menus, triés, fabrique et poussière. Ils sont le résultat du frottement des morceaux de gomme les uns sur les autres pendant le trajet du lieu de récolte au lieu de traite.

Dans la gomme du bas du fleuve, on signale la gomme marron (lignirode de Guibourt), que l'on récolte sur l'Acacia verek lorsque l'exsudation a pris fin. Elle est quelquefois jaunâtre, mais le plus souvent d'une couleur brun foncé et noirâtre. Son aspect est terne, sa surface est opaque et raboteuse. Elle abandonne à l'eau un résidu de cellules ligneuses de l'écorce.

Cette gomme est très abondante dans les années de bonne récolte. Les Maures s'en servent comme nourriture, mais les traitants ne l'acceptent pas.

La gomme friable, qui est très cassante et qu'on ne peut faire sécher quand elle a été mouillée, car elle prend alors la consistance de la glu, est fournie par un arbre que les

Maures appellent *Sadra Beida*, ou arbre blanc, et qui croît dans les pays de l'est et de l'ouest. Elle vient de Matam et de Saldé.

En raison de son prix relativement peu élevé sur les lieux de production, la gomme est rarement fraudée. Cependant quand, par suite de pluies prématurées ou de toute autre cause, la récolte a été moins productive et que les prix se sont élevés, les Maures mélangent, paraît-il, dans certaines proportions, la gomme des fromagers ou *bombax*, ainsi que celle de divers autres arbres.

On trouve aussi mélangés à la gomme du Sénégal des morceaux d'un gris jaunâtre, rougeâtre ou verdâtre, à cassure terne et cireuse, d'une odeur particulière et d'une saveur amère. C'est une gomme-résine, le *Bdellium*. Les Maures l'appellent *Mounass* et s'en servent, ainsi que les noirs, comme parfum, à cause de l'odeur balsamique qu'elle développe quand on la brûle. Cette introduction du *Bdellium* n'est du reste qu'accidentelle, car il communique à la gomme qui avoisine ses fragments une odeur spéciale qui la ferait rejeter tout au moins pour les emplois en pharmacie ou en confiserie.

La gomme du Sénégal renferme, en outre, des semences et parfois même des fruits du *Balanites œgyptiaca* Del., une gomme molle d'une acidité bien marquée, et les gommes que Guibourt désigne, d'après leur apparence, sous la nom de gommes pelliculée, verte, luisante et mamelonnée. La première est recouverte d'une pellicule jaune opaque. Elle est blanche, le plus souvent jaune rougeâtre, et moins transparente que la gomme du Sénégal. Elle laisse dans l'eau un résidu insoluble peu considérable, conservant la forme du morceau. Sa solubilité est moins parfaite. La gomme verte a une couleur vert émeraude qui disparaît à la lumière et devient alors blanc jaunâtre. Sa surface est luisante et mamelonnée, l'intérieur est vitreux et transparent. Elle est difficilement soluble dans l'eau. Quant à la gomme luisante, elle est à peine colorée et ressemble à celle du Sénégal, mais elle est en partie insoluble dans l'eau. L'origine de ces gommes paraît différer de celle de la vraie gomme du Sénégal.

La production annuelle de la gomme du Sénégal varie entre 2 millions et 2,500,000 kilogrammes, qui sont expédiés de Saint-Louis sur Bordeaux, où se fait, comme nous l'avons vu, le triage des différentes sortes. Malgré son importance considérable pour notre colonie du Sénégal, la gomme qu'elle exporte n'est qu'un faible appoint pour les besoins de l'industrie, qui tire d'autres pays et surtout du Soudan la plus grande partie de la gomme dont elle a besoin. Cette gomme est généralement consommée en France.

Nous empruntons les notes suivantes à l'ouvrage de Flückiger et Hanbury, *Pharmacographia*, 2ᵉ édition :

Gomme du Khordofan. — Cette gomme, récoltée dans la province de Dejara, dans le Khordofan, est expédiée de Bara et d'El-Obeid à Dabbeh, sur le Nil, et de là vers la côte d'Egypte, ou bien elle gagne le Nil Blanc à Mandjara. Elle est désignée sous le nom de gomme d'*Hashabi*. Le marché se trouve au Caire et est entre les mains des Juifs. Les expéditions se font par Alexandrie pour Trieste, Marseille et l'Angleterre.

Elle est en morceaux dont le volume égale ou surpasse celui d'une noisette, de forme sphérique ou ovoïde, rarement vermiculaire. Dans les morceaux intacts, la surface est arrondie, et anguleuse dans ceux qui sont brisés. La cassure est vitreuse. A 100°, cette gomme devient extrêmement friable.

Les sortes supérieures sont limpides et incolores; les sortes inférieures, souillées d'impuretés et surtout de fragments d'écorce, sont brunâtres, jaunâtres ou rougeâtres. C'est une des meilleures gommes pour les usages médicaux.

Gomme de Souakim. — Elle est récoltée au sud de la Nubie et de l'Abyssinie, sur les plateaux de Takka, situés entre les affluents orientaux du Nil Bleu et Atbara et Mareb, ainsi que dans le pays des Arabes Bisharrins, entre Khartoum et la mer Rouge. Cette gomme est transportée par voie de Khartoum ou d'El-Mekheir ou par Souakim, sur la mer Rouge. Aussi la désigne-t-on sous le nom de *gomme de Souakim* (*Samagh, Suvakami*).

C'est un mélange de sortes incolores et brunâtres avec des fragments d'un brun rougeâtre foncé. Elle peut être reconnue par la grande facilité avec laquelle elle se brise, et il suffit même d'en tenir un morceau dans la main pour qu'elle se sépare en fragments. Aussi arrive-t-elle le plus souvent sur le marché à l'état semi-pulvérulent.

Elle est importée en grande quantité d'Alexandrie. Cette gomme, bien que moins estimée que la précédente, est celle qui alimente en grande partie le marché européen.

Gomme de Djeddah. — Cette gomme, recueillie le long de la côte de Samhara, vers Berbera, est expédiée à Massâoua, mais une certaine quantité gagne l'Egypte par la voie de Djeddah, d'où le nom qui lui est donné. Cette sorte est plus estimée que la précédente et arrive surtout sur le marché de Trieste.

Gomme de Mogador ou gomme brune de Barbarie. — Elle est probablement produite par l'*Acacia nilotica*. Elle est en larmes de taille moyenne, souvent vermiformes, d'une coloration claire, un peu verdâtre, d'une transparence imparfaite, à surface craquelée.

Elle se brise facilement à la moindre élévation de température. Sa solubilité dans l'eau est complète.

Gomme de l'Inde. — On comprend sous ce nom toute la gomme qui est expédiée de

Bombay, mais qui proviennent au moins pour la plus grande partie des ports de la mer Rouge, d'Aden et de la côte orientale d'Afrique. Les bonnes qualités sont en larmes de taille variable, parfois du volume d'un œuf, vitreuses et transparentes, d'une couleur rose ou d'ambre pâle, et complètement solubles dans l'eau.

Elle s'exporte de Bombay surtout pour l'Angleterre.

Gomme d'Australie. — Elle est en grosses larmes ou en fragments globuleux, durs, colorés en jaune pâle ou le plus souvent de couleur ambrée ou d'un brun rougeâtre. Sa transparence est parfaite et sa solubilité dans l'eau complète.

Lorsque les sortes inférieures sont dissoutes, leur solution renferme une petite quantité de tanin dont la présence paraît due à l'écorce astringente souvent mélangée à la gomme.

Gomme du Cap. — Elle est en fragments de taille variable, colorés uniformément en brun ambré, qui présentent tous les caractères de la bonne gomme arabique, et particulièrement la solubilité complète dans l'eau. Elle est assez friable et se brise facilement dans le transport. Elle est produite par l'*Acacia horrida* et exportée de la ville du Cap.

Les usages de ces gommes diverses sont les mêmes que ceux de la gomme du Sénégal, à l'étude de laquelle nous n'avons donné un développement plus considérable que parce que cette gomme est, dans notre colonie, l'objet d'une importation qui prime les autres produits.

Usages. — Suivant les sortes triées, la gomme arabique reçoit diverses applications.

La gomme blanche grosse et petite est employée en pharmacie pour la préparation des pâtes, des sirops, des tablettes, du mucilage, etc., dans la confiserie pour la fabrication des bonbons, dans la distillerie. Elle sert aussi pour revêtir d'un apprêt la dentelle, la lingerie.

La gomme blonde grosse et petite, qui s'applique aux mêmes usages, sert en outre aux apprêts ordinaires, aux impressions sur tissus, à la préparation de la colle pour étiquettes, enveloppes. Il en est de même des gommes *Grabeaux*.

La gomme fabrique est surtout employée par les industries françaises, anglaises et russes, pour les apprêts des tissus de laine et de coton. On peut ainsi charger ces tissus de façon à leur communiquer une apparence supérieure et les donner cependant à un bon marché relatif. Il va de soi qu'un simple lavage suffit pour enlever l'apprêt gommeux et laisser apparaître le tissu dans toute sa pauvreté.

La gomme arabique est employée en thérapeutique comme adoucissant pour combattre les états inflammatoires, car elle ab-sorbe pour se dissoudre une grande quantité d'eau et humecte ainsi les surfaces avec lesquelles elle se trouve en contact. On la prescrit sous forme de tisane (16 grammes pour 1 litre d'eau), de sirop, de potion, de tablettes, etc. Elle sert également à tenir en suspension les substances insolubles dans l'eau, telles que les huiles grasses, les essences, les résines, le camphre, en communiquant à l'eau une viscosité particulière.

Grangea madraspatana Poir. — Plante herbacée de la famille des Composées, série des Astérées, à tige procombante ou diffuse, villeuse. Feuilles pinnatifides, alternes, à lobes obtus. Pédoncules terminaux ou opposés aux feuilles. Capitules subglobuleux, solitaires, à fleurs jaunes toutes fertiles et dimorphes. Achaine à aigrette formée de soies courtes et caduques.

Cette plante croît dans les champs de riz, dans l'Inde.

Ses feuilles, d'après Ainslie, sont employées comme stomachiques, désobstruantes et antispasmodiques.

Gracileria lichenoides Greville. — Algue Floridée de la famille des Rhodospermées (Harvey), ou des Sphérococcoïdées (Agardh), connue sous le nom de *mousse de Jafna* ou de *Ceylan*. Elle est en filaments presque blancs ou rougeâtres, ramifiés, de 8 à 11 centimètres de longueur, très minces. Les rameaux sont dichotomes, ou pédalés, ou le plus souvent alternes. Ils se terminent ordinairement par un prolongement marqué et effilé. Sa consistance est cartilagineuse, elle craque sous la dent. Son odeur est celle des plantes marines, sa saveur est un peu salée.

Elle croît à Ceylan, dans les îles de la Sonde, aux Moluques.

Composition chimique. — Cette algue renferme une grande quantité d'une substance gélatiniforme, la *gelose* de Payen (*Compt. rend. Ac. sc.*, t. 49, p. 521), qui est amorphe, se gonfle beaucoup dans l'eau froide, se dissout dans l'eau bouillante et se prend par le refroidissement en une gelée qui solidifie environ 500 fois son poids d'eau, c'est-à-dire formant à poids égal 10 fois plus de gelée que la meilleure gélatine animale. Elle est insoluble dans les solutions alcalines, dans l'eau, l'alcool, l'éther, les acides étendus. Elle se dissout dans les acides chlorhydrique et sulfurique concentrés en se colorant en brun et formant un composé brun épais, qui se prend en masse et résiste aux lavages dans l'eau froide ou chaude, dans les solutions alcalines. Par la calcination, 100 parties donnent 11 0/0 de cendres composées de sulfate de magnésie, 1,3; de chaux, 2,6; carbonate de chaux, 4,6; quartz, argile, 2,5 (Guibourt).

Usages. — Cette algue entre pour une part assez considérable dans la nourriture des Cinghalais, etc. C'est en effet une substance nutritive qui peut être employée comme facilement assimilable dans l'alimentation des convalescents et des malades. On l'emploie aussi dans la dysenterie et les affections caractérisées par l'irritation du tube intestinal. On en prépare une décoction avec 8 grammes pour un litre d'eau qu'on fait bouillir pendant une demi-heure. En remplaçant l'eau par le·lait on rend cette décoction plus acceptable et plus assimilable. Cette algue sert aujourd'hui à donner de la consistance aux confitures de toute nature et est préférable à la gélatine, car elle ne se putréfie pas aussi facilement.

On avait supposé que les célèbres *nids d'hirondelles*, dont la renommée est si grande dans l'Extrême-Orient, étaient constitués par les salanganes à l'aide de l'algue précédente et de plusieurs autres du même genre. On sait aujourd'hui que la matière d'apparence cornée qui forme ces nids est sécrétée par l'oiseau, et qu'il s'en sert soit pour en faire la masse entière, ce sont les plus estimés, soit pour cimenter les algues et entre autres le *G. lichénoïdes ;* cette sorte est inférieure.

Du reste il existe une grande différence entre la *gelose* de l'algue et la *cubilose* du nid.

Gratiole. — Le *Gratiola officinalis* L. (Herbe au pauvre homme, Séné des prés, Petite Digitale, Gratia Dei), de la famille des Scrofulariacées, série des Gratiolées,

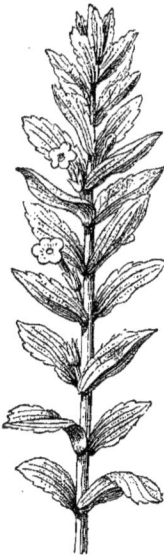

est une petite plante de 10 à 30 centimètres de hauteur qui croît dans les prés humides, les marécages, les bords des ruisseaux. De sa souche vivace et traçante naissent des branches annuelles, glabres, carrées, simples ou rameuses. Feuilles opposées, simples, entières, sessiles, semi-amplexicaules, glabres, lancéolées, dentées sur les bords et trinerviées. Les fleurs, qui apparaissent de juin à septembre, sont blanc jaunâtre, rosées ou lilas pâle, solitaires dans l'aisselle des feuilles. Calice gamosépale, persistant, à 5 divisions un peu inégales, accompagné de deux bractées à la base. Corolle gamopétale, tubuleuse, à tube plus long que le calice, courbé, jaunâtre, avec un peu

FIG. 463. — *Gratiola officinalis.*

de rouge sur le limbe, irrégulière, à 2 lèvres peu distinctes et à 4 lobes étalés, le supérieur légèrement bilobé. Les étamines hypogynes sont au nombre de 5. Les 3 antérieures sont stériles ; les deux postérieures sont fertiles, incluses. Ovaire biloculaire, supère, pluriovulé. Style oblique,

terminé par deux bandes stigmatiques. Capsule biloculaire, ovale, pointue, s'ouvrant en deux valves septicides. Graines petites, nombreuses, à surface marquée de petits points creux, visibles à la loupe. Elles sont albuminées.

La récolte de cette plante se fait pendant la floraison. Elle perd par la dessiccation une partie de ses propriétés, mais on l'emploie généralement à l'état sec, car elle est un peu moins active. Elle est inodore, mais sa saveur est amère, nauséeuse et désagréable.

Composition chimique. — D'après Marchand, de Fécamp, la gratiole doit ses propriétés actives à la *gratioline*, substance cassante, fusible dans l'eau bouillante, mais ne s'y dissolvant qu'en petite quantité, insoluble dans l'éther, soluble dans l'alcool et les acides. L'acide sulfurique la colore en rouge, la potasse et l'ammoniaque en vert. Walz regarde la gratioline comme un glucoside $C^{20}H^{34}O^1$ se dédoublant sous l'action de l'acide sulfurique faible en *gratiolétine* $C^{17}H^{28}O^5$, *gratiolarétine* $C^{11}H^{28}O^2$, en résine et en glucose. D'après le même auteur, on trouverait également dans la gratiole un autre glucoside, la *gratiosoline* $C^{31}H^{31}O^{25}$ pouvant se dédoubler en glucose et *gratiosolétine* $C^{19}H^{06}O^{11}$. Celle-ci pourrait à son tour donner par l'ébullition avec les acides faibles du glucose, de la *gratiosolérétine* $C^{24}H^{32}O^9$ et de *l'hydrogratiosolérétine* $C^{28}H^{50}O^{11}$.

Usages. — La gratiole est douée de propriétés éméto-cathartiques et purgatives très prononcées. A haute dose, elle peut même être toxique, à la façon des drastiques. Elle passe pour être le meilleur succédané indigène des purgatifs drastiques, et elle est employée comme telle par les paysans, d'où le nom d'*Herbe au pauvre homme* qui lui a été donné.

Elle se prescrit en poudre à la dose de 60 centigrammes à 1 gramme, comme émétique, et de 1 gramme à 1^{gr},50 comme purgative, en infusion 2 à 4 grammes dans une quantité d'eau indéterminée, en extrait 30 à 60 centigrammes en plusieurs fois dans la journée.

Grenadier. — Le Grenadier, Balaustier (*Punica granatum* L.), appartient à la famille des Myrtacées et à la série des Punicées. C'est un arbuste ou un petit arbre originaire de l'Afrique boréale et aussi de l'Asie occidentale, introduit dans les régions chaudes et tempérées du monde entier. Ses rameaux avortent parfois et se convertissent en épines. Feuilles simples, entières, fasciculées au niveau des nœuds, parfois alternes ou presque opposées, dépourvues de stipules, brièvement pétiolées, ovales, oblongues, penninerves, coriaces, glabres et luisantes. Fleurs d'un beau rouge écarlate, axillaires, solitaires, ou disposées en cymes pauciflores et brièvement pédicellées. Réceptacle concave, à peu près obconique. Calice à 4 ou 8 sépales persistants, colorés en rouge ou en jaune pâle, charnus, coriaces, étalés et réfléchis après l'anthèse. Corolle à 4 à 8 pétales membraneux, rouges, chiffonnés et imbriqués dans la préfloraison. Les étamines sont très nom-

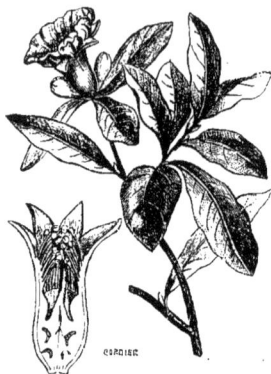

Fig. 464. — Grenadier. Rameau florifère Coupe verticale de la fleur.

breuses, libres, et s'insèrent à différents niveaux sur toute la surface interne du réceptacle. L'ovaire infère renferme deux étages de loges superposées. Celles de l'étage supérieur sont au nombre de 5, celles de l'étage inférieur sont au nombre de 3. Les ovules sont nombreux, multisériés et

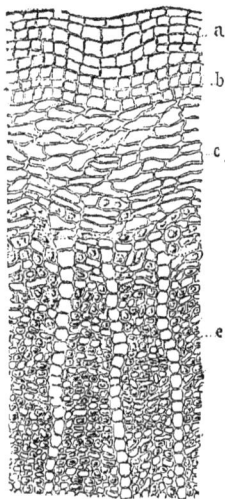

Fig. 465. — Écorce de Grenadier. Coupe transversale.

anatropes. Style conique, à stigmate en tête.

Le fruit est une grosse baie coriace, cortiquée, surmontée par le calice persistant et divisée en autant de loges qu'en contient l'ovaire. Les graines sessiles, ovoïdes ou irrégulièrement polygonales par la pression qu'elles exercent les unes sur les autres, ont un tégument externe épais, charnu, pulpeux, *seule partie qui se mange*, et un tégument interne, dur et ligneux. L'embryon est dépourvu d'albumen.

Le péricarpe du fruit et l'écorce de la racine sont les parties employées en médecine. Les fleurs sont officielles dans la pharmacopée de Dublin et les graines ont été indiquées dans le Codex français.

Le péricarpe se présente dans le commerce en fragments concaves portant parfois le calice, les étamines et le style. Il se brise facilement et sa cassure est courte et subéreuse. Extérieurement, il est un peu rugueux et coloré en brun jaunâtre ou rougeâtre. La partie interne est brune ou jaune et montre un grand nombre de dépressions qui correspondent aux graines. Il est inodore; sa saveur est extrêmement astringente. Il renferme de la gomme, du sucre et surtout du tanin en quantité considérable. C'est par suite un *astringent excellent*.

Les fleurs, qui proviennent généralement du midi de la France et qui nous arrivent sèches, doivent être d'un rouge vif et d'une saveur astringente. On les connaissait autrefois sous le nom de *Balaustes*. Elles communiquent à la salive une coloration rougeâtre. Leur infusion précipite les sels de fer en bleu noirâtre. Comme l'écorce du fruit, elles renferment surtout du tanin.

Le tégument extérieur des graines, la seule partie que l'on mange, est charnu, pulpeux, rouge, sucré, aigrelet. Il contient de l'acide tannique, mais en moins grande quantité que le péricarpe et les fleurs.

L'écorce de la racine est généralement en fragments de 8 à 10 centimètres de longueur, à surface externe gris jaunâtre, marquée parfois de stries longitudinales ou sillonnées de bandes de suber. La surface interne est lisse, colorée en jaune. La cassure est granuleuse et courte. Elle est inodore. Sa saveur est astringente.

Composition chimique. — Tanret a découvert dans l'écorce de racine de grenadier quatre alcaloïdes. La *pelletiérine* et l'*isopelletiérine* $C^8H^{15}AzO$, la *pseudopelletiérine* $C^9H^{16}AzO$ et la *méthylpelletiérine* $C^9H^{17}AzO$.

La pelletiérine est liquide et inodore, mais elle ne tarde pas à absorber l'oxygène en se résinifiant. Sa densité = 0,988 à 0°. Elle se dissout dans l'eau, l'éther, l'alcool, le chloroforme, bout à 195° et distille en se décomposant en partie. Elle forme des sels avec les acides.

L'isopelletiérine présente les mêmes propriétés, mais elle est plus hygroscopique.

La *méthylpelletiérine* est liquide, soluble dans l'eau, l'alcool, l'éther, le chloroforme, et bout à 215°. Ses sels sont très hygroscopiques.

La *pseudopelletiérine* est en cristaux odorants, solubles dans l'eau, l'alcool, le chloroforme, l'éther. Elle fond à 46° et bout à 246°. C'est une base énergique.

Tous ces alcaloïdes ont pour caractère spécifique de prendre une coloration verte très intense en présence de l'acide sulfurique et du bichromate de potasse.

Thérapeutique. — L'écorce de racine de

grenadier est un de nos meilleurs tænifuges indigènes, mais à la condition d'être employée fraîche, car lorsqu'elle est sèche et surtout ancienne, elle donne lieu à un grand nombre de mécomptes. L'écorce des tiges agit de la même façon, et paraîtrait même un peu supérieure. Il ne faut par compter cependant que ce médicament expulse toujours le tænia. Ainsi, d'après Béranger-Féraud, il donnerait de 20 à 45 0/0 de succès seulement, mais serait encore préférable aux semences de courge, qui n'en donnent que 5 à 10 0/0.

On donne cette écorce de la façon suivante : 60 grammes sont bouillis avec 750 grammes d'eau, après avoir eu soin de faire préalablement macérer l'écorce dans l'eau pendant vingt-quatre heures, puis on évapore à 500 grammes.

Parmi les alcaloïdes isolés par Tanret, Béranger-Féraud a constaté (*Bullet. de Thérap.*, 1879, p. 332-335) que, tandis que la méthylpelletiérine et la pseudopelletiérine n'amenaient jamais l'expulsion des tænias, même à doses élevées, la pelletiérine et l'isopelletiérine, soit isolément, soit, mélangées produisaient toujours la sortie du ver. D'après les travaux de Dujardin-Beaumetz et de Rochenière, les pelletiérines déterminent des phénomènes toxiques; la pelletiérine vient au premier rang, puis l'isopelletiérine, la pseudopelletiérine et la méthylpelletiérine. Elles portent leur action sur l'extrémité des nerfs moteurs, dont elles détruisent la neurilité tout en conservant intactes la sensibilité et la contractilité musculaire. Chez l'homme, une dose de 40 centigrammes de pelletiérine donne lieu à des vertiges, à des troubles de la vue, la paralysie musculaire. Elles agiraient donc comme le curare, à doses toxiques (Duj.-Beaumetz, Action phys. et thérap. des sels de pelletiérine, *Bullet. de thérap.*, 1880, p. 433).

La préparation la plus active est celle qui porte improprement le nom de tannate et que l'on obtient en ajoutant du tanin à la solution de sulfate de pelletiérine.

La formule est la suivante :

Sulfate de pelletiérine. . . . 0^{gr},30 à 0^{gr},40
Tanin. . . . . 0^{gr},50 à 1^{gr},00
Eau. . . . . Q. S.

La veille, on fait prendre un léger purgatif, et le malade, au repas du soir, ne prend que du laitage. Le jour, on administre la solution précédente, puis après dix minutes un grand verre d'eau, et au bout d'une demi-heure le purgatif choisi, qui peut être soit l'infusion de séné 10 grammes, eau 100 grammes (Bér.-Féraud), soit l'huile de ricin, 30 à 60 grammes, soit encore l'eau-de-vie allemande, 30 grammes. Le tænia entier est généralement expulsé au bout de 4 heures.

Dujardin-Beaumetz avait formulé des réserves sur l'emploi de ce tænicide chez les enfants. Béranger-Féraud (*Leçons cliniques sur les tænias de l'homme*, 1886) admet que le tannate de pelletiérine peut être donné même aux enfants en bas âge, à l'aide de certaines précautions. Aux 30 centigrammes de tannate dissous dans 20 grammes d'eau sucrée, on ajoute une quantité égale d'eau. La cuillerée à café représente exactement 3 centigrammes de tænifuge. On administre dans du lait cette dose à l'enfant et on observe les phénomènes. S'il n'en survient aucun, on donne une seconde cuillerée une demi-heure après la première, et ainsi de suite jusqu'à 3 ou 4 cuillerées, c'est-à-dire 9 ou 12 centigrammes. Après l'ingestion de la dernière cuillerée, on fait prendre au petit malade 10 grammes d'huile de ricin et un lavement salin.

Les troubles nerveux, s'il en survenait, seront combattus par les liquides alcooliques, les frictions excitantes, les sinapismes, etc.

Dans ces conditions, le tannate de pelletiérine peut être employé sans danger même chez les enfants en bas âge. On a même constaté que ceux-ci étaient plus réfractaires que l'adulte à l'action toxique.

Grindelia robusta Nutt. — Cette plante, qui appartient à la famille des Composées, série des Astérées, est originaire de la Californie, où elle croît dans les marais salés. Elle est herbacée, de 30 à 90 centimètres de hauteur, glabre. Les feuilles sont oblongues, lancéolées, sessiles, obtuses, plus ou moins serretées, longues de 5 centimètres, d'un vert pâle, lisses, ponctuées. Capitules pauciflores. Involucre hémisphérique, de 12 millimètres de large, à écailles nombreuses, imbriquées, squameuses. Fleurs du rayon jaunes, ligulées, femelles. Celles du disque jaunes, tubuleuses, hermaphrodites. Aigrette composée de trois écailles cornées.

On trouve dans le commerce la plante entière, séchée. Les tiges d'environ 45 centimètres de longueur, sont brunâtres, garnies le plus souvent de leurs feuilles, avec quelques capitules adhérents. La saveur est chaude, particulière et persistante.

Les capitules surtout sont couverts d'une matière résineuse.

Composition chimique. — D'après Linwood Libby (Thèse), le Grindelia robusta renferme les substances suivantes :

1° Une huile volatile lourde, brun foncé, d'odeur désagréable, soluble dans l'alcool, l'éther, le chloroforme, la benzine, les huiles fixes. L'acide nitrique détruit son odeur. L'acide sulfurique la colore en rouge sang.

2° Une oléo-résine d'un vert foncé, soluble dans une solution de potasse. L'acide sulfurique étendu précipite de cette solution une résine acide soluble dans l'alcool, en partie dans l'éther. Son odeur et sa saveur sont celles de la plante même.

3° Une résine solide, se ramollissant entre les doigts, dont l'odeur et la saveur sont les mêmes que celles de la plante.

Thérapeutique. — Le grindelia robusta a été surtout préconisé contre l'asthme et la bronchite quand il existe de la dyspnée et de la tendance aux spasmes des bronches. Constantin Paul, en France, en a obtenu de bons effets dans la bronchite emphysémateuse avec expectoration abondante. Chez les phtisiques, cette plante peut soulager les accidents de nervosisme.

Billhaut a retiré de bons effets de la teinture alcoolique du *G. robusta* dans la coqueluche (*Soc. de thérap.*, 1887).

A doses élevées elle est vénéneuse, et la mort survient par paralysie des muscles respiratoires.

On emploie l'extrait fluide, qui peut être prescrit sans inconvénient à la dose de 3 à 4 grammes par jour. On l'administre alors par 30 gouttes à la fois, répétées deux ou trois fois dans la journée.

On l'a aussi employé contre le catarrhe chronique de la vessie, car son principe actif paraît être excrété par les reins. En solution ou sous forme de cataplasmes, on en fait des applications dans les brûlures, la vaginite, le catarrhe génito-urinaire.

« La teinture (1-5) à la dose de 30 à 40 gouttes et l'extrait fluide, 15 à 20 gouttes, communiquent à l'urine l'odeur de la plante et augmentent la quantité émise. Des doses plus élevées agissent sur les muqueuses, les glandes salivaires et diminuent les mouvements respiratoires. La résine, à la dose de 5 à 7 grammes, détermine chez les chats des vomissements.

« L'huile volatile provoque au bout de cinq à huit minutes des frémissements musculaires, de la faiblesse, une prostration complète. Les muscles sphincters se relâchent, et par suite apparaissent les selles involontaires et l'urine. La pupille se dilate et cet effet persiste après la mort, qui survient en dix ou douze minutes. Cette essence est donc un sédatif cérébro-spinal. Ainsi s'explique l'action de la plante dans l'asthme. La résine agit comme expectorant stimulant, et l'essence comme dépresso-moteur. » (Linwald Libby, *loc. cit.*)

Le *G. squarrosa* Dun. ne paraît être qu'une variété de cette espèce.

Groseillers. — Ce sont de petits arbrisseaux des régions tempérées du globe appartenant à la famille des Saxifragacées, série des Ribésiacées. Les deux espèces utiles sont les suivantes :

1° *Ribes rubrum* L. (Groseiller rouge), arbrisseau de 1 mètre à 1ᵐ,50 de hauteur, à feuilles alternes, pétiolées, sans stipules, cordiformes à la base, découpées en 5 lobes, le terminal plus grand, dentées en scie, pubescentes à la face inférieure. Fleurs jaune verdâtre, tachetées de bleu, en grappes axillaires simples. Calice à 5 sépales connés à la base. Corolle à 5 pétales, petite, velue.

Cinq étamines libres. Ovaire infère, uniloculaire, multiovulé. Style simple, à 2 branches stigmatifères écartées et recourbées. Baie petite, arrondie, rouge ou blanche, glabre, pulpeuse. Graines albuminées, à testa crustacé.

Composition chimique. — Les fruits renferment des acides malique, citrique, du sucre, de la pectine, qui communique à leur suc la propriété de se coaguler par la chaleur, et une matière colorante violette qui n'est rouge que parce qu'elle se trouve en présence des acides.

Usages. — Les groseilles constituent un fruit de table des plus agréables. Elles servent à préparer par fermentation un vin agréable et peu alcoolique, usité en Angle-

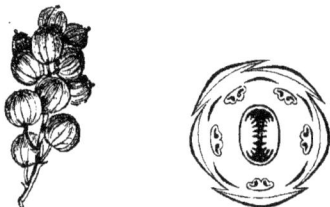

FIG. 466. — Grappe de groseilles et diagramme de la fleur.

terre. Mais elles sont surtout employées pour la fabrication du sirop de groseilles et des confitures, soit seules, soit associées aux framboises.

Le suc de groseille du Codex se prépare avec 1 kilogramme de groseilles rouges, 100 grammes de cerises acides et 50 grammes de merises. Pour l'obtenir framboisé, on ajoute 1/10 de framboises.

Le sirop de groseilles se prépare avec 1,000 grammes de suc filtré et quantité suffisante de sucre blanc pour obtenir un sirop ordinaire.

En médecine, les groseilles sont rafraîchissantes.

2° Les fruits du *R. grossularia* L. (Groseiller à maquereau), verts, jaunes ou rouges, sont assez acides avant la maturité pour pouvoir relever certains mets, d'où le nom qui leur a été donné. Mûrs, ils sont sucrés et laxatifs.

3° *Ribes nigrum* L. (Cassis, Groseiller noir). Le fruit est noir, il présente, ainsi que le reste que les feuilles et les sommités fleuries, une odeur qu'il doit à une huile essentielle amère. Sa saveur est un peu âpre. Les feuilles sont regardées comme toniques, astringentes et diurétiques sous forme d'infusion. Les fruits servent à préparer la liqueur suivante :

Ratafia de cassis.

Cassis mûrs	3 kilogrammes.
Feuilles de cassis . . .	150 grammes.
Cannelle	3 —
Girofles	2 —
Eau-de-vie blanche à 56°.	6 litres.
Sucre	1ᵏ,250
Eau	1 litre.

On fait macérer les fruits écrasés et les feuilles pendant quinze jours dans l'eau-de-vie. On passe avec expression. On ajoute le sirop et on filtre.

2° Cassis mondé.	3 kilogrammes.	
Feuilles de cassis. .	100 grammes.	
Cannelle	3	—
Alcool à 60°.	6 litres.	
Sucre.	1ᵏ,250	
Eau.	1 litre.	

On recouvre d'alcool les cassis, les feuilles et la cannelle et on fait macérer huit jours. On soutire le liquide, qu'on remplace par la même quantité d'alcool. Après huit jours on soutire de nouveau et on réunit les deux liquides alcooliques. On verse sur le résidu 3 litres d'eau et, après quatre jours, on soutire le liquide légèrement alcoolique que l'on réunit aux autres. On ajoute le sirop fait avec le sucre et 1 litre d'eau et on filtre.

Cette préparation est supérieure à la première.

Guaco. — On désigne, dans l'Amérique centrale, sous le nom de *Guaco* ou *Huaco* un certain nombre de plantes dont le suc est employé par les indigènes pour se préserver de la morsure des serpents venimeux. Celle qui paraît fournir l'espèce la plus active est le *Mikania guaco* Humb. et Bonpl., qui est connu sous les noms suivants : *Eupatorium amarum* Wahl., *E. parviflorum* Aubl., *E. vineæfolium* Lamk., *Mikania amara* Wild., *M. huaco* Derieux, etc. Elle appartient à la famille des Composées, série des Vernoniées. C'est une plante grimpante, herbacée, qui croît sur les bords de la rivière Magdalena. Ses tiges sont grêles, arrondies. Feuilles opposées, simples, entières, longuement pétiolées, largement ovales à la base, acuminées au sommet, dentées en scie sur les bords. Fleurs en capitules longuement pédonculés, opposés et accompagnés à la base de bractées linéaires. Ces capitules sont homogames, tubuliflores et à 4 fleurs hermaphrodites. L'involucre est formé de 4 bractées seulement, épaisses, aiguës, d'abord dressées puis étalées. Le réceptacle est un peu convexe et nu. La corolle est tubuleuse.

Le fruit est un achaine à 5 côtes, glabres, latérales, surmonté de l'aigrette formée de soies scabres ou légèrement barbelées, disposées en 2 séries.

Le guaco du commerce est un mélange de tiges, de feuilles et de fleurs, dans lesquelles Fauré (*Journ. de Ph.*, t. XXII, p. 291) a trouvé une substance amère résinoïde à laquelle il donna le nom de *guacine*. D'après Robert White, il existe deux variétés de mikania guaco, l'une à tige verte, l'autre à tige pourpre, et cette dernière, appelée *Morado*, serait la plus estimée. Elle possède réellement, d'après lui, une action manifeste quand elle est promptement administrée

après la morsure des serpents venimeux. On emploie les feuilles fraîches en infusion sucrée et dans la proportion d'une feuille par tasse. Cette infusion est prise chaude toutes les heures. On se sert aussi, dans le même but, d'une teinture alcoolique des feuilles, 5 parties de rhum pour une partie de feuilles, dont on administre une tasse à thé toutes les demi-heures.

La décoction de l'écorce et des feuilles a été aussi préconisée comme spécifique contre le choléra, mais sans résultats sérieux, ainsi que dans le traitement des rhumatismes.

En Europe, le guaco a été surtout proposé comme tonique.

Il en est de même des *E. opiferum* H. Bn (*Erba de Cobra* du Brésil), *E. satureifolium* Lamk., *scandens*, etc.

Guaycuru (*Racine de*). — La racine de *Guaycuru* du Brésil est rapportée, d'après Domingo Porodi, au *Statice braziliensis* de la famille des Plombaginacées.

Cette plante vivace croît dans les provinces méridionales du Brésil, dans l'île de Santa Catalina, sur les bords de l'estuaire de la Plata et sur le rivage de la province de Buenos-Ayres. Feuilles alternes, simples, entières, longuement pétiolées, dépourvues de stipules, obovées, obtuses. Fleurs en panicule pyramidale, composée de plusieurs branches cylindriques, creuses, grandes, se divisant au sommet; chacune de ces divisions porte 2 ou 3 fleurs accompagnées de bractées herbacées et rougeâtres. Calice persistant, gamosépale, à 5 dents, glabre, scarieux et rosé sur les bords, à 5 angles. Corolle gamopétale profondément divisée en 5 segments spatulés, oblongs, plus longs que le calice. Cinq étamines insérées sur les onglets des pétales, libres, à anthères cordiformes. Ovaire libre, uniloculaire et uniovulé, petit, obové, terminé par 5 styles ascendants plus courts que les étamines, pourvus chacun d'un stigmate simple, filiforme, glanduleux.

Le fruit est monosperme, oblong, enveloppé par le calice persistant, indéhiscent et se séparant du réceptacle par déchirement. La graine est pourvue d'un endosperme farineux.

La racine est divisée en radicules nombreuses; sa partie extérieure est marquée de courts sillons épars. La partie corticale est séparée du méditullium par une ligne brune. On remarque à la loupe un cercle de lignes foncées, fines, cheminant du méditullium à travers l'écorce. De petits cristaux, probablement de sel marin, sont répandus dans tout le tissu. La saveur est astringente et fortement salée.

Composition chimique. — Cette racine renferme, d'après Ch. Symes, tanin 12,5, résine âcre 1,3, huile volatile, substance résineuse insoluble dans l'éther, soluble dans l'alcool, des composés protéiques et pectiques, amidon, matière colorante, chlorure et sulfate de sodium et de potassium, silicate soluble, humidité 14 0/0. Les cendres (4,5 0/0) consistent particulièrement en chlorure de sodium et en silice. On a signalé aussi la présence de petits cristaux à réaction alcaloïdique, mais qui n'ont pas été complètement étudiés.

Usages. — Cette racine est employée par les natifs comme astringente dans toutes les sortes d'engorgements glandulaires. En vapeurs ou en fomentations, son activité paraît être due surtout au tanin qu'elle contient. A l'intérieur, on la donne en décoction (1 p. pour 1000 d'eau), dose 30 grammes ; en teinture (1 pour 10), dose 4 à 8 grammes ; en extrait aqueux (elle fournit le tiers de son poids) qui contient toutes les matières astringentes et en extrait alcoolique qui renferme toute la résine âcre.

2° Le *Guaycuru du Chili* paraît être une autre plante décrite par Molina sous le nom de *Plegorhiza adstringens* avec les caractères suivants : « Tige ligneuse, feuilles radicales rassemblées en touffes, ovales, simples, entières ; fleurs terminales nombreuses. Pas de calice. Corolle monopétale entière. Neuf étamines courtes, à anthères oblongues. Ovaire orbiculaire. Style cylindrique aussi long que les étamines. Stigmate simple. Capsule oblongue, comprimée. Graines solitaires, oblongues, sub-comprimées. »

Cette plante serait, d'après Molina, l'une des plus astringentes du règne végétal et jouirait de la propriété, démontrée par l'expérience, de dessécher rapidement les ulcères et les plaies scrofuleuses ainsi que d'arrêter la dysenterie. Sa place botanique n'est pas encore faite, car de Candolle la cite seulement dans l'appendice du *Prodromus*, et de Jussieu la place parmi les plantes *incertæ sedis*.

3° Le *Baycuru* ne serait, d'après Crauwell, que le nom portugais du Gaycuru. Cette racine présente la même astringence que la seconde, mais elle en diffère par quelques caractères. Elle appartient également au genre *Statice*. Du reste les Statices jouissent des mêmes propriétés. Le *Statice caroliniana* Walth., qui renferme 12 0/0 de tanin, est employé aux mêmes usages, dans les Etats-Unis, et inscrit à la pharmacopée américaine, et le *St. latifolia* sert en Russie et en Espagne pour le tannage, en raison de la proportion considérable de tanin que contient sa racine (*Pharm. journ.*, septembre et décembre 1878).

Guimauve. — La Guimauve, *Althœa officinalis* L., appartient à la famille des Malvacées, à la série des Malvées. C'est une plante herbacée, qui croît spontanément dans les régions tempérées de l'ancien continent, particulièrement dans les terrains riches en sel marin.

La souche souterraine vivace, cylindrique,

longue de 30 centimètres environ sur 3 centimètres de diamètre, donne naissance, chaque année, à des tiges aériennes dressées, hautes de 1 mètre à 1^m,50, simples, tomen-

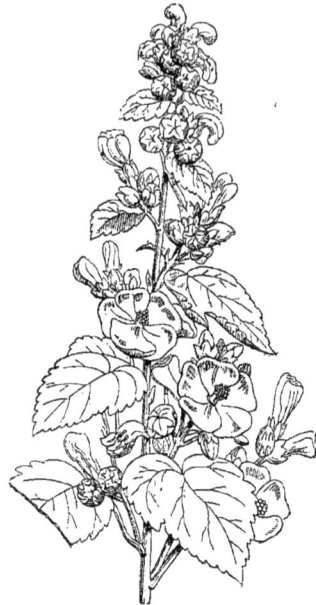

Fig. 467. — *Althœa officinalis*.

teuses, portant des feuilles alternes, simples, longuement pétiolées, larges, ovales, à lobes

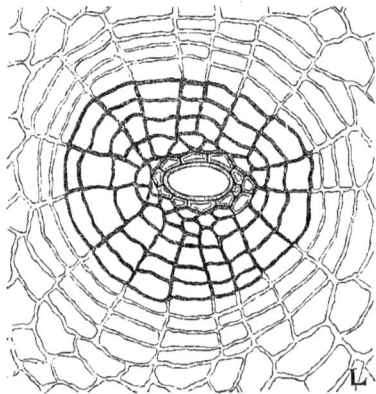

Fig. 468.— Racine. Vaisseau entouré de fibres et de couches concentriques de liège et de phellogène.

peu profonds, dentés ou crénelés, couverts de poils blanchâtres, tomenteux. A la partie inférieure de la tige, les feuilles sont cordées à la base et lobées. Ces feuilles sont accompagnées de 2 stipules subulées et caduques. Les fleurs sont disposées en cymes. Elles sont grandes et d'une couleur rose pâle. Calice persistant, gamosépale, à 5 divisions ovales acuminées, entouré à la base par un calicule à 7 ou 9 folioles unies dans le tiers inférieur, étroites, lancéolées. Corolle polypétale régulière, à 5 pétales cu-

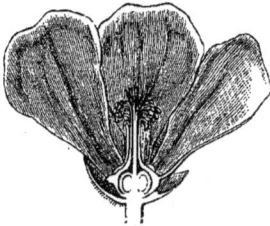

Fig. 469. — Guimauve. Coupe longitudinale de la fleur.

néiformes, tordus dans la préfloraison et unis à leur base en un tube court, réuni à l'androcée.

Les étamines très nombreuses sont réunies

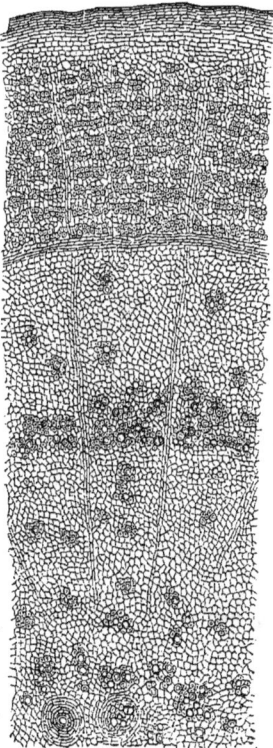

Fig. 470. — Racine de Guimauve. Coupe transversale.

à leur base en un tube qui entoure l'ovaire; à la partie supérieure les filets sont libres, à anthères réniformes, uniloculaires. Les ovaires, en nombre indéfini, sont verticillés autour de l'axe floral, dont ils se séparent à la maturité. Chaque ovaire est uniloculaire et uniovulé. Du centre déprimé des ovaires s'élève le style à peu près gynobasique, divisé à la partie supérieure en stigmates nombreux et sétacés.

Le fruit, accompagné par le calice persistant, est formé par un verticille d'achaines plans, ridés dans le dos, un peu velus, renfermant chacun une graine dépourvue d'albumen, lisse et brune.

Les feuilles, les fleurs et la racine sont employées en médecine.

Les *feuilles*, d'un vert grisâtre et se brisant facilement, sont inodores et d'une saveur mucilagineuse. Elles renferment les mêmes principes que la racine mais en moins grande quantité.

Les *fleurs* possèdent les mêmes propriétés émollientes.

La racine, quand elle est fraîche, est jaunâtre, ridée à l'extérieur, blanche et charnue à l'intérieur. Après sa récolte, on enlève la partie extérieure, une partie de la zone moyenne de l'écorce et les radicules. Elle se présente alors en morceaux blanchâtres, de 15 à 20 centimètres de long, de la grosseur du doigt ou d'une plume, marqués de rides longitudinales profondes et parfois de points jaunâtres, restes des fibres radicales. Sa cassure est courte, irrégulièrement granuleuse dans la partie centrale; l'écorce est flexible et fibreuse. Son odeur est faible, mais spéciale, sa saveur nulle. Quand on la mâche elle devient visqueuse.

Composition chimique. — Cette racine renferme: mucilage, amidon, pectine, sucre, des traces d'une huile grasse, du tanin, de l'*asparagine*, une matière colorante jaune, etc.

Le mucilage, auquel elle doit ses propriétés émollientes et qui s'y trouve dans la proportion de 25 0/0 environ, aurait, d'après les analyses de Schmidt et Mulder, la formule $C^{11}H^{20}O^{10}$ et ne différerait de celui de la gomme arabique que par H^2O en moins. Il en diffère aussi en ce que la solution d'acétate de plomb le précipite.

L'asparagine (Voir ASPERGE) n'y existe qu'en petite proportion, car on n'en retire guère que 2 0/0.

Usages. — La guimauve doit au mucilage abondant que renferment toutes ses parties, mais surtout ses racines, des propriétés adoucissantes et émollientes qui la rendent fort utile surtout dans la médecine des familles.

Les fleurs font partie des *quatre fleurs pectorales*. On en fait par infusion une tisane avec 8 à 15 grammes par litre d'eau.

La racine pulvérisée sert à donner la consistance des masses pilulaires et à empêcher les pilules une fois faites d'adhérer entre elles.

Le sirop se donne à la dose de 30 à 120 grammes en potion, dans les bronchites.

On fait aussi des tablettes de guimauve, mais qui sont peu employées aujourd'hui.

Gurjun (*Baume de*). — Cette oléo-résine est produite par un certain nombre d'arbres appartenant à la famille des Diptérocarpacées;

les *Dipterocarpus alatus* Roxb., *hispidus* Thw., *incanus* Roxb., *gracilis* Bl., *littoralis* Bl., *retusus* Bl., *turbinatus* Gœrtn., *trinervis* Bl., *Zeylanicus* Thw.

Ce sont des arbres de grande taille, originaires de l'Asie et de l'Océanie tropicales, à feuilles alternes, entières, coriaces, à nervures pennées, obliquement parallèles. Stipules grandes, larges, caduques. Fleurs grandes, belles, odorantes, blanches, rosées ou pourpres, disposées en grappes axillaires. Calice à 5 dents, dont 2 se développent plus que les autres et forment au-dessus du fruit 2 longues ailes rigides, coriaces, réticulées. Corolle à 5 pétales. Etamines nombreuses, libres. Ovaire libre à 3 loges uniovulées. Style simple. Capsule arrondie, surmontée par le calice persistant, à 2 ailes longues, à péricarpe ligneux, indéhiscent. Graines sans albumen (H. Bn, *loc. cit.*).

Pour recueillir le Baume, on fait des incisions à l'arbre pendant la saison sèche et on y met le feu. Le suc qui s'écoule est recueilli dans des vases en bambou où, par le repos, il se sépare en deux couches, l'une solide, le *Guad*, l'autre qui constitue le vrai Baume. Comme il provient de différents arbres et de divers pays, il ne présente pas toujours les mêmes propriétés. Le suivant est celui que décrivent Flückiger et Hanbury, d'après un échantillon importé de Moulmein à Londres.

Ce *Baume de Gurjun* est liquide, épais, visqueux et très fluorescent. À la lumière réfléchie il paraît opaque et coloré en gris verdâtre foncé. Par transmission il est transparent et d'un brun rougeâtre foncé. Son odeur rappelle celle du copahu. Sa saveur est amère et aromatique. Sa densité = 0,964. Il est soluble entièrement dans la benzine, le chloroforme, le sulfure de carbone, les huiles essentielles, et partiellement dans l'éther, l'acide acétique, les alcools éthylique ou amylique, etc. Chauffé en vase clos ce baume devient gélatineux et ne reprend plus sa flexibilité quand il est refroidi. A 220°, dans un tube fermé, il devient solide. Dans les mêmes conditions, le copahu ne perd pas sa fluidité.

Composition chimique. — D'après Flückiger (*loc. cit.*), le Baume de Gurjun qu'il examina était constitué par 54,44 0/0 d'une résine demi-fluide et 45,56 de matière volatile.

L'*huile essentielle* C²⁰H³² (d'après Werner) est jaune pâle, peu odorante. Desséchée sur le chlorure de calcium, puis distillée, elle bout à 210° et distille entre 255 et 260°. Cette essence ainsi purifiée a une densité de 0,915 à 0,944. Son odeur est empyreumatique, sa couleur est jaunâtre. Peu soluble dans l'alcool absolu et l'acide acétique cristallisable, elle se dissout fort bien dans l'alcool amylique. Elle est dextrogyre et se colore en bleu en présence de l'acide chlorhydrique.

La *résine*, dissoute dans l'alcool à 0,838, et additionnée d'ammoniaque, donne un composé qui, traité par un acide, abandonne une substance, l'*acide gurjunique* C⁴⁴H⁶⁴O² + 3H²O, que l'on peut regarder comme un hydrate de l'acide abiétinique. Il est soluble dans l'alcool à 0,838, mais non dans l'alcool faible, dans l'éther, le benzol, le sulfure de car-

bone. Cet acide fond à 220° (Werner), bout à 260° et se décompose.

La *résine amorphe*, qui reste comme résidu de la distillation, n'a pas été bien étudiée. Flückiger, en 1878, a signalé dans un autre Baume une résine cristallisable indifférente C⁸H¹⁰O², fondant à 126°, anhydre et se dissolvant dans l'acide sulfurique avec une coloration orangée (*Pharm. journ.*, 16 mars 1878, p. 725).

Usages. — Le Baume de Gurjun est exporté de Singapoor, Moulmein, Akyeb, la Péninsule malaise, Siam. C. Shaugnessy, le premier, en 1868, le préconisa comme succédané du copahu pour combattre les accidents blennorragiques, à la dose de 2 à 4 grammes, une ou plusieurs fois par jour, soit seul, soit en émulsions, soit sous forme de bols. Il est, du reste, connu en Europe sous le nom de Copahu de l'Inde.

Ce Baume agit sur toutes les muqueuses à la façon des oléo-résines, et peut être aussi fort utile pour combattre les affections catarrhales pulmonaires. Dougall l'avait recommandé contre la lèpre, mais les expériences instituées par ordre du gouvernement indien ont montré que les succès obtenus tenaient surtout au régime adopté.

Gutta-percha. — Sous ce nom malais, on désigne le suc laiteux, concret, que l'on extrayait primitivement d'un arbre appartenant à la famille des Sapotacées, le *Palaquium gutta* H. Bn. (*Dichopsis gutta* Benth. — *Isonandra gutta* Hook.). Cet arbre était autrefois fort abondant à Singapoor, dans la presqu'île indo-malaise, à Poulo-Penang, dans le détroit de Malacca, et il existe probablement encore dans la Malaisie, à Bornéo, à Sumatra, etc. Il atteint une hauteur de 20 à 30 mètres. Feuilles alternes, simples, entières, longuement pétiolées, oblongues, ovales, courtement acuminées au sommet, rétrécies insensiblement à la base, à nervures parallèles et se dirigeant presque à angle droit de la nervure médiane saillante vers le bord du limbe. Elles sont d'un vert jaunâtre à la face supérieure et couvertes sur la face inférieure d'un duvet court, brun rougeâtre. Fleurs axillaires petites, en grappes de 3 au plus. Calice gamosépale persistant, à 6 divisions, ovales, obtuses, couvertes de poils rudes. Corolle gamopétale, régulière, d'un blanc verdâtre, à 6 lobes profonds, ovales, elliptiques, obtus; 11 étamines libres, insérées sous la gorge de la corolle. Ovaire libre, supère, arrondi, pubescent, à 6 loges uniovulées. Style plus long que les étamines. Stigmate obtus.

Le fruit est une baie ovoïde de 2 à 3 centimètres, conique, duveteuse, à 6 loges, dont 4 stériles et 2 fertiles, celles-ci renfermant chacune une graine à tégument osseux et dépourvue d'albumen.

Cet arbre renferme dans toutes ses parties le suc laiteux qui, par un traitement approprié, donne la *Gutta-percha* la meilleure que le commerce se procurât jadis. Bien que connu depuis longtemps jadis par les indigènes, ce produit ne fut importé en Europe qu'en 1842, par le Dr William Montgomerie.

Pour obtenir ce latex, les Malais avaient adopté le mode d'extraction le plus nuisible, car ils abattaient les arbres. Chaque arbre pouvant donner environ 8 à 9 kilogrammes de suc, on a calculé que, pour fournir le seul marché anglais, on avait dû détruire pendant certaines années jusqu'à 250,000 pieds. En suivant ce procédé, on serait arrivé à dépeupler rapidement les forêts ; mais on lui a substitué aujourd'hui, du moins là où l'action des Européens peut se faire sentir, un mode d'exploitation plus raisonnable, qui consiste à faire au tronc vivant et en place des incisions suffisantes pour obtenir le suc, mais ne pouvant porter atteinte à la vitalité de l'arbre. Ce suc récent est blanchâtre, spumeux, laiteux, inodore et insipide, et se coagule à l'air.

La Gutta-percha est importée en blocs ronds ou carrés pesant 5 à 6 livres, tantôt jaunâtres, ce sont les meilleures sortes, fibreuses, nerveuses, tantôt rougeâtres ou blanchâtres.

La Gutta-percha pure est incolore, insipide. Elle est inodore, mais quand elle est échauffée elle prend une odeur spéciale. Quand on évapore sa solution dans le sulfure de carbone on remarque qu'elle est criblée de pores dont la présence explique comment elle peut retenir des quantités d'eau variables, malgré son imperméabilité. Elle est plus dense que l'eau, insoluble dans ce liquide, partiellement soluble dans l'huile d'olive bouillante, peu soluble dans l'alcool et l'éther. Ses meilleurs dissolvants sont le sulfure de carbone, le chloroforme, qui, par évaporation, la laissent parfaitement pure. Les huiles de schiste, la térébenthine, la benzine, la dissolvent à l'aide de la chaleur. Au contact de l'air elle absorbe peu à peu l'oxygène, devient brune, résineuse et cassante, et sa partie oxydée est insoluble dans la benzine.

A la température ordinaire, elle est très tenace, extensible et souple, mais peu élastique. A 50°, elle se ramollit; à 100°, elle devient pâteuse et peut prendre toutes les formes possibles, qu'elle garde en se refroidissant. A 130°, elle fond. A une température plus élevée elle entre en ébullition et donne à la distillation sèche des huiles incolores, formées en majeure partie d'*isoprène* C^5H^8 et de *caoutchine* $C^{10}H^{16}$. Elle s'électrise rapidement par le frottement, mais elle présente un pouvoir isolant des plus considérables.

La Gutta-percha possède la propriété de se souder à elle-même quand elle est ramollie, à la condition de ne pas trop la chauffer, car dans ce cas elle reste poisseuse après le refroidissement.

Les solutions alcalines, les acides acétique, chlorhydrique et même fluorhydrique sont sans action sur elle. L'acide sulfurique concentré l'attaque en dégageant de l'acide sulfureux. L'acide nitrique l'attaque également en donnant naissance à des vapeurs nitreuses, ainsi qu'aux acides formique et cyanhydrique.

Composition chimique.—La Gutta-percha du commerce semble renfermer un hydrocarbure $C^{10}H^{14}$ mélangé à des produits d'oxydation.

L'hydrocarbure serait la *gutta* de Payen, qui avait assigné à la Gutta-percha la composition centésimale :

Gutta.	75 à 82
Albane.	19 à 14
Fluavile	6 à 4
	100 100

D'après Payen, pour séparer ces différents corps, on traite la Gutta-percha pure par l'alcool froid, qui dissout la fluavile ; puis par l'alcool bouillant, qui dissout l'albane. La Gutta reste comme résidu.

La *gutta* possède toutes les propriétés de la Gutta-percha pure. Elle est insoluble dans l'alcool et l'éther. Sa composition serait, d'après Oudemans, $C^{10}H^{18}$, et d'après Millet, $C^{10}H^{15}$.

L'*albane* est une résine blanche cristalline, fusible à 140°, soluble dans la benzine, le sulfure de carbone, la térébenthine, l'éther et l'alcool anhydre bouillant. Sa formule serait $C^{10}H^{15}O$ ou $C^{10}H^{16}O$ quand elle est desséchée à 130°.

La *fluavile* est une résine jaunâtre, diaphane, dure, cassante à 0°, se ramollissant à 50°, devenant pâteuse à 60°, et subissant la fusion à 110°. A une température plus élevée elle se décompose en donnant naissance à du carbure d'hydrogène. Elle est soluble à froid dans l'alcool, l'éther, le chloroforme, le sulfure de carbone, la benzine et l'essence de térébenthine. Sa formule, d'après Oudemans, serait $C^{10}H^{16}O$. Bleckrode a émis l'opinion que la Gutta-percha ne renferme qu'une seule substance et que celles qu'on a signalées proviennent des altérations qu'elle a subies. Ceci expliquerait en partie la qualité supérieure de la gutta versée aujourd'hui dans le commerce sur celle qu'on exportait autrefois, et dont le mode de préparation primitif était si défectueux.

Purification. — La Gutta-percha du commerce nous arrive généralement mélangée à de la terre, du sable, etc. Pour la rendre propre à l'industrie, on la découpe en copeaux minces et on la lave plusieurs fois à l'eau froide, qu'elle surnage, laissant au fond les impuretés. Elle est ensuite triturée par des cylindres dentés et transformée en bouillie par un courant d'eau. On la ramollit dans l'eau chaude et on la passe au laminoir de manière à en former des plaques que l'on soumet à une température de 110 ou 115°, pour leur enlever l'eau qu'elles retiennent dans leurs pores et qui les empêcherait d'adhérer entre elles. Pour obtenir la Gutta-percha blanche et pure on peut la dissoudre dans le sulfure de carbone et faire évaporer le véhicule, ou la précipiter de cette solution par un courant d'ammoniaque, ou bien encore la dissoudre dans la benzine. On ajoute du plâtre, on agite, puis on laisse en repos et, lorsque toutes les matières étrangères ont été entraînées mécaniquement par le plâtre, on précipite la Gutta par l'alcool.

Usages. — L'inaltérabilité de la Gutta en présence de la plupart des corps la rend propre à un grand nombre d'usages. La Gutta-percha, en feuilles minces, a été employée pour recouvrir la peau et favoriser la cure des affections prurigineuses. Comme elle forme un tissu imperméable très léger, elle peut être usitée dans un grand nombre de pansements. On peut incorporer à la Gutta ramollie un grand nombre de substances médicamenteuses, de façon à leur donner toutes les formes et toutes les dimensions. On en fait des crayons, des fils, des pois caustiques, des ciments dentaires, etc.

Dans l'industrie on en fabrique tous les instruments légers : robinets, entonnoirs, instruments de chirurgie (sondes, etc.). Les vernis hydrofuges sont formés d'une dissolution de Gutta dans le chloroforme ou mieux la benzine. Mélangée au soufre ou *vulcanisée*, elle peut devenir noire, dure, se laisse polir, travailler au tour, et se prête aussi à un grand nombre d'usages. En la mélangeant avec le caoutchouc on lui communique une élasticité et une souplesse toutes particulières.

En présence de la destruction rapide de l'arbre à Gutta-percha, on a dû rechercher s'il n'en existait pas d'autres appartenant à la même famille ou à des familles différentes. On a signalé, comme pouvant fournir un latex, dont les qualités sont du reste extrêmement variables, un certain nombre d'espèces appartenant aux genres *Dichopsis, Isonandra, Payena, Chrysophyllum, Mimusops, Bassia, Lucuma, Dipholis*, etc.

Gymnema sylvestre R. Br. (*Asclepias geminata* Roxb.). — Cette plante appartient à la famille des Asclépiadacées et croît dans l'Inde, dans la péninsule de Decan, du Concan au Travancore, dans l'Assam, sur la côte de Coromandel et sur le continent africain. C'est une plante grimpante, à feuilles de 5 à 7 centimètres de longueur sur 2 1/2 à 5 de largeur, obovales ou ovales, lancéolées, coriaces, d'un vert foncé à la face supérieure, d'un vert plus pâle et pubescentes à la face inférieure. Les nervures sont transversales et réticulées. Les fleurs sont petites et jaunes.

Cette plante renferme un suc laiteux abondant.

Sa racine est de la grosseur du petit doigt. Son écorce est molle, spongieuse, brun rougeâtre, à fissures longitudinales. Sa saveur est âcre et salée.

Composition chimique. — D'après David Hooper, les feuilles renferment : chlorophylle et deux résines, 5,50 ; *acide gymnémique*, 6 0/0 ; acide tartrique, glucose, principe neutre amer, 19,50 ; gomme, extrait, 16,89 ; un alcaloïde neutre, des matières colorantes, etc.

L'une des résines est neutre, élastique, tenace, insoluble dans l'alcool, soluble dans le sulfure de carbone, le chloroforme, la benzine. L'autre, soluble dans l'alcool, est acide.

L'acide gymnémique se rapproche de l'acide chrysophanique, mais il en diffère par quelques réactions.

Thérapeutique. — La racine pulvérisée est employée dans l'Inde en applications sur les morsures des serpents venimeux, en même temps qu'on administre sa décoction à l'intérieur. Elle passe pour posséder des propriétés émétiques.

Les feuilles jouissent de propriétés singulières. D'après Edgeworth, lorsqu'on les mâche elles détruisent la perception de la saveur sucrée. Le sucre ne donne plus alors que la sensation d'une poudre sableuse, et cette anesthésie particulière durerait vingt-quatre heures. Dymock dit, au contraire, que le sucre prend une saveur salée, mais qu'on peut encore le reconnaître. David Hooper (*Pharm. journ.*, 22 avril 1887) a fait des expériences avec ces feuilles. Il a vu qu'en effet la saveur sucrée disparaissait. Avec les confitures au gingembre la saveur de ce dernier est seule sensible. Avec l'orange douce on ne perçoit que la saveur de l'acide citrique. Mais ces feuilles ne détruisent la saveur que des substances sucrées et amères. C'est ainsi que celle de la quinine disparaît complètement. Cet effet ne se prolongerait que pendant une ou deux heures, après lesquelles l'organe du goût reprendrait son pouvoir.

Gymnocladus dioica Michx.(*G. canadensis* Lamk., *Guilandina dioica* L.). — Le Chicot du Canada est un grand arbre inerme, de la famille des Légumineuses cœsalpiniées, série des Eucœsalpiniées, qui croît dans l'Amérique boréale. Les feuilles sont alternes et décomposées, bipinnées, à folioles membraneuses, accompagnées à leur base de stipules latérales peu développées. Les fleurs sont polygames, dioïques, disposées en grappes terminales simples ou ramifiées. Le réceptacle est en tube allongé. Sépales au nombre de 5, insérés au sommet du tube réceptaculaire. Corolle à 4 ou 5 pétales semblables, subégaux. 10 étamines libres, insérées sur les bords du réceptacle ; 5 sont plus grandes. Anthères stériles dans les fleurs femelles. L'ovaire, nul dans les fleurs mâles, est inséré au fond du tube réceptaculaire, sessile, uniloculaire, pluriovulé. Style simple, terminal, à stigmate bilobé. Gousse sessile, oblongue, d'abord charnue, puis ligneuse, bivalve, garnie intérieurement d'une pulpe charnue, jaune verdâtre, entourant des graines épaisses, obovoïdes, à albumen corné.

Ces graines portent aux Etats-Unis le nom de *Coffee bean*, et l'arbre lui-même est désigné sous le nom de *Coffee tree*, parce que, lorsqu'elles sont torréfiées, on peut les employer au même usage que le café. Toutefois elles présentent des propriétés stupéfiantes.

Composition chimique. — D'après Samuel Mell.

(*Amer. journ. of pharm.*, mai 1887, p. 230), ces graines contiennent : 8,5 d'humidité, 2,75 de cendres. L'éther de pétrole en extrait environ 3 0/0 d'une *huile fixe* jaunâtre, saponifiable, d'une densité de 0,819. L'éther dissout un peu de *cire*, un *corps gras* et une *résine*.

L'extrait alcoolique renferme un peu de *tanin*, une petite quantité d'un *glucoside* qui peut être enlevé à la solution aqueuse par le chloroforme, et qui paraît exister surtout dans le fruit non mûr. Son odeur est particulière, sa saveur brûlante. Les graines renferment, en outre, du mucilage, de l'amidon et des matières albuminoïdes.

Thérapeutique. — L'extrait aqueux des graines a été expérimenté par le Dr Bartholow, de Philadelphie. Il a vu qu'il agissait d'abord sur la sensibilité, puis sur la motilité. Les muscles volontaires prennent l'état spasmodique, le corps devient rigide. Les effets sont centraux et non périphériques. Les pulsations du cœur sont diminuées de moitié et la tension artérielle s'abaisse. Ces expériences permettent de penser que ces graines prendront dans la thérapeutique une place importante.

H

Hæmanthus toxicarius Ait. (*Brunswigia toxicaria*, Ker. — *Boophane toxicaria* Herbert).— Plante de la famille des Amaryllidacées, croissant au cap de Bonne-Espérance. Bulbe ovale, oblong, recouvert de fibres nombreuses, minces. Feuilles sur deux rangs, nombreuses, dressées, divergentes, ensiformes, glauques. Scape apparaissant avant les feuilles, un peu comprimé, glauque, portant une ombelle de 200 à 300 fleurs rosées, plus longue que les spathes réfléchies. Périanthe de 3 centimètres de longueur, campaniforme, régulier, à 6 divisions. 6 étamines plus longues, étalées. Ovaire infère, à 3 loges pluriovulées. Capsule membraneuse, trilobée, s'ouvrant en 3 valves. Graines oblongues, noires, charnues.

Le suc du bulbe est un poison des plus dangereux. Il entre dans la composition de la matière toxique dont les Bushmen enduisent leurs flèches (Lindley, *Flor. méd.*, p. 572). Il n'a reçu jusqu'à ce jour aucune application en médecine.

Hamamelis virginica L. — L'Hamamelis de Virginie, *Witch Hazel*, Noisetier de sorcière, de la famille des Saxifragacées, série des Hamamélidées, est un arbrisseau originaire des Etats-Unis, où il croît surtout dans les bois humides, épais, depuis le Mississipi jusqu'au Canada. Il peut atteindre une hauteur de 6 mètres. Ses feuilles, qui ressemblent un peu à celles du noisetier, d'où le nom donné à l'espèce, sont brièvement pétiolées, alternes, simples, obovales ou ovales, insymétriques à la base, penninerves, dentées, de 10 centimètres de long sur 3 à 4 de large. Elles sont accompagnées de 2 stipules. Fleurs axillaires ou portées sur le bois des rameaux, entourées chacune par un involucre à 3 folioles ovales. Calice à 4 sépales. Corolle à 4 pétales en forme de bandelettes longues, étroites, jaune verdâtre. 8 étamines libres en deux verticilles, anthères à loges valvicides. Ovaire en partie libre, à 2 loges uni- ou biovulées. 2 styles arqués, à stigmate simple. Certaines fleurs sont stériles et n'ont que des rudiments d'ovaire. Le fruit rappelle par sa forme la noisette de nos pays. Il est arrondi, sec, capsulaire, plongé en partie dans le réceptacle cupuliforme devenu ligneux et s'ouvre au sommet en deux valves. Il mûrit à l'automne

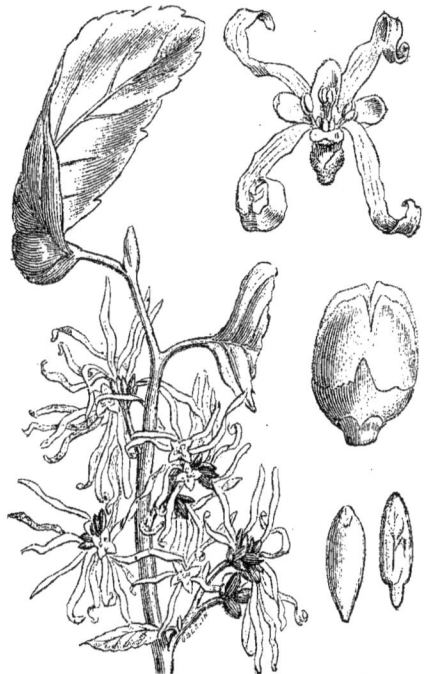

FIG. 471. — *Hamamelis virginica*. Fleur, fruit, graine et embryon.

l'année suivante seulement et se trouve sur l'arbre en même temps que les fleurs de l'année. Graines albuminées, à testa crustacé, lisse.

L'écorce des jeunes rameaux et les feuilles sont employés aux Etats-Unis et la plante est inscrite à la pharmacopée de ce pays.

Les feuilles sont inodores, de saveur astringente et amère. L'écorce est amère, astringente, de saveur un peu douceâtre et piquante.

Composition chimique. — La composition chimique de l'Hamamelis est fort peu connue. Walter B. Cheney (*Amer. journ. pharm.*, 1886, p. 418) a signalé dans l'écorce la présence de 6,75 de tanin, de 1,4 de sucre, d'une cire saponifiable par la solution alcoolique de soude, 1,15 d'une résine, du mucilage. Il n'a pu trouver ni glucoside ni alcaloïde. Cette écorce ainsi que les feuilles doivent cependant renfermer une huile volatile, car les ouvriers qui distillent ces parties du végétal et surtout l'écorce sont souvent atteints. Elle agit sur eux comme un anesthésique et un puissant diurétique. La préparation qui porte le nom de *hazeline* n'est autre que l'eau distillée comme nous venons de le dire, additionnée d'alcool qui agit comme conservateur. Le principe actif n'a pas encore été isolé. Les graines sont oléagineuses et amylacées.

Usages. — L'écorce a tout d'abord attiré l'attention, car les Indiens l'employaient de temps immémorial comme sédatif contre les tumeurs douloureuses et contre les inflammations externes, sous forme de cataplasmes ou de décoction.

Les nègres esclaves s'en servaient pour arrêter les hémorragies provoquées par les avortements dus à l'emploi de la racine de cotonnier.

Les médecins américains l'ont surtout préconisée dans la cure des hémorroïdes et même des varices. Dujardin-Beaumetz a obtenu, dans certains cas, en employant l'extrait fluide, à la dose de 10 gouttes toutes les deux heures, une action très marquée consistant surtout dans la diminution des hémorroïdes et la disparition de la sensation douloureuse qui les accompagne. Par contre, il n'a obtenu aucun résultat dans le traitement des varices et la croit inefficace dans ce cas.

Serraud a employé localement les préparations d'hamamelis dans les affections congestives du larynx et du pharynx.

D'après Pollock, les préparations d'hamamelis réussiraient pour combattre les hémorragies ou les hémoptisies et cette propriété serait due à l'oléo-résine que renferme l'écorce fraîche et qui agirait ainsi à la façon de la térébenthine. Dujardin-Beaumetz n'en a retiré dans ce cas que le bénéfice qu'on obtient avec les préparations astringentes ordinaires.

Les préparations employées en Amérique sont l'extrait fluide qui se donne à la dose d'une cuillerée à café toutes les demi-heures pendant la journée. Comme sa saveur est désagréable, on la masque de la façon suivante :

Extrait fluide. . . . .) ãã 50 grammes.
Sirop d'écorce d'oranges amères (ãã 50 grammes.
Teinture de vanille. . . . .   20 gouttes.

La teinture alcoolique (au 1/5e), préparée avec l'écorce et les feuilles, se donne à la dose de 20 centigrammes à 1 gramme plusieurs fois par jour. Pour l'usage externe on peut se servir de pommades ou de lotions.

Les doses de ces préparations peuvent être considérables, car on n'a jamais observé d'effet toxique.

En résumé c'est un médicament dont le peu d'efficacité n'explique guère la vogue dont il a joui en Amérique et son inscription à la pharmacopée officielle.

Hardwickia pinnata Roxb. — Arbre de grande taille, inerme, appartenant à la famille des Légumineuses cœsalpiniées et à la série des Copaïférées, très commun dans les forêts humides du Travancore et se rencontrant également dans le sud du Canara. Feuilles alternes, paripennées, à 2 folioles coriaces, ovales, lancéolées aiguës aux deux extrémités. 2 stipules latérales caduques. Fleurs hermaphrodites en grappes ramifiées et accompagnées de bractées et de bractéoles latérales écailleuses. Calice à 5 sépales. Corolle nulle. 10 étamines libres et hypogynes. Certaines d'entre elles sont parfois stériles. L'ovaire est libre, sessile, uniloculaire, biovulé. Style d'abord réfléchi puis redressé. Stigmate petit. Gousse aplatie dont la partie inférieure étroite et allongée ressemble à un phyllode et qui s'ouvre par sa partie supérieure seulement, où se trouve une seule graine dépourvue d'albumen.

Les indigènes font au tronc de cet arbre des entailles profondes d'où s'écoule après un certain temps une oléo-résine qui a été examinée par Flückiger.

Composition chimique. — Cette oléo-résine est un liquide épais, visqueux, transparent, bien que paraissant noir quand il est en masse. A la lumière transmise et en couches minces il est d'un vert jaunâtre clair, et d'un rouge vineux en couches épaisses. Il n'est pas fluorescent. On peut distinguer cette oléo-résine de l'huile de bois et du copahu par le procédé suivant : On met dans un tube 19 gouttes de sulfure de carbone et une goutte de l'oléo-résine. On ajoute alors un mélange à parties égales d'acide sulfurique concentré et d'acide nitrique. Après agitation, on remarque ceci :

1° Le *copahu* prend une teinte brun rougeâtre et il se dépose de la résine sur les bords du tube;
2° *Huile de bois.* Coloration rouge pourpre, devenant violette en quelques minutes;
3° *Oléo-résine d'Hardwickia.* Pas d'altération.

Le mélange prend une couleur jaune verdâtre pâle. Brougthon en a retiré 25 et 40 0/0 d'une huile volatile qui présente la même composition chimique que celle du copahu. Elle bout à 225° et est lévogyre.

Les résines sont l'une acide, l'autre neutre. On n'en a pas retiré d'acide copahuvique.

Le baume d'Hardwickia est un excellent succédané du baume de copahu et a été employé dans l'Inde avec autant de succès contre la blennorragie (*Pharmacographia* 2e éd.).

Hasseltia arborea Blume. — Arbre élégant de la famille des Apocynacées, originaire de Java, près de Tjampiam, dans la province de Buitenzorg. Feuilles ovales, un peu aiguës à chaque extrémité, lisses en dessus, d'un vert plus pâle et un peu duveteuses en dessous. Fleurs disposées en fascicules axillaires, grandes, d'un blanc jaunâtre. Calice gamosépale, persistant, à 5 divisions. Corolle à tube contracté vers le milieu, à gorge nue, à limbe campanulé et à 5 divisions. 5 étamines libres, insérées sur la gorge de la corolle. 2 ovaires uniloculaires, multiovulés, entourés par un disque charnu. 2 styles. Stigmates en massue. 2 follicules distincts, longs. Graines stipitées à la base.

Le suc laiteux qu'on obtient par des incisions faites au tronc est employé à Java comme un drastique puissant pour détruire le tænia. On le mélange avec du miel et on le fait bouillir dans l'eau. Mais il importe de noter qu'il produit une violente inflammation de l'intestin et peut parfois même déterminer la mort quand il est administré sans précautions.

Hazigne. — Le *Symphonia fasciculata* H. Bn (*Chrysopia fasciculata* Dup. Th.), de la famille des Clusiacées, est un des plus beaux arbres de Madagascar, où il porte les noms de *Hazigne* et de *Petit Vougo*. Feuilles opposées, obovales, coriaces, rigides, à nervures secondaires presque parallèles. Fleurs jaunâtres, grandes, disposées en cymes au sommet des rameaux, et accompagnées de deux bractéoles concaves. Calice persistant à 5 sépales. 5 pétales épais, charnus. Disque pentagonal à 5 crénelures extérieures aux étamines, qui sont unies à la base, puis divisées en 5 languettes portant chacune un groupe de 5 à 6 anthères. Ovaire libre, à 5 loges incomplètes et multiovulées. Style à 5 sillons, partagé en 5 branches stigmatiques recurvées. Fruit ovoïde aigu, de 15 centimètres de long sur 10 de large, à péricarpe épais, coriace, à 5 loges, renfermant 15 à 20 graines obovoïdes, lisses, gris pâle, et couvertes, sous leur membrane, d'une couche de poils feutrés jaunâtres.

Toutes les parties de l'arbre sont remplies d'un suc épais, visqueux, d'un jaune clair, se prenant à l'air en une masse visqueuse.

Composition chimique. — Les graines renferment, d'après J. Regnauld et Villejean : 1° 56 0/0 d'une matière grasse, solide, jaune, sans odeur ni saveur, fondant à 27°, se solidifiant à 23°,2, constituée par de l'oléine, de la palmitine et de la stéarine; 2° des matières astringentes, ressemblant aux principes du même genre qu'on trouve dans les quinquinas, les cachous, les kinos; 3° les matières cellulosiques, pectiques et albuminoïdes qu'on rencontre dans toutes les graines.

Usages. — Le latex sert à faire des torches et à calfater les navires. La matière grasse est comestible, sert d'huile à brûler et est employée par les Malgaches, mélangée au latex, pour faire des pommades usitées dans le traitement de la gale, de la lèpre, des ulcères. On fait aussi de ce corps gras des frictions contre les rhumatismes, les contusions (H. Baillon, *Journ. de Pharm. et de Chim.*, 1884, p. 459. — Regnauld et Villejean, *Id.*, t. X, p. 12).

Hedeoma pulegioïdes Pers. — Petite plante herbacée, annuelle, de la famille des Labiées, série des Saturéiées, qui croît aux Etats Unis, depuis le Canada jusqu'au Mexique. Tige de 30 à 40 centimètres de hauteur environ, pubescente, quadrangulaire. Feuilles opposées, brièvement pétiolées, de 1 centimètre et demi de longueur, ovales ou oblongues, lancéolées, aiguës, serretées, pubescentes, glanduleuses à la face inférieure. Fleurs petites, bleues, brièvement pédonculées, en cymes axillaires. Organisation des Labiées à 2 étamines fertiles.

Cette plante est extrêmement odorante, même à l'état sec. Sa saveur est chaude, piquante.

Composition chimique. — Elle renferme une huile volatile jaune dont l'odeur et la saveur sont celles de la plante elle-même, neutre, d'une densité de 0,940 et très soluble dans l'alcool.

D'après E. Kremers, elle est constituée par un alcool (hédéomol C^{10}H^{18}O) bouillant à une basse température, présentant deux isomères différant par leur point d'ébullition, par de l'acide formique, de l'acide acétique et de l'acide isoheptylique (*Drug. Circ.*, déc. 1887). L'analyse de F. Franz (*Amer. journ. of pharm.*, avril 1888) diffère peu de la précédente. Elle signale les substances suivantes : 1° Un corps C^{10}H^{16}O bouillant de 217 à 218° et formant 33 0/0 de l'essence primitive; 2° un composé C^{10}H^{17}O bouillant de 220 à 225°, formant les 12 0/0; 3° un composé C^{9}H^{12}O bouillant de 165 à 170°, formant les 0,7 0/0; 4° acide formique; 5° acide acétique.

Usages. — Le *Pennyroyal*, nom sous lequel cette plante est connue en Amérique, doit à son huile essentielle les propriétés stimulantes et aromatiques qui la font employer sous forme d'infusion contre les coliques flatulentes, pour provoquer la transpiration et rappeler les règles lorsqu'elles sont sur le point d'apparaître. L'huile essentielle sert à corriger aussi la saveur des médicaments nauséeux. Elle se prescrit à la dose de 2 à 10 gouttes sous forme de saccharure. A l'extérieur c'est un rubéfiant énergique.

Hedwigia balsamifera Sw. (*Bursera balsamifera* Pers.). — Arbre de la famille des Térébinthacées, série des Bursériées, à feuilles alternes imparipennées, à folioles opposées, coriaces. Fleurs terminales ou axillaires polygames. Calice court, à 4 dents. Corolle gamopétale, à 4 lobes recourbés au sommet. 8 étamines libres, insérées en dehors d'un gros disque hypogyne dont les lobes font saillie entre elles. Pas de gynécée dans les fleurs mâles.

Dans les fleurs femelles, les anthères sont stériles. L'ovaire est libre, à 4 loges biovulées. Style à stigmate quadrilobé. Le fruit est une drupe à 2 noyaux osseux, renfermant chacun une graine sans albumen.

Cet arbre, originaire de l'Amérique tropicale et souvent confondu avec le *Bursera gummifera* Jacq., dont il diffère par sa corolle monopétale, fournit une substance oléo-résineuse.

Composition chimique. — Ce suc, quand il n'a pas été solidifié, est liquide, rougeâtre, d'une consistance analogue à celle du copahu, dont il a, du reste, un peu l'odeur et la saveur. D'après Bonastre, il renferme :

Huile volatile.	12,0
Résine soluble dans l'alcool froid.	74,0
Résine insoluble dans l'alcool (*bursérine*).	5,0
Extrait amer.	2,8
Matière organique combinée à la chaux.	8,0
Sels à base de potasse et de magnésie.	4,0
Perte.	5,0

Usages. — Ce suc résineux a été vanté comme antiblennorragique, anthelminthique, résolutif, et est appliqué sur les plaies et les ulcères rebelles pour hâter leur cicatrisation. Le nom vulgaire du Sucrier des montagnes, le Bois-Cochon, avait été donné à cet arbre parce qu'on croyait que les porcs sauvages arrachaient son écorce pour guérir les blessures qu'ils avaient reçues.

Hedychium spicatum Smith. — Plante de la famille des Zingibéracées, à rhizome horizontal épais, à tiges robustes, couvertes de feuilles accompagnées à leur base de stipules apprimées. Fleurs d'un très beau coloris, disposées en grappe courte, ovale, et accompagnées d'une bractée naviculaire. Calice tubuleux à 3 dents. Corolle à tube allongé, à lobes ressemblant aux larges staminodes latéraux pétaloïdes. Anthères linéaires. Ovaire libre à 3 loges pluriovulées. Capsule à 3 valves, à déhiscence loculicide. Graines subglobuleuses, albuminées. H. Baillon a fait voir (*Adansonia*, 3-349, t. VII) le mode de constitution de l'albumen, formé de phytocystes poils.

Cette plante croît dans l'Himalaya. Son rhizome, seule partie employée, se trouve dans les bazars de l'Inde sous forme de morceaux circulaires de 1 centimètre au plus de diamètre, d'une épaisseur variable, blancs, amylacés. L'écorce est d'un brun rougeâtre, marquée de nombreuses cicatrices. On y voit toujours des radicelles. L'odeur est analogue à celle de l'Iris, mais plus forte et camphrée ; la saveur est piquante, amère et aromatique.

Composition chimique. — Ce rhizome a été analysé par Thresh. (*Pharm. journ.*, 8 nov. 1884). Il a signalé les substances suivantes :

Solubles dans l'éther de pétrole :

Éthylméthylparacoumarate.	3,0
Huile fixe et matière odorante	2,9

Solubles dans l'alcool :

Substance indifférente précipitant par le tanin	
Résine acide, etc.	2,7

Solubles dans l'eau :

Glucoside ou sucre.	1,0
Mucilage.	2,8
Albuminoïdes, acide organique.	1,9
Amidon.	52,3
Humidité.	13,6
Cendres.	4,6
Cellulose, etc.	15,2

Cette analyse est intéressante en ce qu'elle montre la présence, dans le règne végétal, d'un composé chimique, que l'on ne connaissait que dans les laboratoires, la combinaison de l'acide méthylparacoumarique $C^{10}H^{10}O^3$ avec l'éthyl, ou méthylparacoumarate d'éthyle. Le principe odorant, qui n'existe qu'en petites quantités, n'a pas été étudié par l'auteur. L'auteur a signalé en outre la présence d'un acide gras, insoluble dans l'eau bouillante, cristallisable dans l'alcool.

Usages. — Cette drogue, qui porte dans l'Inde le nom de *Kapur Kachri*, fait partie d'une substance composée, l'*Abir*, employée par les Hindous comme parfum. D'après Powell (Dymock, *loc. cit.*), le rhizome est mélangé au tabac à fumer dans le Punjab. C'est, d'après Bayle, le *Sittaritie* ou *Lesser Galanga* d'Ainslie (*Mat. Ind.*, t. I, p. 140). Il est regardé comme possédant des propriétés stomachiques et carminatives.

Hedyosmum nutans Sw. — Cette plante appartient à la famille des Pipéracées, série des Chloranthées, et croît à la Jamaïque, dans les montagnes bleues, à une hauteur de 5 à 6 mille pieds au-dessus de la mer. C'est un sous-arbrisseau à rameaux opposés, à feuilles opposées, simples, lancéolées, acuminées et serretées ; stipules engainantes à leur base. Fleurs unisexuées. Les fleurs mâles, monandres, sont disposées en chatons terminaux, oblongs, formés d'étamines nombreuses, nues, cunéiformes, à 2 loges, et enfoncées dans une bractée naviculaire. Les fleurs femelles, en cymes terminales, sont constituées par un ovaire sessile, trigone, uniloculaire, uniovulé, muni au sommet de trois sortes d'ailes courtes, épaisses, arrondies. Style court, stigmate en tête. Drupe charnue, petite, ovoïde, trigone, à noyau mince, fragile, trigone. La graine est albuminée.

Les feuilles ont une odeur aromatique pénétrante. On en retire par distillation avec l'eau une huile essentielle qui est expédiée de la Jamaïque sous le nom d'*essence de tabac buisson* et qui passe pour combattre efficacement la migraine. Les feuilles pilées fraîches sont employées par les indigènes dans le même but.

Le *H. arborescens* Sw., originaire également de l'Amérique, est employé dans la médecine populaire comme digestif et antispasmodique.

Le *H. Bonplandianum* K., de la Colombie, est recommandé dans ce pays contre les fièvres pernicieuses, la migraine, le lumbago.

Le *H. Granizo* Lindl. est employé comme antisyphilitique.

Helicteres isora L. — C'est un petit arbre de la famille des Malvacées, série des Spiréocarpées, qui croît dans toutes les parties de l'Inde. Ses feuilles sont alternes, simples, entières, pétiolées, inégalement cordées à la base.

Les fleurs, d'un beau rouge et apparaissant à la saison des pluies, sont hermaphrodites, régulières et axillaires. Calice gamosépale, tubulaire, à 5 divisions. Corolle à 5 pétales, libres, ligulés, onguiculés, légèrement dentés au sommet. Etamines nombreuses réunies en une colonne urcéolée et libres au sommet, qui porte les anthères. Gynécée composé de 5 ovaires uniloculaires, pluriovulés. 5 styles unis à la base. Les fruits consistent en 5 carpelles minces, anguleux, tordus en spirale sur eux-mêmes et formant un cône de 3 à 5 centimètres de longueur. Ils sont pubescents, de couleur brun verdâtre et renferment chacun une seule rangée de graines anguleuses brun foncé à leur surface. Leur saveur est mucilagineuse.

Usages. — La forme particulière des fruits est probablement ce qui les a fait employer dans la médecine hindoue comme remède contre les ulcères des oreilles, réduits en poudre et broyés avec l'huile de ricin, en raison de la *doctrine des signatures*, dont nous avons déjà parlé.

Ces fruits sont, en vertu de leurs propriétés émollientes, employés sous forme de décoction, ainsi que les fleurs, pour combattre les coliques, la flatulence, surtout chez les enfants. De sa racine, on extrait un suc employé dans les affections de la peau, les abcès, les cardialgies. Les fibres de l'écorce servent à faire des cordes et des câbles. Elles ont une grande résistance. Le bois est employé par les indigènes pour obtenir du feu par friction.

Le suc des feuilles sert à combattre, à la Jamaïque, certains cas de constipation.

2° *H. sacarolhæ* A.-S.-H. — Cette espèce est très commune au Brésil. La décoction de sa racine y est employée contre les maladies vénériennes, probablement comme astringente.

La racine de *H. corylifolia* Wight est amère et stomachique.

Heliotropium indicum L. — Petite plante annuelle de la famille des Borraginacées, série des Héliotropiées, qui croît dans l'Inde, en Cochinchine, dans les terrains fertiles. Elle est couverte de poils soides; ses tiges sont nombreuses, de la grosseur du petit doigt, rameuses. Feuilles généralement alternes, cordées, ovales, rugueuses, longuement pétiolées. Fleurs hermaphrodites en épis terminaux solitaires, simples. Corolle à gorge dépourvue d'écailles.

Organisation des Borraginacées.

La plante entière a une odeur fétide analogue à celle des Stramoniées. Sa saveur est un peu amère. Le suc des feuilles est employé par les natifs en applications sur les furoncles douloureux, soit pour hâter leur résolution, soit pour les faire suppurer. José Amadeo, de Porto-Rico, dit avoir obtenu de bons effets, dans la pharyngite et la tonsil-

lite, de gargarismes faits avec la décoction des feuilles et des fleurs, en prescrivant à l'intérieur un verre toutes les deux heures.

L'Héliotrope du Pérou (*H. Peruvianum* L.) est cultivé dans nos jardins pour l'odeur suave de ses fleurs. Il a été introduit en Europe, en 1740, par J. de Jussieu.

Le *H. europæum* L., très commun dans les endroits secs et sablonneux de l'Europe, de l'Afrique nord, est connu en France sous le nom d'*Herbe aux verrues*, qui indique les propriétés qu'on lui attribue.

Hellébore ou **Ellébore.** Le genre Hellébore, qui appartient à la famille des Renonculacées, renferme certaines espèces intéressant la thérapeutique :

1° *H. niger* L. (Ellébore noir, Rose de

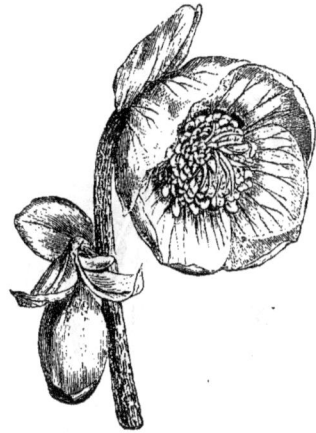

Fig. 472. — *Helleborus niger.* Fleur.

Noël). — Petite plante herbacée, à souche vivace, charnue, sinueuse, émettant des racines cylindriques, charnues, noires, ramifiées.

Les feuilles, qui viennent toutes sur le rhizome, sont alternes, simples, à pétiole long, engainant à sa base. Limbe divisé en 7 à 9 segments ovales, lancéolés, dentés, glabres, luisants, lisses, épais et d'un vert pâle.

Les rameaux aériens, de 20 à 25 centimètres de hauteur, sont simples. Ils portent des bractées qui remplacent les feuilles et les fleurs, qui sont solitaires, grandes, blanches ou roses.

Calice pétaloïde, à 5 sépales libres, larges, épais, orbiculaires ou un peu irréguliers. Etamines nombreuses, libres, disposées en plusieurs séries spiralées. Certaines d'entre elles avortent et prennent la forme de cornets à ouverture irrégulière et crénelée, supportés par un pied grêle; 5 à 10 carpelles uniloculaires, uniovulés; 10 follicules membraneux s'ouvrant par le bord ventral et renfermant des graines à testa crustacé, luisant.

L'Hellébore noir est très commun dans les bois montueux du sud et de l'est de l'Europe et on le cultive dans les jardins. Dans nos climats ses fleurs s'épanouissent au mois de décembre, ce qui, avec leur forme particulière, leur a valu le nom de *Roses de Noël.*

La seule partie employée est le rhizome,

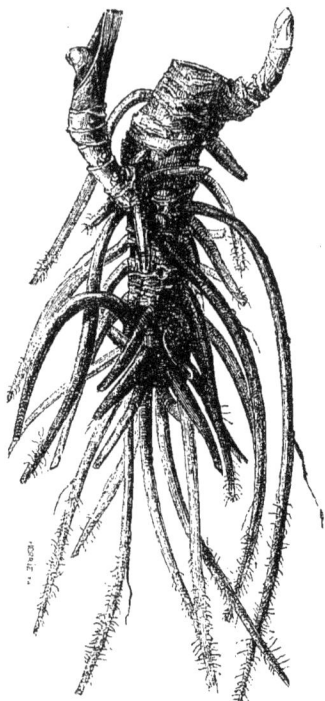

FIG. 473. — Hellébore noir. Rhizome.

qui se présente sous forme de fragments irréguliers, noueux, de 5 à 10 centimètres de longueur sur un demi à 1 centimètre d'épaisseur, chargés de racines non ramifiées et parallèles à l'axe. Celui-ci porte des collerettes annulaires écartées de 1 centimètre environ l'une de l'autre et des petites éminences tronquées à centre blanchâtre, qui sont les cicatrices des racines adventives. Sa surface est noire, l'intérieur est blanchâtre. La cassure est nette, le tissu est mou. Quand on le coupe, on remarque une écorce épaisse, une bande d'un gris sale qui est la zone des faisceaux divisée par les rayons médullaires en tranches inégales. La moelle du bois est jaune brun et marquée de points brunâtres. Son odeur est faible. Sa saveur est amère et un peu âcre.

Composition chimique. — Le rhizome d'Hellébore noir renferme une huile fixe, de la résine, du sucre,

un acide que Bastick regarde comme de l'*acide aconitique* et une matière particulière que cet auteur nomme *helléborine* $C^{36}H^{42}O^6$, dont Marmé et Husemann ont reconnu la véritable nature.

Elle cristallise en aiguilles blanches, brillantes, groupées autour d'un centre, insipides à l'état sec, mais d'une saveur âcre et brûlante en solution alcoolique. Cette substance est insoluble dans l'eau, peu soluble dans l'éther, soluble dans l'alcool et le chloroforme. En présence des acides dilués et à l'ébullition, elle se dédouble en sucre et en une matière nouvelle, l'*helléborésine* $C^{30}H^{38}O^4$. C'est donc un glucoside qui n'existe qu'en très petite proportion dans le rhizome de l'Hellébore.

Ce rhizome renferme en outre, d'après Marmé et Husemann, un autre glucoside que l'on trouve aussi dans les feuilles, l'*helléboréine* $C^{26}H^{44}O^{15}$, qui cristallise en aiguilles microscopiques blanches, de saveur

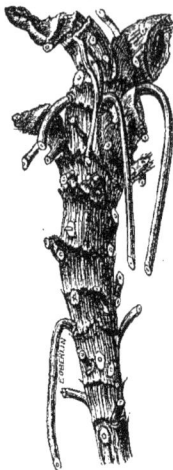

FIG. 474. — Rhizome d'H. noir (d'après Blondel).

amère, très solubles dans l'eau, moins dans l'alcool, insolubles dans l'éther, et qui se dédouble, en présence des acides étendus, en sucre réducteur et *helléborétine*, qui, récemment précipitée, est bleu violet foncé et devient gris verdâtre par la dessiccation et la pulvérisation. Elle est insoluble dans

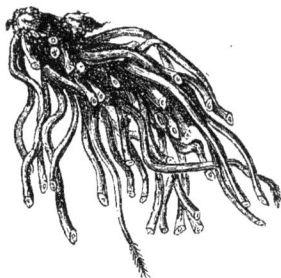

FIG. 475. — Rhizome d'H. noir. Souche âgée (d'après Blondel).

l'eau et l'éther, et se dissout dans l'alcool, qu'elle colore en violet.

L'Helléborine et l'Helléboréine se colorent toutes deux en rouge cramoisi passant au violet en présence de l'acide sulfurique concentré. La différence de solubilité dans les dissolvants que nous avons cités permet de les distinguer l'une de l'autre et de les séparer.

Usages. — L'Hellébore jouissait, chez les anciens, d'une grande célébrité pour combattre la folie. Nous n'ajoutons plus foi aujourd'hui à cette propriété toute spéciale, et, pour nous, le rhizome de l'Hellébore noir possède des propriétés locales irritantes sur les muqueuses; il purge, irrite à haute dose le tube intestinal, détermine des vomissements et peut même amener la mort, en excitant d'abord la sensibilité et l'action nerveuse. Les symptômes de l'empoisonnement sont assez rapides pour que, dans certains cas, des animaux aient été presque foudroyés. C'est, comme le dit Pécholier (*Bullet. gén. de Thér.*, 1881), un poison des plus dangereux qui *mord sans aboyer*.

Ce rhizome doit ces propriétés à l'*hellébo-*

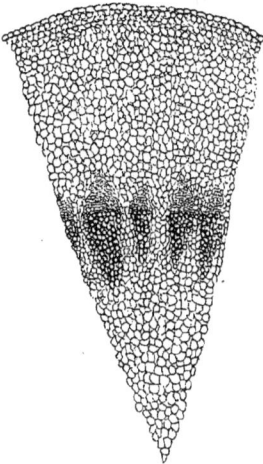

FIG. 476. — Rhizome d'H. noir. Coupe transversale.

rine, qui est un poison cardiaque et irritant, agissant comme la digitoxine. Quant à l'helléboréine, son action sur le cœur est beaucoup plus faible, mais elle paraît jouir

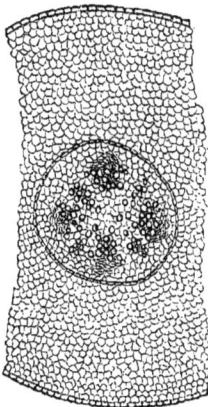

FIG. 477. — Racine d'H. noir. Coupe transversale.

de propriétés stupéfiantes et anesthésiques assez prononcées.

L'action purgative et irritante de ce rhizome explique comment on ait pu l'employer pour combattre la folie. Il produit à doses modérées une dérivation du côté du tube digestif qui peut être en outre utile, comme celle de tous les drastiques, dans les cas d'aménorrhée.

Il est aujourd'hui fort peu usité, bien qu'il

ait été maintenu au *Codex* récent. On le prescrit sous forme de poudre à la dose de 30 centigrammes à 1 gramme, ou en infusion préparée avec 4 grammes de rhizome et 120 grammes d'eau. Les deux glucosides n'ont pas reçu d'application thérapeutique. Cependant, récemment, Venturini et Gasparini (*Bull. génér. de Thérap.*) ont vu que l'helléboréine, même en solution très diluée, instillée dans le sac conjonctival, produisait l'anesthésie complète de la cornée, sans irriter ni la conjonctive ni la cornée. Cette anesthésie durerait une demi-heure. L'helléboréine produit également l'anesthésie locale dans les points où elle est injectée par voie hypodermique. Mais son action cardio-toxique est trop énergique pour qu'on puisse l'employer ainsi.

Substitution. — On substitue ou on mélange souvent à la racine d'Hellébore des rhizomes étrangers, et comme leur structure externe se rapproche singulièrement, que de plus l'examen microscopique ne montre rien de caractéristique, il faut utiliser, pour reconnaître la fraude ou la substitution, la réaction de l'helléboréine.

On fait bouillir le rhizome avec de l'eau, on l'épuise, on filtre la décoction, on l'additionne d'un tiers de son volume d'acide chlorhydrique et on la fait bouillir. La liqueur se trouble et prend une couleur violette particulière. Par refroidissement il se sépare des flocons noirâtres qui, après avoir été bien lavés à l'éther sur le filtre pour enlever la matière grasse résineuse, laissent un résidu. L'alcool employé comme dissolvant de ce résidu prend une couleur violette et laisse par évaporation de l'helléboréine impure, colorée en violet verdâtre.

Les rhizomes d'*Actæa* et de *Polygala senaga* ne donnent pas lieu à cette réaction, et ce sont ceux que l'on mélange le plus habituellement à l'*H. niger*.

On peut, dans les cas d'empoisonnement, séparer assez facilement, par le procédé de Stas ou de Dragendorff, l'helléborine, que cette réaction différencie nettement. Elle est encore sensible avec 5 centigrammes de poudre.

2° *Helleborus viridis* L. Cette espèce, qui se rencontre en France dans les haies, les vergers, se distingue de *H. niger* par ses tiges ramifiées, par ses feuilles colorées en vert clair, ses fleurs petites et verdâtres. Elle renferme du reste les mêmes éléments que *H. niger*, passe pour être beaucoup plus active, et c'est la seule qui soit inscrite à la pharmacopée britannique sous le nom de *veratrum viride*.

Christovitch (*Deutsch. med. Zeit.*) a vu que l'extrait donné à des grenouilles, à des chiens, diminuait la fréquence des pulsations, tout en augmentant leur amplitude et régularisant le pouls. Il pourrait donc être utile pour diminuer la suractivité cardiaque dans les congestions pulmonaires, hépatiques ou rénales, et pour augmenter la sécrétion urinaire. L'auteur fait une solution au 1/100 de l'extrait et l'administre à la dose de 10 à 20 gouttes par jour.

Les caractères extérieurs de son rhizome se confondent avec ceux de *H. niger*. Sa saveur est plus âcre, plus amère, et il renferme une plus grande quantité d'huile grasse.

3° *H. fœtidus* L. (Poil de griffon, Patte d'ours, Herbe aux bœufs, etc.). L'Hellébore

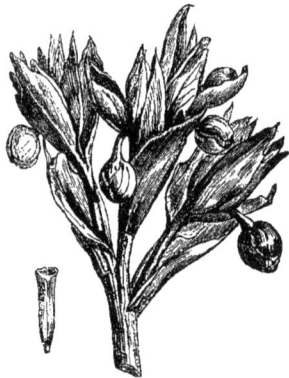

FIG. 478. — *Helleborus fœtidus.*

fétide croît en Europe dans les lieux stériles. Ses tiges sont ramifiées et feuillées jusqu'à la base. Les feuilles ont leur pétiole élargi à la base et leurs lobes sont étroits et al-

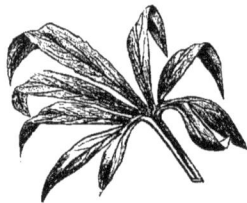

FIG. 479. — *Helleborus fœtidus.* Feuille.

longés. Elles sont d'un vert foncé, livide. Les premières feuilles des rameaux et les bractées qui accompagnent les fleurs sont réduites à leur pétiole élargi et aplati.

Les fleurs vertes sont disposées en cymes pauciflores à l'extrémité des rameaux supérieurs. Elles sont pendantes. Les staminodes ont la forme d'un cornet dont l'ouverture dentelée est coupée obliquement de haut en bas et de dehors en dedans. Ils sont nectarifères. Aux trois carpelles du gynécée, succèdent 3 follicules entourés par le calice persistant.

Cet Hellébore doit son nom à l'odeur fétide qu'il exhale et qui est due à un liquide produit par de petites glandes éparses sur les feuilles, le calice et les axes floraux.

Ses propriétés le mettent à la suite de *H. viridis*.

4° *H. hyemalis* L., dont on a fait le type *Eranthis*, est rangé par H. Baillon dans les Hellébores, dont il ne diffère que par son périanthe à 6 folioles disposées en 2 verticilles trimères, entouré d'un involucre caliciforme persistant, à 3 folioles. Son rhizome est analogue à celui des autres espèces que nous avons étudiées.

Les fleurs paraissent en hiver, comme l'indique son nom. Les feuilles radicales, peu nombreuses, disparaissent de bonne heure.

Cette espèce, originaire des montagnes de l'Europe et de l'Asie, présente les mêmes propriétés que les autres Hellébores.

Hemidesmus Indicus R. Brown. (Salsepareille de l'Inde. — *Nunnrri*). — Arbuste de la famille des Asclépiadacées, série des Périplocées, croissant dans l'Inde et à Ceylan, à racine longue, mince, peu ramifiée, recouverte d'une écorce de couleur rouillée, à tige ligneuse, diffuse ou grimpante, de la grosseur d'une plume d'oie et lisse. Les feuilles sont opposées, brièvement pétiolées et de forme variable. Celles des jeunes pousses, qui naissent des vieilles souches et rampent sur le sol, sont linéaires, aiguës, striées de blanc sur le milieu. Les supérieures, sur les vieilles branches, sont généralement lancéolées, parfois ovales ou ovées. Elles sont toutes entières, lisses, luisantes en dessus, blanchâtres, tomenteuses en dessous, de longueur et de largeur variables. Stipules petites, caduques. Fleurs hermaphrodites, petites, vertes en dehors, d'un pourpre foncé en dedans. Calice gamosépale, à 5 divisions aiguës. Corolle gamopétale rotacée, à 5 lobes aigus, oblongs, rugueux. Au niveau de la gorge sont insérées 5 écailles obtuses, courtes, épaisses. 5 étamines libres insérées sur le tube de la corolle. Pollen en masse. Ovaire à 2 loges multiovulées; style aplati, stigmate un peu plat. Deux follicules cylindriques, divariqués, lisses, longs, minces. Graines chevelues, nombreuses, albuminées.

La racine d'hemidesmus est en fragments de 15 centimètres au plus de longueur. Elle est cylindrique, tortueuse, simple ou munie de radicules minces, de tiges aériennes. L'écorce est fissurée longitudinalement, d'un brun foncé et parfois d'une teinte violette lorsqu'on la regarde au soleil. Sa cassure est courte, blanche, farineuse, brunâtre ou même violacée, le bois est jaunâtre. Cette racine a une odeur agréable ressemblant à celle du mélilot et de la fève tonka. Sa saveur est d'abord douceâtre puis un peu acide.

Composition chimique. — La saveur et l'odeur de cette racine paraissent dues à un corps se rapprochant de la coumarine. D'après Scott, on en retire par distillation avec l'eau un stéaroptène qui n'a pas été étudié.

Thérapeutique. — Cette racine est inscrite aux pharmacopées de l'Inde et de l'Angleterre comme tonique, diurétique et diaphorétique. On l'emploie dans la débilité, la cachexie des enfants, le rhumatisme chronique, les maladies de la peau, la syphilis.

L'infusion (1 pour 10) se prescrit à la dose de 60 à 90 grammes trois fois par jour. C'est le meilleur mode d'administration, et son activité est augmentée quand on la porte à 30 ou 35° de température. La quantité d'urine émise est, dit-on, triplée ou quadruplée.

Le sirop, qui ne fermente que difficilement, qualité précieuse dans les pays chauds, se donne à la dose de 30 à 60 grammes au plus.

Henné.— Le Henné, *Lawsonia inermis* L., de la famille des Lythrariées, est un arbuste que l'on croit originaire de l'Arabie et des contrées voisines et qui a été introduit dans la plupart des régions chaudes. Le nom d'*inermis* lui a été donné parce qu'il est le plus souvent glabre. Mais il existe dans l'Inde une variété à rameaux épineux. Les feuilles sont opposées, simples, brièvement pétiolées, entières, ovales, aiguës, mucronées, à bords entièrement révolutés, de 2 centimètres de longueur sur 1 centimètre de largeur.

Les fleurs, réunies en grappes ramifiées de cymes, sont petites, d'un jaune verdâtre, hermaphrodites. Le réceptacle subhémisphérique est doublé d'un disque à 8 glandes un peu saillantes. Calice à 4 sépales triangulaires. Corolle à 4 pétales, 8 étamines libres. Ovaire libre, subglobuleux, à 4 loges renfermant un grand nombre d'ovules. Style grêle, flexueux, exserte, à stigmate capité.

Capsule arrondie, de la grosseur d'un grain de poivre, entourée vers sa base par le réceptacle, à 4 côtes longitudinales, à sommet déprimé et à 4 loges. Graines nombreuses, anguleuses, sans albumen.

Les feuilles sont les seules parties qui soient employées. Traitées par une solution de potasse, elles prennent une belle couleur jaune uniforme. Le chlorure ferrique donne avec le mésophylle la réaction du tanin. Ces feuilles, laissées dans l'alcool pendant un certain temps, prennent une couleur rouge pâle. Une coupe, examinée sous le microscope et traitée par la solution de potasse, apparaît colorée en rose délicat.

Composition chimique. — D'après les travaux de Henrich Puschkis (*Pharm. Journ.*, avril 1881), les feuilles de Henné contiennent : mucilage, chlorophylle, une matière colorante, une matière amère, deux résines, l'une acide, molle, l'autre neutre, solide, en écailles jaunes, du tanin se colorant en vert par les sels de fer, de l'oxalate de chaux, des sels de soude et une base volatile facilement décomposable, probablement de la triméthylamine.

Usages. — La poudre de Henné, dont on distingue deux sortes, celle d'Arabie et celle d'Egypte, est d'un brun verdâtre, uniforme, prenant sur la surface exposée à la lumière une teinte jaune rougeâtre. Elle donne entre les doigts la sensation d'un sable très fin. Elle est en effet mélangée avec 5 à 20 0/0 de poussière de foraminifères qu'on ajoute dans un but frauduleux. On l'obtient en desséchant les feuilles et les pulvérisant ensuite.

Le Henné est employé en Orient depuis des temps immémoriaux pour teindre en jaune rougeâtre les ongles, le bout des doigts et la face palmaire des mains et des pieds. La poudre serait simplement mise en pâte avec de l'eau et appliquée directement. Mais on n'obtient pas ainsi, paraît-il, la coloration caractéristique. Ou bien on fait bouillir la pâte avec une quantité d'eau variable suivant la couleur désirée. En ajoutant une petite quantité d'un alcali à la solution, la couleur devient brunâtre. Mélangé avec l'indigo le henné est employé particulièrement, en Perse, pour teindre les cheveux et la barbe en noir. Cette teinture est parfaitement inoffensive. Il est en outre usité dans l'Inde pour colorer les cuirs, et, en France, pour teindre la soie.

En Orient, il est regardé comme un céphalalgique. On le mélange avec de l'huile pour former une pâte à laquelle on ajoute parfois de la résine. Appliqué sur la plante des pieds pendant l'éruption de la petite vérole il passe en Orient pour garantir les yeux. Il jouit en outre d'une grande réputation pour la croissance des cheveux et des ongles. Les feuilles fraîches, mises en pâte avec du vinaigre, sont employées comme topiques contre les ulcères et les affections de la peau. L'extrait jouirait des mêmes propriétés. L'écorce est employée en décoction dans la jaunisse et l'hépatite, les affections calculeuses, la lèpre et les maladies de la moelle épinière.

Les fleurs, en infusion, combattent la migraine et guérissent les meurtrissures. On en prépare également une huile parfumée, appelée par les Arabes *Duhn-ul-fagiya*, employée comme cosmétique.

Les fruits sont considérés comme emménagogues.

Il semble probable que l'usage du Henné pour colorer les pieds et les mains dérive surtout de l'action de cette poudre contre les maladies de la peau si communes dans les pays orientaux.

Hépatique des fontaines. — Le *Marchantia polymorpha* L., du groupe des Cryptogames, série des Hépatiques, est une petite plante très commune sur les bords des fontaines, des puits, sur les arbres, sur les rochers, où elle forme de petites plaques vertes, larges de 5 à 10 centimètres chacune, épaisses, à bords arrondis, découpés. Sa surface est marquée de lignes vertes, formant des losanges. La face inférieure, de couleur plus claire, porte des poils radiculaires qui fixent la plante au sol. Frondes dioïques, couchées, dichotomes. Réceptacles femelles convexes portés par un long pédoncule. Involucres sur la face inférieure, laciniés, renfermant chacun plusieurs périanthes

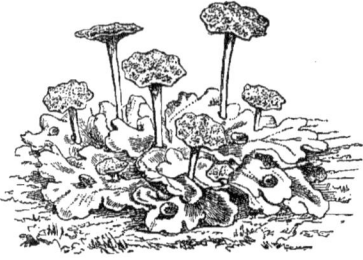

FIG. 480. — *Marchantia polymorpha* mâle.

membraneux, à 4 ou 5 lobes, contenant chacun une capsule bilobée. Réceptacles mâles pédonculés, peltés, portant plusieurs anthères enfoncées dans le tissu de la face inférieure.

L'hépatique était regardée autrefois comme un spécifique contre les maladies du foie, de là le nom qui lui a été donné.

La plante tout entière peut être employée

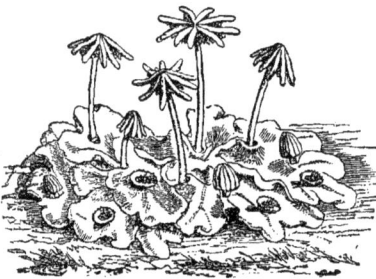

FIG. 481. — *Marchantia polymorpha* femelle.

après avoir été desséchée au soleil ou à l'étuve, sous forme de décoction concentrée. Elle n'est inscrite dans aucune pharmacopée, et elle n'est en effet que fort peu employée. On lui attribue aujourd'hui des propriétés diurétiques, dépuratives et détersives qui ne paraissent pas beaucoup mieux prouvées que les premières. Cependant, comme cette plante pousse sur les vieux murs, sur les roches calcaires, elle peut, comme la pariétaire, par exemple, renfermer des sels organiques de potasse ou de chaux qui peuvent avoir quelque effet dans la gravelle urique.

Heracleum spondylium L. (Berce brancursine des Allemands). — Plante de la famille des Ombellifères, série des Peucédanées, qui croît dans les pays froids, à racine

bisannuelle, fusiforme, dont le suc est jaunâtre. Tige de 60 centimètres à $1^m,50$ de hauteur, dressée, sillonnée, creuse, velue, rameuse. Feuilles alternes, grandes, amplexicaules, ternatipennées et couvertes comme toute la plante de poils mous. Fleurs blanches ou rougeâtres, en ombelles composées; involucre à 1 et 2 bractées, involucelle à 4 et 15 folioles. Organisation florale des Ombellifères normales. Fruit ovoïde oblong, comprimé, à bords rapprochés en une aile mince. Les 3 côtes dorsales sont filiformes, séparées par des vallécules à une seule bandelette courte et renflée.

Le port général de cette ombellifère rappelle beaucoup celui de l'angélique. C'est une plante fourragère que les bestiaux mangent avec avidité, mais elle n'est que fort peu cultivée. Sa *racine* est âcre et même rubéfiante. Ecrasée, elle est employée dans les campagnes pour guérir les durillons et les callosités. Sa décoction aurait été employée contre la gale. La *tige*, dont la saveur est douce, quand elle est privée de son écorce âcre, renferme du sucre. Aussi peut-on, par fermentation, en obtenir une boisson légèrement alcoolique employée en Russie et en Pologne.

Les *fruits* sont aromatiques, et peuvent être employés comme ceux de l'angélique. On a proposé dernièrement de les substituer aux cubèbes dans la blennorragie.

En résumé la grande Berce, en vertu de ses propriétés réelles, mériterait d'être étudiée au point de vue thérapeutique.

Le *H. lanatum* Michx., des Etats-Unis d'Amérique, est regardé comme diurétique, expectorant, rubéfiant, etc.

Heritiera littoralis Wight et Arn. — C'est un grand arbre de la famille des Mal-

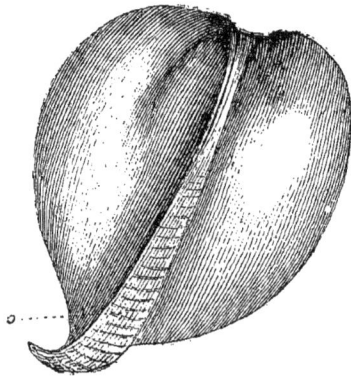

FIG. 482. — *Heritiera littoralis* (d'après Heckel).

vacées, série des Sterculiées, qui croît dans l'Inde, aux Philippines, aux Moluques et dans toutes les îles de la côte orientale d'Afrique, en Annam, en Australie et en Nouvelle-Calédonie. Feuilles ovales, grandes, entières, acuminées, cordiformes à la base, penninervées, brièvement pétiolées. Fleurs unisexuées, disposées en inflorescence axil-

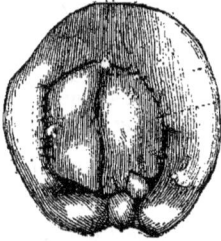

FIG. 483. — *Heritiera littoralis*. Graine (d'après Heckel).

laire. Fleurs mâles à périanthe unique, campanulé, à 5 divisions. 12 étamines réunies en colonne, libres à la partie supérieure. Fleurs femelles à 5 carpelles libres, uniloculaires, uni· ou biovulés. Les fruits sont des achaines ligneux, subéreux, carénés sur le dos suivant la longueur. La graine, recouverte d'un épisperme de couleur marron, est blanche, aplatie, orbiculaire, à cotylédons épais, charnus.

Ces graines ont été étudiées par Heckel et Schlagdenhauffen, parce qu'elles étaient mélangées à celles du vrai kola (V. ce mot). Elles ont un poids de 20 à 25 grammes. Mâchées, leur saveur est d'abord astringente, puis douceâtre et un peu amère. La forme de leurs granules d'amidon permet de les reconnaître, car ils ont à peine 8 μ dans la plus grande longueur, sont polygonaux et munis d'un hile rayonné.

Composition chimique. — L'amande renferme :

Huile	4,365
Tanin et matières colorantes. .	4,983
Sucre	5,738
Chlorure sodique.	0,288
Cellulose, amidon	55,987
Matières albuminoïdes.	13,537
Ligneux.	12,367
Sels fixes	2,645
Perte	0,009
	100,00

Les cendres renferment un peu de fer et de manganèse, des phosphates et sulfates de chaux, de potasse et de soude.

Cette composition, est, comme nous le verrons, toute différente de celle du kola, qui renferme de la caféine.

Usages. — Cette graine est employée dans l'Inde comme comestible. Elle est tonique et amère. L'huile qu'on en extrait sert à faire des frictions contre les rhumatismes. Le bois dur, résistant, coloré, est employé pour les constructions.

Hernandia sonora L. — C'est un arbre de la famille des Lauracées, série des Hernandiées, qui croît dans les régions tropicales de l'Asie, de l'Amérique et de l'Océanie. Les feuilles sont alternes, simples, entières, pétiolées, cordées, peltées, lisses. Ses fleurs sont réunies, au nombre de trois, dans un involucre concave formé de 4 bractées. La fleur du milieu est femelle, les deux autres sont mâles. A la base de la fleur femelle se trouve un involucelle à 4 dents.

Dans les fleurs mâles, le périanthe est double, à 6 divisions : 3 extérieures, 3 intérieures. 3 étamines à filets libres, accompagnées à la base de deux glandes latérales, à anthères basifixes s'ouvrant par un panneau. Dans la fleur femelle, le réceptacle est en forme de gourde à goulot étroit, portant sur son orifice un périanthe à 4 folioles extérieures épaisses sur les bords, à 4 folioles intérieures plus étroites et amincies. En dedans du périanthe se trouvent 4 glandes arrondies. L'ovaire, infère, enfermé dans le réceptacle, est à une seule loge renfermant un seul ovule. Le style est épais et surmonté d'un stigmate large en tête et échancré. Le fruit est une drupe entourée par le réceptacle floral, munie de 8 sillons longitudinaux. Elle est entourée en outre d'une sorte de sac formé par l'involucelle accru, dilaté, devenu presque vésiculeux. La graine est grosse et sans albumen.

L'écorce, les graines, les jeunes feuilles sont fortement purgatives. Le suc frais des feuilles est regardé comme un dépilatoire énergique détruisant les poils sans aucun de ces inconvénients qui suivent l'usage des dépilatoires ordinaires. D'après Rumph, les racines fibreuses, mâchées et appliquées sur les blessures dues au poison de macassar, les guérissent en peu de temps.

Herniaria glabra L. — L'Herniaire, Herbe aux hernies, Turquelle, est une petite plante rampante, annuelle, de la famille des Paronychiées, qui croît dans les lieux en friche de nos contrées. Feuilles opposées, petites, obovales, oblongues, glabres ou ciliées à la base. Stipules petites, scarieuses. Fleurs petites, blanchâtres, en glomérules oppositifoliés. 5 sépales membraneux, verts. 5 pétales filiformes. 5 étamines. Ovaire libre, uniloculaire, uniovulé. Style à deux branches stigmatiques. Fruit sec monosperme, indéhiscent, entouré par le calice. Graine luisante.

Plante inodore, un peu amère, jadis très vantée contre les hernies, que l'on traitait par des applications de la plante contuse. Cette propriété est reléguée aujourd'hui au rang des fables. Mais cette plante paraît être un diurétique fort actif, à la dose de 30 grammes par litre d'eau bouillante dans les vingt-quatre heures, et propre à combattre par suite l'ascite, l'anasarque.

Herpestis Monniera H. B. K. — Plante de la famille des Scrofulariacées, à tiges nombreuses, annuelles, rampantes, arrondies, noueuses, lisses et succulentes. Feuilles opposées, sessiles, obovales, oblongues, lisses, entières, obtuses, charnues, munies de petites ponctuations. Fleurs bleues, axillaires, solitaires. Calice à 5 divisions, les 3 extérieures grandes, oblongues, les 2 intérieures petites, linéaires ; toutes sont concaves, lisses, aiguës, persistantes. Corolle campanulée, à 5 lobes presque égaux. 4 étamines libres, didynames, bleues. Ovaire à 2 loges pluriovulées. Style simple à stigmate bilobé. Capsule ovale, à 2 loges, à 2 valves. Graines nombreuses.

Cette plante, qui se retrouve dans les parties tropicales des deux hémisphères, est regardée dans l'Inde comme un puissant diurétique et comme apéritive. Le suc mélangé au pétrole sert à faire des frictions contre les rhumatismes. Les Péruviens l'emploient ainsi que *H. colubrina* comme alexipharmaque. Ces deux plantes sont parmi celles qui portent dans l'Amérique Sud le nom de *Jaborandi*. L'*H. monniera* est du reste peu employée.

Hêtre. — Le Hêtre (*Fagus sylvatica* L.) appartient à la famille des Castanéacées et à la tribu des Quercinées. C'est un des plus beaux arbres des forêts des pays tempérés ou presque froids, qui peut atteindre jusqu'à 3^m,25 et plus de circonférence, et une hauteur de 27 à 28 mètres. Feuilles alternes, caduques, simples, entières, ovales, luisantes, d'un vert clair, légèrement dentées sur les bords, penninerves et accompagnées à leur base de deux stipules caduques et latérales. Les fleurs sont monoïques et précoces. Les fleurs mâles forment des chatons axillaires, arrondis, longuement pédonculés et pendants, à écailles très petites, caduques, dans l'aisselle desquelles on trouve un calice gamosépale, subcampanulé, à 8 lobes velus sur les bords. Les étamines sont au nombre de 12, insérées au centre de la fleur, à filets libres, exsertes. Les fleurs femelles, disposées en chatons, sont renfermées, au nombre de deux, dans un involucre commun quadrilobé, portant vers la base des bractées foliacées, et dans sa partie supérieure et dorsale des aiguillons allongés et peu rigides. Chaque fleur est formée d'un calice rudimentaire à 6 folioles et d'un ovaire infère, trigone, à 3 loges, dans l'angle interne de chacune desquelles sont logés deux ovules. Les styles sont au nombre de trois, grêles, allongés. Le fruit, uniloculaire, monosperme par avortement, est sec, indéhiscent, trigone, à angles tranchants, à faces déprimées. On en trouve deux ou trois dans l'involucre accru, urcéolé, ligneux, chargé en dehors d'épines peu rigides, et s'ouvrant dans sa partie supérieure en quatre valves. La graine est dépourvue d'albumen.

Usages. — Le bois du Hêtre est employé dans la menuiserie, l'ébénisterie et pour le chauffage. Le fruit, qui porte le nom de *faîne*,

donne une huile comestible qu'on obtient en concassant les fruits et en les passant au crible. Les cotylédons desséchés sont mis en pâte que l'on soumet à la presse dans des sacs de coutil. L'huile ainsi obtenue doit rester en repos pendant un temps assez long pour laisser déposer les matières albuminoïdes. Elle est d'un jaune clair, inodore, fade, très consistante. Densité à 15° = 0.922. A 17°,5 au-dessous de zéro, elle se congèle en une masse blanc jaunâtre. Elle peut être conservée longtemps au contact de l'air et s'améliore même en vieillissant, car elle perd l'âcreté qui la caractérise quand elle est récente. Un Hêtre peut, dans les conditions normales, donner un hectolitre d'huile. Cette huile est très employée dans l'est et le nord de la France, comme aliment et pour l'éclairage. Elle sert souvent à falsifier les huiles d'olive, d'œillette et d'amande douce.

L'écorce du Hêtre est astringente et a été placée parmi les fébrifuges indigènes. On la prescrivait en décoction : 30 grammes d'écorce fraîche pour 180 grammes d'eau réduite au tiers par l'ébullition. Les fruits, qui sont comestibles, semblent contenir un principe particulier agissant à la façon de l'ivraie et déterminant, quand on les ingère en quantité un peu trop considérable, une sorte d'ivresse. On l'avait nommé *fagine* et on lui attribuait les propriétés d'un alcaloïde. Ces travaux n'ont été ni confirmés ni repris depuis.

Heuchera americana L. (*H. cortusa* Michx. — *H. viscida* Pursh.). — Cette plante, de la famille des Saxifragacées, série des Saxifragées, indigène en Amérique dans les parties tempérées et froides, est herbacée, couverte d'une pubescence visqueuse. Sa souche souterraine, épaisse et vivace, donne naissance à des tiges florales ou scapes nombreuses, dressées, de 2 à 3 pieds de hauteur, velues à la partie supérieure. Les feuilles sont toutes radicales, pétiolées, cordées, velues et à 7 lobes arrondis, mucronés et dentés. Des stipules membraneuses sont adnées au pétiole. Fleurs en épis ou en panicule épaisse. Réceptacle campanulé. Calice persistant, à 5 divisions inégales. Corolle à 5 pétales petits, entiers, spatulés, ciliés sur les bords. Cinq étamines inégales et libres. Ovaire libre, en grande partie supère, à une seule loge, renfermant un grand nombre d'ovules. Deux styles aussi longs que les étamines et parfois divergents.

Le fruit est une capsule ovale, bivalve, s'ouvrant au sommet entre les styles persistants. Les graines, très nombreuses, sont petites, oblongues, noires, velues et albuminées.

La souche, qui porte en anglais le nom d'*alun root*, est douée d'une astringence remarquable qui la fait employer, en Amérique, dans les affections cancéreuses et surtout pour arrêter les diarrhées causées par certaines eaux potables. On lui reproche dans ce cas de provoquer une constipation rapide et opiniâtre. L'*H. caulescens* et l'*H. pubescens* présentent les mêmes propriétés.

Hevea guianensis Aubl. (*Jatropha elastica* L.— *Siphonia elastica* Pers. — *Pao seringa*). — Arbre de 50 à 60 pieds de hauteur sur 2 à 3 de diamètre, de la famille des Euphorbiacées, série des Jatrophées, qui croît dans les forêts de la Guyane, au Para. Feuilles alternes longuement pétiolées, à trois folioles ovales, aiguës, sessiles, penninervées, glanduleuses à la base. Fleurs monoïques, apétales, petites, verdâtres, en grappes axillaires terminales. Calice quinquéfide, valvaire. Pas de corolle. Dans les fleurs mâles, les anthères, disposées en 1 ou 2 verticilles, sont insérées sur la surface d'une colonne cylindrique, dressée. Ovaire rudimentaire. L'ovaire des fleurs femelles est sessile, à 3 loges uniovulées. Style columniforme, divisé au sommet en 3 lobes. Fruit oblong, verdâtre, à 3 angles, tricoque, chacun d'eux s'ouvrant en 2 valves. Graines ovales, brunâtres, tachetées de noir, à testa brillant et arillé.

Cet arbre fournit du caoutchouc, qui n'est autre que le latex, dont le tronc incisé laisse échapper des quantités plus ou moins considérables. Ces incisions sont horizontales et pratiquées à la base avec une hachette, puis on les réunit par d'autres incisions verticales reliées entre elles par des incisions obliques plus courtes. Le latex qui s'écoule est étendu en couches minces superposées sur un moule de terre que l'on brise ensuite. Mais aujourd'hui le caoutchouc nous arrive rarement sous ces formes bizarres d'oiseaux, d'animaux, — c'est alors la sorte la plus pure, — mais bien en masses solides assez volumineuses. La dessiccation du latex se fait à une douce chaleur produite par la combustion de feuilles, de bois, de fruits de toute nature, dont la fumée vient en même temps colorer en bistre le produit. On précipite également du latex frais les matières étrangères à l'aide de l'alun en solution, et on soumet ensuite le caoutchouc à la presse hydraulique.

La composition du latex ainsi recueilli est extrêmement variable, car Faraday y a trouvé 31.70 de caoutchouc, et Adriani seulement 9.57 0/0, variations qui peuvent s'expliquer par la facilité avec laquelle il s'altère. Cette altération pourrait être prévenue par l'addition de quelques centièmes d'ammoniaque. On peut obtenir le caoutchouc pur, d'après Faraday (*The quart. journ. of science*, t. XI, p. 19), en étendant le latex de 4 fois son volume d'eau. Au bout de 24 heures, le caoutchouc se sépare sous forme de crème blanchâtre qui surnage le liquide. On le lave à l'eau à diverses reprises et on le presse pour en séparer l'eau en excès.

Composition chimique. — Le caoutchouc C^4H^7 est brun jaunâtre, léger, mou, flexible, et formé de petits tubes communiquant entre eux, ce qui lui communique une porosité particulière pour les gaz. L'eau et l'alcool ne le dissolvent pas à froid, mais contractent avec lui une combinaison qui peut aller jusqu'à 25 0/0 pour l'eau et 20 0/0 pour l'alcool. L'eau bouillante le ramollit. L'éther, le sulfure de carbone, les huiles grasses, les essences légères de houille, le pétrole, la naphtaline, les huiles grasses le dissolvent bien. En général ces solutions abandonnent un résidu poisseux, gluant, surtout quand l'évaporation est lente. Avec les dissolvants très volatils ce phénomène n'existe pas. Le meilleur dissolvant serait, d'après Gérard, un mélange de 100 parties de sulfure de carbone et 5 d'alcool absolu. En réalité, une partie seulement se dissout ordinairement, l'autre reste inaltérée.

Les acides minéraux sont sans action sur lui, excepté l'acide sulfurique, qui le charbonne, et l'acide nitrique, qui l'oxyde. Le chlore l'attaque et le rend dur, cassant.

Élastique au plus haut degré à la température ordinaire, il devient corné et dur à 0°, puis reprend à 40°, ou sous l'influence de la traction, son élasticité primitive. A 145°, il devient visqueux, fond à 170-180° en un liquide visqueux, qui ne redevient élastique qu'après un temps assez long. Il s'enflamme et brûle avec une flamme fuligineuse rouge.

A la distillation sèche, il donne des hydrocarbures liquides qui dissolvent très facilement le caoutchouc lui-même. Les parties les plus légères bouillent de 33 à 44°. On en a extrait un corps $C^{10}H^8$, l'*isoprène* (G. Williams). Les parties les plus lourdes renferment un hydrocarbure, la *caoutchine* (Himly) $C^{10}H^{16}$, ou *diisoprène*. Enfin les parties les plus lourdes contiennent un hydrocarbure huileux, jaune d'ambre, de saveur âcre, l'*hévéène* (Bouchardat), isomérique avec l'éthylène.

Le caoutchouc doit être d'abord soumis à une purification avant d'être mis en œuvre. On l'écrase et on le pétrit de façon à en former des blocs que l'on découpe en feuilles minces au couteau mécanique. On lui donne aussi la forme de fils, de tissus, de tubes, de feuilles soudées. On le dissout dans l'essence de térébenthine ou l'huile légère de houille. Ces solutions sont employées pour la fabrication des tissus imperméables, la soudure des feuilles, des tubes, la préparation de la glu marine. Elles ont l'inconvénient de laisser un caoutchouc qui reste assez longtemps poisseux.

Les propriétés économiques du caoutchouc ont été augmentées par le traitement au soufre, qui lui communique une couleur foncée, une consistance cornée. Il conserve son élasticité en présence de la chaleur et du froid, ne se comprime qu'avec difficulté et est insoluble dans ses dissolvants ordinaires. C'est alors le *caoutchouc vulcanisé*, qui a été préparé tout d'abord par Ch. Goodyear (de New-York), en soumettant le caoutchouc en lames minces à l'action d'un mélange de 40 parties de sulfure de carbone et de 1 partie de chlorure de soufre. On l'obtient encore par d'autres procédés : en plongeant les feuilles pendant un quart d'heure dans le soufre fondu à 120°, ou en le triturant à chaud avec 10 à 12 0/0 de soufre, ou bien 7 0/0 additionné de 5 de carbonate de plomb, ou en broyant le caoutchouc avec 10 à 12 0/0 de soufre en fleurs et chauffant ensuite à 150-160°. Dans ces conditions diverses, le caoutchouc retient une certaine quantité de soufre non combiné, que l'on peut enlever à l'aide de différents dissolvants, solutions de soude ou de potasse caustiques, sulfure de carbone, essence de térébenthine, éther anhydre, etc. Ce caoutchouc désulfuré ne présente plus les inconvénients du premier, résultant de la réaction lente du soufre sur la matière organique, à laquelle il communique une odeur fétide.

L'*ébonite*, qui sert à préparer des plateaux de machine électrique, des plaques, des boutons, etc., s'obtient en ramollissant le caoutchouc de l'Inde à 80°, le découpant en petits morceaux, le purifiant, puis le traitant par la soude, lavant, séchant. On le soumet à l'action d'un laminoir chauffé à 60°, et on incorpore peu à peu de 20 à 35 0/0 de soufre, suivant le degré de dureté que l'on recherche.

L'ébonite est d'un beau noir, prend un fort beau poli, se laisse facilement travailler au tour, à la scie. Quand, au contraire, on veut diminuer la dureté du caoutchouc, comme pour la fabrication de certains tapis, on mélange des bourres de coton, des déchets de liège et du caoutchouc. On sait l'usage qu'on fait du caoutchouc pour la préparation de matelas placés entre le bois et les plaques métalliques des vaisseaux cuirassés.

Le caoutchouc sert à faire des tubes, des pois à cautères, des bas compresseurs pour les varices, des suspensoirs, des serre-bras, des bandes contentives. On l'a même ordonné à l'intérieur dans la phtisie, mais sans qu'on ait retiré de son emploi aucun bénéfice.

Autres sources du caoutchouc. — Nous avons cité et décrit *Hevea guianensis* parce que ce fut la première plante à laquelle on s'adressa pour obtenir le caoutchouc, et ce fut Lacondamine qui envoya, le premier, en 1736, un échantillon de cette substance en Europe. Aujourd'hui on s'adresse à d'autres *Hevea* du Para, entre autres *H. lutea, brasiliensis, ternata, rigidifolia,* etc., aux *Micrandra* du Para, etc.

Hippion orientale Vern. (*Enicostema littorale* Blum.). — Plante herbacée de la famille des Gentianacées, série des Chironiées, originaire des régions chaudes de l'Asie, de l'Afrique, de l'Amérique. Tige dressée, ramifiée, de 6 à 8 pouces de hauteur, quadrangulaire, à feuilles opposées, subsessiles, ovales lancéolées ou linéaires, trinerviées. Fleurs petites, blanches, réunies en glomérules axillaires. Calice profondément quinquéfide. Corolle subinfondibuliforme, à 5 lobes. Etamines munies à leur base d'une petite écaille. Ovaire à une seule loge pluriovulée. Style court, globuleux à l'extrémité. Capsule oblongue, bivalve.

Comme la plupart des Gentianacées, cette plante est fortement amère, et cette propriété la fait employer sous forme de décoction comme tonique, stomachique, et parfois même comme laxative.

Hibiscus abelmoschus L. — C'est une plante herbacée, annuelle, de la famille des Malvacées et de la série des Hibiscées, originaire de l'Inde, mais cultivée aujourd'hui dans tous les pays tropicaux.

Elle se distingue par son calicule à 6 et 10 folioles linéaires, velues, persistantes, plus courtes que le fruit, sa corolle très grande, son fruit oblong, acuminé, velu et ses feuilles à stipules linéaires.

Les graines sont connues sous le nom de *graines d'ambrette* à cause de leur odeur musquée. Elles sont réniformes, aplaties, longues de 3 à 4 millimètres, larges de 1 à 2 millimètres. Leur testa est grisâtre et parcouru de stries brunes, concentriques autour de l'ombilic. L'albumen est mince, les cotylédons sont foliacés et repliés sur eux-mêmes.

Composition chimique. — D'après Bonastre (*Journ. de Pharm. et de Chimie,* XX, p. 3811), ces graines renferment : humidité, parenchyme, 52 ; gomme, 36 ; albumine, 5,6 ; huile fixe, matières cristallines solides, principe odorant et résine, 6,4.

L'huile fixe est d'un jaune verdâtre, fluide, mais se solidifiant peu à peu au contact de l'air.

La matière cristalline est blanche, d'une saveur agréable, soluble dans l'éther, d'où elle cristallise en rayons fusibles à 35°.

La matière odorante est un liquide d'un vert clair avec une odeur de musc bien marquée. Elle n'est pas volatile.

Usages. — On attribue à ces graines des propriétés antispasmodiques et stimulantes, qu'elles devraient à leur principe aromatique. Elles sont surtout utilisées comme parfums.

2° *H. esculentus* L. Le Gombo ou Gombault, originaire de l'Afrique tropicale et cultivé dans tous les pays chauds, est herbacé, annuel et à fleurs jaunes. Il renferme dans toutes ses parties une grande proportion de mucilage qui rend ses préparations émollientes comme celles de la guimauve, que sa racine remplace, du reste. Le fruit vert est employé aux Antilles comme aliment, bouilli avec la viande, sous forme de potage, etc. Les fibres de cette espèce sont textiles.

3° *H. rosa sinensis* L. Rose de Chine. Espèce ligneuse de l'Asie, à grandes fleurs rouges. Elle est émolliente. Son écorce est regardée en Chine comme emménagogue, et est employée pour fabriquer du papier.

Les fibres des *H. roseus, palentris, syriacus,* sont également textiles.

Hièble. — Le *Sambucus humilis* ou *Ebulus* L. (Yèble, Petit Sureau, Sureau en herbe) est une petite plante vivace, de la famille des Rubiacées, série des Sambucées, qui croît en Europe, sur les bords des chemins, dans les lieux humides. De sa racine charnue, vivace, blanchâtre, naissent des tiges herbacées, annuelles, de 1 à 2 mètres au plus de hauteur.

Feuilles opposées, imparipennées, à 5 ou 11 folioles allongées, lancéolées, finement dentées sur les bords et brièvement pétiolées ; stipules foliacées, inégales ; fleurs régulières, blanches et souvent rougeâtres au dehors, disposées en cymes formant des corymbes à surface plane. Elles apparaissent en juin-août. Calice gamosépale, à 5 divisions peu marquées, persistant et adhérant à l'ovaire. Corolle gamopétale, régulière, rotacée, étalée, à 5 divisions profondes. Cinq étamines épigynes libres. Ovaire infère à 3 loges renfermant chacune un ovule. Trois stigmates sessiles et obtus.

Le fruit est une baie globuleuse, pulpeuse, couronnée par les restes du limbe du calice, noirâtre à la maturité et renfermant 3 graines attachées par un funicule à l'axe du fruit, et albuminées.

La plante entière exhale une odeur vi-

23

reuse, désagréable. Les feuilles ont une saveur amère, nauséeuse, et teignent la salive
en rouge. Les baies renferment un suc rouge
violacé.

Composition chimique. — Les racines renferment
des acides tannique, acétique, valérianique, une
matière grasse, une substance amère et âcre, de la
saponine, une résine, du sucre, de la gomme, etc.
L'analyse des feuilles et des fruits n'a pas été
complètement élucidée.

Usages. — L'Hièble agit par toutes ses
parties, données à des doses suffisantes,
comme un purgatif drastique. Les fleurs, en
infusion (4 à 8 grammes par litre), sont employées comme expectorantes. Leur suc, à la
dose de 4 à 8 grammes, est un purgatif à la
façon du séné. Le suc des baies est également
purgatif à la dose de 15 à 60 grammes.
L'écorce de la racine est la partie la plus
active du végétal. On en fait une infusion
dans le vin (15 à 30 grammes par litre), qui
se donne comme purgatif à la dose de 30 à
120 grammes environ.

Hippomane mancenilla L. (*Mancenilla venenata* Tuss.). — Le Mancenillier (Figuier
vénéneux, Arbre poison) de la famille des Euphorbiacées, série des Exœcariées, est un
arbre très commun aux Antilles, sur les bords
de la mer et sur la côte voisine de l'Amérique Sud. Feuilles alternes, ovales, serretées, aiguës, lisses. Fleurs monoïques en
inflorescences terminales, les inférieures femelles (une seule), les supérieures mâles,
nombreuses (30 environ) d'un vert jaunâtre.
Calice des fleurs mâles à 3 sépales, 2 étamines centrales libres. Dans les fleurs femelles, calice turbiné, bifide. Ovaire à 5 à
10 loges uniovulées ; 5 à 10 styles.
Le fruit est très analogue, pour la forme
et pour la couleur, à une pomme d'api, d'où
le nom de *Mancenilla*, petite pomme, en espagnol. Son mésocarpe est charnu. Les
noyaux sont osseux, rugueux, monospermes.
Graines exarillées.
Cette plante est extrêmement riche en un
suc laiteux, blanc, caustique et vénéneux,
qui coule des incisions faites au tronc, aux
branches, et que l'on retrouve du reste dans
toutes ses parties. Il est peu de plantes sur
lesquelles les fables se soient plus accumulées. On prétendait que dormir à son ombrage entraînait la mort, que la pluie qui
dégouttait de ses feuilles était vénéneuse.
Le temps a fait justice de ces assertions er-
ronées.
Le suc a une odeur aromatique, devenant
bientôt fétide. D'abord fade, il provoque
bientôt dans la gorge une sensation d'âcreté,
de constriction. Quand on le dépose sur la
peau, il amène rapidement un érysipèle. Ingéré, il agit comme poison âcre, irritant, et
c'est lui qui communique au fruit ses propriétés vénéneuses. Cet empoisonnement

fort rapide se traite par les vomitifs, puis
par les boissons huileuses. Aux Antilles, on
emploie l'émulsion des graines du *Fevillea
scandens*. Un seul fruit n'empoisonne pas,
il faut en ingérer plusieurs.
Les feuilles mêmes, contusées et déposées
sur une partie délicate de la peau, produisent
une vive inflammation.
Les graines agissent, d'après Ricord,
comme un diurétique des plus énergiques,
quand on en administre 10 à 12.
Aucune des parties du Mancenillier n'est
employée en médecine en raison de la toxicité violente du suc qu'elles renferment.
Le bois est dur et employé dans l'ébénisterie.

Holarrhena antidysenterica Woll. —
Cette plante appartient à la famille des
Apocynacées. C'est un arbuste ou un arbre
pouvant atteindre 6 à 7 mètres de hauteur,
sur un mètre de circonférence à la base. Les
jeunes rameaux sont glabres ou pubescents
(*H. pubescens*), brun rougeâtre et couverts
de petites verrues blanches, saillantes.
Les feuilles sont opposées, presque sessiles, sans stipules, à limbe entier sur les
bords, elliptique ou ovale, à extrémité obtuse ou acuminée, à base arrondie, à nervures pennées. Elles ont 12 à 18 centimètres
de longueur sur 4 à 8 centimètres de largeur, sont luisantes, colorées en vert clair
et caduques.
Fleurs blanches, inodores, régulières, her-

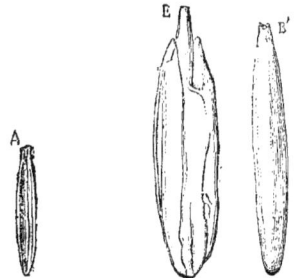

maphrodites, disposées en cymes cupuli-
formes axillaires ou terminales, à bractées
ciliées, petites. Calice à 5 sépales connés à
la base, aigus, à bords ciliés. Corolle gamopétale à tube étroit, à 5 lobes oblongs étalés.
La gorge est dépourvue d'appendices. Cinq
étamines insérées sur la gorge de la corolle,
libres, à anthères biloculaires, apiculées au
sommet. L'ovaire est formé de 2 carpelles
uniloculaires, multiovulés. Style épais,
charnu, renflé au milieu et terminé par
2 tubes stigmatiques courts.
Les fruits sont des follicules grêles, longs,

arqués, de 30 centimètres de longueur sur 1/2 à 1 centimètre de largeur. Ils sont bruns, et renferment des graines nombreuses.

Ces graines, longues de 1 1/2 à 2 centimètres, épaisses de 2 à 3 millimètres, sont jaunes ou brunes, étirées à la base de manière à former un goulot court sur les bords duquel s'insère une touffe de poils soyeux, très fins, jaune pâle. Les cotylédons sont larges, foliacés, repliés plusieurs fois sur eux-mêmes.

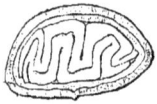

FIG. 486. — *H. antidysenterica*. Coupe de la graine (d'après Blondel).

Cet arbre est extrêmement commun dans l'Inde. On le trouve depuis le Cachemire jusqu'à Ceylan et même à la presqu'île de Malacca, dans les parties montagneuses, sèches et boisées. Il abonde sur le versant méridional de l'Himalaya, au Nepaul, à Chittagung, à Kamai, sur le plateau des

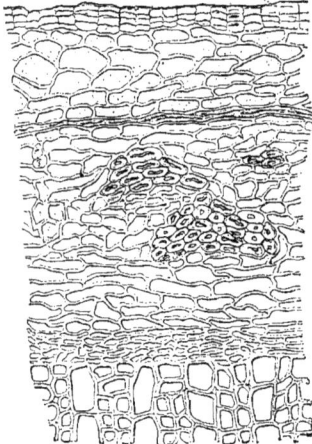

FIG. 487. — *H. antidysenterica*. Ecorce de rameau jeune (d'après Blondel).

Nilgherries. Les *H. malaccensis* Wight., *H. pubescens* Wall., *H. codaga* Don., ne sont que des variétés de cette espèce, différant entre elles par l'absence ou l'existence d'un duvet plus ou moins abondant sur les feuilles, les rameaux et les inflorescences.

Les parties usitées dans la médecine indoue sont l'écorce du tronc et les graines. L'écorce, qui porte les noms d'écorce de *conessi*, de *codaga pala*, *cortia de sola*, *tellichery bark,* se présente sous forme de fragments aplatis, épais de 1 à 1 1/2 centimètres, de longueur variable, d'un blanc sale ou de couleur chamois, à surface externe marquée de sillons transverses nombreux, à surface interne striée longitudinalement ; sa saveur est amère, et quand on la mâche elle ne colore pas la salive.

D'après Blondel (*Nouv. Remèdes*, 24 sep-

tembre 1887), la grande majorité des écorces du commerce européen ne présente ni suber ni liber. Sa masse est composée de parenchyme à éléments polyédriques un peu lâches, parsemés de cellules scléreuses très abondantes, à parois jaunes, épaisses, criblées de ponctuations, réunies par 3 ou 4. On y trouve aussi un riche réseau de laticifères, les uns peu nombreux, formés de longs tubes sans cloisons, non anastomosés ; les autres

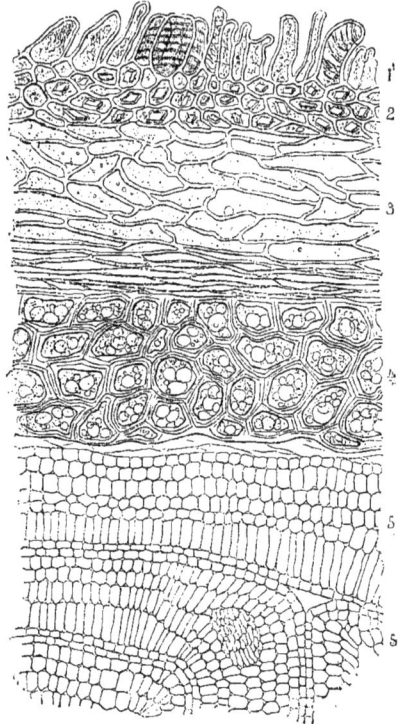

FIG. 488. — *H. antidysenterica*. Graine. Coupe transversale (d'après Blondel).

plus grêles, cloisonnés, ramifiés et anastomosés.

Ces écorces paraissent provenir de la desquamation du tronc, qui s'exfolie par plaques, car, comme nous l'avons vu, on n'y rencontre pas de liber.

Les graines, ou plutôt l'embryon, ont une saveur âcre qui devient peu à peu d'une amertume forte et persistante.

Composition chimique. — Dans les graines ainsi que dans l'écorce de l'arbre, Haynes (1853), de Bombay, a trouvé un alcaloïde auquel il donne le nom de *conessine* $C^{25}H^{22}AzO$. Stenhouse, en 1864, le découvrit également dans les graines et le désigna sous le nom de *wrightine*. Cet alcaloïde était décrit comme une poudre amorphe, insoluble dans l'éther et le sulfure de carbone, soluble dans l'eau bouillante, l'alcool, les acides étendus, avec lesquels il forme des sels incristallisables de saveur extrêmement amère. Ces deux produits identiques, d'ailleurs; ne présentaient pas les caractères d'une espèce chimique bien définie.

Dans les graines, Warnecke (*Bericht.*, XIX, 60) a trouvé un alcaloïde cristallisant en aiguilles délicates, anhydres, brillantes, de saveur amère, devenant jaunes à 60-70° et fondant à 122°. Il forme avec les acides des sels : le chlorhydrate est cristallisable. Il est difficilement soluble dans l'eau, très soluble dans l'alcool, l'éther, le chloroforme, le benzol, l'alcool amylique et le bisulfure de carbone. Sa formule correspondrait à $C^{11}H^{18}Az$. Ce serait, d'après Warnecke, le premier alcaloïde solide non oxygéné existant dans la nature. Il l'appelle également *wrightine*.

Warnecke a préparé à l'état cristallisé le chloroplatinate, le chlorhydrate, l'oxalate et l'azotate.

La wrightine se reconnaît de la façon suivante : A une solution de wrightine dans 8 gouttes d'acide sulfurique, on ajoute une goutte d'acide nitrique concentré. Il se produit immédiatement une coloration jaune d'or qui devient ensuite un peu plus foncée. En ajoutant alors une seconde goutte d'acide nitrique, la teinte passe au jaune sale, puis au vert émeraude.

Oxywrightine.—La wrightine dissoute dans l'acide sulfurique réduit l'acide iodique, élimine l'iode que l'on peut enlever par le chloroforme. L'ammoniaque ajoutée à la liqueur incolore précipite des cristaux en aiguilles qui sont l'oxywrightine.

Thérapeutique. — L'écorce de Conessi jouissait dans l'Inde d'une grande réputation pour combattre la dysenterie, et les expériences qui ont été faites, tant par les médecins hindous que par les médecins anglais, tendaient à prouver qu'elle jouissait de propriétés sérieuses. Malheureusement on a souvent substitué à l'écorce de l'*Holarrhena antidysenterica* celle d'une espèce voisine, le *Wrightia tinctoria*, qui est parfaitement inerte. De là le discrédit immérité dans lequel est tombée en Europe la première écorce. On l'emploie sous forme de décoction (60 grammes pour 1 litre d'eau réduit à 500 grammes par évaporation) à la dose de 30 à 60 grammes deux fois par jour. Ce remède réussirait fort bien même lorsque l'ipéca à la brésilienne échoue. Il y aurait lieu de reprendre cette étude avec des écorces authentiques, faciles aujourd'hui à se procurer, et surtout pourvues de leur liber, car les écorces exfoliées sont inertes.

Les graines passent pour jouir des mêmes propriétés et sont même usitées comme vermifuges.

Ces graines servent depuis longtemps à préparer à Maurice un remède connu sous le nom de *Remède mauvis*. On le prépare, d'après les Drs Lesus et Autelun, avec :

Poudre de graines. . . . 10 grammes.
— de graine de lin. 5 —
Magnésie. . . . . 40 centigrammes.
Résine de benjoin . . . 1gr,50.

On fait bouillir pendant deux ou trois minutes avec 500 grammes d'eau. On passe au linge. La dose est de 2 à 3 verres à madère à prendre à jeun, une heure avant, deux heures après le repas. Le troisième jour on remplace le benjoin par l'écorce de quinquina rouge, et le sixième jour on fait griller les graines avant de les employer.

Ce remède est surtout utile dans la dysenterie chronique quand le sang et les mucosités sanguinolentes n'apparaissent plus dans les selles. On doit donc l'employer quand l'ipéca, le calomel et l'opium n'ont pu entraver le développement de la maladie chronique.

L'écorce de la racine, mélangée au *Tinospora cordifolia*, est donnée dans l'Inde sous forme d'infusion pour combattre les fièvres. Son suc, mis en pilules avec des aromates, est employé contre la diarrhée et la dysenterie. Le bois du tronc est blanc, teinté de jaune ou de rose, d'un grain très fin, régulier, léger, tendre, facile à travailler. On en fait des jouets, des ustensiles et même des meubles.

2° Dans une écorce qui leur avait été envoyée par les missionnaires allemands de l'Afrique tropicale comme un remède fort employé contre la dysenterie et rapportée à *Holarrhena africana* DC., MM. Polstorff et Schirmer (*Bericht.*, XIX, 78) ont trouvé un pour mille environ d'un alcaloïde qu'ils regardent comme identique avec celui de Haynes et ressemblant aussi à celui de Warnecke. Il est cristallisable, ne contient pas d'oxygène, et sa formule serait représentée par $C^{12}H^{20}Az$, différant de la première par CH^2 en plus.

Holostemma Rheedii Wall. — Liane de la famille des Asclépiadacées cynanchées, glabre, à feuilles opposées, cordées, ovales. Fleurs axillaires en cymes lâches, pauciflores, blanches et rouges, d'une odeur exquise. Couronne simple, annulaire, tronquée, charnue. Tube staminal pourvu de 10 ailes longitudinales.

Cette plante croît dans l'Inde et est très commune dans le Concan. Les racines sont employées en décoction contre la blennorragie et, mises en pâte sous forme de cataplasmes, sont appliquées sur les yeux dans les ophtalmies. La pâte additionnée de lait est usitée contre le diabète. On emploie aussi la poudre de la racine mélangée à celle de la racine d'*Eriodendron anfractuosum*, au lait sucré, pour combattre la spermatorrhée (Dymock., *loc. cit.*).

Homalium racemosum Jacq. (*Racoubea guianensis* Aubl.).— Arbre de la famille des Bixacées, originaire de la Guyane. Feuilles alternes, simples, pétiolées, serretées. Fleurs en grappes axillaires, ramifiées, multiflores. Calice et corolle à 6 divisions. Étamines nombreuses disposées en faisceaux devant chaque pétale. Ovaire en partie caduc, uniloculaire, pluriovulé. Style court, à 3 branches stigmatifères. Capsule semi-infère, coriace, s'ouvrant au sommet en 3 valves, entourée par le calice durci et le réceptacle. Graines à testa crustacé et albuminées.

Cette espèce, qui porte le nom d'*Acoma*,

fournit à la thérapeutique sa racine, nommée *Mavévé* par les créoles, qui est employée comme astringente et pour combattre la blennorragie.

Houblon. — Le Houblon, *Humulus lupulus* L., de la famille des Ulmacées, série des Cannabinées, est une plante sarmenteuse, que l'on rencontre dans les buissons,

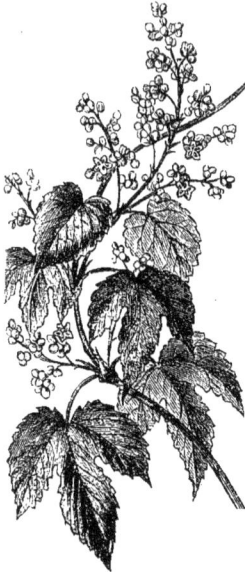

FIG. 489. — Houblon mâle.

sur les bords des rivières, en Europe, en Sibérie, ainsi que dans l'Amérique du Nord, le Brésil et l'Australie, où elle a été introduite, et qui est cultivée aujourd'hui dans tous les pays tempérés et un peu froids.

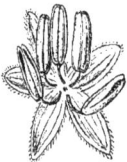

FIG. 490. — Houblon. Fleur mâle.

Souche vivace, donnant chaque année naissance à des rameaux aériens, anguleux, couverts de poils rudes, volubiles, s'enroulant de droite à gauche, se soutenant sur les plantes voisines et pouvant s'élever ainsi à une grande hauteur; feuilles opposées, simples, à pétioles longs, cylindriques, cannelés et couverts de petits poils coniques, durs. Deux stipules interpétiolaires, courtes et membraneuses, triangulaires, aiguës au sommet. Le limbe des feuilles inférieures est cordé à la base, divisé en 3 ou 5 lobes profonds, aigus au sommet, à bords fortement dentés; celui des feuilles supérieures est beaucoup plus petit, ovoïde, cordé à la base, aigu au sommet, denté en scie sur les bords et non divisé. Il arrive parfois cependant que

toutes les feuilles sont lobées. Comme toute la plante, du reste, ces feuilles sont couvertes de poils rudes.

Le Houblon est généralement dioïque, mais il arrive, assez rarement toutefois, que sur le pied femelle se développent des or-

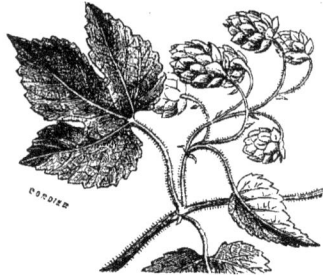

FIG. 491. — Houblon femelle.

ganes mâles. La plante devient ainsi monoïque. *Les fleurs mâles* sont disposées en grappes axillaires longues, lâches et blanchâtres. Calice blanchâtre, à 5 sépales libres,

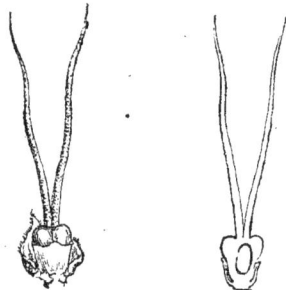

FIG. 492. — Fleur femelle entière et coupe longitudinale

velus sur les bords; pas de corolle. Cinq étamines libres, à filets dressés dans le bouton puis réfléchis. Les *fleurs femelles*, dont la réunion forme une sorte de cône, sont accom-

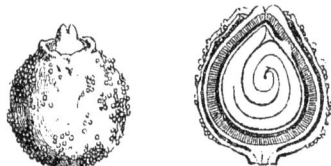

FIG. 493. — Fruit entier et coupe longitudinale.

pagnées chacune de 2 bractéoles que l'on a regardées comme un calice. Elles sont formées d'un ovaire d'abord à 2 loges, puis devenant uniloculaire et uniovulé par avortement, surmonté de 2 styles longs, stigmatifères dans toute leur longueur.

Le fruit est un petit achaine aplati, enveloppé complètement par les bractéoles soudées qui forment un sac membraneux, vésiculaire, jaunâtre et couvert de glandes. Ce fruit a environ 2 millimètres de diamètre. La graine est dépourvue d'albumen.

Après la floraison, les stipules prennent un grand développement, les bractées secondaires aussi, et il en résulte un *cône* ou *strobile* persistant, pendant et d'un vert jaunâtre. Les fruits, l'axe et la base des organes foliacés sont couverts de petites glandes brillantes et translucides qui se détachent facilement des cônes secs, et forment une poussière jaune connue sous le nom de *lupulin*. Elles sont constituées par un pédicule assez court, surmonté d'une sorte de tête pluricellulaire, dont la cuticule est soulevée et forme un sac hémisphérique. Leur développement a été soigneusement étudié par Trécul.

Le Houblon végète en mars et la récolte des cônes se fait en septembre-octobre. Il lui faut des terres profondes, fertiles, et, comme il craint les vents froids, humides et violents, on dispose les houblonnières de façon que la plante soit éclairée le plus possible par le soleil.

Le Houblon étant dioïque, comme on n'a besoin que des cônes, c'est-à-dire des organes femelles produisant les fruits, et que, d'un autre côté, la fécondation ne peut être abandonnée au hasard, on plante dans le même champ 1 0/0 environ de pieds mâles. Quand les cônes sont mûrs, ce qu'on reconnaît à leur couleur changeant suivant les variétés, on coupe les tiges, on les débarrasse de leurs supports et on sépare les cônes avec des ciseaux. On les dessèche ensuite, soit à l'air, soit dans des fours. 3 kilogrammes de cônes frais donnent 1 kilogramme de cônes secs, que l'on emballe avec soin et après les avoir pressés.

Ces cônes ont une belle couleur jaune, un peu rougeâtre. Leur odeur est agréable. Ils ne peuvent se conserver longtemps, car ils perdent leurs principales propriétés, deviennent peu odorants, et leur décoction a une saveur désagréable.

Le Houblon est cultivé en Europe depuis fort longtemps, mille à onze cents ans environ. En France, ce sont surtout les départements du Nord, les Vosges, la Lorraine, la Bourgogne, qui fournissent la plus grande quantité de Houblon.

Composition chimique. — Bien qu'on emploie, comme nous le verrons plus loin, le cône entier pour

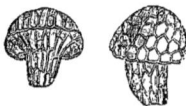

Fig. 494. — Lupulin.

la préparation de la bière, c'est surtout le lupulin qui est le principe actif, et c'est sur lui qu'ont porté les principales études chimiques. Cependant, on sait que les bractées florales renferment une certaine

quantité d'acide tannique, une résine (10 à 20 0/0) dont la présence communique à la liqueur obtenue certaines propriétés.

Le lupulin renferme les substances suivantes : Une *huile volatile* $C^{10}H^{18}O$, dont la proportion est

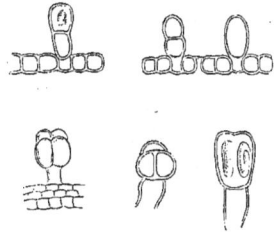

Fig. 495. — Développement du lupulin.

environ de 1 à 2 0/0, verdâtre quand on la retire des cônes récents, brun rougeâtre quand ils sont anciens. Elle est dépourvue de pouvoir rotatoire, neutre aux réactifs colorés. D'après Personne, elle

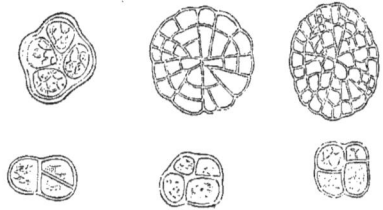

Fig. 496. — Développement du lupulin.

renferme du *valérol* ($C^6H^{10}O$), qui, sous l'influence de l'oxygène de l'air, passe peu à peu à l'état d'*acide valérianique*, que l'on rencontre en effet dans les glandes. Cette essence communique son odeur non

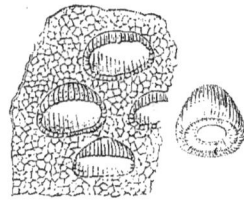

Fig. 497. — Fragment de bractée avec des glandes. Glande isolée.

seulement au lupulin, mais encore à la bière que l'on prépare.

Lermer avait indiqué (1863) l'existence d'*un alca-*

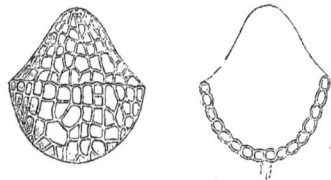

Fig. 498. — Glande entièrement formée.

loïde que Griessmayer proposa d'appeler *lupuline*, sans avoir pu l'isoler, le croyant liquide ou gazeux. Nous ne citons que pour mémoire la prétendue *hopéine* extraite du houblon sauvage, qu'il faut faire rentrer dans la catégorie des tromperies auxquelles la thérapeutique a, dans ces derniers temps, été soumise. Cette prétendue hopéine n'était que de la morphine. L'alcaloïde du houblon, s'il en existe, est donc encore à trouver.

Principe amer. — Il est assez curieux de voir que, malgré les nombreux travaux qui ont été faits, cette substance, des plus importantes, car c'est elle qui communique à la bière l'amertume particulière que l'on recherche en elle, ne soit pas encore parfaitement connue.

Lermer crut l'avoir isolé sous forme de prismes rhombiques de saveur amère, et lui donna le nom d'*acide amer de Houblon* (*Hopfenbittersaüre*), et lui assigna la formule $C^{32}H^{50}O^7$.

Max Issleib (*Archiv. de pharm.*, mai 1880) a extrait du lupulin 0,11 0/0 d'une substance amère, en masse jaune, extractive, soluble dans l'eau froide, fondant dans l'eau chaude en une masse résineuse qui tournoie pendant longtemps à la surface de l'eau, soluble dans l'alcool, la benzine, l'éther. Sa réaction est acide. Son odeur est aromatique et rappelle celle du Houblon. Ce n'est pas un glucoside. Sa formule serait représentée par $C^{20}H^{30}O^{10}$. L'acide sulfurique dilué décompose à chaud cette substance en une résine, la *lupulirétine* $C^{16}H^{10}O^4$, et en *acide lupulinique* $C^{18}H^{20}O^{10} + 5H^2O$.

Bungener (*The brewer guard*, d'après *Zeit. f. d. Gesam.*) a retiré du lupulin également de beaux cristaux prismatiques très amers, solubles dans l'alcool, l'éther, la benzine, le chloroforme, le sulfure de carbone, insolubles dans l'eau, dont la formule serait $C^{35}H^{50}O^4$. A l'air, ce composé passe au jaune et prend à la surface une consistance résineuse, en émettant une odeur d'acide gras et d'aldéhyde. Il paraît avoir le caractère d'une aldéhyde et d'un acide faible. Il s'oxyde avec une grande facilité et devient alors soluble dans l'eau, surtout à l'aide de la chaleur, et lui communique son amertume.

Dreser a constaté que cette substance en solution alcoolique est toxique pour les grenouilles en produisant la paralysie du système nerveux central et du cœur. Chez les animaux à sang chaud, elle accélère considérablement la respiration. Toutefois, les buveurs de bière peuvent se rassurer, car le principe amer ne leur arrive que dissous et ayant par suite subi un grand nombre de transformations qui le rendent inoffensif.

Peter Griess et Harrow ont séparé du Houblon une petite quantité de *choline* qui leur paraît combinée à la résine, mélange qui constituerait, d'après eux, le principe amer du lupulin. Mais ce composé ne doit pas être le même, car il est très soluble dans l'eau froide et cristallise sous forme de tables orangées.

Le lupulin renferme, en outre, de la cire (palmitate de myricile) et des résines, l'une molle, soluble dans l'éther de pétrole, précipitée par l'acétate de plomb, qui ne précipite pas la deuxième résine, molle également. La troisième est sèche, insoluble dans l'éther de pétrole, non précipitée par le plomb. Ces résines sont un peu acides et solubles en partie dans l'eau.

Dans les cônes de Houblon et non plus dans la lupuline, Etti a signalé la présence :

1° D'*acide humulotannique* $C^{25}H^{24}O^{13}$, masse amorphe, blanchâtre, soluble dans l'alcool, l'eau chaude, l'acide acétique, insoluble dans l'éther. En le chauffant à 130° ou en le faisant bouillir en solution aqueuse ou alcoolique, il donne de l'eau et se transforme en une substance rouge foncé, amorphe, qui, par l'ébullition, en présence des acides dilués, se dédouble en eau et glucose, c'est le *phlobaphène* $C^{50}H^{16}O^{25}$.

D'après Griessmayer, les cônes renferment de la *triméthylamine*.

D'après Etti, ils contiennent aussi de l'acide pectique, des phosphates, des nitrates, malates, sulfates de potassium. La proportion des cendres s'élève à 6-7 0/0.

Industrie. — Le Houblon est surtout employé pour communiquer à la bière l'arome et les propriétés organoleptiques qui la font rechercher par les consommateurs et que rien ne peut remplacer. Nous étudierons donc ici rapidement ce liquide, dont l'importance industrielle et économique est si considérable.

La fabrication de la bière exige quatre opérations :

1° *Germination de l'orge.* — Les grains d'orge, mis en tas, sont arrosés d'eau jusqu'à ce qu'ils se ramollissent, puis disposés en couches peu épaisses. Sous l'influence de la chaleur développée et de l'oxygène de l'air le grain germe, et, au bout de quatorze à vingt jours, la jeune pousse a pris un développement égal aux deux tiers de la longueur du grain. On arrête à ce moment la germination en desséchant l'orge, soit à l'air libre, soit, et mieux, à l'étuve à une température modérée ; puis on sépare la gemmule, qui communiquerait à la bière une saveur désagréable. On obtient ainsi le *malt* ou *orge germée* que l'on réduit ensuite en poudre grossière.

Dans cet état, le malt renferme de la *diastase* qui possède la propriété de convertir l'amidon en dextrine et glucose.

Le malt pulvérisé est mélangé avec de l'eau à 40°, de façon à former une pâte épaisse à laquelle on ajoute de l'eau chaude pour porter le tout à 65°. On brasse et on laisse en repos une heure. On soutire le liquide, et sur le résidu on ajoute de l'eau chaude à 70°. On renouvelle même l'affusion d'eau une troisième fois.

Dans la méthode par décoction, qui est un peu différente, le malt est mélangé avec de l'eau froide et porté à 35° avec de l'eau chaude. Après avoir brassé et laissé reposer une heure, on retire un tiers du liquide qui surnage, on chauffe à l'ébullition pendant une demi-heure, et on reverse ce liquide bouillant sur le mélange. On renouvelle cette opération trois à quatre fois, jusqu'à ce que le mélange atteigne 60 à 70°. Dans ce procédé, l'amidon, soumis à une température de 100°, forme empois et se saccharifie incomplètement. Le moût renferme donc plus de dextrine et moins de glucose, et, par suite, la bière est moins alcoolique et plus nourrissante, en raison des matières alibiles qu'elle renferme.

Aux liqueurs, portées à l'ébullition pour concentrer le moût et écumées, on ajoute les cônes femelles du Houblon (650 à 1,200 grammes par hectolitre de moût) et on fait bouillir quatre à cinq heures, puis on dirige les liqueurs dans un refroidissoir. Le Houblon donne à la bière son parfum, sa saveur, et précipite par son tanin une partie des matières albuminoïdes en assurant ainsi la conservation de la bière.

Dans ces conditions, le moût est prêt à subir la fermentation alcoolique, à la condition d'être additionné de levure fraîche, car il ne fermente pas de lui-même. Il y a lieu de considérer ici deux sortes de fermentation : la *fermentation superficielle* ou *haute*, qui se fait à 15 à 20°, et la *fermentation basse* ou *par dépôt*, qui se fait à 4 ou 5°.

Fermentation superficielle. — On ajoute au moût 1 0/0 de levure de bière. Après quelques heures, on soutire ce moût dans des petits tonneaux qu'on place à la cave, à une température constante de 18 à 20°. Il en sort une écume visqueuse qui s'écoule au dehors. La fermentation est terminée au bout de trois ou quatre jours pour les bières fortes et de quelques heures seulement pour les petites bières. On voit qu'ici la fermentation s'est faite à une température élevée et que la levure s'échappe à la partie supérieure du tonneau.

Fermentation basse. — On ajoute au moût refroidi à 8 à 10° 1 kilogramme de levure fraîche bien lavée pour 3 hectolitres de moût, et on maintient la température à 5 ou 6°. La fermentation lente, régulière, dure huit à dix jours pour les petites bières et six mois à un an pour les bières de conserve. Cette fermentation exige une grande surveillance, une dépense considérable de glace et des locaux énormes. Mais la bière peut se conserver en toutes saisons.

Ces deux fermentations sont produites par deux levures différentes. La *levure haute* consiste en cellules globuleuses, grandes, à développement rameux, très rapide. Elle monte à la surface du liquide en fermentation et fonctionne entre 16 et 20°.

La *levure basse* présente des cellules plus petites, à bourgeonnement moins rameux ; elle ne monte jamais à la surface et se développe lentement.

Les modifications chimiques qui se sont faites pendant ces processus divers sont des plus simples en principe. Sous l'influence de la diastase, l'amidon de l'orge s'est converti en dextrine et glucose. Ce dernier, en présence de la levure, donne de l'acide carbonique et de l'alcool.

La bière renferme en général : eau, alcool, glucose, dextrine, matières grasses et extractives, essences aromatiques, principe amer du Houblon, matières protéiques, glycérine, acides lactique, acétique, phosphates de potasse, de magnésie, de chaux, chlorures de sodium, de potassium, silice, acide carbonique, etc. Les proportions de ces substances varient, du reste, suivant le mode de fabrication des bières et suivant leur provenance.

Ainsi, les bières allemandes sont fortes, de bonne qualité (bavaroises, saxonnes, bières du Nord).

Les bières belges sont aigrelettes (lambick, faro).

Les bières anglaises sont fortes, alcooliques, amères. Ce sont des bières pâles (*pale-ale*), les bières colorées (*porter*, *stout*).

Les bières autrichiennes sont claires, légères, parfumées, peu alcooliques.

Les bières françaises participent des propriétés de toutes les autres, suivant le procédé de fabrication. L'industrie française est aujourd'hui suffisamment outillée pour pouvoir fabriquer telle bière qu'on voudra et dans des conditions aussi bonnes que les bières étrangères.

Thérapeutique. — Les cônes du Houblon agissent de deux façons, par leur principe amer, répandu du reste dans la plante entière, et par leur principe narcotique, localisé dans le lupulin. En infusion, en décoction, c'est un amer au même titre que la gentiane, car l'huile volatile se dissipe par la chaleur. Aussi conseille-t-on ces préparations (10 à 40 grammes pour 1 litre d'eau) pour combattre la scrofule, les dartres, les affections du foie, comme toniques, antiscorbutiques. Les jeunes pousses du Houblon sont souvent mangées en guise d'asperges.

Le lupulin possède surtout des propriétés antiaphrodisiaques qui ont été signalées d'abord par les Anglais et les Américains. Il fait cesser les érections douloureuses de la blennorragie ou celles qui surviennent à la suite d'opérations sur la verge. On l'utilise contre les pertes séminales et les érections produites par la masturbation.

Son usage continué pendant longtemps peut, dit-on, provoquer l'impuissance.

On l'emploie en nature, à la dose de 1 à 4 grammes prise avant le coucher, ou en le mélangeant à du sucre blanc en poudre, pour combattre les pollutions nocturnes et les érections douloureuses.

Houmiria balsamiferum Aubl. (Bois rouge. Houmiri des Cerrouagues). — Arbre de grande taille de la famille des Linacées, série des Houmiriées, à feuilles alternes, simples, ovales, sessiles, semi-amplexicaules. Fleurs petites, blanches, disposées en cymes axillaires. Calice et corolle à 5 divisions. 20 étamines fertiles monadelphes à la base, 10 étamines stériles entourant l'ovaire sous forme d'écailles hypogynes. Ovaire libre à 5 loges pluriovulées. Fruit drupacé à noyau ligneux très dur. Graines à albumen charnu.

Cet arbre habite la Guyane. Il fournit par incisions un suc résineux, liquide, rouge, dont l'odeur rappelle celle du styrax et dont la saveur est dépourvue d'âcreté.

Les indigènes l'emploient pour expulser le ver solitaire et pour combattre la blennorragie de la même manière que le copahu. On en prépare aussi des liniments qui s'appliquent sur les articulations enflammées ou douloureuses.

Le *H. floribundum* Mart. du Para donne aussi un baume jaune pâle, limpide, aromatique, d'odeur de benjoin, le *Baume d'Umiri*, qui est employé également aux mêmes usages que le copahu.

Les graines de *H. obovatum* Mart. du

Brésil et de *H. gabonensis* H. Bn (*Aubrya gabonensis* H. Bn) sont comestibles.

Tous ces végétaux sont, du reste, des stimulants en raison de leur suc résineux.

Houx. — L'*Ilex aquifolium* (Alquifoux ou Agrifous), de la famille des Aquifoliacées, est un arbuste rameux, de 7 à 8 mètres, qui croît dans les bois et surtout dans les régions montagneuses. Feuilles alternes, persistantes, glabres, coriaces, découpées en grandes dents épineuses et terminées par une épine

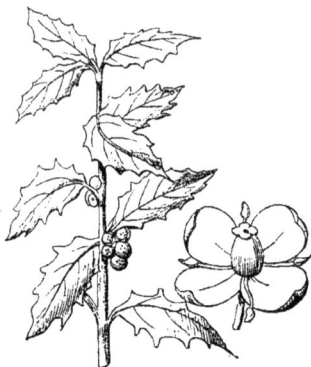

FIG. 399. — *Ilex aquifolium*. Rameau et fleur.

forte. Fleurs petites, blanches ou un peu rosées, en petites cymes axillaires. Elles sont hermaphrodites ou polygames dioïques. Calice gamosépale, à 4 divisions profondes. Corolle à 4 pétales connés à la base, où ils sont unis par 4 étamines libres. Ovaire nul dans les fleurs mâles, à 4 loges uni- ou biovulées dans les fleurs femelles. Style nul. Stigmate déprimé, à 4 lobes. Drupe globuleuse, de la taille d'un gros pois, d'un rouge vif, renfermant 4 noyaux à une seule graine albuminée chacun.

Composition chimique. — Le principe actif des feuilles de houx, qui sont seules employées, n'est pas connu. L'ilicine, que l'on avait signalée, n'a pas d'individualité marquée. C'est un principe amer. L'*iloxanthine* C^{U}H^{2}O^{H} de Moldenhauer est une matière colorante en cristaux aciculaires, jaune paille, inodores, insipides, insolubles dans l'eau froide et l'éther, solubles dans l'eau bouillante et l'alcool, qu'ils colorent en jaune. Elle fond à 198° en une masse rougeâtre, entrant en ébullition à 215°, mais en se décomposant. Elle teint en jaune les étoffes mordancées à l'alumine ou aux sels de fer.

Usages. — Les fruits sont émétiques et purgatifs à la dose de deux ou trois, et on a cité des cas d'empoisonnements mortels par suite de l'ingestion d'une vingtaine de ces fruits.

La seconde écorce de la tige sert à faire la glu. On la fait bouillir pendant huit à dix heures, on l'enfouit dans le fumier pendant une quinzaine de jours, on la bat dans un mortier et on la lave avec de l'eau. C'est une

substance glutineuse, tenace, filante, verdâtre, peu soluble dans l'alcool et les huiles essentielles. La chaleur la liquéfie, mais le froid la rend plus solide.

Les feuilles, dont la saveur est amère, ont joui d'une certaine réputation, sous forme d'infusion, dans le catarrhe, la pleurésie, etc. On les a pendant un certain temps employées pour combattre les fièvres intermittentes, sous forme de poudre, à la dose de 4 grammes, deux heures avant l'accès, et répétées plusieurs fois pendant l'apyrexie.

2° Le Houx des Apaches (*Ilex vomitoria* L.), arbrisseau de la Caroline et de la Floride, donne des feuilles dont l'infusion faible provoque une excitation analogue à celle du thé, mais qui, à doses élevées, donne lieu à des vomissements et à une ivresse qui rappelle un peu celle du haschich. L'infusion faible est tonique, diurétique et sudorifique.

3° *Ilex Paraguaiensis*. — Voir MATÉ.

Hoya viridiflora R. Br. (*Dregea volubilis* Benth.). — Ce végétal, qui croît dans la presqu'île de Coromandel, à Sylhet, dans les monts Nilgherry, appartient à la famille des Asclépiadacées. Il est volubile et porte des feuilles opposées, pétiolées, cordées ou ovées, mais non sinuées à la base, aiguës, membraneuses, lisses. Fleurs disposées en ombelles latérales ou axillaires, simples, nombreuses, vertes. Calice à 5 divisions. Corolle rotacée à 5 divisions. La couronne des cinq appendices est turbinée, tronquée. 5 étamines à anthères terminées par une membrane. Masses polliniques fixées à la base, convergentes, comprimées. Ovaire supère, formé de 2 carpelles indépendants. Style dressé. Stigmate non pointu. Follicules horizontaux, obtus, de 3 à 4 pouces de longueur sur 4 de circonférence, ils sont couverts d'une substance brune.

Les feuilles mondées et plongées dans l'huile sont employées, dans l'Inde, pour la guérison des furoncles à leur premier état et pour provoquer leur suppuration quand ils sont plus avancés. Elles posséderaient de plus des propriétés émétiques et expectorantes.

Toutes les parties des follicules sont extrêmement amères. Les racines et les jeunes bourgeons sont nauséeux et favorisent l'expectoration.

Huamanripa. — Sous ce nom brésilien on désigne une plante appartenant à la famille des Composées, le *Cryptochœtes andicola* Raim., qui croît sur le versant des Cordillères, à des hauteurs de 4 à 5,000 mètres, c'est-à-dire à la limite des neiges éternelles.

Cette plante de petite taille présente un rhizome horizontal, des tiges herbacées, dressées ou ascendantes. Les feuilles inférieures sont longuement pétiolées, oblongues, lancéolées, dentées et serretées, atténuées à

la base en un pétiole amplexicaule. Les feuilles supérieures sont brièvement pétiolées,
serretées, semi-amplexicaules. Fleurs en corymbes, à pédicelles allongés. Involucre à
20-24 bractées, membraneuses à la marge.

Cette plante croît dans les mois de pluie
et de chaleur (janvier-mai), puis sèche et
disparaît pendant l'hiver. Elle se plaît dans
les grottes, les anfractuosités des roches et,
en général, dans les endroits abrités. Elle
est très aromatique et résineuse.

Elle renferme une grande quantité d'huile
essentielle et une résine aromatique.

Thérapeutique. — Le Huamanripa a une
action favorable sur toutes les maladies des
voies respiratoires,si fréquentes sur les hauts
plateaux des Andes, surtout dans les cas de
pleurésie, de pneumonie aiguë, de catarrhes,
de bronchites, etc.

On l'emploie en infusion (25 grammes
pour 1 litre d'eau) ou en décoction. A doses
élevées, elle détermine une sueur abondante,
diminue le nombre des mouvements respiratoires et des pulsations.

Ces renseignements sont empruntés au
travail de M. Bignon, de Lima (*Nouv.
Remèdes,* n° 9, 1886).

Hugonia serrata Lamk.— Arbuste grimpant de la famille des Linacées, série des
Hugoniées, à feuilles alternes, simples,
ovales, oblongues, serretées, penninerves, à
stipules déchiquetées. Fleurs en grappes terminales, ramifiées. Deux divisions de l'inflorescence sont transformées en un croc
épais, enroulé en spirale. Calice et corolle à
5 divisions, 10 étamines monadelphes, 5 plus
courtes. Ovaire libre, à 5 loges biovulées,
5 styles. Drupe à 5 noyaux osseux, monospermes. Graines à albumen charnu.

Cette plante habite les îles Bourbon et
Maurice. On la prescrit entière, sous forme
de décoction, comme tonique et sudorifique.
Dans l'Inde, la racine de *H. mystax* L.
est employée, après avoir été broyée, comme
résolutive dans les inflammations, surtout
celles qui surviennent à la suite des morsures des serpents venimeux. A l'intérieur,
la plante entière est usitée comme vermifuge, diurétique, sudorifique, tonique et
stimulante.

Hura crepitans L. — Arbre de la famille
des Euphorbiacées, série des Excœcariées,
qui croît dans l'Amérique tropicale, les îles
du golfe du Mexique, le Mexique et les
Guyanes. Feuilles alternes, pétiolées, cordées, acuminées, entières ou un peu dentées,
coriaces, penninerves. 2 stipules grandes,
ovales, caduques, 2 glandes à la base du
limbe. Fleurs monoïques, apétales. Les
mâles portées sur un long pédoncule dressé,
axillaire. Calice cupuliforme, imbriqué, denticulé. Etamines monadelphes, formant une
colonne centrale qui supporte des anthères

sessiles, disposées sur plusieurs verticilles
spiralés. Les fleurs femelles sont solitaires à
la base du pédoncule mâle. Ovaire libre, à
12 à 18 loges uniovulées. Style gros, se dilatant de façon à simuler une corolle charnue, à divisions nombreuses, épaisses, réfléchies. Le fruit est une capsule arrondie,
déprimée, à coques nombreuses se séparant
les unes des autres et s'ouvrant avec élasticité et avec un bruit qui rappelle un peu la
détonation d'un petit pistolet. C'est le *sablier
élastique,* si connu, même en Europe, où ces
fruits nous arrivent secs.

Cet arbre est rempli d'un suc laiteux, caustique, vénéneux, renfermant du caoutchouc,
et qui peut causer, s'il touche les yeux, des
accidents fort graves. Il n'a, du reste, reçu
aucun usage. Le fruit vide, qui sert à faire

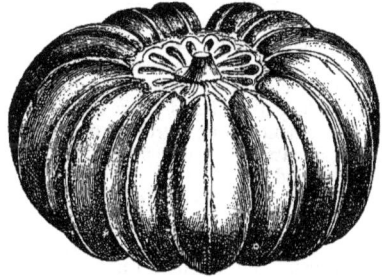

FIG. 500. — *Hura crepitans.* Fruit.

des sabliers, d'où le nom qu'il porte, éclate
parfois même après plusieurs années. Les
graines qu'il renferme sont orbiculaires,
plates, recouvertes d'un duvet léger, fauve,
de saveur d'abord douce et agréable, puis
âcre et chaude. Elles sont purgatives et émétiques, et Aublet raconte qu'un nègre auquel
on avait fait prendre 2 graines sous forme
d'émulsion, avait failli en mourir. On retire
de ces graines une huile purgative, mais qui
n'est employée qu'en Amérique.

La composition chimique de ces graines
n'est pas suffisamment connue, non plus
que celle du suc.

On a préconisé, au Brésil, sous le nom de
assacou, un extrait de l'écorce du tronc, que
l'on donnait à la dose de 1 à 5 centigrammes
contre la lèpre. Il possède, du reste, des
propriétés purgatives et émétiques fort énergiques.

Les propriétés de *H. polyandra,* espèce
mexicaine, sont les mêmes.

Hybanthus Ipecacuanha H. Bn (*Viola
Ipecacuanha* L. — *Ionidium Itubu* H. B. K.
— *I. Ipecacuanha* A. S. H., etc.). — Cette
plante appartient à la famille des Violacées, série des Violées. Feuilles alternes,
ovales, lancéolées, serretées, acuminées
aux deux extrémités. Stipules ovales, lancéolées, aiguës, membraneuses. Fleurs axillaires, pédonculées, irrégulières. Calice à

5 sépales non prolongés en lame membraneuse à la base. Corolle irrégulière, à 5 pétales, l'inférieur grand, elliptique, un peu gibbeux à la base. 5 étamines inégales, hypogynes, libres ; deux d'entre elles se dilatent en un éperon logé dans l'intérieur de l'éperon du pétale antérieur. Ovaire libre, à une seule loge multiovulée. Style dilaté en poche au sommet. Capsule accompagnée à sa base par le calice desséché, s'ouvrant à la maturité en 3 panneaux portant sur le milieu de leur face interne un grand nombre de graines arillées, albuminées, ovoïdes, globuleuses, à testa crustacé.

Cette espèce croît au Brésil, dans les forêts, et elle porte les noms de *Poaya branca*, *Poaya da Pranja*. La seule partie employée est la racine. Elle est radicante, longue de 15 à 20 centimètres, de la grosseur d'une plume, tortueuse, et ressemblant un peu à l'ipéca ondulé. Elle est parfois bifurquée à sa partie inférieure, et à la partie supérieure elle se termine par un grand nombre de petites tiges. Écorce ridée longitudinalement, mince, gris jaunâtre. Bois épais, jaunâtre. Cassure poreuse. Elle est insipide, inodore.

Ce rhizome, qui donne le faux ipéca, est vomitif comme l'ipéca, mais à un degré moindre cependant, ce qui n'empêche pas de le substituer souvent à lui ou lui être mélangé. Il renferme aussi de l'émétine.

2° *H. microphyllus* H. Bn. (*Ionidium macrophyllum* H. B. K.). Cette espèce croît à Quito, au pied du Chimborazo. Elle porte le nom de *Cuichunchilla* ou *Cuchunchilly*. Sa racine est un émétique puissant, et elle passe en outre dans l'Amérique pour être un spécifique de l'éléphantiasis nommé *Mal de San Lazaro*, ou à la Jamaïque *Cocobay*. Bancroft dit qu'on en retire d'excellents effets dans cette maladie et pour combattre les affections cutanées rebelles.

On cite également comme émétiques les racines d'un grand nombre d'Hybanthus, du Chili, du Brésil, du Pérou, et même de Madagascar et de l'Asie.

Hydnocarpus inebrians Wahl. (*H. venenata* Gœrtn.). — Ce grand arbre, qui croît dans l'Inde, appartient à la famille des Bixacées, série des Pangiées. Les feuilles sont alternes, brièvement pétiolées, lancéolées, oblongues, légèrement serretées, à nervures très obliques. Les fleurs sont disposées en grappes axillaires et polygames, dioïques. Calice polysépale, à 5 divisions presque égales. Corolle polypétale, à 5 pétales orbiculaires, glabres, portant chacun en dedans une écaille villeuse. Dans les fleurs mâles, les étamines sont au nombre de 5 et libres. Dans les fleurs femelles des staminodes remplacent les étamines, mais parfois ils deviennent fertiles. L'ovaire est sessile, uniloculaire, multiovulé. Style court, à sommet stigma-

tifère inégalement dilaté. Le fruit est une baie globuleuse, cortiquée, indéhiscente, tomenteuse, de la grosseur d'une noix. Les graines sont recouvertes d'un testa raboteux, à stries longitudinales, irrégulières et grossières.

Usages. — Le fruit de cette espèce est extrêmement toxique et détermine chez l'homme des accidents mortels. A Ceylan, on l'emploie pour empoisonner les cours d'eau ; mais il paraît que le poisson ainsi recueilli est devenu lui-même dangereux et ne peut être mangé sans inconvénients.

Les graines fraîches ont une odeur nauséeuse et une saveur âcre et huileuse. On en retire dans l'Inde une huile qui présente avec celle du *Gynocardia odorata* (huile de Chaulmoogra) la plus grande ressemblance, et qui comme elle est employée contre les maladies de la peau. Elle présente parfois une teinte verte qui est due à des impuretés, car l'huile obtenue des semences décortiquées est jaune pâle. Elle paraît renfermer aussi de l'acide gynocardique.

2° Les graines décrites par Hanbury, dans sa *Matière médicale chinoise*, sous le nom de *Ta-fung-tze*, font depuis fort longtemps l'objet d'un très grand commerce en Chine, où elles sont employées également contre les maladies de la peau, les parasites de la tête et les insectes, la lèpre, le pityriasis, les vers, etc. L'arbre qui les produit était inconnu des botanistes, et L. Soubeiran, dans sa *Matière médicale chez les Chinois*, les avait attribuées au *Gynocardia odorata*. D'après Pierre, directeur du Jardin botanique de Saïgon, ces graines proviennent d'une nouvelle espèce qu'il nomme *Hydnocarpus anthelmintica* Pierre, se rapprochant de *H. alpina* de Wigth, mais avec des feuilles plus linéaires. Les écailles opposées aux pétales sont moins longues et plus ciliées. Le stigmate est sillonné dans toute son étendue et seulement denté à l'extrémité de son bord réfléchi, tandis que dans *H. alpina* il présente de larges lobes. Les fleurs mâles ont un ovaire rudimentaire ; dans les fleurs femelles, il est pyramidal.

Les graines dépouillées de leur huile sont employées comme vermifuges par les Annamites. Le nom annamite de la plante est *Dai-phong* et *Thaoc-phu-tu*. Elle existe dans la province de Bien-Hoa et les graines sont exportées de Saïgon (*Pharm. Journ.*, july 19, 1884).

Hydrangea arborescens DC. — L'*Hortensia arborescens*, de la famille des Saxifragacées, série des Hydrangées, est un arbrisseau de l'hémisphère nord de l'Amérique que l'on retrouve également dans les parties nord de l'Inde et du Japon. Feuilles opposées, simples, entières, pétiolées, largement ovales, aiguës au sommet, dentées en scie sur les bords, à nervures très saillantes, sans stipules. Les fleurs, dont la couleur varie du rose hortensia au blanc rosé, sont disposées en corymbes, munies de bractées caduques, et les fleurs extérieures, beaucoup plus grandes, sont généralement stériles et réduites au calice, pétaloïde, très développé. Calice gamosépale, régulier, court, à 5 divisions triangulaires, aiguës. Corolle polypétale, à 5 pétales insérés sur un disque tapissant le calice, à préfloraison valvaire. 10 étamines insérées en dehors du disque, alternes avec les pétales, à filets filiformes, subulés, à anthères biloculaires, ovoïdes, courtes. L'ovaire, plongé dans la cavité du réceptacle, libre seulement au sommet, et biloculaire, renferme un grand nombre d'ovules petits, et est terminé par un style bifide. Le fruit est une capsule s'ouvrant par la partie supérieure. Les graines à testa lisse sont albuminées.

La racine est la seule partie de la plante qui soit employée, surtout aux États-Unis.

Composition chimique. — D'après Jacob Baur (*Amer. Journ. of pharm.*, avril 1881), elle renferme une résine soluble dans l'éther, une résine insoluble dans l'éther, probablement un alcaloïde et un composé cristallin dont la nature n'a pas été déterminée, du tanin, de la gomme, du sucre, matière colorante rouge. Cendres, 4,33 0/0.

C. S. Bondurant (*Amer. Journ. of Pharm.*, mars 1887) n'a pas trouvé d'alcaloïde, mais bien un glucoside, à cristaux étoilés, auquel il a donné le nom d'*hydrangine*. Sa solution aqueuse prend, en présence des alcalis, une fluorescence bleu opale que détruisent les acides. L'hydrangine diffère de l'esculine par sa solubilité dans l'éther, son insolubilité dans l'acide chlorhydrique concentré, et en ce qu'elle n'est précipitée ni par le nitrate d'argent ni par le bichlorure de mercure ni par l'acétate de plomb.

L'hydrangine fond à 235°, puis se sublime sans décomposition.

Sa réaction caractéristique est la suivante : On dissout ce glucoside dans l'acide sulfurique, on ajoute un petit cristal de bichromate de potasse, et on observe une couleur pourpre foncé passant ensuite au violet. En ajoutant quelques gouttes d'eau, on obtient une coloration vert olive qui passe peu à peu.

Outre l'hydrangine, l'auteur a signalé la présence d'une résine insoluble dans l'éther, d'une matière colorante rouge soluble dans le chloroforme, du mucilage, d'une huile fixe, se colorant en rouge en présence de l'acide sulfurique, d'une huile volatile dont l'odeur est celle de la racine, et qui dégage une odeur alliacée au contact de la potasse et de l'acide sulfurique. Elle paraît contenir du soufre; la racine renferme aussi de la saponine et du sucre.

Usages. — Cette plante a été préconisée en Amérique pour combattre la gravelle, les maladies urinaires. On emploie la racine sous forme de décoction (10 pour 1,000 grammes). Cette racine consiste en nombreuses radicules de l'épaisseur d'une plume et du doigt et même davantage. On la divise en fragments transversaux lorsqu'elle est fraîche, puis on la dessèche. Sa saveur est aromatique et non désagréable.

Hydrastis canadensis L. (Racine orange ou d'or, Sceau d'or, Hydraste du Canada). — Cette plante appartient à la famille des Renonculacées et croît surtout au Canada ainsi

qu'aux États-Unis sur les pentes des Alleghanies, dans les montagnes de la Géorgie et de la Caroline. Souche vivace, donnant naissance chaque année, au printemps, à une tige herbacée, arrondie, de 30 centimètres de hauteur, véritable hampe florale, ne portant au sommet qu'une fleur, en même temps qu'un petit nombre de feuilles, deux en général, alternes et palmatilobées. La feuille supérieure est ordinairement sessile et l'inférieure présente parfois deux petites glandes à la base de son pétiole. La fleur, d'un bleu verdâtre pâle, est régulière, petite, hermaphrodite, à réceptacle convexe, à périanthe simple, très caduc et composé de 3 folioles pétaloïdes. Les étamines, insérées sur le réceptacle, sont très nombreuses, libres, un peu plus longues que les pistils. Les ovaires très nombreux sont uniloculaires, biovulés, ovales, glabres, atténués à la partie supérieure en un style court dont le sommet se dilate en deux lèvres latérales, papilleuses et frangées.

Le fruit rouge, qui par sa forme générale rappelle un peu la framboise, est composé d'un nombre variable de baies réunies en tête et couronnées au sommet par le style persistant. Les graines sont obovées, lisses et albuminées.

La seule partie de cette plante qui ait reçu, surtout en Amérique, des applications thérapeutiques est la racine ou plutôt la souche vivace. Elle est de la grosseur d'une plume à écrire, noueuse et de couleur jaune très intense. Son odeur est fortement aromatique et nauséeuse. Sa saveur est très amère. Sa cassure est courte, cireuse, jaune rougeâtre. L'écorce est épaisse. Le suc, d'abord jaune, devient rapidement rouge orangé à l'air.

Composition chimique. — La racine d'hydraste renferme deux alcaloïdes, la berbérine et l'hydrastine, une résine amère, de l'albumine, de l'amidon, une huile volatile en petites proportions. La xanthopuccine et la canadine, qui avaient été primitivement signalées, n'ont pu être retrouvées par Power et Lloyd. Fried Wilhem et E. Schmidt [*Archiv. d. pharm.* (3), XXVI] y ont en outre signalé une substance neutre cristalline, probablement une lactone, qui n'a pas été complètement examinée.

La *berbérine* a été étudiée à l'article Epine-Vinette, nous n'avons rien à en dire ici. Nous ajouterons seulement que le rhizome renfermerait, d'après Power, 1,6 0/0, et d'après Schmidt, 4 0/0 de berbérine.

L'*hydrastine* $C^{21}H^{21}AzO^6$ en prismes incolores, brillants, inodores, insipides, insolubles dans l'eau, solubles dans 120,27 d'alcool, 83,46 d'éther, 15,70 de benzol, 1,75 de chloroforme, les acides étendus.

Cet alcaloïde fond à 132° en donnant un liquide ambré; à une température plus élevée il se décompose en donnant des vapeurs empyreumatiques inflammables, et laisse une grande quantité de cendres.

D'après F. Wilhem et Schmidt, cette base, oxydée par le permanganate de potasse ou l'acide nitrique, se dédouble en *acide opianique* et en une base cristalline soluble dans l'éther, l'alcool, le chloroforme, fondant à 115° et ressemblant beaucoup à la *cotarnine*, produit également de l'oxydation de la narcotine. L'hydrastine présente donc avec la narcotine, dont elle ne diffère que par un atome d'oxygène en moins, un grand nombre de rapports. La base nouvelle a reçu le nom d'*hydrastinine* $C^{11}H^{11}AzO^2$. Schmidt a vu que si l'oxydation se fait en solution alcaline, la décomposition est plus complète, car il se forme des *acides hémipinique* et *nicotinique*. Mais on n'a pu jusqu'à présent convertir l'hydrastine en narcotine et *vice versâ*. L'hydrastine ne forme que des sels sirupeux, devenant cornés par la dessiccation, le picrate seul cristallise.

L'hydrastine se reconnaît à la coloration vert olive qu'elle prend en présence de l'acide sulfurique et du molybdate d'ammoniaque. Ses solutions dans l'acide sulfurique et acétique ont une fluorescence verte, qui est bleue avec l'acide chlorhydrique. Elle est due à un produit d'oxydation de l'hydrastine qu'on n'a pas isolé.

Les auteurs ont en outre séparé une substance cristalline neutre, probablement une sorte de lactone, qui, traitée par l'acide nitrique, forme un composé cristallin azoté. Ce composé demande à être étudié.

Usages. — La souche, en raison de la matière colorante qu'elle renferme, est employée par les Indiens pour teindre les étoffes en jaune, ou en vert quand on la mélange avec l'indigo. Ces couleurs sont permanentes.

Le rhizome d'hydraste est regardé comme un tonique du système nerveux d'une grande valeur, auquel on a même attribué des propriétés antipériodiques qu'il devrait à l'hydrastine. Ce serait aussi un diurétique. Sous forme d'infusion, il a été employé comme topique dans l'ophtalmie, en lotions pour traiter les ulcères anciens des membres et injections pour combattre la gonorrhée, surtout dans sa seconde période. L'extrait fluide a été vanté par Shœmaker (*Med. Bullet.*), à l'intérieur et à l'extérieur, pour les maladies de la peau. A l'extérieur, il agit comme stimulant et astringent. Il présente un inconvénient assez notable, c'est de tacher le linge d'une façon indélébile, ce que l'on peut éviter en employant le chlorhydrate d'hydrastinine, qui est incolore et très soluble dans l'eau, l'alcool et les huiles. Dans ce cas, on fait une solution de $1^{gr},50$ de chlorhydrate dans 30 grammes d'alcool, ou de la même quantité dans 30 grammes d'un corps gras, huile ou vaseline, si on veut faire des onctions.

On a employé en Amérique, sous le nom d'*hydrastin*, un mélange de résines et de chlorhydrate de berbérine et d'hydrastine que l'on obtient en précipitant l'extrait aqueux concentré par l'acide chlorhydrique. C'est une poudre jaune, de saveur très amère et inodore, usitée comme cholagogue un peu purgatif à la dose de 20 à 40 centigrammes.

La teinture (1-10) se donne à la dose de 20 à 30 gouttes. Celle de l'extrait fluide est de 5 centigrammes par jour. On les emploie, ainsi que l'extrait aqueux, pour combattre l'hémorragie utérine due à l'inflammation ou aux fausses positions de cet organe, ainsi

que dans les hémorragies survenant à l'époque de la ménopause et dans les cas de pertes mensuelles trop abondantes. Les contractions utérines sont moins intenses qu'avec l'ergot de seigle. Même continué pendant longtemps, l'extrait aqueux est sans inconvénients (Giropiszew, *Thèse*, Saint-Pétersbourg, 1887).

D'après Mays (*Thérap. gaz.*, 1886), l'hydrastine serait un excellent médicament dans l'hyperhémie, les affections catarrhales des muqueuses, et elle agirait en contractant les vaisseaux capillaires. Ce serait aussi un tonique du système nerveux spinal.

Hydrocotyle asiatica L. — L'Hydrocotyle asiatique (*Bevilaqua* Boileau. — *Pancaga* Rumph.) appartient à la famille des Ombellifères et à la série des Hydrocotylées.

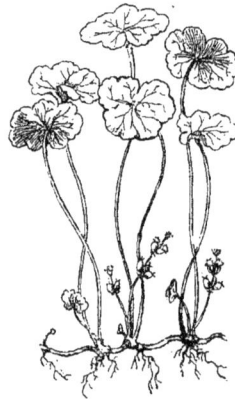

Fig. 501. — *Hydrocotyle asiatica.*

C'est une petite plante herbacée, rampante, qui croît dans les lieux humides de l'Asie, de l'Afrique tropicale, en Amérique, dans la Nouvelle-Zélande et l'Australie.

Les feuilles sont alternes, à pétioles de 6 centimètres de long, réniformes, crénelées,

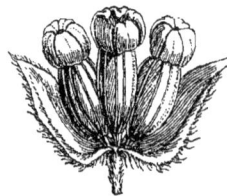

Fig. 502. — *H. asiatica.* Inflorescence.

de 2 à 5 centimètres dans le plus grand diamètre, à 7 nervures, glabres et légèrement velues sur la face inférieure quand elles sont jeunes.

De la souche partent également des pédoncules florifères, plus courts que les pétioles, portant 3 à 4 fleurs disposées en ombelles simples, à pédicelles très courts. L'une d'elles est terminale, plus âgée, et accompagnée de deux bractées à l'aisselle desquelles se trouve une fleur de la génération suivante.

Le réceptacle est en forme de petit sac ovale, sur les bords duquel se remarquent 5 petites dents à peine visibles que l'on peut considérer comme un calice. La corolle po-

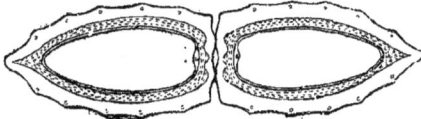

Fig. 303. — Hydrocotyle asiatique. Fruit. Coupe transversale schématique.

lypétale, régulière, est formée de 5 pétales insérés sur les bords du réceptacle, sessiles, entiers, aigus, à préfloraison valvaire. 5 étamines épigynes, formées d'un filet recourbé et d'une anthère biloculaire.

Un disque en forme de cone très déprimé couronne l'ovaire infère, à 2 loges, dans l'angle interne desquelles s'insère, en haut, un ovule descendant. L'ovaire est surmonté de 2 styles courts, d'abord accolés, puis divergents, à stigmates obtus.

Le fruit est un diachaine orbiculaire, très comprimé perpendiculairement à la cloison, à côtes peu développées, à peine visibles, les secondaires aussi peu que les primaires. Les bandelettes répandues dans l'épaisseur des côtes sont rudimentaires. Les graines sont comprimées latéralement.

Cette plante fraîche a une saveur amère, piquante et désagréable, qu'elle perd par la dessiccation, et une odeur simplement herbacée qui devient vireuse lorsqu'elle est sèche.

Composition chimique. — D'après l'analyse de Lépine, pharmacien de la marine (*Journ. de pharm.*, 1855, XXVIII, 47), l'Hydrocotyle renferme un principe particulier qu'il a nommé *vellarine*, du nom tamul de la plante, *callarai*, huile jaune, résine verte, résine brune, extraits sucré et non sucré, extrait amer, gomme, amidon, cellulose, etc.

La vellarine, qui existerait dans la proportion de 0,80 à 1 0/0 dans la plante sèche, serait un liquide huileux, volatil en partie à 100°, présentant l'odeur et la saveur de l'Hydrocotyle frais, soluble dans l'alcool, l'éther, l'ammoniaque caustique, et partiellement dans l'acide chlorhydrique. Flückiger, en épuisant la plante sèche par l'alcool, dit n'avoir obtenu qu'un extrait vert, presque entièrement soluble dans l'eau chaude et constitué pour la plus grande partie par de l'acide tannique. Sous l'influence de la potasse caustique, ni la plante ni son extrait ne dégagèrent aucune odeur. Cette étude chimique serait donc à compléter ou à reprendre.

Thérapeutique. — Cette plante a joui pendant assez longtemps d'une grande réputation pour la guérison de la lèpre, sur la garantie de Lépine et de Boileau. Les observations de Humber, à l'hôpital de Madras,

et les expériences faites en Europe ont montré que cette vertu spécifique n'existait réellement pas, mais qu'on pouvait tirer de l'Hydrocotyle de bons résultats pour améliorer l'état général des lépreux. La Pharmacopée de l'Inde décrit l'Hydrocotyle asiatique comme un stimulant local, un tonique, un altérant plus spécialement utile dans les maladies syphilitiques de la peau, soit à l'intérieur, soit à l'extérieur.

La dose de la poudre des feuilles est à l'intérieur de 30 à 50 centigrammes par jour. Saupoudrée sur les surfaces ulcérées, elle hâte leur cicatrisation.

Hygrophila spinosa T. And. (*Asteracantha* ou *Berleria longifolia* Nees). — Cette plante appartient à la famille des Acanthacées, série des Berlériées. Elle est originaire des côtes occidentales et de la côte est du Malabar, de l'Inde. Ses racines, souvent bisannuelles, sont munies de nombreuses radicules. Les tiges sont herbacées, ascendantes ou dressées, rameuses, noueuses, velues, de 2 à 3 pieds de hauteur. Les rameaux sont opposés. Les feuilles sont opposées, disposées par paires à chaque nœud ou plusieurs en verticilles, toutes linéaires, lancéolées, velues, de grandeurs variables, à bords souvent revolutés. Dans chaque verticille se trouvent 6 épines étalées et un peu recourbées entre les feuilles et les fleurs.

Les fleurs sont verticillées, nombreuses, sessiles, grandes et d'un bleu brillant. Elles sont accompagnées de bractées lancéolées. Calice à 4 folioles velues. Corolle bilabiée, à lèvres presque égales, la supérieure bipartite, l'inférieure à 3 divisions. 4 étamines exsertes, didynames, à anthères sagittées. Ovaire à 2 loges biovulées. Style simple, stigmate subulé. Capsule comprimée, biloculaire, loculicide. Graines petites, irrégulières, brunes.

Cette plante est très commune dans l'Inde, surtout sur la côte est du Malabar dans les endroits humides.

On emploie souvent sa racine, dont la décoction (60 grammes pour 600 grammes d'eau) est regardée comme diurétique et prescrite par suite dans l'hydropisie et la gravelle. La dose est à peu près d'une demi-tasse à thé à la fois.

Les graines passent aussi pour être diurétiques et même aphrodisiaques. Quand on les met dans la bouche, elles se revêtent d'une grande quantité de mucilage tenace qui adhère à la langue et au palais. Sa saveur est agréable. Le Dr Jayesingha (*British. méd. journ.*, 16 juillet 1887, p. 118) a donné une série d'expériences thérapeutiques qui tendent à démontrer que les propriétés diurétiques attribuées à cette racine par les Indiens sont réelles.

Hymenodictyon excelsum Wall. (*Cin-*

chona excelsa Roxb.). — Cet arbre, qui habite les forêts de la péninsule de Madras, appartient à la famille des Rubiacées et à la série des Cinchonées ; il est extrêmement élevé, droit et d'un diamètre considérable. Ses branches sont nombreuses. Les feuilles sont opposées, simples, entières, pétiolées, caduques, oblongues, molles, duveteuses, surtout à la face inférieure. Elles ont de 12 à 25 centimètres de longueur sur 6 à 10 de largeur. Les feuilles florales, situées à la partie inférieure des ramifications de la panicule, ont la même forme, mais sont plus petites, colorées, plus persistantes. Les pétioles sont accompagnés de stipules ovées-cordées, dressées, coriaces. Les fleurs, d'un blanc verdâtre, très nombreuses, d'une odeur exquise, sont disposées en grappes terminales ramifiées, à pédicelles courts, de telle façon que les divisions de leurs inflorescences deviennent spiciformes. Elles sont accompagnées de 1 à 2 bractées foliées, pétiolées, réticulées et marcescentes. Calice gamosépale, court, à 5 lobes profonds, ovés ou longuement subulés, caducs. Corolle gamopétale, infundibuliforme, à tube long, resserré, à limbe partagé en 5 lobes valvaires, plus courts que la moitié du tube. 5 étamines insérées sous la gorge de la corolle, à filaments libres, courts, à anthères apiculées, à connectif dilaté. Ovaire infère, à 2 loges multiovulées, surmonté d'un disque épigyne, orbiculaire, entourant la base d'un style grêle, longuement exserte, terminé par un stigmate ovoïde, obscurément bilobé.

Le fruit est une capsule oblongue, couronnée par les débris du calice, à deux loges, et s'ouvrant au sommet en deux valves loculicides. Elle a le diamètre d'une fève, mais une longueur deux fois plus grande. Les graines, au nombre de 10 à 12 dans chaque loge, de la couleur d'une châtaigne, sont imbriquées, oblongues, comprimées, entourées par une aile largement ovale, partagée en deux lobes à la base de la graine. L'albumen est charnu.

L'écorce de cet arbre jouit dans l'Inde d'une grande réputation comme fébrifuge et comme tonique. Ces propriétés paraissent résider dans la couche interne, qui possède une amertume plus persistante que celle du quinquina, et non dans la couche spongieuse, qui est comparativement insipide. Sa structure microscopique rappelle un peu celle des écorces de quinquina.

Composition chimique. — Broughton, en 1870, en examinant une écorce fraîche, déclara que sa saveur amère était due à la présence de l'*esculine*, qui, par suite de la dessiccation et du contact avec les matières organiques en décomposition, se transformait en *esculétine*, qui est presque insipide. Cette étude a été reprise en 1883 par Naylor (*Pharm. journ.*, avril-oct., 1883). D'après cet auteur, la saveur amère est due à un alcaloïde qu'il propose de nommer *hyménodictyonine*. Cet alcaloïde se présente sous forme de masse gélatineuse de couleur crème, très avide d'eau, qu'il retient avec une grande ténacité. La solution éthérée évaporée avec précaution l'abandonne sous forme cristalline aciculaire.

Par évaporation de sa solution éthérée, à une température légèrement élevée, il se sépare sous forme de gouttelettes huileuses. Si on chauffe au-delà du point nécessaire pour enlever l'éther, ces gouttelettes se réunissent et le tout prend l'apparence d'une résine molle. Il commence à fondre à 66 et à 70° et devient suffisamment liquide pour être versé d'un vase dans un autre. Il neutralise les acides, et ses solutions ne sont pas fluorescentes. Ses combinaisons salines ne cristallisent pas. Sa solution dans l'alcool à 90° est inactive à la lumière polarisée. Sa formule empirique répondrait à $C^{23}H^{40}Az^2$ et en ferait une diamine tertiaire.

Cet alcaloïde, qui est probablement volatil, est remarquable par l'absence d'oxygène. Il se rapproche de la quinoïdine, de la paricine et de la berbérine. De la quinoïdine il diffère parce qu'il est inactif optiquement, et parce qu'il forme avec le bichlorure de platine des combinaisons renfermant moins de platine. Il diffère de la paricine par sa proportion d'hydrogène, et de la berbérine, parce qu'il renferme une plus grande quantité de carbone. En présence de l'acide sulfurique, sa solution prend une couleur jaune à la lumière transmise, passant au rouge vineux puis au rouge foncé. A la lumière réfléchie elle prend une couleur bronzée.

Outre l'alcaloïde, Naylor a retiré de cette écorce un principe indifférent, qui est mélangé au premier précipité produit par l'addition de la soude. Ce composé reste à l'état insoluble lorsqu'on traite l'alcaloïde par l'éther. En le faisant bouillir à différentes reprises avec l'alcool, on l'obtient incolore; au microscope, il présente des écailles micacées. Sa saveur est amère. Il est soluble dans l'alcool, les acides dilués, insoluble dans l'éther, le chloroforme, et neutre. Pour Naylor, c'est le produit de décomposition d'un glucose, et il lui assigne la formule $C^{25}H^{40}O^7$.

Usages. — La partie inférieure de l'écorce possède l'amertume et l'astringence de l'écorce de quinquina. Cette saveur est moins sensible à la mastication, mais elle est plus persistante, surtout dans l'arrière-gorge. La couche spongieuse est presque insipide. Dans l'Inde, on l'emploie en industrie pour tanner les peaux, et en médecine comme astringente. Les Hindous s'en servent surtout comme tonique et fébrifuge sous forme de décoction. Ces dernières propriétés mériteraient qu'on fît de cette écorce une étude thérapeutique sérieuse.

Hysope (*Hyssopus officinalis* L.). — Cette plante, de la famille des Labiées, série des Thymoïdées, est originaire du midi de l'Europe et se rencontre en Italie, dans le Dauphiné, en Provence, sur les coteaux arides, les fentes des rochers, les murailles des vieux châteaux. Souche traçante, ligneuse. Tiges dressées, rapprochées en touffes, ligneuses à leur partie inférieure, pubescentes, hautes de 30 à 40 centimètres. Les feuilles sont opposées, sessiles, glabres, vertes, étroites, lancéolées, aiguës et longues. Les fleurs, ordinairement bleues, rarement blanches ou rouges, sont disposées en glomérules rejetés d'un seul côté et rapprochés en épis feuillés. L'organisation florale est du reste celle des Labiées didynames.

La plante entière possède une saveur

agréable, aromatique, persistante, qu'elle doit à une huile essentielle analogue à celle de la plupart des Labiées et composée d'un hydrocarbure liquide et d'une sorte de camphre..Sa saveur est un peu âcre et amère.

Usages. — L'Hysope est un stimulant aromatique que l'on emploie dans les mêmes conditions que les autres Labiées. Son infusion (8 à 15 grammes par litre d'eau) est utile dans les catarrhes chroniques, où elle agit en facilitant l'expectoration du mucus; à l'extérieur, elle est tonique et résolutive.

I

Iberis amara L.—Petite plante herbacée, de 20 à 30 centimètres de hauteur, appartenant à la famille des Crucifères, série des Ibéridées, à feuilles entières ou dentées. Fleurs blanches ou rosées des Crucifères normales, à pétales inégaux ; silicules comprimées perpendiculairement à la cloison, valves étroitement ailées, loges monospermes.

Les feuilles, les tiges et la racine passaient pour jouir de propriétés thérapeutiques dans la goutte, les rhumatismes. A doses élevées, elles provoqueraient des nausées, de la faiblesse, de la diarrhée. Les graines semblent être plus actives, surtout dans l'hypertrophie du cœur, à la dose de 5 à 15 centigrammes en poudre. On les a aussi prescrites en Amérique, dans l'asthme, la bronchite et l'hydropisie.

If. — L'If, *Taxus baccata* L., dont le nom dérive du celtique *If* ou *Iw* (vert), appartient à la famille des Conifères, série des Taxinées, et croît dans les montagnes de la Suisse, de l'Italie, du midi de la France, et se retrouve dans l'Himalaya, l'Asie orientale. Son tronc, de 12 à 14 mètres de hauteur, porte des branches horizontales presque verticillées. Les feuilles sont alternes, persistantes, linéaires, presque sessiles, planes, mucronées et étalées sur deux rangs. Elles ont 4 centimètres de longueur sur un demi-centimètre de largeur. Fleurs dioïques. Chatons mâles globuleux, accompagnés à la base de bractées imbriquées. Les étamines, en nombre variable, sont pourvues d'un connectif pelté en forme de tête de clou. Les anthères sont disposées circulairement et uniloculaires.

Les fleurs femelles sont solitaires, en chatons formés de rameaux courts, munis d'écailles spiralées, décussées, imbriquées, disposées sur 4 séries verticales. L'ovaire est uniloculaire, uniovulé. Il devient un fruit sec entouré par le disque cupuliforme, rouge, charnu et pulpeux, qui existait autour de l'ovaire. Ce fruit renferme une graine albuminée.

Composition chimique. — Des feuilles, Lucas avait isolé une substance à laquelle il donnait le nom de *taxine* et qui n'existait qu'en petite quantité (15 centigrammes par kilogramme de feuilles). Marmé (*Chem. cent.*, 1876 ; 166-67) a retiré des graines et des feuilles une substance cristalline, blanche, un peu soluble dans l'eau distillée, très soluble dans l'eau acidulée, l'alcool, l'éther, le chloroforme, la benzine, etc. Odeur nulle, saveur amère. La taxine ne forme pas de sels cristallins avec les acides. Elle renferme de l'azote, fond à 80° et brûle sans laisser de résidu. L'acide sulfurique la colore en rouge, mais les acides azotique, chlorhydrique et phosphorique la dissolvent sans coloration. La taxine se retrouve en plus grandes quantités dans les feuilles que dans les graines. Redwood admet que les feuilles renferment en outre une essence volatile toxique.

Thérapeutique. — Cet arbre avait autrefois une réputation des plus funèbres, et on prétendait qu'il suffisait de s'endormir à son ombre pour ne plus se réveiller, et les anciens croyaient que les abords du Tartare en étaient plantés. S'il faut rabattre de ces idées un peu trop forcées, il n'en est pas moins vrai que les feuilles et les fruits sont dangereux, et on cite un grand nombre de cas d'empoisonnements par ces parties de l'If. Il faut toutefois excepter le disque charnu, qui n'est pas nuisible. Les graines elles-mêmes servent à engraisser les volailles.

Les feuilles ont été recommandées contre l'épilepsie et les affections spasmodiques à la dose de 5 à 30 centigrammes. On les regardait aussi comme abortives, mais on a pu constater que, toxiques pour la mère, elles ne déterminaient nullement l'expulsion du fœtus. L'extrait a été prescrit contre les rhumatismes et les fièvres.

La taxine diminue le nombre des battements du pouls ainsi que la respiration ; à doses plus élevées, elle provoque des convulsions suivies d'asphyxie mortelle (Husemann). A l'autopsie, on remarque une inflammation gastro-intestinale, le cœur est plein, les reins sont fortement congestionnés et le sang est moins coagulé que de coutume. Cette substance n'a pas encore pris place dans la thérapeutique.

Ilang Ilang (*Huile d'*). — Le *Cananga odorata* Hooker fils et Thomp. (*Unona odorata* H.Baillon), de la famille des Anonacées, est un arbre de 60 pieds de hauteur, à feuilles alternes, simples, entières, brièvement pétiolées, longuement acuminées, de 18 centimètres de longueur sur 7 centimètres de plus grande largeur, coriaces et légèrement duveteuses à la partie inférieure. Fleurs régulières, hermaphrodites et fort belles, brièvement pédonculées. Calice à 3 lobes se recourbant en arrière après l'anthèse. Corolle double, formée de 6 pétales libres, sessiles, aplatis, lancéolés, longs de 7 centimètres, larges de 22 millimètres, veinés longitudinalement, de couleur verte passant au brun sombre par la dessiccation. Sa forme générale est celle d'une cloche renversée. Les étamines, insérées en spirales sur les bords du réceptacle, sont très nombreuses, ont la forme d'un coin allongé implanté par son sommet et sont surmontées d'un prolongement aigu du connectif. Elles sont souvent réunies entre elles par les côtés de ce connectif glanduleux. Les étamines stériles prennent la forme de languettes pétaloïdes. Les carpelles, au nombre de 15 à 20, sont composés chacun d'un ovaire uniloculaire, multiovulé, surmonté d'un style court, recourbé. Les fruits sont des baies vertes, contenant un grand nombre de graines disposées sur deux rangs, renfermant sous leurs téguments un albumen charnu, ruminé.

La pulpe du fruit a une saveur douceâtre et aromatique. Les fleurs possèdent une odeur exquise, que l'on a souvent comparée à celle de l'hyacinthe et du narcisse.

Cet arbre se rencontre dans toute l'Asie méridionale, où il est cultivé presque partout. A l'état sauvage, il acquiert des dimensions plus considérables, mais ses fleurs ont un parfum moins pénétrant.

Composition chimique. — On retire par distillation de ses fleurs une huile essentielle qui paraît avoir été importée en Europe pour la première fois en 1864. Sa densité est de 0,980 à 0°. Elle possède une odeur extrêmement suave, bout vers 60° et est complètement soluble dans l'éther. Elle est remarquable parce qu'elle renferme de l'acide benzoïque, comme l'avait démontré Gal (1873), probablement sous forme d'éther, un phénol et une aldéhyde.

Usages. — Cette essence est surtout employée dans la parfumerie, et elle atteint un prix assez élevé. Dans l'Inde, on fait par digestion, avec les fleurs de l'*U. odorata*, du *Michelia champaca* et de l'huile de coco, une huile que l'on colore en jaune avec du curcuma et qui est employée pour les soins de la chevelure. Les indigènes s'en couvrent aussi le corps pendant la saison froide, pour éviter les fièvres ou pour les guérir.

Dans la Malaisie, dans l'Indo-Chine, cet arbre est cultivé avec soin auprès des habitations.

Ilex verticillata Gray (*Prinos verticillatus* L.). — Cette plante, originaire des Etats-Unis, du Canada, de la Floride, où elle croît dans les lieux humides, sur les bords des cours d'eau, appartient à la famille des Ilicinées ou Aquifoliacées. C'est un arbrisseau de 2 mètres à 2m,50 de hauteur, à branches alternes, étalées. Feuilles alternes, brièvement pétiolées, ovales, aiguës, effilées à la base, finement serretées, d'un vert sombre, lisses en dessus, duveteuses en dessous. Fleurs paraissant en juin, petites, blanches, presque sessiles et disposées par 3 ou 4 dans l'aisselle des feuilles. Elles sont souvent dioïques. Calice gamosépale, persistant, à 6 divisions obtuses. Corolle insérée sur le réceptacle, à 6 pétales obtus. 6 étamines libres. Ovaire libre, gros, charnu, vert, arrondi, à 6 loges renfermant chacune une graine à albumen charnu.

Les fruits sont souvent réunis et forment sur la tige, à des intervalles irréguliers, de petits bouquets qui, à la fin de l'automne, lorsque les feuilles sont tombées, restent encore en place et communiquent à la plante un aspect particulier. Aussi la nomme-t-on parfois *Winterberries* (baies d'hiver). Ces fruits ont une saveur amère, douceâtre et un peu âcre.

La partie de cette plante officinale aux Etats-Unis est l'écorce, qui se présente en fragments plus ou moins roulés, d'environ 1 millimètre d'épaisseur, fragiles, à face supérieure colorée en gris cendré, brunâtre, avec des taches blanchâtres et des lignes de même couleur. La couche subéreuse se sépare facilement du tissu vert; la face intérieure est verdâtre pâle ou jaunâtre. Sa cassure est courte, striée tangentiellement. Cette écorce est inodore, d'une saveur amère et légèrement astringente.

Lerch a recherché la berbérine dans cette écorce, mais sans pouvoir la trouver.

Usages. — Cette écorce est regardée comme tonique, astringente, et on la prescrit comme substitutif de l'écorce de quinquina, avec laquelle elle présente une certaine analogie. On l'a recommandée dans les fièvres intermittentes, la diarrhée et dans toutes les maladies accompagnées de débilité, particulièrement dans la gangrène et la mortification des extrémités. C'est du reste, en Amérique, un remède populaire contre la gangrène, les éruptions cutanées chroniques, dans lesquelles on l'administre soit à l'intérieur, soit sous forme de cataplasmes. On peut en outre la donner soit en poudre, soit en décoction.

La dose de la poudre est de 2 à 4 grammes répétée plusieurs fois par jour. La décoction, que l'on préfère pour l'usage interne ou pour l'usage externe, se prépare en faisant bouillir 60 grammes d'écorce dans 1,500 grammes d'eau. On la prescrit à la dose de 60 à 90 grammes. On recommande aussi parfois la teinture concentrée du fruit et de l'écorce (*Dispensatory of U. S.*, p. 1191).

Impératoire (*Imperatoria ostruthium* L. — *Peucedanum ostruthium* Koch.). — Plante de la famille des Ombellifères, série des Peucédanées, commune dans les montagnes

24

de la Suisse et de la Savoie. Sa souche souterraine, vivace, oblique et rampante, donne naissance chaque année à une tige cylindrique, fistuleuse, épaisse, haute de 60 à 80 centimètres environ. Feuilles alternes, longuement pétiolées, à gaine ample, terminée par 3 folioles, larges, pinnatisectées ou palmatilobées, à segments ovales, oblongs, dentés en scie sur les bords. Fleurs blanchâtres, petites, en ombelles terminales planes, à involucre nul. Involucelle à folioles peu nombreuses, irrégulières à la circonférence.

Le fruit est comprimé sur le dos, elliptique, formé de deux méricarpes à 3 côtes dorsales filiformes et à 2 marges très élargies. Les vallécules, au nombre de 4, présentent une bandelette solitaire, s'étendant dans toute leur hauteur. Sur la face commissurale des carpelles, on voit une autre vallécule de chaque côté. La graine est albuminée.

Les parties employées en thérapeutique sont la souche souterraine et ses ramifications latérales. Cette souche est ordinairement grosse comme le doigt, un peu aplatie, très rugueuse à l'extérieur, où se trouvent la base des stolons ou des racines adventives. La surface est brun foncé, son odeur est analogue, à celle de l'angélique, moins agréable, toutefois; sa saveur est très âcre et aromatique. Toutes ces propriétés disparaissent en partie avec le temps. Aussi doit-on choisir la souche récemment cueillie.

Composition chimique. — Elle renferme de l'*huile essentielle*, de la résine et une substance cristallisable, l'*impératorine* ou *peucédanine* $C^{12}H^{12}O^3$, qui cristallise en prismes incolores, d'une âcreté persistante, insolubles dans l'eau, même chaude, peu solubles dans l'alcool froid, mais solubles dans l'alcool chaud, l'éther, le chloroforme, les huiles grasses et les huiles essentielles. Elle fond à 75° et par refroidissement prend l'aspect d'une masse cireuse.

D'après Wagner, elle se dédouble, sous l'influence de la potasse hydratée, en acide angélique et hydrate de peucédyle. Ce serait donc de l'angélate de peucédyle. Les acides étendus sont sans action sur elle. L'acide nitrique concentré et bouillant la dissout et la transforme en nitropeucédanine $C^{12}H^{11}(AzO^2)O^3$.

Gorup Besanez a trouvé dans ces rhizomes une autre substance à laquelle il a donné le nom d'*ostruthine* (*Deuts. chem. geselsch.*, 1874, p. 564).

Ce composé cristallise en aiguilles fines, soyeuses, incolores, insipides, insolubles dans l'eau froide, assez solubles dans l'alcool froid, avec fluorescence bleu clair, solubles dans l'éther, moins dans la benzine et le pétrole. Il fond à 115°. A une température plus élevée, l'ostruthine émet des vapeurs désagréables à respirer. Elle forme des combinaisons peu stables avec les alcalis.

L'huile volatile est constituée par un hydrocarbure et un hydrocarbure oxygéné, probablement l'aldéhyde de l'acide angélique.

Usages. — Cette racine a été employée comme excitante et carminative sous forme d'infusion (15 à 30 grammes par litre d'eau), de teinture, d'eau distillée, etc. Elle entrait dans la préparation de l'esprit carminatif de Sylvius, le vinaigre thériacal, l'eau impériale, etc. Cette racine servait aussi à déter-

ger les ulcères et était employée dans la médecine vétérinaire. Elle est aujourd'hui peu usitée.

Indigo. — On désigne sous le nom d'*Indigo* la matière colorante bleue que l'on extrait des feuilles de plusieurs espèces de plantes appartenant à la famille des Légumineuses papilionacées, tribu des Galégées, sous-tribu des Indigoférées.

Les espèces les plus estimées et les plus cultivées sont les suivantes :

1° *Indigofera tinctoria* L. Cet arbrisseau, originaire de Guzzerat, cultivé dans les Indes orientales, acclimaté dans tous les pays chauds, est bisannuel, rameux, couvert de poils blanchâtres courts, à feuilles imparipennées formées de 5 à 6 paires de folioles oblongues, ovales, terminées par une foliole impaire et accompagnées à leur base de stipules subulées, droites ou incurvées. Fleurs petites, blanchâtres ou rosées, disposées en grappes simples à l'aisselle des feuilles et plus courtes qu'elles. Etamines diadelphes (9-1). Gousse presque cylindrique, plus ou moins courbée, renfermant une dizaine de graines tronquées aux deux extrémités et cylindriques.

2° *Indigofera anil* L. Plante sous-frutescente, à rameaux blanchâtres, 3 à 7 folioles, opposées, spatulées, oblongues, blanchâtres en dessous; stipules subulées. Gousse oblongue, linéaire, cylindrique, non toruleuse, à 3 à 6 graines. Espèce originaire des Indes orientales et naturalisée dans l'Afrique tropicale, les Antilles, le Brésil.

3° *Indigofera argentea* L. (Indigotier d'Egypte), cultivé en Egypte, en Arabie; il se distingue par ses feuilles blanches duveteuses.

Les espèces moins estimées sont : *Indigofera hirsuta* (annuel), *viscosa* (annuel), *subulata* (suffrutescent), etc.

La culture de l'indigotier et l'extraction de la matière colorante que renferment ses feuilles varient suivant les pays. Nous prenons les deux extrêmes, les procédés primitifs du Sénégal, et ceux mieux compris des factoreries anglaises du Bengale, renommées pour leurs excellents produits.

Au Sénégal, les noirs sèment les graines d'indigofère à la saison des pluies, et font la récolte en novembre et décembre, avant la floraison. La plante est coupée au ras du sol, et comme sa croissance est extrêmement rapide, on peut renouveler cette opération plusieurs fois dans l'année, mais la dernière coupe donne un produit de qualité inférieure. Les tiges sont débarrassées de leurs feuilles, qu'on pile dans un mortier de bois de façon à en former une sorte de pâte qui est moulée en pains irrégulièrement arrondis; on fait sécher ces derniers au soleil. Lorsque les indigènes veulent s'en servir pour teindre leurs étoffes, ils divisent les pains en fragments menus qu'ils placent dans un grand vase d'argile avec une certaine quantité d'eau chargée de potasse que l'on obtient en lessivant dans un vase percé de petits trous, appelé *lambara*, les cendres de la tige du gros mil ou de diverses plantes. La fermentation commence le quatrième jour, et après quatre autres jours, c'est-à-dire huit jours en tout, le liquide peut être employé. On le bat vigoureusement, de façon à le mettre en contact avec l'air, et on y plonge les pièces d'étoffe, qu'on agite continuellement ou qu'on laisse en repos suivant la nuance qu'on veut obtenir. Après six ou huit jours pendant lesquels l'étoffe est successivement séchée au soleil, lavée à grande eau et replongée ensuite dans la teinture, l'opération est terminée. Ce sont surtout les femmes qui sont chargées de ces soins, et la teinte bleue communiquée aux fibres textiles qu'elles emploient est de telle nature qu'elle n'est plus altérée ni par les lavages, ni par l'action des rayons solaires.

Toutes ces manipulations, résultat de l'expérience, s'expliquent fort bien, comme nous le verrons au point de vue chimique.

Les pains de feuilles d'indigotier font au Sénégal l'objet d'un commerce actif avec l'intérieur du pays. Ils sont extrêmement rares dans le commerce européen, bien qu'ils soient fort appréciés par lui.

2° M. Kœchlin-Schwartz a donné dans le *Bulletin de la Société industrielle de Mulhouse* (t. XXVIII, p. 307) des renseignements très complets sur la façon dont l'indigo se prépare dans le Bas-Bengale et que nous reproduisons ici pour indiquer la préparation typique, car les indigos de cette partie de l'Inde jouissent d'une réputation fort méritée.

La *factory*, toujours établie sur les bords du fleuve, comprend des filtres, des presses, une chaudière, des réservoirs d'eau en deux rangées superposées de 15 à 20 cuves chacune. Ces cuves sont des carrés de 6 mètres à 6ᵐ,50 de côté sur 1 mètre de profondeur, construits en maçonnerie, murés de briques et revêtus de stuc qui les rend imperméables. La seconde rangée de cuves est à 90 centimètres environ au-dessus de la première, et c'est dans ces cuves que l'on place l'indigo récolté le matin. Chacune d'elles contient environ cent paquets, que l'on recouvre de grosses traverses en bois, serrées avec des coins et qui doivent maintenir les plantes aussi tassées que possible, car sans cette précaution la fermentation ne s'effectue pas aussi régulièrement. A l'entrée de la nuit, on remplit ces cuves d'eau à l'aide de vannes; neuf à quatorze heures de contact suffisent en général, et pour s'assurer de la marche de l'opération on examine une petite quantité du liquide, qui donnera un produit moins abondant mais de meilleure qualité s'il est jaune paille et non jaune d'or trouble. A

l'aide de vannes, on fait couler le liquide des cuves supérieures dans les cuves inférieures, où on le laisse reposer quelques instants, puis des hommes munis de bambous le battent pendant deux ou trois heures. Le liquide passe peu à peu au vert pâle et tient en suspension de petits flocons d'indigo. Après un repos d'une demi-heure on enlève successivement les tampons qui bouchent des ouvertures placées à diverses distances sur la paroi des cuves et on fait écouler l'eau pendant que l'indigo se tasse au fond de la cuve sous forme de bouillie peu épaisse que l'on reçoit dans une fosse maçonnée et stuquée. Cette bouillie est montée par une pompe dans une chaudière où elle subit, pendant quelques instants, l'action de la chaleur destinée à arrêter une seconde fermentation qui gâterait le produit en le colorant en noir. On laisse ensuite reposer pendant vingt heures et on recommence l'ébullition pendant trois ou quatre heures. Le dépôt bouillant passe de là sur un filtre où il s'égoutte. Ce filtre, de dimensions considérables, consiste en une cuve imperméable, de 6 mètres de longueur sur 2 mètres de largeur et 90 centimètres de profondeur, couverte de bambous sur lesquels on dispose des nattes de jonc très serrées, recouvertes d'une toile forte et bien tendue. L'eau passe et il reste sur la toile une pâte épaisse d'un bleu foncé presque noir, que l'on place dans de petites caisses en bois percées de trous et dont le fond est garni d'une toile épaisse qui agit comme un filtre. On recouvre la pâte d'un fragment d'étoffe, puis d'un couvercle en bois percé de trous, et on soumet à la presse pour faire écouler le plus d'eau possible. Comme l'eau qui a passé à travers le premier filtre contient encore de l'indigo, on décante après repos et le dépôt est traité le lendemain avec l'indigo frais. Au sortir de la presse, les pains d'indigo sont mis au séchoir, grand bâtiment percé d'un grand nombre de fenêtres garnies de jalousies très serrées, pour empêcher l'action des rayons solaires, mais permettant cependant la libre circulation de l'air. Ce séchoir est entouré d'arbres très touffus. Après trois ou cinq jours, les pains sont assez secs pour pouvoir être emballés dans de petites caisses. Une cuve donne de 18 à 25 kilogrammes d'indigo si la plante est récoltée sur un terrain d'alluvion, et 26 à 32 kilogrammes s'il est glaiseux. Mais, dans ce dernier cas, le produit est moins estimé.

Cette description, d'après M. Kœchlin-Schwartz, ne s'applique qu'aux factoreries dirigées par les Anglais. Les procédés employés par les indigènes sont à peu près les mêmes; mais, comme ils apportent beaucoup moins de soins, les produits qu'ils obtiennent sont de qualité inférieure aux premiers.

Les premières sortes d'indigo du Bengale sont sous forme de gros morceaux prismatiques à pâte fine, unie, d'un bleu violacé foncé. Leur odeur est nulle et ne devient sensible que lorsqu'on les brûle. Leur saveur est également nulle ; ils happent à la langue, prennent un beau poli cuivré quand on les frotte avec l'ongle et se pulvérisent facilement. La cassure fraîche présente un magnifique reflet bleu pourpre. Ils ne renferment en général que 72 0/0 au plus d'indigotine. On préfère les indigos violet rouge à ton pourpré, qui sont plus denses, plus durs, et qui donnent de meilleures cuves.

L'indigo, chauffé dans un creuset, répand des vapeurs pourpres qui se condensent sur les corps froids en petites aiguilles brillantes, d'aspect métallique et cuivré, qui ne sont autres que l'indigotine. Le résidu est composé de matières terreuses et d'oxyde de fer. L'indigo est inaltérable à l'air. Il est insoluble dans tous les véhicules, excepté dans l'acide sulfurique concentré, et cette solution est connue sous le nom de *bleu de Saxe*, de *sulfate d'indigo*, etc. Elle est décolorée par le chlore et les hypochlorites. Les acides azotique et chromique le décolorent et le transforment en produits variables suivant les circonstances, et surtout en *isatine* rouge brun et *acide indigotique* cristallisant en aiguilles jaunes.

La solution concentrée et bouillante des alcalis change l'indigo en partie en isatine, puis en acides normaux azotés (acides *anthranilique* et *chrysanilique*).

Composition chimique. — L'Indigo du commerce renferme en moyenne : eau, 5,7 ; matière azotée, 1,5 ; matière brune, dite *brun d'indigo*, 4,6 ; matière rouge, *résine rouge d'indigo*, 7,2 ; matière colorante bleue ou *indigotine*, 61,4 ; matières minérales, 19,6.

La matière colorante bleue est l'*indigotine*, qui est blanche dans la plante, et dans cet état soluble dans l'eau. Mais dès que la macération a subi le contact de l'air l'indigotine blanche absorbe l'oxygène, passe à l'état d'indigotine bleue et est alors insoluble. L'indigotine bleue, mise en contact avec une solution alcaline et une substance désoxydante, perd sa couleur, redevient indigotine blanche et se dissout. Au contact de l'air, la modification bleue reparaît.

L'indigotine blanche est cristalline, soyeuse, inodore, insipide, neutre, soluble dans l'eau, dans l'alcool et l'éther. Elle s'unit aux alcalis pour former des composés jaunes, solubles, qui bleuissent facilement à l'air. Les sels qui perdent facilement leur oxygène, tels que les sels de peroxyde de fer, de mercure, de cuivre, d'argent, etc., changent l'indigotine blanche en indigotine bleue.

L'indigotine se combine avec l'acide sulfurique pour former trois acides conjugués, qui s'unissent aux bases et forment des sels bleu cuivré :

1° Acide sulfo-indigotique. C'est le produit le plus avancé ;

2° Hypo-sulfo-indigotique, qui ressemble au premier et ne s'en distingue que par la solubilité de ses sels ;

3° Sulfopurpurique. Pourpre d'indigo. C'est le premier terme de l'action de l'acide sulfurique.

Pour teindre les étoffes, on emploie une solution calcaire d'indigo réduit. La matière colorante se fixe sur l'étoffe, laquelle, d'abord incolore, se fonce de plus en plus en couleur à mesure que l'air agit sur l'indigotine. Nous n'avons pas à insister ici sur

les différents procédés de teinture, dont la description sortirait de notre cadre.

Thérapeutique. — L'indigo a été préconisé contre les affections spasmodiques, l'épilepsie, la chorée, l'hystérie, etc., à la suite probablement des expériences faites dans l'Inde par les médecins hindous et mahométans. Les résultats n'ont pas répondu à l'attente des expérimentateurs. La racine est employée par les natifs sous forme de décoction pour combattre l'hépatite. Dans *Med. record.*, Yount regarde l'indigo comme emménagogue à la dose de 20 à 25 centigrammes, deux ou trois fois par jour. Ces doses nous paraissent bien faibles en présence des doses moyennes de 5 à 15 grammes et même 30 grammes qu'on administrait jadis. Idler, de Berlin, l'a employé avec succès, dit-il, contre l'épilepsie ; Moretz Strall, dans les affections hystériformes, l'aménorrhée, les douleurs néphrétiques, l'albuminurie. L'indigo est peu dangereux, mais nous doutons fort qu'il prenne dans la thérapeutique une place sérieuse avant que son efficacité ait été bien démontrée.

Ipécas. — Sous le nom brésilien d'*Ipécacuanha* ou d'*Ipéca*, on distingue plusieurs sortes de racines fournies par des plantes appartenant à la famille des Rubiacées, les unes à la série des Uragogées et les autres à celle des Spermacocées. Nous les passerons successivement en revue en suivant les indications botaniques données par H. Baillon (*Bot. médic.*, p. 1083 et suiv.).

1° *Uragoga ipecacuanha* H. Bn (*Cephælis ipecacuanha* Rich. — *C. emetica* Pers. —

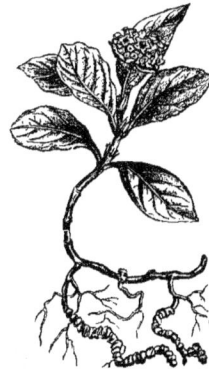

FIG. 504. — *Cephælis ipecacuanha.*

Ipecacuanha officinalis Arrud.). — C'est un petit végétal ligneux, de 10 à 40 centimètres de hauteur, à tige simple, de la grosseur d'une plume d'oie, dressée, portant à sa partie supérieure quelques paires de feuilles opposées, brièvement pétiolées, accompagnées de stipules interpétiolaires, unies à la base, laciniées au sommet. Le limbe est ovale, oblong, un peu aigu au sommet, penninervé, à bords entiers, d'un vert foncé en dessus, plus pâle en dessous. Les fleurs petites, blanches, inodores, forment un capitule terminal de glomérules ou de cymes,

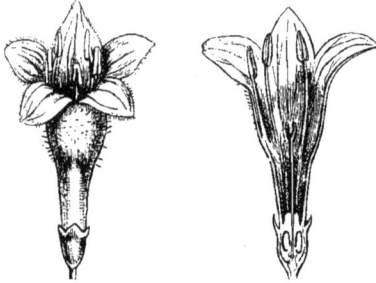

Fig. 505. — *C. ipecacuanha*. Fleur entière et coupe.

à pédicelles très courts, entouré de 4 grandes bractées décussées, formant un involucre. Ces fleurs sont hermaphrodites, régulières. Calice gamosépale, régulier, à 5 divisions, petites, triangulaires, obtuses. Corolle gamopétale, à tube étroit, cylindrique dans le bas, puis renflé à la partie supérieure, qui est velue et divisée en 5 lobes ovales, réfléchis au dehors, presque charnus. 5 étamines insérées sur la gorge, incluses, libres. Ovaire infère à deux loges uniovulées. Il est surmonté d'un disque épigyne, glanduleux, entier ou bilobé. Le style est partagé au sommet en deux branches stigmatifères, courtes.

Le fruit est une drupe d'un demi-centimètre environ, ovale, violet foncé, divisée en 2 loges renfermant chacune un noyau peu épais. La graine est albuminée.

L'Ipécacuanha se trouve surtout au Brésil, dans les forêts humides, sur les pentes boisées. La partie employée est la racine. Pour la récolter, le *Poayero* saisit d'une main toutes les touffes d'un buisson, enfonce dans le sol un bâton pointu, et soulève ainsi une motte de terre avec les racines intactes. On les débarrasse de la terre, on les dessèche rapidement, puis on les coupe en morceaux que l'on met ensuite en ballots.

L'Ipéca est cultivé avec succès aujourd'hui dans l'Inde anglaise, sur les pentes du Sikkim, à Ceylan, dans les Neilgherrys, à une altitude de 1,000 mètres environ. Il se développe et fructifie fort bien dans nos serres.

La racine d'*Ipéca annelé mineur* que fournit ce végétal se présente dans le commerce sous forme de cordons ramifiés, noueux, annelés, c'est-à-dire à étranglements et à renflements circulaires alternatifs, à écorce jaune brun pâle, blanche à l'intérieur, charnue, à rameaux courts, non fibreuse, d'odeur un peu nauséeuse, de saveur amère. Le bois ou *meditullium*, qui ne constitue que 1/5 de la racine, est dur, jaune pâle.

Au point de vue microscopique, une coupe transversale montre, de dehors en dedans :

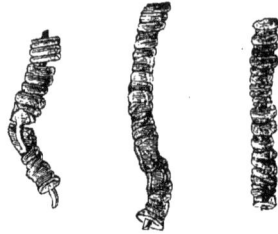

Fig. 506. — Ipéca annelé ordinaire. Grandeur naturelle.

une couche subéreuse, une couche de parenchyme cortical, à cellules polygonales, irré-

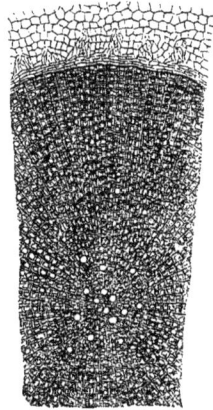

Fig. 507. — Racine d'Ipéca annelé. Coupe transversale.

gulières, à parois minces, molles, remplies de fécule, une zone libérienne, une couche

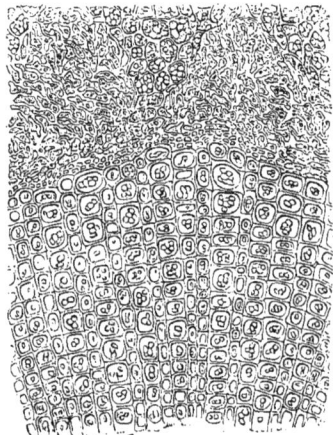

Fig. 508. — Ipéca annelé. Coupe dans le liber.

cambiale et le bois dont les éléments sont tous semblables.

Composition chimique. — L'écorce de la racine, qui est la partie la plus riche, renferme un alcaloïde, l'*émétine* $C^{28}H^{40}Az^2O^5$ (Lefort et Wurtz), découverte par Pelletier et Magendie en 1817. C'est une substance cristallisable, incolore, mais se colorant en jaune intense au contact de la lumière directe. Son odeur est nulle. Sa saveur est amère et astringente. Elle est peu soluble dans l'eau froide, soluble dans l'éther, le chloroforme, les alcalis, le sulfure de carbone, difficilement soluble dans l'éther de pétrole, la benzine à froid. Elle fond à 70°, et on peut alors, sous l'eau, la rouler en pilules qui, par le

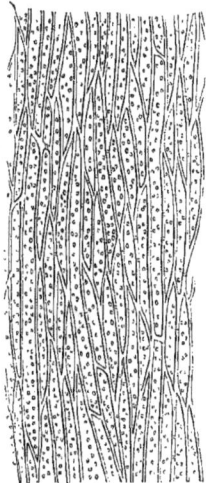

Fig. 509. — Ipéca annelé ordinaire. Coupe longitudinale dans le bois.

refroidissement, se réduisent en poudre. Ses sels sont solubles, excepté le tannate. Le chlorhydrate a été obtenu par Flückiger. Ils donnent, ainsi que l'émétine, une coloration jaune en présence de l'acide sulfurique et de l'hypochlorite de potasse.

L'émétine se reconnaît en ce que, comme l'a montré Power, en 1877, elle prend une coloration jaune intense, permanente, en présence d'une solution d'hypochlorite de chaux et de quelques gouttes d'acide acétique.

D'après Kunz (*Archiv. de Pharm.*, 15 juin 1887), qui dit avoir obtenu l'émétine cristallisée et pure, ce serait une base diacide et une diamine tertiaire. Sa formule serait $C^{30}H^{40}Az^2O^3$ et différant par C^2 de la précédente. En introduisant dans ce composé le groupe méthyle, il a obtenu une nouvelle base à l'état d'hydrate, le *méthylmetonium* $C^{30}H^{40}(CH^3)Az^2O^5$, amorphe, hygroscopique, différant de l'émétine par son action physiologique, qui est analogue à celle du curare. Une quantité minime de 0,0037 injectée sous la peau d'une grenouille produit en deux minutes la paralysie de tout le système moteur. Il semblerait dès lors que l'émétine, de même que la quinine, est un dérivé de la quinoline.

L'émétine est accompagnée de choline, d'un acide tannique spécial, l'acide *ipécacuanhique*, glucoside brunâtre, amorphe, hygroscopique et amer, de matières colorantes, de matières grasses, de l'amidon (30 0/0), de la gomme, de la résine, du sucre cristallisable et fermentescible.

2° L'*Ipéca annelé majeur* est plus gros, ses anneaux sont moins saillants et son écorce est de couleur plus jaunâtre. Son apparence est cornée. H. Baillon donne à la plante qui le fournit le nom d'*Uragoga granatensis*, sans pouvoir indiquer si c'est une espèce distincte ou une variété de l'espèce précédente. Elle arrive en Europe sous le nom d'*Ipéca de Carthagène*.

3° L'*Ipéca strié majeur* est formé de cylin-

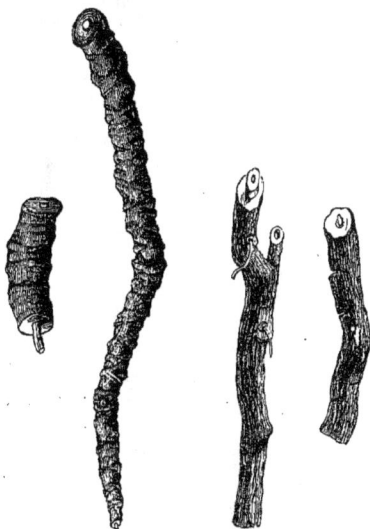

FIG. 510. — Ipéca de Carthagène.

FIG. 511. — Ipéca strié violet. Grandeur naturelle.

dres à surface brune, striée finement dans la longueur, à écorce épaisse, cornée, violacée

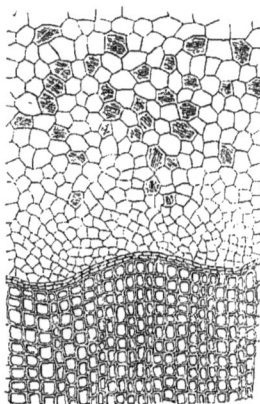

FIG. 512. — Ipéca strié violet. *Psychotria emetica*. Coupe transversale.

ou noirâtre. Elle est fournie par l'*U. emetica* H. Bn. de la Colombie, de la Nouvelle-Grenade (*Psycothria emetica* Mut.). Cet ipéca renferme moins d'émétine que les espèces précédentes, une grande quantité de sucre, et n'est pas amylacé.

4° *Ipéca strié mineur*. Son origine botanique est inconnue. Planchon l'a attribuée aux *Richardsonia*. Il est gris noirâtre ou brunâtre, à stries longitudinales. Cette sorte renferme plus d'émétine que la précédente.

5° L'*Ipéca ondulé majeur* a été attribué à *U. undata* H. Bn. de la Colombie (*Psycothria undata* Jacq.).

L'*Ipéca ondulé mineur* est produit par le *Richardia scabra* L. (*R. pilosa* R. et Pav. — *Richardsonia brasiliensis* Gom. — *Spermacoce hirsuta* Rœm. et Sch.). C'est une sorte fort inférieure qui ne renferme pas d'émétine.

Thérapeutique. — La racine d'Ipéca, employée de temps immémorial au Brésil, ne fut connue en Europe que lorsque Helvétius, qui la tenait d'un marchand du nom de Garnier, l'eut employée et

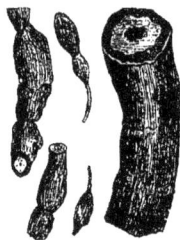

Fig. 513. — Ipéca strié noir.

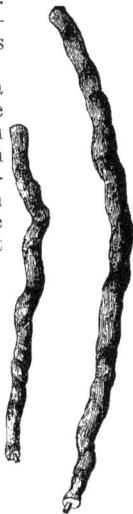

Fig. 514.— Ipéca ondulé (grandeur naturelle).

guéri avec elle le dauphin d'une dysenterie. C'est un vomitif excellent, qui agit plus

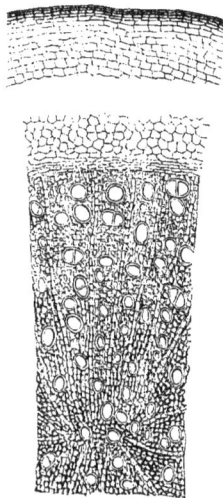

Fig. 515. — Racine d'Ipéca ondulé. *Richardsonia glabra.* Coupe transversale.

modérément que l'émétique et convient aux enfants, aux personnes débilitées. On le donne en poudre en 2 ou 3 doses que l'on fait prendre dans l'eau tiède, à 10 minutes d'intervalle, en arrêtant l'administration si la première dose a produit son effet. La dose est alors de 15 à 20 centigrammes en 4 prises pour les enfants de 1 à 2 ans, de 60 centigrammes pour ceux de 2 à 12, de 1 gramme et même 2 grammes pour les adultes. Il détermine parfois un peu de diarrhée.

L'Ipéca est utile dans le catarrhe bronchique avec fièvre, quand l'expectoration est rare ou visqueuse. On le prescrit alors sous forme de sirop (Codex), dont 20 grammes correspondent à 20 centigrammes d'extrait d'Ipéca. La dose est alors de 5-10-60 grammes, suivant l'effet à produire.

Dans la dysenterie, l'Ipéca a une efficacité tellement grande qu'on lui a donné le nom de *racine dysentérique*. C'est surtout sous la forme suivante que Delioux de Savignac, médecin en chef de la marine, l'employait sous le nom d'*Ipéca à la brésilienne*. On verse un verre d'eau bouillante sur 2, 4 ou 8 grammes de racine concassée. On laisse en contact plusieurs heures, on décante. On fait subir 4 fois le même traitement au résidu et chaque macération est ingérée chaque jour par le malade. On ne fait avaler au malade le tout, poudre et liquide, que lorsque la tolérance s'est établie.

La poudre d'Ipéca, respirée, provoque de la dyspnée, de la suffocation, un accès d'asthme. Aussi doit-on pulvériser la racine en se mettant à l'abri des poussières. Projetée dans l'œil, elle provoque une vive irritation. Il importe de remarquer que, lorsqu'on l'administre à la dose de 1 à 2 centigrammes toutes les demi-heures ou toutes les heures, l'Ipéca ne provoque plus de vomissements, mais un malaise avec sueurs générales, etc.; en un mot, il agit alors comme contro-stimulant.

L'émétine, rarement employée, se prescrit à la dose de 5 à 10 milligrammes. C'est une substance toxique : 10 centigrammes tuent une grenouille, 30 centigrammes font périr un chien. Sur la peau dénudée, elle détermine une irritation vive amenant la formation de pustules. Elle irrite fortement les muqueuses. A la dose de 1 centigramme, elle est vomitive.

Iris de Florence. — L'*Iris florentina* L., de la famille des Iridacées, est une plante herbacée, vivace, à rhizome épais, muni inférieurement de nombreuses racines adventives et donnant naissance à des rameaux aériens de 50 à 70 centimètres de hauteur, portant des feuilles distiques, équitantes, ensiformes, repliées sur elles-mêmes en deux suivant la ligne médiane, glabres, vertes, longues de 30 centimètres sur 2 à 4 centimètres de largeur. Les fleurs forment des cymes uniparcs, accompagnées chacune d'une bractée scarieuse ou spathe. Le réceptacle oblong, à 3 angles obtus, enferme l'ovaire infère, puis se dilate et porte sur sa gorge le périanthe et les étamines. Le périanthe est formé de 6 folioles, dont 3 extérieures, réfléchies, oblongues, atténuées à la base, sont blanches, souvent teintées de

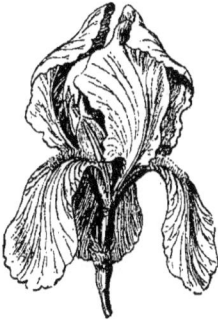

FIG. 516. — *Iris florentina.*

violet, à crête interne d'un beau jaune d'or. Les 3 intérieures sont plus grêles, concaves et sans crête. 3 étamines libres. Ovaire infère, à

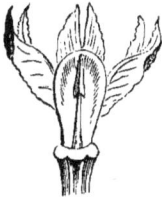

FIG. 517. — *Iris pseudo-acorus.*

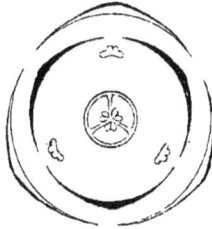

FIG. 518. — Diagramme de la fleur d'Iris.

3 loges multiovulées. Style libre à la partie supérieure, verdâtre, triangulaire, se partageant en 3 branches divergentes, pétaloïdes,

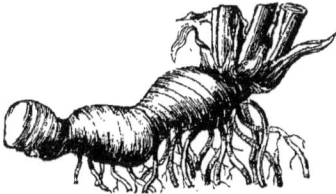

FIG. 519. — *Iris florentina.* Rhizome.

blanches, concaves en dehors et divisées au sommet en 2 lobes aigus. Le fruit est une capsule triloculaire, loculicide. Les graines sont comprimées, lisses, albuminées.

Cette plante existe dans toute la région méditerranéenne et était surtout cultivée aux environs de Florence. On récolte le rhizome en automne, on enlève l'écorce, on le nettoie, on le coupe en morceaux que l'on fait sécher au soleil. Frais, ce rhizome a une odeur désagréable, une saveur brûlante, âcre, irritante. Sec, il a une odeur douce de

violette très caractéristique. La couleur est d'un blanc mat, crayeux. La face supérieure est lisse; l'inférieure porte des ponctuations annulaires nombreuses formant des cercles bruns qui entourent un cercle blanc.

Composition chimique. — Quand on distille ce rhizome en présence de l'eau, on voit flotter sur le liquide distillé une substance cristalline, le *camphre d'iris*, qui présente le parfum exquis et persistant de l'iris. Flückiger a démontré (*Archiv der Pharmacie*, juin 1876) que ce n'était que de l'acide myristique $C^{14}H^{28}O^2$ imprégné d'une petite quantité d'huile essentielle, qui ne paraît pas préexister dans la drogue, mais se former pendant sa distillation.

En épuisant le rhizome par l'alcool, on obtient une résine brune, molle, de saveur âcre, et un tanin donnant une coloration verte avec les sels de fer.

Cette résine est jaune, plus légère que l'eau, fond à 38-40° et se fige à 28°. — L'huile essentielle, qui existe au plus dans la proportion de 1 pour 10,000, est brunâtre, épaisse et reste fluide à — 10°.

Thérapeutique. — On fabrique et surtout on fabriquait beaucoup autrefois avec le rhizome des pois à cautères qui, introduits dans la plaie, entretenaient la suppuration par leur action irritante et l'augmentation de leur volume. Ses autres applications thérapeutiques sont aujourd'hui parfaitement oubliées. C'est surtout en parfumerie qu'on l'emploie, soit pour parfumer la poudre d'amidon, soit pour faire des sachets, des teintures alcooliques (Eau de violettes).

Le rhizome d'Iris est aussi fourni, même à Florence, par l'*Iris germanica* L. (Iris flambe, Glayeul bleu), dont les fleurs sont bleu foncé ou violacé, par l'*Iris pallida* Lamk., à fleurs d'un bleu pâle.

2° L'*Iris versicolor* L. (*Blue flag*) est inscrit à la Pharmacopée des Etats-Unis, où son rhizome est décrit de la façon suivante : rhizome horizontal consistant en nœuds de 5 à 15 centimètres de longueur, cylindrique dans la moitié inférieure, etc. Odeur légère, saveur âcre et nauséeuse.

Sous le nom d'*Iridin* ou d'*Irisin*, on a employé en Amérique une oléo-résine obtenue en précipitant la teinture alcoolique par l'eau, mélangeant le précipité avec un poids égal de poudre absorbante. Cette drogue est purgative, moins irritante que la podophylline et plus active que l'évonymine. Sa dose est de 20 à 25 centigrammes.

3° Du rhizome de l'*Iris pseudo-acorus*, Wallaels a séparé un hydrocarbure oxydé qu'il a nommé *irisine*, et qu'il obtint (*Deut. An. Apot. Zett.*, févr. 1887) en faisant macérer le rhizome deux ou trois jours dans l'eau, traitant le liquide par l'acétate de plomb, filtrant et précipitant le liquide filtré par l'alcool. Cet hydrate de carbone, de la formule $C^6H^{10}O^5 + H^2O$, est décrit comme formant des fragments blancs, friables, ressemblant à l'amidon, formant pâte avec l'eau, mais se dissolvant parfaitement à l'aide d'une légère chaleur. Chauffé en présence de l'acide sulfurique étendu, ce composé est converti en partie en glucose. Il existerait dans le rhizome en quantités considérables.

Comme on le voit, ce composé est encore fort mal connu, et nous ne l'avons cité que pour ne rien omettre de ce qui regarde l'historique des Iris. Du reste, la plante à laquelle se rapporte cette irisine est un éméto-cathartique des plus dangereux. Cependant ses graines torréfiées ont été parfois substituées au café.

Isatis tinctoria L. (*Pastel, Guède, Vouède*). — Plante herbacée bisannuelle de la famille des Crucifères, série des Isatidées, à tiges de 60 à 80 centimètres de hauteur, dressées, ramifiées. Feuilles radicales, pétiolées, oblongues, velues. Feuilles caulinaires, sagittées,

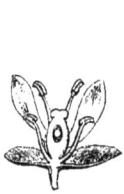

FIG. 520. — *Isatis tinctoria*. Fleur. Coupe longitudinale.

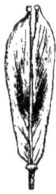

FIG. 521. — *I. tinctoria*. Fruit entier.

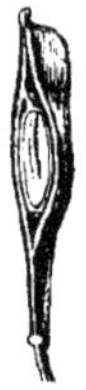

FIG. 522. — Fruit. Coupe longitudinale.

glabres. Fleurs petites, jaunes. Calice étalé. Silicules pendantes.

Cette plante croît dans nos contrées sur les décombres, les vieux murs. Sa saveur est piquante et âcre comme celle du cresson.

Composition chimique. — Les feuilles renferment une matière incolore étudiée par Schunck, l'*indican*, qui se présente sous forme d'une masse sirupeuse, brun clair, de saveur amère, soluble dans l'eau, qu'il colore en jaune, dans l'alcool et l'éther. C'est un glucoside se dédoublant en sucre (indiglucine) et en indigotine bleue sous l'influence des acides, des alcalis ou même de la chaleur.— Voir INDIGO.

Usages. — Le Pastel avait pris une grande importance pendant le premier Empire, de 1810 à 1814, car l'Indigo qu'on en retirait suppléait celui que l'on ne pouvait se procurer. On retirait des feuilles 250 grammes environ d'Indigo par kilogramme. Aujourd'hui sa culture est presque nulle. On ne s'en sert plus en teinturerie que pour monter les *cuves* dites de *Pastel*, dans lesquelles on le mêle avec l'Indigo. Il agit comme désoxygénant et comme corps colorant. Les feuilles entières sont préférées aux feuilles sèches pulvérisées et mises sous forme de gâteaux appelés *coques*.

La saveur piquante et âcre du Pastel l'a fait employer comme antiscorbutique. On prescrivait surtout le suc. En Provence, les paysans s'en servent contre la jaunisse.

Ispaghula (*Graines d'*). — Le *Plantago Ispaghula* Roxb. (*P. decumbens* Forsk), de la famille des Plantaginacées, est une plante

annuelle, à feuilles alternes, linéaires, longues, lancéolées, dentées, sessiles, amplexicaules. Fleurs petites, nombreuses, blanches, axillaires d'une bractée ovale, en épis courts, ovoïdes-oblongs et longuement pédonculés, régulières. Calice à 4 sépales. Corolle gamopétale, hypocratériforme, à 4 lobes ovales, aigus. 4 étamines libres. Ovaire libre, à 2 loges uni- ou pluriovulées. Style simple. Capsule biloculaire, petite, s'ouvrant par une fente transversale circulaire.

Cette plante croît en Egypte, en Arabie, dans l'Afghanistan, l'Inde.

Les graines, dont le nom hindou est *Ispaghol*, sont très petites, elliptiques-ovales, de 2 millimètres de long sur 1 de large, creusées en carène, translucides, de couleur gris jaunâtre, avec une tache brun rougeâtre sur le côté convexe. Elles sont inodores, insipides. Mises dans l'eau, elles se recouvrent d'un mucilage abondant, sans odeur ni saveur.

Ces graines sont employées dans l'Inde comme émollientes, dans les affections catarrhales, la blennorragie, la diarrhée chronique, la dysenterie, en décoction, à la dose de 60 à 120 grammes, répétée trois ou quatre fois par jour.

Ivraie. — Le *Lolium temulentum* L. (Herbe à couteau, Zizanie), de la famille des Graminées, est une plante annuelle, à tiges cylindriques, dressées, striées, articulées, de 30 à 40 centimètres de hauteur. Feuilles linéaires, engainantes à la base, glabres en dessous, rudes en dessus. Fleurs en épi terminal, de 15 à 20 centimètres de longueur. Epillets distants. Deux glumes, l'extérieure plus grande, contenant 5 à 7 fleurs à étamines et à ovaire uniloculaire, uniovulé, surmonté de 2 styles. Fruit ovale, comprimé, noirâtre.

Cette plante croît spontanément parmi les céréales, et ses graines sont souvent mélangées au froment, au seigle, etc. Elle est depuis longtemps considérée comme toxique, et elle l'est en effet, mais pas toujours et dans tous les temps, car la graine non mûre paraît inoffensive. Les volailles sont réfractaires à son action, car de temps immémorial on leur donne pour les engraisser une pâtée faite avec ces graines.

Composition chimique. — D'après Ludwig et Stahl, ces graines renferment de l'amidon, du gluten, une matière grasse, blanche, une huile à saveur âcre, une matière jaune visqueuse, âcre, amère, soluble dans l'eau, se dédoublant en présence des acides en sucre et acides volatils, du sucre, du tanin, des substances résineuses. Le principe actif résiderait dans les huiles âcres et la matière jaune.

Thérapeutique. — La farine d'ivraie, mêlée au pain, détermine chez l'homme des accidents inquiétants, mais qui sont facilement combattus par les vomitifs, le café, les boissons stimulantes. En quantité plus considérable, elle deviendrait toxique, car, d'après

Filhol et Baillet (*Bull. acad. méd.*, t. 28), 500 grammes administrés à un chien ont amené la mort au milieu d'une anxiété et d'une agitation considérables.

On a employé en Allemagne les graines comme stupéfiant, à la dose de 5 à 10 centigrammes, quatre à six fois par jour, dans la céphalalgie, etc. Cazin dit avoir prescrit avec succès l'extrait alcoolique, à la dose de 5, puis de 15 centigrammes par jour, contre la chorée.

Ixora Pavetta Roxb.(*Pavetta Indica* L.).— Arbuste de 1ᵐ à 1ᵐ,30 de hauteur, de la famille des Rubiacées, série des Coffœées, à feuilles opposées, ovales, oblongues, acuminées, rétrécies à la base. Fleurs blanches disposées en cymes. Calice gamosépale, court, à 4 dents. Corolle gamopétale à tube cylindrique, à 4 lobes étalés. 4 étamines libres resserrées sur la gorge de la corolle. Ovaire infère à 2 loges uniovulées. Style exserte partagé en 2 branches stigmatifères courtes. Fruit drupacé couronné par le calice, à 2 noyaux monospermes. Graines albuminées.

Cette plante croît dans l'Inde, au Malabar, sur la côte de Coromandel, au Bengale, etc.

Sa racine amère et aromatique est employée par les médecins natifs comme apéritif et pour combattre les obstructions intestinales. Pulvérisée et mélangée au gingembre et à l'eau de riz, on l'emploie dans l'hydropisie comme diurétique. Le fruit confit dans le vinaigre sert de condiment. Les feuilles en décoction sont employées sous forme de fomentations pour calmer les douleurs produites par les hémorroïdes.

L'*I. Bandhucca* Roxb. (*I. coccinea* L.), petit arbuste commun dans le Concan, où il se distingue par ses belles fleurs écarlates, rosées ou jaunes, est employé pour combattre la dysenterie.

On fait cuire dans le beurre fondu 2 tolas de fleurs d'Ixora qu'on mélange ensuite avec 4 gunjas de Cumin et de Nagkesar (*Mesua ferrea*). On en fait des bols avec du beurre et du sucre candi que l'on administre deux fois par jour (Dymock, *loc. cit.*). La racine entière, fraîche, a été préconisée par Deb comme antidysentérique sous forme de teinture alcoolique (126 pour 473), à la dose de 2 à 4 grammes au début (*Ind. méd. gaz.*).

On prescrit aussi cette plante contre les fièvres intermittentes, les affections cutanées.

L'*I. stricta* Roxb. est employé à Java comme stimulant.

L'*I. grandiflora* Ker., de l'Inde, passe pour être astringent. Son fruit est diurétique.

Aux Moluques, on prescrit la racine d'*I. lanceolata* dans les pleurésies, la carie dentaire. Les *I. congesta* Roxb. et *tenuiflora* Roxb. jouissent de propriétés analogues.

J

Jaborandis. — On comprend, au Brésil, sous ce nom un certain nombre de végétaux qui n'ont d'autre rapport entre eux que leurs propriétés aromatiques, stimulantes, sudorifiques et sialagogues, car les uns appartiennent à la famille des Pipéracées, les autres à la famille des Rutacées ou des Scrofulariacées.

L'espèce la plus usitée en Europe, celle qui a été expérimentée et étudiée à fond, est le *Pilocarpus pennatifolius* Lem., avec sa variété *P. Silloanus* Engl., qui appartient à la famille des Rutacées, série des Xanthoxylées.

C'est un arbuste de 1 à 2 mètres de hauteur, rameux, à feuilles alternes, longuement pétiolées, composées, imparipennées, à 5, 7 ou 9 paires de folioles opposées, pétiolulées, ovales, oblongues, obtuses, émarginées au sommet, à bords entiers, un peu réfléchis, de 10 centimètres de longueur sur 4 de largeur. Elles sont glabres, coriaces, d'un vert clair et couvertes de ponctuations pellucides. Fleurs

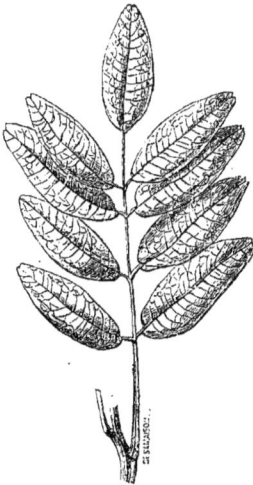

FIG. 523. — *Pilocarpus pennatifolius*. Feuille entière.

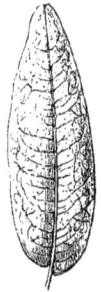

FIG. 524. — Foliole isolée.

de couleur acajou foncé, disposées en longues grappes. Calice gamosépale, petit, à 5 dents pubescentes. Corolle à 5 pétales ovales aigus, épais, coriaces. 5 étamines insérées sous un disque charnu, libres. 5 carpelles uniloculaires, biovulés, libres dans la

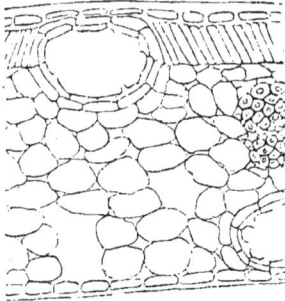

Fig. 525. — *P. pennatifolius.* Feuille. Coupe transversale.

partie ovarienne, unis plus haut par une partie des styles. 5 styles libres à la base, puis réunis en une colonne dont le sommet se sépare en 5 lobes stigmatifères.

Le fruit est formé de 5 coques ovales,

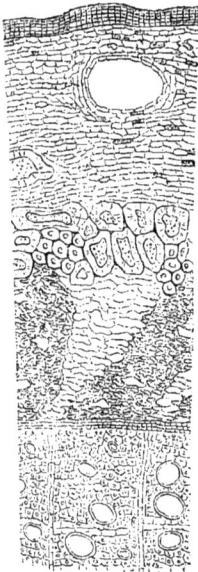

Fig. 526. — *P. pennatifolius.* Coupe transversale d'un rameau jeune.

comprimées sur les cotés, d'un brun jaunâtre pâle, dont l'endocarpe s'ouvre en deux moitiés avec élasticité et se sépare de l'exocarpe. Graines un peu réniformes, noirâtres, glabres, dures, sans albumen.

Cette espèce existe au Brésil, dans les provinces de Mato-Grosso, de Cujaba, de San-Paolo.

Toutes ses parties renferment de nombreuses glandes à huile qui leur communiquent une odeur particulière et forte.

Composition chimique. — Les feuilles renferment une huile essentielle, un ou deux alcaloïdes, de l'acide tannique, etc.

L'huile essentielle que l'on obtient en distillant les feuilles en présence de l'eau, et qui existe dans la proportion de 54 grammes pour 10 kilogrammes, présente une grande analogie avec l'essence de citron. Elle a une odeur forte, une saveur de fruit, une densité de 0,875 et elle bout de 180 à 290°. Son action thérapeutique n'est pas encore connue. Elle donne à 178° un hydrocarbure, le *pilocarpène* $C^{10}H^{16}$, qui est liquide, incolore, d'une odeur particulière, agréable, mobile, d'une densité de 0,832 à 18°, formant avec l'acide chlorhydrique deux composés, l'un solide, l'autre liquide.

L'un des alcaloïdes porte le nom de *pilocarpine* $C^{11}H^{16}Az^2O^2$. Il est liquide, sirupeux, incolore, soluble dans l'eau, plus soluble dans l'alcool, la benzine, le chloroforme. Il est dextrogyre. La pilocarpine est sans action sur les carbonates, mais, avec les hydroxydes alcalins, elle forme des combinaisons que décompose l'acide carbonique.

Elle forme des sels cristallisables avec les acides chlorhydrique, azotique. Ces deux combinaisons sont inscrites au Codex.

Le chlorhydrate cristallise en longues aiguilles groupées autour d'un centre commun, très solubles dans l'eau et déliquescentes.

L'azotate cristallise en prismes rectangulaires, droits, anhydres, solubles dans 8 parties d'eau à 15°, peu solubles dans l'alcool absolu froid.

La pilocarpine, traitée par les acides nitrique ou chlorhydrique ou soumise à l'ébullition en présence de l'eau et de l'air, donne la *pilocarpidine* $C^{10}H^{14}Az^2O^2$, qui en diffère en ce que les solutions aqueuses de ses sels ne sont pas précipitées par les sels d'or. Ces sels sont du reste décomposés par l'acide carbonique, solubles dans l'eau et l'alcool à 90°, mais insolubles dans l'alcool absolu.

La pilocarpine, bien séchée, chauffée rapidement à 175° et maintenue à cette température pendant une demi-heure, puis reprise par l'eau de baryte et agitée avec l'éther, cède à ce liquide la *jaborine* $C^{22}H^{34}Az^4O^6$, qui est une masse brune devenant solide et résineuse, insoluble dans l'eau, très soluble dans l'éther. Bouillie avec la solution concentrée de potasse, elle se convertit en pilocarpidine. Ses solutions sont brunes, avec une fluorescence verdâtre, que n'enlève pas complètement le charbon animal.

La solution aqueuse renferme de la pilocarpidine et de *l'acide jaborique* $C^{11}H^{18}Az^2O^3$, qui ressemble à la jaborine, mais qui est insoluble dans l'éther et très soluble dans l'eau. Avec les alcalis, il forme des sels gommeux, solubles dans l'eau et l'alcool, et non décomposés par l'acide carbonique. La potasse concentrée chaude ou l'acide chlorhydrique bouillant convertissent l'acide jaborique en pilocarpidine et β-pyridine α l'acide lactique. Notons que MM. Hardy et Calmels, auxquels est dû le travail sur la jaborine (*Compt. rend.*, CII, 1251-1254), ont récemment (*Compt. rend.*, CII, 1563) obtenu synthétiquement la pilocarpine, et les expériences faites sur les animaux ont montré que son action était la même que celle de l'alcaloïde naturel.

La présence d'un second alcaloïde dans le jaborandi paraît avoir été démontrée, et cet alcaloïde a reçu de Harnack et Meyer le nom de *jaborine*. Le professeur Schmiedeberg le regarde comme identique avec une base encore innommée et imparfaitement examinée qui se trouve avec la muscarine dans *l'amanita muscaria*, et dont l'action serait l'antagoniste de celle de la pilocarpine.

Thérapeutique. — Le Jaborandi est le sialagogue et le sudorifique le plus énergique

que nous possédions. Pris en tisane à la dose de 4 à 6 grammes de feuilles pour une tasse d'eau bouillante, il amène la transpiration en quinze minutes à peu près, en même temps qu'il excite une salivation assez abondante parfois pour fatiguer le patient.

D'après Gubler, on note en même temps l'hypersécrétion de presque toutes les glandes. Après l'administration du Jaborandi, les malades sont quelquefois pris de nausées, vomissements, vertiges, étourdissements, pesanteur de tête, contraction de la pupille.

La température est abaissée d'après Ringer, élevée au contraire d'après Rabuteau, Gubler, Robin Teegel. Le pouls augmente de fréquence au début de la sudation ; les battements du cœur deviennent irréguliers; on note même parfois chez les cardiopathes une sorte d'asystolie. La sécrétion urinaire est diminuée, mais faiblement.

La pilocarpine paraît avoir une action presque identique à celle du Jaborandi. Cependant elle donne moins de salivation et provoque moins de vomissements.

Bien des médecins hésitent à prescrire la pilocarpine dans les affections du cœur et considèrent même son emploi comme contre-indiqué lorsque l'impulsion cardiaque est affaiblie. Nous pensons qu'il est prudent d'être, jusqu'à nouvel ordre, réservé dans l'application de ce médicament chez les cardiopathes, car cet alcaloïde a une action paralysante sur le cœur (Vulpian).

Les feuilles du Jaborandi ont été employées avec succès pour combattre l'*influenza*, la grippe, sous forme d'infusion (4 grammes pour une tasse d'eau bouillante). Les injections sous-cutanées de nitrate de pilocarpine à la dose de 2 centigrammes réussissent également. La toux devient moins pénible, l'expectoration se fait plus facilement et les phénomènes morbides s'atténuent.

On a préconisé le nitrate de pilocarpine à la dose de 1 milligramme contre l'asthme. Hebersmith (*Med. Bull.*, novembre 1887) dit avoir traité avec succès plusieurs cas de fièvre jaune par les injections hypodermiques d'hydrochlorate de pilocarpine, à la dose de 1 centigramme.

Dans les néphrites, le nitrate de pilocarpine en injection à 2 centigrammes amène une sudation notable, sans troubles du côté de l'estomac. Mais c'est surtout dans les cas d'albuminurie chronique, ayant pour point de départ des variations brusques de température, que cette médication a été utilisée (Dr Costa). Les mêmes injections ont donné de bons résultats dans le traitement de la pleurésie, qui a résisté à la médication révulsive (Dujardin-Beaumetz, *Leçons de clinique thérapeutique*).

Notons qu'il existe un antagonisme remarquable entre l'atropine et la pilocarpine, la première arrêtant complètement les effets de la seconde. La muscarine montre le même antagonisme. Notons aussi l'action de la pilocarpine sur l'alopécie. On a même prétendu pouvoir faire repousser le système pileux à l'aide d'injections de nitrate de pilocarpine.

Jacaranda procera Spreng. (*Bignonia copaia* Aubl. — *Cordelestris syphilitica* Arr.— *B. Caroba*). — C'est un arbre de 10 à 15 mètres de hauteur, appartenant à la famille des Bignoniacées, série des Técomées; et qui croît au Brésil, dans les provinces de Rio-de-Janeiro, de Minas et Espirito-Santo.

Les feuilles sont alternes, simples, entières, ovales, lancéolées, un peu insymétriques à la base, coriaces, glabres. Fleurs rouges et blanches, hermaphrodites, régulières, disposées en cymes racémiformes. Calice gamosépale, à 5 lobes courts. Corolle gamopétale, à tube court, à gorge dilatée, limbe à 5 divisions. 5 étamines, dont 4 seulement fertiles et didynames. Ovaire libre à 2 loges multiovulées inséré sur un disque. Style simple à stigmate bifide. Capsule biloculaire à déhiscence loculicide. Graines sans albumen, bordées d'une aile membraneuse.

Les feuilles sèches sont brunes, inodores, de saveur amère et astringente. L'écorce est également amère et astringente.

On emploie au Brésil l'écorce et les feuilles.

Composition chimique. — D'après Th. Peckolt, ces deux parties renferment les substances suivantes :

	Feuilles.	Écorce.
Carobin cristallisé. . . .	1.620	3.000
Acide carobique.	0.516	-
— stéocarobique. . .	1.000	- -
Carobone (résine balsamique acide).	26.666	—
Caroba (résine acide incolore)	—	2.000
Résine de caroba insipide	33.334	5.000
Baume de caroba . . .	14.420	—
Acide tannique.	4.390	4.800

plus, des substances amères, extractives, du glucose, etc.

Le *carobin* forme des cristaux feutrés, inodores, de saveur alcaline, insolubles dans l'éther, un peu solubles dans l'eau et l'alcool froid. C'est probablement un alcaloïde.

L'*acide carobique* est en cristaux étoilés, aromatiques, de saveur acide, solubles dans l'eau et l'alcool faible.

Le *baume de caroba* est sirupeux, d'un brun foncé, d'une odeur aromatique agréable, qui rappelle celle de la fève tonka.

Le *carobone* est amorphe, verdâtre, aromatique, soluble dans l'alcool, les alcalis caustiques.

Thérapeutique. — Les feuilles sont employées au Brésil comme succédanées de la salsepareille dans les affections cutanées et syphilitiques, sous forme d'infusion (120 grammes par litre d'eau). La dose est d'une tasse à thé trois fois par jour. Elles font partie d'un électuaire employé pour combattre certaines maladies de la peau d'origine syphilitique, et qui attaquent surtout les nègres.

Feuilles de caroba pulvérisées	90 grammes.
Salsepareille	— 30 —
Follicules de séné	— 30 —
Calomel	2 —
Sirop simple.	Q. S.

Le baume est prescrit par Peckolt comme tonique à la dose de 1 gramme. Il donne le carobone à la dose de 10 centigrammes contre les affections de la peau, et le caroba à celle de 0gr,50 dans les affections syphilitiques et scrofuleuses.

Le *J. lancifoliata* a été préconisé par le Dr Mennell (*Brit. med. journ.*, 14 février 1885) dans le traitement de la blennorragie sous forme de teinture alcoolique à prendre à la dose de 15 gouttes par jour et d'injections avec 10 gouttes de teinture par 30 grammes d'eau. Ce traitement tarirait l'écoulement en trois semaines au plus.

Jalap. — Le Jalap des officines, Jalap officinal, est produit par une plante appartenant à la famille des Convolvulacées, l'*Exogonium*

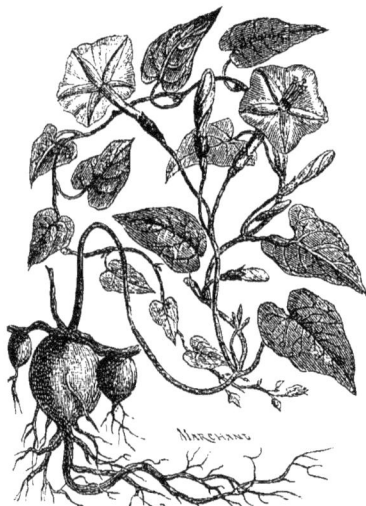

FIG. 527. — *Exogonium jalapa.*

jalapa H. Bn (*E. purga* Benth. — *Ipomœa jalapa* Nutt. — *I. purga* Wead. — *Convolvulus jalapa* Schiede, etc.). C'est une plante herbacée, vivace, à tiges souterraines, émettant des rameaux aériens, herbacés, annuels, longs de 3 à 4 mètres, cylindriques, volubiles, tordus et de couleur brun vineux. Feuilles alternes, à pétiole formant un croc à sa base, à limbe cordé à la base, aminci au sommet, penninerves, lisses, molles, vertes.

Les fleurs, au nombre de 2 à 3 sur le pédoncule axillaire, sont accompagnées de 2 bractées et de 2 bractéoles. Elles sont her-

maphrodites, régulières. Calice gamosépale, persistant, à 5 sépales inégaux. Corolle hypocratériforme à tube long, cylindrique, à limbe présentant 5 angles peu marqués. De la face inférieure partent 5 bandes rayonnantes plus foncées, à reflet violacé dont le sommet correspond à celui des divisions du limbe. 5 étamines exsertes, 2 grandes, 2 petites, 1 intermédiaire. Ovaire libre à 2 loges biovulées, accompagné d'un gros disque terminé par un style long à extrémité bilobée. Le fruit est une capsule à 2 loges septicides ; graines albuminées.

Cette plante, dont le port rappelle celui de nos liserons, a reçu le nom de *Jalap*, parce que la ville de Jalapa au Mexique était et est encore le principal marché de la drogue. Elle croît dans les Andes mexicaines, à 2,400 mètres au-dessus du niveau de la mer, dans les forêts humides et sombres, à une température moyenne de 15 à 24°.

La partie employée est fournie par les racines adventives. Celles-ci, qui naissent du rhizome, sont d'abord grêles, ramifiées et de grande longueur. Certaines d'entre elles se gonflent dans leur partie supérieure, se gorgent de sucs et prennent une apparence napiforme. Leur surface est brunâtre et marquée de petites cicatrices transversales laissées par les racines secondaires. Ces racines hypertrophiées constituent le *Jalap vrai* ou *tubéreux*. On les récolte toute l'année et on les fait sécher au feu après avoir incisé les plus grosses pour favoriser leur dessiccation. La grosseur des tubercules de jalap varie depuis celle d'une noisette jusqu'à celle d'un œuf ou du poing. Ils sont lourds, durs, cornés, à surface ridée, brune. La cassure est amylacée, jaune grisâtre. L'odeur est nulle chez les tubercules entiers, bien que certains échantillons conservent encore l'odeur de la fumée à laquelle on les a fait sécher. Celle de la cassure fraîche n'est pas désagréable. La saveur est âcre et fade.

Composition chimique. — Le Jalap renferme de l'amidon, de l'oxalate de chaux, de la gomme, du sucre incristallisable, une matière colorante, une matière oléagineuse odorante et une résine, qui s'y trouve dans la proportion de 11 à 18 0/0.

Cette résine est constituée par deux composés, la *convolvuline* et la *jalapine*.

La *convolvuline* $C^{31}H^{50}O^{16}$ est incolore, inodore, insipide, brillante lorsqu'elle est sèche, et elle fond alors à 150°. Son point de fusion s'abaisse quand elle renferme de l'eau et peut descendre à 140°. Elle est insoluble dans l'éther, le pétrole, l'essence de térébenthine, la benzine, le sulfure de carbone, un peu soluble dans l'eau, le chloroforme, et très soluble dans les solutions alcalines. L'acide nitrique la convertit en acide oxalique et un acide qu'on avait cru spécial au Jalap et qu'on avait nommé *acide ipoméique*, mais que l'on a reconnu être de l'*acide sébacique*.

En présence de l'acide sulfurique dilué bouillant ou de l'émulsine, la convolvuline se dédouble en glucose et *convolvulinol*, que l'on regarde comme un anhydride de l'*acide convolvulinique*, car en présence des alcalis hydratés le convolvulinol se convertit en acide convolvulinique.

La *jalapine* $C^{34}H^{56}O^{16}$ est un homologue supérieur de la convolvuline, dont elle diffère par C^2H^6 ou $3CH^2$; ses produits de décomposition sont analogues et, sous l'influence de l'acide nitrique, elle donne également de l'acide oxalique et de l'acide sébacique.

La convolvuline forme les 7/10 de la résine de Jalap, et la jalapine les 3/10 seulement. La convolvuline jouit des propriétés spéciales du Jalap mais elle ne cause pas de coliques.

Thérapeutique. — La racine de Jalap est un purgatif drastique provoquant au bout de peu de temps des tendances aux nausées, aux vomissements, puis des évacuations alvines qui ne sont pas suivies de constipation comme avec beaucoup d'autres purgatifs. A doses massives, elle peut être toxique, en provoquant des accidents intestinaux graves. On l'emploie pour combattre la constipation habituelle, l'hydropisie, l'apoplexie séreuse, l'absence du flux hémorroïdal, en un mot dans toutes les conditions où il est nécessaire d'opérer une dérivation du côté de l'intestin. On prescrit la poudre de racine à la dose de 30 à 50 centigrammes chez les enfants, et de 1 à 2 grammes chez les adultes. Comme elle est insipide, elle peut s'administrer dans du sirop, de la confiture, etc.

La résine, que l'on obtient en épuisant la racine par l'alcool et précipitant par l'eau la solution alcoolique, est environ quatre fois plus active que la racine même. Elle s'administre en poudre, en pilules savonneuses (résine 1 partie, savon médicinal 2 parties, alcool Q. S.) ou en émulsions. La dose est de 20, 30, 50 centigrammes. On l'incorpore aussi à la pâte de biscuits pour la donner aux enfants. Une excellente préparation est l'*eau-de-vie allemande* ou teinture de Jalap composée et qui se prépare avec :

Racine de Jalap.	8 parties.
Racine de turbith.	2 —
Scammonée d'Alep.	2 —
Alcool à 60°.	96 —

On fait macérer pendant dix jours et on filtre. La dose est de 8, 10, 15, 30 grammes.

La *médecine Leroy*, qui a joui, il y a quelque vingt ans, d'une réputation si grande, n'est pas autre chose que cette teinture édulcorée avec du sirop de séné.

	1er degré.	2e degré.	3e degré.	4e degré.
Scammonée . .	48	64	95	125
Turbith végétal.	24	32	48	64
Jalap.	190	250	375	500
Alcool à 50° . .	6.000	6.000	6.000	6.000

Faites digérer pendant douze heures à la température de 50°, passez et ajoutez :

Séné	190	250	375	500
Eau	750	1.000	1.250	1.500

Faites infuser, passez, exprimez, ajoutez :

Cassonade . . .	1.000	1.250	1.500	1.750

Le 2e degré était le plus employé. La dose est de 10 à 50 grammes par jour.

Le Jalap entre encore dans le *sirop antiglaireux* de Guillié et l'électuaire de Cruveilhier.

Sirop (Dujardin-Beaumetz).

Teinture de Jalap composé.	
Sirop de séné.	30 gr. de chaque.
Sirop de nerprun.	

Dose de 1 à 3 cuillerées à bouche.

2° *Jalap de Tampico.* — Il est produit par une espèce à laquelle Hanbury a donné le nom d'*Ipomœa simulans*. C'est le *purga*

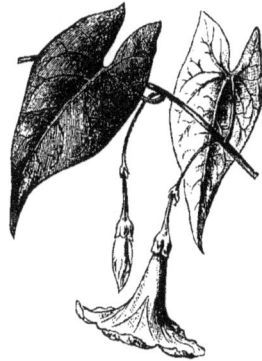

FIG. 528. — *Ipomœa simulans.*

de Sierra gorda des Mexicains, qui croît dans les environs de San-Luiz de la Paz, à 8,000 mètres. Cette espèce ne diffère du vrai Jalap que par sa corolle en entonnoir et par

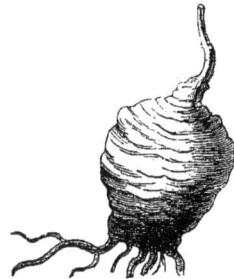

FIG. 529. — *I. simulans.* Tubercule.

ses bourgeons floraux pendants. Ses tubercules ressemblent à ceux du vrai Jalap. Ils renferment 10 à 15 0/0 de résine qui passe pour être moins purgative que celle du Jalap.

3° *Jalap fusiforme* ou d'Orizaba. Il est produit par l'*Ipomœa orizabensis* Le Danois (*Convolvulus orizabensis* Pell.). Ses tubercules présentent la même apparence que ceux du Jalap officinal. Ils renferment 11 à 12 0/0 de résine sèche, incolore, amorphe, soluble dans l'éther, insoluble dans le sulfure de carbone. Ce serait la *jalapine* de Mayer.

En résumé, les Jalaps commerciaux sont constitués par un mélange de Jalap officinal, de Jalap de Tampico, de Jalap d'Orizaba et de débris de ces différentes sortes.

Jambu-assu. — On désigne au Brésil sous les noms de Jambu-assu, de Jambosa, un certain nombre de racines dont l'origine est peu connue, mais que l'on croit appartenir à l'*Eugenia jambosa,* de la famille des Myrtacées.

Composition chimique.—D'après Gerrard(*Pharm. journ.,* mars 1884), cette racine renferme un principe neutre, cristallin, un acide particulier, une résine molle et une huile essentielle.

Le principe cristallin $C^{10}H^{15}AzO^3$, nommé *jambosine* par Gerrard, est blanc, insipide, soluble dans l'éther, l'alcool, le chloroforme, l'éther de pétrole, insoluble dans l'eau froide, soluble dans l'eau bouillante.

Ces cristaux donnent avec l'acide sulfurique une coloration verte passant au brun rougeâtre; avec l'acide nitrique, coloration orangée. Ce n'est ni un glucoside ni une résine. Il est inactif.

La résine est soluble dans l'éther, l'alcool, le chloroforme, peu soluble dans le pétrole, la benzine, les solutions alcaline, insolubles dans l'eau.

Usages. — La racine de Jambosa est employée au Brésil comme stimulant dans les fièvres légères et même comme fébrifuge. Elle passe, en outre, pour exercer une action spéciale sur l'utérus. L'oléo-résine est un sialagogue puissant.

Jambul. — On désigne, sous ce nom, les graines de l'*Eugenia jambolana* Lamk. (*Sizygium jambolanum* DC.), arbre de 20 à 25 mètres de hauteur, appartenant à la famille des Myrtacées, et originaire de l'Amérique tropicale, de l'Inde, etc. Feuilles brièvement pétiolées, de 7 à 10 centimètres de long, lisses, coriaces, ovales ou ovales oblongues, acuminées ou obtuses. Elles sont dépourvues de ponctuations pellucides. Caractères botaniques des Eugenia.

Le fruit est de la taille et de la forme d'une olive, de couleur pourpre, à noyau vert. L'épiderme est lisse, mince et s'enlève facilement. La pulpe est de couleur rougeâtre foncé. La graine, fraîche, est de couleur rosée et devient brune par la dessiccation.

On emploie, dans l'Inde, l'écorce, les feuilles, le fruit et les graines.

L'écorce fraîche est grise ou brun pâle, à surface un peu fissurée et scabre. Sa coupe est d'un blanc pâle, molle, brillante, amylacée. Le suc est gluant, d'une saveur acidule et astringente. Son odeur est acide. Sèche, cette écorce est grise, fissurée, rouge et fibreuse à l'intérieur. Sa saveur est astringente, son odeur rappelle celle de l'écorce de chêne.

Composition chimique. — Les graines ont été analysées par William Elborn (*Pharm. journ.,*

5 mai 1888). Il leur assigne la composition suivante :

Huile essentielle	traces.
Chlorophylle et matière grasse.	0,37
Résine soluble dans l'alcool et l'éther.	0,30
Acide gallique	1,65
Albumine	1,25
Extrait coloré soluble dans l'eau.	2,70
Humidité	10,00
Résidu insoluble	83,73

Usages. — Les fruits, mûrs, sont acidules et comestibles. On prépare avec leur suc un vin aigre, de saveur agréable, employé comme stomachique, carminatif et diurétique. Le *Jambava* des ouvrages sanscrits les plus récents est une liqueur alcoolique, obtenue en distillant le suc des fruits.

L'écorce est astringente et s'emploie seule, ou combinée à d'autres astringents sous forme de décoction, de gargarismes, de lotions. Son suc frais, mélangé au lait de chèvre, sert à combattre la diarrhée chez les enfants.

Le suc exprimé des feuilles, seul ou associé à d'autres astringents, est prescrit souvent dans la dysenterie, sous la forme suivante :

Suc frais des feuilles d'E. jambolana	4 grammes
Suc de mango.	4 —
Myrobalans emblics	3 —

que l'on délaie dans du lait de chèvre édulcoré avec du miel.

Les graines ont été recommandées dernièrement par les médecins anglais de l'Inde contre le diabète, sous forme de poudre. Elles diminueraient la quantité d'urine émise, feraient disparaître le sucre, et cela dans les quarante-huit heures. De plus, les malades pourraient, pendant le traitement, se nourrir de matières amylacées sans aucun inconvénient. H. Penwich a constaté que le Jambul n'a aucune influence sur le diabète insipide, mais il a constaté la guérison rapide des ulcères gangreneux chez un diabétique. L'expérience thérapeutique n'a pas encore prononcé sur la valeur diabétique de ces graines, qui comptent beaucoup d'insuccès.

Jasminum grandiflorum L. (Jasmin d'Espagne). — Plante buissonneuse, grimpante, de la famille des Oléacées, série des Jasminées, cultivée dans toutes les parties chaudes du globe, à feuilles opposées, pennatifides, à 3 ou 5 folioles ovales, lancéolées. Fleurs grandes, blanches, un peu rosées en dehors et fort odorantes, disposées en cymes composées. Calice gamosépale, à 5 à 9 divisions. Corolle hypocratériforme, à tube allongé, à limbe divisé en 5 à 9 lobes. 2 étamines libres. Ovaire à 2 loges biovulées. Style court. Stigmate bifide. Baie à graines testacées.

Les fleurs servent à préparer un parfum qu'on obtient par le procédé d'enfleurage, car l'essence ne peut être obtenue par distillation. Dans l'Inde, les feuilles sont employées contre les maladies de la peau, les ulcères de la bouche, l'otorrhée. La plante entière est regardée par les auteurs mahométans comme désobstruante, anthelmintique, diurétique et emménagogue.

J. sambac Wild. — Les fleurs, d'après la Pharmacopée de l'Inde, sont employées comme galactofuges, et il suffirait d'appliquer sur les seins deux ou trois poignées de fleurs contusées et de renouveler ces applications deux ou trois fois par jour. La sécrétion lactée serait arrêtée en vingt-quatre heures ou plus.

A Goa, la racine de la variété sauvage est employée comme emménagogue.

Le *J. arborescens* Roxb. est très commun dans les jungles du Concan. Le suc de ses feuilles est employé comme émétique pour désobstruer les bronches. Sept feuilles suffisent pour un adulte, et une demi-feuille pour un enfant.

Jatropha curcas L. *Curcas purgans* Medik. (*Médicinier des Barbades — Grand Pignon d'Inde*). — C'est un arbuste de 1 à 2 mètres de hauteur, de la famille des Euphorbiacées, série des Jatrophées, qui croît dans l'Amérique du Sud, l'Inde, à la côte occidentale d'Afrique, et dont la tige et les différentes parties sont gorgées d'un suc laiteux. Feuilles alternes, éparses, à pétiole arrondi, lisse, de 10 à 15 centimètres de long, dépourvu de stipules, à limbe largement cordé à la base, à 3 ou 5 lobes, parfois entières, lisses, vertes, de 15 centimètres de largeur sur une longueur à peu près égale. Fleurs jaunes, petites, monoïques et disposées en panicules terminales ou axillaires. Les fleurs mâles sont situées à l'extrémité des ramifications, sur des pédicelles courts, articulés, et les fleurs femelles occupent le centre des ramifications des pédicelles non articulés.

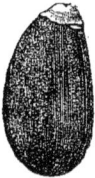

FIG. 530. — Graine de *Jatropha curcas.*

La fleur mâle est formée d'un réceptacle convexe portant un calice gamosépale à 5 divisions unies à la base, une corolle gamopétale campanulée, blanche, parfois velue, à 5 divisions. Avec les pétales alternent 5 glandes libres entourant la base de l'androcée. 10 étamines disposées en deux verticilles de 5 et monadelphes à la base. Dans les fleurs femelles, le calice, la corolle et le disque glanduleux sont semblables à ces différentes parties des fleurs mâles. Des staminodes en forme de languettes remplacent les étamines. Ovaire libre, supère, oblong, lisse, à 3 loges renfermant dans leur angle interne un ovule. Style à 3 branches bifides et stigmatifères au sommet. Capsule ovoïde, de la grosseur d'une petite noix,

noirâtre ou rougeâtre, charnue d'abord, puis sèche, coriace, lisse et s'ouvrant avec élasticité en 3 valves loculicides qui laissent échapper des graines arillées, ovoïdes, longues de 2 centimètres, larges de 1 centimètre environ, lisses, noirâtres, albuminées. La face extérieure de la graine est arrondie, bombée, avec un angle médian peu marqué. A la face interne l'angle est plus saillant. Le testa est épais, dur, compact et à cassure résineuse.

Le *J. curcas* laisse exsuder, quand on l'incise, un suc laiteux fortement drastique.

Composition chimique. — Les graines donnent par expression de 25 à 30 0/0 d'une *huile fixe*, mobile, incolore ou d'un jaune pâle, qui laisse déposer à 9° de la stéarine et se solidifie complètement à 0°. Elle diffère de l'huile de ricin par son peu de solubilité dans l'alcool absolu. Sa densité est de 0,919 à 15°. Elle fournit par la saponification un acide liquide analogue à l'acide oléique et un acide solide nommé par Bouis acide *isocétique*, lequel se solidifie à 53°,5 et forme les 20 centièmes du poids total des acides gras. En présence de l'acide hypoazotique, cette huile se prend en une masse pâteuse; l'acide sulfureux la solidifie. L'ammoniaque la transforme en *amide* fondant à 67° et dérivant de l'acide isocétique.

On importe en Europe une grande quantité d'huile de médicinier, surtout des Antilles et des îles du Cap Vert, pour fabriquer avec la soude des savons durs.

Usages. — L'huile de Jatropha curcas possède des propriétés drastiques et purgatives analogues à celle de l'huile de croton, quoique moins prononcées. Elle est, par contre, d'une activité plus grande que celle du ricin. 10 à 12 gouttes produisent, d'après Christison, le même effet qu'une once d'huile de ricin. L'amande possède au plus haut degré les mêmes propriétés purgatives. Trois graines écrasées et mélangées au lait suffisent, en Amérique, pour procurer d'abondantes évacuations. On a remarqué qu'une émulsion préparée avec une quantité de graines pouvant produire une quantité donnée d'huile est toujours beaucoup plus active qu'une émulsion obtenue avec l'huile elle-même. C'est que l'huile qui s'écoule sous la presse laisse toujours dans le marc une certaine quantité de résine à laquelle serait due l'action purgative; aussi a-t-on proposé de traiter les graines par l'alcool et d'employer cette teinture à la place de l'huile.

2° *J. multifida* L. (*Médicinier d'Espagne —* Noisette purgative). — Arbrisseau de l'Amérique méridionale, rempli d'un suc limpide, visqueux, âcre et amer. Feuilles alternes, grandes, palmées, lisses, à 9 ou 11 lobes pinnatifides. Fleurs rouge écarlate, disposées en cymes ombelliformes, monoïques et présentant la même organisation botanique que celles de *J. curcas.*

L'embryon et l'albumen de ces graines sont fortement purgatifs, et on cite même des cas d'empoisonnement dont les symptômes sont de violents vomissements, une purgation énergique, une douleur aiguë suivie de chaleur à l'estomac, une grande prostration des forces. Ces symptômes peuvent, dit-on, être enrayés par l'administration d'un verre de vin blanc ou de jus de citron délayé dans l'eau.

Sous le nom d'*arbre de corail*, le *J. multifida* est cultivé comme plante d'ornement.

3° Les graines du *Médicinier sauvage* ou à feuilles de cotonnier, *J. gossypifolia* L., sont également très purgatives et sont employées dans l'Amérique et l'Afrique tropicales.

4° *J. glandulifera.* — C'est un petit arbrisseau originaire de l'Inde et remarquable par la couleur brun rougeâtre, luisante, de son jeune feuillage. Les feuilles sont palmées, à 3 ou 5 lobes. Leurs pétioles et les jeunes branches sont couverts de poils glandulaires rouges. Les fleurs, disposées en panicules terminales, courtes, peu fournies, sont d'un brun rougeâtre à la saison des pluies, et perdent à la saison sèche la plus grande partie de leur coloration. Les capsules sont à 3 loges monospermes, à épicarpe charnu qui se dessèche quand le fruit mûrit. A la maturité, les 3 loges se divisent en 6 segments s'ouvrant avec élasticité et projetant les graines à une grande distance. Aussi faut-il récolter le fruit avant sa maturité et le dessécher à l'ombre. Les graines, très petites, sont grisâtres, avec deux raies brunes sur la partie dorsale, convexe. La partie ventrale est plate et divisée en deux par une rainure centrale. L'amande est sans odeur, d'une saveur douce et huileuse.

Dans l'Inde, le suc laiteux est employé pour détruire l'opacité de la cornée ou l'épaississement de la conjonctive, et l'huile que l'on retire des graines est usitée en embrocations dans le rhumatisme chronique (Dymock, *loc. cit.*).

Jonc du marais. — Le *Juncus acutus* L., de la famille des Joncacées, est une plante des marais, des marécages, à rhizome rampant, à tige cylindrique, spongieuse, simple, portant à sa base des écailles engainantes, vertes ou brunâtres, remplaçant les feuilles. Fleurs latérales. Périanthe à folioles bisériées, égales, glumacées, scarieuses, persistantes. 6 étamines libres. Ovaire libre à 3 loges multiovulées, Style simple. Capsule à 3 loges polyspermes s'ouvrant en 3 valves. Graines petites et albuminées.

Le Jonc passait pour jouir de propriétés diurétiques et on l'employait contre l'hydropisie. On l'a prescrit récemment dans l'ascite d'origine cardiaque ou rénale.

Joubarbes. — 1 Le *Sempervivum tectorum* L. (Grande Joubarbe, Joubarbe des toits, Artichaut sauvage, Herbe aux cors, etc.) appartient à la famille des Crassulacées. C'est une plante vivace que l'on trouve dans nos contrées sur les vieux murs, les toits de

chaume, les ruines. Feuilles nombreuses, sessiles, ovales, oblongues, épaisses, charnues, et formant près du collet de la racine des rosettes persistantes du centre desquelles s'élève la tige, qui est simple, haute de 30 à 50 centimètres, molle, charnue, cylindrique, soyeuse. Les fleurs, qui paraissent de juillet

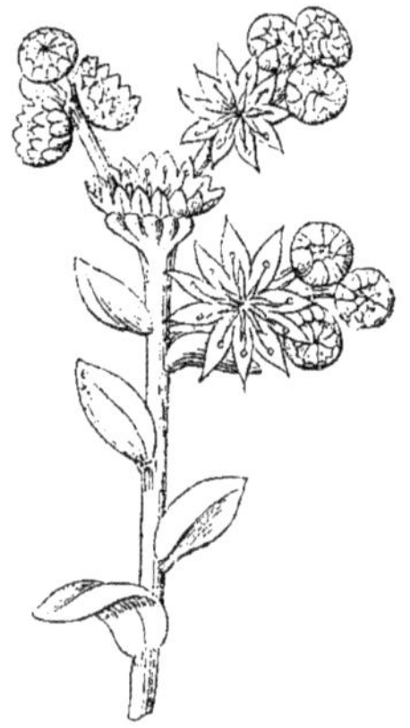

FIG. 531. — *Sempervivum tectorum.*

à septembre, sont roses, disposées en corymbes terminaux, à réceptacle concave, cupuliforme, et à bords relevés autour de la base de l'ovaire. Calice divisé profondément en 12 ou 15 folioles aiguës. Corolle à 12 pétales lancéolés. 24 étamines libres. Le disque est formé de 12 à 15 écailles hypogynes courbées, dentées, insérées à la base des carpelles. Ovaires au nombre de 12, libres et pluriovulés. Styles simples et recourbés en dehors. Le fruit est composé de 12 follicules petits, velus, glanduleux, rapprochés à la base, divergents au sommet, à déhiscence ventrale. Les graines albuminées sont insérées sur un seul rang à la suture de chaque follicule.

Usages. — On emploie les feuilles, qui sont très succulentes et renferment de l'albumine et du malate de chaux. Leur suc est un remède populaire dans les brûlures, les inflammations superficielles, et on l'obtient dans la pratique en écrasant les feuilles et les réduisant en pulpe. C'est un véritable cataplasme émollient tout préparé, et qu'il est facile de se procurer. C'est un remède populaire contre les cors. On enlève la cuticule et on les applique sur le point douloureux. Sous l'influence de l'humidité continue le cor se ramollit et peut être ensuite enlevé facilement par les moyens ordinaires.

2° Le *Sedum âcre* L. *Petite Joubarbe*, vermiculaire, brûlante. Sedum âcre, petite plante vivace qui croît également sur les vieux murs, présente des feuilles nombreuses, épaisses, cylindriques, courtes, pressées. Les tiges sont longues de 5 à 10 centimètres, peu rameuses. Les fleurs sont d'un beau jaune et paraissent en juin-juillet. Elles forment des cymes le long des rameaux. Calice et corolle pentamères. 10 étamines libres, hypogynes. 5 ovaires libres, uniloculaires, pluriovulés. Style simple, court. Le fruit est

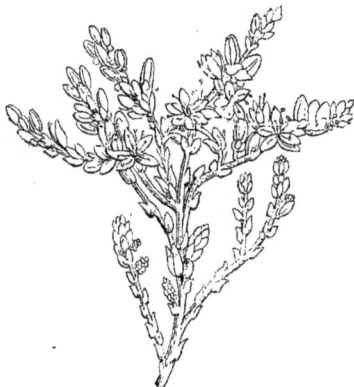

Fig. 532. — *Sedum âcre.*

formé de 5 follicules libres, déhiscents. Graines allongées, rugueuses, ponctuées, albuminées.

Cette plante est inodore, d'une saveur âcre, piquante, qui se dissipe par la dessiccation. Le suc des feuilles, à la dose de 50 à 100 grammes, agit comme toxique. A doses plus modérées, de 4 à 8 grammes, c'est un diurétique. En augmentant la dose et la portant à 15 à 20 grammes, c'est alors un éméto-cathartique que l'on ne doit prescrire qu'avec prudence. On l'a essayé, sans plus de succès que les autres médicaments, contre l'épilepsie. La plante pilée a été préconisée comme topique pour guérir la teigne.

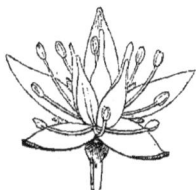

Fig. 533. — *Sedum âcre.* Fleur.

3º La Joubarbe des vignes (*Sedum telephium* L.), à fleurs roses purpurines rassemblées en tête à la partie supérieure des rameaux, se distingue par ses tiges dressées, robustes, de 30 à 70 centimètres de hauteur, ses feuilles caulinaires opposées, ovales, acuminées, dentées en scie sur les bords. Cette plante, dont les propriétés sont à peu près nulles, est employée cependant dans les campagnes pour le pansement des plaies.

4º Le Sedum blanc, *Sedum album* L., (Petite-Joubarbe, Trique-Madame), présente des tiges cylindriques, rougeâtres, glabres, d'abord étalées, puis redressées, longues de 20 à 30 centimètres et un peu rameuses au sommet. Les feuilles sont éparses, cylindri-

ques, succulentes, obtuses, d'un vert un peu rougeâtre. Les fleurs sont blanches, en

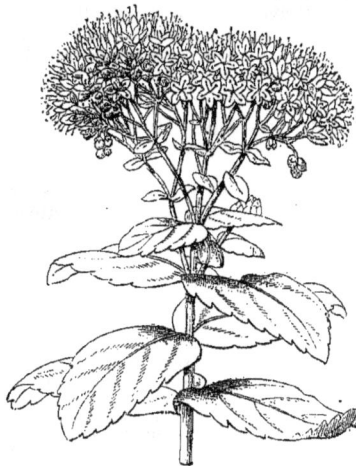

Fig. 534. — *Sedum telephium.*

corymbe étalé. Le suc de cette plante est styptique et astringent.

Joyote. — Sous les noms mexicains de *Joyote, Joyotta,* les indigènes désignent un arbre qui croît dans la grande Cordillère mexicaine, le *Thevetia yccali* DC. (*Cerbera Thebetioides* H. B.), de la famille des Apocynacées, tribu des Plumériées. Feuilles opposées, sessiles, linéaires, acuminées, d'un vert sombre à la face supérieure, pubescentes et d'un vert plus clair à la face inférieure, à nervures transversales proéminentes, à bords entiers et revolutés. Elles ont 14 centimètres de longueur sur une largeur de 7 millimètres seulement.

Fleurs jaunes disposées en cymes. Calice gamosépale à 5 lobes lancéolés, acuminés, lisses. Corolle gamopétale, hypocratériforme, tombante, pubescente à la partie inférieure du tube et sur la gorge, qui est munie de 5 appendices ovales, couverts de poils blanchâtres. 5 étamines insérées sur la gorge, à filets presque nuls, à anthères lancéolées. 2 ovaires unis à la base, libres à la partie supérieure, uniloculaires. A la partie inférieure de l'ovaire se trouve un anneau charnu, à 5 divisions alternes avec les lobes du calice. Style simple, à 5 côtes à la base, dilaté au sommet en un stigmate bilobé. Drupe ovoïde, globuleuse, verte, avec une large crête qui, partant du milieu, s'étend presque jusqu'à la base, mais plus proéminente à la partie supérieure et se terminant en deux petits mamelons de chaque côté. L'épicarpe est lisse et vert, le mésocarpe d'un blanc verdâtre et pourvu de laticifères. L'endocarpe est ligneux, de couleur jaune et de la même forme que le fruit. Il est muni, dans la direction de son petit diamètre, d'une cloison complètement ligneuse et de deux fausses cloisons dans l'autre direction. Les graines, au nombre de 4, dont 2 avortent généralement, sont insérées sur le milieu des fausses cloisons et munies sur leurs bords d'une petite aile. L'albumen est nul.

Berlandier a trouvé près de Tampico une variété de cette espèce à laquelle il a donné le nom de *Glabra*, parce que ses feuilles sont lisses. D'un autre côté, le *Th. ovata* DC. se distingue aisément par ses feuilles ovales, elliptiques, tomenteuses à la face inférieure.

Composition chimique. — Le professeur Alf. Herrera (*Amer. journ. of pharm.*, avril 1877) a étudié particulièrement les graines. Pulvérisées et pressées, elles donnent 40 0/0 d'une huile ressemblant à l'huile d'amandes. Sa densité à 20° = 0,9100 ; à 10°, elle se trouble, et à 0° elle se solidifie. En présence de l'acide sulfurique, elle devient jaune, passe au rose, puis au rouge orangé. Elle n'est pas siccative et paraît composée de palmitine et d'oléine.

Le résidu, épuisé par l'éther, donne encore à peu près la même quantité d'huile. On le traite ensuite par l'eau pour enlever les matières albuminoïdes et extractives, puis on épuise le résidu par l'alcool. La liqueur alcoolique, filtrée et évaporée spontanément, laisse déposer une substance blanche, cristallisant en prismes à quatre faces, inodore, très âcre, insoluble dans l'eau, un peu soluble dans l'éther, le bisulfure de carbone, les huiles fixes et volatiles, très soluble dans l'alcool. Elle n'est pas volatile et ne se combine ni avec les acides ni avec les bases. Traitée par les acides dilués, elle se décompose en glucose et en une substance résineuse. C'est donc une glucoside. L'auteur propose de l'appeler *thévétosine* ou *thévétine*.

D'après les expériences de L. Carpi, la thévétine est vénéneuse, elle possède une action émétique très puissante et paralyse les muscles externes de la respiration. Ce serait donc un succédané puissant du curare.

Usages. — Les anciens Mexicains employaient le suc laiteux de cet arbre en applications externes pour combattre les maladies cutanées. Ils appliquaient les feuilles sur les dents cariées pour calmer les douleurs et se servaient des fruits comme topiques contre les ulcères.

Ce fruit porte aujourd'hui au Mexique le nom de *Huesos* ou *Codos de Fraile*. Les graines sont en grande réputation dans le peuple, en applications topiques, broyées et mélangées à la graisse, contre les hémorroïdes.

Jujubier. — Le Jujubier, *Zizyphus vulgaris* Lamk., qui appartient à la famille des Rhamnacées, est originaire de la Syrie, de la Perse, de l'Hindoustan, et cultivé en Italie et en Provence. Feuilles alternes, simples, entières, brièvement pétiolées, lancéolées, obtuses, crénelées sur les bords, lisses, à 3 nervures longitudinales saillantes. 2 stipules latérales épineuses, dont l'une est recourbée. Fleurs axillaires, par 3 ou 5, portées sur un pédoncule commun, verdâtres, à réceptacle un peu convexe, surmonté d'un disque charnu. Calice à 5 sépales ovales,

aigus, rotacés. Corolle à 5 pétales onguiculés et convolutés. 5 étamines exsertes, libres. L'ovaire, plongé dans le disque et adné avec lui, est à 2 loges renfermant chacune un seul ovule. Les styles sont au nombre de 2 ou 3 et divergents. Drupe allongée, oblongue, pendante, rougeâtre, charnue, et renfermant un noyau à 2 loges monospermes, parfois

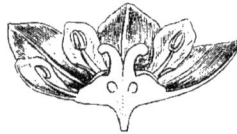

Fig. 535. — *Zizyphus vulgaris*. Fleur. Coupe longitudinale.

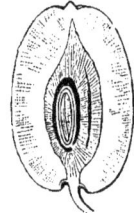

Fig. 536. — Fruit de Jujubier. Coupe transversale.

réduites à une seule par avortement. Graines sessiles, comprimées et lisses, allongées et albuminées.

Les Jujubes sont ovoïdes ou oblongs, longs de 2 centimètres, larges de 1 centimètre, rouges ou brunes. Leur pulpe est sucrée, mucilagineuse, inodore, jaunâtre ou brunâtre, de saveur agréable. On les sèche alternativement au four et au soleil.

Composition chimique. — Les fruits renferment un acide cristallisable nommé par Latour *acide zizyphique*, un tanin incristallisable et du sucre.

Usages. — Ces fruits sont regardés comme émollients et béchiques et on les emploie en tisane sous forme de décoction. Ils font partie des espèces pectorales avec fruits du Codex, composées de parties égales de dattes privées de leurs noyaux, de figues, de raisins de Corinthe et de Jujubes. On en fait aussi une pâte inscrite au Codex sous le nom de *Pâte de Jujubes*.

On emploie souvent les fruits du *Z. lotus* Lamk., qui croît sur les côtes africaines de la région méditerranéenne. Ils sont arrondis, avec un noyau globuleux.

Le *Rhamnus jujuba* Lamk. produit également des fruits employés dans l'Inde et en Chine à la façon des Jujubes. Ils ont 2 à 3 centimètres de long sur 2 centimètres de largeur. Le tégument est rouge et sillonné. La pulpe, adhérente au noyau, est jaune, spongieuse et sucrée. Le noyau est dur et rugueux. La graine est oblongue, unie, colorée en brun. Les fruits de la Chine sont préférés comme étant plus grands et plus doux.

Jusquiame. — L'*Hyoscyamus niger* L. (Jusquiame, Hanebane, Porcelet, Herbes aux engelures, etc.) appartient à la famille des Solanacées, série des Hyoscyamées. Cette plante croît en Europe, en Égypte, dans l'Asie Mineure, en Perse, en Sibérie et dans le nord de l'Inde. Elle a été importée dans l'Amérique du Nord et le Brésil. Il en existe deux variétés, l'une annuelle, l'autre bisannuelle, n'offrant entre elles aucun caractère botanique différentiel. C'est la bisannuelle qui est indiquée comme espèce officinale. La première année, elle n'émet qu'une rosette de feuilles pédonculées, et la seconde année paraît la tige fructifère. Racine charnue, peu ramifiée, pivotante, longue, grosse. Tige aérienne, haute de 50 centimètres à 1 mètre,

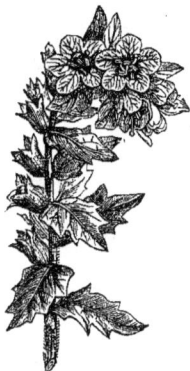

Fig. 537. — Jusquiame.

sur les rameaux, elles sont même souvent entières. Les fleurs forment, à la partie supérieure des tiges, une sorte d'épi roulé en crosse au sommet, et sont disposées en deux

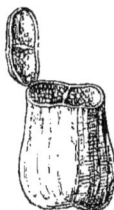

Fig. 538. — Jusquiame
Fruit s'ouvrant.

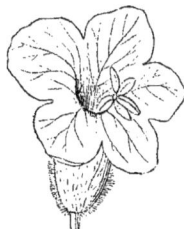

Fig. 539. — Jusquiame.
Fleur.

rangées verticales sur sa face extérieure. Calice gamosépale, persistant et accrescent, tomenteux, à tube cylindrique renflé à la base, à 5 dents triangulaires, égales entre elles et petites. Corolle infondibuliforme,

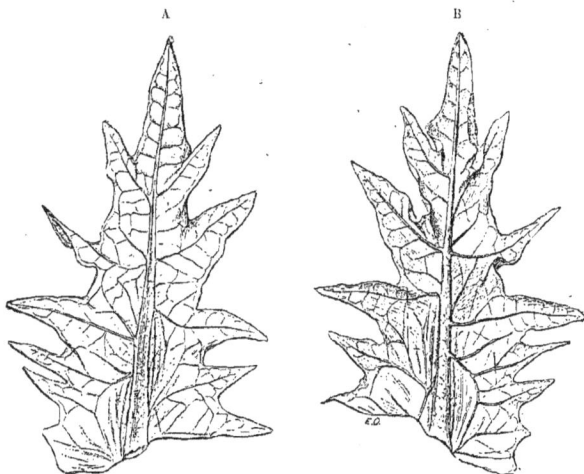

Fig. 540. — Feuilles de Jusquiame : A, Face supérieure ; B, Face inférieure
(d'après Blondel).

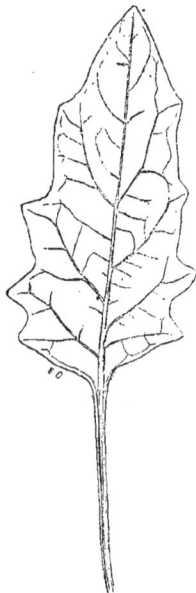

Fig. 541. — Feuille de Jusquiame de la base de la tige (d'après Blondel).

dressée, rameuse, ronde, dure, ligneuse, d'un vert pâle et couverte de poils grisâtres, visqueux. Feuilles alternes, simples, molles, couvertes de poils denses, doux, d'un vert pâle, les radicales très grandes et rétrécies en pétiole à la base, les supérieures sessiles et amplexicaules. A la base de la tige, elles sont elliptiques ou ovoïdes, presque pinnatifides, à segments inégaux, lancéolés, triangulaires. A la partie supérieure de la tige, elles sont moins découpées et n'offrent qu'une ou deux paires de dents larges, coniques ;

d'un jaune pâle sur les bords, avec des veines d'un pourpre fauve au milieu, d'un aspect terne. Son tube est de la même longueur que le calice ; son limbe est divisé profondément en 5 lobes inégaux, 3 plus larges, 2 plus courts. 5 étamines libres. Les anthères sont violettes, ovoïdes, biloculaires. L'ovaire, inséré sur un disque hypogyne, libre, est à 2 loges renfermant chacune un grand nombre d'ovules. Style cylindrique, oblique, plus long que les étamines et terminé par un stigmate capité simple. Capsule renflée à la base, rétrécie au sommet en une sorte de dôme qui se détache circulairement. Ce fruit est enfermé dans le calice accru, durci et à dents devenues piquantes.

Les graines très petites, réniformes, à surface réticulée et noirâtre à la maturité, renferment dans un albumen huileux un embryon arqué et recourbé.

La plante entière, qui fleurit en juin-

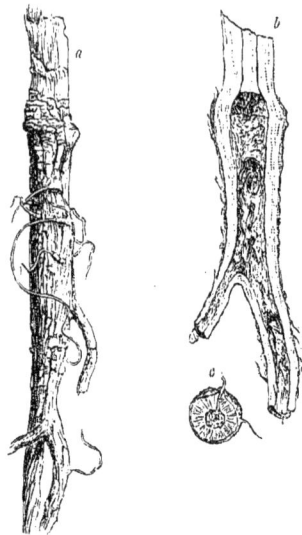

Fig. 512. — Racine de Jusquiame : *a*, entière ; *b*, coupe longitudinale ; *c*, coupe transversale (d'après Blondel).

juillet dans nos contrées, exhale une odeur forte, pénétrante et désagréable qui s'affaiblit par la dessiccation. Sa saveur est d'abord fade, puis âcre, désagréable et nauséabonde. Bien que la Jusquiame possède des propriétés fort actives, elle paraît être broutée sans inconvénients par les vaches et les chèvres. On la cultive pour les besoins du commerce en la multipliant par graines.

Composition chimique. — Toutes les parties de la plante, mais surtout les graines et les feuilles, renferment deux alcaloïdes, l'hyoscyamine et l'hyoscine.

L'*hyoscyamine* $C^{17}H^{23}AzO^3$, a été étudiée par Brandès (1822), Runge (1824), Geiger et Hesse (1833), Zletzinski et Ludwig (1865), Hohn et Reichardt (1871), Merck (1873), Thiébaut (1874), et enfin par Duquesnel (*Journ. de pharm. et de chim.,* février 1882), qui la retira de la matière grasse des graines sous forme de longues aiguilles prismatiques, incolores, inodores, groupées en étoiles, solubles dans l'alcool, l'éther, le chloroforme, fondant à 108° et se combinant avec les acides pour former des sels que Will a obtenus cristallisés.

La formule de l'hyoscyamine en fait un isomère de l'atropine, dont elle ne diffère du reste que par quelques caractères assez insignifiants pour qu'on ait pu les confondre. Ses réactions caractéristiques sont les mêmes.

L'hyoscyamine, traitée à 60° par l'hydrate de baryte, se dédouble en un acide dont les propriétés sont les mêmes que celles de l'*acide atropique*, et

qui, traitée par une solution concentrée d'hydrate de baryte, se transforme aussi en *acide atropique*. Le second produit de dédoublement de l'hyoscyamine présente la même composition que la *tropine,* et les mêmes propriétés.

Ladenburg admet que les composants sont différemment combinés et que cette isomérie pourrait être du même ordre que celle de l'essence de Gaultheria et de l'acide méthylsalicylique.

En chauffant l'hyoscyamine pendant cinq heures à 130°, Will (*Berichte,* XXI, 1717) l'a convertie en atropine, inactive en solution alcoolique à la lumière polarisée, tandis que l'hyoscyamine la dévie vers la droite de 20°,97. Une solution étendue de soude produit le même résultat.

Hyoscine $C^{17}H^{23}AzO^3$. Ladenburg désigne sous ce nom un nouvel alcaloïde qu'il a retiré des eaux mères qui ont laissé déposer de l'hyoscyamine. Il se présente sous forme d'un corps huileux de la même formule que l'hyoscyamine. Chauffé à 60° en présence de 1 partie de baryte et 6 parties d'eau pendant quelques heures, il se dissout ; en éliminant la baryte par CO^2, filtrant, acidulant et agitant avec l'éther, celui-ci dissout un acide identique à l'*acide tropique.* La solution chlorhydrique, saturée par un alcali et agitée avec l'éther, abandonne à ce liquide une base sirupeuse, isomère de la *tropine,* qu'il nomme *pseudo-tropine* $C^8H^{15}AzO^2$, cristallisant en rhomboèdres et soluble dans l'eau, le chloroforme, fondant à 106° et bouillant entre 241 et 243°. Cette substance, traitée par HCl ou SO^4H^2, donne une nouvelle base isomérique de la *tropidine* (Ladenburg, *Berichte,* XVII, p. 151). L'hyoscine n'a été trouvée jusqu'à présent que dans la Jusquiame. Quant à la *sikeramine,* découverte en 1870 par Bucheim dans la Jusquiame, elle est surtout caractérisée, d'après Ladenburg, par son chloro-aurate, qui se dépose en cristaux brillants fusibles à 200°. Cette base est jusqu'à présent fort peu connue.

Dans les feuilles, Gerrard (*Pharm. journ.,* nov. 1883) a trouvé un *principe odorant* sous forme de masse demi-cristalline onctueuse, d'un jaune pâle, d'une odeur rappelant à la fois celle de la Jusquiame et celle de l'acide butyrique, d'une saveur acide et âcre. Il est très soluble dans l'alcool, l'éther, le chloroforme et le bisulfure de carbone. Chauffé, il fuse et se volatilise. Sa vapeur brûle avec une flamme jaune. Sa densité est de 1,061. L'acide sulfurique le colore en noir. Ce principe odorant est, d'après l'auteur, un *éther butyrique.*

Gerrard a trouvé, en outre, dans les feuilles une *huile fixe* et une *résine* d'une saveur âcre. Elles renferment aussi une grande quantité de *nitrate de potasse.*

Thérapeutique. — La Jusquiame présente, au point de vue physiologique et thérapeutique, la plus grande analogie avec la Belladone et le Datura. Mais son activité paraît moins grande que celle de ces deux Solanées vireuses. Il faut se rappeler, toutefois, que la plante bisannuelle est très active et qu'elle doit être récoltée la seconde année. On a rangé les différentes parties du végétal d'après l'ordre décroissant suivant : feuilles, graines, racines, tiges, et, en dosant approximativement le principe actif, Thorey a vu que les feuilles renferment en moyenne de 0,275 à 0,132 0/0 ; le fruit, de 0,110 à 0,144 ; les racines, 0,47 ; les tiges, 0,36 à 0,41.

La Jusquiame, à doses faibles et répétées, calme la douleur, amène le sommeil, sans produire la constipation comme l'opium ou la morphine. A doses élevées, elle cause des étourdissements, des troubles de la vision, la dilatation de la pupille et souvent même du délire. Ces phénomènes sont accompagnés de sécheresse de la gorge, de l'arrière-gorge, de difficultés dans la déglutition. A doxes toxiques surviennent les vertiges, les hallucinations, le délire furieux, les convulsions, la paralysie, le coma et la mort.

Le traitement de l'empoisonnement est le même que celui de la Belladone et du Datura.

Dans les névralgies, la Jusquiame ne paraît pas donner de meilleurs résultats que les autres narcotiques. En oculistique, c'est un mydriatique, en même temps qu'un calmant de la douleur. On l'a prescrite contre la chorée, la paralysie agitante, l'épilepsie, mais sans obtenir d'effets bien marqués. Mais les maladies dans lesquelles la Jusquiame et ses alcaloïdes, l'hyoscyamine et l'hyoscine, paraissent agir de la façon la plus efficace sont les excitations maniaques des épileptiques. Ils provoquent d'abord le calme, puis un sommeil réparateur plus ou moins prolongé suivant la dose, et agissent mieux que les autres narcotiques. En raison même de leur action spéciale sur les réflexes, ce sont des modérateurs de la toux.

La Jusquiame se donne sous forme d'extrait aqueux (feuilles) à la dose de 10 à 20 centigrammes et même davantage; d'extrait alcoolique, à la dose de 5 à 10 centigrammes, en pilules.

L'hyoscyamine se prescrit à la dose de 1/2 milligramme au plus par jour, en pilules, en augmentant avec prudence, ou sous forme d'injections hypodermiques (1/4 de milligramme par seringue de Pravaz).

L'hyoscine se prescrit aux mêmes doses et agit comme l'hyoscyamine. On emploie le plus ordinairement l'hydriodate à cause de sa solubilité.

Il ne faut pas oublier que ces deux alcaloïdes sont extrêmement toxiques, car 2 milligrammes de chlorhydrate d'hyoscine pris par mégarde ont déterminé chez un malade des convulsions, la perte de la parole, des illusions, des hallucinations, accidents qui ne purent être combattus que par l'administration de 60 centigrammes de chloral tous les quarts d'heure.

Les feuilles de Jusquiame entrent dans la composition de liniments, de pommades antinévralgiques, tels que le *baume tranquille*, *l'onguent populeum*, etc.

Les pilules de Meglin, qui sont réputées antinévralgiques, se composent de :

Extrait de semences de Jusquiame. : . . . .
Extrait de valériane. . . . } āā 10 grammes.
Oxyde de zinc. . . . . .

Pour faire 200 pilules. Doses : 1 à 5 par jour.

2° L'*H. insanus* Stocks. Plante commune dans le Beloutchistan, où elle est connue sous le nom de *Kohi-bung*, Chanvre de montagne,

est extrêmement toxique ; aussi est-elle souvent employée dans un but criminel. Les Fakirs débauchés la fument en petites quantités. Les principaux symptômes de l'empoisonnement sont la sécherese, la constriction de la gorge, puis survient un délire furieux (Stocks, *Hoock. journ. of. Bot.*, 1852, t. IV, p. 178). Cette plante mériterait d'être étudiée au point de vue thérapeutique.

3° L'*H. albus* L., qui croît dans la région méditerranéenne, est souvent substitué à l'*H. niger*, dont il possède les propriétés.

Jussiæa suffruticosa L. — Plante suffrutescente de la famille des Onagrariacées, à feuilles alternes, lancéolées ou linéaires, acuminées, brièvement pétiolées. Fleurs axillaires, sessiles, jaunes, solitaires. Calice à 4 ou 5 lobes. Corolle à 4 ou 5 pétales arrondis, obovales. 8 à 10 étamines épigynes, libres. Ovaire infère, à 4 loges pluriovulées. Style grêle. Stigmate à 4 lobes. Capsule septicide.

La plante entière, réduite en pulpe et mélangée au lait de beurre, est employée dans l'Inde contre la dysenterie. La décoction est purgative et vermifuge (Ainslie).

Justicia gendarussa Roxb. L.(*Gendarussa vulgaris* Nees). — C'est un arbrisseau de la famille des Acanthacées, commun dans les jardins de l'Inde et qui croît à Amboyne, ainsi que dans les autres îles de l'archipel Malais. Ses rameaux sont d'un pourpre sombre ou vert et lisses, les feuilles sont opposées, brièvement pétiolées, lancéolées, obtuses, lisses, à nervures d'un pourpre sombre ou vert suivant la variété. Les fleurs d'un blanc verdâtre, teintées de pourpre, sont disposées en épis terminaux. Le calice est régulier, à 5 divisions, muni de petites bractées à la base. La corolle est bilabiée, à tube court. 2 étamines sur la gorge de la corolle. Le connectif est lancéolé, rhomboïdal, elliptique. Les cellules des anthères sont placées obliquement l'une au-dessus de l'autre. La capsule ne renferme qu'à la partie inférieure seulement 4 graines.

Lorsqu'on froisse les feuilles et les jeunes tiges, elles développent une odeur forte et non déplaisante. Elles sont prescrites, dans l'Inde, contre les rhumatismes chroniques, sous forme de décoction. L'infusion des feuilles est administrée comme antifébrile à l'extérieur ou sous forme de bains.

Leur suc est employé contre la toux des jeunes enfants. On le mélange aussi à de l'huile et on en fait des embrocations sur les engorgements ganglionnaires du cou. Mélangé aux graines de moutarde, il passe pour être émétique.

L'écorce des jeunes branches, à couleur pourpre foncé, est considérée à Java comme un bon émétique (Ainslie, Rheede).

K

Kaladana. — On désigne, dans l'Inde, sous le nom de *Kaladana* (graine noire), les graines d'une plante volubile annuelle, de la famille des Convolvulacées, le *Pharbitis Nil* Choisy (*Ipomœa nil* Roth. — *Convolvulus Nil* L.), à feuilles alternes, trilobées, cordées à la base, duveteuses. Fleurs grandes, d'une belle couleur bleu pâle ou rose terne, disposées en cymes axillaires de 2 ou 3 fleurs chacune. Calice à 5 divisions linéaires, velues. Corolle campanulée, à 5 lobes obscurs. 5 étamines libres, insérées sur la corolle.

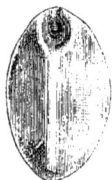

Fig. 513. — *Kaladana.* Graine entière.

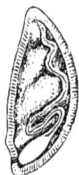

Fig. 514. — *Kaladana.* Graine. Coupe longitudinale.

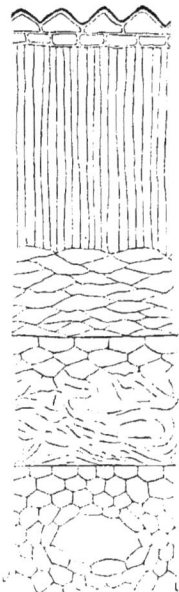

Fig. 515. — *Kaladana.* Coupe transversale de la graine.

Ovaire libre à 3 loges biovulées. Style simple à stigmate trilobé. Capsule globuleuse lisse, s'ouvrant en trois valves, à 3 loges, renfermant chacune deux graines triangulaires, convexes sur le dos, à testa noirâtre, d'un demi-centimètre de largeur sur 1 centimètre de longueur.

Ces graines sont la seule partie employée du végétal. Leur odeur est forte, terreuse. Leur saveur, qui rappelle d'abord celle de la noisette, devient ensuite âcre, persistante et désagréable.

Composition chimique. — Ces graines ont été étudiées par Flückiger (*Pharmacographia*, 2ᵉ édit., p. 449). Il en a retiré, après les avoir desséchées à 100°, 14,40 0/0 d'une huile épaisse, brunâtre, de saveur âcre, et se solidifiant à 18°, une grande quantité de mucilage, des matières albuminoïdes et de l'acide taurique. Le principe actif est une résine qui a été introduite dans la médecine de l'Inde sous le nom de *pharbitisine*. C'est une masse friable, jaunâtre, de saveur nauséeuse, âcre, d'une odeur désagréable, surtout quand on la chauffe. Elle se dissout dans l'alcool, l'acide acétique, l'acétone, l'éther acétique, les alcools méthylique et amylique, les solutions alcalines; elle est insoluble dans l'éther, le benzol, le chloroforme, le sulfure de carbone. En présence de l'acide sulfurique concentré, elle se dissout avec une coloration jaune, passant ensuite au violet. La solution acide étendue peut, au bout d'un certain temps, réduire la liqueur cupro-alcaline chauffée. Avec l'acide nitrique, elle donne de l'*acide sébacique*. Cette résine présente les plus étroites relations avec celle du jalap ou *convolvuline*. C'est la conclusion à laquelle est arrivé également Schutze pour la résine qu'il a retirée du *Pharbitis triloba*, espèce du Japon et très voisine de la précédente (*Pharm. centr.*, 2 juin 1887).

Thérapeutique. — Les graines, qui sont inscrites à la pharmacopée de l'Inde, sont employées comme un cathartique efficace et sans inconvénients; elles présentent, du reste, les mêmes propriétés que le Jalap, qu'elles peuvent remplacer, tout en ayant une activité moins considérable.

La dose des graines pulvérisées est de 2 à 3 grammes. Celle de la résine, que l'on prépare comme celle du Jalap, est de 30 à 50 centigrammes, comme purgatif. La pharmacopée indienne indique aussi une *poudre composée* (graine de Kaladana, 5 parties; bitartrate de potasse, 9 parties; gingembre, 1 partie), dont la dose est de 8 à 12 grammes.

D'après W. Dymock, on importe de Perse à Bombay, sous le nom de *Tukm i nil*, des graines produites par un Convolvulus et qui se distinguent du vrai Kaladana par leur plus grande taille, leur couleur moins foncée et leur testa épais. Elles sont importées en très grandes quantités et ont remplacé, dans beaucoup d'endroits, la drogue indigène, dont elles paraissent, du reste, posséder les propriétés cathartiques.

Kalanchoe laciniata DC. — Plante suffrutescente, de la famille des Crassulacées, originaire de l'Asie, à fleurs opposées, charnues, décomposées, pinnatifides, à segments oblongs aigus, dentés, les supérieures presque entières. Fleurs jaunes, hermaphrodites, en grappes de cymes. Calice à 4 sépales lancéolés, acuminés, étalés, unis à la base. Corolle hypocratérimorphe, persistante, à tube urcéolé, à limbe à 4 lobes petits, étalés; 8 étamines fertiles. 4 ovaires libres à une seule loge pluriovulée. 4 follicules membraneux.

Les feuilles succulentes sont employées, dans l'Inde, en applications sur les blessures et les contusions. Elles agissent par leur eau de végétation à la façon des cataplasmes, mais sans être irritantes, comme ceux-ci le sont parfois. Leur suc est prescrit, dans le Concan, contre les diarrhées bilieuses et la lithiase (Dymock, *loc. cit.*).

Les feuilles du *K. brasiliensis* Cambass. sont aussi employées comme vulnéraires au Brésil.

Kalmia latifolia L. (Kalmie, Laurier de montagne). — Arbrisseau de la famille des Ericinées, très commun aux États-Unis d'Amérique, à feuilles alternes, toujours vertes, coriaces, lisses, elliptiques, lancéolées, acuminées, à bords un peu réfléchis, longues de 20 centimètres, larges de 5. Fleurs blanches ou rouges en corymbes terminaux. Calice petit, persistant, à 5 divisions aiguës.

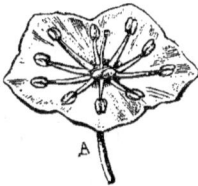

FIG. 546. — *Kalmia latifolia.* Fleur.

Corolle gamopétale, à tube conique, à limbe cyathiforme divisé en 5 lobes dressés. 10 étamines hypogynes, se recourbant en dedans, pour loger leurs anthères dans les 10 petites fossettes que l'on remarque en dedans du limbe de la corolle. Ovaire libre, à 5 loges multiovulées. Style plus long que la corolle, à stigmate obtus. Capsule arrondie, déprimée, à 5 loges, et s'ouvrant en 5 valves. Graines petites, nombreuses, albuminées.

Les rameaux de cette plante, qui est cultivée dans nos jardins pour la beauté de ses fleurs, sont couverts d'une poudre brune, sternutatoire.

Composition chimique. — Les feuilles renferment 18,34 0/0 de tanin, une résine, de la mannite, de l'*arbutine* (voir *Busserole*), une matière âcre, de la cire, une matière colorante jaune.

Usages. — Les feuilles sont employées dans les maladies syphilitiques et de la peau, mais surtout dans les dysenteries chroniques. On leur attribue des propriétés narcotiques prononcées, et on a constaté qu'elles avaient provoqué des empoisonnements sur l'homme et les animaux.

La grande quantité de tanin qu'elles renferment explique leur valeur thérapeutique. À l'extérieur on les a prescrites, en Amérique, sous forme de décoction ou de pommade, pour combattre certaines maladies de peau. Mais il faut surveiller leur action, car on a vu souvent survenir des phénomènes nerveux.

D'un autre côté, le Dr Bigelow a pu donner à l'intérieur de ces feuilles, récemment pulvérisées, à la dose de 60 centigrammes à 1 gramme, sans aucun inconvénient.

Mais, en somme, ces feuilles sont dangereuses à manier, et l'arsenal thérapeutique est assez riche pour ne pas être obligé de les employer.

Kamala. — On désigne, sous le nom indoustan de *Kamala* ou *Kamela*, une substance fournie par une plante de la famille des Euphorbiacées uniovulées, série des Jatrophées, l'*Echinus Philippinensis* H. Baillon (*Rottlera tinctoria* Roxb. — *Mallotus philippinensis* Müll. Arg.), qui croît en Abyssinie, en Arabie, dans l'Inde, à Ceylan, l'archipel Malais, les Philippines, les îles Loo-Choo, Formose, l'Australie, à Queensland et dans la Nouvelle-Galles du Sud. C'est un arbre de 7 à 8 mètres de hauteur, couvert de poils étoilés courts et couleur de rouille. Feuilles alternes, pétiolées, longues de 8 à 12 centimètres, larges de 6 à 7, rhomboïdo-ovales ou lancéolées, acuminées, aiguës, triplinerves, coriaces, à bords entiers ou légèrement dentés, glabres à la face supérieure et couvertes en dessous de poils tomenteux et de glandes pulvérulentes rougeâtres. 2 bractées latérales, larges, triangulaires, ovales, aiguës.

Fleurs petites, dioïques, apétales, en épis axillaires terminaux. Fleurs mâles disposées trois par trois dans l'aisselle de chaque bractée. Périanthe divisé en 3 à 5 lobes profonds, ovales, lancéolés. 15 à 25 étamines libres insérées au centre de la fleur, dont les anthères sont surmontées par le connectif ovoïde, épaissi et subapiculé. Fleurs femelles solitaires dans l'aisselle de chaque bractée. Ovaire triloculaire ; chaque loge renferme un seul ovule. Il est couvert de poils tomenteux étoilés et de glandes pourpres. Style divisé en trois branches stigmatifères. Capsule tricoque, longue et large de 8 à 9 millimètres, couverte de glandes granuleuses, jaunâtres. Chaque coque s'ouvre en 2 valves. Les graines renferment sous leurs téguments un albumen abondant.

D'après Flückiger et Hanbury (*Pharmacographia*, p. 573), pour recueillir le Kamala, on roule les fruits dans un panier à claire-voie, en les frottant avec la main, de façon à en détacher une poudre qui tombe sur des toiles. Elle est fine, mobile, de couleur rouge cramoisi, inodore, insipide. L'eau, même bouillante, l'attaque à peine ; mais l'alcool, l'éther, le chloroforme, la benzine, lui enlèvent une résine d'un beau rouge. Plus léger que l'eau, qu'il surnage, le Kamala s'enfonce dans l'essence de térébenthine. Il brûle dans une flamme à la façon de la poudre de lycopode. Quand on le chauffe, il émet une odeur faiblement aromatique. Il laisse 1,27 0/0 de cendres. Quand on l'examine au microscope, on voit qu'il est formé, pour la plus grande partie, de glandes sphériques irrégulières, de 5 à 6 μ de diamètre, à surface cireuse, un peu aplaties sur une face, et composées d'un grand nombre de cellules claviformes, contenant une substance rouge homogène, et renfermées dans une membrane jaune délicate. Ces cellules sont disposées en rayonnant autour du centre de la face aplatie. Les glandes sont toujours accompagnées de poils étoilés, incolores ou brunâtres et ressemblant, du reste, à ceux d'un grand nombre d'autres plantes.

Composition chimique. — D'après les travaux d'Anderson, de Glasgow (1855) et de Leube (1860), le Kamala abandonne à l'éther et à l'alcool 80 0/0 d'une résine, soluble dans l'acide acétique cristallisable, le bisulfure de carbone, insoluble dans l'éther de pétrole. En employant un mélange d'éther et d'alcool froid, Leube en a retiré deux résines jaune rougeâtre, l'une soluble, fondant à 80° ; l'autre moins soluble, fondant à 191° ; toutes deux solubles dans les solutions alcalines, d'où les acides les précipitent sans changement.

Anderson a vu qu'une solution éthérée et concentrée de Kamala abandonnée à elle-même pendant plusieurs jours se solidifie en une masse cristalline, jaune, lustrée, très soluble dans l'éther, peu soluble dans l'alcool froid, plus soluble dans l'alcool chaud, insoluble dans l'eau. Il lui a donné le nom de *rottlerine* $C^{11}H^{10}O^2$. D'après Groves, ces cristaux ne peuvent être purifiés, car lorsqu'on les débarrasse de l'eau, ils deviennent amorphes. Ces cristaux, soumis à la fusion en présence de la potasse caustique, donnent de l'*acide paraoxybenzoïque* (*Pharmacographia*, p. 575).

MM. G.-A. Perkin et W.-H. Perkin (*Berichte*, XIX, 3109) ont signalé et préparé la *mallotoxine* $C^{11}H^{10}O^3$, en aiguilles couleur chair, présentant les propriétés de la résine, et qui paraît être analogue à la rottlérine d'Anderson. L. Jawein (*Berichte*, XX, 182) a obtenu aussi une substance cristalline jaune, fondant à 200°, à laquelle il a donné le même nom et la même formule que la rottlérine.

2° Sous le nom de Wars, Vaughan avait envoyé à Hambourg un Kamala d'Aden, qui était employé comme matière tinctoriale et contre les maladies de la peau. La plante qui le fournissait n'a été identifiée qu'en 1884. C'est le *Flemingia Grahamiana* W. et Ar. (*F. Rhodocarpa* Baker), de la famille des Légumineuses papilionacées, croissant dans les Nilgiris et dans d'autres parties de l'Inde. Les fruits mûrissent en novembre et se couvrent alors de glandes rouges. On les fait sécher au soleil un jour ou deux sur du papier, puis on les froisse dans les mains. La poudre est alors mélangée de poils, de fragments de tiges, que l'on élimine en la passant au tamis. C'est le *Waras, Warus, Wurrus, Wurrhus, Wars, War*, qui signifie *Safran*, et se présente sous forme d'une poudre mobile, de couleur rouge pourpré foncé, inodore, insipide, brûlant comme le lycopode. Densité, 1,37. Elle est insoluble dans l'eau froide, à la surface de laquelle elle flotte. Broyée dans un mortier avec l'eau bouillante, elle forme alors une émulsion jaune dont la matière résineuse se précipite. L'éther et l'alcool la dissolvent en grande partie, et la solution rouge orangé devient d'un rouge intense en présence des alcalis. La distillation en présence de l'eau donne naissance à des traces d'huile volatile, dont l'odeur rappelle celle du Citron. Chauffé, le Wars noircit, émet des vapeurs aromatiques, se gonfle et brûle avec une flamme

fuligineuse. Il reste un résidu de sable.

Composition chimique. — Le Waras est constitué en grande partie par une résine rouge, orangée, soluble dans l'éther, l'alcool, le benzol, le chloroforme, le sulfure de carbone, l'acide acétique, les solutions alcalines. Ces dernières la précipitent inaltérée quand on les traite par un acide. Chauffée avec l'acide nitrique, elle s'oxyde, donne un produit jaune et une résine soluble dans l'alcool. L'alcool étendu le sépare en deux résines, l'une soluble, jaune; l'autre insoluble, rouge.

La solution éthérée de la résine abandonne des cristaux rouges que l'on ne peut séparer par les dissolvants, la *flemingine*. Le Waras renferme, en outre, des matières sucrées et albuminoïdes, et 50 0/0 de cendres.

En résumé, ces deux drogues présentent entre elles une grande ressemblance, malgré quelques différences légères.

Le Waras, traité par l'alun et les carbonates de potasse et de soude, colore la soie en brun orange brillant, et le lin et le coton en brun. Mais celle-ci est peu tenace (D. Hooper, *Pharm. Journ.*, 10 septembre 1887).

Usages. — D'après Drury (*Useful plants of India*, p. 285), le Kamala est employé dans l'Inde pour teindre la soie, à laquelle il communique une belle couleur jaune. On l'emploie rarement pour teindre le coton. 4 parties de poudre, 1 partie d'alun pulvérisé, 2 de sel de soude, sont mises en pâte avec une petite quantité d'huile de sésame. On fait bouillir ce mélange dans l'eau, dans laquelle on plonge la soie, que l'on retourne fréquemment pour rendre la teinte uniforme. Cette couleur est très stable.

En thérapeutique, le Kamala a été préconisé par Mackinnon, comme tænifuge, et ses observations ont été confirmées par Anderson, de Calcutta; A. Gordon, de Corbyn, dans l'Inde ; Leared, à Londres, etc. L'absorption du Kamala donne lieu, parfois, à des nausées, à des coliques légères. La poudre peut être prescrite en suspension dans l'eau à la dose de 2 grammes pour les enfants et de 6 à 12 grammes pour les adultes. On la donne aussi sous forme de teinture (à 180 pour 570 centilitres d'alcool rectifié). La dose est de 15 grammes en deux doses, à intervalles de trois heures, dans une eau aromatique. Cette préparation agit mieux comme purgatif que la poudre, qui tue l'helminthe et le broie, mais sans l'expulser, et est aussi efficace qu'elle comme tænifuge (*Pharm. of India*).

Davaine a trouvé le Kamala efficace contre le bothriocéphale. Aussi est-il très employé en Suisse, où cet helminthe domine. Il préfère la teinture à la poudre, et la donne aux petits enfants à la dose de 6 grammes, et aux adultes à celle de 20 grammes, sous la forme suivante :

Teinture de Kamala	20	grammes.
Eau aromatique	120	—
Sirop d'écorce d'orange	20	—

A prendre en six fois, d'heure en heure. Si le ver n'est pas rendu deux heures après la dernière dose, le malade prend 30 grammes d'huile de ricin (Dujardin-Beaumetz (*Leç. de clin.*, t. I, p. 816). Béranger-Feraud (*loc. cit.*) a employé sans succès chez 9 malades du Kamala de provenance certaine; il attribue cet insuccès à l'ancienneté de la drogue, et ajoute, avec raison, qu'on ne peut compter en Europe sur un médicament qui peut nous arriver dans un état imparfait de conservation. Il y aurait donc lieu d'essayer son principe actif.

Le Kamala est aussi employé dans l'Inde comme topique, dans l'herpès circiné et même la lèpre.

Kawa-Kawa. — Sous les noms de *kawa, kawa-kawa, awa, awa-irai, yaguou*, on désigne, dans les îles Hawaï, les Marquises, etc., les racines d'une plante appartenant à la famille des Pipéracées, le *Piper methysticum* Forst. (*Macropiper latifolium* Miq. — M. *methysticum* Hook. et Arn.). — C'est un arbrisseau de 2 mètres environ de hauteur, à tige articulée, à grandes feuilles simples, dont le pétiole est long de 4 à 6 centimètres, arrondi, dilaté à la base. Elles ont de 15 à 20 centimètres de longueur et à peu près les mêmes dimensions dans leur plus grande largeur. Ces feuilles sont profondément cordées à la base, brièvement acuminées au sommet, à bords sinueux, membraneuses, à nervures finement pubescentes.

Les fleurs sont dioïques. Les chatons mâles sont plus courts que les feuilles, constitués par deux étamines, à filets courts, aplatis. Dans les fleurs femelles l'ovaire est sessile, à une seule loge uniovulée. Le style est très court. Les fruits sont des baies sessiles, monospermes, à graines albuminées.

La racine, qui est la partie usitée, est grande et de texture spongieuse plutôt que fibreuse. Fraîche, elle pèse ordinairement de 2 à 4 livres, mais peut atteindre 20 livres et même davantage. Elle perd plus de la moitié de son poids par la dessiccation. Extérieurement elle est d'une couleur brun grisâtre. Son écorce est mince, l'intérieur est blanc jaunâtre. L'odeur est agréable et rappelle celle du Lilas ou de la Reine des prés. Sa saveur est âcre. Elle détermine une surabondance du flux salivaire, en laissant dans la bouche une sensation légèrement astringente et une amertume marquée.

Composition chimique. — Sous le nom de *méthysticine* et de *kawaïne*, Gobley (*Journ. de pharm. et de chim.*, 1860, p. 19) et Cuzent (*Id.*, 1860, p. 202) isolèrent, chacun de leur côté, deux substances cristallines, qu'ils considérèrent comme le principe actif de la plante, et qui ont été étudiées par Vollung et Kopp sous les noms de *kawaïne* et *jangonine*.

La méthysticine cristallise en longues aiguilles, blanches, inodores, insipides, insolubles dans l'eau, peu solubles dans l'alcool froid et l'éther, fondant à 230°, puis se décomposant. La kawaïne est une résine jaune, verdàtre, âcre et d'odeur aromatique.

D'après Lewin, qui a séparé également la kawaïne et la jangonine, et les a trouvées inertes, le principe actif serait constitué par deux résines, qu'il désigne sous le nom de résine *a* et de résine *b*, et qu'il obtient séparées en traitant la racine par l'essence de pétrole. La résine *a*, la plus active, est une substance huileuse, jaune, verdàtre, de saveur grasse, aromatique, rappelant celle du poivre, et laissant dans la bouche une engourdissement particulier, présentant l'odeur caractéristique de la plante; l'eau n'en dissout que des traces, bien qu'elle en prenne l'odeur. Elle est très soluble dans l'alcool. Cette résine présente toutes les propriétés actives de la racine et de la liqueur qu'on prépare avec elle. Les plus petites quantités déposées sur l'œil produisent, en peu de temps, l'insensibilité de la cornée et de la conjonctive, et en injection hypodermique amènent l'insensibilité de la partie injectée.

La résine *b*, moins liquide que la première, paraît ne devoir son action physiologique identique, mais plus faible, qu'à une petite quantité de résine *a* interposée.

Usages. — La racine de Kawa est employée dans les îles de l'Océanie pour préparer une boisson particulière que l'on obtient de la façon suivante : autour d'un grand vase de bois se tiennent assis les invités et les maîtres de la maison. Les jeunes gens et les jeunes filles sont seuls autorisés à préparer le Kawa, et un lavage minutieux de la bouche et des dents précède toute opération. Chacun mâche alors la racine de manière à en réduire les fragments en bols filamenteux imbibés de salive et qu'on dépose dans le vase de bois. Quand on juge suffisante la quantité de matière, on l'additionne d'eau de façon à délayer la masse que l'on malaxe entre les doigts en retirant les filaments. Le liquide ainsi obtenu est brun jaunâtre, trouble, d'odeur aromatique. Sa saveur agréable rappelle celle du réglisse.

C'est la boisson favorite des indigènes, dont les effets varient suivant la quantité ingérée; à doses modérées c'est un tonique et un digestif, à doses élevées elle produit une ivresse particulière. D'après Cuzent, pharmacien de la marine, qui a étudié le Kawa sur place, « les gens ne trébuchent pas, ne parlent pas fort. Ils sont pris d'un tremblement général, marchent lentement, d'un pas incertain, tout en conservant leur raison. L'envie de dormir se fait violemment sentir, un silence et un repos absolus deviennent indispensables. » Cette liqueur serait en outre un aphrodisiaque. Son abus entraîne toutefois un grand nombre d'inconvénients, entre autres une sorte d'ichthyose.

Le Kawa était employé depuis longtemps par les indigènes pour combattre la blennorragie. Ils firent connaître ses propriétés à Duplouy, médecin de la marine, qui guérit par ce procédé les matelots de son équipage après un naufrage sur les îles Wallis. Il employait la macération (5 grammes de racine par litre d'eau) en prolongeant le contact dix minutes environ. Cette dose se donne une ou deux fois par jour avant les repas.

Ce médicament présenterait l'avantage de ne pas déranger les fonctions digestives, d'être bu sans dégoût, de stimuler l'appétit. La forme pharmaceutique la plus commode est l'extrait hydroalcoolique ; la racine en fournit à peu près le dixième de son poids, que l'on emploie à la dose de 1 à 2 grammes par jour, en favorisant l'action du médicament par le repos au lit.

La résine *a* a été proposée par Lewin pour suppléer la cocaïne.

Kaya Senegalensis A. de Juss. (*Swietenia Senegalensis* Desrouss.), de la famille des Méliacées, est un arbre de 30 à 35 mètres de hauteur sur 1 mètre de diamètre. Feuilles alternes, abruptipennées, à folioles opposées, ovales, oblongues, aiguës, ondulées, coriaces, entières. Calice à 4 sépales. Corolle à 4 pétales. Les étamines, au nombre de 8, ont leurs filets réunis en un tube urcéolé terminé par 8 lobes larges, pétaloïdes convolutés. Ovaire à 4 loges. Capsule de la grosseur d'un pois, ligneuse, septicide de haut en bas, à 4 loges. Les graines sont bordées d'une aile courte.

Cet arbre, qui n'existe que dans la Sénégambie, donne un bois assez beau, d'une teinte vineuse et prenant peu facilement le poli. Il contient une matière gommo-résineuse.

L'écorce, qui porte le nom de *Cailcedra*, est en gros morceaux plats ou cintrés de 7 à 8 millimètres d'épaisseur, à surface subéreuse gris blanchâtre, à surface interne, irrégulière, brune, à cassure grenue.

Composition chimique. — Cette écorce est inodore, d'une saveur franchement amère. Elle a été analysée par E. Caventou fils (*Thèse de 1849*), qui a signalé les substances suivantes : caïl-cédrin, matière grasse verte, matière colorante rouge, matière colorante jaune, sulfate de chaux, chlorure de potassium, phosphate de chaux, gomme, amidon, cire, cellulose.

On obtient environ 80 centigrammes par kilogramme d'écorce de caïl-cédrin, sous forme d'un extrait sec, jaunâtre, transparent, doué d'une amertume excessive, insoluble dans l'eau, soluble dans l'alcool, le chloroforme et l'éther, et neutre aux réactifs.

Thérapeutique. — L'écorce de caïl-cédra passe pour jouir de propriétés fébrifuges qui lui ont fait donner le nom de *Quinquina du Sénégal*. A une époque où la rareté des écorces de quinquina faisait rechercher partout des succédanés de ces précieux végétaux, on avait cru trouver dans cette écorce un fébrifuge actif. Mais les expériences qui ont été faites par les médecins de la marine, parmi lesquels nous citerons Rulland et Duvau, ont montré que cette écorce était fort inférieure aux écorces de quinquina, mais qu'elle pourrait cependant rendre des services dans les fièvres légères et comme tonique.

On prescrivait la teinture à 250 pour 1,000

d'alcool, le vin à 120 grammes de teinture pour 1 litre de vin et le sirop. Caventou avait proposé de remplacer ces préparations par l'extrait aqueux, qu'il vaudrait mieux à son tour remplacer par l'extrait alcoolique, le caïl-cédrin étant insoluble dans l'eau.

Le caïl-cédrin à la dose de 1gr,25 aurait donné à Moutard-Martin de bons résultats sur un fébricitant.

Kinos. — On expédiait autrefois de la côte occidentale d'Afrique en Europe une sorte rare de sandragon produit par un arbre portant chez les Mandingues le nom de Kano. Cette drogue, désignée sous le nom de *gummi rubrum astringens*, fut reconnue comme produite par le *Pterocarpus erinaceus* Poir. Plus tard des sortes analogues furent expédiées en quantités plus considérables de l'Inde, et c'est ce Kino qui est aujourd'hui officinal dans les principales pharmacopées de l'Europe. Il est fourni par le *Pterocarpus*

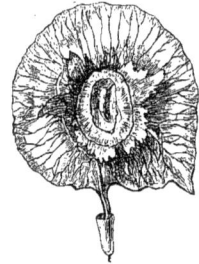

FIG. 547. — Fruit du *Pterocarpus.*

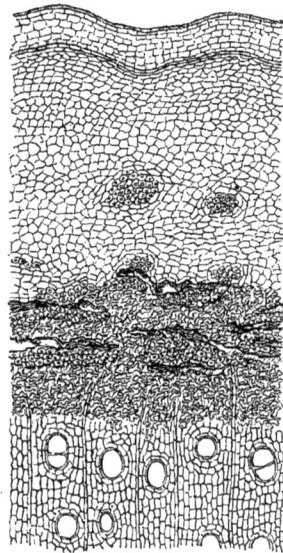

FIG. 548. — Coupe transversale d'un rameau de *Pterocarpus marsupium.*

marsupium Roxb, de la famille des Légumineuses papilionacées, série des Dalbergiées. C'est un arbre de 15 à 20 mètres de haut, très abondant dans l'Inde et à Ceylan. Feuilles alternes, composées, imparipennées, à 5-7 folioles alternes, oblongues, obtuses, épaisses, vertes et glabres sur les deux faces, longues de 8 à 12 centimètres, larges de 2 à 5. Fleurs grandes, blanches ou jaunâtres, disposées en grandes grappes multiflores, latérales et terminales, à bractées et bractéoles petites et caduques. Calice gamosépale, couvert de poils laineux bruns, à 5 divisions courtes. Corolle papilionacée. 10 étamines formées de deux faisceaux de 5 étamines chacun. Ovaire oblong, velu, stipité, à 2 loges uniovulées. Le style est ascendant. Gousse presque orbiculaire, entourée par une aile membraneuse, large, ondulée, laineuse et nervée. Elle est indéhiscente. La graine est réniforme.

Pour recueillir le Kino, on pratique sur le tronc de l'arbre des incisions perpendiculaires les unes aux autres. Il en découle un suc de couleur rouge groseille qui en peu d'heures durcit au contact de l'air. Quand il est suffisamment desséché on l'enferme dans des caisses en bois. Il se présente en petits fragments anguleux, d'un rouge noirâtre foncé. Les plus petits sont transparents, grenat brillant, les plus grands tout à fait noirs. Ils sont cassants, se ramollissent dans la bouche et s'attachent aux dents. Leur odeur est nulle, leur saveur est astringente. Mâchés, ils teignent la salive en rouge de sang. Le Kino se dissout en partie dans l'eau en donnant une solution d'un rouge foncé qui se trouble par refroidissement. Il est très soluble dans l'alcool, insoluble dans l'éther. Il se dissout dans les solutions alcalines et dans une solution saturée de sucre.

Composition chimique. — Le Kino renferme un tanin particulier, l'acide kino-tannique, une matière colorante, le rouge de Kino. Soumis à la distillation sèche il donne de la pyrocatéchine et de l'acide protocatéchique élastique et de la phloroglucine quand on le soumet à la fusion en présence de la soude ou de la potasse caustique. Eau 1878, en faisant bouillir le Kino avec l'acide chlorhydrique, a retiré une substance, la kinoïne C¹⁴H¹²O⁶, qui est cristallisée, soluble dans l'eau et l'éther. Chauffée à 130°, elle abandonne de l'eau et donne une masse amorphe, rouge, analogue au rouge de Kino. L'auteur regarde la kinoïne comme un éther galloïde méthyle de la pyrocatéchine. Flückiger (loc. cit.) dit n'avoir retrouvé cette substance que dans le Kino d'Australie, mais non dans celui du Malabar. D'après Flückiger, la quantité de Kino récoltée dans les forêts de Madras n'excède pas une tonne ou deux.

2° Le Kino, qui porte les noms de *Butea kino*, *Bengal kino*, *Salas kino*, est fourni par le *Butea frondosa* Roxb., arbre de la famille des Légumineuses papilionacées, série des Phaséolées, qui peut acquérir une hauteur de 12 à 15 mètres. Feuilles alternes, composées, ternées, à folioles coriaces, glabres en dessus, pubescentes en dessous. Fleurs d'un rouge orangé et laineuses, en grappes axillaires ou terminales. 10 étamines diadelphes (9-1). Gousse linéaire, couverte de poils argentés, longue de 15 à 20 centimètres, renfermant une seule graine à l'extrémité supérieure, ovale, comprimée, lisse et brune.

Le *B. superba* se distingue par sa tige grimpante.

Le Kino exsude sous forme d'un suc rouge durcissant à l'air. Il présente l'aspect d'une gomme d'un rouge rubis, cassante. Sa saveur est astringente, son odeur nulle. Il renferme, comme le premier, de la pyrocatéchine, de l'acide kino-tannique, qui forme à peu près la moitié du poids du Kino, du mucilage, etc.

On le retire également du *B. parviflora*.

Kino d'Eucalyptus. — Dans le bois et l'écorce de plusieurs espèces on trouve des cavités remplies d'une matière friable ressemblant au Kino de l'Inde. D'après Wiesner, c'est un mélange de tanin précipitant en vert les sels de fer, de pyrocatéchine, d'un peu de catéchine et d'une quantité très variable d'une matière insoluble dans l'eau, soluble dans l'alcool, à laquelle on a donné les noms de gomme-résine, de Kino rouge, de rouge d'eucalyptus.

La proportion de ce Kino varie de 2.50 à 21.96 0 0, la moyenne est de 3 à 4. Plus elle est élevée, plus le bois a de valeur comme bois de charpente, car il devient imperméable à l'eau et résiste mieux aux insectes.

Thérapeutique. — Le Kino agit comme les substances astringentes et ses effets sont analogues à ceux des cachous, mais moins prononcés. A l'intérieur on le prescrit dans les diarrhées chroniques, la dysenterie, les hémorragies, la blennorragie. Fothergill, qui l'avait introduit en Europe, le recommandait aussi dans la spermatorrhée et le diabète.

Lavement astringent.

Kino	3 à 4	grammes
Eau	300	—

Injection astringente.

Kino	20	grammes
Eau	250	—

La teinture alcoolique a à peu près les mêmes propriétés. On l'emploie comme astringent à la dose de 5 à 10 grammes. La dose de la poudre est de 1 à 4 grammes.

Aux Kinos que nous venons d'indiquer il faut ajouter le Kino de la Jamaïque. Il serait produit, d'après Guibourt, par un arbre de la famille des Polygonées, le *Coccoloba uvifera*. Son bois, qui est rougeâtre, donne par décoction un extrait brun foncé à cassure noire, brillante, opaque et dont la poudre est d'une couleur de bistre. Il est inodore, sa saveur est astringente et un peu amère. La chaleur ne le ramollit pas et il est peu soluble à froid dans l'eau et l'alcool. Ces caractères l'éloignent des véritables Kinos.

Enfin, sous le nom de Kino de la Colombie, Guibourt a décrit un suc extrait des Pélétuviers (*Rhizophora mangle* L.). Il est en pains aplatis, de couleur brune, à cassure brune, brillante, inégale, de saveur astringente et amère, d'odeur spéciale. La poudre est rouge. Il est en partie soluble dans l'eau froide, complètement soluble dans l'alcool. Ces solutions sont d'un beau rouge. L'acide nitrique y produit un précipité rouge orangé et le sulfate de fer un précipité vert noirâtre.

Kolas. — On désigne sous le nom de *Kolas, Gourou, Ombené, Nangoué, Kokkorokou,* des graines fournies par un arbre de la famille des Malvacées, série des Sterculiées, le *Cola acuminata* Rob. Brown. (*Sterculia acuminata* Pal. Beauv. — *Siphoniopsis monoica* Karst, etc.), dont le port

régulières, apétales, polygames et disposées en cymes paniculées terminales et axillaires, couvertes de poils en étoile, persistants. Elles ont une légère odeur de vanille et sont dépourvues de bractées. Périanthe gamophylle, cupuliforme, jaune verdâtre ou blanc marqué de pourpre; le limbe présente 5 ou 6 divisions cunéiformes, lancéolées, étalées et couvertes de poils en étoile. La fleur mâle est constituée par 10 à 15 étamines réunies en une colonne centrale plus courte que le périanthe. Dans les fleurs hermaphrodites, le périanthe est analogue. Etamines stériles disposées en cercle régulier. 5 ovaires libres, uniloculaires, multiovulés. Styles nuls. 5 stigmates subulés, réfléchis.

Le fruit, qui prend une couleur jaune bru-

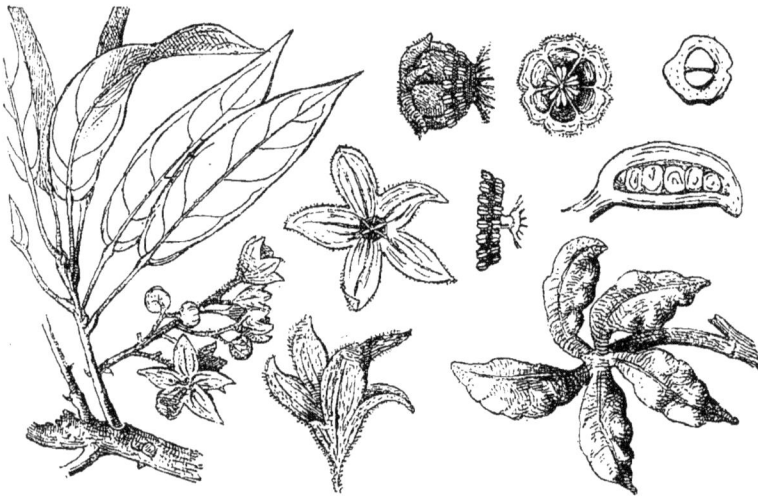

FIG. 549. — *Kola (Sterculia acuminata)*. Rameau florifère. Fleur et fruit (d'après Corre et Le Janne).

rappelle celui du châtaignier et qui croît sur toute la côte occidentale d'Afrique, entre le 10° de latitude N. et le 5° de latitude S., s'avance dans l'intérieur jusqu'à 800 kilomètres et qui a été introduit dans divers pays tropicaux par les soins de Heckel. Cet auteur a fait avec Schlagdenhauffen un travail des plus complets sur cette plante et ses graines et mis en lumière l'origine du vrai Kola (*Journ. de pharm. et de chim.*, juin-juillet, 1883).

Feuilles alternes, simples, larges de 7 à 8 centimètres, longues de 12 à 20, longuement pétiolées, coriaces, glabres, ovales, acuminées, mucronées au sommet et très atténuées à la base; généralement entières, elles deviennent parfois trilobées aux extrémités des rameaux et près des inflorescences. Jeunes elles sont couvertes, sur le trajet des nervures surtout, de poils caducs disposés en étoile et entremêlés de nombreuses glandes sphériques sans pédicules. Les fleurs, qui apparaissent deux fois par an, en juin et novembre, sont

nâtre quand il est mûr, est composé d'un nombre de follicules moindre que celui des loges de l'ovaire. Chaque follicule est sessile, oblong, obtus ou rostré, coriace, semiligneux, bosselé à l'extérieur, lisse, long de 8 à 16 centimètres, large de 6 à 7. Il renferme de 5 à 16 semences oblongues, obtuses, subtétragones, à testa membraneux, lâche, rouge ou blanc jaunâtre. Les cotylédons, au nombre de 2, 3, 4 et même 5 à 6, sont épais, durs, opprimés, plans, rouges ou jaunes, à radicule dirigée vers le hile. Ils forment à eux seuls presque toute la graine.

Le Kola recherche les terrains humides et ne s'élève pas à plus de 300 mètres au-dessus du niveau de la mer. Cet arbre peut donner, quand il est âgé de dix ans, jusqu'à 45 kilogrammes environ de graines par récolte et celle-ci peut se faire deux fois par année; elle est pratiquée par des femmes, qui enlèvent les graines des gousses, les mondent de leur épiderme et pour les conserver fraîches les placent dans des paniers faits d'écorces d'arbres en les recouvrant de feuilles de *Bal* (*Sterculia cordifolia*), qui par leur épaisseur et leurs dimensions les préservent d'une évaporation trop rapide. Elles peuvent se conserver ainsi pendant un mois et même davantage.

Composition chimique. — La composition complète de la noix de Kola desséchée a été étudiée par Heckel et Schlagdenhauffen.

Caféine	20,348	Matières	
Théobromine. .	0,023	solubles	
Tanin	0,027	dans le	2,983
Corps gras. . .	0,585	chloroforme.	
Tanin	1,591	Matières	
Rouge de Kola.	1,290	solubles	
Glucose	2,875	dans	5,826
Sels fixes . . .	0,070	l'alcool	
Amidon			33,754
Gomme			3,040
Matières colorantes			2,561
Matières protéiques			6,761
Cendres			3,325
Eau			11,919
Cellulose dosée par différence			29,831
			100,000

Les graines de Kola mises en panier sont expédiées en Gambie ou à Gorée, où se fait le commerce principal. Dès que ces graines commencent à se rider, on les fait sécher au soleil et on les réduit en poudre fine que l'on expédie jusqu'au centre du continent africain, chez les peuplades riveraines du Niger. On les exporte également au Brésil pour les besoins des nègres africains. Leur valeur est parfois considérable, car une seule graine, qui vaut à Gorée de 30 à 50 centimes, se vend jusqu'à 5 francs sur les bords du Niger et atteint même, quand elle est rare, la valeur d'un esclave, ou se vend au poids de l'or.

2° L'origine botanique du *Kola mâle* ou *Kola bitter* a été déterminée par Heckel, d'après les feuilles et les fruits, les fleurs manquaient, et attribuée par lui au *Garcinia Kola* Heckel, de la famille des Guttifères.

C'est un grand arbre de 3 à 6 mètres de hauteur. Il se trouve sur la côte occidentale d'Afrique, mêlé au *Cola accuminata*. La seule partie intéressante est la graine, qui, dégagée de son arille, présente 3 faces, 2 plates et 1 convexe. L'épisperme est jaune abricot et formé de 2 enveloppes dont l'externe est sillonnée de faisceaux fibro-vasculaires très apparents. Au-dessous se trouve un gros embryon macropode, dépourvu de cotylédons et qui constitue la matière médicamenteuse. Il est blanc jaunâtre, croque sous la dent et est constitué par un tissu cellulaire très homogène, interrompu de distance en distance par des vaisseaux laticifères remplis de résine.

Usages. — Les Africains emploient le Kola à l'état frais comme masticatoire, et préfèrent les graines qui ne présentent que deux fentes aux cotylédons, prétendant qu'elles sont moins âpres. Cette mastication aurait la propriété de rendre agréable et

fraîche l'eau la plus chaude et la plus saumâtre. La poudre de graines ingérée apaiserait la faim comme la coca, et communiquerait à ceux qui en font usage la propriété de supporter sans fatigue les travaux prolongés. C'est aussi un objet d'échange, une sorte de monnaie courante. On la donne en présent. La Kola blanche est un signe d'amitié, la Kola rouge un signe de mépris.

Thérapeutique. — Les noix de Kola ont été étudiées par Dujardin-Beaumetz (*Bull. et Mém. de la Soc. de Thérap.*, 28 mai 1884), Monnet (*Thèse sur le Kola*, 1883), Cunéo, Huchard, etc. On les administre soit torréfiées, soit sous forme d'infusion comme le café, soit en teinture, en alcoolature, en élixir, en vin.

Par la caféine et la théobromine qu'elle contient, la Kola agit sur le cœur comme un tonique puissant, mais par contre c'est un faible diurétique. Elle régularise le pouls. C'est en même temps un aliment d'épargne. Elle favorise la digestion en augmentant la sécrétion stomacale ou en tonifiant les fibres lisses. D'après Cunéo, Huchard et Durian, elle donne de bons résultats dans la diarrhée, et du reste elle est employée dans ce but par les peuplades africaines.

La Kola est indiquée par suite dans les maladies du cœur, dans les affaiblissements cardiaques des pyrexies graves, dans certaines formes de dyspepsie, etc.

Heckel a proposé les formules suivantes :

Vin de Kola (par macération).

Kola frais	100 grammes.
Vin blanc	500 »

Cette préparation laisse dans la graine un quart du total de la caféine qu'elle renferme. La dose est de 60 à 100 grammes par jour.

L'élixir (alcoolature, 500); sirop de sucre, 500) se donne à la dose de 4 cuillerées à café par jour.

Kossala. — Parmi les drogues végétales employées en Abyssinie pour expulser le Ténia, et examinées à l'université de Dorpat par Draggendorf, se trouvaient des graines envoyées sous le nom de *Kossala* ou *Saugala*. Elles sont petites, en forme de rein, d'un brun sombre, comprimées sur les deux faces, striées longitudinalement et à raphé jaunâtre. L'analyse n'en est pas donnée par l'auteur. Six grammes de graines en poudre fine administrés à un chien de forte taille, pesant 25 kilogrammes, ont déterminé, le jour suivant, l'expulsion d'un ver d'une longueur considérable.

Des doses de 1 à 2 grammes, données à des petits chiens et à des chats, ont produit des vomissements, la perte de l'appétit, et des troubles sérieux dans les organes digestifs. L'origine botanique de ces graines nous est inconnue.

Ladanum ou **Labdanum**.—Diverses espèces du genre *Cistus*, de la famille des Cistacées, laissent exsuder de leurs feuilles une substance résineuse, le *Ladanum*. Ces plantes sont frutescentes ou suffrutescentes et souvent chargées de poils mous et visqueux. Feuilles opposées, simples, entières et dépourvues de stipules. Fleurs terminales et solitaires, ou groupées au sommet des rameaux en cymes pauciflores, le plus souvent hermaphrodites et roses ou purpurines. Réceptacle en cône surbaissé. Calice à 5 sépales. Corolle à 5 pétales sessiles, caducs. Etamines hypogynes en nombre indéfini, libres. Ovaire libre, sessile, uniloculaire, multiovulé. Style simple; stigmate renflé en tête. Le fruit, accompagné par le calice persistant, est une capsule se séparant à la maturité en 5 valves et s'ouvrant de haut en bas.

Les espèces qui fournissent la drogue sont surtout le *Cistus cyprius*, *ladaniferus,* et particulièrement le *C. creticus*. Les poils sécréteurs sont formés de cellules nombreuses superposées, et à la surface desquelles on voit pointer de petites gouttelettes fluides.

Le *Ladanum* provenait autrefois de la Crète, et on l'obtenait, paraît-il, en peignant la barbe des chèvres et des boucs qui allaient brouter dans les endroits habités par les cistes. On le récolte aujourd'hui en promenant sur ces plantes des lanières de cuir sur lesquelles s'attache la résine, qu'on racle ensuite au couteau. On distingue les sortes suivantes :

1° *Ladanum en masses* ou de Chypre. Il est très rare et pur. C'est une masse d'un brun rouge foncé presque noir, à cassure d'abord grisâtre puis se fonçant rapidement. Son odeur agréable rappelle celle de la myrrhe. Sa saveur est amère et balsamique. Cette sorte est insoluble dans l'eau et presque complètement soluble dans l'alcool.

D'après Guibourt, elle renferme :

Résine et huile essentielle	86
Cire	7
Terre, poils, etc	6
Extractif	1
	100

2° *L. in tortis*. Masses contournées en spirale, de couleur foncée et d'odeur de térébenthine. Sorte très impure, très imparfaitement soluble dans l'alcool et renfermant, d'après Pelletier :

Résine	20
Cire	1,9
Acide malique	0,6
Gomme et malate de chaux	3,6
Matières étrangères, sable	73,9

3° *L. en bâton*, en baguettes noirâtres mélangées de matières terreuses. Un autre ladanum qui vient d'Espagne est obtenu, dit-on, par l'ébullition dans l'eau des feuilles du *C. ladaniferus*. Il est noir comme la poix.

Le Ladanum était autrefois fort usité comme stimulant et emménagogue, mais la difficulté de l'obtenir à l'état pur l'a fait abandonner, et il n'est plus guère employé qu'en parfumerie.

Lætia resinosa Lœfl.—Arbuste de la famille des Bixacées, originaire des Antilles, à feuilles alternes, ponctuées, serretées. Fleurs axillaires ou terminales, hermaphrodites, apétales. Calice à 4 sépales, pétaloïdes, réfléchis. Etamines nombreuses insérées sous un disque hypogyne libre. Ovaire libre, uniloculaire, multiovulé. Style simple à stigmate capité. Baie s'ouvrant tardivement en 3 valves, à pulpe résineuse. Graines pulpeuses, à testa coriace, albuminées.

Cette espèce renferme dans ses fruits un suc résineux drastique, sorte de sandaraque, qui est employé aux Antilles comme purgatif.

Il en est de même du *L. apetala* L.

Lagerstrœmia indica L. — Grand arbre de la famille des Lythrariacées, originaire de l'Inde, à feuilles opposées, pétiolées, entières, penninerves. Fleurs rosées ou lilas, en grappes ramifiées de cymes. Calice à 5 dents aiguës. Corolle à 5 pétales longuement et étroitement onguiculés, à limbe ondulé. Etamines nombreuses, inégales. Ovaire libre, à 6 loges pluriovulées. Capsule entourée à sa base par la cupule réceptaculaire, libre en haut, loculicide, à 3 et 6 valves. Graines prolongées en haut en une aile membraneuse.

Cet arbre est résineux, son bois est dur, compact, lourd. C'est un des plus précieux pour la charpente, et il ne le cède sous ce rapport qu'au Teck. Il est employé dans les constructions navales.

Celui de *L. reginæ* Roxb. est aussi recherché. Les racines sont astringentes et leur décoction est employée sous forme de gargarismes pour la guérison des aphtes. L'écorce, les feuilles, les fleurs, servent à préparer des décoctions ou des infusions purgatives et drastiques. Les graines sont regardées comme narcotiques.

Avec l'écorce du *L. hirsuta* W., on prépare des emplâtres que l'on applique sur les bubons comme fondants et résolutifs.

Lagetta lintearia Lamk. — Arbre de la

famille des Thyméléacées, originaire du Mexique, des Antilles, et pouvant atteindre 10 mètres de hauteur. Feuilles alternes, pétiolées, cordées, ovales, aiguës, persistantes, lisses, luisantes. Fleurs en panicules terminales. Périanthe gamophylle, rétréci à la gorge, à 4 lobes. 8 étamines incluses, libres, en 2 verticilles. Ovaire à une loge uniovulée. Style terminal, stigmate capité. Fruit sec, velu, entouré par la base du périanthe.

L'écorce de cette plante a une saveur âcre, nauséeuse et possède des propriétés épispastiques semblables à celle du garou, car, appliquée fraîche sur la peau, elle détermine de la rubéfaction et, si le contact est prolongé, la vésication. Quand on la mâche, elle provoque des vomissements, une purgation énergique et l'inflammation des voies urinaires.

Quand on fait macérer le liber réticulé et qu'on le comprime, on obtient une sorte de tissu à mailles irrégulières imitant grossièrement le tulle. On en fait des cocardes, des manchettes, etc. Cette disposition du liber a valu à l'arbre le nom de *Bois dentelle*.

Le *L. funifera* Mart. (*funifera utilis* Leand.) du Brésil, où il est connu sous le nom d'*Embira blanca*, sert à faire des nattes, des cordages.

Laiche des sables.—Le *Carex arenaria* L., de la famille des Cypéracées, tribu des Caricées, est une plante vivace qui croît dans les sables du bord de la mer, dans les dunes, où ses rhizomes servent à fixer ce terrain mobile. Rhizome souterrain, horizontal, rampant, long de 60 à 90 centimètres, articulé, recouvert d'écailles noirâtres sur les nœuds. Tige terminale, solitaire, de 30 à 40 centimètres de hauteur, dressée, excepté dans les sables mouvants, où elle devient couchée, triangulaire. Feuilles équitantes sur trois rangées, planes, un peu carénées, étroites, rudes sur les bords et la partie dorsale, à pétiole engaînant. Fleurs en épis dressés de 6 à 8 centimètres de longueur, arrondis, ovales. Les épillets supérieurs sont formés uniquement de fleurs mâles, les inférieurs de fleurs femelles, et les intermédiaires de fleurs hermaphrodites. Ils sont oblongs, lancéolés, aigus, alternes, rapprochés et disposés sur deux rangs. Chaque fleur est axillaire d'une bractée scarieuse, ovale, aiguë, roussâtre. Fleurs mâles à 3 étamines libres, filiformes. Fleur femelle réduite à un ovaire uniloculaire, uniovulé, entouré d'une utricule percée à son sommet, par lequel passe le style à deux branches stigmatifères. Le fruit est sec, uniloculaire, indéhiscent, à graine unique, indépendante du péricarpe. Il est ovoïde, aigu, un peu comprimé, muni d'ailes membraneuses sur le sommet et cilié sur les bords. La graine est albuminée.

Le rhizome est traçant, et chaque tige à

laquelle il donne naissance dure trois ans. La première année elle forme un bourgeon souterrain, la seconde elle est feuillée, mais stérile, la troisième elle porte à la fois des feuilles, des fleurs et des fruits. Ce rhizome est rougeâtre au dehors, blanchâtre et fibreux en dedans, d'une saveur douceâtre un peu désagréable et analogue à celle de la fougère.

Il a été employé surtout en Allemagne comme succédané de la salsepareille, dont il posséderait les propriétés dépuratives. De là le nom de *Salsepareille d'Allemagne* qui lui est donné. Il ne sert plus guère aujourd'hui qu'à falsifier la salsepareille, dont il se distingue par son écorce moins épaisse et moins ridée. Son analyse chimique n'a pas été faite.

Laitue vireuse. — Le *Lactuca virosa* L. est une plante herbacée bisannuelle, de la famille des Composées, série des Cichoriées. Sa tige est dressée, de 50 centimètres à 2 mètres de hauteur, cylindrique, verte

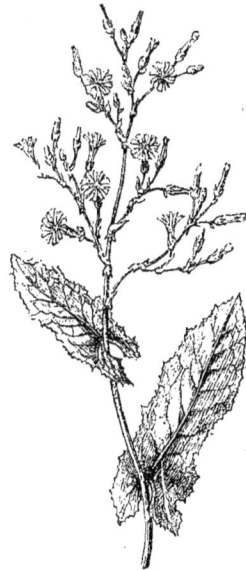

FIG. 530. — *Lactuca virosa.*

ou un peu rougeâtre, ramifiée à la partie supérieure. Feuilles inférieures en rosette, ovales, oblongues, irrégulièrement dentées. Celles de la tige sont peu nombreuses, écartées, sessiles et munies à leur base de deux auricules aiguës embrassant la tige : les bords portent des dents spinescentes. Toutes ces feuilles sont glabres, d'un vert glauque, à nervure médiane, forte, blanche et couverte d'épines molles. Fleurs en capitules disposés en grappe ramifiée de cymes. Involucre à bractées peu nombreuses, inégales, bi- ou trisériées, glauques ou rougeâtres, glabres. Réceptacle en plateau circulaire, peu épais, fovéolé. Fleurs toutes semblables entre elles, hermaphrodites, irrégulières, à corolle ligulée, jaune pâle. Branches du style révolutées.

Les fruits, entourés par l'involucre qui est réfléchi, sont oblongs, aigus, comprimés, marqués de dix stries, à aigrette longuement stipitée, composée d'un grand nombre de soies rayonnantes.

Cette espèce croît dans toute l'Europe, dans les champs pierreux, sur les bords des chemins.

2° *L. scariola* L. La scarole se distingue par ses feuilles dressées, découpées en lobes plus aigus que ceux du *L. virosa,* dont elle paraît n'être qu'une variété. On sait qu'elle est cultivée pour ses feuilles comestibles.

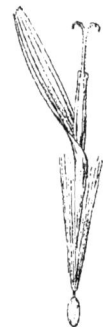

3° *L. sativa* L. Laitue des jardins. Elle ne se rencontre que cultivée, et présente trois variétés.

a) L. pommée, à feuilles suborbiculaires ondulées.

b) L. frisée, à feuilles sinuées, très ondulées, crispées, profondément pinnatifides.

c) L. romaine, dont les feuilles sont oblongues, concaves, peu ondulées.

Toutes ces plantes renferment dans leurs parties vertes un suc laiteux blanchâtre, contenu dans des vaisseaux laticifères, qui exsude facilement à la moindre déchirure et qui constitue le *lactucarium* dont la vogue a été si grande en thérapeutique, quand on crut trouver en lui un succédané de l'opium.

Lactucarium. — En France on le retire de *L. altissima,* dont la culture est localisée aux environs de Clermont-Ferrand, où elle a été instituée par Aubergier. On fait des incisions sur la tige à l'époque de la floraison, et on recueille le suc dans des vases en verre. Quand il est coagulé, on le moule en forme de tablettes circulaires que l'on sèche à l'air.

En Allemagne, c'est le *L. virosa* que l'on cultive. On coupe la tige à 30 centimètres du sommet. On recueille le suc qui s'écoule et on renouvelle tous les jours cette section faite sur 1/2 centimètre d'épaisseur environ.

Le lactucarium se présente en masses d'un brun rougeâtre à l'extérieur, devenant à l'intérieur opaques et séreuses. L'odeur forte, désagréable, rappelle celle de l'opium. Sa saveur est très amère.

Composition chimique. — Le lactucarium renferme : Matière colorante, résine, du caoutchouc, albumine, gomme, acides oxalique, citrique, malique, succinique, sucre, mannite, asparagine, une

huile volatile ayant l'odeur du lactucarium et les principes suivants :

La *lactucérine,* qui forme près de la moitié du poids de la drogue, présente une grande analogie avec un certain nombre de sucs laiteux, tels que *l'euphorbone, l'echicérine, la taraxocérine, le cynanchol,* etc. Elle se présente sous forme de cristaux incolores, inodores, insipides, insolubles dans l'eau, solubles dans l'éther, les huiles fixes et volatiles, moins solubles dans le benzol, le bisulfure de carbone.

La *lactucérine* a été séparée par O. Hesse (*Lieb. annal.,* 234, p. 243), en traitant la Laitue d'Allemagne par l'éther de pétrole chaud, décantant, évaporant le liquide, chauffant dans la vapeur le résidu qui consiste en lactucérine, résine et caoutchouc, puis épuisant par l'alcool bouillant.

La lactucérine est formée de deux éthers et donne, en présence de la potasse alcoolique, de l'acétate de potasse et les deux alcools suivants :

α *Lactucéryle* ou alcool lactucéryle, cristallise en aiguilles longues, soyeuses, peu solubles dans l'alcool froid, l'acétone, l'acide acétique cristallisable, insolubles dans les alcalis, très solubles dans le chloroforme, l'éther, la ligroïne, fondant à 170°, pouvant être distillé dans un courant de gaz carbonique et représentés par $C^{18}H^{30}O + H^2O$.

β *Lactucérol,* cristallise avec difficulté et se présente sous forme de masse gélatineuse qui, par la dessiccation, devient une poudre blanche. L'éther et le chloroforme l'abandonnent sous forme de longues aiguilles soyeuses, isomériques, de α lactucérol.

La *lactucone* $C^{14}H^{24}O$, obtenue par Franchimont (1879) du lactucarium, est un composé indifférent, fondant à 296°. Hesse la nomme *galactone.* La lactucone obtenu par Flückiger (*Pharmacogr.,* 2° éd., p. 398) est représenté par $C^{19}H^{30}O$ et fond à 232°.

La *lactucine* $C^{11}H^{14}O^3,H^2O$ forme des écailles d'un blanc de perle, amères, presque insolubles dans l'eau et l'éther, solubles dans l'acide acétique. Traitée par un alcali elle perd son amertume.

L'acide lactucique a été retiré par Ludwig des eaux mères de la lactucine. C'est une masse jaune, amorphe, mais cristallisant après un certain temps. Sa saveur est acre, amère. Il est soluble dans l'alcool chaud ou froid, insoluble dans la benzine, le sulfure de carbone, l'éther, le chloroforme.

La *lactopicrine* $C^{11}H^{01}O^{21}$ paraît provenir de l'oxydation de la lactucine. D'après Krameyer, c'est une masse brune, très amère, soluble dans l'eau et l'alcool.

THRIDACE. — La thridace n'est autre que le suc de la laitue cultivée, obtenu en incisant les tiges que l'on pile dans un mortier, qu'on exprime, qu'on chauffe pour coaguler l'albumine, et qu'on évapore au bain-marie en consistance d'extrait ferme.

La thridace a une couleur brune, peu foncée, et une odeur peu sensible. Sa saveur est amère. Sa composition se rapproche sensiblement de celle du lactucarium.

Thérapeutique. — Vanté outre mesure par les uns, décrié peut-être avec aussi peu de raison par les autres, le Lactucarium peut donner de bons résultats comme hypnotique léger et calmant, surtout dans la médecine des enfants. On peut le prescrire sans crainte à des doses variant de 10 centigrammes à 50 centigrammes, et même 1 et 2 grammes (Trousseau). Le *Codex* indique la formule du sirop suivant :

Extrait alcoolique de lactucarium (il correspond au double de lactucarium)	1gr,50
Extrait d'opium	0,75
Sucre blanc	2,000gr.
Eau de fleurs d'oranger	40
Eau distillée	Q. S.

20 grammes renferment 1 centigramme

26

d'extrait de lactucarium et 5 milligrammes d'opium. Dose de 20 à 150 grammes.

Laminaire digité.—Le *Laminaria digitata* (*Fucus digitatus* L.) est une algue de la famille des Phéosporées que l'on rencontre sur les côtes de l'Océan, où elle croît sur les rochers qui ne découvrent qu'aux marées les plus basses des équinoxes. Elle s'attache aux rochers par des crampons nombreux, desquels naît une tige cylindrique plus ou

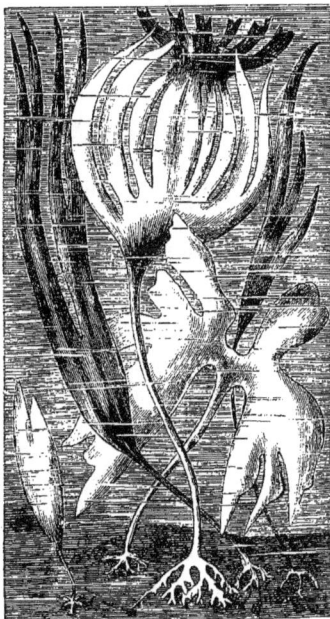

Fig. 552. — *Laminaria digitata*.

moins longue, portant à son extrémité supérieure un thalle formé de lames larges, paléacées, très nombreuses et présentant des formes diverses suivant les variétés, mais affectant le plus souvent une configuration grossière des doigts de la main, d'où le nom donné à la plante. Sa structure est celle du *fucus vesiculosus* (voir ce mot). Le thalle est d'un vert olive pâle chez la jeune plante, puis il devient plus foncé, opaque, luisant et plus ou moins taché de brun.

Usages. — La Laminaire est employée comme aliment dans certaines contrées et passe pour être nourrissante. Sa saveur, qui est salée quand elle est fraîche, devient plus tard fade et légèrement douceâtre. Comme la plupart des algues, elle renferme de l'iode, ainsi que des sels de soude. En Bretagne, on l'emploie comme combustible et comme engrais.

Son usage le plus important est celui qu'on en fait comme corps dilatant pour remplacer

l'éponge à la cire ou à la ficelle, les racines de gentiane et de guimauve.

On emploie les fragments desséchés de la tige. Ils sont cylindriques, de la grosseur

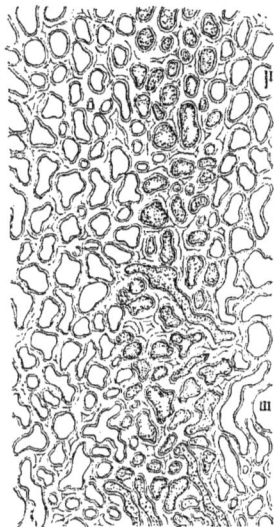

Fig. 553. — *Laminaria digitata*. Coupe transversale.

d'une plume d'oie, noirs à l'extérieur, fermes, élastiques. Sous l'influence des liquides de l'économie ces fragments se gonflent au point de sextupler de volume, et cela d'une façon uniforme et progressive. Avant de les introduire dans les cavités que l'on veut dilater, on enlève la croûte noire et on les trempe quelques minutes dans l'eau tiède. Comme ils remplissent entièrement la cavité, si leur volume primitif a été bien calculé, on éprouve plus tard quelque difficulté à les retirer, difficulté qu'on peut éviter facilement en glissant une sonde cannelée le long du fragment, de façon à laisser l'air pénétrer.

On fait également en Angleterre, avec ces tiges, des sondes, des bougies et une espèce de charpie hémostatique.

2° *Laminaria saccharina* Lamk. Cette algue appartient à la même famille, adhère comme elle aux rochers par une griffe rameuse qui donne naissance à une ou plusieurs tiges arrondies, longues de 10 à 15 centimètres, terminées par un thalle plan, entier, long, droit, et d'une longueur de 2 à 3 mètres sur une largeur de 20 à 30 centimètres. Ce thalle est mince, jaunâtre, transparent, ondulé sur les bords,

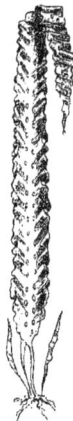

Fig. 554. — *Laminaria saccharina*.

à partie moyenne plus épaisse, presque opaque et d'une teinte verdâtre foncé.

Cette algue a reçu le nom de *Saccharine*, parce que lorsqu'elle est sèche elle se recouvre comme la précédente d'une efflorescence blanchâtre d'une saveur sucrée, la *mannite* (Stenhouse), qui exsude dans la proportion de 10 à 15 0/0. Elle renferme un mucilage qui paraît différer de celui des autres espèces, de l'iode, et par incinération elle donne également des sels de soude. On l'a employée parfois sous forme de poudre comme médication iodée à doses faibles.

Lamium album L.

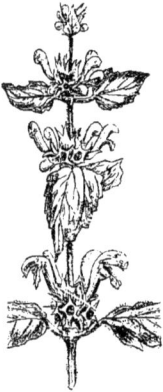

— Plante herbacée vivace, de la famille des Labiées, groupe des Stachydées, connue sous le nom d'*Ortie blanche*, qui croît le long des chemins dans les bois. Tiges dressées de 30 à 40 centimètres de hauteur, quadrangulaires, pubescentes. Feuilles opposées, pétiolées, subcordiformes, aiguës, dentées en scie, d'un vert qui rappelle celui de la grande ortie. Fleurs blanches réunies en faux verticilles axillaires, paraissant d'avril en octobre. 4 étamines.

Fig. 555. — *Lamium album.*

Cette plante exhale une odeur forte, désagréable. Sa saveur est un peu amère.

Composition chimique. — Le Dᴿ Florain (*Bull. thérap.*, CXII, p. 512 et suiv.) croyait en avoir séparé un alcaloïde auquel il donna le nom de *lamine*, en traitant 500 grammes de la plante fleurie par l'eau acidulée de HCl soumise à l'ébullition pendant une demi-heure. La liqueur est traitée par un lait de chaux, et le précipité est épuisé par l'alcool à 80° bouillant. On filtre, on distille, et le résidu sirupeux, traité par l'acide sulfurique, donne un précipité abondant qui, dissous dans l'eau bouillante, abandonne par refroidissement de longs cristaux ressemblant à ceux du sulfate de quinine, solubles dans l'eau bouillante, moins solubles dans l'alcool.

Ce procédé, que nous avons indiqué d'après l'auteur, ne peut donner que du sulfate de calcium et l'alcaloïde pur obtenu par l'ammoniaque, signalé comme une poudre blanche neutre, de saveur un peu salée, un peu soluble dans l'eau, insoluble dans l'alcool, l'éther, le chloroforme et l'acide sulfurique étendu froid; cet alcaloïde n'est également que du sulfate de chaux. La lamine est donc, jusqu'à plus ample informé, à rayer de la liste des alcaloïdes. Cette plante renferme des acides gallique et tannique, des matières azotées et du nitrate de potasse.

Usages. — L'Ortie blanche a été signalée comme astringente et employée comme telle pour combattre la leucorrhée atonique, sous forme de décoction. Le Dᴿ Florain (*loc. cit.*) la regarde comme un agent hémostatique au

moins égal à la grande Ortie, etc., et il donne la formule suivante :

Teinture d'Ortie blanche .   100 grammes.
Sirop   50   —
Eau   25   —

Une cuillerée à bouche toutes les demi-heures jusqu'à ce que l'hémorragie soit arrêtée, puis une cuillerée toutes les quatre heures.

Langsdorffia hypogœa Mart. (*Thonningia mexicana* Liebm. — *T. jamaicensis* Lieb., etc.).

— Plante charnue, parasite sur certains figuiers, palmiers, appartient à la famille des Balanophoracées et originaire de l'Amérique tropicale continentale. Rhizome tubéreux. Branches aériennes, jaunes ou rougeâtres, ramifiées, entourées à la base d'une valve, et couvertes d'écailles persistantes, imbriquées. Fleurs en épis ou grappes unisexués ou bisexués. Fleurs mâles pédicellées, à périanthe formé de 2 ou 3 folioles. 2 ou 3 étamines monadelphes. Fleurs femelles sessiles, composées d'un ovaire uniloculaire, uniovulé. Style simple. Stigmate non renflé. Fruit drupacé, à noyau monosperme, dont la graine est albuminée.

Cette plante est tellement remplie de matière cireuse qu'elle est combustible et qu'elle sert à faire des torches en Colombie et des cierges à Bogota.

Composition chimique. — La racine fraîche renferme, sur 1,000 grammes :
1° 9.015 d'une résine molle, amère ;
2° 7.763 d'un acide résineux jaune, soluble dans l'éther;
3° 3.137 d'une résine brune, insoluble dans l'éther;
4° 4.018 d'un acide végétal cristallisable qui demande à être étudié;
5° 32.100 d'une cire donnant, quand on la brûle, l'odeur de la vanille, que l'on retrouve, du reste, dans l'extrait (*Pharm. journ.*, 25 oct. 1884, p. 327).

Usages. — Le suc frais de cette racine est employé par les indigènes du Brésil comme aphrodisiaque. Ils mangent les fleurs.

Lantana Brasiliensis Link. (*L. spicata* Well. — *L. cinerea* Hort.).

— Cette plante appartient à la famille des Verbénacées et croît au Brésil, à Bahia, Minos, Espirito Santo, Rio, etc.

Cette plante était employée par le Dᴿ E. Bueza à l'hôpital central de Lima, sous forme de teinture alcoolique, comme antipyrétique. Mais cette préparation est douée d'une amertume telle qu'elle est difficilement supportée. Le Dᴿ Negrete analysa le *L. brasiliensis*, sur les instances du Dᴿ Buiza, et découvrit un nouvel alcaloïde, la *lantanine*, qui paraît être le principe actif. Comme la quinine, elle exerce une action modératrice sur la circulation, ralentit la nutrition, abaisse la température et peut être tolérée par les estomacs les plus délicats. Les fièvres intermittentes rebelles au sulfate de quinine auraient cédé à l'action de 2 grammes de lantanine. Pour abaisser la température, la dose est de 1 à 2 grammes dans les vingt-quatre heures, en pilules de 10 centigrammes chacune. En l'administrant immédiatement après l'accès des fièvres intermittentes, on verrait l'accès suivant manquer 95 fois sur 100 (*Archiv. de médic. cirurg. de los Ninos*).

Laserpitium latifolium Lamk. (*L. asperum* Crantz. (Gentiane blanche, Turbith des montagnes, Turbith bâtard), de la famille des Ombellifères, série des Daucées, croît dans les bois montueux en Italie, en Suisse, en Allemagne et dans une grande partie de la France méridionale. Tige cylindrique, glabre, striée, rameuse à la partie supérieure et haute de 50 à 60 centimètres environ. Feuilles alternes, les inférieures munies d'un pétiole dilaté en gaine à la base, amples, deux fois ailées, à folioles ovales, tronquées à la base, dentées en scie sur les bords, d'un vert glauque en dessus, glabres ou pubescentes en dessous. Les feuilles supérieures sont sessiles. Fleurs petites et blanches, disposées en ombelles terminales larges et ouvertes, à réceptacle concave, à involucre et involucelles formés d'un grand nombre de bractées linéaires. Organisation florale des Ombellifères normales. Le fruit est un achaine oblong, légèrement comprimé parallèlement à la commissure, à côtes primaires et secondaires visibles. Les

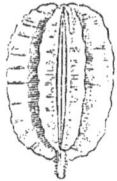

FIG. 556.—*Laserpitium latifolium.* Fruit.

primaires sont linéaires, peu saillantes; les secondaires développées, à ailes entières, planes, surtout les marginales, qui sont plus grandes que les dorsales. Les bandelettes sont solitaires dans les vallécules secondaires. Ce fruit se sépare en deux parties à la maturité.

La racine, seule partie de la plante que l'on emploie, a une odeur forte, pénétrante, et renferme un sucre laiteux et amer.

Composition chimique. — Elle a été analysée par Feldmann (1866), qui en a extrait un composé, la *laserpitine*, puis par Kulz (*Archiv der Pharm.*, mars 1883), qui l'a étudiée de nouveau.

La *laserpitine* C^{15}H^{22}O^4 est en cristaux volumineux de 1 centimètre de longueur sur 5 centimètres de largeur, incolores, brillants, d'une saveur très amère, insolubles dans l'eau, dans les solutions alcooliques étendues ou les acides dilués, mais solubles dans le chloroforme, l'éther, la benzine, le bisulfure de carbone, et encore plus solubles dans l'alcool. L'éther de pétrole en dissout une quantité notable, mais surtout à chaud. Elle fond à 218° et ne renferme pas d'eau de cristallisation. Elle forme un composé cristallin avec l'acide acétique. Traitée par l'acide sulfurique concentré, elle se colore en pourpre intense et forme de l'acide *méthylcrotonique*; avec l'acide chlorhydrique alcoolique il se produit une coloration rouge intense qui est isomérique de l'*acide myélique*. Soumise à la fusion avec la potasse caustique, elle donne également la première coloration

et de l'acide *méthylcrotonique*, et, en solution alcaline bouillante, il se forme de l'*acide angélique*. Parmi les autres substances qui l'accompagnent, se trouve un corps résineux d'une odeur, d'une saveur poivrées, soluble dans les alcalis, nommé *laserol*.

Outre la laserpitine, la racine renferme encore une *huile essentielle* de saveur rance, mais dont l'odeur se rapproche de celle du pelargonium. Elle ne donne pas d'acide angélique par l'oxydation.

Usages. — Cette racine est un purgatif des plus puissants, propriété qui lui a fait donner le nom de *Turbith des montagnes*. Les montagnards s'en servent, paraît-il, pour se purger. Elle était usitée autrefois comme tonique, diurétique et emménagogue. C'est, en somme, un médicament énergique et qui pourrait être employé en thérapeutique.

Les racines des *L. glabrum* Crantz., *pruthenicum* L., *gallicum* Bauh, sont également purgatives.

Le *L. archangelica* Jacq., qui croît dans les Karpathes, la Carniole, est aromatique et donne par incisions une sorte d'*Opoponax* que l'on emploie, sur place, comme pectoral et stimulant.

Laurier d'Apollon.—Le *Laurus nobilis* L., de la famille des Lauracées, série des Tétranthérées, est un arbre toujours vert qui paraît

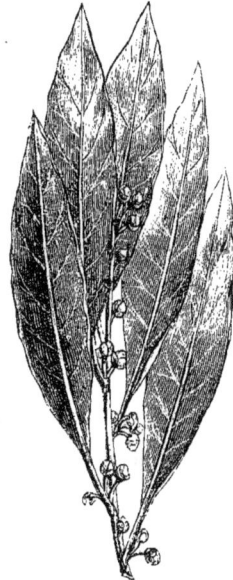

FIG. 557. — *Laurus nobilis.*

originaire de l'Asie Mineure, et que l'on cultive dans tous nos jardins. Feuilles alternes, simples, entières, persistantes, coriaces, oblongues, lancéolées, légèrement ondulées sur les bords, d'un vert foncé brillant à la face supérieure, munies de glandes punctiformes, translucides. Fleurs petites, dioïques, d'un blanc jaunâtre, réunies en petites ombelles enveloppées chacune d'un involucre formé de quelques bractées imbriquées, pédonculées, et rapprochées sur un

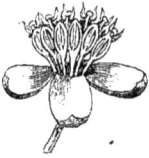

Fig. 558. — Laurier. Fleur mâle.

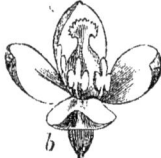

Fig. 559. — Laurier. Fleur femelle.

petit axe commun placé à l'aisselle d'une feuille. Périanthe à 4 folioles pétaloïdes et caduques. Dans les fleurs mâles, l'androcée se compose de 8 à 12 étamines à filets libres, à anthères biloculaires, déhiscentes par deux sortes de valves qui se relèvent en panneaux. Les plus intérieures, au nombre de 4 à 8, sont pourvues de 2 glandes latérales. Dans les fleurs femelles les étamines, au nombre de 4 au plus, sont stériles, munies de glandes à leur base. L'ovaire est libre, uniloculaire,

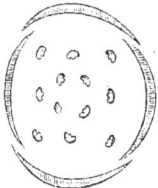

Fig. 560. — Laurier. Diagramme de la fleur.

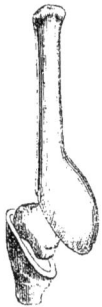

Fig. 561. — Laurier. Pistil.

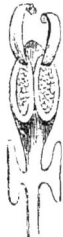

Fig. 562. — Laurier. Étamine.

et renferme un seul ovule. Style simple, stigmate capité. Baie ovale, d'un bleu noi-

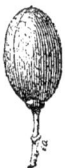

Fig. 563. — Baie de Laurier (d'après Blondel).

Fig. 564. — Baie coupée laissant voir la graine.

râtre, de 5 à 6 centimètres de longueur sur une largeur de 2 à 3 centimètres, un peu charnue. Elle renferme une graine à embryon épais, charnu et huileux.

Composition chimique. — Les feuilles du laurier ont une odeur aromatique, une saveur chaude, piquante, un peu âcre, propriétés qu'elles doivent à une huile essentielle que renferment les glandes unicellulaires et que l'on retrouve aussi dans le parenchyme cortical et le liber des rameaux.

On retire, par expression à chaud du fruit récemment séché, réduit en poudre et exposé pendant quelque temps à l'action de la vapeur, une huile verte, de consistance butyreuse, légèrement grasse, d'une odeur agréable, et qui est formée de *laurine*, de *laurostéarine* et d'huile volatile.

La *laurine*, débarrassée par l'alcool de la matière colorante et de l'huile volatile, cristallise en prismes incolores, inodores, insipides, insolubles dans l'eau et les alcalis, solubles dans l'alcool et l'éther. Elle se volatilise par décomposition.

La *laurostéarine* est une matière grasse, neutre $C^3H^3(C^{12}H^{23}O^2)^3$ cristallisant en aiguilles incolores, soyeuses, très solubles dans l'éther et l'alcool bouillant, mais peu solubles dans l'alcool froid. Elle fond à 45°. Par la saponification, elle donne de la glycérine et l'*acide laurique* $C^{12}H^{24}O^2$, qui forme des petits cristaux aciculaires, inodores, insipides, à réaction acide, solubles dans l'alcool et l'éther, insolubles dans l'eau. Ils se volatilisent avec la vapeur d'eau et fondent entre 42 et 45°. C'est un acide monobasique.

L'*huile volatile* est d'un jaune verdâtre, épaisse, d'une densité de 0,932. Traitée par la potasse, elle donne de l'acide laurique et deux carbures d'hydrogène, l'un, $C^{10}H^{16}$, bout à 164°, l'autre, $C^{15}H^{16}$, bout à 250°.

Usages. — L'huile grasse ne s'emploie qu'à l'extérieur, en frictions stimulantes. Les baies font partie du *Baume de Fioraventi*, de l'*Esprit de Sylvius*. Les feuilles sont surtout employées comme assaisonnement des mets. Cependant elles possèdent à un moindre degré les propriétés organoleptiques de l'essence. Ce sont des aromatiques puissants, des excitants locaux, des stimulants diffusibles, des toniques des capillaires sanguins, des hémostatiques.

A l'intérieur, elles sont béchiques, carminatives, sudorifiques, anticatarrhales, sous forme d'infusion (4 à 8 grammes par litre d'eau). L'essence peut se prescrire à la dose de 1 à 2 grammes, en potion ou en liniment avec la vaseline comme excitant, résolutif. Elle provoque sur la peau une irritation inflammatoire exsudative que l'on peut utiliser contre les dermatoses squameuses invétérées (Gubler).

Laurier-Cerise. — Le *Prunus lauro-cerasus* L. (Laurier amandier, Laurier de Trébizonde), de la famille des Rosacées, série des Prunées, est un petit arbre toujours vert, d'une hauteur de 3 à 5 mètres, originaire des provinces caucasiennes, de la Russie, du nord de la Perse, et qui a été introduit dans toutes les régions tempérées comme plante d'ornement. Feuilles alternes, simples, entières, coriaces, luisantes, longues de 12 à 15 centimètres et larges de 4 à 5 centimètres, brièvement pétiolées, oblongues ovales, atténuées aux deux extrémités, à bords réfléchis, dentés en scie. A la base des nervures on remarque 2 ou 4 glandes petites, jaunes, qui laissent au printemps exsuder une substance saccharine. Fleurs blanchâtres, régulières, en grappes axillaires dres-

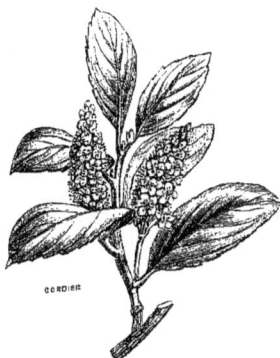

FIG. 565. — Laurier-Cerise. Inflorescence.

sées, pédonculées. Calice à 5 sépales, petits, obtus. Corolle régulière, à 5 pétales concaves, étalés, blancs; 20 étamines libres, disposées en 2 verticilles. Ovaire libre, inséré au fond du réceptacle, arrondi, à une seule loge renfermant 2 ovules. Style terminal, stigmate un peu capité. Drupe noire, arrondie, de la taille d'une petite cerise, à épicarpe lisse, chargé d'une pruine cireuse, à chair peu abondante, à noyau sphérique, rugueux, recouvrant une graine dépourvue d'albumen.

Les feuilles sont la seule partie du végétal

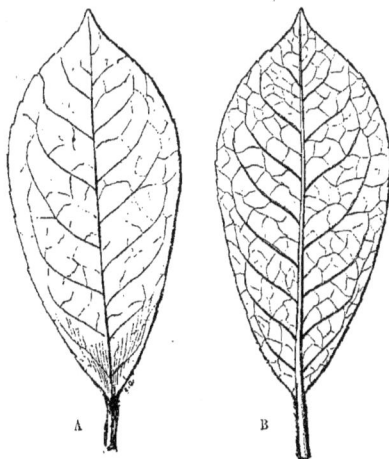

FIG. 566.— Feuille de Laurier-Cerise :
A, face supérieure ; B, face inférieure (d'après Blondel).

qu'on emploie en thérapeutique. Leur odeur est nulle quand elles sont intactes, mais quand on les froisse elles développent une odeur d'essence d'amandes amères et d'acide cyanhydrique. Leur saveur est astringente, aromatique et amère.

Composition chimique. — Distillées en présence de l'eau, ces feuilles donnent un hydrolat qui renferme de l'essence d'amandes amères et de l'acide cyanhydrique que l'on suppose produits comme dans les amandes amères par le dédoublement de l'amygdaline provoqué par un ferment spécial. Mais on n'a isolé ni l'amygdaline, ni le ferment. Ni l'essence ni l'acide ne paraissent préexister, car des feuilles préalablement séchées puis pulvérisées n'en produisent que lorsqu'on ajoute un peu d'eau. De plus, les feuilles fraîches donnent ces substances, quand on les pique ou les incise.

La proportion de ces principes varie beaucoup. Quand les feuilles sont coupées en menus morceaux, elle est plus grande, plus grande aussi dans l'eau distillée en juillet et août.

Il importe beaucoup de titrer cette eau, c'est-à-dire de connaître la proportion réelle d'acide cyanhydrique qu'elle renferme, car, sans cette précaution, on peut s'exposer à des mécomptes sérieux. L'hydrolat du Codex ne doit pas renfermer plus de 50 milligrammes d'acide par 100 grammes.

Le Codex indique le moyen de titrer l'hydrolat obtenu et de le ramener par addition d'eau, s'il y a lieu, à la teneur voulue en acide cyanhydrique.

Les feuilles du Laurier-Cerise renferment en outre un glucose, du tanin et une matière grasse et cireuse.

Thérapeutique. — Les feuilles de Laurier-Cerise servent à aromatiser le lait, les crèmes; mais il faut, pour éviter tout mécompte, n'employer qu'une ou deux feuilles au plus par litre de lait. Leur infusion n'est pas employée. Il n'en est pas de même de l'eau de Laurier-Cerise, qui doit ses propriétés à l'acide cyanhydrique qu'elle renferme, propriétés que nous avons déjà données au mot Amandes amères. Quant à l'essence qui accompagne l'acide cyanhydrique, son innocuité est complète quand elle ne renferme pas d'acide cyanhydrique, et elle ne peut, par suite, recevoir aucune application thérapeutique. L'eau de Laurier-Cerise sert à aromatiser certaines boissons, en raison de son odeur agréable. C'est un antispasmodique fort usité dans les bronchites à la dose d'une cuillerée à café dans une tasse de lait, trois fois par jour, le matin et le soir.

Cette eau est fort utile pour servir de véhicule aux alcaloïdes, vis-à-vis desquels elle joue un rôle conservateur, en empêchant la formation des microorganismes inférieurs qui décomposent les alcaloïdes.

Soubeyran et Faure ont montré que cette eau enlève aux vases ou aux mortiers l'odeur si tenace laissée par le musc.

Laurier-Rose (*Nerium oleander* L.,) (Laurose, Nérion, Rosage, Oléandre, etc.).— C'est un arbrisseau de la famille des Apocynacées qui croît en Algérie, en Italie, en Corse, en France, aux environs d'Hyères et de Toulon, et que l'on cultive dans tous les jardins pour la beauté de ses fleurs. Mais il faut l'abriter dans les serres pendant l'hiver. Sa tige, qui peut atteindre jusqu'à 4 mètres, se divise à la partie supérieure en rameaux verdâtres, longs, dressés et flexibles. Feuilles opposées, souvent ternées, simples, entières, pétiolées, longues, étroites, lancéolées, aiguës, fermes, persistantes, d'un vert foncé, et pourvues à la face inférieure grisâtre d'une forte nervure médiane. Fleurs d'un beau rose vif ou blanches, disposées à l'extrémité des rameaux en magnifiques corymbes. Calice persistant à 5 sépales presque libres. Corolle hypocratériforme à tube dilaté muni à son ori-

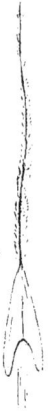

Fig. 567. — Laurier Rose.
Étamine.

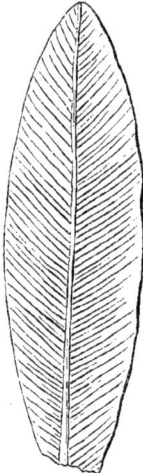

Fig. 568. — Feuille fossile de
Laurier-Rose (d'après Crié).

fice d'appendices pétaloïdes au nombre de 5, découpés en 2 ou 3 lobes. Limbe à 5 lobes obtus et contournés. 5 étamines libres à anthères sagittées dont la moitié supérieure seule présente 2 loges. Elle est surmontée d'une queue longue, plumeuse, tordue. 2 ovaires libres renfermant dans chaque loge plusieurs ovules. Style simple, filiforme, dilaté au sommet en une sorte de rebord annulaire qui porte le stigmate obtus. Follicules grêles,

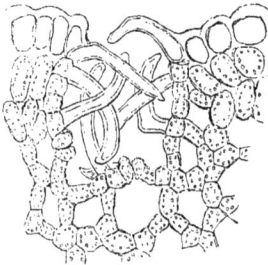

Fig. 569. — Laurier-Rose. Feuille. Coupe transversale.

allongées, renfermant un grand nombre de graines albuminées et couvertes de poils.

Le Laurier-Rose renferme dans toutes ses parties un latex crémeux, jaunâtre, contenu dans des laticifères qui ont été étudiés par R. Blondel. Les uns sont formés d'une seule cellule ramifiée; les autres sont constitués par des files de cellules réunies bout à bout, dont les parois de séparation existent encore ou ont été détruites.

Composition chimique. — Les feuilles de Laurier-Rose ont été étudiées d'abord par Lukowski (*Rép. de chimie appliquée* de Barreswil, III, p. 77), qui en avait retiré deux substances, l'*oléandrine*, extrêmement toxique, et la *pseudo-curarine*, dont les effets étaient analogues à ceux de la curarine. Cette étude a été reprise par Schmiedeberg (*Arch. f. Pathol. und Pharm.*, XVI, p. 249, 1883). Des feuilles du Laurier-Rose d'Allemagne, il a retiré deux substances non azotées différentes, dont l'une paraît être analogue à la digitaléine, que l'auteur appelle *nériine*, l'autre qui est l'*oléandrine* de Lukowski et Letelli. Les feuilles de l'espèce d'Afrique renferment, outre ces deux substances, beaucoup d'autres composés qui doivent provenir de la décomposition de la nériine ou de l'oléandrine. L'un d'eux présente dans ses propriétés une certaine ressemblance avec la digitaline, mais est inactif. L'auteur l'appelle *nérianthine;* les autres substances correspondent à la digitalirétine.

La *nériine*, desséchée sur l'acide sulfurique, se présente sous forme de masse friable légèrement colorée en jaune, soluble dans l'eau et l'alcool, mais insoluble dans le chloroforme, l'éther et la benzine. Par l'ébullition, en présence de l'acide chlorhydrique concentré, elle communique au liquide, lorsqu'elle est pure, une couleur jaune qui passe au jaune verdâtre si elle est moins pure. Avec l'acide sulfurique et le brome elle donne une réaction colorée rouge.

Elle paraît se comporter comme la digitaline en présence des réactifs, et les différences qui les séparent diminuent à mesure que croît sa pureté. Soumise à l'ébullition, en présence d'un acide minéral dilué, elle se convertit en glucose et en un corps résineux qui correspond parfaitement à celui qu'on obtient de la digitaline dans les mêmes conditions. Ces deux composés ont donc entre eux une relation étroite.

L'*oléandrine* se sépare de ses solutions alcooliques sous forme de tables minces, irrégulières, incolores, non cristallines et optiquement inactives, prenant, après quelque temps, une couleur jaune de citron que l'on ne peut lui enlever totalement même par le charbon animal. Elle se dissout dans 300 à 500 parties d'eau, dans l'alcool, le chloroforme, mais elle est insoluble dans l'éther, la benzine et l'acide acétique concentré. Elle fond entre 70 et 75°. Avec l'acide sulfurique elle forme une liqueur brune qui, par addition de bromure de potassium, passe au rouge. Bouillie avec les acides dilués, elle donne une substance qui réduit la solution cupro-potassique, probablement un glucose, et un corps résineux jaune, peu soluble dans l'eau, mais franchement soluble dans l'alcool, le chloroforme et l'éther, qui, avec l'acide sulfurique et le brome, présente les réactions de la *digitalirétine* et détermine chez les grenouilles des convulsions suivies de paralysie musculaire.

Si l'ébullition est prolongée en présence d'acides minéraux concentrés, on obtient une substance résineuse jaunâtre, inactive.

L'oléandrine possède toutes les propriétés physiologiques caractéristiques du groupe de la digitaline. Elle produit l'arrêt du cœur à la dose de 25 milligrammes.

La *nériantine,* desséchée sur l'acide sulfurique, est en masses dont l'aspect et la couleur rappellent la gomme arabique. Dissoute dans l'alcool absolu chaud puis concentrée au bain-marie, elle se sépare sous forme de granules semi-globulaires de la grosseur d'une tête d'épingle. Si la solution alcoolique légèrement concentrée est abandonnée à elle-même pendant longtemps dans un vase de verre couvert d'un papier, il se forme une couche blanche de nérianthine qui, au microscope, paraît sous forme de disques arrondis, agrégés. On l'obtient ainsi parfaitement pure.

Elle se dissout dans l'eau, l'alcool, l'éther, le

chloroforme. Elle ne contient pas d'azote et donne, lorsqu'elle est chauffée avec l'acide chlorhydrique concentré, une liqueur d'un jaune verdâtre et, en présence de l'acide sulfurique et du brome, elle présente la coloration rouge caractéristique de la digitaline. Par l'ébullition avec l'alcool en présence de quelques gouttes d'acide chlorhydrique et de 20 centimètres cubes d'eau, il se sépare, lorsque l'alcool est évaporé, un précipité pulvérulent, incolore, qui, au microscope, paraît former de grandes pyramides à quatre faces, et le liquide filtré réduit la solution cupro-potassique. C'est donc un glucoside renfermant un glucose et un corps cristallin que l'auteur appelle *nériantogénine*.

Thérapeutique. — Le Laurier-Rose est extrêmement vénéneux. Il agit par les alcaloïdes que nous avons énumérés d'après Schmiedeberg, et surtout par l'oléandrine. En petite quantité, pris sous forme de décoction ou d'infusion, il détermine dans la bouche une sensation d'âcreté suivie bientôt de vomissements; à doses plus élevées, comme l'a expérimenté sur lui-même Loiseleur-Deslonchamp, il agit à la façon des poisons narcotico-âcres, et se rapproche surtout de la digitale par son action sur les mouvements du cœur.

Les feuilles exercent sur la pituitaire une action peu marquée d'abord, mais ensuite bien manifeste, car elles déterminent des éternuements violents comme la vératrine.

Les contrepoisons sont tout indiqués. Ce sont d'abord les purgatifs, les vomitifs, et lorsque le poison a été absorbé, les stimulants, tels que les alcooliques, l'éther, etc.

Les propriétés du Laurier-Rose paraissent se rapprocher beaucoup de celles des poisons cardiaques. Elles avaient été signalées par Pelikan, en 1866, qui, se fondant sur l'analogie botanique de cette plante et du Strophantus, avait indiqué son action sur le cœur et ses ressemblances avec la digitale. Fraser citait aussi le Laurier-Rose parmi les médicaments cardiaques.

Dans sa thèse inaugurale présentée à Paris, 1888, le Dr Pouloux a étudié l'extrait hydro-alcoolique de Laurier-Rose et donne les conclusions suivantes : il a une action manifeste sur le cœur des grenouilles et des lapins, qu'il arrête en systole. Dans le cas d'asystolie due à une lésion rénale ou cardiaque non compensée, il tonifie le cœur et augmente la diurèse. Il semble donc indiqué dans les mêmes conditions que le Strophantus. Toutefois, de nouvelles recherches sont nécessaires pour déterminer les cas où il est réellement utile et où il est contre-indiqué. Il ne détermine aucun symptôme désagréable et peut être administré pendant un temps déterminé sans provoquer d'accidents. La dose de l'extrait est de 10 à 15 centigrammes par jour sous forme de pilules.

Lavande. — Le *Lavandula vera* DC., de la famille des Labiées, série des Ocymées, est une plante herbacée, originaire du midi de l'Europe, du nord de l'Afrique et que l'on retrouve cultivée jusqu'en Norvège. Tige vivace, carrée, haute de 30 à 60 centimètres, à l'état sauvage, mais pouvant, par la culture, atteindre 90 centimètres à 1 mètre. Feuilles opposées, oblongues, lancéolées, étroites, à

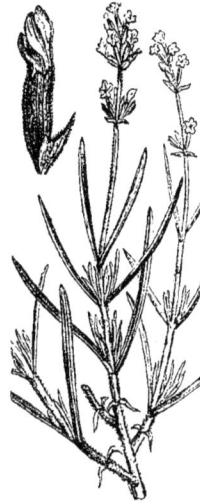

Fig. 570. — *Lavandula vera*.

bords arrondis en dessous, dressées et blanchâtres, tomenteuses en dessous. Fleurs tantôt violettes, tantôt blanches, petites, paraissant de juin à septembre, disposées en un épi lâche dans le bas, pressé dans le haut, long, grêle, terminal. Chaque cyme est axillaire d'une bractée rhomboïdale acuminée, et chaque fleur est accompagnée de bractées plus petites et étroites. Le calice et la corolle sont couverts, ainsi que leur pédoncule et les feuilles, de petits poils en étoile, parmi lesquels on remarque à la loupe des glandes à huile petites et luisantes. Ces

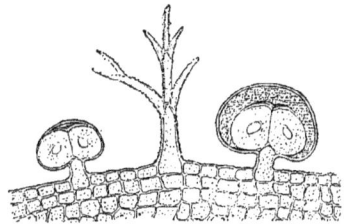

Fig. 571. — Lavande. Glandes à essence et poil ramifié.

glandes sont constituées par une cellule basilaire et par une tête arrondie à 4 cellules dans lesquelles l'essence sécrétée s'accumule au-dessous de la cuticule de la face supérieure et la soulève en forme de vésicule. 4 étamines incluses, didynames.

Le *L. spica* ou *Aspic* se distingue par ses feuilles plus larges au sommet, par ses tiges plus ramifiées, par son odeur plus forte mais moins agréable. Il végète à une hauteur moindre.

Composition chimique. — L'essence de Lavande est un peu jaune, très fluide, d'une odeur forte, de saveur âcre, aromatique, amère. Sa densité est de 0,875. Elle bout à 186°, est peu soluble dans l'eau, très soluble dans l'alcool, l'éther, les huiles fixes et volatiles. Elle est lévogyre.

L'huile d'Aspic a une densité de 0.96. Son odeur est moins suave.

200 kilogrammes de Lavande fraîche (*Vera*) donnent un kilogramme d'essence. Il suffit de 160 kilogrammes d'Aspic pour obtenir la même quantité.

D'après Bruylant (*Journ. pharm. et chim.*, août 1879), l'essence de Lavande vraie renferme 25 0/0 d'un *terpène* bouillant à 162° et qui, refroidi et traité par l'acide chlorhydrique gazeux, donne un chlorhydrate solide et 65 0/0 d'un mélange de camphre et de bornéol. Soumise à un froid de 25° au-dessous de zéro, l'essence ne donne pas de dépôt solide.

Cette étude a été reprise par Shenstone (*Pharm. journ.*, 9 septembre 1882) sur l'essence anglaise, qui différait par la proportion du terpène, qui ne serait que de 1 0/0. Ses autres propriétés sont les mêmes. L'auteur n'a pu retrouver d'hydrocarbure bouillant à 200 ou 210, car à cette température les produits qui passent renferment une grande proportion d'oxygène.

Dans l'essence de *L. Spica*, Voiry a séparé par distillations fractionnées un corps qu'il regarde comme identique à l'*eucalyptol* de l'essence d'Eucalyptus et au *cinéol*, de l'essence de semen-contra. Il propose de lui donner le nom de *terpane*, qui indique un éther de la terpine (*Journ. pharm. et chim.*, 15 février 1888, p. 231).

2° *Lavandula stœchas* L. — Cette plante, très abondante aux environs de Toulon, se retrouve au Portugal, en Grèce, en Asie Mineure. Elle se distingue des espèces précédentes par ses fleurs d'un pourpre foncé, disposées en épis peu développés, ovales ou oblongs et terminés par 2 ou 3 bractées pourprées. Elle jouit des mêmes propriétés que les *L. vera* et *spica* et, comme elles, donne une essence que l'on regarde comme la véritable essence d'Aspic.

Falsification. — Ces essences sont souvent falsifiées avec de l'alcool, des huiles fixes, de l'essence de térébenthine. L'alcool se reconnaît en ajoutant à l'essence un fragment de chlorure de calcium sec, qui reste intact si l'essence est pure, et se liquéfie dans le cas contraire.

Quant aux huiles fixes, leur présence est facilement décelée par la tache graisseuse que laisse sur le papier l'essence falsifiée (H. Laval, *Journ. pharm. et chim.*, 1886, p. 593). On décèle l'essence de térébenthine en introduisant dans un tube gradué 1 centimètre cube de l'essence et 3 centimètres cubes d'alcool à 73°. Le mélange reste limpide si l'essence est pure, et devient laiteux s'il renferme de l'essence de térébenthine. D'après Laval, ce procédé serait inexact.

Thérapeutique. — Toutes ces Lavandes doivent à l'huile essentielle, au principe amer et au tanin qu'elles renferment des propriétés stimulantes, antispasmodiques et toniques.

On les administrait autrefois à l'intérieur comme excitant du système nerveux encéphalique, dans la syncope, la migraine, le vertige, etc. Comme antispasmodiques, elles peuvent rendre des services, mais limités. Comme stomachiques, elles tonifient l'estomac et sont utiles dans les dyspepsies flatulentes. Comme toniques, on les a utilisées dans les affections scrofuleuses et chlorotiques.

On les prescrit en infusion théiforme (4 à 8 grammes pour un litre d'eau bouillante, sous forme d'hydrolat (30 à 60 grammes) ou d'alcoolat (2 à 4 grammes en potion).

Ces essences ont été étudiées physiologiquement, par Masoin et Bruylants. Chez les mammifères elles provoquent de faibles mouvements convulsifs, en excitant le pouvoir excito-moteur des centres nerveux. Elles sont aussi employées en frictions dans les affections superficielles des muscles et des nerfs, dans le pansement des plaies comme antiseptique.

On emploie les sommités fleuries pour écarter les insectes des vêtements.

L'alcoolat de Lavande, rectifié avec 1/2 d'hydrolat de roses, donne l'*Eau-de-vie de Lavande* des parfumeurs, qui est employée pour la toilette.

Ledebouria hyacinthina Roth. (*Scilla hyacinthina*). — Petite plante bulbeuse, ressemblant un peu à la scille automnale et appartenant à la famille de Liliacées. Bulbe écailleux, ovale, de la grosseur d'une petite poire. Feuilles au nombre de 2 à 5, molles, souvent recourbées en dedans.

Hampe florale mince, dressée, molle, de 4 à 5 centimètres de hauteur. Fleurs rosées ou purpurines disposées en grappes cylindriques à pédoncules filiformes, plus longs que les petites bractées écailleuses qui les accompagnent. Périanthe persistant à 2 verticilles de 3 folioles chacun, à segments linéaires, recourbés en dedans à l'extrémité. 6 étamines libres, à anthères violettes, arrondies. Ovaire triloculaire, stipité, renfermant dans chaque loge de nombreux ovules insérés sur deux rangées parallèles. Style capillaire à stigmate acuminé. Capsule à 3 loges réunies à la base, uniséminées. Deux de ces graines avortent souvent, et dans ce cas la troisième est obovée et recourbée.

Cette plante croît dans l'Inde, dans les plaines sablonneuses. Son bulbe présente une odeur nauséeuse, une saveur âcre, amère. Il est souvent employé par les natifs dans quelques préparations à la place de la scille officinale, dont il possède, du reste, les propriétés thérapeutiques. — Voir SCILLE.

Il en est de même du *Scilla indica* Roxb. (*Urginea indica* K.) et *S. altissima* (*Ornithogallum altissimum* L.), qui croissent dans les mêmes contrées.

Ledum palustre L. (Lédon des marais, Romarin sauvage). — Petit arbuste toujours vert, de la famille des Ericacées, qui croît dans les parties nord de l'Europe, de l'Asie, de l'Amérique et les montagnes des pays plus méridionaux. Feuilles persistantes, alternes, subsessiles, linéaires, lancéolées. Fleurs petites, blanches, en corymbes terminaux, denses. Calice petit, à 4 divisions. Corolle polypétale, à 5 folioles obovées, abtuses. Dix étamines libres, à anthères s'ouvrant au sommet par deux pores. Ovaire libre, arrondi, à 5 loges multiovulées. Style dressé, à stigmate petit et obtus. Capsule ovale oblongue à 5 loges s'ouvrant en 5 valves. Graines albuminées.

Les feuilles ont une odeur aromatique, une saveur amère aromatique, camphrée.

Composition chimique. — Ces feuilles renferment entre autres principes une huile volatile et du tanin. L'*huile essentielle* est jaune rougeâtre, de saveur amère et brûlante, d'une odeur qui rappelle celle des feuilles, à réaction acide, peu soluble dans l'eau, très soluble dans l'alcool, l'éther. Sa densité = 0,932. Elle bout de 180 à 250° Elle est constituée par de l'*éricinol* $C^{10}H^{18}O$ (voir BUSSEROLE) et par une substance liquide, bouillant de 180 à 250°, mélange d'éricinol et d'un hydrocarbure isomérique de l'essence de térébenthine, et par une partie soluble dans la potasse, composée d'acides acétique, butyrique, valérique et d'un acide brun huileux, d'une odeur pénétrante $C^{18}H^{16}O^4$, l'*acide lédonique* (Frchd., *Journ. f. prak. chem.*, t. LXXXII, p. 181). Le tanin a reçu le nom d'*acide lédotannique*, $C^{11}H^{18}O^6$. Les feuilles renferment en outre de l'*éricoline*. $C^{34}H^{56}O^{21}$ qui a été extraite par Rochleder et Swartz (*Ann. d. chem. u. pharm.*, t. LXXXIV, p. 354-361). — Voir BUSSEROLE.

Thérapeutique. — Ces feuilles passent pour posséder des propriétés narcotiques et ont été employées dans les maladies exanthémateuses, sous forme de décoction, comme dérivatif, dans la coqueluche, la dysenterie, voir même contre la lèpre et la gale. En Allemagne, on les a parfois, dit-on, substituées au houblon dans la préparation de la bière. Mais elles communiquent à cette boisson des propriétés capiteuses et déterminent des céphalalgies, des nausées, parfois même du délire.

2° *L. latifolium* L. ou Thé du Labrador, originaire du nord Amérique, du Labrador, de Terre-Neuve, diffère du précédent par ses feuilles plus larges, de 8 à 10 centimètres de longueur sur 2 à 6 centimètres de largeur, par ses 5 étamines et son fruit non oval.

Les feuilles ont une odeur et une saveur agréables qui les font employer dans ces pays à la place du thé. On les regarde comme pectorales et toniques. Elles renferment aussi une huile volatile et du tanin.

Leea macrophylla Roxb. — Plante herbacée de la famille des Ampélidées, à tige dressée, noueuse. Feuilles grandes, cordées, dentées, lisses. Fleurs nombreuses, petites, blanches, en cymes terminales. Baie dépri-

mée, de la grosseur d'une petite cerise, lisse, noire et succulente lorsqu'elle est mûre.

Les racines tubéreuses sont d'un rouge foncé de 7 à 15 centimètres de long sur 3 à 6 de diamètre. Leur saveur est tout à la fois mucilagineuse et astringente.

Elles sont employées dans l'Inde, dans le traitement du ver de Guinée, et après les avoir écrasées on en fait des applications sur les ulcères chroniques pour hâter la cicatrisation. D'après Roxburgh, elles sont aussi usitées comme astringentes contre l'impétigo. Les jeunes pousses sont comestibles.

Les tubercules du *L. crispa* W. passent pour être plus actifs contre l'impétigo.

La racine de *L. robusta* Roxb., très commun dans les jungles de l'Inde occidentale, est astringente et employée sous le nom de *Ratanhia*, par les Portugais, pour combattre la diarrhée et la dysenterie chronique (Dymock., *loc. cit.*).

Leonotis nepetœfolia Br. — Plante herbacée de la famille des Labiées, très commune dans l'Inde, de 80 centimètres à 1ᵐ,20 de hauteur. Feuilles opposées, étalées, pétiolées, cordées, serretées, aiguës, duveteuses. Fleurs de belle couleur orange, réunies en verticilles globuleux.

Les cendres de ces fleurs mélangées au lait caillé sont employées dans l'Inde, en applications sur la peau, pour combattre l'herpès, etc.

La décoction des feuilles, qui est très amère, est un bon tonique et un bon antispasmodique utiles pour combattre l'état typhique des fièvres continues des pays tropicaux. A Porto-Rico, les indigènes emploient le suc des feuilles mélangé au rhum et au suc de citron pour prévenir les accès des fièvres intermittentes. Ant. José Amadeo, de Porto-Rico, dit avoir obtenu de bons résultats d'un mélange de 8 grammes de teinture de feuilles et de celles du *Phyllanthus niruri* dans les accès de fièvre, avec anémie et troubles intestinaux, en permettant au malade de boire de la limonade ou du jus d'orange.

Leptospermum flavescens Sm. (*L. polygalifolium* Salisb.). — Arbuste de la famille des Myrtacées, série des Leptospermées, originaire de l'Australie, à feuilles alternes, simples, rigides, linéaires, ponctuées, à fleurs petites, axillaires, rapprochées en petites cymes triflores, à bractées imbriquées. Calice à 5 sépales membraneux. 5 pétales. Etamines en nombre indéfini, inégales, libres. Ovaire infère à 5 loges pluriovulées. Style simple, à stigmate capité. Capsule enchâssée à la base dans le réceptacle, déprimée, à 5 loges, loculicide. Graines linéaires non albuminées.

Les feuilles renferment une grande quantité d'une essence odorante qui leur communique des propriétés aromatiques et les fait employer en Australie, comme excitantes et diaphorétiques, sous le nom de *L. Thea*.

2° *L. scoparium* Forst. de la Nouvelle-Zélande. L'infusion de ses feuilles et de ses sommités fleuries, qui est aromatique et un peu amère, a été employée par Cook en guise de thé, pour combattre avec succès le scorbut, dont son équipage était atteint. Il en fit également de la bière.

Liatris squarrosa Wild. (*Serratula squarrosa* L.). — Plante herbacée, vivace, de la famille des Composées, série des Vernoniées, originaire de l'Amérique Nord, du Canada à la Caroline, sur les terrains secs. Tige de 2 à 3 pieds de hauteur, pubescente, simple. Feuilles alternes, longues, linéaires, un peu ciliées. Capitules disposés en cymes racémiformes. Involucre cylindrique, à bractées nombreuses, lancéolées, rigides, étalées. Réceptacle nu. Fleurs pourprées, homomorphes, régulières. Achaines à 10 côtes un peu cylindriques, striés, velus, à aigrette brun pourpre.

Cette plante est connue sous le nom de *Rattlesnake master*, qui lui a été donné parce que ses racines pilées en application et sa décoction en boisson sont employées pour combattre les morsures du serpent à sonnettes. Cette racine, dont l'odeur est térébenthinée, passe aussi pour un puissant diurétique et même pour un antisyphilitique. D'après Goss (*Méd. record.*, 1870), elle rendrait des services dans la bronchite chronique et les inflammations des muqueuses urino-génitales.

2° *L. odoratissima* L. Cette espèce se rencontre depuis le nord de la Caroline jusqu'à la Floride. Racine non tubéreuse, vivace. Sa tige est rameuse, de 60 centimètres à 1^m,50 de hauteur. Les feuilles radicales sont disposées en rosette, lisses, entières. Les feuilles de la tige diminuent progressivement de grandeur. Les fleurs sont pourprées.

Les feuilles, vertes, ont peu d'odeur ; séchées, au contraire, elles exhalent une odeur de fève tonka ou de vanille, et elles sont parfois même couvertes de cristaux aciculaires fins, plus abondants dans les feuilles sèches et qui sont de la *coumarine*. On ne récolte que les feuilles radicales, qu'on sèche avec précaution.

Elles sont surtout employées pour préserver les vêtements des insectes et communiquer au tabac une odeur particulière. On les importe en Europe depuis un certain temps comme source de coumarine.

3° *L. spicata*, des mêmes contrées. Sa racine tubéreuse, comme celle de la première espèce, a une odeur térébenthinée, une saveur analogue, chaude, amère. Elle est regardée comme diurétique, et on l'a employée aux États-Unis sous forme de décoction contre la blennorragie et les ulcères de la gorge.

Du reste, d'après W. P. C. Barton, tous les *Liatris* à racines tubéreuses paraissent être des diurétiques.

Lichen d'Islande. — Le *Cetraria Islandica* Ach., Mousse d'Islande, de la famille des Lichens, croît dans les parties nord de l'Europe, le Groenland, le Spitzberg, la Si-

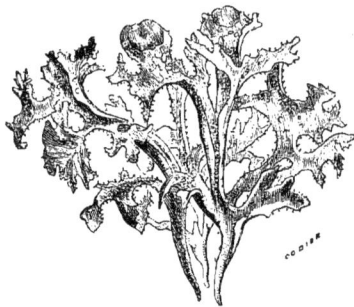

FIG. 572. — Lichen d'Islande.

bérie, l'Islande, la Norvège et dans les montagnes de l'Angleterre, de la France, etc., ainsi que dans l'Amérique Nord et les régions polaires antarctiques.

Cette plante consiste en un thalle de

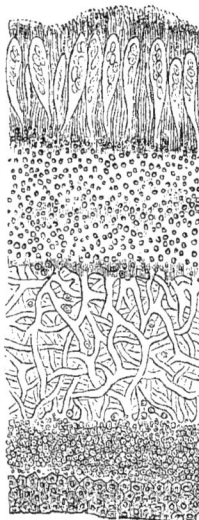

FIG. 573. — Lichen. Coupe transversale au milieu d'une apothécie.

10 centimètres de hauteur environ, lisse, gris ou brun clair, dressé, ramifié, cannelé ou roulé en tube et terminé par des divisions étalées, aplaties, à bords frangés. Cette forme est susceptible de varier ainsi que la couleur, ce qui a fait distinguer plusieurs variétés. Sur les bords du thalle, on remarque de petites proéminences épaisses, courtes, se

terminant par des cavités en forme de sacs, les *spermogonies* qui renferment des petites baguettes courtes, les *spermaties*, longues de 6 µ, dont le rôle n'est pas parfaitement défini et qui s'en échappent par le petit orifice supérieur des spermogonies. Les corps arrondis, bosselés, larges de 4 à 6 millimètres et colorés en jaune rouille foncé, sont les organes de fructification ou *apothécies* constituées par des cellules allongées claviformes, les *asques*, qui renferment des spores ovoïdes. Celles-ci, en germant, régénèrent un nouveau tissu, lâche, rempli d'air, analogue à celui qui, dans les champignons, porte le nom d'*hypha*. Au milieu des hyphas se trouvent des petites cellules arrondies, vertes, les *gonidies*.

Les spores, se rencontrant et s'unissant avec les gonidies, constituent les *sorédies*, organes asexués ou bourgeons qui reproduisent le lichen. Elles sont parfois produites en quantité assez considérable pour communiquer au lichen une apparence poussiéreuse.

On regarde généralement les lichens comme une association de champignons et d'algues, une *symbiose* (De Bary). Ici, c'est le champignon qui domine.

Le Lichen d'Islande des pharmacies est élastique, rude, inodore et cependant ayant une légère odeur marine quand on le froisse. Sa saveur est amère.

Composition chimique. — Le Lichen d'Islande renferme : une matière amylacée spéciale, la *lichénine*, une substance amère, la *cétrarine*, ou acide *cétrarique*, une matière sucrée incristallisable, de la gomme, un corps gras particulier, l'acide *lichénostéarique*, une chlorophylle spéciale, la *thallochlore*, une matière colorante, des acides *fumarique*, *oxalique*, *tartrique*, de la silice, combinés à la potasse et à la chaux, de la cellulose, etc.

La *lichénine*, qui existe dans la proportion de 70 0/0, est gélatineuse, amorphe, insipide, d'une faible odeur de lichen, légèrement brunâtre, coloration qu'elle doit à une matière étrangère dont on la prive difficilement. Elle se gonfle dans l'eau froide mais ne s'y dissout pas. Elle est soluble dans l'eau bouillante et la liqueur concentrée se prend en gelée par le refroidissement, phénomène qui ne se produit plus quand l'ébullition a été prolongée trop longtemps ou quand l'eau est acidulée, car il se forme dans ces cas de la *dextrine* et du *glucose*. La lichénine est insoluble dans l'alcool et l'éther. L'iode communique à la lichénine gélatineuse humide une coloration bleu intense, mais il est sans action sur la matière. Ce n'est pas un mucilage, car elle ne donne qu'une minime quantité d'acide mucique quand on la traite par l'acide nitrique.

D'après Berg (1873), la lichénine est accompagnée d'une substance isomérique soluble dans l'eau, et c'est elle qui se colore en lilas par l'iode. Honig et S. Schubert (*Monatsch.*, VIII, 452), qui l'ont étudiée, l'ont surnommée *lichénine amidon*, et elle possède les propriétés de l'amidon soluble. La formule de la lichénine $C^{10}H^{20}O^{10}$ ressemble à celle de l'amidon et de la cellulose.

Le nom de *cétrarine* avait été donné au principe amer du lichen que Herberger avait isolé en petites quantités (8 grammes environ par 500 grammes de lichen sec). Mais Schnedermann et Knap ont montré (*Archiv. der pharm.*, 55-144) que cette cétrarine est un mélange de trois substances distinctes, l'*acide cétrarique*, l'acide *lichensthéarique* et la *thallochlore*.

L'acide cétrarique $C^{18}H^{16}O^8$ cristallise en aiguilles microscopiques blanches, anhydres, inodores, de saveur extrêmement amère, à peu près insolubles dans l'eau froide, l'éther, très peu solubles dans l'eau bouillante, un peu plus solubles dans l'alcool et surtout dans l'alcool absolu ; ses dissolutions aqueuse et alcoolique prennent une teinte brune par l'ébullition prolongée et forment ensuite un dépôt brun insoluble. Il se combine facilement aux alcalis et expulse même l'acide carbonique de tous les carbonates en formant avec eux des sels cristallisables très amers.

L'acide sulfurique le colore d'abord en jaune puis en rouge ; la masse devient gélatineuse et se dissout. L'acide chlorhydrique dissout une partie de l'acide cétrarique, et celle qui reste indissoute prend une couleur bleu foncé. L'acide azotique l'oxyde en formant de l'acide oxalique et une résine jaune. Une solution alcoolique de cétrarate acide de potassium précipite en rouge foncé par le chlorure ferrique et la liqueur qui surnage prend une teinte rouge de sang.

L'acide lichenstéarique $C^{20}H^{16}O^3$, qui existe dans la proportion de 1 0/0 environ, est un acide gras en cristaux blancs, inodores, d'une saveur rance et âcre, insolubles dans l'eau, mais solubles dans l'alcool bouillant, l'éther et les huiles essentielles. Il fond à 120° ; c'est un acide faible.

La *thallochlore* est insoluble dans l'acide chlorhydrique, propriété qui la fait distinguer de la chlorophylle.

Le squelette du lichen donne du glucose par ébullition en présence de l'acide nitrique étendu.

Thérapeutique. — Le Lichen d'Islande se récolte partout mais ne s'exporte pas d'Islande. La gomme et l'amidon qu'il renferme le rendent assez nutritif pour que les Lapons puissent l'employer comme aliment après l'avoir privé de sa matière amère par macération dans l'eau. En Norvège, on a remarqué que les personnes qui s'en nourrissaient étaient moins exposées aux maladies de peau que celles qui font du poisson la base de leur alimentation.

En thérapeutique, c'est un émollient et un tonique utile dans les affections des poumons, des intestins, accompagnées de débilité des organes digestifs. On l'a regardé même autrefois comme un spécifique de la phtisie, mais sans qu'il ait rendu dans cette affection d'autres services que de concourir à l'alimentation d'une manière assez imparfaite d'ailleurs.

On l'emploie sous forme de décoction, en le chauffant d'abord dans l'eau jusqu'à l'ébullition, rejetant le liquide qui renferme le principe amer, lavant à l'eau froide et faisant ensuite bouillir pendant une demi-heure pour obtenir 1 litre de tisane. La proportion de lichen est de 10 grammes. On en fait également un saccharure (Codex), une gelée et des tablettes (Codex).

Si le lichen n'est pas privé de son principe amer, il devient tonique, stomachique et même un peu purgatif.

Les propriétés fébrifuges attribuées au principe amer sont peu marquées et même nulles.

2° **Lichen pulmonaire** (*Lobaria pulmonaria* DC. — *Sticta pulmonaria* Achar.). — Le thalle est divisé en lobes profonds, sinueux, de couleur fauve et marqués de cavités irrégulières. La face inférieure est bosselée, blanche, glabre sur les convexités, velue et brune dans les concavités. Ce thalle présente l'apparence grossière d'un poumon

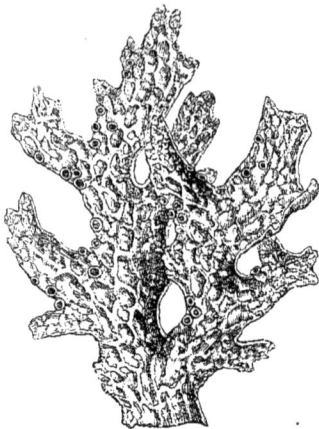

Fig. 574. — Lichen pulmonaire.

coupé, d'où le nom donné à la plante et l'idée probablement de l'employer, en vertu de la *doctrine des signatures*, dans les maladies du poumon. Saveur mucilagineuse et amère.

Ce Lichen est inscrit au Codex, mais il n'est pas employé. Il croît au pied des vieux arbres dans les forêts ombreuses.

3° *L. pyxide* (*Cladonia pyxidata* **Fr.**, etc.). — Très commun dans les lieux secs, les

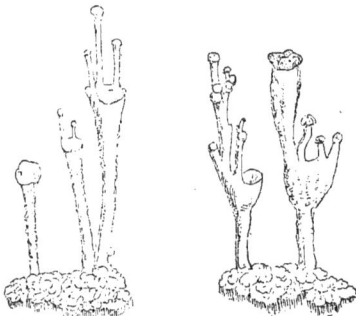

Fig. 575. — *Cladonia pyxidata*.

bois. Thalle squamuleux, vert cendré, tubuleux. Les pédicules, non ramifiés, sont terminés par une coupe hémisphérique qui leur donne une certaine ressemblance avec un bilboquet. Les apothécies sont brunes. Moins gélatineuse que le Lichen d'Islande, cette espèce a une saveur moins amère, mais plus désagréable. Elle n'est pas usitée, non plus que le *Cl. cornicopioides*, qui diffère par ses apothécies d'un rouge vif. Il est très commun sur les pelouses sèches.

4° *L. des murailles* (*Parmelia saxatilis* **L.**).

— Thalle orbiculaire, lacinié, lobé, vert, jaune doré ou gris. Apothécies brun clair.

Ce Lichen a été employé comme fébrifuge en raison de son amertume, mais sans succès.

Les autres Lichens, qui forment la matière tinctoriale connue sous le nom d'*orseille*, appartiennent aux *Roccella* et n'ont pas reçu d'applications en médecine.

Lierre grimpant. — L'*Hedera helix* L. est un arbrisseau sarmenteux, grimpant, de la famille des Ombellifères, série des Araliées, qui peut s'élever très haut en se fixant aux murs ou aux arbres à l'aide de crampons radiciformes qui se développent sur toute la tige au niveau des nœuds. La variété *Prostata* rampe sur le sol et reste toujours stérile. Feuilles alternes, pétiolées, persistantes, fermes, glabres, lisses, luisantes et d'un vert foncé; celles des rameaux stériles sont anguleuses et partagées en 3 ou 5 lobes triangulaires. Celles des rameaux fertiles sont entières, atténuées à la base et ovales ou ovales lancéolées. Les fleurs petites, verdâ-

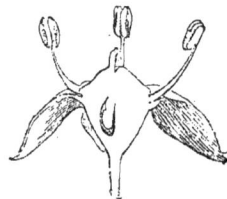

Fig. 576. — Fleur de Lierre. Coupe longitudinale.

tres, régulières, sont disposées à l'extrémité des rameaux libres en ombelles simples formant des panicules terminales, à réceptacle très concave. Elles paraissent en septembre. Le fruit, qui mûrit au printemps, est une baie globuleuse, noirâtre, rarement jaune, de la grosseur d'un pois, à 4 ou 5 loges monospermes comme l'ovaire. Les grai-

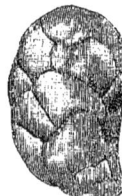

Fig. 577. — Graine de Lierre.

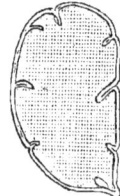

Fig. 578. — Graine de Lierre. Coupe longitudinale.

nes ont un albumen ruminé. Les feuilles exhalent, lorsqu'elles sont froissées, une odeur forte, aromatique, un peu résineuse; leur saveur est amère et nauséeuse.

Composition chimique. — Les *feuilles* renferment d'après Vernet (*Ac. d. Sc.*, 92, 360; 1881), un glucoside $C^{32}H^{54}O^{11}$, cristallisant en aiguilles soyeuses, incolores, de saveur sucrée, neutres, lévogyres, fondant à 233°, puis brûlant sans résidu, insolubles dans l'eau, le chloroforme, le pétrole, se dissolvant à chaud dans la benzine, l'éther, l'acétone, très solubles dans l'alcool à 90° bouillant. Sous l'action des acides étendus bouillants, ce glucoside se dédouble en *sucre* réducteur (28 0/0), non fermentescible, et en un *corps neutre* $C^{28}H^{44}O^6$, cristallin, inodore, insipide, fusible à 280°, dextrogyre.

Les *fruits* du Lierre renferment, d'après Posselt (1849), des matières grasses, un acide tannique incristallisable (*acide hédérotannique*) et un acide particulier, l'*acide hédérique*, cristallisant en paillettes incolores, inodores, de saveur âcre, insolubles dans l'eau et l'éther, infusibles, colorées en pourpre par l'acide sulfurique. Davies et Hutchinson ont confirmé l'existence de cet acide, mais, ainsi que Kingzett, ils le considéraient comme un glucoside (*Year book of pharm.*, 1877, p. 508). Cette étude a été reprise par Aloïs Jonatous, de Prague (*Pharm. journ.*, 1er mai 1886), à la suite de quelques cas d'empoisonnement par les fruits. Dans la pulpe qui forme les 60 0/0 du fruit, il a trouvé une *matière colorante* d'un rouge vif, passant au vert par l'ammoniaque et au rouge par l'acide chlorhydrique, un *sucre*, de la *gomme* et une *résine* sous forme de poudre amorphe vert jaunâtre, de saveur d'abord douceâtre, puis âcre.

Les graines renferment une huile grasse, des matières albuminoïdes et une matière de saveur âcre et repoussante, probablement associée à un tanin particulier qu'on sépare par l'alcool. C'est une poudre jaunâtre difficilement soluble dans l'eau et précipitée de ses solutions par le chlorure ferrique et l'acétate de plomb.

L'action toxique est attribuée à la matière résineuse de la pulpe et au tanin des graines.

Hartsen a découvert aussi dans les feuilles un glucoside cristallisable se rapprochant de la saponine (*Amer. journ. of pharm.*, 1875).

Dans les pays chauds, les vieux troncs de Lierre laissent exsuder, soit par incisions, soit naturellement, une substance gommo-résineuse connue sous le nom de *gomme de lierre* ou d'*hédérine*, qui, d'après une analyse ancienne de Pelletier, renferme :

Gomme.	7
Résine .	23
Acide malique, etc	0.30
Ligneux divisé	69.70

Ce produit est en morceaux noirâtres dans lesquels on trouve des fragments transparents de couleur orangée ou rouge, à cassure vitreuse, inodores et de saveur mucilagineuse. La poudre, qui est blanche, se gonfle dans l'eau sans se dissoudre comme la gomme de Bassora. D'autres fragments sont rouges, transparents et résineux. On y rencontre aussi des morceaux à cassure vitreuse, transparents, de couleur rouge rubis, d'une odeur et d'une saveur désagréables. Leur poudre est jaune, très odorante. Ces fragments sont de la résine presque pure qui se dissout en partie dans l'alcool à 40° bouillant. La partie insoluble est sous forme de poudre orangée, insoluble dans l'eau, l'acide acétique et l'acide nitrique. C'est une matière colorante.

Usages. — On sait l'usage des feuilles de Lierre pour les pansements des vésicatoires dans les campagnes et avant l'emploi des papiers épispastiques. Ces feuilles ont été aussi employées comme excitantes et emménagogues et pour tuer les parasites, sous forme d'infusion ou de décoction. Les fruits possèdent des propriétés éméto-cathartiques bien prononcées, et peuvent même devenir dangereux s'ils sont ingérés en trop grandes quantités. On les employait autrefois comme purgatifs et émétiques, et leur extrait était

appelé par Quercitannus *Extractum purgans*. A petites doses, on les prescrivait comme alexipharmaques et sudorifiques.

La résine de Lierre passait pour être emménagogue et résolutive. Ses propriétés sont, en somme, peu marquées.

Lierre terrestre. — Le *Nepeta hederacea* H. Bn (*Glechoma hederacea* L., Herbe de Saint-Jean, Rondette, Couronne de terre) est une petite plante vivace de la famille des Labiées, tribu des Lamiées, qui croît communément en France, le long des haies, dans les fossés humides, les endroits frais et ombragés. La tige, quadrangulaire, est couchée et radicante à la base, puis dressée à la partie supérieure, haute de 15 à 30 centimètres; elle émet de nombreuses pousses rampantes et radicantes. Feuilles opposées, simples, pétiolées, vertes, un peu velues, réniformes, suborbiculaires, cordées; gaufrées et largement crénelées. Les fleurs de moyenne taille, hermaphrodites, violettes, blanches ou ro-

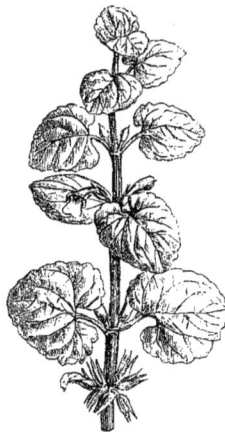

FIG. 579. — Lierre terrestre.

sées, sont réunies à l'aisselle des feuilles en glomérules 1 à 4 flores. Elles paraissent en avril-mai.

Cette plante possède une odeur forte, aromatique, une saveur balsamique, amère et un peu âcre. Elle renferme, comme la plupart des Labiées, une huile essentielle et, de plus, une matière résineuse, amère. On emploie les feuilles et les sommités sous forme de suc épuré ou non, d'infusion, etc.

Elle agit à la fois comme tonique et stimulant et, d'après Gubler, elle mérite d'être recommandée dans les affections catharrales des muqueuses, principalement des voies respiratoires, pour lesquelles, du reste, son emploi est vulgaire.

Le Lierre terrestre passe aussi pour être vulnéraire, vermifuge et antipériodique.

On emploie le sirop du Codex à la dose de 30 à 60 grammes comme pectoral. L'infusion se prépare avec 10 grammes de feuilles sèches pour 1 litre d'eau.

Lilium candidum L. — Le Lis blanc, de la famille des Liliacées, série des Liliées, originaire de l'Orient, est cultivé aujourd'hui dans tous nos jardins. Bulbe ovale, jaunâtre,

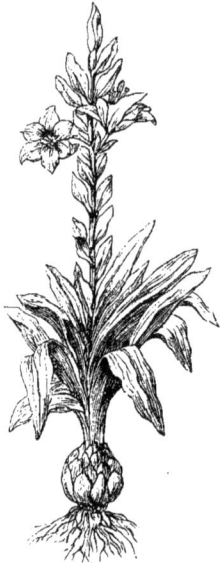

FIG. 580. — *Lilium candidum.*

écailleux, à racines fasciculées. Tige dressée, cylindrique, simple, de 60 centimètres à 1 mètre et plus. Feuilles épaisses, atténuées à la base, oblongues, ondulées, lisses. Fleurs

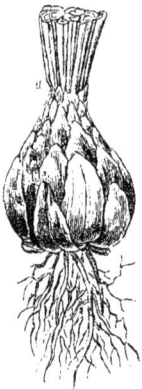

FIG. 581. — Lis. Bulbe.

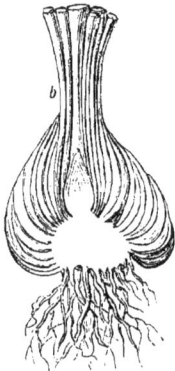

FIG. 582. — Lis. Coupe longitudinale du bulbe.

d'une blancheur éblouissante, disposées en grappes lâches et terminales. Périanthe campaniforme, à 6 lobes profonds, nectarifères.

6 étamines libres. Ovaire libre, à 3 loges pluriovulées. Style simple, à stigmate épais, trilobé. Capsule trigone, allongée, à 3 valves loculicides. Graines nombreuses, aplaties, jaunâtres, albuminées.

Le bulbe est inodore. Sa saveur est mucilagineuse, amère, désagréable. Il renferme une grande quantité de mucilage et un principe âcre qui se dissipe par la chaleur. On l'a employé, dit-on, avec quelques succès dans l'hydropisie. Mais, le plus souvent, on le fait bouillir dans l'eau ou le lait pour préparer des cataplasmes maturatifs.

Les fleurs ont une odeur agréable, mais

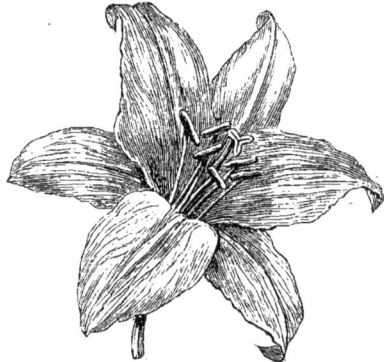

FIG. 583. — Fleur de Lis.

très pénétrante, et il ne faut pas oublier qu'accumulées en certain nombre dans une chambre fermée elles peuvent déterminer des accidents sérieux, et parfois même, dit-on, la mort. Leur eau distillée, qui était autrefois employée comme calmante, est aujourd'hui inusitée. Le pollen jaune des anthères est suspect et ne doit pas être mis en contact avec les narines.

Lin. — Le Lin cultivé (*Linum usitatissimum* L.), de la famille des Linacées, série des Linées, est une petite plante annuelle, de 40 à 60 centimètres de hauteur, dont on ignore la patrie, car elle est cultivée depuis les temps les plus reculés. Feuilles alternes, sessiles, petites, linéaires, lancéolées, planes, d'un vert un peu glauque. Fleurs d'un bleu clair, parfois blanches, disposées en cymes unilatérales, terminales. Calice à 5 sépales, persistant. Corolle à 5 pétales, fugaces, minces, cunéiformes. 10 étamines hypogynes, unies entre elles à la base, libres ensuite, dont 5 fertiles, les 5 autres réduites à de courts filets. Ovaire libre, à 5 loges renfermant chacune 2 ovules. Style à 5 branches stigmatifères. Le fruit, de 1 centimètre environ, est globuleux, acuminé, septicide, se partageant en 5 ou 10 parties. Graines ovoïdes, comprimées, lisses, luisantes, brunes, albuminées.

Le Lin cultivé nous intéresse par ses graines, l'huile qu'elles fournissent et par ses fibres textiles.

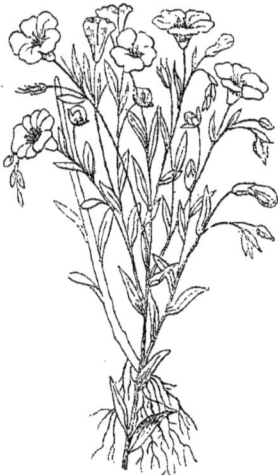

FIG. 584. — Lin cultivé.

Composition chimique. — Les graines renferment, d'après H. Meyer :

Huile grasse.	11,265
Cire	0,146
Résine molle âcre	2,488
Matière colorante résineuse . .	0,550
— extractive jaune, tanin.	1,917
— sucrée, acide malique et sels.	10,884
Gomme	6,154
Mucilage azoté, acide acétique et sels.	15,120
Amidon.	1,480
Albumen.	2,782
Gluten.	2,932
Cellulose.	44,382

L'*huile grasse*, que l'on connaît bien sous le nom d'*huile de Lin*, est préparée en grand de la façon suivante. On torréfie légèrement les graines sèches, de façon à détruire le mucilage qui les recouvre, on les pulvérise au moulin, on les presse et on abandonne l'huile au repos.

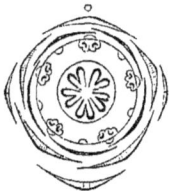

FIG. 585. — Lin. Diagramme de la fleur.

Elle est jaune clair, insipide, d'une odeur particulière qui se développe rapidement à l'air. Fraîche, elle est dans certains pays du nord employée comme alimentaire. Sa densité = 0,939. Sa formule correspondrait à $C^{15}H^{28}O^2$. Elle ne se solidifie pas à —20°. Au contact de l'air, elle se résinifie et forme lentement un vernis transparent formé surtout de *linoxyne*. Dans ce cas elle augmente de poids, 11 à 12 0/0 environ, bien que sa glycérine soit détruite par l'oxydation. Cette résinification est singulièrement hâtée quand on fait bouillir l'huile de Lin avec 3 0/0 de minium, laissant reposer, filtrant, et exposant au soleil dans des vases de plomb recouverts de carreaux transparents.

L'oxydation de l'huile de Lin se fait avec une élévation de température qui peut être assez grande pour déterminer parfois l'inflammation des chiffons qu'elle imprègne. Un certain nombre d'incendies sont provoqués par cette sorte de combustion spontanée.

Par la saponification, l'huile de Lin donne 95 0/0 d'acides gras consistant surtout en *acide linoléique* et en une petite quantité d'acides oléique, palmitique et myristique. Cet acide linoléique, qui est liquide, jaunâtre, insoluble dans l'eau, soluble dans l'éther et l'alcool, passe au contact de l'air à l'état d'*acide oxylinoléique*.

L'huile de Lin se dissout dans 32 parties d'alcool, 1,6 partie d'éther. Chauffée à 323°, elle s'enflamme et laisse un résidu charbonneux ; mais, si on interrompt la combustion en obturant le vase, il reste une sorte de *glu* épaisse qui, bouillie avec de l'eau acidulée par l'acide azotique, donne une matière emplastique appelée *caoutchouc des huiles*.

En présence de l'acide sulfurique à 1,478, elle prend une coloration verte. Avec l'acide concentré, coloration brun jaunâtre et formation d'une masse visqueuse épaisse que l'on a employée, après l'avoir dissoute dans l'alcool, sous le nom de *tanin artificiel de Hatchett*, pour précipiter la gélatine.

Le *tourteau* que laissent les graines pressées renferme, d'après Woelcker (*Journ. roy. agric. society*, XVI, p. 659).

Huile.	10,90
Matières albuminoïdes	24,56
Mucilage, gomme, fibres digestibles.	31,97
Fibres ligneuses	11,47
Cendres.	6,20
Eau.	14,90

Le *mucilage* est visqueux et, lorsqu'il a été desséché à 110°, il correspond à la formule $C^{12}H^{20}O^{10}$. Les graines en renferment environ 15 0/0. Il contient plus de 10 0/0 de matières minérales. Par l'ébullition en présence de l'acide nitrique, il donne de l'acide mucique. Les acides étendus le dissocient en gomme dextrogyre, sucre et cellulose (Kirchner et Tollens). Ce mucilage est un produit de transformation de l'amidon, car on ne trouve cette substance que dans les graines non mûres.

Les *sels* de la graine consistent surtout en phosphate de potassium, de magnésium, de calcium environ 3 0/0. Le testa des graines paraît renfermer un peu de tanin.

D'après Jorissen (*Bullet. acad. roy. Belgique* B. V. 750), quand on abandonne la farine de Lin, additionnée d'eau tiède, pendant quelque temps à 25° puis qu'on distille, l'eau distillée qu'on obtient renferme de l'acide cyanhydrique. Cet acide ne peut pas préexister, mais il doit se trouver dans un composé agissant sur l'amygdaline à la façon de l'émulsine. En effet, un mélange d'amygdaline, d'huile de Lin et d'eau donne une odeur sensible d'essence d'amandes amères.

Usages. — Les graines de Lin, réduites en poudre au moulin, donnent une farine que l'on emploie communément pour la préparation des *cataplasmes* émollients, par suite de la grande quantité d'eau qu'elle retient et qui forme sur la surface de la peau une sorte de bain tiède. Cette farine est sujette à rancir, car elle renferme le corps gras facilement oxydable, et elle devient alors irritante. Aussi lui préfère-t-on, dans la plupart des hôpitaux, le tourteau, qui absorbe aussi bien l'eau et qui, étant privé de l'huile, par le procédé Lailler, à l'aide du sulfure de carbone, ne rancit plus.

Pour préparer les cataplasmes, on fait, avec la farine et l'eau, une pâte claire que l'on fait chauffer en ayant soin de remuer constamment. On peut aussi délayer la farine dans l'eau bouillante. 1 partie donne 3 parties de cataplasmes. Il est bon d'enduire la partie de la peau sur laquelle on place le cataplasme d'une légère couche d'huile, pour éviter le refroidissement quand on l'enlève. Il ne faut pas oublier que tiède le cataplasme est émollient, mais que trop chaud il est irritant et peut aller ainsi à l'encontre de l'indication. Pour maintenir son humidité, il est bon de le recouvrir d'un tissu imperméable. Les cataplasmes de farine de lin ont souvent l'inconvénient de charger la partie sur laquelle on les applique. Aussi les remplace-t-on parfois par des tissus feutrés que l'on imbibe d'eau tiède, qu'on recouvre d'un tissu imperméable, et qui sont fort légers. C'est tantôt de l'éponge feutrée, un tissu de coton duveteux, ou même le *carragahen*, qui absorbe beaucoup d'eau.

Aux cataplasmes, on ajoute parfois des

additionnée de vin, au début des repas, en ayant soin d'ingérer en même temps les graines. Dans l'estomac, les graines agissent mécaniquement en divisant le bol alimentaire et excitant la secrétion gastrique. Dans l'intestin l'émulsion, produite par les sucs intestinaux mis en contact avec l'huile, provoque une action laxative.

L'huile, à l'intérieur, paraît jouir de propriétés vermifuges assez marquées. La dose est d'une cuillerée à bouche pour les enfants, additionnée de suc de citron.

Industrie. — Mais ce qui domine surtout dans l'histoire du Lin, c'est l'emploi de ses fibres pour la fabrication des tissus, emploi qui se perd dans la nuit des temps, car les bandelettes dont les Egyptiens recouvraient

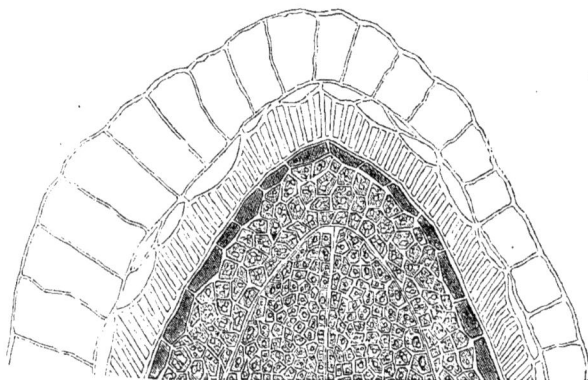

FIG. 386. — Graine de Lin. Coupe transversale.   FIG. 387. — *Linum catharticum*.

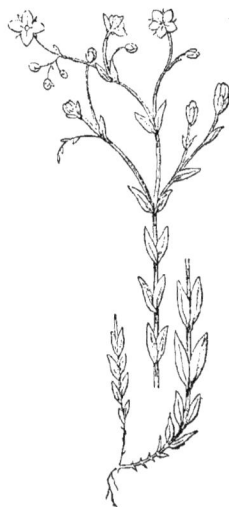

matières médicamenteuses, le laudanum, par exemple (10 à 20 gouttes sur le tissu).

L'*huile* sert à recouvrir des tissus et à les rendre imperméables. On sait l'usage qu'on en fait dans la peinture comme siccative, mélangée à des couleurs variées.

Le *tourteau*, en raison des matières albuminoïdes qu'il renferme, est employé pour alimenter le bétail, à l'engraissement duquel il contribue. On s'en sert aussi comme engrais.

La décoction de graines de Lin (15 à 30 grammes par kilogramme d'eau) est employée comme émolliente, en injections, en lavements, en fomentations, en bains, dans les maladies inflammatoires.

On emploie aussi avec avantage, comme laxative, la macération préparée avec une cuillerée à bouche de graines de lin, dans un verre d'eau, qu'on laisse en contact pendant une heure. On la prend, soit pure, soit

leurs momies étaient en lin et non pas en chanvre, comme on l'avait cru tout d'abord. Sa culture se fait aujourd'hui partout, et on distingue deux variétés : le *Lin d'hiver* ou *Lin chaud*, qui est rustique, peut être semé avant l'hiver, mais dont les fibres sont grosses et rudes, et le *Lin d'été* ou *Lin froid*, dont la filasse est meilleure. Le *Lin de Riga*, plus élevé que le nôtre, donne des fibres qui conviennent fort bien pour les tissus légers. On recherche généralement à la fois les graines et les fibres.

Quand les tiges sont mûres, elles sont jaunes, dépourvues de feuilles. On les arrache, on les sèche, et en faisant des gerbes. Quatre mois après la récolte, on les bat pour en séparer les graines, qu'on vanne et qu'on sèche.

Les fibres textiles sont naturellement agglutinées par une matière composée de pectose, de matière grasse, cireuse, de sucre, de matières azotées, d'une essence odorante verdâtre qui communique aux lessives des blanchisseurs l'odeur particulière qu'elles exhalent. C'est surtout la pectose qui joue le rôle de matière agglutinative. Il faut donc en débarrasser les fibres, et, pour cela, on les soumet à l'action de l'humidité et de la chaleur, c'est-à-dire au rouissage, qui s'opère comme pour le chanvre. La fermentation transforme la pectose en pectine qui se dissout ou en acide pectique insoluble. L'eau se putréfie et exhale des gaz infects qui déterminent souvent des maladies contagieuses dans les environs. Ce procédé, bien qu'insalubre, est encore celui que l'expérience a indiqué comme le meilleur et le moins dispendieux. On sépare ensuite les fibres par une série de manipulations analogues à celles que l'on fait subir au chanvre.

100 kilogrammes de lin brut donnent en moyenne 7 kilogrammes de filasse, qui, à la filature, perdent 5 à 7 0/0, et 7 kilogrammes d'étoupes.

La couleur de la filasse varie. Quand le lin a été roui dans des eaux courantes et limpides, la couleur est blonde ou blanche; blanche si c'est à la vapeur, gris argenté ou blanche quand les tiges ont été blanchies au pré. La teinte bleue franche s'obtient par le rouissage dans les eaux ferrugineuses, dont le fer réagit sur le tanin de la plante. La teinte grise peut être accentuée en faisant macérer des feuilles d'aune dans les routoirs.

1° Examen en long. — Le Lin, examiné par le procédé Vétillart, présente les caractères suivants : ses fibres se séparent facilement sous les aiguilles. Elles sont pleines, arrondies, lisses, d'un diamètre uniforme. Canal central marqué par des lignes fines, nettes, tantôt continues, tantôt interrompues, d'une couleur jaune si le fil est peu blanchi, tranchant sur la teinte bleue ou violette de la fibre traitée par l'iode et l'acide sulfurique. Plis de froissement accusés par des lignes transversales très marquées, d'une teinte plus foncée, et ordinairement croisés en X. Pointes fines, allongées, aciculaires.

2° Sur une coupe transversale, on remarque des cellules polygonales, à côtés droits ou convexes, isolées ou par groupes, mais sans que le contact soit immédiat. Coloration bleue ou violette. Point central jaune, très petit. Pas de coloration jaune au périmètre du polygone. Pas de pointes jaunes dans les fibres très blanchies.

3° Lin purgatif (Linum catharticum L. — Lin sauvage, Linet). — Plante annuelle, très commune dans les prés secs, les pâturages montueux, sur le bord des chemins, les coteaux, à tige grêle, haute de 10 à 30 centimètres. Feuilles opposées, linéaires, ovales, lancéolées, glabres, les inférieures obovales. Les fleurs, qui apparaissent en juin-août, sont blanches, très petites.

Composition chimique. — Cette plante est inodore, de saveur très amère et nauséeuse. Pagenstecher (Ann. d. ch. et pharm., XL, p. 322) en a retiré un principe particulier, la linine, qui se présente sous forme de cristaux soyeux, peu solubles dans l'eau, plus solubles dans l'acide acétique et le chloroforme, mais surtout dans l'alcool et l'éther. Leur solution alcoolique a une saveur très amère et persistante. Quand on la chauffe, elle fond avant de se décomposer.

Usages. — Le Lin cathartique possède des propriétés purgatives assez énergiques pour pouvoir remplacer le Séné. On l'emploie dans ce but sous forme d'infusion (15 grammes dans 120 grammes d'eau), de poudre (6 grammes), ou mieux encore d'extrait aqueux, à la dose de 25 à 30 centigrammes.

Cette plante a passé, en outre, mais sans grandes preuves à l'appui, pour être fébrifuge, diurétique, anthelminthique. A haute dose elle est vomitive.

Lindenbergia urticæfolia Lehm. — Plante herbacée, vivace, de la famille des Scrofulariacées, série des Gratiolées, originaire de l'Inde, à tige dressée, rameuse, un peu visqueuse, de 30 à 40 centimètres de haut, à feuilles opposées, pétiolées, ovales serretées, un peu velues. Fleurs axillaires, solitaires, petites, jaunes. Calice persistant, à 5 dents. Corolle gamopétale bilabiée, à lèvre inférieure tridentée, et marquée de petites taches pourprées ; 4 étamines didynames; ovaire à 2 loges pluriovulées. Capsule loculicide.

Le suc de cette plante est employé dans l'Inde dans les bronchites chroniques ; mélangé au coriandre pulvérisé, il est usité en applications dans les maladies de la peau.

Lindera benzoin L. (Evosmus benzoin Nutt. — Benzoin odoriferum Nees, etc.). — Arbre de la famille des Lauracées, série des Tétranthérées, originaire de l'Amérique, à feuilles alternes, caduques, paraissant après les fleurs. Celles-ci sont dioïques et disposées en ombelles entourées par un involucre à 4 bractées. Périanthe à 6 folioles caduques. 9 étamines fertiles, biloculaires, s'ouvrant en panneaux. Ovaire des Lauracées. Style simple, à stigmate capité. Baie entourée à la base par une coupe.

Cette espèce, qui est rarement employée, même en Amérique, renferme une huile volatile, qui lui communique des propriétés stimulantes.

Le L. triloba Bl., du Japon, auquel Siebold avait donné le nom de Sassafras officinale, semble posséder les mêmes propriétés que le vrai Sassafras (voir ce mot). Il en est de même des L. obtusiloba Bl., sericea Bl. et umbellata Thumb., également originaires du Japon (H. Bn., Hist. d. pl., II, 464).

Lippia mexicana. — Cette plante, qui appartient à la famille des Verbénacées, croît au Mexique. Elle ne diffère des Labiées que nous avons étudiées que parce que son style s'insère au sommet de l'ovaire au lieu d'être gynobasique.

Composition chimique. — Elle a été examinée par le Dr Podwissotzki, à Dorpat (*Pharm. Zeit. f. russ.*, XXI, 925), et il en a séparé du tanin, une matière colorante cristallisable, du groupe du Quercitria, sans importance médicale, une essence oxygénée et un camphre. Le camphre, qu'il a nommé *lippiol* et qui paraît être le principe actif, existe en petite quantité dans les feuilles qui, en raison de sa volatilité, en perdent beaucoup par le transport ou la dessication. Il fond entre 25 et 30°. Sa composition correspond à celle du menthol. En présence de l'huile essentielle ou *lippiénol*, dont la proportion est considérable, ce camphre se mélange avec l'eau en formant une émulsion laiteuse, de saveur amère. L'auteur admet que la meilleure préparation est la teinture de la plante fraîche préparée avec un alcool concentré qui dissolve à la fois l'essence et le camphre. La proportion serait de 1 partie de fleurs et de feuilles pour 9 d'alcool.

Thérapeutique. — Cette plante a été récemment préconisée pour combattre l'asthme et la toux des phtisiques.

2° *L. nodiflora* Rich. (*Zapania nodiflora* Lamk. — *Verbena capitata* Forsk.). — Cette plante est employée dans l'Inde comme émollient, dans la blennorragie. D'après Ainslie (*Mat. indica*), les jeunes pousses et les feuilles, qui sont amères, sont prescrites par les médecins natifs, en infusion dans les indigestions des enfants, à la dose de 60 grammes par jour.

Liquidambar orientalis Mill. (*L. imberbe* Act. — *Platanus orientalis* Poc.). — Grand arbre de 15 à 20 mètres de hauteur, à port de platane, appartenant à la famille des

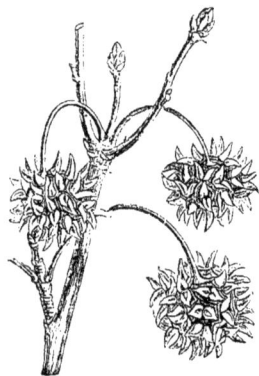

Saxifragacées. Feuilles alternes, pétiolées, à stipules latérales, à limbe digitinervé, cordé à la base, partagé en 5 lobes inégaux, celui du milieu plus grand, à bords serretés. Fleurs jaunâtres, monoïques, les mâles sans périanthe, composées d'un grand nombre d'étamines, formant un capitule globuleux, libre,

à filets courts, à anthères biloculaires. Ces fleurs sont disposées en épis. Les fleurs femelles sont disposées en capitules cylindriques longuement pédonculés, solitaires ou axillaires, accompagnés à leur base par des bractées inégales. Étamines nombreuses, en général stériles Les ovaires, très nombreux, à 2 loges multiovulées sont logés dans les cavités du réceptacle. Chaque ovaire est surmonté de 2 styles, à stigmates récurvés. Les fruits composés, de 3 centimètres de diamètre, sont pendants, durs, ligneux et constitués par des capsules à déhiscence septicide. Graines nombreuses, aplaties, ailées, sans albumen.

Cet arbre vit en forêts, dans le sud-ouest de l'Asie Mineure. Il est cultivé en pleine terre dans nos jardins. Il fournit le *styrax liquide*, que l'on recueille en enlevant les couches extérieures de l'écorce, raclant les couches les plus profondes et faisant bouillir les copeaux dans l'eau ; on sépare l'écume qui vient à la surface, puis l'écorce bouillie est pressée dans des sacs en crin.

On obtient ainsi une résine brun grisâtre, molle, visqueuse, de la consistance du miel, opaque, d'une odeur agréable, balsamique, quand elle est ancienne, mais désagréable quand elle est fraîche, de saveur piquante, brûlante, aromatique. Elle renferme toujours de l'eau.

Ce styrax est soluble dans l'alcool, le chloroforme, l'éther, l'acide acétique, le sulfure de carbone, les essences.

Composition chimique. — Le constituant le plus abondant du styrax est probablement la *storésine* C^{36}H^{35}(OH)3, ou mieux les éthers cinnamiques de cette substance et d'une substance isomérique. La storésine est amorphe, fond à 168° et est très soluble dans l'éther de pétrole. On a signalé dans cette drogue d'autres éthers composés : l'*éther cinnamique de phénylpropyle*, l'*éther cinnamique d'éthyle, de benzyle*, et surtout du *cinnamate de cinnamyle* C^{9}H^{9}O^{2}C^{9}H^9, appelé autrefois *styracine*.

La *styracine* cristallise en prismes incolores, inodores, insipides, fondant à 38° et gardant longtemps l'état liquide, insolubles dans l'eau, solubles dans l'alcool et l'éther, volatils sans décomposition dans un courant de vapeur d'eau. Sous l'influence de la potasse alcoolique, la styracine se dédouble en cinnamate de potasse et alcool cinnamique (Styrone) C^{9}H^{10}O, aussi le styrax liquide est-il une source abondante d'acide cinnamique.

Le styrax renferme en petites quantités une substance odorante, probablement de l'*éthylvanilline*, peut-être aussi de l'*alcool benzylique* (Laubeinheimer), de l'*acide benzoïque* et du *caoutchouc* (Miller).

Simon, en 1839, a isolé un hydrocarbure C^{8}H^8 qui existe dans la résine à l'état liquide, le *styrol, cinnamène* ou *cinnamol*, liquide incolore, d'une odeur rappelant la benzine, de saveur brûlante. Chauffé à 200°, il devient solide, incolore, transparent. C'est alors le *métastyrol*, insoluble dans l'alcool et l'éther. Le styrol ne se trouve qu'en très petites quantités dans le styrax, mais il était, paraît-il, plus abondant dans les anciens échantillons.

Van Hoff a signalé aussi (1876) une *huile essentielle* C^{10}H^{16}O (*Pharmacographia*, p. 274-275).

Thérapeutique. — Le styrax liquide est aujourd'hui peu employé, à l'intérieur surtout, bien qu'on l'ait préconisé comme diurétique et antiblennorragique. Ainsi que la plupart des baumes constitués par une huile volatile et une résine, il peut agir sur les muqueuses, dont il modifie les sécrétions, sur les surfaces pulmonaire et rénale.

Ses indications thérapeutiques sont les mêmes que celles de la térébenthine, du baume de Tolu. Mais la difficulté de se le procurer dans un état de pureté suffisant, sa rareté même, lui font préférer les balsamiques que nous avons à notre disposition. Du reste, le courant de l'exportation se porte surtout vers la Chine et l'Inde.

Le styrax entre dans la composition de l'onguent styrax du Codex.

Substances analogues. — Le *storax en pain* de Guibourt, *styrax calamite*, est un mélange de styrax liquide et de *cortex thymiatilis*.

2° Le *storax vrai* est une résine solide ressemblant au benjoin, d'odeur balsamique, forte, produite par le *styrax officinale* L. (Alibonfier), qui appartient à une famille différente, celle des Santalacées, qui donnent également le benjoin. Ce produit n'existe plus aujourd'hui qu'à l'état d'échantillon.

3° Le *baume liquidambar d'Amérique*, baume blanc du Pérou, est produit par le *Liquidambar styraciflua* L. de l'Amérique du

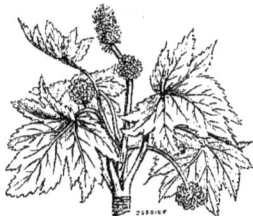

FIG. 389. — *Liquidambar styraciflua.*

Nord, qui se rapproche beaucoup de la première espèce décrite. C'est une oléo-résine opaque, jaune pâle, de la consistance du miel, devenant cassante à l'air.

4° Le *L. formosana* Hamel, dont le fruit est accompagné de longues épines, donne, en Chine, une résine balsamique qui est employée exclusivement dans le pays.

5° Le *L. Altingiana* Bl. (*L. Rasamala* Bl. — *Altingia excelsa*) est un bel arbre de 60 mètres de hauteur, originaire de l'archipel Indien, qui fournit également une résine balsamique présentant quelque analogie avec le styrax. C'est le *Rosamalba, Rosa malbas* des indigènes. Il n'est pas exporté.

Liriodendron tulipifera L. — Grand arbre de 30 à 40 mètres de hauteur, de la famille des Magnoliacées, originaire des États-Unis et cultivé dans nos jardins. Feuilles alternes, longuement pétiolées, divisées en 3 lobes, le supérieur tronqué au sommet de façon à paraître bilobé, les deux autres arrondis à la base, aigus ; une variété présente des lobes obtus. Elles sont charnues, lisses, d'une belle couleur verte.

Fleurs nombreuses, grandes, de diverses couleurs, parmi lesquelles domine le jaune, et rappelant la tulipe par leur forme générale, d'où le nom de *Tuliptree* donné à l'arbre. Calice à 3 sépales. 2 corolles à 3 pétales chacune. Étamines nombreuses, courtes, libres. Les ovaires sont nombreux, libres, uniloculaires, biovulés et rassemblés en un cône dont la partie supérieure est couverte de petits stigmates. Le fruit est composé d'un grand nombre d'achaines munis d'une aile ligneuse, insérés sur l'axe commun, imbriqués, contenant chacun deux graines, dont l'une avorte souvent. Ces graines sont albuminées.

On emploie aux États-Unis l'écorce de la racine, qui passe pour être la plus active. Dépouillée de son épiderme, elle est d'un blanc jaunâtre, d'une odeur faible mais désagréable, plus forte dans l'écorce fraîche, de saveur amère, âcre et aromatique. Les écorces anciennes sont dépourvues presque complètement de ces propriétés.

Composition chimique. — Cette écorce renferme, d'après MM. Lloyd, qui en ont repris l'étude dans l'ouvrage *Drugs and med. of north america*, une résine âcre, une matière colorante jaune, une huile volatile et un alcaloïde. La matière résineuse correspond à la *liriodendrine* du professeur Emmet de l'Université de Virginie, qui l'a décrite comme une substance blanche, cassante, cristallisable, d'une odeur un peu aromatique, de saveur amère, piquante, chaude, insoluble dans l'eau, soluble dans l'alcool, l'éther, fusible à 82°, se volatilisant et se décomposant en partie à 132°.

Elle ne se combine ni aux acides ni aux alcalis.

L'alcaloïde a été nommé, par MM. Lloyd, tulipiférine. Ce serait le principe actif de l'écorce.

Thérapeutique. — Cette écorce est un tonique stimulant doué de propriétés diaphorétiques, que l'on employait comme substitutif de l'écorce de quinquina dans les fièvres intermittentes légères, les rhumatismes chroniques, la dyspepsie, et en général dans toutes les maladies où l'emploi d'un tonique est indiqué.

Cette écorce était cependant tombée en désuétude en Amérique, quand, sous l'impulsion de MM. Lloyd, de nouvelles études ont été faites, qui semblent devoir lui assigner un rang parmi les médicaments utiles. Les propriétés physiologiques de la tulipiférine ont été examinées par le professeur Bartholow, qui a reconnu qu'elle pouvait être employée dans tous les cas où on doit recourir aux toniques du cœur. Le muscle cardiaque conserve encore son irritabilité quand elle a été administrée à dose toxique. Le Dr Hall dit avoir retiré de bons effets de la teinture alcoolique de l'écorce dans les catarrhes chroniques de l'intestin.

La poudre de l'écorce se prescrit à la dose

de 2 à 8 grammes. L'infusion et surtout la décoction (30 grammes pour 500) sont moins efficaces. La teinture se donne à la dose de 4 grammes. Les feuilles broyées et appliquées sur le front passent pour guérir les céphalalgies. Les graines sont usitées comme apéritives.

Lisianthus pendulus Mart. — Plante annuelle de la famille des Gentianées, croissant au Brésil, dans les montagnes, aux environs de Villa-Franca et de San Jao del Rey, à tige simple, dressée, de 40 centimètres de hauteur, quadrangulaire à la base, arrondie au sommet. Les feuilles, au nombre de 4, 5 ou 6 paires, sont oblongues, aiguës, les inférieures plus courtes, parfois décurrentes, à 3 ou 5 nervures longitudinales peu marquées. Les fleurs, au nombre de 2 ou 3, sont terminales et portées sur un pédoncule long, grêle. Calice gamosépale, à 5 divisions peu profondes. Corolle gamopétale de 6 centimètres de longueur, d'un beau violet pâle, à 5 segments aigus, caducs. 5 étamines à filets libres, à anthères biloculaires. Ovaire supère, uniloculaire, à 2 placentas pariétaux pluriovulés. Style simple. Stigmate bifide. Le fruit est une capsule s'ouvrant en deux valves, à 2 loges multiovulées. Graines albuminées.

La racine, qui présente une saveur extrêmement amère, est employée au Brésil comme fébrifuge, sous forme de décoction. (10 grammes de racine pour 500 grammes d'eau). C'est surtout un tonique à la façon de nos gentianes indigènes, mais à dont les propriétés sont moins prononcées.

Lithospermum officinale L. — Le Grenil, Herbe aux perles, est une plante herbacée, vivace, de la famille des Borraginacées, qui croît dans nos contrées sur le bord des chemins, dans les lieux incultes. Tiges dressées, rameaux rudes de 60 centimètres de hauteur. Feuilles alternes, sessiles, rudes, simples. Fleurs blanchâtres, solitaires, axillaires (juillet-août). Calice à 5 lobes profonds, linéaires. Corolle infondibuliforme à 5 lobes peu profonds, à gorge ouverte, non munie d'écailles. 5 étamines très courtes. Ovaire à 4 loges biovulées. Style à stigmate bifide. 4 nucules lisses, luisantes, d'un blanc de perle.

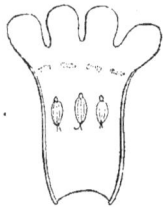

Fig. 500. — *Lithospermum officinale*. Corolle étalée.

Cette plante anodine a une saveur acerbe, désagréable. Les fruits, de saveur visqueuse, mucilagineuse, étaient regardés autrefois comme possédant la propriété de dissoudre les calculs. Cette propriété n'existe réellement pas ; mais la plante entière, sous forme de décoction (40 pour 1,000), peut être utile comme

diurétique. Le *L. arvense* L. jouissait de la même réputation.

Livèche. — La Livèche, Ache de montagne, *Angelica levisticum* All. (*Levisticum officinale* Koch — *Ligusticum levisticum* L.), est une plante herbacée, vivace, de la famille des Ombellifères, série des Peucédanées. Sa tige, qui peut atteindre 2 mètres de hauteur, porte des feuilles profondément divisées, à divisions alternes, larges, cunéiformes, incisées, vert foncé. Fleurs jaunes en ombelles composées, munies d'involucres et d'involucelles, à bractées nombreuses, connées à la base. Organisation des Ombellifères normales. Fruit à ailes épaisses, à bandelettes solitaires dans chaque vallécule.

Cette espèce, qui habite l'Europe moyenne, a une odeur aromatique, forte, douceâtre, et une saveur chaude, piquante. Quand on l'incise, elle laisse s'écouler un suc opaque, jaune, qui se concrète en une résine brunâtre ressemblant à l'opoponax ; elle est cultivée pour sa racine, qui est épaisse, noire à l'extérieur, blanche en dedans, d'odeur aromatique, forte, de saveur âcre. C'est cette racine que l'on vend le plus souvent sous le nom de racine d'Ache.

Ses propriétés thérapeutiques sont les mêmes que celles de l'angélique. Elle les doit au suc jaune, gommo-résineux, qu'elle renferme. C'est un excitant non seulement des voies digestives, mais encore de l'utérus, qui peut être utile comme emménagogue.

L'infusion se prépare avec 20 grammes par litre d'eau.

Le *L. apiifolium* de l'Amérique du Nord est un remède favori des Indiens, qui emploient l'infusion de la racine comme tonique et stimulante dans les crampes d'estomac. Pour éviter les maladies épidémiques, ils s'obturent les narines avec les fragments de cette écorce.

Lobélies. — Les Lobélies appartiennent à la famille des Campanulacées, à la tribu des Lobéliées, et renferment un certain nombre d'espèces qui intéressent la thérapeutique.

1° *Lobelia inflata* L. (Tabac indien, Lobélie enflée). — C'est une plante herbacée, annuelle, qui croît dans l'Amérique du Nord, depuis le Canada jusqu'au Mississipi, sur la lisière des bois, les bords des routes, etc., et qu'on cultive aujourd'hui dans les jardins. Tige d'une hauteur de 50 à 60 centimètres, dressée, rameuse, velue, anguleuse et remplie d'un suc laiteux, âcre. Feuilles alternes, les inférieures pétiolées, les autres sessiles, décurrentes, longues de 2 à 7 centimètres, épaisses, ovales, lancéolées, aiguës, dentées en scie sur les bords. Elles portent de petits poils isolés plus nombreux sur la face inférieure. Fleurs disposées en grappes terminales et feuillées. Calice gamosépale à 5 divisions linéaires, aiguës, étalées, lisses. Corolle gamopétale, très irrégulière, bleuâtre, avec une tache jaune sur la lèvre inférieure, et bilabiée. Le tube est fendu en arrière et

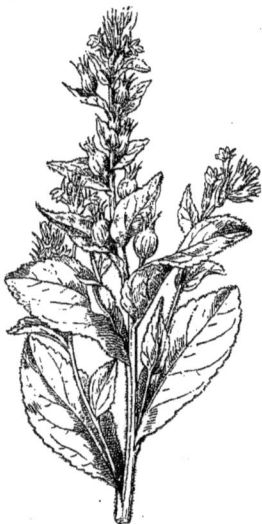

FIG. 501. — *Lobelia inflata*.

velu sur sa face interne. Le limbe est divisé en 5 lobes profonds, les deux supérieurs dressés, linéaires, aigus; les trois inférieurs ovales, étalés et mousses. 5 étamines libres, velues à la base, à anthères réunies, conni-

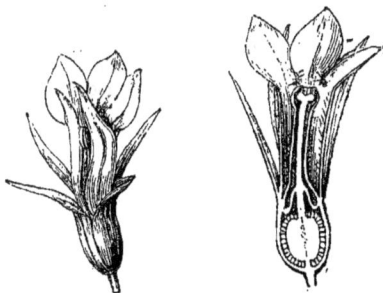

FIG. 502. — *Lobelia inflata*. Fleur entière.

FIG. 503. — Lobélie. Fleur. Coupe longitudinale.

ventes en un tube traversé par le style. Ovaire infère, biloculaire, renfermant dans chaque loge et dans l'angle interne plusieurs ovules anatropes. Style lisse, inclus dans le tube anthéridien, à stigmate bilobé.

Le fruit est une capsule ovoïde, renflée, s'ouvrant par le sommet, à 10 nervures, surmontée par le calice persistant, et biloculaire. Chaque loge renferme un grand nombre de graines brunes de 5 millimètres de long, ovales, oblongues, réticulées, creusées de fossettes et albuminées.

On emploie la Lobélie entière et elle se présente dans le commerce en paquets rectangulaires constitués par les parties herbacées coupées et comprimées. Cette plante possède une odeur herbacée et une saveur âcre, brûlante, qui rappelle celle du tabac. Elle est extrêmement vénéneuse.

Composition chimique. — La Lobélie enflée a été analysée par Procter, Bastick, Engers, Pereira, et en dernier lieu par J. U. et C. G. Lloyd (*Drugs and med. of north America*), auxquels nous empruntons ce qui suit :

Lobéline. — La lobéline, telle qu'elle a été obtenue par Lloyd, diffère de celles qu'avaient retirée les auteurs précédents. Elle existe en combinaison avec un acide sans importance. Elle est inodore, incolore, d'une saveur piquante, âcre, irritante, soluble dans l'alcool, le chloroforme, l'éther, le benzol, le sulfure de carbone, et un peu dans l'eau. Elle n'a pu être obtenue à l'état cristallin. Elle est inaltérable à l'air. Sa solution aqueuse, rendue fortement ammoniacale et évaporée à l'air, devient jaune, ce qui montre une légère décomposition; mais la solution a conservé toutes les propriétés âcres et émétiques. L'acide sulfurique la colore en rouge, l'acide nitrique en jaune. A chaud, le premier la noircit, le second dégage des vapeurs nitreuses, et il se forme un liquide jaune.

Les sels de lobéline sont solubles dans l'eau, l'alcool et l'éther. Les alcalis précipitent de leurs solutions la lobéline amorphe, floconneuse et inodore. Ce précipité, desséché et pulvérisé avec précaution, provoque une violente irritation nasale et pulmonaire au moins égale à celle de la vératrine.

La lobéline et ses sels constituent les plus puissants émétiques qu'on connaisse, et la plus minime quantité de la solution de l'alcaloïde incolore (une goutte placée sur la langue) détermine immédiatement des vomissements.

Inflatine. — Découverte par Lloyd, cette substance, qui n'a pas d'importance thérapeutique, est un stéaroptène ou une cire végétale en plaques cristallines, transparentes, inodores, insipides, insolubles dans l'eau, la glycérine, solubles dans le sulfure de carbone, l'alcool, l'éther, le chloroforme. Cette matière résiste à l'acide sulfurique froid et à l'acide nitrique. Elle fond à 25° F. et se prend par refroidissement en une masse cristalline.

Huile volatile. — Cette essence existe dans toutes les parties de la plante fraîche. Son odeur est forte, piquante. Sa saveur est peu marquée et non âcre. C'est la *lobélianine* de Pereira (1840); refroidie à 0°, elle laisse déposer des cristaux tabulaires transparents, fondant à 160° F., se volatilisant sans résidu.

Procter avait annoncé la présence d'un alcaloïde volatil que Lloyd n'a pas retrouvé.

La lobélacrine d'Enders (1871) est, d'après Lewis, un lobéliate de lobéline, et, d'après Lloyd, un mélange d'huile grasse, d'inflatine, d'une résine brune, d'une petite quantité de lobéline et de matière colorante. Il doit y avoir aussi un acide organique.

Huile fixe. — Elle existe dans les graines dans la proportion de 30 0/0 : elle est douce.

Les auteurs ont signalé en outre une résine brune, des matières colorantes.

Thérapeutique. — La Lobélie enflée présente avec le tabac une certaine analogie de propriétés qui lui a valu le nom de *Indian tabacco*. C'est ainsi que Barralier, ancien directeur du service de santé de la marine, a pu noter avec des doses de 0gr,25 à 2 grammes une sensation âcre et désagréable dans la bouche sécheresse, sensation constrictive du pharynx, irrégularité des battements cardiaques, du pouls, dilatation pupillaire, céphalée, tendance au sommeil, phénomènes accompagnés de nausées, de coliques, de diarrhée. A petites doses, la Lobélie agit à la façon des émétiques, en donnant lieu à un état nauséeux qui favorise la sécrétion des liquides bronchiques et buccaux ainsi que de la sueur. A doses plus fortes, ce sont les vomissements, d'où le nom d'*Emetic weed* donné à la plante par les Américains. Administrée par le rectum, l'action est la même que celle du tabac. Enfin, à doses extrêmes, la mort survient, précédée d'une anxiété horrible et de mouvements convulsifs.

La Lobélie agit comme la nicotine et la conicine, en paralysant les nerfs moteurs et laissant intactes les propriétés des nerfs sensitifs et des muscles striés. Elle abolit le mouvement volontaire et la coordination des mouvements, accélère les mouvements respiratoires, élève et puis abaisse la température.

La Lobélie est surtout usitée dans le traitement de l'*asthme* et de la *dyspnée*. Le sulfate de lobéline en injections hypodermiques agit à la façon de l'apomorphine comme émétique.

Dans l'asthme essentiel, la teinture, à la dose de 2 grammes, éloigne les crises, mais ne l'empêche pas de revenir.

Dans l'asthme cardiaque, elle réussit à calmer les accès de suffocation et à éloigner les crises.

Dujardin-Beaumetz indique la formule suivante :

Iodure de potassium. . . 10 grammes.
Teinture de Lobélie . . . 10 —
Eau. . . . . 550 —

Par cuillerée à café ou à bouche.

Barrallier en a retiré d'excellents effets dans la dyspnée des phtisiques, C. Paul dans l'asthme catarrhal (teinture 1,50, iodure potassique 0,50).

On la donne comme expectorant à la dose de 1 gramme de feuilles pour un litre d'eau bouillante. La dose de la teinture est de 1 à 2 grammes. Comme vomitif, la Lobélie n'est pas à employer.

2° *Lobelia nicotianæfolia* Heyne. — Cette plante, qui atteint des dimensions considérables, est très commune dans les montagnes de Ceylan, de l'Inde méridionale et occidentale. Sa tige inférieure est ligneuse, de 6 centimètres et plus de diamètre. Feuilles ressemblant à celles du tabac, finement serretées et couvertes de poils simples. Fleurs en épis d'un pied de longueur; lorsque la plante est en fruit, elle est couverte de capsules globuleuses de la grosseur d'un pois. Ces capsules sont biloculaires et renferment des semences nombreuses, très petites, ovales, aplaties et marquées de sillons délicats. Elles sont extrêmement âcres.

Quand la plante est sèche, elle est couverte de petites exsudations résineuses;

quand on la mâche, sa saveur est chaude et âcre.

Les natifs appellent cette plante *Bokenul* ou plante vénéneuse, indiquant ainsi que d'après eux elle possède des propriétés vénéneuses, ce qui n'est pas bien prouvé.

Composition chimique. — Le Dr Rosen, dans une thèse inaugurale de l'Université de Dorpat, a étudié cette plante et a signalé les substances suivantes :

Humidité	12,77
Cendres	9,35
Sable	0,45
Albuminoïdes et alcaloïdes solubles dans l'eau	2,49
Albuminoïdes solubles dans une solution de soude	8,23
Albuminoïdes insolubles	9,09
Cellulose	28,58
Matières grasses et autres solubles dans la benzine	3,68
Résine et chlorophylle, solubles dans l'éther	2,01
Mucilage soluble dans l'eau	2,50
Acide lobélique (?) et autres acides végétaux	6,21
Substances amylacées	1,29
Autres substances solubles dans l'eau	11,46
Matières insolubles	1,60
	100,00

Des deux alcaloïdes isolés, l'un est liquide et analogue à la lobéline, dont il possède les propriétés émétiques; l'autre est solide, peu soluble dans l'eau, soluble dans le chloroforme. Cet alcaloïde se retrouverait également dans *L. inflata*.

Usages. — Cette plante est encore peu connue et peu employée. Dans l'Inde, elle est, d'après *Pharmacopœia of India*, employée par les natifs comme antispasmodique sous forme d'infusion. Il n'est rien dit de ses propriétés émétiques.

3° *Lobelia syphilitica* L. (Cardinale bleue). — Originaire des forêts marécageuses de l'Amérique du Nord, où elle fut découverte par Kahn, cette plante vivace est cultivée depuis longtemps dans nos jardins. Tige de 40 à 60 centimètres de hauteur. Feuilles sessiles, ovales, aiguës aux deux extrémités, dentées et légèrement velues. Fleurs réunies en grappes terminales serrées, d'un bleu lilas pâle, pédoncules bractéolés, velus et courts.

Toute la plante a une odeur rance.

La racine, qui est la seule partie employée, est de la grosseur d'une plume à écrire, d'une couleur gris jaunâtre et marquée de stries circulaires et longitudinales. Sa saveur est d'abord sucrée, puis âcre et nauséeuse. Son odeur est vireuse.

Les indigènes du Canada l'employaient comme antisyphilitique, d'où le nom de *Mercure végétal* qui lui a été parfois donné. Mais cette propriété curative n'a pas été reconnue en Europe. Cette racine renferme, d'après Boissel, une matière grasse, une substance amère très fugace, du sucre, du mucilage, etc., analyse incomplète et qui n'est pas de nature à nous éclairer.

4° *Lobelia urens* L. (Lobélie brûlante). — Cette plante croît en France et même aux environs de Paris. Sa souche est vivace, courte. Ses tiges sont dressées, hautes de 25 à 50 centimètres et plus, anguleuses et terminées par une longue grappe de fleurs

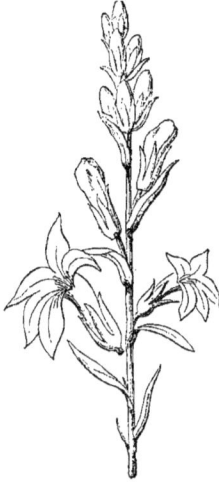

FIG. 594. — *Lobelia urens.*

bleues, à courts pédicelles, qui apparaissent en juillet-août. Ses feuilles sont glabres, simples, crénelées. Les radicales sont souvent en rosette, oblongues, pétiolées, les supérieures aiguës et sessiles.

Toute cette plante renferme un suc âcre, caustique, laiteux et doué de propriétés drastiques très prononcées. Elle n'est pas employée en France, bien qu'elle paraisse ne le céder en rien à la Lobélie enflée. Dans quelques campagnes cependant, les charlatans l'emploient contre les fièvres paludéennes. A haute dose, et il ne faut pas l'oublier, elle est toxique.

L. Delisseana. — Cette plante est commune au Mexique, où elle porte le nom de *Kermès végétal* en raison de ses propriétés analogues à celles de ce composé chimique. Elle est employée depuis quelques années par les médecins de Guadalafara dans les affections nerveuses des poumons, l'asthme, la toux, et serait d'après eux supérieure dans ses effets à *L. inflata.* Le Dr Crescencio Garcia (*Vos de Hyppocrates*, avril 1886) emploie la racine, qui est ligneuse, simple, tomenteuse, de grosseur égale dans toute sa longueur. Écorce rouge jaunâtre et blanche à l'intérieur. Elle est inodore, mais lorsqu'on la pulvérise elle agit comme irritante sur les narines. Mâchée, elle a d'abord une saveur douceâtre qui devient ensuite amère.

L'auteur l'emploie avec succès dans la bronchite, l'asthme, la toux et surtout la pneumonie. Il indique les formules suivantes :

Décoction de la racine. . . 500 grammes.
Sirop de Tolu. . . . . . . Q. S.

A prendre par petites quantités la nuit et le matin contre les toux catarrhales aiguës. Calme la toux et permet le sommeil.

Décoction de racine . . . . 250 grammes.
Elixir parégorique. . . . . 2 —
Teinture éthérée de digitale. 10 centigr.

Par cuillerées de 2 en 2 heures. Dans l'asthme, la coqueluche.

Décoction de racine . . . . 125 grammes.
   —   de Polypodium
     vulgare 125   —
Sirop de fleurs de Poinciana
     pulcherrima . . . . Q. S.

Contre les pneumonies franches.

Luffa cylindrica L. (*L. Ægyptiaca* Mill. — *L. petala* Ser. — *Momordica cylindrica* L.). — Plante grimpante de la famille des Cucurbitacées, dont la tige annuelle peut atteindre 10 mètres de longueur. Feuilles alternes, pétiolées, palmées, lobées, vertes. Vrilles ramifiées. Fleurs jaunes monoïques, à réceptacle concave dans les fleurs femelles, qui sont solitaires, cupuliforme dans les fleurs mâles disposées en grappes. Calice à 5 sépales. Corolle gamopétale, épigyne dans les fleurs femelles, périgyne dans les fleurs mâles, à 5 divisions imbriquées. 5 étamines dont 4 réunies 2 par 2 formant 2 anthères biloculaires, flexueuses, la cinquième vide. Ovaire à 3 fausses loges, formées par la réunion des placentas au centre et multiovulées. Style simple à 3 stigmates. Fruit ovale, elliptique, de 0m,25 à 1 mètre et même 1m,50 de longueur, d'abord charnu, puis devenant sec, indéhiscent, vert et marqué de lignes noires longitudinales. Graines nombreuses, ovales, plates, à testa brun noirâtre, rude.

Cette plante croît en Arabie et en Égypte.

Composition chimique. — Le fruit renferme du mucilage en grande quantité, du tanin, une petite quantité de matière amère. Les graines abandonnent à la benzine bouillante 2 1/2 0/0 d'une *huile grasse*, brune, et 12 0/0 d'une *matière verte* qui traitée par l'acide chlorhydrique dilué laisse, par évaporation, précipiter des cristaux.

Usages. — La racine est purgative même à doses minimes, et hydragogue. Le fruit peut être considéré comme émollient en raison de la grande quantité de mucilage qu'il renferme. Mais il nous intéresse à un autre point de vue. Coupé en deux, débarrassé de son épiderme et des graines, puis lavé jusqu'à ce que toute la matière mucilagineuse ait été entraînée, il laisse un squelette de fibres ligneuses, grossières, rudes, qui constituent ce que l'on appelle l'*éponge végétale*. Elle peut en effet remplacer l'éponge ordinaire, et même avec avantage, car elle est imputrescible, et ses fibres plongées dans l'eau froide ou chaude l'absorbent facilement et deviennent molles. Elles font aujourd'hui l'objet d'un commerce assez actif et pourraient trouver leur emploi en chirurgie.

2° *L. acutangula*, var. *amara* Roxb. — Cette plante grimpante, originaire de l'Inde, est munie de vrilles trifurquées. Les feuilles ont de 3 à 5 lobes. Le fruit est oblong, de 12 à 15 centimètres de longueur sur 4 de diamètre, aminci aux deux extrémités, à 10 angles, muni de fibres ligneuses. Opercule caduc. Graines à testa gris blanchâtre avec de petits points noirs proéminents.

La racine est émétique et cathartique (Roxb.). Toutes les parties de la plante sont extrêmement amères. D'après Green, l'infusion des tiges (10 p. 1,000) constitue un amer et un diurétique puissant à la dose de 60 grammes 3 à 4 fois par jour. D'après Dickenson, elle réussirait dans les engorgements de la rate consécutifs aux fièvres intermittentes.

Les graines oléagineuses sont vomitives et purgatives.

Cette plante est indiquée dans la Pharmacopée de l'Inde.

Le *L. drastica* Mart., qui n'est qu'une forme du précédent, est employé au Brésil contre plusieurs affections chroniques.

3° *L. operculata* Cogn., du Brésil et de la Guyane, donne des fruits aussi drastiques que ceux de la coloquinte, et qui sont employés dans l'hydropisie, l'aménorrhée, les affections du foie et l'anémie tropicale (*Opilacao*). Dans les provinces du nord du Brésil, le vulgaire les emploie dans toutes les maladies et, par suite, souvent mal à propos. On remplit à moitié une bouteille des fibres lacérées du fruit, on fait le plein avec du rhum et on expose au soleil pendant une journée. A la moindre indisposition, on prend un petit verre de cet alcool, qui provoque six à huit selles.

Lupins. — Le *Lupinus albus* L., de la famille des Légumineuses papilionacées, série des Génistées, est cultivé dans nos champs comme plante fourragère et dans nos jardins. C'est une plante annuelle de 30 à 70 centimètres de hauteur, velue, à feuilles alternes, sessiles, stipitées, composées, 5 à 7 folioles digitées, ovales, oblongues, velues. Fleurs blanches, alternes, pédicellées, disposées en grappes terminales. Calice bilabié, la lèvre inférieure à 3 dents. Corolle papilionacée. 10 étamines monadelphes à gaine entière. Gousse oblongue, comprimée, à renflements obliques. Graines blanches, assez grosses, aplaties.

Ces graines, qui portent le nom de *Lupins*, ont une saveur amère.

Composition chimique. — Elles renferment un alcaloïde signalé par Cassola, en 1836, par Liebscher et par Baumert (*Deustch. chem. Gessel.*, 1880-1881 et 1882), *la lupinine*. C'est une masse cristalline, blanche, d'une odeur agréable, de saveur très amère, fondant à 68° et bouillant à 257°, dans un courant d'hydrogène, sans décomposition. C'est une base diacide dont la formule $= C^{41}H^{48}Az^2O^4$ et formant des sels cristallisables. Elle se comporte comme une ammoniaque tertiaire. Chauffée à 200° avec HCl fumant, elle donne l'*anhydrolupinine* $C^{21}H^{18}Az^2O$ ne différant de la lupinine que par H^2O en moins. C'est une huile jaunâtre, se prenant par refroidissement en une masse cristalline ou amorphe dont l'odeur rappelle celle de la cicutine.

La lupinine est très toxique. C'est un paralysant du système nerveux, même à doses peu élevées.

D'après Siewert, le Lupin renferme encore un autre alcaloïde liquide passant vers 320°, qu'il regardait comme un mélange de plusieurs bases, mais que Baumert (*Ann. der chem.*, 15 oct. 1885) a montré être identiques les unes aux autres. Il désigne cet alcaloïde sous le nom de *lupinidine* $C^9H^{15}Az$.

Les graines renferment en outre de la légumine, de l'amidon, des matières albuminoïdes.

Schulze et Barbieri (*Deutsch. chem. Gessel.*, 1878, p. 2200) ont également donné le nom de *lupinine* à un glucoside extrait de toutes les parties du *L. luteus* et surtout des plantes de 5 à 6 semaines. Il cristallise en longues aiguilles fines, légères, d'un blanc jaunâtre, à peine solubles dans l'eau froide, peu solubles dans l'eau chaude et l'alcool, très solubles dans les alcools et l'ammoniaque, qu'il colore en jaune intense. Les acides la précipitent de ses solutions alcalines. Sa composition serait représentée par $C^{40}H^{30}O^{10}$. Sous l'action des acides étendus bouillants et même de l'eau chaude la lupinine se dédouble en sucre réducteur (53,5 0/0) et en *lupigénine* (46,5 0/0).

La lupigénine $C^{17}H^{12}O^6$ est une poudre jaune, insoluble dans l'eau, peu soluble dans l'alcool, soluble dans l'ammoniaque qu'elle colore en jaune brun et avec laquelle elle forme un sel cristallin en aiguilles microscopiques fines, peu solubles dans l'eau.

Schulze et Steiger (*Zeit. f. phys. chem.*, 1887, 43) ont retiré des graines germées du *L. luteus* un alcaloïde, l'*arginine* $C^6H^{14}Az^4O^2$, qui n'a pu être obtenu cristallisé, très soluble dans l'eau, insoluble dans l'alcool, absorbant facilement l'acide carbonique et formant un carbonate cristallisable dans l'eau. Le plus grand nombre de ses sels sont très solubles. Outre cet alcaloïde, les auteurs ont signalé dans ces graines : *asparagine, glutamine, leucine, tyrosine, acide amido-valérianique, acide phénylamido-propionique*, produits probablement de la décomposition des albuminoïdes.

De plus Steiger (*Zeit., f. phys. chem.*, XI, t. 19, 1884) a signalé la présence d'un hydrate de carbone $C^6H^{12}O^6$ qu'il nomme β-*galactane*, blanc, soluble dans l'eau, insoluble dans l'alcool et l'éther, ne réduisant pas la liqueur cupro-alcaline et dextrogyre, et de *paragalactine* (19 à 20 0/0) insoluble dans l'eau.

Usages. — Les Lupins sont parfois employés pour nourrir les bestiaux, mais non pas toujours sans inconvénients, car ils déterminent, dit-on, des accidents qui se rapprochent de ceux de l'ictère aiguë, de l'empoisonnement par le phosphore. La matière toxique, qui est la lupinine, appelée autrefois *lupinotoxine* (Arnold), attaque surtout le foie, les reins, le cœur et les muscles. On a essayé d'éliminer la lupinine (Kellner) en laissant les graines pendant 24 heures dans l'eau, les lavant pendant deux jours à l'eau sans cesse renouvelée. Ce procédé, qui fait perdre aux graines 15 à 20 0/0 de leur poids, est trop long et trop dispendieux pour avoir passé dans la pratique. La farine faisait partie des cinq farines résolutives, et on l'emploie comme résolutif, calmant et émollient. A l'intérieur, ces graines passaient pour être anthelmenthiques, diurétiques et emménagogues. Elles sont aujourd'hui abandonnées, et la lupinine n'a pas encore été soumise aux expériences thérapeutiques.

Lycium barbarum L. — Le Lyciet est un arbrisseau ramifié, épineux, à rameaux grêles, flexibles, de la famille des Solanacées, série des Atropées, qui croît en Europe, en Asie, et que l'on cultive en haies. Feuilles alternes, simples, entières. Fleurs violettes ou rougeâtres, axillaires, disposées en cymes. Calice campanulé, à 5 lobes aigüs. Corolle tubuleuse, infondibuliforme, à 5 lobes étalés. 5 étamines libres. Ovaire libre, à 2 loges pluriovulées. Style grêle. Baie rougeâtre, oblongue, de la grosseur d'un pois, accompagnée par le calice. Graines comprimées, réniformes, albuminées.

Composition chimique. — Dans les feuilles et les tiges Husemann et Marmé (*Ann. de chem. u. pharm.*, Suppl., II, 383, et III, 245; 1864) ont trouvé un alcaloïde, la *lycine* $C^3H^{11}AzO^2$. C'est une masse blanche, cristalline, radiée, très déliquescente, d'odeur nulle, de saveur piquante mais non amère. Elle est très soluble dans l'eau et l'alcool, presque insoluble dans l'éther. Les acides sont sans action sur elle. Elle forme avec eux des sels cristallisables.

Husemann admet que la lycine n'existe pas toute formée dans la plante, quelle est le produit des manipulations à l'aide desquelles on l'obtient. Il la regarde comme identique à la *bétaïne* de la betterave et l'*oxynévrine* de Leibrich.

Usages. — Cette plante passait autrefois pour présenter des propriétés médicales qu'on ne lui reconnaît plus. Au Japon, l'infusion des feuilles est prise en guise de thé, et, d'après Thumberg, les fruits sont recommandés en médecine, sans indication de leur usage.

La lycine n'a qu'une action assez faible. Il en faut 12 centigrammes en injection sous-cutanée pour produire chez la grenouille une paralysie fugace.

Les jeunes pousses sont mangées en Provence, en Espagne, en guise d'asperges, et ses feuilles en salade.

Le *L. ambrosum* Lamk. est employé en Colombie contre les érysipèles par les habitants, qui le désignent sous le nom de *Upaguando* (Merat et Delens).

Lycoperdon giganteum Batsch. (*L. bovista.* — Vesse-de-Loup géante). — Champignon du sous-ordre des Gastéromycètes, famille des Lycoperdacées, à mycélium radiciforme, à réceptacle fructifère parfois un peu déprimé au sommet, le plus souvent de la grosseur d'une tête d'enfant, blanchâtre, bientôt flavescent et vers la fin d'un brun de suie pâle. Péridium extérieur lisse ou velouté, se détachant par morceaux. A la maturité, il s'ouvre irrégulièrement au sommet pour laisser échapper les spores sous forme d'une poussière très fine. Ces spores sont lisses et brun verdâtre.

Ce champignon se trouve, en été et en automne, dans les pâturages, sur les collines herbeuses, dans les bois.

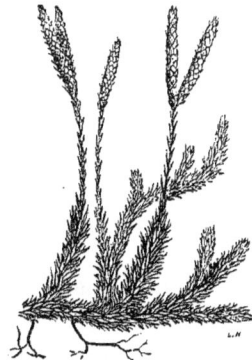

FIG. 595. — *Lycoperdon gemmatum.*

Thérapeutique. — Le mélange de spores et d'hyphas est employé comme dessiccatif à la façon du lycopode et comme hémostatique, propriété qu'il possède au plus haut degré. Le Dr E. Thomson (*Lancet*, 29 juillet 1882) a de nouveau appelé l'attention sur l'emploi de ces spores en chirurgie. Elles posséderaient en outre des propriétés antiseptiques et anodines. D'après les recherches de Hayem, leur action serait due à ce fait que le sang dépose des hématoblastes sur toute substance étrangère introduite dans la veine, en formant ainsi des points sur lesquels peuvent se fixer les particules de fibrine.

La plupart des autres Lycoperdons et surtout la Vesse-de-Loup verruqueuse, *L. verrucosa*, possèdent les mêmes propriétés hémostatiques.

Lycopodes. — Le *Lycopodium clavatum* L. (Griffe ou Patte de loup, Soufre végétal), de la famille des Lycopodiacées, série des Lycopodiées, est une petite plante vivace que l'on trouve dans toutes les parties du monde, jusqu'aux régions arctiques. Tige très rami-

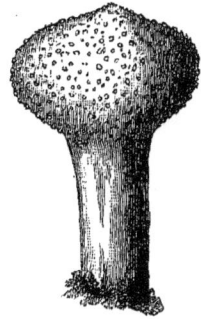

FIG. 596. — *Lycopodium clavatum.*

flée, rampant sur le sol et émettant de distance en distance des racines adventives et des rameaux fructifères de 10 à 15 centimètres, dressés, cylindriques, dichotomes. Feuilles simples, très rapprochées les unes des autres et recouvrant les parties sur lesquelles elles sont appliquées; vers le sommet du rameau elles sont plus petites, dressées et moins rapprochées. Toutes sont linéaires, lancéolées, terminées par une soie, étalées, arquées, infléchies, lisses, raides et munies d'une seule nervure longitudinale et d'un vert sombre.

Inflorescences terminales par paires, disposées en épis cylindriques, fusiformes, portant sur l'axe un grand nombre de bractées ovales acuminées, terminées par une pointe allongée, raide, colorées en jaune pâle, à bords membraneux, ondulés, denticulés en scie et à base rétrécie par laquelle elles s'insèrent sur l'axe. Sur la face interne de chaque bractée on trouve un sac réniforme ou *sporange*, placé transversalement,

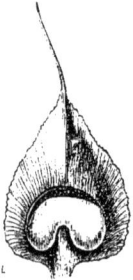

Fig. 597. — Lycopode. Brac-
te sporangiforme.

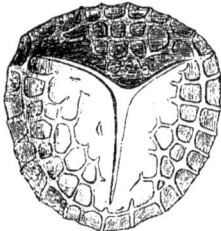

Fig. 598. — Lycopode. Spore
très grossie.

à bord inférieur concave, adhérent à la bractée, à bord supérieur convexe, arrondi, épais, s'ouvrant par une fente longitudinale étendue. Ce sporange renferme les spores, qui constituent à elles seules la poudre de Lycopode employée en médecine.

Examinées au microscope, ces spores se présentent sous l'aspect de granules de 35 µ à 4 faces, l'une convexe et les trois autres réunies pour former une pyramide triangulaire, à bords saillants. Des côtes plus fines donnent lieu, en se réunissant, à des mailles régulières à 5 ou 6 faces. Au-dessous de cette couche se trouve une membrane jaune, mince, compacte, résistante et ne se rompant pas, même quand on la fait bouillir dans la potasse.

La poudre à laquelle donne lieu la réunion de ces spores est recueillie, en Suisse et en Allemagne surtout, un peu avant la maturité des rameaux fructifères, en secouant ces derniers sur un tamis à travers lequel on la fait passer. Elle est fine, très mobile, insipide, d'une odeur spéciale, résineuse, très faible. Sur l'eau elle flotte parce qu'elle se mouille difficilement, mais elle est ce-

pendant spécifiquement plus lourde, car sa densité est de 1,062. Quand on a trituré ces spores avec du sable, de façon à déchirer leur membrane, elles ne glissent plus les unes sur les autres, la poudre devient cohérente, grise et ne surnage plus l'eau.

Les huiles, l'alcool, le chloroforme, l'éther, la mouillent fort bien. Projetée dans une flamme, elle brûle instantanément en produisant un éclair rapide et brillant.

Composition chimique. — Les spores de Lycopode renferment 47 0/0 d'une *huile grasse*, de saveur nulle et ne se solidifiant pas à 25°. D'après Stenhouse, le Lycopode distillé donne des bases volatiles qui n'ont pas été étudiées. Il abandonne à l'incinération de 2 à 4 0/0 de cendres riches en acide phosphorique.

Ces spores donnent 1,555 de cendres consistant surtout en phosphates de potassium, de sodium, de calcium, de magnésium, de fer, d'aluminium, avec de petites quantités de chlorure, de sulfate et de silice. 100 parties de ces cendres renferment 45,17 d'acide phosphorique et des traces de manganèse.

L'huile s'altère facilement au contact de l'air, se trouble et laisse déposer une masse onctueuse. Elle renferme 80 à 86 0/0 d'*acide* x_3*décyl-3-isopropyla-crylique* et des acides gras consistant surtout en acide myristique.

Outre ces constituants, Langer (*Chem. Zeit.*, juillet 1888, p. 912) a signalé 2,1 0/0 de sucre. En chauffant ces spores avec une solution de potasse, il se dégage de la méthylamine. Par la fusion avec la potasse caustique, il se forme une petite quantité d'un composé benzylique, blanc, cristallin que l'ammoniaque colore en brun rouge, et que l'on pourrait employer comme réactif colorant. Il a vu de plus que l'alcool laissé en contact avec ces spores pendant 14 jours, et en vases clos, est converti en aldéhyde.

Du *L. complanatum* L. Bodeker (*Lieb. ann. chem.*, CCVIII, 363) a retiré un alcaloïde, le premier composé de cette nature extrait des cryptogames vasculaires. C'est la *lycopodine* $C^{32}H^{52}Az^2O^7$, qui se sépare sous forme de matière résinoïde, incolore, prenant peu à peu la forme cristalline, soluble dans l'alcool, l'éther, la benzine, l'eau et l'alcool amylique, fusible à 114°. Sa saveur est amère. Son chlorhydrate cristallise plus facilement en gros prismes transparents perdant de l'eau à 100°.

Thérapeutique. — L'importance médicale du Lycopode est peu considérable. Il sert à recouvrir les surfaces excoriées chez les enfants en bas âge. Le corps gras qu'il renferme, sa finesse, le rendent fort utile comme absorbant. En pharmacie il est employé pour rouler les pilules et les empêcher d'adhérer entre elles. On a autrefois préconisé la plante entière comme diurétique, antispasmodique, mais elle est aujourd'hui tombée dans l'oubli. Toutefois E. Hurry (*Lancet*, 27 septembre 1887) dit avoir employé avec succès la teinture alcoolique dans les cas d'irritation de la vessie, dans les cystospasmes, qui ne dépendent pas de la présence d'un corps étranger.

2° *Lycopodium saururus* Lamk. (*L. crassum* H. et B. — *L. elongatum* Swartz). — Petite plante herbacée, croissant sur les plateaux arides de l'Amérique Sud, au Brésil, en Colombie, au Pérou, à la Nouvelle-Grenade, aux îles Bourbon et Maurice. De l'axe principal couché naissent 2 à 6 axes aériens, rapprochés, d'abord obliques, puis dressés, de 25 à 30 centimètres de hauteur, de la grosseur du petit doigt. Ils sont couverts de feuilles imbriquées, lancéolées, aiguës, un peu creusées en cuiller, d'un vert foncé, de 6 à 18 millimètres de longueur sur 2 à 3 millimètres de largeur. A l'aisselle de la

hydrique. Elle est soluble dans l'eau, l'alcool, le chloroforme, insoluble dans l'éther, le chlorhydrate, et forme de petits cristaux microscopiques très déliquescents.

Thérapeutique. — D'après les renseignements donnés, les indigènes emploient le Piligan dans le catarrhe gastrique *à frigore* ou dû à une alimentation défectueuse. On ne s'en sert toutefois qu'avec précaution,

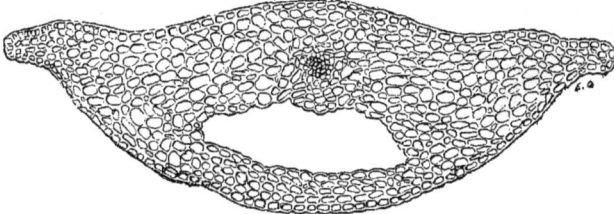

FIG. 599. — *Lycopodium saururus.* Coupe transversale d'une feuille (d'après Blondel).

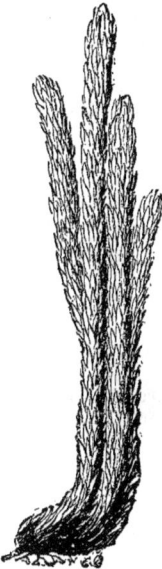

FIG. 600. — *Lycopodium saururus.* (1/4 nature).

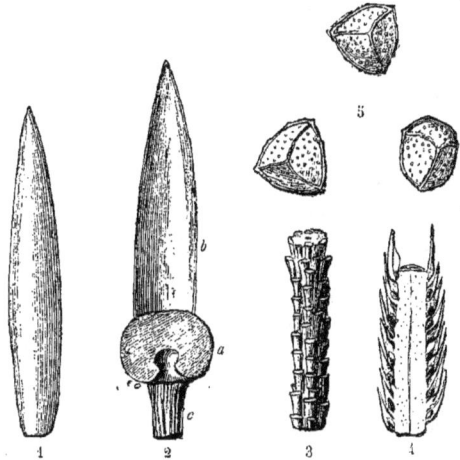

FIG. 601. — *Lycopodium saururus.*

1. Feuille. Face dorsale externe.
2. Feuille. Face interne : *a*, sporange ; *b*, limbe ; *c*, partie basilaire.
3. Axe aérien dépouillé du limbe des feuilles.
4. Coupe longitudinale et médiane de l'axe aérien. Sporanges axillaires des feuilles.
5. Spores grossies.   (D'après Blondel.)

feuille naît le *sporange* brun, aplati, à contour réniforme.

Les spores ont à peu près la forme de celles de l'espèce précédente.

Cette plante est connue sous le nom de *Piligan* ou *Pilijan*. Elle a été étudiée par Bardet et Adrian, sur des échantillons envoyés par le Dr Pedro Acuna, de Catamárea, République Argentine (*Nouveaux remèdes*).

Composition chimique. — Elle renferme une résine particulière et un alcaloïde, la *piliganine.* C'est une masse molle, jaune, transparente, d'odeur vireuse, donnant des vapeurs blanches quand on en approche une baguette mouillée d'acide chlor-

car 2 ou 3 pieds entiers, pris sous forme d'infusion, produisent des vomissements violents. Dujardin-Beaumetz l'a essayé dans plusieurs cas d'embarras gastrique, sous forme d'extrait aqueux, à la dose de 40 à 50 centigrammes. Cette médication provoque des vomissements violents accompagnés de vives douleurs gastriques, de frissons, de céphalalgie, sans effet purgatif.

La résine, au contraire, est purgative (Capdeville) à la dose de 60 centigrammes.

L'extrait alcoolique se comporte comme l'extrait aqueux et la résine réunis.

La piliganine réunit l'action vomitive à

l'action convulsivante. Elle est extrêmement toxique, car 10 à 20 centigrammes tuent

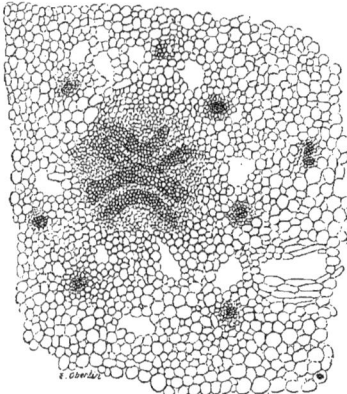

Fig. 602. — Coupe transversale de l'axe aérien (d'après Blondel).

un chien de forte taille. La dose toxique serait de 6 centigrammes par kilogramme du poids de l'animal.

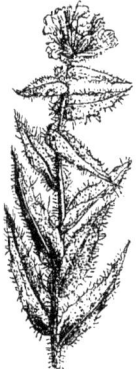

Fig. 603. — *Lycopsis arvensis.*

Son action se manifeste sur les centres nerveux et particulièrement sur le bulbe et les pneumogastriques. En résumé cette plante ne peut être employée comme vomitive. L'action paralysante de la piliganine sur la respiration pourrait peut-être la faire employer dans les maladies spasmodiques des voies respiratoires. Mais tout est encore à faire dans cette étude thérapeutique. (Bardet.)

Ajoutons que la résine isolée pourrait être employée sans dangers comme purgative.

Lycopsis arvensis L.—La Petite Buglosse, de la famille des Borraginacées, est une petite plante herbacée de 25-50 centimètres de hauteur, dressée, ramifiée, hérissée, à feuilles alternes lancéolées, hérissées, les inférieures pétiolées, les supérieures sessiles et un peu amplexicaules. Fleurs petites et bleues, disposées en cymes terminales. Corolle à tube infondibuliforme allongé, coudé sur le milieu. Gorge munie de 5 écailles pointues. Nucules rugueux dont la base porte un rebord saillant.

Cette plante annuelle habite les champs, les bords des chemins. Elle présente les mêmes propriétés que la bourrache et la buglosse et on l'emploie souvent au lieu d'elles et sous la même forme.

Lycopus virginica Michx.—Cette plante, qui croît communément au Canada et aux États-Unis, dans les bois et les endroits ombragés, appartient à la famille des Labiées. Tige lisse, obscurément quadrangulaire, de 60 à 80 centimètres de hauteur. Feuilles opposées, brièvement pétiolées, lancéolées, serretées, entières à la base et pourvues de glandes ponctiformes sur la face inférieure. Fleurs petites, pourpres, disposées en longues grappes serrées. Organisation générale des Labiées didynames. Son odeur est musquée, sa saveur est amère et fortement aromatique. Elle renferme, comme la plupart des Labiées, une huile volatile, de la résine, du tanin et un principe amer qui n'a pas été étudié. Elle passe, aux États-Unis, pour être astringente et sédative, pour ralentir les mouvements du pouls, arrêter les hémorragies pulmonaires. Ce serait en outre un narcotique. On a comparé du reste ses propriétés à celles de la digitale (W. Elborne, *Notes on Am. drugs.*, janv. 1882).

2° Le *Lycopus Europæus* L. (Marrube d'eau, Lycope des marais) croît dans les prairies humides, dans toute l'Europe. Ses fleurs sont blanches et ses 4 étamines sont réduites à 2 par l'avortement des 2 supérieures.

Cette plante a été employée en Italie contre les fièvres intermittentes sous le nom d'*Erba china*. Le tanin qu'elle renferme, comme la précédente, peut aussi la rendre utile dans les hémorragies passives.

M

Mabi. — Sous le nom de *Palo-Mabi*, on désigne aux Antilles l'écorce d'une plante qui a été identifiée par G. Planchon avec le *Colubrina reclinata* Brong. (*Ceanothus reclinatus* L. Herm.), arbrisseau de la famille des Rhamnées. Cette écorce, roulée plusieurs fois sur elle-même, est d'un gris brun à l'extérieur, marquée de taches grisâtres nombreuses, petites, subéreuses. La face interne est jaune sale et sillonnée longitudinalement. L'odeur est nulle quand l'écorce est jeune, mais, dès qu'elle atteint deux ans, elle en prend une particulière. La saveur est amère, d'où le nom de *Palo amargo* qu'elle porte au

Brésil, avec un arrière-goût sucré qui rappelle celui du bois de réglisse.

Composition chimique. — D'après Stan. Martin (*Journ. pharm. et chim.*, novembre 1879), cette écorce renferme une résine de couleur jaune foncé, d'odeur aromatique, de saveur amère, un acide libre non déterminé, du tanin, des sels de chaux. Il n'a décelé la présence d'aucun alcaloïde.

Une analyse plus complète a été donnée par W. Elborne et Wilson (*Pharm. journ.*, 11 avril 1885), qui ont indiqué la composition suivante :

Humidité.	6,03
Cendres	6,00
Chlorophylle, matières grasses.	2,02
Tanin	8,09
Principe amer (glucoside) .	9,09
Matières mucilagineuses.	10,25
— albuminoïdes.	6,00
Cellulose.	49,85
	100,00

Dans les feuilles, Bowmann a trouvé 21 0/0 de tanin.

Thérapeutique. — Cette écorce, dont la partie active paraît être la résine, est employée dans les Antilles françaises comme fébrifuge, ainsi que pour combattre la dysenterie chronique. Les feuilles sont prescrites comme fébrifuges ; on les a recommandées en gargarismes sous forme d'infusion contre les ulcérations de la bouche. L'écorce sert aussi à préparer une bière que l'on recommande comme antiscorbutique, dans laquelle son amertume lui fait jouer le rôle du houblon.

Eau.	9 litres.
Mélasse de sucre de canne.	1 litre.
Ecorce de Mabi.	15 grammes.

On fait bouillir l'écorce dans 1 litre d'eau et on réduit à moitié. On ajoute 500 grammes d'eau et on passe la décoction, à laquelle on ajoute 8 litres d'eau et la mélasse. Le liquide fermente en bouteilles au bout de vingt-quatre heures et ne se conserve pas plus de trois à quatre jours. En Amérique, on ajoute du bicarbonate de soude, et cette bière est alors employée dans les maladies du foie.

Aux Etats-Unis, le *Palo-Mabi* est indiqué comme astingent, expectorant, antispasmodique, dans les affections du poumon, la dysenterie et même, dit-on, contre la syphilis.

Les Indiens Cherokoës employaient la racine contre la blennorragie et la syphilis, en raison probablement de son astringence et de son amertume.

Macaranga tomentosa Wight. — Petit arbre de la famille des Euphorbiacées, série des Jatrophées, originaire des pays tropicaux de l'ancien continent, à feuilles alternes peltées, cordées. Fleurs dioïques, apétales, vertes, petites, à périanthe valvaire. Etamines nombreuses. Ovaire libre, à une loge uniovulée, style simple. Fruit simple, capsulaire, de la grosseur d'un pois.

Les jeunes pousses et le fruit sont cou-

verts d'une sécrétion rougeâtre, visqueuse, gluante, ayant une odeur de térébenthine.

Dans l'Inde, on emploie cette plante contre les maladies du foie. On prend 1 partie de jeunes pousses et 3 parties de jeunes pousses du Ficus asperrima. On les couvre d'eau chaude et on soumet à la presse. On ajoute alors deux parties de chacune des écorces des deux arbres. Cette préparation est administrée deux fois par jour, à la dose de 40 grammes (Dymock, *loc. cit.*).

Macleya cordata R. Br. (*Bocconia cordata* Wild.) — Plante herbacée vivace, de la famille des Papavéracées, série des Papavérées, originaire de la Chine et du Japon, où elle croît dans les montagnes, dans les parties incultes. Sa tige, de 1 mètre et plus de hauteur, porte des feuilles alternes, pétiolées, lobées. Fleurs petites, réunies en grappes terminales, composées et apétales. Périanthe à 2 sépales blancs, caduques. Etamines nombreuses, disposées en 4 verticilles de 6 chacun, libres. Ovaire libre à une seule loge pluriovulée. Style court, à lobes stigmatiques oblongs. Capsule elliptique, stipitée, de 2 centimètres de longueur sur 1 1/2 d'épaisseur, à valves s'ouvrant jusqu'à la base. Graines petites, rouges, munies au-dessus de leur base d'une excroissance arillaire.

Cette plante est connue au Japon sous différents noms : *Takenikusa, Tsiampangiku, Tachiobaku,* etc.

Composition chimique. — Cette plante a été étudiée par Eykman, de Tokio ; un essai des feuilles et de la racine, par le réactif de Mayer, montre que ces parties renferment à peu près la même quantité d'alcaloïdes (0,50 à 0,10 0/0) que le *Chelidonium majus*. Le fruit sec paraît contenir la plus grande proportion de *sanguinarine*, la racine moins et les feuilles moins encore.

Nous étudierons la sanguinarine avec la Sanguinaire du Canada. Le second alcaloïde a reçu de l'auteur le nom de *macleyine*. Il cristallise en lames incolores, inodores, insipides, mais ses sels sont amers, piquants, insolubles dans l'eau et les alcalis, solubles dans l'alcool bouillant, peu solubles dans l'éther, excepté quand ils sont récemment précipités, peu solubles dans le benzol froid. Le chloroforme, surtout chaud, les dissout bien. Leur formule correspond à $C^{20}H^{19}Az\ O^5$.

L'auteur pense que cet alcaloïde se rapproche beaucoup de la *protopine* trouvée par Hesse dans l'opium, si même il ne lui est pas identique.

Usages. — Cette plante est toxique et redoutée par les Japonais. Son suc jaunâtre, qui exsude de toutes ses parties à la moindre piqûre, est d'une odeur forte, volatile, irritante et caustique. C'est un escarrotique que l'on applique sur les tumeurs, les verrues, les polypes. La décoction de la racine s'emploie comme purgatif et vermifuge.

Magnolias. — Ces plantes, qui appartiennent à la famille des Magnoliacées, fournissent à la thérapeutique un certain nombre de produits utiles.

1° *Magnolia glauca* L. (Magnolia bleu,

Magnolia des marais, Arbre du castor, Quinquina de Virginie).—C'est un arbre de grande taille, originaire des parties méridionales des Etats-Unis, à feuilles alternes, simples, entières, elliptiques, lisses et pubescentes. Le pétiole forme dans le jeune âge une sorte

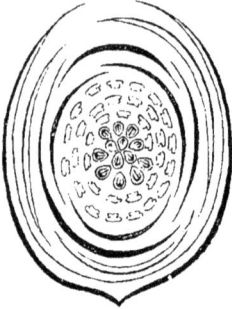

FIG. 604. — *Magnolia*. Diagramme.

de gaine qui enveloppe toutes les parties du rameau supérieur et se divise ensuite en deux stipules latérales. Fleurs hermaphrodites, solitaires, terminales, blanches et vertes, très grandes et fort odorantes. Périanthe à 9 folioles, 3 extérieures, obtuses, concaves, et 6 extérieures de même forme. Etamines en nombre indéfini, libres. Carpelles en nombre indéfini, formés d'un ovaire libre, uniloculaire, biovulé, à style simple, linéaire, brunâtre. Les fruits sont secs, insérés sur l'axe devenu ligneux. Ils s'ouvrent à la maturité par une fente longitudinale. Graines obovales, rougeâtres, albuminées.

Cet arbre fleurit en mai, juin ou juillet suivant les latitudes.

2° *M. acuminata* L. — Cette espèce croît également aux Etats-Unis, dans les régions montagneuses qui s'étendent le long des Alleghanies, de New-York à la Géorgie. Elle porte le nom de *Cucumber tree*, à cause de la ressemblance de son fruit avec le concombre commun. Cet arbre diffère de l'espèce précédente par sa hauteur, qui peut être de 20 à 25 mètres, par ses feuilles de 15 à 20 centimètres de long sur 7 à 10 centimètres de large, ses fleurs de 12 à 15 centimètres de diamètre, bleuâtres, un peu odorantes. Son feuillage lui communique, du reste, un aspect des plus imposants.

3° *M. tripetala* L.— Petit arbre de 9 mètres au plus d'élévation, à tronc souvent incliné, remarquable par la grandeur de ses feuilles et de ses fleurs. Les premières ont de 45 à 50 centimètres de longueur sur 17 à 20 de largeur, souvent disposées en rayons à l'extrémité des jeunes rameaux et couvrant un espace de 70 centimètres de diamètre, d'où le nom d'*Umbella tree* donné à cette espèce. Les fleurs ont de 17 à 20 centimètres de diamètre et sont blanches.

Cette espèce s'étend de New-York aux limites sud des Etats-Unis. Elle demande un sol sablonneux, mais fertile et profond.

Les écorces de ces trois espèces sont inscrites à la pharmacopée des Etats-Unis sous le nom unique d'*Ecorce de Magnolia*. Celle-ci est décrite de la façon suivante : « L'écorce des jeunes branches est roulée, mince, d'un brun orangé à l'extérieur, luisant, ou d'un gris clair, tachetée de verrues, un peu fissurée, blanchâtre ou d'un brun pâle à l'intérieur et lisse. La cassure est courte et un peu fibreuse dans la couche interne. Cette écorce est inodore, de saveur un peu astringente, piquante, amère. L'écorce des vieilles branches, privée de son enveloppe subéreuse, est blanchâtre ou brunâtre, fibreuse et moins piquante. »

Les propriétés aromatiques sont dues à une huile essentielle qui se dissipe par la dessiccation, mais l'amertume persiste. Toutes ces écorces renferment un principe analogue à la *liriodendrine* du Tulipier.—Voir LIRIODENDRON.

Thérapeutique. — Cette écorce est un stimulant aromatique, un tonique, un diaphorétique fort utile dans les rhumatismes chroniques, et pouvant même, si elle est administrée à temps, prévenir les accès de fièvre intermittente. La dose de la poudre récemment préparée est de 2 à 4 grammes, souvent répétée. L'infusion est moins efficace. La teinture alcoolique est en Amérique un remède populaire des rhumatismes chroniques.

4° *M. yulan* Desf. — Dans cette espèce les carpelles sont écartés les uns des autres, au lieu d'être rapprochés en une masse ovoïde. Les fleurs ont une odeur agréable, forte, et servent en Chine à aromatiser le thé. On en fait aussi des confits au vinaigre. Les graines sont employées comme fébrifuges. Les Chinois les recherchent pour l'odeur de citron qu'exhale leur enveloppe charnue, et les emploient comme poudre sternutatoire. Elles sont aussi usitées comme antirhumatismales.

5° *M. grandiflora* L. — Cette espèce, qui est acclimatée dans certaines parties de la France, se distingue par ses grandes fleurs blanches, à odeur forte, prenant une couleur rouille quand on les froisse ou qu'elles se fanent.

Son écorce passe pour être, comme les précédentes, tonique, fébrifuge, et elle est souvent mélangée à celle du *M. glauca*. Ses graines servent, dit-on, au Mexique, dans le traitement des paralysies. Dans l'écorce, Procter a découvert un alcaloïde présentant un grand nombre de rapports avec la liriodendrine, mais en différant cependant en quelques points, et pour lequel il a proposé le nom de *magnoline*. Elle renferme, en outre, une huile volatile et une résine.

6° L'écorce de *M. hypostreum* S. et Z., connue en Chine sous le nom de *How-potz*, est aromatique et amère. Les Chinois la prisent fort pour ses propriétés fortifiantes.

Magonia pubescens A. Saint-Hilaire. —
Petit arbre de la famille des Sapindacées,
série des Pancoviées, qui croît au Brésil,
dans la province de Minas. Feuilles alternes,
composées, abruptipennées, à folioles entières, émarginées, sans stipules. Fleurs
polygames, en grappes lâches. Calice à
5 sépales linéaires, vert jaunâtre, duveteux.
Corolle à 5 pétales inégaux, à pointe molle,
lisses, d'un pourpre noirâtre au milieu, verts
et duveteux sur les bords. 8 étamines hypo-
gines, libres. Ovaire rudimentaire dans les
fleurs mâles, libre dans les fleurs hermaphrodites, à 3 loges multiovulées. Style court,
recourbé, à stigmate trilobé. Fruit volumineux, ligneux, globuleux, triloculaire, s'ouvrant en 3 valves qui laissent en place la columelle. Graines larges, aplaties, ailées.

Les feuilles sont usitées pour empoisonner
les cours d'eau, et le miel que récoltent les
abeilles sur ses fleurs passe pour être vénéneux (A. Saint-Hilaire).

La décoction de l'écorce sert au Brésil à
faire disparaître les ampoules produites par
les piqûres de moustiques.

Mahonia aquifolia DC. (*Berberis aquifolium* Pursh.). — Plante de la famille des
Berbéridacées, indigène dans l'Amérique
du Nord, dans les montagnes de l'Orégon,
Utah, Californie, etc., mais qui existe à l'état
sauvage dans quelques parties de l'Europe,
où elle est aussi cultivée comme plante ornementale. Feuilles alternes, persistantes,
composées, pennées, à folioles opposées,
sessiles ou pédicellées. Fleurs régulières et
hermaphrodites. Calice à 6 sépales pétaloïdes, caducs et imbriqués. Corolle à 6 pétales.
6 étamines libres, à filets élargis au sommet en 2 saillies latérales représentant une
sorte de crochet à pointe dirigée en bas, à
anthères basifixes, biloculaires, dont les loges
s'ouvrent en manière de panneau. Ovaire
libre, uniloculaire, renfermant un certain
nombre d'ovules. Style nul. Stigmate circulaire, déprimé. Baie renfermant une ou plusieurs graines à albumen charnu.

La partie employée est la racine, qui se
présente sous forme de fragments cylindriques de 10 à 15 millimètres d'épaisseur sur
8 à 10 centimètres de longueur. Son écorce,
ridée longitudinalement, est jaune grisâtre.
Le bois est jaune. Sa saveur est amère.

Composition chimique. — D'après H. Parsons
(*New Rem.*, mars 1882), cette résine renferme de la
berbérine (Voir EPINE-VINETTE) et un second alcaloïde, l'*oxyacanthine*, qui est blanche, amère, difficilement cristallisable. A l'air humide, elle prend
peu à peu une couleur jaunâtre qui paraît être due
à l'ammoniaque de l'air, car les alcalis augmentent
cette coloration. Elle est presque insoluble dans l'eau,
soluble dans l'alcool absolu, l'éther, le chloroforme,
le benzol. Traité par l'acide nitrique étendu en
excès, cet alcaloïde dégage des vapeurs nitreuses et
se change partiellement en une substance résineuse

jaunâtre et en une matière soluble ressemblant à la
berbérine et qui s'en rapproche probablement. Les
proportions respectives seraient de 2,35 0/0 de berbérine et 2,82 0/0 d'oxyacanthine.

Thérapeutique. — On emploie cette racine
en Amérique, sous forme d'extrait solide, à
la dose de 20 à 30 centigrammes, et d'extrait
fluide (20 à 30 gouttes), dans la syphilis,
après le traitement mercuriel, comme dépurative. On lui attribue également des propriétés toniques et fébrifuges qu'elle doit à la
berbérine. On l'a prescrite contre les maladies chroniques de la peau, les catarrhes
chroniques de l'utérus.

Maïs (*Zea mais* L.). — Le Blé de Turquie,
Blé d'Inde, d'Espagne, Gros Millet des Indes,
Gaude), originaire de l'Amérique, appartient à la famille des Graminées, à la tribu
des Maydées. Tige annuelle, dressée, robuste, très épaisse, haute de 1ᵐ,50 à 2 mètres,
cylindrique, noueuse. Feuilles longues de
30 à 60 centimètres, très larges, engainantes, planes, ciliées, rudes sur les bords, à
nervure médiane très forte et pourvues à leur
base d'une touffe de poils spiralés. Fleurs
monoïques. Les épillets mâles, biflores, sont
disposés en grappes spiciformes, terminales.
Glumes concaves et mutiques. 2 glumelles
charnues, tronquées. 3 étamines libres. Les

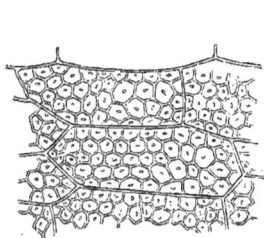

FIG. 605. — Cellules de l'albumen   FIG. 606. — Grains
du Maïs.   d'amidon du Maïs,
                                         isolés.

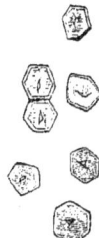

épillets femelles, longs de 15 à 20 centimètres et qui naissent au-dessous des premiers,
sont formés d'une fleur femelle sessile et de
1 ou 2 fleurs neutres réduites aux glumelles.
Ces épillets sont disposés en gros épis axillaires enveloppés par plusieurs spathes membraneuses. Glumelles larges, oblongues et
concaves. Ovaire subglobuleux, glabre, libre,
uniloculaire et uniovulé. Style terminal,
très long, pendant, cilié, et terminé par
2 stigmates subulés, pubescents.

L'épi, qui succède aux fleurs femelles,
prend graduellement une grosseur considérable. Il est formé par un rachis commun,
subéreux, creusé de cavités dans lesquelles
sont logés, en série spiralée, les achaines
sessiles, gros, lisses, arrondis à l'extérieur,
terminés en pointe à la partie qui tient à l'axe.
Ils sont le plus ordinairement jaunes, mais
parfois aussi rouges, violets ou blancs, sui-

vant les variétés. La graine est adhérente au péricarpe et pourvue d'un albumen considérable et farineux.

Le Maïs est, après le blé et le riz, l'une des céréales les plus répandues, car il est cultivé dans toutes les parties chaudes de l'Europe. Au point de vue médical, il nous offre à considérer ses stigmates, le champignon qui l'attaque, ou *Ustilago maidis*, et la farine qu'il donne.

STIGMATES. — *Composition chimique*. — H. Vassal (*Journ. de pharm. d'Anvers*) avait signalé dans ces stigmates la présence d'une matière extractive amère dont les caractères se rapprochaient de ceux de l'ergotine, une huile fixe, etc. Cette étude a été reprise par Rademaker et John Fischer (*Amer. Journ. of pharm.*, et *Pharm. journ.*, janvier 1887, p. 610), qui ont indiqué la composition suivante :

Huile fixe.	5.25
Résine, matière cristalline, chlorophylle	3.25
Acide maïzénique.	2.25
Sucre, gomme	19.50
Albuminoïdes, phlobaphène. . .	3.50
Sels et extraits.	5.50
Cellulose	37.00
Eau.	20.00

L'*huile fixe* est d'un jaune clair, saponifiable par la potasse, soluble dans le chloroforme, l'éther, l'éther de pétrole, insoluble dans l'alcool et se solidifiant à 10°.

L'*acide maïzénique,* découvert par Vautier (*Arch. méd. belges*), est incolore, cristallin, très soluble dans l'eau, l'éther, l'alcool; il décompose les carbonates alcalins et forme des sels cristallisables.

Thérapeutique. — Ces stigmates ont été vantés contre l'anurie et la gravelle, comme calmants des douleurs néphrétiques et comme diurétiques dans le catarrhe vésical, la néphrite, etc.

La meilleure préparation à employer est l'infusion ou la décoction et, par suite, l'extrait aqueux, car on diminue ainsi la proportion de la matière grasse.

On obtient, en moyenne, 25 à 30 0/0 d'extrait rougeâtre, d'une odeur et d'une saveur qui rappellent celle du seigle ergoté.

On fait un sirop composé de 30 grammes d'extrait pour 1 kilogramme de sirop de sucre, qui se donne à la dose de 3 cuillerées, le matin, à midi et le soir. L'infusion se prépare avec 10 grammes de stigmates pour 500 grammes d'eau.

Champignon. — Les tiges, les fleurs mâles et femelles, les feuilles du maïs sont parfois attaquées par un champignon parasite, de la famille des Ustilaginées, l'*ustilago maydis* Lev., que nous avons déjà cité avec l'ergot de seigle, mais dont nous complétons ici l'histoire. Il est caractérisé par l'absence de péridium et par des spores à membrane gélatineuse gonflée, couverte de petits processus, et remplie d'huile, qui naissent toujours dans le tissu de la plante nourricière. Il apparaît en masses irrégulières globuleuses, parfois de 15 centimètres de diamètre, d'odeur et de saveur désagréables. Ces masses

sont d'abord de teinte bleuâtre, puis deviennent noirâtres et enfin éclatent, en émettant au loin leur contenu noirâtre formé d'innombrables spores. Quand elles sont sèches, ces masses sont noirâtres et couvertes d'une poudre noire. Ce champignon doit être conservé en lieu sec et pendant une année au plus.

Composition chimique. — Il a été analysé par Crewla (1861), par Persons (*New Remed.*, mars 1882), qui avait signalé une substance volatile ressemblant aux amines, un acide sclérotique. Rademaker et Fischer (*National Drug.*, juin 1887, et *Pharm. Journ.*, Aug. 20, 1887) en ont retiré l'*ustilagine*. Les auteurs ont trouvé, outre l'ustilagine, les substances suivantes :

Solubles dans l'éther de pétrole :

Huile fixe	6.50
Résine	8.00
Cire.	5.50

Solubles dans l'éther :

Triméthylamine	1.50
Acide sclérotique ou maïzénique [1].	2.00
Cire.	6.25
Résine.	4.50

Solubles dans l'alcool :

Acide sclérotique	0.50
Résine.	3.50

Solubles dans l'eau :

Sucre	3.75
Pectine.	2.25
Sels.	4.00
Extractif.	9.50

L'acide sclérotique a été décrit plus haut sous le nom d'acide maïzénique.

La triméthylamine préexisterait dans la drogue, d'après les auteurs. En outre, ils ont signalé un corps non cristallisable, alcalin, dont la proportion est fort peu considérable.

Thérapeutique. — L'action de ce champignon est analogue à celle de l'ergot, et, par suite, il est indiqué pour combattre l'inertie de l'utérus dans l'accouchement, les hémorragies utérines, l'aménorrhée, la dysménorrhée, les hémorragies capillaires des organes internes.

La meilleure préparation serait l'extrait fluide, à la dose de 30 gouttes à 4 grammes.

L'Ustilago est officinal dans la pharmacopée des Etats-Unis.

Farine. — La farine, que l'on obtient par les procédés de mouture ordinaires, est jaune, rougeâtre ou violette, suivant les variétés, d'une odeur particulière et d'une saveur un peu amère.

Composition chimique. — Elle renferme de 75 à 80 0/0 d'amidon, une matière qu'on avait appelée *zéine*, et qui n'est qu'un mélange de gélatine et de caséine végétales et une huile fixe dans la proportion de 7 à 9 0/0.

Cette huile est d'un jaune pâle, d'une odeur et d'une saveur qui rappellent celles de la farine fraîche. Sa densité = 0,916 à 15°. Elle n'est pas siccative, car une couche mince ne forme pas pellicule au bout d'un mois. Elle rancit fort peu à l'air et n'est pas purgative. Avec les alcalis elle se saponifie facilement.

Elle renferme, d'après Williams :

Acides gras libres.	0 88
Total des acides gras.	96 70
Substances non saponifiables mucilagineuses et albuminoïdes .	1 34

Cette farine ne se prête guère à la panification, car elle ne renferme pas de gluten, aussi la consomme-t-on sous forme de bouillie qui, suivant les pays, porte le nom de *gaude,* de *polenta,* etc.

On a accusé le Maïs de provoquer la *pellagre,* si commune en Italie, où le Maïs est d'usage ordinaire. Mais le fait, vrai en lui-même, ne peut incriminer la farine, mais bien l'*ustilago.* Une farine provenant d'un grain non avarié ne peut être nuisible. La quantité de matière grasse qu'elle renferme l'a fait proposer par Dujardin-Beaumetz pour l'alimentation des phtisiques (*Clin. Thérap.*, II, p. 619).

La farine de Maïs se reconnaît facilement au microscope à la forme polyédrique de ses grains d'amidon, dont le hile est en fente ou en étoile, et qui sont isolés ou réunis en masses polyédriques.

Les grains ou caryopses ont parfois été employés pour la nourriture des chevaux, dont les fortes dents peuvent sans inconvénient les broyer. Mais on a remarqué que, s'ils prennent, sous l'influence de cette nourriture exclusive, un embonpoint remarquable, ils ont par contre perdu la force et l'ardeur que leur donne l'avoine.

Malanea verticillata Lam. (*Antirrhœa verticillata* DC. — *A. Borbonica* Gmel. — *Cunninghamia verticillata* Willd.).— Cet arbuste, de la famille des Rubiacées, série des Chiococcées, croît dans les îles Bourbon et Maurice. Feuilles verticillées par 3, ovales, oblongues, cunéiformes à la base, acuminées au sommet, lisses sur chaque face, à stipules interpétiolaires. Fleurs hermaphrodites, petites, blanchâtres, disposées en cymes composées. Calice gamosépale, campanulé, à 4 dents. Corolle tubuleuse à 4 lobes plus courts que le tube. 4 étamines insérées sur la gorge de la corolle, incluses, à filets courts, à anthères introrses, dorsifixes, biloculaires. Ovaire infère, à 2 loges uniovulées. Style simple, stigmate bifide. Drupe oblongue de la grosseur d'un grain de blé, renfermant un noyau épais à 2 loges dans chacune desquelles se trouve une seule graine descendante. L'embryon est charnu et l'albumen presque nul.

La racine et l'écorce de cet arbuste passent pour être de puissants astringents. A Bourbon, où cette plante est connue sous le nom de *bois de Losteau,* on l'emploie même comme styptique pour arrêter les hémorragies.

Malouetia nitida Spruce. — Arbuste de 2 à 5 mètres de hauteur, appartenant à la famille des Apocynacées, qui croît au Venezuela, où il est connu sous le nom de *guachamaca* et où il est renommé pour sa grande toxicité. L'écorce du tronc est un peu épaisse, tantôt d'un gris cendré, tantôt de couleur foncée, striée longitudinalement. L'écorce des rameaux présente de nombreuses lenticelles en forme de taches blanches.

Le principe actif de cette écorce est un alcaloïde, la *guachamacine* ou *malouétine,* soluble dans l'eau, légèrement soluble dans l'alcool absolu, insoluble dans l'éther et le chloroforme. Son action paralysante est analogue à celle du curare, mais la respiration n'est pas atteinte.

Scheffer a recommandé l'extrait aqueux de l'écorce dans le traitement des spasmes, du tétanos et des affections similaires du système nerveux.

D'un autre côté, Kobert (*Pharm. Zeit.,* 27 janvier 1885) regarde comme possible que cette écorce entre dans la composition du curare, et les districts d'Orinoco et de Rio-Negro, qui fournissent le meilleur curare, sont en effet habités par le *M. nitida.* Il regarde la guachamacine comme identique à la curarine, et pense que l'écorce ou son alcaloïde peuvent être, entre les mains des médecins, un médicament d'action plus uniforme et plus facile à manier que le curare.

Malpighia crassifolia Aubl. (*Byrsonima crassifolia* DC. (*Yuco, Nauci, Chaparro* des Colombiens, *Quinquina des Savanes*). — Petit arbre de la famille des Malpighiacées, série des Malpighiées, originaire des montagnes et des savanes de la Guyane. Feuilles ovales, épaisses, entières, couvertes en dessus de poils aigus, et duveteuses en dessous. Stipules oblongues, aiguës, villeuses. Fleurs hermaphrodites, jaunes et disposées en un long épi terminal. Calice à 5 sépales portant chacun une paire de glandes sur le côté extérieur de la base. Corolle à 5 pétales alternes, unguiculés, glabres. 10 étamines inégales, monadelphes à la base et munies de poils. Ovaire libre à 3 loges uniovulées. 3 styles à extrémité stigmatifère aiguë. Drupe verte, villeuse, accompagnée à la base par le calice persistant, au sommet par les 3 styles, renfermant 3 noyaux monospermes, et présentant sur le dos 3 ou 5 crêtes verticales. La graine est dépourvue d'albumen.

L'écorce de cet arbre, qui a passé longtemps pour une sorte d'*alcornoque,* est, d'après Aublet, employée à la Guyane comme fébrifuge. Sous le nom de *Chaparro Manteca,* son infusion sert aussi d'antidote contre les morsures du serpent à sonnettes. Elle passe pour guérir les abcès du poumon et les affections inflammatoires des bronches.

Le *M. verbascifolia* L. paraît présenter des propriétés fébrifuges.

Le *B. spicata* (Bois dysentérique, Merisier

doré) renferme une grande quantité de tanin qui le fait employer en médecine comme astringent; ses fruits, acidules et astringents, sont usités comme antidysentériques.

L'écorce du *B. cotinifolia* est appliquée aux mêmes usages.

Mammea americana L. — Grand arbre de la famille des Clusiacées, série des Mammées, originaire de l'Amérique tropicale et des îles voisines, cultivé aujourd'hui dans l'Asie tropicale. Feuilles opposées, entières, coriaces, rigides, ovales ou obovales, luisantes, brièvement pétiolées, de 7 à 17 centimètres de longueur, penninerves, à nervures secondaires nombreuses, fines, parallèles. Elles sont couvertes de ponctuations glanduleuses. Fleurs axillaires polygames, dioïques, solitaires, blanches, de 4 centimètres de diamètre. Calice à 2 valves caduques. Corolle à 4 ou 6 pétales imbriqués, coriaces, égaux, caducs. Étamines en nombre indéfini, libres ou légèrement unies à la base. Ovaire rudimentaire dans les fleurs mâles, sessile, libre, à 2 loges biovulées. Style court, cylindrique, stigmate dilaté en une large tête subpeltée et bilobée. Baie arrondie de 7 à 17 centimètres de diamètre, recouverte d'une écorce double, l'extérieure ressemblant à du cuir, d'un jaune brunâtre, à rayures transversales, l'intérieure jaune, adhérant au péricarpe, qui est ferme, d'un jaune clair.

Les graines sont grosses, recouvertes d'une couche fibreuse, épaisse, à embryon charnu. *Le fruit*, qui porte aux Antilles le nom d'*abricot sauvage*, et dont le péricarpe est sucré et aromatique, est très estimé dans l'Amérique tropicale, où il sert à préparer des conserves et des boissons. *Les fleurs*, dont l'odeur est fort agréable, donnent un hydrolat, l'*Eau des créoles*, qui passe pour digestive et rafraîchissante. Mais, par contre, *l'écorce du fruit* et les *graines* sont amères et résineuses. *La gomme résine* qui exsude de l'écorce du tronc est employée par les nègres pour faciliter la sortie des chiques qui se logent dans leurs pieds nus. Cette gomme résine, ainsi que la décoction de l'écorce, sont employées aux Antilles contre les maladies parasitaires de la peau et pour guérir les ulcères phagédéniques.

Mandragore (*Atropa Mandragora* L.). — Plante vivace de la famille des Solanacées, série des Atropées. Feuilles toutes radicales, pétiolées, étalées en rosette, très grandes, largement ovales, ondulées sur les bords, à pointe mousse au sommet, d'un vert sombre à la face supérieure. Fleurs hermaphrodites et régulières, nombreuses, portées sur des hampes radicales plus courtes que les feuilles. Calice gamosépale, turbiné, à 5 lobes aigus. Corolle gamopétale, campanulée, à tube court, velu en dehors, à 5 lobes égaux. 5 étamines insérées sur le tube de la corolle, à filets libres et barbus à la base. Ovaire libre, à 2 loges pluriovulées. Style simple. Stigmate en tête. Baie entourée à la base par le calice persistant, devenue uniloculaire, de la grosseur d'un œuf de pigeon, ovoïde, molle, charnue. Graines réniformes nombreuses, albuminées, à testa chagriné.

On distingue deux variétés de Mandragore. L'une nommée *Mandragore mâle*, dont les feuilles sont longues de 45 centimètres sur une largeur de 12 centimètres, à fleurs blanches, à baies arrondies jaunes, de la grosseur d'une petite pomme, l'autre, la *Mandragore femelle*, à feuilles plus petites, plus étroites, à fleurs pourprées et à baies plus petites.

La racine bifurquée de la Mandragore l'avait fait comparer à la partie inférieure du corps humain : on la nommait *Anthropomorphon*, et on lui attribuait des pro-

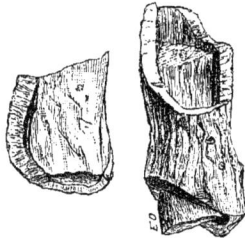

FIG. 607. — Racine de Mandragore en tronçons (d'après Blondel).

priétés merveilleuses et surtout aphrodisiaques par suite de cette similitude de formes. Elle a une odeur nauséeuse et une saveur âcre. Son écorce présente deux lignes foncées parallèles aux bords, l'une entre la zone libérienne et l'écorce moyenne, l'autre dans la zone cambiale. La partie centrale est parenchymateuse, féculente, avec quelques minces faisceaux fibro-vasculaires très dispersés.

Les fruits, dont la forme et la couleur peuvent facilement induire en erreur, sont au moins aussi dangereux que ceux de la Belladone.

Les feuilles entrent dans la formule du baume tranquille.

Composition chimique. — La composition de la Mandragore a été moins étudiée que celle de la Belladone. On admet généralement que l'alcaloïde qu'elle renferme, comme celle-ci, est l'atropine. Mais Crouzel (*Union pharm.*, juin 1885), en ajoutant de l'eau de chaux à la teinture alcoolique, filtrant et traitant le liquide clair par un volume égal d'éther sulfurique, a obtenu, en évaporant la liqueur, des cristaux présentant tous les caractères d'un alcaloïde, de saveur amère et nauséeuse, qu'il propose de nommer *mandragorine*. Cette substance, dont l'identité n'est pas encore bien prouvée, peut, sous forme de sulfate, dilater la pupille comme l'atropine. Pour Richardson, il existe un alcaloïde identique à l'atropine, mais qu'il n'a pas isolé.

Usages. — Toutes les parties de cette plante

participent des propriétés de la plupart des Solanacées. La Mandragore passe cependant pour être moins active que la Belladone, et a été presque entièrement délaissée pour elle.

D'après Bodard, l'*écorce de la racine* est un purgatif drastique et un violent émétique. Richardson (*Asclepiad*, d'après *Pharm. Journ.*, 16 juin 1888) a repris l'étude de la Mandragore. Il a vu que la racine ne cédait qu'à l'eau ou à l'alcool faible ses principes actifs. Par la bouche ou en injections hypodermiques, cette teinture produit le narcotisme, la dilatation de la pupille, la paralysie des nerfs moteurs et sensoriels, suivis bientôt de la paralysie, si la dose est élevée. Le cœur continue à battre quelques minutes après que la respiration a cessé, phénomène dû à l'accumulation des sécrétions dans les voies aériennes. La Mandagore paraît agir uniquement sur les centres nerveux.

Sa teinture, appliquée sur la langue, produit une sensation de sécheresse, d'aridité, qui persiste pendant plusieurs jours. A doses minimes, elle provoque le besoin de sommeil, la vision se trouble, l'intestin devient paresseux. En même temps il se produit une irritabilité nerveuse, se rapprochant de l'hystérie. Ces symptômes persistent parfois pendant deux jours.

Richardson conseille de faire macérer, pendant quatre semaines, la racine pulvérisée dans 5 parties d'eau et 1 partie d'alcool ; ce serait pour lui un excellent anesthésique.

On a employé avec quelques succès la poudre de racine à des doses croissantes jusqu'à un gramme pour calmer les accidents nerveux de la folie. Mais les sels d'hyoscyamine ou d'hyoscine remplacent aujourd'hui dans la pratique courante les diverses préparations de la Mandragore.

Manettia cordifolia DC. (*M. glabra* Ch. et Schl.). — Plante de la famille des Rubiacées, série des Cinchonées, croissant à Buenos-Ayres, sur les bords de l'arroyo de la China, sur les confins de la province des Mines au Brésil, près de Villa-Rica, etc. Tige suffrutescente, très rameuse, grêle, arrondie, volubile. Feuilles opposées, pétiolées, cordées, acuminées, glabres sur les deux faces, luisantes, d'un vert pâle, longues de 5 centimètres, larges de 2 1/2. Leur grandeur diminue à mesure qu'elles se rapprochent de la partie supérieure des tiges. Stipules petites, subulées, connées à leur base avec les pétioles. Fleurs solitaires et axillaires. Calice glabre, à 4 divisions aiguës, réfléchies. Corolle de 4 centimètres de longueur, glabre à l'extérieur, campaniforme, couverte à la partie interne de poils blanchâtres. Tube à 4 côtes unies, nectarifère, incolore à la base seulement, toutes les autres parties étant colorées en vermillon orange. Gorge dilatée et nue. Limbe à 4 segments distendus et révolutés. 4 étamines à filets adhérant au tube dans toute leur longueur. Ovaire infère, comprimé, à 2 loges multiovulées, surmonté d'un disque blanc déprimé. Style plus long que les étamines, exserte, incolore, filiforme. Stigmate à 2 lobes. Capsule ovale, comprimée, sillonnée sur les deux côtés, couronnée par le calice persistant induvié, bivalve, biloculaire, à déhiscence septicide. Graines brunes, rondes, aplaties et entourées par une membrane ailée et dentée. L'album est dur (Hooker).

L'écorce de la racine est employée au Brésil sous forme de poudre à la dose de 2 à 6 grammes contre les épanchements séreux et la dysenterie. Elle agit aussi comme émétique, à la façon des ipécacuanhas, quand on la donne à des doses plus considérables.

Mangifera indica L. — Le Manguier, de la famille des Térébinthacées, série des Anacardées, est un grand arbre de 12 à 14 mètres de hauteur, originaire de l'Asie tropicale, d'où il a été porté dans tous les pays tropicaux. Feuilles alternes, entières, simples, oblongues, lisses, luisantes, de 15 à 30 centimètres de longueur sur 5 à 7 de largeur. Fleurs petites, jaunes, polygames, dioïques, en panicules terminales. Calice et corolle à 5 divisions. 5 étamines, dont 1 ou 2 seulement sont fertiles. Ovaire libre, uniloculaire, uniovulé. Style simple, stigmate obtus. Drupe assez grosse, oblongue, un peu comprimée, verte ou jaunâtre, à mésocarpe charnu, à noyau épais, de la forme du fruit, ligneux, recouvert de fibres ligneuses. Graine sans albumen.

Le fruit, qui porte le nom de *mangue*, et dont il existe un grand nombre de variétés, a une légère saveur térébinthinée, à laquelle on s'habitue rapidement. C'est un des meilleurs fruits des pays tropicaux. On ne mange, cela va de soi, que le mésocarpe, qui renferme du sucre, de la gomme, de l'acide citrique. L'amande, astringente et amère, est pulvérisée et employée dans l'Inde et au Brésil comme anthelmintique, à la dose de 1gr,50 à 2 grammes. La grande quantité d'acide gallique qu'elle renferme l'a fait administrer avec succès dans les hémorroïdes fluentes et la ménorragie (*Pharm. of India*). Le tronc incisé donne une gomme-résine se desséchant à l'air, noire, d'odeur nulle, de saveur amère, un peu piquante et ressemblant assez au *bdellium*. Elle est soluble dans l'alcool, en partie dans l'eau. Cette substance, mélangée à du jus de citron, est employée en frictions contre la gale et les affections cutanées.

L'écorce du tronc s'administre en infusion dans la ménorragie et en injection dans la leucorrhée.

Sur la côte du Malabar, le suc résineux, additionné d'un blanc d'œuf et d'opium, est regardé comme un bon spécifique de la diarrhée et de la dysenterie (Ainslie).

Manihot. — Le Manioc, *Jatropha manihot* L., de la famille des Euphorbiacées, série des Jatrophées, comprend les deux espèces, ou plutôt les deux variétés suivantes :

1° *Manioc amer*, Mandioca, Juca amarga (*Manihot utilissima* Pohl. — *edule* Rich.). — Sous-arbrisseau de **1** à **3** mètres environ de hauteur, à racines de **1** mètre de longueur sur 20 à 40 centimètres de diamètre, de couleur variable, épaisses, charnues et gorgées de fécule. Feuilles alternes, longuement pétiolées, palmatipartites, à 5-7 lobes lancéolés, aigus, parfois entières par la culture. Stipules petites, lancéolées, caduques. Fleurs

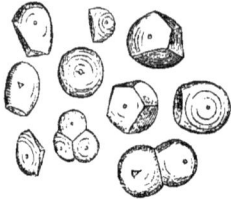

Fig. 608. — Grains d'amidon du *Manihot utilissima*. État naturel.   Fig. 609. — Amidon du Manihot après torréfaction.

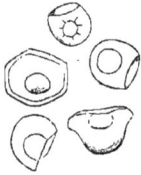

monoïques, apétales, glabres, en grappes ramifiées, terminales. La fleur mâle est composée d'un périanthe pétaloïde, pourpré en dehors, brun fauve en dedans, à 5 divisions. 10 étamines bisériées entre les lobes d'un disque central, épais, glanduleux, de couleur orangée. Dans la fleur femelle, le disque hypogyne est épais, accompagné de 10 staminodes petits. Ovaire libre, à 3 loges uniovulées. Style court, à 3 lobes stigmatiques épais, divisés. Capsule à 3 coques bivalves, renfermant chacune une graine noire, elliptique, arillée.

Cette espèce est américaine et se reproduit soit de graines, soit de boutures ou de tronçons. Quand elle est jeune, sa racine est simple, pivotante. Plus tard, elle est ramifiée et ressemble aux tubercules du Dahlia.

2° *Manioc doux* (*Manihot dulcis* H. Bn — *M. aipi* Pohl. — *Jatropha dulcis* Rottb.). — C'est le Camagnoc, l'Aipi, le Juca dulce, qui se distingue par ses inflorescences ramifiées et ses fruits non ailés.

Mais les caractères que présentent les tubercules et la fécule qu'on en extrait mettent entre eux une ligne de démarcation bien tranchée.

Les racines du Manioc doux rappellent la forme des tubercules du Dahlia. Elles ne renferment que de la fécule, sans aucun principe vénéneux. Les tubercules du Manioc amer peuvent acquérir le volume, la grosseur de la cuisse et sont, en dehors, gris, jaunes ou verts, suivant la variété, toujours blancs en dedans, mais de plus leur fécule renferme un suc laiteux très abondant, assez vénéneux pour qu'une petite quantité ingérée provoque des vomissements, des convulsions,

des sueurs froides, accidents qui peuvent être suivis de mort.

Composition chimique. — Th. Peckolt (*Materia med. Brasiliera*, Rio-Janeiro, 1888, p. 69, et *Pharm. Rundschau*, t. IV) a reconnu dans la racine du Manioc les substances suivantes, outre la fécule, dont la proportion est considérable :

1° La *sepsyeolitine*, ainsi nommée en raison de ses propriétés antiseptiques, qui se retire surtout des Maniocs toxiques, *M. sauvages*. Elle a été obtenue sous forme d'un extrait brun épais, d'une odeur particulière, d'une saveur amère, piquante, insoluble dans l'éther absolu, le chloroforme, l'éther de pétrole, le sulfure de carbone, les huiles essentielles, soluble dans l'alcool et l'éther aqueux, moins soluble dans l'eau froide.

Cette substance se rencontre aussi dans l'écorce de la racine. *Elle n'est pas vénéneuse*, mais bien antiseptique, car deux gouttes de sa solution ont pu préserver de l'albumine pendant plusieurs mois de la putréfaction.

2° La *manihotine*. Elle n'existerait pas toute formée. C'est un produit de décomposition de certaines substances élémentaires, cristallisant en aiguilles brillantes, dont la formule, d'après Rochleder = $C^6H^{14}O^6$. C'est donc un sucre analogue à la mannite.

3° L'*acide manihotique* est un produit de décomposition de la manihotine.

4° La *manihotoxine* est une substance cristallisant en aiguilles, se volatilisant à 60°, qui constitue un des principes toxiques de la racine de Manioc. Elle existe toute formée. 5 milligrammes suffisent pour tuer un pigeon de forte taille.

5° L'*acide cyanhydrique* se rencontre non seulement dans le Manioc amer, mais encore dans toutes les variétés, et, en général, celles qui sont les plus riches en suc en renferment le plus. Il n'existe pas tout formé, et prend naissance au contact de l'air, et on peut prévenir sa formation en plongeant dans l'alcool les tubercules récemment récoltés.

Usages. — Le Manioc fait la base de l'alimentation des populations indigènes de l'Amérique et des Antilles, qui, de temps immémorial, ont su préparer la fécule de façon à la débarrasser de ses principes toxiques. Les tubercules sont raclés, pelés, lavés, puis râpés sur une planche de bois hérissée de petites pointes. Abandonnée à elle-même pendant 24 heures, la pulpe subit un commencement de fermentation, puis on l'introduit dans des sacs longs, cylindriques, tressés en jonc d'Arounier, les *couleuvres*, qu'on suspend aux arbres en les chargeant, en bas, d'un poids considérable, qui les étire et exerce une pression suffisante pour faire écouler le suc. On les place ensuite auprès du feu pour dessécher la farine. Ce moyen primitif est aujourd'hui remplacé par les moyens mécaniques, la râpe, la presse, etc.

Dans cet état, la fécule renferme encore des principes toxiques, dont on la débarrasse en l'exposant à la chaleur du foyer, la tamisant grossièrement et lui faisant subir, sur une plaque de fonte, une température de 100°, en remuant continuellement. Du reste, suivant la préparation qu'elle a subie, la farine de Manioc porte les noms suivants :

Le *Couac*, de nos colonies, se prépare comme nous venons de le dire. Il est en petits grains durs, ressemblant à la semoule.

La *Cassave* est la farine plus soigneusement tamisée, étalée circulairement sur la plaque, et comprimée très légèrement avec la palette en bois, de façon à la faire s'agréger.

Le *Tapioca* s'obtient en délayant dans l'eau la racine grugée, la malaxant, la comprimant et la mettant en suspension dans l'eau, ou ne recueillant que les parties les plus fines, auxquelles on fait subir la même préparation. C'est lui qui parvient seul sur nos marchés. Il se présente sous forme de grumeaux irréguliers, blancs, parfois un peu rougeâtres, très durs, élastiques, formés de grains irréguliers. Incomplètement soluble dans l'eau, il forme avec elle un empois visqueux, demi-transparent, inodore, de saveur un peu fade. Au microscope, on le voit formé de granules presque tous sphériques, de grosseur à peu près égale, plus petits que ceux de l'amidon du blé, et parfois munis d'un hile à 3 branches.

On lui substitue le plus souvent, dans le commerce, la fécule de pommes de terre, qu'on imbibe d'eau, et qu'on projette sur une plaque de fer chauffée à 100°, pour lui donner la forme du tapioca. Les dimensions considérables des granules de pomme de terre permettent facilement de les reconnaître au microscope.

Le suc du Manioc, débarrassé par l'ébullition de ses principes toxiques, sert à préparer, au Brésil, une sauce analogue au *Soya* du Japon (voir *Soja hispida*), le *Pichuna tucupi*, le *cabiou* de la Guyane, dont on assaisonne le poisson (Martius).

Certains animaux peuvent manger sans inconvénient les tubercules frais, les porcs, les lapins, par exemple. Les chevaux, les bœufs, les moutons, au contraire, sont atteints d'une tympanite excessive qui peut amener la mort.

Au point de vue médical, le Manioc n'a pas la même importance. Le tapioca, si vanté, n'a pas une valeur supérieure aux autres féculents, dont il remplit du reste toutes les indications thérapeutiques.

La sepsicalytine pourrait être plus utile en raison de ses propriétés antiseptiques et de son innocuité parfaite. Son action dans les fièvres putrides et dans toutes les maladies où il se fait des modifications des albuminoïdes pourrait être étudiée, si on pouvait se la procurer plus facilement.

Le suc frais paraît être doué de propriétés antispasmodiques, mais la difficulté de le manier ne le rendra jamais pratique.

Manzanita (*Arctostaphilos glauca* Lind.).— Cette plante, qui croît en Californie, appartient à la famille des Ericacées. Feuilles elliptiques ou ovales, de 25 à 40 millimètres de long sur 15 à 25 millimètres de large, brièvement pétiolées et terminées par une petite pointe courte, épaisses, coriaces, à bords légèrement épaissis, dentées, lisses sur les deux faces, luisantes, d'un vert pâle. Calice à 5 sépales, verts, écailleux. Corolle ventrue à 5 dents. 10 étamines hypogynes libres, à anthères s'ouvrant par des pores. Fruit succulent, lisse. Noyau à une seule loge uniséminée.

Les feuilles sont inodores, et d'une saveur forte et amère. Leur parenchyme renferme une grande quantité de tanin, qui donne une coloration bleue avec les sels de fer; d'après A. Lint, elles renferment aussi de l'*arbutine*.

Elles ont été préconisées, comme toniques et diurétiques, dans les catarrhes du système uro-génital, dans les cas de ménorragie et d'incontinence d'urine.

Maranta arundinacea L. (*M. indica* Tuss.). — Plante herbacée, vivace, de la famille des Zingibéracées, à rhizomes cylindriques, charnus, émettant des rameaux latéraux, charnus également. Rameaux aériens de 1 mètre environ de hauteur. Feuilles infé-

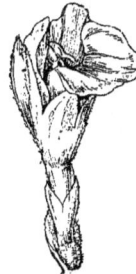

FIG. 610.— *Maranta arundinacea*. Fleur entière.

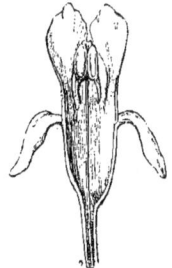

FIG. 611. — Fleur. Coupe longitudinale.

rieures réduites à la gaine; les supérieures sont longuement pétiolées, ovales, oblongues, arrondies à la base, aiguës au sommet, à nervures secondaires obliques. Fleurs en

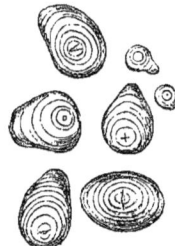

FIG. 612. — Amidon de Maranta. État naturel.

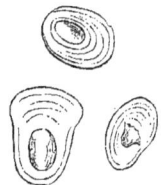

FIG. 613. — Amidon de Maranta après torréfaction.

grappes ramifiées de cymes lâches et unipares. Périanthe extérieur à 3 folioles allongées, coriaces, vertes. Périanthe intérieur à 3 folioles d'un blanc un peu jaunâtre, arquées et gibbeuses. 3 étamines, dont 2 pétaloïdes; la troisième seule avec une demi-anthère fertile. Ovaire à une loge uniovulée. Fruit ovoïde, oblong, de 1 centimètre de longueur, coriace.

Cette plante est originaire des Antilles, du Mexique, du nord de l'Amérique du Sud, et a été introduite dans tous les pays tropicaux pour la fécule de ses rhizomes. Ceux-ci sont en forme de massue, longs de 8 à 15 centimètres, larges de 2 à 3. Ils sont recouverts d'écailles jaunâtres imbriquées et blanchâtres à l'intérieur.

Composition chimique. — Ces rhizomes renferment de 15 à 18 0/0 d'une fécule identique, au point de vue chimique, à l'amidon du blé, de la pomme de terre, $C^6H^{10}O^5$. C'est l'*arrow-root*, qui est aggloméré en grumeaux, se désagrégeant sous le doigt en poudre très fine, crépitant légèrement, à toucher gras. Au microscope, ils sont elliptiques ou ovoïdes, de 5 à 7 centièmes de millimètre. Le hile est en forme de fente transversale ou d'étoile et entouré de cercles concentriques.

On obtient la fécule de la façon suivante : les rhizomes sont lavés, réduits en pulpe, qu'on recouvre d'eau. On agite pour séparer l'amidon des parties ligneuses que l'on enlève à la main. La fécule reste suspendue dans l'eau, à laquelle elle communique une apparence laiteuse. On passe à travers un tissu lâche et on laisse reposer. On décante, on lave à l'eau, puis on fait sécher au soleil.

Usages. — On substitue souvent à l'arrow-root la fécule de *Curcuma*, la fécule dite de *Tous-les-mois*, extraite des rhizomes d'un Balisier, le *Canna edulis* Ker. ; celle du *Tacca pinnatifida*, du *Zamia integrifolia* de la Floride, du *Colocasia esculenta*, de l'*Artocarpus incisa*.

L'arrow-root est nutritif, émollient, facilement digestible par les convalescents et utile dans les maladies des voies urinaires. On l'emploie beaucoup en Amérique pour nourrir les enfants en sevrage. Il forme avec l'eau une solution gélatineuse, et il suffit pour cela d'une cuillerée par litre. On le délaye d'abord dans l'eau froide, puis on chauffe en remuant constamment. Le plus souvent ou le cuit dans l'eau.

Marjolaine (*Origanum majorana* L.). — Petite plante vivace, de la famille des Labiées, originaire du midi de l'Europe, et cultivée dans tous les jardins. Tiges dressées, rameuses, pubescentes, quadrangulaires, hautes de 30 centimètres environ. Feuilles opposées, simples, entières, petites, pétiolées, ovales, blanchâtres et cotonneuses. Fleurs très petites, rosées ou blanches, didynames et disposées en épis courts et terminaux. Elles paraissent dans nos climats en juillet-août.

Les sommités fleuries de la Marjolaine sont inscrites au Codex. Celles que l'on recueille dans le midi de la France, à Grasse, Nice, peuvent donner jusqu'à 520 grammes d'essence par 100 kilogrammes de plantes fraîches, tandis que celles des environs de Paris n'en donnent que 370 grammes.

On les récolte au moment de la floraison.

Leur odeur est forte, agréable. Leur saveur est aromatique.

Composition chimique. — L'essence de marjolaine a été étudiée récemment par Bruylant. Fraîchement préparée, elle est jaunâtre ou verdâtre, et devient brunâtre après plusieurs mois. Elle possède l'odeur pénétrante de la plante. Sa saveur est poivrée, piquante, légèrement amère, et rappelle celle de la menthe. Sa densité à 15° est de 0,9010. Elle est acide au tournesol, dévie le plan de polarisation de la lumière à droite, et accuse au polaristrabomètre, à la lumière mono-chromatique du sodium, une déviation de + 35° pour une longueur de liquide de 200 millimètres. Elle bout vers 185° et le thermomètre monte rapidement jusqu'à 290°. La majeure partie de l'essence passe vers 215-220° et il reste dans la cornue une masse résineuse.

Lorsqu'on recueille le liquide passant entre 185-195°, on parvient, après quelques opérations, à en retirer une certaine proportion de liquide, dont le point d'ébullition est ramené à 160 ou 162°. Le liquide, bouillant entre 215 et 220°, est formé par un mélange dextrogyre de camphre $C^{10}H^{16}O$ et d'un bornéol $C^{10}H^{18}O$. Chauffé avec l'anhydride acétique pendant quelques heures, il forme un corps bouillant vers 230-235°, qui, traité en vase clos et vers 100° par une solution alcoolique de potasse caustique, se décompose en *terpène* $C^{10}H^{16}$ et *acétate de potasse*. Soumis à l'action d'un mélange de bichromate de potasse et d'acide sulfurique dilué, il fournit un mélange d'acides *acétique, formique* et de *camphre des Laurinées*.

Il résulte de cette étude que l'essence de marjolaine est constituée par un *hydrocarbure dextrogyre* $C^{10}H^{16}$ (5 0/0), un *mélange dextrogyre d'un camphre et de bornéol* $C^{10}H^{16}O + C^{10}H^{18}O$ (85 0/0) et une résine (10 0/0) (*Journ. pharm. et chim.*, juillet 1879).

Usages. — Cette plante doit à l'huile essentielle ses propriétés stimulantes. On emploie les sommités fleuries sous forme d'infusion (20 grammes par litre d'eau). Les feuilles font partie, avec les poudres de feuilles d'Asarum, de Bétoine, de Muguet, de la *poudre sternutatoire* du Codex. Dans le Midi, on l'emploie comme condiment.

Marronnier d'Inde. — L'*Æsculus Hippocastanum* L. (*Hippocastanum vulgare* T. —

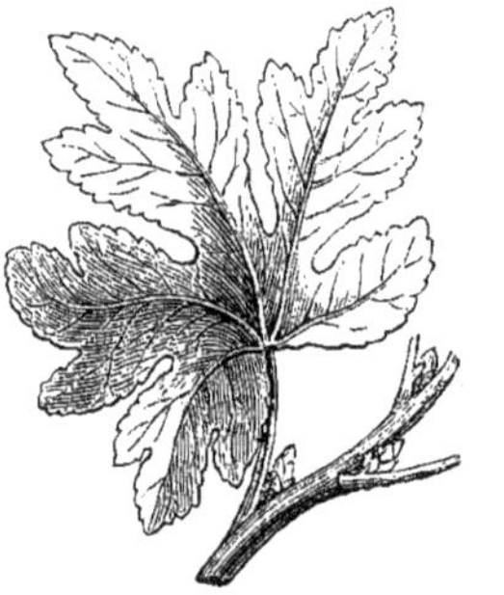

Fig. 614. — Marronnier d'Inde. Feuille.

Castanea equina Dod., Châtaigne de cheval) est un arbre originaire de l'Asie tempérée et aujourd'hui naturalisé dans toute l'Europe, appartenant à la famille des Sapindacées, de la série des Æsculées. Feuilles opposées, longuement pétiolées, composées, digitées, à 5 ou 9 folioles, obovées, lancéolées, acuminées, rugueuses et irrégulièrement serretées. Fleurs hermaphrodites, irrégulières, blanches, teintées de rose et de jaune, formant des grappes de cymes unipares, coniques.

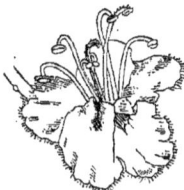

FIG. 615. — Marronnier d'Inde. Fleur.   FIG. 616. — Fleur. Coupe longitudinale.

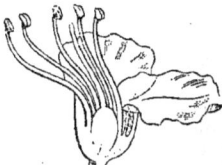

Calice campanulé, à 5 lobes peu profonds, égaux. Corolle irrégulière, à 5 pétales inégaux, oblongs, frangés sur les bords, ondulés, étalés, à onglet étroit, aplati. 5 étamines libres insérées en dedans d'un disque circulaire, plus courtes que les pétales. Ovaire libre, à 3 loges, renfermant chacune deux ovules. Style simple, stigmate peu apparent. Capsule épaisse, coriace, sphérique, hérissée de pointes, à déhiscence loculicide, à 1 ou 3 loges renfermant une grosse graine, oblongue, à testa épais, coriace, glabre, d'un brun foncé, et portant à sa base le hile sous forme d'une large tache blanchâtre. L'embryon sans albumen présente deux gros cotylédons hémisphériques, charnus.

Le Marronnier d'Inde nous intéresse par son écorce et ses graines. On récolte l'écorce au printemps, sur les branches de deux ou trois ans. Elle se présente en morceaux roulés ou cintrés, de 2 à 3 millimètres d'épaisseur, d'un gris brunâtre à la surface, couverts de petites verrues subéreuses et assez souvent de lichens blancs ou jaunes. Sa face interne est lisse et d'un blanc teinté de jaune rosé. Sa cassure est fibreuse et feuilletée dans les couches internes, grenue dans les couches externes. Odeur nulle; saveur astringente et un peu amère.

Composition chimique. — Cette écorce renferme deux substances, l'*esculine* et la *fraxine*, un tanin particulier, de la résine, etc.

L'*esculine* $C^{15}H^{16}O^9 + 1\frac{1}{2}H^2O$ est sous forme de cristaux prismatiques, blancs, inodores, d'une saveur amère, peu solubles dans l'eau froide, solubles dans l'eau bouillante, dans 24 parties d'alcool bouillant, très peu solubles dans l'éther. La solution aqueuse est incolore par transmission et bleue par réflexion, et il suffit d'une partie d'esculine dans 1,500 parties d'eau pour rendre cette dernière fluorescente. Les alcalis augmentent cette fluorescence et les acides la font disparaître. L'esculine fond à 160°, puis se décompose. Traitée à l'ébullition par les acides étendus, elle se dédouble en glucose et *esculétine*.

L'*esculétine* $C^9H^6O^4$ cristallise en lamelles ou en aiguilles peu solubles dans l'eau froide, très solubles dans l'eau et l'alcool bouillants, insolubles dans l'éther. Sa solution aqueuse est dichroïque, jaune par transmission, bleuâtre par réflexion. Mais elle est moins fluorescente que celle de l'esculine. L'esculétine fond à 270°, puis se décompose. Elle possède les

caractères d'un acide faible. On la trouve également à l'état libre dans l'écorce, mais en petites proportions.

L'*hydrate d'esculétine* $(C^9H^6O^4)^4.H^2O$ se trouve également dans l'écorce, sous forme de cristaux grenus, fusibles à 250°, donnant des solutions fluorescentes et réduisant la liqueur cupro-alcaline.

La *fraxine* nous est connue. — Voir FRÊNE.

L'*acide esculotannique* $C^{23}H^{24}O^{12}$ est soluble dans l'eau, l'alcool et l'éther. Il donne, avec le chlorure ferrique, une coloration verte intense. Sa solution, chauffée à 100° avec l'acide chlorhydrique, prend une couleur rouge cerise. Avec la potasse en fusion, il se transforme en *phloroglucine* et acide *protocatéchique*.

On trouve également dans cette écorce, d'après Rochleder, une petite quantité d'un corps en cristaux microscopiques jaune citron qui, en présence des acides dilués, donne de la *fraxétine* et du *glucose.*

Les *semences* du Marronnier d'Inde ont une saveur amère fort désagréable. Elles renferment, d'après Lepage : 17,50 de fécule, 6,50 d'huile douce, 4,45 de principe amer, etc.

Le *principe amer* a été étudié par Rochleder, qui a reconnu sa nature de glucoside et lui a donné le nom d'*argyrescine* $C^{51}H^{80}O^{24}$. Elle est soluble dans l'eau, dans l'alcool faible, et elle se sépare de la première sous forme d'une masse gommeuse, et du second en cristaux microscopiques d'un blanc argentin. Cette substance est fusible et brûle avec une flamme fuligineuse. Les acides la transforment en *argyrénétine* $C^{42}H^{64}O^{12}$ et glucose.

La *saponine* de Fremy et Lepage est nommée, par Rochleder, *aphrodescine* $C^{54}H^{87}O^{33}$; elle diffère de la saponine vraie par sa solubilité dans l'alcool et l'action des alcalis, qui la transforment en acides butyrique et escinique. Elle possède la propriété de mousser avec l'eau, ce qui a fait employer la farine des semences pour le blanchissage.

On peut éliminer le principe amer de la fécule par de simples lavages à l'eau froide, plusieurs fois répétés, ou avec une solution légèrement alcaline. La fécule, ainsi purifiée, peut être dès lors ingérée sans inconvénients. Elle donne, du reste, par fermentation, du sucre, puis de l'alcool.

L'*huile douce* est facilement obtenue en traitant la poudre des graines par l'éther dans un appareil à déplacement et évaporation de l'éther (2 kilogrammes pour 100 kilogrammes de marrous). On peut aussi l'obtenir en traitant la farine par l'acide sulfurique. Après deux heures d'ébullition, la fécule étant transformée en partie en dextrine, en partie en glucose, on transvase le liquide dans une autre cuve, où l'on continue l'ébullition pendant deux heures, en remplaçant l'eau évaporée. L'huile surnage. On la recueille et on la filtre.

Thérapeutique. — L'écorce de cet arbre avait été vantée comme fébrifuge. Les expériences instituées par Bourdier ont montré qu'elle ne possédait pas cette propriété, et de plus la quantité énorme de poudre qu'il fallait ingérer, 25 à 30 grammes, la rendait à coup sûr des plus indigestes.

L'esculine paraît, au contraire, à la dose de 1 à 2 grammes, avoir une certaine utilité pour combattre les fièvres intermittentes légères.

La poudre des semences est employée comme cosmétique pour les mains et agit par la saponine qu'elle renferme. On l'avait aussi parfois usitée pour le blanchissage. Elle est sternutatoire.

En Pensylvanie, la décoction des feuilles donnée à petites doses répétées passe pour être souveraine contre la coqueluche.

L'huile a joui d'une certaine réputation en

onctions répétées, au début des accès de goutte ou de rhumatismes, sous le nom d'*huile de marrons d'Inde*. Ses propriétés sont les mêmes que celles de tous les corps gras analogues.

On avait songé à rendre alimentaire la fécule du Marron d'Inde, en la traitant par l'eau alcaline, qui lui enlève son amertume, et des usines s'étaient même fondées aux environs de Paris pour cette exploitation. Mais la difficulté de les alimenter, car les Marronniers d'Inde sont dispersés, a apporté à cette industrie des entraves telles qu'elle a en partie disparu.

Marrube (*Marrubium vulgare* L., Marrube blanc, Herbe vierge). — Plante vivace, de la famille des Labiées, série des Stachydoïdées, qui croît communément dans nos contrées, sur le bord des routes, dans les décombres, au voisinage des habitations. Tiges hautes de 30 à 80 centimètres, dressées, ramifiées, dures, couvertes d'un duvet blanchâtre. Feuilles opposées, simples, entières, pétiolées, ovales, suborbiculaires, un peu cordées à la base, gaufrées, inégalement crénelées et tomenteuses, blanchâtres en dessous. Fleurs blanchâtres, petites, didynames, disposées en glomérules multiflores et munies de bractées subulées aussi longues que le calice. Elles paraissent de juin à octobre.

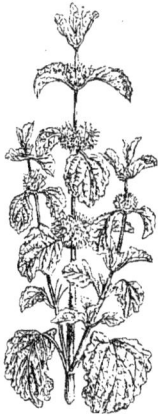

FIG. 617. — *Marrubium vulgare.*

L'odeur des sommités fleuries est forte, aromatique et légèrement musquée. Leur saveur est amère, nauséeuse et un peu âcre.

Composition chimique. — Elles renferment, comme toutes les sommités des Labiées, de l'*huile volatile*, de l'*acide gallique* et un *principe amer*, qui a été séparé par Kromayer et E. Harms (*Arch. de pharm.*, t. CVIII, p. 257, et t. CXVI, p. 141) et qui a reçu le nom de *marrubine*. 12kil,500 de plante en fournissent environ 2 grammes.

Cette substance cristallise dans l'éther en tables rhombiques et dans l'alcool en aiguilles incolores, d'une saveur très amère, presque insolubles dans l'eau froide, très solubles dans l'alcool et l'éther, fondant à 160°. A une température plus élevée, elle émet des vapeurs blanches irritantes. Quand on la chauffe dans un tube, elle donne des gouttelettes huileuses dont l'odeur rappelle celle de l'essence de moutarde. L'acide nitrique la dissout avec coloration jaune. Avec l'acide sulfurique concentré la dissolution est jaune brun. Elle n'est pas altérée par les solutions alcalines et ne précipite ni les sels métalliques ni le tanin.

Usages. — Le Marrube blanc est un remède populaire contre la toux, sous forme de sirop ou d'infusion. On l'a employé dans l'hys-

térie, le scorbut, dans l'asthme, etc. C'est, d'après Gubler, une plante douée de propriétés énergiques. Elle agit comme expectorante au même titre que le lierre terrestre et l'hysope.

La poudre se prescrit à la dose de 4 à 8 grammes, et l'extrait aqueux à la dose de 15 à 25 centigrammes.

Maté. — Le *Maté*, thé du *Paraguay*, des *missions*, des *jésuites*, est une boisson employée communément dans l'Amérique méridionale et qu'on obtient en faisant infuser des feuilles appartenant à des plantes de la famille des Ilicinées, parmi lesquelles celle qui passe pour donner les meilleurs produits est l'espèce décrite pour la première fois, en 1826, par Saint-Hilaire, sous le nom d'*Ilex Paraguaiensis* ou d'*I. maté*. C'est un arbre de 4 à 7 mètres de hauteur; mais, quand on lui enlève ses feuilles régulièrement, il reste de petite taille et forme alors un véritable buisson. Feuilles ordinairement alternes, brièvement pétiolées, simples, cunéiformes, obovées ou oblongues lancéolées, dentées sur les bords, coriaces, luisantes, d'un vert sombre en dessus, de 3 à 7 centimètres de longueur sur 1 à 3 centimètres de largeur. Fleurs blanches, régulières et disposées en inflorescences axillaires, dichotomes ou trichotomes. Calice gamosépale persistant, à 4 divisions concaves presque orbiculaires. Corolle à 4 pétales libres. 4 étamines à filets courts. Ovaire libre, charnu, subglobuleux, à 4 loges uniovulées. Style nul. Stigmate à 4 lobes. Drupe charnue, rouge à la maturité, de la grosseur d'un grain de poivre, renfermant 4 noyaux osseux et 4 graines albuminées à testa membraneux, strié. Elles sont noyées dans une pulpe légèrement glutineuse. Le plus souvent une seule graine se développe et les autres avortent.

D'après Martius, l'aire de croissance de cette plante se trouve entre le 18 et le 30° de latitude sud. Mais c'est entre le 21 et le 24° qu'elle atteint son plus grand développement, sur le versant ouest du Paraguay et le versant est du Parana; c'est dans une zone comprise entre Serra-Ammabuhy au sud et Serra-Maracaju au nord qu'on récolte le meilleur Maté.

Six espèces d'Ilicinées sont du reste les sources du Maté :

1° *Ilex Theezans* Bonpl., qui croît dans le Paraguay, dans l'Entre-Rios et au Brésil; 2° *I. ovalifolia*, dans les environs de Rio-Pardo; 3° *I. amara* Bonpl., dans les montagnes de Santa-Cruz et les forêts de la province du Parana; 4° *I. crepitans* Bonpl., dans l'intérieur de Santa-Cruz et sur les bords du Parana; 5° *I. gigantea* Bonpl., sur les bords du Parana. C'est le *caa-una* des Guaranis; 6° *I. Humboldtiana* Bonpl., dans la province de Rio-Grande do Sul. C'est le *caa-unina* des Brésiliens.

Les quatre dernières espèces, et surtout *I. amara*, donnent le *caa-chira* des Guaranis et le *caa-una* des Brésiliens. Martius fait observer que dans les districts centraux du Paraguay, là où l'*I. Paraguaiensis* est particulièrement abondant, ce sont ses feuilles seulement que l'on emploie.

De temps immémorial, les Indiens Guaranis recouraient à la mastication des feuilles pour soutenir leurs forces dans les voyages ou les travaux pénibles, et ils tenaient cette plante en telle estime, qu'ils l'appelaient *caa*, arbre ou plante par excellence. Ils en firent connaître l'usage aux jésuites, lorsque ces derniers fondèrent leur colonie du Paraguay. Aujourd'hui la seule espèce cultivée est l'*I. Paraguaiensis*.

C'est à quatre ans que la récolte des feuilles peut se faire, mais en ayant soin de ne pas les enlever toutes et d'en laisser sur l'arbre une certaine quantité. Dans la septième année, celui-ci peut donner de 30 à 40 kilogrammes de feuilles. On a calculé que sur 200 mètres carrés de terrain on peut élever 1,600 arbres, donnant, par an, à peu près 35 kilogrammes de feuilles chacun.

On a essayé avec succès l'acclimatation du Maté au cap de Bonne-Espérance, en Espagne et dans le Portugal. La qualité des feuilles dépend de l'époque de l'année à laquelle on les récolte, et la meilleure est le moment où le fruit est presque mûr.

Les rameaux sont séparés des branches et passés légèrement au-dessus du feu. On les réunit ensuite en paquets, qu'on suspend au-dessus d'un torréfacteur fait d'un tronc d'arbre et dans lequel on entretient un petit feu de bois sec. Après deux jours, la dessiccation est complète. On enlève les cendres, et sur le foyer éteint on étend une peau de bœuf sur laquelle on reçoit les feuilles sèches, que l'on sépare des rameaux en les battant avec un bâton. On les réduit ensuite en poudre et on les emballe.

Dans le Parana, les feuilles sont séchées dans de vastes bassins en fer, comme le thé en Chine, ou dans des appareils spéciaux destinés à leur conserver leur arome. On les pulvérise ensuite à la machine. Cette sorte de Maté est la plus estimée.

On sépare aussi soigneusement les feuilles des tiges et des rameaux et on les fait sécher au feu sans les pulvériser.

On distingue trois sortes de Maté :

1° *Caa-cuy*.—Ce sont les nouvelles feuilles des branches récemment développées. Leur texture est délicate et leur couleur jaunâtre; leur odeur est agréable. Elles ne sont pas versées dans le commerce.

2° *Caa-mirim*. — Ce sont les feuilles soigneusement mondées et même privées de leur nervure médiane. Cette sorte est très estimée au Pérou. On l'appelle *Herva mansa*.

3° *Caa-guaza* (Caa-una, Yerva de Palos). — C'est la sorte la plus inférieure, formée de grandes et vieilles feuilles, mélangées aux débris du bois et des rameaux. L'odeur en est forte et déplaisante.

Le Maté est employé en infusion que l'on fait dans une sorte de coupe (*mate*) ou calebasse. On ajoute parfois une certaine quantité de caramel ou du jus de citron. Le liquide est aspiré à l'aide d'un tube (*bombilla*) dont la partie inférieure est percée de plusieurs trous qui empêchent les fragments de feuilles de passer. C'est la boisson favorite des habitants du Sud Amérique, qui lui attribuent d'innombrables vertus. Outre la production locale, l'importation des feuilles s'est élevée, dans la République argentine, en 1880, à 15 millions de kilogrammes. La consommation par tête serait de 23 livres par an.

Composition chimique. — Le Maté a été analysé successivement par Trommsdorff (1836), par Stenhouse (1843), par Rochleder (1850), qui y découvrit l'acide maté tannique, et par Peckolt (1883). Cet auteur (*Pharm. journ.*, août 1883, d'après *Zeit all. Oster. apot-verein*) a retiré des feuilles du Parana séchées à l'air 1,675 0/0 de caféine, 1,197 d'acide matétanique, de petites quantités d'huile volatile, de la résine, du sucre, 4,5 0/0 de matières albuminoïdes, etc. Dans un autre échantillon, il n'a trouvé que 0,555 de caféine.

Thérapeutique. — Le Maté, en raison de la quantité relativement considérable de caféine qu'il renferme, agit comme aliment dynamophore. Il stimule le cerveau, le grand sympathique, repose de la fatigue, et c'est grâce à lui (et un peu aussi à l'*aguardiente*) que les Gauchos peuvent conserver leur vigueur, au moins pendant quelques jours, malgré les grandes fatigues que leur impose la garde des troupeaux de bœufs qu'ils sont chargés de surveiller ou de conduire dans les pampas. Le Maté ralentit les combustions organiques (Couty), ralentit les battements artériels, abaisse la pression vasculaire et agit comme diurétique. Par ses matières résineuses, il irrite les voies digestives et provoque de la diarrhée. Pris en excès, il provoque la dyspepsie, la chute des dents, l'abattement moral et physique. En médecine, il peut remplacer le thé et le café avec une grande économie; mais il ne faut pas oublier que, pour l'homme qui vit au grand air et déploie une grande énergie musculaire, le Maté doit être accompagné d'une alimentation surabondante. C'est ce que font les Paraguayens, qui absorbent en même temps des quantités énormes de viande.

L'infusion se prépare avec 30 à 40 grammes de feuilles par litre d'eau bouillante dont on peut renouveler l'affusion plusieurs fois sans les épuiser complètement. Cette infusion doit être bien couverte, pour éviter la perte de l'huile essentielle. A hautes doses, c'est un vomitif.

Matico. — L'une des plantes qui fournissent le Matico est le *Piper angustifolium* Ruiz et Pavon (*Arthante elongata* Miq. — *Steffensia elongata* K., etc., etc.), de la famille des Pipéracées. C'est un arbuste de 2 à 3 mètres de hauteur qui croît dans la Bolivie, le Pérou, la Nouvelle-Grenade, le Venezuela, le Brésil. Feuilles alternes, simples, entières, brièvement pétiolées, ovales, oblongues, acuminées au sommet, arrondies et inégales à la base, rigides, coriaces, longues de 12 à 13 centimètres et larges de 4 centimètres. La variété *Piper cordulatum* DC. a de 18 à 20 centimètres de longueur.

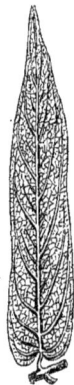

La surface inférieure des feuilles est recouverte de poils fins tomenteux ; de petites nervures déprimées divisent la face inférieure en petits carrés et lui communiquent ainsi une apparence spéciale des plus caractéristiques. Fleurs hermaphrodites, petites, jaunes, formant des chatons solitaires, cylindriques, latéraux et opposés aux feuilles. Elles sont sessiles dans l'aisselle d'une bractée lisse, peltée au sommet, triangulaire et velue sur les bords. 4 étamines libres. Ovaires ovoïdes, uniloculaires, uniovulés. Style court, à 3 branches stigmatifères, étroites, récurvées. Baie très petite, monosperme, glabre, à graine pourvue d'un double albumen.

FIG. 618. — Matico. Feuille réduite.

On prétend que le nom de *Matico*, diminutif de *Mateo* (Mathieu), a été donné à cette plante parce qu'un soldat espagnol de ce nom découvrit ses propriétés styptiques et antihémorragiques.

Les feuilles nous arrivent en paquets comprimés et mélangées de débris de tiges et d'inflorescences. Leur odeur est herbacée, agréable. Les feuilles elles-mêmes ont une saveur aromatique, un peu amère et parfois comme térébenthacée.

Composition chimique. — Elles renferment une huile essentielle, un acide cristallisable, l'*acide arthantique* (?), du tanin et de la résine.

L'*huile essentielle* (2.7 0/0) est plus légère que l'eau; son odeur est celle des feuilles. Une partie distille entre 180 et 200°. En hiver, cette essence laisse déposer des cristaux d'un camphre qui a été étudié par Kugler (*Berichte*, XVI, 284) et dont le point de fusion est entre 89 et 103°, mais qui, après des cristallisations répétées, reste constant à 94°, en abandonnant dans les eaux mères une *résine jaune* amorphe, à laquelle est due probablement la variation du point de fusion. Ce camphre purifié est soluble dans l'alcool, l'éther, le chloroforme, la benzine et l'éther de pétrole. Il n'est pas attaqué par les solutions caustiques alcalines, et quand il est placé à la surface de l'eau, il s'anime d'un mouvement giratoire. Traité par l'acide chlorhydrique gazeux sec, il prend une couleur violette intense, passant immédiatement au bleu puis au vert. Sa formule est = $C^{18}H^{26}O$, et d'après Kugler ce serait un composé éthylique du camphre ordinaire $C^{18}H^{15}(C^2H^3)O$.

D'après Hodges (*Phil. magaz.*, 3, t. XXV), le Matico renferme aussi un principe amer auquel il a donné le nom de *maticine*. C'est une substance jaune brun, d'odeur désagréable, de saveur très amère, soluble dans l'eau et l'alcool, mais insoluble dans l'éther. En présence des alcalis, ses solutions aqueuses donnent lieu à la formation d'un précipité jaune.

2° Le *Piper aduncum* L. (*Arthante adunca* Miq.) fournit également des feuilles de Matico qui diffèrent de celles du *P. angustifolium* en ce que leur face inférieure est à peine pubescente et qu'elles sont marquées d'un plus grand nombre de nervures ascendantes, parallèles, et enfin parce qu'elles sont plus larges et plus longuement acuminées. Leur composition chimique paraît être la même. Les fruits sont employés au Brésil comme ceux du cubèbe.

D'autres espèces, telles que le *P. lancæfolium* H. B. K., fournissent également du Matico.

Thérapeutique. — Le Matico présente deux propriétés bien manifestes : il est hémostatique et antiblennorragique.

Comme hémostatique, on emploie les feuilles, préalablement ramollies dans l'eau, pour étancher le sang des hémorragies capillaires, des épistaxis, des piqûres de sangsues. Comme antiblennorragique, il agit à la façon du poivre cubèbe et de la térébenthine du copahu.

La poudre se donne à la dose de 8 grammes en moyenne dans l'eau sucrée, l'infusion à celle de 30 grammes par litre d'eau bouillante, l'extrait à la dose de 20 à 30 centigrammes. L'essence est associée au copahu et à la magnésie dans la formule suivante :

Copahu.	1 gramme.
Essence de Matico. .	5 centigr.
Magnésie calcinée . .	Q. S.

pour faire un bol. On en prend 5 à 20 par jour comme antiblennorragique.

L'électuaire :

Copahu.	15 grammes.
Cubèbe	22 —
Essence de Matico. .	1 gramme.
Sucre blanc.	Q. S.

se donne à la dose de 10 à 40 grammes en six ou huit fois.

On a aussi employé le Matico contre les phlegmasies du poumon et des bronches. Il agit par son huile essentielle et sa résine en modifiant les sécrétions.

Mauves. — Les Mauves, ou *Malva* L., de la famille des Malvacées, série des Malvées, fournissent à la thérapeutique les espèces suivantes :

1° *Malva sylvestris* L. (Mauve sauvage, commune, Grande Mauve). — Plante commune dans l'Europe tempérée, à souche vivace, à tiges de 80 centimètres environ,

rameuses, velues, à feuilles alternes, palmatilobées, cordiformes, à 5-7 lobes, plus prononcés dans les feuilles supérieures, à bords
dentés, vert grisâtre, lisses, luisantes, ve-

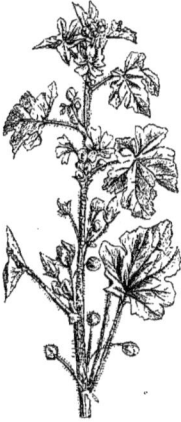

FIG. 619. — *Malva sylvestris.*

lues. Fleurs en cymes, rarement blanches,
le plus souvent d'un pourpre lilas foncé et
veiné, construites comme celles de la *gui-*

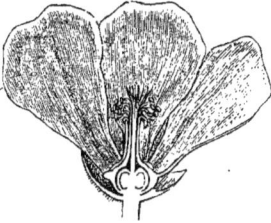

FIG. 620. — *Malva sylvestris.* Fleur. Coupe longitudinale.

mauve, mais en différant par leur calicule,
formé de trois bractées.

2° *M. rotundifolia* L. (Petite Mauve ou

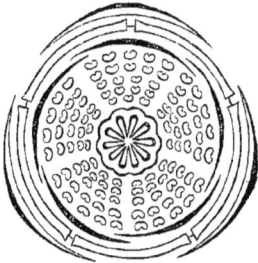

FIG. 621. — Mauve. Diagramme.

Fromagère). — Elle ressemble beaucoup à la
précédente, dont elle diffère par ses tiges
couchées, ses feuilles arrondies. Elle croît
dans le voisinage des maisons.

3° *M. glabra* Desv., que l'on croît être

d'origine chinoise, a des feuilles à 5 lobes
obtus et de grandes fleurs d'un beau pourpre.

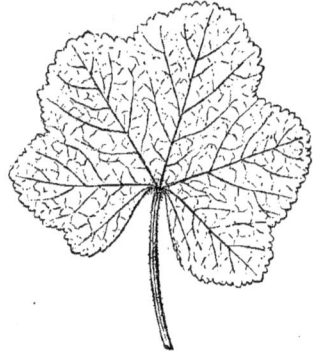

FIG. 622. — Mauve. Feuille. Face supérieure (d'après Blondel).

Usages. — Les fleurs et les feuilles de ces
espèces présentent les mêmes propriétés émol-

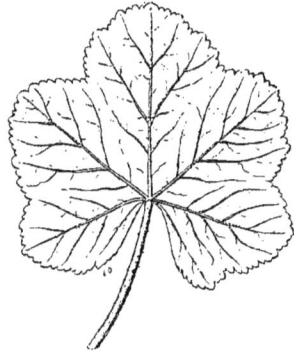

FIG. 623. — Mauve. Feuille. Face inférieure (d'après Blondel).

lientes que ces parties de la Guimauve, à laquelle nous renvoyons.

Megarrhiza Californica Torrey. — Cette
plante herbacée, grimpante, de la famille
de Cucurbitacées, genre Echynocystis, mieux
connue sous les noms américains de *Big,* de
Giant root, Manroot, croît en Californie
dans les terrains secs, où elle reste à l'état
de plante rabougrie, buissonneuse, de 60 à
70 centimètres de hauteur au plus, ou dans
les terrains riches en humus, et elle peut
alors, en grimpant sur les arbres voisins, s'é-
lever à 10 et 12 mètres. Feuilles palmées à
5 et 7 lobes. Cirrhes simples. Fleurs monoïques, les fleurs mâles disposées en
grappes. Calice gamosépale, campanulé, à
5 dents. Corolle rotacée, à 5 divisions profondes. 5 étamines à filets réunis en colonne,
dont les anthères sont subhorizontales, à
loges flexueuses. Fleurs femelles solitaires.
Ovaire ovoïde, épineux, semibiloculaire, à
loges biovulées. Fruit épineux, devenant sec,
dont les dimensions sont considérables.

La racine, seule partie de la plante qui soit employée en médecine, est vivace, tubéreuse, fusiforme, d'une couleur vert jaunâtre à l'extérieur et rugueuse. Sa face interne est blanche, succulente, charnue, d'une odeur nauséeuse, qu'elle perd graduellement par la dessiccation, d'une saveur amère, âcre et désagréable, laissant un arrière-goût âcre. Par la dessiccation, elle perd de 70 à 75 0/0 de son poids. Desséchée, cette racine est extérieurement d'un brun jaunâtre, fendillée longitudinalement. Intérieurement, sa couleur blanche devient un peu plus brune avec l'âge ; elle est striée concentriquement et se laisse facilement pulvériser, en donnant une poudre blanchâtre.

Composition chimique. — Elle renferme un principe amer, soluble dans l'eau et l'alcool, plus facilement dans ce dernier, une matière résineuse, une substance grasse, un acide organique, probablement acide gras, de la gomme, de la pectine.

Le *principe amer*, nommé *mégarrhizine* par J.-P. Heanay, dans une thèse où il étudie cette plante, est un glucoside de couleur brunâtre, un peu transparent, brun, friable, et donne une poudre brun jaunâtre. Elle est fusible au-dessous de 100°, inflammable et plus soluble dans l'alcool que dans l'eau, et ses solutions ont une saveur extrêmement amère. Elle est insoluble dans l'éther et présente les réactions suivantes : elle se dissout dans l'acide sulfurique avec une coloration d'abord rouge, puis brune. Avec l'acide chlorhydrique, coloration violette ; avec l'acide nitrique, coloration jaune foncé. Soumise à l'ébullition, en présence de l'acide sulfurique ou de l'acide chlorhydrique dilué, la mégarrhizine donne du glucose et une substance insoluble, la *mégarrhiziorétine*. Ce composé, lorsqu'il est desséché, est d'un brun foncé, résineux et cassant. Il se dissout complètement dans l'alcool et partiellement dans l'éther, qui laisse un résidu. La mégarrhizine se rapproche de la *colocynthine* et de la *bryonine*.

L'*acide libre* présente une odeur désagréable. L'auteur le nomme *acide mégarrhizique.*

La matière résineuse, ou *mégarrhizétine*, présente au microscope une structure cristalline. Elle est soluble dans l'éther et l'alcool.

Young a signalé en outre la présence d'un autre glucoside, ressemblant à la saponine et possédant la propriété de dilater la pupille. Il le nomme *mégaritine.*

Thérapeutique. — D'après les expériences physiologiques et thérapeutiques qui ont été faites en Amérique, l'extrait alcoolique à doses élevées est un irritant énergique qui provoque une violente gastro-entérite et peut même être toxique. Il détermine des douleurs violentes de l'estomac, des vomissements, une diarrhée profuse, accompagnée des symptômes ordinaires de l'irritation des reins et de la vessie. A la dose de 1 à 3 centigrammes, c'est un cathartique hydragogue, un drastique, amenant des nausées, des vomissements, des douleurs stomacales et des évacuations aqueuses. A doses plus minimes et répétées fréquemment, c'est un diurétique et un laxatif. Malgré sa grande activité, on peut l'employer dans tous les cas où il est nécessaire d'agir énergiquement sur l'intestin pour obtenir des évacuations abondantes. Ses propriétés hydragogues peuvent le rendre utile dans l'hydropisie. Il augmente en outre la sécrétion urinaire. Mais il faut éviter de l'employer quand l'intestin est enflammé.

Le principe amer administré à un chien, à la dose de 30 centigrammes, répétée toutes les 15 ou 30 minutes, jusqu'à ce qu'on ait atteint 2 grammes, provoqua une forte purgation, de fréquents besoins d'uriner. La même dose initiale donnée le lendemain fut rejetée par les vomissements. A l'autopsie on constata une rougeur de la muqueuse stomacale, près de son orifice cardiaque. Les intestins étaient enflammés, ainsi que la vessie, qui était presque remplie. Les reins étaient congestionnés (Heaney, *loc. cit.*).

Melanorrhœa usitatissima Wall. — Arbre originaire de L'Inde transgangétique, de la famille des Térébinthacées, série des Anacardiées. Feuilles alternes, simples, coriaces et sans stipules. Fleurs disposées en grappes axillaires. Calice à 5 sépales valvaires. Corolle à 5 pétales alternes persistants et s'accroissant autour de la base du fruit. Etamines en nombre indéfini, libres et insérées sur la base du réceptacle dilaté en un disque épais. Ovaire libre, stipité, oblique, uniloculaire et uniovulé. Style simple. Stigmate dilaté. Le fruit, longuement stipité, accompagné à la base par les pétales accrus et étalés, est une drupe subglobuleuse. Les graines ont leurs cotylédons plan-convexes.

Les différentes parties de cet arbre laissent exsuder un suc térébenthiné, grisâtre, épais, visqueux, prenant une couleur noire à l'air. C'est le vernis noir ou *Thit-tsi* de la Birmanie, où il est employé non seulement dans les arts, mais encore en médecine pour expulser les ascarides lombricoïdes. On l'administre sous forme d'électuaire, avec un poids égal de miel que l'on soumet pendant plusieurs heures à la chaleur. La dose est d'une, deux ou trois cuillerées à bouche, et on la fait suivre de l'administration d'une dose d'huile de ricin qui détermine l'expulsion des ascarides morts.

La saveur extrêmement nauséeuse de cette drogue et la grande quantité qu'il faut ingérer rendent son emploi difficile chez les Européens. Il paraît probable que l'action de cette térébenthine réside dans son huile volatile, qu'il serait préférable d'employer seule. Le suc, manié frais, détermine parfois des éruptions érysipélateuses, que l'on guérit par l'application locale d'une infusion de *Tectonia grandis* (*Pharmacopeia of India*, p. 60).

M. laccifera Pierre. — Cet arbre, originaire de l'Indochine et des îles voisines, produit également une laque analogue à celle de la Birmanie, usitée en Cochinchine. Il n'en donne pas plus de deux litres pendant les 5 mois (décembre-avril) où l'on récolte ce suc.

Le bois, d'un brun rougeâtre, est excellent

pour l'ébénisterie (Pierre, *Bullet. mens. Soc.
linn. de Paris*, t. LXVIII, p. 537).

Melastoma malabatrichum L. — Arbuste
de la famille des Mélastomées, série des
Mélastomées, originaire des régions tropicales de l'Asie, des îles de la mer des Indes
et de l'Océanie. Feuilles opposées, simples,
entières, pétiolées, à 5 ou 7 nervures partant
de la base pour rejoindre le sommet du limbe
sous forme d'arcs convexes en dehors.

Fleurs solitaires, terminales, hermaphrodites, régulières et présentant une structure
singulière. Sur les bords de l'orifice du réceptacle, qui a la forme d'un large sac, s'insèrent à l'extérieur les 5 sépales recouverts
de poils sur leur face extérieure. Corolle à
5 pétales alternes, étalés et orbiculaires.
10 étamines inégales insérées sur les bords
du réceptacle en 2 verticilles, à filets incurvés au sommet. Les anthères sont allongées,
arquées, ondulées, introrses, biloculaires et
terminées au sommet par un long bec, présentant à son extrémité un pore oblique. Dans
le bouton, l'anthère est repliée sur le filet et
son sommet s'engage dans une petite cavité
qui existe entre la base du réceptacle et celle
du gynécée. Ovaire libre, à 5 loges, renfermant un grand nombre d'ovules. Style plus
long que les étamines, recourbé, cylindrique,
entouré à sa base par une sorte de manchette velue. Baie entourée par le réceptacle, chargée de poils et se rompant irrégulièrement pour laisser échapper un grand
nombre de graines, petites, verruqueuses,
courbées, dépourvues d'albumen (H. Bn,
Hist. des pl., t. VII, p. 1-2).

Les feuilles de cet arbuste sont employées
dans l'Inde comme astringentes contre la
diarrhée, la dysenterie. Son écorce est usitée en lotions et en gargarismes. Ses fruits,
qui ressemblent un peu à des groseilles,
sont comestibles et servent aussi à teindre
le coton et la laine en noir. Le nom de
Mélastome vient du reste de μέλας, noir, et
στόμα, bouche, parce que le suc colore les
lèvres en noir.

La racine d'une espèce voisine, le *M. po-
lyanthum*, est préconisée aux Moluques
contre l'épilepsie.

En Cochinchine, d'après Loureiro, le *Cay
mua*, *M. septemnervia*, est employé pour combattre la diarrhée, si commune dans ce pays.
Il agit comme astringent. Ses fruits sont
également comestibles et sa racine est regardée comme abortive.

Le *M. cyanoïdes* H. Bn (*M. moluccanum*
Bl.) a aussi des fruits comestibles qui sont
donnés aux enfants contre l'incontinence
d'urine. Sa racine est considérée aux Moluques comme abortive.

Le *M. theœzans* DC. (*Miconia milleflora*
Naud.) sert, dans l'Amérique du Sud, à préparer des infusions stomachiques et digestives.

Mélèzes. — L'espèce type des Mélèzes est
le *Pinus larix* L. (*Abies Larix* Lamk.—*Larix Europœa* DC.), grand arbre de 30 mètres
de hauteur, à branches irrégulièrement étalées ou tombantes, portant des feuilles rapprochées en grand nombre sur de courts
rameaux tuberculiformes, étroites, planes,
d'un vert gris et caduques. Fleurs monoïques, en chatons. Les mâles d'un centimètre

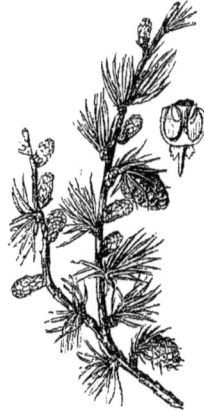

Fig. 624. — *Pinus larix* (Mélèze).

et demi, solitaires, sessiles, obovoïdes, entourées de bractées et formant un involucre
campanulé. Les femelles en cônes solitaires,
dressées, ovoïdes, à écailles minces, imbriquées, arrondies, échancrées ou tronquées
au sommet dépassé par la bractée d'abord
rougeâtre et terminée par une languette tubulée. Les fruits sont deux fois plus courts
que leur aile, semi-lancéolée et arrondie au
sommet. Les cônes ont 2 à 3 centimètres (H.
Baillon, *Bot. méd.*, p. 1356).

Cet arbre croît dans les montagnes de
l'Europe centrale, où il peut végéter jusqu'à
2,000 mètres, et on le cultive dans les parcs
et dans les bois. Il nous intéresse par les
produits qu'il fournit à la thérapeutique.

C'est sur son tronc que pousse l'*agaric
blanc* (voir ce mot). Aux premières heures du
jour et pendant l'été, on trouve sur les feuilles
du Mélèze du Dauphiné une matière saccharine blanche, en larmes isolées, opaques,
de saveur douce, d'odeur faible. Au microscope, on distingue des cristaux. C'est la
manne de Briançon.

Composition chimique. — Elle est formée presque
entièrement d'un sucre particulier, étudié par Berthelot (*Ann. chim. et phys.*, 3, LV, 282), le *mélé-
zitose*, qui est sous forme de cristaux durs, brillants,
d'une saveur sucrée mais faible, efflorescents, très
solubles dans l'eau, peu solubles dans l'alcool ordinaire bouillant, presque insolubles dans l'alcool
froid, insolubles dans l'éther. Chauffé à 116°, il perd
son eau de cristallisation et correspond à la formule
$C^{12}H^{22}O^{11}$. Il est dextrogyre. Ses réactions sont
celles du sucre de canne, dont il diffère en ce
qu'il ne change pas de signe sous l'action des acides

et en ce qu'il résiste un peu plus aux ferments et aux réactifs.

B. *L'écorce* est en morceaux aplatis ou en tube, brun rougeâtre à l'extérieur, à lobes fibreux et blanchâtres ; surface interne lisse et brun rosé ou jaune pâle. Cassure courte. Odeur aromatique, térébenthineuse, agréable, saveur astringente.

Composition chimique.—D'après Stenhouse(*Proc. of the Roy. So iety*,1862, t. XI, p. 404),elle renferme une grande proportion d'un tanin donnant, avec les sels de fer, un précipité vert olive et une substance, la *larixine* ou *acide larixinique* $C^{10}H^{10}O^5$ qui forme des cristaux blancs, d'odeur faible à froid, de saveur un peu amère et astringente, peu solubles dans l'éther et l'eau, solubles dans l'eau bouillante et l'alcool. Ces solutions rougissent le tournesol. Il se sublime à 93° et fond à 153°.

Cette substance se rapproche du pyrogallol et de la pyrocatéchine, mais elle n'est pas, comme eux, un produit secondaire, car elle préexiste dans l'écorce. Le chlorure ferrique colore ses solutions en pourpre.

L'acide larixinique forme avec les bases des sels peu connus et fort instables.

C. *Térébenthine du Mélèze ou de Venise.* On l'obtient en faisant dans l'arbre un trou étroit, pénétrant jusqu'au cœur ; on le bouche et, à l'automne, on enlève avec une cuiller de fer la résine qui s'y est accumulée. Un seul trou peut donner 500 grammes de produit et l'arbre n'en souffre pas. Mais si on en pratique plusieurs, pour que le rendement soit plus considérable, l'arbre meurt en quelques années. Cette récolte se fait surtout dans le Tyrol, en Suisse et en France.

Composition chimique. — Cette oléo-résine est épaisse et ressemble à du miel, de couleur jaune pâle et un peu fluorescente, d'odeur rappelant celle de la térébenthine, de saveur aromatique et amère. A l'air, elle forme vernis ; cette substance ne durcit pas avec la magnésie.Elle est soluble dans l'alcool, l'acide acétique cristallisable, l'alcool amylique, l'acétone. Agitée avec l'eau, elle lui communique une réaction acide. A la distillation, elle donne environ 150/0 d'une *huile essentielle*, $C^{10}H^{16}$, lévogyre, bouillant à 157° et donnant avec l'acide chlorhydrique des cristaux de $C^{10}H^{16}$,HCl.

La *résine* dissoute dans l'acétone est dextrogyre. Flückiger n'a pu en obtenir de l'acide abiétique.

D. *La sève* que l'on extrait du cambium renferme un glucoside, découvert par Hartig, auquel il donna le nom de *laricine*, retrouvé dans d'autres Conifères, désigné sous le nom d'*abiétine*, et que Kubel, qui l'étudia de nouveau, désigna sous le nom de *coniférine*.

Composition chimique.—La coniférine $C^{10}H^{22}O^8+2H^2O$ cristallise en aiguilles satinées groupées en rosette, inodores, de saveur un peu amère, lévogyres, peu solubles dans l'eau froide, solubles dans l'eau chaude et l'alcool, insolubles dans l'éther, fondant à 185°.

Sous l'influence de l'émulsine, la coniférine, additionnée d'eau, se dédouble, après avoir été abandonnée pendant 6 à 8 jours à une température de 30°, en deux produits cristallisables,du glucose, qui reste en dissolution, et des flocons cristallins blancs d'alcool *conyférylique* $C^{10}H^{12}O^3$, soluble dans l'éther, un peu moins dans l'alcool, peu soluble dans l'eau chaude, à peine dans l'eau froide.

C'est, comme nous le verrons à l'article Vanille, à l'aide de la coniférine ou de l'alcool conyférylique que l'on obtient la vanilline artificielle.

Thérapeutique. — Les différentes parties du Mélèze que nous avons citées ont reçu des applications thérapeutiques. L'écorce a été prescrite sous forme de teinture alcoolique comme expectorant dans la bronchite chronique.

La térébenthine de Venise présente toutes les propriétés de la térébenthine ordinaire (voir Sapins). Son odeur moins désagréable la rendrait plus utile si elle se trouvait plus facilement. Mais il n'est pas rare de lui voir substituer un mélange de colophane et d'essence de térébenthine.

Melia Azederach L. (Lilas des Indes ou de la Chine, Laurier grec, Faux Sycomore, Patenôtre). — Arbre de la famille des Méliacées, série des Méliées, originaire de la Chine et probablement de l'Inde, aujourd'hui répandu dans toutes les contrées chaudes du monde et même dans le sud de l'Europe, à cause de la beauté de ses fleurs et de l'élégance de son feuillage. Il peut atteindre 9 à 12 mètres de hauteur et 40 centimètres de diamètre. Feuilles alternes, composées, pennées avec impaire, à folioles opposées, ovales, aiguës, serretées et parfois même incisées. Fleurs hermaphrodites, disposées dans l'aisselle des feuilles en grappes pédonculées, très ramifiées et composées de cymes bipares. Elles ressemblent grossièrement à celles du Lilas, de là le nom de *Lilas des Indes ou de la Chine* qui a été donné à l'arbre. Calice à 5 sépales chargés de poils glanduleux en dehors. Corolle d'un rose pâle en dedans, d'un lilas foncé en dehors, à 5 pétales plus longs que les sépales et réfléchis. 10 étamines à filets unis en un long tube cylindrique violet foncé, dont la partie supérieure est déchiquetée en une vingtaine de languettes inégales et colorées. Les anthères, insérées au haut du tube, sont charnues, biloculaires et introrses. Ovaire libre, entouré à sa base d'un anneau glanduleux, à 5 loges biovulées. Style qui prend la forme d'une colonne, partagé à son extrémité en 5 lobes stigmatifères. Drupe verte d'abord, puis jaune, de la grosseur d'une petite olive, à chair peu épaisse, à noyau quinquévalvaire, renfermant dans chaque loge une graine munie d'un albumen peu abondant.

Les fruits renferment une huile fixe; soumis à la fermentation, puis à la distillation, ils donnent de l'alcool.

L'écorce de la racine, qui est inscrite à la pharmacopée des Etats-Unis, présente différentes propriétés. Le liber, que l'on sépare du reste facilement de la couche inférieure, est d'une saveur extrêmement amère, nauséeuse, dépourvue de toute astringence. La couche inférieure est astringente et contient du *tanin*. C'est la couche supérieure seule que l'on emploie sous forme de décoction.

Composition chimique. — Ce liber a été examiné par Jacobs (*Amer. journ. of pharm.*, sept. 1879), qui a signalé la présence d'une résine amorphe, d'un blanc jaunâtre, d'une saveur extrêmement amère, un peu soluble dans le sulfure de carbone, insoluble dans la benzine, l'essence de térébenthine, soluble dans l'alcool, l'éther, le chloroforme.

Elle paraît être le principe actif du liber, car administrée à la dose de 15 à 20 centigrammes, suivie d'un purgatif mercuriel, à un enfant de 4 ans, elle a été au moins aussi énergique que les autres vermifuges.

Thérapeutique. — On emploie la décoction (120 grammes d'écorce verte pour 120 centilitres d'eau, réduits par ébullition à 60 centilitres) à la dose de 30 à 60 grammes, en faisant suivre par l'administration d'un cathartique. On a remarqué que l'écorce recueillie en mars et avril, au moment où la sève monte, produit de la stupeur, la dilatation de la pupille, etc., mais que ces symptômes disparaissent rapidement.

Cette écorce est, du reste, regardée en Amérique comme le meilleur des anthelmintiques.

Les fruits et les feuilles du Melia azedarach ont passé pour posséder des propriétés vénéneuses. On les a cependant, comme nous venons de le voir, employés sous diverses formes comme stomachiques, astringents et vermifuges.

2° *M. azadirachta* L. (*M. Indica* Brand.). — Arbre de 10 à 15 mètres de hauteur, qui croît dans le sud de la Péninsule indienne, à Ceylan et dans l'Archipel malais. On le cultive aussi dans les jardins. Feuilles alternes, longues de 20 à 30 centimètres, composées, pennées, à 9 ou 15 paires de folioles insymétriques et dentelées. Ovaire triloculaire à loges biovulées, mais le fruit est uniloculaire et monosperme par avortement.

Le bois de cet arbre est lourd, dur et d'une amertume telle que les insectes ne l'attaquent pas. La pulpe du fruit donne par expression une huile employée pour l'éclairage ou la fabrication des savons. Du tronc exsude une matière gommeuse, mais c'est dans l'écorce que réside surtout le principe actif.

Cette écorce (*écorce de Margosa, Nim Bark*) varie d'aspect suivant l'âge et la grandeur de l'arbre qui la produit. Celle d'un arbre de trois ou quatre ans est couverte d'un épiderme écailleux, épais, d'un centimètre environ. Celle des petites branches est lisse, de couleur pourpre, marquée de lignes longitudinales. La couche interne est blanchâtre quand l'écorce est fraîche, d'une saveur très amère, pendant que la couche extérieure brune est extrêmement astringente (*Pharm. of Ind.*).

Composition chimique. — D'après Cornish, cette écorce renfermerait un alcaloïde amer auquel il donnait le nom de *margosine*. Mais d'après Broughton (*Pharm. journ.*, 14 juin 1873) ce principe n'est pas un alcaloïde, mais une résine amorphe, soluble dans les solutions alcalines bouillantes, d'où on peut la précipiter par les acides. Elle ne forme pas de composés définis avec les bases ou les acides, mais en la traitant par l'acide nitrique et précipitant par l'eau on obtient un dérivé nitré, ayant la composition $C^{38}H^{46}(AzO^2)^4O^{11}$, d'où on peut déduire pour le premier la formule $C^{30}H^{60}O^{11}$. Il en retira en outre une quantité minime d'un composé cristallisé qui n'a pas été étudié.

Les *feuilles* renferment une petite quantité d'une substance amère qui ressemble à la première, mais qui est plus soluble dans l'eau.

Les *graines* renferment une huile jaune, d'une densité de 0,921 de saveur amère, d'une odeur d'ail, se congelant à 7° et donnant par la saponification 35 0/0 d'acides gras fondant à 30°, et 65 0/0 fondant à 44° (Lépine).

Usages. — Cette écorce est employée dans l'Inde comme tonique et antipériodique. Les feuilles passent pour être stimulantes. La dose de la décoction (60 grammes pour 1 litre) est de 50 à 10 grammes, deux heures avant l'accès prévu. Comme cette décoction se décompose rapidement, elle doit être préparée au moment du besoin.

Celle de la teinture alcoolique est de 2 à 6 grammes comme tonique.

Les feuilles, sous forme de cataplasmes, sont employées contre les ulcères indolents. Comme elles déterminent parfois de l'irritation et des douleurs, on doit les mélanger avec parties égales de farine de riz ou de graine de lin.

2° *M. superba* L. C'est également un grand arbre originaire de Soouda dans l'Inde. Le fruit, seule partie employée, se trouve à l'état sec dans les bazars de l'Inde, et il ressemble alors à une datte, dont il porte d'ailleurs le nom. Mais lorsqu'on le trempe dans l'eau il devient semblable à une grosse prune jaune verdâtre. L'épicarpe est épais et peut se séparer facilement de la pulpe, qui est formée d'un parenchyme délicat, supporté par des bandes fibreuses attachées au noyau. Celui-ci, de 2 centimètres et demi de longueur, est oblong et quinquéloculaire.

Les graines sont solitaires dans chaque loge.

La saveur du fruit est amère et nauséeuse. C'est le remède favori des Indiens pour combattre la diarrhée. La dose est d'un fruit pour un adulte. Quant aux graines, elles renferment une huile douce et comestible quand elle est fraîche (Dymock, *loc. cit.*).

Mélilot. — Le *Melilotus officinalis* L. (Trèfle de cheval), de la famille des Légumineuses papilionacées, série des Trifoliées, est une plante annuelle croissant communément en Europe, dans les prés, le long des chemins et des haies. Tige dressée, herbacée, rameuse à la partie supérieure, fistuleuse, pouvant atteindre jusqu'à $1^m,50$ de hauteur. Feuilles alternes, longuement pétiolées, pennées, trifoliées, à folioles lancéolées, oblongues, obtuses, serretées sur les bords, glabres, d'un vert foncé et munies, à la base du pétiole, de 2 stipules sétacées.

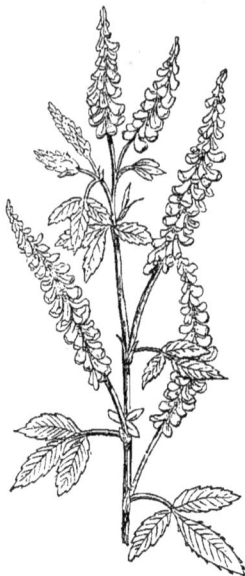

Fig. 625. — Mélilot.

Fleurs hermaphrodites, irrégulières, petites, jaunes et disposées en grappes spiciformes allongées et minces. Dix étamines diadelphes (9-1). Gousse plus longue que le calice persistant, obovée, ridée, couverte de poils apprimés, devenant noirâtre et indéhiscente. Elle renferme 1 ou 2 graines jaunâtres un peu arrondies, dépourvues d'albumen.

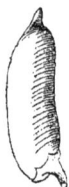

Fig. 626. — Mélilot. Gousse.

Le Mélilot a une odeur suave qui rappelle à la fois celle du miel et de la fève tonka. Sa saveur, d'abord mucilagineuse, devient ensuite amère et un peu âcre.

Composition chimique. — Il renferme de la coumarine, de l'acide mélilotique et du mélilotol.

La *coumarine* a été déjà étudiée.

L'*acide mélilotique* $C^9H^{10}O^3$ s'y trouve en partie à l'état libre, en partie combiné à la coumarine ou au mélilotol. Le mélilot sec en fournit à peu près 1 à 1,25 0/00. Ce sont de petits prismes incolores, transparents, d'une odeur nulle ou faiblement aromatique, d'une saveur astringente, solubles dans 20 parties d'eau à 18° et dans 0,918 seulement à 40°. Il est aussi très soluble dans l'alcool et l'éther. Il entre en fusion à 82° et peut former des sels cristallisables dans lesquels il joue le rôle d'un acide monoatomique et dibasique. Les alcalis en excès donnent à sa solution une teinte verdâtre. En présence du chlorure ferrique, il se colore en bleu, puis donne un précipité brunâtre. La potasse en fusion le transforme en acides salicylique et acétique. À la distillation il donne de l'*anhydride mélilotique* ou *hydrocoumarine.*

Le *mélilotol* $C^9H^8O^2$ de Phipson est cet *anhydride*

mélilotique qui existe dans la proportion d'environ 0.20 0/0, dans la plante sèche. C'est un corps huileux, brunâtre, d'une odeur extrêmement agréable, qui rappelle plutôt celle du foin coupé ou de l'*anthoxanthum odoratum* que celle de la coumarine ou de la fève tonka. Il est plus dense que l'eau, très peu soluble dans l'eau, à laquelle il communique une odeur agréable, très soluble dans l'alcool et l'éther. Soumis à l'ébullition en présence d'une solution concentrée de potasse, il fournit de l'acide mélilotique, et il se dégage une légère odeur d'essence d'amandes amères.

Il est probable, d'après Phipson, que dans le mélilot c'est la coumarine qui se forme d'abord, et que celle-ci, sous l'influence de l'hydrogène naissant, se transforme en mélilotol, qui à son tour prend une molécule d'eau pour donner naissance à l'acide mélilotique.

Au mois d'août, en effet, le mélilot fournit plus de mélilotol et d'acide mélilotique que de coumarine. Le mélilotol appartient à la série aromatique.

Usages. — Cette plante, sèche, est employée pour éloigner les insectes des fourrures et aromatiser le linge. Ses propriétés thérapeutiques sont peu marquées. Elle a cependant passé pour être émolliente et carminative.

Le *Mélilot blanc* (*M. alba* Lamk.), qui se distingue du premier par ses fleurs blanches, passe pour jouir des mêmes propriétés et peut lui être substitué.

Le *M. à fleurs bleues* (Trèfle musqué, Lotier odorant, Baumier), *M. cœrulea* L., cultivé dans les jardins, a une odeur plus aromatique encore. Aussi est-il employé pour la préparation des eaux odorantes.

Mélisse. — *Melissa officinalis* L. (Herbe au citron, Piment des ruches, Thé de France). — Plante vivace, de la famille des Labiées, tribu des Satuéiées, qui croît spontanément en Italie, en France, dans les lieux

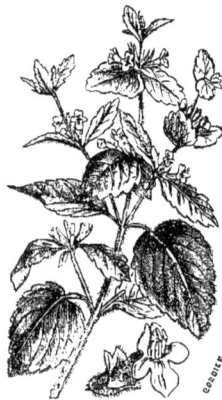

Fig. 627. — Mélisse.

incultes, le long des haies, et se rencontre même aux environs de Paris. On la cultive aussi dans les jardins. Rameaux aériens, dressés, ramifiés, à branches étalées, hautes de 40 à 80 centimètres, quadrangulaires et velues. Feuilles opposées, simples, entières, pétiolées, ovales, crénelées sur les bords, arrondies à la base, légèrement acuminées au sommet, longues de 7 à 8 centimètres et larges de 4 à 5, très velues et colorées en vert clair. Leur aspect gaufré bien caractéristique provient des saillies du limbe entre

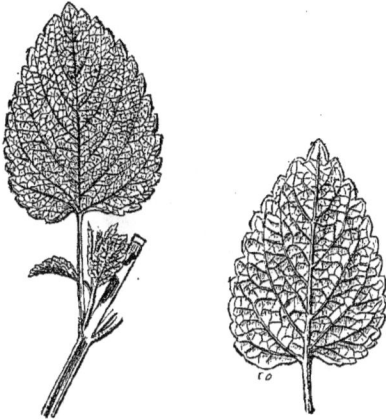

Fig. 628.—Feuille de Mélisse.
Face supérieure
(d'après Blondel).

Fig. 629.— Feuille de Mélisse.
Face inférieure

les nervures anastomosées. Les fleurs, didynames, d'abord jaunâtres, puis d'un rouge violacé, et qui paraissent en juin-juillet, forment au sommet des rameaux des cymes axillaires plus courtes que les feuilles. Toutes les parties de cette plante exhalent, lorsqu'on les froisse, une odeur de citron, que remplace une odeur désagréable de punaise si les feuilles ont été récoltées après l'épanouissement des fleurs. Leur saveur est analogue à celle du citron, chaude et un peu amère. On la récolte lorsque les fleurs ne sont pas encore épanouies et on la sèche entière après l'avoir mondée. L'odeur diminue un peu par la dessiccation, mais la saveur persiste.

Elle renferme, comme la plupart des Labiées, une huile essentielle à laquelle elle doit ses propriétés, ainsi qu'une résine amère.

Thérapeutique. — C'est un excitant diffusible, stimulant les centres nerveux, et un tonique des organes circulatoires et digestifs. Elle possède des propriétés stomachiques, carminatives et antispasmodiques bien marquées, qui la rendent utile dans la migraine pour combattre les spasmes flatulents, et dans la diarrhée ainsi que l'indigestion. On sait du reste combien est populaire l'usage de l'*Eau de mélisse des carmes*, qui possède en outre les propriétés caractéristiques de l'alcool. Aussi n'est-il pas rare de voir les personnes qui font un usage immodéré de cette préparation devenir alcooliques sans s'en douter

L'infusion de Mélisse se fait avec 5 grammes de feuilles pour 1 litre d'eau bouillante.

L'eau distillée est employée comme véhicule dans les potions stimulantes.

Alcoolat de Mélisse composé (Eau de Mélisse des carmes) (Codex).

Mélisse fraîche en fleurs.	900	grammes.
Zestes frais de citron.	150	—
Cannelle de Ceylan. . .	80	—
Girofles	80	—
Muscades	80	—
Coriandre	40	-
Racine d'angélique . .	40	—
Alcool à 80°.	5,000	—

Après macération dans l'alcool pendant quatre jours, on distille au bain-marie pour retirer 4^{kil},500 d'alcoolat.

On obtient l'eau de Mélisse jaune en ajoutant à 1,000 grammes de l'alcoolat ci-dessus 5 grammes de teinture de safran. Cette formule est une simplification de la formule primitive.

Doses à l'intérieur, 5 à 20 grammes dans l'eau sucrée. C'est un stimulant carminatif.

Melodinus suaveolens Champ. (*M. monogynus* Roxb.—*Lycimma suaveolens* Hance).— Cette plante, qui appartient à la famille des Apocynacées, croît à Hong-Kong, et donne des fruits globuleux de 5 à 7 centimètres de diamètre, que les Chinois emploient contre les engorgements ganglionnaires du cou. Ils paraissent en outre être usités comme adoucissants contre la toux.

Cette drogue n'est pas inscrite au *Pen-ts'ao* (*Notes on Chin. mat. med.*, Ford. Aberd. et Crow.).

Memecylon edule Roxb. — Arbuste de la famille des Mélastomacées, série des Blakéées, originaire de l'Asie, à feuilles entières, coriaces, obscurément trinerviées. Fleurs en cymes axillaires, tétramères. 8 étamines. Ovaire infère à une loge pluriovulée. Baie globuleuse, déprimée au sommet, uniloculaire, monosperme.

Les feuilles ont une saveur astringente et amère. On les emploie dans l'Inde sous forme d'infusion, en lotions dans la conjonctivite; à l'intérieur, contre la leucorrhée, la blennorragie. Les fruits sont comestibles, ainsi que ceux des *M. grandifolium, sphœrocarpum*, etc. L'arbuste donne aussi une matière colorante jaune.

Melothria pendula L.—Plante originaire du sud de l'Amérique, de la famille des Cucurbitacées, à feuilles alternes, à 5 lobes et dentées, à vrilles simples. Fleurs monoïques et régulières. Calice gamosépale quinquédenté. Corolle campanulée à 5 pétales un peu velus. 5 étamines; 4 d'entre elles se rapprochent deux à deux et la 5e reste libre. Anthères uniloculaires, linéaires, flexueuses.

Dans la fleur femelle, l'ovaire infère est uni-loculaire avec 3 placentas pariétaux qui se rejoignent au centre. Style simple terminé par 3 stigmates frangés. Baie petite, ovale, arrondie, à 3 loges, renfermant chacune un certain nombre de graines sans albumen.

Ces fruits sont extrêmement drastiques, et quatre d'entre eux suffiraient, dit-on, pour purger un cheval.

Menispermum Canadense L. — Cette plante, originaire de l'Amérique du Nord, mais cultivée aujourd'hui en Europe, appartient à la famille des Ménispermacées, série des Cocculées. Feuilles alternes, simples, pétiolées, larges, parfois un peu peltées et palmatilobées. Fleurs dioïques très petites. Calice à 6 divisions valvaires, pétaloïdes, disposées sur deux rangs. Corolle à 6 pétales plus courts que les sépales, plus épais, concaves en dedans, à bords repliés. Dans les fleurs mâles, les étamines sont au nombre de 10, 12, 25 ou 30, libres, à anthères introrses, quadrilobées. Au centre de la fleur, on trouve 3 ou 6 petits carpelles rudimentaires. Dans les fleurs femelles le gynécée est formé de 3 ovaires libres, à une seule loge renfermant chacune un seul ovule. Style court, dilaté au sommet en un stigmate élargi et cordiforme.

Le fruit est formé de 3 drupes arquées, comprimées sur les côtés, avec un noyau réniforme muni d'une crête dorsale peu saillante, concave latéralement. La graine est albuminée.

Composition chimique.—D'après H. Barber (*Am. Journ. Pharm.*, Aug. 1884), le rhizome renferme un alcaloïde qui paraît être identique à la berbérine, et un autre alcaloïde qu'il a nommé *ménispine*. Il a été obtenu en poudre amorphe en dissolvant l'extrait alcoolique dans l'eau, filtrant et précipitant la solution aqueuse par le carbonate de soude, après avoir éliminé la berbérine. Cet alcaloïde diffère de l'oxya-canthine et de la ménispermine en ce qu'il est très soluble dans l'eau, l'alcool et l'éther, et de la ménispermine en ce qu'il présente une saveur amère très persistante.

Usages.—Ce rhizome est employé dans la Virginie et au Canada comme similaire de la salsepareille, pour combattre les maladies syphilitiques, et on l'avait même introduit sur le marché européen sous le titre de salsepareille du Texas. Il va de soi que, pas plus que la salsepareille, il n'a d'action sérieuse sur ce genre d'affection. Les propriétés toniques qu'on lui a attribuées pourraient être plus réelles. Ce rhizome n'a pas été essayé en Europe.

Menthe poivrée. — Le *Mentha piperata* Sm., de la famille des Labiées, série des Saturéiées, est une plante herbacée vivace que l'on croit originaire de l'Angleterre. Tiges nombreuses, quadrangulaires, dressées, un peu pubescentes, de 40 à 60 centimètres de hauteur. Feuilles opposées, simples, pétiolées, lancéolées, rétrécies, ou un peu arrondies à la base, aiguës au sommet, dentées en scie sur les bords, d'un beau vert foncé au-dessus, d'un vert plus pâle en dessous, et légèrement velues sur les nervures inférieures. Les feuilles inférieures ont de 5 à 8 centimètres de longueur sur 2 centimètres de largeur. Elles diminuent de grandeur à mesure qu'elles se rapprochent du sommet de la tige. Fleurs hermaphrodites et pour-

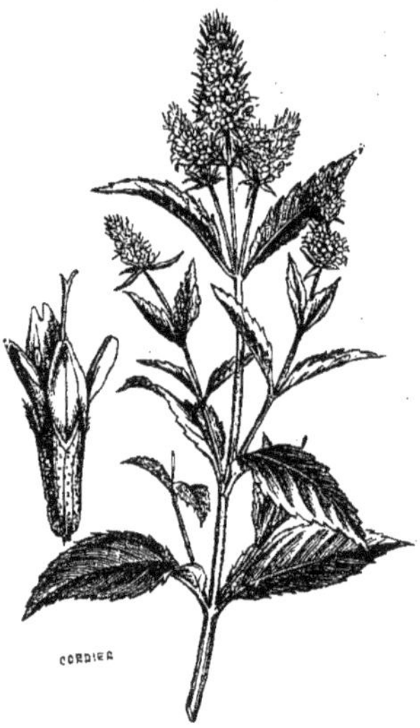

FIG. 630. — Menthe poivrée.

prées disposées au sommet des rameaux en épis lâches, coniques, aigus, opposés. Les épis inférieurs sont écartés les uns des autres, tandis que les supérieurs sont très rapprochés. Ils sont accompagnés de bractées foliacées. L'organisation florale est celle des Labiées didynames.

Cette plante est cultivée en Angleterre, en Allemagne, en France et surtout aux Etats-Unis. On l'a introduite aussi dans le sud de l'Inde, dans les monts Neilgherry. On reconnaît en Angleterre deux variétés désignées sous les noms de *M. blanche* et *noire*: la première à tige verte, à feuilles plus grossièrement serretées; la seconde à tige pourprée, à fleurs plus grandes, qui donne une plus grande quantité d'huile essentielle, mais dont la qualité est inférieure à celle de la Menthe blanche.

Cette plante doit être cultivée dans un sol profond, riche en humus, bien fumé et légèrement humide, débarrassé soigneusement de toutes les plantes étrangères qui, récoltées avec la Menthe, modifieraient les propriétés de son essence. C'est ainsi qu'en Amérique l'*Erigeron canadense* L., en Angleterre l'*Erechtites hieracifolia* Raf., le

Mentha arvensis, etc., sont extrêmement redoutés par les cultivateurs.

On coupe la plante lorsqu'elle est en fleurs et qu'elle a atteint à peu près sa hauteur normale, en août et en septembre, soit à la faucille, soit, dans les grandes plantations, à la machine. On fait, l'année suivante, une seconde récolte de la plante qui s'est reproduite par les coulants, et même une troisième. Mais, à partir de la quatrième année, la qualité de l'essence qu'on en retire va en diminuant. Aussi faut-il repiquer des boutures. La première coupe est toujours la meilleure, parce que le terrain est alors moins envahi par les plantes parasites.

Le rendement en essence est très variable. En France, on a constaté que 560 kilogrammes de tiges et de sommités fraîches donnent 1 kilogramme d'essence; en Angleterre, on a pu obtenir jusqu'à 1,500 grammes. On recueille en outre 36 litres environ d'eau de Menthe.

Composition chimique. — L'huile essentielle de Menthe est liquide, incolore, jaune pâle ou verdâtre. Son odeur est forte, agréable; sa saveur est aromatique et fraîche. Sa densité varie entre 0.84 et 0.92. Elle est lévogyre. Refroidie à 5 ou 8° au-dessous de zéro, elle laisse parfois déposer des cristaux hexagonaux incolores de *camphre de Menthe* ou *menthol* $C^{10}H^{18}OH$, dont la proportion varie suivant l'origine des essences. Il bout à 212° et possède un peu l'odeur de l'essence. Il est lévogyre en solution alcoolique.

La partie liquide de l'essence étudiée par Flückiger et Power, en Angleterre, est formée de *terpènes* isomériques et polymériques ne contenant pas de menthène. Les auteurs ont remarqué que cette essence forme avec les bisulfites alcalins un composé cristallin. Le corps qui lui donne naissance doit avoir probablement un point d'ébullition se rapprochant de celui du menthol, mais il existe en si petites quantités qu'ils n'ont pu l'isoler. Beckmann (*Pharm. Zeit.*, 24 septembre 1887) a montré que la partie liquide de l'essence du Japon est représentée par la formule $C^{10}H^{18}O$, et est identique avec le *menthon* obtenu par Morrigan et Atkinson en oxydant le menthol. C'est cette partie qui communique à l'essence de Menthe une saveur piquante, une odeur désagréable. On peut convertir le *menthon* en menthol en le dissolvant dans l'éther, et le mettant à froid en présence de la quantité théoriquement nécessaire de sodium.

L'essence de Menthe présente des colorations remarquables sous l'influence de divers agents. C'est ainsi qu'en ajoutant une goutte d'acide nitrique à 1.20 de densité à 50 ou 60 gouttes d'essence le mélange devient brun, puis bleuâtre ou verdâtre, coloration qui persiste pendant une quinzaine de jours.

Le menthol cristallisé pur se trouve dans le commerce sous le nom d'*essence chinoise ou japonaise, de Menthe poivrée.* Cette essence proviendrait, d'après E. Holmes, de *M. arvensis*, var. *piperascens* (Japon) et de *M. arvensis*, var. *glabrata* (Chine). On connaît également une autre variété de menthol qui provient de l'essence recueillie en Amérique et pour laquelle Maish a proposé le nom de *pipmenthol*, pour la distinguer du menthol chinois ou japonais, dont elle différe par son odeur, ainsi que celle de *M. piperata*, par ses cristaux d'un blanc de neige et aciculaires, tandis que ceux du menthol commercial sont plus ou moins transparents. Au point de vue chimique, du reste, ces composés se confondent.

Falsifications. — A cause de son prix élevé, l'essence de Menthe subit un grand nombre de falsifications : addition d'alcool, d'huiles fixes, d'essence de térébenthine, de copahu, etc. L'alcool peut être reconnu en agitant l'essence avec de l'eau dans un tube gradué. L'eau s'empare de l'alcool, devient laiteuse, et le volume de l'essence diminue.

On retrouve les huiles fixes en agitant l'essence avec 8 fois son volume d'alcool à 96°. Si elle est pure, elle se dissout entièrement; dans le cas contraire, on aperçoit deux couches. L'huile de ricin, qui se dissout dans l'alcool, forme sur le papier, après l'évaporation de l'essence, une tache facile à distinguer de celle que laisserait l'essence résinifiée.

Pour déceler l'essence de térébenthine, on met dans un tube gradué 3 grammes d'huile d'œillette et 3 grammes d'essence de menthe. On agite; le mélange reste transparent s'il renferme de la térébenthine.

Nous avons vu comment on pouvait distinguer l'essence d'erigeron canadense mêlée à l'essence de Menthe volontairement ou par suite d'une récolte peu soignée.

2° *Menthe Pouliot*, Pouliot commun, (*Mentha Pulegium* L.). — Petite espèce de 15 centimètres de hauteur. Feuilles à branches inférieures couchées, radicantes, de 2 centimètres de longueur, elliptiques, obtuses au sommet et crénelées sur les bords. Fleurs pourpres ou rosées, en verticilles axillaires. Toute la plante est velue. Elle possède une odeur forte moins agréable que celle de la Menthe poivrée.

L'essence de Pouliot a une densité de 0.927. Elle bout entre 183 et 188°. Elle jouit du reste des mêmes propriétés que l'essence de Menthe poivrée, mais est moins estimée.

3° *Menthe verte* (*M. viridis* L.). — Elle diffère de *M. piperita* par ses feuilles oblongues lancéolées, sessiles (celles de la base de la tige sont parfois pétiolées), ses fleurs plus petites, son calice muni de poils serrés et dressés, et ses étamines qui font saillie en dehors de la corolle. La plante entière exhale, lorsqu'on la froisse, une odeur très agréable. Sa saveur est fortement aromatique. Elle est considérée par certains auteurs comme une variété de *M. sylvestris*, var. *glabra* Koch., et produite par la culture.

Composition chimique. — On obtient par distillation l'essence de Menthe verte, qui, d'après Flückiger, est un mélange d'un hydrocarbure isomère de l'essence de térébenthine et de *carvol* $C^{10}H^{7}O$ lévogyre. Elle est incolore ou d'un jaune pâle et devient rougeâtre avec le temps. Son odeur et sa saveur sont celles de la plante. Sa densité est de 0.914. Elle entre en ébullition à 170°.

La Menthe verte est employée, comme la Menthe poivrée, sous forme d'eau distillée. Son huile essentielle est d'un prix très élevé. Aussi est-elle peu répandue.

Un grand nombre d'autres Menthes possèdent des propriétés analogues, quoique moins actives; telles sont : *M. crispa* L., *M. sylvestris* L., *M. aquatica* L., *M. citrata* L., *M. hirsuta* L., etc.

Thérapeutique. — La Menthe poivrée possède au plus haut degré les propriétés stimulantes, carminatives, stomachiques des Labiées aromatiques. Elle stimule l'estomac, active la digestion et excite le système nerveux par action réflexe. Elle élève en outre la température, augmente la transpiration cutanée, la diurèse, et agit d'une façon favorable sur les sécrétions muqueuses (Gubler).

On l'emploie en thérapeutique dans les catarrhes muqueux, sur lesquels elle agit surtout en diminuant la production de la matière expectorée, contre les tremblements nerveux, la gastralgie, le météorisme nerveux, l'insomnie, la dyspepsie.

Le mode d'administration le plus ordinaire est l'infusion (10-15 grammes pour 1 litre d'eau bouillante),qui réussit fort bien dans la diarrhée légère, les indigestions, les coliques. L'eau distillée est le correctif aromatique le plus ordinaire des potions stimulantes.

L'essence se donne surtout sous forme de pastilles ou de tablettes. Elle provoque dans la bouche une sensation de fraîcheur, surtout marquée quand on aspire largement, et amenant une sorte d'anesthésie passagère, mais bien marquée.

Le menthol sert à préparer des cônes qui, frottés sur le front, déterminent une sensation de fraîcheur pouvant avoir son utilité dans certaines migraines d'origine nerveuse.

Le menthol agit localement comme antinerveux, produisant d'abord une sensation de fraîcheur, une légère analgésie, mais fort peu d'anesthésie (Delioux de Savignac). D'après Schmitz, l'anesthésie légère serait le résultat du contact direct avec paralysie de nerfs sensoriels périphériques. Il stimule les nerfs de la secrétion salivaire, et agit probablement de même sur les nerfs gastriques. Pris à l'intérieur, à la dose de 30 centigrammes à 1 gramme, il cause une sensation de chaleur persistant une heure ou deux. Dans certains cas, il détermine une perspiration profonde, augmente la quantité d'urine. Il s'élimine, modifié, en partie par les reins, en partie par les poumons. C'est en somme un stimulant du cœur, un anodin nerveux fort utile dans le migraine, la névralgie supraorbitaire et les céphalalgies nevrosthéniques, gastriques et anémiques. Bien qu'il paraisse avoir quelques propriétés antipyrétiques, il est sans action sur le rhumatisme aigu. Mais il peut remplacer parfois l'antipyrine chez les personnes faibles et anémiques.

Il jouit en outre de propriétés antiseptiques bien marquées. On en fait avec diverses substances des mélanges liquides que l'on introduit dans les dents cariées pour apaiser la douleur (*Menthol-Thymol* P. E. — Menthol, 3 parties; camphre, 2 parties, etc.).

Industrie. — Crème de Menthe.

A. Menthe poivrée . . . .   600 grammes.
Mélisse   40   —
Sauge   10   —
Cannelle de Ceylan. . .   20   —
Iris   10   —
Gingembre.   15   —
Alcool à 80° 5ᴸⁱᵗ,300
Sucre 2ᵏᵍ,250

B. Menthe crépue. . . . .   600 grammes.
Mélisse   30   —
Sauge   15   —
Grande absinthe. . . .   15   —
Cannelle de Ceylan . .   15   —
Gingembre.   15   —
Macis   10   —
Alcool à 80° 5ᴸⁱᵗ,300
Sucre 2ᵏᵍ,250

Distiller sans rectification pour obtenir 4ᴸⁱᵗ,500 de produit. Ajouter le sirop et compléter à 10 litres. Colorer en vert.

Huile de Menthe.

A. Hydrolat de Menthe. . .   80 centilitres.
Alcool à 85°. 2ᴸⁱᵗ,500
Sucre. 1ᵏᵍ,250
Eau. 5ᴸⁱᵗ,800

Par simple mélange et dissolution du sucre, pour 10 litres.

B. Hydrolat de Menthe. . .   1ᴸⁱᵗ,20
Alcool à 85°. . . . . . .   5 litres.
Sucre. 2ᵏᵍ,500
Eau. 2ᴸⁱᵗ,10

Pour 10 litres.

C. Hydrolat de Menthe. . .   1 litre.
Alcool à 85°. 2ᴸⁱᵗ,80
Sucre. 2ᵏᵍ,500
Eau. 4ᴸⁱᵗ,500

Pour 10 litres.

Crème de Menthe par les essences.

DÉSIGNATION	A. ORDINAIRE	B. DEMI-FINE	C. FINE	D. SURFINE
Essence de Menthe anglaise..	2ᵍʳ,00	3ᵍʳ,50	5ᵍʳ,00	6ᵍʳ,00
Alcool..........	2ᴸⁱᵗ,50	2ᴸⁱᵗ,80	3ᴸⁱᵗ,20	4ᴸⁱᵗ,00
Sucre.........	4ᵏᵍ,250	2ᵏᵍ,500	4ᵏᵍ,375	5ᵏᵍ,600
Eau..........	6ᴸⁱᵗ,60	5ᴸⁱᵗ,50	3ᴸⁱᵗ,90	2ᴸⁱᵗ,70

Formules allemandes.

A. Essence de Menthe poivrée .   5 grammes.
Alcool à 90° . . . .   4 litres.
Sucre. 2ᵏᵍ,250

B. Essence. . . . .   6 grammes.
Alcool à 90° . . . .   4 litres.
Sucre. 4ᵏᵍ,500

On ajoute au sucre la moitié de son poids d'eau. On mélange à froid et on colore en vert.

Crème de Menthe par les alcoolats.

Alcoolat de Menthe . . .   2ᴸⁱᵗ,50
Alcool à 85°. . . . . . .   70 centilitres.
Sucre. 4ᵏᵍ,375
Eau. 3ᴸⁱᵗ,90

Pour 10 litres.

Ményanthe. *Menyanthes trifoliata* L. (Trèfle d'eau). — Plante vivace, de la famille des Gentianacées, tribu des Ményanthées, qui croît dans les lieux marécageux, en Europe et dans le Nord-Amérique. Du rhizome naissent un grand nombre de feuilles alternes, à pétiole long de 5 à 8 centimètres, engainant à la base, portant 3 folioles presque ovales, glabres, d'un vert foncé, un peu charnues, 2 latérales et la 3e terminale. Elles ont 2 centimètres de long sur 1 centimètre de large. Fleurs hermaphrodites, formant une belle grappe simple à l'extrémité d'une hampe arrondie, dressée, molle et de 20 à 25 centimètres de hauteur. Elles sont accompagnées, à la base, d'une bractée ovale et concave. Calice gamosépale, régulier, persistant, à 5 divisions dressées. Corolle infondibuliforme, rosée, à tube court, à 5 divisions peu profondes, ouvertes, étalées, et recouverte à la partie supérieure de poils denses,

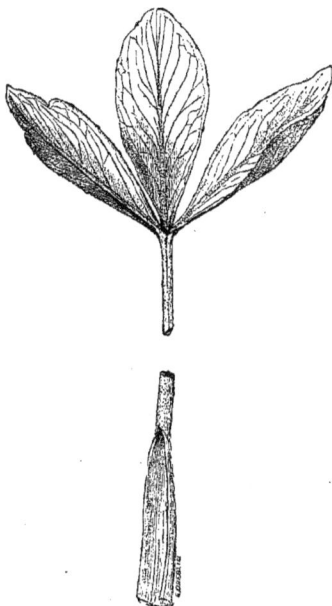

FIG. 631. — Ményanthe. Feuille (d'après Blondel).

charnus et obtus. La couleur extérieure est rosée. 5 étamines libres, insérées à la base de la corolle. Ovaire libre ou supérieur, à une seule loge pluriovulée. Style filiforme, persistant, à 2 stigmates comprimés. Capsule uniloculaire s'ouvrant en 2 valves, entourée, à la base, par le calice, surmontée du style et renfermant des graines nombreuses, petites, un peu lenticulaires, à testa ligneux, luisant, glabre, et dépourvues d'albumen.

Le Trèfle d'eau a une odeur faible, une saveur nauséeuse et très amère. Bien que la racine possède au plus haut degré cette amertume, la seule partie officinale de la plante est la feuille.

Composition chimique.—Le Ményanthe renferme un principe actif découvert par Brandes et étudié ensuite par Kromayer, la *ményanthine* $C^{33}H^{19}O^{14}$, que Nativelle a obtenue en longues aiguilles blan-

ches, à éclat satiné, de saveur amère, peu solubles dans l'eau froide, se dissolvant fort bien dans l'eau chaude, l'alcool, les alcalis, les acides, insolubles dans l'éther. Soumise à l'ébullition en présence de l'acide sulfurique dilué la ményanthine se dédouble en glucose et ményanthol.

Le *ményanthol* C^9H^6O est un corps huileux dont l'odeur rappelle celle de l'essence d'amandes amères; sa réaction est acide. Il se volatilise avec les vapeurs aqueuses pendant le dédoublement.

Thérapeutique. — Cette plante possède des propriétés toniques qui la rapprochent de la gentiane, mais, quand on la donne à doses élevées, elle devient purgative et émétique. Son amertume l'a fait employer parfois pour remplacer le houblon dans la fabrication de la bière. On l'a préconisée aussi comme fébrifuge et même comme emménagogue. Des médecins américains l'auraient employée avec succès pour combattre l'aménorrhée ayant résisté aux médications ordinaires.

On prescrit la décoction (15 grammes pour 500 grammes d'eau) à la dose d'un verre 3 fois par jour, une 1/2 heure avant le repas. La dose de l'extrait fluide est de 4 grammes dans un verre d'eau tiède. En Allemagne, on prépare un élixir en dissolvant 2 parties d'extrait de Ményanthe et 2 parties d'extrait d'oranges amères dans 1 litre d'eau de menthe et 1 litre d'alcool à 89° additionné d'éther nitrique.

En Laponie, dans les temps de disette, on pulvérise la racine et on la mélange avec une petite quantité de farine. Mais ce pain a une saveur amère et est détestable.

Les feuilles sèches et pulvérisées ont été administrées à la dose de 2 à 3 grammes dans les fièvres intermittentes, le rhumatisme chronique et certaines maladies de la peau.

Mercuriale annuelle.— Le *Mercurialis*

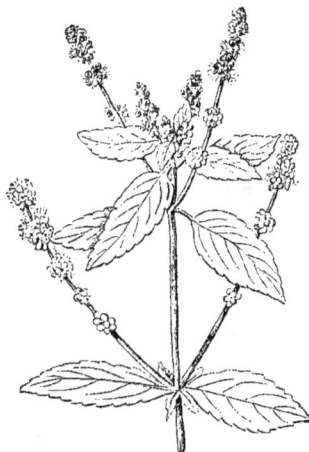

FIG. 632. — *Mercurialis annua*. Pied mâle.

annua L. (Foirolle, Vignolle, Ortie bâtarde) est une plante herbacée, annuelle, de la famille des Euphorbiacées, série des Jatrophées. Sa tige est cylindrique, haute de 30 à 50 centimètres, à rameaux opposés. Feuilles opposées, simples, pétiolées, entières, lancéolées, dentées sur les bords, un peu ciliées. Fleurs petites, dioïques, vertes. Fleurs mâles en épis axillaires, longs, grêles, dressés. Périanthe à 3 folioles aiguës. 8 à 12 étamines libres. Fleurs femelles axillaires. Ovaire sessile, hérissé, à 2 loges renfermant chacune un ovule. Style à 2 bran-

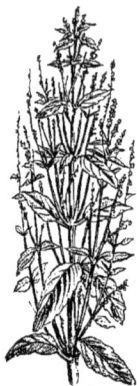

FIG. 633. — *Mercurialis annua.*

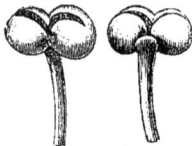

FIG. 634. — Mercuriale. Etamines.

ches stigmatifères divergentes. Fruit à 2 coques bivalves, renflées, couvertes de petits poils raides, blanchâtres. Chacune d'elles ne renferme qu'une graine arillée.

Cette plante exhale une odeur fétide, sa saveur est désagréable, amère et salée.

Composition chimique. — Elle renferme : matière grasse, gomme, amidon, un principe à saveur très amère, une matière colorante bleue et de la *méthylamine* que Schmidt et Faak ont démontré être la mercurialine signalée par Reichard, et qui se trouve associée à une petite quantité de triméthylamine.

Usages. — La Mercuriale annuelle fraîche est un purgatif que l'on emploie dans la médecine populaire pour purger les femmes enceintes, supprimer la sécrétion lactée, et en applications sur la tête des enfants pour rappeler les croûtes lactées. Dans l'hydropisie, elle peut donner de bons résultats.

On l'emploie surtout sous forme de *mellite*, dont la formule est inscrite au Codex, et dont la dose est de 30 à 100 grammes.

2° Le *M. perennis* L. (Mercuriale vivace, des bois, des montagnes) se distingue par sa tige simple, ses feuilles devenant bleues à la dessiccation, ses fleurs femelles longuement pédicellées. Fraîche elle est très âcre, mais cette âcreté disparaît par la dessiccation ou la chaleur.

Elle est plus irritante que la première et son suc provoque des vomissements, une superpurgation ; d'après Schulze, elle paralyse les muscles de la vessie, augmente la quantité d'urine et diminue l'action péristaltique des intestins. Elle ne serait pas toxique ; on recommandait jadis l'application, sur le ventre, d'un cataplasme de mercuriale dans le cas de suppression de l'urine.

Meriandra benghalensis Benth. — Cette plante, qui croît au Bengale et sur la côte de Coromandel, appartient à la famille des Labiées. C'est un arbuste dont le tronc est parfois aussi gros que le bras. L'écorce est crevassée et s'enlève en pièces irrégulières. Feuilles entières, pétiolées, oblongues, arrondies à la base, rugueuses et opposées. Fleurs diandres, parfois triandres, disposées en grappes terminales, souvent composées, verticillées et blanches.

Les feuilles ont une odeur camphrée, une saveur camphrée et amère analogue à celles de la sauge officinale, mais plus développée. Elles en présentent du reste toutes les propriétés.

Sous le nom de *Kafur-ka-patta*, c'est-à-dire feuilles de camphre, les indigènes les emploient en infusion contre les ulcères de la gorge, les aphtes, et elles posséderaient la propriété de diminuer ou même d'arrêter la sécrétion lactée.

Le *M. strobilifera* Benth. présente les mêmes propriétés thérapeutiques.

Mespilodaphne pretiosa Nees. — Arbre de la famille des Lauracées, originaire des forêts du Para (Amérique méridionale), à feuilles alternes, oblongues, de 12-18 centimètres de longueur sur 4-5 centimètres de largeur, lisses, coriaces, luisantes, à nervation pennée. Fleurs dioïques en panicules axillaires. Périanthe gamophylle à 6 divisions, persistant. 12 étamines, disposées sur 4 rangs, 3 antérieures stériles. Anthères fertiles s'ouvrant en panneaux. Ovaire libre, à une seule loge uniovulée. Style simple, stigmate capité. Baie ressemblant à une petite figue entourée par la base du périanthe. Graine sans albumen.

L'écorce, qui porte au Brésil le nom de *Casca preciosa* ou *Pereïora*, a une saveur aromatique qui rappelle à la fois celle de la cannelle, de la rose et du sassafras. Les habitants d'Orénoco l'appellent *Canilla*. Son infusion est utile dans la dépression du système nerveux, la leucorrhée, l'œdème des membres inférieurs, les catarrhes chroniques. On la prépare avec 4 grammes d'écorce interne et 80 grammes d'eau bouillante. On la prescrit en bains dans les mêmes cas. Les graines sont employées contre la dysenterie (*Formulario Brésiliano*).

Mesua ferrea L. — Bel arbre de la famille des Clusiacées, série des Mammées, qui croît dans l'Inde, en Cochinchine, au Cambodge. Feuilles longuement pétiolées, réfléchies, oblongues, lancéolées, longuement acuminées, arrondies à la base, épaisses, coriaces, brillantes en dessus, glauques ou recouvertes en dessous d'une poussière cireuse, cendrée. Fleurs terminales ou axillaires, le plus souvent solitaires, jaunâtres. Calice à 4 sépales imbriqués, accrescents, persistants, orbiculaires, concaves, légèrement pubescents. Corolle à 4 pétales persistants, cunéiformes, arrondis au sommet, courts. Etamines en nombre indéfini, formant 5 à 7 séries, libres. Ovaire libre, à 2 loges biovulées. Style bilobé au sommet. Le fruit, presque uniloculaire, est ovale, acuminé, entouré à sa base par les sépales, par la partie inférieure des pétales, couronné par les restes du style. Péricarpe ligneux, coriace, s'ouvrant au sommet en 2 à 4 valves. Il renferme 1 à 4 graines dressées, suborbiculaires, à téguments fibreux, coriaces.

Le *Mesua ferrea* est un des arbres les plus remarquables par son port, son feuillage dense, ses jeunes feuilles purpurines, ses feuilles adultes, argentées en dessous, par la beauté de ses fleurs et leur odeur agréable. Aussi le cultive-t-on près des pagodes et des bonzeries. Sa croissance est lente (Pierre, *Flore forestière de la Cochinchine*).

Thérapeutique. — Les feuilles séchées sont connues sous le nom hindou de *Nagkesar* (safran de Cobra) et sont employées pour parfumer les huiles et comme astringentes et stomachiques. L'écorce de la racine contient un suc résineux qui exsude lorsqu'on l'incise. Elle est un peu astringente et faiblement aromatique. Les fruits sont âcres et purgatifs.

Les graines donnent une huile brune, de 0.954 de densité, se solidifiant à 5° (Lépine) et employée en embrocations dans les rhumatismes.

Le bois, presque sans aubier, est rouge foncé, dense, dur, très lourd, susceptible d'un beau poli. On en fait des madriers, des colonnes de case, des traverses de chemin de fer.

Michelia champaca L. — Grand arbre, originaire de l'Asie tropicale, de la famille des Magnoliacées, série des Magnoliées. Feuilles alternes, stipulées, simples, entières. Fleurs hermaphrodites, solitaires et terminales. Le réceptacle conique à la base, s'allonge, se rétrécit, puis se dilate en une colonne nue dans la portion rétrécie. A la base s'insère le périanthe, formé de 6 folioles imbriquées, semblables entre elles et disposées sur deux rangs. Etamines nombreuses, à filets libres. Sur la colonne réceptaculaire et au-dessus de la partie nue s'insèrent les ovaires, renfermant plusieurs ovules disposés sur deux séries verticales. Le fruit est celui des *Magnolia grandiflora* et *glauca*.

Usages. — L'écorce de cet arbre est couverte d'un épiderme brunâtre, que l'on peut enlever aisément. La couche inférieure est d'un brun rougeâtre et sillonnée de raies vertes longitudinales et de cicatrices irrégulières d'un jaune pâle. La couche sousjacente est fibreuse et jaunâtre. Cette écorce

est légèrement amère et un peu aromatique. Elle est regardée comme fébrifuge dans l'Inde et passe même pour jouir de propriétés abortives.

Les bourgeons sont couverts d'une résine odorante employée contre la gonorrhée.

Les feuilles servent à préparer des décoctions pour gargarismes astringents. Mélangées aux Amomées aromatiques elles forment une poudre aromatique.

Les fleurs fraîches ont un parfum des plus agréables, qui devient presque nauséeux lorsqu'elles sont sèches. Dans toute l'Asie, elles servent à parfumer l'huile de coco, dont les indigènes enduisent amplement leur chevelure. On en extrait une huile essentielle aussi estimée que l'essence de roses.

Les graines sont âcres, amères. On les dit fébrifuges.

Les racines passent pour être emménagogues.

2° *M. Nilagirica* Leuk. — Cet arbre croît dans l'Inde, au milieu des forêts des Nilgiris, où il se distingue par ses grandes fleurs blanches, odorantes.

Son écorce a été étudiée par David Hooper (*Pharm. journ.*, 14 janvier 1888). Elle se présente sous forme de tuyaux de 6 à 12 millimètres d'épaisseur, dont la couche subéreuse, brunâtre, qui s'enlève facilement à la dessiccation, est couverte de lichens. La surface de la couche moyenne est brun pâle, l'intérieur est rougeâtre. La couche interne est brun roussâtre, striée. Sa saveur est un peu amère, son odeur est térébenthinée.

Composition chimique. — Elle renferme les substances suivantes :
Une huile volatile dont l'odeur se rapproche de celle des Conifères ;
Une huile fixe, insoluble dans l'alcool, fluide à 15°, se saponifiant par la soude ; *une résine* extrêmement amère, âcre, brune, du *tanin*, du *sucre*, *une matière amère*, des matières albuminoïdes et colorantes, du mucilage, de l'amidon.

Cette écorce est employée dans l'Inde, sous forme de décoction ou d'infusion, comme fébrifuge. L'essence est employée en Europe, depuis quelque temps, pour la parfumerie.

Micromeria Douglasii Benth. (*Thymus Douglasii* Benth.). — Cette plante, qui croît dans le nord-ouest des Etats-Unis d'Amérique et dans la Colombie, où elle porte le nom de *Yerba buena*, appartient à la famille des Labiées. Tige herbacée, quadrangulaire et couverte de poils rudes, épais. Feuilles opposées, sans stipules, largement ovales à la base, à pointe mousse, grossièrement dentées sur les bords, à nervures opposées, se perdant sur le bord du limbe. Elles sont lisses sur la face supérieure et couvertes, sur la face inférieure, de poils analogues à ceux de la tige et de points. Les feuilles les plus grandes ont 4 centimètres de longueur sur 3 centimètres de largeur. Elles deviennent de plus en plus petites à mesure qu'elles se rapprochent du sommet de la tige. A l'aisselle des feuilles, on trouve une seule fleur hermaphrodite, didyname, à pédicule mince de 7 millimètres de longueur. La plante entière a une odeur légèrement aromatique et une saveur un peu amère.

Les sommités fleuries sont employées en Californie comme fébrifuges, emménagogues et même anthelmintiques.

Millepertuis. *Hypericum perforatum* L. (Herbe Saint-Jean, Chasse Diable). — Petite plante herbacée, vivace, de la famille des Hypéricacées, très commune dans les bois découverts, le long des haies, dans les lieux incultes. Sa tige est dressée, légèrement anguleuse, buissonneuse et marquée de petits points noirs glanduleux. Feuilles opposées, simples, entières, sessiles, petites, d'un vert sombre, glabres, elliptiques, oblongues, obtuses et couvertes d'un grand nombre de petites glandes transparentes qui ont valu à cette plante le nom de *Millepertuis*. Fleurs très nombreuses, hermaphrodites, d'un jaune d'or éclatant, disposées en corymbe au sommet de la tige et des rameaux. Calice persistant, à 5 divisions profondes, linéaires, lancéolées. Corolle à 5 pétales étalés, obovales, concaves en dessus, marqués sur les bords de petits points noirâtres. Etamines hypogynes très nombreuses, disposées en trois faisceaux. Ovaire libre, à 3 loges renfermant un grand nombre d'ovules, surmonté de 3 styles courts, dressés, divergents, d'un rouge foncé, à stigmates globuleux. Capsule ovale à 3 loges, surmontée des styles persistants, et s'ouvrant en 3 valves. Graines petites, nombreuses, brunes, sans albumen.

Les sommités fleuries ont une odeur balsamique et résineuse, une saveur à la fois balsamique, amère et astringente.

Composition chimique. — Elles renferment deux matières colorantes : l'une jaune, soluble dans l'eau, réside surtout dans les pétales ; l'autre rouge, résineuse, soluble dans l'alcool et l'huile, se rencontre dans les stigmates et le fruit. Ces deux matières colorantes sont employées dans la teinture. Elles contiennent une *huile essentielle*, sécrétée par les glandes des feuilles et de la tige, du *tanin* et une *résine molle* dont l'odeur est celle des fleurs, insoluble dans l'eau, soluble dans l'alcool et l'éther, les corps gras liquides, et se combinant aux alcalis.

Usages. — Les sommités fleuries du Millepertuis entraient autrefois dans la composition du *baume du commandeur*, du *baume tranquille*. La seule préparation inscrite au Codex est l'huile (100 pour 1,000 grammes). Cette plante possède des propriétés stimulantes, balsamiques, qui peuvent la rendre utile dans les catarrhes pulmonaires chroniques, sous forme d'infusion à 15 ou 30 grammes par litre d'eau. Elle doit cette action à l'huile essentielle et à la résine

qu'elle contient. Elle rend aussi des services dans le catarrhe vésical. Quant à ses propriétés vulnéraires, diurétiques, emménagogues même, elles sont au moins fort douteuses. On l'a aussi prescrite comme vermifuge. Trop abandonné aujourd'hui après avoir été vanté outre mesure, le Millepertuis peut rendre des services réels dans les conditions que nous avons indiquées.

2° Le *Millepertuis tétragone* (*Hypericum quadrangulare* L.), dont la tige est quadrangulaire, présente les mêmes propriétés que l'espèce précédente.

3° Le *Millepertuis androsème* (*H. androsimum* L.), que l'on appelait *Toute-Saine*, passait pour jouir d'un grand nombre de vertus médicales. Ce n'est, comme les deux espèces ci-dessus, qu'un balsamique stimulant.

Mimusops elengi L. — Grand arbre de la famille des Sapotacées, à feuilles alternes, oblongues, coriaces, vertes, à fleurs petites, blanches, odorantes. Calice à 8 sépales. Corolle gamopétale à 16 divisions oblongues, lancéolées. 8 étamines libres, courtes, alternant avec 8 staminodes pétaloïdes, coniques, velus. Ovaire libre, pluriloculaire, pluriovulé. Le fruit est charnu, ovale, lisse, jaune quand il est mûr, à une ou plusieurs loges suivant le nombre des graines qui ont mûri. Graines solitaires, oblongues, comprimées, à testa épais,.sec, veiné.

Le fruit mûr est comestible et connu sous le nom de *Prune de Malabar*. Quand il n'est pas mûr il est astringent, et on recommande de le mâcher pour fortifier les gencives, ou en décoction sous forme de gargarisme. Le suc sert à fixer les couleurs.

Les fleurs sont employées par les Hindous en raison de leur parfum, qu'elles conservent même quand elles sont sèches. Ils en font un hydrolat qui est usité comme stimulant et comme parfum.

L'écorce est rouge, fibreuse, de saveur amère et astringente. Elle se recouvre, dans l'eau, d'un mucilage épais. La décoction est employée comme astringente dans les diarrhées, les angines, contre les écoulements muqueux de la vessie et de l'urèthre, et les Javanais la regardent comme un excellent tonique, utile même comme antipériodique.

2° *M. Kauki* L., arbre du Malabar, à fleurs d'un blanc jaunâtre teinté de rose. Il est cultivé en Chine et au Malabar, à cause de son fruit acide, qui passe pour augmenter l'appétit. Les feuilles bouillies dans l'huile, additionnées d'écorce pulvérisée, sont regardées comme un bon remède contre le *béribéri* (Hooker). Les graines donnent une huile, employée en applications sur les yeux dans l'ophtalmie et à l'intérieur comme anthelmintique.

Mitchella repens Gray. — Petite plante toujours verte, de la famille des Ericacées, rampant sur les racines des arbres, originaire des Etats-Unis, à fleurs odorantes, à fruit bacciforme écarlate.

Composition chimique. — D'après E. Breneiser (*Am. jour. pharm.*, mai 1887), cette plante renferme un principe neutre, précipitable par le tanin, l'acide picrique, mais qui n'est ni un alcaloïde ni un glucoside, une substance analogue à la saponine, moussant avec l'eau, une résine, du glucose, de la dextrine, etc.

Usages. — Les femmes indiennes emploient la plante entière en décoction pour faciliter l'accouchement. Elle paraît être diurétique, tonique, astringente, propriétés qui se rapprochent de celles du *Chimaphylla umbellata,* auquel on la substitue le plus ordinairement.

Mœsa picta Hochst. (*M. lanceolata* Forsk.). — Arbrisseau de la famille des Myrsinées, originaire de l'Abyssinie, dans les parties situées au moins à 2,000 mètres au-dessus de la mer. Feuilles alternes, simples, coriaces, glandulifères et dépourvues de stipules. Fleurs hermaphrodites, à calice quinquéfide, à corolle gamopétale, isostémone. Les 5 étamines insérées sur la gorge sont libres. Ovaire infère, à une seule loge renfermant plusieurs ovules. Style court, stigmate indivis. Drupe ovoïde, de couleur jaune verdâtre, du volume d'un grain de poivre, renfermant plusieurs graines albuminées.

Le fruit, frais ou desséché, est employé en Abyssinie, sous le nom de *Soaria,* comme tænifuge. Son odeur est aromatique, sa saveur aromatique, huileuse, astringente. On le réduit en poudre et on l'incorpore à la bouillie de froment, à la dose de 30 à 40 grammes, ou en infusion, à la dose de 30 grammes.

D'après Strohl, le Soaria est un tænifuge plus sûr que nos tænifuges indigènes. Son action est rarement accompagnée d'effets désagréables et son ingestion n'est pas difficile. On peut l'administrer sans crainte même aux femmes et aux enfants. D'un autre côté, Hepp (de Strasbourg) n'a pu obtenir la tête du tænia dans 8 cas traités par cette drogue. Le Saoria n'est pas entré en Europe dans la pratique courante.

Mollugo cerviana Ser. (*Pharnaceum cerviana* L.). — Petite plante herbacée, de la famille des Portulacacées, originaire de l'Inde, à feuilles opposées, linéaires, entières, dont la base est dilatée en lames membraneuses, stipuliformes. Fleurs axillaires, en cymes ombelliformes. Périanthe unique à 5 divisions. 5 étamines réunies à la base, puis libres. Ovaire libre, à 3 loges multiovulées. Style à 3 branches stigmatifères révolutées. Capsule accompagnée par le périanthe, à 3 valves, à 3 loges pauciséminées.

Dans l'Inde on fait avec cette plante et de l'huile des onctions contre la gale et les maladies de la peau. Les jeunes pousses et les fleurs se donnent en infusion comme diaphorétiques dans la fièvre. On les regarde aussi comme utiles contre la toux et l'asthme.

Le *M. malabarica,* également de l'Inde, est usité en infusion comme sudorifique et pour combattre la céphalalgie.

Le *M. bellidifolia* est employé dans les maladies des poumons, du foie et même contre les hémorroïdes.

Momordica charantia L. — Plante grimpante, de la famille des Cucurbitacées, qui croît dans l'Inde et surtout aux environs de Bombay. Feuilles palmées, à 5 lobes, sinuées et dentées. Lorsqu'elles sont jeunes, elles sont plus ou moins velues sur la face inférieure et surtout sur les nervures. Fleurs d'un jaune pâle, régulières et unisexuées. Les fleurs mâles portent une bractéole sur le milieu de leur pédoncule. Périanthe double et pentamère. Les étamines sont triadelphes, à anthères se rapprochant deux à deux et se soudant, la cinquième restant libre. Les fleurs femelles, avec le même périanthe, ont un ovaire à 3 loges renfermant un grand nombre d'ovules. Style trifide au sommet. Le fruit est tantôt long, oblong; tantôt plus petit, muriqué et couvert de tubercules. Il s'ouvre avec élasticité lorsqu'il est mûr; il peut, par la culture, acquérir les dimensions du concombre. Les graines, dépourvues d'albumen, ont un arille rougeâtre.

Ce fruit, dont la saveur est amère, est cependant mangé par les indigènes, qui le font macérer dans l'eau salée avant de le cuire. On l'administre comme anthelmintique, et, après l'avoir pilé, on l'emploie pour combattre la lèpre.

La plante entière, associée à la cannelle, au poivre long, au riz et à l'huile d'*Hydrocarpus inebrians,* forme un médicament composé très usité par les Hindous contre la gale et les maladies de la peau. Le suc des feuilles est prescrit comme émétique et purgatif dans les affections bilieuses. Il passe pour être anthelmintique (Dymock, *loc. cit.*).

2° *M. dioica* Roxb., plante dioïque grimpante, à racine tubéreuse, dont il existe plusieurs variétés différant entre elles par la forme des feuilles. Les fruits verts et les racines sont mangés par les natifs. La racine mucilagineuse est prescrite par les Hindous sous forme d'électuaire contre les hémorroïdes (Ainslie).

Monarde fistuleuse (*Monarda fistulosa* L. — Bergamote sauvage, Menthe de cheval). — Plante vivace, de la famille des Labiées, originaire des Etats occidentaux de l'Amérique du Nord, et extrêmement répandue sur les territoires de Montana et Dakota. Tige herbacée, de 60 centimètres de hauteur, articulée, rameuse, tétragone, fistuleuse, verdâtre ou parfois teintée de violet. Feuilles opposées, simples, entières, brièvement pétiolées, arrondies à la base, lancéolées au sommet, dentées en scie sur les bords, longues de 5 centimètres environ sur 3 centimètres de largeur à la base. Celles qui avoisinent les fleurs sont plus petites, plus étroites. Elles sont couvertes de petits poils microscopiques de 5 millimètres de longueur. Fleurs hermaphrodites, irrégulières, didynames, de couleur rosée, disposées en pseudo-verticilles denses, axillaires. Organisation des Labiées.

Quand elle est sèche, cette plante n'a aucune odeur spéciale, mais réduite en poudre elle exhale une odeur aromatique, pénétrante, rappelant celle de la menthe. Sa saveur est fortement aromatique et complètement dépourvue d'amertume.

Usages. — On prépare en Amérique, avec les sommités fleuries, une infusion théiforme employée pour combattre la gastralgie. Ses propriétés thérapeutiques sont celles de la plupart des Labiées, et elle lui doit à l'huile essentielle et au principe amer. Dans ces dernières années on l'a proposée comme succédanée de la quinine contre les fièvres intermittentes simples, à la dose de 4 grammes d'extrait fluide toutes les trois heures.

2° *M. coccinea* Michx., originaire également des États-Unis, est usitée comme tonique et fébrifuge.

3° *M. punctata* L. (American Horse-mint) renferme dans ses feuilles et ses sommités fleuries une essence dont les propriétés organoleptiques rappellent celles de la menthe, d'où le nom qui lui a été donné.

Composition chimique. — Cette essence est jaunâtre ou rouge brunâtre, plus légère que l'eau, et cristallise au-dessous de 5°. Elle est formée de 50 0/0 d'un hydrocarbure $C^{10}H^{16}$, de 25 0/0 de thymol, de carbures oxygénés $C^{10}H^{18}O$, d'acides formique, acétique et butyrique. Elle laisse avec le temps déposer du thymol cristallisé. C'est du reste une des sources du thymol *(Am. journ. pharm.,* mars 1888).

Usages. — On la prescrit sous forme d'infusion dans les affections rhumatismales, la goutte et même le choléra infantile. Elle agit comme stimulant.

Monnina polystachia Ruiz. — Arbrisseau de la famille des Polygalacées, à tige dressée de 2 mètres de hauteur, à rameaux tombants, duveteux lorsqu'elle est jeune, et légèrement colorée en pourpre. Feuilles alternes, pétiolées, simples, entières, ovales-lancéolées ou ovales aiguës, oblongues ou obtuses, lisses en dessus, duveteuses en dessous, de 5 centimètres de longueur sur 1 centimètre de largeur. Fleurs disposées en grappes spiciformes, terminales, villeuses, hermaphrodites, irrégulières, à réceptacle convexe. Calice petit, bleu pâle, caduc, à 5 sépales, le supérieur ovale, aigu, les deux inférieurs à moitié soudés, plus courts, les deux autres arrondis, obovés, dilatés en ailes, beaucoup plus grands. Corolle blanche, jaunâtre à la pointe, irrégulière, composée de 5 pétales

très inégaux, l'inférieur nommé *carène,* concave, en capuchon, à sommet entier, les deux latéraux très petits, étroits, réduits à de petites écailles glanduliformes, les deux postérieurs petits et plus ou moins adnés au tube staminal. 8 étamines disposées en deux faisceaux monadelphes insérés à la base de la corolle et dont la gaine est fendue en long du côté postérieur de la fleur. Plus haut les filets sont libres et terminés par une anthère s'ouvrant au sommet par une petite ouverture. Ovaire libre, supère, ovale, à 2 loges dont l'une avorte souvent, renfermant chacune un seul ovule. Style simple, à sommet stigmatifère bi- ou quadrilobé. Drupe de la grosseur d'un gros pois, pendante, ovale, luisante, monosperme par avortement, à noyau osseux fauve, ovale oblong, raboteux. L'amande est ovale et blanche. L'albumen est peu abondant.

Cette plante croît dans les Andes péruviennes, dans les endroits bien exposés. L'écorce de la racine et les feuilles sont employées en médecine. L'écorce est fusiforme, jaunâtre, avec des taches foncées éparses. Son odeur est légèrement désagréable. Sa saveur, d'abord douceâtre, est ensuite amère, âcre, et excite la salivation.

Composition chimique. — On n'a pas encore fait d'analyse complète, mais on sait qu'elle renferme une grande quantité de résine que l'on peut séparer en trois : l'une soluble dans l'éther, l'autre dans l'alcool, et la troisième à laquelle on a donné le nom de *monninine.* Sa saveur est amère, âcre, et rappelle celle de l'Euphorbe. Elle se dissout en toutes proportions dans l'eau, l'éther, l'alcool, les acides, les liqueurs alcalines, qu'elle colore en jaune très intense. Elle verdit la teinture de tournesol, mais n'a pas d'action sur le sirop de violettes. Elle fond facilement, puis brûle en laissant un charbon poreux. Elle possède la propriété de faire mousser l'eau. Elle renferme aussi du tanin.

Thérapeutique. — L'écorce, qui donne une décoction trouble et ressemblant à l'eau savonneuse, est employée par les Péruviens pour dégraisser les cheveux. En thérapeutique, elle est regardée comme un astringent énergique fort utile pour combattre la diarrhée et la dysenterie. On la prescrit sous forme de teinture alcoolique (1 pour 3), à laquelle on ajoute, pour 300 grammes, 150 grammes d'éther sulfurique; en poudre, à la dose de 10 à 12 grammes par jour.

Les feuilles fraîches sont usitées comme expectorantes sous forme d'infusion.

On fait aussi une pommade avec 4 grammes d'extrait de monnina, 20 grammes d'axonge et 4 gouttes d'essence de lavande.

Les *M. sterocarpa* R. et Pav. et *salicifolia* R. et Pav. jouissent des mêmes propriétés et sont employés aux mêmes usages.

Monodora myristica Dun. (*Anona myristica* Gœrtn.). — Cet arbre, originaire de l'Afrique tropicale et transporté par les nègres dans les Antilles, appartient à la famille des Anonacées et à la série des Monodorées. Feuilles alternes, sans stipules, brièvement pétiolées, entières, simples, oblongues ou parfois obovales, lisses, luisantes, d'un vert pâle en dessus, de 10 à 12 centimètres de long sur 3 à 4 centimètres de large, à nervure médiane saillante. Fleurs régulières, hermaphrodites, grandes, larges, longuement pédonculées, très odorantes. Lorsqu'elles sont sur le point de s'épanouir elles sont blanches et marquées de taches d'un brun pourpre. Elles deviennent ensuite jaunes et les taches sont plus rouges. Le réceptacle a la forme d'une petite sphère faisant suite au pédoncule. Calice à 3 sépales, l'un d'eux plus court, plus étroit. Corolle gamopétale,

Ces graines présentent les mêmes propriétés que celles du Muscadier (on les appelle muscades de Calabash) et renferment comme elles une huile volatile qui leur communique une odeur spéciale et une saveur piquante. Elles sont employées surtout comme condiments et comme stimulants. Prises en grande quantité, elles peuvent même agir, dit-on, comme narcotiques.

Morelle. — Le *Solanum nigrum* L. (Morelle noire, Raisin de Loup, Herbe aux magiciens, etc.), de la famille des Solanacées, série des Atropées, est une plante annuelle, très commune dans les jardins, les terrains incultes, sur les bords des chemins.

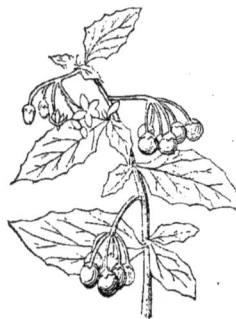

FIG. 635. — Morelle noire.

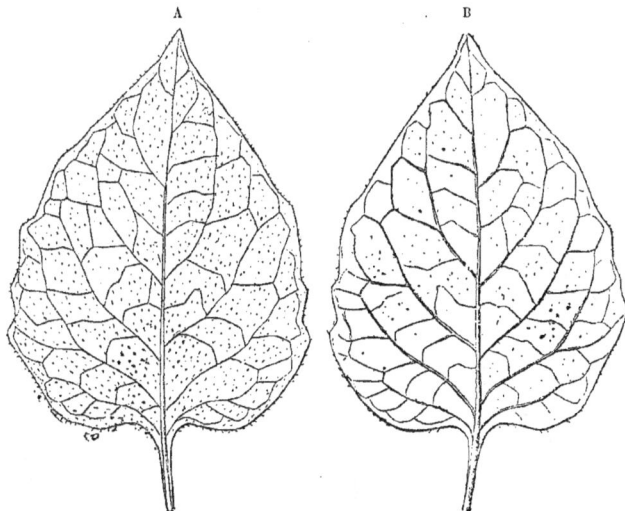

FIG. 636. — Feuille de Morelle :
A, face supérieure ; B, face inférieure (d'après Blondel).

à 6 divisions unies vers leur base. 3 divisions extérieures oblongues, ovales, ondulées sur les bords, d'un jaune brillant, marquées de taches irrégulières ou de raies interrompues d'un brun rougeâtre. Les 3 divisions intérieures, plus courtes, sont rétrécies à la base, cordées, convexes, veinées, d'un blanc jaunâtre à l'extérieur, lisses, d'un jaune pâle en dedans et parsemées de taches d'un blanc pâle. Etamines en nombre indéfini, libres et formées d'une anthère presque sessile, sphéroïdale, d'un blanc jaunâtre. Ovaire libre, sphéroïdal, blanc jaunâtre, à une seule loge renfermant de nombreux ovules. Style très court et formé comme celui des pavots d'un large disque stigmatique déchiqueté sur les bords. Le fruit uniloculaire est une grosse baie de 15 à 20 centimètres de diamètre, devenant sphérique et ligneuse, dont la pulpe épaisse renferme un grand nombre de graines ovales-oblongues, anguleuses par pression réciproque, à albumen ruminé.

Racine longue, fibreuse. Tige herbacée, longue d'environ 50 centimètres, glabre, anguleuse et rameuse. Feuilles alternes, parfois géminées, simples, pétiolées, ovales, aiguës, dentées et anguleuses sur les bords, lisses, molles, et d'un vert sombre. Fleurs hermaphrodites, petites et blanches, disposées dans l'aisselle des feuilles en petites ombelles pédonculées. Calice gamosépale, persistant, à 5 dents ovales. Corolle gamopétale, à 5 segments aigus, rabattus en dehors. 5 étamines insérées à la base du tube, libres, à anthères conniventes s'ouvrant au sommet par des pores. Ovaire libre, à 2 loges multiovulées. Style cylindrique, stigmate capité. Petite baie globuleuse, verte d'abord, puis noire à la maturité, mais parfois jaune ou rougeâtre. Graines aplaties, réniformes, albuminées, à embryon recourbé.

L'odeur de la Morelle est un peu fétide. Sa saveur est fade, herbacée. Ses propriétés thérapeutiques sont si peu actives qu'on peut la manger impunément lorsqu'elle est cuite. Elle porte alors le nom de *Brèdes*.

Composition chimique. — Desfosses, pharmacien à Besançon, a retiré, en 1821, des baies de la Morelle un alcaloïde auquel il donna le nom de solanine, et que nous avons déjà étudié avec la Douce-Amère.

Thérapeutique. — La Morelle est narcotique, antispasmodique, et dilate la pupille comme la Belladone. On l'employait autrefois comme sédative dans les maladies nerveuses, mais son emploi à l'intérieur est tombé en désuétude.

Les feuilles fraîches de Morelle entrent dans la composition du *baume tranquille*, de l'*onguent populeum*.

A l'état sec, elles sont employées concurremment avec les capsules de pavot pour fomentations narcotiques.

Morille. — Le *Morchella esculenta* Pers. (*Phallus esculentus* L.) est un champignon de la famille des Ascomycètes, série des Helvellacées, qui croît sur les sols sablonneux, dans les pâturages ombragés, les jardins, les forêts, les prairies, surtout après les pluies chaudes des mois d'avril, de mai et de juin. Son pied est long, cylindrique,

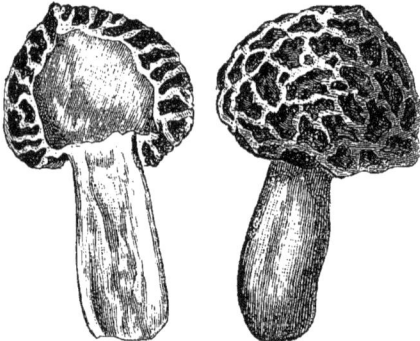

Fig. 637. — Morille.

lisse, plissé ou scrobiculeux, de 1 à 2 centimètres d'épaisseur, tendre. Chapeau ovoïde arrondi, gris jaunâtre ou brun jaunâtre, à côtes irrégulières, arrondies, se rencontrant sous des angles variables, à cavités profondes dont le fond est plissé.

Il existe un certain nombre de variétés, différant entre elles par la couleur, le volume, et qui sont *toutes comestibles*. Ces champignons ont une odeur et une saveur agréables, une consistance ferme, spongieuse. On a soin, avant de les cuire, de les faire séjourner pendant quelque temps dans l'eau froide pour enlever le sable, la terre qui souillent leurs alvéoles.

Composition chimique. — Bostrom et Poufick ont signalé les premiers, dans toutes les Morilles, un principe toxique très énergique, qui peut du reste être éliminé facilement, car il suffit de traiter à plusieurs reprises les Morilles par l'eau bouil-

lante et de rejeter ces eaux. La dessiccation prolongée l'élimine également.

Les auteurs ont expérimenté, avec le champignon frais sur des jeunes chiens et ont vu qu'à la dose de 1 0/0 du poids de l'animal l'intoxication était manifeste, et qu'elle était complète et mortelle à la dose de 1 3/4 à 2 0/0.

Les phénomènes observés sont : vomissements, ictère, urine foncée ou noire, somnolence, paralysie progressive et mort après plusieurs jours. Le phénomène le plus constant étant l'hémoglobinurie, le poison agit donc en intoxiquant le sang ; l'estomac, l'intestin, ne sont le siège d'aucune lésion. Mais le sang est désorganisé, avec dissolution de l'hématoglobuline, de ses corpuscules et leur destruction. Le sang charrie la matière colorante du sang et la laisse filtrer à travers les reins.

On constate, en outre, une néphrite diffuse grave, la dilatation considérable de la rate, l'imbibition ictériforme des membranes externes et internes du corps.

La décoction aqueuse est toxique au plus haut degré. Il est donc bon, pour s'assurer contre des accidents, de ne prendre que des Morilles séchées depuis 4-6 mois ou de les traiter à plusieurs reprises par l'eau bouillante qu'on rejette.

Bohm et Kulz (*Bot. zeit.*, 1886, p. 642) ont signalé dans toutes les Morilles la présence de la *choline*. Mais il en faut des quantités considérables pour produire des accidents toxiques, et ce n'est pas à elle qu'ils doivent être attribués.

En traitant successivement l'extrait alcoolique de la Morille par l'éther et l'eau chaude, les auteurs ont retiré une substance toxique, présentant les caractères d'un acide et auquel ils ont donné le nom d'*acide helvellique* $C^{12}H^{20}O^7$.

Bien que la Morille ne soit qu'alimentaire, et point employée en thérapeutique, nous avons cru devoir donner ces renseignements pour éviter des accidents qu'un peu de prévoyance peut prévenir.

Morinda citrifolia L. — Arbre de la famille des Rubiacées, série des Morindées, qui croît dans l'Inde et a été acclimaté dans toutes les parties tropicales de l'Amérique. Ses feuilles sont opposées, ovales, oblongues, lisses, à stipules interpétiolaires. Les fleurs sont hermaphrodites, blanches, en capitules brièvement pédonculés, opposés aux feuilles. Calice à 5 divisions. Corolle infondibuliforme, à 5 lobes. 5 étamines libres insérées sur la gorge de la corolle. Ovaire infère, surmonté par un disque épigyne, à 2 loges uniovulées. Style simple à 2 branches stigmatifères. Le fruit syncarpé, globuleux, en forme de capitule charnu, est formé de petites baies d'un vert pâle, lisses, renfermant chacune 2 noyaux monospermes recouvrant une graine à albumen dur.

Composition chimique. — De l'écorce de la racine Anderson a retiré une matière cristalline, la *morindine* $C^{28}H^{30}O^{15}$, qui cristallise en aiguilles jaunes, satinées, solubles dans l'eau bouillante, laquelle, par refroidissement, laisse déposer des flocons gélatineux. Elle est peu soluble dans l'eau et l'alcool froids, moins soluble encore dans l'alcool absolu, et insoluble dans l'éther. Dans les alcalis, elle se dissout avec une coloration rouge orangé. Chauffée en vase clos, elle forme des aiguilles jaune orangé de *morindone* que l'on obtient aussi par l'ébullition en présence des acides dilués, en même temps que du glucose. C'est donc un glucoside.

La *morindine* donne, avec l'acide sulfurique concentré, une couleur pourpre violacé. Avec l'acide nitrique à froid, coloration rouge. Avec le perchlorure de fer, couleur brune.

La *morindone* $C^{14}H^8O^3$ forme, avec l'acide sulfurique, une solution d'abord bleu indigo, puis bleue, puis pourpre, puis jaune rougeâtre. Avec l'hydrate de soude en excès, coloration violet foncé.

D'après Rochleder, la *morindine* serait l'acide rubérythrique retiré par lui de la garance, et la *morindone* serait l'alizarine. D'après Stein, qui combat cette opinion, la *morindine* se distingue de l'acide rubérythrique par son insolubilité dans l'éther, la coloration violette de sa combinaison avec la baryte et la manière dont elle se comporte avec les alcalis.

La mérindone serait, d'après Thorpe et Smith (*Pharm. journ.*, 28 janvier 1888), un dérivé *méthylanthracène* $C^{15}H^{16}O^5$.

Les eaux mères qui ont fourni la morindine renferment de l'*acide morintanique* ou *maclurine* $C^{13}H^{12}O^7$, qui se présente sous forme d'une poudre rouge brun, de saveur astringente, très soluble dans l'eau, l'alcool, l'éther, insoluble dans les huiles et l'essence de térébenthine. Il se ramollit à 100°, fond à 200, puis se décompose en CO^2, phénol et pyrocatéchine. Il forme des sels avec les alcalis et décompose les carbonates. En présence de la potasse dissoute et à chaud il donne de la *phloroglucine* et de l'*acide protocatéchique*.

Usages. — Les usages médicaux des différentes parties de cette plante sont assez bornés. Son fruit est, d'après Loureiro, employé comme désobstruant et emménagogue. A Bombay, les feuilles sont usitées en applications sur les blessures, les ulcères, dont elles hâteraient la cicatrisation. A l'intérieur, on les administre comme toniques et fébrifuges. Dans la diarrhée, la dysenterie, on prescrit la décoction (20 0/00) à la dose d'une demi-tasse à thé, deux fois par jour (Ainslie).

Comme matière colorante, la racine, ou plutôt son écorce, a une importance plus considérable. Elle donne la matière écarlate dont nous avons parlé, qui est employée pour teindre les étoffes dans l'Inde.

Le *M. tinctoria* paraît être la même plante.

Le *M. umbellata* L., qui est grimpant, glabre, à fleurs blanches, fournit une racine dont on retire une matière colorante jaune qui, dit-on, est plus brillante et plus stable que les autres.

Sa racine est, dit-on, employée en Amérique comme un purgatif violent.

Moringa aptera Gœrtn. (*Ben aptère*). — Arbre de la famille des Capparidacées dont le port rappelle celui des saules. Feuilles alternes composées, longuement pétiolées, à 3 paires de folioles opposées, obovées ou oblongues, obtuses, glauques. Les pétiolules sont accompagnés à leur base de glandes stipitées. Fleurs hermaphrodites, irrégulières et disposées en grappes ramifiées de cymes. Calice à 5 sépales oblongs en forme de lanières subégales. Corolle à 5 pétales alternes, oblongs. Le pétale antérieur reste dressé pendant que les quatre autres se réfléchissent comme les sépales sur le réceptacle. 10 étamines périgynes : 5 superposées aux sépales sont stériles; les 5 autres, superposées aux pétales, ont leurs filets libres à la base et chargés de poils, puis soudés à leur milieu, libres de nouveau au sommet et portant chacun une anthère dorsifixe, uniloculaire. Ovaire stipité, uniloculaire, multiovulé. Style grêle, cylindrique, plus long que les étamines, tubuleux et légèrement épaissi au sommet. Capsule siliquiforme, allongée, à plusieurs angles, torvuleuse, s'ouvrant à la maturité par 3 fentes longitudinales en 3 panneaux portant les graines unisériées, séparées par des cloisons fongueuses, ovoïdes, trigones, *aptères* et renfermant un gros embryon à cotylédons plans-convexes charnus, huileux.

Le *M. aptère* est cultivé en Égypte, dans les environs du Caire, et croît naturellement dans le Sennaar.

Composition chimique. — Les graines du *M. aptera* sont employées en Égypte et en Arabie pour l'extraction du corps gras qu'elles renferment et qui est connu sous le nom d'*huile de Ben*.

Cette huile est incolore, inodore, insipide, rancit difficilement au contact de l'air et se sépare en deux parties, l'une qui se solidifie à 19°, et l'autre qui reste liquide même aux basses températures. Sa densité est de 0.9148 à 15°. Walter l'a trouvée composée de quatre acides fixes : les *acides margarique*, *stéarique*, et deux nouveaux acides, l'*acide bénique* $C^{15}H^{30}O^2$ et l'*acide moringique* $C^{15}H^{28}O^2$. Elle ne renferme pas d'acides volatils.

Usages. — Cette huile, à cause de la difficulté qu'elle éprouve à rancir, est, dit-on, employée en parfumerie; on la charge, par macération ou enfleurage, de l'odeur fugace des jasmins, des liliacées, des violettes, etc. Elle est émétique et purgative (Guyot, Répert. de ph., février 1887). La partie fluide a été employée par les horlogers, mais est aujourd'hui remplacée par l'huile d'olives incomplètement saponifiée.

2° Le *M. pterygosperma* Gœrtn. croît aux Moluques, en Cochinchine, dans l'Inde, à Ceylan. Il diffère de l'espèce précédente par ses graines noirâtres à l'extérieur, grosses comme un pois, arrondies, triangulaires et pourvues de 3 *ailes blanches et papyracées*. Cet arbre laisse exsuder une gomme connue dans l'Inde sous le nom de *gomme de Shegua*, qui, lorsqu'elle est récente, est blanche et opaque, mais par exposition au soleil devient rosée, puis d'une couleur rouge foncé à la surface, l'intérieur restant blanc. Traitée par l'eau, elle gonfle et donne une gelée ferme, volumineuse, de couleur rosée. Sa saveur est un peu astringente. Cette gomme passe pour posséder des propriétés abortives. Il est possible qu'en raison même de sa dilatation considérable lorsqu'elle est humidifiée elle soit employée pour dilater mécaniquement le col de l'utérus et provoquer ainsi l'avortement.

La racine, qui porte dans l'Inde le nom de *Sohunjuna*, est connue des Anglo-Indiens sous le nom de *Horseradish-tree*, à cause de la saveur et de l'odeur âcre qu'elle possède et qui rappelle celle du raifort ou horseradish d'Europe. Appliquée localement, cette racine agit comme rubéfiante et vésicante, mais les douleurs qu'elle cause s'opposent à son usage ordinaire. Le Dr Wight a proposé de mélanger son suc aux sinapismes pour les rendre plus actifs. On lui a attribué comme remède interne des propriétés stimulantes et diurétiques. Le suc mélangé au lait est donné comme diurétique, digestif, et fort employé dans l'asthme. Les fruits non mûrs sont comestibles. Les fleurs, les jeunes feuilles le sont également. Le suc est employé comme émétique.

La Pharmacopée du Bengale donne la formule d'une infusion composée employée comme stimulante à la dose de 30-60 centimètres cubes.

Racine de *M. pterygosperma*   30 grammes.
Graine de moutarde 30   —
Eau bouillante 500   —

Moussena. — Sous les noms de *Moussena, Muscena, Busenna,* on désigne, en Abyssinie, une écorce appartenant à un arbre que Baillon appelle *Acacia anthelmintica,* de la famille des Légumineuses mimosées, série des Acaciées. C'est l'*Albizzia anthelmintica* de Brongniart, qui croît en Abyssinie, dans le Kolta occidental et dans les terres basses de Samen. Petit arbre de 3 à 6 mètres de hauteur, à rameaux tortueux, couverts d'une écorce glabre et cendrée. Feuilles alternes et bipennées à 2, 3, 4 paires de folioles paripennées, irrégulièrement obovales, inéquilatérales à la base, obtuses ou à peine aiguës, entières, glabres, réticulées en dessous, d'un vert pâle. Fleurs au nombre de 15 à 30, petites, d'un jaune verdâtre, disposées en capitules peu serrés, hermaphrodites et régulières. Calice turbiné, étroit, glabre, à 4 lobes courts, larges et obtus. Corolle infondibuliforme, deux fois plus longue que le calice, à 4 lobes oblongs, un peu pointus, veinés, à préfloraison valvaire. Étamines extrêmement nombreuses, hypogynes, monadelphes. Ovaire libre, allongé, étroit, glabre, à une seule loge renfermant 2 à 4 ovules. Style terminal grêle, à stigmate légèrement capité. Gousse oblongue, un peu réticulée, glabre, renfermant 2 ou 3 graines; d'autres fois courte, elliptique ou obovée, et terminée en pointe très courte. Les graines sont arrondies, comprimées, lisses et jaunes; sous leurs téguments se trouve un embryon épais et charnu.

L'écorce se présente en plaques de 12 à 25 centimètres de longueur sur 3 à 4 de largeur et 4 à 6 millimètres d'épaisseur. Elles sont oblongues, irrégulières, à surface extérieure lisse ou fendillée, d'un gris roussâtre, marquée de petites verrues un peu verdâtres dans les endroits où la couche mince subéreuse est bombée. La face interne est d'un blanc jaunâtre pâle, un peu striée dans le sens de la longueur. Cette écorce se brise sans effort. Sa cassure est un peu grenue,

comme spongieuse, d'un blanc jaunâtre, et non résineuse. L'odeur est peu marquée. Sa saveur, d'abord douceâtre, est ensuite astringente, et enfin nauséeuse.

Composition chimique. — Thiel a signalé dans cette écorce la présence d'une substance à laquelle il donna le nom de *moussenine,* amorphe, de saveur forte, désagréable, soluble dans l'eau, l'alcool, insoluble dans l'éther. Ses caractères chimiques la rapprochent de la saponine.

D'après Gastneel, le principe actif serait une matière blanche pulvérulente, présentant des caractères alcaloïdiques. Elle est fort peu connue. Il en est de même, du reste, de la véritable nature du principe actif.

Thérapeutique. — Cette écorce passe, en Abyssinie, pour être plus active que le Kousso contre le tænia, qu'elle expulserait sous forme de bouillie. Les essais qui ont été faits en Europe sont loin d'être aussi probants, ce qui peut tenir au degré de conservation.

On emploie cette écorce sous forme de poudre à la dose de 60 grammes, seule ou mélangée au miel, au lait. L'extrait a été préconisé comme plus sûr.

Moutarde noire. — Le *Brassica nigra* Koch (*Sinapis nigra* L., *Melanosinapis communis* Sp.) est une petite plante herbacée, annuelle, de la famille des Crucifères, série des Chéiranthées, originaire de l'Europe, du nord de l'Afrique, etc., et croissant dans les lieux pierreux et sablonneux. Tige dressée, rameuse, d'une hauteur de 50 centimètres à 1^m,20. Feuilles alternes, simples et pétiolées. A la base de la tige elles sont lyrées et dentées sur les bords, à lobe terminal large, et recouvertes de poils rudes. Les feuilles supérieures sont entières, glabres et lancéolées. Fleurs jaunes, régulières et hermaphrodites, disposées en grappes terminales simples. Elles apparaissent en juin et septembre. Silique non stipitée, étroite, allongée, glabre, dressée, à bec court, polysperme et s'ouvrant à la maturité par 4 fentes longitudinales. Les graines, au nombre de

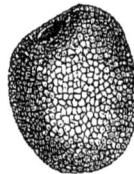 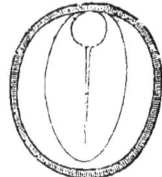

Fig. 638. — Moutarde noire.   Fig. 639. — Graine. Coupe
Graine entière.   transversale.

4 à 6, sont sphériques ou un peu ovales, de 1 millimètre environ de diamètre, colorées en brun rougeâtre foncé, à surface réticulée, creusée de petites fossettes. Les téguments sont minces, cassants, translucides. L'embryon est charnu, arqué, et sa radicule est étroitement repliée sur les cotylédons. Elle est dite *accombante.*

Lorsqu'on mâche ces graines, elles font éprouver une sensation d'amertume qui devient ensuite âcre et brûlante. Avec l'eau, elles forment une sorte d'émulsion jaunâtre,

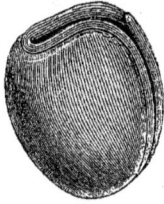

FIG. 640. — Graine sans téguments.

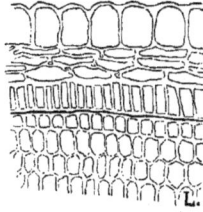

FIG. 641. — Graine. Coupe des téguments.

à réaction acide, et dont les émanations piquent les yeux.

Composition chimique. — Ces graines ont été analysées par H. Piesse et L. Hansell, et leurs travaux ont porté tout à la fois sur la graine entière et sur sa poudre (*Analyst.*, sept. 1880).

DÉSIGNATION.	GRAINE.	FARINE superfine.	FARINE fine.	FARINE seconde.
Humidité	8,52	4,33	4,52	5,63
Matière grasse	25,54	36,96	38,02	36,19
Cellulose	9,01	3,09	2,06	3,26
Soufre	1,28	1,50	1,48	1,30
Azote	4,38	4,94	5,01	4,31
Myrosine et albumine.	5,24	6,46	6,78	6,14
Matières albuminoïdes	26,50	29,81	30,25	26,06
— solubles	24,22	31,64	32,78	31,41
Huile volatile	0,473	1,437	1,500	1,381
Myronate de potassium	1,69	5,141	5,306	4,940
Cendres	4,98	5,04	4,84	4,91
Cendres solubles	1,11	1,01	0,98	0,77

Ces graines renferment, comme on le voit par cette analyse, deux matières particulières, le *myronate de potassium* et la *myrosine*. C'est à leur réaction mutuelle *en présence de l'eau* qu'est due la formation de l'essence de Moutarde, qui ne préexiste pas, comme il est facile de s'en assurer. Cette réaction a été expliquée par Well et Korner en 1861.

D'après ces chimistes, le myronate de potassium ou *sinigrine* est un composé d'isosulfocyanate d'allyle (huile de Moutarde) C^4H^5AzS, de bisulfate de potassium SO^4KH et de dextroglucose $C^6H^{12}O^6$. Sa formule correspond donc à $C^{10}H^{18}K$ Az S^2O^{10}. Cette sinigrine ne se décompose en ses éléments que lorsqu'elle est dissoute dans l'eau et mise en présence de la myrosine.

La myrosine, dont la composition n'est pas connue, est un ferment soluble dont la solution est frappée d'impuissance par une température de 60°, par les acides dilués, par l'alcool, par tous les agents, en un mot, qui coagulent l'albumine. Sa proportion dans la graine n'a pas été bien déterminée. Celle du myronate de potassium est, en théorie, de 2.36 0/0, mais on n'en retire que 50 à 60 centigrammes.

L'essence de Moutarde ainsi produite est incolore, mais à l'air elle jaunit. Son odeur est piquante; sa saveur est celle de la Moutarde, et elle exerce sur la peau une action rubéfiante. Sa densité = 1.017, elle bout à 148°.

On retire par pression des graines 23 0/0 et par l'éther 33 0/0 d'une huile inodore, insipide, non siccative, se solidifiant à —17°,5, et consistant en glycérides des acides stéarique, oléique, *érucique* ou *brassique* $C^{22}H^{42}O^2$, homologue de l'acide oléique.

Dorby (1849) a indiqué la présence d'un acide *sinapoléique* $C^{20}H^{36}O^2$, et Goldschmiedt celle de l'*acide béhénique* $C^{22}H^{44}O^2$.

Elles renferment aussi 19 à 20 0/0 de mucilage. Les cendres sont surtout constituées par des phosphates de potassium, de calcium, de magnésium.

Thérapeutique. — La farine de Moutarde est surtout un révulsif fort énergique qui, appliqué humide sur la peau, la rougit, la congestionne, phénomènes qu'accompagne au bout d'un certain temps une douleur cuisante ; puis, si l'action est continuée, survient la vésication, suivie de la formation d'une escarre difficile à guérir. C'est comme révulsif qu'on l'emploie dans les congestions céphaliques ou des organes thoraciques, dans le choléra algide, les fièvres éruptives *rentrées*, la syncope, la léthargie, pour ramener les règles.

A l'intérieur, la Moutarde noire n'a pas d'emploi. Rappelons que la farine de Moutarde, saupoudrant les chaussettes ou les bas des personnes atteintes de *froid aux pieds* ou de congestion céphalique ordinaire, peut donner d'excellents résultats. Nous avons vu le gargarisme à la farine de Moutarde (15 pour 200 d'eau miellée) réussir fort bien contre certaines angines bénignes.

D'après les notions chimiques que nous avons données, on voit que le sinapisme volant ou le pédiluve ne doit jamais être fait avec une eau vinaigrée ou chaude, comme on le croit généralement. La température de l'eau ne doit pas dépasser 30 à 35°, c'est-à-dire à peu près la température du corps.

On emploie pour un pédiluve ordinaire 50 à 100 grammes de farine de Moutarde.

L'huile grasse que renferme la graine occasionne le rancissement de la farine conservée pendant longtemps et qui devient moins active. Il paraissait donc naturel d'en priver la poudre. C'est ce que firent Robiquet, Boggio (1865) et Rigollot (1867). On eut ainsi les sinapismes en feuilles.

Pour extraire toute l'huile, et il en reste 5 0/0 après la pression, Rigollot emploie le sulfure de carbone ou l'huile de pétrole. La poudre, qui peut alors se conserver indéfiniment à l'abri de l'humidité, est projetée, à l'aide d'un tamis, sur un papier sans fin recouvert d'une solution de 4 à 5 0/0 de caoutchouc dans un mélange de sulfure de carbone et d'essence de pétrole. On fait sécher à l'étuve chauffée à 40 ou 45°. Il suffit de déposer ce papier sur l'eau pendant 6 à 10 secondes et de l'appliquer sur la peau. Si l'action était trop vive, chez les femmes et les enfants, on l'amoindrirait en interposant entre la peau et le sinapisme un papier joseph mouillé.

L'essence de Moutarde produit le même effet.

Glycérine	13 grammes
Amidon	20 —
Essence de Moutarde	10 gouttes

Avec 1 gramme d'essence et 5 grammes de glycérine, on obtient la vésication.

Cette essence possède, en outre, des propriétés antifermentescibles et antiputrides fort énergiques.

Moutarde blanche. *Sinapis alba* L. (*Brassica alba* Hooker et Thoms.). — Cette plante, que l'on rencontre dans les terrains cultivés, paraît être originaire des contrées méridionales de l'Europe et de l'Asie occidentale. Sa tige, de 60 à 80 centimètres de hauteur, est dressée et hérissée de poils. Ses feuilles, un peu velues, sont lyrées, pinnatifides. Les lobes inférieurs sont oblongs, profonds, le terminal plus grand; tous sont ou obtus ou sinués. Fleurs jaunes, s'épanouissant en mai-juillet. Le fruit est une silique oblongue, bosselée, hérissée de poils blanchâtres et droits, surmontée d'un rostre aussi long qu'elle. Chaque fausse loge renferme de 4 à 6 graines jaunâtres, de 2 millimètres de diamètre. Leur tégument cassant, transparent, incolore, recouvre un embryon d'un beau jaune.

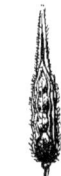

FIG. 642. — Moutarde blanche. Fruit.

Composition chimique. — D'après Piesse et L. Hansell (*loc. cit.*), ces graines renferment :

Humidité	9,32
Matière grasse	25,26
Cellulose	10,52
Soufre	0,99
Azote	4,54
Matières albuminoïdes	28,37
Myrosine et albumine	5,24
Matières solubles	27,38
Huile volatile	0,06
Cendres	4,57
Cendres solubles	0,55

Cette composition est celle des graines du Yorkshire.

Les semences de Moutarde blanche forment avec l'eau une émulsion jaunâtre, de saveur brûlante, mais sans odeur. Elles ne renferment pas de sinigrine, qui est remplacée par une substance complexe, un glucoside, la *sinalbine*, qui a été étudiée récemment par Will et Laubenheimer (*Ann.*, 150, 154, 199; 1880).

La sinalbine $C^{30}H^{44}Az^2S^2O^{16}$ est sous forme de cristaux d'un jaune pâle, solubles dans l'eau, peu solubles dans l'alcool absolu froid, insolubles dans l'éther et le bisulfure de carbone. Sa solution aqueuse prend au contact des alcalis une couleur jaune intense que l'acide nitrique fait virer au rouge.

Outre la sinalbine, ces graines renferment de la myrosine. C'est elle qui, en présence de l'eau, décompose la sinalbine de la façon suivante :

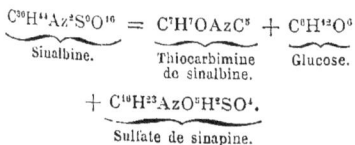

$$C^{30}H^{44}Az^2S^2O^{16} = C^7H^7OAzC^2 + C^6H^{12}O^6$$

Sinalbine.   Thiocarbimine de sinalbine.   Glucose.

$$+ C^{16}H^{23}AzO^{15}H^2SO^4.$$

Sulfate de sinapine.

Le principe piquant de la graine est contenu dans le précipité albumineux qui se sépare par l'addi-tion de la myrosine. On peut l'obtenir à l'état impur à l'aide de l'alcool ou de l'éther, sous forme d'une huile jaune, insoluble dans l'eau. C'est le sulfocyanate d'acrinyle ou thiocarbimide de sinalbine qui cristallise de la benzine en lames incolores, solubles dans l'eau chaude, l'alcool et l'éther; par l'ébullition en présence de la potasse, il se sépare de l'ammoniaque et il se forme de l'*acide orthohydroxy phénylacétique*.

Le sulfate de sinapine est un sel acide d'un alcaloïde qui n'a pas été isolé.

Ces graines renferment en outre 22 0/0 d'huile fixe, formée des mêmes acides que l'huile précédente, et du mucilage.

Usages. — En résumé, les semences de Moutarde blanche ne possèdent pas les mêmes propriétés que celles de la Moutarde noire, par suite de l'absence de myronate de potasse. Cependant le principe âcre leur communique, quand elles ont été traitées par l'eau, une action rubéfiante, mais beaucoup moins intense. Leur extrait aqueux prend une couleur rouge sang intense par l'addition de perchlorure de fer, et jaune brillant en présence d'une trace d'alcali. La première réaction est due au sulfocyanure de potassium, et la se-

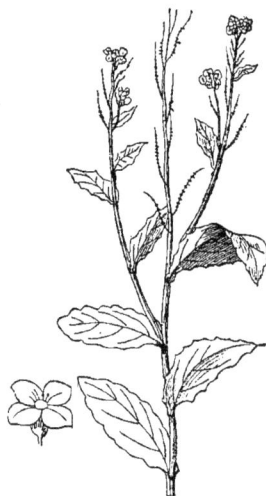

FIG. 643. — *Sinapis arvensis.*

conde à la sinalbine. La solution aqueuse exhale, après peu de temps, une forte odeur d'hydrogène sulfuré.

Les émulsions doivent être faites avec l'eau tiède à 50° au plus, pour développer toute leur action.

Les graines de Moutarde blanche sont employées entières et ingérées à la dose de deux ou plusieurs cuillerées pour combattre la constipation. Elles agissent mécaniquement en provoquant, par irritation, les mouvements péristaltiques de l'intestin; mais il ne faut pas oublier qu'elles peuvent déterminer des ulcérations lorsqu'elles se logent dans l'appendice vermiforme du cæcum.

Les farines de Moutardes blanche et noire

sont employées comme condiment, soit seules, soit mélangées. On les falsifie souvent avec de la farine ou de l'amidon, du piment, en rehaussant leur teinte avec le curcuma.

3° On cultive dans l'Inde et dans tous les pays chauds le *Brassica juncea* Hooker et Thomps. (*Sinapis juncea* L.), dont les graines, qui ressemblent beaucoup à celles du *S. nigra*, possèdent les mêmes propriétés et sont employées aux mêmes usages.

Muguet. — Le *Convallaria maialis* L. (Muguet des bois, Lis de mai) est une plante annuelle, de la famille des Liliacées, tribu des Asparagées, qui croît communément dans les bois et les endroits ombragés de nos contrées. Souche traçante, rhizomateuse et vivace. Feuilles toutes radicales, disposées par deux, ovales, lancéolées, entières, simples, atténuées à la base en une sorte de pétiole, de 5 à 6 centimètres, et entourées de plusieurs gaines membraneuses. La hampe florale, grêle, ronde, striée, haute de 15 à 20 centimètres, porte à sa partie supérieure une douzaine de petites fleurs blanches, à pédoncule grêle muni à sa base d'une bractée membraneuse; elles sont hermaphrodites, réguli-

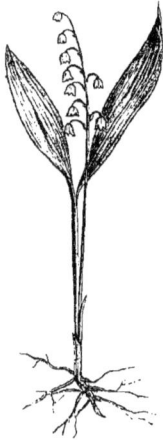

FIG. 644. — Muguet.

lières, dirigées toutes du même côté en grappes simples unilatérales, et paraissent en mai et juin. Périanthe gamophylle, urcéolé, en forme de grelot pendant, à 6 divisions peu profondes, arrondies, recourbées en dehors. Six étamines libres. Ovaire supère, à 3 loges renfermant chacune deux ovules. Style simple à stigmate trigone. Baie sphérique, d'abord tachetée, puis rouge à la maturité et à 3 loges, renfermant chacune une seule graine albuminée.

Les fleurs du Muguet ont une odeur particulière, agréable. Leur saveur est âcre, amère et nauséeuse. Les racines et les baies sont aussi très âcres et très amères.

On récolte les fleurs au moment de leur épanouissement, et la racine en toute saison. Mais il importe de remarquer que, si l'on emploie la plante entière pour les préparations pharmaceutiques, l'une de ses parties, feuille, racine ou fleur, ne se trouve pas dans l'état où elle doit être pour jouir de toutes ses propriétés.

Composition chimique. — Cette plante a été analysée par Walz en 1858, et il annonça qu'elle contient deux glucosides, la *convallarine* et la *convallamarine*, jouissant de la propriété de se dédoubler,

par l'ébullition avec les acides dilués, en glucose et en une substance particulière.

La *convallarine*, pour laquelle Walz proposa la formule $C^{34}H^{64}O^{11}$, cristallise en prismes rectangulaires, droits, insolubles dans l'eau, à laquelle ils communiquent cependant une saveur désagréable, très solubles dans l'alcool. Par l'ébullition avec les acides dilués, elle se dédouble en glucose et en *convallarétine* $C^{14}H^{20}O^2$, qui est très soluble dans l'éther.

Les eaux-mères, dont on a retiré la convallarine, traitées par le noir animal et précipitées par le tanin que l'on élimine par l'oxyde de plomb, donnent la *convallamarine*. Tanret (*Bull. de Thérap.*, 1882) a donné un autre procédé d'obtention qui lui a permis de retirer 2 grammes de convallamarine par kilogramme de plante fraîche récoltée dans les premiers jours d'août. Cet substance est extrêmement amère, avec un arrière-goût particulier. Elle est soluble en toutes proportions dans l'eau, très soluble dans les alcools éthylique et méthylique, insoluble dans l'alcool amylique, l'éther et le chloroforme. Elle est incristallisable, dévie fortement vers la gauche le plan de la lumière polarisée, et, à l'ébullition, en présence des acides dilués, elle se dédouble, d'après Walz, en glucose et *convallamarétine*.

La convallamarine paraît résider principalement dans les fleurs, la convallarine dans les feuilles et les rhizomes. Leur action physiologique est très distincte, la convallarine étant surtout un purgatif drastique analogue à la scammonée et la convallamarine exerçant une action cardiaque énergique.

Thérapeutique. — L'emploi du Muguet n'est pas aussi récent qu'on pourrait le supposer, car Carthinser, médecin de Francfort-sur-l'Oder, signale, en 1745, parmi les nombreuses propriétés du Muguet, celle de calmer les battements du cœur. En 1771, Ferreiri indiquait ses propriétés diurétiques. Ces faits étaient oubliés, quand parurent les premiers travaux russes faits sur l'inspiration de Botkin et de ses élèves, Bokyojawlenski et Troitzj. Les recherches de Germain Sée, de Bochefontaine, de Coze, de Simon, montrèrent que le Muguet possède une action tonique sur le cœur, dont il diminue les pulsations. Il augmente l'amplitude de la contraction et régularise ses battements. Ce serait, d'après G. Sée, l'un des diurétiques les plus puissants, et il s'adresserait particulièrement aux maladies mitrales accompagnées d'hydropisie. Cependant, les expériences instituées en Allemagne par Stiller, en France par Peter, Constantin Paul, Dujardin-Beaumetz, etc., ont montré que le convallaria maialis n'est pas toujours fidèle, et qu'on doit regarder son action diurétique comme incertaine. C'est cependant un médicament à garder, parce qu'il ne provoque pas de phénomènes toxiques et qu'il peut être utilisé dans les périodes où l'on doit cesser l'action de la digitale.

On emploie le plus souvent l'extrait aqueux préparé avec tiges, fleurs récentes, séchées, auxquelles on ajoute feuilles et racines, de chaque un tiers de la quantité de tiges et de fleurs. Le rendement est d'environ 30 0/0.

Cet extrait est amer et soluble dans l'eau et l'alcool. Il se prescrit à la dose de 1gr,50 à

2 grammes par jour, soit en pilules, soit sous forme de sirop.

Extrait aqueux.	7 grammes
Sirop d'écorces d'oranges amères	120 —
Sirop des cinq racines.	120 —

La teinture de fleurs se prescrit à la dose de 2 à 4 grammes (*Nouv. méd.*, Dujardin-Beaumetz).

On a proposé d'employer directement la convallamarine, dont le mode d'action paraît être identique à celui de la plante même. Mais elle n'est pas encore entrée dans la pratique, et les expériences sur ces deux glucosides sont loin de concorder entre elles.

D'après Nathanson (*Med. record.*, juillet 1887, p. 282), la convallarine, à la dose de 6 à 12 centigrammes, trois ou quatre fois par jour, continuée pendant 3 ou 8 jours, produit seulement des nausées, de la diarrhée et des douleurs gastriques. Le pouls, la respiration, l'excrétion de l'urine, ne subissent aucun changement.

La convallamarine, à la dose initiale de 3 centigrammes, en augmentant peu à peu jusqu'à 30 centigrammes, a provoqué chez trois malades une amélioration notable. Le pouls devient plus faible, plus régulier, l'urine augmente, l'hydropisie diminue et tous les autres signes de trouble cardiaque s'amendent. A la dose de 30 à 40 centigrammes par jour, il a observé de légères nausées, mais sans effets accumulatifs.

En résumé, ces observations viennent à l'appui de ce que nous disions plus haut : la convallarine est un purgatif, la convallamarine est un cardiaque.

Mûriers. — Le Mûrier (*Morus nigra* L.), de la famille des Ulmacées, tribu des Morées, est un arbre de 6 à 9 mètres de hauteur, originaire de l'Asie Mineure, de l'Amérique, etc., et introduit en Europe, où il est cultivé. Feuilles alternes simples, brièvement pétio-

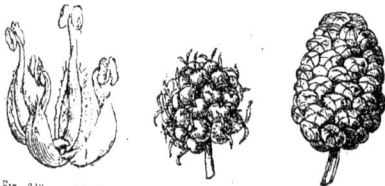

Fig. 645. — Mûrier.   Fig. 646. — Mûrier.   Fig. 647. — Mûrier.
Fleur mâle.   Fleur femelle.   Fruit.

lées, accompagnées de 2 stipules caduques, arrondies et cordées à la base, acuminées au sommet, dentées en scie sur les bords, pubescentes et rugueuses au toucher. Fleurs en épis axillaires et très pressées les unes contre les autres, monoïques. Fleurs mâles à réceptacle en coupe, dont les bords portent

4 sépales imbriqués. Les étamines, insérées en face des sépales, ont un filet recourbé en dedans à la préfloraison, se redressant avec élasticité à l'anthèse, et une anthère biloculaire, introrse. Dans les fleurs femelles, le calice verdâtre est également à 4 sépales et persistant. L'ovaire est libre, uniloculaire uniovulé. Style à 2 branches stigmatiques.

Les fruits, par leur agrégation, forment une fausse baie brièvement pédonculée, oblongue, longue de 2 centimètres et demi, et se colorant en pourpre à la maturité. Chaque fruit est une drupe à sarcocarpe peu épais, entourée des sépales persistants, étroitement rapprochés, devenus charnus, succulents et recouvrant un noyau lenticulaire, dur. Les graines renferment sous leur tégument un albumen charnu.

Le *M. alba* L. se distingue de l'espèce précédente par ses feuilles cordées, inégales à la base, ovales ou lobées, lisses et inégalement serretées.

Ces arbres renferment un suc laiteux ou opalin.

Composition chimique. — D'après Van Hess, cité par Flückiger, les fruits du Mûrier renferment :

Glucose et sucre incristallisable.	9,19
Acide libre (probablement acide malique) et acide tartrique . .	1,86
Matières albuminoïdes	0,39
Matières pectiques, grasses, sels, gomme	2,03
Cendres.	0,57
Matières insolubles, cellulose, etc.	1,25
Eau.	84,71

Ces fruits sont succulents, à saveur un peu acide, sucrée, mais sans arome.

Dans la tige et les exsudations du *M. alba* on a signalé la présence d'un acide cristallisé volatil, l'*acide moroxylique,* qui existe combiné au calcium.

Usages. — On avait accordé à l'écorce du Mûrier noir ainsi qu'à celle du Mûrier blanc des propriétés tænifuges qui n'existent réellement pas (Béranger-Feraud). Les fruits sont comestibles. On prépare avec eux un sirop de mûres fort agréable qui sert, en gargarisme, à la dose de 50 à 60 grammes, mélangé à la décoction de ronce, pour combattre les angines légères.

Sirop de mûres :

Suc de mûres filtré. .	1.000 grammes
Sucre blanc	Q. S.

Prenez la densité du sucre au moyen du densimètre et calculez la quantité de sucre nécessaire pour préparer le sirop, d'après les indications que donne le Codex au mot *Groseilles.* Faites avec la quantité de sucre ainsi calculée et le suc, dans un bassin d'argent ou de cuivre non étamé, un sirop que vous passerez aussitôt qu'il commencera à bouillir.

Ce sirop, refroidi, doit marquer 1,33 au densimètre.

En Grèce, les mûres sont employées pour la fabrication d'une liqueur alcoolique.

Murraya Kœnigii Spreng. (*Bergera Kœnigii* L.). — Petit arbre de la famille des Rutacées, série des Aurantiées, qui croît sur les montagnes des côtes du Coromandel. Feuilles composées, pinnées avec impaire, à 19-21 folioles, de 3 à 5 centimètres de longueur, alternes, brièvement pétiolulées, ovales, lancéolées, inégalement obliques à la base, serretées, lisses ou pubescentes. Fleurs en corymbes terminaux, composés, plus courts que les feuilles et étalés, régulières, hermaphrodites, petites et blanches et accompagnées de bractées petites, solitaires, lancéolées et caduques. Calice à 5 sépales unis dans une étendue variable. Corolle à 5 pétales alternes. 10 étamines libres, insérées sous un disque hypogyne. Ovaire libre, ovale, à 2 loges uniovulées. Style long, épais. Stigmate en tête. Petite baie unicellulaire et uniséminée. Graine entourée par un mucilage.

Ce petit arbre est cultivé surtout pour ses feuilles, qui sont plutôt usitées comme condiment que comme médicament. Elles entrent en effet dans la poudre composée connue sous le nom de *Currie-Curry*. Leur odeur est pénétrante, leur saveur est particulière, amère et un peu acidule. On les prescrit, sous forme d'infusion, pour combattre la diarrhée, la dysenterie. Quand elles ont été grillées, leur infusion sert à arrêter les vomissements. L'écorce et la racine jouissent de propriétés stimulantes et toniques qu'elles doivent, ainsi que les feuilles, à une grande proportion d'huile essentielle et à un principe amer répandu du reste dans toute la plante. On les prescrit parfois comme fébrifuges.

2° Le *M. exotica*, petit arbre toujours vert, présente des feuilles pinnées à 5 à 8 folioles elliptiques, ovales, lancéolées, aiguës à la base, luisantes, coriaces et à nervures proéminentes. Les fleurs sont grandes, blanches, d'une odeur douce. L'écorce est insipide, mais huileuse. Les feuilles ont une saveur âcre.

Composition chimique. — Toutes les parties, mais surtout les pétales, renferment un glucoside qui a été découvert par de Vry. C'est la *murrayine* $C^{18}H^{25}O^{10}$, qui cristallise en petites aiguilles blanches, un peu amères, peu solubles dans l'eau froide, solubles dans l'eau chaude, l'alcool, insolubles dans l'éther. Elle fond à 170°, et se dissout dans les solutions alcalines avec une coloration jaune et une fluorescence verte. En présence des acides étendus, et à l'ébullition, elle se dédouble en murrayétine et glucose.

La *murrayétine* $C^{12}H^{12}O^{10}$ cristallise en aiguilles blanches, inodores, insipides, peu solubles dans l'eau froide et l'éther, solubles dans l'eau bouillante, l'alcool. Les solutions ont une belle fluorescence verte, qu'augmentent à froid les alcalis, mais qui se détruit à chaud. L'addition d'un acide ne la fait pas reparaître. En solution aqueuse, la murrayétine est colorée en bleu verdâtre par le chlorure ferrique, en jaune par l'acétate de plomb. Il se forme

ensuite un précipité jaune, qu'un lavage prolongé décompose. Les feuilles et l'écorce renferment une huile essentielle.

Le *M. exotica* est considéré dans l'Inde comme stimulant et astringent.

Muscadier. — Les Muscadiers forment à eux seuls la petite famille des Myristicacées. L'espèce la plus cultivée et par suite la plus importante est le *Myristica fragrans* Houtt. (*Myristica moschata* Thumb.).

C'est un arbre touffu, toujours vert, origi-

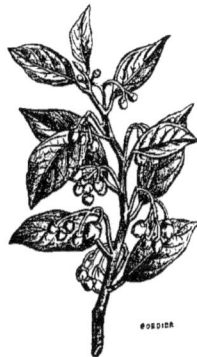

Fig. 648. — *Myristica fragrans*.

naire des îles de Ceram, Amboine, Bouro, et introduit à Sumatra, à Malacca, au Bengale, à Singapore, à Poulo-Penang, au Brésil, etc. Il peut atteindre une hauteur de 8 à 9 mètres. Feuilles alternes, persistantes, simples, entières, oblongues, lancéolées, presque elliptiques, à bords entiers.

Fleurs régulières et dioïques, disposées

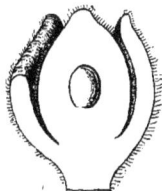

Fig. 649.— Muscadier. Fleur femelle. Coupe longitudinale.

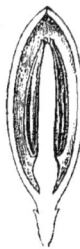

Fig. 650.— Muscadier. Fleur mâle. Coupe longitudinale.

en cymes axillaires en forme d'ombelles parfois composées. La fleur mâle est formée d'un calice gamosépale, charnu, à 3 dents, épaisses, très courtes. Le réceptacle, soulevé en une colonne cylindrique un peu renflée à la base, porte une vingtaine d'étamines monadelphes, libres à la base, à anthères linéaires. Dans la fleur femelle, le périanthe est gamosépale, charnu, velu en dehors, et divisé dans le haut en 3 dents courtes, valvaires, réfléchies au moment de l'anthèse et un peu plus longues que celles du calice de la fleur mâle. Il n'existe aucune trace d'organes mâles. Au centre de la fleur s'insère un ovaire libre, uniloculaire, uniovulé, atténué dans le haut en un cône court et arrondi au sommet. Stigmate à 2 lèvres.

Baie charnue, pendante, globuleuse ou pyriforme, de 5 centimètres de diamètre, s'ouvrant en 2 valves à la maturité et suivant sa longueur. La graine est entourée d'un arille charnu, lacinié, connu sous le nom de *macis*. Ses téguments sont épais, solides, et recouvrent un albumen profondément ruminé dans la petite cavité duquel est logé l'embryon.

L'usage de la Muscade était répandu en Europe longtemps avant que les Portugais découvrissent le Muscadier dans l'île de Banda, en 1512. Quand ils furent expulsés, un siècle après, par les Hollandais, ceux-ci appliquèrent les mêmes mesures restrictives que pour les clous de girofle. Pour conserver

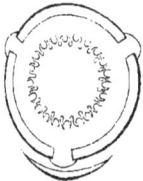

FIG. 651. — Diagramme de la fleur mâle.

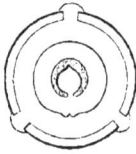

FIG. 652. — Diagramme de la fleur femelle.

entre leurs mains un monopole aussi fructueux, car l'usage de la Muscade était alors beaucoup plus répandu qu'aujourd'hui, ils restreignirent la culture de l'arbre à Banda et à Amboine, et le détruisirent partout où il se trouvait, particulièrement à Oram et dans les petites îles voisines de Kélang et de Nila.

Ils avaient conservé un monopole tel que les récoltes de seize années restaient entassées dans les magasins et qu'on n'apportait jamais sur le marché les produits nouveaux.

C'est ainsi que la récolte de 1744, par exemple, ne fut vendue qu'en 1760, et cette année même, pour éviter que les prix ne s'abaissassent par trop, on brûla à Amsterdam une énorme quantité de Muscades et de girofles.

« J'en ai vu, dit Valmont de Balmore (*Dictionnaire d'histoire naturelle*, 1775, IV, 297), cité par Flückiger, un feu dont l'alimentation était estimée 8 millions, argent de France; on en devait brûler autant le lendemain. Les pieds des spectateurs baignaient dans l'huile essentielle de ces substances. »

Les Muscadiers furent, comme les girofliers, introduits aux îles Mascareignes par Poivre, et de là répandus dans tous les pays tropicaux.

Toutes les parties du Muscadier sont aromatiques, mais on n'emploie que les graines ou leur arille.

La culture de cet arbre n'a prospéré que dans un petit nombre de localités. Dans les îles où il vit à l'état sauvage, il commence à produire vers la neuvième année et peut donner près de deux mille fruits jusqu'à soixante-dix ou quatre-vingts ans.

Les terrains qui se prêtent le mieux à la culture du Muscadier sont ceux qui proviennent de la désagrégation des terres volcaniques. Il faut une température élevée, beaucoup d'humidité et de l'ombre. Ainsi, d'après Walloo, aux îles Banda, le Muscadier croît à l'ombre des grands *Canarium commune*. Les soins à donner à l'arbre sont nuls, et celui-ci produit pendant presque toute l'année.

Quand le fruit est mûr et s'ouvre en deux

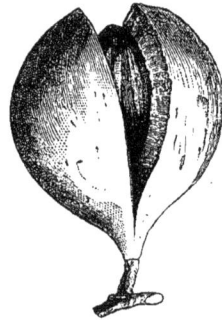

FIG. 653. — Muscadier. Fruit entier.

valves, on le cueille. On enlève le péricarpe et l'arille, puis on fait sécher les graines à une douce chaleur, dans un courant d'air, pendant deux mois, en ayant soin de les retourner tous les deux ou trois jours. Quand la graine est devenue mobile dans son enveloppe et produit un bruit sec de grelot par

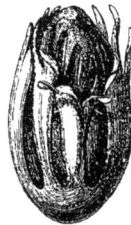

FIG. 654. — Muscadier. Graine avec l'arille.

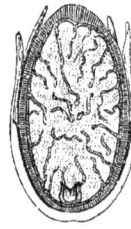

FIG. 655. — Graine. Coupe longitudinale.

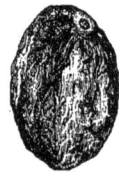

FIG. 656. — Muscadier. Amande.

l'agitation, on brise les téguments avec un marteau de bois, on enlève les graines, on les assortit et on les roule dans de la chaux vive tamisée. Cette pratique, léguée par les Hollandais, qui n'avaient d'autre but que de stériliser ainsi l'embryon pour empêcher la reproduction du Muscadier, peut être complètement supprimée, car les graines se conservent fort bien sans cela.

Les noix muscades du commerce sont formées uniquement par l'albumen de la graine et l'embryon. Leur taille varie, et les plus grandes ont près de 3 centimètres de largeur sur 2 de longueur. Elles sont arrondies ou elliptiques et ressemblent un peu à l'olive. Quand elles n'ont pas été chaulées, leur couleur est d'un brun cendré; dans le cas contraire, elles sont brunes dans les parties saillantes, blanches dans les dépressions. Elles sont marquées à l'extérieur de lignes réticulées et en dedans l'enveloppe brunâtre s'enfonce dans l'intérieur de l'albumen blanc et y forme des bandes sinueuses, brunes, qui communiquent à cette partie de la graine un aspect tout particulier. Leur odeur est forte, agréable. Leur saveur est amère, un peu âcre, mais agréable.

Les Muscades proviennent en grande partie des îles Banda. On en distingue trois sortes : 1° celles de Poulo-Penang, qui ne sont pas chaulées dans l'île, mais le sont parfois en Europe; elles étaient autrefois cotées à un prix très élevé, mais leur qualité tend à décliner; 2° celles de Baboua, qui sont chaulées; 3° celles de Singapore. Elles sont moins estimées.

Une autre qualité inférieure, produite par le *Myristica fatua*, est versée dans le commerce sous le nom de *noix longue* ou *sauvage*, soit revêtue de son tégument et de son arille, soit privée de son arille, soit encore sans tégument et sans arille.

Parmi nos colonies, la Guyane, la Réunion et la Cochinchine sont les seules dans lesquelles le Muscadier soit cultivé, mais avec des rendements divers.

Composition chimique. La noix muscade nous offre à considérer le macis et l'amande.

Le *macis*, qui, à l'état frais, est rouge, devient par la dessiccation d'un brun orange lustré, translucide, cassant, d'une odeur aromatique, d'une saveur piquante et âcre.

D'après Flückiger, il renferme 8,2 0/0 d'huile essentielle, 24,5 0/0 d'un baume assez épais, aromatique, formé de résine et d'huile essentielle à demi résinifiée, 1,4 0/0 de sucre incristallisable, 1,8 0/0 de mucilage. L'huile volatile est un liquide incolore, odorant, dextrogyre, consistant, pour la plus grande partie, en *macène* $C^{10}H^{16}$, bouillant à 160°, puis en essence oxygénée, dont les propriétés n'ont pas été examinées.

L'amande renferme 25 0/0 environ d'une matière grasse appelée *beurre de Muscade*, 2 à 3 0/0 d'huile volatile, de l'acide myristique, de l'amidon, etc.

Ce beurre est solide, onctueux, d'un brun orange plus ou moins foncé et d'aspect marbré. Son odeur est agréable, sa saveur est aromatique. Il fond à 45° et se dissout dans 2 parties d'éther chaud et 4 parties d'alcool chaud à 0,80. Ce beurre renferme 10 à 12 0/0 de plusieurs corps gras, parmi lesquels la *myristine* ou trimyristate de glycérine donnant à la saponification de la glycérine et de l'acide myristique $C^{14}H^{28}O^2$.

L'huile volatile est incolore, d'une odeur très vive, pénétrante, et de consistance visqueuse. Sa densité = 0,948.

Gladstone admettait que cette essence est formée d'un hydrocarbure $C^{10}H^{16}O$, ou *myristicène*, et d'un composé oxygéné $C^{10}H^{14}O$, *myristicol*. A. Wright (*Chem. News.*, t. 27, p.82), a séparé de cette essence, par distillations fractionnées :

1° 70 0/0 d'un hydrocarbure $C^{10}H^{16}$ bouillant à 163-164°, le *myristicène* de Gladstone, que l'acide nitrique transforme en *acide myristicique* $C^{10}H^{20}O^{10}$, 2 H^2O et en acides oxalique, phtalique et téréphtalique ;

2° 15 0/0 d'un mélange d'un hydrocarbure bouillant à 175-179° et d'un peu de *cymène* ;

3° Un composé $C^{10}H^{16}O$ bouillant à 212-318°. La chaleur le polymérise. Avec le chlorure de zinc il donne du cymène et un composé $C^{20}H^9O$;

4° Un liquide $nC^{10}H^{16}O^2$ bouillant à 200-290° ;

5° 2 0/0 environ d'une résine.

Le stéaroptène qui se sépare de l'essence à l'état de cristaux pendant sa préparation avait reçu le nom de *myristicène*. D'après Flückiger, c'est de l'acide myristique.

Thérapeutique et usages. — La Muscade est un excitant énergique général, agissant surtout par son huile essentielle. Elle est indiquée comme stomachique dans les cas d'atonie du tube digestif, dans la diarrhée atonique, la cachexie paludéenne. A doses élevées elle devient irritante et détermine une excitation nerveuse allant jusqu'à l'ivresse. La poudre se donne à la dose de 30 à 60 centigrammes et même 2 à 4 grammes par vingt-quatre heures. La dose de l'essence est de 2 à 10 gouttes dans une potion. La teinture est carminative à la dose de 8 grammes.

Le beurre ne s'emploie qu'à l'extérieur en frictions dans les rhumatismes chroniques ou la paralysie.

La Muscade entre dans l'élixir de Garus, le vinaigre des quatre voleurs, etc.

INDUSTRIE. — *Huile des Créoles.*

Muscade	12,5.
Girofle	12,5.
Ambrette	50.
Alcool à 85°	4 litres.
Sucre blanc	5 kg, 500.

On opère comme nous l'avons déjà vu pour la chartreuse, mais on ne rectifie pas. Pour 10 litres; colorer en rouge.

Crème de Muscade.

Essence de Muscade. . .	6 grammes.
Alcool à 90°	4 litres.
Sucre	4 kg, 500.
Eau Q. S. pour avoir . .	10 litres.

Mussaenda L. — Ce sont des plantes herbacées, frutescentes ou suffrutescentes, de la famille des Rubiacées, série des Genipées, qui croissent dans les régions tropicales de l'Asie et de l'Afrique. Feuilles opposées, rarement verticillées, à stipules interpétiolaires libres ou connées, entières ou divisées, caduques ou persistantes. Fleurs rarement solitaires, le plus souvent disposées en grappes terminales, à bractées ou bractéoles caduques. Ces fleurs sont hermaphrodites, rarement polygames, à réceptacle obconique ou oblong. Calice à 5 ou 6 lobes, courts ou longs, dressés ou recourbés, persistant ou caduc. Corolle infondibuliforme, à 5 ou 6 lobes plus ou moins rédupliquées. 5 étamines à filets insérés sur la base du tube, à anthères dorsifixes. Disque épigyne, annulaire ou conique. Ovaire à 2 ou 3 loges complètes ou incomplètes. Ovules nombreux. Style grêle, à sommet stigmatifère en massue, rarement bilobé ou entier. Fruit charnu, indéhiscent, ou sec et indéhiscent, ou loculicide. Graines à albumen charnu ou corné.

Ces plantes renferment des matières astringentes et tannantes. Le *M. Landia* est employé comme astringent et fébrifuge à Madagascar et aux îles Mascareignes. Le *M. frondosa* est préconisé dans l'Indo-Chine comme tonique, diurétique, etc. Le *M. glabra* dans l'Inde, le *M. luteola* en Arabie et en Nubie, sont également usités dans l'asthme et les hydropisies (H. Baillon, *Hist. des pl.*, t. VII).

Mycrorhyncus sarmentosus DC. (*Launæa pinnatifida* Cass.). — Plante herbacée, de la famille des Composées, série des Chicoracées, originaire des régions chaudes de l'ancien continent, à tige filiforme, procombante, à feuilles sinuées pinnatifides, dont les lobes sont obtus ou subaigus. Capitules stipités à bractées scarieuses à la marge. Fleurs hermaphrodites, homomorphes. Fruit subcylindrique, étroitement ailé et se rapprochant par la forme de celui des Ombellifères. Aigrette à soies minces, inégales.

Le suc de cette plante, qui se rapproche beaucoup de celui de la laitue, est employé dans l'Inde comme soporifique pour les enfants, et on en fait des frictions dans les affections rhumatismales, en l'associant au suc des feuilles du *Vitex leucoxylon* ou à l'huile de *Pongamia glabra* (Dymock., *loc. cit.*).

Myrcia acris DC. (*Pimenta acris* Wight. — *Myrtus acris* Sw. — *Eugenia acris* W. et Arn., etc.). — Arbre de 10 à 15 mètres, à rameaux quadrangulaires, de la famille des Myrtacées, série des Myrtées, aromatique dans toutes ses parties et originaire des Antilles, ainsi que de l'Amérique continentale voisine. Feuilles opposées, largement ovales, de 8 à 12 centimètres de longueur, couvertes de points pellucides, à sommet obtus, à pétiole court, rougeâtre, entières, coriaces, glabres, à bords récurvés. Fleurs disposées en cymes, petites, blanches, ponctuées. Calice gamosépale à 5 segments. 5 pétales. Etamines nombreuses, libres. Ovaire infère à 2 loges pauciovulées. Style filiforme, aigu. Fruit ovoïde, globuleux, de la grosseur d'un pois, couronné par les sépales, noirâtre, biloculaire, à loges monospermes.

Les feuilles sont inodores tant qu'elles sont entières, mais lorsqu'on les froisse elles exhalent une odeur aromatique fort agréable. Leur saveur est piquante, épicée.

Les fruits participent de ces propriétés et sont souvent employés comme ceux du *Pimenta officinalis* (voir ce mot) ou Toute-Epice.

Composition chimique.—Les feuilles ont été étudiées par F. H. Morkoe (*Pharm. Journ.*, 15 juin 1878). Distillées en présence de l'eau, elles donnent deux sortes d'essences, l'une plus légère que l'eau, qui passe la première; l'autre plus lourde et difficile à séparer, car elle forme émulsion.

La première est incolore, mais à l'air elle devient jaunâtre, puis brunâtre, et enfin prend la coloration foncée de l'essence de girofle. Son odeur est désagréable, mais à la longue elle devient agréable. Sa densité varie de 0.870 à 0.990. C'est un hydrocarbure soluble dans l'alcool concentré, l'éther, la benzine, le chloroforme.

La seconde, incolore d'abord, puis brunâtre, a l'odeur de l'essence de girofle, une saveur chaude, piquante. Elle rougit la peau et produit une sensation de fourmillement qui ne persiste pas. Elle est soluble dans l'alcool à 95 0/0, dans l'éther, la benzine, la solution de potasse, dans laquelle elle forme, au bout d'un certain temps, une masse cristalline. Sa densité, 1.055. C'est probablement un *eugénol*.

Il reste dans l'appareil un résidu épais, noir, probablement une résine formée par l'oxydation de l'essence.

Usages. — L'huile volatile est inscrite à la Pharmacopée des Etats-Unis et elle fait partie d'un médicament composé, le *Spiritus Myrciæ* ou *Bay-rum*.

Essence de Myrcia	16 parties.
— d'écorces d'oranges. .	1 partie.
— de pimenta	1 —
Alcool	1.000.
Eau.	782.

Ce produit est employé comme parfum rafraîchissant dans les migraines nerveuses, les faiblesses et les autres désordres nerveux, soit en aspirations, soit en arrosant un linge que l'on applique ou sur la tête, ou sur le front. On en fait aussi des vaporisations dans la chambre des convalescents. L'essence sert aussi, à la façon de l'essence de girofles.

Myrica gale L. — Le Myrte bâtard (Boissent-bon, Piment royal) est un petit arbuste de 90 centimètres environ de hauteur, appartenant à la famille des Castanéacées, série des Myricées. Feuilles alternes, simples, obovales, lancéolées, aiguës, serrulées, de 3 centimètres de longueur, caduques, penninerves, vertes et lisses. Fleurs amentacées, dioïques. Les chatons mâles sont formés d'écailles portant dans leur aisselle 4 à 5 étamines réunies à la base. Dans les chatons femelles, une fleur

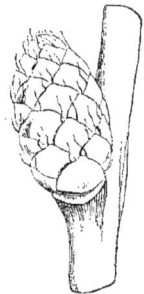

FIG. 657. — *Myrica gale.* Inflorescence femelle.

sessile, axillaire de l'écaille, est constituée par un ovaire uniloculaire, uniovulé, et un style partagé en 2 branches stigmatifères, longues, subulées. Le fruit est une baie arrondie, noire, recouverte de granulations résineuses et glanduleuses. Il est accompagné de deux bractées latérales formant 2 ailes ovales, charnues, épaisses. La graine n'est pas albuminée.

Cette plante croît dans les endroits marécageux et incultes du nord de l'Europe. Son odeur est forte, aromatique, sa saveur amère. L'odeur est due à la matière cireuse qui recouvre toutes ses parties et qui existe en plus grande quantité dans l'espèce suivante. Ses propriétés thérapeutiques sont presque nulles. On a cependant employé les feuilles en infusion théiforme comme excitantes, et mieux comme vermifuges. Leur amertume peut les rendre utiles comme toniques.

2° *M. cerifera* L. — Arbuste de 1ᵐ,50 à 3 mètres, originaire des Etats-Unis et des régions tempérées de l'Inde, extrêmement odorant. Le fruit est recouvert d'une exsudation cireuse blanchâtre.

Composition chimique. — Ces fruits donnent jusqu'à 25 0/0 de cire, et, d'après Boussingault, un arbuste peut produire, par année, 12 à 15 kilogrammes de fruits. Cette cire, d'un vert pâle, a une odeur balsamique, une saveur amère. Sa coloration disparaît quand on la fait bouillir dans l'éther, qui s'empare de la matière colorante, laquelle paraît être de la chlorophylle. Elle fond à 47-49°, et sa densité = 1.004. Elle casse plus facilement que la cire d'abeilles. Elle est insoluble dans l'eau, peu soluble dans l'alcool froid, soluble dans l'éther bouillant et un peu dans l'essence de térébenthine. Une partie se dissout dans 20 parties d'alcool bouillant. Elle se saponifie en présence de la potasse et donne alors, d'après Chevreul, des acides stéarique, oléique, margarique, et, d'après Moore, elle serait constituée par 1 partie de palmitine, 4 parties d'acide palmitique et une petite quantité d'acide laurique.

Cette cire sert à faire des bougies qui répandent une odeur agréable. En Amérique, elle a été employée pour combattre la dysenterie, à la dose de 4 grammes, mélangée à un mucilage ou à du sirop.

L'écorce de la racine et de la tige se présente sous forme de fragments de longueur variable, à épiderme mince, grisâtre à l'extérieur, brun rougeâtre à l'intérieur. Sa saveur est astringente, amère, piquante et âcre. Sa poudre, aromatique, irrite la pituitaire.

Composition chimique. — G. M. Hambright (*Amer. journ. pharm.*, 1863, p. 193) a signalé dans cette écorce : huile volatile, amidon, gomme, albumine, matière colorante rouge, acides tannique et gallique, résine âcre, soluble dans l'alcool, l'éther; une résine astringente, soluble dans l'alcool, insoluble dans l'éther; une substance acide et âcre. Moore (*Amer. journ. sc.* (2), t. XXXIII, p. 113) a trouvé une grande quantité d'acide palmitique et un peu d'acide myristique.

Cette écorce paraît agir comme tonique et astringente. A doses élevées, elle est émétique. En poudre, c'est un stimulant des ulcères indolents. La décoction (30 grammes pour 600 grammes d'eau) s'emploie en gargarismes dans les inflammations chroniques de la gorge et en injections dans la leucorrhée (*Un. St. dispensatory*).

3° *Myrica sapida* Wall. — Cet arbuste croît dans l'Inde et surtout au Népal.

La partie employée dans la médecine hindoue est l'écorce du tronc, qui se présente en fragments de 2 à 3 centimètres d'épaisseur, de couleur mélangée de brun et de blanc extérieurement, rougeâtre intérieurement. Son odeur est nulle. Sa saveur est très astringente. Quand on la traite par l'eau, elle donne une solution rouge foncé. Elle renferme du reste une matière colorante rouge, soluble dans l'eau et l'alcool, une gomme, et elle donne un extrait analogue au kino.

Cette écorce est indiquée comme résolutive, astringente, carminative et tonique. Sa décoction passe dans l'Inde pour être un excellent remède de l'asthme, de la diurèse, de la diarrhée. En poudre, on l'applique sur les plaies putrides. La dose ordinaire est de 4 grammes de poudre. On prépare avec les fleurs une huile qui, dit-on, jouit des mêmes propriétés que l'écorce.

Les fruits se mangent dans l'Inde. Ils sont recouverts, comme tous les Myricas, de l'exsudation cireuse dont nous avons parlé.

Myrte. — Le *Myrtus communis* L., de la famille des Myrtacées, est un arbuste originaire de l'Afrique et cultivé dans tout le bassin méditerranéen. Feuilles petites, opposées, presque sessiles, ovales, lancéolées, entières, lisses et luisantes, d'un vert gai, persistantes. Elles sont criblées de petits points pellucides, remplis d'essence. Fleurs blanches, axillaires, solitaires, hermaphrodites, régulières. Calice à 5 sépales. Corolle à 5 pétales serretés. Etamines très nombreuses, épigynes, libres. Ovaire infère à 2 ou 3 loges multiovulées. Style simple, stigmate capité.

Le fruit est une baie petite, globuleuse, bleu noirâtre, renfermant plusieurs graines réniformes, non albuminées.

Les parties employées sont les feuilles et les fruits. Les feuilles ont une odeur agréable, une saveur amère, aromatique, un peu piquante.

Composition chimique. — Elles renferment 3 0/0 environ d'une huile essentielle qui a été étudiée par Gladstone (*Journ. of chim. Soc.* (2), II, p. 1) et par Voiry (*Thèse de l'Ecole de ph.*, 1888). Elle est jaune foncé, d'odeur assez agréable. Elle cristallise à —50°. Distillée à la pression normale, une partie passe à 154-155°, c'est un carbure térébenthénique; vers 170-175°, distille la portion principale formée par du *myrtol* ou *terpane* de Myrte, dont les propriétés sont les mêmes que celles de l'eucalyptol étudié par Voiry (voir *Addenda*). Sa proportion est d'environ 50 0/0. Ce terpane ne renferme pas d'aldéhyde. Gladstone a constaté un dégagement d'hydrogène sulfuré dans les résidus de la distillation.

Usages. — Les fleurs et les feuilles servaient autrefois à préparer l'*Eau d'Ange*, que les femmes employaient comme tonique et astringente dans leur toilette intime. L'écorce sert dans le Levant à tanner le maroquin.

En thérapeutique, Delioux de Savignac (le Myrte, etc., *Bull. de Thérap.*, XC, 1876, p. 165) l'a préconisée dans le catarrhe bronchique, les écoulements muco-purulents des organes génito-urinaires, la leucorrhée, les hémorroïdes. Il indiquait l'infusion des feuilles à la dose de 15 à 30 grammes et 1,000 d'eau pour l'usage externe, et de 5 à 10 pour l'usage interne. Pour les baies, la proportion est de 15 à 30 grammes pour un litre d'eau. La saveur un peu douceâtre de cette infusion la rend plus facile à prendre que la première. La dose de la poudre est de 1 à 2 grammes.

Linarix, dans une thèse inaugurale (1876), a préconisé l'essence de Myrte dans les bronchorrhées, les bronchites fétides, la blennorragie, la vaginite. Elle s'élimine comme toutes les essences par les reins et les poumons, et serait mieux tolérée que beaucoup de balsamiques. Elle stimule la digestion, augmente l'appétit et, à petites doses, agit comme sédative. De plus, elle jouirait de propriétés antiputrides, car elle aurait pu désodorer des urines antérieurement infectes.

Le myrtol se donne à l'intérieur en capsules à la dose de 1 gramme.

2° Le *M. chekan* Spreng. ou *Eugenia chekan*, arbrisseau toujours vert, originaire du Chili, ressemble beaucoup au Myrte commun, mais il est plus rameux. Ses fleurs blanches sont tétramères. Etamines nombreuses. Ovaire infère à 2 loges multiovulées. Baie globuleuse.

Composition chimique.—Les feuilles renferment, d'après J. Hoenn (*Weck. Drug. news and am. Pharm.*, VI, 238), 4.2 0/0 d'acide tannique, 3.7 0/0 d'huile volatile et trois glucosides : 1° soluble dans le benzol, insoluble dans l'eau; 2° soluble dans le benzol et l'eau; 3° insoluble dans le benzol, soluble dans l'alcool ; de plus, de l'huile essentielle.

Cette étude a été reprise par F. Weiss (*Thérap. Gaz.*, 15 mai 1888) qui a séparé les substances suivantes :

1° *Huile volatile.* Elle existe dans la proportion de 1 0/0. Sa couleur est jaune verdâtre. Son odeur agréable rappelle celle de la sauge et de l'eucalyptus; elle est neutre. Par évaporation à l'air, elle laisse 5 0/0 d'une masse résineuse. Sa densité = 0.8975 à 15°. Elle est miscible à l'alcool absolu, l'éther, le chloroforme, soluble seulement dans 18 à 20 parties d'alcool à 90°. En présence de l'acide nitrique fumant elle fait explosion. Avec l'acide acétique anhydre, l'acide nitrique concentré et le chloroforme, elle se colore en bleu foncé. Par distillation fractionnée elle se dissocie en 3 parties.

1° Un hydrocarbure $C^{10}H^{10}$ incolore, d'odeur agréable, très fluorescent. Densité = 0.8635 à 15°, bouillant à 156. Soumis à l'action de HCl gazeux, il donne des cristaux d'un camphre $C^{10}H^{10}HCl$. La proportion est de 75 0/0;

2° Un hydrocarbure oxygéné $C^{10}H^{18}O$ (15 0/0) le *cinéol*, bouillant à 170°, inactif à la lumière polarisée, donnant avec le brome des cristaux rouge brique de bibromure de cinéol ;

3° Un mélange de carbures oxygénés (10 0/0) bouillant à 220° et donnant une essence jaune, dense, dont l'odeur est celle de la plante.

Chékénone $C^{20}H^{14}O^3$. Prismes jaunâtres, incolores, inodores, insolubles dans l'eau, solubles dans l'alcool chaud, l'éther, le chloroforme, l'acide acétique cristallisable, fondant à 203-204°. Sa proportion est de 40 grammes pour 50 kilogrammes de feuilles.

Acide chékénique $C^{12}H^{10}O^3$. Cristallise en écailles jaunes, inodores, insipides, solubles dans l'alcool chaud, l'éther, le chloroforme, peu solubles dans l'alcool froid, l'éther de pétrole, l'eau chaude, fondant à 224-225° et se sublimant avant. Il se dissout dans les solutions alcalines avec coloration jaune, en se combinant avec elles. Ces combinaisons sont fort instables, car l'acide carbonique de l'air les décompose.

Principe amer. Il est amorphe, brun jaunâtre, de saveur extrêmement amère, d'odeur désagréable, insoluble dans l'eau, l'éther de pétrole, très soluble dans l'alcool, l'éther, l'acide acétique cristallisable, le benzol. L'eau le sépare de sa solution alcoolique. Il fond à 80°. Il n'est pas toxique.

Chékénétine $C^{14}H^7O^6 + H^2O$. Cette substance, que l'auteur n'a pu obtenir qu'en très petites quantités, cristallise de l'acide acétique en aiguilles brillantes d'un vert jaunâtre. Les plus petites quantités triturées avec de l'eau et des traces d'alcalis, de préférence de l'ammoniaque, donnent une coloration vert émeraude des plus intenses qui passe peu à peu au bleu indigo, au violet et enfin au rouge pelure d'oignon. La chékénétine se décompose avant sa fusion. Elle paraît appartenir au groupe du quercétin.

Les feuilles du *M. chaken* renferment en outre du tanin, du sucre, des sels inorganiques, de la choline.

Thérapeutique. — Ces feuilles possèdent, dit-on, des propriétés toniques, expectorantes, diurétiques, antiseptiques, analogues du reste à celles du Myrte. Dessauer, de Valparaiso, les prescrit avec succès dans la bronchite, le catarrhe vésical et les autres affections des muqueuses, sous forme d'infusion (1 à 10), d'extrait fluide, à la dose de 8 à 10 grammes, en 4 à 5 fois par jour, ou de sirop, fort aromatique et agréable.

Au Chili, elles sont usitées dans les maladies des yeux, et on emploie pour cela le suc des feuilles, des jeunes pousses, étendu d'eau sous forme de lotions. D'après Don, la décoction de l'écorce serait utile dans la dysenterie.

3° *M. camphorata* H. Bn. — Cette espèce, qui est originaire du Chili, donne une huile essentielle qui est employée aux mêmes usages que l'essence d'Eucalyptus et de Myrte.

Les feuilles du *M. ugni* Mol., espèce chilienne, sont usitées par les indigènes sous forme d'infusion théiforme, comme aromatiques et stimulantes.

N

Narcisse des prés (*Pseudo-Narcissus* L.) (Aiaut, Aillaud, Faux Narcisse, Porillon, etc.). — Cette plante, de la famille des Amaryllidacées, est extrêmement commune dans les bois, les prés humides du nord de l'Europe. Bulbe presque globuleux, tuniqué, noirâtre à l'extérieur. Feuilles toutes radicales, engainantes, dressées, de 30 à 40 centimètres de long, lisses, vertes, étroites, lancéolées, aplaties et peu nombreuses. Hampe florale d'environ 30 centimètres de hauteur, dressée, comprimée, striée. Fleurs renfermées, avant leur développement, dans une spathe membraneuse, persistante, uniflore, paraissant en mars et avril. Elles sont grandes, solitaires, penchées sur la hampe, d'un jaune soufré. Périanthe hypocratériforme à 6 divisions étalées, garni à sa gorge d'une collerette cylindrique, campanulée, frangée sur les bords et découpée en 6 lobes, alternes avec les divisions du limbe. Six étamines libres, incluses, insérées sur la gorge de la couronne. Ovaire infère, à 3 loges pluriovulées. Style simple, dressé, plus long que la corolle, à stigmate trifide. Capsule subglobuleuse, trigone, à 3 loges, à 3 valves loculicides. Graines subglobuleuses, albuminées.

Composition chimique. — Gerrard (*Pharm. journ.*, septembre 1877) a étudié les bulbes et en a retiré une substance à laquelle, bien qu'il n'ait pu l'obtenir bien pure, il a reconnu le caractère d'un alcaloïde et qu'il a nommée *pseudo narcissine*. Elle est soluble dans l'eau, l'alcool, l'éther, le chloroforme, la benzine, qui l'abandonnent sous forme d'une substance jaunâtre, transparente et brillante. La liqueur mère, débarrassée de l'alcaloïde soluble dans l'éther, puis agitée avec du chloroforme, lui abandonne une *matière colorante résineuse* et une petite quantité d'*alcaloïde*. Les bulbes, après leur traitement par l'alcool, repris par l'eau, lui abandonnent une *matière extractive visqueuse*, douceâtre, réduisant la liqueur cupro-potassique à l'ébullition. Cette matière, amenée à l'état d'extrait demi-fluide et additionnée d'eau et de soude caustique, forme une masse jaunâtre, demi-solide, qui, par l'agitation, développe une forte odeur d'éther acétique mélangée à celle de l'ammoniaque. Sa nature n'a pas été déterminée. D'après une analyse déjà ancienne de Charpentier, les *fleurs* renfermeraient : acide gallique, gomme, tanin, principes extractifs, résine, sels de chaux. La matière colorante jaune appartiendrait, d'après Caventou, à la série des corps gras.

Thérapeutique. — Les fleurs de cette plante possèdent des propriétés émétiques à la dose de 1gr,50. On les a préconisées dans la médecine des enfants, contre la coqueluche surtout, sous forme d'infusion (2 grammes pour une tasse d'eau bouillante). Les vomissements répétés surviennent au bout de dix à quinze minutes.

Les expériences du professeur Ringer montrent que l'alcaloïde de Gerrard, administré par la voie endermique aux animaux à sang chaud, à la dose de 20 à 25 centigrammes, détermine une salivation profuse, des larmoiements, un écoulement nasal, une légère diarrhée avec des selles visqueuses. Parfois l'action sur les glandes salivaires est plus marquée; d'autres fois le vomissement et la diarrhée prédominent. Instillé dans l'œil, cet alcaloïde contracte d'abord la pupille, puis la dilate.

L'extrait alcoolique des bulbes paraît agir d'une façon plus active; 50 à 60 centigrammes provoquent des nausées et des vomissements, mais non la salivation. Il paraît donc probable que le principe qui détermine la salivation et celui qui agit comme émétique et purgatif sont distincts.

On voit que les bulbes constitueraient la partie la plus active de la plante et celle sur laquelle doivent porter les expériences futures.

2° *Narcissus poeticus* L. — Cette plante croît dans les terrains secs des différentes parties de l'Europe. Le bulbe est ovale, à tunique externe d'un brun sombre. Le périanthe est blanc, à couronne jaunâtre bordée de rouge, très courte et crénelée. Les feuilles sont planes. Ce Narcisse fleurit au printemps. Il est cultivé dans tous les jardins.

Son bulbe possède les mêmes propriétés émétiques que celui de l'espèce précédente, et on peut l'employer également dans les mêmes conditions. Son extrait est un poison à la dose de 6 à 8 grammes.

Le *N. tazzetta* L. (Narcisse à bouquets), dont les fleurs sont réunies au sommet d'une hampe commune et simulant une sorte d'ombelle, est également vomitif.

Nardostachys jatamansi DC. — (*Nardus indica* Bauh. — *Valeriana jatamansi* Jon. — *Patrinia Jatamansi* Don.). — Plante herbacée, vivace, de la famille des Valérianacées, originaire de l'Inde, à feuilles peu nombreuses, opposées, entières, allongées, oblongues, les caulinaires petites. Fleurs disposées en cymes terminales simulant un capitule. Calice à 5 divisions. Corolle subcampanulée, à tube un peu gibbeux en avant, velu, à limbe partagé en 5 divisions. 4 étamines inégales, exsertes. Ovaire infère, à 3 loges, dont 2 stériles, la troisième uniovulée. Style long, simple. Fruit sec surmonté du calice; graine sans albumen.

La seule partie employée est le rhizome, qui constitue le *Nard vrai*, regardé autrefois comme un parfum des plus précieux. Il est de la grosseur du petit doigt, gris foncé, et surmonté d'un paquet de fibres d'un brun rougeâtre, minces, dressées, représentant les pétioles des feuilles basilaires. Son odeur est forte, très persistante, et tient à la fois du patchouli et de la valériane. Sa saveur est amère, aromatique.

Ce rhizome doit ses propriétés à une huile volatile, brune, d'une densité de 0,9748, lévogyre. Il est employé dans l'Inde dans le traitement de l'épilepsie, de l'hystérie, des convulsions, à la façon de notre valériane. La teinture alcoolique (150 pour 1,200) est recommandée par la pharmacopée du Bengale, à la dose de 4 à 8 centimètres cubes.

Il faut choisir le rhizome bien conservé, car il est souvent attaqué par les vers et devient alors inerte.

Naregamia alata Wight et Arn. (*Turrœa alata* Wigth.). — Cette plante, qui est originaire de l'Inde orientale, croît dans les forêts du Travancore, à Goa, et appartient à la famille des Méliacées, série des Méliées. Elle présente plusieurs tiges minces, glabres, un peu rameuses, de 30 centimètres de hauteur, et portant à leur extrémité des feuilles alternes, composées, de 3 à 10 centimètres de longueur, à pétiole ailé. Les folioles, au nombre de 3, sont sessiles, cunéiformes, obovées, obtuses; la terminale est plus grande. Fleurs grandes et blanches, axillaires, solitaires. Calice gamosépale, petit, cupuliforme, quinquéfide, caduc. Corolle à 5 pétales longs. 5 étamines réunies en un long tube cylindrique, renflé au sommet où il est quinquédenté. Ovaire entouré par un disque annulaire, à 3 loges biovulées. Style filiforme à stigmate capité. Capsule légèrement membraneuse, s'ouvrant en 3 valves. Graines à testa crustacé, rugueux, albuminées.

La beauté des fleurs du *Naregamia alata* le fait cultiver dans les jardins.

La partie employée dans la thérapeutique des Indiens est la racine avec la base attenante des tiges dépouillées de leurs feuilles.

Cette racine est contournée sur elle-même, de couleur brun pâle. La couche subéreuse peut en être facilement séparée par le frottement. Les tiges sont d'un vert foncé et l'écorce est très adhérente. Le bois est coloré en jaune. Quand on touche la partie libérienne avec l'eau iodée, elle prend une belle teinte bleue indiquant la présence de l'amidon. Le bois étant très résistant, cette racine est difficile à réduire en poudre. Cette poudre est brune. Son odeur est piquante, aromatique et particulière. Sa saveur est amère et nauséeuse.

Composition chimique. — David Hooper F. C. L. (*Pharm. journ.*, 15 octobre 1887, p. 317) a étudié la composition de cette racine. Elle renferme un alcaloïde auquel il a donné le nom de *narégamine*, qui est amorphe, un peu coloré, et forme des sels cristallisables avec les acides sulfurique, chlorhydrique. Il diffère de l'émétine par ses sels cristallisables et en ce qu'il ne se colore pas en présence du chlorure de chaux et de l'acide acétique. Des alcaloïdes des quinquinas, il se différencie par son inactivité optique.

Il a signalé, en outre, une *huile fixe*, soluble dans l'alcool fort, les alcalis caustiques, en donnant une solution brune et rouge fluorescent, une *cire* insoluble dans l'alcool, colorée en brun, puis en noir, par l'acide sulfurique, de la *gomme*, une substance cristalline alcaloïdique, soluble dans l'eau, insoluble dans l'alcool concentré, à réaction acide, renfermant de l'azote et probablement identique avec l'*asparagine*, de l'*amidon*.

Thérapeutique. — Cette racine est l'ipéca indigène employé par les natifs comme émétique dans les rhumatismes, sous forme de décoction ou d'infusion. Le Dr Bidie (de l'Inde) a employé avec succès la poudre contre la dysenterie, à la dose de 1gr,20, précédée de 15 gouttes de teinture d'opium. A petites doses, c'est un expectorant utile dans les affections catarrhales et la bronchite des enfants. Les meilleures préparations sont la poudre et la teinture alcoolique.

Le suc de la plante mélangé à l'huile de coco est employé dans l'Inde, en applications contre le psoriasis.

Nauclea inermis H. Bn. — Arbre appartenant à la famille des Rubiacées, série des Cinchonées, qui croît dans les régions tropicales de l'Afrique occidentale. On le trouve dans la plupart de nos possessions françaises. Il peut atteindre une hauteur de 15 à 20 mètres. Feuilles opposées, pétiolées, longues de 4 à 8 centimètres, munies de stipules pétiolées. Fleurs remarquables par leur disposition en sphères arrondies, capituliformes. Entre les fleurs se trouvent des bractées et des bractéoles paléacées, persistantes, insérées sur le réceptacle. Calice gamosépale, à 5 divisions claviformes. Corolle infondibuliforme, tubuleuse, à tube grêle, limbe à 5 lobes. 5 étamines libres et exsertes, insérées sur le tube corollaire. Ovaire infère, à 2 loges pluriovulées, à style grêle, exserte, à stigmate mitriforme. Capsules rassemblées comme les fleurs en un capitule globuleux, à exocarpe très mince, se séparant facilement de l'endocarpe et se partageant en 2 coques dures, septicides et loculicides. Graines nombreuses, prolongées en ailes à leurs deux extrémités et pourvues d'un albumen charnu.

Son écorce, connue sous le nom d'Ecorce de *Khoss* ou *Josse*, et ses feuilles sont employées au Sénégal comme fébrifuges, et renferment, comme la plupart des parties de la plante, une matière tinctoriale jaune. Sa décoction passe pour un remède certain contre les douleurs. Aucune analyse chimique n'en a encore été donnée, mais l'écorce doit renfermer un alcaloïde.

2° Il existe également dans l'Inde un autre Nauclea, le *N. parvifolia* Roxb. ou *ovalifolia*, qui n'est qu'une variété de l'espèce précédente. Il croît dans les forêts de Cachar et Silhet, où il est connu sous le nom de *Shal*. Son écorce passe pour posséder une amertume égale à celle de l'écorce du quinquina, et est employée communément par les tribus de Cachar dans le traitement des fièvres endémiques et des douleurs intestinales (*Pharm. of India.*).

D'après H. Baillon, le *Nauclea orientalis* dont parle Mungo Park (1795) est probablement aussi la même espèce. C'est un fébrifuge que l'on emploie en fumigations de la façon suivante : les branches sont jetées sur des cendres chaudes ; le malade est placé au-dessus, enveloppé d'un grand drap, puis on lance de l'eau sur le foyer, de manière à entretenir autour du malade un nuage de vapeur qui détermine une transpiration abondante.

Néflier du Japon (Bibacier). — L'*Eriobatrya Japonica* Lindley (*Mespilus Japonica* Thunb., *Cratœgus bibas* Loureiro), de la famille des Rosacées, série des Pyrées, est un arbre de taille médiocre, inerme, à rameaux étalés, originaire de la Chine, de l'Inde, du Japon, et que l'on cultive dans nos contrées méridionales. Feuilles alternes, persistantes, coriaces, pétiolées, lancéolées, inégalement serretées et accompagnées de stipules subfoliacées. Fleurs hermaphrodites, blanches, très odorantes, terminales, disposées en grappes de cymes. 5 sépales. 5 pétales onguiculés, imbriqués, caducs. 20 étamines libres, insérées sur les bords du réceptacle. Ovaire logé dans la concavité du réceptacle, infère, à 5 loges renfermant chacune 2 ovules. 5 styles à extrémité stigmatifère renflée. Le fruit est une drupe presque globuleuse ressemblant à une pomme, surmontée d'un œil qu'entourent les sépales persistants. Sa chair, épaisse, enveloppe 5 noyaux cartilagineux peu épais et renfermant une ou deux graines dépourvues d'albumen.

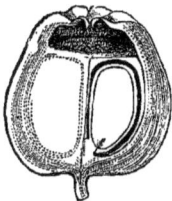

FIG. 638. — *Eriobothrya Japonica.* Fruit. Coupe longitudinale.

Ce fruit, d'abord vert, devient ensuite jaune à la maturité.

Les feuilles sont, d'après Loureiro, regardées comme astringentes et stomachiques.

La *chair du fruit* est agréable, acide et légèrement sucrée.

Les *semences* sont employées pour faire des liqueurs de table.

D'après M. Balland, pharmacien-major, 100 grammes de ces graines renferment 52 centigrammes d'acide cyanhydrique médicinal, quantité équivalente à celle que l'on trouve dans 100 grammes d'eau distillée de laurier-cerise. L'ingestion de ces graines en quantités notables pourrait donc provoquer des empoisonnements.

Nelumbo nucifera Gœrtn. (*Nelumbium speciosum* Wild.— *N. asiaticum* Rich.— *Cya-*

mus nelumbo Sm.). — Plante aquatique, vivace, de la famille des Nymphæacées, tribu des Nélumbées, qui croissait autrefois dans l'Egypte, d'où elle a complètement disparu aujourd'hui, mais qui a été retrouvée dans l'Inde par Rhœde et dans les Moluques par Rumphius.

Rhizome long, charnu, rampant dans la vase, muni de distance en distance de nœuds d'où s'élèvent les pétioles des feuilles et les pédoncules floraux. Feuilles alternes, polymorphes, les unes cachées sous l'eau, courtes et squamiformes, les autres flottant à la surface, longuement pétiolées, peltées ou en forme de bouclier, creusées au centre, larges de 60 à 70 centimètres. Fleurs grandes, rosées ou blanches, solitaires et portées sur un long pédoncule qui émerge de l'eau et qui est couvert d'épines molles et courtes ainsi que les pétioles. Le réceptacle présente à sa partie inférieure la forme d'un cône surbaissé, portant le périanthe et l'androcée. Calice à 4 et 5 sépales inégaux, imbriqués, dressés. Corolle constituée par un nombre indéfini de pétales dissemblables, disposés en spirales à tours rapprochés. Etamines en nombre indéfini, spiralées, libres, à anthères basifixes, surmontées d'un prolongement claviforme du connectif. Réceptacle dilaté au-dessus de l'androcée en un cône renversé, à base tournée en haut, et creusé d'un grand nombre d'alvéoles dont l'ouverture est circulaire. Chacune de ces alvéoles renferme un ovaire libre, uniloculaire, gibbeux à la partie dorsale supérieure et renfermant un seul ovule. Style court, exserte, à sommet capité, stigmatifère.

C'est le *Lotus* sacré des Egyptiens, et sur sa feuille siège Brahma, d'après la mythologie indienne. Son rhizome renferme une grande quantité d'amidon, qui en fait une ressource dans les cas de disette si fréquents dans l'Inde, ainsi du reste que ses pétioles et ses feuilles et l'embryon de ses graines, dont se nourrissaient aussi les anciens Egyptiens. Avec les vaisseaux spiralés, on fait des mèches de lampes, avec ses feuilles des assiettes.

Les propriétés médicales de cette plante sont peu marquées, aussi n'est-elle inscrite à aucune pharmacopée. Dans l'Inde, cependant, le suc visqueux des pétioles et des pédoncules sert à combattre la diarrhée et les vomissements. Les pétales, dont l'odeur est un peu anisée, sont légèrement astringents et remplacent, en cette qualité, les pétales de roses.

Le *Nelumbo luteum* Wild. (*N. jamaicense*), que l'on trouve dans les eaux douces des régions tropicales de l'Amérique et qui ne diffère de l'espèce précédente que par ses fleurs jaunes, n'a reçu aucune application médicale.

Nénuphars. — 1° Le *Nymphæa lutea* L. (*Nufar luteum* Sm.) (Grand Nénuphar, Lys d'eau), de la famille des Nymphæacées, est une plante herbacée, vivace, à rhizome épais rampant dans la vase, à feuilles alternes, très grandes, longuement pétiolées, dont le limbe, flottant sur l'eau, est pelté, épais, charnu, cordé à la base. Fleurs jaunes, grandes, solitaires, supportées par un long pédoncule, venant s'épanouir à la surface de l'eau. Calice à 5 sépales. Corolle à pétales nombreux spiralés, petits, un peu char-

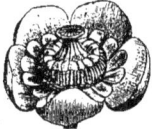

Fig. 659. — *Nymphæa lutea.*
Fleur.

nus. Étamines en nombre indéfini, dissemblables, libres. Ovaire libre, multiloculaire, multiovulé. Style dilaté au sommet en autant de rayons qu'il y a de loges à l'ovaire. Le fruit est une baie spongieuse renfermant un grand nombre de graines albuminées, plongées dans une matière gommeuse.

Le rhizome est gros, blanchâtre, couvert de cicatrices laissées par le pétiole des feuilles. La partie interne, d'abord blanche, devient ensuite jaunâtre. Sa saveur est douceâtre, un peu amère.

Composition chimique. — Dans ce rhizome, W. Gruuing (*Archic. de Pharm.* (3), XX, 582-605, 736-761) a signalé la présence d'un alcaloïde, la *nupharine* $C^{16}H^{24}Az^2O^4$, qui se présente sous forme d'une masse blanche, friable, adhérant aux doigts, inodore; cependant, quand elle est dissoute dans les acides, elle exhale une odeur particulière, insipide, mais très amère en solution acide, soluble dans l'alcool, le chloroforme, l'acétone, les acides étendus, insoluble dans l'éther de pétrole. A 45° elle s'agglomère et prend à 65° la consistance sirupeuse. La nupharine n'est pas toxique.

Chauffée avec l'acide sulfurique dilué la solution brunit au bout d'une heure, puis passe peu à peu au vert foncé. En ajoutant quelques gouttes d'eau, il se fait un précipité volumineux d'un jaune brun. La solution sulfurique, laissée en présence de l'acide sulfurique et de la chaux, prend en dix ou douze jours une magnifique coloration verte, augmentant peu à peu pendant une dizaine de jours et devenant enfin d'un vert bleu foncé. L'addition de quelques gouttes d'eau détermine la séparation d'un précipité jaune cristallisé; si on décante le liquide qui surnage ce précipité, celui-ci se redissout par le repos à l'air, plus rapidement encore par l'acide sulfurique, et, peu à peu, le liquide prend une coloration verte.

On n'a pu obtenir jusqu'à présent des combinaisons salines cristallisées, car, lorsqu'on concentre sur l'acide sulfurique les solutions chlorhydrique et acétique, elles se décomposent. Les graines ne renferment aucun alcaloïde.

Le rhizome et la graine renferment en outre les substances suivantes :

	Rhizome.	Graines.
Matière grasse........	0.77	0.51
Résine soluble dans l'éther..............	0.60	2.11
Résine insoluble et phlobaphène.............	1.54	1.97
Tanin..............	2.27	0.72
Glucose..........	5.93	»
Saccharose...	1.21	»
Amidon..............	18.70	44.00

Usages. — Le rhizome était jadis un mé-

dicament fort réputé et qui figure encore au Codex de 1884. Il passait pour jouir de propriétés calmantes, réfrigérantes, anaphrodisiaques, qu'on lui refuse aujourd'hui avec raison.

Malgré l'astringence qu'il possède et qui est assez grande pour qu'on l'emploie dans le tannage des peaux, et qu'il doit au tanin qu'il contient, les paysans russes et finnois le recherchent comme aliment ainsi que ses pétioles, en raison même de la grande quantité de fécule qu'ils renferment. Au point de vue thérapeutique, ses propriétés, tout à la fois mucilagineuses et astringentes, peuvent le rendre utile pour combattre les diarrhées légères sous forme d'infusion, à la dose de 10 à 30 grammes par litre d'eau. En cataplasmes, sa fécule joue le même rôle que la farine de graine de lin, car elle retient l'eau comme cette dernière.

2° Le *N. alba* L. (Nénuphar blanc, Volant d'eau, Lis des étangs, Herbe aux plateaux, Pyrate, Herbe d'enfer), dont le mode d'habitat est le même, diffère de l'espèce précédente par son réceptacle en forme de coupe profonde et son ovaire en partie infère.

Le fruit est une baie spongieuse, arrondie, globuleuse, chargée en

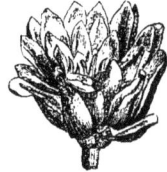

FIG. 660. — *Nymphæa alba.*
Fleur.

dehors des cicatrices du périanthe et de l'androcée, couronnée au sommet par les divisions stylaires indurées et incurvées. Ce

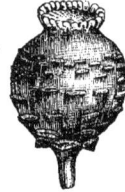

FIG. 661. — *Numphæa alba.*
Fruit.

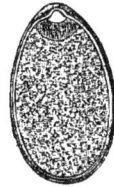

FIG. 662. — *N. alba.*
Graine.

fruit mûrit sous l'eau et s'ouvre irrégulièrement pour laisser s'échapper les graines. Le rhizome du *Nymphæa alba* est recouvert

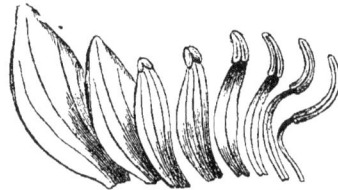

FIG. 663. — *N. alba.* Sépales. Pétales. Étamines.

d'une grande quantité de tubercules foliacés ou radicaux; à l'intérieur, il est jaunâtre.

Composition chimique. — Elle se rapproche sensiblement de celle du rhizome de l'espèce précédente. Dragendorff a isolé de ce rhizome un alcaloïde dont les propriétés physiques et les réactions sont analogues à celles de la nupharine, mais qui en diffère par les réactions colorées.

C'est ainsi qu'il ne donne pas la coloration verte avec l'acide sulfurique. Par contre, il donne les réactions suivantes que ne présente pas la nupharine. L'acide sulfurique concentré et le bichromate de potasse colorent sa solution en brun rouge devenant, en quelques heures, d'un vert clair. L'acide sulfurique concentré seul produit une coloration d'un brun rouge passant au gris. Le réactif de Frohde donne une couleur rouge devenant ensuite verte. Cet alcaloïde ne se retrouve ni dans les graines ni dans les fleurs.

Le rhizome et les graines renferment les mêmes substances que le précédent en des proportions un peu différentes.

Usages. — Ce rhizome est mucilagineux, un peu âcre, amer et astringent. La fécule qu'il renferme en fait un aliment assez nourrissant. On l'a regardé comme narcotique, et il a été surtout préconisé pour combattre la diarrhée, la dysenterie, la blennorragie. Ses fleurs, qui sont la seule partie du végétal maintenues au Codex, servent à faire un sirop auquel on attribue des propriétés calmantes et légèrement narcotiques.

Nous citerons, sans nous y arrêter, comme astringents *N. candida* Pr. de la Bohême, *odorata* des Etats-Unis, comme alimentaires *N. edulis* DC. de l'Inde, *gigantea* Hook. de l'Australie, *ampla* de l'Amérique du Sud.

Nesœa salicifolia H. B. K. (*Heimia salicifolia* Link et Ott.). — Cette plante, qui appartient à la famille des Lythrariacées, à la tribu des Lythrées, croît au Mexique et se trouve particulièrement sur le volcan de Jorullo. Elle est suffrutescente, glabre, à feuilles opposées ou ternées, entières, lancéolées, aiguës, arrondies à la base, brièvement pétiolées; les supérieures sont souvent alternes. Fleurs solitaires, axillaires, à pédoncules munis à la partie supérieure de deux bractéoles. Elles sont jaunes, hermaphrodites, régulières. Calice gamosépale à 6 lobes dressés, valvaires, alternant avec un même nombre de languettes étroites. Corolle à 6 pétales onguiculés, égaux, mucronés. 12 étamines égales disposées sur deux verticilles et insérées sur le tube réceptaculaire. Ovaire sessile, libre, presque globuleux, à 4 loges, renfermant chacune de nombreux ovules. Style grêle, flexueux, exserte, à sommet stigmatifère capité. Capsule incluse dans le réceptacle, s'ouvrant en quatre valves septifères se séparant à la maturité; graines nombreuses à testa coriace, sans albumen.

Cette plante, que les Mexicains nomment *Hauchinol,* renferme un suc diurétique, laxatif et sudorifique, auquel ils attribuent des propriétés antisiphylitiques bien marquées.

Le *N. syphilitica* H. B. K. (*Heimia syphilitica* DC.), qui croît également au Mexique, présente les mêmes propriétés.

Le *N. verticillata* H. B. K. (*Lythrum verticillatum* L.), qui croît dans les marais, passe pour provoquer l'avortement chez les bestiaux qui le broutent.

Nepeta Cataria L. — La Cataire (Herbe aux chats, Menthe de chat) est une petite plante vivace de la famille des Labiées, série des Népétées, qui croît sur les bords des chemins, dans les lieux pierreux. Tige dressée, quadrangulaire, de 60 à 80 centimètres de hauteur. Feuilles opposées, pétiolées, ovales, cordiformes, dentées en scie, molles, pubescentes, blanchâtres en dessous. Fleurs en faux épis terminaux, blanches ou rosées. 4 étamines, dont 2 plus grandes.

La Cataire a une odeur aromatique très prononcée qui la fait rechercher par les chats, qui se roulent sur elle, la mangent même. Sa saveur est âcre et amère.

Elle renferme une huile volatile, du tanin et une matière amère qui lui communiquent les propriétés toniques, excitantes et stomachiques de la plupart des Labiées, et surtout de la menthe, de la mélisse. En Russie, c'est un remède populaire contre les névralgies dentaires. On mâche quelques feuilles qui provoquent un flux salivaire abondant, et la douleur disparaît parfois assez rapidement.

On regarde aussi cette plante comme antispasmodique et emménagogue. On prescrit dans ce cas l'infusion à la dose de 10 à 20 grammes par litre d'eau bouillante.

Nicandra physalodes Gœrtn. (*Atropa physalodes* L.). — Plante herbacée, annuelle, de la famille des Solanacées, série des Solanées, rameuse, glabre, originaire du Pérou, mais introduite dans la plupart des pays chauds et tempérés. Feuilles alternes, pétiolées, sinuées, dentées ou lobées. Fleurs d'un bleu clair violacé, solitaires, terminales. Calice gamosépale persistant, à 5 lobes profonds. Corolle campanulée à tube large, court, à 5 lobes plissés. 5 étamines libres. Ovaire libre à 5 loges multiovulées. Style simple, stigmate à 5 lobes.

Le fruit, entouré par le calice accru et réticulé-veiné, a un péricarpe mince, sec, fragile, veiné, indéhiscent. Graines réniformes, comprimées, rugueuses, ponctuées, albuminées.

Cette plante est employée dans l'Amérique tropicale, sous forme de décoction, pour combattre les rétentions d'urine.

Nielle des blés. — L'*Agrostemma githago* L. (*Githago segetum* Desf. — *Lychnis githago* Lamk.) est une plante herbacée de la famille des Caryophyllacées, très commune dans les moissons, à feuilles opposées, linéaires, allongées, aiguës au sommet, hérissées de poils. Fleurs terminales roses, rarement blanches, solitaires, longuement pédonculées. Calice gamosépale à 5 divisions. Corolle caryophyllée à 5 pétales. 10 étamines libres, 5 plus courtes. Ovaire à 5 loges multiovulées, 5 styles. Capsule s'ouvrant en haut par cinq fentes septicides. Graines albuminées, noirâtres, aplaties.

Composition chimique. — Les graines renferment de la *saponine*, que nous étudierons mieux à l'article *Saponaire*, et qui avait été décrite par Scharling sous le nom de *githagine*, et par Schulze sous celui d'*agrostemmine*.

Usages. — Les graines de la Nielle communiquent à la farine du blé une coloration noirâtre, une saveur désagréable et des propriétés nocives dues à

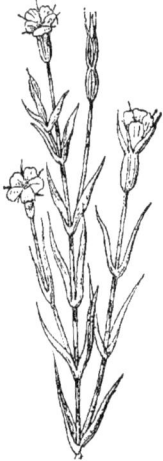

Fig. 664. — *Agrostemma githago.*

la saponine, ou mieux à la sapotoxine. Leur décoction s'employait autrefois contre la gale, la teigne et les autres maladies de la peau. On les a même vantées pour combattre les hémorragies. Sans utilité médicale bien prouvée, ces graines sont des plus suspectes et doivent être séparées du blé avant la maturité.

Nigella arvensis L. (Araignée, Fleur de sainte Catherine, Nielle). — Plante herbacée, annuelle, de la famille des Renonculacées, série des Aquilégiées, à tige haute de 10 à 30 centimètres, dressée, rameuse, glabre. Feuilles alternes bi- ou tripinnatiséquées, à segments linéaires. Fleurs blanc

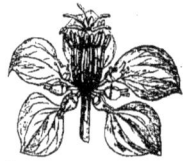

Fig. 665. — *Nigella arvensis.* Fleur.

bleuâtre, veinées, terminales, sans involucre. Périanthe simple, pétaloïde, à cinq divisions étalées, caduques. 8 staminodes colorés, pétaloïdes, bifides au sommet. Étamines libres, nombreuses, disposées sur 8 rangées spiralées.

5 ovaires uniloculaires, pluriovulés, libres ou connés. 5 styles plus longs que les étamines. 5 follicules connés à la base seulement, divergents en haut, oblongs, étroits, à 3 nervures dorsales, terminés par un bec, reste du style. Graines triangulaires, petites, gris noir foncé, chagrinées, albuminées.

Cette plante se trouve dans les moissons des terrains sablonneux ou calcaires peu fertiles.

Les graines ont une saveur âcre, piquante, qui rappelle celle du poivre, d'où le nom de *Poivrette* donné à la plante. Leur odeur est aromatique et s'exalte quand on les écrase. Elle ressemble à celle du *Cumin ;* aussi leur donne-t-on le nom de *Cumin noir*.

Leur composition chimique est celle du *N. sativa*, qui a été mieux étudié. Les propriétés sont les mêmes.

2° *N. sativa* L. — Cette espèce, originaire de l'Europe méridionale, de l'Asie, diffère de la précédente par sa tige velue, ses fleurs bleues ou blanches dépourvues de collerette, ses graines plus rugueuses, à 3 ou 4 angles saillants, à extrémité ombilicale plus petite que l'autre, de 2 à 3 millimètres de longueur sur un demi-millimètre de largeur. Elles sont noires, l'amande est blanche et huileuse. Quand on les froisse, elles exhalent une odeur agréable qui rappelle tout à la fois celle du citron et un peu celle de la carotte. Leur saveur est âcre. La variété *citrina* DC. a des graines jaunes. Les graines de l'espèce indienne, *Kalajira Mugrela*, ont une odeur plus forte.

Composition chimique. — D'après Greenish [*Pharm. Jour.* (3) ,X, 909 et 1013], ces graines renferment les substances suivantes :

Eau	7,43
Cendres	4,14
Huile fixe	37,00
Huile volatile	1,64
Albuminoïdes solubles dans l'eau	8,22
Acides organiques précipitant par le cuivre	0,38
Acides organiques précipitant par le plomb	0,59
Glucose	2,75
Acide arabique (?)	3,21
Matière indéterminée.	1,79
Albuminoïdes solubles dans la soude	2,14
Métarabine	1,36
Autres substances dissoutes par la soude	5.38
Mélanthine	1,41
Traces d'huiles, enlevées par l'alcool	0,53
Substances dissoutes par l'eau de chlore et l'acide sulfurique.	3,85
Substances dissoutes par le chlorate de potasse et l'acide nitrique	7.52
Cellulose	8,32

L'huile fixe, d'un brun jaunâtre foncé, renferme, à l'état de glycérides, de l'acide myristique et des traces d'acides stéarique et palmitique.

L'huile volatile est mobile, jaunâtre, et son odeur est au plus haut degré celle de la graine. *Elle n'est pas fluorescente.* Quand on fait bouillir une goutte avec l'eau et qu'on filtre, le liquide prend peu à peu une couleur rougeâtre. En ajoutant une goutte de potasse caustique, la couleur devient rapidement plus intense et persiste, quand on n'expose pas à l'air et à la lumière.

La mélanthine $C^{20}H^{33}O^7$ est une poudre amorphe, blanchâtre, dont la poussière pique le fond de la gorge, produit sur les narines une sensation de sécheresse, inodore, mais de saveur amère en solution alcoolique, avec arrière-goût piquant, insoluble dans l'eau, la benzine, l'éther, l'éther de pétrole, le sulfure de carbone, un peu soluble dans le chloroforme, soluble dans l'alcool, surtout à chaud, et dans les solutions alcalines, d'où la précipitent les acides. Quelques gouttes de la solution alcoolique communiquent à l'eau la propriété de mousser. Elle fond à 205°, puis brûle avec une flamme éclairante en laissant peu de cendres. La solution alcoolique étendue donne les réactions suivantes :

Chlorure ferrique. — Coloration vert jaunâtre.

Acide sulfurique concentré. — Couleur jaune rougeâtre, devenant en quelques minutes d'un beau rouge rose, puis rouge violet.

Même acide avec traces d'acide nitrique. — Teinte rouge violet à chaud.

Acides sulfurique et nitrique. — Coloration rouge orange tournant au jaune.

Par l'ébullition en présence des acides étendus, la mélanthine, qui est un glucoside, se dédouble en glucose et en une substance nouvelle, la *mélanthigénine* $C^{14}H^{22}O^2$, cristallisant en aiguilles microscopiques d'un blanc grisâtre, peu solubles dans l'eau, mais communiquant à l'eau, comme la mélanthine, dont ils présentent la plupart des réactions, la propriété de mousser.

La mélanthine présente des relations avec la saponine, la digitonine, la parelline de la salsepareille, l'helléborine, l'helléboréine. Elle existe dans toutes les parties aériennes de la plante, mais non dans la racine.

Usages. — Les graines sont employées de temps immémorial et seraient le *Cumin noir* de la Bible. En Egypte, on en saupoudre le pain et les gâteaux pour activer la digestion. En France, en Allemagne, on les emploie comme condiments. Dans l'Inde, elles sont utilisées comme carminatives, et en applications externes, mélangées à l'huile de Sésame, pour combattre les maladies de la peau. Elles passent aussi pour être emménagogues, galactogogues, diurétiques et même anthelmintiques. Canolle, médecin de la marine, (*Journal de médecine*, 1883), a employé ces graines à l'hôpital de Karikal, et il a vu qu'à la dose de 10 à 40 grammes, sous forme de poudre, elles élèvent la température, accélèrent les mouvements du pouls et stimulent toutes les sécrétions, surtout celles de la peau et du rein. A la dose de 10 à 20 grammes, elles auraient une action emménagogue très prononcée dans la dysménorrhée.

Ce sont les propriétés excitantes qu'on devait leur supposer *a priori*, et qui seraient dues surtout à la mélanthine.

3. *N. damascena* L. (Toile d'araignée). —

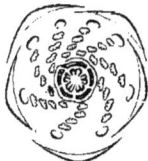

Fig. 666. — *Nigella damascena*. Diagramme.

Cette espèce est très répandue dans le bassin de la Méditerranée, et on la cultive dans nos jardins. Sa capsule se distingue en ce que la paroi de ses 5 loges se dédouble, l'un des feuillets reste appliqué sur les graines, l'autre conserve sa position normale. Cette disposition entraîne la formation de 5 fausses loges. Ses graines sont plus grosses que celles des espèces précédentes, noires, ovoïdes et munies de plis transversaux, saillants, nombreux. Leur odeur est plus agréable.

Composition chimique. — D'après Greenish (*loc. cit.*), les analyses faites par Flückiger et Pellocani

s'appliquent à ces graines et non à celles de *N. sativa*.

D'après Flückiger, qui étudia surtout l'huile essentielle et le corps gras, la première s'y trouve dans la proportion de 80 0/0. Elle est lévogyre et présente *une belle fluorescence bleue*. La plus grande partie distille à 256° et sa composition correspond à $C^{20}H^{34}O^2 = 2(C^{10}H^{16} + H^2O)$. Quant au corps gras, il est composé d'acides myristique et palmitique.

Pellocani signala la présence de deux alcaloïdes, la *nigelline* et la *conigelline*, cette dernière en proportions très minimes. La nigelline à la dose de 15 centigrammes produisait chez le lapin un afflux considérable de salive, un écoulement considérable de larmes, persistant 45 minutes. Son action ressemblerait à celle de la pilocarpine. La conigelline agirait à la façon du curare.

D'après Greenish, les graines du *N. damascena* diffèrent surtout par la fluorescence magnifique qu'elles communiquent à l'éther et à l'éther de pétrole, et que possède leur essence, en même temps qu'elles ne contiennent que des traces de mélanthine.

Noisetier. — Le *Corylus avellana* L. (Coudrier ou Noisetier), de la famille des Castanéacées, est un arbrisseau à feuilles ovales, suborbiculaires, acuminées, dentées. Fleurs mâles paraissant en février, disposées en chatons cylindriques pendants, formés de bractées écailleuses, épaisses, imbriquées, et d'écailles florifères bilobées, portant 6 à 8 étamines à anthères uniloculaires. Fleurs femelles réunies par 2 ou 3 dans une écaille, renfermant un involucre campanulé bi- ou trilobé, accrescent, à lobes laciniés et enve-

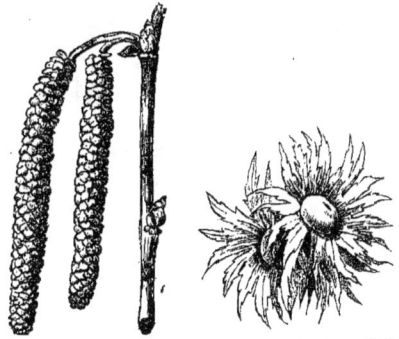

Fig. 667. — *Corylus avellana*. Chatons mâles.   Fig. 668. — *Corylus avellana*. Fruits jeunes.

loppant 1 ou 2 fleurs. Calice rudimentaire. Ovaire d'abord biloculaire, puis uniloculaire et uniovulé. 2 styles allongés, filiformes, rouges. Fruit sec, ligneux, entouré de l'involucre accru, vert, lacinié, membraneux.

Cette espèce, que l'on cultive dans les parcs et les jardins, est très commune dans les bois taillis de nos contrées. Le fruit, qui porte les noms de *Noisette*, d'*Aveline*, renferme une amande qui, lorsqu'elle est récente, est fort agréable au goût, mais de digestion un peu difficile. On en retire par expression la moitié de son poids d'une huile comestible, qui peut remplacer l'huile d'amande douce dans toutes ses applications thérapeutiques.

L'amande elle-même peut servir à faire des émulsions à la façon des amandes douces et amères. L'écorce passe pour être fébrifuge. Les rameaux flexibles servaient et servent encore entre les mains des sorciers de campagne, sous le nom de *baguettes divinatoires*, à rechercher les sources cachées vers lesquelles elles se dirigeraient, indiquant ainsi l'endroit précis où elles se trouvent.

Noisettia longifolia A.S.H (*Viola longifolia* Poir.). — Plante suffrutescente de la famille des Violacées, série des Violées, originaire de la Guyane, à feuilles alternes, accompagnées de 2 stipules latérales. Fleurs axillaires, irrégulières. 5 sépales subégaux. 5 pétales inégaux, l'intérieur plus grand, éperonné. 5 étamines libres. Ovaire libre, uniloculaire, multiovulé. Capsule vésiculeuse, membraneuse, à 3 valves loculicides.

Les racines de cette plante sont employées à Cayenne comme l'ipéca, dont elles possèdent les propriétés vomitives.

Noix vomique. — La Noix vomique est la graine du *Strychnos nux vomica* L. (*S.*

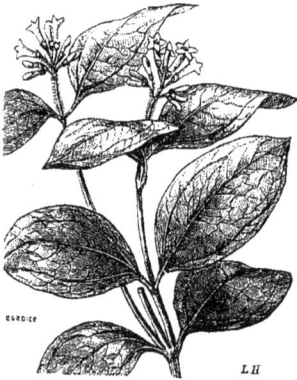

FIG. 669. — *Strychnos nux vomica.*

colubrina Wight. — *S. ligustrina* Bl.), qui est rangé par H. Baillon dans la série des Strychnées, famille des Solanacées.

Cette plante croît dans les parties les plus élevées de l'Inde tropicale, et surtout des districts les plus voisins des côtes, et se retrouve également dans le Burmah, le royaume de Siam, la Cochinchine, le nord de l'Australie.

C'est un arbre peu élevé, à tronc dressé, recouvert d'une écorce gris jaunâtre; à branches irrégulières. Feuilles opposées, brièvement pétiolées, ovales, arrondies, brièvement cunéiformes à la base, aiguës au sommet, entières, glabres, lisses, penninervées à 3 et 5 nervures. La nervure médiane seule arrive jusqu'au sommet. Ces

feuilles ont de 5 à 10 centimètres de longueur sur 3 à 7 centimètres de largeur. Fleurs petites, régulières, colorées en rose verdâtre et disposées au sommet des ra-

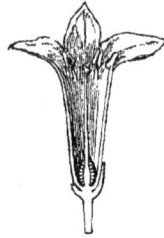

FIG. 670. — *Strychnos nux vomica*. Fleur.

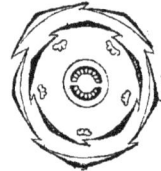

FIG. 671. — Diagramme

meaux en cymes composées, à axes secondaires et tertiaires courts. Le réceptacle est convexe. Calice gamosépale, persistant, accrescent, à tube court, à 5 dents aiguës, profondes, pubescentes. Corolle gamopétale,

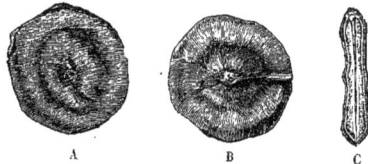

FIG. 672. — Noix vomique (grandeur naturelle). A, face antérieure montrant le hile et le raphé; B, face postérieure; C, coupe verticale.

tubuleuse, infundibuliforme, à tube droit, couvert intérieurement de poils courts et serrés, à limbe court, formé de 5 petits lobes triangulaires, assez épais. Sur la gorge de la corolle sont insérées 5 étamines courtes,

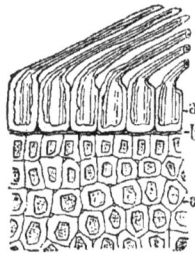

FIG. 673. — Noix vomique. Coupe transversale du tégument et de l'albumen.

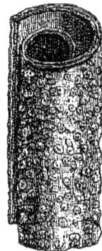

FIG. 674. — Noix vomique. Écorce.

libres. Ovaire biloculaire; chaque loge renferme de nombreux ovules. Style long et grêle surmonté d'une tête stigmatifère obtusément bilobée. Baie indéhiscente, du volume et de la forme d'une petite orange, à épicarpe mince, lisse, dur, d'abord verdâtre puis devenant jaune orange à la maturité. Il est rempli par une pulpe blanche gélatineuse, amère, dans laquelle sont disposées les graines, en nombre très variable, verticalement et sans ordre.

Ces graines sont irrégulièrement orbiculaires, de 2 centimètres et demi de diamètre sur un demi-centimètre d'épaisseur. La face dorsale est légèrement concave et la face ventrale est convexe. Toutes deux sont parfois aussi à peu près planes. Les bords sont mousses. Le tégument extérieur est gris, blanchâtre, jaunâtre ou d'un brun clair, luisant et irisé, apparence due à la présence de poils soyeux nombreux rayonnants et couchés. L'albumen corné, translucide, se sépare en deux parties, entre lesquelles se trouve l'embryon.

Les différentes parties de ce végétal intéressent au plus haut point la thérapeutique, car elles jouissent de propriétés fort énergiques.

L'écorce est connue sous le nom de *Fausse Angusture*. Elle est épaisse, pesante, compacte, à cassure droite, nette. La surface

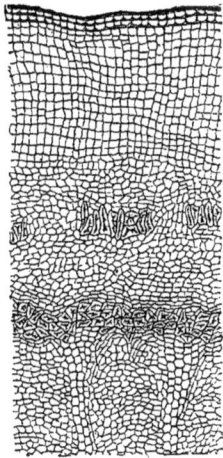

FIG. 675. — Noix vomique. Écorce. Coupe longitudinale.

externe est de couleur rouille claire ou d'un jaune plus ou moins orangé, parfois marqué de taches irrégulières brillantes, verruqueuses. La partie interne est blanche ou grise. Cette écorce renferme les mêmes principes que nous rencontrons dans la graine.

Composition chimique. — L'odeur des graines est nulle, leur saveur est extrêmement amère. Elles ont été étudiées au point de vue chimique par Braconnot, puis, en 1822, par Pelletier et Caventou, qui ont découvert deux alcaloïdes, la *strychnine* et la *brucine*. Ils admettaient que ces bases existaient à l'état salin et combinées à un acide qu'ils nommèrent *acide igasurique*. Desnoix signala plus tard la présence d'un troisième alcaloïde, l'*igasurine*, retiré des eaux mères ayant servi à la préparation de la strychnine et de la brucine. Enfin, dans ces dernières années, Wyndham Dunstan et Short indiquèrent dans les graines, mais surtout dans la

pulpe du fruit, une glucoside auquel ils donnent le nom de *loganine*.

1° La *strychnine* $C^{21}H^{22}Az^2O^2$ se présente en octaèdres anhydres, incolores, inodores, d'une saveur assez amère pour que celle d'un six-cent-millième d'alcaloïde en dissolution puisse encore être perçue. Elle est peu soluble dans l'eau, car il faut 6,667 grammes d'eau froide et 2,500 grammes d'eau bouillante pour en dissoudre un gramme. L'alcool anhydre ne la dissout pas. L'alcool à 90° est son meilleur dissolvant. Elle est soluble dans le chloroforme, certaines huiles essentielles, insoluble dans l'éther pur, les huiles grasses et les alcalis caustiques.

Elle n'est ni fusible ni volatile et se décompose avant de fondre. Cependant, d'après Draggendorff, elle peut être sublimée quand on la chauffe avec précaution.

La réaction la plus caractéristique, et celle qui permet de la différencier nettement, est la suivante : On dissout un cristal de strychnine dans l'acide sulfurique quadrihydraté et on voit se produire une belle coloration bleu foncé. La réaction est encore plus nette quand, dans la solution sulfurique refroidie, on introduit un petit fragment de bichromate de potasse. On voit alors, en renouvelant les surfaces, se produire des stries d'abord violacées, puis rouge cerise, qui disparaissent rapidement. Cette réaction n'est pas entravée par l'amidon, la dextrine, l'émétique, l'acide tartrique, la crème de tartre, etc. Le sucre la masque complètement.

La strychnine forme avec les acides des sels cristallisables pour la plupart et dont la saveur est extrêmement amère.

Sulfate neutre de strychnine $(C^{21}H^{21}Az^2O^2)^2SO^4H^2 + 7H^2O$. — Ce sel se présente sous forme de petits prismes rectangulaires, blancs, inodores, d'une saveur extrêmement amère, renfermant 7 molécules d'eau qu'il perd par la chaleur ou dans le vide. Il se dissout dans environ 10 parties d'eau et cette solution dévie vers la gauche la lumière polarisée. Il se dissout aussi dans 2 parties d'eau bouillante, dans 60 parties d'alcool froid et 2 parties d'alcool bouillant, dans 26 parties de glycérine. Il est insoluble dans l'éther. À l'air sec, il s'effleurit. A 135°, il fond en perdant 14.1 0/0 de son poids (eau de cristallisation), et à la chaleur rouge il se décompose sans laisser de résidu.

Ce sel est plus facile à manier que la strychnine elle-même, car il est beaucoup plus soluble dans l'eau. Il renferme environ 75 0/0 de cet alcaloïde.

Azotate de strychnine. — Cristallise en prismes aciculaires, très solubles dans l'eau, et renferme 84 0/0 de strychnine.

Chlorhydrate de strychnine. — Cristallise en aiguilles déliées, renfermant 6 molécules d'eau et très solubles dans l'eau. Il renferme 83.5 0/0 de strychnine.

Ces deux sels sont moins communément employés que le sulfate.

2° *Brucine* $C^{23}H^{26}Az^2O^4 + H^2O$. — Elle a été découverte par Pelletier et Caventou, d'abord dans l'écorce du *Strychnos nux vomica*, puis plus tard retrouvée dans la graine. C'est une substance blanche, cristalline, présentant l'aspect feuilleté de l'acide borique, dont l'amertume, bien que très prononcée, est cependant moins forte que celle de la strychnine. Elle rougit le papier bleu de tournesol, se dissout dans 900 parties d'eau froide et 500 d'eau bouillante. Elle a cependant pour l'eau une grande affinité, car lorsqu'on la précipite de ses solutions par un alcali elle absorbe une quantité d'eau considérable que la fusion seule peut lui faire perdre. La brucine se dissout également dans l'alcool, mais elle est peu soluble dans les essences et insoluble dans l'éther et les huiles fixes. Quand elle est hydratée, elle se dissout d'abord dans son eau de cristallisation, vers 105 à 110°, et donne par refroidissement une masse cireuse. Elle fond à 115° et se sublime à 204°. La solution alcoolique dévie vers la gauche le plan de la lumière polarisée.

L'acide azotique concentré donne à froid, avec la brucine, une coloration rouge de sang qui devient d'un beau violet lorsqu'on ajoute du protochlorure d'étain. Il se produit en même temps de l'acide *méthylazoteux* et une matière cristalline, jaune orangé, la *cacothéline*. Cette réaction est tellement sensible qu'elle permet de reconnaître 2 centièmes de milligramme de brucine dans un litre d'eau. D'un autre côté, on pourrait aussi, avec cette même réaction, retrouver dans la même quantité d'eau des traces d'acide nitrique.

En prolongeant à chaud l'action de l'acide nitrique étendu sur la brucine, il se forme de la strychnine, réaction qui a fait supposer à Shenston (*Chem. Societ.*, 21 décembre 1882) que la brucine est un diméthoxyle de la strychnine, dans laquelle deux atomes d'hydrogène seraient remplacés par deux groupes de méthoxyle.

Bien que toxique à un haut degré, et déterminant les mêmes accidents que la strychnine, la brucine possède cependant une action moins énergique. Elle se combine avec les acides pour former des sels cristallisables pour la plupart, de saveur très amère, et donnant également la couleur rouge de sang quand on les traite par l'acide nitrique.

Le Dr Fuss et le professeur Erdmann regardent la brucine comme un mélange de strychnine et de résine.

3° *Igasurine*. Cette substance présente une grande analogie avec la brucine, mais elle en diffère par sa plus grande solubilité dans l'eau, car 100 parties d'eau bouillante suffisent pour en dissoudre une partie. Par le refroidissement la liqueur se prend en masse cristalline. Elle est très soluble dans l'alcool, le chloroforme, les huiles essentielles, peu soluble dans l'éther et lévogyre comme la brucine. Elle fond dans son eau de cristallisation, puis se décompose.

D'après Denoix, son pouvoir toxique serait intermédiaire entre ceux de la brucine et de la strychnine.

L'igasurine et ses sels donnent, en présence de l'acide nitrique, la même réaction que la brucine. Sa composition moléculaire n'est pas connue, et, d'après Schutzenberger, ce ne serait pas un corps défini, mais un composé de neuf bases, qu'il désigne sous le nom de *a, b, c, d*, etc., *igasurine*. D'un autre côté, Jorgensen et W. A. Shenston regardent l'igasurine comme de la brucine impure. Son étude est donc à reprendre en entier.

Acide igasurique. — Les proportions dans lesquelles cette substance se trouve dans la noix vomique sont si minimes que son étude est loin d'être complète.

L'acide igasurique se présente sous forme de petits cristaux durs, grenus, de saveur acide et styptique, très solubles dans l'eau et l'alcool, s'unissant aux bases et formant des sels solubles dans l'eau et l'alcool. Cet acide donne avec les sels de fer une coloration verte, et au bout d'un certain temps il se forme un précipité vert.

Loganine. — Elle n'existe qu'en très petites quantités dans les graines, mais se trouve surtout dans la pulpe du fruit, qui a été examinée par Wyndham Dunstan et W. Short, qui l'ont trouvée composée de :

Eau	22,00
Strychnine	1,40
Brucine	1,00
Loganine	5,00
Cendres	5,00
Huile fixe, mucilage, etc. . .	65,60
	100,00

La loganine serait représentée probablement par $C^{25}H^{34}O^{14}$.

Ses cristaux sont prismatiques, incolores, solubles dans l'eau et l'alcool, moins solubles dans l'éther, le chloroforme et la benzine ; chauffés à 100 à 180°, ils ne perdent pas d'eau, se ramollissent à 200° et subissent la fusion à 215°.

La plus petite quantité chauffée doucement avec quelques gouttes d'acide sulfurique donne une couleur rouge, qui plus tard devient pourpre foncé. De plus, soumise à l'ébullition en présence des acides dilués, elle se dédouble en glucose et en une substance nommée par les auteurs *loganétine*. La loganétine donne, en présence de l'acide sulfurique, la même réaction que la loganine. Elle est soluble dans l'eau et l'alcool, moins soluble dans l'éther et le chloroforme.

La pulpe du vomiquier a passé pour être inerte. Les expériences instituées par Wyndham Dunstan et Short montrent nettement que cette pulpe est toxique et qu'elle doit sa toxicité à la strychnine et à la brucine qu'elle contient. Les oiseaux peuvent bien en manger impunément une certaine quantité quand elle est fraîche, mais avec une dose trop considérable les résultats sont funestes.

TOXICOLOGIE. — La Noix vomique donnée à dose toxique donne lieu aux phénomènes suivants : les jambes se raidissent, le pouls se précipite, la soif est ardente, la transpiration très abondante, légers tremblements, secousses, convulsions légères. Puis le tableau change et l'on voit survenir des crises tétaniques violentes ; les membres sont convulsés, la face est asphyxique, l'intelligence reste intacte, comme pour mieux faire sentir les souffrances, la sensibilité au toucher devient excessive. Les crises, d'abord séparées par un intervalle d'une à deux minutes, se rapprochent, deviennent de plus en plus nombreuses, de plus en plus longues, et le malade expire.

Pour combattre cette intoxication, *si l'on arrive à temps*, il faut vider l'estomac, puis essayer les contrepoisons, tanin, iodure de potassium ioduré, eau chlorée, corps gras dont l'action est malheureusement nulle ou de peu d'effet. Comme antidote on a proposé la morphine, le tabac, la belladone et ses alcaloïdes, l'aconit, l'éserine, l'acide cyanhydrique, qui se sont montrés inertes ; le bromure de camphre aurait mieux réussi à haute dose, et la paraldéhyde, d'après Cervello, Mosselli, Dujardin-Beaumetz et Coudray, serait un véritable antidote si elle était administrée à temps. L'éther, le chloroforme, peuvent annihiler les convulsions et sauver le malade.

En résumé, faire vomir d'abord, puis donner du café noir, du tanin, et enfin essayer les anesthésiques et surtout le chloroforme, sont les moyens à employer.

Il convient d'insister sur ce fait fort important au point de vue pharmacologique, que les graines du vomiquier, suivant leur provenance et leur grosseur, renferment des proportions très variables d'alcaloïdes, et que par suite leurs préparations ne sont pas toujours égales à elles-mêmes et peuvent donner lieu à des mécomptes sérieux.

C'est ainsi que Draggendorff donne comme maximum d'alcaloïdes la proportion de 2.88. D'un autre côté, Wyndham, R. Dunstan et F. Ransom ont trouvé dans certains échantillons les proportions suivantes :

Semences de Bombay anciennes	3,46	fraîches	3,90
—	Cochin	—	3,04	—	3,60
—	Madras	—	2,74	—	3,15

Ces différences sont assez considérables pour qu'il soit indispensable d'indiquer la teneur en alcaloïdes des graines que l'on emploie.

Thérapeutique. — La Noix vomique et la strychnine ont été employées dans un certain nombre de maladies que nous passerons rapidement en revue.

Dans les paralysies motrices. — La Noix vomique, nuisible dans les hémiplégies de cause cérébrale, réussit dans les paraplégies, la paralysie diphtéritique, la paralysie saturnine de la vessie (paralysie vésicale des vieillards, incontinence nocturne).

Elle agit fort bien dans les affections des voies digestives, en stimulant le tube gastro-intestinal, rendant les digestions meilleures et combattant avantageusement la dyspepsie atonique. Dujardin-Beaumetz conseille la poudre de Trastour renfermant 5 centigrammes de poudre de Noix vomique par paquet. Dose, un paquet avant chaque repas.

Associé à la rhubarbe, à l'aloès, l'extrait de Noix vomique combat la constipation. La dose est de 5 centigrammes d'extraits de rhubarbe et de Noix vomique et de 5 centigrammes d'aloès, à prendre le soir.

Dans la diarrhée chronique, associé à l'opium, au fer, il réussit parfois fort bien.

La chorée ne bénéficie pas de l'action de la strychnine ou de la Noix vomique, qui doivent, pour amener une amélioration, être données à doses très élevées.

La strychnine à la dose de 3 à 4 milligrammes par jour aurait réussi dans certaines fièvres rebelles au quinquina, à l'arsenic.

D'après Luton et Dujardin-Beaumetz, la strychnine en injection est un antagoniste des manifestations nerveuses de l'alcoolisme dans le *delirium tremens*.

Sulfate de strychnine.	10 centigram.
Eau de laurier-cerise.	10 grammes.
Eau distillée	10 —

Chaque seringue de Pravaz renferme 5 milligrammes de sel. On fait une injection toutes les demi-heures pendant deux heures, soit 4 injections, puis on ne les fait plus que toutes les heures.

La Noix vomique s'administre sous forme de poudre (5 à 20 centigrammes), d'extrait alcoolique à celle de 5 à 15 centigrammes, de teinture à celle de 1 à 2 grammes, d'extrait aqueux à celle de 20 à 50 centigrammes, le tout par vingt-quatre heures.

Pour la strychnine, la préparation usitée en France est le sulfate, qui peut se donner progressivement par milligrammes, jusqu'à 1 centigramme par jour. La meilleure préparation est la forme pilulaire, qui permet un dosage exact, ou la teinture alcoolique.

Quant à la brucine, sa toxicité moindre serait due, d'après Lauder Brunton, à son élimination plus rapide. Elle provoque comme la strychnine la mort à la suite de convulsions, mais ne détermine pas la paralysie. Comme le curare, elle ne serait pas toxique quand on l'ingère et ne le deviendrait que lorsqu'on l'injecte sous la peau (?).

Quelle que soit du reste la préparation employée, Noix vomique ou strychnine, il faut surveiller l'effet du remède, débuter par les doses faibles et les augmenter progressivement en étudiant le malade. Enfin il faut se rappeler que l'absorption, lente par l'estomac, est plus rapide par le rectum et l'épiderme dénudé, plus rapide encore par le tissu cellulaire. Nous insisterons aussi sur la nécessité absolue de titrer les Noix vomiques, quand on les emploie sous forme de poudre d'extrait ou de teinture. C'est ce que ne fait pas le Codex français. Dans la pharmacopée anglaise, au contraire, toutes ces préparations sont titrées rigoureusement. Il y aurait donc lieu de recourir à cette excellente mesure pour permettre l'emploi de la Noix vomique avec sécurité.

Nonatelia officinalis Aubl.— Plante suffrutescente de la famille des Rubiacées, série des Uragogées, à feuilles ovales lancéolées, subsessiles, à 4 stipules unies. Fleurs en corymbes terminaux. Calice à 5 dents. Corolle gamopétale tubuleuse, à 5 lobes. 5 étamines libres. Ovaire à une loge uniséminée. Fruit noir, sphérique, succulent, à noyau uniséminé.

Toutes les parties de cette plante exhalent, lorsqu'on la froisse, une odeur légèrement aromatique. Elles passent pour posséder des propriétés évacuantes, et on emploie contre l'asthme l'infusion des feuilles. De là le nom créole d'*Azier à l'Asthme* donné à la plante.

Notonia grandiflora DC. (*N. corymbosa*). — Plante de la famille des Composées, série des Hélianthées, habitant l'Inde, dans le sud du Travancore, les Neilgherries, la péninsule de Madras. Tige frutescente, charnue, épaisse, arrondie et marquée de cicatrices laissées par les feuilles tombées. Feuilles entières, charnues, alternes, ovales, oblongues ou obovales. Capitules disposés en corymbes peu nombreux. Involucre cylindracé. Fleurs homomorphes, à corolle d'un jaune pâle. Réceptacle nu. Achaine surmonté d'une aigrette formée de soies.

Cette plante a été préconisée, en 1860, par le Dr Gibson, comme un remède contre l'hydrophobie. Mais comme la morsure avait été en même temps traitée extérieurement par les caustiques, il est difficile d'indiquer si réellement le Notonia a agi comme prophylactique. Il est probable qu'il en est de ce remède contre la rage comme de tous ceux qui ont été préconisés et abandonnés les uns après les autres (*Pharmacop. of India*). D'après Dymock, cette plante, qui a été expérimentée par lui et le Dr R. Haines, n'est, à larges doses, qu'un léger apéritif.

Noyer commun. — Le *Juglans regia* L., (Goguier, Gognier), de la famille des Juglandacées, est un arbre de grande dimensions, originaire, croît-on, de la Perse et naturalisé dans la plupart des pays tempérés, bien qu'il ne résiste que difficilement aux hivers rigoureux. Tronc droit, cime large et touffue, écorce blanchâtre. Feuilles alternes, sans stipules, grandes, glabres, d'un beau vert, composées, imparipennées, à 7 à 9 folioles ovales, aiguës, coriaces. Fleurs

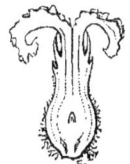

FIG. 676.— *Juglans regia.* Fleur femelle. Coupe longitudinale.

monoïques. Les fleurs mâles sont disposées en longs chatons cylindriques, multiflores, verdâtres, et émergent de bourgeons latéraux, enveloppés par quelques écailles imbriquées. Périanthe à 6 divisions peu développées, insérées sur le pourtour d'un réceptacle, allongé de dedans en dehors. Étamines nombreuses, courtes, disposées trois par trois en face de chacune des divisions du périanthe. Fleurs femelles axillaires, sessiles et situées à l'extrémité des rameaux.

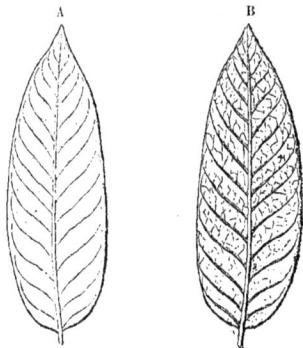

FIG. 677. — Feuille de noyer. A, face supérieure ; B, face inférieure (d'après Blondel).

Réceptacle en forme de sac, portant sur ses bords un périanthe à 4 sépales, et 3 folioles plus extérieures qui sont constituées par la bractée axillaire de la fleur et 2 bractéoles latérales. Ovaire adné, logé dans la cavité du réceptacle, infère, uniloculaire, uniovulé, Style à 2 branches stigmatifères papilleuses. Drupe ovale, un peu globuleuse, composée d'une portion épaisse, charnue, verte, se déchirant irrégulièrement et se détachant à la maturité. Noyau osseux, brunâtre, s'ouvrant en deux moitiés par des fentes. Il renferme une seule graine, sans albumen, formée de deux gros cotylédons cérébriformes, plissés, et d'un embryon charnu.

Les parties usitées sont l'écorce de la racine et de la tige, les feuilles, le brou, les fleurs, la noix.

Composition chimique. — Les *feuilles*, qui se récoltent pendant l'été et qui, une fois séchées, prennent une couleur jaune brun et deviennent très fragiles, ont une odeur aromatique très forte, une saveur un peu amère, résineuse, piquante. Elles renferment une quantité assez considérable d'un tanin donnant une coloration brun noirâtre avec les sels ferriques, une résine amère spéciale et 3 0/00 d'un sucre identique à l'inosite $C^8H^{12}O^6$, cristallisant avec 2 molécules d'eau qu'il perd à 100°, d'une densité de 1.524, soluble dans 10 fois son poids d'eau froide, insoluble dans l'alcool, l'éther, le chloroforme. Au contact de l'air et en présence du carbonate de chaux et de fromage en putréfaction, il donne d'abord de l'acide lactique, puis de l'acide butyrique.

Tanret avait retiré des feuilles une substance qu'il regarda comme un alcaloïde, et à laquelle il donna le nom de *juglandine* (*Bullet. therap.*, t. XC, p. 509), cristallisant en longues aiguilles incolores, inodores, assez solubles dans l'eau, plus solubles dans l'alcool, l'éther et le chloroforme, très altérables à l'air. Comme Bouchardat l'a fait observer, cet alcaloïde n'existe pas. C'est le sucre que nous avons signalé.

Le *brou de noix* ou enveloppe verte du fruit devient mince et recroquevillé quand il est sec. Sa saveur, d'abord astringente et amère, devient douceâtre et sucrée. Il tache la peau en brun noirâtre. Il renferme de l'amidon, de la chlorophylle, des acides malique et citrique, des sels, du tanin et une matière âcre et amère (Braconnot). Reischauer et Vogel (*Neu. Jahrb. für Pharm.*, t. VI, p. 96 ; t. IX, p. 328) en ont retiré une substance cristalline, la *nucine*, *juglon*, représentée, d'après Reischauer, par la formule $C^{18}H^{12}O^6$. Cette substance, qui peut se sublimer en belles aiguilles ou en lamelles jaune rougeâtre, est insoluble dans l'eau, peu soluble dans l'alcool, très soluble dans les alcalis ou les sels alcalins avec une belle couleur rouge.

Le suc de brou de noix, incolore lorsqu'il est récent, prend peu à peu, au contact de l'air, par suite d'oxydation, une coloration brun foncé en se recouvrant d'une pellicule noirâtre qui se reforme à mesure qu'on l'enlève.

L'*épisperme jaunâtre*, très mince, qui recouvre les cotylédons a, lorsqu'il est frais, une saveur astringente et amère, qu'il perd par la dessiccation. Il renferme un tanin particulier, l'*acide nucitannique* de Phipson, qui est soluble dans l'eau, l'alcool; en présence des acides dilués, il se dédouble en glucose et en une substance colorée en rouge, l'*acide rothique*, qui, séché pendant longtemps à 118°, est représenté par la formule $C^{14}H^{12}O^7$.

La partie parenchymateuse de la graine, formée par l'embryon et ses cotylédons, présente, lorsqu'elle est dépouillée de son épisperme, une saveur douce et très agréable. Elle renferme de l'amidon et à peu près la moitié de son poids d'une *huile jaunâtre* que l'on obtient par l'écrasement et la pression. Quand elle est récente, elle est fluide, incolore, d'une saveur douce, agréable, d'une odeur faible. A 15° au-dessous de zéro, elle s'épaissit, et à 27°,5 elle se prend en une masse blanchâtre. Cette huile est employée dans l'alimentation quand elle est récente.

Le marc, délayé dans l'eau bouillante et pressé, donne une huile verdâtre, caustique et siccative, que l'on réserve, ainsi que l'huile rance, pour l'éclairage, la fabrication des savons, la peinture et la fabrication des vernis.

L'huile de noix prend, en présence de l'acide hypoazotique, une teinte rose pâle. Avec l'ammoniaque, elle devient épaisse, consistante et d'un blanc gris.

Usages. — Le *tourteau des graines* est employé pour la nourriture des bestiaux.

Les *fruits verts*, qui portent le nom de *cerneaux*, sont mangés comme dessert, mais ils sont de digestion difficile. On en fait aussi des confits et une sorte de confiture. Il n'en est pas ainsi des noix mûres, à la condition qu'elles ne soient pas rances, car alors elles irritent la gorge, provoquent la toux et donnent lieu parfois à de vives coliques.

Le brou de noix et la racine donnent avec l'eau une teinture jaune ou brune qui communique cette couleur aux cuirs ou aux bois. On sait l'usage qu'on en fait dans l'ébénisterie pour donner aux bois communs la couleur du noyer ou communiquer au bois de chêne la couleur foncée qui caractérise le chêne vieux.

Les feuilles fraîches, dont l'odeur est forte, chassent les mouches, et leur infusion aqueuse sert à détruire les fourmis.

Le bois ne le cède en rien aux beaux bois étrangers. La sève de l'arbre, qui est fort abondante, a été étudiée en 1811 par Banou, pharmacien de la marine, à Toulon, qui a trouvé dans un quintal 1,500 grammes de sucre. On l'obtient comme celui de l'érable. Les Noyers sont trop peu répandus pour que ce sucre puisse, comme celui de l'Érable à sucre, être un objet de consommation ordinaire.

Thérapeutique. — Les feuilles de Noyer ont été préconisées pour combattre les affections scrofuleuses et les guérir vivement, disait-on. Elles ne paraissent agir qu'à la façon des amers et non comme spécifiques. Ce sont donc des adjuvants des traitements ordinaires qui peuvent être utiles au même titre que les autres astringents.

Luton, de Reims, les considérait comme un remède des plus efficaces dans la forme précoce de la diathèse tuberculeuse. Il prescrivait l'extrait alcoolique à la dose de 1 à 5 grammes, et l'alcoolature de feuilles à celle de 5 à 25 grammes. Cette médication ne paraît pas avoir donné, entre les mains des autres expérimentateurs, tout ce que l'auteur en espérait.

L'écorce fraîche et les feuilles vertes seraient utiles en applications topiques dans la pustule maligne. L'infusion des feuilles se fait avec 10 grammes pour 500 grammes d'eau, pour l'usage interne. La décoction s'emploie en injections dans la leucorrhée, etc.

On fait aussi avec le brou de noix une liqueur qui est usitée dans la pratique domestique comme stomachique :

Noix nouvellement nouées.   300
Eau-de-vie . . . . 1,000 grammes.

On écrase les noix et on laisse macérer pendant un mois. On ajoute alors :

Sucre. . . . . 1,870 grammes,

et trois semaines après :

Girofles. . . . .)
Macis de muscades. . . .) āā 6 grammes.
Cannelle . . . .)

Après huit jours de contact, on passe et on filtre (Guibourt). Cette liqueur doit vieillir au moins pendant deux ans avant d'être bue.

2° *Noyer cendré (Juglans cinerea* L.-J.— *Cathartica* Michx.), Noyer beurre (*Butter nut, Oil nut, White valnut,* des Américains). — Cet arbre croît dans le Canada supérieur et inférieur et dans toutes les parties nordest et ouest des Etats-Unis. Il peut atteindre une hauteur de 20 mètres. Les jeunes branches sont lisses et d'une couleur grise qui a valu à l'arbre le nom qu'il porte. Feuilles composées, imparipennées, à 12 et 20 paires de folioles opposées ou subalternes, sessiles, ovales aiguës ou acuminées, serrulées ; une foliole pétiolée surmonte le rachis. Fleurs mo-

noïques. Les fleurs mâles ont 8-12 étamines.

Les fruits sont ovoïdes, oblongs, à endocarpe osseux, muni de plusieurs côtes, dont les huit principales sont saillantes.

Dans les Etats du centre, les fleurs paraissent en mai et les fruits mûrissent en septembre.

Le tronc donne par incisions une matière saccharine analogue à celle du Noyer. Bien que le bois ne soit ni dur ni compact, il est employé à un grand nombre d'usages, parce qu'il dure fort longtemps et n'est pas attaqué par les insectes.

Le fruit à moitié mûr sert à faire des conserves au vinaigre ; mûr, il est mangé comme nos noix. L'écorce est usitée pour teindre en noir, bien qu'elle soit inférieure sous ce rapport à celle du *Juglans regia*.

La couche interne de l'écorce jouit de propriétés médicinales qui l'ont fait inscrire, ainsi que l'écorce de la racine, à la pharmacopée des Etats-Unis. On les récolte en mai ou juin.

Sur l'arbre en place, cette écorce est blanche ; mais, au contact de l'air, elle prend une teinte jaune citron qui bientôt passe au brun noirâtre. La pharmacopée américaine la décrit de la façon suivante : « Fragments recourbés de 3 à 6 millimètres d'épaisseur à face externe, presque complètement privée de suber, d'un brun noirâtre, à couche interne lisse et striée ; la cassure transverse est courte, finement déchiquetée, blanchâtre et brune. Son odeur est faible, sa saveur est amère et un peu âcre. »

Composition chimique. — Dans cette écorce, M. E. S. Dawson a trouvé de la résine en petites quantités, un acide volatil donnant des cristaux d'un jaune orange brillant et, dans les cendres, de la magnésie combinée avec les acides carbonique, chlorhydrique, phosphorique et silicique. D'après le professeur Maish, l'acide juglandique signalé par M. Thiébaud est la *nucine* de Vogel, dont nous avons déjà parlé.

Thérapeutique. — L'écorce du *Juglans cinerea* est un cathartique, purgeant sans douleurs ni irritation et rappelant la rhubarbe par la propriété qu'elle présente de déterminer des évacuations nombreuses sans débiliter le canal alimentaire. On l'a beaucoup employée pendant la guerre de Sécession. Elle est surtout utile dans la constipation, les affections intestinales, la dysenterie. Mélangée au calomel, on la prescrit souvent contre les fièvres intermittentes et rémittentes et les autres maladies, quand elles sont compliquées de congestion des organes abdominaux. On l'administre toujours sous forme de décoction ou d'extrait, jamais à l'état naturel. On préfère l'extrait, qui est officinal.

La dose de ce dernier est de 1gr,50 à 2 grammes comme purgatif, et de 35 à 70 centigrammes comme laxatif.

La teinture, préparée avec 100 grammes d'écorce et 500 grammes d'alcool dilué, se donne comme cathartique, à la dose de 3ᶜᶜ,75 à 7ᶜᶜ,50 (*The dispensatory of U.S.*, p. 826). On emploie également aux États-Unis sous le nom de *Juglandin* un extrait obtenu en précipitant par l'eau la teinture alcoolique de l'écorce de la racine. Ce sont de petits grumeaux agglomérés, noirâtres, d'odeur rance, de saveur astringente, amère, insolubles dans l'eau, solubles dans les alcalis, l'alcool et l'éther. C'est en somme un produit résineux mélangé.

D'après Dujardin-Beaumetz, c'est, à la dose de 15 à 30 centigrammes, un cholagogue mais non un purgatif (*Clin. thérap.*, II, p. 32.)

Nyctanthes arbor tristis L. — Arbre de 15 à 20 pieds de hauteur, de la famille des Oléacées, série des Jasminées, très commun dans l'Inde, au pied des montagnes qui longent le Deihra-Dhoon, et que l'on peut rencontrer aussi à plusieurs centaines de pieds au-dessus du Rajpore, sur les bords de l'Irra-Waddy, etc. On le cultive communément dans les jardins. Feuilles opposées, brièvement pétiolées, cordées ou oblongues, aiguës, entières ou légèrement serretées et scabres. Fleurs hermaphrodites, disposées en panicules terminales, composées de petites ombelles à 6 fleurs. Involucelle composée de 4 folioles opposées, sessiles, cordées. Calice campanulé, duveteux, à cinq dents très petites. Corolle gamopétale. Tube cylindrique, de couleur orangée, aussi long que le calice, à 5 et 7 segments. 2 étamines insérées sur le tube de la corolle.

Ovaire libre, à 2 loges, renfermant chacune un ovule attaché latéralement. Capsule sèche, oblongue, mucronée, de 2 centimètres de longueur sur un centimètre et demi de largeur, parcourue par des veines proéminentes. Quand elle est mûre, elle brunit et se sépare en deux loges, contenant chacune une graine foliacée d'un brun clair, à testa mince et dépourvues d'albumen.

Les fleurs de cette plante répandent une odeur délicieuse, surtout pendant la nuit, moment auquel elles s'ouvrent, et, au matin, le sol est couvert de leurs corolles. Les femmes indiennes les · recueillent pour en faire des colliers ou en orner leurs cheveux. Ces corolles donnent une belle couleur orangée, mais qu'on n'a pas trouvé le moyen de fixer d'une manière durable.

L'écorce renferme du tanin et peut être employée pour le tannage des peaux, ou en médecine comme astringente.

Les feuilles sont amères, astringentes, et teignent la salive en jaune lorsqu'on les mâche. On les administre au nombre de 6 à 7, après les avoir concassées, avec un peu de gingembre et de l'eau, pour combattre les fièvres rebelles du type intermittent, en imposant une diète purement végétale.

La décoction des graines est recommandée par plusieurs auteurs comme un spécifique de la sciatique rebelle, et elles paraissent rendre des services dans certaines formes de rhumatismes.

Pulvérisées, elles servent en applications pour combattre les affections herpétiques du cuir chevelu (Dymock, *loc. cit.*).

O

Ochna angustifolia H. Bn. (*O. malabarica* DC. — *Gomphia angustifolia* Vahl.). — Petit arbre de la famille des Ochnacées, série des Ouratéées, qui croît à Ceylan et dans la péninsule indienne. Feuilles alternes, caduques, elliptiques, oblongues, acuminées aux deux extrémités, légèrement serretées, coriaces, lisses. Fleurs jaunes, disposées en grappes composées au sommet des branches. Réceptacle convexe. Calice persistant à 5 sépales ovales. Corolle à 5 pétales presque sessiles, Étamines libres, en nombre indéfini, à anthères s'ouvrant au sommet par un pore. 5 à 15 ovaires uniloculaires, uniovulés. Les styles sont unis à la base, mais leurs sommets stigmatifères sont libres. Drupes groupées vers le sommet du réceptacle épaissi accompagné à sa base par le calice. Chaque noyau renferme une graine sans albumen.

La racine et les feuilles de cette plante ont une amertume analogue à celle qui caractérise les quassias. Au Malabar, on les

emploie sous forme de décoction dans l'eau ou le lait, comme amères, stomachiques, digestives et antiémétiques.

Ochrocarpus longifolius Benth. et Hook. (*Calysaccion longifolium* Wight, *Mammea longifolia* Pl. et Tri.). — Grand arbre de la famille des Clusiacées, série des Garciniées, croissant dans les forêts de la péninsule occidentale indienne, de Canara au Concan. Feuilles opposées, oblongues, coriaces. Fleurs à odeur de violettes, disposées en cymes latérales ou axillaires, polygames, devenant souvent hermaphrodites par la culture, petites, blanches et striées de rouge. Calice clos avant l'anthèse, puis se déchirant de haut en bas en 2 valves qui se réfléchissent. 4 pétales imbriqués, minces, caducs. Étamines nombreuses, libres. Ovaire à 2 loges renfermant 2 à 4 ovules. Style subulé, à stigmate discoïde. Baie souvent monosperme, oblongue, garnie à sa base du calice et à son sommet du style persistant. Les graines, de la grosseur d'un gland, ont un tégument pulpeux.

Usages. — Les boutons floraux renferment une matière colorante qui les fait employer pour teindre la soie. Ils possèdent en outre, grâce au tanin qu'ils contiennent, des propriétés astringentes qui les font usiter pour combattre les diarrhées et sous forme d'injections. Leurs propriétés aromatiques les rendent stimulantes, et on s'en sert même pour parfumer le thé. Les fruits, dont la saveur est agréable, sont comestibles. Les graines laissent exsuder, quand on les coupe, un suc gommeux et visqueux.

Les feuilles d'*O. madagascariensis* (*Tovomita madagascariensis* G. Don) sont aussi comestibles.

Ocimum sanctum L. — Plante herbacée de la famille des Labiées, série des Ocimées, qui croît dans les pays tropicaux des deux mondes. Feuilles opposées, pétiolées, ovales obtuses, dentées sur les bords et pubescentes. Feuilles florales sessiles, plus courtes que les pédicelles. Fleurs disposées en glomérules par 6-8, réunies en grappes terminales, irrégulières et de couleur pourpre pâle; organisation florale des Labiées didynames. Cette plante exhale une odeur fort agréable, légèrement camphrée. Sa saveur est aromatique et un peu âcre. Dans l'Inde, sa racine est donnée sous forme de décoction dans les fièvres légères, et le suc des feuilles s'emploie comme pectoral dans les affections catarrhales des enfants. Mélangé avec du jus de citron, ce suc sert en applications externes contre les affections de la peau et surtout l'impétigo.

Les feuilles séchées et pulvérisées sont usitées par les natifs du Bengale comme le tabac à priser, dans certaines affections endémiques des fosses nasales désignées sous le nom de *Peenash*, pour déloger les larves d'insectes (Dr J. Newton, *Pharmacop. of India*).

Cette plante possède, du reste, les propriétés stimulantes et diaphorétiques qui caractérisent les Labiées aromatiques.

O. gratissimum L. — Plante originaire de l'Inde occidentale, où elle est aussi cultivée dans tous les jardins. Elle est dressée, ligneuse, vivace, de 1 mètre à 2m,50 de hauteur, à feuilles longuement pétiolées, oblongues, serretées, aiguës, lisses sur les deux faces, de 10 centimètres de longueur environ. Fleurs d'un jaune pâle et disposées en grappes terminales, longues, dressées.

Les graines de cette plante sont citées par Martius (*Mat. med. Bras.*) comme un excellent remède de la blennorragie, sous forme de décoction.

D'après le Dr Waitz (*Dis. of children in hot climates*), une forte décoction de l'*O. gratissimum* réussit fort bien dans les affections aphteuses des enfants, et cela lorsque les médicaments ordinairement employés par les Européens n'ont produit aucun effet. Sous forme de bains aromatiques, cette plante donnerait de bons résultats dans l'atrophie musculaire. Du reste, d'après Bouton (*Med. plants of Mauritius*), les bains et les fumigations préparés avec cette plante seraient employés avec succès dans le traitement des rhumatismes et même de la paralysie.

Les *O. basilicum* L. et *minimum* L., que nous avons étudiés au mot *Basilic*, jouissent du reste des mêmes propriétés excitantes.

Ocotea guianensis Aubl. (*Oreodaphne guianensis* Nees.). — Arbre de la famille des Lauracées, série des Ocotées, originaire de la Guyane, à feuilles alternes, simples, entières, pétiolées, épaisses, coriaces, penninerves. Fleurs dioïques, petites, nombreuses, en grappes ramifiées de cymes axillaires ou terminales. Périanthe à 6 folioles caduques. 9 étamines fertiles, 6 extérieures introrses à 4 logettes, 3 intérieures munies de deux glandes. Ovaire libre, uniloculaire, uniovulé. Baie ovoïde, petite, entourée jusqu'au tiers de sa hauteur par le réceptacle. Graine charnue, albuminée.

L'écorce de cet arbre est employée à la Guyane, sous forme de décoction, dans le traitement des abcès, des bubons.

2° *O. opifera* Aubl. (*Oreodaphne opifera* Nees.), *Canella de cheiro* du Rio-Negro. Le fruit de cette espèce est gorgé d'une huile volatile, limpide, jaunâtre, dont l'odeur est un mélange des essences de Millepertuis et de Portugal. Elle est employée en frictions dans le traitement des affections des articulations, les douleurs rhumatismales, le lumbago (H. Bn, *Hist. d. pl.*, t. II, p. 464).

3° *O. Californica* (*Californica Bay tree*). — Arbre originaire de la Californie.

Composition chimique. — Les feuilles ont été examinées par Stillmann (*Berich. d. deuts. chem. Gesell.*, XIII, p. 629), qui en a retiré par distillation, dans un courant de vapeur d'eau, une essence très liquide, huileuse, jaune clair, n'épaississant pas à l'air, d'odeur aromatique et agréable, mais dont les vapeurs attaquent les muqueuses. Densité = 0,94 à 21°. Par distillation fractionnée elle se sépare en 3 parties, l'une bouillant à 168°, la deuxième à 216° et la troisième vers 260°. La première présente la même composition que le terpinol C^{20}H^{38}H^{4}O. C'est un liquide limpide, mobile. La seconde a une odeur agréable, mais elle provoque des douleurs de tête, est insoluble dans l'eau, soluble dans l'acide sulfurique concentré avec coloration rouge brun, passant au brun. Sa composition est représentée par C^{8}H^{14}O, et il la désigne sous le nom d'*umbellol*.

Usages. — Les feuilles sont assez odorantes pour déterminer chez certaines personnes des céphalalgies persistantes. On les emploie cependant en Californie, après les avoir contusées, et sous forme d'inhalations, pour combattre la migraine. Leur odeur pénétrante paraît du reste éloigner les moustiques et les autres insectes.

Odina Wodier Roxb. (*Tapirira Wodier* March.). — Grand arbre de la famille des Térébinthacées, série des Anacardiées, qui croît dans l'Inde, dans les montagnes de la presqu'île de Coromandel, au Bengale, dans le Travancore. Feuilles alternes, imparipennées, à 3-4 paires de folioles opposées, presque sessiles, oblongues, ovales, acuminées, glabres, entières, d'un vert sombre en dessus, d'un vert plus pâle en dessous. Fleurs polygames, petites, d'un jaune verdâtre à l'intérieur, pourprées à l'extérieur et disposées en grappes terminales, fasciculées. Calice gamosépale à 4 lobes courts, arrondis. Corolle à 4 pétales oblongs, étalés, mucronés, à pointe molle. 8 étamines libres, insérées sous un disque cupulaire. 4 carpelles stériles dans les fleurs mâles.

Dans les fleurs femelles, dont le périanthe est le même, l'ovaire est à une seule loge uniovulée. Style épais, à 4 divisions tronquées au sommet. Drupe comprimée, unicellulaire. Noyau renfermant une graine sans albumen.

Usages. — On emploie communément l'écorce de cet arbre et la gomme qui exsude naturellement de son tronc.

L'écorce est épaisse, d'un brun clair extérieurement, marquée de taches blanchâtres nombreuses dans tous les endroits où manque le suber, et partout ailleurs de petites taches rouillées et scabres. Sa surface interne, blanche quand elle est fraîche, devient d'un brun rougeâtre par la dessiccation.

Cette écorce est très astringente et s'emploie en lotions, sous forme de décoction, pour traiter les éruptions impétigineuses et les ulcères rebelles. Cette décoction constitue aussi un excellent gargarisme astringent.

La gomme est tantôt sous forme de morceaux jaunâtres, tantôt en fragments incolores remplis de fissures, comme la gomme arabique. Son odeur est nulle, sa saveur est désagréable. La moitié environ se dissout dans l'eau, l'autre moitié forme un mucilage visqueux, mais non gélatineux (Dymock, *loc. cit.*). D'après Wight, cette gomme sert au traitement des contusions, des entorses. On la prend aussi comme aliment, mélangée au lait de coco.

La décoction des feuilles dans l'huile est employée contre les contusions.

Cet arbre est planté généralement en avenues, mais il a l'inconvénient de ne pas donner d'ombre dans la saison chaude, car il n'a pas de feuilles jusqu'en juin. Le cœur du bois est rouge acajou et sert à faire de petits ouvrages. L'écorce peut fournir des fibres textiles.

Œnanthe crocata L. (*Œ. lusitanica* Brot.). —L'Œnanthe safranée, Pensacre, Persil laiteux, est une plante herbacée vivace, de la famille des Ombellifères, série des Peucédanées, qui croît dans les prairies inondées, les marais, surtout dans l'ouest et le nord de la France et de l'Europe. Sa tige, de 1 mètre environ de hauteur, dure, cylindrique, cannelée, rameuse et verte, porte des feuilles d'un vert foncé, décomposées, 2 fois pennées, à folioles opposées, pétiolulées, plus ou moins profondément découpées; celles des feuilles inférieures sont généralement plus larges. Fleurs petites, blanches ou teintées de pourpre, en ombelles terminales, à involucre polyphylle, et formées d'un grand nombre de rayons portant des ombellules très serrées, à fleurs un peu rayonnantes. L'organisation florale est celle des Ombellifères normales. Les fruits, couronnés par les 5 petites dents aiguës du calice, sont d'un brun pâle, presque cylindriques, petits, brièvement stipités, striés, à 10 côtes obtuses, convexes. Bandelettes solitaires dans les valvules.

Cette plante est extrêmement vénéneuse et a donné lieu à des accidents mortels, tant par ses feuilles, prises parfois pour celles du persil, que par sa racine, confondue avec le navet, et dont la saveur douce, aromatique, ne fait pas soupçonner ses propriétés délétères. Cette racine est pivotante et composée de tubercules allongés, fusiformes, rapprochés en faisceaux.

On peut cependant toujours distinguer cette plante à son suc d'abord lactescent, devenant rapidement à l'air d'un beau jaune safrané, et qui s'écoule à la moindre incision de toutes ses parties.

Composition chimique. — La nature du principe actif de cette plante est encore aujourd'hui très imparfaitement connue, pour ne pas dire inconnue, et elle appelle l'attention des chimistes. D'après l'analyse incomplète de M. A. Vincent, pharmacien en chef de la marine, elle doit sa virulence à une matière gommo-résineuse et à une huile essentielle.

Toxicologie. — Les symptômes de l'intoxication sont des douleurs vives dans l'arrière-gorge et l'estomac, dans l'épigastre, des nausées, des selles nombreuses, abondantes, la dilatation de la pupille, vertiges, éblouissements, délire, perte de connaissance, somnolence, convulsions, trismus des mâchoires, taches rosées irrégulières sur la face, la poitrine, les bras. C'est là le cortège qui accompagne l'intoxication par les narcotico-âcres. L'issue funeste est rapide, et la mort survient le plus souvent au bout d'une heure. L'intoxication est donc plus énergique qu'avec la ciguë.

L'indication la plus pressante est de faire évacuer rapidement l'estomac par la pompe stomacale, pour faire rejeter les parties encore intactes. On continue ensuite comme dans l'empoisonnement par la ciguë.

Les applications externes de cette racine peuvent même être fort dangereuses, car on cite la mort de plusieurs personnes qui employèrent les racines et le suc en frictions pour guérir la gale.

Usages. — On conçoit qu'étant donnée sa toxicité si grande, l'Œ. *crocata* ne soit pas employé en médecine. On cite cependant le cas d'un lépreux qui prit par erreur le suc de la plante, persista malgré des accidents sérieux, et guérit. En admettant le bien fondé de cette observation unique, il n'en est pas moins vrai qu'à tous égards cette plante serait des plus difficiles à manier, car on ignore encore dans quelles limites elle pourrait être donnée.

2° Œ. *fistulosa* L. (Œ. fistuleuse, Persil des marais, Jonc odorant). Cette espèce, qui croît dans les prairies humides, les marais, se distingue par sa tige épaisse, striée, *fistuleuse* et molle, ses ombelles à 3-4 rayons, son involucre nul ou unifoliolé.

Elle est aussi vénéneuse que la première. Garding a désigné sous le nom d'*œnanthine* la résine qu'il en a retirée et qui, à la dose de 5 centigrammes, provoque le vomissement.

On a cependant autrefois préconisé l'Œ. *fistulosa* pour combattre la gravelle, la leucorrhée, les scrofules, l'asthme, l'épilepsie. Elle est aujourd'hui complètement inusitée.

3° Œ. *phellandrium* L. (Œ. *aquatica* L.— *Phellandrium aquaticum* L.). La Phellandre est une herbe vivace, commune dans les marais, et dont le rhizome fistuleux, plongeant dans la vase, est chargé au niveau de ses nœuds d'une couronne de racines adventives. Ses fleurs sont blanches. Pas d'involucre commun. Involucelle à 7-10 folioles aiguës. Le fruit est oblong, atténué au sommet, long de 5 millimètres, large de 2, de couleur brun rougeâtre.

Ces fruits ont une odeur particulière, peu agréable. Leur saveur est aromatique et spéciale.

Composition chimique. — Ces fruits renferment, d'après Hétet, une matière à laquelle il attribue leurs propriétés actives, qu'il a obtenue à la façon de la conicine et à laquelle il a donné le nom de *phellandrine*. C'est un liquide oléagineux, neutre, d'odeur nauséabonde, soluble dans l'alcool, l'éther, les huiles essentielles, insoluble dans l'eau et volatil.

Frowefield (*Amer. Journ. of Pharm.*, 1860, p. 211) en a retiré également par le même procédé un liquide huileux jaune, peu soluble dans l'eau, très soluble dans l'alcool, l'éther, doué de propriétés alcalines, saturant les acides, et qu'il regarde comme de la *conicine* ou un alcaloïde s'en rapprochant beaucoup.

On voit que nos connaissances sur le principe actif ne sont pas beaucoup plus grandes que sur Œ. *crocota* ou *fistulosa*.

Usages. — La Phellandre est une plante suspecte, qui, dit-on, produit sur les animaux qui la broutent une paraplégie dangereuse. Linné prétend que séchée elle n'est plus nuisible, ce qui tendrait à faire croire que son principe toxique est volatil.

Les fruits passent pour jouir de propriétés énergiques contre certaines affections pulmonaires. Ils feraient cesser la toux, l'expectoration, arrêteraient la cachexie, et même, d'après Sandras, enrayeraient la phtisie à son début. Ces propriétés paraissent avoir

été singulièrement exagérées, car Jules Simon a pu donner à des enfants jusqu'à 200 gouttes de teinture alcoolique sans constater le moindre effet thérapeutique ou toxique.

A doses élevées, cependant, ces fruits produisent des vertiges, des phénomènes narcotiques et une véritable intoxication. Il faut les employer frais, car, secs, ils perdent la plus grande partie de leur activité.

4° L'*Œnanthe pimpillenoides* L. (Anicot) diffère de ces plantes en ce qu'elle n'a aucune propriété vénéneuse. Sa tige est plus petite, les folioles de ses feuilles supérieures sont linéaires, et ses tubercules, qui ne s'enfoncent pas en terre comme ceux de l'Œnanthe safranée, sont de la grosseur d'une noisette, allongés, presque ovoïdes, blancs, farineux, inodores et de saveur douceâtre, agréable. Ils peuvent être mangés sans inconvénients.

L'*Œnanthe approximata* Mer., qui croît dans le centre, le nord et le midi de la France, n'est pas non plus vénéneuse.

Par contre, les Œ. *apiifolia* Brot., *Lachenalii* Gmel., *incrassans* Bory., *peucedanifolia* Poll., sont des plantes vénéneuses ou tout au moins fort suspectes.

L'*Œ. inebrians* (*Anetorhiza gummifera*) du Cap est employée par les Hottentots pour préparer une boisson fermentée.

Oignon. — L'Oignon, *Alium cepa* L., de la famille des Liliacées, série des Hyacinthées, est une plante bisannuelle dont le bulbe est simple, volumineux, de dimensions très variables, arrondi, déprimé et formé d'é-

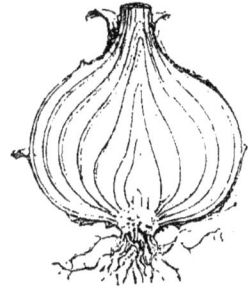

FIG. 678. — *Allium cepa.* Bulbe. Coupe longitudinale.

cailles charnues, superposées, complètes, à tunique mince, rougeâtre ou blanchâtre.

Les véritables racines, qui sont petites et blanchâtres, occupent la partie inférieure du bulbe. La hampe, haute de 1 mètre à 1ᵐ,50 et plus, est nue, glabre, cylindrique, renflée en son milieu, fistuleuse et verdâtre. Feuilles radicales, fistuleuses, arrondies, aiguës et d'un vert glauque. Fleurs apparaissant en juillet et août, blanches ou rougeâtres, et disposées en fausses ombelles. Périanthe pétaloïde, à 6 folioles oblongues peu ouvertes. 6 étamines libres, à anthères biloculaires. Ovaire libre, à 3 loges pluriovulées. Style court, stigmate simple. Capsule membraneuse, trigone, loculicide, à 3 loges et surmontée par le style persistant. Graines à tégument épais, noirâtre, rugueux, albuminées.

On présume que l'Oignon est originaire de l'Inde, d'où il aurait passé en Egypte, puis en Grèce, en Italie, et enfin dans le reste de l'Europe, où il est cultivé de temps immé-

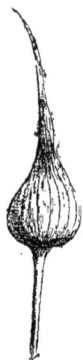

FIG. 679.—*Allium cepa*. Inflorescence avant l'ouverture de la spathe.

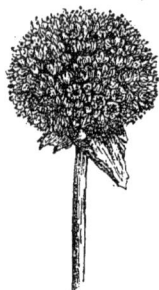

FIG. 680. — *Allium cepa*. Inflorescence après l'ouverture de la spathe.

morial. La seule partie employée est le *bulbe*, qu'on emploie frais ou après l'avoir fait sécher au soleil pour le conserver. Sa saveur varie suivant la provenance, car ce bulbe, âcre dans le nord, devient doux et sucré dans le midi. Son odeur est particulière, piquante, et provoque le larmoiement quand on coupe ou écrase ses tuniques.

Composition chimique. — Il renferme une huile volatile âcre, odorante, du sucre en proportions variables, de la gomme, des matières albuminoïdes, des acides phosphorique et acétique, des phosphates de chaux.

L'*huile volatile*, que l'on obtient par la distillation du bulbe en présence de l'eau, est incolore, d'une odeur désagréable, d'une saveur âcre et piquante. Elle renferme, comme l'essence d'ail, du sulfure d'allyle ($C^6H^5)^2S$, mais en moins grandes quantités. Elle se volatilise en partie quand on soumet le bulbe à la cuisson.

Le suc de l'Oignon est incolore, mais il prend peu à peu au contact de l'air une teinte rose. Bien qu'il ne subisse pas la fermentation alcoolique, il donne de l'acide acétique et de la mannite.

Usages. — On connaît trop l'usage de l'Oignon dans la cuisine pour que nous insistions sur le rôle qu'il y joue. Disons seulement que, cru, il est très difficilement digéré et peu donner lieu même par son huile volatile âcre à une irritation de l'estomac souvent des plus pénibles.

Associé au lait, on l'a vanté comme diurétique, contre l'anasarque, sans qu'on puisse cependant lui attribuer ce rôle plutôt qu'au lait lui-même. L'odeur repoussante de ce mélange l'éloigne du reste de la médication or-

dinaire. Il en est de même du vin, donné comme vermifuge, du sirop, prescrit comme expectorant, bien que ces préparations puissent devoir à l'huile essentielle une action spéciale.

Oldenlandia corymbosa L. (*O. biflora* Roxb. — *O. herbacea* DC.). — Cette plante, qui se rencontre communément dans l'Inde, surtout dans les environs de Goa, appartient à la famille des Rubiacées, à la série des Oldenlandiées. Tige herbacée, dressée, de 30 centimètres environ de hauteur, glabre, dichotome. Feuilles opposées, linéaires, lancéolées, vertes, stipulées. Fleurs petites, hermaphrodites, axillaires, solitaires ou disposées par paires, alternes ou opposées. Calice gamosépale, à 5 dents courtes. Corolle gamopétale, rotacée, infundibuliforme. 5 étamines libres, insérées sur le tube de la corolle. Ovaire inséré dans la concavité du réceptacle, à 2 loges, renfermant chacune un grand nombre d'ovules. Style simple et terminé par deux courtes branches stigmatiques. Capsule ovale arrondie, membraneuse, bicoque, loculicide à la partie supérieure. Les graines nombreuses sont polyédriques, grenues à la surface et albuminées.

Usages. — On emploie dans l'Inde la plante entière comme un excellent remède contre les fièvres rémittentes avec irritabilité gastrique et dépression nerveuse. On la prescrit sous forme de décoction, soit seule, soit additionnée de plantes aromatiques. D'après Dymock (*loc. cit.*), à Goa, on la mélange à l'*Adiantum lunatum* et à l'*Hydrocotyle asiatica*, et on s'en sert comme altérant dans les fièvres. Dans le Concan, le suc de la plante s'administre soit en application sur la paume des mains ou la plante des pieds, pendant la fièvre, soit à l'intérieur, mélangé au lait et au sucre, pour combattre l'irritabilité gastrique. Sa décoction se donne aussi dans les fièvres intermittentes.

2° *O. umbellata* L. (*Hedyotis umbellata* Lamk.). — Petite plante suffrutescente, cultivée dans la péninsule indienne, dressée ou diffuse, à feuilles opposées ou verticillées, linéaires, d'un vert pâle, à bords recourbés. Fleurs blanches disposées en grappes courtes, axillaires.

Usages.—Les feuilles de cette plante sont regardées comme expectorantes. On les donne en décoction (30 grammes pour un litre d'eau), à la dose de 30 grammes environ deux fois par jour. Desséchées, pulvérisées et mélangées avec de la farine, on en fait des gâteaux que l'on préconise dans l'Inde contre l'asthme.

Cette plante est surtout cultivée dans l'Inde pour sa racine, connue sous le nom de *Chay root* en anglais, *Chaya vaï* et *Ramiseram vayr* en tamul. Son écorce renferme une matière colorante rouge orangé, fort prisée par les Indiens pour la teinture de leurs étoffes. Cette racine fait l'objet d'un très grand commerce sur la côte de Coromandel.

Il en est de même des racines d'*O. alata* et *crystallina*, qui sont, ainsi qu'*O. lactea*, substituées à *O. umbellata*. L'*O. herbacea* DC. se prescrit pour combattre les fièvres, mélangé au carvi, au santal et au miel.

Olivier. — L'Olivier, *Olea Europœa* L. (*O. gallica* Mill. — *O. oleaster* Hefmsg. et Link.), appartient à la famille des Oléacées, à la série des Olées. C'est un arbre toujours vert dont les dimensions en hauteur varient de 2 à 10

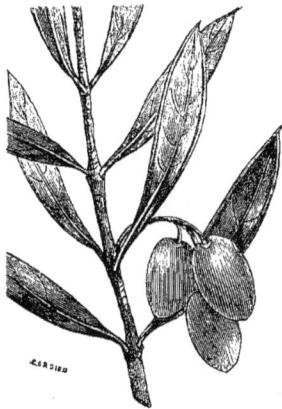

FIG. 681. — *Olea europæa.*

et 12 mètres, et qui peut même devenir gigantesque. Feuilles persistantes, opposées, brièvement pétiolées, dépourvues de stipules, simples, entières, lancéolées ou ovales lancéolées, aiguës aux deux extrémités, à bords un peu recourbés, coriaces, penninerves, lisses, glabres, d'un vert pâle à la face supérieure, d'un blanc argenté à la face inférieure, coloration due à un grand nombre de petits poils écailleux et blanchâtres. Fleurs poly-

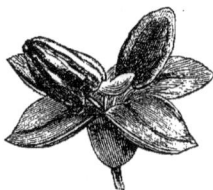

FIG. 682. — Olivier. Fleur entière.

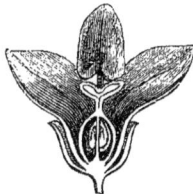

FIG. 683. — Olivier. Fleur. Coupe longitudinale.

games, disposées en inflorescences axillaires plus courtes que les feuilles, de 3 centimètres de longueur environ; chaque fleur, brièvement pédonculée, est située à l'aisselle d'une bractée. Calice gamosépale, membraneux, blanchâtre ou vert à la base, à 4 dents courtes et arrondies. Corolle gamopétale, à tube

court, à limbe partagé en 4 lobes profonds, triangulaires, d'un blanc jaunâtre, épais. 2 étamines libres, connées au tube corollaire. Anthères grosses, elliptiques, à 2 loges adnées à la longueur du connectif, arquées, extrorses. Dans les fleurs hermaphrodites l'ovaire est libre, supère, ovoïde, charnu, à 2 loges biovulées. Style court, cylindrique et renflé à la partie supérieure, en une tête claviforme, à 2 lobes adnés et séparés par un sillon vertical.

Le fruit, connu sous le nom d'*Olive*, est une drupe allongée ou subglobuleuse, d'abord verte, devenant ensuite pourpre noirâtre, à épicarpe lisse, membraneux, à mésocarpe charnu, gorgé d'huile, à noyau fusiforme, très épais, très dur, renfermant une seule graine, dont les téguments minces recouvrent un albumen charnu.

Bien qu'on admette parfois deux variétés d'olivier, l'*O. olcaster*, olivier sauvage, et l'*O. sativa*, olivier cultivé, il est fort probable qu'elles sont dues à la culture. Les fruits de l'Olivier sauvage sont plus amers, plus

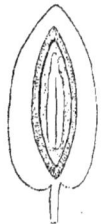

FIG. 684. — Fruit de l'olivier. Coupe longitudinale.

petits, moins riches en huile. Les feuilles sont plus vertes, plus espacées, plus courtes, plus étroites. Son écorce est plus lisse et plus grise.

L'Olivier paraît être originaire de la Palestine, de l'Asie Mineure et de la Grèce. Schweinfurth dit (*Bot. Zeit.*, 1886) l'avoir rencontré à l'état sauvage dans les montagnes d'Elbe et de Soturba par 22° de latitude nord sur les côtes occidentales de la mer Rouge. Il est répandu depuis longtemps dans toute la région mediterranéenne, l'Algérie, la Tunisie, l'Espagne, le Portugal, l'Italie, le midi de la France. On l'a même introduit dans l'Amérique méridionale, en Californie, dans le sud de l'Australie.

Il donne des fruits la seconde année, et au bout de six ans la récolte atteint son maximum. Il peut continuer à fructifier pendant plus d'un siècle.

L'Olivier est parfois attaqué par un insecte qui est pour lui aussi dangereux que le phylloxera pour la vigne. C'est le *Dacus oleœ*, qui apparut en Provence en 1880; il dépose ses œufs dans le fruit deux fois par an, en juillet et en septembre. La petite larve, d'un blanc jaunâtre, se fraye un chemin dans la pulpe du fruit en creusant ses galeries. Quand elle a atteint l'état adulte elle se laisse tomber à terre et cherche une crevasse dans laquelle elle puisse passer l'hiver à l'état de chrysalide. L'expérience a montré que la première génération n'attaque pas toujours le fruit, mais que la seconde fait des ravages considérables. Le seul remède consiste à enlever les olives qui tombent piquées par la larve, et d'empêcher ainsi cette dernière d'achever sa métamorphose en terre.

Dans les pays chauds, le tronc laisse exsuder une matière particulière dite *Gomme de Lecca*.

Composition chimique. — D'après Pelletier, cette gomme renferme, outre de la résine, de l'acide benzoïque, une substance spéciale, *l'olivile* $C^{14}H^{18}O^5$, dont la composition a été fixée par Sobrero.

L'olivile est sous forme d'aiguilles incolores, brillantes, inodores, d'une saveur amère et sucrée. Elle se dissout dans l'eau, l'alcool froid et surtout bouillant; l'éther, les huiles grasses et volatiles la dissolvent aussi à chaud, mais en petite quantité. Elle fond à 120° et s'électrise par le frottement. A la distillation sèche elle donne de l'eau, de l'acide acétique et de *l'acide pyroliviique* qui est huileux, et dont l'odeur et la saveur rappellent celles de l'essence de girofles. En présence de l'acide sulfurique concentré, la solution concentrée d'olivile donne un précipité de flocons rouges qui se produit également en présence de l'acide chlorhydrique gazeux ou aqueux et de la chaleur. C'est *l'olivirutine*, dont la propriété caractéristique est de se dissoudre dans l'ammoniaque avec une belle coloration violette. Ces deux substances n'ont aucun usage en médecine.

Le fruit est la partie la plus importante, car c'est lui qui donne l'huile si connue et dont on peut retirer jusqu'à 70 0/0 par des procédés d'extraction plus ou moins variés. Dans le fruit vert, de Lutz a trouvé une matière verte particulière et de la mannite, qui disparaissaient toutes deux lors de la maturité, en se convertissant probablement en huile.

Chez les propriétaires d'oliviers désireux d'obtenir un bon produit, les olives sont cueillies à la main, et, pour rendre la récolte plus facile, on taille les arbres de façon à les maintenir à leur moindre hauteur. D'autres fois on les gaule, ce qui les meurtrit; ou bien, procédé encore plus mauvais, on abandonne les olives sur le sol, où elles ne tardent pas à fermenter et où elles peuvent être attaquées par le Dacus. L'huile qu'on obtient alors est des plus inférieures.

Quel que soit du reste leur mode de récolte, les olives sont portées au moulin, dont les meules écrasent à la fois la pulpe et les noyaux; bien qu'on ait prétendu que ces derniers communiquaient une saveur amère à l'huile, l'expérience a montré qu'il n'en est rien. Cette masse pulpeuse est entassée dans des sacs que l'on soumet à une pression modérée. L'huile qu'on obtient ainsi est l'*huile vierge,* dont la saveur ne plaît pas à tout le monde. C'est la plus estimée par les amateurs. On retire alors le contenu des sacs, on le mélange à de l'eau bouillante, on le remet dans des sacs qu'on soumet alors à une pression fort énergique : c'est l'*huile ordinaire.*

On peut aussi soumettre la pâte, dans un baquet, à l'action d'un courant de vapeur, qui sépare la pulpe des noyaux. Ceux-ci tombent au fond du liquide, la pulpe reste en suspension avec l'huile, dont une partie surnage. On enlève le liquide, qu'on laisse reposer dans des citernes. L'écume qui se forme à la surface est ensuite pressée.

Enfin les résidus, traités de nouveau par l'eau bouillante ou la vapeur, donnent une huile qui porte le nom d'*huile tournante* ou *huile d'enfer.*

Le procédé le plus généralement employé aujourd'hui consiste à traiter le tourteau par le sulfure de carbone, qui s'empare des dernières parties d'huile.

Composition chimique. — L'huile d'olive pure est très fluide, onctueuse, transparente, jaune ou jaune verdâtre, couleur due à une résine particulière, la *viridine*. Son odeur est agréable, sa saveur est douce et rappelle celle du fruit. Sa densité est, en moyenne, de 0,9177 à 13°. Elle se trouble à quelques degrés au-dessus de zéro, et à 6° au-dessous de zéro elle laisse déposer un corps gras solide. Elle n'est pas siccative, mais elle rancit facilement et présente alors une odeur désagréable, une saveur rance, une consistance plus épaisse et une couleur plus foncée. Elle se dissout dans deux fois son volume d'éther, mais elle est pour la plus grande partie insoluble dans l'alcool. L'acide nitreux et le nitrate de mercure solidifient l'huile d'olive et la convertissent en une matière particulière, l'*élaidine*.

L'huile d'olive est composée, d'après Braconnot, de 72 0/0 d'oléine ou mieux de *trioléine*, $C^{11}H^5O^3$, $3C^{18}H^{33}O$, et de 28 0/0 de *tripalmitine*, $C^{13}H^2O^8$, $3C^{10}H^2O^{33}$; mais la proportion d'oléine varie dans l'huile d'olive comme dans les autres huiles, suivant certaines circonstances naturelles et d'après les procédés d'obtention. La tripalmitine constitue sa partie solide. Heintz et Krug ont signalé en outre *l'acide arachique* et Benecke y a découvert une petite quantité de *cholestérine* $C^{20}H^2O$, qu'on peut séparer au moyen de l'acide acétique froid ou de l'alcool.

Falsifications. — L'huile d'olive est fréquemment mélangée avec un grand nombre d'huiles dont le prix est moindre, et il n'existe malheureusement pas de moyen bien pratique de dévoiler la fraude quand le mélange est fait d'une façon intelligente. Sa densité ne donne que des indications approximatives, car certaines huiles, comme l'huile d'arachides, ont une densité à peu près égale à celle de l'huile d'olive, et cependant c'est le caractère le plus constant. Les huiles siccatives, comme l'huile d'œillette, ne sont plus ajoutées que par les fraudeurs les moins experts, car le réactif de Poutet (mélange d'acides nitrique, nitreux, de protoazotate, de deutoazotate de mercure) fait rapidement justice de cette fraude. Les colorations données par les acides sulfurique, nitrique, l'élévation de température que déterminent ces mêmes acides mélangés à l'huile soupçonnée, ne donnent pas de meilleurs résultats. La fraude la plus répandue aujourd'hui est celle qui consiste à mélanger à l'huile d'olive l'huile extraite des semences du cotonnier, qui, jusqu'à ces dernières années, étaient regardées comme un déchet dans la préparation du coton. L'Amérique exporte aujourd'hui des quantités énormes de cette huile. En 1880, la Nouvelle-Orléans en a expédié près de 27 millions de litres pour l'Europe et surtout pour les ports de la Méditerranée.

Usages. — Les fruits de l'Olivier sont aussi employés dans l'alimentation ; en géné-

ral, ils ne sont pas mangeables, même lorsqu'ils sont mûrs, et on les fait macérer dans
la saumure ou l'eau de chaux, qui les attendrit et ôte leur amertume. En Italie on les
laisse sécher sur l'arbre et on les passe au
four. En Provence, on les mange avec le
pain, mais le plus souvent on les sert comme
hors-d'œuvre ou comme assaisonnement.

Outre son usage pour l'alimentation,
l'huile d'olive sert à préparer les savons,
pour l'éclairage, les manufactures de lai-
nages, pour graisser les métaux. C'est la
base des huiles médicinales, l'excipient du
cérat simple, des emplâtres simples, des liniments, des onguents, etc. Traitée par une
lame de plomb et exposée au soleil, elle laisse
déposer la plus grande partie de sa palmitine
et constitue alors une huile très employée
dans l'horlogerie.

Thérapeutique. — L'écorce, les feuilles de
l'Olivier, qui sont amères, ont été employées
comme fébrifuges, toniques et astringentes,
et on a préconisé, autrefois, comme un bon
succédané du quinquina, l'extrait hydro-alcoolique des feuilles, à la dose de 50 centigrammes à 1 gramme.

La gomme de Lecca a joui autrefois d'une
grande réputation qui aujourd'hui a complètement disparu.

L'huile est administrée comme laxative à
la dose de 30 à 60 grammes et plus. Ingérée
en quantité suffisante, elle peut agir comme
contrepoison des substances irritantes, corrosives, en formant sur les parois stomacales
un enduit imperméable. Il faut évidemment
que la matière toxique ne soit pas elle-même
soluble dans l'huile comme le phosphore ou
la cantharide.

Kennedy l'avait recommandée à haute dose
dans la lithiase biliaire pour ramollir le
calcul et faciliter son expulsion. Un fait
récent, dans lequel on fit ingérer au malade
25 cuillerées d'huile d'olive et dans lequel
les calculs furent, dit-on, expulsés, semblait
indiquer que ce mode de traitement quasi empirique n'était peut-être pas dénué de toute
valeur. Nous devons toutefois faire remarquer que les prétendus calculs ont été reconnus n'être que des matières grasses con-
crétées. Le doute existe donc sur la valeur
de cette huile dans la lithiase biliaire.

A l'extérieur, elle sert à assouplir la peau
après les fièvres éruptives et à calmer les
démangeaisons. On sait l'usage qu'en faisaient les anciens, qui s'en frottaient le
corps au sortir du bain, non seulement pour
assouplir les muscles, mais encore pour
rendre la peau moins sensible à l'air.

Mélangée à l'eau de chaux (huile, 100
grammes; eau de chaux, 100 grammes), elle
forme le liniment oléo-calcaire employé pour
recouvrir les brûlures.

En lavements, elle réussit souvent dans
les obstructions intestinales, en favorisant
le glissement des matières sur l'intestin.

Omphalea triandra L. (*O. nucifera* Sw.). —
Plante frutescente sarmenteuse, originaire de
l'Amérique du Sud et des Antilles, appartenant à la famille des Euphorbiacées uniovulées, série des Excœcariées, à feuilles
alternes, pétiolées, sublobées. Fleurs monoïques apétales, en grappes simples, les
femelles centrales. Calice à 5 divisions,
3 étamines centrales connées, insérées sur le
bord d'un disque. Ovaire à 3 loges uniovulées. Style en colonne à 3 lobes stigmatiques.
Fruit subcharnu, tricoque, à coques déhiscentes. Graines subglobuleuses, exarillées,
albuminées.

Les fruits qui portent le nom de *noisettes*
de *Saint-Domingue* présentent une particularité remarquable dans une famille où les
fruits vénéneux sont la règle, car leur
amande est comestible. Elle donne 60 0/0
d'une huile employée au graissage des machines. Cette propriété existe également,
mais à un moindre degré, dans les fruits de
O. diandra L. (*O. cordata* Sw.), Liane à
l'anse, Liane papaye des Antilles, qui s'en
distingue par ses deux étamines. Son embryon est en effet légèrement purgatif quand
on en mange des quantités trop considérables.

Les feuilles s'emploient comme topiques
pour la guérison des ulcères anciens.

O. oleifera Hemsley. — Cet arbre, qui porte
dans le centre de l'Amérique le nom de
Tambor, diffère des espèces précédentes par
ses feuilles papyracées, couvertes de poils
étalés, son ovaire glabre. Son fruit, de la
grosseur d'une poire, renferme 3 graines
noires qui, par pression, donnent une grande
quantité d'une huile dont la saveur est agréable, purgative comme l'huile de ricin, mais
sans âcreté. On l'emploie aussi pour l'éclairage (Hemsley, *Pharm. journ.*, 14 octobre
1882).

Ophelia chirayta Griseb. (*O. lurida* Don. —
Agathotes chyraita Don. — *Gentiana chirayta*
Fleming). — Plante herbacée annuelle de la
famille des Gentianacées, série des Lisian-
thées, qui croît dans les montagnes du nord
de l'Inde. Tige de 60 centimètres à 1 mètre,
cylindrique à la base, quadrangulaire à la
partie supérieure où elle se ramifie. Feuilles
opposées, semi-amplexicaules, ovales, cordées à la base, acuminées, entières, à 3, 5,
7 nervures. Elles ont de 2 à 5 centimètres de
longueur. Fleurs jaunes, hermaphrodites,
régulières, en panicules ombelliformes. Calice
persistant, à 4 sépales unis à la base. Corolle
gamopétale, rotacée, à 4 lobes tordus. 4 étamines insérées sur la gorge de la corolle et
libres. Ovaire libre, à une seule loge multiovulée. Style simple à stigmate bifide. Le fruit
est une capsule uniloculaire, bivalve. Graines
petites, noir brun, albuminées.

Toutes les parties de cette plante sont
extrêmement amères et sont usitées dans

l'Inde. La drogue qu'on importe en Europe consiste surtout en tiges accompagnées de parties de racines. La racine est simple, de 75 millimètres de longueur. La tige est rameuse.

Composition chimique. — D'après Hohn (*Archiv. de pharm.*, 1869, p. 220), les tiges et les racines renferment les substances suivantes :

1° *Acide ophélique* $C^{13}H^{20}O^{10}$, qui s'y trouve en grande proportion. Il est amorphe, visqueux, jaune, de saveur acidule, amère, très persistante, d'une odeur de gentiane, soluble dans l'eau, l'alcool et l'éther.

2° La *chiratine* $C^{26}H^{48}O^{15}$ est amorphe, en poudre jaune, hygroscopique, de saveur très amère, soluble dans l'eau tiède, l'alcool et l'éther. Elle se décompose, en présence de l'acide chlorhydrique bouillant, en *chiratogénine* $C^{13}H^{24}O^3$ et en acide ophélique. La chiratogénine est amorphe, brunâtre, insoluble dans l'eau, soluble dans l'alcool, et ne formant pas de composé insoluble avec le tanin.

La substance jaune incristallisable, insipide, existe en si petite quantité que l'auteur n'a pu l'étudier.

Les feuilles de la plante donnèrent 7,5 0/0, et les tiges 3,7 0/0 de cendres consistant surtout en sels de potasse et de calcium.

Thérapeutique. — Le Chirayta est recueilli surtout dans le Népal. Une sorte inférieure, désignée sous le nom de *Mitha kirayata*, est souvent, d'après Dymock, versée dans le commerce à Bombay. On peut la différencier facilement par l'absence complète de l'amertume si caractéristique de la plante.

Cette plante est très estimée dans l'Inde, à cause de ses propriétés toniques, anthelmintiques et fébrifuges. Son amertume est plus grande que celle de la gentiane de nos pays; mais, malgré les services qu'elle pourrait rendre à la thérapeutique, elle n'est guère employée que dans l'Inde. Elle est inscrite dans les pharmacopées anglaise et indienne, qui en donnent les préparations suivantes :

Infusion.

Plante entière coupée. .   8 grammes.
Eau à 50°.   290   —

La dose est de 30 à 60 grammes deux ou trois fois par jour.

Teinture composée (Pharmacopée de l'Inde).

Chirayta contusée. . . .   43 grammes.
Écorce d'oranges contu-
  sée.   21   —
Graines de cardamome
  débarrassées de leur
  péricarpe et contusées   70   —
Alcool à 57° . . . . .   568 cent. cubes.

La dose est de 4 à 18 grammes pour cette teinture.

C'est un excellent adjuvant des autres toniques.

2° Un certain nombre d'*Ophelia* présentent les mêmes propriétés toniques et sont souvent substituées à l'*O. chirayta*.

Nous citerons, entre autres, les espèces suivantes : *Ophelia densifolia* Gris. (*O. multi-*

flora Dalz.), originaire des monts Concans, qui est douée d'une amertume aussi grande que celle de la gentiane. C'est surtout sa racine que l'on emploie. Elle est de la grosseur d'une plume d'oie, couverte d'un épiderme brun blanchâtre, sillonnée longitudinalement lorsqu'elle est sèche, et blanche à l'intérieur.

Le Dr Broughton, qui a particulièrement attiré l'attention sur cette racine, la regarde comme pouvant être aussi utile que la gentiane ou le chyraita.

3° *O. elegans* Wight. — Cette plante, qui se distingue par ses belles fleurs bleues, veinées de couleurs plus foncées et que l'on regarde comme supérieure même au chyrayta, habite les montagnes de la péninsule de Madras. On l'administre en infusion dont les proportions sont de 8 grammes pour 568 centimètres cubes d'eau.

4° *O. angustifolia* Don, qui se trouve dans les monts Himalaya, est employé dans les provinces occidentales du Bengale à la place du Chirayta, sous le nom de *Pahari* ou Chiretta des montagnes.

Ophiorrhiza mungos L. — Petite plante suffrutescente, vivace, de la famille des Rubiacées, série des Oldenlandiées, originaire de l'Asie tropicale. Les feuilles sont opposées, pétiolées, entières, elliptiques, lancéolées, aiguës, minces, membraneuses, glabres, de 10 à 15 centimètres de longueur. Stipules petites, membraneuses. Fleurs blanches, presque sessiles, en cymes pédonculées, terminales, peu fournies. Calice gamosépale, persistant, court, turbiné, à 5 dents. Corolle infundibuliforme, velue à l'intérieur, à 5 lobes ovales. 5 étamines libres, incluses. Ovaire libre à la partie supérieure, à 2 loges multiovulées. Style grêle, stigmate bilabié épais, charnu. Capsule comprimée, à 5 angles formés par le calice, à 2 loges et s'ouvrant en deux valves. Graines nombreuses, petites, un peu hexagonales, albuminées.

On connaît de cette plante plusieurs variétés qui diffèrent par la forme de leur inflorescence ou sa disposition.

Toutes les parties sont tellement amères que la plante est appelée par les Malais *Fiel de terre* (*Earth galls* en anglais). Aussi, sa racine est-elle employée, dans l'Inde et en Malaisie, comme tonique et fébrifuge, sous forme de décoction. Nous ne citerons que pour mémoire ses prétendues propriétés alexipharmaques, et surtout son emploi pour combattre l'effet des morsures des serpents venimeux, qui lui a valu le nom générique qu'elle porte. Les feuilles et l'écorce s'emploient aussi de la même façon.

L'*O. japonica* Bl. passe aussi, au Japon, pour guérir les morsures des serpents.

Ophioxylon serpentinum L. (*Rauwolfia serpentina* Benth.). — Plante de la famille des Apocynacées, série des Plumériées, à tige ligneuse, dressée, grimpante ou traînante, à feuilles verticillées par 3, 4, 5, brièvement pétiolées, oblongues, cunéiformes, entières, lisses, de 10 à 12 centimètres de longueur sur 2 centimètres de largeur. Fleurs disposées en fascicules axillaires. Le pédoncule est d'un rouge vif ainsi que le calice, qui est divisé en 5 lobes et persistant. Corolle gamopétale, blanche, infundibuliforme, à tube long, épaissi vers le milieu, à limbe oblique, tordu, divisé en 5 lobes. 5 étamines insérées sur le milieu du tube, presque sessiles, à anthères non appendiculées et contenant du pollen jusqu'à la base de leurs deux loges. Ovaire à 2 loges uniovulées. Style filiforme, inclus, à stigmate capité. Drupe d'abord verte, puis noire, de la grosseur d'un pois, à 2 loges ou à une seule par avortement. La graine est peltée.

Cette plante, qui croît dans l'Inde et dans l'archipel Malais, est remarquable par la beauté de ses fleurs. La partie employée dans l'Inde est la racine, qui est recourbée, amincie aux deux extrémités, de 1 centimètre de diamètre, à écorce molle, subéreuse, d'un brun clair et marquée de fissures longitudinales. Son bois montre, à l'œil nu, ses rayons médullaires. Sa saveur est très amère. L'odeur de la racine fraîche est âcre.

Composition chimique. — Cette racine a été examinée par le professeur Bettinck, d'Utrecht (*N. Tijd. Pharm. Nederl.*, janvier 1888), qui en a retiré une résine, une huile volatile odorante et un composé tannique d'une substance cristallisable qu'il nomme *ophyoxyline* et représentée par la formule $C^{16}H^{13}O^{11}$ ou $C^{48}H^{39}O^{18}$. Elle se présente sous forme de cristaux jaune orangé du système tétragonal, de saveur âcre, brûlante, difficilement solubles dans l'eau, davantage dans l'alcool, mieux encore dans le chloroforme, le benzol et le sulfure de carbone. Elle se rapproche du *juglon* ou *nucine* par un grand nombre de propriétés, mais elle fond à une température plus basse, $71°,8$.

Thérapeutique. — Cette racine est employée dans l'Inde comme fébrifuge et antidote des morsures de serpents venimeux. On la préconise aussi dans la dysenterie et les affections intestinales douloureuses. D'après la pharmacopée de l'Inde, elle pourrait déterminer les contractions de l'utérus et amener même l'expulsion du fœtus.

D'après Ainslie on l'emploie sous forme de décoction, à la dose de 600 grammes dans les 24 heures pour combattre l'effet du venin des serpents, et on fait des applications de la poudre sur la blessure. Les Javanais la rangent parmi les anthelmintiques, et lui donnent le nom de *Piclipendak*. Quelques expériences faites par Bettinck le portent à admettre qu'une solution aqueuse diluée d'*ophyoxyline* (1 pour 3,280 d'eau) peut tuer les vers ronds.

Opopanax. — L'origine de cette gomme-résine est encore aujourd'hui fort peu connue. On l'a attribuée à l'*Opopanax chironium* Koch., de la famille des Ombellifères, série des Peucédanées, originaire de la région méditerranéenne, mais qui ne donne aucun produit analogue. Celui que fournit l'*O. persicum* Boissier, originaire de la Perse, n'a ni l'odeur ni l'aspect de l'Opopanax. Toutefois, Powel (*Econ. prod. of Punjab.*) admet qu'il nous vient de Perse, mais sans pouvoir indiquer la plante mère.

Composition chimique. — C'est une gomme-résine mélangée d'un petit nombre d'autres substances. D'après l'analyse déjà ancienne de Pelletier, l'Opopanax renferme :

Résine.	42,0
Gomme.	33,4
Huile volatile et perte	5,9

Quand on le triture avec l'eau, ce liquide en dissout environ la moitié en formant une émulsion laiteuse, opaque, amère, qui laisse déposer une matière résineuse et devient jaunâtre. L'alcool et l'eau distillés sur cette drogue acquièrent son parfum; mais on ne peut obtenir ainsi qu'une très petite quantité d'huile essentielle. A la distillation sèche, elle ne donne pas d'ombelliférone. Par la fusion avec la potasse, elle donne de la pyrocatéchine.

D'après Vigier (*Thèse de l'Ecole de pharm.*, 1869), l'huile essentielle brute est d'un jaune clair. Elle passe en grande partie à la distillation vers 250°. La température s'élève ensuite à 320°, et il passe un produit d'un beau vert émeraude.

La première partie qui a passé à 250° est fluide, incolore, mais se colore en vert en présence du chlorure ferrique. Elle se résinifie en présence de l'acide sulfurique, du brome, de l'acide azotique. Sa densité est de 0,974 à 16°. Elle n'a aucune action sur la lumière polarisée.

Usages. — L'Opopanax est aujourd'hui très rare et fort cher. On l'a employé autrefois comme antispasmodique et désobstruant dans l'hypochondrie, l'asthme, l'hystérie, les affections chroniques de l'intestin et même comme emménagogue, etc. On le donne à la dose de 60 centigrammes à 2 grammes. Comme médicament, cette drogue est aujourd'hui tombée dans l'oubli, et on ne l'emploie plus guère, même pour la parfumerie, en raison de son prix trop élevé et de la difficulté que l'on a à se la procurer.

Opuntia vulgaris Mill. (Figuier d'Inde, Figues de Barbarie, Raquette, Cardasse, Semelle de pape).—Plante de la famille des Cactacées, série des Opuntiées ou Nopals, à tige épaisse, ramifiée, formée d'articles aplatis, chargés de tubercules portant un bouquet d'aiguillons. Ces tubercules occupent l'aisselle des feuilles qui, dans le jeune âge, sont assez développées, cylindro-coniques, charnues, mais qui, plus tard, s'atrophient et disparaissent même complètement. Fleurs latérales, solitaires, hermaphrodites et régulières. Le réceptacle porte sur ses bords épais un nombre indéfini de folioles. Les plus extérieures ressemblent à des sépales et sont foliacées. Les plus intérieures, ou corolle, sont également très nombreuses et imbriquées. Étamines en nombre indéfini, courtes, incluses, libres. L'ovaire, dont le sommet seul est libre, est à une seule loge multiovulée. Style cylindrique, plus long que les étamines, à 5 branches stigmatifères, courtes et épaisses. Baie du volume d'un œuf de poule, ovoïde, couverte de coussinets chargés d'aiguillons et couronnée par une large cicatrice arrondie, concave, portant sur ses bords un grand nombre de tubercules à aiguillons. La pulpe du péricarpe renferme des graines nombreuses, à téguments épais, recouvrant un albumen représenté par un petit îlot qui répond au bord antérieur de la graine (H. Bn, *Hist. d. pl.*, t. IX., p. 19-20).

Cette espèce est originaire du sud-ouest de l'Amérique et a été introduite dans un grand nombre de pays de l'ancien continent, surtout dans la région méditerranéenne, où elle est cultivée pour son fruit. Elle croit dans les rochers, sur les vieux murs.

Ce fruit, lorsqu'il est mûr, est d'un jaune rouge; sa pulpe comestible est molle, de saveur douceâtre ou un peu acidulée, suivant les variétés. Elle paraît activer la sécrétion des urines, qu'elle colore en rouge. Le suc des articles de la tige est employé comme maturatif sur les tumeurs indolentes. Ces articles eux-mêmes, broyés, s'appliquent sur les parties affectées de rhumatismes et sur les cors, les durillons, qu'ils ramollissent par l'humidité qu'ils renferment, en agissant à la façon de nos joubarbes.

Parmi les autres *Opuntia*, nous citerons *O. ficus indica*, Mill. (*Cactus ficus indica* L.), dont le fruit est comestible; *O. Tuna* (*Cactus Bonplandii* H. B. K.), cultivé dans l'Amérique du Sud, où son fruit (*Nutchbli*) se mange, et où son suc épaissi donne une matière mucilagineuse analogue à la gomme de Bassora. C'est sur ses branches que l'on élève la cochenille, ainsi du reste que sur celles d'*O. cochinillefera* (Nopalier à cochenilles) et *O. Hernandezii* DC., du Mexique.

L'*O. reticulata* de Descourtilz donne un suc employé aux Antilles comme purgatif et anthelmintique.

Orangers. — Le Bigaradier, Oranger amer (*Citrus bigaradia* Duham. — *C. aurantium*, var. *amara* L. — *C. vulgaris* Risso), est un petit arbre, de la famille des Rutacées, série des Aurantiées, à feuilles alternes persistantes, elliptiques, aiguës, crénelées, à nervure médiane forte, saillante, à pétiole dilaté en une aile étroite à la base, arrondie supérieurement. A l'aisselle du pétiole se trouvent des épines nombreuses, développées. Fleurs blanches, d'une odeur forte, agréable, disposées en cymes pauciflores, hermaphrodites. Calice gamosépale, cupuliforme, charnu, à 5 dents aiguës. Corolle à 5 pétales alternes, sessiles, allongés, elliptiques, obtus, un peu charnus et remplis de glandes vésiculaires

transparentes. Etamines nombreuses, dressées, moitié plus courtes que la corolle, réunies autour du disque hypogyne annulaire, charnu, à filets connés dans une partie considérable de leur longueur, en un nombre variable de faisceaux, libres à la partie supérieure où ils portent une anthère biloculaire. Ovaire libre, inséré sur le disque, à 8-9-10 loges renfermant chacune un cer-

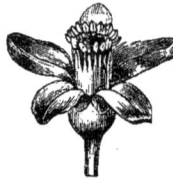

FIG. 685. — Fleur d'Oranger.

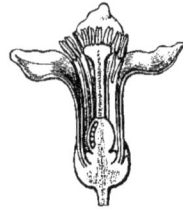

FIG. 686. — Fleur d'Oranger. Coupe longitudinale.

tain nombre d'ovules anatropes. Style cylindrique, épais et terminé par un stigmate capité, globuleux, un peu concave au sommet. Baie sphérique, de la grosseur d'une pomme, à écorce rougeâtre, rude à la surface; ses loges nombreuses sont remplies par une pulpe molle, de saveur acide et amère, constituée par des cellules allongées qui sécrètent dans leur cavité un suc abondant. Les graines enveloppées par ces poils

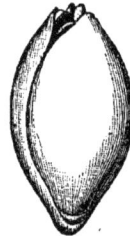

FIG. 687. — Oranger. Graine sans tégument.

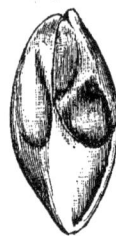

FIG. 688. — Oranger. Graine coupée en deux.

renferment sous leurs téguments plusieurs embryons charnus.

L'Oranger amer paraît être originaire de l'Inde, comme l'Oranger doux, dont il n'est probablement qu'une forme. On trouve à l'état sauvage, dans le Gurhwal, le Sikkim et à Khasia, un Oranger que l'on suppose être la souche de ces deux espèces. Il est cultivé dans les régions chaudes du monde entier, et c'est lui qui est connu sous le nom d'*Oranger*. Il paraît avoir été importé par les Arabes d'abord en Arabie, en Syrie, d'où il se répandit peu à peu en Italie, en Sicile et en Espagne. Cette espèce a formé un grand nombre de variétés ou d'hybrides.

Elle fournit à la thérapeutique son écorce, ses feuilles et l'huile essentielle que l'on retire de toutes ses parties.

32

·

L'écorce d'Oranger amer la plus estimée vient de la Barbade, de Curaçao, et porte le nom de Curaçao des îles ou de Hollande. Celle des îles est sous forme de petits quartiers verts à l'extérieur, épais, durs, compacts, d'une odeur forte, persistante, d'une saveur amère et très parfumée. Celle de

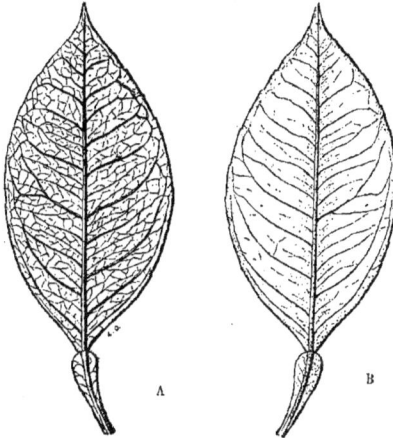

Fig. 689. — Feuille d'Oranger.
A, face inférieure ; B, face supérieure (d'après Blondel).

Hollande est très mince et réduite à son zeste, jaune rougeâtre, chagriné à l'extérieur. Son odeur et sa saveur sont très aromatiques. L'Italie, Malte, la Provence, fournissent une écorce analogue, mais qui n'est pas privée de sa partie interne.

Composition chimique. — Tanret (*Compt. rend. de l'Acad. des Sc.*, t. C, p. 277) a étudié l'écorce d'Oranger amer et en a retiré les matières suivantes :
1° L'*acide hespérique* $C^{14}H^{18}O^{14}$ cristallisant en fer de lance, blanc, insipide, non volatil, insoluble dans l'eau, l'éther, peu soluble dans l'alcool froid, plus dans l'alcool à 90° et le chloroforme. Il forme avec les alcalis des sels incristallisables et ne se combine pas avec l'ammoniaque. (Rendement : 0.50 pour 1,000.)
2° *Acide aurantiamarique* $C^{20}H^{12}O^8$, résineux, incristallisable, extrêmement amer, se ramollissant à 12°, insoluble dans l'eau froide, soluble dans l'eau bouillante, l'éther, l'alcool, le chloroforme. L'acide sulfurique le dissout en se colorant en jaune. (Rendement : 1 pour 1,000.)
3° Un acide résineux, vert, incristallisable, d'une saveur amère et extrêmement mordicante, à peine soluble dans l'eau froide, davantage dans l'eau bouillante.
4° *Isohespéridine* $C^{44}H^{26}O^{24}$, H^2O cristallisant en aiguilles microscopiques, de saveur un peu amère, différant de l'hespéridine par quelques caractères. C'est un glucoside. (Rendement : 4 à 30 pour 1,000.)
5° *Aurantiamarine.* C'est le glucoside auquel l'écorce doit ses propriétés amères. Elle est incristallisable, soluble dans l'eau, l'alcool, insoluble dans l'éther, le chloroforme. Elle présente les mêmes réactions colorées que l'isohespéridine et l'hespéridine. C'est le dissolvant naturel de l'hespéridine. (Rendement : 15 à 25 pour 1,000.)
6° L'*hespéridine* $C^{44}H^{26}O^{24}$ cristallise en belles aiguilles blanches, inodores, insipides, insolubles dans l'éther, presque insolubles dans l'eau, peu solubles dans l'alcool, fondant à 251° en se décomposant. En

présence des acides dilués, et à l'ébullition, l'hespéridine se dédouble en glucose et *hespéritine* $C^{18}H^4O^8$ mais sans qu'il y ait fixation d'eau. Cette hespéritine, à l'ébullition en présence de l'eau et de la potasse, se dédouble à son tour en *phloroglucine* et *acide hespéritique.*
Cette écorce donne une *essence*, dite de *bigarade*, que l'on obtient par distillation. On peut aussi la préparer en soumettant à la presse la partie blanche parenchymateuse débarrassée du zeste. La couche supérieure du liquide est l'essence, qu'on sépare à la pipette. A Messine, l'essence se prépare à l'*écuelle* ou à l'*éponge.* (Voir CITRON.) Elle est connue aussi sous le nom d'*essence de Portugal.* Cette essence est d'un jaune pâle, d'odeur aromatique, de saveur un peu amère, neutre, d'une densité de 0,860, soluble dans 2 parties d'alcool. Avec le temps, elle devient épaisse et acquiert une saveur désagréable, térébinthacée. On peut lui conserver ses qualités en la mélangeant, quand elle est fraîche, avec 5 0/0 d'alcool et décantant l'essence quand elle a déposé.
Cette essence donne à la distillation une résine $C^{20}H^{30}O^2$ et un hydrocarbure, l'*hespéridène* $C^{19}H^{16}$ (Wright et Piesse, *Chem. news*, t. XXIV, p. 147), bouillant à 178°.
Les fleurs fraîches fournissent à la distillation l'*essence* dite de *néroli.* Elle est de couleur brunâtre, d'une odeur caractéristique et très forte, d'une saveur amère et aromatique. Sa densité = 0.889 à 11°.
Agitée avec une solution saturée de bisulfite de sodium, elle prend une teinte cramoisie très intense et permanente. Elle est dextrogyre. A la distillation, la plus grande partie de l'essence passe entre 185 et 190°. Cette partie est incolore, conserve le parfum de l'essence primitive et sa fluorescence violette. La partie qui reste dans la cornue, additionnée de son volume d'alcool à 90°, laisse flotter à la surface de petits cristaux de *camphre de néroli.*
Ce camphre, découvert par Boullay en 1828, est inodore, insipide, neutre, fusible à 55°, et se prend en masse cristalline par le refroidissement. La proportion de ce camphre est très faible, car Flückiger dit n'en avoir pas obtenu plus de 10 centigrammes pour 60 grammes d'essence. D'après Plisson, cette proportion diminue avec le temps.
Les feuilles donnent à la distillation l'essence connue sous le nom d'*essence de petit grain.* Son odeur se rapproche beaucoup de celle des fleurs. Elle est constituée en grande partie, d'après Gladston, par un hydrocarbure analogue à celui de l'essence de néroli.
D'après M. Ch. Noël (*Journ. de Pharm. et de Chim.*, 15 avril 1886, p. 416), on peut différencier ces deux essences par le procédé suivant :
Dans un tube à essai préalablement desséché on verse 5 gouttes d'essence, puis environ 1 centimètre cube d'acide chlorhydrique pur concentré. On agite à froid. L'essence de néroli donne une coloration jaune orange. Après addition d'alcool, la solution devient jaunâtre et passe rapidement au *rose clair* et persistant. L'essence de petit grain donne une coloration jaune citron devenant incolore par addition d'alcool.
Les semences renferment une substance particulière nommée *limonine* par Bernays, qui l'a découverte. Cette matière est très amère, inodore, peu soluble dans l'eau, l'éther, l'ammoniaque, soluble dans l'acide acétique et l'alcool. Elle se dissout bien dans la potasse, et les acides la précipitent sans altération de cette solution. Elle est neutre aux réactifs colorés. L'acide sulfurique la dissout avec une coloration rouge. Sa formule hypothétique correspond à $C^{42}H^{20}O^{12}$. Elle fond à 275° sans se décomposer et, par suite, elle n'est pas identique, comme l'admettait Schmidt, avec la *colombine*, qui fond à 182°.
L'eau qui a servi à l'obtention de l'essence de néroli constitue l'*hydrolat de fleurs d'oranger*, qui est incolore ou légèrement colorée en jaune verdâtre, transparente, d'une saveur amère et d'une odeur fort agréable due à la petite quantité d'huile essentielle qu'elle a dissoute. Elle renferme une petite quantité d'acide acétique.
On la falsifie : 1° en l'étendant d'eau ; son odeur et

sa saveur sont alors moins prononcées; 2° en la fabriquant de toutes pièces avec des essences d'aurantiées, de l'eau distillée et de la magnésie qu'on ajoute pour faciliter leur dissolution. En évaporant, on obtient un résidu que l'on reconnaît par les réactifs ordinaires de la magnésie.

Quand on a retiré à la distillation une proportion d'eau distillée double du poids des fleurs, on a l'*eau de fleurs d'Oranger double*. Si la proportion d'eau distillée est égale au poids des fleurs, c'est l'*eau de fleurs d'Oranger quadruple*. C'est celle que l'on obtient dans le midi de la France, à Grasse, Cannes, Nice, etc.

L'eau de fleurs d'Oranger a pour caractéristique de se colorer en rose en présence de l'acide nitrique ou de l'acide sulfurique.

2° *Oranger doux* (*Citrus aurantium* L., var. *dulcis*). — Petit arbre ou arbuste souvent épineux, dont les feuilles sont ovales, aiguës, vertes, à pétiole dilaté en aile étroite, arrondie supérieurement, à fleurs blanches très odorantes, solitaires, peu nombreuses dans l'aisselle des feuilles. Le fruit est arrondi, dépourvu de mamelon terminal, à surface plus ou moins rugueuse et colorée en jaune foncé rougeâtre. Sa pulpe incolore ou rouge est douée d'une saveur sucrée et un peu aigrelette.

Cet arbre paraît être originaire de l'Indo-Chine, mais on ne le connaît pas à l'état sauvage. Les Portugais l'ont introduit, croit-on, en Europe au xv⁰ siècle. On le cultive en Chine, dans l'Inde, en Espagne, à Malte, en Algérie, aux Açores, à Madère, et ses fruits sont, dans tous ces pays, l'objet d'une exportation considérable. Il donne un grand nombre de variétés qui diffèrent par la taille et la configuration du fruit.

L'une des plus estimées est l'*orange mandarine* qui, bien qu'originaire de Chine, est cultivée en Sicile, dans le sud de l'Italie, le sud de l'Amérique. Ce fruit est plus petit que l'orange ordinaire, arrondi, mais déprimé en dessus et en dessous, à écorce lisse, mince, délicate, verte ou jaune. Sa pulpe a un parfum et une saveur des plus agréables. Son écorce renferme une huile volatile jaune, de saveur non désagréable. D'après de Luca, quand elle est débarrassée par la distillation de sa matière odorante, elle est formée d'un hydrocarbure $C^{10}H_{16}$.

Nous ne répéterons pas les renseignements que nous avons donnés sur l'Oranger amer, car, comme ce dernier, l'Oranger doux renferme une huile essentielle de même composition, et il ne diffère que par la saveur sucrée de sa pulpe et l'absence d'amertume de l'épicarpe du fruit.

Thérapeutique. — Les feuilles de ces deux Orangers, dont les propriétés médicales se confondent un peu, sont employées en infusion (5 pour 1,000 d'eau bouillante), comme diaphorétiques sédatives, et peuvent être utilisées dans les accidents nerveux, le hoquet, les crises hystériformes.

L'eau distillée sert à parfumer les potions, comme antispasmodique, et dans l'économie domestique.

L'écorce d'Oranger amer a des propriétés vermifuges et s'emploie sous forme de décoction concentrée. Le sirop, préparé suivant la formule du Codex, sert à édulcorer les potions tenant en dissolution des médicaments de saveur désagréable ou nauséeuse. Cette écorce jouit aussi de propriétés toniques, stomachiques et carminatives. Il faut éviter de la donner aux enfants à doses élevées, car elle peut provoquer des coliques violentes et même des convulsions.

L'essence de Portugal est employée dans la parfumerie et pour fabriquer des liqueurs analogues au curaçao de Hollande.

Celle de néroli est consommée entièrement par la parfumerie.

L'orangeade que l'on fait en exprimant le suc d'une orange dans l'eau sucrée constitue, en raison de l'acide citrique qu'il renferme, une boisson rafraîchissante et utile dans les cas d'insuffisance de sécrétion du suc gastrique.

INDUSTRIE. — *Huile de fleurs d'Oranger.*

DÉSIGNATION.	A. ORDINAIRE.	B. DOUBLE.	C. DEMI-FINE.
Hydrolat de fleurs d'Oranger.	0lit,600	4lit,00	0lit,900
Alcool à 85°.	2lit,500	5lit,00	2lit,800
Sucre.	1kg,250	2kg,500	2kg,500
Eau.	6lit,00	2lit,300	4lit,600

Par simple mélange. 10 litres.

Fleur d'Oranger.

DÉSIGNATION.	A. ORDINAIRE.	B. DEMI-FINE.	C. FINE.
Essence de néroli.	1gr,00	1gr,20	1gr,50
Alcool.	3lit,20	3lit,20	3lit,20
Sucre.	4kg,375	4kg,375	4kg,375
Eau.	3lit,90	3lit,90	3lit,90

Mélanger. Pour 10 litres.

Crème d'orange.

Essence d'écorces d'oranges . .   7gr,50
Alcool à 90°. . . . .   4 litres.
Sucre. 4kg,500
Eau. 2kg,250

Compléter à 10 litres avec l'eau. Colorer au cachou.

Curaçao.

Zestes râpés d'oranges amères.   18 à 20
Cannelle de Ceylan. . . . . . .   4 grammes.
Macis. . . . .   2 —
Alcool à 85°. . . . .   5 litres.
Sucre blanc. 1kg,750

Méthode de la chartreuse. Macération de

15 jours. Distillation au bain-marie sans rectification. 10 litres. Colorer au caramel.

Liqueur d'oranges (formule allemande).

Écorces fraîches d'oranges .	450 grammes.
— de citron.	75 —
Cannelle de Chine	40 —
Piment.	30 —
Alcool à 80°.	5^{lit},30
Sucre.	2^{kg},250

Même méthode. Colorer par le caramel.

Parfait amour.

Zestes râpés de cédrats. . .	62 grammes.
— — de citron. . . .	34 —
Girofle.	4 —
Alcool à 80°.	6 litres.
Sucre.	2^{kg},500

Colorer par le caramel, le bois de Fernambouc.

Curaçao.

DÉSIGNATION.	A. ORDINAIRE.	B. DEMI-FIN.	C. FIN.
Essence de curaçao	4^{gr},20	5^{gr},00	7^{gr},00
— de Portugal	1^{gr},50	2^{gr},00	2^{gr},00
— de girofle	0^{gr},25	0^{gr},40	0^{gr},50
Alcool.	3^{lit},20	3^{lit},20	3^{lit},20
Sucre	4^{kg},375	4^{kg},375	4^{kg},375
Eau	3^{lit},90	3^{lit},90	3^{lit},90

Même méthode. Macération de 12 jours. 10 litres. Colorer en rouge.

Curaçao par les alcoolats.

DÉSIGNATION.	A. ORDINAIRE.	B. DOUBLE.
Alcoolat de curaçao	0^{lit},80	1^{lit},00
Alcool à 85°	1^{lit},70	4^{lit},00
Sucre	1^{kg},250	2^{kg},500
Eau	6^{lit},60	3^{lit},30

Pour 10 litres.

Orchis.— Ces plantes, qui appartiennent à la famille des Orchidacées, série des Ophrydées, sont herbacées, vivaces, terrestres. Nous citerons comme les plus intéressantes les espèces suivantes :

1° *Orchis militaris* L.—Il nous offre à considérer deux parties, l'une souterraine, l'autre aérienne. Pendant la préfloraison, la première présente deux tubercules ovoïdes de grosseur inégale, l'un ayant à peu près les dimensions d'une noisette, l'autre plus petit. Ce sont des bourgeons axillaires des feuilles souterraines véritables réduites à l'état d'écailles, et dont la base se renfle et forme un réservoir de sucs nutritifs. Le plus gros, qui fournit à la plante les matériaux nécessaires pour sa végétation, se flétrit peu à peu, à

mesure qu'elle croît, puis se détruit. C'est le second qui le remplace l'année suivante et donne naissance à une nouvelle tige aérienne. A la base de cette dernière se produisent, en

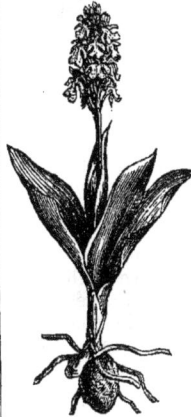

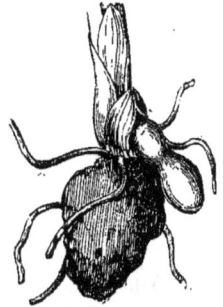

Fig. 690.— *Orchis militaris.*   Fig. 691. — *Orchis militaris.* Bulbe.

nombre considérable, des racines adventives, fibreuses, cylindriques, simples.

Tige herbacée, annuelle, haute de 20 à 30 centimètres, portant un petit nombre de

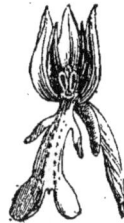

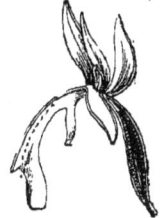

Fig. 692.— *Orchis militaris.* Fleur.   Fig. 693. — *Orchis militaris.* Fleur. Coupe longitudinale.

feuilles alternes, disposées en rosette, glabres, lisses, oblongues, aiguës, larges, longues de 15 à 20 centimètres, à nervures longitudinales parallèles, et d'un vert clair. Fleurs disposées à la partie supérieure de cette tige en une grappe simple de fleurs brièvement pédonculées, munies à leur aisselle d'une bractée courte. Elles sont irrégulières et bilabiées. Réceptacle concave, en forme de sac, et portant sur ses bords un périanthe formé de 6 folioles disposées sur 2 verticilles concentriques et alternes. Les 3 folioles extérieures sont de même taille, ovales, aiguës, membraneuses, l'une en arrière à la partie supérieure, et les deux autres laté-

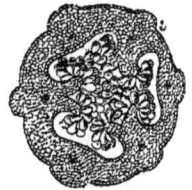

Fig. 694. — *Orchis militaris.* Fruit. Coupe transversale.

rales. Les folioles du périanthe intérieur sont inégales ; les deux postérieures sont étroites et se rapprochent de la foliole supérieure du périanthe extérieur pour former avec elle la lèvre supérieure en forme de casque. La troisième foliole constitue *le labelle*, dont la base se rétrécit en éperon conique, creux ; le limbe a la forme d'une lame étalée, tripartite, à lobes latéraux linéaires, à lobe médian échancré au milieu. Ce périanthe est blanchâtre ou légèrement rosé, avec des taches purpurines sur le labelle. L'androcée est réduit à une seule étamine fertile, unie en colonne ou *gynostème* avec le style, qui présente au-dessous de cette étamine une ouverture stigmatifère conduisant à la cavité ovarienne. L'anthère est biloculaire, et chaque loge renferme une masse pollinique ovoïde qu'un pédicule rattache à une petite glande ou *rétinacle* placée sous la face inférieure du stigmate, dans une des loges d'une petite poche. Ovaire infère allongé, tordu à l'âge adulte, à une seule loge renfermant sur 3 placentas pariétaux un grand nombre d'ovules très petits. Capsule triloculaire s'ouvrant à la maturité en trois valves portant au niveau de leur ligne médiane des graines très petites sans albumen.

Cette espèce croît dans les bois et les prairies humides de toute l'Europe. Il en est de même des espèces suivantes : *O. mascula* L. — *O. morio* L. — *purpurea* Huds. — *ustulata* L. — *coriophora* L. — *pyramidalis* L. — *latifolia* L. — *maculata* L. — *conopsea* L.

Toutes ces espèces sont employées en Eu-

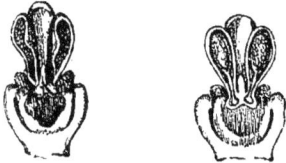

Fig. 695. — *Orchis maculata*. Anthère et partie du gynostème.

rope pour préparer un *salep* analogue à celui que l'on faisait venir autrefois à grands frais de l'Inde, où il est produit par plusieurs Orchidacées du genre *Eulophia*, particulièrement les *E. campestris* Lindl. et *herbacea* Lindl.

Les tubercules sont arrachés de terre après la floraison de la plante. On élimine ceux qui sont flétris ou ridés, pour ne conserver que ceux qui sont gonflés. On les échaude, puis, après les avoir enfilés, on les fait dessécher devant un feu doux, ou au soleil. Quand ils sont frais, ces tubercules sont blancs, succulents, de saveur amère et d'une odeur hircine ; mais, par la dessiccation, ils deviennent durs, cornés, et perdent leurs propriétés organaleptiques. On les récolte aussi en Grèce et dans l'Inde, sur les mon-

tagnes de l'Afghanistan, du Béloutchistan, de Kabul et de Bokhara et même à Ceylan.

Le Salep du Levant est sous forme de tubercules longs de 1 à 3 centimètres, ovoïdes, oblongs, pointus à l'extrémité inférieure, arrondis dans le haut et parfois même palmés. Ils sont très durs, cornés, à peu près dépourvus d'odeur et de saveur. Tous ces tubercules sont extrêmement riches en mucilage, soluble dans l'eau froide, dont la proportion peut s'élever à 48 0/0 ; l'iode colore cette solution en bleu, indice de la présence d'une petite quantité d'amidon ; l'ammoniaque y forme un précipité abondant. Soumis à l'ébullition en présence de l'acide nitrique, ce mucilage produit de l'acide oxalique, caractère qui le rapproche plutôt de la cellulose que de la gomme arabique. En présence de 40 parties d'eau, il forme une gelée épaisse qui prend une consistance plus ferme encore quand on l'additionne de borax ou de magnésie.

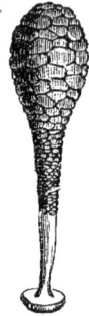

Fig. 696. — *Orchis maculata*. Masse pollinique.

Le salep renferme aussi du sucre, de l'albumine et des traces d'huile volatile qu'il perd par la dessiccation. Ses cendres (2 0/0 du bulbe sec), sont formées surtout de phosphates, de chlorures de potassium et de calcium.

Thérapeutique. — Le Salep, cuit dans le lait ou le bouillon, ou ajouté à la pâte de chocolat, est un aliment léger, facile à digérer, et que l'on donne aux convalescents ou dans l'irritation des voies digestives et urinaires. Il agit à la fois par son mucilage et sa fécule. Il nous venait autrefois de l'Asie Mineure. Mais aujourd'hui la récolte suffit en France pour les besoins du commerce. Il jouit en Orient de la réputation, fort usurpée d'ailleurs, d'être aphrodisiaque, et qui lui est accordée en vertu de la *doctrine des signatures*. A l'état normal, il ne peut être pulvérisé ; mais en le ramollissant dans l'eau et le desséchant ensuite rapidement, on l'obtient facilement en poudre.

Orge. — L'*Hordeum vulgare* L. appartient à la famille des Graminées, série des Triticées. Elle est très probablement originaire de l'Asie tempérée occidentale, est cultivée depuis longtemps dans le monde entier, sous les climats les plus différents, car on la retrouve en Norvège par 76° de latitude nord, en Laponie, dans l'Himalaya à 3,300 mètres, dans les Andes équatoriales, etc.

Tiges peu nombreuses, hautes de 60 à 90 centimètres, dressées, fistuleuses, excepté au niveau des nœuds, où se trouve une cloison pleine. Feuilles alternes, engainantes, longues, ligulées, linéaires, larges, planes, et munies d'une gaine glabre. Chaque tige est terminée par un seul épi, dense, épais, comprimé latéralement et souvent penché. Ses fleurs et ses organes de végétation sont ceux des graminées en général. Ses épillets sont uniflores, à 2 glumes et ternés sur chaque dent de l'axe principal de l'épi. Toutes ces fleurs sont hermaphrodites, saillantes, sur quatre rangées dans l'Orge commune, sur deux rangées dans *H. distichum*, où les fleurs des quatre autres sont mâles, sur six rangées dans *H. hexastichum*, variété de la même espèce. L'épi composé est rendu longuement barbu par les glumelles aristées. Le fruit de l'Orge est trop connu pour que nous le décrivions ici.

Composition chimique. — D'après les analyses de Lermer (*Viert. für p. pharm.*, 1863, p. 4-23), les grains entiers de l'Orge renferment :

Amidon	63,0
Cellulose	7,0
Dextrine	6,6
Azote correspondant à peu près à 16 de matières albuminoïdes.	2,5
Cendres	2,4
Eau	13 à 15
Huile grasse	3,0
Acides lactique, tannique, principes amers	Traces.

Les cendres renferment, d'après Lermer :

Acide silicique	29,0
Acide phosphorique	32,6
Potasse	22,7
Chaux	3,7

Le *gluten* est constitué par un certain nombre de principes insolubles dans l'eau pour la plupart.

Beckman a obtenu, par la distillation de l'Orge avec l'acide sulfurique, un acide qu'il nomme *acide hordéique* et qui paraît être de l'*acide laurique*.

Lintmer a signalé aussi la présence d'une petite quantité de *cholestérine*.

L'*huile grasse* est constituée, d'après Hanamann, par un composé de glycérine et d'acides palmitique et laurique.

D'après Pillitz (*Zeit. für annal. chem.*, 1872, p. 62), le grain d'Orge sec serait constitué par :

Albuminates insolubles	14,3
— solubles	2,1
Amidon	62,6
Dextrine	1,9
Sucre	2,7
Matière extractive	1,7
Huile grasse	3,1
Cendres solubles	1,4
— insolubles	1,2
Cellulose	8,9

La présence du sucre a été démontrée par Kühnemann (*Deutsch. chem. gess.*, 1875 et 1876). C'est un sucre cristallisé, dextrogyre, ne réduisant pas la liqueur cupro-potassique. Il a aussi signalé une matière amorphe, mucilagineuse, lévogyre, la *sinistrine*. D'après cet auteur, l'Orge ne renfermerait pas de dextrine.

Le caryopse renferme aussi, comme nous l'avons vu, de la *diastase*, mais seulement lorsqu'il commence à germer, et aux environs du germe. Sa proportion ne dépasse pas 2 0/0.

Usages. — En médecine, l'Orge est employée sous forme d'*Orge perlé*, c'est-à-dire dépouillé de son épicarpe mince et amer, ou d'*Orge mondé*, dans lequel une partie de l'é-

picarpe est restée. On en fait une tisane par décoction (20 grammes pour 1 litre d'eau), dont la saveur est fade, et qui est d'usage courant comme émolliente dans les maladies inflammatoires. On l'édulcore généralement avec 30 grammes de miel.

Avec l'Orge germée, ou *malt*, on fabrique, comme nous l'avons vu, la bière, à laquelle il fournit les matières alibiles. Ce malt lui-même est employé pour aider à la transformation de la fécule en sucre dans la dyspepsie amylacée.

Orme. — L'*Ulmus campestris* L. (Ormeau, Umeau) est un arbre de la famille des Ulmacées, série des Ulmées, à feuilles alternes, distiques, simples, insymétriques à la base, dentées en scie, penninervées, à stipules latérales. Les fleurs, qui se montrent avant les feuilles, sont disposées en cymes composées axillaires. Calice gamosépale, à 5 divisions. 5 étamines libres. Ovaire stipité à 2 loges uniovulées. Style simple à 2 branches stigmatiques divergentes. Samare aplatie, à bords prolongés en une

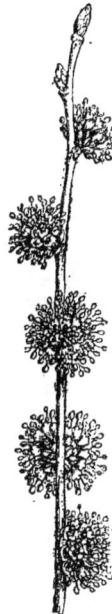

FIG. 697. — Orme.
Rameau. Fleur.

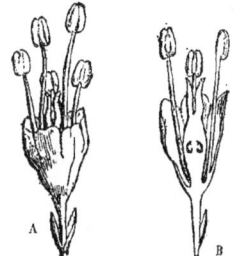

FIG. 698. — Orme.
A, fleur hermaphrodite ; B, coupe longitudinale.

aile périphérique, membraneuse, à cavité unique renfermant une seule graine non albuminée.

Cet arbre croît dans l'Europe et est cultivé dans nos promenades. La seule partie qui ait été usitée est l'écorce, qui est rougeâtre ou jaunâtre, flexible, mince, inodore, de saveur un peu amère et styptique.

Composition chimique. — Cette écorce renferme de l'amidon, du mucilage et une quantité de tanin assez considérable, qui noircit en présence des sels ferriques.

Usages. — Le bois de l'Orme, employé pour le chauffage, est usité aussi en ébénisterie ; on emploie surtout ses loupes de dimensions variables qui donnent un bois fort apprécié. L'écorce sert à tanner les peaux, et, comme ses fibres sont flexibles, résistantes, on en fait des cordes, des liens, des nattes, du papier... Elle avait été préconisée contre les affections cutanées se rapprochant de la lèpre, mais l'expérience a montré qu'elle était inerte. On l'a regardée aussi comme tonique, astringente, ce qui est plus vrai, car elle renferme du tanin, mais ses propriétés fébrifuges sont peu marquées ou mêmes nulles.

2° *U. fulva* Michx. (*U. rubra* And. Michx.) *Slippery Elm, Red Elm* des Américains. — Arbre de 15 à 20 mètres de hauteur, originaire du nord des Etats-Unis, répandu surtout à l'ouest des Alleghanys. Son écorce est inscrite à la pharmacopée des Etats-Unis, qui

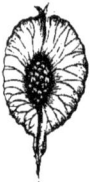

FIG. 699.— Orme. Samare.   FIG. 700.— Orme. Samare.

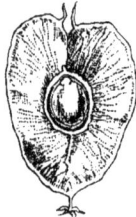

la décrit de la façon suivante: « Fragments de longueur et de largeur variables, de 3 millimètres d'épaisseur, d'un blanc brunâtre, à surface interne finement rayée. Cassure fibreuse, amylacée. Odeur légère, particulière, saveur mucilagineuse, insipide. »

Elle est employée comme émolliente dans la dysenterie, la diarrhée, les maladies urinaires. Son mucilage peut à la rigueur être assez nutritif, mais la quantité d'écorce qu'il faudrait ingérer rend cette propriété assez problématique. Le Dr Dowler, de Beardstown (Illinois), cite deux cas dans lesquels cette écorce mâchée a provoqué l'expulsion de vers ronds. On prépare aussi avec la poudre des cataplasmes émollients dont on fait des applications dans les inflammations de la peau, l'érysipèle; le mucilage s'obtient en faisant infuser pendant deux heures 6 parties d'écorce et 100 parties d'eau bouillante.

Les écorces des *U. alata* Michx., *americana* W. (White Elm) sont employées dans les mêmes conditions. Leur bois est usité dans les constructions. Les feuilles d'*U. parvifolia* Jacq. (*U. chinensis* Pers.) portent souvent une petite galle que les Chinois emploient pour teindre les peaux et les tanner.

Orobanche virginiana L. (*Epifagus americanus* L.). — Plante herbacée, vivace, de la famille des Orobanchées, vivant en parasite sur les racines de certaines plantes. Racine tubéreuse, charnue. Tige haute de 30 à 40 centimètres, lisse, ramifiée depuis la base et munie de petites écailles ovales, colorées en jaune ou en pourpre, et qui rem-

placent les feuilles. Fleurs hermaphrodites, irrégulières, solitaires à l'aisselle des écailles supérieures. Calice gamosépale, persistant, tubuleux, à 4 sépales. Corolle gamopétale, persistante et marcescente. Limbe à 2 lèvres dont la supérieure est en casque et l'inférieure trifide. 4 étamines didynames insérées sur le tube corollaire. 2 ovaires libres, uniloculaires, multiovulés, entourés à la base d'un disque charnu unilatéral. Style simple et recourbé au sommet. Stigmate bilobé. Capsule à deux valves placentifères s'ouvrant dans toute leur longueur, renfermant des graines petites, à testa épais, tuberculeux, à albumen abondant, transparent.

Cette plante est commune dans le nord de l'Amérique, et elle pousse sur les racines du hêtre, d'où le nom de *Beech-drops* qui lui est donné. Sa saveur est amère, astringente, nauséeuse, propriétés qui, dit-on, disparaissent par la dessiccation.

D'après Michaux, on l'employait sous forme de poudre, en Virginie, pour guérir les ulcères invétérés et surtout le cancer. D'après Chapmann et le professeur Burtom, elle fait partie d'un remède secret qui a joui en Amérique d'une grande réputation, la *poudre anticancéreuse de Martin*, dont, en somme, le constituant le plus actif était l'acide arsénieux. La poudre récente était aussi employée à l'intérieur dans la dysenterie.

D'autres Orobanches, tels qu'*O. americana* et *O. uniflora*, ont été usités aussi contre le cancer, mais sans donner de meilleurs résultats.

Orobe. — L'*Orobe officinale* (*Oroba* Ers) est une plante annuelle de la famille des Légumineuses papilionacées, série des Viciées. C'est, d'après Mérat et de Lens, l'*Ervum Ervilia* L. (*Vicia Ervilia* W.), et non l'*Orobus vernus* de Linné.

Feuilles alternes, composées, pinnées, à folioles nombreuses, stipulées, semi-sagittées. Pétiole terminé, à la partie supérieure, en cirrhe simple. Fleurs axillaires, irrégulières, résupinées, à réceptacle concave, disciflère en dedans, et accompagnées de bractées petites, caduques. 10 étamines diadelphes (9-1) périgynes; l'étamine vexillaire est libre. Gousse onduleuse, articulée, renfermant des graines grosses comme des grains de chènevis, arrondies, anguleuses, d'un gris rougeâtre et sans albumen.

Usages. — Les graines de cette plante passaient autrefois pour jouir de propriétés expectorantes et même galactogogues. D'après certains auteurs, quand elles sont ingérées en trop grande quantité, elles détermineraient des tremblements, la faiblesse des jambes et même la paralysie.

L'Orobe n'est pas employé aujourd'hui dans la thérapeutique courante et son étude est à faire entièrement.

Oronge (*Fausse*) — L'*Amanita muscaria*
Pers., *Agaricus muscarius* L. (Agaric mouche), de la famille des Champignons basi-
diomycètes, série des Agaricinées, est très
commun en été et en automne dans les
forêts, parmi les arbres. Cette espèce est caractérisée de la façon suivante :

Chapeau rouge sanguin orangé, rouge
foncé ou jaune rougeâtre, devenant à la fin
de couleur plus claire, de 7 à 18 centimètres
de largeur, couvert de verrues blanchâtres
ou flavescentes qui sont les débris du volva,

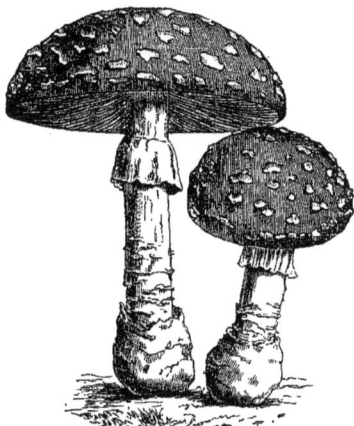

FIG. 701. — *Amanita muscaria.* Fausse oronge.

à chair flavescente sous une enveloppe qui,
dans les temps humides, est onctueuse.
Lames blanches, parfois flavescentes. Pied
creux, de 7 à 15 centimètres de hauteur,
blanc, à volva adné, garni de squames
concentriques, à base bulbeuse ovoïde.

Cette espèce est extrêmement vénéneuse
et d'autant plus dangereuse qu'elle peut
être confondue avec l'Oronge vraie, *A. Cœ-
sarea* Scop., qui est un des champignons les
plus recherchés et très commun dans le midi de
l'Europe. Les caractères suivants permettent
de ne pas récolter l'un pour l'autre. L'Oronge
vraie a un chapeau rouge orangé ou jaune
d'or, couvert de lambeaux larges et membraneux, débris du volva, d'abord hémisphérique, puis étalé et jaune pâle. La coloration ne
doit pas arrêter, car elle peut se modifier
sous l'influence des agents atmosphériques,
mais l'absence de verrues blanches est caractéristique. *Les lames sont jaune jonquille
ou orangé clair.* Le pied est orangé, jaune
clair, presque ventru, à collerette molle,
jaune.

Les méprises sont d'autant plus faciles,
que les organes des sens ne peuvent venir
en aide. La Fausse Oronge, en effet, n'a
qu'une odeur peu marquée, et sa saveur est
seulement un peu salée et non point âcre et
nauséabonde comme celle de la plupart des
champignons vénéneux.

Composition chimique. — Schmiedeberg et Koppe
(*Deutsch. chem. Gesell.*, 1870, p. 281) ont retiré
de ce champignon un alcaloïde, la *muscarine*
$C^5H^{15}AzO^2$, qui se présente sous forme de cristaux
irréguliers, déliquescents, solubles dans l'eau et
l'alcool, insolubles dans l'éther, fort peu solubles
dans le chloroforme, à réaction alcaline fort énergique, formant avec les acides des sels neutres déliquescents. Chauffée avec la potasse, elle donne de
la triméthylamine. Schmiedeberg et Harnack (*Chem.
Centralbl.*, t. VII, p. 554) ont obtenu artificiellement cet alcaloïde en oxydant la choline ou névrine par l'acide nitrique concentré. Cette synthèse
montre que la muscarine doit être considérée comme
une *oxynévrine*

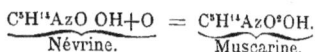

$$C^5H^{14}AzO\ \underbrace{OH+O} = C^5H^{14}AzO^2\underbrace{OH.}$$
$$\text{Névrine.}\qquad\qquad\text{Muscarine.}$$

Outre la muscarine, la Fausse Oronge renferme
aussi de *l'amanitine* dont la constitution est la
même que celle de la névrine, et qui, par oxydation,
donne comme elle de la muscarine. Leur mélange
constitue la matière toxique de la Fausse Oronge.

La muscarine est un toxique violent, et il suffit
de 1/30 ou 1/40 de milligramme pour arrêter les
battements du cœur d'une grenouille ; mais une injection d'atropine les rétablit.

La muscarine s'absorbe avec une grande facilité
et s'élimine par les urines. Elle produit la salivation comme la pilocarpine, et, comme la physostigmine, détermine des secousses musculaires et même
des contractions tétaniques. Elle ralentit les pulsations du cœur et finit par l'arrêter en diastole,
tandis que la digitaline l'arrête en systole. L'effet
sur l'œil a été signalé par Schmiedeberg, Koppe et
Krenchel. C'est un spasme de l'accommodation, et
parfois, plus tard, une contraction de la pupille.

TOXICOLOGIE. — Les différentes parties de la
Fausse Oronge ont un pouvoir toxique variable,
ainsi que l'a montré Réveil, effet qui dépend aussi de
son âge. Le pied et le chapeau sont les plus actifs ;
puis viennent les lames. Ceci explique comment,
suivant les différents modes de préparations, la Fausse
Oronge peut, en certains cas, ne pas être toxique.
On peut du reste la rendre inoffensive en suivant le
même procédé que pour la morille. Le champignon
est, il est vrai, devenu à peu près insipide et fort
indigeste. La Fausse Oronge, sous certains climats,
perd une grande partie de ses principes vénéneux,
surtout quand elle est très jeune.

L'empoisonnement par la Fausse Oronge ne se
manifeste guère que plusieurs heures après son ingestion, quand elle est digérée et absorbée. Les
symptômes sont les suivants : selles nombreuses,
glaireuses, sanguinolentes, puis excitation, ivresse
souvent furieuse, vertiges, titubation, respiration
haletante, irrégularité du cœur et souvent syncope,
dilatation ou resserrement de la pupille, troubles
de la vue, de l'intelligence, stupeur, pâleur de la
face, sueurs froides, ralentissement du pouls, somnolence, coma, puis la mort, qui vient terminer le
processus, si l'on n'intervient pas rapidement. Il va
de soi, d'ailleurs, que ces symptômes peuvent varier, suivant l'âge, la partie du champignon, la quantité ingérée.

Si l'intoxication est récente, c'est-à-dire date de
moins d'une heure, que le poison n'ait pas encore
été absorbé, l'indication naturelle est de débarrasser l'estomac par un vomitif, et l'intestin par un
purgatif huileux. Mais si l'intoxication est prononcée, on lui opposera l'antagoniste physiologique de la muscarine, c'est-à-dire l'atropine. On
fait une injection hypodermique de 1 centimètre
cube d'une solution de sulfate d'atropine à 10 centigrammes pour 100 grammes d'eau distillée. La seringue de Pravaz de 1 centimètre cube correspond
à 1 milligramme de sulfate d'atropine. On renouvelle l'injection un quart d'heure après s'il est nécessaire. Cet heureux antagonisme a été signalé
par Prevost, de Genève, Schmiedeberg et Koppe.

En injectant 2 milligrammes de sulfate d'atropine
à un chien empoisonné par 11 milligrammes de

muscarine, ils ont vu les symptômes graves disparaître et l'animal se rétablir au bout de deux heures. De même en injectant préalablement à un chat 1 milligramme de sulfate d'atropine, une dose ordinairement mortelle de 3 milligrammes de muscarine ne produisit pas d'effets. Cependant il faut ajouter qu'une forte dose de muscarine entrave l'action de l'atropine. Une fois l'intoxication combattue, on relève les forces du malade par les moyens ordinaires.

Usages. — En Sibérie, les habitants se servent d'une infusion de ce champignon qu'ils ajoutent à la liqueur fermentée produite par le suc de l'*Epilobium angustifolium.* Cette boisson donne lieu à des convulsions dans tous les membres, à une fièvre brûlante, à des hallucinations tristes ou gaies ; suivant la constitution des sujets et parfois même sous l'influence de suggestions étrangères, le buveur, l'intoxiqué, pourrait-on dire, peut être conduit au crime ou au suicide. D'après Kerma, cet usage est confiné chez les Koraks qui habitent le golfe Penyhinsk, du détroit de Behring. Bien que la vente de ce champignon soit interdite, les habitants se le procurent à des prix exorbitants, car on a vu donner des fourrures d'une valeur de 100 francs pour un seul champignon. Ce sont les marchands russes qui les leur vendent.

D'après Langsdorff, ces champignons sont récoltés pendant la saison chaude, séchés sur des cordes, ou mieux, on les laisse sécher sur place, et ces derniers paraissent plus actifs. Au Kamchatka, on les roule de manière à en faire un bol qu'on avale sans le mâcher, pour éviter, dit-on, les désordres de l'estomac. Cet auteur ajoute que l'urine de ceux qui ont usé de ce champignon devient enivrante, ce qui s'explique par la facilité avec laquelle l'urine s'élimine par les voies urinaires, et cette propriété se transmettrait jusqu'à la quatrième ou cinquième personne.

Dans certaines parties de la Russie on mange la Fausse Oronge confite dans le vinaigre. Est-elle moins active, ou ce mode de préparation lui enlève-t-il de ses propriétés toxiques?

Thérapeutique. — La thérapeutique s'est emparée des propriétés physiologiques de la Fausse Oronge, car W. Murrell a traité avec succès 26 cas de sueurs nocturnes par sa poudre. Quant à la muscarine, bien qu'elle ait, comme nous l'avons vu, une action sur l'œil, analogue à celle de la physostigmine, l'emploi de cet alcaloïde paraît être plus sûr. On ne peut songer à l'employer comme antidote de l'empoisonnement par la belladone, car cet antagonisme n'existe pas.

Les variétés d'*A. muscaria* sont aussi vénéneuses; telles sont *A. regalis* Fr., *formosa* Pers., *umbrina.*

Parmi les Amanites vénéneuses nous citerons : *A. solitaria* Bull., que l'on rencontre en été sur les sols riches en humus; *A. excelsa* Fr., en automne, sur les montagnes,

où il est du reste peu commun; *A. pantherina* DC., en août et octobre, dans les forêts de hêtres surtout; *A. aspera* Seer, dans les clairières; *A. rubescens* Fr., commun dans les forêts; *A. mappa* Fr., en automne, dans les forêts; *A. phalloides* Fr., commun en automne dans les forêts, les broussailles; *A. virosa* Fr., dont l'odeur est repoussante et qui se trouve dans les forêts humides.

Oroxylum Indicum Vent. (*Calosanthes indica*). — Petit arbre de la famille des Bignoniacées, tribu des Bignoniées, originaire de l'Inde. Feuilles de 1 mètre à 1^m,50 de longueur, bipennées. Fleurs disposées en panicules de cymes terminales apparaissant au commencement de la saison des pluies, grandes, charnues, d'un brun foncé et presque régulières. Calice et corolle gamophylles, campanulés. 5 étamines fertiles, incluses, libres. Ovaire inséré sur un disque cylindrique épais, à 2 loges, renfermant chacune des ovules nombreux. Style long, à 2 branches stigmatifères. Capsule énorme, aplatie transversalement, s'ouvrant du sommet à la base en 2 valves, dont l'une est concave et l'autre convexe. Elles laissent à découvert, en s'écartant, une cloison couverte de graines plates, entourées d'une grande aile membraneuse, transparente.

L'écorce de cet arbre jouit dans la médecine hindoue d'une réputation considérable. Elle est d'un brun clair, marquée de grandes cicatrices laissées par les feuilles tombées, et pourvue de protubérances nombreuses, petites. La surface interne est jaune quand elle est fraîche. Sa saveur est amère et un peu âcre. Son odeur est nulle.

On regarde cette écorce comme astringente, tonique et fort utile dans la diarrhée et la dysenterie. A Bombay, sa décoction sert à laver les ulcères du dos des bœufs porteurs. D'après le Dr Evers (*Ind. méd. gaz.,* mars 1875), la poudre et l'infusion constituent de puissants diaphorétiques. Des bains, préparés avec cette écorce, ont été employés avec succès dans les rhumatismes aigus. La dose de la poudre est de 30 centigrammes à 1 gramme, trois fois par jour. L'infusion (30 grammes d'écorce pour 300 grammes d'eau bouillante) se donne à la dose de 30 grammes, trois fois par jour. Combinée à l'opium, cette poudre forme un puissant sudorifique.

Le Dr Evers ne lui reconnaît pas de propriétés fébrifuges (W. Dymock, *loc. cit.*).

Orthosyphon stamineus. — Arbrisseau de la famille des Labiées, originaire de Java, où il porte le nom de *Koumis koutjing* (moustache de chat). Feuilles petites, ovales, pétiolées, à crénelures fines, à face supérieure d'un vert foncé, glabre, parcourue de nervures secondaires partant deux à deux à diverses hauteurs de la nervure médiane, et se dirigeant vers les bords de la feuille, pour les suivre ensuite et se rejoindre au sommet. Face inférieure d'un vert plus clair. Organisation florale des Labiées.

Les feuilles, seule partie employées, ont subi pour la plupart la même préparation que celles du thé. Elles sont roulées sur elles-mêmes et plus aromatiques que lorsqu'elles sont simplement séchées.

Composition chimique. — Périnelle, qui a fait connaître cette plante (*Nouv. remèdes*, 8 janvier 1887), n'a pas trouvé d'alcaloïde, mais probablement un glucoside, dont l'étude n'est pas encore faite. L'extrait aqueux est de couleur foncée, très aromatique. 100 grammes de feuilles en donnent 19 grammes.

Usages. — A Java, ces feuilles sont employées en infusions théiformes (5 grammes pour 1 litre d'eau), dans le traitement des maladies des reins et de la vessie, la diathèse phosphatique ou urique, la cystite, le catarrhe vésical, la dysurie, etc. Des expériences thérapeutiques sont instituées pour savoir si réellement ces feuilles présentent les propriétés qu'on leur attribue. Le Dr Frochard a obtenu chez un malade de 52 ans, atteint de coliques néphrétiques, l'expulsion d'un calcul assez volumineux. Une seule attaque se fit sentir dans les deux mois suivants, et pendant cinq mois elle ne se renouvela pas.

L'extrait aqueux serait préférable à la teinture, car le glucoside est peu soluble dans l'alcool.

Ortie brûlante L. — *Urtica urens* L. (Ortie

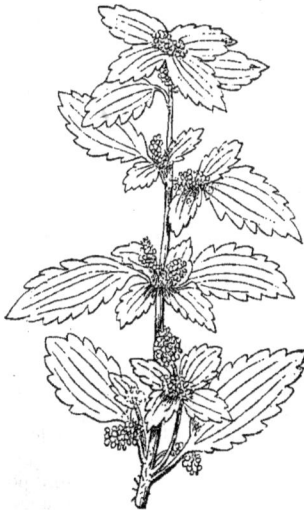

FIG. 702. — *Urtica urens.* Sommité florifère.

grièche, Petite Ortie). — Cette plante herbacée, annuelle, appartient à la famille des Urticacées, série des Urérées. Tige haute de 30

à 50 centimètres, simple, tétragone et garnie de poils urticants. Feuilles opposées, pétiolées, ovales, oblongues, profondément dentées, à 5 ou 7 nervures, et accompagnées de 2 stipules latérales caduques, couvertes de poils brûlants. Fleurs petites, verdâtres, disposées en grappes simples qui comportent à la fois des fleurs mâles et des fleurs femelles. La fleur mâle présente un calice à 4 sépales légèrement unis à la partie inférieure, 4 étamines insérées sous la base d'un petit corps central, circulaire, à filets d'abord involutés dans le bouton, puis se déroulant avec élasticité. Le périanthe de la fleur femelle est également composé de 4 sépales. Ovaire libre, ovoïde, à une seule loge renfermant un seul ovule. Style très court partagé en un grand nombre de poils jouant le rôle de stigmates. Achaine ovale, comprimé, entouré par le calice persistant. La graine qu'il contient est albuminée.

Cette plante croît partout dans nos contrées, dans les décombres, les lieux incultes, dans les jardins. Elle est remarquable par les poils nombreux qui couvrent surtout ses feuilles, et qui, d'après Duval Jouve (*Bull. Soc. bot. de France*, XIV, 36), sont de trois sortes :

1° Des poils courts, non urticants, invi-

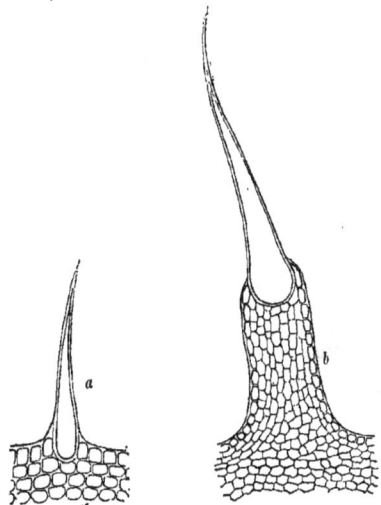

FIG. 703. — Ortie. Poil urticant.

FIG. 704. — Ortie. Poil urticant.

sibles à l'œil nu, unicellulaires, à tête renflée, formée de 2 à 4 cellules ;

2° Des poils allongés, coniques, unicellulaires, non urticants ;

3° Des *stimulus* ou poils urticants simples, coniques, unicellulaires, constitués par un bulbe basilaire renflé, par un poinçon conique qui lui fait suite et par un petit sommet incliné, renflé en boule. Tout ce poil est creux et rempli d'un liquide irritant, qui détermine, quand le poil se brise dans la petite plaie, une sensation douloureuse de brûlure. D'après Haberlandt, cette substance serait une matière albuminoïde, alcaline, une sorte de ferment, assez fixe, car la matière des glandes de l'Ortie, desséchée à basse température, jouit encore de propriétés irritantes quand on l'introduit sous la peau. Elle est détruite par l'eau bouillante. La base du *stimulus* est entourée d'une gaine de cellules saillantes, dépendant du parenchyme sous-épidermique. C'est à cet ensemble de cellules qu'on attribue la sécrétion du liquide irritant qui passe dans le poil, lequel lui sert de réservoir.

On emploie, pour l'usage médical, la plante entière. Son odeur est faible, sa saveur est astringente et herbacée.

Composition chimique. — Elle renferme du nitrate de potasse, du tanin, de l'acide gallique, une matière azotée, de la chlorophylle.

Thérapeutique. — L'Ortie, après avoir été douée d'un grand nombre de propriétés médicales que l'expérience ne lui a pas conservées, a été préconisée depuis longtemps comme antihémorragique, dans les hémorragies capillaires, l'hémorragie, les pertes utérines, soit à l'intérieur, sous forme d'infusion (30 à 60 grammes par litre d'eau), de suc (60 à 100 grammes de sirop), soit à l'extérieur, et alors on imbibe une éponge du suc de l'ortie et on l'applique sur le siège de l'hémorragie. Récemment encore, on a préconisé (Rothe) une alcoolature préparée en mettant la plante entière en contact avec l'alcool à 90°, pendant une semaine, pressant et filtrant.

On a également proposé (Faber, de Schondorf) l'infusion (12 pour 600 grammes) dans la diarrhée, la dysenterie rhumatismale sans hémorragie. La dose est d'une tasse toutes les deux heures. Quatre à huit heures suffiraient pour amener la guérison.

On pratique l'urtication en fustigeant avec la plante les parties sur lesquelle on désire produire une dérivation, pour rappeler les exanthèmes qui tendent à disparaître (rougeole, scarlatine), dans le coma, la paralysie.

2° *Ortie commune (Urtica dioica* L.). — Cette plante, qui est vivace, présente une tige de 70 à 90 centimètres de hauteur, tétragone et pubescente. Feuilles lancéolées, cordiformes, fortement dentées sur les bords. Leurs aiguillons sont moins forts que ceux de l'espèce précédente et provoquent une cuisson moins désagréable. Fleurs dioïques et disposées en grappes pendantes.

La plante entière renferme, d'après Saladin, du nitrate de chaux, du phosphate de potasse, de l'acétate de chaux, de la silice, de l'oxyde de fer, etc. Cette composition chimique s'explique, du reste, par l'habitat de l'ortie dioïque, que l'on trouve communément dans les lieux incultes, les buissons, sur les vieux murs surtout, auxquels elle emprunte les sels qu'elle renferme.

Sa tige renferme des faisceaux libériens assez abondants pour qu'il soit possible de l'employer comme celle du chanvre, pour faire du fil, de la filasse, des tissus. On la coupe au milieu de l'été; on la fait rouir dans l'eau stagnante ou courante, et on lui fait subir la même série de préparations qu'aux tiges du *Canabis sativa.*

La racine, soumise à l'ébullition, donne avec l'alun une liqueur d'un beau jaune, qui peut être employée comme matière tinctoriale.

Ses usages médicaux sont analogues à ceux de l'espèce précédente. Il en est de même de l'*U. pilulifera* L. (Ortie romaine),

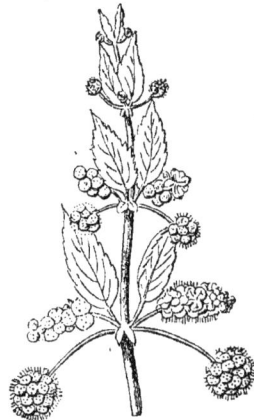

FIG. 705. — *Urtica pilulifera.* Sommité florifère.

qui se distingue par ses fleurs monoïques, les femelles en têtes globuleuses, les mâles en grappes. Cette espèce est plus rare que les deux autres.

Oseilles. — L'Oseille (*Rumex acetosa* L. — *Lapathum pratense* Lamk.) est une plante herbacée, de la famille des Polygonacées, commune dans nos campagnes, à souche vivace, à tige florifère, haute de 60 centimètres à 1 mètre et plus, dressée, ramifiée à la partie supérieure et sillonnée. Feuilles radicales, nombreuses et disposées en bouquet. Feuilles caulinaires inférieures, longuement pétiolées, un peu épaisses, ovales oblongues, sagittées, prolongées à leur base en oreillettes acuminées et presque parallèles au pétiole. Feuilles supérieures sessiles, plus oblongues, amplexicaules. Toutes ces feuilles sont pourvues d'ocrea. Fleurs le plus souvent unisexuées, polygames, disposées en grappes composées, ramifiées. Les fleurs mâles sont vertes avec une teinte rougeâtre. Périanthe unique, persistant, à 6 folioles en deux séries, les intérieures accrescentes en valves beaucoup

plus larges que le fruit, membraneuses, suborbiculaires. Les folioles externes sont réfléchies et rabattues sur le pédicelle. 6 étamines libres, courtes. Ovaire libre, pyriforme, trigone, à une seule loge. 3 styles à
extrémités renflées, profondément pénicel-
lées, à divisions nombreuses, aiguës, disposées
en étoiles. Le fruit, qui est avorté ou stérile
dans les fleurs mâles, est tétraédrique, étroite-

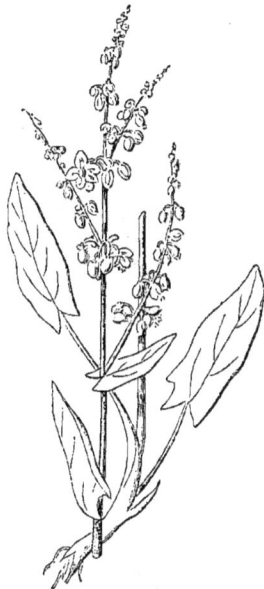

FIG. 706. — *Rumex acetosa.*

ment entouré par les sépales internes accrus,
et renferme une graine à albumen farineux.

Les parties employées sont les racines et
les feuilles. La *racine* est longue, ligneuse,
rougeâtre, amère et astringente. Les *feuilles*
ont une saveur acide. Elles renferment une
grande quantité de sel d'oseille (V. OXALIS),
de l'acide tartrique, de l'amidon, du mucilage, etc.

2° La Petite Oseille (*Rumex acetosella* L.),
qui est extrêmement commune dans nos pâturages et les terrains sablonneux ou tourbeux,
diffère de l'espèce précédente par des feuilles
plus petites, linéaires ou lancéolées, hastées,
à oreillettes aiguës, relevées ou étalées perpendiculairement au limbe.

Cette espèce jouit, du reste, des mêmes
propriétés, mais elle s'emploie moins souvent.

Il en est de même de l'Oseille à feuilles
rondes ou en bouclier (*Rumex scutatus* L. —
Acetosa pratensis lanceolata Tournef.).

Thérapeutique. — L'Oseille est rafraîchissante, diurétique, et passe même pour être
antiscorbutique. On en fait un bouillon
d'herbes que l'on prend après les purgatifs
pour faciliter leur action. Les propriétés fé-

brifuges qu'on lui a attribuées sont loin d'être
prouvées. Quand on continue trop longtemps
l'usage de l'oseille, celle-ci peut provoquer
la gravelle oxalique, la plus difficile à guérir.

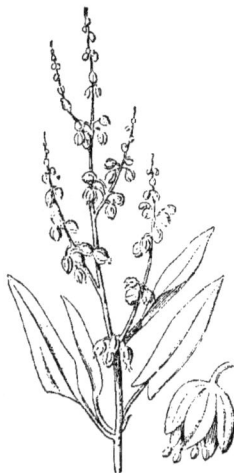

FIG. 707. — *Rumex acetosella.* Sommité florifère et fleur.

On cite le cas d'empoisonnement d'un enfant
qui, après avoir mangé une grande quantité
de feuilles d'oseille, prit par erreur de l'eau
de savon. Le bioxalate de soude qui se forma
agit comme toxique.

Osmonde royale. — L'*Osmunda regalis* L.

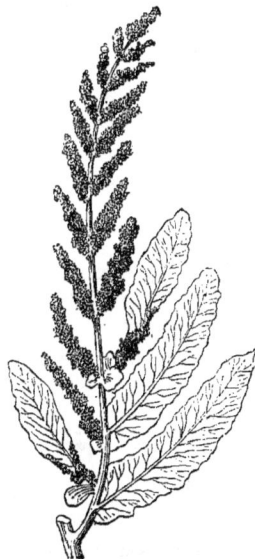

FIG. 708. — *Osmunda regalis.* Feuille fructifère.

(Fougère aquatique, Fougère royale), de la
famille des Fougères, série des Osmunda-

cées, est une belle plante qui croît en France dans les bois humides, les lieux marécageux. Souche cespiteuse, épaisse, feuilles de 60 centimètres à $1^m,50$, très grandes, bipennatiséquées. Les segments supérieurs seuls sont fructifères. Les sporanges ont un anneau incomplet.

La seule partie usitée est le rhizome, dont l'extrait, à la dose de 8 à 16 grammes, purge doucement, et qui, par un usage prolongé, active la sécrétion de la bile. Aubert (1813) le donnait aux enfants affectés du carreau. Son activité dans la cure des hernies (Heindereich) est des plus hypothétiques. Les feuilles servent dans les campagnes à faire des lits pour les enfants rachitiques ou délicats. Inutile d'ajouter que leur influence thérapeutique est nulle.

Osmorrhiza longistylis Rafin. (*Urospermum Claytonii* Nutt.). — Plante herbacée, vivace, de la famille des Ombellifères, série des Carées, à tige dressée, de 60 centimètres à 1 mètre de hauteur, verte ou pourprée et pubescente. Feuilles longuement pétiolées, tripennées, à divisions ovales, serretées ou crénelées sur les bords, de couleur vert clair, légèrement pubescentes sur la face supérieure, à face inférieure glabre. Fleurs polygames, blanches, disposées en ombelles composées, à 2 ou 3 rayons, munies d'un involucre à 1-3 folioles lancéolées. Les ombellules sont à 3-5 rayons, et l'involucelle est formé de 5 folioles lancéolées. Organisation florale des Ombellifères normales. Fruit linéaire, oblong, anguleux, atténué à la base, un peu obtus au sommet, cilié, à carpophore mince, bifide et dépourvu de bandelettes.

Cette plante habite les endroits humides des Etats-Unis et du Canada, et s'étend au sud jusqu'à la Virginie, à l'ouest jusqu'à l'Orégon.

On emploie le rhizome avec les racines. Il est couvert d'un épiderme jaunâtre, dans lequel sont éparses de nombreuses cellules renfermant une matière jaune, résineuse. Son odeur est forte, aromatique, et c'est elle qui a valu à cette plante le nom générique d'*Osmorrhiza* ou racine odorante. Sa saveur rappelle celle de l'anis.

Composition chimique. — Cette racine renferme une huile volatile d'un jaune brun, dont l'odeur et la saveur rappellent celles de l'anis, comme l'avait fait remarquer H. L. Green. Elle a été étudiée par Eberhardt (*Pharm. Rundsch.*, juillet 1887). Elle est constituée, pour la plus grande partie, par une huile lourde, d'une densité de 1.0114 à 10°, et par une petite quantité d'une essence plus légère. Celle-ci renferme un hydrocarbure dont la composition est représentée par $C^{10}H^{12}$, mais qui consiste principalement en *anéthol*.

La première essence, soumise à la distillation fractionnée, commence à bouillir à 189°; mais la température s'élève immédiatement à 225° et même à 280°. La plus grande partie passe entre 225 et 230°, et est formée d'anéthol presque pur, et l'acide anisique auquel il donne naissance est identique à celui qu'on obtient par oxydation de l'anéthol de l'anis.

L'essence brute se dissout dans l'alcool à 0.830, l'éther, le chloroforme. On peut distinguer les liqueurs auxquelles on l'a ajoutée à leur arrière-goût un peu âcre et en ce qu'elles perdent plus rapidement leur arome qu'avec l'essence d'anis.

Cette racine renferme, en outre, de la résine, une matière grasse, un glucoside non étudié, de l'amidon, etc.

Les cendres consistent en carbonates, sulfates, chlorures de potassium, de calcium et de magnésium.

Usages. — Le rhizome et les racines doivent à l'huile essentielle qu'elles renferment des propriétés carminatives et expectorantes qui les font employer aux Etats-Unis sous forme d'infusion ou d'extrait fluide.

Ouabaio. — Les Çomalis de la côte orientale d'Afrique préparent un poison des flèches avec l'extrait aqueux du bois, et surtout des racines d'un arbre, l'Ouabaïo, qui croît sur les montagnes du Çomal, et qui, d'après Franchet et Poisson, est voisin du *Carissa Schimperi*, de la famille des Apocynacées, dont il diffère par ses fleurs disposées en petites grappes serrées, au sommet d'un pédoncule long de 2 à 3 centimètres.

Le bois est sous forme de grosses bûches dont la texture est serrée et analogue à celle de l'acacia.

Composition chimique. — L'Ouabaïo a été étudié par Arnaud (*Compte rend. Ac. sc.*, t. CVI, n° 14, p. 1012), qui a retiré du bois environ 3 pour 1,000 d'une matière cristallisée à laquelle il a donné le nom d'*ouabaïne* $C^{20}H^{46}O^{12}$. Elle cristallise en lames rectangulaires d'aspect nacré, blanches, inodores, sans amertume. Elle est peu soluble dans l'eau froide; 100 parties en dissolvent 0.650, très soluble dans l'eau bouillante. 100 parties d'alcool à 85° en dissolvent à froid 3.75. Elle est insoluble dans le chloroforme, l'éther anhydre et l'alcool absolu. A 180° elle prend l'état pâteux et fuse à 200°.

En présence des acides étendus et à l'ébullition, elle se dédouble en glucose et en produits secondaires qui n'ont pas été encore étudiés par l'auteur.

Bien que le glucoside soit insipide, l'extrait aqueux est certainement amer. En cela l'Ouabaïo ressemble à un autre Carissa, le *C. xylopicron* ou bois amer.

Physiologie. — H. Varigny et P. Langlois ont étudié l'action physiologique de l'extrait aqueux, employé par les Çomalis et qui se présente sous forme de petites balles brunes, sèches, résineuses. Une injection aqueuse de 5 à 10 milligrammes tue rapidement les lapins, les cobayes. L'animal tombe en faisant des efforts pour respirer, puis il succombe à l'asphyxie. A l'autopsie, le cœur est intact, le ventricule est immobile, mais les oreillettes sont encore animées d'un léger mouvement. Les poumons sont pâles et anémiés. Pendant la vie on ne remarque pas de troubles de la motion ou de la sensibilité.

1 à 2 milligrammes sont injectés sous la peau d'une grenouille dont le cœur a été mis à nu. Au bout de quelques minutes, le cœur se contracte après la systolie auricu-

laire. 4-5 minutes après l'injection, la quantité de sang passant dans le ventricule, après chaque systole auriculaire devient infinitésimale, puis il n'en passe plus. Le ventricule cesse de battre, les oreillettes continuent à se contracter encore pendant 10 à 15 minutes.

Les expériences suivantes ont été faites sur des chiens soumis à l'action du chloral et du Curare. Dans un cas, une dose de 1 centigramme d'Ouabaïo dans 1 centimètre cube d'eau, injectée en 1 minute, détermine des troubles cardiaques, sans symptômes marqués du côté de la respiration. Pour éviter l'action directe de la matière toxique sur l'endocarde, on injecte dans les veines, à plusieurs reprises, une solution de 1 milligramme dans 1 centimètre cube d'eau. Avec de faibles doses (4 milligrammes par 13 livres du poids de l'animal), la respiration devient plus faible au bout de 1 à 2 minutes. Ce phénomène, qui ne s'accompagne pas de troubles du côté du cœur, dure 1 à 2 minutes, puis cesse.

Des doses plus grandes (8 milligrammes par 11 livres du poids), administrées en 1/2 heure environ, accélèrent pendant quelques instants la respiration, qui devient peu à peu moins rapide, puis cesse au bout de 2 à 3 minutes. Le cœur continue à battre, puis ses contractions diminuent et cessent complètement. Avec 6 milligrammes par 11 livres du poids, l'arrêt de la respiration n'empêche pas le cœur de continuer à battre. En pratiquant la respiration artificielle, le cœur continue ses mouvements, et au bout de quelques minutes la respiration redevient normale.

L'Ouabaïo détermine parfois des vomissements chez les animaux qui n'ont pas été soumis auparavant à l'influence du chloral.

E. Gley (Compte rend. Ac. d. sc., 30 juillet 1888, p.348), en partant de l'analogie chimique signalée par Arnaud (loc. cit., 16 juillet 1888), entre la strophantine qu'il a obtenue pure et l'ouabaïne, a vu que ces deux substances agissent sur le système nerveux bulbo-médullaire, et sur l'appareil cardio-vasculaire, dont elles exagèrent d'abord puis suppriment le fonctionnement. Sur la grenouille, 1/40 de milligramme d'ouabaïne cristallisée suffit pour arrêter le cœur en systole en 6 minutes. Pour le cobaye, la dose toxique en injection sous-cutanée est de 1/10 de milligramme par kilogramme du poids de l'animal, et la mort arrive en vingt-cinq minutes. Pour le chien, la dose toxique limite est de 1/10 de milligramme par kilogramme de poids. En injection intra-veineuse, la dose est de 3/20 de milligramme par kilogramme pour le lapin.

Par la voie stomacale, la toxicité est beaucoup moins grande, car un chien de 3kg,280 a survécu à une dose de 8 milligrammes d'ouabaïne dans 30 centimètres cubes d'eau, après avoir présenté tous les symptômes :

troubles respiratoires, vomissements, accélération et augmentation d'amplitude des contractions cardiaques et vaso-constrictives généralisées.

L'Ouabaïo n'est pas, à l'heure où nous écrivons, encore entré dans la thérapeutique, à laquelle il est appelé probablement à rendre les mêmes services que le Strophantus.

Ouratea angustifolia H. Bn (*Gomphia angustifolia* Wahl.). — Petit arbre de la famille des Ochnacées, série des Ouratées, originaire de l'Inde, à feuilles alternes, persistantes, simples, coriaces, serretées, à nervures parallèles ; 2 stipules. Fleurs hermaphrodites en grappes terminales et axillaires. 5 sépales colorés. 5 pétales jaunes, odorants, presque sessiles. 10 étamines libres, à anthères s'ouvrant au sommet par un pore. Après l'anthèse le réceptacle s'allonge, forme une colonne portant au sommet 5 ovaires uniloculaires, uniovulés. 5 styles connés en un seul. Drupes groupées au sommet du réceptacle, accompagnées à la base par le calice. Noyau peu épais renfermant une graine non albuminée.

Usages. — La racine et les feuilles, qui sont amères, sont prescrites, au Malabar, en décoction dans l'eau ou le lait, comme stomachiques, digestives et antivomitives.

L'écorce et la racine d'*O. ilicifolia* DC. des Antilles passent pour jouir des mêmes propriétés. Au Brésil, les *O. jabotapita* DC. et *hexasperma* A. S. H. sont usités également comme amers. L'écorce de ce dernier, en décoction, est usitée pour laver les plaies des animaux, provoquées par les piqûres des insectes (H. Bn, *Hist. d. pl.*, t. IV, p. 306).

Ourouparia gambir H. Bn. — Plante grimpante, de la famille des Rubiacées, série des Naucléées. Feuilles opposées, ovales, lancéolées, aiguës, glabres en dessus, velues dans l'aisselle des nervures, brièvement pétiolées, longues de 9 centimètres sur une largeur de 5 centimètres, à stipules interpétiolaires. Fleurs blanches ou jaunâtres groupées en faux capitules axillaires. Quand les fleurs avortent, les pédoncules deviennent durs, se recourbent et servent alors à accrocher, pour ainsi dire, la plante aux arbres voisins. Calice tubuleux à 5 divisions aiguës, soyeuses. Corolle à tube filiforme, 4 fois plus que le calice, à limbe divisé en 5 lobes obtus, villeux. 5 étamines insérées sur la gorge de la corolle, à filets très courts, à anthères dont la base libre s'atténue en une soie aiguë. L'ovaire infère surmonté d'un disque épigyne est à 2 loges multiovulées. Style long, exserte, à stigmate capité. Capsule allongée, couronnée par le calice, septicide. Graines nombreuses terminées à chaque extrémité par une aile, dont une est bifide.

Cette plante croît dans les îles de l'archipel

de Malacca, et elle est cultivée à Singapore. Elle fournit un cachou particulier, le *Gambir*, que l'on obtient en faisant bouillir dans l'eau les feuilles arrachées aux plantes de 8 à 9 pieds de hauteur, récolte qui se fait 3 ou 4 fois par an. La décoction est évaporée en consistance de sirop épais qu'on coule dans des boîtes carrées. Quand la dessiccation est suffisante, on coupe le gambir en cubes qu'on fait sécher au soleil. 70 à 80,000 arbustes peuvent donner par an 25 à 30 kilogrammes de produit.

Le Gambir du commerce est sous forme de cubes de 2 à 3 centimètres de côté, d'aspect terreux, de couleur brun clair, mais colorés en jaune cannelle à l'intérieur, inodores, de saveur astringente et amère, poreux, friables, solubles en partie dans l'eau froide. La solution dans l'eau bouillante est complète, mais, par le refroidissement, elle se trouble et laisse un dépôt. Au microscope, le Gambir paraît composé de petits cristaux.

Composition chimique. — Le Gambir pur renferme de 36 à 40 0/0 d'un tanin particulier, donnant une coloration verte avec les sels de fer, l'acide catéchutanique. Il contient en outre une substance particulière, la *catéchine*, ou plutôt les catéchines, car A. Gautier (*Bullet. Soc. chimique*, t. XXVIII, p. 147; t. XXX, p. 567) en a décrit trois sortes :

A. $C^{40}H^{38}O^{18}$ + 2H^2O fondant à 204-205.
B. $C^{18}H^{38}O^{16}$ + H^2O —   176-177.
C. $C^{40}H^{38}O^{16}$ + H^2O —   163.

La catéchine cristallise en aiguilles blanches, soyeuses, de saveur nulle, inodores, solubles dans 1,133 d'eau froide, dans 2-3 d'eau bouillante, d'où elle se sépare en grande partie par le refroidissement; dans 5 à 6 d'alcool bouillant et 120 parties d'éther froid. La catéchine absorbe rapidement l'oxygène de l'air. Ses solutions, d'abord incolores, deviennent, en présence surtout des alcalis, d'abord rouges, puis brunes, et laissent déposer des substances brunes insolubles. Cette propriété fait employer le Gambir dans la teinture et l'impression. Il suffit d'imprégner le tissu de la solution de Gambir, d'opérer l'oxydation par l'exposition à l'air ou par le vaporisage de la vapeur d'eau. Ces couleurs sont remarquables par leur grande solidité.

La matière colorante jaune est la *quercitine*.

Thérapeutique. — Le Gambir présente les propriétés astringentes des substances qui renferment du tanin et paraît être plus actif que le kino. On peut l'employer soit en poudre, à la dose de 50 centigrammes à 2 grammes, soit en solution, soit encore sous forme de teinture. Mais c'est surtout pour le tannage des cuirs et la teinture que se fait l'exportation de ce produit, qui est assez considérable, car Singapoore en expédie 25 à 30,000 tonnes anglaises par an.

On admet que le Gambir s'extrait aussi d'*O. acida* (*Uncaria acida* Roxb.), de la Malaisie, et des *O. ovalifolia* et *sclerophylla*.

Oxalis. — Les Surelles appartiennent à la famille des Géraniacées, série des Oxalidées. Ce sont des plantes herbacées, parfois fructescentes, à tige souterraine, charnue, à feuilles alternes, digitées ou pennées, rarement unifoliées, le plus souvent présentant 3 ou un plus grand nombre de folioles. Fleurs solitaires ou réunies en cymes ombelliformes, régulières, hermaphrodites. Calice à 5 sépales. Corolle à 5 pétales. Dix étamines libres, inégales, 5 plus grandes munies d'une écaille basilaire. Ovaire libre, à 5 loges multiovulées, surmonté de 5 styles à stigmate dilaté. Le fruit est une capsule loculicide. Graines entourées d'une enveloppe élastique, représentant un tégument superficiel et un arille généralisé. Elle s'ouvre pour lancer les graines qui sont albuminées (H. Baillon, *Traité de Bot. méd.*, p. 894).

Parmi les espèces qui peuvent nous intéresser, nous citerons la suivante :

O. acetosella L. (Surelle, Pain de Coucou,

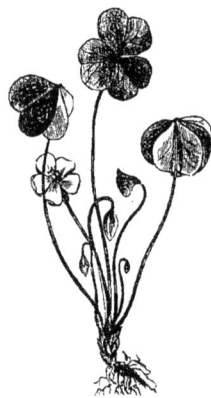

FIG. 710. — *Oxalis acetosella.* Graine.

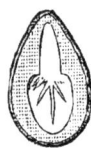

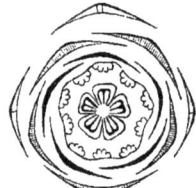

FIG. 709. — *Oxalis acetosella.*   FIG. 711. — Diagramme.

Oseille à 3 feuilles). — Plante européenne vivace, qui croît sur les pelouses, dans les bois. Elle se distingue par ses feuilles trifoliolées et ses fleurs blanches.

Composition chimique. — Les feuilles renferment une grande proportion de sel d'oseille mélangé de quadrioxalate et de bioxalate de potasse. Il se présente sous forme de petits cristaux aigus, piquants, opaques, inaltérables à l'air, ressemblant à la crème de tartre, mais de saveur plus acide, et peu solubles dans l'eau.

On le retire non seulement d'*O. acetosella*, mais encore, comme nous l'avons vu, des *Rumex acetosa* et *acetosella*. C'est surtout dans la Forêt Noire, où ces plantes sont fort abondantes, qu'on l'obtient de leur suc, que l'on chauffe avec de la glaise ou du sérum de sang de bœuf, et qu'on abandonne ensuite dans les cristallisoirs.

Le sel d'oseille servait autrefois à préparer l'*acide oxalique* $C^2H^2O^4$. A la solution on ajoute du carbonate de potasse jusqu'à saturation, on précipite par le chlorure de baryum et on décompose l'oxalate de baryte précipité par l'acide sulfurique étendu; on filtre et on fait cristalliser par évaporation. Aujourd'hui, la préparation de l'acide oxalique est industrielle et consiste dans le traitement de la sciure de bois par une solution alcaline.

L'acide oxalique cristallise en prismes incolores, d'odeur nulle, de saveur acide, très solubles dans l'eau, solubles dans l'alcool, insolubles dans l'éther, le chloroforme, la benzine. Il fond dans son eau de cristallisation à 98°. A 106°, une partie se sublime à l'état anhydre, l'autre se décompose en donnant de l'acide carbonique, de l'oxyde de carbone et de l'acide formique. En présence des corps oxydants, l'acide oxalique en solution donne de l'eau et de l'acide carbonique. Avec les corps déshydratants tels que les acides sulfurique, phosphorique, etc., il se décompose en eau, acide carbonique et oxyde de carbone.

On le reconnaît au caractère suivant : en présence des sels de chaux, il forme un précipité blanc d'oxalate de calcium, insoluble dans un excès d'acide acétique ou oxalique, soluble dans l'acide chlorhydrique étendu.

Toxicologie. — Le sel d'oseille doit à l'acide oxalique qu'il renferme en excès d'être un poison violent, qui a donné lieu parfois à des méprises dangereuses à cause de sa ressemblance grossière avec le sulfate de magnésie, auquel on le substitue par erreur. L'acide oxalique est toxique à la dose de 4 grammes, et le sel d'oseille le serait à celle de 30 grammes.

L'acide agit de deux façons. Quand il est en solution concentrée, il détermine des douleurs violentes, de violents efforts de vomissement, de l'abattement, une faiblesse énorme, puis la mort ; il agit alors comme irritant et corrosif. En solution étendue, son action est plus rapide, plus intense, car il est absorbé rapidement. C'est alors un poison hématique dont l'action se porte sur la moelle épinière et le cœur. La mort est très rapide.

Pour combattre l'empoisonnement par l'acide en solution concentrée ou en nature, il faut éviter l'emploi de la pompe stomacale et des vomitifs, quand l'acide a eu le temps de corroder la muqueuse gastrique. Il faut éviter aussi les boissons aqueuses, qui, tout en diluant la matière toxique, en favorisent l'absorption. Le meilleur contrepoison est un sel soluble de chaux, le saccharate, par exemple, qui forme avec lui un sel insoluble et inerte. L'opium à petites doses combattra les douleurs, les alcooliques la prostration. Si la solution est étendue, il faut débarrasser l'estomac par la pompe ou les vomitifs, et administrer 30 grammes de chlorure de magnésium additionné de quelques gouttes d'ammoniaque. On calme ensuite les accidents secondaires par les boissons émollientes et la diète lactée.

Usages. — Les feuilles d'*O. acetosella* sont employées comme rafraîchissantes et antiscorbutiques. Elles remplacent sous ce rapport les feuilles d'oseille, et on peut même les manger en salade. Leur suc se donne à la dose de 30 à 60 grammes. Mais il ne faut pas oublier qu'en raison de l'acide oxalique en excès qu'il renferme il est contre-indiqué chez les calculeux, car il prédispose à la formation des calculs mûraux, les plus difficiles de tous à détruire.

Le sel d'oseille est employé dans la teinture comme mordant, et sert dans les ménages pour décaper les métaux rouillés et enlever sur le linge les taches de rouille. Van

Brenner l'a proposé pour combattre la métro-péritonite puerpérale, la métrite et la péritonite simple. C'est, en tout cas, un médicament dangereux à manier.

Quant à l'acide oxalique, on le prescrivait en limonades pour calmer la soif, coutume aujourd'hui abandonnée. Cornilleau l'a préconisé contre la diphtérie sous la forme suivante :

Acide oxalique.	1gr,50
Sirop d'écorces d'oranges.	30 grammes.
Infusion de thé.	120 —

Par cuillerées à bouche de 3 en 3 heures, en donnant en même temps une tasse de tisane d'oseille (150 grammes pour un litre).

Poulet, de Plancher-les-Mines, le présente comme un excellent emménagogue, quelle que soit la cause de la suppression des règles, à la dose de 2 grammes dans 1,000 grammes d'eau édulcorée, à prendre par cuillerée à bouche d'heure en heure.

En résumé, l'acide oxalique, le sel d'oseille et les oxalates divers de potasse n'ont pas pris rang dans la thérapeutique courante.

Nous citerons encore parmi les *Oxalis* pouvant intéresser la thérapeutique les espèces suivantes :

O. corniculata L. — Espèce européenne que l'on retrouve aussi dans l'Inde, où, d'après Anislie, les feuilles, la tige et les fleurs sont employées par les Hindous comme rafraîchissantes, particulièrement dans la dysenterie, sous forme d'électuaire, dont la dose est d'une demi-cuillerée à bouche par jour.

O. compressa Thunb., *O. cernua* Thunb., *O. caprina*, *O. Zonata*. — Espèces du Cap dont les feuilles sont aussi riches en bioxalate de potasse.

O. cordata A. St-Hil. — Espèce du Mexique, très riche en sel d'oseille et employée dans le traitement des fièvres et des affections scorbutiques.

O. dodecandra, du Pérou, présente les mêmes propriétés.

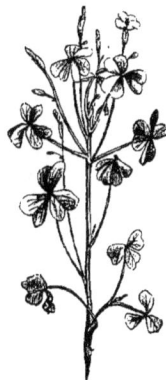
Fig. 712. — *Oxalis stricta.*

Les *O. crenata*, *carnosa*, *tuberosa*, qui croissent au Pérou et au Chili, ont des tubercules comestibles.

O. frutescens L., *O. plumieri* Jacq. — Les feuilles se mangent, aux Antilles, cuites ou en salade.

O. racemosa Sav., *O. rosea* Jacq. — Espèces américaines renfermant une matière colorante. C'est le *chullé* des Chiliens, qui s'en servent pour teindre en violet.

O. sensitiva L. (*Biophytum sensitiva* DC.) se distingue par ses feuilles paripennées, à folioles nombreuses, articulées et douées de mouvements analogues à ceux des Mimosas, ainsi que par la façon dont les cinq valves de son fruit s'étalent en étoile.

Cette espèce est regardée dans l'Inde comme une sorte de fétiche. On l'emploie aussi pour guérir l'asthme, la phtisie, les morsures des serpents. A Java, elle est regardée comme tonique.

O. anthelmintica A. Rich. — Cette espèce, qui porte en Abyssinie le nom de *Tschokko* ou *Mitchamitcho*, est regardée par les indigènes comme un bon ténifuge.

O. tetraphylla Cav. — Espèce du Mexique dont les bulbes et les feuilles sont comestibles. Il en est de même des tubercules de *O. violacea* L. à la Caroline.

En résumé, les divers Oxalis que nous avons cités n'ont qu'une importance médiocre en thérapeutique, et si, parfois, ils peuvent rendre des services comme tempérants et antiscorbutiques, il convient de ne pas oublier que leur usage prolongé peut donner lieu à des accidents du côté de la vessie.

Oxystelma esculentum R. Br. (*Periploca* L.). — Plante volubile de la famille des Asclépiadacées, à tige filiforme, à feuilles opposées, linéaires, lancéolées, aiguës, entières, lisses. Fleurs d'un rose pâle en dehors, pourpre en dedans, à lignes noires. Masses polliniques comprimées, fixées par un point atténué, pendantes. Follicules lisses.

Le fruit de cette espèce, originaire de l'Inde, passe pour être comestible, mais il ne l'est pas en réalité. Sa décoction est employée contre les aphtes de la bouche et de la gorge. Les Indiens attribuent à ses racines et à ses tiges des propriétés dépuratives (*Plantes utiles des colonies françaises*).

P

Paliurus australis Rœm et Schult.(*Rhamnus paliurus* L. —*Zizyphus paliurus* W.). — Cette plante, qui porte en France les noms d'Argalou, Epine noire, Chapeau d'évêque, etc., est un arbuste de 2 à 3 mètres de hauteur, appartenant à la famille des Rhamnacées, série des Rhamnées. Tige dressée, rameuse. Feuilles alternes, distiques, pétiolées, ovales, obtuses, un peu crénelées, à 3 nervures longitudinales saillantes. Fleurs petites, jaunes, en cymes (juin-août). 5 sépales lancéolés, étalés. 5 pétales petits, involutés. 5 étamines libres. Ovaire adné à la concavité du réceptacle, à 3 loges uniovulées. Style court. Fruit sec, coriace, à 3 noyaux monospermes, accompagné du réceptacle dilaté en une grande aile discoïde, orbiculaire, ondulée, verte, puis jaune (H. Bn, *Iconographie*, pl. 136).

Cette plante, qui habite le midi de la France et que l'on cultive dans le nord, renferme du tanin qui lui communique des propriétés astringentes.

Le fruit est diurétique. Les feuilles sont employées dans le midi pour activer la sécrétion des vésicatoires.

Pangium edule Reinw. — Arbre de la famille des Bixacées, série des Pangiées, originaire de Java, à feuilles alternes, cordées, digitinervées à la base, entières ou trilobées, accompagnées de 2 stipules latérales, souvent persistantes. Fleurs polygames ou dioïques, axillaires, les femelles solitaires, les mâles en grappes ramifiées de cymes.

Dans les fleurs mâles, le calice est gamosépale et se déchire inégalement après l'anthèse. Corolle à 5 ou 8 pétales étalés, présentant chacun, en dedans de sa base, une grande écaille aplatie. Etamines libres en nombre indéfini, à filets épais, renflés, charnus, atténués au sommet. Dans la fleur femelle le périanthe est le même et les étamines prennent la forme de languettes hypogynes. Ovaire sessile, à une seule loge pluriovulée. Style nul et surmonté d'une large plaque glanduleuse, stigmatique, divisée irrégulièrement en 3 ou 4 lobes. Le fruit est une énorme baie globuleuse, indéhiscente, pulpeuse, renfermant des graines irrégulières, comprimées, dont les téguments ligneux portent des nervures saillantes disposées en réseaux. L'albumen est épais, huileux.

Cet arbre est cultivé dans tout l'archipel Indien et dans les Moluques.

L'écorce, les *feuilles*, le *fruit*, les *graines* déterminent chez l'homme des maux de tête, de la somnolence, des nausées, puis une ivresse démente qui peut se terminer par la mort. L'écorce est, du reste, employée pour empoisonner les cours d'eau, comme celle d'un grand nombre d'autres plantes que nous avons déjà citées.

Le suc qu'on extrait des feuilles est employé, à Java, pour traiter les affections de la peau en provoquant une inflammation substitutive.

Toutefois, les graines peuvent devenir comestibles (d'où le nom d'*Edule* donné à l'espèce). Il suffit, après les avoir broyées, de les faire macérer dans l'eau froide qui élimine leur principe toxique. On peut retirer de l'amande une quantité assez considérable d'une huile comestible qui paraît exercer cependant une action purgative manifeste sur les personnes qui s'en servent pour la première fois.

Aucune des parties de cette plante n'a été usitée dans la thérapeutique européenne, malgré les propriétés actives dont elles sont douées.

Notons que, d'après Blume (*Rumphia*, XV, 19), son suc renfermerait un alcaloïde analogue à la ménispermine.

Pæderia fœtida L. (*Apocynum fœtidum* Burm.). — Plante suffrutescente, grimpante, de la famille des Rubiacées, série des Anthospermées, à feuilles opposées, longuement pétiolées, ovales aiguës, entières, à stipules caduques. Fleurs hermaphrodites, de couleur rose foncé, en cymes composées, axillaires et terminales. Calice à 5 lobes persistants. Corole tubuleuse, pubescente, à 5 lobes. 5 étamines libres. Ovaire infère, comprimé, à 2 loges uniovulées. Style à 2 branches stigmatifères, grêles, longues. Le fruit est une baie subglobuleuse, composée de noyaux minces, dont la cavité séminale est entourée d'une sorte de cadre elliptique. A la maturité, ces noyaux se séparent de l'exocarpe, mince et fragile, qui abandonne à leur surface en dedans, et surtout en dehors, les faisceaux fibro-vasculaires, nettement dessinés, dont sa portion d'abord charnue était parcourue. (H. Bn., *Hist. des pl.*, t. VII, p. 274).

Cette plante, qui habite l'Inde, l'archipel malais, et s'étend jusqu'à Maurice et au nord jusqu'à la Chine et au Japon, répand une odeur fétide, surtout quand on la froisse. Les Hindous emploient sa racine comme émétique. C'est pour eux un spécifique contre les rhumatismes, usité tant à l'intérieur qu'à l'extérieur. La décoction est aussi employée dans les rétentions d'urine, les fièvres, etc. On prescrit souvent sa décoction additionnée de mélasse, évaporée en consistance de sirop épais, à laquelle on ajoute du gingembre, du poivre, de la racine du *Plumbago zeylanica*. La tige donne des fibres textiles fort appréciées (Drury).

Pæonia officinalis L. — La Pivoine, de la famille des Renonculacées, série des Pæoniées, est une plante vivace, à souche épaisse, émettant des rameaux aériens, à feuilles alternes, décomposées, pennées, et terminées par des fleurs accompagnées d'un certain nombre de bractées intermédiaires entre les feuilles et les sépales. Ces fleurs sont hermaphrodites, régulières, grandes, solitaires, terminales, d'un beau rouge vif, et longuement pédonculées (mai-juillet). Réceptacle concave. Calice à 5 sépales libres, inégaux, persistants. Corolle à 4-5 pétales ou plus. Etamines très nombreuses, libres; 2 à 5 ovaires libres, uniloculaires, multiovulés. Styles courts, à stigmates épais, colorés. Les fruits sont des follicules velus, s'ouvrant longitudinalement suivant l'angle interne. Graines rouges ou noires, luisantes, de la grosseur d'un pois et albuminées. La variété à graines rouges porte le nom de Pivoine femelle. C'est le *P. officinalis*. Celle à graines rouges, de Pivoine mâle ou *P. corallina*.

Cette plante croît dans les bois, les prairies du midi de l'Europe, et est cultivée dans nos jardins pour la beauté de ses fleurs, qui ont une odeur forte, désagréable, nauséeuse, une saveur amère et un peu âcre. La racine a une odeur aromatique, vireuse, forte, une saveur amère et nauséabonde. Les graines, huileuses, sont inodores et insipides.

Composition chimique. — De la racine fraîche, Wiggers obtint, en la distillant avec l'eau, un liquide ayant une odeur d'amandes amères, et prenant une coloration rouge sang en présence du chlorure ferrique. En agitant le liquide avec de l'éther, celui-ci, par évaporation, abandonne une huile volatile jaune pâle.

Le rhizome renferme une grande quantité d'amidon, du sucre, une petite proportion de tanin.

Les pétales renferment une matière colorante verdissant en présence des alcalis et rougissant avec les acides, soluble dans l'eau et l'alcool.

Les graines renferment de l'huile et de l'amidon. Dans les graines d'une espèce voisine, le *P. peregrina*, Draggendorff [*Arch. pharm.* (3), XIV, 412-531] a signalé la présence des substances suivantes: une huile, un sucre différent du glucose, un alcaloïde presque insoluble dans l'alcool acidulé d'acide tartrique, et qui ne présente aucune analogie avec les alcaloïdes de la staphysaigre et de l'aconit, des matières pectiques, gommeuses, une résine indifférente n ($C^{18}H^{38}O^3 + H^2O$), un acide résineux n ($C^{46}H^{70}O^7 + 2 1/2 H^2O$), un tanin, un phlobaphène, du brun de péonine $C^{18}H^{12}O^4$, de la pæonia fluorescéine $C^{12}H^{10}O^2 + H^2O$.

Usages. — Après avoir été vantée outre mesure et avoir joui autrefois d'une grande réputation, la Pivoine, ou plutôt son rhizome, peut être regardé comme antispasmodique et un peu narcotique. Le tanin qu'il renferme le rend en outre un peu astringent. On peut en retirer de la fécule, qui est blanche, gélatineuse, gluante et analogue à celle de la pomme de terre. Les graines sont émétiques et cathartiques. On en forme dans certains pays des colliers qui jouissent de la réputation de faciliter la dentition des enfants et qui ont exactement la même valeur que les colliers de dents de loup employés dans le même but. Cette plante est encore inscrite au Codex, bien qu'elle ne soit pas usitée généralement.

2° Le *P. moutan* Sims, ou Pivoine en arbre de la Chine, a une tige ligneuse de 1 mètre à 1m,50, ses fleurs sont larges de 13-19 centimètres, velues, blanches ou d'un rouge clair, et ont une odeur faible de rose.

On emploie en Chine l'écorce de la racine, qui est en morceaux de 6 à 7 centimètres de longueur, d'un brun lilas foncé à l'extérieur, lisse, blanc rosé, amylacés à l'intérieur, et parfois cornés et d'une couleur plus foncée. La saveur est aromatique, piquante, l'odeur rappelle celle de l'*Hemidesmus indicus*, mais elle est plus forte.

Composition chimique. — Jogo a analysé cette écorce au laboratoire de Tokio (Japon). Elle renferme une substance cristalline, aromatique, qui est probablement un acide gras se rapprochant de l'acide caprylique, mais dont le point de fusion est plus élevé. Les cristaux sont solubles dans l'alcool et l'éther, et sont précipités de la solution alcoolique par une grande quantité d'eau. Ils fondent à 45° et se subliment à une température plus élevée.

Usages. — Cette plante, dont le parfum est très suave, est très cultivée en Chine, au Japon, et on en connaît un grand nombre de variétés. L'écorce de la racine est souvent prescrite contre les congestions, les hémorragies, les désordres de la menstruation (Holmes, *Pharm. journ.*, Aug.1879, p.101).

Palicourea crocea D.C. — Petit arbuste glabre, de la famille des Rubiacées, série des Uragogées, originaire des Antilles. Feuilles opposées, pétiolées, ovales, acuminées. Stipules linéaires, acuminées, réunies par une ligule courte. Fleurs jaune safran, disposées en panicules pyramidales, terminales. Calice gamosépale à 5 divisions. Corolle gamopétale, un peu gibbeuse à la base, à 5 lobes. 5 étamines libres. Ovaire infère, à 2 loges uniovulées. Drupe ovale, comprimée latéralement.

Le *P. pavetta* D.C. se distingue par ses stipules caduques, ses fleurs ternées, sa corolle glabre.

Les racines de ces deux plantes jouissent de propriétés émétiques analogues à celles de l'Ipéca, bien que moins prononcées, et sont employées comme elles et sous les mêmes formes.

Les feuilles du *P. densiflora* Mart., du Brésil, sont employées contre la syphilis et les rhumatismes. Le liber de l'écorce et les feuilles des *P. tonans* Mart., *strepens* Mart., *rigida* H. B. K., *tetraphylla*, *diuretica*, etc., du sud Amérique et du Brésil, sont usités sous forme de décoction comme diurétiques et même comme antisyphilitiques.

Le *P. noxia* Mart. (*Uragoga noxia* H. Bn) et *P. Marcgravii* de l'Amérique du Sud, bien qu'employés comme diurétiques, passent pour être vénéneux.

Papayers. — Les Papayers, *Papaya*, sont placés par H. Baillon dans la famille des Bixacées, voisine de la série des Pangiées. Ils renferment un certain nombre d'espèces, parmi lesquelles celle qui intéresse le plus la thérapeutique est le Papayer commun, *Papaya carica* Gœrtn. (*P. fructo melopœponis* F. — *P. orientalis* Col. — *P. sativa* Tuss. — *P. vulgaris* DC. — *Carica papaya* L. — *C. mamaya* Velloz.), vulgairement *Papaw*, Arbre à melons, aux Antilles anglaises et françaises. — Le tronc, d'une hauteur de 7 à 10 mètres, est droit, cylindrique, simple, herbacé, parfois ramifié au sommet, un peu épaissi à la base, à écorce marquée de cicatrices laissées par les pétioles des feuilles tombées. Ce tronc donne à l'arbre entier l'apparence d'un palmier. Le sommet est couronné par une cyme de grandes feuilles alternes, longuement pétiolées, étalées, sans stipules, subovales ou suborbiculaires, 6 à 9 fides ou partites, à lobes ovales, aigus, sinués ou irrégulièrement dentés. Le limbe est mou, peu solide, d'un vert foncé en dessus, d'un vert pâle en dessous, à nervures digitées, épaisses. Le pétiole, de 30 à 50 centimètres de longueur, est cylindrique, excepté vers sa base dilatée, où il est creusé d'un sillon interne.

Fleurs d'un blanc verdâtre ou jaunâtre, de 2 à 3 centimètres de longueur, régu-

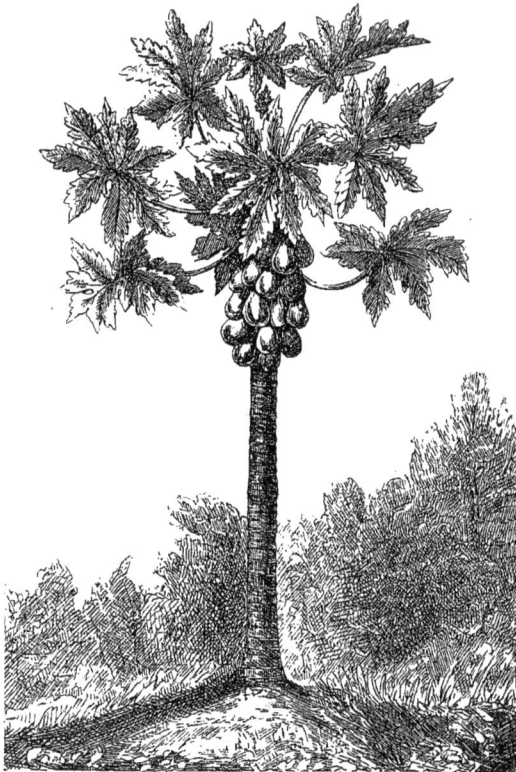

FIG. 713. — Papayer.

lières et dioïques. Fleurs mâles, axillaires et disposées en grappes composées ou panicules. Calice très petit, gamosépale, à 5 petites dents. Corolle gamopétale, infundibuliforme, de 25 à 40 millimètres de longueur, subcoriace, à tube étroit, cylindrique, à limbe partagé en 5 lobes égaux, oblongs, laciniés. 10 étamines, insérées sur la gorge de la corolle, dont 5 superposées aux divisions calicinales, et 5 autres, aux lobes de la corolle. Ces dernières sont presque sessiles. Gynécée rudimentaire, à sommet atténué. Dans les fleurs femelles, qui forment une grappe courte, le calice et la corolle sont analogues à ces parties de la fleur mâle. Cependant, la corolle est plus longue et les lobes sont assez découpés pour simuler une fleur pentapétale. Le plus souvent l'androcée manque ; parfois cependant on remarque des étamines hypogynes peu développées, mais cependant fertiles. Aussi les Papayers femelles donnent-ils souvent, même en l'absence de pieds mâles dans les environs, des fruits à graines fertiles. L'ovaire est libre, uniloculaire, ovale oblong, verdâtre, et renferme un nombre considérable d'ovules. Style à 5 branches subdivisées en rameaux stigmatifères. Après la fécondation, la corolle tombe et l'ovaire pend le long du tronc. A mesure que celui-ci grandit, il perd ses feuilles inférieures et le fruit reste suspendu sur sa partie dénudée.

Ce fruit est une baie de forme variable ovoïde, oblongue, de 2 à 3 décimètres de longueur, à 5 côtes peu prononcées ou nulles. Le péricarpe est épais, charnu, vert, puis il prend une teinte jaune plus ou moins orangée. Au centre se trouve une cavité dans laquelle sont enfermées les graines nombreuses, de la grosseur d'un petit pois, ovales, arrondies, comprimées, à tégument épais, rugueux, noir, enveloppé par une membrane ridée longitudinalement, grisâtre. L'albumen charnu enveloppe un embryon axile, à radicule cylindrique, à cotylédons foliacés, oblongs, digitinervés à la base.

Le Papayer, comme le maïs, paraît avoir été porté de l'ouest vers l'est, c'est-à-dire de l'Amérique en Afrique, puis en Asie. Marggraf dit l'avoir trouvé à l'état sauvage dans les forêts vierges du Brésil, et il est certain qu'il était déjà domestiqué lors de la découverte du Brésil.

D'après H. Barth, le fruit porte, dans le centre de l'Afrique, le nom de *gonda-n-masr*, analogue au mot égyptien *gonda*, ce qui semblerait indiquer qu'il provient de l'Égypte. Il est rare cependant au nord du Soudan. On le trouve aujourd'hui dans la plupart des pays tropicaux, et sa multiplication naturelle s'explique fort bien par la nature même de ses graines, qui, en raison de leur testa crustacé, ne peuvent être digérées par les oiseaux, lesquels se font ainsi les propagateurs inconscients de l'espèce.

Cet arbre croît, du reste, avec une rapidité presque aussi grande que le bananier, et présente de plus une résistance remarquable aux intempéries. A neuf mois, il fleurit déjà, et sa hauteur est de 1m,50. Il vit cinq ans environ.

Dans les pays tropicaux, le fruit est employé comme un aliment inférieur sans doute à la banane, mais présentant cependant des propriétés nutritives assez considérables. On le récolte avant la maturité, qui doit s'achever ensuite, car, dans le cas contraire, sa chair a une amertume assez marquée, et, d'un autre côté, quand il mûrit sur l'arbre, il est attaqué par les oiseaux.

Mais, dans cet arbre, ce qui nous intéresse le plus, c'est le suc laiteux que renferment la racine, le tronc, les feuilles, le fruit et les graines, et qui communique à ces différentes parties du végétal des propriétés particulières. On sait que, dans les pays chauds, la viande se conserve fort peu, et qu'il est à peu près impossible de communiquer au gibier, par exemple, cet état particulier qui le fait dire *faisandé*. Or, partout où pousse le Papayer, il est de tradition d'envelopper la viande fraîchement abattue dans une ou plusieurs feuilles de cet arbre et de l'abandonner pendant quelques heures, après lesquelles elle est aussi tendre que celle qui, en Europe, aurait été, en temps favorable, abattue depuis trente-six à quarante-huit heures.

Cette propriété précieuse a toujours été attribuée au suc laiteux que renferment les feuilles et que laisse exsuder aussi le fruit avant sa maturité. Elle était connue depuis longtemps, car Greffith Hugues (*Hist. des Barbades,* 1750) dit que ce suc contient une matière telle que, si on fait bouillir le fruit vert avec la viande la plus dure, elle devient tendre en quelques minutes.

Browne (*Nat. hist. of Jamaica*) constatait que l'eau contenant une certaine quantité de ce suc attendrit toutes les viandes, à tel point qu'au bout de huit à dix minutes elles sont réduites en fragments.

D'après Holder, il suffit même de suspendre les viandes sous l'arbre pour arriver au même résultat.

Composition chimique. — Humboldt avait examiné rapidement ce suc. Vauquelin y avait signalé la présence de l'albumine et de la caséine, et avait trouvé sa composition tellement analogue au sang des animaux qu'il l'avait appelé *sang végétal*.

Sa composition chimique fut étudiée presque en même temps par Wurtz, en France, et Peckolt, au Brésil. En 1878, il est vrai, Wittmack avait fait connaître à la Société d'histoire naturelle de Berlin que le suc du Papayer renfermait un ferment qui agissait avec une grande énergie sur les matières azotées. Ce suc, d'après lui, différait de la pepsine en ce qu'il conservait son action à une température plus élevée, 60-65°, et que cette action était beaucoup plus rapide, car elle agissait en cinq ou six minutes environ. De plus, il est précipité comme la pepsine par l'acétate de plomb, mais non par le sulfate de cuivre et le perchlorure de fer. Il en différerait parce qu'il ne précipite pas à l'ébullition, et surtout parce qu'il donne des précipités avec le chlorure mercurique, l'iode et tous les acides minéraux.

L'analyse du fruit frais, dépouillé de ses graines, a été faite par Peckolt. Sa composition, d'après cet auteur, est la suivante :

Résine jaune molle.	0,165
Substances albuminoïdes . .	1,070
Sucre.	3,238
Pectine.	1,315
Acide tartrique combiné . . .	0,075
— citrique — . . .	0,020
— malique — . . .	0,083
Dextrine, matière extracti- ve, etc.	5,503
Eau	85,351
Cellulose	3,280

100 grammes de fruits frais munis de leurs graines donnent 1gr,239 grammes de cendres, et 100 grammes de fruit séché en donnent 8gr,457.

Ces cendres sont formées de :

Acide carbonique.	140,945
Chlore	56,013
Acide sulfurique	52,401
— phosphorique.	71,753
— silicique soluble . . .	165,340
— — insoluble . . .	5,423
Oxyde de fer.	19,504
— de manganèse. . . .	0,277
Aluminium	38,576
Chaux	23,438
Magnésie.	47,878
Potasse.	63,248
Soude	315,332
Perte.	0,007

Dans le fruit mûr, le suc laiteux disparaît complètement et est remplacé par une résine molle, jaune, ou par une huile grasse d'un jaune rougeâtre.

Pour récolter le suc, on fait des incisions longitudinales successives sur le fruit en place, en ayant soin de ne pas les faire pénétrer jusqu'à l'intérieur.

Si le fruit a été cueilli auparavant il ne donne que peu de suc, lequel se coagule rapidement. Le fruit ainsi dépouillé de son suc mûrit fort bien, plus rapidement même, sa saveur est plus douce, mais les graines ne germent pas. Un fruit donne environ 4 0/0 de son poids de suc.

Ce suc récent est blanc et ressemble à du lait de brebis; il est inodore. Sa saveur est astringente et légèrement amère; sa réaction est acide, et il se gélatinise dans trois fois son volume d'eau. Sa densité est de 1,023 à 26°.

Peckolt, au travail duquel nous empruntons ces données (Pharm. journ., 15 nov. 1879), a trouvé dans 100 grammes de ce suc frais :

Substance analogue au caout- chouc	4,525
Graisse cireuse	2,424
Résine molle	0,110
— brune	2,776
Substance albuminoïde	0,006
Papayotine	1,059
Matière extractive.	5,303
Acide malique	0,443
Substance pectique et sels. .	7,100
Humidité	74,971

Le suc de la tige est moins abondant que celui du fruit, mais sa consistance est plus grande et ressemble à celle de la crème. Il renferme 11 0/0 de caoutchouc et 3,961 de papayotine.

Les feuilles, soumises à la presse, fournissent 33 0/0 de leur poids de suc, d'un vert foncé, renfermant environ 0,119 0/0 de papayotine. C'est la quantité trouvée par l'auteur dans le fruit vert.

Les graines renfermeraient une huile résineuse,

une matière huileuse, d'une saveur et d'une odeur désagréables, appelée caricine par l'auteur, un acide gras, un acide papayique et une résine acide.

Peckolt a indiqué trois méthodes pour retirer de ce suc le principe qui lui communique ses propriétés particulières et qu'il nomme papayotine.

1° On épuise le suc par l'éther, puis le résidu par l'alcool absolu et l'alcool à 80°. Le résidu séché est traité par l'eau, qui le dissout complètement en donnant une solution trouble que l'on précipite par l'alcool. Le précipité est ensuite desséché sur du chlorure de calcium. Il obtient, par ce procédé, 7,848 0/0 de papayotine.

2° Le suc additionné de quatre fois son poids d'eau est filtré et précipité par l'alcool. Le précipité est lavé et desséché. La quantité obtenue par ce procédé est de 3,762 0/0. Sa couleur n'est pas aussi pure.

3° Le suc est évaporé à siccité et épuisé par l'éther et l'alcool comme dans le premier procédé. Le résidu est ensuite dissous dans l'eau et précipité par l'alcool. Sa proportion est de 5,338 0/0.

Peckolt admet que l'on obtient le meilleur produit en précipitant directement la solution aqueuse par l'alcool, et en écartant soigneusement l'emploi de la chaleur, qui affaiblirait les propriétés du ferment.

Wurtz et Bouchut, qui firent paraître leurs premiers travaux sur la papaïne peu de temps après la communication de Peckolt (Zeitschrift Austr. Apotek. ver., août 1879), indiquèrent le mode de préparation suivant, qui permet d'obtenir une matière de composition à peu près constante.

D'après Wurtz, le ferment qu'on obtient en précipitant la solution aqueuse par l'alcool renferme une proportion de matière minérale variable, pouvant s'élever à 10 0/0 et même davantage, ce qui ne paraît pas surprenant, le ferment pouvant être mêlé avec des matières albuminoïdes modifiées par son action, c'est-à-dire par les peptones. La dialyse ne débarrasse qu'imparfaitement la papaïne des matières étrangères.

On précipite le suc filtré, ou la dissolution aqueuse du latex desséché, par addition de dix fois son volume d'alcool. Le précipité, repris par l'alcool concentré, est redissous dans l'eau et additionné de sous-acétate de plomb qui élimine les matières albuminoïdes et peptoniques sans précipiter la papaïne. Le liquide filtré est débarrassé du plomb par un courant d'hydrogène sulfuré, filtré de nouveau et additionné peu à peu d'alcool. Les premières parties entraînent le sulfure de plomb qui peut être resté dans la liqueur; et l'addition d'un excès d'alcool précipite ensuite la papaïne pure.

C'est, quand elle a été séchée dans le vide, une substance amorphe, d'un blanc de neige, non hygroscopique, sans odeur, insipide. Elle se dissout très facilement dans moins de son poids d'eau et dans la glycérine. Ses solutions aqueuses moussent par l'agitation comme une solution de savon, ont une réaction acide et se troublent au bout de vingt-quatre heures. Elle est insoluble dans l'éther, l'alcool, le chloroforme, l'éther de pétrole, les huiles grasses et volatiles. Sa solution aqueuse se trouble par l'ébullition, mais ne se coagule pas. Elle est précipitée par les acides chlorhydrique, nitrique, métaphosphorique, picrique, mais non par les acides orthophosphorique et acétique.

Le réactif de Trommer lui communique une belle coloration violet bleu, passant au rouge violet par l'ébullition. Le chlorure de platine, le réactif de Millon, la précipitent, et, à chaud, ce dernier la colore en rouge. Elle est lévogyre.

Toutes ces réactions rapprochent la papaïne des peptones et surtout des peptones incomplètes ou propeptones. Sa composition est du reste la même, déduction faite de 2.6 à 4.2 0/0 de cendres.

C'est un ferment peptogène très actif que l'on peut comparer à la pepsine et à la trypsine, mais dont l'action n'est pas entravée par les antiseptiques, l'acide cyanhydrique, l'acide borique, le phénol. D'après Peckolt (loc. cit.), qui agissait sur le suc frais, la préparation la plus active est celle qu'il a obtenue en recevant le suc frais dans la glycérine qui retardait sa décomposition et diminuait sa gélatinisation.

Usages. — Le fruit du Papayer mûr est mangé à la façon du melon, soit tel, soit additionné de sucre. On en fait aussi des confections avec le sirop. Quand il n'est pas encore mûr, on enlève les graines, on le lave et on fait bouillir la pulpe avec le sucre. On le coupe aussi en morceaux que l'on conserve dans le vinaigre.

Au Brésil, dans la province de San Paolo, on fait, avec le suc du fruit mûr et le sucre, un sirop qui jouit d'une grande réputation comme sédatif et expectorant. La dose est de 15 grammes toutes les deux heures. Dans la plupart des pays où pousse le Papayer, on administre le suc frais contre les vers, surtout les ascarides. La dose est de 1 cuillerée à bouche additionnée de 2 cuillerées de miel et d'eau bouillante. On boit chaud. Après une demi-heure on fait prendre 5 à 20 grammes d'huile de ricin additionnée de 20 grammes de suc de citron. On prescrit aussi 0^{gr},75 de racines fraîches, 2^{gr},80 de feuilles et de tiges de *Portulacca oleracea* et 1,500 grammes d'eau, pour préparer l'enfant à prendre la santonine. L'emploi de ce suc à l'intérieur ne paraît pas toujours exempt d'inconvénients, car Moncorvo cite (*Soc. de thérap.*, mars 1880) un cas dans lequel il provoqua une péritonite aiguë suivie de mort. Il est donc nécessaire d'apporter la plus grande prudence dans l'administration de ce suc, surtout chez les enfants. Appliqué sur le derme dénudé ou en injections sous-cutanées, ce suc, d'après Moncorvo, agit comme irritant douloureux et provoque une suppuration abondante et très fétide. Introduit dans l'estomac des cobayes, à la dose de 2 grammes dans 4 grammes d'eau, il agit comme un drastique énergique et provoque l'expulsion d'un liquide sanguinolent par le rectum, par la bouche et les narines. L'animal meurt en quarante-huit heures et à l'autopsie on remarque une violente congestion et des ulcérations. A la dose de 1 gramme les effets sont moins prononcés et l'animal se rétablit. Le suc du Papayer est donc un drastique puissant en même temps qu'un eupeptique et un vermifuge. Il suffirait de le porter à l'ébullition pour lui enlever ses propriétés drastiques (Rabuteau).

Les propriétés eupeptiques paraissent seules persister dans la papaïne séparée des substances irritantes qui l'accompagnent dans le suc. A la suite des résultats obtenus pur Wurtz et Bouchut, des expériences nombreuses ont été instituées en France par Hillairet, Dujardin-Beaumetz, Constantin Paul, Gueneau de Mussy, etc., et elles ont porté tout d'abord sur les affections du tube gastro-intestinal, sur les dyspepsies, dans lesquelles la papaïne peut rendre des services en facilitant la digestion des matières albuminoïdes, de la fibrine, et permettant aussi

l'alimentation forcée, dans tous les cas où le gavage n'est pas possible. Elle peut être aussi usitée dans l'atonie de l'estomac consécutive aux affections graves.

Bouchut l'avait recommandée dans l'angine couenneuse, dont elle dissoudrait les fausses membranes. On l'emploie dans ce cas en applications répétées à plusieurs reprises toutes les deux heures. Quatre ou cinq jours suffiraient pour faire disparaître les fausses membranes. Cette médication est aujourd'hui abandonnée, car l'action de la papaïne sur les membranes diphtériques est des plus douteuses.

La papaïne se donne à la dose de 10 à 40 centigrammes sous forme de sirop, de vin, d'élixir, de dragées, etc. On l'a accusée, non sans motifs, d'être un trop bon dissolvant de la fibrine et d'attaquer l'estomac. L'addition d'un acide paraît enrayer cette action. Il convient de ne pas employer les préparations alcooliques, la papaïne étant insoluble dans l'alcool.

On l'emploie en lotions sur le visage pour faire disparaître les taches furfuracées, et il rendrait la peau molle et délicate. Les graines sont usitées aussi comme vermifuges, et comme elles sont moins actives que le suc pur, elles le remplaceraient avantageusement.

Quant aux feuilles, nous avons vu quel usage on en faisait de temps immémorial.

La racine, qui a une saveur nauséeuse analogue à celle du radis noir, n'a pas été encore étudiée. Elle présente des propriétés rubéfiantes fort énergiques, qui sont dues, probablement, à un principe volatil, car la racine sèche est beaucoup moins active.

Parameria vulneraria Radl. — Cette plante grimpante, qui croît sur les déclivités des montagnes de l'île de Cébu, aux Philippines, a été différenciée des deux espèces connues : le *Parameria glandulifera* Benth. et *P. Philippinensis* Benth., par le Dr Radlkofer, d'après la structure microscopique des fragments de feuilles et de tiges qui lui avaient été remis.

La racine est employée par les natifs des Philippines et par les résidents européens, pour la préparation d'un baume qui est connu sous le nom de *Baume de Cébu* ou *Tagulaway* et que l'on obtient en faisant bouillir l'écorce de la racine, les tiges et les feuilles dans l'huile de coco. Cette huile ainsi obtenue est jaunâtre et d'odeur particulière.

Le Dr Zipperer, qui a examiné cette racine (*Archiv. d. Pharm.*), en a retiré 8,5 0/0 de caoutchouc et 3 0/0 d'une résine soluble dans l'alcool. Pendant deux ans de résidence aux Philippines, il a constaté que les médecins européens, ainsi que les natifs, employaient ce baume avec succès pour combattre certaines maladies de la peau et pour hâter la cicatrisation des plaies.

Pareira brava. — Sous ce nom, qui vient de deux mots portugais : *pareira*, vigne ; *brava*, sauvage, on désigne un grand nombre de tiges et de racines produites par des plantes appartenant à la famille des Menispermacées. Hanbury, le premier, constata que la véritable racine de Pareira brava, à laquelle on avait attribué des origines diverses, était fournie par le *Chondodendron tomentosum* de Ruiz et Pavon (*Cocculus chondodendron* DC.—*C. platyphylla* A.S.H.—*Botryopsis splatyphylla* Miers. — *Cissampelos abutua*

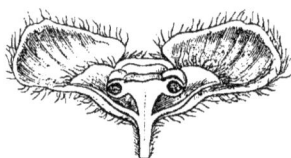

Fig. 714. — *Cissampelos pareira*. Fleur mâle.
Coupe longitudinale.

Vellozo). — Cette plante, qui se rencontre dans les différentes parties du Brésil, où elle est connue sous les noms de *Butua* et *Abutua*, est grimpante, à tige ligneuse, très longue, et présente le port de la vigne. Feuilles alternes, simples, entières, pétiolées, longues parfois de 30 centimètres, de forme variable, mais le plus souvent ovoïdes, larges, arrondies ou aiguës au sommet, cordées à la base. La face inférieure est couverte dans l'intervalle des nervures d'un duvet fin, serré, cendré. Elles sont dépourvues de stipules. Fleurs unisexuées, petites et disposées en grappes qui naissent soit sur les jeunes rameaux, soit sur le vieux bois. Calice à 9 et 12 sépales disposés en verticilles de trois, les trois intérieurs larges, pétaloïdes, réfléchis au sommet. Corolle à 6 pétales disposés en deux verticilles. Les étamines, stériles ou rudimentaires dans la fleur femelle, sont, dans la fleur mâle, au nombre de six, à filets libres, à connectif apiculé, infléchi, à anthères basifixes, biloculaires. Les carpelles, peu connus, sont au nombre de 3 et 6, à une seule loge et uniovulés. Drupes ovales, de 2 à 2 centimètres et demi de longueur, noires et ressemblant beaucoup aux grains de raisin. Elles sont rassemblées en une grappe analogue à la grappe de la vigne, et renferment chacune une seule graine sans albumen.

La racine est ligneuse, allongée, rameuse,

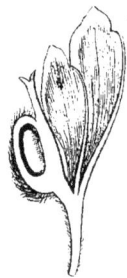

Fig. 715. — *Cissampelos pareira*. Fleur femelle. Coupe longitudinale.

de dimensions variables comme diamètre, mais dépassant rarement 7 à 8 centimètres, tortueuse, marquée de rides transversales, sillonnée longitudinalement. Extérieurement, elle est d'un brun noirâtre et d'un brun jaunâtre à l'intérieur. Sa cassure est fibreuse et grossière. Bien qu'elle soit dure, cette racine est entamée facilement par le couteau, et elle

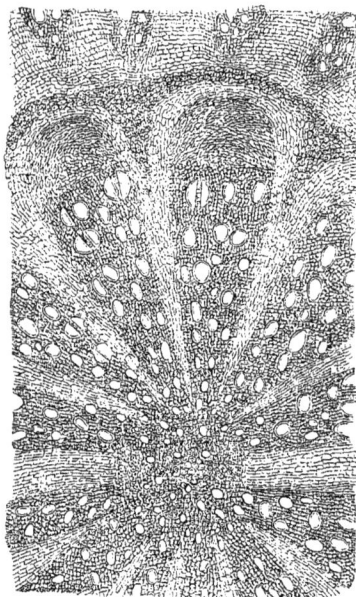

Fig. 716. — Racine de *Pareira brava*.
Coupe dans le centre.

est tellement gorgée de suc laiteux, qu'elle présente parfois même une consistance cireuse. Son odeur est nulle. Sa saveur est amère, mais fugace.

Sa coupe transversale présente même à l'œil nu une apparence toute particulière, due à la disposition des faisceaux fibro-vasculaires en couches concentriques, au nombre de 5 à 6. La couche la plus interne est formée de 12 faisceaux se prolongeant jusqu'au centre, où il n'existe pas de moelle. Ils sont divisés en deux groupes de six par une bande de tissu parenchymateux, plus large que les autres rayons médullaires et interrompue vers le centre par deux faisceaux ligneux primaires, dont les fibres étroites ont des parois épaisses. Chaque couche ou zone est séparée de celles qui sont en dehors et en dedans par une bande circulaire de cellules sclérenchymateuses jaunes, à parois très épaisses et ponctuées.

La structure générale des tiges est la même que celle de la racine ; seulement il existe au centre une moelle bien limitée.

Ces tiges qui ont été vendues sous le nom de *Pareira brava* ont 40 à 50 centimètres de longueur sur 3 à 10 centimètres d'épaisseur et sont noueuses, rugueuses. Elles sont inodores ; leur saveur est analogue à celle de la racine.

Composition chimique. — Elle est fort peu connue. Cependant, d'après Flückiger (*New Jahrb. f. Pharm.*, 1869, XXXI, 1857), son principe amer est le même que celui qui fut découvert par Wigger, en 1839, dans le faux Pareira brava et qu'il désigna sous le nom de *pélosine*. Flückiger a montré que cette substance est identique avec la bébirine, avec la buxine, la paricine, et il a proposé pour toutes ces bases le nom commun de *buxine*. Comme elle n'existe que dans la proportion de 1/2 0/0, il est probable que la racine comme les tiges du vrai Pareira doivent leurs propriétés à d'autres substances qui n'ont pas encore été étudiées.

Le même auteur a signalé également la présence d'une substance neutre, la *deyamittine*, cristallisant en tables microscopiques qui, au contact de l'acide sulfurique, prennent une magnifique couleur bleu foncé, passant au vert, puis au rouge, et disparaissant ensuite (*loc. cit.*).

Faux Pareira. — Un certain nombre de drogues ont été substituées au vrai Pareira ; nous citerons entre autres, mais sans nous y arrêter, les plantes suivantes :

1° *Pareira brava blanc.* — C'est l'*Abuta rufescens* d'Aublet (voir ce mot).

2° *P. jaune.* — Il est fourni par *Abuta amara* d'Aublet.

3° Le faux *P. brava commun*, dont on ignore l'origine botanique, que l'on avait attribué au *Cissampelos pareira* L. — Il est constitué par des tiges tortueuses et des racines en fragments de quelques centimètres à un pied de longueur, de 1 à 4 pouces d'épaisseur, à écorce mince, sèche, brune. Les fragments sont cylindriques, quadrangulaires. La moelle des tiges est entourée par 10 et 15 zones concentriques, séparées l'une de l'autre par une couche de parenchyme. Dans la racine, la moelle est nulle. Parfois le développement de ces zones est tellement irrégulier qu'elles n'existent que d'un seul côté. Les rayons médullaires sont nombreux ; ils ne vont pas du centre à la circonférence, mais traversent seulement leurs zones respectives.

Cette drogue a une saveur amère. Quand on la coupe au couteau, elle est fibreuse et non cireuse. Sa décoction n'est pas colorée en bleu par l'amidon. Elle paraît dépourvue de propriétés médicales (*Pharmacografia*, 2ᵉ éd., p. 29).

4° *P. de l'Afrique occidentale.* — L'origine botanique de cette drogue est inconnue. Elle a été étudiée par W. Kirby sur des échantillons qui lui avaient été remis par Holmes. Elle est d'un brun chocolat à l'extérieur, jaune à l'intérieur et remplie d'amidon.

Usages. — Le vrai *P. brava*, auquel il convient de revenir, est regardé comme diurétique, emménagogue et même fébrifuge. On le prescrit également dans les affections catarrhales de la vessie et dans la gravelle urique. On l'emploie sous forme d'infusion

à la dose de 30 grammes par litre d'eau. On fait aussi des cataplasmes résolutifs avec la teinture alcoolique et la farine de lin.

Pariétaire (*Parietaria officinalis* L.). — Plante vivace, herbacée, couverte de poils crochus, de la famille des Urticacées, série des Pariétariées, très commune dans toute l'Europe, où elle croît sur les vieux murs,

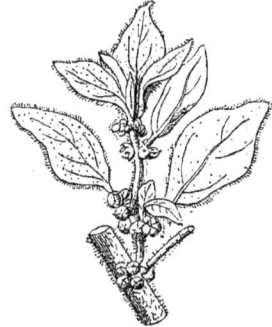

FIG. 717. — *Parietaria officinalis.*

dans les décombres. Tiges de 60 à 80 centimètres de hauteur, cylindriques, rameuses, parfois un peu rougeâtres. Feuilles stipulées, alternes, entières, simples, ovales, lancéolées, triplinerves, un peu luisantes en dessus, velues en dessous, et parsemées de cystolithes punctiformes. Fleurs axillaires, très petites, verdâtres ou rougeâtres, en cymes axillaires, généralement quinquéflores (juin-octobre). La fleur centrale est femelle. Les 4 fleurs périphériques sont mâles ou her-

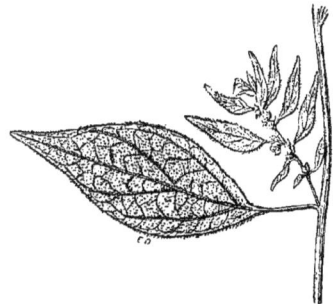

FIG. 718. — Pariétaire (d'après Blondel).

maphrodites, placées deux de chaque côté, à l'aisselle d'une bractée accompagnée de 2 bractéoles latérales qui forment avec elle une sorte d'involucre. Périanthe à 4 folioles libres ou unies inférieurement et garnies à la base d'un grand nombre de poils. 4 étamines à filets libres, insérés sous l'ovaire, d'abord recourbés, puis se redressant avec élasticité, et laissant échapper, lorsqu'on les touche avec une épingle, le pollen contenu dans les anthères biloculaires. Ovaire à une seule loge uniovulée. Style grêle, articulé à sa base, caduc, à stigmate en tête, chargé d'un seul côté de longs poils papilleux qui lui donnent l'aspect d'un goupillon. Achaine droit, ovoïde, un peu comprimé, lisse et luisant, enveloppé par le calice persistant. La graine renferme sous ses téguments un albumen charnu.

Cette plante qui porte les noms vulgaires de Casse-Pierre, Perce-Muraille, Epinard ou Morelle de Murailles, etc., est inodore, sa saveur est herbacée et saline. Elle renferme une certaine quantité d'azotate de potasse, qu'elle emprunte aux matériaux des vieux murs sur lesquels elle croît.

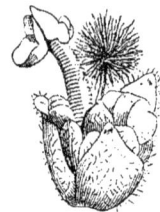

FIG. 719.† — Pariétaire. Fleur.

La Pariétaire est surtout, pour cette raison, regardée comme diurétique et employée dans les maladies des voies urinaires. Récemment le Dʳ Roth (*Practitioner*), se basant sur l'emploi que l'on a fait de la racine pour combattre la paralysie de la langue et du pharynx, l'a conseillée dans le traitement de la boule hystérique, qu'il regarde comme due à la paresthésie du sympathique.

L'infusion faite avec 15 à 30 grammes de la plante entière et un litre d'eau se donne à la dose d'un litre par jour.

Le suc exprimé se prescrit à la dose de 30 à 100 grammes.

L'extrait fluide, conseillé par Roth, est administré par lui à la dose de 10 à 20 gouttes quatre fois par jour.

Le *P. pensylvanica* Muhl., de l'Amérique méridionale, est employé comme diurétique au Mexique, sous forme d'infusion (5 à 15 grammes par litre) et d'extrait (1 à 6 grammes) (*Pharm. mexicaine*).

Parisette. — Le *Paris quadrifolia* L. (Parisette à quatre feuilles, Herbe à Paris, Morelle à quatre feuilles, etc.) est une petite plante vivace, de la famille des Liliacées, tribu des Asparagées, qui croît dans toutes les forêts de l'Europe, dans les lieux couverts et montueux. Rhizome traçant, horizontal. Tiges aériennes, simples, arrondies, dressées, de 10 à 50 centimètres de hauteur, terminées par un verticille de 4, plus rarement de 3-5-6 feuilles, opposées en croix, sessiles, largement ovales, à pointe molle, d'un vert foncé en dessus, luisantes en dessous. Une seule fleur hermaphrodite, régulière, assez grande et portée sur un pédoncule assez long et terminal. Calice à 4 sépales étroits, étalés, acuminés. Corolle à 4 pétales plus étroits, linéaires, jaunâtres ou livides.

8 étamines hypogynes, à filets courts, à anthères apiculées. Ovaire arrondi, libre, à 4 loges renfermant chacune plusieurs ovules. 4 styles libres, filiformes, à extrémités stigmatifères.

Baie accompagnée de l'androcée et du périanthe, de la grosseur d'un gros pois,

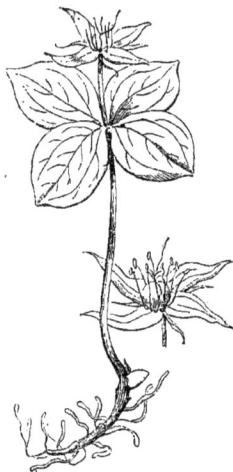

FIG. 720. — Parisette.

molle, de couleur noire, à 4 loges renfermant chacune 6 à 8 graines, petites, noires et albuminées.

On peut employer la plante entière, le rhizome et les fruits. Le rhizome se récolte avant la floraison et les fruits à la fin de l'été.

Cette plante croît à l'état sauvage et n'est guère cultivée que dans les jardins botaniques.

Composition chimique. — Les feuilles renferment un glucoside qui a été extrait par Walz (*Pharm. cent.*, 1841, p. 690) et Delffs (*New Jahrb. Pharm.*, t. IX, p. 25), et qui a reçu le nom de *paridine* ; il cristallise en aiguilles soyeuses, inodores, insipides, épaississant la salive. 100 parties d'eau en dissolvent 1,5 ; 100 parties d'alcool à 94°,5 en dissolvent 2 parties. Ce glucoside renferme deux molécules d'eau, qu'il perd à 100°. Sa composition est alors représentée, d'après Walz, par $C^{32}H^{36}O^{14}$.

Il est coloré en rouge par les acides sulfurique et phosphorique concentrés et décomposé à chaud par l'acide nitrique.

Chauffée en solution alcoolique avec l'acide chlorhydrique étendu, la paridine se dédouble en glucose et une matière résineuse, le *paridol* $C^{48}H^{40}O^{9}$.

Walz (*New Jahr. fur Pharm.*, t. XIII, p. 355) a découvert un autre glucoside, la *paristyphine*, qu'il obtient en précipitant l'eau mère de la préparation précédente.

C'est une matière amorphe, se décomposant, sous l'action des acides minéraux étendus et bouillants, en paridine et glucose.

Usages. — La Parisette est très vénéneuse et ses baies surtout sont très toxiques ; sa souche est purgative. Employée à doses thérapeutiques, c'est un médicament narcotique et antispasmodique, qui mériterait d'être étudié sérieusement. A doses plus élevées, c'est un émèto-cathartique puissant. Cette plante n'est pas employée dans la pratique ordinaire. On l'a vantée jadis comme aphrodisiaque.

Parkia biglobosa Benth. — Arbre de 12 à 45 mètres de hauteur, de la famille des Légumineuses mimosées, série des Parkiées, originaire de l'Afrique tropicale, à feuilles alternes, bipennées, composées d'une cinquantaine de paires de folioles linéaires, obtuses, d'un vert gris. L'inflorescence très régulière consiste « en une sorte de capitule pyriforme, porté au sommet d'un long pédoncule nu, axillaire ; des bractées très étroitement imbriquées occupent toute la partie renflée de cette inflorescence. A l'aisselle de chacune d'elles se trouve une fleur comprimée, hermaphrodite, qui plus tard se dégage de l'intervalle des bractées ». Les fleurs des bractées inférieures sont mâles. Calice long, tubuleux, à 5 lobes inégaux. 5 pétales égaux. 10 étamines réunies en tube à la base, puis libres, exsertes. Ovaire libre stipité, uniloculaire, multiovulé ; style terminal, exserte. Gousse étroite, allongée, arquée, longue de 35 centimètres, large de 2 centimètres et demi, de couleur brune, bosselée, déhiscente en deux valves. Les graines, noyées dans une pulpe jaune, ont un testa brun, dur, crustacé, brillant. Leurs deux faces sont munies d'une partie centrale surélevée, qui a valu à la plante sa dénomination de *biglobosa*.

Les indigènes consomment la pulpe soit en nature, soit fermentée, après avoir été délayée dans l'eau, ainsi que les graines, qui, après avoir été torréfiées, servent à préparer une infusion théiforme, d'où le nom de *Café du Soudan* qu'on leur donne. Après avoir subi la fermentation, elles forment une pâte ou une farine, sorte de condiment, le *Kinda*, qu'on mélange au riz, aux viandes. On le presse, on le tasse et on en fait des tablettes comme celles du chocolat.

La pulpe a été étudiée par Heckel et Schlagdenhauffen (*Journ. de chim. et pharm.*, 1887, p. 601.)

Composition chimique. — Cette pulpe est jaune d'or, très friable ; elle communique à l'eau une couleur jaunâtre et un saveur douceâtre et acidule. Elle a elle-même une saveur douce agréable, un peu fade, qui devient plus agréable avec le temps, et qui s'accompagne d'un léger parfum de violette. Elle renferme près de 60 0/0 de son poids de sucre, mélange de glucose et de sucre interverti, 0.98 0/0 d'acides tartrique et citrique libres, des matières albuminoïdes, des graisses, etc. Cette proportion considérable de sucre explique l'emploi de cette pulpe comme aliment.

Parnassia palustris L. — La Parnassie (Hépatique blanche) est une plante herbacée, vivace, de la famille des Saxifragacées, série des Parnassiées, commune dans les prairies humides et sur le bord des petits ruisseaux. Feuilles radicales alternes, pétiolées, cordiformes, lisses, d'un beau vert. Pédoncules uniflores portant une feuille engainante vers son milieu. Fleurs hermaphrodites, blanches, à houppes globuleuses dorées. 5 sépales ; 5 pétales blancs, arrondis striés, concaves, portant à leur base une écaille multifide, à divisions grêles, subulées, terminées par une glande capitée. Ovaire libre, à une seule loge multiovulée. Style court, à 3 ou 4 petites branches stigmatifères. Capsule tétragone, accompagnée à sa base par le périanthe flétri, les filets staminaux et les glandes, s'ouvrant dans sa partie supérieure par 4 valves. Graines membraneuses, albuminées.

D'après Cazin, cette plante est tonique, astringente, et il l'aurait employée avec succès contre des diarrhées rebelles et la ménorragie. Elle aurait une action analogue à celle de la renouée et de la bourse à pasteur. Son infusion est rougeâtre et amère.

Parthenium hysterophorus L. — Plante herbacée, annuelle, de 2 à 3 pieds de hauteur, de la famille des Composées, série des Hélianthées, originaire de Cuba, où elle porte les noms d'*Escoba Amarga* (Balai amer) ou *confitilla*, que l'on retrouve dans les Antilles, à la Louisiane, dans le nord de la Patagonie, à Mendoza, au Mexique, etc. Feuilles alternes, bipinnatipartites, à lobes obtus, les supérieures pinnatifides ou entières. Capitules floraux réunis en panicules étalées et hétérogames. Involucre hémisphérique, à bractées bisériées, imbriquées, obtuses, les extérieures plus courtes, les intérieures enveloppant les fleurs du rayon, toutes larges et sèches. Réceptacle paléacé, à paillettes dilatées à la partie supérieure et entourant les fleurs du disque. Les fleurs blanches ou jaunâtres sont dimorphes ; celles du rayon sont femelles, fertiles, unisériées, à corolle ligulée ; celles du disque sont nombreuses, mâles, à corolle tubuleuse.

Composition chimique. — Cette plante renfermait, disait-on, un alcaloïde auquel on avait donné le nom de *parthénine*. Des essais faits à la Jamaïque pour le retrouver ont été infructueux, et récemment Guyot a annoncé que la parthénine n'est pas une substance définie, mais bien une matière complexe, comparable à la digitaline amorphe ou à la scillitine.

Elle est amorphe ou sous forme d'écailles lamelliformes noires, luisantes, très amères, solubles dans l'eau, à laquelle elles communiquent une coloration brune analogue à celle du café grillé.

Outre la parthénine, on a signalé : 1° une substance blanche incristallisable, l'*acide parthénique*, qui donne des sels neutres et acides ; 2° une autre substance blanche ; 3° une matière rouge foncé, soluble, formant des sels rouges cristallisables ; 4° une matière grise formant des sels amorphes et insolubles.

Comme on le voit, cette analyse est à reprendre.

Usages. — La parthénine semble représenter le principe actif de la plante, car 10 centigrammes en solution aqueuse, déposés sur la langue, provoqueraient une abondante salivation. Des expériences faites par José R. Tovar (*Cronica med. Quir. de la Havana*), et répétées par Guyot, montrent qu'elle a une action efficace dans les névralgies continues ou intermittentes, et surtout dans les névralgies craniennes.

La plante entière est employée de temps immémorial, aux Antilles et à Cuba, comme fébrifuge, et on a donné la parthénine dans le même but, lorsque la quinine avait été sans effet. Ces propriétés fébrifuges paraissent moins bien prouvées, car Guyot l'a trouvée inerte comme antipyrétique. A la Jamaïque, la plante est recommandée dans le traitement des ulcères et de certaines maladies de la peau, particulièrement dans l'herpès.

Le parthénine se donne à petites doses, que l'on augmente graduellement, depuis 10 centigrammes jusqu'à 2 grammes, dans la névralgie ; à la dose de 1 centigramme, elle détermine dans l'estomac une sensation de chaleur, et augmente son pouvoir digestif. Cette substance n'a aucune action sur la sécrétion urinaire.

2° *P. integrifolium* L. — Cette plante, qui habite les parties centrales des États-Unis, où elle croît dans les lieux humides ou secs non cultivés, ne diffère de l'espèce précédente que par ses feuilles ovales, entières, de 10 à 12 centimètres de longueur.

Les sommités fleuries sont employées depuis quelque temps dans le traitement de la fièvre intermittente, sous forme d'infusion additionnée d'une petite quantité d'alcool. Cette infusion, qui a une odeur agréable de fleur d'oranger, paraît devoir ses propriétés à une substance analogue à la parthénine.

Passerages. — Le *Lepidium latifolium* L. (Grande Passerage) est une plante vivace de la famille des Crucifères, série des Thlaspidées, qui croît dans les lieux humides et ombragés. Tige de 1 mètre de hauteur, verte. Feuilles ovales oblongues, les inférieures pétiolées, dentées en scie, les supérieures plus petites, entières, sessiles. Fleurs petites, blanches, en grappes plus ou moins allongées. Silicule aplatie, à graines petites, rougeâtres.

Cette plante fraîche a l'odeur et la saveur des Crucifères, qui dans la racine devient âcre et piquante ; aussi, lorsqu'on la mâche, elle provoque la salivation comme la racine de pyrèthre, mais à un degré moindre, et elle doit ces propriétés à l'huile volatile qu'elle renferme comme toutes les Crucifères. Les usages de cette plante sont les mêmes que ceux du cochléaria, du cresson, et on la mange aussi en salade. Elle est donc stimulante, antiscorbutique, et à l'extérieur quelque peu rubéfiante.

Ces propriétés se retrouvent dans la Petite Passerage (*Lepidium iberis* L.), que l'on

confond souvent avec la première ; dans le *L. ruderale* L. (Passerage des décombres), auquel on attribue des propriétés fébrifuges.

Le *L. sativum* ou Cresson alénois a été étudié au mot CRESSON.

Passiflora quadrangularis L. (*Barbadine, Granadilla*). — Plante grimpante de la famille des Passifloracées, originaire du Sud Amérique continental et insulaire. Tige quadrangulaire. Feuilles alternes, lisses, cordées, ovées, acuminées, à pétiole accompagné de 4 à 6 glandes. Fleurs hermaphrodites, régulières, grandes, charnues, axillaires, à pédoncules articulés, accompagnés de 3 bractées entières formant un involucre sous le bouton. Calice à 5 sépales. Couronne ou collerette dressée, cylindrique, à filaments nombreux, étroits, allongés, rayonnés, lilas ou blancs, disposés sur plusieurs rangées. Les étamines, qui forment une collerette avec le haut du pied du gynécée, sont libres, à anthères biloculaires, oscillantes. Ovaire libre, à une seule loge multiovulée. Style court, à 3 branches stigmatifères renflées en tête globuleuse. Le fruit, qui est très gros et qui peut peser jusqu'à 3 kilogrammes, est une baie ovale, d'un vert pâle, charnue, pulpeuse, recouvrant des graines albuminées.

La pulpe de ce fruit est aqueuse, acidule et douce, d'un parfum très délicat. Elle est fort prisée par les créoles.

La racine fraîche passe pour être un puissant narcotique et est même regardée comme vénéneuse. D'après les expériences faites autrefois par Ricord-Madiana, sa décoction fit périr en quarante minutes un chien de forte taille. Le cerveau et le cœur étaient gorgés de sang. La substance toxique, qu'il décrivit sous le nom de *passiflorine*, mais qui n'est pas autrement connue, doit être volatile, car les racines anciennes sont inertes. On a cependant recommandé cette racine comme vomitive, et on lui avait même attribué des propriétés ténicides qui ne sont pas prouvées.

Le fruit du *P. cœrulea* L. (Fleur de la Passion, Culotte de suisse), qui ressemble à un œuf de couleur orangée et qui mûrit parfois dans nos contrées, est aussi comestible et sert à préparer des boissons agréables.

Les fruits des espèces suivantes sont aussi comestibles : *P. tinifolia* Juss. (Maritambour à la Guyane), *P. coccinea* Aubl., *P. alata* Act., *P. fœtida* L., *P. ornata* K. de l'Amérique équinoxiale, *P. ligularis* J., *P. laurifolia* L., Pomme-Liane des Antilles, dont la pulpe se hume à l'aide d'un trou pratiqué dans la paroi parcheminée du péricarpe, *P. maliformis* L. de la Jamaïque, *P. murucuja* L. du Brésil, etc.

Les feuilles du *P. laurifolia* sont employées comme vermifuges et peuvent être très utiles comme amer. Celles des *P. fœtida*, *hircina, hibiscifolia*, sont regardées comme antihystériques et emménagogues. Celles du *P. serrata* sont usitées aux Antilles comme antiscorbutiques et se prescrivent contre les angines, en gargarismes. Le *P. contrayerva* Sm. passe pour guérir les morsures des serpents venimeux. Le *P. rubra* L. est narcotique et s'emploie comme l'opium à la Jamaïque, où sa teinture porte même le nom de *laudanum hollandais*. Le *P. capsularis* de la Guyane se donne comme emménagogue (H. Bn, *Hist. des pl.*, t. VIII, p. 484).

Patchouly. — Le *Pogostemon patchouly* Pellet., de la famille des Labiées, série des Saturéiées, est originaire de Silhet, de Penang et de la péninsule Malaise. On l'acclimate en ce moment au Pérou. Sa tige, suffrutescente, de 60 à 90 centimètres de hauteur, est pubescente. Feuilles opposées, décussées, sans stipules, pétiolées, rhomboïdes, ovales, légèrement obtuses, crénelées, dentées, couvertes de poils simples à 4 cellules. Fleurs blanches, disposées en glomérules d'épis composés, terminaux, axillaires, denses. Organisation des Labiées didynames.

Les épis floraux et les feuilles du Patchouly ont une odeur extrêmement forte, agréable, persistante.

Composition chimique. — Ces différentes parties donnent à la distillation une essence d'un jaune brun, un peu visqueuse, bouillant vers 257°. Sur la fin de l'opération, la température s'élève, et il passe à la distillation une essence bleue, l'*azulène* ou *céruléine* $C^{24}H^{13}O^2$, que l'on retrouve également dans les essences de *calamus aromaticus*, de *matricaire*, d'*absinthe*, etc. Il bout à 302°,2. Sa densité est de 0,910. Ses vapeurs sont bleues. L'azulène, insoluble dans l'eau, se dissout dans les huiles grasses et volatiles, dans l'alcool, en les colorant en bleu. Le noir animal ne l'absorbe pas, et il ne se fixe ni sur la laine ni sur la soie ou le coton. L'essence pure en renferme environ 6 0/0.

L'essence de Patchouly, abandonnée au repos, laisse déposer un *camphre* sous forme de prismes hexagonaux terminés par des pyramides. Il a été étudié par Gal (*Bull. Soc. chim.*, 1869, p. 304) et par Montgolfier (*Compt. rend. Ac. sc.*, 1879, p. 88). Ce dernier lui a attribué la formule $C^{12}H^{20}O$, qui en fait un isomère du camphre de cubèbe et de l'essence concrète de cèdre. Il fond entre 55 et 56°; solide, il est inactif; liquide, il est lévogyre. Les acides anhydres s'emparent d'une molécule d'eau et donnent naissance à un hydrocarbure $C^{15}H^{24}$, la *patchouline* de Mongolfier, liquide peu mobile, incolore, inodore, mais se colorant et devenant odorant avec le temps, peu soluble dans l'alcool, l'acide acétique, soluble dans l'éther, la benzine. Elle bout à 250°, et à une température supérieure se convertit en hydrocarbures isomériques.

Usages. — Le Patchouly est surtout employé en Europe dans la parfumerie. On en fait des sachets destinés à préserver les vêtements des attaques des insectes. Les Arabes lui attribuent la propriété de garantir des fièvres et d'un grand nombre de maladies. Il en est de même en Chine et au Japon.

C'est un stimulant énergique que l'on pourrait employer sous forme d'infusion,

comme la plupart des Labiées, n'était son odeur désagréable à la longue, mais il n'est pas usité dans la médecine européenne.

2° *P. parviflorus* Benth. — C'est une plante de 2 mètres de hauteur, à tige lisse et pourpre, à feuilles de 15 centimètres de longueur, ovales, acuminées, biserretées et presque glabres. Les graines sont petites, noires et luisantes.

Cette plante, qui est très commune au Concan, dans l'Inde, a une odeur très forte de cassis. Les feuilles fraîches ont une saveur légèrement piquante, âcre. Sous forme de cataplasmes, elles servent, dans l'Inde, à provoquer sur les plaies la formation de granulations. La racine passe pour être le remède de la morsure de l'*Echis carinata*. On la mâche, et il paraît réellement que, dans ces conditions, on évite parfois les accidents mortels que détermine cette morsure. En résumé, la plante présente, comme la précédente, les propriétés stimulantes qui caractérisent toutes les Labiées (Dymock, *loc. cit.*)

Patrinia scabiosæfolia Link. — Plante herbacée, vivace, de la famille des Valérianacées, à feuilles opposées, bipennatifides, les inférieures entières ou subentières. Fleurs jaunes, en grappes terminales, hermaphrodites, un peu irrégulières. Calice petit, inégal, à 5 dents obtuses. Corolle gamopétale, à 5 lobes subégaux, étalés. 4 étamines libres. Ovaire infère, à 3 loges, dont 2 stériles, la troisième uniovulée. Style simple. Fruit sec, à une loge fertile, doublée d'une bractée accrue, suborbiculaire, simulant une aile.

La racine de cette plante, qui porte le nom de *valériane du Japon, Kesso*, ressemble, du reste, à celle de la valériane officinale, mais en diffère en ce que la partie centrale est plus petite, courte. Les radicelles forment une touffe compacte de 5 à 7 centimètres de longueur. Elles sont brunes et leur odeur est plus forte que celle de la valériane. Leur saveur est amère et aromatique (Holmes, *Pharm. journ.*, 12 juillet 1879).

Composition chimique. — Cette racine donne à la distillation 7 0/0 d'une essence qui se rapproche beaucoup de celle que fournissent les racines des valérianes européennes. Sa densité = 0,990. Elle bout de 170 à 305°. Elle renferme comme elles un *terpène* $C^{10}H^{16}$, des éthers valérianique et acétique, du bornéol, mais elle en diffère en ce qu'elle contient 30 à 40 0/0 d'une huile visqueuse, bouillant à 300°, d'une densité de 1,030, dont la composition est jusqu'à présent inconnue.

Usages. — Les propriétés thérapeutiques de cette racine sont les mêmes que celles de la racine de valériane, à laquelle nous renvoyons.

Paullinia sorbilis Mart. — Cette liane grimpante et volubile appartient à la famille des Sapindacées, série des Pancoviées, et croît dans l'Amérique Sud, dans l'Uruguay, le Para. La tige triangulaire est formée de 3 fragments cylindriques réunis. Feuilles alternes, décomposées, à 3 paires de folioles ovales aiguës. Fleurs polygames dioïques, en grappes axillaires, munies à la base de 2 cirrhes. Calice polysépale, à 5 divisions. Corolle à 4 pétales inégaux, doublés d'appendices écailleux. 8 étamines libres, à filets velus, insérés excentriquement. Ovaire trilobé, à 3 loges uniovulées. Style simple, à stigmate trilobé. Capsule pédicellée, pyriforme, trigone, coriace, à déhiscence septicide, s'ouvrant en 3 valves. Graines au nombre de 1 à 3, ressemblant beaucoup à celles du marronnier d'Inde, mais plus petites, à testa lisse, foncé, garnies à leur base d'un arille court, cupuliforme. Elles ne sont pas albuminées.

Ces graines sont employées par les Indiens Guaranis pour préparer la drogue qui d'eux a pris le nom de *Guarana*. Ils les lavent d'abord, puis les soumettent pendant six heures à un grillage modéré pour éliminer le testa papyracé, qui s'enlève facilement, en battant avec des bâtons les graines mises dans des sacs. Les meilleures variétés de Guarana sont celles dans lesquelles les graines n'ont pas été brisées en particules fines. On ajoute ensuite de l'eau en quantité suffisante pour faire une masse que l'on malaxe dans les mains pour lui donner la consistance d'une pâte. Dans certains districts elles sont broyées sur une pierre chaude avec un peu d'eau, des graines de cacao, de la farine de manioc. Les Indiens donnent ensuite au mélange la forme de rouleaux cylindriques qu'on fait sécher au soleil, ou en les soumettant, pendant plusieurs semaines, à une douce chaleur. Ce procédé demande une grande pratique.

Ce Guanara est d'un rouge brun marqué de points blancs, dur, cassant, à cassure inégale et remplie de gros fragments. Son odeur est peu marquée; sa saveur, d'abord un peu astringente, laisse ensuite dans la bouche un parfum agréable.

Composition chimique. — Martius avait signalé, en 1826, dans le Guarana la présence d'une matière cristalline qu'il appela *guaranine*, dont Berthemet et Dechastelus démontrèrent la véritable nature. C'est la caféine.

D'après Fournier (*Journ. de pharm. et de chim.*, 1861), le Guarana renferme du tannate de caféine, de l'acide tannique, une huile fixe verte, trois huiles volatiles, de la gomme, de l'amidon. La caféine s'y trouve dans la proportion de 5 à 6 0/0 dans les meilleurs échantillons.

Cette composition chimique varie du reste beaucoup, car les Indiens ne donnent pas au Guarana une composition toujours la même. Ce qui persiste, c'est la caféine, mais en proportions variables, et c'est à elle seule que sont dus les effets thérapeutiques qu'on avait signalés.

Thérapeutique. — Les indigènes coupent de petites parties de Guarana avec un gros fil et les font dissoudre dans un verre d'eau froide. C'est une boisson fort rafraîchissante, mais dont l'usage prolongé ou l'excès détermine des tremblements et même la paralysie des membres.

Le Guarana a été, il y a une vingtaine d'années, vanté outre mesure pour combattre la migraine; la caféine qu'il contient peut, en effet, lui communiquer des propriétés antinévralgiques sérieuses dans certains cas; mais l'incertitude de composition de cette drogue et la facilité de se procurer la caféine pure et de la doser comme on l'entend ont fait abandonner ce produit. Si l'on veut s'adresser à l'effet tonique qu'on lui attribuait, l'infusion de café, préparée comme nous l'avons dit, remplit parfaitement le but.

C'est, en somme, un aliment d'épargne, si l'on veut, et encore son usage prolongé peut-il ne pas être sans dangers, mais non un médicament.

2° *P. pinnata* L. — Cette plante est une de celles qui portent au Brésil le nom de *Timbo*, servant à désigner les plantes employées pour empoisonner les cours d'eau. C'est le *P. senegalensis* J., *P. africana* Don., qui croît aussi dans le nord du Brésil, où il est connu sous les noms de *Timbo-cipo*, *Cururu api*, au Mexique, à la Guyane, aux Antilles et dans l'Afrique occidentale.

Sa racine, seule partie usitée, est rameuse, blanche à l'extérieur, couvertes de nombreuses lenticelles éparses, sillonnée longitudinalement, à méditullium blanc jaunâtre. L'écorce est gris jaunâtre, de longueur et d'épaisseur variables. Son odeur agréable rappelle celle du musc. Sa saveur n'est pas amère, mais quand on en mâche un fragment on observe un fourmillement persistant dans la langue.

Composition chimique. — D'après Stan. Martin (*Bullet. de thérap.*, 1877), cette écorce renferme une huile essentielle, du tanin, des acides organiques, des traces de glucose et un alcaloïde auquel il a donné le nom de *timbonine*, dont l'identité n'est pas bien prouvée, et dont, d'après l'auteur, le sulfate cristallise en aiguilles fines.

Usages. — Au Brésil, on n'emploie cette écorce qu'après l'avoir pilée, et sous forme de cataplasmes qu'on applique sur le côté dans les affections du foie. Ils déterminent souvent des éruptions qui forcent d'en interrompre l'usage. Les indigènes l'emploient pour empoisonner les cours d'eau, et les poissons peuvent être mangés sans danger.

Cette écorce présente, du reste, d'après Martius, des propriétés âcres et narcotiques, qu'il compare à celles de l'aconit. Elle agirait surtout sur les reins et le cerveau.

Les noirs l'emploient, en Afrique, non seulement l'écorce, mais encore les graines comme un poison des plus actifs.

Le *P. grandiflora* A. S. H., du Brésil, qui porte le même nom, présente les mêmes propriétés.

Le *P. cupana* H. B. K., des rives de l'Orénoque, passe, au contraire, pour être salutaire. Ses feuilles broyées, mélangées à la farine de manioc et enveloppées dans une feuille de bananier, sont mélangées à l'eau et donnent une boisson tonique.

Le *P. mexicana* L. (*Serjania mexicana* W.) est une plante âcre, dangereuse, que l'on emploie cependant dans la syphilis et comme antirhumatismale.

Le *P. australis* A. S. H. est aussi vénéneux.

Pavot. — Le *Papaver somniferum* Linné (*P. hortense* Huss.), qui appartient à la famille des Papavéracées, à la tribu des Papavérées, est une plante herbacée, annuelle, à tige haute de 1ᵐ,50 à 2 mètres, herbacée, laiteuse, dressée, simple ou peu ramifiée, couverte d'une efflorescence glauque, gla-

Étamines extrêmement nombreuses, hypogynes, à filets longs, grêles, blancs. Anthères linéaires, biloculaires, d'un jaune pâle d'abord, puis plus tard d'un brun pâle, et se tordant sur elles-mêmes après la déhiscence. Ovaire libre, brièvement stipité, à une seule loge, renfermant, sur un grand nombre de placentas latéraux faisant saillie dans l'intérieur, un grand nombre d'ovules anatropes. Il est globuleux ou plus long que large et surmonté d'un style large, extrêmement court, dilaté en une tête hémisphérique, convexe ou en forme de cône très déprimé, et partagée sur ses bords en 8 à 20 rayons stigmatifères. Fruit sec, capsulaire, sphérique ou déprimé, plus large que long, ou plus long que large, ou ovoïde, suivant les variétés, renfermant

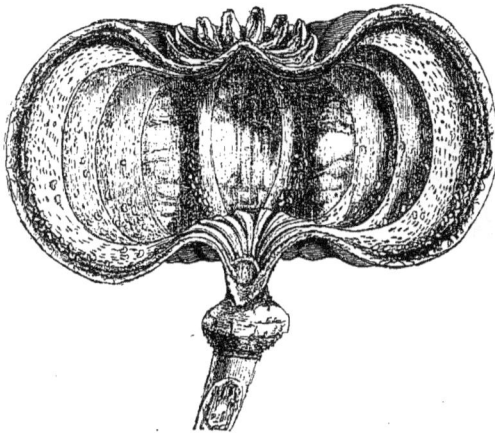

FIG. 721. — *Papaver somniferum*. Capsule. Coupe longitudinale.   FIG. 722. — Pavot. Sommet stigmatifère.

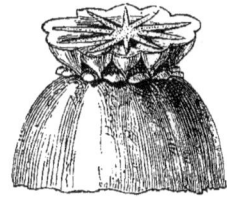

bre ou parsemée de poils rudes. Feuilles alternes et dépourvues de stipules, les inférieures oblongues ou ovales oblongues, élargies à la base, pinnatiséquées, à segments aigus, dentées irrégulièrement. Feuilles supérieures de plus en plus larges, cordées, auriculées et subamplexicaules à leur base, à sommet aigu ou un peu obtus, non pinnatiséquées, mais irrégulièrement dentées, à dents munies de pointes acuminées. Toutes ces feuilles sont lisses, luisantes, d'un vert grisâtre ou glauque.

Fleurs terminales, solitaires ou géminées, ou bien encore formant une cyme pauciflore, terminale, longuement pédonculée. Les boutons, d'abord penchés, puis redressés, sont ovoïdes et pourvus, comme le pédicelle, de pointes molles. Calice à 2 sépales caducs, opposés, concaves convexes, d'un vert glauque, lisses. Corolle à 4 pétales suborbiculaires, brièvement obovales, un peu atténués en coin à la base et subonguiculés, membraneux, délicats, très caducs, un peu odorants, de couleur blanche, rose, rouge ou violacée, avec ou sans tache purpurine ou noirâtre à la base.

un grand nombre de graines petites, arquées, scrobiculées ou réticulées à la surface et albuminées.

Cette espèce, qui est l'objet d'une culture énorme dans certains pays, présente un grand nombre de variétés et de formes, dont les principales sont les suivantes :

1° *P. album* (*Papaver officinale* Gmelin. — *P. album* Lob. — *P. somniferum* α L.). — Fleurs ordinairement solitaires, grandes, à pétales blancs, parfois verdâtres ou jaunâtres à la base, rarement teintés en rose ou en lilas pâle. Les divisions du style sont au nombre de 10 à 12 au plus. Fruit tantôt ovoïde ou subglobuleux, ou parfois déprimé et plus large que long, et non déhiscent. Graines blanchâtres ou un peu jaunâtres, translucides.

Cette variété peut être glabre ou sétigère.

2° *P. nigrum*. — Fleurs souvent géminées ou en petit nombre, plus petites que dans la variété précédente, à pétales violacés, rouges ou pourpres, tachés de noir à la base. Fruit à peu près globuleux, plus petit. Divisions du style moins nombreuses (6 à 12) et plus ou moins réfléchies sur l'ovaire. Graines noires ou d'un gris plus ou moins foncé, et opaques.

Cette variété présente deux formes : l'une entièrement glabre, l'autre portant des poils sur la tige, les pédoncules, le calice, les nervures des feuilles, etc.

Les différentes parties de ces plantes renferment des réservoirs dans lesquels est contenu un latex blanchâtre, et constitués par des cellules unies bout à bout, dont les cloisons de séparation sont résorbées.

OPIUM. — Quand on fait des incisions ménagées sur les capsules du Pavot, elles laissent exsuder un suc laiteux, blanchâtre, qui, soumis à un petit nombre de manipulations, constitue l'opium. Il en existe de

osier, en ayant soin de les recouvrir de semences de *rumex patientia* pour qu'ils n'adhèrent pas entre eux.

C'est à Smyrne, vers le mois d'août, qu'arrivent les paniers d'opium récolté dans l'Asie Mineure. L'opium est examiné par des experts fort habiles chez lesquels l'habitude tient lieu de connaissances chimiques. Les morceaux reconnus comme bons sont enfermés dans des boîtes en étain, pour qu'ils ne perdent pas de leur poids, et exportés. Les autres servent à la préparation de la morphine. Le meilleur opium vient, paraît-il, du district de Kutyan, du village de Bagoditsh et des environs.

Il est en masses arrondies, petites, aplaties par compression réciproque, enveloppées

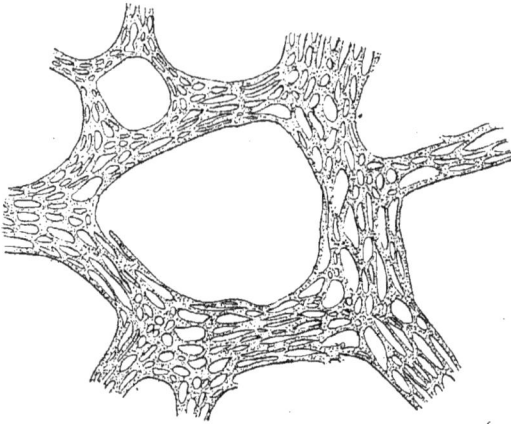

FIG. 724. — Pavot. Graine.

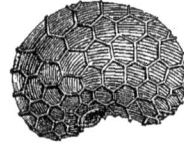

FIG. 723. — Laticifères de la capsule du pavot blanc.

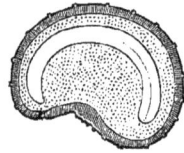

FIG. 725. — Pavot. Graine. Coupe longitudinale.

diverses qualités, que l'on désigne généralement par leur provenance et que nous passerons rapidement en revue.

Opium de l'Asie Mineure (O. de Turquie, de Constantinople, de Smyrne). — Il est produit par la variété *P. glabrum*, que l'on cultive dans les sols sablonneux, améliorés par les engrais et soigneusement labourés. Les graines sont mises en terre au mois d'octobre. La plante fleurit en mai et les capsules mûrissent quinze jours après la chute des pétales. On doit les inciser dès qu'elles sont mûres, et on le fait à l'aide d'un petit couteau recourbé. Les incisions partent du milieu de la hauteur de la capsule et sont prolongées au-dessous jusqu'aux deux tiers de la circonférence. On laisse le suc sécher pendant six à huit heures ; il change de couleur, car de blanc il devient brun rougeâtre. On l'enlève avec un couteau et on le dépose sur une feuille que le collecteur tient à la main.

Avec le suc ainsi recueilli, on fait des blocs que l'on dessèche à l'ombre après les avoir enveloppés d'une feuille de Pavot. On les range, encore mous, dans des paniers en

d'une feuille de pavot, de couleur brun lustré ou bleuâtre, d'une odeur spéciale, de saveur amère. Ces pains se coupent facilement au couteau, et les couches mises à nu sont d'un brun foncé, avec des veines plus claires, d'aspect cireux. La cassure est grumeleuse. Il renferme de 10 à 12 0/0 de morphine.

Une autre sorte, la *Roba mercantile*, ne renferme que 7 1/2 à 9 0/0 de morphine.

En règle générale, un bon opium doit titrer de 12 à 15 0/0 de morphine.

Le prix de l'opium varie, du reste, suivant la quantité restée en magasin à Londres et à Smyrne, suivant les demandes de l'Amérique, les récoltes de la Perse et de l'Inde, enfin suivant l'offre et la demande.

Opium d'Egypte. — On le retire du Pavot à fleurs blanches. Cette culture est, du reste, peu répandue aujourd'hui, et l'opium est de qualité inférieure, car il ne titre guère en moyenne que 4 0/0 de morphine, et ce bas titre tient surtout à ce que cet opium est falsifié. Il se présente généralement sous forme de gâteaux aplatis, durs, couverts de débris de feuilles de pavots. Sa cassure est conchoïdale, cireuse. Sa couleur est rouge marron foncé. Son odeur est un peu vireuse, sa saveur extrêmement amère. Il se ramollit à l'air.

Opium de Perse. — La culture du Pavot se fait surtout dans les province de Kerman-shah, d'Ispahan, et elle tend à s'étendre de plus en plus.

L'Opium est tantôt en morceaux cylindriques de 80 à 90 centimètres de longueur

Celui d'Ispahan, de Téhéran, de Kurin, peut être comparé aux meilleures sortes du marché.

La plus grande partie de l'opium de Perse est envoyée en Chine.

Opium de l'Inde. — L'Inde est surtout le grand fabricant de l'Opium destiné pour la Chine, car il en vient fort peu en Europe. Aussi le Pavot y est-il cultivé sur une grande échelle.

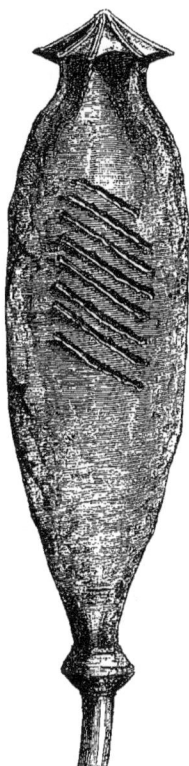

FIG. 726. — Pavot. Capsule incisée.

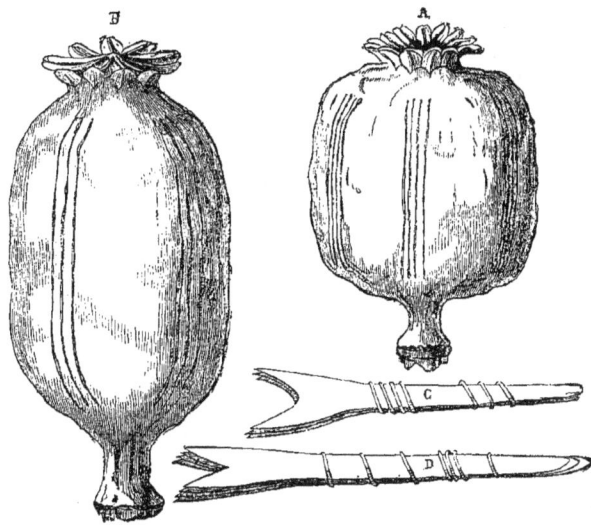

FIG. 727. — Capsules de pavots cultivés à Patna et instruments employés pour les inciser. C, couteau à 3 lames ; D, à 4 lames.

sur 3 d'épaisseur, entourés de papier satiné, ficelés, et pesant 15 grammes en moyenne, ou en cônes arrondis du poids de 180 à 300 grammes, ou bien encore en gâteaux arrondis. Il renferme de petites larmes agglutinées. Sa couleur est brune. Son odeur est très vireuse, sa saveur très amère, et il se ramollit facilement. On en distingue aujourd'hui deux sortes : l'une pure, l'autre adultérée, qui est, ou consommée sur place, ou destinée pour la Chine.

La qualité de cet opium tend à s'améliorer, car, d'après Rass, celui qu'on expédie en Europe contient 12 0/0 de morphine. Il renferme cependant du glucose, qui paraît être dû à l'addition d'une certaine quantité de miel, et de l'huile de lin.

La région principale de culture est la partie centrale du cours du Gange, sur 600 milles anglais en longueur et 200 milles en largeur. On estimait, il y a quelques années, la surface cultivée à 2,250,000 hectares. La seconde région est située sur les vastes plateaux de Malwa, et de plus l'aire de culture tend à s'étendre, car on la retrouve dans le Pundjab, la vallée de Bias, à l'est du Lahore, le Népaul, etc.

Les capsules sont incisées à l'aide d'un instrument spécial, formé de trois petites lames de couteau, un peu séparées l'une de l'autre et reliées par des fils de coton, de façon que les collecteurs ne puissent pas, par négligence, faire tomber le suc dans l'intérieur de la capsule, où il serait perdu, en pratiquant des incisions trop profondes. On laisse le suc en place jusqu'au matin, puis on l'enlève avec un grattoir. Le *chick* ou suc gluant, additionné d'huile de lin, passe dans les mains des Bunneah, qui le réduisent en fragments que l'on suspend au plafond dans des sacs en toile d'où s'écoule l'excès d'huile de lin.

Cette opération dure deux mois environ, puis le suc est malaxé avec les mains, pendant 5 ou 6 heures, jusqu'à ce qu'il ait acquis une consistance uniforme. On le met ensuite en boules de 250 à 300 grammes chacune, que l'on roule dans un panier rempli de graines de pavot. On les fait sécher en les retournant avec soin.

C'est ainsi que se fabrique l'*opium de Malwa*, qui est surtout consommé en Chine. La proportion de morphine qu'il renferme varie entre 5 et 7 0/0.

Au Bengale, l'opium est placé sous le contrôle des employés du gouvernement, qui reçoivent des cultivateurs le produit de leur récolte acheté à dire d'expert ou après analyse. On mélange les diverses sortes, on pèse la quantité d'opium nécessaire pour faire une boule, on l'entoure d'une croûte de pétales agglutinés à l'aide du *sewa*, liquide glutineux formé d'opium inférieur, d'eau de lavage des pots, des vases. La consistance donnée est telle que cent parties doivent donner 53 de résidu sec. Les boules sont sphériques, de 15 centimètres de diamètre environ, de 5 à 600 grammes de poids.

Les boules de Patna et de Bénarès sont généralement acceptées sur le vu de leur provenance, en raison de la surveillance même à laquelle leur préparation est soumise, et cependant leur teneur en morphine varie. Elle est généralement de 5 à 6 0/0.

En 1885, l'exportation de l'Inde pour la Chine était de 86,518 caisses, d'une valeur de 10,882,606 livres sterling, et il faut ajouter à cela l'opium consommé dans l'Inde, dont la force diffère et qui est connu sous le nom d'*Akbari Opium.*

Opium de Chine. — Les Chinois cultivaient depuis fort longtemps le pavot, presque en cachette, mais avec la complicité des mandarins. Aujourd'hui, le gouvernement chinois, désireux de s'affranchir de l'impôt énorme qu'il paye aux Anglais, et reconnaissant son impuissance à enrayer la consommation de l'opium par ses nationaux, a donné à cette culture une extension assez considérable pour que l'importation de l'opium de l'Inde ait diminué d'une façon notable.

C'est surtout dans la province de Szechuan que la production est la plus considérable, ainsi que dans le Yunnan, et d'après Spence, consul anglais, la quantité produite serait deux fois plus considérable que celle qui est exportée de l'Inde.

Quand il est pur, sa qualité égale celle des meilleurs opiums de l'Inde. Toutefois, il ne renfermerait guère plus de 5 0/0 de morphine, et ne pourrait lutter avantageusement sur les marchés européens avec l'opium de Smyrne. Mais il se prête fort bien à la préparation de l'opium à fumer.

On produit encore, mais en petites quantités, de l'opium en Australie, en Afrique, dans le Mozambique. La production a été tentée en Europe et avec succès, si on ne considère que la qualité du produit, car, grâce aux soins dont était entourée la préparation de l'opium, Aubergier avait obtenu, à Clermont-Ferrand, un opium rendant 10 et même 20 0/0 de morphine. Mais le prix de la main d'œuvre a empêché le développement de cette culture.

Les meilleures sortes de pavot cultivées en France seraient le Pavot œillette et le Pavot de l'Inde.

Propriétés. — Le bon opium, quelle que soit sa provenance, a une couleur brun rougeâtre, une odeur particulière, forte, narcotique, une saveur amère, un peu âcre. Quand on le mâche, il irrite les lèvres, la langue. Exposé à l'air, l'intérieur de sa masse, souvent noire, devient sec, fragile, à cassure luisante.

Il cède ses principes actifs à l'eau, à l'alcool, aux acides étendus, mais non à l'éther.

Composition chimique. — Les substances basiques, neutres ou acides qui entrent dans la constitution de l'opium sont connues seulement depuis le commencement du siècle.

Ce fut Ch. Derosne, pharmacien à Paris, qui annonça le premier, dans l'opium, la présence des cristaux d'une substance à laquelle il attribuait à tort les propriétés de l'opium, et qui n'est autre que la *narcotine*. Il découvrit également la morphine, qu'il obtenait en précipitant la liqueur mère par un alcali, mais il méconnut sa nature.

L'année suivante, Seguin découvrit une autre substance cristallisable, que l'expérience a démontré être le véritable principe narcotique de l'opium, mais il ne put reconnaître sa nature.

En 1816, Fried. Wilh. Adam Serturner, dans un mémoire resté célèbre, annonça l'existence, dans l'opium, d'un composé salin, formé d'un alcaloïde et d'un acide particuliers, et démontra la nature précise de cette substance qui, bien que découverte par Seguin et par lui-même, était encore à peu près inconnue. Il donna à cet alcali le nom de *morphium*, qui a été changé plus tard en celui de *morphine*, et à l'acide le nom d'*acide méconique*, mot dérivé du nom du Pavot en grec. Les découvertes de Serturner furent confirmées par les travaux de Robiquet.

Un grand nombre d'autres alcaloïdes ont été découverts depuis dans l'opium : les uns en quantités assez peu appréciables, les autres ne présentant pas un état civil bien certain, car on ignore encore s'ils préexistent réellement dans le suc ou s'ils sont le produit des manipulations auxquelles on le soumet.

Nous passerons aussi rapidement que possible en revue ces différents corps, en n'insistant que sur les propriétés qui présentent un intérêt plus immédiat pour la thérapeutique, et renvoyant, pour leur étude complète et leur mode de préparation, aux traités de chimie.

La *morphine* $C^{17}H^{19}AzO^3,H^2O$ forme des prismes rhomboïdaux droits, hémièdres, incolores, brillants, contenant 5.94 0/0 d'eau de cristallisation, inodores, d'une saveur extrêmement amère, à réaction alcaline, inaltérables au contact de l'air. Sous l'influence de la chaleur, elle perd d'abord son eau de cristallisation; à 120°, elle fond sans se décomposer, et au-dessus de 200°, elle se détruit en laissant un résidu charbonneux. Elle est soluble dans 1,000 parties d'eau froide et dans 500 parties d'eau bouillante, mais dans ce cas la plus grande partie se dépose par le refroidissement. Elle se dissout dans 40 parties d'alcool absolu froid et 24 parties d'alcool bouillant. Son meilleur dissolvant est l'alcool à 82°, qui en dissout 5 0/0 à froid. La morphine est presque insoluble dans l'éther et le chloroforme purs. Les huiles grasses et les huiles essentielles, les solutions de potasse, de soude, la dissolvent bien, ainsi que l'eau de chaux; l'ammoniaque en dissout à peine.

La morphine et ses sels dévient vers la gauche le plan de la lumière polarisée. Chauffée entre 140 et 150° dans des tubes scellés avec un excès d'acide chlorhydrique, elle se convertit en *apomorphine*. Cette modification se produit aussi souvent dans les solutions aqueuses et anciennes des sels de morphine.

Elle forme avec les acides des combinaisons cristallisables généralement solubles, dont les plus employées en médecine sont l'acétate, le chlorhydrate et le sulfate.

Acétate de morphine $C^{17}H^{19}AzO^3.HC^2H^3O^2+3H^2O$. — Ce sel est très difficile à obtenir pur, car, par l'évaporation, même spontanée, il se transforme en un mélange peu soluble de morphine et d'acétate neutre. Aussi, pour le dissoudre, faut-il ajouter quelques gouttes d'acide acétique. En solution alcoolique, il se partage peu à peu en morphine qui se dépose, et en acétate neutre qui reste dissous, à la faveur de l'acide acétique mis en liberté.

Il se présente sous forme de cristaux ou de poudre blanc jaunâtre ou blanche, d'une odeur franche d'acide acétique, de saveur amère, et à réaction neutre ou légèrement alcaline. Récemment préparé, il se dissout à 15° dans 12 parties d'eau et 68 parties d'alcool; chauffé sur une lame de platine, il ne laisse aucun résidu.

Chlorhydrate de morphine $C^{17}H^{19}AzO^3,HCl,3H^2O$. — Il cristallise en petits cristaux soyeux, flexibles, aciculaires, inodores, amers. Il doit être parfaitement neutre pour ne pas provoquer d'irritation locale lorsqu'on l'emploie en injections hypodermiques. Il est soluble dans 24 parties d'eau et 63 parties d'alcool, 0,5 partie d'eau bouillante et 31 parties d'alcool chaud. L'éther ne le dissout pas. A 13°, il perd son eau de cristallisation. Chauffé sur une lame de platine, il ne laisse aucun résidu.

Sulfate de morphine $(C^{17}H^{19}AzO^3)^2SO^4H^2+H^2O$. — Ce sel cristallise en aiguilles prismatiques, blanches, soyeuses, inodores, amères, neutres et inaltérables à l'air. Il est soluble à 15° dans 32 parties d'eau et 702 d'alcool, dans 0,75 partie d'eau bouillante et 144 parties d'alcool bouillant. A 130°, il perd son eau de cristallisation (11.87 0/0).

Il importe de remarquer que les solutions des sels de morphine sont envahies assez rapidement par une végétation microscopique, des conferves en général. On peut les conserver soit en ajoutant, d'après Vidal, du chloral, dans la proportion de 2 pour 1 de sel de morphine, soit de l'acide salicylique, de l'eau de laurier-cerise, etc.

Il vaut mieux, en tout cas, préparer les solutions au moment du besoin, car, comme nous l'avons vu, la morphine donne des proportions variables d'apomorphine dont on doit éviter avant tout la présence, à cause de son action vomitive très intense.

Réactions caractéristiques de la morphine. — Nous ne citerons que les réactions qui permettent de la distinguer nettement des autres alcaloïdes en omettant celles qui lui sont communes avec eux. La morphine est un corps réducteur. Aussi, en présence de l'acide iodique ou d'une solution acidulée d'iodate alcalin, la morphine et ses sels donnent une coloration rouge due à la présence de l'iode mis en liberté. Diverses autres substances organiques donnent la même réaction; mais, d'après J. Lefort (*Journ. de Pharm.*, août 1861, p. 113), on peut les distinguer en ce que la coloration disparaît quand on ajoute quelques gouttes d'ammoniaque, et qu'elle

persiste, au contraire, en augmentant d'intensité quand elle est produite par la morphine. On peut ainsi retrouver 1 partie de morphine dans 10,000 parties d'une solution.

Husemann laisse la morphine en contact avec l'acide sulfurique concentré pendant 12 à 15 heures, chauffe le mélange pendant une demi-heure à 100° et ajoute ensuite soit de l'acide nitrique, soit un nitrate, un chlorate, de l'eau chlorée, de l'hypochlorite de soude. Il se forme une belle coloration blanche ou violet rougeâtre, passant au rouge de sang foncé, puis pâlissant peu à peu. On peut ainsi reconnaître la centième partie d'un milligramme de morphine.

Avec le réactif de Frohde (1 centimètre cube d'acide sulfurique concentré et 1 milligramme de molybdate de soude), couleur violette magnifique. Le liquide devient ensuite vert, puis vert brunâtre, jaune, et redevient bleu violet après 24 heures. Cette réaction est encore nette avec $0^{gr},000,005$ de morphine.

D'après Flückiger, la solution d'acide titanique dans l'acide sulfurique concentré est un des réactifs les plus sensibles. Elle produit une couleur rouge brun passant au violet en présence de traces de morphine.

Apomorphine $C^{17}H^{17}AzO^2$. — Cette substance est incolore tout d'abord, mais elle ne tarde pas, au contact de l'air, à prendre une couleur verte. Le produit de cette oxydation est soluble dans l'eau et dans l'alcool en donnant une liqueur d'un beau vert. Elle est en partie soluble dans l'eau et dans l'alcool avec une coloration vert émeraude, dans l'éther avec une coloration rouge pourpre, et dans le chloroforme avec une coloration violette. La solubilité dans l'éther et le chloroforme fait la différence de la morphine.

L'apomorphine doit être complètement soluble sans coloration dans le chloroforme.

Codéine $C^{18}H^{21}AzO^3+H^2O$. — Elle forme des cristaux blancs, efflorescents, volumineux, dérivés du prisme droit rhomboïdal, renfermant 5.63 0/0 d'eau. A 120° elle devient anhydre, puis elle fond à 150° et, à une chaleur plus élevée, se décompose sans résidu. Elle est inodore, amère, à réaction alcaline, soluble dans 60 parties d'eau à 15°, dans 17 parties d'eau bouillante. Chauffée avec une quantité d'eau insuffisante pour la dissoudre, elle fond et se convertit en gouttelettes claires plus lourdes que l'eau, qui se solidifient par refroidissement en prenant un aspect cristallin; elle est très soluble dans l'alcool, le chloroforme, dans 6 parties d'éther et 10 parties de benzol, mais complètement insoluble dans la benzine. Elle se combine avec les acides pour former des sels cristallisables, surtout le nitrate.

La codéine pure est seule employée en médecine. Quand on la dissout dans l'acide sulfurique contenant 1 0/0 de molybdate de sodium, la solution devient d'abord vert sombre, puis bleue et enfin, après quelques heures, jaune pâle.

On distingue la codéine de la morphine en ce qu'elle ne réduit ni l'acide iodique, ni les persels de fer, ne se colore pas en rouge par l'acide nitrique, et enfin en ce qu'elle est soluble dans l'éther, qui ne dissout pas la morphine.

Narcotine $C^{24}H^{23}AzO^7$. — Cet alcaloïde existe à l'état naturel dans l'opium, car on peut l'obtenir directement par l'éther. Il se présente sous forme de cristaux prismatiques brillants, incolores, inodores, insipides, fondant à 115° et se volatilisant à 154°, se décomposant en partie et laissant un résidu charbonneux. La narcotine est insoluble dans l'eau froide, soluble dans 4,000 ou 7,000 parties d'eau bouillante, dans 100 parties d'alcool froid, dans 24 d'alcool bouillant. L'éther en dissout 1/33 à 15° et 1/19 à 35°,6. Ce caractère la distingue de la morphine. Ses solutions ont une saveur amère et sont lévogyres. Les huiles fixes, les huiles volatiles, surtout l'essence de térébenthine, les acides dilués, la dissolvent. Elle est insoluble dans les alcalis. Sa réaction est neutre. Elle se combine cependant avec les acides pour former des sels dont la saveur est amère. Ces sels sont fort instables. Cependant, Robiquet a pu obtenir le sulfate et le chlorhydrate à l'état cristallin.

L'acide sulfurique concentré, additionné d'une trace d'acide azotique, donne une coloration rouge de sang. Dissoute dans l'acide sulfurique et chauffée, la narcotine se colore en rouge foncé par l'addition de perchlorure de fer, couleur qui passe au rouge cerise persistant.

Chauffée à 50° avec l'acide azotique étendu, elle donne des produits d'oxydation, la *cotarnine*, l'acide *opianique*, l'acide *hémipinique*, etc. (Anderson).

Narcéine $C^{23}H^{29}AzO^9$. — Elle cristallise en aiguilles prismatiques incolores, soyeuses, réunies en masses légères, inodores, amères, perdant à 110° leur eau de cristallisation, soit 7,21 0/0 de leur poids, fondant ensuite à 145°, puis se volatilisant à 215°,5.

A 13°, la narcéine se dissout dans 1,285 parties d'eau et 945 parties d'alcool à 80°. Elle est plus soluble dans l'eau et l'alcool chauds et dans l'eau chargée d'oxydes alcalins et d'ammoniaque. Elle est insoluble dans l'éther. Ses solutions sont lévogyres. Traitée par une solution d'iode à 2 0/00, elle donne une belle coloration bleue, détruite par la chaleur et les alcalis. D'après Stein, on peut, à l'aide de cette réaction, déceler dans une liqueur 1/2,500 de narcéine. Il suffit d'ajouter une solution d'iodure double de zinc et de potassium et un peu d'eau iodée, puis d'agiter avec l'éther, qui enlève l'excès d'iode. La couleur bleue est caractéristique et ne se produit avec aucun des autres alcaloïdes de l'opium. La narcéine ne réduit pas l'acide iodique et n'est pas colorée en bleu par le perchlorure de fer.

Thébaïne $C^{19}H^{21}AzO^3$ (Paramorphine). — Cet alcaloïde cristallise en lamelles quadratiques, d'un éclat nacré, insipides, d'une saveur âcre et styptique plutôt qu'amère, fusibles à 193° (Hesse), très peu solubles dans l'eau froide, solubles dans l'alcool froid, bien plus solubles quand ce liquide est chaud, dans le chloroforme, la benzine, assez peu solubles dans l'éther (1 pour 140 d'éther à 10°). Cette substance est insoluble dans les solutions alcalines, mais se dissout dans les acides, avec lesquels elle forme des sels non cristallisables dans l'eau, mais pouvant cristalliser dans l'alcool ou l'éther.

L'acide sulfurique concentré la colore en rouge.

Elle diffère de la morphine en ce que l'acide nitrique ne la rougit pas, et en ce qu'elle ne donne pas de coloration bleue avec les sels ferriques; de la codéine, en ce qu'elle ne forme pas de sels cristallisables dans l'eau, en ce qu'elle est toujours précipitée de ses solutions acides par l'ammoniaque, et parce qu'à la fusion elle ne forme pas de gouttelettes huileuses; de la narcotine, par sa saveur différente, sa plus grande solubilité dans l'alcool froid (1 partie pour 10 d'alcool, tandis que la narcotine en exige 100 parties), par l'action de l'acide nitrique, qui dissout la narcotine, et avec la thébaïne donne des vapeurs rouges et une matière résineuse avant de la dissoudre.

Papavérine $C^{21}H^{21}AzO^4$. — La papavérine cristallise en prismes incolores, insolubles dans l'eau, peu solubles à froid dans l'alcool, qui les dissout mieux à chaud. 1 partie se dissout dans 258 parties d'éther froid. Elle fond à 147° et se volatilise à une température supérieure. Elle forme, avec les acides, des sels cristallisables, mais l'hydrochlorate est celui qui prend le plus facilement la forme cristalline.

Mélangée avec l'acide sulfurique concentré, elle prend une couleur bleu foncé. D'après Hesse, elle se dissout sans coloration dans l'acide sulfurique quand elle est pure, mais en chauffant on obtient une belle coloration violette. En additionnant d'eau la solution sulfurique, il se forme un précipité résineux de sulfate de papavérine. Cette réaction est caractéristique.

D'après Hoffmann et Schroff (*Jahrb. für. Pharm.*, t. XXXI, p. 28), on peut la distinguer de la morphine en la traitant par l'iodure double de cadmium et de potassium qui forme avec la papavérine un précipité blanc d'écailles nacrées, tandis que la morphine donne, dans une solution au millième, de

belles aiguilles que l'on peut facilement reconnaître au microscope.

Hydrocotarnine $C^{12}H^{15}AzO^3 + 1/2H^2O$. — Cette base a été retirée par Hesse, en 1871, des eaux mères de la morphine, et elle semble ne pas préexister dans l'opium, mais résulter du dédoublement de la narcotine.

Elle cristallise en prismes volumineux, incolores, solubles dans l'alcool, l'acétone, le chloroforme et l'éther. Elle fond à 50° et perd, à une température un peu plus élevée, sa demi-molécule d'eau. A 100°, elle se volatilise en se décomposant partiellement. A une température plus élevée et brusque, sa décomposition est complète.

L'acide sulfurique la dissout avec coloration jaune à froid et rouge cramoisi à chaud. L'acide nitrique la colore en jaune. Le perchlorure de fer n'a aucune action; elle forme des sels cristallisables avec les acides.

Pseudo-morphine $C^{17}H^{17}AzO^3$. — Elle a été découverte en 1835, par Pelletier et Thiboumery, qui la nommèrent ainsi parce qu'elle présente la plupart des réactions de la morphine. Pelletier ne l'avait pas étudiée, et ce fut Hesse qui, plus tard, fit connaître son mode d'extraction et la caractérisa comme un alcaloïde défini.

Elle est cristalline, blanche, et présente un éclat soyeux quand elle est en suspension dans un liquide; sèche, elle est mate. Elle est inodore, insipide, insoluble dans l'eau, l'alcool, l'éther, le chloroforme, le sulfure de carbone, l'acide sulfurique dilué et les carbonates alcalins, peu soluble dans l'ammoniaque étendue, mais soluble dans l'ammoniaque alcoolique, les alcalis caustiques et les terres alcalines (chaux, baryte).

A 120°, elle perd son eau de cristallisation, et à une température plus élevée, elle se décompose sans subir la fusion. Elle forme des sels solubles, à réaction fortement acide, avec les acides sulfurique, nitrique, oxalique et tartrique.

L'acide sulfurique concentré la dissout avec une coloration vert olive. Avec l'acide nitrique, coloration jaune orangé passant au jaune. Avec le perchlorure de fer, coloration bleue.

Cette base est identique avec l'oxymorphine de Schutzenberger et l'oxydomorphine de Polstorff.

Cryptopine $C^{21}H^{23}AzO^5$. — Cet alcaloïde a été découvert par T. et H. Smith, d'Edimbourg (*Pharm. Journ.*, 1867, p. 695), dans les eaux mères du chlorhydrate de thébaïne. Elle n'existe qu'en très petites quantités dans l'opium, et on peut la séparer facilement de la thébaïne à cause de l'insolubilité de son chlorhydrate dans l'acide chlorhydrique. Elle est incolore, inodore. Ses sels, d'abord amers, déterminent ensuite dans la bouche une sensation analogue à celle de l'essence de menthe. Elle est insoluble dans l'eau, l'éther, l'essence de térébenthine, le benzol, peu soluble dans l'alcool (1 pour 1,265 d'alcool), très soluble dans le chloroforme. Elle fond à 217°, et, chauffée au rouge, elle dégage des vapeurs aqueuses, puis se décompose.

C'est une base puissante qui forme des sels d'abord *gélatineux*, mais devenant ensuite cristallins. Elle diffère de la morphine par son peu de solubilité dans l'alcool; de la codéine et de la thébaïne, par son insolubilité dans l'éther.

L'acide sulfurique concentré donne une coloration bleue avec la plus petite quantité de cryptopine.

L'acide chlorhydrique concentré le précipite de ses solutions sous forme d'une masse gélatineuse à froid, qui, à chaud, prend la forme de petits prismes. Du reste, elle se distingue des autres alcaloïdes de l'opium par la tendance qu'ont ses sels à prendre la forme gélatineuse.

Laudanine $C^{20}H^{23}AzO^4$. — Cette base a été découverte par Hesse, en 1870. Elle est en prismes incolores, hexagones, groupés en étoiles. Sa saveur est très amère et sa réaction alcaline bien marquée. Elle se dissout dans la benzine, le chloroforme, l'alcool froid. L'alcool froid n'en dissout que 1/540. Une partie de laudanine se dissout dans 646 parties d'éther à 18°.

L'acide sulfurique concentré la dissout à la température ordinaire, avec une coloration rose pâle, qui, à 150°, devient violet rougeâtre. Le chlorure de fer la colore en vert et la dissout. La potasse la précipite de ses solutions salines et un excès la dissout.

Elle forme avec les acides des sels cristallins.

Laudanosine $C^{21}H^{27}AzO^4$. — Découverte par Hesse, en 1871, cette base existe dans les eaux mères de la thébaïne avec la cryptopine et la protopine. Elle cristallise en prismes insolubles dans l'eau et les alcalis, solubles dans l'alcool, l'éther et le chloroforme. Elle fond à 89° et se décompose à 110°. L'acide sulfurique la dissout à froid avec une coloration rose passant au violet par la chaleur. Le chlorure ferrique ne la colore pas. Elle forme des sels difficilement cristallisables, très amers, et plus solubles que ceux de la laudanine, dont elle ne diffère que par CH^2 en plus.

Codamine $C^{20}H^{25}AzO^4$. — Cette base est isomérique avec la laudanine. Elle a été découverte par Hesse, en 1870. Elle cristallise en prismes hexagonaux, anhydres, d'une saveur très amère, à réaction fortement alcaline, un peu solubles dans l'eau, solubles dans le chloroforme, l'éther, la benzine. Elle fond à 121°, puis se décompose en donnant un sublimé cristallin.

Elle diffère de la laudanine en ce que le chlorure ferrique et l'acide nitrique la colorent en vert foncé à froid. L'acide sulfurique la colore en vert. Elle forme avec les acides des sels amorphes et amers.

Lanthopine $C^{23}H^{25}AzO^4$. — Découverte par Hesse, en 1870. C'est une poudre blanche formée de prismes microscopiques, insipides, inodores, à réaction alcaline, solubles dans le chloroforme, très peu solubles dans l'alcool, la benzine et l'éther, solubles dans un grand excès d'acide acétique et dans un excès de potasse. Elle fond à 200°.

Le perchlorure de fer ne la colore pas, ce qui la distingue de la morphine. L'acide nitrique la transforme en une résine rouge.

Elle forme des sels avec les acides.

Protopine $C^{20}H^{19}AzO^5$. — Découverte par Hesse en 1871, cette base se rencontre dans la cryptopine brute. C'est une poudre blanche, inodore, insipide, insoluble dans l'eau, les alcalis, peu soluble dans l'ammoniaque, l'alcool, la benzine et l'acétone bouillants, plus soluble dans le chloroforme. Elle fond à 202°.

L'acide sulfurique la colore en jaune, puis en rouge. Le chlorure ferrique ne la colore pas, mais, en présence de l'acide sulfurique, la coloration est violette. Elle se combine avec les acides pour former des sels cristallisables.

Méconidine $C^{21}H^{23}AzO^4$. — Découverte par Hesse, en 1870. C'est une masse amorphe, jaunâtre, transparente, insipide, insoluble dans l'eau, soluble dans l'alcool, l'éther, la benzine, le chloroforme et l'acétone. C'est une base assez forte pour bleuir le tournesol rouge. Elle fond à 58°.

Elle se dissout dans l'acide sulfurique avec une couleur vert olive, et dans l'acide nitrique avec une coloration rouge orangé.

Elle forme des sels cristallisables, *amers* et très solubles.

Gnoscopine $C^{34}H^{30}Az^2O^{11}$. — C'est le dernier alcaloïde qui ait été trouvé dans l'opium par MM. T. et H. Smith, en 1878. Il est cristallisable, se dissout dans le chloroforme, le sulfure de carbone, peu dans le benzol, point dans l'éther. C'est une base faible, car ses sels ont une réaction acide.

D'après Hesse, les alcaloïdes que renferme l'opium peuvent se diviser en quatre groupes caractérisés par leur réaction lorsqu'on les chauffe avec l'acide sulfurique pur :

1° *Groupe de la morphine.* — *a.* Groupe de la morphine, particulièrement morphine, codéine et pseudomorphine.

b. Groupe de la laudanine : laudanine, codamine et laudanosine.

Le groupe *a* donne une coloration vert foncé, et le groupe *b* une coloration vert rougeâtre.

2° *Groupe de la thébaïne.* — Thébaïne, crytopine, protopine. Coloration vert foncé passant au violet.

3° *Groupe de la papavérine.* — *a.* De la papavérine proprement dite ne comprenant que la papavérine.

b. Groupe de la narcéine : narcéine, lanthopine.

Avec le groupe *a*, coloration violet foncé.

Avec *b*, coloration noir brunâtre ou brun foncé.

4° *Groupe de la narcotine.* — Narcotine, hydrocotarnine. Coloration violet rougeâtre.

Principes particuliers non basiques de l'opium. — 1° *Méconine* $C^9H^{10}O^4$. — C'est une sorte d'alcool polyatomique signalée pour la première fois par Dublanc, et préparée, en 1832, à l'état pur, par Couerbe.

La méconine se présente en prismes hexagonaux, incolores, inodores, d'une saveur d'abord nulle, puis âcre, solubles dans 265 parties d'eau froide et 18 parties d'eau bouillante, très solubles dans l'alcool, l'éther, les huiles essentielles, les alcalis fixes, peu solubles dans l'ammoniaque. Elle fond à 90 ou 98°, bout à une température plus élevée, et peut même distiller en prenant, par refroidissement, l'aspect d'une substance graisseuse.

Elle n'est ni alcaline, ni acide.

L'acide sulfurique concentré ne la colore pas; mais, quand on chauffe, la solution devient pourpre. Quand il est étendu, il la dissout sans l'altérer, et, par évaporation, il donne une solution vert foncé.

Méconoïosine $C^9H^{10}O^2$. — Cette substance a été découverte, en 1878, par T. et H. Smith, dans les eaux mères de la méconine, qui, concentrées et abandonnées en lieu froid pendant un certain temps, donnent de la méconoïosine. Celle-ci se présente en cristaux en fer de lance, solubles dans 27 parties d'eau froide, en toute proportion dans l'eau bouillante, et formant, quand on élève la température, une solution sirupeuse au fond du liquide. Elle est soluble dans l'alcool et l'éther, fond à 88° et bout à une température très élevée.

Chauffée avec l'acide sulfurique dilué, elle donne une belle couleur rouge passant ensuite au pourpre.

Porphyroxine. — Ce ne serait, d'après Hesse, qu'un mélange de méconidine, de laudanine, etc.

Acide méconique $C^7H^4O^7$. — Découvert par Sertürner, en 1807, cet acide cristallise en paillettes micacées, renfermant trois molécules d'eau, douces au toucher, inodores, de saveur acide et astringente, solubles dans 4 parties d'eau bouillante, solubles également dans l'eau froide, l'alcool et l'éther. A 120°, il abandonne son eau de cristallisation, puis il perd CO^2 et se change en *acide coménique*, qui, à une température plus élevée, perd encore CO^2 et devient *acide pyroméconique*. Il est caractérisé par la coloration rouge de sang qu'il donne en présence du chlorure ferrique et qui disparaît avec les hypochlorites alcalins et plusieurs agents réducteurs. Une solution faible de sulfate de cuivre ammoniacal donne un précipité vert.

Il est tribasique et forme des sels cristallisables.

L'acide *Thébolactique* avait été découvert par MM. T. et H. Smith. Son identité avec l'acide lactique a été démontrée par Stenhouse et par Buchanan.

Thérapeutique. — L'importance de l'opium en thérapeutique est trop considérable pour que nous ne nous étendions pas un peu longuement sur ses propriétés, en même temps que sur celles des alcaloïdes qu'il renferme naturellement ou auxquels donnent naissance les manipulations nécessitées par leur extraction.

Tout d'abord, nous devons constater que l'opium, qui passe, à juste titre d'ailleurs, pour être le narcotique par excellence, devient aussi un excitant, propriétés qui peuvent, au premier abord, paraître incompatibles, mais qu'explique sa composition si complexe car, à côté de substances manifestement hypnotiques comme la morphine, se trouvent des alcaloïdes convulsivants tels que la thébaïne, la narcotine, etc. C'est ainsi que certains auteurs, Brown, Pécholier, etc., ont constaté que, à petites doses, l'opium excitait le cerveau, empêchait le sommeil, et que quelques malades étaient rebelles à son action somnifère. Cette excitation peut, suivant l'état d'esprit du sujet, amener chez celui-ci un développement plus considérable de la pensée, provoquer une sorte d'ivresse hilarante qui est loin d'être dépourvue de charmes et dont les effets se produisent surtout quand l'opium est fumé. Mais l'action somnifère n'en est pas moins la dominante, en raison même de la proportion plus considérable de morphine. Pourquoi fait-il dormir? Nous renvoyons à la réponse de Molière : *Quia virtutem dormitivam habet*, car c'est à peu près tout ce que l'on en sait aujourd'hui.

Il importe, du reste, de remarquer que les conditions diverses des sujets peuvent faire varier l'action de l'opium. Ainsi, chez les jeunes enfants, on ne saurait trop prendre de précautions, car leur susceptibilité est extrême, et on a vu des doses de 2 à 4 gouttes de laudanum provoquer une terminaison fatale. Il en est de même chez la femme, quoique à un degré moindre. L'idiosyncrasie oblige également à tâter la susceptibilité du sujet.

L'opium était autrefois le grand hypnotique, celui qui devait toujours combattre l'élément douleur et donner au malade le calme et le sommeil. La découverte des anesthésiques a, pour beaucoup de cas, relégué l'opium au second rang. Mais il n'en est pas moins resté des plus utiles et des plus employés dans les névralgies, le rhumatisme, les névroses de l'estomac, le cancer stomacal, etc., bien que la morphine lui soit souvent substituée. Dans le traitement du delirium alcoolique, il a fait place à la noix vomique, à la strychnine. L'opium calme la douleur et modère la sécrétion dans la bronchite; c'est le traitement de la péritonite.

Dans les fièvres intermittentes, c'est l'auxiliaire précieux de la quinine. Il combat, dans les fièvres éruptives graves, l'ataxie et la dépression vasculaire et nerveuse, et pousse à la peau quand l'éruption est languissante.

C'est encore aujourd'hui un des meilleurs antidiarrhéiques que nous possédions et, de plus, il calme les coliques, mais avec cette réserve qu'il ne réussit pas aussi bien dans la dysenterie.

L'opium ne s'emploie jamais à l'état brut, mais sous forme d'*extrait*, dont 1 partie correspond à 2 parties d'opium brut, et dont la dose, par vingt-quatre heures, peut être portée *progressivement* jusqu'à 30 à 40 centigrammes, en commençant par 1 centigramme par dose.

Le *sirop d'opium* renferme 4 centigrammes d'extrait par 20 grammes de sirop.

Le *laudanum de Sydenham* est une préparation ancienne dans laquelle la présence de certains composants ne s'explique pas toujours, mais qui a fait ses preuves, et que la plupart des pharmacopées ont conservé.

Celui du Codex est fait par macération, dans 1,600 grammes de vin de grenache, des substance suivantes :

Opium officinal. . . . . 200 grammes.
Safran incisé. . . . . . 100 —
Cannelle de Ceylan . . . 15 —
Girofles concassées. . . 15 —

4 grammes correspondent à 50 centigrammes d'opium brut et à 25 centigrammes d'extrait d'opium. Ce laudanum s'administre depuis 5 gouttes jusqu'à 4 à 5 grammes par jour.

Le *laudanum de Rousseau*, qui n'est, en somme, qu'une dissolution dans l'alcool des principes solubles, est deux fois plus actif.

La dose de la poudre de Dower est de 10 centigrammes à 1 à 2 grammes. Elle est composée de :

Azotate de potasse. . . . 40 grammes.
Sulfate de potasse. . . . 40 —
Ipéca pulvérisé. . . . . . 10 —
Opium pulvérisé. . . . . 10 —

Un gramme de cette poudre renferme 10 centigrammes d'opium sec.

Nous croyons devoir donner ici la correspondance des préparations opiacées les plus ordinairement employées avec la morphine, l'extrait d'opium et l'opium brut.

Cette correspondance avait été donnée par Soubeiran et par Barret; nous l'avons légèrement rectifiée et étendue aux préparations anglaises et américaines les plus en faveur.

DIX CENTIGRAMMES D'OPIUM DE SMYRNE,
CINQ CENTIGRAMMES D'EXTRAIT D'OPIUM DU CODEX,
UN CENTIGRAMME DE MORPHINE PURE,
CORRESPONDENT A :

	Grammes	Gouttes
Laudanum de Sydenham.	0,80	= 27
— de Rousseau .	0,40	= 12
Teinture d'extrait d'opium (p. 603 du Codex) . . .	0,65	= 34
Élixir parégorique (p. 391 du Codex).	10,00	
Sirop d'opium (p. 560 du Codex).	25,00	
Sirop diacode (p. 548 du Codex)	100,00	
Sirop de lactuarium opiacé (p. 557 du Codex). . . .	200,00	
Pilules de cynoglosse opiacées (p. 485 du Codex). .	0,50	
Poudre d'ipécacuanha composée (poudre de Dower, p. 522 du Codex) . . .	1,00	
Électuaire diascordium (p. 384 du Codex). . . .	8,30	
Électuaire thériacal (thériaque, p. 388 du Codex). .	8,00	
Pâte de lichen (p. 476 du Codex).	250,00	
Pâte pectorale (p. 476 du Codex).	250,00	

	Grammes	Gouttes
Pâte de réglisse brune (p. 477 du Codex)	250,00	
Glycéré d'opium (p. 433 du Codex).	5,00	
Gouttes noires anglaises (p. 435 du Codex	0,20 =	7
Vin d'opium de la pharmacopée anglaise . . .	1,00	
Vin d'opium de la pharmacopée américaine	0,70	
Opium dénarcotisé américain.	0,71	

Alcaloïdes de l'opium.— La morphine est, de tous les alcaloïdes de l'opium, celui qui rend le plus de services à la thérapeutique. A dose moyenne (1 centigramme), elle provoque une excitation passagère; à dose plus élevée (3 centigrammes), la narcose est profonde; à doses dangereuses (5 centigrammes et plus), elle provoque le coma, la respiration devient irrégulière, les muscles sont relâchés; à doses mortelles, le malade succombe soit dans le collapsus, soit à la suite de convulsions.

La morphine provoque un sommeil plus profond que celui de l'opium, suspend les fonctions cérébrales, les réflexes n'étant pas abolis : la sensibilité à la douleur est diminuée, la pupille est rétrécie; elle accélère d'abord, puis ralentit et régularise les mouvements respiratoires, les battements du cœur, augmente légèrement d'abord la température, puis l'abaisse de 1 à 2° et augmente la soif.

Ingérée avant les repas, elle ralentit la digestion et la rend imparfaite. De là le catarrhe chronique de l'estomac, consécutif à l'usage prolongé de la morphine.

La morphine n'est pas, comme on l'avait supposé, l'antagoniste de l'atropine, pas plus que l'opium celui de la belladone. C'est aujourd'hui un fait à peu près acquis.

C'est l'un des médicaments qui agissent le mieux contre la douleur, qu'elle calme, et le mode d'administration le plus en faveur est l'injection hypodermique, que l'on prépare ainsi :

Chlorhydrate de morphine. .	1 gramme.
Eau de laurier-cerise. . . .	50 grammes.

Chaque seringue de Pravaz contient 2 centigrammes de sel de morphine. Ces injections se font sur la face dorsale de l'avantbras, les parois du ventre ou même la région fessière, en enfonçant l'aiguille sous la peau, et la retirant si par hasard on voyait apparaître le sang, auquel cas on recommencerait ailleurs.

On débute par 5 à 10 milligrammes.

La dose extrême du chlorhydrate est de 10 centigrammes par jour.

Apomorphine. — C'est l'un des plus puissants, des plus sûrs vomitifs que nous possédions, et le meilleur mode d'administration est l'injection hypodermique, à la dose de 6 à 10 milligrammes. Par l'estomac, il en faudrait 12 à 15 centigrammes. Les vomissements surviennent généralement au bout de 5 à 15 minutes. Il est rare qu'elle provoque des accidents sérieux aux doses thérapeutiques.

Narcotine. — Malgré son nom, cette substance n'est pas narcotique, car on a pu en absorber 1 gramme sans résultat.

Narcéine. — D'après Claude Bernard, c'est la substance la plus somnifère de l'opium. Elle provoque un sommeil tranquille, sans agitation, sans rêve pénible, et qui ne ressemble en rien à la somnolence lourde de la morphine. La dose moyenne est de 5 à 15 centigrammes, mais elle peut être portée à 1 gramme. Ces effets ne se produisent, d'ailleurs, qu'avec la *narcéine pure*.

Codéine. — Ses effets rappellent ceux de la morphine, mais le sommeil est moins profond. La dose active est de 10 centigrammes. Elle est toxique et peut amener des accidents convulsifs.

Les autres alcaloïdes de l'opium n'ont été que peu ou pas étudiés au point de vue thérapeutique.

Pêcher. — L'*Amygdalus persica* L. (*Prunus persica*), arbre de moyenne grandeur, cultivé aujourd'hui partout, appartient à la famille des Rosacées, série des Amygdalées. Feuilles simples, alternes, pétiolées, oblongues, lancéolées, vertes, glabres, à stipules linéaires, caduques, munies de glandes. Leur organisation florale est celle des *Prunus*. Le fruit est une grosse drupe, arrondie ou ovale, veloutée à la surface, à chair plus ou moins charnue et succulente, à noyau très épais, très dur et rugueux. Les feuilles paraissent avant les fleurs.

Le Pêcher a été introduit en Grèce et en Italie vers le commencement de l'ère chrétienne. D'après de Candolle, il proviendrait de la Chine et non de la Perse, comme on le croit généralement et comme semblerait l'indiquer son nom. Il en existe aujourd'hui un nombre considérable de variétés créées par la culture. On le greffe sur l'amandier à amande douce, et on le plante en plein air dans les pays à température un peu élevée, et en espaliers dans les autres.

On distingue deux sortes de fruits : l'un dont la chair est ferme et adhère au noyau, c'est celui du Midi, où il porte le nom de *presset* ou *perset;* l'autre à chair fondante, se détachant facilement du noyau. C'est la pêche proprement dite. Le fruit, à peau lisse, porte le nom de *brugnon*.

Les *feuilles*, récoltées en été, sont inodores, leur saveur est amère. Les *fleurs* ont une odeur douce, faible, leur saveur est amère. Les *amandes* ont une saveur d'amandes amères qu'elles doivent, ainsi que les feuilles et les fleurs, à la présence de l'essence d'amandes amères et de l'acide cyanhydrique, qui les rend fort dangereuses quand elles sont ingérées à doses élevées.

Les feuilles, sous forme d'infusion (15 à 30 grammes pour 500 grammes d'eau), sont un peu purgatives et passent même pour être anthelmintiques et diurétiques. Elles calmeraient les douleurs néphrétiques et vésicales par leur acide cyanhydrique. On dit même que, pilées et mises sous forme de cataplasmes, elles peuvent faciliter l'expulsion des lombrics.

Les fleurs fraîches et surtout le calice agissent de la même façon. Elles servaient à préparer un sirop de pêcher vanté autrefois outre mesure.

Les amandes, infusées dans l'eau-de-vie, servent à préparer une eau de noyau fort agréable.

Quant aux pêches, leur usage est trop connu pour que nous insistions ici. Elles sont parfois digérées assez difficilement, auquel cas on les coupe dans le vin sucré. L'espèce la plus estimée est celle de Montreuil, près Paris.

Les noyaux, calcinés en vase clos, servent à faire une belle couleur noire employée dans la peinture.

Pedalium Murex L. — Plante de la famille des Pédaliacées, abondante dans l'Inde, sur toute la côte occidentale, et surtout dans Khattiawar et Gazerat, où elle habite les terrains sablonneux et maritimes.

Tige de 30 à 60 centimètres de hauteur; feuilles opposées, obovales, obtuses, régulièrement dentées, tronquées, lisses. Fleurs jaunes, axillaires et solitaires; leur pédoncule est accompagné à sa base de 1, 2 à 4 glandes d'un brun foncé. Calice à 5 divisions. Corolle gamopétale, irrégulière, à tube long, à 3 angles, limbe à 5 lobes. 4 étamines didynames. Ovaire libre, à 2 loges partagées en quatre par une fausse cloison, renfermant chacune 1 ovule. Style simple. Drupe verte, pendante, de 15 millimètres de long sur 6 millimètres de diamètre à la base, quadrangulaire, et munie d'une épine aiguë à la base de chaque angle. Au-dessous, la partie rétrécie est entourée par le calice persistant. Le noyau est sec, ligneux, et recouvre 4 graines arillées, allongées.

Les jeunes branches, les pétales et la face inférieure des feuilles sont couverts de nombreuses glandes, petites, sessiles, brillantes et d'apparence cristalline. Le fruit vert est succulent. La plante entière a une odeur de musc très prononcé. Les feuilles fraîches et les tiges agitées dans l'eau lui communiquent une consistance mucilagineuse, analogue à celle du blanc d'œuf. Cette propriété appartient en propre aux glandes dont nous avons parlé, car si on les enlève délicatement de la surface des feuilles, et qu'on les mélange à l'eau, celle-ci devient mucilagineuse, et acquiert comme la première une

saveur particulière, mais assez agréable. Au bout de dix à douze heures l'eau perd cette consistance.

Usages. — Cette substance mucilagineuse est un remède populaire en très grande faveur dans l'Inde, sous forme de boisson, contre la blennorragie, la dysurie, et certains médecins anglais disent en avoir retiré de bons effets.

Les fruits, sous forme de décoction, passent pour jouir des mêmes propriétés et sont usités surtout par les indigènes. Les graines, en décoction, sont aussi administrées contre la blennorragie. Elles sont diurétiques et employées contre l'hydropisie.

On a introduit récemment cette plante en Europe, où on l'a employée pour combattre les pollutions nocturnes, l'incontinence d'urine et l'impuissance (*Practitioner*, t. XVII, p. 381). On prescrit une infusion de 30 grammes de fruit dans 500 grammes d'eau bouillante, qui doit être prise dans la journée (Dymock, *loc. cit.*).

Pedicularis palustris L. (Pédiculaire, Herbe aux poux). — Plante herbacée, vivace, de la famille des Scrofulariacées, série des Rhinanthées, à feuilles alternes, pinnatipartites, glabres. Tige de 25 à 50 centimètres de hauteur, rougeâtre, noueuse. Feuilles alternes décomposées. Fleurs roses en épis feuillés, dépourvus de bractéoles latérales. Calice tubuleux, campanulé à 5 dents, à 5 angles. Corolle à 2 lèvres, la supérieure en casque, l'inférieure trilobée. 4 étamines didynames. Ovaire libre à 2 loges pluriovulées. Style simple. Stigmate en tête. Cap-

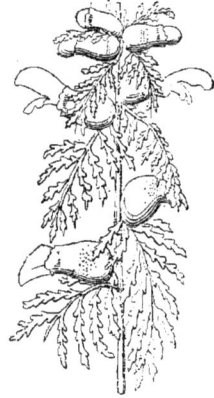

FIG. 728. — *Pedicularis palustris.*

sule orbiculaire, loculicide, à graines ovoïdes, trigones, tuberculeuses. Le *P. sylvestris*, qui croît dans les bois, n'est qu'une variété de cette espèce.

Cette plante est très âcre et brûlante. Sa composition chimique ne nous est pas connue. Le nom de pédiculaire vient de ce qu'elle était employée autrefois pour détruire les poux. Elle est aujourd'hui inusitée, après avoir été vantée comme astringente et antisyphilitique, et cependant son âcreté peut la rendre utile au moins à l'extérieur, où sa poudre peut servir, par irritation substitutive, à modifier la surface des ulcères chroniques. Son usage à l'intérieur pourrait par contre ne pas être sans danger, et on regarde même les feuilles comme nuisibles au bétail. Le *P. lanata* Pall. est employée, en Asie, en infusion comme le thé.

Pedilanthus tithymaloides Poit. (*Euphorbia myrtifolia* Lamk.— *E. tithymaloides* L.).
— Arbuste de 2 mètres à 2ᵐ,50 de hauteur, de la famille des Euphorbiacées, série des Jatrophées, originaire de l'Amérique équinoxiale, insulaire et continentale. Il est très abondant dans les endroits pierreux, sur les côtes. Tiges nombreuses de l'épaisseur du doigt, cendrées quand elles sont âgées. Feuilles ovales, obtuses ou aiguës, coriaces, entières, alternes, distiques, duveteuses dans le jeune âge. Pédoncules uniflores. Involucre bilabié, rouge, renfermant des fleurs mâles en nombre indéfini, nues, réduites à 1 étamine. Fleur femelle unique, centrale, à calice caduc. Ovaire à 3 loges uniovulées. Capsule tricoque.
On emploie la plante entière comme dépurative dans les maladies syphilitiques. Elle est aussi employée comme emménagogue et excitante. On attribue à sa racine des propriétés vomitives analogues à celles de l'ipéca et qui lui ont valu le nom d'Ipéca de Saint-Domingue.
Le suc laiteux qui exsude abondamment de la plante aux moindres incisions est âcre. Il n'a reçu aucune application thérapeutique.
Les *P. podifolius* Poit., *P. carinatus* Spr., *P. myrtifolius* Poit., *P. crassifolius* Poit., présentent les mêmes propriétés.
Le *P. pavonis* Boissier, du Mexique, présente des propriétés diverses. Le suc laiteux est un drastique violent à la dose de 2 ou 3 gouttes. La racine est émétique. Les feuilles sont regardées emménagogues et antisyphilitiques (Pharm. mexicaine).

Peganum harmala L. (Harmel, Armel). — Plante herbacée, vivace, de la famille des Rutacées, série des Zygophyllées, qui croît dans les sables de l'Égypte, en Espagne, en Crimée, en Sibérie, et que l'on cultive dans les jardins pour ses belles fleurs blanches. Feuilles alternes, irrégulièrement pinnatifides, accompagnées de 2 stipules latérales, grêles, inégales. Fleurs blanches, régulières, hermaphrodites, solitaires, pédonculées, oppositifoliées. Calice à 5 sépales ressemblant à des feuilles, à 2, 3 ou 4 lanières. Corolle à 5 pétales libres. 15 étamines libres. Ovaire brièvement stipité et entouré à sa base par un disque anguleux, à 3 loges, renfermant chacune un nombre indéfini d'ovules; style dressé et terminé par 3 arêtes saillantes et stigmatifères. Le fruit, accompagné par le calice persistant, est une petite capsule, de la grosseur d'un pois, loculicide, s'ouvrant en 3 valves. Les graines sont très petites, de 3 millimètres de longueur, à testa brun clair, anguleuses, à téguments réticulés recouvrant un albumen charnu.

Cette plante exhale une odeur forte, désagréable, et présente une certaine analogie avec la rue, dont elle a pris, du reste, le nom grec πήγανον. Sa saveur est résineuse, amère, tenace.
Les *graines*, seule partie usitée, ont une odeur narcotique, une saveur amère. L'amande est grisâtre, et lorsqu'on en place une coupe dans la glycérine, elle y développe immédiatement une belle fluorescence verte. Broyées et traitées par l'eau pendant quelques minutes, elles donnent une liqueur jaune pâle, dont la fluorescence verte est détruite par les alcalis et ravivée par les acides.
Traitées par l'alcool, elles produisent un liquide rouge foncé, opaque et très fluorescent, qui donne par évaporation un extrait dont la couleur est analogue à celle du sang-dragon et dont l'odeur rappelle celle du *Cannabis indica*. Cet extrait épuisé par l'eau forme une solution rouge pâle, à fluorescence verte qui, traitée par une solution d'oxalate d'ammoniaque, laisse précipiter une matière rouge et reste jaune pâle et fluorescente.
Le résidu du traitement par l'eau consiste en une résine molle, rouge carmin, présentant une odeur narcotique analogue à celle de la résine du *Cannibis indica*.

Composition chimique. — Ces graines renferment deux alcaloïdes, l'*harmaline* C¹³H¹⁴Az²O et l'*harmine* C¹³H¹²Az²O, découverts par Gobel (1837) et Fritzsche (1847), étudiés récemment par O. Fischer et E. Taeaber (*Ber. d. Chem. Gesellsch.*, 1885, p. 400 à 406). L'*harmaline* cristallise de sa solution dans l'alcool méthylique en écailles jaunes peu solubles dans l'eau et l'éther, assez solubles dans l'alcool froid, très solubles dans l'alcool bouillant et colorant la salive en jaune. Elle fond à 238° en se décomposant; chauffée avec l'acide sulfurique concentré, elle forme une solution d'*acide harmalino-sulfurique* qui, lorsqu'on l'additionne d'eau, prend une belle fluorescence bleue. Traitée sous pression par l'acide chlorhydrique fumant, elle donne naissance à l'*harmatol*, qui se présente sous forme de cristaux rouge orange, un peu solubles dans l'eau. Cette solution est très fluorescente. Elle est probablement identique avec la matière colorante jaune des graines. L'harmaline se combine avec les acides pour former des sels cristallisables, fortement colorés en jaune, solubles dans l'eau, à laquelle ils communiquent une fluorescence remarquable.
L'*harmine* s'obtient non seulement des graines, mais encore en oxydant l'harmaline par l'acide nitrique. Toutefois, elle ne peut régénérer l'harmaline lorsqu'on la traite par les agents réducteurs. Elle cristallise en aiguilles incolores, presque insolubles dans l'eau, très peu solubles à froid dans l'alcool et l'éther, entrant en fusion à 256° en se décomposant partiellement et se sublimant en partie. L'acide chlorhydrique fumant la convertit en *harmal* qui, en solution acide, est fluorescent. Par l'oxydation à l'aide de l'acide chromique, on obtient l'*acide harminique* C¹⁰H⁸Az²O⁴ qui se présente sous forme d'aigrettes soyeuses.

Usages. — Cette plante est regardée comme sudorifique, emménagogue. On en fait une décoction concentrée que l'on additionne de miel et d'huile douce.
D'après Dymock (*loc. cit.*), le Dʳ Pandurel Gopal, de Bombay, qui a employé l'infusion et la teinture, regarde les graines comme un

puissant emménagogue analogue à la rue, à la sabine, à l'ergot; toutefois, elles donnent lieu à une intoxication légère qui rappelle celle du *Cannabis indica* et qui avait été déjà signalée par Kaempfer. Elles sont aussi regardées comme anthelmintiques. Leur action réelle mériterait d'être étudiée. La dose qu'on prescrit dans l'aménorrhée est de 2 grammes de teinture.

Le *P. mexicanum* A. Gray est employé comme dépuratif. Les propriétés thérapeutiques de ses graines mériteraient aussi d'être étudiées sérieusement.

Peltodon radicans Benth. — Plante herbacée, de la famille des Labiées, qui croît au Para, à Maranhao, à Pernambuco, etc., à tige quadrangulaire, de 30 à 60 centimètres de hauteur, à rameaux opposés, à feuilles opposées, ovales, aiguës. Fleurs disposées en corymbes et présentent les caractères botaniques des Labiées didynames.

Cette plante, qui est connue au Brésil sous le nom de *Paracary*, est prescrite dans les provinces du nord dans le traitement de l'asthme, et on lui attribue aussi des propriétés particulières qui la font employer pour combattre les effets des morsures des animaux venimeux. A l'intérieur, on administre le suc de la plante fraîche à la dose d'une demi-cuillerée, deux ou trois fois à intervalle d'une heure, etc., et à l'extérieur, on se sert de cataplasmes faits avec la plante entière pilée. Ce traitement n'empêche pas du reste de cautériser les blessures au fer rouge ou à la potasse caustique.

Dans l'asthme on emploie la teinture(1 pour 5), à la dose de 15 à 30 grammes.

Potion de Paracary (Castro) :

Eau de fleurs d'orangers. .	90 grammes.
Teinture de Paracary. . . .	15 —
— de belladone. . . .	3 gouttes.
Sirop de capillaire.	8 grammes.

Une cuillerée à soupe toutes les deux heures dans l'asthme, la coqueluche et la toux nerveuse (*Formulaire brésilien*).

Pentaptera arjuna Roxb. (*Terminalia arjuna* W.et Arn.).— Arbre de grande taille, de la famille des Combrétacées, série des Combrétées, à feuilles presque opposées, pétiolées, oblongues, aiguës, glabres, entières, biglanduleuses à la base. Fleurs petites, d'un blanc verdâtre, disposées en épis plus ou moins rameux, apétales; 5 sépales caducs, 10 étamines bisériées. Ovaire infère à une seule loge bi ou triovulée. Style épais à la base, à stigmate dilaté. Fruit ovoïde à 6 ou 7 ailes épaisses, coriaces.

Cette plante croît surtout dans l'Inde, au Bengale, dans les jungles de Surat. Son écorce est en grande réputation parmi les natifs comme un tonique, en décoction à l'in-

térieur, et à l'extérieur on l'emploie comme vulnéraire. On s'en sert aussi dans les affections biliaires et comme antidote des poisons. Le fruit est tonique et désobstruant. Le suc des feuilles est usité dans les douleurs d'oreille (Drury).

Perianthopodus globulatus H. Bn. — Plante herbacée, grimpante, de la famille des Cucurbitacées, série des Périanthopodées, qui croît à la côte occidentale d'Afrique. Feuilles quinquélobées et palmées. Vrilles latérales, quinquéfides. Fleurs petites, verdâtres, monoïques. Dans les fleurs mâles, le réceptacle en forme de cloche porte sur ses bords un calice à 5 dents et une corolle à 5 pétales. 5 étamines, dont 4 sont connées par les anthères, la cinquième libre. Dans les fleurs femelles, le réceptacle est soutenu par un col rétréci, dilaté inférieurement en un sac ovoïde recouvrant un ovaire infère à 3 loges pluriovulées. Style entouré à la base par un disque annulaire divisé à la partie supérieure en trois branches stigmatifères. Fruit globuleux, charnu, indéhiscent. 10 à 12 graines non albuminées.

Cette plante jouit de propriétés purgatives énergiques qui la font employer comme dépuratif dans les affections cutanées chroniques, et aussi comme un emménagogue puissant.

Le *P. diffusus* H. Bn (*Cayaponia diffusa* S. Mans. du Brésil) présente les mêmes propriétés, ainsi que *P. glandulosus*, *P. Tayuya*. — Voir Tayuya.

Persil. — Le *Carum petroselinum* H. Bn (*Apium petroselinum* L., *A. vulgare* Lamk., *Petroselinum sativum* Hoffm.) est une plante herbacée, bisannuelle, appartient à la famille des Ombellifères, série des Carées, que l'on rencontre en Provence à l'état sauvage, et que l'on cultive dans tous les jardins potagers. Tige haute de 50 à 60 centimètres, dressée, ramifiée, glabre, striée, fistuleuse. Feuilles presque toutes radicales, alternes, pétiolées, deux ou trois fois pinnatiséquées, à segments cunéiformes divisés en 3 lobes dentés ou incisés. Feuilles supérieures à 3 lobes plus étroits et quelquefois simples. Elles sont toutes d'un beau vert foncé, luisantes et fermes. Fleurs blanches, petites, hermaphrodites, régulières, apparaissant en juin-août, et disposées en ombelles pédonculées. L'involucre est formé d'un petit nombre de bractées; les involucelles sont polyphylles et filiformes. Organisation florale des Ombellifères normales.

Le persil a une odeur forte et possède une saveur aromatique et un peu amère.

Composition chimique. — Les fruits renferment une huile volatile, une matière grasse incristallisable, fusible à 23°, ou *beurre de persil*, du tanin, de la pectine, une matière colorante jaune et une substance particulière, l'*apiol*, qui a été isolé à l'état pur par Von Gerichten.

L'apiol ou *camphre de persil* $C^{12}H^{14}O^4$ cristallise en aiguilles fines, insolubles dans l'eau, solubles dans l'alcool et l'éther, fusibles à 30° et bouillant vers 300°. Sa densité est de 1,015. L'acide nitrique le convertit en acide oxalique. Bouilli avec la potasse alcoolique, il se transforme en une substance qui est précipitée par l'eau sous forme de lames nacrées, fusibles à 53°,3 et solubles dans l'eau et l'alcool. Les eaux mères de ce précipité renferment une matière cristallisant en aiguilles jaunes, fusibles à 114°.

L'apiol, chauffé avec la potasse alcoolique, a donné à MM. Ciamician et Silber un composé cristallin, ayant la même composition que l'apiol, qu'ils ont nommé *isapiol*, fondant à 55 ou 56°, soluble dans l'éther, l'acide acétique, l'acétone, le benzol, l'alcool chaud, l'acide acétique cristallisable, insoluble dans l'eau, les alcalis, les carbonates alcalins.

L'apiol et l'isapiol, oxydés par le permanganate de potasse en solution alcaline, donnent un acide cristallin, l'*acide apiolique* $C^{10}H^{10}O^6$; mais l'isapiol, oxydé par le bichromate de potasse et l'acide sulfurique, donne seul un composé neutre $C^{10}H^{10}O^5$.

L'isapiol exerce une action marquée sur le système vaso-moteur. De petites doses (20 à 40 centigrammes), administrées à l'intérieur, produisent en une demi-heure l'excitation du cœur, avec augmentation de l'amplitude du pouls. A doses plus élevées (60 à 80 centigrammes), le pouls est rebondissant, et si on l'a donné pendant plusieurs jours, cet effet se continue plusieurs jours encore après qu'on en a cessé l'usage.

De même que l'apiol, l'isapiol produit la céphalalgie, une intoxication passagère, et si l'usage est continuel, il détermine des troubles digestifs, la perte de l'appétit et même la faim (*Pharm. journ.*, 28 juillet 1888).

Il ne faut pas confondre l'apiol que nous venons de décrire avec l'apiol de Joret et Homolle, mélange d'huile essentielle, d'apiine, de résine et de véritable apiol. Il est liquide, oléagineux, jaunâtre, d'une odeur spéciale et tenace, d'une saveur piquante, âcre, d'une densité de 1,078 à 12°, soluble dans l'éther, le chloroforme, l'alcool, mais insoluble dans l'eau chaude ou froide.

L'*essence de persil* renferme, d'après Lœwig Weidmann et Von Gerichten, un corps oxygéné cristallisable en prismes ou en aiguilles et un terpène $C^{10}H^{16}$ ou huile légère, ayant une forte odeur de persil, d'une densité de 0,865 à 12°, bouillant à 160°. Il est transformé difficilement par l'acide chlorhydrique en un chlorhydrate solide, fusible à 115°.

Du persil frais, on retire une substance, l'*apiine* $C^{27}H^{32}O^{16}$, étudiée récemment par Gerichten. Elle cristallise en aiguilles soyeuses, inodores, insipides, peu solubles dans l'eau froide, très solubles dans l'eau bouillante, peu solubles dans l'alcool froid, solubles dans l'éther et les alcalis. L'acide azotique la convertit en acide oxalique et picrique. Soumise à la fusion en présence de la potasse, elle donne de la phloroglucine et de l'acide protocatéchique. C'est un glucoside, car, lorsqu'on la fait bouillir avec de l'acide chlorhydrique dilué, elle se dédouble en glucose et *apigénine* $C^{16}H^{10}O^5$, qui cristallise en lames nacrées, jaunâtres, peu solubles dans l'eau et l'alcool.

La réaction la plus caractéristique de l'apiine est de donner, en solution aqueuse, une belle coloration rouge de sang en présence du sulfate ferreux.

Thérapeutique. — On connaît trop l'usage du persil dans la cuisine pour que nous le citions ici. Son suc a été prescrit à la dose de 150 à 200 grammes par jour dans la fièvre intermittente, pour combattre l'aménorrhée, les écoulements blennorragiques. Ces vertus sont un peu problématiques.

La racine a fait partie des cinq racines apéritives, et on la regardait surtout comme diurétique à la dose assez considérable, d'ailleurs, de 100 grammes par litre d'eau en décoction. Cette propriété paraît, du reste, assez réelle.

Les feuilles, pilées et appliquées sur les seins, sont regardées par de bons auteurs comme antilaiteuses.

L'apiol est, à petites doses, un léger excitant du système nerveux. A doses plus élevées, il détermine des vertiges, de la céphalalgie. C'est un emménagogue énergique à la dose de 30 à 40 centigrammes par jour, et que l'on administre pendant les quatre ou cinq jours qui précèdent l'époque menstruelle.

Les fruits passent pour présenter, mais à un moindre degré, bien entendu, les propriétés de l'apiol. Ils sont, du reste, carminatifs et diurétiques, comme la plupart des seminoïdes des Ombellifères aromatiques.

Pervenches. — Les Pervenches (*Vinca*) sont des plantes herbacées ou suffrutescentes, appartenant à la famille des Apocynacées, série des Pluméricées. L'espèce la plus intéressante est la *Petite Pervenche* (*Vinca minor* L.) ou Provence, Bergère, Violette des sorciers.

C'est une plante herbacée, vivace, à racines grêles, fibreuses et noirâtres. Tiges li-

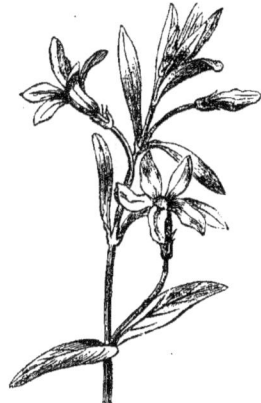

FIG. 729. — Pervenche.

gneuses, rampantes, glabres. Feuilles opposées, brièvement pétiolées, simples, entières, oblongues ou ovales lancéolées, vertes et luisantes. Fleurs axillaires et solitaires, pédonculées, d'un bleu pâle, rarement violacées ou blanches, paraissant en mai-juin. Calice à 5 sépales libres, lancéolés, glabres, plus courts que le tube de la corolle. Corolle gamopétale, hypocratérimorphe, tubulée, dilatée au sommet, à limbe divisé en 5 lobes tordus, insymétriques, dont la gorge est munie de poils étalés et couronnée par une membrane annulaire. 5 étamines insérées sur le tube corollaire, formées d'un filet libre, élargi au sommet, géniculé, et d'une anthère basifixe, à deux loges. Le gynécée est formé de deux carpelles. Chaque ovaire est enchâssé dans la base du réceptacle et à une seule loge renfermant 4 à 6 ovules. Les styles forment en se réunissant une colonne renflée, terminée par une saillie circulaire, disciforme,

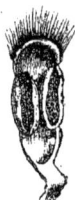

au-dessus de laquelle elle se rétrécit en un cône court, chargé au-dessous du sommet de poils nombreux. 2 glandes aplaties alternent avec les carpelles. 2 follicules allongés, cylindro-coniques, à graines non aigrettées peu nombreuses, oblongues, dont l'albumen est charnu.

Fig. 703. — Pervenche. Etamine grossie.

Cette plante est extrêmement commune dans nos campagnes, dans les bois et les lieux ombragés. Elle est inodore. Sa saveur amère devient plus tard astringente quand on dessèche la plante.

On emploie les feuilles, que l'on peut recueillir en toutes saisons, et qui renferment non seulement un principe amer mais encore du tanin qui communique à leur infusion la propriété de donner avec le sulfate de fer un précipité noir.

La Petite Pervenche n'est guère usitée que dans la médecine populaire comme dépuratif et diaphorétique; sa décoction passe pour supprimer le lait des femmes. C'est cependant un amer et un astringent qui pourrait

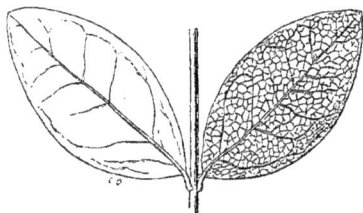

Fig. 731. — Petite pervenche. Feuille.
A droite, face inférieure; à gauche, face supérieure (d'après Blondel).

recevoir des applications en thérapeutique à ce double titre. L'infusion se fait avec 30 grammes de feuilles pour 500 grammes d'eau bouillante. Dans l'industrie, elle sert à tanner et à teindre les peaux.

La Grande Pervenche (Vinca major L.), espèce méditerranéenne, cultivée dans nos jardins, jouit des mêmes propriétés que l'espèce précédente, dont elle se distingue par son calice cilié et ses dimensions plus grandes.

Petalostigma quadriloculare F. Muell. (P. Australianum H. Bn). — Arbuste soyeux, de la famille des Euphorbiacées, série des Phyllanthées, originaire de l'Australie. Feuilles alternes, pétiolées, à 2 stipules persistantes, à limbe ovale ou suborbiculaire,

entier, penninerve. Fleurs dioïques, rarement monoïques, apétales, les mâles en cymes pauciflores, brièvement pédicellées. Fleurs femelles solitaires, axillaires, à 4 ou 6 sépales. Etamines nombreuses, centrales, insérées sur un réceptacle conique, libres. Ovaire sessile, à 3 ou 4 loges biovulées. Style à 3 ou 4 branches stigmatifères charnues, subpétaloïdes. Capsule drupacée, à exocarpe charnu, à noyaux osseux, à 3 ou 4 coques biovulées, carénées sur le dos. Graines arillées et albuminées.

Cet arbre porte les noms anglais de Crab tree, Natino quinse, Evan-apple, Bitter bark et celui de Muntenpen pour les aborigènes du Queensland. L'écorce, qui contient une substance très amère, un glucoside, passe pour avoir les mêmes propriétés fébrifuges que le quinquina. Elle renferme, en outre, une huile essentielle camphrée.

Petiveria alliacea L. (Guinée, Raiz de Guinée, Herbe aux poules, de Guinée, Pipi). — Sous-arbrisseau de la famille des Phytolaccacées, série des Rivinées. Feuilles alternes, simples, entières, elliptiques, aiguës au sommet, à pétiole court, accompagné de deux petites stipules latérales. Fleurs blanches, hermaphrodites, régulières, disposées en grappes terminales et axillaires, simulant des épis par suite de la brièveté de leurs pédicelles, qui sont placés dans l'aisselle d'une bractée et portent deux bractéoles stériles. Calice persistant à 4 sépales pétaloïdes, linéaires, étalés, puis se redressant. Pas de corolle. 4 étamines, généralement périgynes, libres. Ovaire inséré au fond du réceptacle, uniloculaire, uniovulé. Style excentrique, court, terminé par un stigmate pénicellé. Achaine étroit, allongé, accompagné à sa base par le périanthe dressé et les filets persistants des étamines. Il porte au sommet 4-6 aiguillons durs, réfléchis sur le péricarpe. La graine est presque dressée, repliée sur elle-même vers le milieu de sa longueur, à albumen peu abondant.

Cette plante, qui croît dans les différentes parties de l'Amérique tropicale, exhale une odeur fortement alliacée. Toutes ses parties sont extrêmement âcres. Quand on mâche les feuilles, la langue devient verte, noirâtre, comme dans la fièvre pernicieuse. Cette plante est antispasmodique et même emménagogue. Elle doit ses propriétés à une huile volatile d'une odeur très forte se communiquant au lait des vaches qui broutent la plante.

La racine est employée comme odontalgique, aux Antilles, en raison de son âcreté, en applications sur les dents cariées. Les négresses s'en servent sous forme de décoction pour se faire avorter. Elle est aussi diurétique, d'où le nom de Pipi que la plante porte aux Antilles. A Porto-Rico, on a coutume de donner aux accouchées, immédiatement après le travail, une décoction de la racine pour prévenir les suites de l'accouchement.

Les feuilles sont employées comme sudorifiques et dépuratives.

La véritable racine de *Pipi* paraît être le *P. tetrandra* du Brésil.

Peupliers. — Le *Populus nigra* L. (*Peuplier noir* P. franc, commun), de la famille des Salicacées, est un bel arbre indigène dans une grande partie de l'Europe, où il habite les bois humides, le long des ruisseaux, des rivières, dans les endroits marécageux. Sa forme presque pyramidale est bien connue.

Feuilles alternes, arrondies ou triangulaires, dentées, d'un vert gai en dessus, d'un vert plus clair en dessous, à pétioles longs, comprimés latéralement au sommet et qui donnent aux feuilles une grande mobilité. Fleurs amentacées et unisexuées. Les chatons, qui sortent d'un bourgeon écailleux, sont lâches, pendants. Périanthe peu développé, irrégulier, accompagné par une bractée orbiculaire. Les fleurs mâles, pédicellées et découpées sur les bords en lames fines, présentent un grand nombre d'étamines à filets libres, grêles, courts, à anthères biloculaires. Dans les fleurs femelles l'ovaire, entouré par le réceptacle à la base, est sessile, à une seule loge renfermant plusieurs ovules. Styles au nombre de 4, simples et divergents. Capsule s'ouvrant en quatre valves et renfermant des graines dont le pied porte une longue chevelure de poils cotonneux.

La partie usitée est constituée par les bourgeons qui sont ovoïdes, aigus, plus ou moins arqués, de 2 à 3 centimètres de longueur sur 5 à 8 millimètres de largeur. Sur leur axe court est inséré un jeune bourgeon, entouré de 4 à 5 bractées imbriquées. Ces bractées sont fauves ou brunes. Elles sont enduites, au printemps, d'une substance résineuse, visqueuse, jaune verdâtre, dont l'odeur est balsamique, agréable, et la saveur aromatique, amère.

On récolte les bourgeons avant leur épanouissement et on doit les employer frais, car la dessiccation leur fait perdre leur odeur et l'enduit de leur bractées.

Composition chimique. — Ces bourgeons renferment, d'après Sicard (*Deutsch.chem.Gesellsch.*,1873), les substances suivantes : *chrysine, salicine, populine, tectocrhysine,* une huile essentielle, de la cire, etc.

La *chrysine* $C^{15}H^{10}O^4$ cristallise en tables brillantes, d'un jaune clair, solubles dans l'alcool bouillant, l'acide acétique, peu solubles dans l'éther, moins encore dans le sulfure de carbone, le pétrole, le chloroforme, et complètement insolubles dans l'eau. Elle fond à 275° puis se sublime à une température plus élevée. Chauffée avec la poudre de zinc, elle donne un mélange de benzine et de toluène. En présence de la potasse concentrée et bouillante, elle se dédouble en acides benzoïque et acétique, en phloroglucine, acétophénone et des matières brunâtres.

La *tectochrysine* n'est autre que la méthylchrysine $C^{15}H^9O^4CH^3$. Elle est en prismes courts, jaune

de soufre, qui, en présence de la potasse, donnent les mêmes produits de dédoublement que la chrysine. La phloroglucine est remplacée par son éther méthylique.

La *populine* $C^{20}H^{22}O^8$, qui se retrouve dans l'eau de lavage de la chrysine, cristallise en aiguilles incolores renfermant H^2O, d'une saveur sucrée analogue à celle de la réglisse et produisant quand elle brûle une odeur résineuse aromatique. Elle est lévogyre et se dissout dans 2,000 parties d'eau froide et 70 d'eau bouillante, dans 100 parties d'alcool absolu à 14°. Elle est plus soluble dans l'alcool bouillant, à peine dans l'éther. Les acides la dissolvent bien. A 100° elle devient anhydre; à 180°, elle donne une masse huileuse, incolore qui, par refroidissement, devient vitreuse. Au-dessus elle dégage des vapeurs piquantes, et vers 220° elle brunit,mais sans éprouver d'altération profonde. Quand on la distille, elle abandonne une huile empyreumatique qui cristallise par refroidissement et renferme de l'acide benzoïque. En présence des acides dilués et bouillants,la populine se dédouble comme ci-dessous.

Bouillie avec l'hydrate de baryte ou de calcium, elle donne de l'acide benzoïque et de la salicine. Nous retrouverons la *salicine* en décrivant les saules.

L'huile essentielle qui correspond à C^5H^{10} bout en grande partie à 260°.

Usages. — Les bourgeons de peuplier servent à préparer l'onguent populéum ; calcinés en vase clos, ils donnent un charbon qui, après avoir été bouilli dans l'eau acidulée d'acide chlorhydrique, lavé, séché, calciné fortement puis porphyrisé, constitue le charbon employé en médecine sous le nom de *charbon de Belloc.* C'est un absorbant et un antiputride que l'on prend avec un peu d'eau fraîche ou sous forme de tablettes.

2° *Populus balsamifera* L. (Peuplier baumier), originaire de l'Amérique septentrionale et de la Sibérie, à tronc droit, à feuilles pétiolées, coriaces, ovales lancéolées, arrondies à la base, rétrécies au sommet, dentées sur les bords, d'un vert foncé en dessus, blanchâtres et à nervures réticulées en dessous. Ces feuilles sont moins oscillantes que les premières.

Les bourgeons de ce peuplier sont plus gros que ceux de l'espèce précédente. Ils renferment une assez grande quantité de suc résineux pour que 125 grammes en donnent 8 grammes par simple expression. Ils possèdent, du reste, les mêmes propriétés que ceux du peuplier noir.

3° *Peuplier tremble* (*Populus tremula* L.). Croît dans les bois humides et sur le bord des cours d'eau. Il se fait remarquer par ses feuilles qui frémissent au moindre souffle. Sa floraison se fait en février-avril.

L'écorce est extrêmement amère, elle renferme, d'après Braconnot, de la salicine, de la populine, de l'acide benzoïque, de la gomme, de la pectine. Cette écorce est regardée comme tonique et fébrifuge, propriétés qu'elle doit à la salicine. Les cendres passent pour être antiscorbutiques.

4° *Peuplier blanc* (*Populus alba* L.). Cet arbre se distingue par ses feuilles blanches en dessous. Son écorce a une saveur amère et astringente très prononcée, et renferme de la salicine. On l'a préconisée comme fébrifuge.

L'écorce de la racine renferme du tanin et de l'acide gallique qui lui communiquent des propriétés astringentes bien marquées.

Thérapeutique. — Tous ces bourgeons sont employés dans les catarrhes pulmonaires, et présentent des propriétés diurétiques et sudorifiques qu'ils doivent à leur résine et à leur huile essentielle. Leur rôle est le même que celui des bourgeons de sapin.

Philippia abietina Klot. var. *Arborescens* Baker (*Salaxis abietina* Bory). — Arbuste de 1ᵐ,50 à 2 mètres de hauteur, de la famille des Éricacées, à feuilles petites, dressées, ligulées, coriaces, à bords révolutés, luisantes. Fleurs hermaphrodites, petites, réunies à l'extrémité des rameaux dans l'aisselle des feuilles, à pédicelles courts. Calice à 4 lobes obtus, inégaux. Corolle campanulée, d'un brun rougeâtre, à 4 dents aussi longues que le tube. 8 étamines incluses, libres, glabres, à anthères s'ouvrant par des pores. Ovaire libre, à 4 loges pluriovulées. Stigmate pelté, lobé. Capsule à déhiscence loculicide.

Cette plante, qui croît dans les îles Mascareignes, porte à Bourbon le nom de *branle-vert* et à Maurice celui de *bruyère des montagnes*. Sa saveur est amère et styptique. Elle est astringente et employée même comme antiblennorragique.

Phyllanthus niruri L. (*Nymphanthus niruri* Lour.). — Herbe au chagrin. *Erva poubinha.* Petit tamarin blanc de la Réunion. — Plante herbacée, annuelle, de la famille des Euphorbiacées, série des Phyllanthées, à tige dressée de 1 à 2 pieds de hauteur, à feuilles alternes, distiques, entières, mucronées, glabres. Elles simulent sur le rameau les folioles des feuilles pennées. Stipules petites, lancéolées, acuminées. Fleurs monoïques, apétales, verdâtres et axillaires. Les fleurs mâles sont situées au-dessous des femelles. Périanthe à 6 divisions alternant avec 6 glandes libres ; 3 étamines libres. Ovaire libre, à 3 loges biovulées. Style à 3 branches stigmatifères. Fruit capsulaire, globuleux, à 3 coques bivalves, dispermes. Graines sans caroncule, triangulaires.

Cette plante se retrouve dans tous les pays tropicaux, en Cochinchine, dans l'Inde, au Brésil, où elle apparaît à la saison des pluies.

Dans l'Inde, elle est regardée comme désobstruante, diurétique, et employée sèche, en poudre, à la dose de 4 grammes, ou sous forme de décoction, dans l'hydropisie, l'ictère. Le suc laiteux, qui exsude abondamment de la tige quand on l'incise, est prescrit en applications sur les plaies de mauvaise nature. Les feuilles pilées, additionnées de sel, servent à faire des cataplasmes employés contre les maladies parasitaires de la peau. D'après Ainslie, l'infusion des feuilles et de fenugrec

est regardée comme un excellent remède de la dysenterie chronique, et les feuilles sèches passent pour être un amer stomachique, en raison de leur amertume. A Bombay, cette plante est usitée comme diurétique dans la blennorragie et pour atténuer l'acidité de l'urine. Dans le Concan, la racine écrasée dans de l'eau de riz est employée contre la ménorragie.

2° *P. urinaria* L. (Urinaire de Malabar). — Cette espèce généralement annuelle, mais qui peut devenir vivace, se distingue par ses fleurs sessiles, ses capsules glabres et sa tige rougeâtre.

Les propriétés de cette plante sont les mêmes.

3° *P. reticulatus* Poir. — Plante grimpante, pubescente quand elle est jeune. Feuilles ovales, obtuses, bifares. Fleurs axillaires, plusieurs mâles, rouge pourpre, une seule femelle. Fruits de la grosseur d'un pois, pourpre foncé.

Cette plante est commune auprès de la mer, au Coromandel, au Concan, au Bengale et, dans les forêts, elle grimpe au sommet des plus hauts arbres. Son odeur est particulière et désagréable. L'écorce est brun foncé à l'extérieur et rouge sombre à l'intérieur. Sa saveur est douceâtre et astringente.

Cette écorce est considérée comme altérante, et se donne en décoction à la dose de 120 grammes 2 fois par jour. Le suc des feuilles, qui est astringent, additionné de camphre et de cubèbes pulvérisés, est employé sous forme de pilules qu'on laisse fondre dans la bouche contre le saignement des gencives.

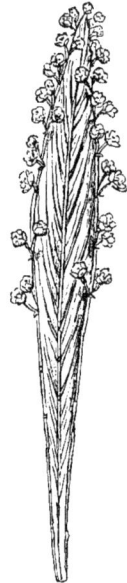

FIG. 732. — *Phyllanthus.* Cladode.

4° *P. simplex* Retz. — Rameaux divergeant à la base de la tige, étalés, puis ascendants au sommet de la tige. Feuilles simples, étalées, sessiles, linéaires, lancéolées. Fleurs mâles sessiles ; fleurs femelles longuement pédicellées.

Les Hindous font, avec les feuilles, les fruits, les fleurs, les semences, du cumin et du sucre en parties égales, un électuaire qui, à la dose de 4 grammes, est employé contre la blennorragie. Les feuilles contusées et mélangées au lait de beurre servent en lotions pour guérir les démangeaisons des enfants (Roxb.).

5° *P. brasiliensis* Poir (*P. conami* Sw. — *Conami brasiliensis* Aubl. — Conami, Bois à enivrer). — Cette plante habite le Para, le Rio Negro, les provinces septentrionales du Brésil et les Guyanes. L'écorce, dont l'odeur est vireuse, est usitée pour enivrer les poissons. On l'emploie cependant en infusion comme diurétique. Le suc est vénéneux à hautes doses et provoque des évacuations sanguinolentes, des convulsions, puis la mort qui survient au bout de quelques heures.

6° *P. virosus* Wild. (*Securinega leucopyrus* M. Arg.). — Espèce originaire de l'Inde, à drupe de la grosseur d'un pois, blanche, charnue, que mangent les animaux. L'écorce, qui est un puissant astringent, sert aussi à enivrer les poissons.

7° *P. emblica* L.—Voir *Emblica officinalis*.

8° *P. madraspatensis* L. — Originaire de l'Inde. Les graines sont triangulaires, lisses, grises, marquées de lignes brun foncé. Quand on les met dans l'eau, elles s'entourent d'un mucilage demi-opaque. L'amande est huileuse et a la saveur des noix.

Ces graines sont employées comme émollientes en raison du mucilage qu'elles produisent.

9° *P. longifolia* Lamk. (Ravine, à Bourbon). — Cette plante est tonique, astringente, et passe pour être antisyphilitique et emménagogue.

10° *P. phyllircæfolius* Poir. (Négresse, à Bourbon). — Arbuste qui est regardé comme un dépuratif puissant.

Le *P. mimosoïdes* Sw. des Antilles est employé comme un diurétique puissant. Le *P. virgatus* Forster, de Taïti, est également diurétique et s'emploie contre l'urétrite.

Phytolacca decandra L. (Raisin d'Amérique, du Canada, des teinturiers, Epinard doux, Mechoacan du Canada, Herbe à la toque, etc.). Plante vivace de la famille des Phytoloccacées qui croît dans le Nord Amérique, mais que l'on retrouve dans la plupart des régions tempérées.

Racine épaisse, pivotante, et souvent de la grosseur de la jambe. Tiges annuelles, de 2 mètres à 2ᵐ, 50 de hauteur, arrondies, lisses, rameuses, creuses, vertes lorsqu'elles sont jeunes, puis de couleur pourpre. Feuilles alternes, brièvement pétiolées, simples, entières, ovales allongées, aiguës, lisses sur les deux faces. Fleurs blanchâtres, hermaphrodites, régulières, disposées en grappes oppositifoliées, axillaires d'une bractée et accompagnées de deux bractéoles stériles. Périanthe à 5 folioles ovales, arrondies, concaves, incurvées. Pas de corolle. 10 étamines hypogynes libres. Gynécée supère, libre, arrondi, déprimé et formé de 10 carpelles unis à la base, libres supérieurement. Chacun d'eux est constitué par un ovaire à une seule loge uniovulée. Style à extrémités stigmatifères recourbées en dehors. Fruit charnu, pulpeux, d'abord vert, puis devenant graduellement rougeâtre, accompagné à sa base par le périanthe déprimé, arrondi. Ses carpelles ne sont distincts que près du sommet, où ils forment une sorte de disque rayonné : chacun

d'eux renferme une graine à téguments épais et albuminées.

Cette plante est remarquable par la grandeur de ses feuilles et les grappes rouges de ses fruits, souvent mélangés sur la même branche à des fruits verts, à des fleurs.

Les seules parties inscrites à la pharmacopée des Etats-Unis sont la racine et les fruits.

La racine sèche est, à l'extérieur, d'un brun légèrement jaunâtre, sillonnée, et sur les coupes transversales on remarque de nombreux cercles concentriques; l'intérieur est ligneux, d'un blanc jaunâtre, alternant avec des couches circulaires plus foncées. La cassure est fibreuse. Elle est incolore, d'une saveur douceâtre, puis âcre.

Composition chimique. — La racine renferme de l'amidon, du sucre, un glucoside, du tanin, de la saponine, de la gomme, de la cire fondant à 109°. Preston a signalé la présence d'un alcaloïde, la *phytolaccine* (*Amer. journal pharm.*, sept. 1884). Elle forme des cristaux blancs, amers, inodores, solubles dans l'alcool, presque insolubles dans l'éther, le chloroforme, peu solubles dans l'eau et se volatilisant sans résidu sur une lame de platine. La solution aqueuse précipite par les réactifs ordinaires des alcaloïdes. Elle forme, avec l'acide chlorhydrique en solution alcoolique, des cristaux acidulaires, incolores de chlorhydrate de phytolaccine, dont la saveur est extrêmement âcre.

Les *fruits* succulents, dont l'odeur est nulle, la saveur douceâtre, nauséeuse, légèrement âcre, donnent, par expression, une grande quantité d'un suc rouge pourpre, que les alcalis font virer au jaune, mais qui reprend ensuite sa couleur primitive en présence des acides. Cette couleur est trop fugace pour qu'on puisse l'appliquer à la teinture. Ce suc renferme du sucre qui, par fermentation et distillation, donne de l'alcool.

Les *fruits* renferment en outre, d'après Terreil (*Bull. Société chim.*, t. XXXIV, p. 677), à l'état de sel de potasse, un acide particulier, l'*acide phytolaccique*, masse gommeuse, transparente, jaune brun, soluble dans l'eau et l'alcool, peu soluble dans l'éther. Quand on le chauffe avec un acide minéral étendu, il se précipite sous forme d'une gelée insoluble, que les alcalis redissolvent. Il ne précipite ni les sels d'argent, ni ceux de baryum ou de calcium. Dissous dans une petite quantité d'ammoniaque, il précipite en jaune le nitrate d'argent. Des *graines*, Claasens (*Pharmacist*, 1879, p. 466) a retiré un principe neutre, en cristaux soyeux, lustrés, insipides, insolubles dans l'eau, solubles dans l'alcool, l'éther et le chloroforme, qu'il a nommé *phytolaccin* et qui ne renferme pas d'azote.

Usages. — Les fruits du *Phytolacca decandra* sont vénéneux quand on en mange une certaine quantité. Aussi leur suc, qui était autrefois fort employé pour communiquer aux vins blancs ou aux vins rouges une couleur plus agréable à l'œil, est-il formellement interdit; et on dit même qu'en Portugal, où cette coutume était fort répandue, on dut faire couper tous les *Phytolacca* du pays.

La racine est émétique, purgative et, diton, un peu narcotique. Son action ne se fait guère sentir qu'après une ou deux heures, mais elle se continue longtemps ensuite sur l'estomac et l'intestin. Les vomissements se font sans douleurs, ni spasmes, mais on observe ensuite des vertiges, des troubles de la vision. Les doses élevées provoquent, en outre, une prostration considérable, et parfois même des vomissements. On a proposé la racine comme substitutif de l'ipéca, mais la persistance de son action vomitive et les effets purgatifs qu'elle produit l'ont fait abandonner. A petites doses, elle agit comme altérante, et on l'a recommandée dans le traitement des rhumatismes chroniques. La poudre se donne, comme émétique, à la dose de 65 centigrammes à 2 grammes, comme altérante à la dose de 5 à 30 centigrammes.

La teinture des fruits peut être prescrite à la dose de 4 centimètres cubes, trois fois par jour, dans les rhumatismes chroniques.

La décoction de la racine a été employée en applications dans le traitement du sycosis et du favus. On a employé en Amérique, contre différentes maladies de la peau, une pommade faite avec 4 grammes de racine pulvérisée et 30 grammes d'axonge.

Enfin l'extrait préparé en évaporant le suc des feuilles fraîches a joui, en Amérique, pendant un certain temps, d'une grande réputation dans le traitement du cancer. Il est depuis tombé dans l'oubli.

Picramnia pentandra Sw. *Tariri pentendra*. Arbuste de 3 à 4 mètres de hauteur, de la famille des Rutacées, série des Quassiées, originaire de la Jamaïque, à feuilles alternes imparipennées, à 5 à 9 folioles ovales oblongues, glabres. Fleurs dioïques en grappes ramifiées. 5 sépales, 5 pétales oblongs, linéaires, 5 étamines libres. Ovaire libre à 2 ou 3 loges biovulées. Fruit bacciforme, ovoïde, graines solitaires.

Cette plante, dont l'amertume de toutes les parties est caractéristique, est usitée comme stomachique, et à Cuba l'infusion de ses feuilles est employée, dit-on, de préférence à la quinine et au quinquina contre les fièvres intermittentes.

Picrœna excelsa Lindl. (*Quassia excelsa* Sw.—*Q. polygama* Wright. — *Simaruba excelsa* DC.— *Bittera febrifuga* Belanger). — C'est le *Quassia jaune* ou de la Jamaïque, le *Bitter ash* des colons anglais, qui appartient à la famille des Rutacées, série des Quassiées.

C'est un arbre de 10 à 20 mètres de hauteur, dont les jeunes pousses sont couvertes d'un duvet roux. Feuilles alternes, composées, imparipennées, à 7 à 11 folioles, brièvement pétiolulées, ovales, oblongues, aiguës, insymétriques à la base, subcoriaces, entières. Fleurs petites, vert jaunâtre, polygames, en grappes axillaires et terminales. Calice à 4 sépales connés à la base. Corolle à 4 pétales obovales. 4 étamines libres. 3 à 5 carpelles uniloculaires, uniovulés. Style charnu, à stigmate bilobé. Les fruits sont des drupes à mésocarpe peu épais,

à noyau dur, monosperme, renfermant une graine sans albumen.

Cette espèce est très répandue dans les Antilles, à la Jamaïque, à Saint Vincent, à la Martinique, à la Guadeloupe. La partie employée est le bois qui se présente en cylindres de plusieurs mètres de long, à écorce grise ou blanchâtre, à bois jaune clair, très amer. Son grain est extrêmement serré et lourd.

Composition chimique. — Girardin, pharmacien de la marine, y avait signalé la présence d'un principe amer qu'il avait nommé *bitterine* et qui n'est autre que la *quassine*. — Voir *Quassia*.

Thérapeutique. — On tourne le bois dont on fait des gobelets que l'on remplit d'eau qui acquiert une amertume assez forte au bout de quelques heures ; ce gobelet peut servir presque indéfiniment. Les copeaux servent à faire des infusions ou des macérations.

Ce bois amer, qui jouit dans les colonies d'une réputation considérable comme fébrifuge, est en réalité un amer tonique pouvant modifier heureusement l'état anémique et cachectique, suite des fièvres paludéennes.

On l'emploie aussi dans la dyspepsie atonique. En lavement, l'infusion du bois est fort utile pour déloger du rectum les ascarides vermiculaires.

L'extrait aqueux se donne à la dose de 2 à 3 grammes, en pilules ; la poudre à celle de 4 à 6 grammes, en 4 paquets de deux heures en deux heures.

C'est aussi un insecticide énergique. On imbibe des papiers de sa décoction concentrée et sucrée pour tuer les mouches, et cette décoction sert aussi à débarrasser les plantes des insectes qui les rongent. Quant à la quassine, nous verrons au mot *quassia* sa posologie.

Pimenta officinalis Lindl. (*P. vulgaris* W. et Arm.—*Eugenia Pimenta* DC.). — C'est le Piment de la Jamaïque, des Anglais, le grand Piment, le *Bay berry tree* des colons anglais, grand arbre de 10 mètres appartenant à la famille des Myrtacées, série des Myrtées. Feuilles opposées, ovales, oblongues, atténuées à la base, entières, glabres et couvertes en dessous de glandes ponctuées. Fleurs petites, blanches, en cymes pauciflores. Calice à 4 sépales. Corolle à 4 pétales. Ovaire infère à 2 loges uni ou biovulées. Baie brun noirâtre, glabre, très odorante, globuleuse, petite, de 5 à 10 millimètres de longueur, pyriforme, surmontée du style et du calice, à 2 loges monospermes.

Cet arbre est originaire des Antilles, du Mexique, de Venezuela, et a été introduit en Asie. Les fruits, que l'on récolte verts et qui forment un objet d'exportation assez considérable à la Jamaïque, ont une saveur chaude, piquante, analogue à celle du giroflier. Ils renferment une huile essentielle analogue à celle de l'espèce suivante.

5° *P. acris* Wight (*Myrtus acris* Sw. *Myrcia acris* DC.). — Grand arbre des mêmes contrées dont les fleurs sont pentamères. Le fruit est ovoïde, globuleux, noirâtre, biloculaire. Les fruits renferment une essence analogue à celle du girofle.

Les feuilles ont été analysées par H. Markoe.

Composition chimique. — Elles ont une odeur fort agréable, quand elles sont brisées, une saveur agréable, piquante. Elles renferment deux essences, l'une légère, limpide, incolore, d'une densité de 0,829 à 0,835, soluble dans l'alcool, le chloroforme, l'éther, la benzine; l'autre, plus lourde, de 1,052 de densité, incolore, mais brunissant à l'air, d'une odeur et d'une saveur de girofle et qui paraît être analogue à l'acide eugénique de l'essence de girofle.

Usages. — Les fruits de cette espèce jouissent de propriétés analogues à celle des clous de girofle. L'essence lourde se donne à la dose de 1 à 5 gouttes, soit en saccharure, soit en émulsion. La Pharmacopée de l'Inde (p. 92) indique également l'eau distillée à la dose de 30 à 60 grammes dans les mêmes conditions ou comme véhicule des autres médicaments.

Pimprenelle. — Le *Poterium sanguisorba* L. est une petite plante herbacée vivace, de la famille des Rosacées, à souche vivace. Tiges aériennes de 50 à 80 centimètres, ramifiées, sillonnées, glabres ou pubescentes.

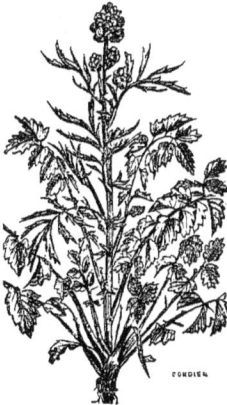

Fig. 733. — Pimprenelle.

Feuilles imparipennées à 11 et 17 folioles suborbiculaires, cordées à la base, dentées sur les bords. Stipules foliacées, dentées, falciformes. Fleurs en épis terminaux, polygames, les femelles à la partie supérieure, les mâles et les hermaphrodites en bas. Calice tétramère, verdâtre, caduc; 20 à 30 étamines, à filets allongés pendants,

2 ovaires uniloculaires; styles simples, stigmates en pinceaux; 2 achaines velus dans le réceptacle qui est tétragone.

Cette plante croît dans les prairies sur les bords des routes, des bois montueux. On la cultive dans les jardins. Les feuilles ont une saveur amère, un peu poivrée, une odeur et

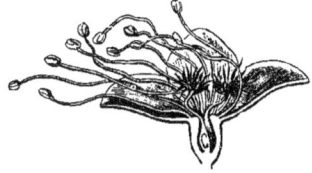

Fig. 734. — Pimprenelle. Fleur hermaphrodite. Coupe longitudinale.

une saveur aromatiques. Après avoir été vantée comme diurétique, astringente et vulnéraire, et même indiquée comme pouvant

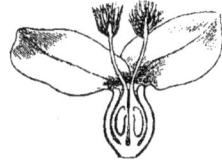

Fig. 735. — Pimprenelle. Fleur femelle. Coupe longitudinale.

arrêter les hémorragies, d'où le nom de *Sanguisorba* qu'elle porte, la Pimprenelle est aujourd'hui tombée dans l'oubli.

Pinguicula vulgaris L. — Plante acaule, de la famille des Lentibulariées. Feuilles toutes radicales, en rosette, ovales, aiguës, entières, épaisses, succulentes. Fleurs solitaires sur une hampe simple. Calice quinquéfide, subbilobé. Corolle bilobée, éperonnée. 2 étamines libres. Ovaire libre, uniloculaire, multiovulé. Capsule polysperme, orbiculaire. s'ouvrant en 2 valves. Graines sans albumen.

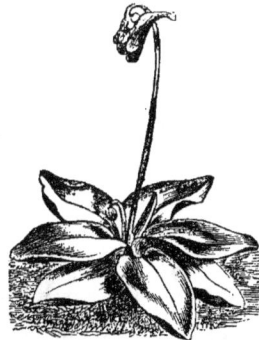

Fig. 736. — *Pinguicula vulgaris*.

La Grassette, qui croît sur nos pelouses humides, a passé pour être vulnéraire par ses feuilles grasses au toucher, que l'on pilait et qu'on mélangeait à l'axonge, propriété des

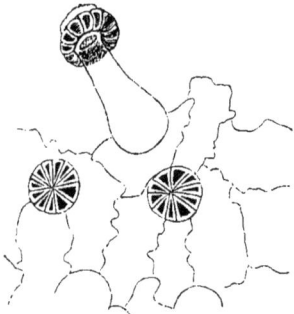

FIG. 737. — *Pinguicula vulgaris.* Fragment de feuille vu au microscope.

plus hypothétiques. Ces feuilles jouissent de la propriété de cailler le lait.

Piptadenia rigida Benth. — Arbre de la famille des Légumineuses mimosées, série des Adénanthérées, dont les feuilles sont alternes, décomposées, bipennées, à folioles nombreuses, accompagnées de deux stipules latérales. Fleurs hermaphrodites, disposées en panicules au sommet des rameaux. Calice court, à 5 dents valvaires. Corolle à 5 pétales. 10 étamines inégales, libres, à anthères biloculaires. Ovaire inséré au fond du réceptacle, libre, à une seule loge renfermant des ovules nombreux; style grêle, à stigmate à peine renflé. Gousse stipitée, membraneuse, coriace, bivalve et ne présentant pas de fausses cloisons entre les graines qui sont comprimées, à albumen corné.

Usages. — Cette espèce habite l'Amérique et l'Afrique.

L'écorce est regardée au Brésil, où elle est désignée sous le nom de *Casca de angico vermelho*, comme altérante et dépurative. On la prescrit sous forme de décoction (60 gr. pour 500 gr. d'eau). On l'emploie aussi à l'extérieur dans l'œdème des membres inférieurs et pour hâter la cicatrisation des ulcères chroniques.

La sciure du tronc sert à préparer un extrait fluide préconisé comme vulnéraire. Le Dr Peckolt l'a employé à l'hôpital de Rio-de-Janeiro pour panser les plaies, et dit qu'en trois jours la suppuration avait disparu et qu'en trois semaines les plaies étaient guéries. Cette sciure renferme 5,128 0/0 d'une résine molle, soluble dans l'éther, et 20,512 0/0 de tanin.

La teinture des feuilles est employée comme vulnéraire.

Le tronc laisse exsuder une gomme analogue à la gomme arabique et qui est officinale au Brésil. On l'emploie dans les affec-

tions catarrhales et on en fait un sirop connu à Rio sous le nom de *sirop d'Angico.*

Piptostegia Gomesii Mart. (*Convolvulus operculatus* Gomez. — *Ipomœa operculata* Mart.). — Plante grimpante, volubile, de la famille des Convolvulacées. Feuilles à 5 lobes palmés, celui du milieu séparé des autres et un peu pétiolé. Fleurs hermaphrodites, axillaires. Calice gamosépale, à 5 dents courtes. Corolle gamopétale, analogue à celle de nos liserons. 5 étamines libres. Ovaire à 2 loges biovulées. Style simple, stigmate en tête. Capsules à 2 loges renfermant des graines noirâtres, triangulaires, de la grosseur d'un pois. Cette capsule est recouverte d'un opercule qui se détache pour faciliter la dispersion des graines.

Cette plante croît au Brésil, où elle porte le nom de *Batata de purga*, Patate purgative. Sa racine, décrite par Guibourt, est formée soit d'un seul tubercule napiforme de 10 centimètres de diamètre, soit de 2 tubercules collatéraux, arrondis, de 5 à 6 centimètres de diamètre, et terminés par 2 fortes radicules. Les racines sont gris noirâtre à l'extérieur, gris blanchâtre à l'intérieur. On les recueille et on les sèche comme celles du jalap, en faisant des incisions circulaires.

Composition chimique. — Cette racine renferme, comme le jalap, de l'amidon, de la gomme, et surtout de la résine, dont la composition paraît être la même que celle du jalap.

Usages. — On emploie au Brésil cette racine pulvérisée comme purgative, à la dose de 2 à 4 grammes, mélangée à du sucre ou à toute autre substance destinée à empêcher les coliques qu'elle provoque quand elle est seule. La résine s'emploie comme celle du Jalap ordinaire et aux mêmes doses, soit, à l'état pur, soit, et mieux, sous forme de teinture alcoolique. Cette résine est un peu moins active que celle du jalap, mais peut du reste lui être substituée.

2º *P. Pisonis* Mart. — Feuilles cordiformes, auriculées à la base. Fleurs d'un blanc rosé en dehors, pourpres en dedans. Capsule operculée.

Sa racine est longue de 15 à 50 centimètres, d'une épaisseur analogue, double ou bifide, cendrée ou brunâtre au dehors, blanche en dedans. On la coupe en rondelles pour la faire sécher, ou bien, quand elle est fraîche, on l'exprime pour en extraire le suc qui laisse déposer une fécule grise employée également comme purgative.

Cette racine porte au Brésil le nom de *Tipioka de purga* ou *gomma de batata.* D'après Buchner, elle renferme 9.47 d'amidon et 4 de résine drastique (Guibourt, t. II, p. 527-528). Ses propriétés purgatives sont les mêmes que celles de l'espèce précédente.

Piratinera guianensis Aubl. (*Brosimum*

Aubletii Pœpp.). — Grand arbre lactescent de la famille des Ulmacées, série des Artocarpées, à feuilles distiques, entières, oblongues, lisses en dessus, pubérulentes en dessous. Ses autres caractères botaniques se rapprochent de ceux du *Brosimum utile.* (Voir page 105.)

Cet arbre, qui habite la Guyane, a un aubier blanc, dur, compact. Le duramen, de 10 à 15 centimètres de diamètre, est très dur, rouge foncé, avec des taches noires qui, sur une coupe longitudinale, représentent grossièrement des lettres chinoises; de là les noms qu'il porte de *Bois de lettres de Chine moucheté, d'amourette moucheté.* Ses dimensions restreintes limitent son emploi à la marqueterie, à la fabrication de petits meubles. L'intérieur de la Guyane française renferme un grand nombre de ces arbres dont l'absence de route rend l'exploitation difficile (*Plantes utiles des colonies françaises*, p. 144). Le suc de cet arbre est âcre et caustique. Les graines sont comestibles quand elles ont été grillées.

Ces propriétés se retrouvent également dans le *P. spurium* H. B. des Antilles et de l'Amérique tropicale.

Piscidia erythrina Lamk. (*Erythrina piscipula* L.). — Arbuste de 2 à 3 mètres, de la famille des Légumineuses papilionacées, série des Dalbergiées, très répandu dans l'Amérique du Sud, le Mexique, la Floride, les Antilles et surtout à la Martinique, où il est connu sous le nom de *bois enivrant*, et à la Jamaïque, sous celui de *Jamaïca dogwood.* Feuilles imparipennées, à folioles opposées, entières, coriaces, ovales, acuminées, caduques. Bractées caduques, bractéoles bilatérales pédicellées, opposées, subelliptiques, subcoriaces. Fleurs blanches striées de rouge, hermaphrodites, disposées en grappes rameuses. 10 étamines diadelphes (9-1). Gousse oblongue, linéaire, pédicellée, plane, comprimée, munie à l'extérieur de 4 ailes longitudinales, membraneuses et larges. Graines ovales, comprimées.

Les indigènes reconnaissaient à cette plante des propriétés stupéfiantes et employaient les feuilles et l'écorce pour enivrer les poissons et les prendre plus facilement. Ils en faisaient aussi un extrait concentré pour empoisonner la pointe des flèches dont ils se servaient pour chasser les oiseaux. Son action toxique est suffisante pour tuer le gibier rapidement, mais sans lui communiquer aucune propriété vénéneuse.

La partie employée en médecine est l'écorce de la racine, qui se trouve dans le commerce sous forme de fragments de 10 à 12 centimètres de longueur sur 3 à 4 de largeur et environ 2 d'épaisseur. La surface externe de certains morceaux est d'un brun grisâtre fauve, celle des autres est d'un brun jaunâtre; elle est parsemée de protubérances plus claires que la partie environnante. La zone centrale de l'écorce est de couleur fauve foncé, et lorsqu'elle est coupée ou brisée récemment elle a une couleur particulière vert bleuâtre. La face interne est fibreuse et de couleur brun intense. Cette écorce a une odeur désagréable, sa saveur est âcre et produit dans la bouche et le pharynx une sensation de brûlure.

Composition chimique. — Elle a été examinée en France par Carette, Bruel et Tanret, en Amérique par Éd. Hart. D'après le premier, elle renfermerait une résine, une sorte de térébenthine, de l'amidon, une ammoniaque composée et un alcaloïde que Bruel et Tanret trouvèrent également et qu'ils regardent comme de la *picrotoxine*. C'est à lui que seraient dues les propriétés toxiques de l'écorce. Il ne se trouve pas constamment et sa présence en plus ou moins grandes proportions, voire même son absence, dépendent de la localité où l'arbuste végète.

D'un autre côté, le Dr Hart, en examinant un extrait liquide de *piscidia*, mais dont il n'indique pas la provenance, a isolé, sous le nom de *piscidine*, un principe actif, qui, d'après l'auteur, est représenté par la formule C^{20}H^{24}O^8, cristallise en prismes à quatre faces, insolubles dans l'eau, peu solubles dans l'alcool froid et l'éther, plus solubles dans l'alcool chaud, très solubles dans l'éther de pétrole et le chloroforme. La solution alcoolique est neutre.

Enfin une analyse faite dans le laboratoire de Parkes, Davis and C^o a donné deux résines, l'une acide, l'autre indifférente, de petites quantités d'une huile volatile et des traces d'un alcaloïde volatil.

On voit que la composition chimique de cette racine est encore loin d'être bien connue.

Thérapeutique. — W. Hamilton appela le le premier l'attention sur cette plante qu'il préconisa comme un puissant narcotique, provoquant le sommeil et abolissant la douleur. Il recommandait contre les maux de dents la teinture concentrée, saturant une boulette de coton que l'on tasse dans la dent cariée. Cette plante était tombée dans l'oubli, et c'est récemment qu'elle a été de nouveau introduite dans la thérapeutique. Disons, avant tout, que, suivant la provenance de l'écorce, sa composition chimique varie et qu'elle renferme ou ne renferme pas d'alcaloïde. De plus, elle agit d'une façon différente sur les animaux à sang chaud ou froid; son action, nulle sur les premiers, même à hautes doses, est au contraire fort énergique sur les seconds. Elle paraît alors agir sur le bulbe et le centre médullaire, ainsi que sur le système nerveux ganglionnaire.

On regarde cette écorce comme un hypnotique. Dujardin-Beaumetz la tient pour un analgésique très analogue à la gelsémine et ne provoquant le sommeil que parce qu'il calme la douleur. Ce serait donc à l'élément névralgique que s'adressent surtout les préparations de *P. erythrina* et surtout aux névralgies faciales rebelles, aux insomnies nerveuses, à la coqueluche.

Il est indispensable de prescrire les racines de la Jamaïque, qui sont les plus actives :

Sirop.

Extrait fluide de P. erythrina.	15 grammes.
Sirop d'écorces d'oranges amères.	250 —

Chaque cuillerée renferme 1 gramme d'extrait. La dose est de 3 à 4 cuillerées par jour.

Huchard associe la teinture à celle du *Viburnum prunifolium*, 50 gouttes de chacune, à prendre dans les vingt-quatre heures (Dujardin-Beaumetz, *Nouvelles médications*).

Cachets antinévralgiques.

Extrait fluide de P. erythrina.	10 grammes.
Poudre de réglisse	15 —

En 10 cachets, 3 à 6 par jour.

Potion antidysménorrhéique.

Eau distillée de menthe . . .	120 grammes.
Teinture au 1/5 . . . . . 8 à	12 —
Sirop de sucre	30 —

Une cuillerée à bouche 3 ou 4 fois par jour.

Pisonia brumoniana Endl. — Arbre à rameaux épineux, de la famille des Nyctaginacées, originaire de la Polynésie, et connu à Tahiti sous le nom de *Puatea*. Feuilles alternes, simples, entières, glabres. Fleurs dioïques ou polygames, en grappes terminales, bractéolées. Périanthe companiforme à 5 lobes deltoïdes. 5 à 10 étamines libres, exsertes. Ovaire libre, uniloculaire, uniovulé. Style latéral, à stigmate capité. Fruit entouré par le périanthe induré, pentagonal, à une seule loge, à une seule graine.

Cet arbre, qui croît sur les madrépores en décomposition, donne un bois blanc, fragile et tendre. Sa racine est purgative. Ses feuilles passent pour être diurétiques.

Le *P. noxia* Nett. passe au Brésil pour un irritant énergique. Son contact seul suffirait pour produire des démangeaisons et même, dit-on, la lèpre, d'où les noms de *Pao lepra*, *Pao judeo*. Ses feuilles servent à teindre en noir les étoffes de coton ainsi que celles du *P. capparosa* Nett. du Brésil.

Les racines de ces deux espèces, ainsi que celles du *P. aculeata* L. de l'Inde, et du *P. subcordata* Ew., arbuste inerme des Antilles, jouissent également de propriétés purgatives.

Pissenlit, *Leontodon Taraxacum* L. (*Taraxacum dens leonis* Desf. — *Taraxacum officinale* Vill. — *T. Leontodon* Dun. — Dent de Lion, Cochet, Chopine, Salade de Taupe, Couronne de Moine).— C'est une plante herbacée, vivace, acaule, de la famille des Composées, série des Chicoracées, qui se rencontre partout dans les prairies, les pâturages, sur le bord des chemins. Feuilles toutes

radicales, sessiles, allongées, élargies au sommet, où elles sont terminées par un limbe triangulaire incisé à la partie inférieure. Le reste de la feuille est profondément pinnatifide et formé de découpures de plus en plus petites, laciniées et recourbées en crochet vers le bas. Elles persistent pendant l'hiver, même sous la neige. Du milieu des feuilles s'élève une hampe de 10 à 30 centimètres de hauteur, fistuleuse, tendre, quelquefois un peu velue, et qui paraît de mai à septembre. Les fleurs,

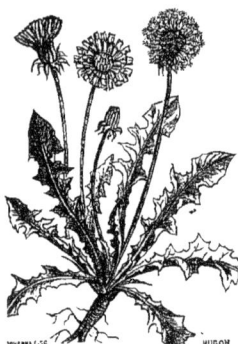

FIG. 738. — Pissenlit.   FIG. 739. — Pissenlit. Fruit.

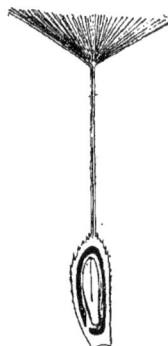

portées sur le sommet de cette hampe, sont disposées en capitule, à involucre double, formé de bractées petites, recourbées ; le réceptacle est nu. Les fleurs sont hermaphrodites, fertiles, irrégulières, jaunes et toutes semblables entre elles.

Le fruit est un achaine oblong, strié, surmonté d'une aigrette plumeuse. La graine, à tégument mince, renferme un embryon charnu, huileux, à radicule infère.

Les parties usitées sont la racine et la plante entière. On récolte la racine vers le

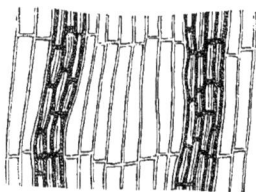

FIG. 740. — Vaisseaux laticifères de la racine de pissenlit.

milieu de l'été ; c'est l'époque où son amertume est le plus marquée. Cette racine est pivotante, simple ou ramifiée, de 30 à 40 centimètres de longueur, sur 1 à 3 centimètres de diamètre. Elle est charnue et cassante, d'un brun pâle extérieurement, blanche en dedans et remplie d'un suc incolore, huileux et amer.

Composition chimique. — Le suc laiteux de la plante est amer, d'abord neutre, mais prenant, en même temps qu'il se coagule, une réaction acide et une coloration brun rougeâtre. Il se sépare une substance nommée, par Kromayer, *leontodinium*, composée d'une résine âcre, d'une matière particulière, la *taraxacine*, et de la *taraxacérine*.

La *taraxacine* avait été isolée par Pollex, en 1839 [*Journ. de pharm. et de chim.* (3), t. I, p. 339], en faisant bouillir le suc laiteux avec de l'eau, qui sépare de la matière grasse, de l'albumine, du caoutchouc, et laissant évaporer la solution dans un endroit chaud. Pendant l'évaporation, la taraxacine cristallise en étoiles. Sa saveur est amère et un peu âcre; elle est un peu soluble dans l'eau froide, faci-

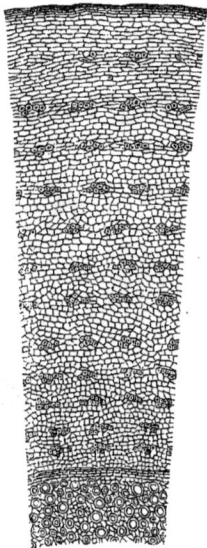

FIG. 741. — Pissenlit. Coupe transversale de la racine.

lement dans l'eau bouillante, l'alcool et l'éther. Elle fond à une douce chaleur et n'est pas volatile ; cette substance ne contient pas d'azote.

La *taraxacérine* $C^9H^{16}O$ est cristalline et ressemble à la lactucérine. Sa solution alcoolique est amère et âcre.

La racine sèche renferme, d'après Draggendorff, 24 0/0 d'inuline, du sucre; mais les proportions peuvent changer suivant l'époque de la récolte, car d'un échantillon récolté en mars, il n'a tiré que 1,74 d'inuline, 17 de sucre incristallisable et 18,7 d'un corps découvert par lui, de même composition que l'inuline, mais soluble dans l'eau froide, et qu'il a nommé *lévuline*. Sa saveur est douceâtre, et elle ne possède aucun pouvoir rotatoire.

Le suc de la racine, exposé à l'air, subit une sorte de fermentation, qui détermine la formation de *mannite*, dont on ne retrouve pas de traces dans le suc frais. Il renferme également une grande quantité de sucre (T. et H. Smith).

Manni a trouvé, dans les feuilles et les tiges seulement, de l'*inosite* $C^{12}H^{14}O^{12}$.

Thérapeutique. — En sa qualité d'amer, le pissenlit est stomachique et tonique. Il est aussi diurétique, ce qui lui a valu son nom français. Par suite de ces actions, il n'est pas extraordinaire que le Pissenlit amène, à la longue, ainsi que le disent les anciens, des modifications dans la nutrition et la crase sanguine. S'il est mal digéré, il

donne de la flatulence, des coliques et de la diarrhée. C'est un cholagogue infidèle (Ruttherford et Vignal).

Le Pissenlit a été beaucoup employé comme dépuratif, apéritif et tonique dans les maladies chroniques des organes digestifs, dans les engorgements du foie, de la rate, de l'utérus, dans les maladies de la peau. Comme diurétique, il est utile aux hydropiques.

Le suc obtenu par expression du pissenlit entre dans la composition des *sucs d'herbes* qu'on prescrivait beaucoup autrefois (*cures du printemps*), comme on prescrit aujourd'hui la cure aux eaux minérales. Les effets de ces sucs, dans la confection desquels entraient, outre le Pissenlit, la Fumeterre, la Chicorée, le Chardon bénit, le Ményanthe, le Millefeuille, le Cochléaria, le Cresson, la Rue, le Cerfeuil, la Saponaire, le Chiendent, la grande Chélidoine, sont dus surtout à leur richesse en sels de potassium et de sodium. On les fait prendre le matin, à jeun, avec du bouillon ou du lait, aux doses de 100 à 150 grammes.

Les états morbides qu'on prétendait guérir avec ce traitement sont trop nombreux pour être rappelés. Ils étaient compris sous le nom bien vague de « pléthore abdominale ». Malgré l'exagération de certains auteurs, il résulte cependant des observations de Van Swieten, de Haen, Quarin, Zimmermann, que ces sucs d'herbes n'étaient pas dénués de toute efficacité. Mais, pour donner lieu à des résultats avantageux, ils devaient être pris pendant un certain temps en même temps que l'on soumettait le malade à un régime approprié. On ne pouvait cependant pas continuer le traitement pendant trop longtemps, car ces sucs finissent par donner lieu à des troubles digestifs.

Dans l'atonie des fonctions digestives compliquées, comme cela a lieu d'ordinaire dans la constipation, le suc d'herbes, pris dans une boisson le matin, amène généralement des résultats heureux.

En Angleterre, on fait prendre la *poudre* ou l'*extrait* du Pissenlit dans du café ou du chocolat. L'extrait s'administre à la dose de $0^{gr},60$ à 4 grammes ; le suc, à celle de 60 à 120 grammes (Debierre, in *Dict. de thérapeut.*).

Pistacia lentiscus L. (*Lentiscus vulgaris* Cup.). — Le Lentisque, petit arbre de 3 à 5 mètres de hauteur, appartient à la famille des Térébinthacées, série des Anacardiées. Les feuilles, toujours vertes, sont alternes, composées, paripennées, à 2-5 paires de folioles alternes ou opposées, ovales oblongues ou lancéolées. Fleurs dioïques, à pétales purpurins, en épis denses et serrés. Dans les fleurs mâles, calice à 5 sépales petits, bractéiformes ; 5 étamines libres, insérées autour d'un petit disque annulaire.

Dans les fleurs femelles, calice à 3 à 5 divisions ; ovaire uniloculaire, uniovulé. Style court, dressé, à 3 branches stigmatifères, réfléchies en dehors. Fruit drupacé, très petit, globuleux, comprimé, peu charnu, rouge d'abord, puis noirâtre, renfermant une seule graine sans albumen.

Cette plante habite la région méditerranéenne, les Canaries, le pays des Somalis, et a été introduit dans l'Europe occidentale. Elle fournit, soit par exsudation naturelle, soit surtout par incisions, une matière résineuse, le *mastic*, dont un arbre en pleine végétation peut donner 4 à 5 kilogrammes, et qui est récolté surtout dans l'île de Scio, où le Lentisque est cultivé sur une large échelle.

Le Mastic de bonne qualité est en larmes de la grosseur d'un petit pois, arrondies ou irrégulières, d'une couleur jaune pâle, qui devient peu à peu plus foncée. Il est opaque à l'intérieur et couvert d'une poussière blanchâtre, provenant du frottement réciproque des fragments les uns sur les autres, mais transparent à l'intérieur. Il est cassant, à cassure conchoïdale. Odeur balsamique et légèrement térébenthinée. Saveur aromatique. Il craque d'abord sous la dent, puis se ramollit dans la bouche et peut être facilement mâché. La densité du mastic est de 1,06. Il se ramollit à 99° et fond à 108°. Il est soluble dans l'alcool, l'éther, l'essence de térébenthine, peu soluble dans la benzine et l'acide acétique cristallisable.

Composition chimique. — Il est formé de deux résines et d'huile volatile.
La première résine, *alpha résine* ou *acide masticique*, qui forme les 90 0/0 de la drogue, est acide et soluble dans l'alcool. Sa formule = C^{20}H^{32}O^3. La seconde, *béta résine* ou *masticine*, reste comme résidu du traitement par l'alcool, dans lequel elle est insoluble, même à l'ébullition, ainsi que dans les solutions alcalines. Elles se dissout dans l'éther et l'essence de térébenthine. Elle est incolore, solide, sèche et cassante quand elle ne renferme plus d'alcool, tenace et élastique, au contraire, quand elle en retient une certaine quantité. D'après Schimmel, le mastic peut donner 2 0/0 de son poids d'*huile volatile*, qui présente la plus grande ressemblance avec l'essence de la térébenthine de Chio. Elle bout vers 155° et distille à 160°. D'après Flückiger (*Archiv. d. pharm.*, septembre 1881), 5 grammes de cette essence ont donné 25 centigrammes de *terpène* cristallisé, analogue à celui que l'on obtient avec l'essence de térébenthine ordinaire ou celle de Chio. L'essence du lentisque est d'ailleurs une variété de térébène d'odeur forte et agréable.

Usages. — Le Mastic constitue un masticatoire fort recherché en Orient, où il passe pour fortifier les gencives, parfumer l'haleine et faciliter la digestion. On le brûle comme parfum et on en prépare des liqueurs, (le *raki*), des eaux de toilette.

Il est rarement employé en médecine de nos jours, mais autrefois il entrait dans la composition d'un grand nombre de médicaments. On lui attribuait des propriétés stimulantes et diurétiques analogues à celles de la térébenthine. Les dentistes l'emploient dissous dans l'alcool, l'éther ou le chloroforme, pour obturer momentanément les cavités dentaires. La formule donnée par le Codex est la suivante :

Mastic en larmes . . . . 20 grammes.
Ether à 0,758 ou chloroforme 10   —

En Grèce on l'emploie sous forme de cataplasmes faits avec du pain et du vin rouge que l'on applique sur l'abdomen, dans le choléra infantile. Sa solution alcoolique est parfois usitée comme styptique, appliquée au pinceau, dans les hémorragies nasales, pour arrêter l'écoulement de sang des piqûres de sangsues.

On emploie aussi le mastic en poudre comme excipient des pilules et spécialement des pilules mercurielles, lorsque celles-ci doivent être argentées, pour éviter l'action du mercure sur l'argent (*Pharm. britan.*). Il est surtout usité pour préparer des vernis avec l'alcool ou l'essence de térébenthine.

Le *P. khinjuk* Stocks, qui croît dans le Scind, le Béloutchistan, l'Afghanistan, fournit également un mastic qui se rapproche beaucoup de celui du Lentisque.

2° *P. vera* L. — Le Pistachier franc (*P. narbonensis*) présente 1, 3 ou 5 folioles, larges, ovales ou orbiculaires, pétiolulées, et des fruits ellipsoïdes, apiculés, de 2 centimètres de diamètre environ.

Ce sont les *pistaches*, dont on emploie, en confiserie, la graine à tégument rougeâtre à embryon vert. Cet embryon, qui est huileux, sert, en pharmacie, à préparer le looch vert, analogue comme propriétés au looch blanc vert, analogue comme les amandes.

3° *P. terebinthus* L. — Le Térébinthe (*P. cabulica* Stocks, *Terebinthus vulgaris* Cup.) se distingue par ses feuilles paripennées à 4 ou 5 paires de folioles ovales oblongues, son inflorescence en thyrse, son fruit ovoïde comprimé, apiculé, rouge d'abord, puis brun à la maturité.

Il croît dans les régions méditerranéenne et orientale, et se cultive dans nos jardins. C'est lui qui produit la *térébenthine de Chio* qui, desséchée à l'air, prend la consistance du miel. Son odeur, quand elle est fraîche, ressemble un peu à celle du jasmin, du citron, avec une arrière-odeur de mastic. Sa saveur ressemble à celle du mastic ; elle est agréable et dépourvue de l'amertume et de l'âcreté des térébenthines des conifères. La chaleur la ramollit, puis elle brûle avec une flamme fuligineuse, et a été pendant longtemps préconisée, avec raison d'ailleurs, à la façon des térébenthines des conifères, comme diurétique, stimulante et aromatique. Elle est aujourd'hui fort rare, car à Scio on n'en récolte guère plus de 400 kilogrammes par an. Aussi est-elle remplacée le plus souvent par la térébenthine de Venise. Sa composition est à peu près celle du mastic. Cet arbre est fréquemment attaqué par des pucerons du genre *aphis*, qui provoquent sur ses branches des excroissances en forme de corne, des galles, qui ont souvent plus de 30 à 40 centimètres de longueur.

Pistia stratiotes L. — Plante aquatique des régions tropicales du globe, appartenant à la famille des Aroïdées.

Sa racine est fibreuse. Feuilles radicales sessiles, obcordées à la base, elliptiques ou obovales, glauques à la face supérieure, duveteuses en dessous, celles du centre plus petites que les autres. Fleurs sortant du centre des feuilles, peu nombreuses, petites, d'un jaune pâle et brièvement pédonculées. La spathe est blanchâtre, unifoliée, tubuleuse, irrégulière. Le spadice adné à la spathe est biflore. Les fleurs mâles, situées à la partie supérieure, sont supportées par un disque scutelliforme. Elles sont constituées par 3 à 5 étamines adnées au sommet de la colonne courte.

Les fleurs femelles, situées à la partie inférieure, sont adnées latéralement au spadice et séparées des fleurs mâles par un appendice écailleux bipartite. L'ovaire est à une seule loge. Le fruit est une baie pluriséminée, à graines rugueuses.

Cette plante possède une âcreté particulière qu'elle communique à l'eau stagnante dans laquelle elle végète et qui, dit-on, peut déterminer des hémorragies intestinales quand on la boit.

Dans l'Inde, on regarde sa décoction comme émolliente et on la prescrit dans la dysurie. Les feuilles, sous forme de cataplasmes, sont appliquées sur les hémorroïdes. Mélangées au riz et au lait de coco, on les donne contre la dysenterie, et avec l'eau de rose et le sucre pour combattre la toux et l'asthme.

Plantago major L. (Grand Plantain). — Plante vivace, de la famille des Plantaginacées, à feuilles réunies en rosette, largement ovales, inégalement dentées, épaisses, coriaces, à 3 à 5 nervures convergentes. Pédoncule floral nu, terminé par une inflorescence en épis axillaires. Calice à 4 sépales. Corolle gamopétale, blanchâtre, à 4 lobes. 4 étamines libres, longues, exsertes. Ovaire libre, à 2 loges multiovulées ; style simple. Capsule biloculaire, s'ouvrant en pyxide. Graines nombreuses, peltées.

Cette espèce croît communément dans les jardins, les lieux cultivés, sur les pelouses. Elle est inodore, de saveur un peu amère et styptique.

Composition chimique. — Rosenbaum a examiné le *P. major* et n'a pu trouver aucun principe actif. Le pétrole, la benzine en extraient 4 0/0 de cire et de chlorophylle. L'extrait fond à 83°. L'éther dissout 4,4 0/0 de résine et de chlorophylle. L'alcool

en retire 10 0/0 de matières, dont 6 0/0 sont solubles dans l'eau et renferment une quantité considérable de sucre. Les 4 autres parties sont solubles dans l'ammoniaque. L'eau retire 13 0/0, dont 7,2 0/0 insolubles dans l'alcool à 66°. La solution sodique dissout 6 0/0 et un acide étendu 10 0/0. Cette dernière solution renferme beaucoup d'oxalate de calcium.

Du reste, Koller, en 1868, avait trouvé des acides citrique et oxalique dans les *P. major, lanceolata, media.*

La présence du sucre semble indiquer celle d'un glucoside.

Thérapeutique. — On attribuait autrefois au Plantain un grand nombre de propriétés merveilleuses qui n'existent pas. Il pourrait, à la rigueur, être regardé comme un léger tonique, et son eau distillée, qui, cependant,

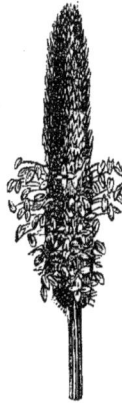

FIG. 742. — *Plantago major.* Fleur. Coupe longitudinale.

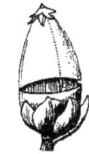

FIG. 743. — *Plantago media.*

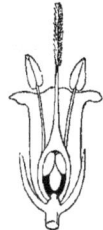

FIG. 744. — *Plantago media.* Fruit.

n'a pas grande activité, jouit encore d'une vogue populaire comme collyre dans les ophtalmies légères. Les graines se gonflent dans l'eau et s'entourent d'un mucilage qui pourrait les faire employer comme émollientes.

Les *P. media* L. (Plantain blanc), *P. lanceolata* L. (Petit Plantain, Herbe aux coupures), qui croissent également dans nos contrées, peuvent être substitués à la première espèce.

P. psyllium L. (Herbe aux Puces, Pucière). — Plante annuelle, de la région méditerranéenne, à feuilles opposées, linéaires, ainsi nommée à cause de la ressemblance de ses graines avec la puce. Elles sont oblongues, ovoïdes, creusées d'un côté, convexes de l'autre, roussâtres, inodores, de saveur fade, mucilagineuses. Le mucilage abondant dont elles s'entourent au contact de l'eau les rend mucilagineuses et adoucissantes. A Nîmes et à Montpellier, on s'en sert pour gommer et blanchir les mousselines.

Le *P. arenaria* W. et Kil., souvent confondu avec l'espèce précédente, dont il possède les propriétés, croît dans les lieux arides et sablonneux.

Platycodon grandiflorum A. DC. (*P. chinense* Lindl. — *Wahlenbergia grandiflora* Schrod.). — Cette plante, qui appartient à la famille des Campanulacées, croît à Hong-Kong et,[1] d'après David, dans la Mongolie, le Kiangsi et les plaines du Petchili, de la Mandchourie. Elle porte en Chine le nom de *Chieh keng*.

Sa racine, qui a été étudiée par Ch. Ford. et W. Crow (*Pharm. Journ.*, 27 août 1887), se présente en fragments de 5 à 9 pouces de longueur, de 5/8 de pouce d'épaisseur, blanchâtres, l'épiderme ayant été enlevé. Sur une coupe transversale, on voit un méditullium jaune, occupant les 3/4 du diamètre, entouré par une couche corticale brunâtre. Près de la base de la racine, cette dernière est aussi épaisse que le méditullium, de couleur plus claire, et une ligne brune bien distincte forme la démarcation entre les deux.

D'après les marchands, ce rhizome vient surtout de Szeehuen, de Tientsin et du Kwangsi.

C'est un médicament fort usité par les Chinois comme tonique, astringent, sédatif, vermifuge et carminatif. On le regarde aussi comme fort utile dans la dysenterie, le choléra, les affections nerveuses et pulmonaires.

Plumeria alba L. — Le Frangipanier blanc, Bois de lait, *Jasmine tree* des colons anglais, le *Tobaiba* des Espagnols, croît dans les Antilles et appartient à la famille des Apocynacées. C'est un petit arbre de 9 à 18 pieds de hauteur, rempli de suc laiteux. Feuilles alternes, ovales oblongues, tomenteuses en dessous. Les fleurs disposées en cimes pédonculées sont blanches et odorantes. Calice petit, à 5 dents. Corolle gamopétale, dont les 5 lobes sont plus longs que le tube. Etamines libres, à anthères convergentes, non appendiculées à la base. Ovaire libre, à 2 loges pluriovulées. Follicules longs, comprimés. Graines oblongues, comprimées, munies d'une membrane large, ovale, dentée.

Composition chimique. — L'écorce a été analysée par Peckolt et Geuther [*Archiv. f. pharm.* (2), CXLII, p. 20]. Elle renferme un glucoside, l'*agoniadine* $C^{10}H^{14}O^5$, qui cristallise en aiguilles soyeuses, fusibles à 155°, peu solubles dans l'eau, l'alcool, le sulfure de carbone, l'éther et la benzine, solubles dans les acides sulfurique et nitrique. Ces solutions sont jaune d'or, mais deviennent vertes en peu de temps. En présence des acides étendus et bouillants, l'agoniadine se dédouble en glucose et en un corps amorphe qui n'a pas été étudié.

Dans le *P. acutifolia*, Oudeman a retiré du suc privé de résine l'*acide plumiérique* $C^{10}H^{10}O^5$, cristallisant en aiguilles microscopiques, solubles dans l'eau bouillante, l'alcool, l'éther, peu solubles dans l'eau froide et le sulfure de carbone, fondant à 130° et se décomposant. A la distillation sèche, il donne de l'eau, de l'acide acétique, et probablement de l'aldéhyde cinnamique. En présence de la potasse en fusion il donne de l'acide salicylique.

Thérapeutique. — Le suc laiteux administré à l'intérieur, et à doses élevées, agit comme toxique irritant à la façon du suc des Euphorbiacées. A doses minimes, $0^{gr},50$ à $0^{gr},80$, et sous forme d'émulsion il donne lieu à des évacuations bilieuses extrêmement abondantes, propriétés qui le font employer par les indigènes pour combattre l'hydropisie.

L'écorce de la racine et celle du tronc sont un remède fort prisé pour combattre la blennorragie. L'écorce fraîche est réduite en poudre, et on met 60 grammes en contact avec 4 litres d'eau sucrée. On abandonne le tout au soleil pendant 4 jours, en ayant soin d'agiter le liquide de temps à autre. On administre ensuite un verre de cette macération, 4 à 5 fois par jour, en même temps que des boissons rafraîchissantes et émollientes. On prescrit également des bains tièdes prolongés. Cette drogue agit tout d'abord comme purgative, puis elle porte son action sur l'appareil urinaire et arrête rapidement l'écoulement purulent.

On peut aussi faire, avec un litre de vin doux ou de bière et 30 grammes d'écorce, un œnolé dont on prend un verre 3 ou 4 fois par jour. Le Dr Grosourdy emploie l'extrait de l'écorce à la dose de 20 à 25 centigrammes par jour, en l'augmentant peu à peu, de façon à la porter à 6 grammes environ au bout d'une semaine.

Le Dr A. José Amadeo, qui a passé en revue la matière médicale de Porto-Rico, et auquel nous empruntons ces renseignements (*Pharm. Journ.*, 21 avril 1888), dit employer la formule suivante avec le plus grand succès dans la blennorragie :

Ecorce de plumeria alba........	15	grammes.
Racine de cynosurus sepiarius.	30	—
Aristolochia triloba............	4	—
Eau bouillante..............	500	—

Pour une infusion dont on prescrit un verre 5 à 6 fois par jour.

Cette plante, mélangée à un certain nombre d'autres, est employée contre la syphilis, et les indigènes l'estiment beaucoup pour ses propriétés altérantes et dépuratives. La décoction de l'écorce est un puissant antiherpétique, et modifie rapidement les ulcérations syphilitiques. En résumé, le *P. alba* mérite d'être l'objet d'une double étude chimique et thérapeutique.

Le *P. rubra* L. ou Franchipanier rose présente les mêmes propriétés. Les fruits sont mangés aux Antilles, comme les précédents, sous le nom de *Franchipanes*, parce qu'ils ont une saveur rappelant un peu celle de nos Franchipanes. Le suc laiteux du *P. drastica* Mart. (*Tiborna* au Brésil), est employé dans les provinces de Minas, Bahia, Pernambuco, comme drastique. On l'emploie frais et avec du lait de coco ou d'amandes, à petites doses, dans les fièvres intermittentes, l'ictère ; son suc est également vénéneux à hautes doses. Le suc du *P. phagedenica* Mart. (*Sebiu-uva*, arbre contre les vers, en langue *tupy*) est employé comme vermifuge à la dose de 3 à 4 grammes. A dose plus élevée, il est toxique·

Podophyllum peltatum L. — Plante herbacée, vivace, de la famille des Berbérida-

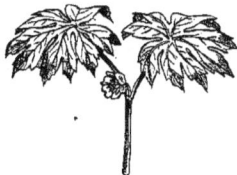

Fɪɢ. 745. — *Podophyllum peltatum.*

cées, à rhizome souterrain, allongé, dont chaque nœud donne naissance à un rameau aérien de 30 centimètres de hauteur, portant 2 feuilles opposées, de la largeur de la main, pétiolées, peltées, à 5 ou 7 divisions cunéiformes, lobées, dentées, lisses en dessus, légèrement pubescentes en dessous.

Fleurs blanches régulières, hermaphrodites, solitaires dans l'embranchement formé par les 2 pétioles, et portées sur un pédoncule arrondi, noueux, de 2 à 5 centimètres de longueur. Calice à 3 sépales, ovales, obtus, concaves, libres, caducs. Corolle composée de 2 verticilles de folioles, l'extérieur de 3 pétales alternes avec les sépales, l'intérieur de 5. Tous ces pétales sont obovales, obtus, concaves, lisses, blancs et à veines transparentes. 9 à 10 étamines libres, hypogynes, disposées en 2 verticilles,

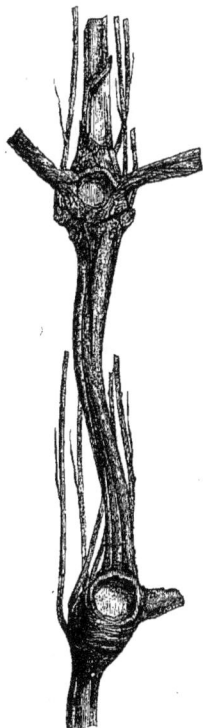

Fɪɢ. 746. — *Podophyllum peltatum*. Rhizome.

l'extérieur formé de 3 étamines alternisépales, l'intérieur de 6 ou 7 alternant par groupes de 2 ou 3 avec les étamines extérieures. Ovaire libre, à 1 seule loge, renfermant de nombreux ovules. Style

court, à sommet dilaté en une tête stigmatifère formée par une lame repliée un grand nombre de fois sur elle-même. Baie oblongue, ovale, jaunâtre, de la grosseur d'un œuf de pigeon, couronnée par le stigmate persistant, indéhiscente, à 1 seule loge.

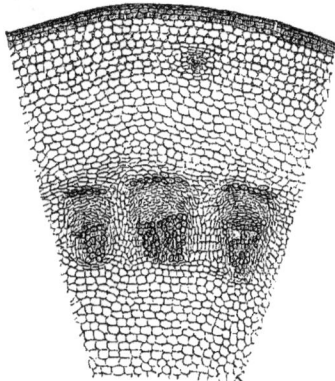

Fɪɢ. 747. — *Podophyllum peltatum*. Coupe transversale du rhizome.

Les graines, enfoncées dans le tissu pulpeux du placenta, renferment un embryon entouré par un albumen charnu, abondant.

Cette plante croît dans les lieux humides et ombragés, sur la côte orientale de l'Amérique du Nord, depuis la baie d'Hudson jusqu'à la Nouvelle-Orléans et la Floride.

Le rhizome se présente dans le commerce sous forme de fragments aplatis de 3 à 20 centimètres de longueur sur 5 à 10 millimètres d'épaisseur, pourvus d'articulations noueuses. Sa surface est grise

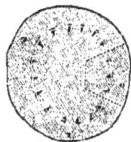

Fɪɢ. 478. — *Podophyllum peltatum*. Rhizome. Section transversale.

ou d'un brun rougeâtre. Les racines sont très minces, de 1 à 2 millimètres d'épaisseur.

La cassure est courte, nette, farineuse ; sa coloration interne est blanche ; l'odeur de cette racine est désagréable, sa saveur est amère, âcre et nauséeuse.

Composition chimique. — Le rhizome du *podophyllum peltatum* doit ses propriétés actives à une résine, que l'on désigne sous le nom impropre de *podophylline.*

Cette résine, préparée comme l'indiquent la pharmacopée américaine et le Codex, est une poudre brillante, d'un jaune brunâtre mêlé de vert, non cristallisée et prenant une coloration plus foncée lorsqu'on l'expose à une température supérieure à 32°. Sa saveur amère devient plus intense quand elle se mélange à la salive, et elle laisse dans la gorge une sensation particulière d'âcreté. Elle est insoluble dans l'eau, mais, si on la laisse au bainmarie en contact avec ce liquide, une partie se dissout tout d'abord, mais par le refroidissement elle se trouble, forme une sorte d'émulsion et finalement donne un précipité amorphe ; le liquide qui surnage présente une saveur amère. La partie inso-luble est résineuse.

Cette résine se dissout dans l'alcool à 90 ou 95°, et la solution noircit en présence du perchlorure de fer. Les alcalis caustiques et le carbonate de soude en solution la colorent en jaune et la dissolvent.

Le Dr V. Podwissotzki (*Pharmaceutische Zeitung für Russland*, 1882, t. XV, p. 43, 140, 208) a montré que cette résine impure est constituée par des matières grasses et colorantes, par une matière résineuse, la *podophyllotoxine*, formée elle-même d'un principe neutre cristallin, la *picropodophylline* associée à une résine acide, l'*acide picropodophyllique* et à l'*acide podophyllique*. Il a donné le nom de *phylloquercétine* à la matière colorante à laquelle sont dues les différentes colorations en vert, ou jaune, ou brun, du produit commercial.

D'après l'auteur, les propriétés physiologique et médicales de la podophylline sont dues uniquement à la picropodophylline, l'acide picropodophyllique étant inactif.

La *podophyllotoxine* se présente sous forme d'une poudre d'un jaune pâle, ou blanchâtre quand elle est pure, résineuse au toucher, amère, soluble dans l'alcool faible, l'eau chaude, le chloroforme, l'éther, insoluble dans l'éther de pétrole. Sa réaction est légèrement acide. En neutralisant sa solution éthérée par l'eau de chaux ou de baryte, une partie se dissout, l'autre (la picropodophylline) cristallise en longues aiguilles soyeuses.

Sa solution dans le chloroforme ne doit pas donner de précipité quand on l'additionne d'éther, absence d'acide podophyllique, et ne doit pas noircir en présence du perchlorure de fer, absence de phylloquercétine.

Picropodophylline. — Cette substance est incolore, d'une saveur très amère. Elle fond à 200-210°. Elle est soluble dans le chloroforme, l'alcool à 90-95°, moins soluble dans l'alcool plus faible, au point que celui à 75-80° peut être employé pour laver ses cristaux. L'éther la dissout bien et elle cristallise de la solution éthérée chaude et saturée. L'eau, l'essence de térébenthine, l'éther de pétrole, ne la dissolvent pas. Mais les huiles fixes la dissolvent un peu à chaud et la laissent déposer par le refroidissement. L'addition de l'eau à la solution alcoolique donne lieu à la précipitation de la picropodophylline sous forme de cristaux prismatiques groupés.

Elle se dissout dans l'acide picropodophyllique en reproduisant alors la podophyllotoxine. Toutes ces solutions ont une saveur très amère et sont neutres.

Acide picropodophyllique. — Il est difficile de l'avoir complètement pur et débarrassé de toutes traces de picropodophylline. Il appartient à la classe des résines acides, car il est précipité par l'eau de ses solutions alcooliques, et par les acides de ses combinaisons avec les métaux alcalins. Il se dissout un peu dans l'eau chaude, mais il s'en sépare par le refroidissement.

Acide podophyllique. — L'auteur désigne sous ce nom la partie de la podophylline insoluble dans l'éther, l'éther de pétrole, mais soluble dans l'alcool et le chloroforme.

Cet acide est une masse brune, résineuse, insoluble dans l'eau.

Podophylloquercétine. — Cette substance est soluble dans l'alcool, l'éther, moins soluble dans le chloroforme, complètement insoluble dans l'eau. Elle forme des solutions d'un beau jaune avec l'ammoniaque, la potasse et la soude. Au contact de l'air, elle passe peu à peu au vert, ainsi qu'on le voit parfois dans la podophylline commerciale. Elle fond à 247-250°, température à laquelle elle commence à se décomposer, puis elle se sublime en partie. Le perchlorure de fer colore sa solution en vert foncé. L'acétate de plomb neutre forme un précipité jaune orangé soluble dans l'acide acétique. Elle ressemble en quelques points aux autres quercétines; sa composition est représentée par C = 59.37, H = 4 at., O = 36.62.

Les *feuilles* du *P. peltatum* ont été analysées par Carter (*Amer. Journ. pharm.*, 1886, p. 449), qui a déterminé la présence de l'acide acétique, de matière colorante, d'un tanin, de sucre incristallisable et d'une résine (6 0/0) d'apparence huileuse, noir verdâtre, soluble dans les alcalis, l'alcool, l'éther, le chloroforme, le benzol, la benzine et dans l'eau bouillante. Par la fusion avec la potasse elle donne de l'acide protocatéchique.

Cette résine a une saveur amère, et son action, bien que semblable à celle de la racine, est moins prononcée. Duffield, 1868, n'avait pas obtenu de résine des feuilles récoltées en mai et n'avait retiré que 3 centigrammes de résine pour 100 grammes de celles qui avaient été récoltées en automne. Husband, dans une analyse antérieure, avait signalé déjà la présence d'une matière résineuse constituée par deux résines, l'une soluble dans l'éther et l'alcool, l'autre soluble dans l'alcool, le chloroforme et les alcalis caustiques. Cette résine n'avait aucune action purgative.

Thérapeutique. — Le podophylle, introduit d'Amérique en Europe par Bentley, employé en France par Trousseau et Blondeau, puis étudié par Constantin Paul, est un cathartique actif, certain, et provoquant des évacuations alvines nombreuses, mélangées à 1 gramme de poudre de racine suffit pour amener ce résultat. Quand on l'élève davantage, c'est-à-dire quand on dépasse 1 gramme, on observe des vomissements et des coliques. La résine ou podophylline se prescrit à la dose de 5 à 10 centigrammes ou même moins.

L'action du podophylle se rapproche beaucoup de celle du jalap, et comme lui il est vermifuge. On l'emploie dans les engorgements hépatiques, l'ictère, les hydropisies, l'anasarque, l'ascite. A doses fréquemment répétées, le podophylle paraît diminuer la fréquence du pouls, calmer la toux, aussi l'a-t-on employé dans les affections pulmonaires, mais sans grands avantages. Le podophylle, comme sa résine, constitue un excellent cathartique que l'on emploie souvent dans la médecine des enfants, et pour combattre la constipation.

Pilules (C. Paul).

Podophylline.	3 centigrammes.
Poudre de gingembre.	3 —
Miel.	Q. S.

Pour une pilule; la dose est une à deux par jour dans la constipation.

On a signalé la présence, il y a peu de temps, de deux espèces de *podophyllum*, l'un le *P. pleianthum* Hance, à Formose, l'autre le *P. versipelle* Hance, dans la province de Kwantung, où elle habite les monts Lofan, dans le nord-est de Canton, à une altitude de trois mille pieds.

Cette drogue est rare. Elle a été signalée par Ch. Ford et E. Crow, dans *Notes on chinese materia medical* (*Pharm. Journ.*, 22 octobre 1887). Elle consiste en fragments de rhizomes, en radicules, en feuilles. Celles-ci sont orbiculaires, peltées, de 6 à 7 pouces de diamètre. Les pétioles ont 12 à 14 pouces de longueur.

Cette drogue ne paraît être employée que pour combattre l'intoxication par les morsures de serpents venimeux.

Poinciana pulcherrima L. (*Cæsalpinia pulcherrima* Ser.). — Arbuste épineux, de la famille des Légumineuses cæsalpiniées, à feuilles bipennées, alternes, à folioles nombreuses, ovales, oblongues, petites. Fleurs grandes, d'un beau rouge, disposées en grappes au sommet des rameaux. 5 sépales épais, subégaux. 5 pétales subégaux. 10 étamines exsertes, longues, libres. Ovaire sessile, uniloculaire, multiovulé. Style court, à stigmate tronqué. Gousse bivalve, polysperme, lisse, coriace. Graines oblongues, à testa dur, non albuminées.

Cet arbre, qui porte le nom de *Flamboyant*, est originaire de l'Inde, des îles orientales de l'Afrique tropicale, et est cultivé dans tous les pays tropicaux en raison de la beauté de ses fleurs. Il sert aussi à faire des haies. Ses feuilles, qui portent à la Jamaïque le nom de *Séné*, sont purgatives, excitantes et emménagogues. On dit même que les négresses s'en servent pour se faire avorter. L'infusion des fleurs, qui est amère, est usitée pour combattre les fièvres quartes. La racine est âcre et même vénéneuse. Les fruits servent pour le tannage des peaux et pour la teinture en jaune avec l'alun, et en noir avec les sels de fer. Ils renferment des acides gallique et tannique, une matière colorante rouge, une résine molle.

Poivre noir. — Le *Piper nigrum* L., de la famille des Pipéracées, est une liane flexible, qui atteint une dizaine de mètres de longueur. Ses tiges âgées sont ligneuses, ses jeunes branches sont herbacées, vertes, glabres, et présentent des nœuds renflés de distance en distance d'où naissent des racines adventives qui servent au végétal à se fixer soit sur le sol, soit sur les arbres voisins. Feuilles alternes, simples, entières, pétiolées, de 10 à 15 centimètres de longueur sur 6 à 10 centimètres, ovales ou ovales-aiguës, acuminées au sommet, un peu cordiformes à la base, insymétriques, glabres, luisantes, colorées en vert foncé en dessus, un peu plus pâle en dessous. Le pétiole, de 2 à 4 centimètres de longueur, est dilaté au niveau de son point d'attache en une gaine qui embrasse le rameau et forme deux stipules latérales.

Fleurs hermaphrodites ou unisexuées, disposées en chatons opposés aux feuilles. Chaque fleur est sessile dans l'aisselle d'une bractée cupuliforme. Dans la fleur hermaphrodite on trouve deux étamines, l'une à droite, l'autre à gauche de la bractée,

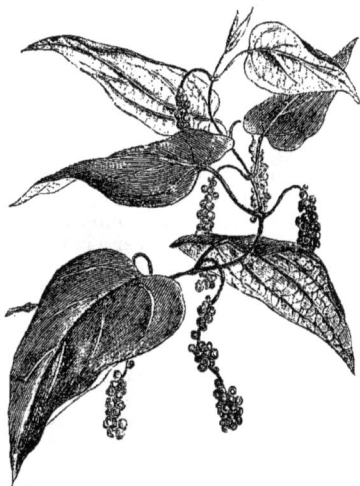

FIG. 749. — Poivre noir.

composées chacune d'un filet libre, inséré sous l'ovaire, et d'une anthère basifixe articulée, à deux loges adnées, s'ouvrant en quatre valves. Ovaire sessile, globuleux, à une seule loge, renfermant un ovule dressé. Style très court, terminal, partagé au sommet en un nombre variable de petites languettes stigmatiques qui se rabattent sur l'ovaire.

Le fruit, qui est connu sous le nom de *grain de poivre*, est une baie sessile, monosperme, renfermant une seule graine qui, sous ses téguments, recouvre un albumen gros, farineux, dont le

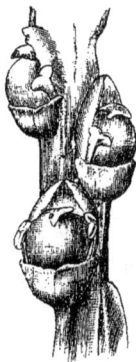

FIG. 750. — Poivrier Inflorescence.

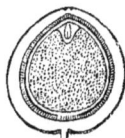

FIG. 751. — Poivrier. Graine. Coupe longitudinale.

sommet est occupé par un second albumen très petit, enveloppant un très petit embryon droit.

Cette espèce, que l'on croit originaire des forêts du Travancor et du Malabar, a été introduite dans tous les pays tropicaux.

Le *Poivre noir*, qui se propage par boutures, croît particulièrement dans les terrains riches et humides. On attache l'extrémité du sarment qui traîne sur l'arbre le plus voisin. Les tiges enfoncent leurs racines adventives dans l'écorce jusqu'au niveau du point où elles sont attachées ; les pousses supérieures pendent ensuite et doivent être également fixées. Il produit dès la première année, et sa production augmente peu à peu jusqu'à la cinquième année. Il donne alors 3 à 4 kilogrammes de graines jusqu'à quinze ou vingt ans. Plus tard la récolte est moins abondante.

Les fruits, d'abord verts, puis rouges, deviennent jaunes quand on les laisse arriver à maturité complète. On les cueille lorsque les deux ou trois baies inférieures sont rouges, en les faisant tomber à la main, puis on les fait sécher. Ces baies, qui ont 4 millimètres de diamètre environ, sont alors sphériques, d'un brun noirâtre à l'extérieur, et ridées. La graine est brune à la surface, cornée à l'extérieur, farineuse et blanchâtre au centre. En enlevant la partie superficielle du fruit, on obtient le *Poivre blanc*, qui vient surtout des établissements anglais des détroits. Ce Poivre est généralement un peu plus gros que le poivre noir, et représente un état de développement plus avancé.

Le Poivre a une odeur aromatique agréable et une saveur brûlante.

Composition chimique. — La graine du Poivre renferme une huile essentielle, une résine, de la pipérine, etc. L'essence a été étudiée par Eberhardt (*Archiv.*, juin 1887). Elle est verdâtre, d'une odeur caractéristique de Poivre, d'une densité de 0,873 à 15° et lévogyre. Elle ne se mêle pas à l'alcool à 0,830, mais elle s'y mélange quand on ajoute un peu d'éther. Par distillation fractionnée on peut en séparer un terpène un peu lévogyre d'une densité de 0,858 à 20°, bouillant à 169°5,-171°, et des composés isomériques dont le point d'ébullition est plus élevé. La partie qui bout à 180° est incolore ; celle qui bout entre 180 et 190° est verdâtre, entre 190 et 250° verte, et entre 250 et 310° vert bleuâtre. Il reste un résidu visqueux, brunâtre, dans lequel l'auteur n'a pas trouvé de phénol.

La *pipérine* $C^{17}H^{19}AzO^3$ cristallise en prismes incolores, inodores, insipides, bien que sa solution alcoolique présente la saveur piquante du poivre. C'est une base faible, neutre au tournesol, insoluble dans l'eau froide, peu soluble dans l'eau bouillante et l'éther, soluble dans l'alcool et l'acide acétique. Elle fond à 100°.

En présence de la potasse alcoolique, la pipérine se dédouble en *pipéridine* et *acide pipérique*.

La *pipéridine* $C^5H^{11}Az$ est un alcaloïde liquide incolore, dont l'odeur rappelle à la fois celle du poivre et de l'ammoniaque, et de saveur caustique. Elle ramène au bleu le tournesol rougi et sature les acides les plus puissants. Elle est très soluble dans l'eau, bout à 106°.

L'*acide pipérique* $C^{12}H^{10}O^4$ cristallise en aiguilles fines, jaunâtres, presque insolubles dans l'eau, solubles dans 270 parties d'alcool absolu, plus facilement dans l'alcool bouillant, très peu solubles dans l'éther, à peine dans le sulfure de carbone, un peu plus dans la benzine. Fondu avec la potasse, il donne de l'acide protocatéchique, de l'acide oxalique, des acides acétique et carbonique.

En traitant l'acide pipérique par le permanganate de potasse, on obtient le *pipéronal*, ou aldéhyde pipéronylique $C^8H^6O^3$. Ce composé cristallise en prismes longs, incolores, transparents, brillants, dont l'odeur forte rappelle celle de la vanille. Une petite quantité placée sur la langue produit une sensation analogue à celle de la menthe, mais plus persistante, plus irritante pour la muqueuse. Il fond à 37°, bout à 263°, puis se volatilise sans résidu. Insoluble dans l'eau froide, il fond dans l'eau chaude en gouttelettes huileuses et se dissout bien dans l'alcool et l'éther.

En hydrogénant le pipéronal on donne naissance à l'*alcool pipéronylique* $C^8H^8O^2$. En l'oxydant, on obtient l'*acide pipéronylique* $C^8H^6O^4$.

Commerce. — Dans le commerce on distingue trois catégories principales de Poivre :

1° Le *Poivre dur* ou *lourd* dont le grain est rond, plein, très dur, d'un brun foncé. C'est celui du Malabar, d'Alepy, de Tellichery. Cette sorte est la plus chère et la plus estimée.

2° *Poivre mi-dur.* — Plus petit, moins lourd, cassant, ridé et d'un beau gris. Il vient de Saïgon et de Singapoor, et est moins estimé que le précédent.

3° *Poivre léger.* — Grains cassants, légers, d'un noir gris. C'est celui de Penang, Java, Sumatra. Il est inférieur aux précédents, mais très répandu dans le commerce.

Falsifications. — Le poivre en grain est rarement falsifié. Il n'en est pas de même du poivre pulvérisé qui est livré en grand par les manufacturiers. La falsification, qui se fait sur une grande échelle, consiste surtout dans l'addition de poudre de noyaux d'olives. Cette fraude est fort bien comprise, car extérieurement cette poudre a les mêmes caractères que le poivre pulvérisé, et elle laisse à peu près le même poids de cendres. De plus ses cellules scléreuses présentent à peu près la même forme au microscope.

M. G. Planchon, dans le numéro du 15 juin 1885 du *Journal de pharmacie et de chimie*, a fait une étude comparative de la poudre de poivre et de la poudre de grignons d'olives. Pour lui, les éléments scléreux sont les plus faciles à distinguer par la coloration brune de leurs membranes, tandis que les grignons donnent des cellules ou des masses mamelonnées, incolores, ou tout au plus légèrement verdâtres. On ne pourrait confondre à première vue que les cellules de l'albumen, qui ont à peu près la même teinte, et se groupent parfois autour d'une cellule à huile essentielle en petites masses rappelant, mais de très loin, les masses mamelonnées des grignons. Mais outre qu'un examen un peu sérieux ne peut laisser aucune incertitude, une goutte d'eau iodée colore en bleu les grains amylacés des cellules du poivre, et laisse les autres incolores.

Au point de vue de la structure microscopique, les différentes variétés du poivre se ressemblent absolument, et il est impossible de les distinguer quand elles sont réduites en poudre. Mais aucune d'elles ne peut être du reste confondue avec la poudre de grignons d'olives.

2° *Poivre long.* — C'est le fruit du *Piper officinarum* C. DC. (*Chavica officinarum* Miq.) et du *Piper longum* L., originaire de l'archipel Indien et particulièrement de Java, de Sumatra, des Célèbes et de Timor. Le *P. officinarum* est frutescent, dioïque, à feuilles ovales, oblongues, acuminées, atténuées à la base, munies de nervures penniveinées. Le fruit est constitué par un grand nombre de petites baies, serrées étroitement sur l'axe commun, formant un épi de 4 centimètres de longueur sur une largeur de 1 centimètre, arrondi aux deux extrémités et un peu effilé à l'extrémité supérieure. Ces baies sont ovoïdes, longues de 2 millimètres. L'ensemble est d'un blanc grisâtre, mais par le lavage les épis reprennent la coloration brun rougeâtre foncé qui leur est naturelle.

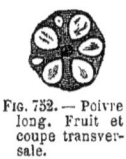

FIG. 752. — Poivre long. Fruit et coupe transversale.

Le Poivre long a une odeur agréable, peu prononcée, et une saveur aromatique brûlante.

Composition chimique. — Cette espèce renferme, comme la précédente, une résine, une huile essentielle, de la pipérine et, suivant R. Buchheim, de la *chavicine*, substance incristallisable, soluble dans l'alcool, l'éther, l'essence de pétrole, que la potasse alcoolique transforme en *pipéridine* et *acide chavicique*. Ces composés ont été jusqu'à présent peu étudiés.

Le *Piper longum*, originaire du Malabar, du Bengale oriental, de Timor, des Philippines, et cultivé dans l'Inde, se distingue de l'espèce précédente par ses feuilles à cinq nervures et cordées à la base.

La racine, qui est connue dans l'Inde sous le nom de *Pippula moola*, est charnue lorsqu'elle est fraîche, de la grosseur d'une plume d'oie, et munie de petites radicelles. L'écorce est épaisse et couverte d'un épiderme brun.

Thérapeutique. — A doses modérées, le Poivre noir en poudre stimule l'estomac et facilite la digestion. A doses plus considérables, il devient irritant et peut déterminer une véritable gastro-entérite, accompagnée d'ardeur de la vessie et parfois même d'hématurie.

A l'intérieur on l'a employé comme le cubèbe dans la blennorragie. A l'extérieur, il est rubéfiant.

La pipérine a été proposée comme fébrifuge à la dose de 30 à 60 centigrammes en pilules ou en poudre.

La chavicine présenterait les mêmes propriétés.

La pipéridine paralyse les appareils terminaux des nerfs sensitifs, arrête rapidement

la respiration et les battements du cœur (Fliess). C'est un excitant des centres moteurs de la respiration, de la circulation et de la contractilité vaginales, dont les effets sont déjà bien manifestes à la dose de 5 milligrammes.

Le pipéronal a été préconisé comme un antiseptique à la dose de 2 à 3 grammes et comme antipyrétique à la dose de 1 gramme répétée 3 à 4 fois par jour, à deux heures d'intervalle. Son action antipyrétique est peu marquée, mais c'est un antiseptique qui peut avoir une certaine valeur, d'autant plus qu'il n'exerce aucune action nuisible, même à la dose de 4 grammes. Il est parfaitement supporté par les malades.

Les propriétés du Poivre long sont les mêmes que celles du Poivre noir.

Polygala de Virginie. — Le *Polygala Senega* L., de la famille des Polygalacées, est une plante vivace, à rameaux aériens nombreux, herbacés, glabres, peu ramifiés. Feuilles inférieures distantes, squamiformes,

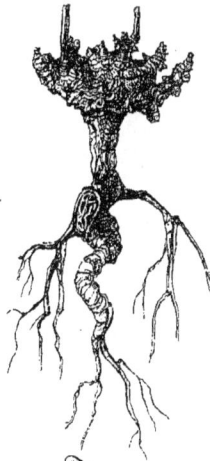

FIG. 754. — *Polygala.* Étamine.

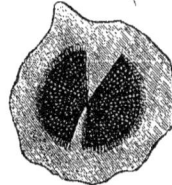

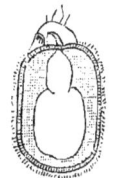

FIG. 753. — *Polygala Senega.* Souche et racines. Grandeur naturelle. Coupe de la racine.

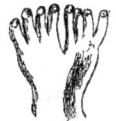

FIG. 755. — *Polygala.* Coupe de la graine.

les supérieures devenant graduellement plus grandes, lancéolées, aiguës aux deux extrémités, brièvement pétiolées ou même sessiles, membraneuses, entières ou à bords finement crénelés, denticulés, penninerves, glabres. Fleurs petites, d'un blanc sale, formant au sommet du rameau une grappe étroite, allongée. Calice à 5 sépales verdâtres, inégaux, les deux intérieurs (ailes) plus grands que les autres, pétaloïdes, arrondis, ovales, légèrement veinés. Corolle petite, à 3 pétales unis vers la base, l'extérieur (carène), en forme de capuchon, surmonté d'un bouquet de saillies oblongues, rectilignes, qui forment une crête. Les deux autres sont obtus. 8 étamines diadelphes, réunies en un tube fendu en arrière, à filets

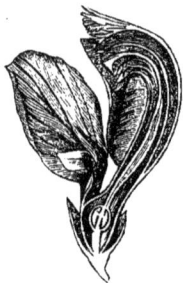

FIG. 756. — *Polygala*. Fleur. Coupe longitudinale.

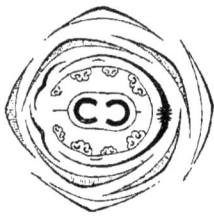

FIG. 757. — *Polygala*. Diagramme.

libres à la partie supérieure, anthères uniloculaires, oblongues. Ovaire libre, comprimé, à 2 loges renfermant chacune un ovule. Style épais, claviforme, rétréci à la base, coudé à la partie supérieure. Capsule de 1/2 centimètre de long sur 1/3 de large, ovale, comprimée, émarginée, glabre, s'ouvrant en deux valves, accompagnée à sa base par le calice persistant mais non accru. Les graines albuminées, de 4 millimètres environ, sont ovoïdes, oblongues, à tégument mou, translucide, chargé de soies courtes, blanches, et muni d'un arille descendant, blanc, bifide.

Le *Polygala senega* croît dans l'Amérique du Nord au Canada, au Tenessee et dans la Caroline du Nord, dans les terrains secs et pierreux. Il fleurit au mois de juin, et on le recueille surtout dans l'ouest.

La partie employée en médecine est la partie souterraine entière que l'on envoie en Europe sous les noms de *Senega*, *Seneka* ou *Snak-root*. Elle est de la grosseur du petit doigt, longue de 5 à 10 centimètres, contournée ou un peu spiralée. Son écorce, d'un gris jaunâtre, brillante, est translucide, cornée, ridée, noueuse et un peu annelée. Sa cassure est courte, son odeur est rance, un peu nauséeuse, et sa saveur amère et âcre. Lorsqu'on la manie elle répand une poussière irritante.

Composition chimique. — Cette écorce renferme un peu d'huile volatile, des traces de résine, de la gomme, des malates, du sucre (7 0/0), une matière colorante jaune et un glucoside la *sénégine* de Gehlen (1804), probablement identique à l'*acide polygalique* de Quevenne (1836) et de Procter (1859), et, d'après Christophson et Schneider, à la saponine. Nous retrouverons ce glucoside en parlant de la saponaire, dans laquelle il est très abondant.

Quant à l'*isolusine*, matière amère indiquée par

Peschier, et qui paraît être l'*acide virginique* de Quevenne, son existence est encore douteuse.

La matière colorante, d'un jaune virant au brun, a une saveur amère très intense, une odeur nulle. Elle est un peu soluble dans l'eau, très soluble dans l'alcool, l'éther, et les dissolutions alcalines.

L'huile fixe, qui existe en assez grande quantité, est rougeâtre, très visqueuse, d'une odeur, d'une saveur désagréables. Elle se saponifie en présence des alcalis hydratés.

Thérapeutique. — Le Polygala paraît devoir ses propriétés à son glucoside, qui, pris à la dose de 30 à 50 centigrammes, peut déterminer chez le chien des vomissements, l'arrêt de la respiration et la mort. La racine mâchée provoque dans la bouche une sensation de chaleur et de cuisson désagréables, et l'apparition d'un flot de salive. A doses modérées elle détermine des sueurs, active la diurèse, facilite l'expectoration. A doses plus élevées les vomissements paraissent, accompagnés d'anxiété, d'étourdissements. C'est, comme le dit Gubler, un contre-stimulant irritant le tube gastro-intestinal. Le Polygala fut introduit dans la thérapeutique, il y a plus de cent ans, par Tennant, de l'Etat de Virginie, qui le recommandait pour combattre les morsures de serpents et dans les maladies de l'appareil respiratoire.

On l'emploie comme expectorant dans la bronchite chronique, et il paraît être utile surtout dans les affections catarrhales, la péripneumonie. Ses propriétés éméto-cathartiques et sudorifiques l'ont fait prescrire dans les rhumatismes, le croup, certains cas d'hydropisies. C'est aussi un emménagogue utile dans l'aménorrhée.

La dose de la poudre est de 50 centigrammes à 2 grammes, mais elle est rarement prescrite, en raison de son action irritante sur l'estomac. L'infusion doit être préférée; elle se prépare avec 5 à 10 grammes d'écorce de racine et un litre d'eau. Sa saveur est extrêmement amère. L'extrait se donne à la dose de 10 à 20 centigrammes dans l'eau. Quant à la sénégine, la dose varie de 15 milligrammes à 6 centigrammes en pilules. On la dissout dans l'eau additionnée de sucre et de gomme pour éviter son action irritante.

2° *Polygala vulgaris* L. (Laitier, Herbe au lait). — Petite plante vivace qui croît dans nos contrées, dans les prairies non inondées, sur la lisière des bois, et se distingue par ses fleurs bleues, parfois roses ou violettes.

FIG. 758. — *Polygala vulgaris*.

Son odeur est presque nulle; sa saveur est un peu amère et comme sucrée. Dans le *P. amara*, qui n'en est qu'une variété, l'amer-

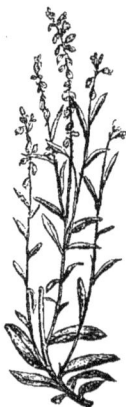

tume est beaucoup plus prononcée, surtout dans l'écorce de la racine. C'est généralement à celui-ci qu'on s'adresse comme succédané du Polygala de Virginie, dont il remplit toutes les médications thérapeutiques, mais avec un degré d'activité moins élevé.

Aux Etats-Unis on emploie le *P. rubella* Purch. comme amer ; dans l'Amérique du Sud les *P. caracasana, formosa,* etc., sont substitués au *P. de Virginie.* On considère comme très dangereux le *P. venenosa* J. Le *P. mexicana* Pol. croît près de Mexico. Sa racine est simple, mince, tortueuse et ressemble à celle du Senega par ses caractères, aussi bien que par l'odeur et la saveur. Elle renferme, d'après Siméon, du sucre, de l'amidon et environ la moitié du principe amer du *P. senega.* Cette substance, à la dose de 20 centigrammes, est employée comme tonique, et à celle de 2 à 3 grammes, comme émétique.

Polygonatum vulgare Desf. — Le Sceau de Salomon est une plante herbacée, vivace, qui croît dans les bois de nos contrées, à rhizome gros, noueux, portant des racines adventives et des cicatrices marginées, répondant aux rameaux aériens des années précédentes. Le rameau florifère porte des feuilles alternes, toutes dirigées du même côté, sessiles, ovales, plissées sur les bords, à nervures longitudinales et parallèles, d'un vert clair. Fleurs blanches disposées en petites cymes à l'aisselle des feuilles et formant une longue grappe feuillée. Périanthe pétaloïde, blanc, tubuleux, cylindrique, à 6 divisions. 6 étamines incluses, libres. Ovaire libre, à 3 loges biovulées. Style simple, à stigmate trigone. Le fruit est une baie globuleuse, noirâtre, à 3 loges monospermes.

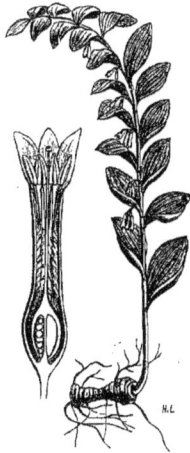

FIG. 759. — *Polygonatum vulgare.*

Cette plante porte aussi le nom d'*Herbe aux panaris,* qui indique l'usage qu'on en fait dans les campagnes, en faisant cuire le rhizome jusqu'à ce qu'il soit ramolli, et forme une pulpe dans laquelle on plonge le doigt malade. Cette médication n'a d'autre valeur que celle des cataplasmes émollients. A l'intérieur, ce rhizome est légèrement astringent ; les propriétés vomitives dont on prétendait qu'il était doué ne paraissent pas être réelles.

Polypode vulgaire. — Le *Polypodium vulgare* L., Polypode de chêne, appartient à la famille des Fougères. Les feuilles, nées directement de la souche souterraine et portées sur de longs pétioles, ont de 20 à 30 centimètres de longueur, et sont droites, glabres, lancéolées, à segments profonds, alternes, oblongs, obtus, un peu denticulés,

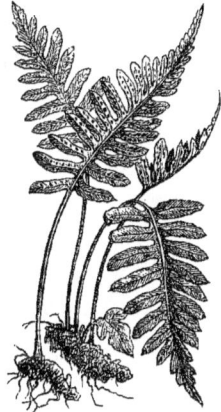

FIG. 760. — *Polypodium vulgare.*

et diminuant de grandeur à mesure qu'ils se rapprochent de l'extrémité de la fronde, où ils sont réunis plusieurs ensemble. La fructification est formée de sores arrondis, épars sur la partie inférieure des segments inférieurs, et renfermant des capsules ou sporanges pédiculées, d'un jaune d'or.

Cette plante vivace se rencontre partout dans nos contrées, surtout sur les vieux chênes, dans les lieux pierreux.

Son rhizome est recouvert d'écailles jaunâtres et porte à la face inférieure des radicelles nombreuses ; il est dur, épais, roussâtre, ligneux, horizontal. Quand il est sec il est de la grosseur d'une plume d'oie, cassant, aplati, brun ou jaunâtre à l'extérieur, vert à l'intérieur. Sa saveur, d'abord douceâtre, sucrée, devient amère, acerbe, nauséeuse quand on la mâche un certain temps ; son odeur est analogue à celle de la fougère.

Composition chimique. — Il renferme une grande quantité d'amidon et, d'après Desfosses, un corps complexe moitié résineux, moitié huileux, un sucre fermentescible, une substance analogue à la sarcocolle, une matière astringente, de la gomme, etc. On y a en outre trouvé de la saponine.

Usages. — Ce rhizome est regardé comme faiblement astringent, et comme purgatif, quand on l'emploie à haute dose.

Sa saveur sucrée permet de l'administrer aux enfants sous forme de décoction additionnée de sucre et de lait. On lui ajoute aussi parfois une infusion de casse et de miel. Il n'est usité chez nous que dans la médecine des campagnes.

Le *Polypode incanum* L., qui se trouve sur le tronc des arbres, dans le sud des Etats-Unis, est employé par les nègres de Mobile comme emménagogue, et il paraît réellement jouir de cette propriété, au dire des médecins américains.

Le *P. lanceolatum* L., qui habite les montagnes du Mexique, est employé comme pectoral.

Pomaderris zizyphoïdes Hoock. (*Alphitonia zizyphoïdes* Reiss.). — Arbre de 8 à 10 mètres de hauteur, de la famille des Rhamnacées, très répandu dans toute la Polynésie. Feuilles alternes, pétiolées, ovales, coriaces, luisantes, vertes en dessus, jaunes ou blanchâtres et veloutées en dessous, à nervures canaliculées. Fleurs nombreuses, petites, de couleur chair, odorantes, disposées en corymbes. Réceptacle obconique, à disque épais, quinquégone. 5 sépales. 5 pétales petits. 5 étamines libres. Ovaire adné au fond du réceptacle, libre au sommet, à 2 loges biovulées. Style bifide. Fruit rond, de la grosseur d'une petite cerise, à pulpe spongieuse, à deux noyaux durs renfermant une petite graine brunâtre, luisante.

Cet arbre fournit à l'ébénisterie son bois, qui est dur, grisâtre, violacé, à fibres droites, liant, solide, facile à travailler et se conservant bien; verni, il imite l'acajou pâle, avec un reflet jaunâtre. Son écorce odorante est employée à Taïti, en lotions contre les maladies de la peau, contre l'ecthyma si fréquent chez les indigènes, et contre une variété de pytiriasis nommée par eux *Tane*, et qui siège sur le tronc entre les omoplates (*Pl. utiles des col. françaises*, p. 854).

Pongamia glabra Vent. — Arbre de la famille des Légumineuses papilionacées, tribu des Dalbergiées. Feuilles imparipennées, de 15 à 20 centimètres de longueur, à folioles opposées, au nombre de 2 à 3 paires, plus une terminale, ovales, entières, aiguës, lisses, luisantes, subcoriaces, de 5 à 10 centimètres de longueur. Stipules petites. Fleurs blanchâtres, hermaphrodites, irrégulières et papilionacées, disposées en grappes axillaires, à bractées très caduques, à 2 bractéoles insérées vers le milieu du pédicelle. 10 étamines diadelphes à la base. Gousse de 3 à 5 centimètres de long sur 3 à 5 millimètres de diamètre, subdressée, plane, comprimée, ovale, glabre, coriace ou subcharnue, indéhiscente, à une seule graine par avortement. Cette graine est comprimée, de la forme et de la grosseur d'une petite fève, à testa mince, lisse, veiné, rouge clair.

Cet arbre est très répandu dans l'Inde tropicale, à Malacca, dans l'archipel Indien, au sud de la Chine et dans le nord de l'Australie.

Usages. — Dans l'Inde, on extrait des graines 27 0/0 d'une huile appelée *pougarnia*

ou *kurung oil*, de couleur jaune foncé, passant au blanc rougeâtre, fluide à 15°, mais se solidifiant à une température inférieure. Elle est employée par les natifs pour guérir la gale, l'herpès et les maladies cutanées de la même nature. On la mélange avec une quantité égale de suc de citron, et elle forme ainsi un liniment d'un beau jaune usité avec succès dans le *prurigo capillis*, le pityriasis et le psoriasis.

Dymock (*loc. cit.*) a appelé l'attention des médecins sur l'usage de cette huile contre le pityriasis versicolor. Il cite plusieurs cas de guérisons rapides amenés par des frictions répétées, deux fois par jour, sur les parties affectées. Il admet que cette huile peut rendre de grands services dans toutes les autres maladies de la peau, de nature parasitaire. Elle présenterait sur l'iodoforme et la poudre de Goa l'avantage de ne pas colorer les parties sur lesquelles on l'applique. Cette huile est, en outre, employée en embrocations dans les rhumatismes. On s'en sert aussi comme huile à brûler.

Les feuilles, réduites en poudre et mélangées avec du sel commun et du poivre pulvérisé, sont données dans le lait pour combattre la lèpre.

Le bois de cet arbre, qui est léger, blanc et dur, est employé dans la construction et l'ébénisterie.

Portlandia grandiflora L. — Arbuste de la famille des Rubiacées, série des Portlandiées, originaire des Antilles, à feuilles opposées, pétiolées, oblongues, glabres en dessous. Stipules interpétiolaires aiguës. Feuilles grandes, axillaires ou terminales. Calice persistant à 5 lobes aigus. Corolle régulière, infondibuliforme, à 5 côtes, à 5 lobes. 5 étamines libres. Ovaire infère à 2 loges multiovulées. Style simple, filiforme, à stigmate entier. Capsule obovoïde, septicide et loculicide. Graines arrondies bordées d'une petite aile circulaire.

L'écorce de cette plante est amère, stomachique et tonique. Celle du *P. speciosa* Jacq. (*Coutarea speciosa* Aubl.), qui porte au Brésil le nom de *Quina de Pernambuco*, présente les mêmes propriétés et est regardée même comme fébrifuge. On l'emploie du reste comme le quinquina.

Potalia amara Aubl. — Arbre de la famille des Solanacées, série des Potaliées, originaire de la Guyane et du Brésil septentrional, à feuilles opposées, grandes, coriaces, entières. Fleurs blanc verdâtre, régulières, hermaphrodites, en cymes ramifiées. Calice à 4 sépales coriaces, obtus. Corolle tubuleuse campanulée; limbe à 10 lobes, 10 étamines libres insérées vers la gorge. Ovaire accompagné d'un disque charnu, à 2 loges multiovulées. Style simple, à stigmate globuleux. Le fruit est une baie à épicarpe coriace, pulpeux, orbiculaire, aplati et surmonté au centre d'un couvercle conique s'ouvrant en pyxide. Graines albuminées.

Cette plante, qui porte à la Guyane le nom de *Matévé*, est d'une amertume extrême dans toutes ses parties. Les jeunes tiges renferment une résine jaune, odorante, qui, lorsqu'elle brûle, répand une odeur analogue à celle du benjoin. Les feuilles sont employées en infusion comme emménagogues et antisyphilitiques. A hautes doses, leur décoction est vomitive, et se prescrit dans les cas d'empoisonnement par le Manioc (Aublet).

Potentilles. — Les Potentilles, qui appartiennent à la famille des Rosacées, série des Fragariées, sont des plantes suffrutescentes, à feuilles alternes, digitées ou pinnées. Stipules adnées à la base du pétiole. Fleurs solitaires ou disposées en cymes corymbiformes, terminales ou axillaires. Le périanthe et l'androcée sont ceux des fraisiers, seulement le réceptacle reste généralement sec, couvert de poils, et n'est ni épais ni succulent.

1° *Potentilla anserina* L. (Ansérine, Ar-

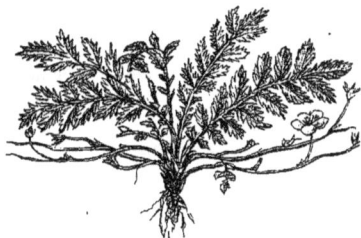

FIG. 761. — *Potentilla anserina.*

gentine). — Souche vivace, émettant des rameaux couchés, radicants au niveau des nœuds, d'où partent des rosettes de feuilles pinnatiséquées, à 15 à 20 folioles ovales, dentées, minces, velues et vertes dans les

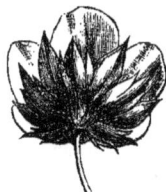

FIG. 762. — *Potentilla anserina.* Fleur.

lieux sablonneux, grisâtres dans les sols argileux, et argentées en dessous. Fleurs jaunes, solitaires, sur de longs pédoncules axillaires.

Cette plante croît sur le bord des rivières, des ruisseaux, des fossés humides. Les oies paissent ses feuilles, d'où le nom d'*Ansérine* qui lui a été donnée. Elle a une saveur styptique, astringente, qu'elle doit à une proportion assez considérable de tanin.

On l'employait autrefois pour combattre la diarrhée, la dysenterie, les flueurs blanches, l'ictère, les calculs vésicaux, etc., et même la fièvre intermittente. C'est aujourd'hui

une plante inusitée, mais qui peut cependant rendre quelques services comme astringent léger.

2° *P. tormentilla* L. — La Tormentille diffère de l'espèce précédente par ses feuilles à 3-5 folioles vertes sur deux faces, ses fleurs

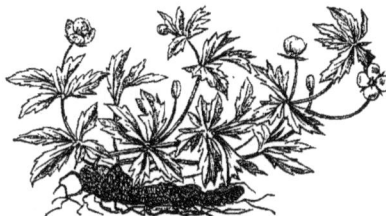

FIG. 763. — *Potentilla tormentilla.*

petites, nombreuses, jaunes. Elle se rencontre à la fois dans les pâturages secs, les bois stériles et les prairies humides.

La racine est grosse comme le doigt, conique ou arrondie, presque ligneuse, rou-

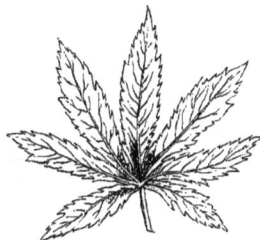

FIG. 764. — *Potentille. Feuille.*

geâtre au dehors, noire à l'intérieur, et munie de nombreuses radicules. Elle renferme, d'après Meissner, 20 0/0 environ de tanin, qui lui communique des propriétés astringentes plus marquées que celles de l'espèce

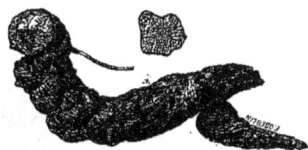

FIG. 765. — *Potentilla tormentilla.* Rhizome (d'après Blondel).

précédente et qui en font un de nos bons médicaments indigènes pour toute médication qui relève de l'usage des astringents, dans la diarrhée, la dysenterie légère. On peut en faire une décoction avec 10 grammes de racine pour 1 litre d'eau.

Dans l'industrie, on l'emploie pour le tannage des peaux quand on manque d'écorce de chêne. Sa couleur rouge sert aussi à teindre les cuirs.

3° *P. reptans* L. (Quintefeuille). — Caractérisée par ses feuilles à 5 folioles ovales, cunéiformes, pubescentes en dessous. Ses propriétés sont les mêmes que celles des deux espèces précédentes.

Premna integrifolia L. (Andarèse). — Petit arbre rameux, de la famille des Verbénacées. Feuilles opposées, pétiolées, cordées, serretées sur les bords antérieurs, aiguës au sommet, lisses sur les deux faces, de 3 à 15 centimètres de long sur 2 à 8 centimètres de large. Fleurs petites, nombreuses, d'un blanc verdâtre pâle, disposées en corymbes terminaux. Calice gamosépale à 5 dents. Corolle gamopétale, presque bilabiée, laineuse à la gorge. 4 étamines didynames. Ovaire à 2 loges partagées en deux par une fausse cloison et uniovulées. Style simple. Baie noirâtre, de la grosseur d'un pois, à 4 loges uniséminées.

Cette plante croit dans l'Inde, au Malabar, à Bombay. Son odeur est fort désagréable.

Sa racine a une saveur amère, chaude, une odeur agréable. On l'a prescrite comme stomachique dans les fièvres.

Les feuilles constituent un remède populaire dans les fièvres exanthémateuses. La décoction de la plante entière est utilisée dans les rhumatismes et les névralgies (Dymock, loc. cit.).

2° *P. tahitensis* Schauer. — Arbuste à feuilles entières, unifoliées. Fleurs petites, polygames, en cymes trichotomes. Calice petit, à 4 dents. Corolle gamopétale à 4 lobes. 4 étamines libres. Ovaire à 4 loges uniovulées. Drupe à 2 loges par avortement.

A Taïti, les feuilles sont usitées contre l'otalgie, et leur infusion est un antinévralgique très en faveur. Leur odeur est désagréable et nauséeuse.

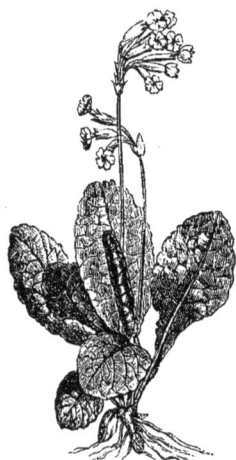

Coucou, Herbe à la paralysie, Oreille d'ours). — Plante vivace, acaule, de la famille des Primulacées, à rhizome épais, à feuilles radicales, ondulées, ovales, dentées, duveteuses, étalées en rosette. Hampe droite, pubescente, cylindrique, haute de 10 à 15 cen-

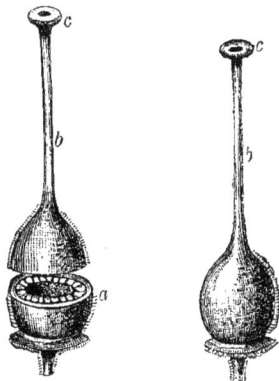

FIG. 768. — *Primula officinalis*. Fruit.

timètres, portant au sommet des fleurs disposées en fausses ombelles, penchées d'un seul côté (avril-mai). Calice gamosépale, enflé, membraneux, à 5 dents, persistant. Co-

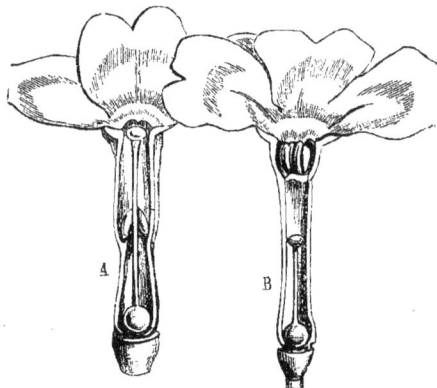

FIG. 769. — Primevère. A, long style ; B, style court.

rolle gamopétale, à tube infundibuliforme, divisé au sommet en 5 lobes. Elle est jaune, tachetée d'orangé. 5 étamines courtes, libres, incluses. Ovaire libre, à une seule loge multiovulée. Style filiforme, à stigmate globuleux. Capsule uniloculaire, polysperme, s'ouvrant au sommet en 5 valves. Graines noirâtres, chagrinées et albuminées.

La Primevère croît partout dans les prairies, les bois, et on la cultive dans les jardins, où elle produit un grand nombre de variétés. Son odeur est douce, agréable. Son rhizome, qui est un peu rougeâtre, a une

FIG. 766. — *Primula officinalis*.

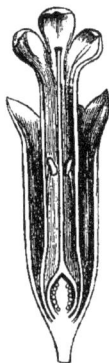

FIG. 767. — Primevère. Fleur. Coupe longitudinale.

Primula officinalis Jacq. (Primevère,

odeur d'anis qu'il doit à une essence particulière, et une saveur amère due à un
principe que l'on croit analogue à la sénégine.

Les fleurs peuvent être employées en
infusion comme calmantes et antispasmodiques. On avait vanté la plante contre
la paralysie, l'apoplexie, mais elle est, en
somme, à peu près inerte et n'est plus guère
employée.

Prunus. — Le genre *Prunus*, qui appartient à la famille des Rosacées, série des
Prunées, renferme un certain nombre d'espèces qui intéressent la thérapeutique.

1° *Prunus serotina* Erhart (*P. virginiana*
Miller — *Cerasus serotina* DC). — Arbre
pouvant atteindre 18 mètres de hauteur,
originaire de l'Amérique du Nord, depuis
le Canada jusqu'aux montagnes Rocheuses,
dans les Etats-Unis. Feuilles alternes, caduques, simples, ovales-oblongues, subcoriaces, à bords serretés, lisses sur les deux faces.
Fleurs petites, blanches, en longues grappes
dressées et étalées. 5 sépales caducs. 5 pétales onguiculés. Etamines nombreuses, libres, disposées en plusieurs verticilles. Ovaire
libre, inséré au fond du réceptacle, concave,
à une seule loge biovulée. Style simple, à
stigmate renflé. Drupe globuleuse, de la
grosseur d'un pois, d'un pourpre noirâtre.
Noyau à une seule graine, dont le testa est
membraneux et l'albumen nul.

Le *Prunus virginiana* L. paraît n'être
qu'une variété de cette espèce, dont il ne
diffère, du reste, que par des caractères peu
marqués.

L'*écorce* est inscrite à la Pharmacopée des
Etats-Unis qui la décrit comme se présentant
en fragments irréguliers de 2 millimètres
d'épaisseur, à surface extérieure d'un brun
verdâtre ou jaunâtre, lisse, un peu luisante,
marquée de cicatrices transversales. Quand
elle provient d'arbres âgés et qu'elle est privée de sa couche subéreuse elle est brun
rouillé. La face inférieure est un peu striée
ou fissurée. Quand on la fait macérer
dans l'eau, elle exhale une odeur d'amandes
amères. Sa saveur est astringente, aromatique et amère.

Composition chimique. — L'amertume et l'odeur
de l'écorce semblaient indiquer qu'elle renferme,
comme les feuilles de laurier-cerise, de l'amygdaline, et, en effet, quand on la distille en présence de
l'eau, on obtient de l'acide cyanhydrique et une
huile essentielle analogue aux mêmes produits donnés par l'amygdaline sous l'influence de l'émulsine.
D'un autre côté, comme l'extrait de l'écorce est
encore amer quand on en a retiré l'essence et l'acide
cyanhydrique, Procter en avait conclu qu'il devait
renfermer une autre substance à laquelle seraient
dues les propriétés toniques de l'écorce.

Cette étude a été reprise par Power et H. Wei-
mor (*Pharm. journ.*, 18 février 1888), qui ont constaté que cette écorce ne renferme pas d'amygdaline
cristallisable, mais une substance analogue, de sa-

veur un peu amère, et qu'ils n'ont pu obtenir qu'à
l'état amorphe. En présence de l'émulsine des
amandes elle développe une forte odeur d'acide
cyanhydrique. Le ferment n'est pas identique à
l'émulsine, car en présence de l'amygdaline il ne se
dédouble pas. Quant au principe amer, il paraît
être représenté par un glucoside cristallisant en
aiguilles incolores, peu solubles dans l'eau froide,
plus solubles dans l'eau chaude, et dont la solution,
même étendue, présente une belle fluorescence
bleue, qu'augmentent les alcalis et que détruisent
les acides. Ce glucoside est inodore, mais de saveur
amère. Il fond à 153°. Il diffère de l'esculine, bien
que son point de fusion soit à peu près le même.

Thérapeutique. — L'écorce du *Prunus
virginiana* est recommandée non seulement
comme tonique, mais encore comme sédative du système nerveux. Aussi l'emploie-
t-on dans toutes les maladies où la faiblesse
de l'estomac ou du système tout entier s'unit
à une irritation locale ou générale. A doses
élevées, elle ralentit les mouvements du
cœur.

On la prescrit sous forme de poudre, d'infusion, d'extrait fluide, de sirop. La dose de
la poudre est de 2 à 4 grammes, celle de
l'infusion, ou mieux de la macération, est de
60 à 90 centimètres cubes, de l'extrait fluide,
4 centimètres cubes, et du sirop de 15 centimètres cubes.

On a désigné sous le nom de *prunin*, aux
Etats-Unis, une substance extraite du *Prunus virginiana* dont le mode de préparation
est peu défini. C'est une poudre d'un brun
chocolat, inodore, de saveur salée et amère,
que l'on regarde comme stimulante, tonique
et expectorante. On l'a recommandée, en
Amérique, dans la toux, la phtisie commen-
çante, la dyspepsie, à la dose de 5 à 15 centigrammes.

Cette substance est inconnue en France.

2° *P. capellin* H. Bn. (*Cerasus capollina*
DC.— *Prunus virginiana* Sess. et Moc. nec
Miller). — Petit arbre des terres froides du
Mexique, à feuilles persistantes, elliptiques,
acuminées, serretées. Fruits arrondis, noirs,
lisses, de la grosseur d'une cerise.

Les feuilles donnent, comme celles de l'espèce précédente, de l'essence d'amandes
amères et de l'acide cyanhydrique, dont la
présence les rend, dit-on, mortelles pour les
troupeaux qui les broutent.

L'écorce, dont l'odeur est forte, la saveur
amère et astringente, a été recommandée
comme succédanée du quinquina, mais sans
présenter sa valeur comme antipériodique.
Elle peut être utile dans tous les cas qui
relèvent de l'usage des astringents.

3° *P. spinosa* L. (Prunellier, Epinette
noire). — Arbrisseau épineux, très commun
en Europe, où il sert à faire des haies. Les
feuilles sont petites, pétiolées, ovales, d'un
vert sombre. Les fleurs, qui paraissent avant
les feuilles, en avril et mai, sont nombreuses,
blanches et solitaires à la base des bourgeons
à feuilles. Le fruit est une drupe petite,

globuleuse, charnue, d'un bleu violacé, recouverte d'une pruine blanchâtre et renfermant un noyau monosperme, ovale, aigu, comprimé.

L'écorce renferme du tanin, et par suite jouit de propriétés astringentes.

Les fruits, âpres et acerbes avant leur maturité, deviennent ensuite comestibles, tout en conservant une certaine âpreté.

Les feuilles, dont l'odeur rappelle celle du *Spiræa ulmaria* et de plusieurs autres plantes dont le parfum présente une certaine analogie avec celui du thé, servent, dit-on, à falsifier ce dernier. Leur infusion est purgative et nauséeuse. Les fleurs, à la dose de 5 à 10 grammes pour 1 litre d'eau bouillante, donnent également une infusion laxative.

4° *P. padus* L. (*Cerasus Padus* DC). —

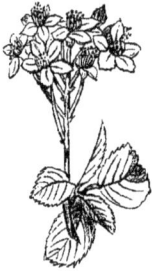

Pustet ou Mérisier à grappes. — Petit arbre européen dont les fleurs, qui paraissent avant les feuilles, sont disposées en une courte grappe pauciflore.

L'écorce, récoltée au printemps, a une saveur âcre, une odeur d'amandes amères, et donne, du reste, à la distillation, de l'essence d'amandes amères. Récoltée à la fin de

Fig. 770.— *Prunus padus.* l'année, elle est amère, astringente et tonique. Aussi l'a-t-on proposée comme succédanée du quinquina à une époque où celui-ci était devenu fort hecr.

Les feuilles jouissent des mêmes propriétés que celles des espèces précédentes.

Les différentes parties d'autres Pruniers présentent les mêmes propriétés. Tels sont les *P. cocumiglia* Ten., arbrisseau non épineux, à fruits ovoïdes, de couleur fauve, de saveur acide, qui croît surtout en Calabre, où son écorce est employée comme fébrifuge, les *P. undulata, capricida,* etc.

Quant aux Pruniers domestiques qui fournissent des variétés si nombreuses de fruits, on les regarde comme provenant du *P. spinosa,* modifié par la culture. Les plus délicates sont les prunes de reine-Claude, de Sainte-Catherine, de Monsieur, de mirabelle, etc.

Ces fruits ne sont guère nourrissants, mais leur digestion est facile. On fait avec eux des confitures, des gelées, des compotes; on les confit à l'eau-devie; on les sèche au four. Ce sont alors les *pruneaux,* et ceux d'Agen, de Tours, sont les plus estimés. Ils présentent des propriétés laxatives légères qui les font employer dans la médecine des femmes et des enfants. Par la fermentation, les prunes mûres donnent une liqueur alcoolique assez agréable. Les amandes renferment de l'acide cyanhydrique, et il faut, pour éviter les accidents possibles, ne pas en manger une trop grande quantité.

Psidium pomiferum L. — Le Goyavier rouge, Poirier des Indes, est un arbre peu élevé, de la famille des Myrtacées, série des Myrtées, originaire de l'Amérique tropicale et subtropicale. Feuilles opposées, ovales, penniveinées, entières, parsemées de pores transparents. Fleurs axillaires, hermaphrodites, régulières, bibractéolées. 5 sépales. 5 pétales. Etamines nombreuses, libres. Ovaire pluriloculaire, pluriovulé. Style simple. Le fruit est une baie de la grosseur d'une poire un peu arrondie, couronnée au sommet par les cicatrices du calice, à chair rougeâtre, à graines réniformes, rougeâtres, inégales, raboteuses.

Le *P. pyriferum* L. ou goyave blanche, que Roddi regarde comme une variété de la première espèce, et qu'il réunit à la première espèce sous le nom de *P. guayava,* en diffère par sa chair blanche. Ces plantes se multiplient avec une grande rapidité et finissent par devenir un obstacle sérieux à la mise en culture des terrains qu'elles envahissent.

Les goyaves sont d'abord vertes et acerbes, puis elles jaunissent en mûrissant et deviennent sucrées, acidules et odorantes. Vertes, elles sont astringentes, ainsi que les racines et les feuilles, et on les emploie contre les diarrhées légères. Mûres, elles sont un peu laxatives. On les mange crues, soit seules, soit dans du vin, de l'eau-de-vie, additionnés de sucre. On en fait un sirop très agréable, adoucissant et pectoral, et surtout des gelées qui sont fort appréciées, ou des pâtes et des compotes.

Les fruits du *P. grandiflorum* Aubl. sont au contraire âcres et astringents, et ne sont pas usités.

Le *P. montanum* Sw. (Citronnelle) est aromatique, et ses feuilles sont usitées, sous forme d'infusion, comme stimulantes et antispasmodiques.

Psoralea corylifolia Roxb. — Plante annuelle, de la famille des Légumineuses papilionacées, série des Galégées, originaire de l'Inde, où elle se trouve communément dans la saison des pluies, surtout aux environs des lieux habités. Tige de 1 mètre environ, dressée, à feuilles alternes, simples, rarement ternées, ovales, dentées et stipulées. Fleurs en grappes longuement pédonculées, à réceptacle cupiliforme, s'élevant au centre sous forme de colonne courte portant l'ovaire. 10 étamines diadelphes (9-1). Gousse ovale, sèche, indéhiscente, accompagnée du calice persistant, à une seule graine petite, ovale, brune.

Ces graines, dont la saveur est aromatique et amère, sont considérées comme stomachiques, désobstruantes, et employées dans la médecine hindoue pour combattre la lèpre et surtout la lèpre blanche. Le Dʳ Kanny Loll Day (*Pharm. Journ.*, 21 sept. 1881) a, dit-il, employé avec succès leur extrait oléo-résineux sous forme d'applications, mélangé à un corps gras quelconque axonge, huile, etc. Il fait toutefois remarquer que les parties du corps dont le derme est épaissi, telles que la plante des pieds, la paume des mains, résistent plus longtemps au traitement. L'association de cet extrait à l'huile de chaulmoogra paraît donner les meilleurs résultats.

Le *P. glandulosa* L., du Chili (Coulen ou Cullen), y est regardé comme stomachique et vermifuge. Ses racines sont vomitives; ses feuilles sont purgatives. D'après Lesson (*Voy. Méd.*), les tribus *araucanos* emploient cette plante pour préparer une bière enivrante.

Ptelea trifoliata L.—Arbuste de 2 à 3 mètres de hauteur, de la famille des Rutacées, série des Zanthoxylées, à feuilles alternes, à trois folioles oblongues, acuminées, sessiles, obscurément dentées, couvertes de points glanduleux, pellucides. Fleurs verdâtres, polygames, disposées en grappes terminales étalées. Calice court à 5 divisions. Corolle à 5 pétales plus longs que les divisions calicinales. 5 étamines libres. L'ovaire, rudimentaire dans les fleurs mâles, est chez les fleurs femelles, inséré sur le réceptacle convexe, à 2 loges, renfermant chacune 2 ovules descendants; style cylindrique, court, à sommet stigmatifère bilobé. Capsule orbiculaire, largement ailée, comprimée, à 2 loges renfermant chacune, par suite d'avortement, une seule graine, à testa coriace, à albumen charnu.

Cet arbuste, originaire de l'Amérique où il croît dans les lieux rocailleux de la Pensylvanie, dans le Wisconsin, est fréquemment cultivé en France où il porte les noms d'*Orme à trois feuilles, O. de Samarie, Trèfle de Virginie.*

Le *P. pentaphylla* Mœnch. n'est qu'une variété à 5 folioles de l'espèce précédente.

La partie usitée en médecine aux États-Unis est *l'écorce de la racine.* Quand elle est sèche, elle se présente en fragments cylindriques roulés, de 8 à 15 centimètres de longueur, brunâtres, irrégulièrement sillonnés et couverts d'un épiderme mince. La partie interne est blanc jaunâtre, couleur qui fonce à l'air. Son odeur est spéciale, un peu aromatique, sa saveur est amère, un peu âcre, mais non désagréable.

Composition chimique. — D'après Steer, cette écorce renferme une oléo-résine de saveur amère et âcre, dont l'odeur rappelle celle de l'écorce, de l'amidon, une matière colorante jaune, des sels de chaux, de potasse, de fer, et de la *berbérine*, à laquelle elle doit une partie de ses propriétés.

Usages. — Cette écorce est employée de

puis longtemps par les médecins des Etats de l'ouest, dans le traitement de la dyspepsie, et en général de toutes les maladies qui relèvent de l'usage des toniques. On l'a prescrite aussi pour combattre la faiblesse qui suit les fièvres intermittentes, et particulièrement celles qui sont accompagnées d'irritation gastro-intestinale. Elle peut être supportée par l'estomac, même quand les autres toniques sont rejetés. Elle provoque l'appétit, augmente le pouvoir digestif et favorise la convalescence.

Les feuilles dégagent, quand elles sont broyées, une odeur forte, peu agréable. Elles passent pour être anthelmintiques et sont employées de plus dans le traitement des ulcères de mauvaise nature.

Ses fruits ont une saveur aromatique, amère. Ils rappellent par leur forme et leur épaisseur un pain à cacheter, d'où le nom de *wafer-ash* qui leur est donné en Amérique. Leur saveur, qui se rapproche de celle du houblon, les a fait, dit-on, employer comme substitutif de ce dernier dans la fabrication de la bière.

Pteraucolon prycnostachyum Ell. — Plante de la famille des Composées, série des Astérées, sous-frutescente à la base, à tige presque simple, à feuilles alternes, décurrentes, lancéolées, à bords ondulés en dessus et lisses, tomenteuses en dessous. Les inflorescences sont disposées en épis interrompus; involucre à écailles caduques. Fleurs dimorphes. Celles du rayon sont blanches, jaunâtres, hermaphrodites, fertiles. Celles du disque, peu nombreuses, sont hermaphrodites, à corolle tubuleuse quinquédentée. L'achaine est couronné par une aigrette longue, soyeuse.

Cette espèce croît dans les Etats-Unis du Nord, de la Caroline à la Floride.

La partie employée est le rhizome qui est horizontal ou oblique à la partie inférieure et se divise en un nombre assez considérable de ramifications tubéreuses, presque perpendiculaires, parfois coniques, de 2 à 3 centimètres de longueur, se rétrécissant brusquement, et en radicules de 2 à 4 centimètres de longueur. Son écorce mince est noire à l'extérieur, d'un brun grisâtre à l'intérieur. Le bois est grisâtre ou brun noirâtre. Ce rhizome est incolore, le bois est insipide, mais l'écorce a une saveur amère et légèrement âcre.

Sa composition chimique n'a pas été étudiée.

On l'emploie beaucoup en Géorgie sous le nom de *Blackroot* (racine noire), comme altérant d'une grande valeur. On l'administre surtout sous forme de décoction concentrée plusieurs fois par jour.

Pulmonaire officinale. — Le *Pulmonaria officinalis* L., de la famille des Borraginées, série des Borragées, est une petite plante herbacée, vivace, qui croît dans les bois, les lieux ombragés et que l'on cultive dans nos jardins.

Tiges hautes de 30 à 40 centimètres, dressées, non ramifiées, velues, un peu anguleuses. Feuilles radicales, pétiolées, décur-

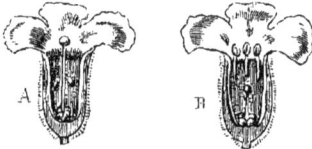

Fig. 771. — Pulmonaire. Corolle. A, long style ; B, style court.

rentes, ovales, oblongues, hérissées de poils rudes et courts, parsemées de taches blanchâtres. Feuilles caulinaires sessiles, amplexicaules, parfois non tachées. Fleurs disposées en cymes courtes, terminales et paraissant en avril, mai. Elles sont bleues ou

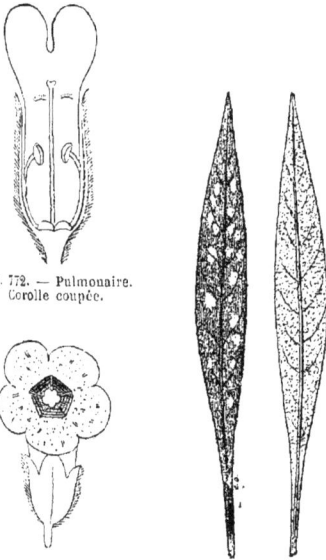

Fig. 772. — Pulmonaire. Corolle coupée.

Fig. 773. — Pulmonaire. Fleur.

Fig. 774. — Pulmonaire. Feuille (d'après Blondel).

violacées, parfois blanches et peu nombreuses. Calice accrescent autour du fruit, gamosépale, à 5 lobes et à 5 angles. Corolle à tube infundibuliforme, assez allongé, à gorge munie de 5 bouquets de poils blancs, à limbe divisé en 5 lobes suborbiculaires obtus. 5 étamines connées au tube de la corolle, incluses. Ovaire libre, à 2 loges divisées chacune par une fausse cloison verticale en 2 fausses loges renfermant chacune un

seul ovule. Style gynobasique. Stigmate bilobé. Le fruit est composé de 4 achaines ou nucules, uniloculaires, monospermes, arrondis au sommet, glabres et luisants. Les graines ne sont pas albuminées.

Les feuilles ne possèdent que des propriétés thérapeutiques peu marquées, sinon fort douteuses. Elles doivent, dans les campagnes, leur réputation aux taches blanches dont elles sont couvertes et qui les font ressembler à un poumon malade. De là leur emploi dans les maladies pulmonaires. En réalité, elles ne sont qu'émollientes, bien que, lorsqu'elles sont sèches, elles possèdent une légère astringence.

Le *P. angustifolia* Coss. et Germ. (*P. longifolia* Bast.), qui ne diffère de l'espèce précédente que par ses feuilles plus étroites, tachées ou non de blanc, ne présente pas de propriétés plus marquées.

Pyrèthre (*Matricaria pyrethrum,* H Bn — *Anthemis pyrethrum* L. — *Anacyclus pyrethrum* DC.). — Le pyrèthre d'Afrique, œil de bouc, Pariétaire d'Espagne, est une plante herbacée, vivace, de la famille des Composées, série des Anthémidées, à tiges aériennes nombreuses, étalées sur le sol, parfois ascendantes, à feuilles alternes, d'un vert bleuâtre, les radicales pétiolées, étalées en rosette, toutes pinnatiséquées, à segments divisés en lobes profonds, linéaires, aigus. Capitules terminaux assez grands (3 à 5 centimètres). Involucre hémisphérique et formé d'écailles lancéolées, à bords jaunâtres. Réceptacle convexe, couvert d'écailles ovales, oblongues, obtuses. Les fleurs du rayon sont unisériées, femelles, fertiles ou stériles, ligulées, blanches en dessus, pourpres en dessous. Les fleurs du disque sont hermaphrodites, jaunes,

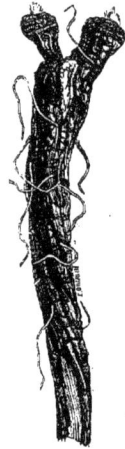

Fig. 775. — Racine de Pyrèthre d'Afrique.

à corolle jaune, droite, infundibuliforme, peu dilatée au niveau du limbe qui est divisé en 5 dents égales. Les achaines sont obovés, glabres, comprimés, munis de deux ailes membraneuses et dépourvus d'aigrette.

Cette espèce est originaire de l'Afrique septentrionale et se retrouve dans l'Asie Mineure. On la cultive dans l'Europe méridionale et elle vient bien dans les terrains secs et chauds.

La partie employée en médecine est la racine qui est cylindrique ou fusiforme, de 7 à 10 centimètres de longueur sur 1 à 1 centimètre et demi d'épaisseur. Elle est compacte, cassante, grise, rugueuse, ridée au dehors, grise ou blanchâtre en dedans. Respirée en masse, elle a une odeur forte, irritante, aromatique, et une saveur brûlante, persistante, qui détermine une sensation de picotement et un écoulement abondant de salive.

Cette racine est souvent mélangée de tiges souterraines que l'on reconnaît par la présence d'une moelle centrale qui n'existe pas dans la racine. En l'observant au microscope, on remarque des canaux à huile, entourés d'un cercle de petites cellules sécrétantes, répandues dans le parenchyme cortical et les rayons médullaires.

Composition chimique. — Cette racine renferme un principe actif, la *pyréthrine* ou *acide pyréthrique* qui réside surtout dans la partie corticale, une résine âcre, une huile volatile, une matière colorante jaune, du tanin, de la gomme, de l'inuline.

La pyréthrine est une matière oléo-résineuse d'un brun foncé, molle, d'odeur forte, désagréable, de saveur brûlante et âcre. La plus petite quantité placée sur la langue détermine une sensation de brûlure augmentant rapidement d'intensité, persistante, et amenant un afflux considérable de salive. La solution concentrée rougit la peau et, si on couvre cette dernière, il se fait une ampoule. Elle est soluble dans l'éther, l'alcool, très soluble dans les huiles ou l'acide acétique.

La pyréthrine est constituée par une résine brune, âcre, soluble dans l'alcool, insoluble dans l'eau et les solutions alcalines concentrées, et par une essence jaune foncé, soluble dans les solutions alcalines et qui n'est pas aussi âcre.

La pyréthrine de Burheim est une matière cristallisant en aiguilles fusibles à 30°, dédoublées par la potasse alcoolique en *pipéridine et acide pyréthrique* amorphe.

Thérapeutique. — La racine de Pyrèthre, qui est inscrite aux Pharmacopées française, américaine, anglaise, est un excitant énergique, qui agit sur la peau comme rubéfiant. Placée dans la bouche, elle détermine une vive sensation de chaleur, suivie bientôt par un afflux considérable de salive. C'est le plus puissant de nos sialagogues. Elle doit à cette action d'être employée dans certaines affections rhumatismales et névralgiques de la face. Gubler la prescrivait chez les sujets affectés d'embarras gastrique, pour exciter la sécrétion salivaire, nettoyer la bouche de son enduit épithélial et muqueux, et ramener ainsi la sécrétion alcaline normale, en favorisant la digestion et ouvrant l'appétit.

Comme masticatoire, on emploie 2 à 3 grammes de racine. La teinture alcoolique à 1 pour 5 se prescrit en collutoire à la dose de 5 grammes dans 300 grammes d'eau. La teinture éthérée, qui est extrêmement âcre, sert à imbiber une boulette de coton qu'on place dans les dents cariées et douloureuses.

2° Le Pyrèthre d'Allemagne est l'*Anacyclus officinarum* Hayne, plante annuelle qui diffère de l'espèce précédente par sa racine plus petite, par le gros disque de ses capitules et par les ailes cartilagineuses non transparentes de ses fruits. Il n'est pas connu

à l'état sauvage et est cultivé surtout en Saxe, en Bohême, en Prusse.

Ses propriétés sont les mêmes, mais sa saveur âcre et piquante demande pour être perçue une mastication plus prolongée.

3° Le *P. parthenium* Sin.(*Chrysanthemum parthenium* L)., Mandiane, Malherbe, Herbe

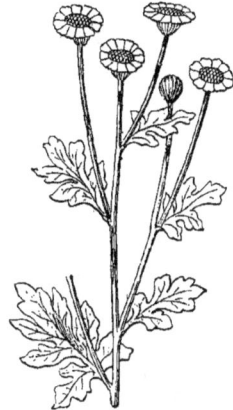

Fig. 776 — *Pyrethrum parthenium.*

aux vers, qui est commun dans le voisinage des habitations, a été souvent employé à la place de la Camomille, dont il possède du reste les propriétés toniques stimulantes. Il jouit d'une grande réputation dans la

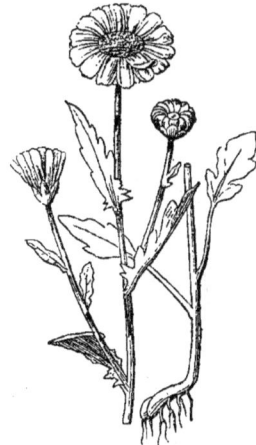

Fig. 777. — *Pyrethrum leucanthum.*

médecine populaire, pour combattre la chlorose, l'anémie, la leucorrhée. On donne sous forme de décoction les sommités fleuries.

Les Poudres insecticides, dont nous ne parlons ici que parce qu'elles sont connues sous le nom de *Poudres de Pyrèthre*, sont surtout fournies par les *Chrysanthemum*' *rigidum*,

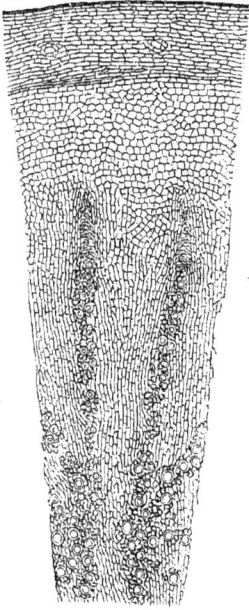

FIG. 778. — Pyrèthre, Racine. Coupe transversale.

corymbosum, *cinerariæfolium*. La poudre

insecticide est d'un vert jaunâtre, d'une odeur forte. Elle n'est pas toxique pour l'homme, bien qu'elle puisse produire des céphalalgies quand elle est répandue avec trop de profusion dans la chambre à coucher. Sur les insectes qui hantent nos appartements ou qui se trouvent sur les animaux ou l'homme, elle a une action d'abord stupéfiante, puis mortelle. On ne devrait employer pour sa préparation que les capitules floraux, mais la demande dépassant souvent la production, on la mélange de poudre de feuilles et même de tiges qui lui ôte de son activité.

Cette poudre, épuisée par l'alcool, n'a plus aucune activité. Son activité dépend donc d'un principe soluble dans l'alcool, mais dont la nature n'a pas été déterminée; les uns l'attribuent à un alcaloïde, les autres à une résine molle. D'après Riley, les fumées de cette poudre sont un poison pour les insectes, et pour les obtenir on fait, avec la poudre, de la gomme et du nitrate de potasse, des cônes qu'on allume dans l'appartement que l'on veut débarrasser de ces hôtes incommodes.

La teinture à 1 pour 4 étendue de 10 fois son poids d'eau peut être employée pour tuer la vermine. Mais, d'après Maish (*Amer. Journ. Pharm.*, 1869, ces applications peuvent déterminer une éruption vésiculaire. Les poudres insecticides doivent être toujours aussi fraîches que possible pour posséder leur maximum d'activité.

Q

Quassia amara L. — Petit arbre de la famille des Rutacées, série des Quassiées, de 1 à 2 mètres de hauteur, à feuilles alternes, imparipennées, glabres, non ponctuées, à 5 folioles, dont 4 disposées par paires et opposées, la 5ᵉ terminale et plus grande, articulées, longues de 15 à 20 centimètres sur 4 à 6 de large, ovales, lancéolées, acuminées, atténuées à la base, glabres et penninerves. Inflorescences en grappes terminales simples, de 10 à 20 centimètres de longueur. Fleurs d'un beau rouge vif, placées chacune dans l'aisselle d'une bractée, à pédicelle articulé portant 2 bractéoles latérales. Calice court, gamosépale, à 5 divisions. Corolle à 5 pétales en 2 verticilles inégaux, portant à la base une écaille velue. 5 ovaires libres à une seule loge renfermant un seul ovule anatrope. Styles longs, grêles, accolés les uns aux autres et formant une seule colonne stigmatifère à son sommet. 5 drupes longues de 1 à 1 1/2 centimètre, ovoïdes, noirâtres, à mé-

socarpe peu épais, à noyau dur, monosperme, renfermant un embryon épais sans albumen. Cette espèce habite la Guyane, la Colombie, Panama. Elle donne le *Bois amer de Surinam.*

Composition chimique. — Ce bois renferme une substance, la *quassine*, découverte par Winckler, qui lui assigna la formule $C^{10}H^{12}O^3$ et que l'on retire surtout, comme nous l'avons vu, du *Picræna excelsa*. La quassine, dont la formule paraît correspondre à $C^{41}H^{12}O^9$, cristallise en lamelles rectangulaires blanches, inodores, de saveur très amère, inaltérables à l'air, peu solubles dans l'eau froide, solubles dans 300 parties d'eau bouillante, dans 70 parties d'alcool absolu, dans 36 à 40 parties d'alcool à 95°, plus solubles dans l'alcool bouillant, peu solubles dans l'éther, très solubles dans les alcalis, d'où la précipitent les acides. Elle dévie de 37°,8 vers la droite les rayons de la lumière polarisée. Chauffée avec les acides dilués elle ne donne pas de glucose mais elle se transforme en aiguilles blanches, de saveur amère, la *quasside* $C^{41}H^{14}O^9$ qui, en présence de l'alcool dilué et à l'ébullition, régénère la quassine primitive. Avec le brome, elle forme un composé dont la saveur est plus amère que la sienne. Chauffée à 100° avec HCl, dans des tubes fermés, elle donne du chlorure de méthyle qui se volatilise quand on ouvre les tubes. En ajoutant de l'eau à la solution chlorhydrique, on obtient de l'*acide quassique* cristallisant en aiguilles soyeuses fondant à 26°.

La quassine qui existe aussi sous l'état amorphe, l'une d'un brun visqueux, renferme d'après Adrian, de 12 à 15 0/0 de quassine incristallisable, 35 à 40 de sels minéraux, 45 à 50 de résine et pas de trace de quassine cristallisable; l'autre, jaune, renferme de 18 à 20 0/0 de quassine cristallisable, 18 à 20 de quassine incristallisable, 25 à 30 de sels minéraux, 30 à 35 de résine et d'autres matières cristallines.

Thérapeutique. — Les propriétés thérapeutiques du Quassia ne sont connues que depuis

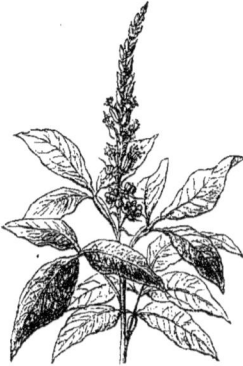

Fig. 779. — *Quassia amara.*

le milieu du dernier siècle, et c'est un noir, nommé Quassi qui, dit-on, les employait comme un remède secret contre les fièvres malignes, dont il donna la composition à un suédois, Rolander, lequel envoya des échantillons de Quassia en Europe, en 1756. C'est

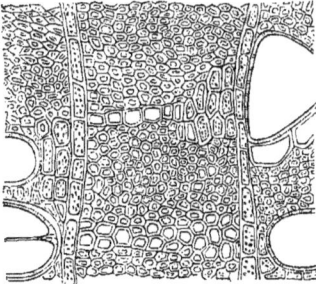

780. — *Quassia amara.* Bois. Coupe transversale.

un amer qui ne détermine, même à haute dose, ni diarrhée, ni constipation, ni irritation locale. Il augmente l'appétit, facilite la digestion, stimule les forces. Il est donc indiqué dans la dyspepsie atonique, dans la chloro-anémie, quand il y a, en un mot, faiblesse ou débilitation de l'organisme. Comme il cède son principe amer à l'eau froide, la meilleure préparation est la macération. (5 à 8 grammes de bois par litre).

La quassine à dose modérée active et augmente la sécrétion des glandes salivaires, du foie et des reins. Elle réveille l'action des fibres musculaires du tube digestif, de l'appareil uro-poïétique, du canal excréteur de la bile, augmente la sécrétion des muqueuses et facilite l'excrétion des sécrétions normales. Chez le malade, elle réveille l'appétit, reconstitue les forces, etc.

D'après Campardon, la dose minima de quassine amorphe est de 25 milligrammes, et la dose maxima de 20 centigrammes. La dose moyenne habituelle, à laquelle on arrive progressivement, est de 10 centigrammes.

La dose minima de la quassine cristallisée est de 2 milligrammes, et la dose maxima, qui ne doit pas être dépassée, est de 2 centigrammes, et encore cette dose peut elle déterminer des brûlures à la gorge, des nausées, des vertiges, etc. La dose moyenne habituelle est de 10 milligrammes. On doit, ajoute Campardon, procéder avec une extrême prudence, parce que souvent le passage d'une dose faible à une dose trop élevée, sans passer par les intermédiaires, peut déterminer les premiers symptômes toxiques, brûlures à la gorge, nausées, inquiétude, vertiges.

Quassia africana H. Bn. — C'est un arbuste de petite taille, originaire de l'Afrique tropicale occidentale, découvert près de nos possessions du Gabon, et qui se distingue par le rachis étroitement ailé de ses feuilles, par ses fleurs jaune verdâtre, à pétales étalés dans l'anthèse. La partie de son réceptacle comprise entre l'androcée et le gynécée prend la forme d'un tronc de pyramide renversé, parce que les écailles qui accompagnent les étamines impriment, sur ses côtés, dix facettes correspondantes. Le fruit est inconnu.

Le bois et les feuilles de cet arbuste sont extrêmement amères et peuvent, comme telles, rendre de grands services (H. Baillon, *Adansonia*, t. VIII, p. 90).

Quebrachos. — On désigne sous ce nom, dans l'Amérique du Sud, un certain nombre de plantes appartenant aux familles les plus différentes, mais qui ont toutes pour caractères communs de posséder un bois d'une dureté telle qu'il résiste à la hache, et d'être astringentes. Deux espèces intéressent surtout la matière médicale, le *Quebracho colorado* ou *Q. rouge de Tucuman*, et le *Quebracho blanco*.

1° Le *Quebracho colorado* est le *Quebrachia Lorentzii* Griseb. [*Loxopterygium Lorentzii* Griseb. *Schinopsis Lorentzii* Engl. (?)], de la famille des Térébinthacées, série des Anacardiées. C'est un grand arbre à feuilles alternes, imparipennées, à folioles opposées, lancéolées, obliques à la base, acuminées, mucronées. Fleurs d'un blanc verdâtre, petites et disposées en grappes axillaires composées et très ramifiées, polygames ou dioïques. Calice gamosépale à 5 lobes. Corolle à 5 pétales petits, alternes et imbriqués. 5 étamines libres insérées sous un disque épais, annulaire et obscurément lobé. Ovaire libre à une seule loge uniovulée. Style presque nul et terminé par 3 branches stigmatifères.

Le fruit est sec, samaroïde, oblong, obtus, droit, lisse, de 10 à 12 millimètres de longueur. La loge unique est subarrondie, à peu près aussi large que l'aile dressée et rigide, mais plus courte de moitié. La graine n'est pas albuminée. Cet arbre habite les parties nord de la république Argentine.

Composition chimique. — Le bois, d'une couleur rouge brunâtre, renferme dans des fentes ou crevasses des concrétions rougeâtres ressemblant à la colophane, se pulvérisant facilement et donnant une poudre rouge brique. Cette substance est inodore, sa saveur est légèrement astringente. Sa densité est de 1.3756 à 15°. Elle est soluble dans l'alcool éthylique, l'alcool amylique, l'acétone, l'éther acétique, l'acide acétique, mais insoluble dans la benzine, le sulfure de carbone, le chloroforme, l'essence de térébenthine. Elle est presque insoluble dans l'eau froide et l'éther, mais cependant on peut obtenir une solution éthérée d'une belle couleur vert émeraude en l'agitant avec l'éther et de l'eau. L'eau bouillante la dissout facilement, mais elle se dépose par le refroidissement.

Soumise à la distillation sèche, elle donne entre 100 et 120° une matière qui reste liquide à froid, et entre 240 et 245° une substance qui se solidifie en prismes incolores de *pyrocatéchine.*

L'acide nitrique étendu d'eau l'attaque à chaud en formant de l'acide oxalique et du *trinitrophénol* ou *acide picrique.*

Soumise à la fusion en présence de la potasse, elle donne de l'*acide protocatéchique* et de la *phloroglucine.* C'est donc un véritable *quino.*

O. Hesse (*Annal. d. chem.*, CCXI, p. 249) a signalé dans l'écorce la présence de deux alcaloïdes. L'un d'eux, fort peu stable, n'a pas été encore étudié complètement. Le second a reçu le nom de *loxoptérygine* $C^{16}H^{24}Az^2O^2$. Il est en flocons amorphes, amers, alcalins, peu solubles dans l'eau froide, très solubles dans les autres dissolvants. Il se dissout dans l'acide nitrique en se colorant en rouge; avec l'acide sulfurique, coloration jaune passant au violet, puis au bleu en présence de l'acide molybdique. Cet alcaloïde fond à 81°, puis à une température plus élevée il se décompose en donnant une base qui paraît être la quinoléine.

Cette écorce renferme surtout du tanin en quantités considérables.

Usages. — Dans l'industrie, cette écorce est employée comme matière tannante, et ce commerce est des plus actifs aujourd'hui. En thérapeutique, c'est un astringent à employer en lotions, en gargarismes, en collyres.

Bourdeaux emploie l'extrait alcoolique de Quebracho, étendu d'eau, comme un astringent des plus marqués pouvant hâter la cicatrisation, et qui serait préférable à l'iodoforme dans le traitement des brûlures au moment où elles commencent à granuler. Des applications de cette solution rendraient les plus grands services en empêchant la production du pus et arrêtant les symptômes d'inflammation des blessures lacérées. Elle sèche doucement, en abandonnant sur la plaie un enduit protecteur sous lequel se fait rapidement la cicatrisation. Dans la dysen-

terie cet extrait alcoolique à la dose de 20 à 30 centigrammes aurait rendu des services ainsi que dans l'asthénie.

2° *Quebracho blanco.* — C'est l'*Aspidosperma Quebracho* Schl., de la famille des Apocynacées, série des Pluménées, arbre de 6 à 9 mètres de hauteur sur 60 à 90 centimètres de circonférence, à branches étalées et souvent pendantes. Feuilles verticillées par 3, petites, pétiolées, entières, lancéolées, lisses, terminées par une épine et à nervures peu proéminentes. Fleurs petites et jaunes, hermaphrodites, régulières, réunies en cymes denses, composées. Calice gamosépale à 5 divisions. Corolle gamopétale, hypocratérimorphe, à tube étroit, renflé, à limbe étalé. 5 étamines libres, à anthères mutiques. 2 ovaires libres, uniloculaires, pluriovulés.

Le fruit est formé de 2 follicules libres, à déhiscence ventrale longitudinale.

L'écorce de Quebracho blanco du commerce provient généralement d'arbres âgés. Son épaisseur est de 2 à 3 centimètres, mais la couche subéreuse est assez considérable pour constituer la moitié ou même plus de l'écorce; elle est extérieurement de couleur gris foncé et recouverte çà et là de lichens. Dans les endroits où cette couche grise manque, la couleur est jaune rougeâtre. La couche subéreuse est jaune d'ocre et parcourue tangentiellement par des lignes serpentines jaune foncé, de largeur uniforme et suivant approximativement la même direction. De nombreux granules blanchâtres sont répandus dans la masse. La couche inférieure est tantôt brune, tantôt blanc jaunâtre, ce qui est dû, dans ce dernier cas, à l'absence de matière colorante dans le parenchyme des cellules.

Cette écorce est extrêmement amère, dure, mais s'émiette facilement quand on la coupe; la couche inférieure a une cassure fibreuse. Le bois est blanc jaunâtre et extrêmement dur. D'après Heinse et Penzoldt, il est inactif et ne s'emploie que comme matière tannante.

Composition chimique. — Cette écorce a été étudiée d'abord par Fraude (*Ber. Deut. chem. ges.*, 1878), qui découvrit un alcaloïde, l'aspidospermine que Penzoldt reconnut comme n'étant pas le principe actif. Plus tard il le fut complètement par O. Hesse (*Annal. der chemie.*, CCXI), qui découvrit, en combinaison avec l'acide tanique, des alcaloïdes dont la proportion n'est pas constante, car elle varie de 1.40 0/0 à 0.80 et peut même descendre à 0.30 dans les écorces les plus âgées, et dont le nombre varie également, car certaines écorces en contiennent six, d'autres seulement trois. Il leur a donné les noms d'*aspidospermine, aspidospermatine, aspidosamine, hypoquébrachine, québrachine, québrachamine.*

L'*aspidospermine* $C^{22}H^{30}Az^2O^2$ cristallise en prismes aigus incolores et en aiguilles délicates, peu solubles dans l'eau (1 pour 6,000), solubles dans l'alcool absolu, l'éther, la ligroïne (partie du pétrole bouillant entre 70 et 120°), la benzine et le chloroforme. Sa solution alcoolique est lévogyre et neutre aux réactifs colorés. Elle fond à 205-206° (?), et une petite partie se sublime en aiguilles déliées.

A une température plus élevée, elle brunit, puis se décompose. Traitée par la potasse, elle se décompose en répandant l'odeur caractéristique des bases pyridiques et quinoliques. En présence du perchlorure de fer, additionné d'acide chlorhydrique, l'aspidospermine donne un précipité bleu. Avec l'acide perchlorique et à chaud, la solution est rouge de fuchsine. Avec l'acide sulfurique et une petite quantité de bichromate de potassium cristallisé, la coloration est brun rougeâtre.

C'est une base très faible qui ne neutralise pas les acides et que ses dissolvants enlèvent partiellement aux sels qu'elle forme. Elle n'existe que dans la proportion de 0.33 0/0 dans l'écorce.

Aspidospermatine $C^{22}H^{28}Az^2O^2$. — Elle cristallise en aiguilles déliées, anhydres, d'une saveur amère, à réaction alcaline très marquée, se dissolvant dans l'eau lorsqu'elle est récemment précipitée, dans l'alcool, l'éther, le chloroforme. Elle fond à 162° (?). Elle ne se colore pas en présence de l'acide sulfurique et du bichromate de potasse. Elle neutralise complètement les acides, et cette propriété peut être mise à profit pour la séparer de l'aspidospermine.

Aspidosamine $C^{22}H^{28}Az^2O^2$. — Cet alcaloïde, d'abord incolore et amorphe quand il vient d'être précipité, devient ensuite cristallin, puis jaunâtre et parfois même rougeâtre, surtout quand il est exposé à la lumière. Sa saveur est amère. Il se dissout fort bien dans l'éther, le chloroforme, l'alcool et la benzine, qui, par évaporation, l'abandonnent à l'état amorphe. Il se dissout difficilement dans la ligroïne et l'éther de pétrole, plus difficilement encore dans l'eau, l'ammoniaque et la soude caustique. Il fond à 100° en une masse jaunâtre. Sa réaction alcaline est très prononcée.

L'acide sulfurique pur et concentré dissout l'aspidosamine avec une coloration bleuâtre qui passe au bleu franc en présence de l'acide molybdique et au bleu foncé avec le bichromate de potassium. Avec l'acide perchlorique, coloration rouge fuchsinée. La solution chlorhydrique est jaunâtre.

Hypoquébrachine $C^{21}H^{28}Az^2O^2$. — Par évaporation de sa solution dans l'éther, cette substance forme un vernis jaunâtre, de saveur amère, dont l'odeur rappelle celle de la chinoline, mais disparaît par une douce chaleur. Elle fond à 80° et, par refroidissement, devient solide et friable. Elle se dissout dans l'alcool, l'éther et le chloroforme et forme avec les acides des sels amorphes jaunes, solubles dans l'eau. En présence de l'acide sulfurique et d'une petite quantité d'acide molybdique, coloration violette. Avec l'acide perchlorique et à l'ébullition, coloration d'un rouge magnifique. C'est une base puissante.

Québrachine $C^{21}H^{26}Az^2O^3$. — Aiguilles délicates incolores, devenant un peu jaunes au soleil, anhydres, de saveur très amère, un peu solubles dans l'éther, la ligroïne, l'alcool froid, très solubles dans l'alcool bouillant, le chloroforme et l'acide acétique, presque insolubles dans l'eau froide, la soude caustique et l'ammoniaque. La québrachine est dextrogyre. Elle fond à 214-216° en se décomposant en partie.

La solution sulfurique, d'abord incolore, devient, en quelques minutes, bleuâtre, puis bleue. Si on ajoute du peroxyde de plomb, de l'acide molybdique ou un petit cristal de bichromate de potassium, la solution devient immédiatement d'un bleu magnifique et, plus tard, rouge brun avec le bichromate potassique. Avec l'acide perchlorique, solution incolore, devenant jaune quand on chauffe.

Elle forme avec les acides des sels qui se distinguent de ceux que forment les autres alcaloïdes de l'écorce par leur facile cristallisation.

Québrachamine. — Elle cristallise en écailles satinées, anhydres, de saveur très amère, solubles dans l'alcool, la benzine, le chloroforme, l'éther, peu solubles dans l'eau.

En présence de l'acide sulfurique, coloration bleuâtre, devenant ensuite plus foncée. Avec addition d'acide molybdique ou de bichromate de potasse, coloration violet foncé. Avec l'acide perchlorique, et à l'ébullition, coloration jaune, puis rouge jaunâtre.

Cette substance n'a été trouvée par Hesse qu'en très petite quantité et dans un seul échantillon.

Outre ces alcaloïdes, l'auteur a séparé une substance neutre, le *québrachol* $C^{20}H^{34}O$, qui fond à 125°, cristallise et est lévogyre.

Action physiologique. — D'après les expériences instituées par Penzoldt, ces alcaloïdes, à la dose de 1 à 2 centigrammes, produiraient chez les grenouilles la paralysie de l'appareil moteur, aussi bien des muscles respiratoires que de ceux du système entier, la sensibilité restant intacte fort longtemps. L'aspidospermine, l'aspidospermatine, la québrachamine, l'hypoquébrachine, agissent sur les centres moteurs. L'aspidosamine et la québrachine paraissent avoir une action analogue à celle du curare. Les membres sur lesquels on a fait des ligatures conservent leur motilité, au moins plus longtemps que les autres, tandis que les nerfs des membres sans ligatures sont complètement inexcitables.

L'aspidosamine, la québrachine, l'aspidospermatine et l'aspidospermine produisent un ralentissement graduel des mouvements du cœur, puis leur cessation. Chez les lapins, la québrachine, à la dose de 2 centigrammes, détermine une paralysie motrice et de la dyspnée. Avec l'hypoquébrachine, la paralysie est moins prononcée. A doses élevées (8-12 centigrammes) l'aspidospermine produit une dyspnée considérable et des symptômes de paralysie musculaire. L'aspidosamine et l'aspidospermatine, à la dose de 2 à 4 centigrammes, n'ont pas d'action manifeste sur la respiration et l'appareil locomoteur.

En résumé, ces bases présentent une certaine analogie de propriétés physiologiques et de réactions chimiques avec celles que l'on rencontre dans les strychnos, mais leur action est moins prononcée.

Thérapeutique. — Cette écorce est employée au Chili comme antipériodique; comme elle agit sur l'appareil de la respiration on a proposé de l'employer dans l'asthme, les dyspnées cardiaques, en un mot dans toutes les circonstances où la respiration ne se fait pas normalement ou est gênée, à la condition toutefois que cet effet ne soit pas produit par une cause mécanique.

On emploie l'extrait alcoolique à la dose de 30 centigrammes, la teinture alcoolique à la dose de 50 centigrammes à 4 grammes.

D'après Huchard et Eloy, les alcaloïdes ont la propriété d'abaisser la température de 2 à 7 degrés dans un quart d'heure.

Quillaja saponaria Mol. — Grand arbre de la famille des Rosacées, série des Quillajées, originaire du Chili, mais répandu dans toute l'Amérique tropicale. Les feuilles sont alternes, persistantes, simples, entières, un peu dentées sur les bords et munies de deux petites stipules latérales et caduques. Fleurs polygames régulières, disposées en cymes axillaires ou terminales, bipares, pauciflores.

La fleur centrale est hermaphrodite. Calice à 5 sépales acuminés. Corolle à 5 pétales alternes, spatulés. Disque glanduleux à 5 lobes mucronés au sommet. 10 étamines libres; 5 superposées aux lobes du disque et aux sépales, 5 aux pétales. Anthères biloculaires, versatiles. 5 carpelles libres, uniloculaires, multiovulés. Styles à stigmates peu marqués. Le fruit est formé de 5 gousses s'ouvrant à la maturité par deux fentes longitudinales divergeant en étoile. Graines comprimées, imbriquées, non albuminées, et surmontées d'une aile longue et large.

La partie employée en médecine et dans l'industrie est l'écorce, connue sous le nom de *Bois de Panama*. Elle est en morceaux d'un mètre environ de longueur, épais, larges, aplatis, fibreux, noirâtres ou brun foncé au dehors, blancs en dedans. Sa poudre est blanche, inodore, et provoque des éternuements violents.

Composition chimique. — Cette écorce renferme une grande quantité de *saponine* qui, d'après Kobert, serait un mélange de quatre substances organiques et de matières inorganiques :

1° La *saponine* pure $C^{19}H^{30}O^{10}$, que l'on obtient par le procédé indiqué par Rochleder ou Stutz pour la saponaire. Elle est inerte.

2° Un hydrate de carbone $C^{56}H^{62}O^{31}+H^2O$ la *lactosine*, découvert par Meyer dans les racines de plusieurs plantes de la famille des Rosacées, et également inerte.

3° Un glucoside acide, l'*acide quillaïque*, qui se présente sous forme de flocons d'un blanc de neige, très solubles dans l'alcool absolu froid et précipité par les acétates neutre et basique de plomb.

4° Un glucoside neutre, la *sapotoxine*, presque insoluble dans l'alcool absolu froid, précipitée par l'acétate basique et non par l'acétate neutre de plomb.

Ces deux dernières substances sont très toxiques. L'acide, injecté à la dose de 50 centigrammes par kilogramme du poids de l'animal, ou ingéré à la dose de 2 grammes, est mortel pour les chiens. D'après Kobert, il perd ses propriétés toxiques quand on le fait bouillir en présence de la baryte.

Thérapeutique. — L'écorce de Quillaja a été proposée par Kobert (*Centralb. f. klin. méd.*, 1885) pour remplacer le polygala senega, car la proportion des deux glucosides est cinq fois plus considérable et de plus elle est constante. La quantité de sucre est aussi plus considérable et communique à la décoction une saveur plus agréable. Les malades la supporteraient mieux que le senega ; elle produit rarement la diarrhée, le vomissement, et les enfants la boivent facilement. Pachorukow a traité à l'hôpital de Dorpat 14 cas avec l'infusion de Quillaja additionnée de teinture d'opium et de sirop simple et a vu qu'elle était plus facilement supportée que celle du *P. senega*, tout en agissant de la même manière. Cette écorce stimule l'expiration, augmente la sécrétion des bronches et facilite l'expulsion des crachats.

On prescrit la décoction (5 grammes d'écorce, 200 grammes d'eau) à la dose d'une cuillerée à café, toutes les deux heures, pour les enfants et d'une cuillerée à bouche pour les adultes.

Le Quillaja est contre-indiqué quand il existe des ulcérations de l'intestin, car, par absorption, il pourrait provoquer des accidents toxiques dus à l'acide quillaïque et à la sapotoxine.

Lebeuf a proposé la teinture alcoolique de cette écorce (1 pour 4) pour former des émulsions avec les substances insolubles dans l'eau. Les teintures résineuses exigent une plus grande quantité de cet alcoolé pour que leur résine reste en suspension.

Quinquinas. — Les Quinquinas, de la famille des Rubiacées, série des Cinchonées, sont des arbustes ou des arbrisseaux dont il n'existe, d'après H. Baillon, qu'une vingtaine d'espèces, bien qu'on en compte généralement un nombre bien plus considérable. Feuilles opposées, pétiolées, simples, entières, penninerves, accompagnées de stipules interpétiolaires, caduques. Fleurs hermaphrodites, régulières, disposées en grappes terminales ramifiées et composées de cymes bractéolées. Calice court, gamosépale, persistant, à 5 dents. Corolle gamopétale, hypocratériforme, à tube long, cylindrique, à limbe divisé en 5 lobes étalés, velus extérieurement. 5 étamines libres, à anthères biloculaires. Ovaire infère à 2 loges multiovulées, surmonté par un disque épigyne circulaire qui entoure la base d'un style court, dressé, à 2 lobes stigmatifères épais, obtus. Capsule surmontée par les sépales non accrus et durcis, plus ou moins allongés et s'ouvrant *de bas en haut* en 2 méricarpes. Graines albuminées, imbriquées, subpeltées, aplaties et munies d'une aile marginale large.

Les Quinquinas sont tous originaires de l'Amérique du Sud et se rencontrent dans la Cordillère des Andes, depuis le 20° de latitude sud jusqu'au 10° de latitude nord, c'est-à-dire sur une longueur de 800 lieues, de Caracas, dans le Venezuela, à Potosi, dans la Bolivie, sur une bande de territoire de 15 à 20 lieues de largeur. Ils croissent à des altitudes variant entre 1,200 et 3,270 mètres au-dessus du niveau des mers. Dans les parties élevées ce sont des arbustes ou des arbrisseaux. Dans les parties moyennes, ils atteignent, au contraire, la taille des arbres les plus élevés, puis ils disparaissent au contact des plantes des régions inférieures. On ne les trouve jamais en forêts, mais bien en groupes épars dans les forêts vierges, ou même, le plus souvent, isolés. Il leur faut une température égale, pour atteindre tout leur développement, et une humidité constante.

Nous passerons rapidement en revue, d'après H. Baillon, les espèces les plus connues ou les plus utiles :

1° *Cinchona officinalis* L. (*C. Condaminea* H. B. — *C. Uritusinga* Pav. — *Quina-Quina* La Condamine). — Arbre de 10 à 15 mètres.

Feuilles étalées, ovales, lancéolées, entières, glabres. Stipules membraneuses, brièvement acuminées. Calice rougeâtre. Corolle rosée, pubescente en dehors et d'une odeur douce. Fruit ovoïde, oblong, de 2 centimètres 1/2 à 3 centimètres de longueur, strié longitudinalement. Graines d'un brun pâle.

Il croît au Pérou et dans l'Equateur à 1,800-2,300 mètres. C'est l'espèce dont l'écorce fut introduite la première en Europe. On la cultive aujourd'hui à Ceylan, dans l'Inde et à Java.

On en distingue cinq variétés : *Condaminea, Uritusinga, Bonplandiana, Crispa* et *Chahuarguera.*

2° *C. succirubra* Pav. — Arbre de 20 à 28 mètres de hauteur, à feuilles longuement pétiolées, elliptiques, obovales, atténuées à la base, obtuses ou brièvement acuminées au sommet, membraneuses, rougeâtres quand elles sont jeunes, puis d'un beau vert, à stipules oblongues, d'un vert pâle, glabres, à sommet obtus. Fleurs rosées, à franges marginales blanchâtres. Fruit oblong, se rétrécissant graduellement en haut, long de 3 centimètres, large de 1/2 centimètre.

Cette espèce, qui était commune autrefois dans la république de l'Equateur, ne se retrouve plus que sur les pentes occidentales du Chimborazo, à 800-1,700 mètres.

Elle est cultivée dans l'Inde, à Ceylan et à Java, où elle a produit un grand nombre d'hybrides en se croisant avec le *C. calisaya.*

3° *C. calisaya* Wedd. — Arbre dont la hauteur varie de 2 à 30 mètres, à feuilles oblongues, atténuées à la base, obtuses au sommet, entières, glabres, rarement pubescentes, à stipules oblongues, glabres, plus longues que les pétioles. Corolle rosée. Fruit ovoïde, lisse, non strié, de 2 à 2 centimètres 1/2 de longueur sur 1 centimètre de largeur.

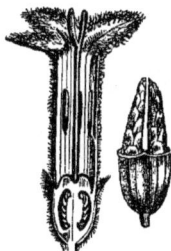

FIG. 781. — *Cinchona calisaya.*

Cette espèce a été trouvée par Weddell dans la Bolivie septentrionale et le Pérou austral, entre 13 et 16° de latitude sud, à 15-1,800 mètres de hauteur. Elle est cultivée dans l'Inde, à Java, aux Antilles. Les formes sont : *oblongifolia, pallida, Boliviana* et *microcarpa.*

Une variété originaire de Caupolican, en Bolivie, a reçu le nom de *Ledgeriana.* Ses feuilles sont plus étroites, lisses. Une autre variété est le *C. Josephiana,* petit arbuste à fleurs blanchâtres.

4° *C. lancifolia* Mut. (*C. angustifolia* R. et

Pav. — *C. Forbesiana* How.). — Arbre élevé, à feuilles lancéolées, atténuées à la base, aiguës au sommet, glabres. Fruits elliptiques lancéolés.

Il croît sur les pentes orientales des Andes, de la Colombie, entre 2 et 8° latitude nord, à un altitude de 2,500-3,000 mètres.

5° *C. pitayensis* Wedd. — Arbre de 20 mètres, à feuilles lancéolées, glabres, épaisses, atténuées à la base, acuminées au sommet.

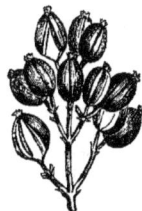

FIG. 782. — *Cinchona calisaya.* Fleur coupée verticalement et fruit.

FIG. 783. — *Cinchona calisaya.* Grappe de fruits.

Fleurs à dents du calice linéaires, à tube corollaire étroit. Fruit ovoïde allongé.

Il habite la Colombie, le versant occidental des Andes, dans la province du Concan, surtout près du village de Pitaya.

6° *C. micrantha* R. et Pav. (*C. affinus* Wedd.). — Arbre de 5 à 10 mètres, à feuilles allongées, ovales, obovales ou arrondies, obtuses au sommet, atténuées à la base, glabres en dessus, pubescentes en dessous, longues de 40 centimètres, larges de 30 centimètres ; aisselles des nervures secondaires garnies en dessous de petits bouquets de poils. Fleurs petites, membraneuses.

7° *C. nitida* R. et Pav. (*C. scrobiculata* H. Bn ; *C. australis* Wedd.). — Arbre de 12 à 15 mètres, à feuilles obovales, lancéolées, à base atténuée, à sommet aigu, glabres, lisses en dessus, à fruit étroitement lancéolé.

Habite le Pérou, vers le 10e degré de latitude sud, sur les montagnes élevées.

8° *C. ovata* R. et Pav. — Arbre peu élevé, à feuilles ovales, subaiguës, atténuées à la base, pubescentes en dessous.

Deux variétés : A. *C. ovata vulgaris,* qui produit les écorces dites de Loxa et de Huanuco roulées ; — B. *C. rufinervis,* dont les nervures inférieures sont rougeâtres.

9° *C. elliptica* Wedd. — Arbre à feuilles grandes, elliptiques, glabres, à nervures rougeâtres.

Habite la province de Carabayo.

10° *C. cordifolia* Mut. — Feuilles grandes, ovales, elliptiques, à sommet obtus, cordées à la base, pubescentes en-dessous. Fruits lancéolés.

Croît au sud et jusqu'au 10e et 11e degré

nord de l'équateur, aux altitudes de 500 à 2,300 mètres.

H. Baillon (*Traité de Botanique médicale*), auquel nous empruntons cette division qui éclaircit la synonymie des espèces, ajoute comme secondaires les espèces suivantes : *C. palmidiana* How., *C. glandilufera* R. et Pav., *C. purpurescens* Wedd.

Historique. — Nous serons bref sur l'historique des Quinquinas, qui est aujourd'hui bien connu. On sait, en effet, que ce fut la femme du vice-roi du Pérou, la comtesse del Cinchon, qui, guérie d'une fièvre rebelle par l'écorce du Quinquina, en envoya en Espagne, en 1639. Cette écorce fut d'abord monopolisée par les Jésuites, qui la débitaient en poudre, d'où le nom de *poudre des Jésuites* qui lui fut donné. Elle prit bientôt une place prépondérante dans la thérapeutique, mais sans qu'on sût précisément à quelle espèce végétale elle était due.

Lacondamine, envoyé pour mesurer un arc du méridien près de Quito, découvrit le *C. officinalis* var. *Condaminea.*

Les travaux de Ruiz, Humboldt, Bonpland, etc., augmentèrent nos connaissances botaniques, que Weddell compléta dans son voyage de 1848. Il décrivit soigneusement la façon dont se faisait, au prix de grands dangers et de fatigues énormes, la récolte de la précieuse écorce, et jeta le premier le cri d'alarme en montrant que l'abatage inintelligent des Quinquinas nous menaçait avant peu d'être privés de cet agent thérapeutique si utile. La Hollande fit des plantations à Java, et le gouvernement anglais, de son côté, planta ou sema des Quinquinas dans les Neelgherry, présidence de Madras. Ces essais, d'abord peu productifs, ont, sous l'influence des travaux faits depuis, pris un grand développement, car aujourd'hui les Quinquinas sont cultivés en grand dans les Indes néerlandaises, les Indes anglaises, à Ceylan, dans la plupart des colonies tropicales, et, de plus, on repeuple fort intelligemment leurs lieux d'origine.

Nous n'avons pas à nous étendre ici sur la façon dont se fait cette culture, renvoyant pour cette étude à notre article du *Dictionnaire de thérapeutique*. Nous dirons seulement qu'on recherche surtout les espèces les plus riches en alcaloïdes fébrifuges, et qu'on est même arrivé à cultiver les Quinquinas pour les arracher au bout de trois ans et récolter leurs racines, qui servent alors à l'extraction de la quinine.

Différenciation des écorces. — C'était autrefois la tâche la plus ardue du quinologiste, qui avait à rapporter à des espèces inconnues ou peu connues les écorces du commerce. Cette tâche est aujourd'hui facilitée par les plantations faites dans tous les pays. Mais les caractères physiques n'ont qu'une importance bien médiocre, car des écorces rouges, jaunes ou grises peuvent appartenir au même arbre à divers états de végétation, et l'analyse chimique, en indiquant les proportions réelles d'alcaloïdes, seule partie

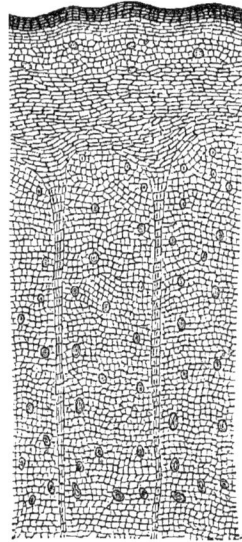

Fig. 784. — *Cinchona Ledgeriana.* Écorce. Coupe longitudinale tangentielle.

utile des Quinquinas, en dira plus sur leur valeur absolue que leur provenance, fût-elle même hors de conteste. C'est, du reste, ainsi

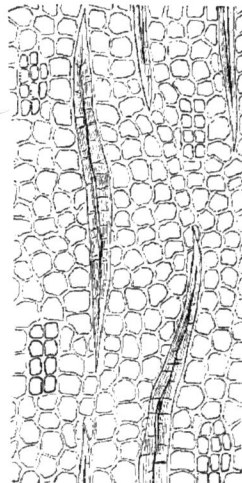

Fig. 785. — *Cinchona calisaya.* Écorce. Coupe transversale.

que procèdent les fabricants d'alcaloïdes quiniques.

Toutefois, l'examen microscopique de la structure histologique d'une écorce peut mettre sur la voie d'une façon plus rapide, quoique moins sûre. Nous donnons ici l'étude d'une écorce de Calisaya, en insistant sur ce point qu'il existe, comme on le verra, des différences entre l'écorce jeune et l'écorce âgée.

Sur une écorce jeune, on remarque de dehors en dedans :

1° Un épiderme constitué par des cellules brunâtres et qui disparaît de bonne heure avec les couches les plus extérieures du suber;

2° Plusieurs rangées de cellules oblongues, comprimées, d'un brun foncé, ne devenant pas transparentes dans l'alcool. Elles constituent ce que l'on a nommé improprement *cercle résineux*, bien connu des marchands, et qui caractérise les jeunes branches ou *canutillos* de certaines espèces. Ce n'est, en réalité, qu'une simple modification du suber.

3° Un parenchyme cortical dont les cellules ont leurs parois minces et molles.

Dans la couche inférieure se trouvent en nombre variable, suivant les espèces, des cellules arrondies, gorgées, comme les précédentes, de matière résineuse jaune ou rouge qu'il faut dissoudre pour apercevoir leurs contours.

4° Des fibres libériennes, éparses au milieu du tissu cellulaire jeune, d'abord clairsemées et ténues, puis changeant avec l'âge.

A mesure que la branche s'accroît, cette structure subit des modifications considérables, et l'*écorce adulte* présente les caractères suivants :

A l'extérieur, des zones à peu près parallèles de cellules dont les éléments cessent de vivre et suivant lesquelles se fait l'exfoliation. C'est le *périderme* de Weddell, l'*épiderme* de certains auteurs. Ce périderme peut manquer.

Puis vient la zone cellulaire au milieu de laquelle se trouvent des cellules remplies de cristaux plus ou moins granuleux, grisâtres, solubles dans les acides chlorhydrique et nitrique. Ces cellules peuvent se retrouver parfois au milieu des fibres du liber. Les lacunes persistent quelquefois, mais elles sont moins développées.

La zone libérienne est la seule qui persiste dans toutes les écorces, les autres zones ayant pu être enlevées soit naturellement, soit artificiellement, et c'est celle qui est la plus riche en principes actifs.

Le liber est formé de faisceaux séparés les uns des autres par des rayons médullaires, rectilignes, à cellules allongées radialement et disposées sur deux ou trois rangées collatérales. Ce liber est constitué par deux sortes d'éléments anatomiques :

1° Des éléments polygonaux, petits, à parois minces, pressés les uns contre les antres et dépourvus de méats intercellulaires; 2° des cellules plus ou moins nombreuses, elliptiques ou arrondies, à cavité très étroite, à parois extrêmement épaisses, dures, blanchâtres ou jaunâtres, marquées de lignes concentriques. Sur une coupe tangentielle, ces fibres apparaissent courtes, fusiformes, à parois perforées de canaux rayonnants, répondant aux pores de la surface.

Le groupement des fibres libériennes et leur caractère varient d'une espèce à l'autre, et dans une même espèce avec l'âge. Cependant, on s'en est servi pour distinguer les sortes médicinales, car on a remarqué depuis longtemps que les Quinquinas fibreux, c'est-à-dire riches en fibres libériennes, étaient inférieurs aux Quinquinas non fibreux. C'est qu'en effet les principes actifs résident dans les cellules parenchymateuses et non dans l'élément fibreux.

Aussi, en examinant une écorce de *C. calisaya* riche en alcaloïdes, on voit que le parenchyme est deux ou trois fois plus considérable que l'ensemble des fibres libériennes. Au contraire, dans un Cinchona renfermant peu d'alcaloïdes, le parenchyme est peu considérable relativement soit au nombre, soit aux dimensions des fibres.

Quant à l'endroit où se localisent les alcaloïdes, les expériences de Howard l'ont parfaitement montré. C'est ainsi qu'une écorce a été partagée en deux parties, l'une renfermant quelques fibres libériennes et la couche cellulaire, l'autre uniquement formée des couches du liber. La première a donné : quinine 1,18 0/0, cinchonine et cinchonidine 1,02; tandis que la seconde ne donnait pas de quinine et 0,93 de cinchonine et de cinchonidine.

Les écorces jeunes, ne contenant guère que l'enveloppe cellulaire, ont donné : quinine 1,07 0/0, cinchonine et cinchonidine 0,88.

Les morceaux enroulés d'un quart de pouce de diamètre : quinine 1, cinchonine et cinchonidine 0,90.

Les morceaux d'un demi-pouce avec un liber développé : quinine 0,71, cinchonine et cinchonidine 1,03.

Comme on le voit, la proportion d'alcaloïdes décroît à mesure que la proportion du liber devient plus considérable. Du reste, on a vu que les arbres qui croissaient dans les parties chaudes des montagnes et chez lesquels les fibres prédominent sont plus pauvres en principes actifs, tandis que ceux *de la même espèce* situés sur des hauteurs tempérées, mais un peu froides, ont une prédominance du tissu cellulaire sur le tissu fibreux et sont plus riches en alcaloïdes. Cette influence a été bien constatée pour certaines espèces.

Le Codex donne des trois espèces officinales la diagnose suivante :

1° *Quinquina gris de Loxa* (*Cinchona officinalis* L. et *C. crispa* Tafalla), reconnaissable aux fibres nombreuses, fines et régulièrement espacées de son périderme.

Quinquina gris Huanaco (*C. micrantha* R. et Pav., — *C. nitida* R. et Pav., — et *C. peruviana* How.).

Ces écorces roulées doivent contenir au moins 15 pour 1,000 d'alcaloïdes cristallisables dans lesquels la quinine doit figurer au moins pour 1/10.

Les Indes et surtout les Indes anglaises fournissent des écorces de ces espèces très riches en alcaloïdes.

2° *Quinquina jaune royal* (*C. calisaya* Wedd.). — Écorces plates, mondées de leur périderme, uniformément fibreuses sur toute leur épaisseur, et composées de fibres fines, pruriantes, ou écorces roulées recouvertes de leur épiderme grisâtre, profondément crevassé.

C'est sous cette dernière forme que se présentent les Quinquinas calisaya des Indes, particulièrement de Java, et désignées sous les noms de *Ledgeriana, Javania,* etc.

Toutes ces formes sont riches en alcaloïdes, et on doit rejeter celles qui donnent moins de 25 pour 1,000 de sulfate de quinine cristallisé, et réserver uniquement pour l'extraction de la quinine les écorces de la Nouvelle-Grenade (*Quinquina pitanja* et *Q. lancifolia*), riches en quinine, mais qui donnent de mauvaises préparations officinales.

3° *Quinquina rouge* (*C. succirubra* Pav.). — Écorces grosses, plates, d'un brun rougeâtres, souvent verruqueuses à la surface, ou écorces minces, roulées, cintrées, de couleur foncée, montrant souvent de petites verrues sur le périderme.

Cette dernière forme vient des Indes anglaises et hollandaises.

Les quinquinas rouges doivent fournir au moins 30 pour 1,000 de sulfates d'alcaloïdes, dont 20 au moins de sulfate de quinine.

Composition chimique. — La découverte des principaux alcaloïdes des quinquinas est due à Pelletier et Caventou qui, en 1820, isolèrent la quinine et démontrèrent la nature alcaloïdique de la cinchonine découverte par Gomez et Lambert. Leurs travaux donnèrent un nouvel essor aux recherches, et on annonça successivement la présence de la quinidine (Winckler), de la cinchonidine, de la quinidine (Pasteur) et des autres alcaloïdes indiqués par Hesse.

Aujourd'hui, on a signalé dans les quinquinas les alcaloïdes naturels suivants : *quinine, quinidine, cinchonine, cinchonidine, quinamine, quinamidine, homoquinine, cinchonamine, paytine, homocinchonine, homocinchonidine, cusconine, cusconidine, aricine, paricine, paytamine, dihomocinchonine, dicinchonine, diquinine, javanine, cincholine.*

Ces alcaloïdes existent en même temps que les substances suivantes, dont l'importance est moindre :

1° *Acide quinique* $C^7H^{12}O^6$. — Il cristallise en prismes incolores, transparents, acides, très solubles dans l'eau, l'alcool ordinaire, peu solubles dans l'alcool à 84°, insolubles dans l'éther, fusibles à 161,6 et lévogyres. Par la distillation en présence du peroxyde de manganèse et de l'acide sulfurique, il donne de la *quinone*. A 260°, il donne de l'hydro-

quinone, du phénol, de la benzine, de l'acide benzoïque et de l'aldéhyde salycilique.

Il existe en proportions assez notables (5 à 8 0/0) en combinaison avec les alcaloïdes naturels, mais on n'a pu séparer cette combinaison. C'est un acide monobasique.

Quinovine $C^{30}H^{60}O^{11}$. — Découverte dans le faux quinquina du commerce ou *China nova*, cette substance a été retrouvée dans l'écorce de Calisaya et existe, en plus ou moins grandes proportions, dans tous les quinquinas. De Vrij l'a retrouvée dans le bois et les feuilles de *C. calisaya* et *lucumœfolia*.

Liebermann et Giesel en ont retiré, par un procédé particulier, sur 12 kilogrammes d'écorce, 7 grammes du *C. succirubra*, 13 grammes du *C. officinalis* et 16 grammes du *C. pitaya*. Ils la désignent sous le nom de x-*quinovine*. C'est une poudre blanche, cristalline, insoluble dans l'eau, à peine soluble dans l'éther, la benzine et le chloroforme, très soluble dans l'alcool et surtout les alcalis et l'eau de chaux. Elle est dextrogyre ; sous l'influence des acides dilués, elle se dédouble en *acide quinovique* et en une matière sucrée, la *quinovite*.

L'*acide quinovique* $C^{32}H^{48}O^9$, qui, suivant de Vry [*Journ. de pharm.* (3), p. 39-255] préexisterait dans les quinquinas, cristallise en paillettes hexagones, inodores, insipides, insolubles dans l'eau, peu solubles dans l'alcool à froid, dans l'éther, solubles dans l'ammoniaque et les liqueurs alcalines étendues. Ces solutions sont très amères. C'est un acide bibasique très faible, mais stable. A 300°, il se dédouble en acide carbonique et *acide pyroquinovique*. Dissous dans l'anhydride acétique et additionné d'acide sulfurique, il prend une coloration rouge.

Quinovite $C^9H^{12}O^5$. — Corps amorphe, amer, très hygroscopique, dextrogyre, réduisant la liqueur de Fehling, et non fermentescible.

Acide quinotannique (cinchotannique, matière colorante rouge soluble de Pelletier et Caventou). — Ce tanin particulier est combiné en partie avec les alcaloïdes. Il est pulvérulent, jaune clair, de saveur franchement astringente, hygroscopique, soluble dans l'eau, les acides étendus, l'alcool et l'éther. A la distillation sèche, il fournit de la pyrocatéchine. D'après C. Rembald, quand on le soumet à l'ébullition en présence de l'acide sulfurique dilué, il se dédouble en glucose et en *rouge quinique*. Ce dernier se dépose sous forme d'une poudre brun rougeâtre qui, fondue en présence de la potasse, se dédouble en un produit brun et en acide protocatéchique.

Rouge cinchonique de Reuss (*matière colorante rouge* insoluble de Pelletier et Caventou. — Cette substance est amorphe, d'un brun rouge, insipide, inodore, très soluble dans l'alcool, surtout chaud, complètement insoluble dans l'éther et dans l'eau. En présence de la potasse en fusion, elle donne des acides acétique et pyrocatéchique. Elle précipite l'émétique, mais non la gélatine. Ce rouge cinchonique est très abondant dans l'écorce rouge. C'est dans les écorces pâles qu'il se rencontre en moins grandes quantités.

Acide quinovotannique. — Corps amorphe, très oxydable, converti par la potasse en fusion en acide protocatéchique, et, par l'acide sulfurique étendu, en glucose et rouge quinovique.

Rouge quinovique. — Résine soluble dans les alcalis. La potasse en fusion le transforme en acide protocatéchique.

La *matière colorante jaune* est peu sapide, soluble dans l'eau, l'alcool, l'éther, ne précipite ni la gélatine ni l'émétique, et est elle-même précipitée par l'acétate de plomb.

L'*huile volatile*, à laquelle paraît due l'odeur des écorces de quinquina, a été isolée par Fabroni et Trommsdorff. Cette essence flotte à la surface de l'eau. Sa consistance est épaisse ; sa saveur est âcre, amère ; son odeur est celle de l'écorce elle-même.

Matière cireuse. — Cette matière a été considérée par les uns comme un corps gras, par les autres comme une cire.

C'est le *cinchol* qui existe surtout dans le *C. ledgeriana*, lequel en renferme jusqu'à 3 dix-millièmes.

Il cristallise de l'alcool bouillant en aiguilles aplaties, à une molécule d'eau, qui deviennent anhydres à 100°. Sec, il fond à 139°. Il est lévogyre. Sa composition est représentée par la formule $C^{20}H^{24}O$.

C'est un alcool voisin de la cholestérine. Il paraît être identique avec le corps décrit par Liebermann sous le nom d'*oxyquinotérébène*.

Nous passerons maintenant rapidement en revue les divers alcaloïdes, en n'insistant que sur ceux qui ont trouvé dans la thérapeutique un usage immédiat.

Quinine $C^{20}H^{24}Az^2O^2$. — Cet alcaloïde anhydre se présente sous forme d'une matière blanche incristallisable, mais formée de fines aiguilles quand elle renferme trois molécules d'eau. La quinine est inodore, extrêmement amère, et assez alcaline pour ramener au bleu la teinture de tournesol rougie.

D'après J. Regnauld (*Journ. pharm. et chim.*, 1874), une partie de quinine pure se dissout dans 2,266 parties d'eau à 25° et dans 760 parties d'eau bouillante, dans 1,33 d'alcool à 15°, dans 22 parties d'éther sulfurique pur et dans 1,9 partie de chloroforme. Elle se dissout aussi dans le pétrole léger, la benzine, certaines huiles essentielles et les huiles grasses, et fond à 177° quand elle est anhydre.

Elle forme avec l'eau plusieurs hydrates, à 1, 2, 3 et même 9 molécules d'eau. L'hydrate officinal en France est celui à 3 molécules, qui renferme 14,28 0/0 d'eau, dont il perd 9,5, c'est-à-dire 2 molécules, dans une atmosphère desséchée. A 57°, il subit la fusion aqueuse, et à 100° il se transforme en quinine anhydre qui fond à 177°. Cet hydrate se dissout dans 1,670 parties d'eau à 15°, et est facilement soluble dans l'eau bouillante, l'alcool et l'éther.

La solution aqueuse dévie vers la gauche le plan de polarisation de la lumière.

La quinine neutralise fort bien les acides. Elle est diacide, car elle exige pour sa saturation deux molécules d'un acide monobasique ou une molécule d'un acide bibasique. Comme la plupart des alcaloïdes des quinquinas, elle subit une transformation isomérique quand on la chauffe à 180° avec la glycérine, ou à 120° avec l'acide sulfurique très étendu. On obtient ainsi la *quinicine*, substance résineuse, amère, fusible vers 60°, dextrogyre et qui paraît douée de propriétés fébrifuges. D'après Howard elle existerait en petite quantité dans les quinquinas.

A froid, l'acide sulfurique étendu convertit la quinine en un autre isomère, l'*isoquinine* (Hesse).

Traitée par la potasse en fusion, la quinine donne la *quinolidine* $C^{10}H^9AzO$.

L'oxydation de la quinine donne des produits analogues à ceux que fournit la cinchonine.

Caractères distinctifs de la quinine et de ses sels. — Quand on traite de la quinine en suspension par un courant de chlore, il se forme tout d'abord une solution rouge qui, si on continue le courant, se décolore et laisse précipiter une matière rouge; celle-ci, dissoute dans l'alcool, donne par évaporation spontanée une poudre grenue composée de prismes microscopiques.

Un sel de quinine en solution aqueuse, additionné d'un peu d'eau de chlore et de quelques gouttes d'ammoniaque, prend une teinte verte. Si l'ammoniaque n'a pas été employée en excès, la teinte verte passe au violet; puis, si on ajoute quelques gouttes de chlore, elle prend une couleur rouge foncé. Si, au lieu de chlore, on emploie l'hypochlorite de chaux additionné d'acide chlorhydrique, il se dépose une poudre verte quand on ajoute l'ammoniaque.

L'eau de chlore versée sur du sulfate de quinine délayé dans l'eau jusqu'à dissolution et additionné de ferrocyanure de potassium en poudre fine produit immédiatement une coloration rouge foncé persistant à l'obscurité, mais passant au vert à la lumière.

Distillée avec un excès de potasse caustique, la quinine donne de l'hydrogène et une oxylépidine $C^{10}H^9AzO$ bouillant vers 220° et dont les dissolutions sont fluorescentes.

Les sels de quinine constitués par les acides sulfurique, phosphorique, arsénique, tartrique, citrique, benzoïque, etc., ont, en solution aqueuse, une fluorescence bleue qui n'existe pas quand la quinine est combinée avec les acides chlorhydrique, bromhydrique, ferrocyanhydrique, sulfocyanhydrique, hyposulfureux, etc.

Sulfate de quinine. — La quinine forme avec l'acide sulfurique un sel neutre et un sel basique. Ce dernier seul nous intéresse, car c'est celui que l'on emploie en médecine.

Le sulfate basique $(C^{20}H^{24}Az^2O^2)^2SO^4H^2 + 7H^2O$ cristallise en aiguilles minces, longues, flexibles, nacrées, très légères, et dérivées d'un prisme rhomboïdal oblique. Sa saveur est extrêmement amère, mais elle n'est plus appréciable dans une dissolution qui contient moins de 1 pour 1,000 de quinine. Sa réaction est légèrement alcaline. A l'air, il s'effleurit rapidement et peut perdre ainsi 10,32 0/0 de son poids. A 100°, il perd le reste de son eau de cristallisation. Chauffé à 100°, il devient phosphorescent; il fond facilement. Puis, si on élève la température, il prend une belle couleur rouge, et enfin se décompose en laissant un charbon poreux.

Ce sel se dissout dans 755 parties d'eau à 15°, dans 30 parties d'eau bouillante, dans 80 parties d'alcool à 80° froid, dans 60 parties d'alcool absolu, dans 36 parties de glycérine pure. Il est insoluble dans l'éther et le chloroforme. L'acide sulfurique, ajouté en petites quantités, le transforme en sulfate neutre, beaucoup plus soluble. Le chlorhydrate d'ammoniaque, l'azotate de potassium, le sel marin, l'eau de savon, augmentent beaucoup sa solubilité dans l'eau.

L'acide chlorhydrique et les chlorures solubles diminuent ou annihilent la fluorescence bleue de sa solution.

Essai. — Le sulfate de quinine peut être et est même fort souvent l'objet d'un grand nombre de fraudes, qui toutes ont pour but de mélanger soit des substances étrangères, soit un sel d'alcaloïdes des quinquinas moins coûteux, et auxquels on communique une cristallisation à peu près analogue.

Le Codex français indique le mode d'essai suivant:

1° Un gramme de sulfate desséché à 100° doit laisser un résidu pesant au moins 0^{gr},85. En effet, le sulfate officinal renferme:

Quinine.	74,31
Acide sulfurique.	11,24
Eau de cristallisation.	14,45

et on n'a ainsi éliminé que l'eau de cristallisation. Il est combustible sans résidu (*absence de matières fixes*).

Au contact de l'acide sulfurique pur et concentré, il ne se colore pas sensiblement (*pas de matières étrangères, de matières sucrées, de glucosides*).

Il se dissout complètement dans l'acide sulfurique dilué (*pas d'acides gras, d'amidon*) et dans un mélange en volume de 5 parties d'alcool à 95° et de 10 parties de chloroforme (*sels minéraux*).

La solution aqueuse ne précipite pas par l'azotate d'argent (chlorures).

Pour reconnaître les autres alcaloïdes du quinquina, on procède à l'essai suivant (Kerner et Codex):

Dans un tube à essai bouché, on mélange 2 grammes de sulfate de quinine avec 20 centimètres cubes d'eau distillée, en agitant vivement. On plonge ensuite le tube dans l'eau à 70-100°, pendant une demi-heure, en agitant de temps en temps. On laisse ensuite refroidir d'abord à l'air, puis, pendant une demi-heure, dans un bain d'eau à 15°, en agitant.

On filtre sur un filtre Berzélius, et, sur le liquide filtré, on fait les deux opérations suivantes:

1° Au moyen d'une pipette jaugée, on prélève 5 centimètres cubes du liquide limpide, on l'introduit dans un tube, et on ajoute 7 centimètres cubes de solution ammoniacale à 0,960 de densité, en ayant soin que les liquides se mélangent aussi peu que possible. On renverse doucement le tube bouché avec le doigt. Le mélange doit être limpide et rester tel pendant vingt-quatre heures. Un trouble persistant ou des cristaux déposés dans la liqueur d'abord éclaircie indiquent la présence d'une proportion inacceptable d'alcaloïdes autres que la quinine.

Ce procédé indique que le sulfate de quinine ne renferme pas plus de 1 0/0 de cinchonine ou de quinidine et des traces de cinchonine.

2° 5 centimètres cubes de liqueur filtrée, évaporés à l'étuve à 100° dans une capsule tarée jusqu'à ce que le poids ne varie plus, ne doivent pas donner plus de 15 milligrammes de résidu.

Kerner a indiqué (Archiv. der Pharm., mars 1880, p. 186) un procédé de dosage volumétrique de la quinine dans le sulfate commercial.

Chlorhydrate basique (C²⁰H²⁴Az²O²HCl)+3H²O. — Ce sel cristallise en longues aiguilles fibreuses, soyeuses, non efflorescentes à la température ordinaire, mais perdant un quart de leur eau de cristallisation à une température même peu élevée. Il est soluble dans 25 parties d'eau à 15°, dans 5 parties d'eau bouillante, dans 3 parties d'alcool à 90° et dans 10 parties de chloroforme.

100 parties de ce sel renferment 81,71 de quinine et 9,08 d'eau.

Bromhydrates. — 1° Bromhydrate de quinine basique C²⁰H²⁴Az²O²HBr+H²O. Cristallise en aiguilles fines, soyeuses, groupées autour d'un point central, solubles dans 60 parties d'eau froide et très solubles dans l'eau bouillante ainsi que dans l'alcool. 100 parties renferment 76,60 de quinine et 4,25 d'eau.

2° Bromhydrate neutre C²⁰H²⁴Az²O²2HBr+3H²O. Cristallise en prismes incolores, inodores, amers, solubles dans 7 parties d'eau froide, très solubles dans l'eau bouillante et l'alcool. 100 parties renferment 60 parties de quinine et 10 parties d'eau.

Ferrocyanhydrate de quinine

$$C^{20}H^{24}Az^2O^2(CAz)Fe^6H^4+2H^2O.$$

C'est un sel jaune qui cristallise en petites aiguilles de la solution alcoolique froide, et en masses amorphes et résineuses de ses solutions chaudes. Sa saveur est extrêmement amère. Il s'effleurit à l'air. Il est à peine soluble dans l'eau, très soluble dans l'alcool, surtout à chaud. Il laisse par incinération un résidu d'oxyde de fer.

100 parties de cristaux renferment 56,25 de quinine et 6,25 d'eau.

Lactate de quinine C²⁰H²⁴Az²O², C³H⁶O³. Cristallise en aiguilles prismatiques, anhydres, présentant à peu près l'apparence du sulfate officinal. Il se dissout dans 3 parties d'eau froide et dans moins de son poids d'eau bouillante. Très soluble dans l'alcool à 90°, il est presque insoluble dans l'éther.

Salicylate de quinine basique

$$2(C^{20}H^{24}Az^2O^2,C^7H^6O^3)+H^2O.$$

Ce sel se dissout à 10° dans 900 parties d'eau ; à 100° il perd sa molécule d'eau.

100 parties renferment 68-79 de quinine et 1,91 d'eau.

Tannate de quinine C²⁰H²⁴Az²O²(C²⁷H²²O¹⁷)2. Ce sel est amorphe, incolore, insoluble dans l'eau, l'éther et le chloroforme, très soluble dans l'alcool, se dissolvant lentement, mais en proportion considérable, dans la glycérine. Il renferme 20 à 21 0/0 de quinine.

Valérianate de quinine C²⁰H²⁴Az²O²,C⁵H¹⁰O². Ce sel forme des cristaux prismatiques, volumineux, blancs, anhydres, d'une légère odeur d'acide valérianique, de saveur amère, solubles dans 110 parties d'eau froide, 40 parties d'eau bouillante, 6 parties d'alcool à 80° froid, et 1 partie d'alcool à 80° bouillant. Il est peu soluble dans l'éther, dans lequel il se gonfle considérablement. Il fond à 93°. 100 parties renferment 76,06 de quinine.

Cinchonine C¹⁹H²²Az²O. Cet alcaloïde qui existe à l'état naturel dans les écorces de quinquina a été découvert à l'état pur par Pelletier et Caventou en 1820.

Il cristallise en prismes soyeux ou en aiguilles incolores, inodores, d'abord insipides, puis devenant amers, styptiques. Leur réaction est alcaline. Il est insoluble dans l'eau froide ou chaude, soluble dans 110 parties d'alcool à 15°, dans 28 parties d'alcool bouillant, dans 371 parties d'éther, 350 de chloroforme. Son meilleur dissolvant est un mélange

d'alcool et de chloroforme. Les huiles fixes et essentielles la dissolvent en petite quantité.

La cinchonine fond à 252° (Hesse) 269° (Kraup) et brunit, puis se sublime à 275° dans un courant d'acide carbonique. Chauffée à 130° avec l'acide sulfurique étendu, elle se convertit en une base isomérique, la cinchonicine (Pasteur, Howard, Hesse). C'est une résine qui fond vers 50° et ne donne par oxydation que des matières résineuses. Distillée avec la potasse, elle donne, outre la quinoléine, toute la série des bases pyridiques.

Les composés oxydants, tels que les acides nitrique et chromique, le permanganate de potasse, attaquent la cinchonine en donnant de la cinchonétine, C¹⁸H²⁰Az²O³, corps violet, amorphe, de l'acide cinchoninique, de l'acide oxycinchonique, et cinchonique.

Une solution de cinchonine dans l'acide sulfurique dilué ne doit avoir qu'une faible fluorescence bleue (absence de quinine et de quinidine). Cette solution, traitée par l'ammoniaque, donne un précipité peu soluble dans cette dernière (absence de quinine), et qui demande pour se dissoudre au moins 300 parties d'éther (pas de quinine, de quinidine, de cinchonidine).

Sulfate de cinchonine (C¹⁹H²²Az²O)²SO⁴H²+H²O. Ce sel cristallise en prismes lisses du système clinorhombique, blancs, durs, transparents, inodores, amers, neutres. Il se dissout dans 70 parties d'eau et 6 parties d'alcool à 15°, dans 14 parties d'eau bouillante, 1,5 partie d'alcool bouillant, 60 parties de chloroforme ; il est insoluble dans l'éther ou le benzol. A 100°, il perd son eau de cristallisation, et à 240°, il fond en se sublimant en partie. Il brûle sans laisser de résidu. A 100°, ses solutions deviennent phosphorescents comme ceux du sulfate de quinine. Ses solutions sont fortement dextrogyres. 100 parties de ce sel cristallisé renferment 81,44 de cinchonine et 4,99 d'eau.

Cinchonidine C¹⁹H²²Az²O. Cet alcaloïde, découvert par Vinckler, 1848, existe parfois dans certaines écorces. On le retire surtout du quinquina rouge. Sa proportion est d'autant plus considérable que celle de la quinine est plus faible, et il paraît être un résultat de la transformation de cette dernière dans l'écorce même.

La cinchonidine cristallise en prismes romboïdaux, durs, à éclat vitreux, ne renfermant pas d'eau de cristallisation, inodores, d'une saveur moins amère que celle de la quinine. A 17°, elle se dissout dans 12 parties d'eau à 0,83 et 2,180 parties d'eau; à 100° dans 1,858 d'eau ; une partie se dissout dans 144,5 d'éther. Elle fond, vers 175°, en un liquide jaunâtre qui cristallise par refroidissement. Elle brûle ensuite en répandant une odeur d'amandes amères, et laissant un résidu charbonneux volumineux.

Elle renferme souvent de la quinidine que l'on reconnaît de la façon suivante : en exposant à l'air chaud et sec des cristaux récents, ceux de la cinchonidine restent transparents, ceux de la quinidine s'effleurissent en prenant une teinte blanc mat. La cinchonidine ne donne pas de coloration verte en présence du chlore et de l'ammoniaque.

Ses réactions sont les mêmes que celles de la cinchonine et ses propriétés fébrifuges égalent presque celles de la quinine. Ses réactions sont analogues à celles de la cinchonine.

Sulfate de cinchonidine (C¹⁹H²²Az²O)²SO⁴H²+H²O. Il cristallise en prismes à 3 équivalents d'eau de ses solutions concentrées, en aiguilles brillantes, à 6 équivalents d'eau des solutions peu concentrées. Les solutions alcooliques donnent des cristaux prismatiques à 2 équivalents d'eau.

Le sulfate à 6 équivalents est le sel officinal, en France. En Amérique, c'est celui à 3 équivalents. Il est inodore, amer et neutre. Il se dissout dans 100 parties d'eau et 71 parties d'alcool à 15°, dans 4 parties d'eau bouillante, dans 12 parties d'alcool bouillant et dans 1,000 parties de chloroforme. Ses solutions sont fortement lévogyres et non fluorescentes. Il est peu soluble dans l'éther et le benzol. A 100°, il perd son eau de cristallisation. Il est combustible sans résidu.

Dissous dans 40 fois son poids d'eau bouillante, et additionné d'un excès de tartrate droit de potasse et de soude, le sulfate de cinchonidine donne, par refroidissement de la liqueur, des cristaux de tartrate droit de cet alcaloïde. Après vingt-quatre heures l'eau mère filtrée ne doit pas se troubler par l'addition d'une ou deux gouttes d'ammoniaque (absence de sulfates de cinchonine et de quinidine).

Quinidine $C^{20}H^{24}Az^2O^2$. Cette base, qui porte aussi le nom de *conchinine*, a été isolée, en 1833, par Henry et Delondre. Bien que la formule de cette base soit identique à celle de la quinine, ses propriétés physiques et chimiques sont différentes.

Elle cristallise, avec 2 1/2 molécules d'eau, en prismes rhomboïdaux obliques, ou en paillettes avec 1 ou 1 1/2 d'eau. Elle est efflorescente à l'air, très amère, très peu soluble dans l'eau froide, plus soluble dans l'alcool à 80°, soluble en toute proportion dans ce liquide bouillant, peu soluble dans l'éther. Elle se dissout peu dans la benzine, le chloroforme et le sulfure de carbone. Elle fond à 168°.

La solution alcoolique dévie fortement à droite la lumière polarisée. Les solutions acides sont fluorescentes. Comme la quinine, elle se colore en vert par le chlore et l'ammoniaque. Elle forme aussi des sels neutres et acides.

Oxydée, la quinidine donne de l'hydroquinidine, de la *quiténidine* et de l'acide formique. La quiténidine $C^{19}H^{24}Az^2O^2+2H^2O$ cristallise en prismes peu solubles dans l'eau froide, insolubles dans l'alcool froid, solubles dans l'eau bouillante. Elle se transforme par la chaleur en *quinicine* (Pasteur, Hesse), et par l'acide sulfurique étendu en *isoquinidine*. A 140-150°, HCl, la *quiténidine* se transforme en *apoquinidine* $C^{19}H^{22}Az^2O^2$ puis en *hydrochlorapoquinidine* $C^{19}H^2.ClAz^2O$.

Sulfate de quinidine basique
$$(C^{20}H^{24}Az^2O^2)^2SO^4H^2+2H^2O.$$

Ce sel cristallise en prismes incolores et allongés rappelant l'apparence des cristaux de sulfate de quinine, inodores, de saveur amère, non efflorescents à l'air, solubles à 15° dans 110 parties d'eau, et 19,5 de chloroforme, très solubles dans l'eau et l'alcool bouillants. Ses solutions sont fluorescentes et fortement dextrogyres.

100 parties renferment 82,86 de quinidine et 4,60 d'eau.

Une partie de ce sel chauffée à 60° avec 10 parties d'eau, puis additionnée d'une partie d'iodure de potassium, et abandonnée au refroidissement après agitation, donne de l'iodhydrate de quinidine cristallisé. L'eau mère filtrée ne se trouble pas quand on l'additionne d'une ou deux gouttes d'ammoniaque, si le sulfate est pur.

Quinamine $C^{20}H^{24}Az^2O^2$. Découverte en 1872 par Hesse, dans l'écorce du *Cinchona succirubra* cultivé dans l'Inde, cette base se retrouve en réalité dans tous les quinquinas.

Elle cristallise en prismes anhydres, incolores, inodores, amers, solubles dans l'éther, la benzine, l'éther de pétrole, dans 100 parties d'alcool à 90° et 15 à 16 parties d'eau à 10°. Ses solutions sont dextrogyres, mais non fluorescentes. Elle fond à 176°. Traitée par l'acide sulfurique concentré, elle se colore en bleu puis en rose après addition d'eau.

L'acide nitrique concentré lui donne une coloration jaune. En solution acide, elle s'altère rapidement sous l'influence de la chaleur. Aussi, avec HCl, elle se change en *apoquinamine*. Chauffée à 130° avec l'acide tartrique, elle se convertit en son isomère, la *quinamidine*, qui cristallise en choux-fleurs, est très soluble dans l'alcool, peu soluble dans l'éther et le chloroforme.

En présence de l'alcool et de l'acide sulfurique chauffés à 80°, elle donne la *quinamicine*.

Paricine $C^{19}H^{18}Az^2O^2$. Dans la même écorce, Hesse a trouvé un alcaloïde auquel il a donné le nom de *paricine*. C'est une poudre jaune pâle soluble dans l'éther, dans lequel elle devient insoluble avec le temps et par suite d'absorption d'oxygène. Elle est soluble dans le pétrole, et fond à 116°.

Elle se dissout dans l'acide sulfurique avec une coloration jaune verdâtre. Elle se résinifie en présence de l'acide nitrique.

Hydroquinine $C^{20}H^{26}Az^2O^2$. Découvert, en 1882, par Hesse, cet alcaloïde cristallise en aiguilles insolubles dans les alcalis, peu solubles dans l'eau, lévogyres, de saveur amère et à réaction alcaline.

Hydroquinidine $C^{20}H^{26}Az^2O^2$. Isolée par Forst et Bohringer, en 1881, elle cristallise en aiguilles prismatiques fondant à 167°, dextrogyres.

Chairamine $C^{22}H^{26}Az^4O^4+H^2O$. Cristallise en aiguilles anhydres, fondant à 233°.

Chairamidine $C^{22}H^{26}Az^4O^4+H^2O$. Amorphe, fond à 126-128°.

Conchairamine $C^{22}H^{26}Az^4O^4+H^2O$. Prismes fusibles à 120°.

Conchairiramidine $C^{22}H^{26}Az^4O^4+H^2O$. Aiguilles fusibles à 114°.

Ces 4 alcaloïdes ont été retirés par Hesse (1884).

Aricine $C^{23}H^{26}Az^2O^4$. Prismes fusibles à 188°, lévogyres en solution neutre, inactifs en solution chlorhidrique.

Cusconine $C^{23}H^{26}Az^2O^4+2H^2O$. Isolée par Leverkohn (1829). Prismes fusibles à 110°, lévogyres.

Homoquinine. Découverte par Paul et Cownley. En paillettes à 2 molécules d'eau, décomposée par la soude en *quinine* et *cupréine*.

La solubilité des différents sels de quinine que nous avons cités a été résumée par J. Regnauld et E. Villejean dans le tableau suivant, résultat d'expériences nombreuses faites sur les sels dont la pureté était certaine, car ils avaient été préparés par les auteurs avec des produits complètement purs :

Bromhydrate de quinine.

		Sel anhydre.	Sel hydraté.
		Eau distillée.	
1 gramme de sel basique direct se dissout à une température de	+ 13	50,36	48,14
1 gramme de sel basique (Codex)	+ 15	47,05	45,02
1 gramme de sel neutre (direct)	+ 12	8,04	7,24
	+ 14	7,58	6,82
— (Codex)	+ 16	6,76	6,19

Chlorhydrate de quinine.

1 gramme de sel basique (direct)	+ 12	26,36	23,96
—	+ 14	24,15	21,35
—	+ 15	25,53	21,40
de sel basique (Codex) . . .	+ 12	26,10	23,76
— . . .	+ 15	Environ	0,65

Lactate de quinine.

1 gramme de sel basique (neutro et dir.)	+ 37	6,18	»
—	+ 15	9,65	»
— réaction nettement alcaline.	+ 15	10,29	»
de sel basique (Codex). . . .	»	»	»
— de sel acide . . .	+ 16	5,36	»
sel neutre (direct) . . .	+ 13	2,22	»

Salicylate de quinine.

1 gramme de sel basique (direct) . .	+ 15	880	863
— (Codex) . .	+ 10	Codex	900

Sulfate de quinine.

	+ 14	719	615
	+ 15	680	581
1 gramme de sel basique se dissout	+ 16	654	559
	+ 17	640	547
	+ 18	626	533

	Sel anhydre.	Sel hydraté. Eau distillée.	
1 gramme de sel basique préparé par la quinine extraite du sulfate d'iodoquinine.	+ 15	682	581
1 gramme de sulfate {	+ 15	11,77	8,81
	+ 17	11,24	8,82
neutre. . . . . . . {	+ 18	10,40	7,51

Valérianate de quinine.

1 gramme de sel basique (direct). . . .	+ 12	38,40	»
—	+ 16	33,70	»

Les sels médicinaux obtenus conformément aux indications du Codex portent la mention *Codex.* Ceux qui ont été préparés par la saturation directe, exécutée dans des conditions telles que la combinaison correspondait à la formule théorique fût sûrement réalisée, portent la mention *Direct* (Regnauld et Villejean, *Bullet. de thérap.,* CXII 1887, p. 49, etc.).

Thérapeutique. — Les effets physiologiques et thérapeutiques du quinquina se confondent pour la plus grande partie avec ceux de son alcaloïde le plus actif, la quinine. Nous étudierons d'abord le sel le plus employé, le sulfate de quinine, en indiquant les différences d'action qui peuvent exister entre lui et le quinquina en nature.

Le sulfate de quinine à faibles doses, 10 à 30 centigrammes, et dissous dans un liquide alcoolique mais non acide, agit comme les amers, le quassia, le colombo, la noix vomique, etc., en déterminant l'hypersécrétion du suc gastrique, et provoquant le besoin de prendre des aliments. Parfois il détermine de la diarrhée ; mais, le plus souvent, il constipe, surtout à doses longtemps continuées. A la dose de 1 gramme, il ralentit la circulation, mais d'une façon plus marquée chez le malade que chez l'homme en bonne santé, et ce ralentissement persiste plusieurs jours après qu'on a cessé l'administration du médicament. Pour produire les mêmes effets, il faudrait employer 8 à 10 grammes de poudre de quinquina. A doses plus élevées, il paralyse le système nerveux tout entier ainsi que le système musculaire de la vie de relation, d'où résulte, à dose toxique, l'abolition de la sensibilité, des mouvements respiratoires, des battements cardiaques et de la motilité générale. La paralysie est précédée d'une période d'excitation faible et passagère de ces systèmes. Les fibres lisses sont excitées avec des doses modérées ; elles paraissent être paralysées avec de fortes doses (Rabuteau). On sait du reste que la quinine produit des bourdonnements d'oreille, la dureté de l'ouïe, des vertiges, la titubation, l'obscurcissement de la vue, phénomènes que l'on désigne sous le nom *d'ivresse quinique.*

Elle possède une action irritante locale qui se produit sur l'estomac et l'intestin, quand on la donne à doses trop élevées ou trop prolongées. Aussi les injections hypo-

dermiques peuvent être la cause d'indurations ou même de suppuration.

La quinine et ses sels sont éliminés surtout par les reins et d'autant plus promptement que le sel est plus soluble (Kerner). Aussi doit-on employer de préférence les combinaisons les plus solubles et celles qui, sous le même poids, renferment la plus grande proportion de quinine.

La quinine et le quinquina sont employés dans les fièvres intermittentes, les diarrhées d'origine miasmatique, le rhumatisme articulaire aigu, les névroses à caractère intermittent régulier, la fièvre typhoïde, etc.

On connaît, sans que nous ayons besoin d'insister, l'action presque spécifique du sulfate de quinine et du quinquina contre les fièvres intermittentes, à la condition toutefois qu'ils soient administrés en temps opportun.

D'après la *méthode romaine* ou *de Torti,* qui était celle des jésuites, le Quinquina est administré *avant l'accès* à la dose de 8 grammes en une seule fois. Deux jours sans quinquina, 4 grammes les deux jours suivants, huit jours de repos et 2 grammes pendant huit jours.

Méthode de Sydenham. — Sydenham donnait 30 grammes de Quinquina en 12 doses toutes les quatre heures après l'accès, et pendant les jours libres ; rien le jour de l'accès, et huit jours après la première dose il recommençait le même traitement.

Méthode française. — Le premier jour, 8 à 15 grammes de quinquina ou 1 ou 2 grammes de sulfate de quinine en une seule fois, à des intervalles très rapprochés, c'est-à-dire dans un temps très court, en une ou deux heures par exemple, et le plus loin possible de l'accès à venir. Cinq jours de repos, puis même dose, huit jours de repos, puis même dose, et de huit jours en huit jours la même dose pendant un mois.

Trousseau a modifié cette méthode de la façon suivante :

Immédiatement après l'accès, 8 grammes de quinquina ou 1 gramme de sulfate de quinine. Un jour d'intervalle, même deux.

Cette règle doit céder devant les fièvres pernicieuses, car là il faut agir vite, et c'est alors au sulfate de quinine qu'il faut s'adresser, soit par la bouche si c'est possible, soit en injections hypodermiques, soit même encore, comme l'indiquait Jousset, de Bellesme (*Thèse,* 1868), en injections intra-trachéales.

Dans les diarrhées d'origine paludéenne, la quinine est le seul médicament qui donne de bons résultats en combattant l'intoxication.

Dans les rhumatismes aigus, elle fait disparaître la douleur, et en continuant son usage pendant huit à quinze jours à la dose de 1 à 3 grammes par jour pendant l'accès, puis en diminuant, on peut prévenir la récidive.

Le sulfate de quinine agit fort bien sur diverses affections nerveuses, la toux convulsive, l'asthme essentiel, les palpitations cardiaques; mais dans ce dernier cas il est contre-indiqué quand il existe des lésions organiques graves ou quand le pouls est irrégulier et intermittent, car il affaiblit alors le muscle cardiaque. Contre les névralgies à type périodique il peut rendre les mêmes services que dans les fièvres intermittentes.

Dans la fièvre typhoïde la quinine réussit comme apyrétique pour diminuer la rapidité du pouls, abaisser la température ; si les exacerbations et les rémissions se font périodiquement, c'est alors le sulfate de quinine à la dose de 1 à 2 grammes par jour, ou le quinquina à la dose de 10 à 15 grammes. Mais quand le malade est affaibli, dans la fièvre adynamique, la quinine ne doit pas être employée, car elle déprimerait l'organisme affaibli.

Outre ces usages qui priment tous les autres, la quinine a été préconisée dans la métrorragie, où elle agirait à la façon de l'ergot de seigle, en contractant, comme nous l'avons vu, les fibres lisses de l'utérus. Aussi faut-il user de grandes précautions quand on administre la quinine pendant la menstruation, et Rabuteau cite (*Thérap.*, p. 767) un cas dans lequel l'ingestion du sulfate de quinine fut suivie de douleurs à l'hypogastre, d'angoisse, de défaillance, etc. Une autre femme aurait succombé presque subitement après avoir pris, pendant la menstruation, une petite quantité de sulfate de quinine.

La *cinchonine* serait l'alcaloïde convulsivant des Quinquinas, et elle détermine un ensemble de phénomènes auquel Laborde a donné le nom d'*épilepsie cinchonique*. Elle provoque, chez l'homme sain, une céphalalgie violente de la région frontale et un affaiblissement musculaire plus marqué que la quinine. Comme fébrifuge, son action est moins marquée, plus variable que celle de la quinine, et il faut l'employer à doses d'un tiers plus fortes; mais, comme elle est toxique à hautes doses, on doit être très prudent dans son emploi. Ce serait par contre un excellent adjuvant de la médication quinique.

La *cinchonidine* est un excellent succédané de la quinine que l'on regarde même comme aussi efficace. Elle ne produirait ni bourdonnements d'oreilles ni troubles nerveux. D'après Laborde, la cinchonidine produirait une attaque d'épilepsie analogue à celle de la cinchonine. Cependant Coletti admet que, tout en produisant des convulsions, elle ne provoque pas de véritables accès épileptiques.

Gubler a employé le dibromhydrate de cinchonidine sous forme d'injections souscutanées préparées avec 10 grammes pour 50 centimètres cubes d'eau. Chaque seringue de Pravaz (1 centimètre cube) renferme 20 centigrammes de ce sel. Ces injections auraient une action égale à celle du sulfate de quinine.

La *quinidine* est, comme action antipériodique, un diminutif de la quinine, qu'elle peut remplacer dans un grand nombre de cas. Mais elle provoque des vomissements qu'on peut enrayer par l'opium. Ce serait pour Laborde un convulsivant.

Le Quinquina, sous forme de vin surtout, est un amer des plus précieux et un tonique qui réussit fort bien à relever les forces abattues. Cependant ce n'est pas sans restriction qu'il doit être prescrit, car, en nature, surtout dans les dyspepsies et dans celles qui sont caractérisées par la dilatation de l'estomac, ce n'est plus un tonique, mais un irritant de la muqueuse stomacale et qui va précisément à l'encontre du but que l'on vise. Comme topique, il rend des services dans la gangrène et pour guérir les plaies sur lesquelles il agit alors par son tanin.

La teinture de quinquina se donne à la dose de 4 à 10 grammes dans une potion.

Le vin de quinquina rouge est fébrifuge; le vin de quinquina gris est surtout tonique. La dose est d'un à deux verres à bordeaux par jour à prendre avant les repas.

La dose de l'extrait aqueux est de 50 centigrammes à 2 grammes en pilules ou en potion.

L'extrait alcoolique, dont l'action est plus sûre, se prescrit à la dose de 20 centigrammes à 4 grammes.

Le quinquina et ses dérivés jouissent en outre de propriétés prophylactiques, qui sont dues à leur action sur les microorganismes que l'on a retrouvés dans le sang des individus atteints de fièvres intermittentes, et pour lesquels ces alcaloïdes constituent dès lors un milieu de culture défavorable à leur développement. Aussi convient-il de préconiser l'usage du quinquina et des sels de quinine chez ceux qui voyagent ou séjournent dans les pays paludéens.

Le sulfate de quinine s'administre en pilules, et il est bon de l'additionner d'acide tartrique qui le rend plus soluble ; on le donne aussi en cachets dans le pain azyme, dans le café noir ou en solution acide. Ce mode de préparation est le meilleur. Il suffit d'ajouter quelques gouttes d'acide sulfurique pour obtenir la dissolution du sulfate basique, ou bien encore de l'acide tartrique ou citrique. L'amertume peut être masquée par l'infusion de café grillé, mais, dans ce cas, il se fait un peu de tannate de quinine, qui est lentement absorbable. Quand la quinine ne peut être supportée par l'estomac on l'administre en lavements. Son action est plus rapide mais aussi plus fugace que par la bouche.

Lavement :

Sulfate de quinine.	60 centigrammes.
Eau de Rabel. . .	5 gouttes.
Laudanum . . .	10 —
Eau tiède.	150 grammes.

La méthode hypodermique fournit un

moyen héroïque de faire absorber rapidement la quinine qui, au lieu de passer par le foie, entre dans la circulation et est éliminée par les urines. Comme les sels doivent être acides pour être solubles et qu'ils déterminent, comme nous l'avons vu, des inflammations locales, on emploie le plus ordinairement le bromhydrate qui ne détermine aucun accident local, sauf une légère induration. On peut injecter jusqu'à 1 gramme de ce sel dans la fièvre pernicieuse.

La dose de bromhydrate est de 40 centigrammes à 1 gramme et plus chez l'adulte; chez les enfants de quatre ans, 30 à 40 centigrammes; chez les enfants de deux à trois ans, 25 à 30 centigrammes; chez les enfants à la mamelle, 5 à 10 centigrammes, et dans ce dernier cas on l'administre en lavement avec une goutte de laudanum destinée à le faire tolérer par l'intestin et empêcher qu'il ne soit rejeté immédiatement.

Le chlorhydrate est plus soluble dans l'eau et dans l'alcool, ce qui lui assure un avantage des plus marqués sur le sulfate. De plus, sous le même poids, il renferme plus de quinine. Bien qu'il soit encore peu usité en France, mais beaucoup plus à l'étranger, c'est le sel de quinine auquel il conviendrait de s'adresser.

Le bromhydrate aurait l'avantage de ne pas produire l'ivresse quinique tout en agissant rapidement. Rabuteau a préconisé le quinate de quinine.

Henry et Delondre donnaient le nom de *quinium* à un produit complexe que l'on préparait dans le but d'utiliser certaines écorces pauvres et d'obtenir un fébrifuge, plus économique que le sulfate de quinine à une époque où ce dernier avait acquis une très grande valeur. Après avoir analysé les écorces, on les associait de telle façon que le sulfate de quinine et le sulfate de cinchonine se trouvassent dans le rapport de 2 du premier à 1 du second. Soit, par exemple, du quinquina rouge de Mutis fournissant par kilogramme 15 grammes de sulfate de quinine et 6 grammes de sulfate de cinchonine, et du quinquina de Maracaïbo donnant 2 grammes de sulfate de quinine et 6 grammes de sulfate de cinchonine. On prend 6 kilogrammes de quinquina Mutis et 1 kilogramme de Maracaïbo. Après les avoir réduits en poudre on les mélange avec la moitié de leur poids de chaux éteinte, on les lessive avec l'alcool à 90° bouillant, jusqu'à épuisement. On distille pour retirer l'alcool, et on dessèche le résidu à l'étuve. D'après les auteurs, cet extrait renfermerait le tiers de son poids des alcaloïdes supposés à l'état de sulfates.

Vin de quinium (Delondre).

Quinium.	4,50
Alcool à 90.	60,00
Vin blanc généreux.	1 litre.

Le quinium est peu sapide, ce qui est un avantage, et de plus il agit comme le quinquina, mais avec une activité plus grande.

Le *quinio* du Brésil est également un produit complexe analogue au quinium, mais que l'on obtient avec l'écorce de quinquina fraîche, la chaux et l'alcool. C'est une substance jaune, d'apparence résinoïde, de saveur amère, insoluble dans l'eau froide et communiquant à l'eau bouillante une saveur amère, mais sans se dissoudre. Elle est très soluble dans l'alcool, l'éther, l'acide sulfurique faible. Chauffée sur une lame de platine, elle brûle avec une odeur aromatique en laissant un résidu de chaux.

Quinine brute. — On l'obtient en traitant successivement le Calisaya par les proportions d'acide chlorhydrique, de carbonate de soude et d'alcool indiquées pour la préparation du sulfate de quinine. Seulement, au lieu d'aciduler la liqueur par l'acide sulfurique on distille l'alcool. Le résidu extractif constitue la quinine brute qui est un mélange de quinine, de quinidine, de cinchonine, de matières grasses, colorantes et résineuses. Cet extrait paraît jouir de propriétés fébrifuges marquées, et il est moins amer que le sulfate de quinine, ce qui le fait employer dans la médecine des enfants.

Le gouvernement des Indes proposa, pour remplacer la quinine, un mélange dénommé *Government Chinchona febrifuge*, qui résultait de l'extraction totale des alcaloïdes du *C. succirubra*. Des essais faits en France ont montré qu'il ne renferme que fort peu de quinine. On ne pourrait donc substituer à la quinine, dont les effets sont certains, cette poudre amorphe, blanche, dont la composition varie d'ailleurs avec l'âge, les conditions de développement des arbres exploités, et dont les effets sont faibles et incertains.

Quant à la *quinoïdine*, qui n'est qu'un mélange de tous les alcaloïdes restés dans les eaux mères après la préparation de la quinine, Burdel, de Vierzon, continuant les travaux de Natorp, de Fraser, etc., a montré tout le parti qu'on pouvait en tirer dans le traitement de la fièvre quarte, et surtout dans celui de l'intoxication tellurique. Mais sa composition n'est pas assez constante pour qu'on puisse faire fond sur cette préparation.

Quisqualis indica L. — Arbuste grimpant de la famille des Combrétacées, série des Combrétées ou *Chigomiers*, à feuilles opposées, simples, entières, brièvement pétiolées, ovales, elliptiques, arrondies ou légèrement cordées à la base, aiguës au sommet, plus ou moins villeuses ou pubescentes lorsqu'elles sont jeunes, devenant plus tard complètement glabres. Fleurs hermaphrodites, régulières, rouges, réunies en grappes axillaires et terminales, accompagnées de bractées ovales, rhomboïdes, acuminées, un peu velues, surtout sur les bords. Le réceptacle entoure l'ovaire à sa base puis se prolonge en un long tube velu, portant à sa partie supérieure un calice à 5 sépales velus, et une corolle à 5 pétales étalés, réfléchis. 6 étamines disposées sur deux verticilles, à filets libres, subulés, repliés d'abord sur eux-mêmes puis dressés à l'âge adulte. Ovaire adné au réceptacle, à une seule loge, renfermant 4 ou 5 ovules. Style adhérant d'un côté à la paroi du réceptacle, exserte, terminé par un stigmate indivis.

Fruit de 2 centimètres et demi environ de longueur, sec, allongé, indéhiscent, et muni de 5 ailes verticales membraneuses renfermant une seule graine allongée, dilatée à la base, s'amincissant à la partie supérieure et parcourue de 5 sillons longitudinaux, dépourvue d'albumen.

Cette espèce, qui est cultivée dans tous les jardins de l'Inde à cause de la beauté de ses fleurs, est indigène dans le Burmah, le Malabar, l'archipel Malais, la Cochinchine, etc. Ses graines, qui sont riches en matières grasses, jouissent, dans l'Inde et aux Moluques, d'une grande réputation comme anthelmintiques. Quatre ou cinq de ces graines réduites en poudre et mises sous forme d'électuaire, avec du miel ou des confitures, suffisent, d'après le témoignage même des médecins anglais, pour expulser les lombrics chez les enfants.

D'après Bouton (*Med. plant. of. Mauritius*, p. 58), une dose plus élevée produirait parfois des spasmes. Cette plante porte du reste à Maurice le nom de *Liane vermifuge*.

Quivisia mauritiana Baker (Bois quivi, Café marron). — Arbuste de l'Afrique australe, insulaire et orientale, des îles Maurice et de la Réunion, appartenant à la famille des Méliacées. Feuilles alternes, simples, brièvement pétiolées, obovales ou oblongues, penninerves, obtuses ou subaiguës et, dans une variété, à lobes pinnatifides. Fleurs peu nombreuses, disposées en cymes axillaires subsessiles. Calice campanulé, persistant, à 4 ou 5 petites dents. Corolle à 4 ou 5 pétales d'un gris d'argent, soyeux, plus longs que le calice, un peu épais, imbriqués. 8 ou 10 étamines, monadelphes à la base. Ovaire sessile, à 4 loges biovulées. Style grêle, annelé à la partie supérieure, à sommet stigmatifère, partagé en 4 petits lobes. Capsule globuleuse ou pyriforme, sèche, tomenteuse, s'ouvrant en 4 valves. Graines oblongues, à albumen charnu.

Cette plante présente différentes formes que Cavanillos a décrites comme des espèces.

Q. ovata Cav. — Feuilles alternes, obtuses, obovées, 3 à 4 fleurs tétramères.

Q. heterophylla Cav. — Feuilles les unes entières, les autres pinnatifides.

Q. decandra Cav. — Feuilles alternes, aiguës, 8 à 12 fleurs pentamères.

Q. oppositifolia Cav. — Feuilles opposées, oblongues, subobtuses; fleurs tétramères en cymes pédonculées.

Aux îles Mascareignes, l'écorce de ces arbustes est employée comme emménagogue sous forme de décoction ou d'infusion. Les feuilles passent pour être dépuratives et sudorifiques.

R

Raiponce. — Le *Campanula rapunculus* L., plante bisannuelle, de la famille des Campanulacées, fort abondante dans nos pays, présente une racine charnue, blanche, une tige dressée, haute de 50 à 80 centimètres, ramifiée à la partie supérieure. Feuilles radicales, pétiolées, oblongues, ovales ou lancéolées, crénelées, les caulinaires étroites, lancéolées, entières, sessiles. Toutes ces feuilles sont molles, glabres ou pubescentes. Fleurs d'un violet clair, assez grandes, pédonculées, solitaires à l'aisselle des feuilles caulinaires.

Calice à 5 divisions linéaires, subulées. Corolle gamopétale campani-

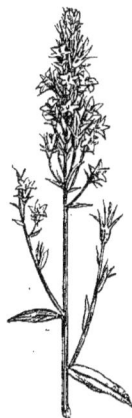
FIG.786. –Raiponce. Rameau.

forme, à 5 lobes courts, aigus; 5 étamines dilatées à la base, libres. Ovaire infère, à 3 loges multiovulées. Style à 3 branches

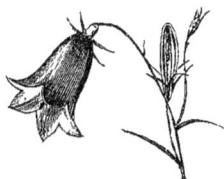
FIG. 787. — Raiponce. Fleur.

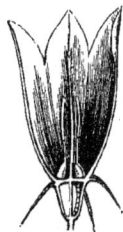
FIG. 788. — Raiponce. Fleur. Coupe longitudinale.

stigmatifères filiformes. Capsule triloculaire, s'ouvrant par des trous irréguliers et dorsaux.

La racine de cette plante est alimentaire

ainsi que ses jeunes pousses. Plus tard, celles-ci renferment un suc blanc, âcre, amer, qui présente quelque rapport avec celui des chicorées. La racine passait autrefois pour augmenter la quantité du lait chez les nourrices. Cette propriété n'est rien moins que prouvée, et la raiponce n'a aujourd'hui aucun usage médical sérieux, bien qu'elle ait été préconisée comme vulnéraire, astringente et antiphlogistique.

Randia dumetorum Lamk. (*Genipa dumetorum* H. Bn *Gardenia dumetorum* Retz, etc.). — Arbuste épineux de la famille des Rubiacées, série des Génipées, à feuilles opposées, ovales, cunéiformes à la base, lisses. Stipules soudées en gaine. Fleurs très odorantes, grandes, sessiles, solitaires, terminales. Calice gamosépale, à 5 lobes oblongs. Corolle campanulée, régulière, à tube villeux ; limbe divisé en 5 lobes ovales étalés. 5 étamines libres insérées sur la gorge de la corolle. Ovaire infère à 2 loges pluriovulées. Style entouré à sa base par un disque épigyne, glanduleux, terminé par 2 stigmates épais. Baie globuleuse ou ovale, surmontée des restes du calice, lisse, jaune, charnue, à une seule loge, renfermant des graines nombreuses, petites, brunes, à albumen corné.

Cette plante croît dans l'Inde, où elle est connue sous le nom de *Mainphal*, *Gelaphal*, etc. La seule partie usitée est le fruit, dont la pulpe est grisâtre et remarquable par les cellules pierreuses qu'elle renferme, rappelant par ce caractère certaines de nos poires.

D'après Dymock (*loc. cit.*), le Mainphal est décrit dans les ouvrages sanscrits sous le nom de *Madana* comme un des meilleurs émétiques. Un seul fruit mûr suffirait pour provoquer les vomissements, que l'on favorise avec des boissons amères et aromatiques. L'infusion de l'écorce de la racine est aussi administrée dans les douleurs abdominales. D'après Roxburgh, la racine et les fruits écrasés et jetés dans les cours d'eau servent, comme la coque du Levant, à empoisonner les poissons, dont la capture devient par suite plus facile et qui ne seraient pas vénéneux quand on les mange.

D'après Mooden Sheriff (Suppl. à *Pharmacopeia of India*), le fruit tout entier, tel qu'on l'administre, ne présenterait pas dans toutes ses parties des propriétés émétiques, car l'épicarpe et les graines sont inactifs. La pulpe seule est émétique et nauséeuse. On écrase les fruits (2 ou 3) qu'on fait macérer 10 à 15 minutes dans 100 à 120 grammes d'eau. On filtre, et cette dose suffit pour produire, au bout de dix minutes, des nausées et des vomissements, que l'on facilite en administrant de l'eau tiède. Dans ces conditions, c'est aussi un excellent succédané de l'ipéca dans la dysenterie. La dose de la

pulpe desséchée et pulvérisée est de 2gr,50 comme émétique et de 1 à 2 grammes comme antidysentérique. Les fruits, écrasés et mis en pâte avec de l'eau de riz, servent à faire des cataplasmes que l'on applique sur le ventre pour calmer les coliques.

L'écorce de l'arbre, qui est astringente et vantée comme tonique et stomachique, est vendue comme telle sous le nom de *Rohida*, qu'il ne faut pas confondre avec *Rakta Rohida*, nom que porte l'écorce du *Rhamnus Wrightii*.

2° *R. Uliginosa* DC. (*Pendari*). Le fruit non mûr grillé sur les cendres est employé dans la diarrhée et la dysenterie, après avoir eu soin d'enlever le noyau et les graines. Ce fruit est astringent et on le mange dans le Concan. Il est de la grosseur d'un petit citron, lisse et jaune quand il est mûr. Il ressemble du reste au fruit de l'espèce précédente (Dymock., *loc. cit.*).

Ratanhia. — Ce nom, qui appartient à l'idiome Quichua du Pérou, sert à désigner un certain nombre de plantes de la famille des Polygalacées, les *Krameria*, parmi lesquelles les plus importantes, au point de vue médical, sont les suivantes :

1° *Krameria triandra* Ruiz et Pav. Petit ar-

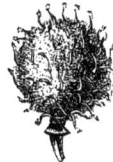

FIG. 789.—*Krameria triandra.*   FIG. 790.— *Krameria triandra*
Fruit.   Fleur.

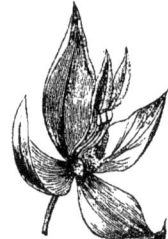

buste de 15 à 30 centimètres, rameux, chargé d'un duvet soyeux et blanchâtre. Feuilles alternes, presque sessiles, oblongues lancéolées, un peu insymétriques et atténuées à la base, apiculées, entières, rigides, épaisses. Fleurs grandes, rouges, en grappes terminales. Calice à 4 sépales, soyeux, blanchâtres, l'antérieur plus grand. Corolle à 2 pétales plus petits. 3 étamines unies à la base, dont les anthères s'ouvrent par un pore terminal commun aux 2 loges. Ovaire libre, à une seule loge par avortement et renfermant deux ovules. Il est accompagné en avant de 2 grosses glandes hypogynes. Style simple, conique, creux. Capsule globuleuse, de 1 centimètre environ, sèche, indéhiscente, couverte de soies blanches

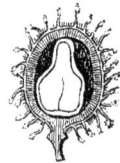

FIG. 791. — *Krameria triandra.* Fruit. Coupe longitudinale.

et de longs aiguillons barbelés, rougeâtres. Graines sans albumen.

Cette espèce est originaire des pentes arides, sablonneuses, des Andes de la Bolivie et du Pérou, où elle forme une sorte de tapis argenté émaillé de fleurs rouges.

La racine, seule partie employée, se présente en morceaux courts épais, pouvant atteindre le volume du poing, accompagnés de ramifications cylindriques longues et grêles. Ce sont surtout ces parties que l'on emploie. L'écorce, de 1 à 2 millimètres d'épaisseur, est d'un brun rouge foncé, rugueuse écailleuse. La couche interne est rouge, le bois est jaune brun. La saveur de l'écorce est astringente, un peu amère, son odeur nulle. Le bois est insipide.

Composition chimique. — L'écorce renferme un tanin particulier, appelé par Wittstein, qui le découvrit en 1854, *acide ratanhiatannique.* C'est une poudre amorphe, jaunâtre, soluble dans l'eau, l'alcool, l'éthr iqacétique, presque insoluble dans l'éther sulfuerue. En présence des sels ferriques il se colore en vert foncé. Sa formule serait représentée par $C^{20}H^{20}O^9$. L'acide sulfurique étendu le transforme à 100° en *rouge de ratanhia* $C^{20}H^{18}O^8$, mais il ne donne pas, comme on l'avait avancé, de sucre cristallisable.

Cette écorce renferme en outre de la cire, de la gomme, un sucre incristallisable et une petite quantité d'un corps solide, odorant, volatil, qu'on peut obtenir à l'aide de l'éther ou du sulfure de carbone, mais dont les propriétés chimiques ont été peu étudiées.

La *ratanhine* $C^{10}H^{13}AzO^3$ ne s'est retrouvée que dans un extrait sec de ratanhia ressemblant au kino, que l'on importait autrefois d'Amérique et qui ne se retrouve plus dans le commerce.

Elle forme des aiguilles fines, molles, réunies en mamelons, solubles dans l'eau et l'alcool faibles, insolubles dans l'alcool absolu et l'éther. Au-dessus de 150°, elle fond en un liquide jaunâtre, cristallisant par refroidissement. A une température plus élevée elle se volatilise en répandant une odeur aromatique. En ajoutant à la solution aqueuse de l'acide nitrique et chauffant, le liquide se colore en rose, en rouge rubis, en violet et enfin en bleu indigo. Cette réaction permet de découvrir 1/50,000 de ratanhine. Cette substance se combine avec les bases et les acides pour former des sels qui ne sont stables qu'en présence d'un excès d'acide.

L'*acide kramérique* de Peschier n'est que de la ratanhine souillée d'acide sulfurique.

2° *Krameria ixina* L. (*K. tomentosa* A. S. H. — *K. grandifolia* Berg. avec les formes *K. arida* Berg. — *argentea* Mort. — *cuspidata* Presl.). — C'est un petit arbuste de 1m,20 à 1m,80 de hauteur, couvert d'un duvet fin brun jaunâtre, à feuilles lancéolées, pubescentes, à fleurs disposées en grappes lâches plus allongées que celles de l'espèce précédente et généralement tétrandres.

Cette espèce, qui produit le *Ratanhia de Savanilla* ou de la Nouvelle-Grenade, dit Violet, croît dans les lieux arides, entre Pamplona et la Magdalena dans la Nouvelle-Grenade. On la retrouve aussi aux Antilles, dans le Mexique méridional, dans la Guyane et au Brésil.

La racine, qui n'est pas aussi longue que celle de l'espèce précédente, se distingue par sa coloration d'un brun pourpre foncé. L'é-

corce, qui atteint le quart ou même le tiers du diamètre du bois, est lisse, marquée de rides longitudinales et de crevasses transversales profondes, moins fibreuses que celles du *K. triandra.* Le bois est d'un jaune plus ou moins rougeâtre.

La saveur de cette écorce est très astringente.

La Savanille renferme un tanin différent de celui du *K. triandra,* mais dont les proportions sont plus considérables.

3° *K. secundiflora* DC., espèce de l'Amérique du Nord, dont les fleurs sont composées de 5 sépales, de 3 pétales et de 4 étamines. Sa racine ne parvient que rarement en Europe.

4° *K. cistoidea* Hook. et Arn., du Chili, présente également 5 sépales ainsi que 4 étamines.

Sa racine, qui a été importée à diverses reprises en Europe, présente les mêmes caractères que celles du Pérou.

Usages. — Les racines des *K. triandra* et *K. ixina* sont inscrites au Codex récent et par suite peuvent être employées l'une pour l'autre.

Thérapeutique. — La racine de Ratanhia est un astringent fort utile, propriété qu'elle doit au tanin qu'elle contient et qui atteint son maximum dans l'extrait aqueux. On l'emploie à l'intérieur dans les hémorragies, les diarrhées chroniques, en injections contre les catarrhes chroniques du vagin et de l'urètre. On l'a aussi préconisée contre les fissures à l'anus (Bretonneau et Trousseau).

On prescrit la tisane de ratanhia (racine, 20 grammes, eau bouillante un litre) en infusion, le sirop à la dose de 1 à 4 cuillerées, chacune d'elles renfermant environ 25 centigrammes d'extrait, la teinture, qui sert surtout à préparer les lavements (teinture 5 à 10 grammes; eau, 250 grammes).

Raphanus sativus L. — Le Radis, de la famille des Crucifères, série des Raphanées, est une plante herbacée, à tige de 30 à 60 centimètres, dressée, rude au toucher. Feuilles inférieures lyrées pinnatifides, les supérieures oblongues, dentées. Fleurs blanches, pourpres ou violettes, solitaires, réunies en grappes longues terminales. Organisation des Crucifères normales. Silique courte, épaisse, renflée, spongieuse, à articles peu marqués, ne se séparant pas, à bec conique épais.

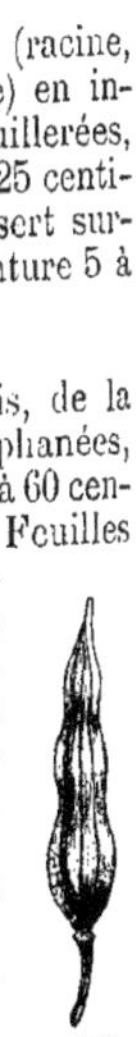

Cette espèce, qui est cultivée, présente deux variétés.

Fig. 792. — Radis. Fruit.

a. R. vulgaris, Radis rouge, à racine déprimée, ronde ou allongée, blanche, rose ou rouge.

b. Radis noir, à racine grosse, noire en dehors, blanche en dedans, de saveur très piquante.

On cultive le *R. vulgaris*, qui, comme l'on sait, est comestible et se mange cru. Son odeur est nulle, sa saveur est piquante et plus ou moins âcre, surtout dans le Radis noir. L'écorce de ce dernier, qui renferme une essence âcre, sulfurée, analogue à celle de la moutarde, peut, quand elle est râpée et appliquée fraîche sur la peau, déterminer à la longue une rubéfaction analogue à celle que produit la farine de moutarde. Elle n'est cependant employée que dans les campagnes. Ces deux variétés jouissent du reste des propriétés antiscorbutiques des Crucifères. Les graines renferment une certaine quantité d'huile fixe, mais dont la proportion n'est pas assez considérable pour qu'on l'exploite comme celle que renferment les graines de colza.

Rauwolfia canescens L. — Arbuste de la famille des Apocynacées, atteignant une hauteur de 15 pieds ou davantage. Feuilles ovales lancéolées, lisses en dessus, délicatement veinées en dessous. Fleurs petites et blanches, en cymes pauciflores. Calice à 5 divisions deltoïdes. Corolle glabre, à 5 lobes ovales oblongs. Etamines insérées au-dessous de la gorge de la corolle. 2 ovaires pauciovulés entourés par un disque urcéolé. Drupe didyme, arrondie, plus large que longue, colorée à la maturité.

Toutes les parties de cette plante, qui croît aux Antilles, sont remplies d'un suc laiteux qui produit une inflammation violente du tube intestinal et la mort. On emploie cependant aux Antilles en frictions un liniment composé de l'extrait de l'écorce à la dose de 4 grammes dissous dans 30 grammes d'huile de ricin, pour combattre certaines maladies parasitaires de la peau. Les nègres emploient à l'intérieur une infusion de l'écorce, qui est très amère, et mélangée à d'autres plantes, pour guérir la syphilis. La décoction est recommandée pour hâter la cicatrisation des ulcères chez l'homme et les animaux.

Ravensara aromatica Sonnerat (*Agatophyllum aromaticum* Wild.). — Le Ravensara, *Ravin-dzara* des indigènes de Madagascar, est un grand arbre de la famille des Lauracées, série des Cryptocariées, à feuilles alternes, pétiolées, entières, coriaces, épaisses. Fleurs hermaphrodites, disposées en grappes ramifiées de cymes, axillaires et terminales. Périanthe à 6 folioles libres, égales, infléchies au sommet. 12 étamines insérées sur la gorge du réceptacle; les trois plus intérieures sont stériles; les neuf extérieures sont fertiles. Ovaire inséré au fond du réceptacle, libre, à une seule loge uniovulée. Style simple, à stigmate capité. Fruit globuleux, deux fois gros comme une noix de galle, entouré étroitement par le réceptacle épaissi et devenu ligneux. Quand

il grossit, 6 fausses cloisons se dirigent vers le centre, où elles se rejoignent. Le péricarpe, les téguments de la graine et l'embryon lui-même, refoulés par ces cloisons, se déforment et se partagent en 6 lobes. Au sommet seulement, les cloisons ne se rejoignent pas et la partie de la graine qui correspond à la tigelle, à la radicule et au point d'attache des cotylédons reste entière (H. Baillon, *Hist. des pl.*, I, 436).

L'écorce, les feuilles et les fruits ont une odeur forte de clous de girofle. Les feuilles sont utilisées comme aromates. Elles sont coriaces, brunes, luisantes, très aromatiques et conservent très longtemps leur odeur. On les emploie comme assaisonnement.

Les fruits ont une odeur forte de cannelle-giroflée ou de piment jamaïque. Le noyau ligneux est jaunâtre et peu aromatique. L'amande jaunâtre est très huileuse, moins aromatique et même âcre (Guibourt, II, 398). Ces fruits sont râpés et servent comme aromates. Ils constituent l'épice de Madagascar ou la noix de girofle. Ils jouissent de propriétés stimulantes analogues à celles de la plupart des espèces très aromatiques.

Redoul. — Le *Coriaria myrtifolia* L., Redoul commun, Corroyère à feuilles de myrte, Herbe aux tanneurs, est un arbuste de la famille des Rutacées, série des Coriariées, qui croît dans les endroits frais, sur les bords des ruisseaux, dans toutes les régions méditerranéennes et que l'on cultive comme plante d'ornement. Feuilles opposées, brièvement pétiolées, accompagnées de deux petites stipules latérales caduques; elles sont simples, entières, ovales, lancéolées, aiguës, lisses, à 3 ou 5 nervures principales. Fleurs petites, verdâtres, hermaphrodites ou polygames, disposées en grappes au sommet des rameaux. Leurs pédicelles portent sur les côtés 2 petites bractéoles caduques. Calice à 5 divisions égales, persistantes. Corolle à 5 pétales sessiles, persistants, épais, charnus. 6 étamines hypogynes libres, disposées sur deux rangs. Ovaires au nombre de cinq, libres, uniloculaires, uniovulés. Style long, grêle, flexueux chargé de papilles stigmatiques.

Le fruit est formé de 5 carpelles, d'abord drupacés, puis devenant secs. Ils sont insérés sur le réceptacle devenu charnu, portant à sa base le calice persistant et les pétales devenus épais, charnus, et formant saillie dans l'intervalle des carpelles. L'ensemble simule une baie noir rougeâtre. Chacun des carpelles renferme une graine sans albumen.

Composition chimique. — Cette plante renferme dans toutes ses parties une substance particulière, la *coriamyrtine* $C^{40}H^{30}O^{10}$ étudiée par Riban (*Thèse Montpellier*, 1863 ; *Comptes rendus*, 1866, LXII; *Bullet. soc. chim.*, VII, 1867-1879). Elle est blanche, cristalline, de saveur très amère et très vénéneuse. 100 parties d'eau en dissolvent, à 22°, 1,44. 100 parties d'alcool, 2,01. Elle se dissout dans l'éther, le chloroforme, la benzine, mais fort peu dans le sulfure de carbone. Sa solution alcoolique est lévogyre. A 220°, elle fond en un liquide incolore qui cristallise en se refroidissant.

La coriamyrtine, traitée à 100° par de l'eau contenant de 2 à 3 0/0 de gaz chlorydrique, laisse déposer des flocons jaunes et donne naissance à trois substances : l'une jaune, insoluble dans l'eau, soluble dans l'alcool et l'éther, et deux autres qui restent en solution, l'une soluble dans l'eau, l'alcool et l'éther, la seconde dans l'eau et l'alcool, mais non dans l'éther. La liqueur qui surnage les flocons réduit la liqueur alcaline de cuivre, mais on n'a pu y déceler la présence du glucose. Du reste, la coriamyrtine n'est pas dédoublée par la synaptase.

La réaction la plus sensible et la plus caractéristique est la suivante : un milligramme, traité à 100° par l'acide iodhydrique, laisse déposer, en même temps que de l'iode réduit, un corps noir, mou ; on le lave à l'eau, on le dissout dans l'alcool, et cette solution, additionnée de quelques gouttes de soude caustique, donne une belle coloration rouge pourpre des plus caractéristiques. Cette couleur persiste en présence de l'alcool, mais l'eau la détruit.

Coriarine. — D'après Peschier, la décoction des feuilles du Redoul, traitée par la magnésie et l'alcool, donne une matière cristalline, alcaline, hygrométrique et dépourvue d'azote, la *coriarine*, qui ne serait pas toxique. Son existence n'a pas été suffisamment démontrée.

Outre les substances que nous venons d'indiquer, le Redoul renferme aussi une grande quantité de tanin.

Usages. — Les feuilles sont, dit-on, parfois mélangées au séné, et cette falsification est d'autant plus dangereuse qu'elles sont extrêmement vénéneuses. Nous verrons, en décrivant le séné, que ses folioles diffèrent trop des feuilles du Redoul pour qu'on puisse les confondre.

Les *fruits* sont aussi très vénéneux et d'autant plus dangereux que leur périanthe charnu présente une certaine analogie avec certains fruits comestibles. Les bestiaux qui broutent les feuilles et les tiges sont eux-mêmes intoxiqués. Cette action est due à la coriamyrtine.

Cette substance est en effet un toxique, car 2 centigrammes en injections hypodermiques suffisent pour tuer, en vingt-cinq minutes, un lapin avec des symptômes se rapprochant de ceux que détermine la strychnine. D'après Riban (*loc. cit.*), elle détermine des soubresauts violents de la tête, se communique à tous les membres, qui sont bientôt pris de convulsions cloniques et tétaniques : on remarque en même temps la contraction de la pupille, le trismus, l'écume à la bouche, puis la mort survient par asphyxie et épuisement nerveux. A l'autopsie, les vaisseaux sont gorgés de sang brun coagulé, ainsi que les cavités cardiaques, l'artère pulmonaire, la veine cave inférieure. La rigidité cadavérique est très rapide.

On ne remarque aucune action irritante sur le tube digestif. Dans l'empoisonnement la première indication est de faire vomir, d'administrer ensuite le café fort, quelques gouttes de chloroforme dans l'eau, puis, si les accidents généraux disparaissent, de donner un purgatif huileux.

Ces symptômes, qui présentent avec ceux que détermine la strychine une grande analogie, pourraient faire étudier l'emploi soit du Redoul, soit, et mieux, de la coriamyrtine dans certaines maladies du système nerveux.

2° Les feuilles du *C. ruscifolia* L. de la Nouvelle-Zélande (*Tu-tu*) déterminent une intoxication analogue, car elles sont, dit-on, toxiques pour les moutons et les bœufs, qui tombent d'abord dans la stupeur, puis, sous l'influence d'une excitation fortuite, sont pris de frénésie et deviennent dangereux. La crise diminue ensuite de fréquence, d'acuité, et la mort survient en peu d'heures. Les chevaux, les chèvres, les porcs pourraient manger ces feuilles sans inconvénient.

Les fruits deviennent comestibles en usant d'un artifice qui consiste à les entasser dans un mouchoir et à les sucer à travers le tissu. On évite ainsi de manger les graines qui sont toxiques. Le suc de ces fruits sert du reste à préparer une liqueur enivrante employée par les indigènes.

Les fruits du *C. thymifolia* Don. sont mangés également par les habitants de Quito. Quand ils en mangent d'une façon immodérée, toujours en rejetant les graines, ils présentent d'abord tous les phénomènes d'un délire gai, puis succombent au bout d'un certain temps.

Réglisse. — Le *Glycyrrhiza glabra* L. (*G. lœvis* Pall. — *Liquiritia officinalis* Mœnch.), de la famille des Légumineuses papilionacées, série des Galégées, est une plante herbacée, à racines vivaces, à tiges annuelles, dressées, hautes de 1 à 2 mètres, lisses, glauques. Feuilles alternes, imparipennées, à 4 ou 7 paires de folioles oblongues ou elliptiques, obtuses, entières, visqueuses en dessous, d'un vert vif. Stipules caduques, membraneuses. Fleurs bleuâtres ou lilas violacé en grappes axillaires, à bractées caduques. Organisation florale des Galégées : 10 étamines diadelphes (9 — 1). Gousse comprimée, longue de 25 à 30 millimètres, large de 5 à 7, apiculée au sommet. Elle renferme un petit nombre de graines lenticulaires, exarillées et colorées en brun. La racine, employée en médecine, est fournie par deux variétés :

1° *Typica*. La plante est presque glabre, les feuilles sont glutineuses en dessous. La corolle est bleu pourpre. La gousse, glabre, renferme 3 à 6 graines. Elle est indigène dans le Portugal, l'Espagne, le sud de l'Italie, la Sicile, la Grèce, la Chine, les provinces caucasiennes et les parties nord de la Perse. On la cultive en France, en Allemagne et en Angleterre.

2° *Glandulifera*. — La tige est pubescente ou rugueuse, glanduleuse. Les feuilles sont parfois glanduleuses en dessous. Le fruit est couvert de glandes saillantes, multiséminées, ou courtes et ne renfermant que 2 ou 3 graines.

Cette espèce est originaire de la Hongrie, de la Galicie, du sud et du centre de la Russie, de la Crimée, de l'Asie Mineure, de l'Arménie, de la Sibérie, de la Perse, du Turkestan et de l'Afghanistan.

Une autre espèce de Réglisse, le *G. lepidota*, croît abondamment dans les Etats-Unis d'Amérique.

Les pays qui produisent la plus grande quantité de Réglisse sont l'Espagne, la Syrie et l'Italie. En Espagne, elle croît dans les terrains bas, marécageux, surtout sur le bord

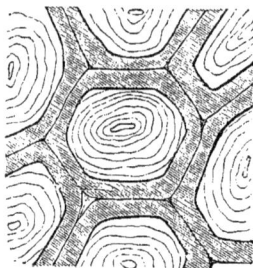

FIG. 793. — Racine de Réglisse. Coupe transversale.

des cours d'eau; mais sa qualité varie suivant la nature du sol. En Syrie, la Réglisse existe à l'état sauvage. Sa culture, qui avait échoué, a été reprise il y a quelques années, et est devenue aujourd'hui une ressource importante pour la province, d'autant plus que la Réglisse se contente des terrains les moins riches. En Italie, elle est cultivée surtout en Sicile, en Calabre et dans les territoires de Téramo et Caltanisetta. La plus grande partie de la racine récoltée est employée pour faire sur place l'extrait.

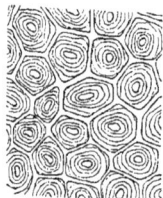

On peut ranger les Réglisses des différents pays de la façon suivante : celle de la Turquie d'Asie est amère, celle de la Grèce l'est un peu moins, celle de la Sicile est sucrée, mais moins que celle d'Es-

FIG. 794. — Racine de Réglisse. Coupe transversale.

pagne, qui est fort sucrée, mais qui le cède cependant à celle de l'Italie (Calabre).

La Racine de réglisse du commerce est ramifiée en branches latérales, et porte des stolons, véritables tiges souterraines. Elle a une longueur variable et 1 à 2 centimètres au plus d'épaisseur. Sa couleur est d'un gris brun à l'extérieur, d'un beau jaune à l'inté-

rieur. La cassure est fibreuse, l'odeur est terreuse, la saveur est douce et sucrée.

Composition chimique. — La Racine de Réglisse a été étudiée par Vogel (*Journ. f. prak. chem.*, 28, I), Lade (*Annalen*, LIX, 224), Gorup Besanez (*Annal.*, CXVIII, 236), Roussin et Habermann (*Lieb. annal. d. chem.*, CXCVII, p. 105, 1879). Son principe actif est la *glycyrrhizine*. Vogel lui attribue la formule $C^{16}H^{24}O^9$. Pour Lade, elle existe combinée dans la racine à une base organique analogue à l'ammoniaque. La formule $= C^{18}H^{24}O^7$ ou $C^{18}H^{22}O^6 + H^2O$. Gorup Besanez décrit la glycyrrhizine comme un glucoside se dédoublant en présence des acides étendus en glucose et *glycyrrétine* d'après l'équation suivante :

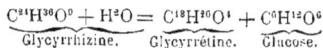

$$C^{24}H^{36}O^9 + H^2O = C^{18}H^{30}O^4 + C^6H^{12}O^6$$

Glycyrrhizine.   Glycyrrétine.   Glucose.

Il décrit la glycyrrétine comme une résine jaune brun, de saveur très âcre, insoluble dans l'eau, très soluble dans l'alcool, un peu moins dans l'éther et précipitée des solutions alcooliques par l'eau. Décolorée par le charbon animal, elle est presque blanche et amorphe.

Roussin, comme Lade, regarde la glycyrrhizine comme un acide, l'acide glycyrrhizique, combiné dans la racine avec un composé ammoniacal, formant avec l'ammoniaque deux composés, l'un avec excès de base donnant une solution jaune foncé, l'autre avec la moitié de base donnant une solution ambrée. L'acide glycyrrhizique présenterait des caractères intermédiaires entre l'acide tannique et l'acide pectique. Le second glycyrrhizate d'ammoniaque serait le principe sucré de la Réglisse. Pour Habermann, la racine de Réglisse renferme un acide azoté particulier, combiné avec l'ammoniaque, auquel il donne également le nom d'*acide glycyrrhizique* avec la formule $C^{44}H^{63}AzO^{18}$ ou $C^{22}H^{33}AzO^9$ renfermant par conséquent de l'azote. Son composé ammoniacal acide serait représenté dès lors par la formule $C^{44}H^{62}AzO^{18}AzH^4$.

La glycyrrhizine forme des écailles lustrées, un peu brunes. 1 gramme communique à 100 grammes d'eau une consistance telle qu'on peut renverser le vase sans faire tomber cette gelée. Sa saveur est très sucrée, avec un arrière-goût de Réglisse. Son odeur est nulle. Elle se dissout dans l'eau bouillante, moins dans l'alcool absolu, et est insoluble dans l'éther. Sa solubilité augmente dans des proportions considérables quand on ajoute une petite quantité d'ammoniaque ou d'alcalis caustiques. Ces solutions réduisent, après ébullition, la liqueur de Fehling. La glycyrrhizine supporte une température de 100° sans subir de modifications; à 110° elle brunit, fond à une température plus élevée, puis elle se décompose en laissant une masse poisseuse et dégageant une odeur de caramel. Elle s'enflamme et laisse un résidu blanc grisâtre.

Traitée par l'acide sulfurique, la glycyrrhizine donne un composé qui n'est autre que l'acide glycyrrhizique. C'est une matière amorphe, ressemblant au blanc d'œuf desséché, d'une saveur sucrée persistante, se gonflant dans l'eau froide, avec laquelle il forme gelée, et donnant avec l'eau bouillante une solution visqueuse. Cet acide se dissout dans l'alcool faible, surtout à chaud, dans l'acide acétique cristallisable, mais fort peu dans l'alcool absolu et l'éther. Il brunit à 100° puis brûle. Il réduit par la chaleur la liqueur de Fehling. Il rougit la teinture bleue de tournesol et décompose à l'ébullition les carbonates des terres alcalines. Cet acide est tribasique et forme des sels neutres et acides. Parmi ces sels les glycyrrhizates acides de potassium et d'ammoniaque ont une grande importance en vertu de leur facilité à cristalliser et de leur saveur sucrée.

La racine de Réglisse renferme en outre de l'*asparagine*, de l'amidon, de l'albumine végétale, une résine brune, âcre, une matière extractive, brune, de la cellulose, des sels de chaux, de magnésie, des acides phosphorique, sulfurique et malique.

La partie extérieure de l'écorce renferme une petite quantité de tanin.

Extrait de Réglisse. — La Racine de Réglisse sert à préparer l'extrait solide connu sous le nom de *Réglisse, extrait de Réglisse, suc de Réglisse,* et la *glycyrrhizine ammoniacale.*

L'extrait est fabriqué en grand en Espagne, en Sicile, en Calabre, dans le sud de la France, en Autriche, en Russie, en Grèce, à Smyrne. Les procédés variant beaucoup, nous décrirons celui que donne Hanbury, qui l'avait vu pratiquer à Cassano, en Calabre.

Les racines, récoltées au printemps, sont entassées dans un coin, et à mesure des besoins on les écrase sous une lourde meule de pierre, en ajoutant de l'eau jusqu'à ce qu'elles soient réduites en pulpe. On transporte cette pulpe dans des chaudières remplies d'eau, puis on fait bouillir à feu nu. La décoction, une fois faite, s'écoule dans des citernes souterraines, et est ensuite élevée par des pompes dans des bassines en cuivre, où on l'évapore à feu nu, en remuant constamment pour empêcher le suc de brûler. Quand il a pris la consistance extractive, on l'enlève chaud des chaudières, et on le transporte dans un atelier où des femmes le divisent en parties de poids égaux, qu'elles roulent à la main pour lui donner la forme cylindrique. Quand la pâte est encore un peu molle, on la timbre au nom du fabricant et on fait sécher en lieux clos.

Dans certains établissements, on évapore dans le vide, et ce procédé est préférable, car le suc, préparé par décoction, renferme toujours une grande proportion de matières âcres et souvent brûlé, d'où le nom de *suc brûlé* qu'on lui donne souvent.

L'extrait, préparé par décoction, qu'il ne faut pas confondre avec l'extrait du Codex, dont il diffère par sa composition et ses propriétés, se présente sous les formes les plus diverses, variant au gré des fabricants, mais le plus souvent en bâtons cylindriques aplatis à l'extrémité, où ils portent le nom du pays ou du fabricant.

L'extrait du Codex, qui est obtenu par évaporation au bain-marie, est de tous points préférable à celui du commerce ; mais ce dernier est à peu près le seul que l'on emploie en raison de son prix moins élevé, à moins de prescription spéciale.

On emploie aussi, pour obtenir un bon extrait, la vapeur, comme l'avait proposé Delondre. Pour cela, on soumet la racine de Réglisse, réduite en poudre grossière, à l'action de la vapeur, et le liquide qui en résulte, clarifié avec la gélatine, est évaporé en consistance d'extrait, que l'on roule sous forme de bâtons qu'on dessèche ensuite pendant dix jours dans des étuves maintenues à la température de 35°. Ce procédé est employé aujourd'hui dans les fabriques récemment montées.

L'extrait ainsi préparé joint à la pureté absolue les qualités de conservation et de permanence de forme qu'il doit posséder pour être commercial.

Il existe, en outre, dans le commerce des extraits préparés par des refondeurs, qui achètent aux producteurs des sucs de bonne qualité et les additionnent, après les avoir refondus, de farine, de fécule, de gomme, de dextrine, destinées d'après eux à donner au suc pur la consistance qu'il n'aurait pas sans cela, mais dont la présence constitue une fraude, dans le sens propre du mot.

Le suc de Réglisse ordinaire laisse un résidu abondant quand on le traite par l'eau. Les bâtons se brisent lorsqu'on les frappe et leur cassure présente une surface conchoïdale et des bords anguleux. Les fragments minces sont translucides.

Cet extrait a une odeur particulière, une saveur spéciale, douce, mais qui dans certaines sortes laisse un arrière-goût amer. Par la dessiccation complète il perd de 10 à 17 0/0 d'eau.

Glyzine. — Le Codex indique la préparation de la *glycyrrhizine ammoniacale* ou *glyzine,* qui se présente sous forme d'un vernis écailleux ou d'écailles sèches, brunes, qui, sous une faible épaisseur, sont rouges et translucides. Elle se dissout complètement dans l'eau distillée, à laquelle elle communique, même à petite dose, une couleur ambrée, une saveur sucrée, qui rappelle celle de la racine de Réglisse, et la propriété de mousser par l'agitation. La glyzine est insoluble dans l'alcool concentré et dans les liqueurs acides.

La racine de Réglisse de Smyrne, sorte indiquée par le Codex, donne de 6 à 7 0/0 de glyzine.

Thérapeutique. — La racine de Réglisse est un émollient qui est employé surtout dans la médecine populaire et qui peut rendre des services dans les affections catarrhales légères des bronches, l'irritation des muqueuses intestinales et urinaires, bien que ce dernier usage soit peu répandu. On l'emploie sous forme de décoction, et dans ce cas l'ébullition ne doit pas être prolongée plus de quelques minutes pour éviter la présence du principe âcre, qui peut cependant ne pas être entièrement dépourvu de propriétés. La macération (10 grammes pour un litre d'eau froide) prolongée pendant six heures donne un meilleur produit. On mâche aussi le bois, en ayant soin d'avaler la salive. Sa poudre sert à donner de la consistance aux masses pilulaires et à empêcher les pilules d'adhérer entre elles.

L'extrait du commerce est usité dans les mêmes conditions. Son activité n'est pas beaucoup plus grande. Il sert à préparer la *pâte de Réglisse* brune de Codex, qui pour

100 grammes renferme 2 centigrammes d'extrait d'opium, et qui ne peut-être donnée que sur prescription spéciale, et la *pâte de Réglisse* noire, qui ne contient pas d'opium et est la seule qui doive être vendue ordinairement. La *glyzine* sert à remplacer le bois et le suc de Réglisse, dont elle possède les propriétés organaleptiques. Elle présente de plus l'avantage d'être facilement soluble dans l'eau. Le Codex indique une tisane instantanée, faite avec un litre d'eau et 50 centigrammes de glyzine.

Remijia pedunculata Triana. — Arbuste de la famille des Rubiacées, série des Cinchonées, originaire de l'Amérique du Sud, où il habite surtout les parties basses, entre Susumuco et Villavicencia, sur les bords du Guaviare, du Rio-Negro; il a été découvert par Triana et Karsten. Feuilles opposées, lancéolées, aiguës, de 15 à 20 centimètres de longueur, glabres, à stipules grandes, coriaces. Fleurs blanches en corymbes ombelliformes et longuement pédonculées. Calice à 5 dents courtes, triangulaires. Corolle hypocratériforme, à 5 lobes velus; 5 étamines libres. Ovaire couronné par un disque. Capsule coriace, s'ouvrant en 2 valves du sommet à la base.

L'écorce de cette espèce avait été expédiée de la Nouvelle-Grenade, sous le nom de *Quinquina cuprea*, à cause de sa teinte cuivrée, et elle était fort appréciée pour sa teneur en quinine. Ce fut Triana qui l'identifia, en 1882. D'après Planchon (*Journ. de pharm. et de chim.*, 1884), on en distingue deux sortes :

2° *Ecorce du nord* ou de *Bucaramanga*. — Morceaux aplatis, peu épais, à écorce jaune brun, sillonnée longitudinalement, montrant sa coloration cuivrée quand le suber manque. Cassure nette, surface interne lisse. Saveur amère. Chez une autre sorte, le suber manque.

2° *Ecorce des Llanos* ou des plaines, qui diffère par une couleur plus claire, quand elle vient de la partie sud.

Composition chimique. — Ces écorces ont été étudiées par Arnaud (*Journ. de pharm. et de chim.*, p. 560, 1882), qui en donne l'analyse suivante :

Écorce de Bucaramanga.

Quinine	0,99 à 1,80 0/0
Quinidine	0,36 à 0,57
Cinchonine	0,45 à 0,60

Écorce des Llanos du Nord.

Quinine	0,39 à 0,78 0/0
Quinidine	0,35 à 0,75
Cinchonine	0,66 à 0,72

Écorce des Llanos du Sud.

Quinine	0,48 à 1,35 0/0
Quinidine	0,48 à 0,49
Cinchonine	0,80 à 0,99

Ces écorces renferment, en outre, un tanin colorant en vert les sels ferriques, 0,50 0/0 d'acide caféique et une matière gommo-résineuse rouge foncé.

2° *R. Purdieana* Wedd. — Cette espèce, qui diffère en quelques points de la précédente, et qui croît dans la vallée du Magdalena, fournit une écorce en morceaux roulés ou cintrés, à suber épais, irrégulier, verruqueux, gris brun. La couche inférieure est brune. La face interne est sillonnée longitudinalement.

Renoncules. — Les Renoncules, *Ranunculi* L., de la famille des Renonculacées, série

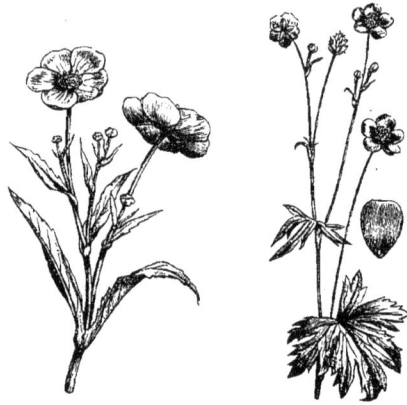

FIG. 795. — *Ranunculus lingua*.   FIG. 796. — Renoncule âcre.

des Ranunculées, sont des plantes herbacées, qui végètent dans le monde entier, bien qu'elles soient beaucoup plus communes dans les régions froides et tempérées que dans les pays tropicaux. Elles sont ter-

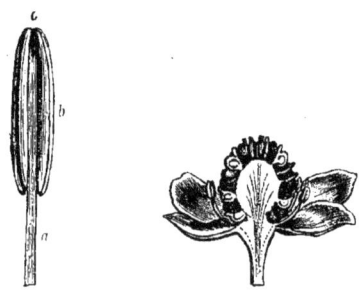

FIG. 797. — Renoncule. Etamine.   FIG. 798. — Renoncule scélérate. Fleur. Coupe verticale.

restres ou aquatiques, fugaces, annuelles ou vivaces, et, dans ce cas, elles se reproduisent par des réservoirs de sucs nourriciers, placés tantôt au niveau des racines, tantôt à la base de leur tige et renflés en bulbe, etc. Feuilles alternes, simples ou composées, complètes ou incomplètes. Fleurs hermaphrodites, solitaires ou en grappes terminales. 5 sépales caducs. 5 pétales. Étamines libres, en nombre indéfini. Ovaires nom-

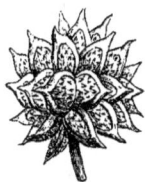

FIG. 799. — Renoncule
des champs. Fruit.

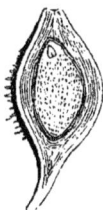

FIG. 800. — Renoncule
des champs. Akène.
Coupe verticale.

breux, uniloculaires, uniovulés. Fruit multiple composé d'un nombre variable d'akènes monospermes.

Composition chimique. — Les Renoncules renferment en général une huile essentielle jaune, de saveur âcre, d'odeur désagréable, que l'on peut extraire de l'eau distillée sur les plantes entières en l'acidulant avec l'acide acétique et l'agitant avec l'éther ou le benzol. Sa composition est la même que celle de l'*anémonol*. On ne peut l'extraire de l'eau alcalinisée par la potasse.

Elle agit sur les animaux à sang chaud comme un poison narcotico-âcre. A faibles doses, elle provoque la stupeur et le ralentissement de la respiration. A doses élevées, elle paralyse les extrémités antérieures et postérieures, détermine des convulsions générales auxquelles succède rapidement la mort. A l'autopsie, on constate les phénomènes de la gastrite aiguë, l'hyperhémie des reins et surtout de la substance corticale. La recherche de l'essence se fait en traitant les matières vomies par l'acide acétique, et agitant le mélange avec l'éther qui la dissout. L'urine ne donne aucuns renseignements. Par évaporation, l'éther dissout l'*anémonol* qui se dédouble en *anémonine* et *acide anémonique*. L'anémonol est un corps vésicant comme la cantharidine. C'est à lui qu'il faut attribuer l'intoxication. Mais son action varie suivant les individus.

Thérapeutique. — Les Renoncules sont en général fort âcres, vénéneuses, irritantes, épispastiques et employées à ces différents titres dans la médecine populaire d'un grand nombre de pays. On a remarqué que le principe irritant disparaît par la chaleur, l'ébullition ou même simplement par la dessiccation. L'eau seule suffit pour le détruire. On ne le retrouve pas dans les organes jeunes, aussi peut-on employer comme aliments les jeunes pousses de plusieurs Renoncules, après les avoir fait bouillir dans l'eau. Les feuilles de *R. aquatilis* desséchées servent à nourrir le bétail en Alsace et en Angleterre. La prudence la plus élémentaire commande cependant de repousser de l'alimentation toute Renonculacée.

Parmi les espèces les plus intéressantes, nous citerons les suivantes :

1° *Ranunculus aquatilis* L., Grenouillette, espèce très commune dans les fossés, les mares, les eaux stagnantes, les ruisseaux à cours peu rapide, et qui se distingue par ses fleurs blanches, grandes, portées sur de longs pédoncules et paraissant en avril-août.

2° *R. flammula* L., Petite Douve, Flaminelle, Herbe de feu; habite également les marais, les prairies hautes. Fleurs jaunes.

3° *R. lingua* L., Grande Douve. Espèce abondante dans les marais, les tourbières, et fleurissant en juin-août.

4° *R. acris* L., Bouton d'or, Renoncule des prés, à fleurs d'un beau jaune d'or, qui paraissent en mai-juillet.

5° *R. sceleratus* L. Espèce des marais à pétales nectarifères.

6° *R. arvensis* L., Bassinet des champs, à pétales jaune verdâtre.

7° *R. repens* L., Clair Bassin, Pied de poule. Habite les bords des fossés, les prairies.

8° *R. bulbosus* L., Pied de coq ; plante à souche vivace, bulbiforme, qui habite les prairies, les gazons.

Composition chimique. — C'est dans cette écorce qu'Arnaud (*Compt. rend.*, XCIII, p. 593) découvrit un nouvel alcaloïde, la *cinchonamine*. Hesse, en reprenant cette étude, a découvert d'autres alcaloïdes (*Liebig. Annal.*, CCXV, p. 211).

Cinchonamine $C^{19}H^{24}Az^2O$. — Aiguilles anhydres, inodores, amères, très solubles dans l'alcool chaud, l'éther, le chloroforme, le sulfure de carbone, la benzine, moins solubles dans l'alcool froid et peu solubles dans le pétrole, l'éther de pétrole, l'eau, fondant à 185 à 194°. Sa solution alcoolique n'est pas colorée par l'eau de chlore suivie de l'ammoniaque. La cinchonamine se dissout dans l'acide sulfurique avec une coloration rouge jaunâtre. Elle forme des sels neutres et mono-acides, mais non des sels di-acides comme la quinino.

D'après Laborde, la cinchonamine, qui n'a pas été étudiée au point de vue thérapeutique, est toxique pour les cobayes, à la dose de 25 centigrammes.

2° *Concusconine* $C^{23}H^{26}Az^2O^4$,H^2O. — Cette base forme des prismes rhomboïdaux obliques, renfermant 1 molécule d'eau, incolores ou légèrement jaunâtres, solubles dans l'alcool bouillant, la benzine, et, lorsqu'ils sont récemment précipités, solubles dans l'éther et le chloroforme, mais insolubles dans l'eau.

Bien qu'elle soit isomère avec la cusconine, elle s'en distingue parce qu'elle cristallise avec 4 molécules d'eau, qu'elle est lévogyre, tandis que la concusconine est dextrogyre. Cet alcaloïde ne perd son eau de cristallisation qu'à 144°, température à laquelle il fond, puis se solidifie, et enfin il fond réellement à 206 ou 208°. Par la fusion, une partie se convertit en alcaloïde amorphe.

Sa solution, dans l'acide acétique ou chlorhydrique, est colorée en vert foncé par l'acide nitrique concentré, et cette réaction est caractéristique de tous les alcaloïdes qui l'accompagnent, excepté la cinchonine et la cinchonamine.

Les solutions sont neutres et amères, tandis que l'alcaloïde lui-même est insipide.

La plupart de ses sels sont gélatineux. Le chlorhydrate et le sulfate peuvent cristalliser.

Hesse fait remarquer que cet alcaloïde présente la composition de la *gelsémine* de Gerrard, que la coloration en présence de l'acide nitrique est la même, et enfin que ses sels ont la même composition. Il serait donc nécessaire de comparer ces deux bases.

Chairamine $C^{23}H^{26}Az^2O^4$,H^2O. — Elle cristallise de l'alcool dilué en aiguilles blanches, et de l'alcool concentré en prismes incolores. Elle est soluble dans l'éther et le chloroforme, insoluble dans l'alcool, dont 540 parties dissolvent seulement 1 partie d'alcaloïde. Ses solutions n'ont aucune action sur le papier de tournesol.

La chaïramine fond à 240° et, quand elle est anhydre, à 233°. Elle forme avec l'acide chlorhydrique et l'acide sulfurique des sels cristallisables. Il en est de même du sulfocyanate.

Conchaïramine $C^{23}H^{20}Az^2O^4$. — Elle forme des prismes brillants, incolores, qui retiennent à la fois de l'alcool et de l'eau. Elle se dissout facilement dans l'alcool chaud, dans l'éther et le chloroforme; moins facilement dans l'alcool froid. Elle est dextrogyre, fond à 108 ou 110°, en perdant son eau de cristallisation, et à l'état sec fond à 120°.

Elle donne des sels cristallisables avec les acides chlorhydrique, sulfurique, etc.

Chaïramidine $C^{20}H^{20}Az^2O^4 + H^2O$; desséchée à l'air, c'est une poudre blanche, amorphe, soluble dans l'éther, l'alcool, la benzine, le chloroforme, mais non dans l'eau. Elle est dextrogyre. Après avoir perdu son eau de cristallisation, elle fond à 126 ou 128°.

Le chlorhydrate, le sulfate et l'acétate sont incristallisables comme la base elle-même.

Conchaïramidine $C^{22}H^{26}Az^2O^4$. — Elle cristallise de l'alcool en aiguilles blanches, solubles dans l'éther, l'alcool, le chloroforme, la benzine et l'acétone. Elle est lévogyre.

Le chlorhydrate et le sulfate cristallisent. Le sulfocyanate est amorphe.

Thérapeutique. — Les propriétés de l'écorce du *R. pedunculata* sont les mêmes que celles des écorces de quinquina, propriétés qu'elle doit aux alcaloïdes analogues qu'elle renferme. Nous n'avons donc pas à y revenir. Elles sont fort employées pour l'extraction de ces alcaloïdes. L'écorce du *R. Purdieana* n'est pas encore, que nous sachions, entrée dans la thérapeutique.

Rhamnus. — Les *Rhamnus*, de la famille des Rhamnacées, renferment un certain nombre d'espèces, qui intéressent à la fois la thérapeutique et l'industrie.

1° R. *catharticus* L. (Nerprun purgatif, Noir-prun, Bourg-Épine). — Arbuste de 2 à 3 mètres de hauteur, à branches stériles, épineuses. Feuil-

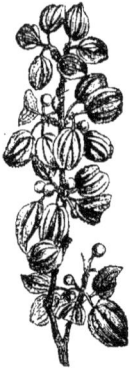

FIG. 801. — Nerprun.   FIG. 802. — Nerprun. Fruit.

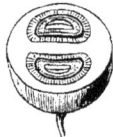

les opposées ou alternes, ovales, arrondies ou un peu atténuées à la base et au sommet, à 2 ou 3 nervures secondaires convergentes. Fleurs d'un jaune verdâtre, polygames dioïques, en grappes axillaires. Calice à 4 sépales triangulaires, épais; 4 pétales petits; 4 étamines libres. Ovaire libre à 3 loges uniovulées. Drupe sphérique du volume d'un gros pois, d'abord verdâtre, puis noirâtre, à 4 noyaux monospermes, à graines ovoïdes, trigones, albuminées.

Cette espèce habite les haies, les bois de nos contrées.

Les drupes renferment un suc d'abord vert, puis d'une couleur jaune safran, devenant ensuite rouge brunâtre, puis pourpre quand la maturité du fruit est complète. Sa saveur est douceâtre, puis amère et désagréable. Son odeur est forte et repoussante. Sa densité varie entre 1,070 et 1,075.

Composition chimique. — La composition est encore assez mal connue. Les baies renferment des matières colorantes, jaunes, entre autres la *xanthorhamnine*, de Liebermann et Horman, *rhamnégine* de Lefort, $C^{24}H^{32}O^{14}$ (*Journ. de Phys.*, p. 666), glucoside cristallisant en aiguilles jaunes, insipides, inodores, solubles dans l'eau froide et l'alcool, insolubles dans l'éther, se dédoublant en présence des acides dilués en *rhamnétine* et *isodulcite*.

La rhamnétine est jaune, insoluble dans l'eau, l'éther. Elle se dédouble à son tour en *phloroglucine* et *acide quercétique*, quand on la fait fondre en présence de la potasse.

Le principe amer a reçu le nom de *rhamno-cathartine*. C'est un corps translucide, amorphe, jaune, de saveur amère très désagréable. En présence de l'acide nitrique, il donne de l'acide picrique. Il est soluble dans l'eau et l'alcool; les alcalis et l'acétate basique de plomb colorent ses solutions en jaune foncé, et le chlorure ferrique en brun vert. Cette substance ne paraît être qu'un mélange de différents corps.

L'*acide rhamnotannique* de Binschwanger ne serait, d'après Schutzenberger, qu'un mélange impur de rhamnine et de rhamnétine.

Le principe purgatif du Nerprun n'est pas connu.

Thérapeutique. — Les baies de Nerprun agissent sur l'organisme comme un drastique énergique en donnant lieu à une diarrhée profuse, accompagnée de violentes coliques. Aussi ne les emploie-t-on pas sous cette forme. C'est *leur* suc auquel on s'adresse et que l'on obtient en écrasant les fruits et les abandonnant à la fermentation pendant 3 ou 4 jours. Quand le liquide est éclairci, on le passe. Ce suc est rougi par les acides, et avec les alcalis il prend une couleur vert clair.

Quand il fermente, il rougit, en raison de l'acide acétique qui s'est formé. Quand on l'évapore à sec et qu'on le mélange avec un alcali, la chaux par exemple, c'est alors le vert des peintres. Ce suc ainsi obtenu sert alors à préparer le *sirop de nerprun* (parties égales de sucre blanc et de suc), qui est coloré en pourpre foncé, de saveur âcre et nauséeuse.

Ce sont probablement ces propriétés organoleptiques qui l'ont fait rejeter du domaine de la médecine humaine dans celui de la médecine vétérinaire. C'est cependant un excellent cathartique, donnant lieu à des évacuations alvines séreuses, et qui serait fort utile dans les hydropisies, surtout en masquant sa saveur, comme l'a indiqué Soubeiran.

Sirop de Nerprun.	. . . .	30-60 grammes.
Sirop citrique.	. . . . .	100 —
Eau.	. . . .	900 —

La dose du sirop de Nerprun est d'une à deux cuillerées à bouche pour les adultes, et de 20 à 40 gouttes pour les enfants.

2° *R. californica.* — Petit arbre de 1ᵐ,20 à 4 ou 5 mètres de hauteur, à feuilles ovales oblongues ou elliptiques, de 2 centimètres et demi à 10 centimètres de longueur sur 1 à 4 centimètres de largeur, obtuses, aiguës, arrondies à la base, denticulées, entières, toujours vertes. Fruit pourpre noirâtre, à pulpe peu épaisse à 2-3 loges renfermant 2-3 graines.

Cette plante habite la Californie, la vallée du Sacramento, près du lac Klamath, de Santa Barbara à Fort-Tejou.

Le fruit renferme deux ou trois graines ayant à peu près la forme des grains de café, ce qui a fait donner à la plante le nom d'*arbre au café sauvage.* Son écorce est d'un blanc grisâtre particulier, devenant par la dessiccation brun foncé. Extérieurement elle est brune ou bleuâtre; intérieurement elle est jaune. Saveur extrêmement amère, avec un arrière-goût nauséeux. Odeur nulle.

Cette écorce a été pendant longtemps en grande réputation parmi les pâtres et les cultivateurs de la Californie comme un spécifique contre les troubles provoqués par la constipation, la dyspepsie. On l'emploie sous forme d'infusion froide, à la dose d'un à deux verres, répétée, s'il est nécessaire, deux fois toutes les vingt-quatre heures.

Sous forme d'extrait fluide, cette écorce a attiré l'attention des médecins en Californie, qui la prescrivent dans la constipation caractérisée par l'atonie. La saveur amère de ce médicament la rend assez difficile à administrer aux femmes et aux enfants. Mais on peut la masquer par le sirop d'écorce d'oranges, la teinture de cardamome, l'essence d'anis.

Il semble résulter des expériences qui ont été faites que cette écorce est fort utile dans la constipation opiniâtre et prolongée, accompagnée de désordres sympathiques de l'appareil digestif. L'extrait fluide, à la dose de 30 à 50 gouttes, une ou trois fois par jour, suivant le cas, donne lieu à des évacuations indolores, augmente l'appétit et exerce sur l'intestin une action tonique.

3° *R. crocea.* — Arbuste de 1 mètre à 1ᵐ,50 de hauteur, très rameux, à feuilles toujours vertes, coriaces, oblongues ou obovales, obtuses ou aiguës, souvent denticulées, glabres, d'un brun jaunâtre ou cuivré en dessous. Fruit obovoïde à 2-4 loges renfermant 2-4 graines, d'un rouge brillant.

Cette espèce habite les montagnes de la Californie, de San-Diego, au nord du lac Clear, dans la vallée du Sacramento et s'étendant à l'est jusqu'à Arizona.

Les fruits mûrs ont une saveur acidule agréable et sont mangés par les Indiens.

L'écorce est la partie usitée en médecine. Extérieurement, elle est de couleur brun foncé et intérieurement d'un rouge caracté-

ristique, et veinée délicatement de blanc. Son odeur est agréable et un peu aromatique. Quand on la mâche, elle donne lieu à une salivation abondante, colorée en rouge. Elle développe dans la bouche une sensation de chaleur qui persiste quelque temps et qui s'étend à l'épigastre quand on absorbe la salive. Cette sensation persiste dans la bouche pendant quelque temps, puis elle est suivie d'une saveur amère non déplaisante et d'une saveur acide qui persiste quand les autres sensations ont disparu.

Cette écorce est tonique et un peu laxative; à doses élevées, elle est cathartique, mais dépourvue de l'action violente des autres espèces.

L'extrait fluide peut être donné aux adultes à la dose de 12 gr. une ou deux fois par jour.

4° *R. frangula* L. (Bourgène, Aune noir, Nerprun bourdainier). — Tige rameuse, non épineuse. Fleurs blanc jaunâtre ou verdâtres. Baie arrondie, noire à la maturité.

Cette espèce croît abondamment dans les taillis, les haies. Son écorce se présente sous forme de petits fragments couverts d'une couche subéreuse, gris brunâtre ou brun noirâtre, marquée de lenticelles transversales blanchâtres. La face interne est lisse, d'un brun jaunâtre. Cassure courte, pourprée à l'extérieur, un peu fibreuse et jaunâtre en dedans. Son odeur est peu marquée. Sa saveur est agréable, douceâtre, un peu amère (*Brit. pharm.*). Elle est inscrite à la pharmacopée britannique.

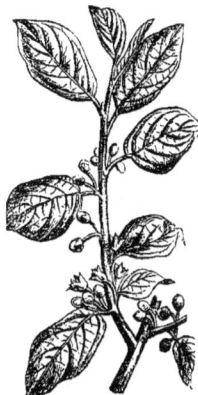
Fig. 803. — *Rhamnus frangula.*

Composition chimique. — Biswanger et Buchner, 1853, ont signalé dans cette racine la présence d'une matière jaune, cristalline, la *rhamnoxanthine*, que plus tard Casselmann (1857) semble avoir étudiée, sous le nom de *franguline*, et qu'il décrit comme une masse jaune clair de cristaux microscopiques, fondant à 249° et représentés par C¹⁵H⁸O⁶.

D'après Kubly, l'écorce de bourdaine renferme: 1° un principe analogue à l'acide cathartique; 2° un glucoside, l'*avornine*; 3° un acide produit par le dédoublement de l'avornine, qui donne en même temps une résine amorphe.

Faust (1869) regarde l'avornine comme de la franguline impure et donne à l'acide produit de son dédoublement le nom d'*acide frangulique.* Pour Liebermann et Woldstein (1876), l'acide frangulique est de l'*émodine* ou *trioxyméthylanthraquinone* C³⁰H¹⁰O¹⁰.

Schwabe (*Archiv. de pharm.*, XXVI, 569, 1888) a repris cette étude: des écorces vieilles, et non des écorces récentes, il a retiré, sur 25 kilogrammes, 10 grammes de *franguline* et 26 grammes d'*émodine*.

La franguline de Schwabe a pour formule C¹²H²⁰O¹⁶.

Elle se dédouble en présence des acides étendus et à l'ébullition en émodine et *rhamnodulcite*.

L'émodine serait identique à celle de la rhubarbe. Elle est soluble à chaud dans l'alcool, l'éther et l'acide acétique cristallisable, et se sépare de ses dissolvants sous forme d'aiguilles groupées en étoile. Elle se dissout dans les alcalis dilués, en donnant une magnifique coloration rouge cerise foncé. Sa formule $= C^{30}H^{10}O^{10}+H^2O$.

Cette écorce renferme aussi un principe amer, amorphe, résineux, une résine et de l'acide tanique.

Usages. — Cette écorce fraîche est émétocathartique, et purgative quand elle est sèche. Dans ce dernier cas, on donne, à la dose de 120 grammes répétée plusieurs fois, une décoction préparée avec 15 à 30 grammes pour 500 grammes d'eau. Bouillie avec une petite quantité d'eau, on l'a employée contre la gale. Squibb (*Ephemeris*, 1887, p. 984) dit avec raison que cette écorce, présentant les propriétés de la suivante et plus facile à se procurer, la remplacerait avec avantage.

Les fruits ne sont pas purgatifs et peuvent être ingérés sans inconvénient.

5° *R. Purshiana* DC. (*R. alnifolius* Pursh. — *Frangula Purshiana* Coop.). — Arbre de 5 à 7 mètres de hauteur, à feuilles alternes, pétiolées, elliptiques, dentées sur les bords, obtuses à la base, penninerves, accompagnées de 2 stipules latérales, caduques. Ces feuilles jeunes sont velues; plus tard elles deviennent lisses; elles ont 5 à 8 centimètres de longueur sur 3 à 5 centimètres de largeur. Fleurs blanches, petites, disposées en corymbes denses. Corolle à 5 pétales en forme de cuillerons, bifides au sommet. Petite drupe ovoïde de la grosseur d'un pois, noirâtre, à 3 noyaux minces, membraneuse.

Cet arbre habite les côtes américaines de l'océan Pacifique, surtout la Californie, et s'étend jusqu'aux frontières des possessions britanniques.

La partie usitée est *l'écorce*, qui porte, en Californie, le nom de *Cascara sagrada* (Écorce sacrée). Cette écorce est en fragments recourbés de diverses grandeurs, lisse à l'extérieur, couverte d'une couche blanc grisâtre qui s'enlève facilement, et fréquemment marquée de taches produites par les lichens adhérents. En dessous, la surface est brun violet, brun rougeâtre ou brunâtre. Intérieurement, elle est brun rougeâtre ou brun jaunâtre, un peu striée longitudinalement. Sa cassure est courte, excepté à l'intérieur, où elle est un peu fibreuse, surtout dans les fragments de grandes dimensions. L'odeur est nulle, la saveur est amère.

Composition chimique. — Le *R. purshiana* a été examiné en 1879 (*Americ Journ. of pharm.*, 1879, p. 165) par Prescott, qui avait signalé la présence de 3 résines, l'une brune, l'autre rouge, la dernière jaune, d'un corps cristallisable, des acides tanique, oxalique et malique, d'une huile grasse, d'une huile volatile, cire, amidon. Limousin (1885) admet que les résines de Prescott sont des dérivés de l'acide chrysophanique, qui s'y rencontre en quantités considérables. Pour Wenzel, il existe dans cette écorce

un glucoside de couleur orangé foncé, différant complètement de la franguline et de l'émodine. Meyer et Leroy-Webber (*Americ Journ. of pharm.*, février 1888, p. 3) ont trouvé : 1° un ferment auquel ils attribuent les douleurs épigastriques que l'on remarque souvent quand on emploie l'écorce fraîche, et qui provoque la formation d'acide lactique dans l'estomac; 2° un glucoside non amer, mais pouvant se dédoubler dans l'estomac et donner le principe amer, auquel ils attribuent les propriétés de l'écorce, mais qui n'a pas été étudié; 3° des traces d'ammoniaque. Pour eux, les propriétés laxatives sont dues aux résines, qui se trouvent en plus grande proportion dans les écorces anciennes, et les effets toniques au principe amer, cristallin.

Enfin, Schwabe (*loc. cit.*) n'a pu en séparer que de l'émodine, 5 grammes pour 10 kilogrammes d'écorce, et il la regarde comme le glucoside signalé par Wenzel.

Thérapeutique. — La partie utilisée en thérapeutique est l'écorce, qui a été introduite en France par Landowski, étudiée par G. Eymeri (*Thèse* Paris, 1884) à l'hôpital Cochin. En Amérique, on l'administre sous forme d'extrait fluide à la dose de 30 à 40 gouttes. En France, c'est la poudre, sous forme de cachets de 25 centigrammes chacun, dose qui est suffisante, en général, pour procurer chaque jour une selle.

Le Cascara sagrada est un laxatif fort utile pour combattre la constipation habituelle. En Amérique, on l'utilise dans les fièvres à type rémittent et intermittent. En France, on ne recherche que l'action laxative. Il importe de noter que lorsque l'action purgative se fait sentir, c'est-à-dire quand les doses que nous avons indiquées sont dépassées, le Cascara sagrada détermine des coliques très vives. Aussi ne peut-on l'employer comme purgatif.

6° *R. Wightii* W. et Arn.— Arbuste inerme, à feuilles glabres, subopposées, elliptiques, subcoriaces. Fleurs jaune verdâtre. Ovaire à 3-4 loges. Il habite les parties les plus élevées des montagnes occidentales de Madras, de Bombay, et Ceylan. L'écorce sèche est en fragments de 3 à 4 millimètres d'épaisseur, à surface externe brune, munie de protubérances subéreuses et souvent couverte de lichens. La surface de la couche moyenne est brun rougeâtre et présente des impressions en creux répondant à celles de la surface. La face interne est brun chocolat et devient noire. Cassure courte à l'extérieur, fibreuse à l'intérieur. Une goutte de solution de potasse colore cette écorce en rouge, le chlorure ferrique en vert foncé et l'iode en noir. Saveur astringente et amère, arrière-goût douceâtre. L'odeur rappelle celle du tan.

Composition chimique. — Cette écorce a été examinée par David Hooper, F. C. S. (*Pharmaceut. journ.*, 18 février 1888). Sa composition serait la suivante :

Matière cristalline	0,47
Résine brune, soluble dans l'alcool .	0,85
— rouge —	1,15
A reporter	2,47

Report.		2,47
Résine acide, soluble dans l'éther. .		4.56
A. — indifférente —		3,80
B. — — —		1,64
Tanin.		2,63
Principe amer.		1,23
Sucre réducteur		2,20
— non réducteur		10,12
Acide malique		0,89
— cathartique.		4,42
Extrait soluble dans l'eau		0,65
Matières albuminoïdes		6,67
Arabine soluble dans les alcalis. . .		1,75
Oxalate de chaux.		7,43
Amidon.		7,83
Arabine soluble dans les acides. . .		5,54
Cellulose		16,17
Subérine, lignose.		16,18
Cendres.		3,39
Humidité, perte.		0,38
		100,00

Le *principe cristallin* est en prismes microscopiques blancs, transparents, peu solubles dans l'eau, l'éther, l'alcool, le sulfure de carbone, fondant et se sublimant en partie. Il se rapproche beaucoup du corps cristallisable signalé par Prescott dans le Cascara sagrada.

La *résine brune*, soluble dans l'éther, donne une matière d'un beau rouge pourpre avec les alcalis, et les acides la précipitent de cette solution ; avec l'acide sulfurique, couleur écarlate passant au jaune ; avec l'acide nitrique, solution brun orangé, précipitée par l'eau. Cette résine est insipide.

La *résine rouge*, formant la partie la plus considérable, est colorée en brun rouge foncé par la potasse.

L'*α-résine* passe, sous l'influence de la chaleur et des acides, à l'état de résine soluble dans l'alcool. La *β-résine* est insoluble dans l'ammoniaque et les alcalis fixes, mais elle donne des solutions rouges avec les acides nitrique et sulfurique. Elle a une couleur brune qui passe au vert à l'air. Elle ressemble à la résine jaune du Cascara sagrada.

Thérapeutique. — Cette écorce est réputée dans l'Inde comme tonique, astringente et désobstruante. La meilleure préparation est la teinture alcoolique qui renferme les résines, à laquelle cette écorce doit ses propriétés.

Usages des Rhamnus dans l'industrie. — Dans l'industrie, on distingue les baies sous les noms de *Graines d'Avignon*, *d'Espagne*, *de Morée*, *de Turquie*, *de Perse ;* celles-ci sont les plus estimées. Elles doivent être récoltées avant leur maturité ; aussi ont-elles une teinte verdâtre, qui est la caractéristique de leur bonne qualité, car quand elles vieillissent elles noircissent et perdent leur principe colorant.

Leur décoction est brun verdâtre, odorante, de saveur très amère, et laisse déposer, au contact de l'air, après avoir passé au jaune, des paillettes d'un beau jaune d'or. Ces graines donnent une teinture jaune intense, très belle mais peu solide, avec les mordants d'alumine et les sels d'étain.

Le *vert de vessie*, qui sert dans la peinture à l'eau, et pour teindre les cuirs, les papiers, se prépare avec les baies du nerprun mûres, que l'on écrase et qu'on fait fermenter 8 jours. Dans le suc exprimé, on ajoute un peu de potasse ou d'alun et l'on concentre à l'état de sirop épais, que l'on renferme dans des vessies de porc où, par endosmose, la dessiccation s'achève. Le vert de Chine obtenu de la même façon provient également du *R. catharticus* ou de ses variétés.

Rhinacanthus communis Wees (*Justicia nasuta* L.). — Petit arbuste de la famille des Acanthacées, d'environ 1ᵐ,50 de hauteur, à racines ligneuses, rameuses, à tiges dressées, rameuses, dont l'écorce est lisse, de couleur gris cendré, plus délicate dans les jeunes branches. Feuilles opposées, sans stipules, pétiolées, lancéolées, obtuses au sommet, lisses en dessus, un peu duveteuses en dessous, entières, de 5 à 10 centimètres de longueur sur 2 centimètres 1/2 à 5 centimètres de largeur. Fleurs hermaphrodites, petites et blanches, disposées en panicules axillaires, trichotomes. Pédoncules et pédicelles courts, arrondis, un peu duveteux. Calice gamosépale, à 5 divisions régulières. Corolle gamopétale, irrégulière, hypocratériforme, à tube long, comprimé, mince ; le limbe est partagé en deux lèvres : l'inférieure à 3 segments égaux, larges ; la supérieure, dressée, linéaire, réfléchie sur les bords et bifide au sommet. 2 étamines insérées sur la gorge de la corolle, libres. Ovaire libre, entouré à sa base par un disque charnu, à 2 loges biovulées renfermant chacune 2 ovules. Style simple, stigmate bifide. Capsule claviforme, comprimée à sa base, où elle est dépourvue de graines et renfermant à la partie supérieure 4 graines ou, par avortement, 2 seulement. Celles-ci sont ovales, biconvexes et dépourvues d'albumen.

Cette plante est originaire de l'Inde, où elle croît, surtout dans les *ghauts* occidentaux. On emploie les feuilles et la racine. Les premières, lorsqu'on les mâche, ont une saveur âcre ressemblant à celle de l'écorce du *Cassia alata*. Quand on les froisse, elles exhalent une odeur forte et désagréable.

Composition chimique. — La racine a été analysée par P. Liborius au laboratoire de Dorpat (*Pharm. Zeitch. für Russ.*, février 1881). Il en a retiré, outre 13.51 0/0 de cendres, 1.87 0/0 d'une substance analogue au quinone, présentant des relations étroites avec l'acide chrysophanique et l'acide frangulique, qu'il suppose être le principe actif de la racine et à laquelle il a donné le nom de *rhinacanthine* $C^{14}H^{18}O^4$.

C'est une masse résineuse, amorphe, rouge cerise, inodore, insipide, non cristallisable. La chaleur la ramollit et permet de l'étirer en fils. L'eau n'en dissout que des traces. L'alcool la dissout bien et cette solution présente une faible réaction alcaline. Elle est soluble à chaud dans l'eau ammoniacale. La rhinacanthine ne donne pas de glucose quand on la fait bouillir avec de l'eau acidulée d'acide chlorhydrique. L'acide acétique fait passer sa coloration rouge cerise au jaune vert clair, mais la première couleur reparaît quand on sature l'acide par la potasse caustique. L'éther, agité avec la solution alcoolique acidifiée par l'acide acétique, se colore en jaune vert et en rouge quand le mélange est rendu alcalin.

D'après Liborius, la rhinacanthine n'existerait que dans les espaces intercellulaires de l'écorce, dont le tissu cellulaire est rempli d'une substance rouge qui paraît être un composé de rhinacanthine et d'un alcali.

Thérapeutique. — Depuis longtemps, le suc des feuilles et l'écorce de la racine sont employés dans l'Inde pour combattre l'affection de la peau connue sous le nom de *Tinea circinata tropica*. On en fait une pâte avec du suc de citron ou des aromates et on l'applique pendant plusieurs jours sur les parties atteintes. La racine fraîche écrasée est regardée comme un remède souverain de l'impétigo et des autres affections cutanées. La racine bouillie dans le lait passe pour être aphrodisiaque. Dernièrement, sous le nom de *Tong-pang-chong*, le Rhinacanthus a été employé en Europe pour combattre l'eczéma chronique et les autres affections analogues. L'extrait paraît être la meilleure préparation.

Rhizophora mangle L. — Arbre de la famille des Rhizophoracées, originaire de toutes les régions tropicales et croissant dans les terrains marécageux couverts alternativement d'eau douce et salée où il est maintenu par ses longues racines adventives. Feuilles décussées, pétiolées, entières, elliptiques, glabres, épaisses, coriaces, accompagnées de grandes stipules interpétiolaires, caduques. Fleurs blanches, coriaces, axillaires, réunies sur un pédoncule en cymes ramifiées ; réceptacle concave logeant la partie inférieure de l'ovaire et sur ses bords un calice à 4 sépales coriaces, épais, persistants, 4 pétales à bords découpés. 8 étamines presque sessiles, à anthères biloculaires. Ovaire en partie infère, à 2 loges biovulées. Style court à 2 lobes stigmatiques petits. Le fruit, accompagné à sa base par le calice réfléchi, est petit, ovoïde, coriace, indéhiscent, monosperme. La graine germe sur place, la radicule s'allonge, perfore le sommet du péricarpe, puis s'infléchit et se dirige perpendiculairement vers le sol, où elle s'enfonce, pendant que sa partie supérieure est encore engagée dans le fruit.

Le Manglier noir, Palétuvier noir, rend les plus grands services en arrêtant par sa multiplication les terres entraînées par le courant des fleuves et contribuant ainsi à l'exhaussement du sol. Son bois est dur, durable, et est généralement employé pour le chauffage. Son écorce, qui renferme une grande proportion de tanin, est employée dans la tannerie et la teinturerie. En médecine, ses propriétés astringentes la font usiter sous forme de décoction comme antihémorragique, dans les angines, contre la leucorrhée, en un mot dans tous les cas où les astringents puissants sont indiqués. Elle peut rendre des services dans les diarrhées des pays tropicaux, les dysenteries légères, etc. En pratiquant des incisions sur le tronc de l'arbre, il s'en écoule un suc rougeâtre ressemblant au kino, qui nous parvient même

sous le nom de kino d'Amérique, et qui présente les mêmes qualités, du reste, que celui que nous recevons de l'Inde. Les graines, qui participent des propriétés astringentes de l'écorce, remplacent souvent pour la classe pauvre la noix d'arec, qui constitue, comme nous l'avons vu, avec la feuille de bétel et la chaux, le masticatoire en faveur dans l'extrême Orient.

Rhubarbes. — Les Rhubarbes, *Rheum*, appartiennent à la famille des Polygonacées. Ce sont des plantes de l'Asie tempérée, mais dont quelques espèces sont aujourd'hui fort bien acclimatées en Europe. Nous décrirons les deux principales espèces qui paraissent, d'après les travaux les plus récents, être la source des Rhubarbes de bonne qualité :

Rheum officinale H. Bn. — Plante vivace, à souche cylindrique, enfoncée en grande partie dans la terre, dont la partie aérienne se divise en rameaux très épais, de la grosseur du bras ou de la jambe, de 20 à 40 centimètres de hauteur, couverts de cicatrices ou d'écailles brunes ou noirâtres représentant les débris de la base des feuilles ou des ocréas.

Chaque année, la partie inférieure produit un grand bouquet de feuilles dont le pétiole atteint souvent 50 centimètres de longueur, et le limbe 1 mètre et plus. Ces feuilles sont alternes, rapprochées, munies d'un pétiole élargi et un peu aplati à la base, légèrement comprimé en dessus, duveté, blanchâtre et entourant par sa base une grande partie de l'axe. Le limbe est orbiculaire, subréniforme, en forme d'éventail étalé, quinquinervé à la base, et décomposé en 5 lobes courts, dont un terminal, et inégalement incisés. Ces feuilles sont accompagnées d'un ocréa ovoïde, glabre, d'un vert pâle ou rougeâtre, luisant, se fendant et se déchirant inégalement.

Pendant l'été la souche émet des rameaux dressés, hauts de 1^m,50 à 2 mètres, portant des feuilles plus petites que celles de la base, plus allongées, dans l'aisselle desquelles se développent des rameaux florifères disposés en longues grappes cylindro-coniques, simples, dressées ou un peu recourbées.

Les fleurs hermaphrodites, régulières, brièvement pédonculées et situées chacune à l'aisselle d'une bractée, sont d'un blanc laiteux ou un peu verdâtres. Périanthe à 6 folioles disposées sur 2 verticilles alternes, indépendantes les unes des autres, ovoïdes, concaves, à préfloraison imbriquée. 9 étamines libres, disposées en 2 verticilles. Entre les étamines et l'ovaire se trouve un disque vert épais, charnu, circulaire, divisé à sa partie supérieure en 9 lobes alternes avec les étamines. Ovaire libre formé de 3 carpelles réunis en une seule loge, renfermant un seul ovule. 3 styles épais, cylindriques, à tête stigmatifère arrondie, grosse et recourbée en dehors. Petit achaine triangulaire, à angles amincis, tranchants et entouré des enveloppes florales persistantes. Il renferme une seule graine à albumen farineux.

Cette plante croît dans le sud-est du Thibet ainsi que dans diverses parties de l'ouest et du nord-ouest de la Chine, où elle fut découverte par les missionnaires français, en

hauteur en 7 lobes très aigus, incisés et presque pinnatifides, ondulés, acuminés, colorés en vert foncé, à duvet scabre sur les deux faces ou sur une seule. Les fleurs blanchâtres sont portées sur des pédicelles à peine plus longs qu'elles. Fruits ovales, oblongs, subcordés, arrondis au sommet.

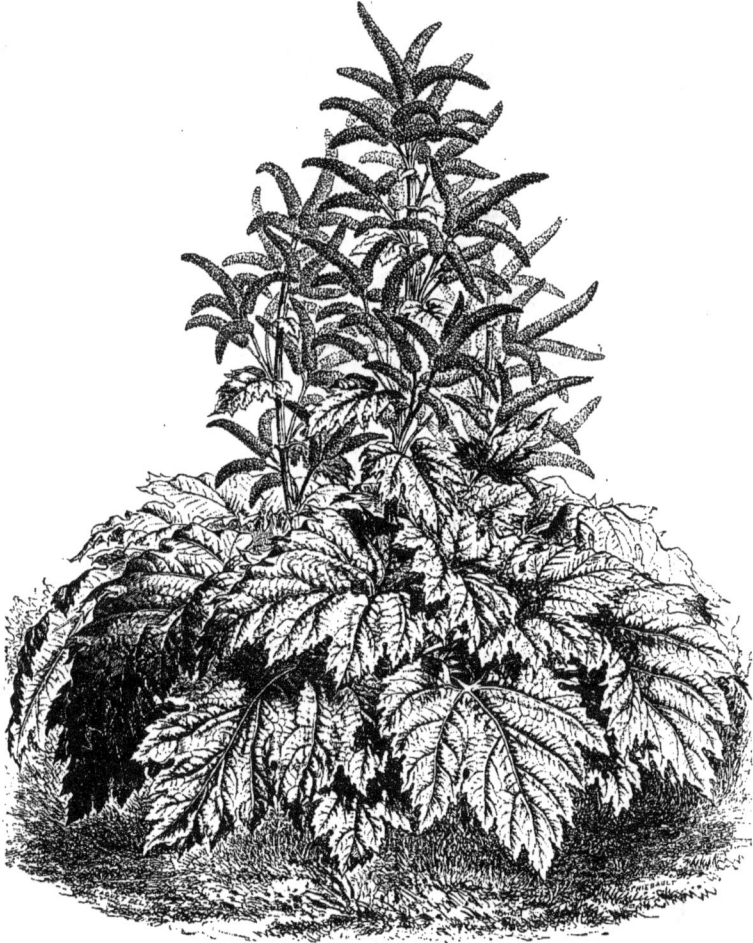

FIG. 804. — *Rheum officinale.*

1867, et envoyée à Dabry, consul français de Hankow, qui en expédia deux échantillons à Paris. Cette description est empruntée au *Traité de botanique* de H. Baillon, p. 1334. La plante est du reste cultivée aujourd'hui dans tous nos jardins comme plante d'ornement.

2° *Rheum palmatum* L. — Tige élevée, à efuilles dont le limbe est suborbiculaire, cordé, palmé, divisé jusqu'au milieu de sa

D'après Pallas et Georgi, cette Rhubarbe croît dans les îles des rivages orientaux de l'Asie boréale, et se retrouve sur le sommet des montagnes arides de la Tartarie chinoise.

D'après Prejwalsky, qui a vu récolter la Rhubarbe dans la province chinoise de Kansu, autour du lac Kunanor, dans le pays de Tangut, ce serait une variété de *R. palmatum* var *tanguticum* qui formerait une partie de la Rhubarbe de Chine. Elle se distingue par ses feuilles plus étroites, plus allongées, à découpures moins profondes et moins étroites que celles du R. palmatum; elle serait moitié moins grande.

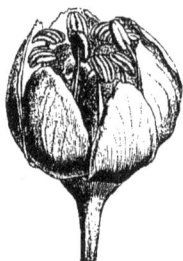

FIG. 805. — Rhubarbe.   FIG. 806. — Rhubarbe.
Fleur entière.   Fleur. Coupe verticale.

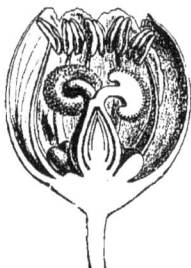

Toutefois, il convient d'ajouter que les échantillons de ces racines, qui ont été envoyés à Saint-Pétersbourg, diffèrent beaucoup, d'après Draggendorf, de la vraie Rhubarbe.

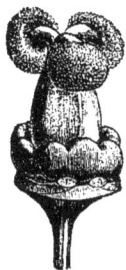

Ce sont ces deux espèces, le R. officinale et R. palmatum var. tanguticum qui paraissent produire les sortes de Rhubarbe du commerce. D'après Maximovicz, la première ne serait exploitée que depuis que le R. palmatum était devenu insuffisant à la suite des troubles qui ont régné en Chine.

FIG. 807.—Rhubarbe
Pistil et disque.

Comme le fait remarquer M. Baillon, le R. officinale ne présente que de petites racines adventives, et les seules parties utilisables sont la tige et les rameaux. La classique Rhubarbe ne serait donc ni une racine ni un

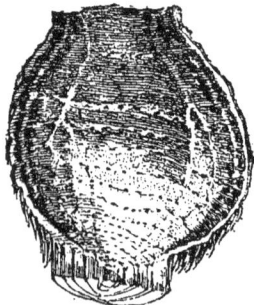

FIG. 808. — Rheum officinale. Rhizome. Coupe longitudinale.

rhizome, mais bien la tige aérienne dont la prétendue écorce est constituée par la base des pétioles et par les débris des ocréas. Par contre, la drogue fournie par le R. palmatum est un véritable rhizome.

Le R. ribes, auquel on attribuait la Rhubarbe de Perse, c'est-à-dire qui nous parvenait par la Perse, n'est qu'une simple plante potagère.

Le R. emodi Wal. (ou australe Don.), récemment découvert dans l'Inde, et qui a passé aussi pour donner la Rhubarbe de

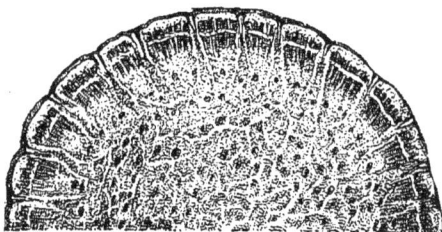

FIG. 809. — Rheum officinale. Rhizome. Coupe transversale.

Chine, ne produit qu'une sorte spéciale à l'Inde, où elle est consommée sans être exportée.

Dans l'empire chinois, au dire des missionnaires et des autorités chinoises, la racine est arrachée au commencement de

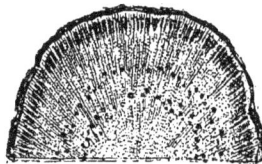

FIG. 810. — Rheum officinale. Rhizome. Coupe transversale.

l'automne, et cette opération se continue probablement pendant tout l'hiver. On nettoie, on enlève la partie corticale et on coupe les racines en morceaux pour les faire sécher, soit en les exposant au soleil ou à la chaleur, soit en les faisant sécher en partie sur des pierres chaudes, puis en les enfilant à l'aide d'une corde et les suspendant pour achever la dessiccation.

Les parties de l'empire chinois qui produisent la Rhubarbe comprennent les provinces de Chisoli, de Shansi, de Shensi, de Honan, de Tsing-Haï, habitées par les Mongols et dans lesquelles est situé le lac de Koko-nor, les districts de

FIG. 811. — Rhubarbe de Chine. Demi-grandeur.

Tangut, Sifand, Turfand, les montagnes de la province occidentale de Szechuen.

D'après Flückiger et Hanbury, la Rhubarbe destinée au marché européen est aujourd'hui achetée à Hankow, sur le Yang-tse

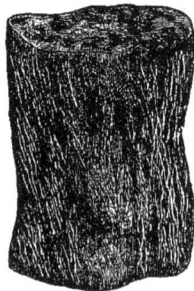

supérieur, et transportée à Shang-Haï. On en exporte aussi parfois de Canton et de Foo-Chow, mais en moins grandes quantités.

La Rhubarbe de Chine se présente sous des formes très variées qui dépendent de la façon dont elle a été coupée et nettoyée. Ces fragments sont cylindriques, coniques, planconvexes, etc. Leur longueur varie de 8 et 10 centimètres à 15 et 20; leur épaisseur de 5 à 8. Parfois ils sont percés d'un trou par

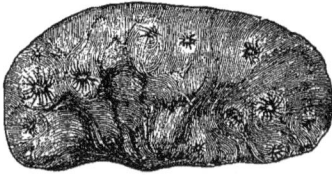

FIG. 812. — Rhubarbe de Chine. Coupe transversale.

lequel passait la corde qui servait à les suspendre.

La surface, un peu ridée, montre parfois des débris de l'écorce, et elle est le plus souvent recouverte d'une poussière jaune brunâtre clair, qui, lorsqu'elle est enlevée, montre la partie sous-jacente colorée en brun de rouille. L'odeur est particulière, la saveur est amère, astringente et nauséeuse. Quand on mâche la racine, elle croque sous la dent par suite des nombreux cristaux d'oxalate

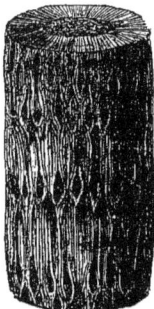

FIG. 813. — Rheum rhaponticum.

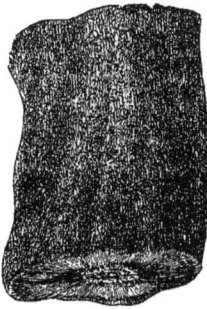

FIG. 814. — Rheum rhaponticum. Face extérieure.

de chaux qu'elle renferme. Mais ce caractère, auquel on attachait autrefois une très grande importance, peut manquer même dans les meilleures Rhubarbes et se trouver dans les moins authentiques.

La face extérieure des fragments montre des lignes blanches se coupant en losanges ou presque parallèles les uns aux autres; sur une coupe transversale on voit des taches étoilées rangées en cercle avec une certaine régularité. Ce caractère est important parce qu'il manque complètement dans la Rhubarbe d'Europe, où, quand elles existent, ces

taches étoilées sont beaucoup plus isolées.

La structure microscopique des taches étoilées de la Rhubarbe de Chine est assez caractéristique pour qu'on ne puisse la confondre avec aucune autre espèce. Elles sont formées par des faisceaux irrégulièrement entre-croisés dans la moelle et constitués, comme l'a montré Dutailly, et contrairement aux

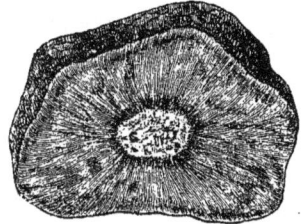

FIG. 815. — Rheum rhaponticum. Face transversale.

faisceaux ordinaires, par du bois en dehors et du liber en dedans. On y voit 5 à 8 faisceaux rayonnants, unis au centre et séparés les uns des autres par des cellules parenchymateuses. Le liber prédomine, et à la périphérie le cambium en voie de segmentation renferme quelques vaisseaux qui représentent la partie ligneuse.

Les désignations ordinaires de Rhubarbe

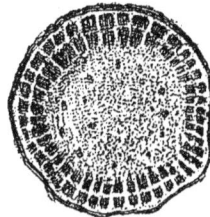

FIG. 816. — Rheum rhaponticum. Rhizome. Coupe transversale.

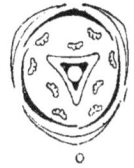

FIG. 817. — Rhubarbe. Diagramme.

de Moscovie, de Chine, de Turquie, etc., indiquent seulement les lieux de transit et d'embarquement d'où les Rhubarbes étaient expédiées en Europe,

La Rhubarbe de Moscovie, qui jouissait à juste titre d'une grande réputation, n'existe plus que dans les collections. Les envois par la Perse, etc., ont également cessé.

Composition chimique. — En raison de l'importance qu'elle avait acquise en thérapeutique, la Rhubarbe a été soumise à l'examen chimique par un grand nombre d'auteurs, parmi lesquels nous citerons Schossberger et Dopping (1844), Delarue et Mulher (1857), Kubby (1867), etc. Nous donnons les analyses faites par Draggendorf (*Pharm. Zeit. f. Pharm.*, février 1878) sur différents échantillons de Rhubarbe. La Rhubarbe de Moscovie est un des échantillons venus en Russie en 1860 par Katchia. La Rhubarbe de Chine est celle du commerce. La Rhubarbe du *Rheum palmatum* var. *tanguticum* était un échantillon envoyé de Kansie par Prejwalsky. Le *R. anglicum* correspondait au *R. rhaponticum*. La Rhubarbe de Sibérie était la sorte employée dans les hôpitaux et envoyée à l'auteur par Dühmberg, d'Irkutsk.

DÉSIGNATION	RHUBARBE moscovite.	RHUBARBE de Chine.	RHEUM palmatum var. Languicum.	RHEUM anglicum.	RHUBARBE de Sibérie.
Humidité............	9.52	11.25	10.35	11.09	8.69
Cendres.............	8.27	6.32	21.03	3.20	10.38
Mucilage soluble.....	3.35	1.58	1.71	2.55	3.08
Acide arabique......	5.82	6.43	3.17	8.32	2.01
— métarabique...	3.82	5.70	2.57	3.22	8.47
Pararabine..........	3.01	2.10	3.51	1.95	3.02
Amidon.............	8.40	6.20	6.32	16.50	11.95
Cellulose...........	7.45	7.64	4.91	4.20	8.61
Sucre..............	5.55	4.20	3.94	4.40	3.66
Substance soluble dans l'eau et l'alcool absolu (hydrate de carbone)..	2.70	6.47	7.41	8.21	1.95
Acide cathartique...	5.25	4.85	2.63	2.50	2.26
— malique, etc..	0.04	1.00	traces	0.17	1.24
— oxalique......	3.28	4.59	4.19	1.12	2.15
— chrysophanique libre..............	»	»	»	»	1.01
Chrysophane, tanin..	17.13	14.17	8.22	4.83	7.84
Emodine, érythrorétine, phœorétine...	1.13		1.18		6.29
Résine brune, cristalline, soluble dans l'alcool et l'éther..		4.15		5.89	
Résine blanche cristalline, insoluble dans l'alcool, soluble dans l'éther.......	1.00	»	2.59	»	»
Matières grasses... .	0.15	0.70	0.49	2.32	2.73
— albuminoïdes	0.05	0.15	0.32	6.17	traces
Paracellulose, vasculose, pectose......	4.37	4.30	4.33	3.17	3.92
	18.81	10.90	8.68	16.10	10.72
	100.00	100.00	100.00	100.00	100.00

Acide cathartique. — Cet acide, que nous retrouverons également dans le séné, existe dans la Rhubarbe en partie à l'état libre, en partie combiné à la chaux ou à la magnésie. C'est un glucoside azoté, se dédoublant en sucre et acide cathartogénique d'un jaune sale.

Chrysophane ($C^{34}H^{18}O^{16}$ (?)). — C'est une poudre rouge orangé, de saveur très amère, soluble dans l'eau et l'alcool, insoluble dans l'éther, réduisant les sels d'argent, mais non les sels de cuivre alcalins. A l'ébullition et en présence des acides dilués, elle se dédouble en sucre et en acide chrysophanique.

L'acide chrysophanique, $C^{15}H^{10}O^{4}$, cristallise de l'alcool en agrégats et de la benzine en tables à six pans, jaune pâle ou orangé foncé. Il est à peine soluble dans l'eau, soluble dans 2,125 parties d'alcool à 30 0/0, dans 224 d'alcool bouillant à 86 0/0, dans l'éther, la benzine. Il se dissout fort bien dans les alcalis, bien qu'il ait des propriétés acides peu prononcées. Sa solution potassique est d'une belle couleur pourpre, le glucose la décolore ; chauffé à 195° dans une solution concentrée alcaline, il se transforme en une substance colorante, isomérique avec la purpurine.

Emodine. — On la retire de l'acide chrysophanique brut, en épuisant le mélange par la benzine. Elle reste non dissoute et on la purifie par dissolution dans l'acide acétique cristallisable ou dans l'alcool. Elle cristallise en aiguilles brillantes, de couleur rouge orangé, fusibles à 250°, puis se sublimant. Elle est soluble dans la benzine, l'acide acétique, l'alcool, les alcalis, etc. L'acide chlorhydrique la précipite de ses solutions alcooliques en flocons jaunes. Elle forme avec la chaux et la baryte des composés rouges.

D'après les recherches de Liebermann, elle est identique avec l'acide frangulique du Rhamnus frangula. Ce serait, comme nous l'avons vu, la trioxyméthyle anthraquinone $C^{14}H^{4}(CH^{3})(OH)^{3}O^{2}$.

Erythrorétine. — C'est une résine jaune foncé, soluble dans l'alcool, peu soluble dans l'eau et l'éther. Elle fond au-dessous de 100°. Elle se dissout dans les alcalis, avec une belle coloration pourpre.

Aporétine. — C'est également une matière résineuse colorée.

Phéorétine $C^{10}H^{10}O^{7}$. — On la retire de l'extrait alcoolique de Rhubarbe en l'épuisant par l'eau, desséchant le résidu, le faisant dissoudre dans la plus petite partie d'alcool à 80° et ajoutant de l'éther qui précipite un mélange d'aporétine, de phéorétine, etc. En ajoutant de l'alcool au précipité, on dissout la phéorétine seule, l'aporétine reste indissoute.

C'est une poudre d'un jaune brun, donnant, lorsqu'on la chauffe, une faible odeur de Rhubarbe. Elle est insoluble dans l'eau, qu'elle colore en jaune, l'éther, le chloroforme, soluble dans l'alcool, les acides acétique, tartrique et azotique. Chauffée sur une lame de platine, elle fond et développe des vapeurs jaunes. Les alcalis aqueux la dissolvent avec une couleur rouge brun foncé.

Le mélange de chrysophane, d'émodine, de phéorétine, d'aporétine, d'érythrorétine, a porté successivement les noms de caphopicrite (Guibourt), de rhubarbarin (Caventou), de rhéine, etc.

Draggendorf regarde l'acide cathartique comme le principe purgatif de la Rhubarbe. L'acide tanique expliquerait ses propriétés toniques. Mais, d'après lui, la valeur dépendrait de certaines substances, telles que la chrysophane, se décomposant facilement en acide chrysophanique, ou de l'émodine, l'érythrorétine, etc., dont la composition se rapproche tellement de celle de la chrysophane que leurs propriétés doivent être analogues. Les propriétés antiseptiques reconnues à l'acide chrysophanique, celles qu'il possède d'enrayer les décompositions anormales, expliqueraient l'action de la Rhubarbe dans le catarrhe intestinal.

Substitution. — La difficulté que l'on éprouvait à se procurer des racines de Rhubarbe de bonne qualité et le désir de posséder enfin des plantes pouvant fournir au commerce les quantités demandées par la thérapeutique, surtout il y a une trentaine d'années, avaient déterminé la culture de plusieurs espèces de rheum. Mais, soit que les espèces choisies ne répondissent pas aux conditions voulues, soit que leur culture ne fût pas suivie avec persévérance, pour un motif ou pour un autre, les essais tentés ne réussirent pas et les Rhubarbes dites indigènes ne jouissent pas auprès des médecins de la même faveur que les Rhubarbes exotiques.

Les produits présentaient cependant une bonne apparence et la plupart des propriétés caractéristiques de la bonne Rhubarbe.

Les espèces cultivées en France étaient les R. palmatum, R. undulatum, R. compactum et R. rhaponticum.

Les essais faits par le gouvernement russe ne réussirent pas davantage.

En Angleterre, cette culture a été reprise dans ces dernières années, mais surtout avec le Rheum officinale.

Les analyses montrent que cette Rhubarbe peut soutenir la comparaison avec la Rhubarbe de Chine, et que celles qui ont été cultivées dans un sol ordinaire sont supérieures en qualité à celles qui proviennent d'un sol richement fumé.

Thérapeutique. — La Rhubarbe, à la dose de 20 à 40 centigrammes, agit comme un tonique amer, en régularisant les selles et activant les fonctions digestives. A doses plus élevées, de 40 centigrammes à 2-4 grammes, c'est un purgatif doux, provoquant des selles jaunes au bout de 24 heures environ, lesquel les peuvent persister en diminuant en nombre jusqu'au 3ᵉ ou 4ᵉ jour. Cette purgation ne s'accompagne ni de coliques, ni d'irritation de l'intestin; mais elle est généralement suivie de constipation. Il importe de remarquer que toutes les sécrétions, urine, sueur, lait, prennent une coloration jaune assez intense. On a même remarqué que le lait de la femme soumise à l'action de la Rhubarbe devenait laxatif pour l'enfant qui le prenait. Ce fait réfute l'opinion émise que la Rhubarbe purge surtout par l'action mécanique, sur l'intestin, des cristaux d'oxalate de chaux qu'elle renferme en si grande quantité.

Notons une préparation culinaire qui nous paraît singulière et qui est très en faveur chez les Chinois et les Anglais. Ce sont les tartes à la Rhubarbe que l'on fait avec les jeunes tiges de la Rhubarbe et qui sont légèrement laxatives. Leur saveur ne rappelle en rien du reste celle de la Rhubarbe officinale.

La poudre de Rhubarbe a été préconisée comme topique sur les ulcères indolents. Elle agirait dans ces conditions par l'acide chrysophanique qu'elle renferme.

Il convient d'indiquer que la Rhubarbe ne doit pas être prescrite aux personnes atteintes d'hémorroïdes, car elle congestionne les vaisseaux, ni dans le catarrhe vésical, en raison de l'oxalate de chaux qu'elle contient et qui pourrait provoquer la formation de calculs mûraux.

La Rhubarbe s'administre comme tonique et eupeptique dans la dyspepsie, la gastralgie, les diarrhées et même la dysenterie légère. La dose, comme nous l'avons vu, est alors de 10-20-30 centigrammes, répétée tous les jours.

Comme purgatif, on la donne en une seule fois, soit seule, soit associée à la magnésie, au calomel, etc.

On l'a proposée aussi (S. Martin) comme anthelmintique sous la forme suivante :

Teinture de Rhubarbe . . .	3 gouttes.
Carbonate de magnésie	20 centigrammes.
Teinture de gingembre . . .	1 goutte.
Eau	4 grammes.

Ce mélange est pris 2 à 3 fois par jour.

La Rhubarbe se donne sous les formes suivantes :

Macération (5 grammes pour 1,000 d'eau froide). — On laisse en contact pendant 4 heures et on passe. La dose est d'un litre par jour aux repas.

Teinture alcoolique. — Dose : 4 à 5 grammes comme tonique, 10 à 15 grammes comme purgatif.

Poudre composée. — Rhubarbe 5 grammes, sous-carbonate de fer 2 grammes, poudre de cannelle 1 gramme. En 10 paquets, un à chaque repas.

Vin de Rhubarbe (Codex). — Rhubarbe 60 grammes, vin de grenache 1,000 grammes. Doses : 10 à 20 grammes comme stomachique, 30 à 60 grammes comme purgatif.

Le *sirop de Rhubarbe composé* du Codex est employé souvent comme laxatif ou purgatif, suivant la dose, dans la médecine des enfants.

Rhus. — Les *Rhus* ou *Sumacs* appartiennent à la famille des Térébinthacées, à la série des Anacardiées. Ce genre renferme un grand nombre d'espèces, une centaine environ, qui habitent les pays chauds et tempérés des deux mondes. Nous passerons en revue celles d'entre elles qui intéressent plus particulièrement la thérapeutique, en faisant remarquer que l'on peut, au point de vue de leurs propriétés, diviser les Sumacs en deux catégories : les Sumacs vénéneux et ceux qui ne le sont pas.

1° ESPÈCES VÉNÉNEUSES. — *Rhus toxicodendron* L. (*Toxicodendron pubescens*). — Cette espèce n'est probablement qu'une variété du *Rhus radicans* L. (*Toxicodendron vulgare* Mill. — *T. volubile* Mill.), modifié par des conditions de milieu, de sol, etc. Elle porte les noms significatifs d'*Arbre à la gale, à la puce, à poison, Sumac vénéneux,* et en Amérique celui de *Trailing poison ook.*

Cet arbuste se fixe sur tous les corps voisins par de nombreuses racines adventives. Parfois même il peut atteindre ainsi une hauteur de 12 à 15 mètres. Sa hauteur ne dépasse guère 1 mètre à 1ᵐ,20 ⁹ lorsqu'il rencontre sur terre des supports tels que des plantes basses, des rochers. Il émet, dans ce cas, de petits rameaux dont les extrémités pendantes lui donnent l'apparence buissonneuse.

Feuilles alternes, longuement pétiolées et trifoliées. Les folioles latérales sont sessiles, de 10 centimètres de longueur environ, obliquement ovales, aiguës. La foliole terminale est pétiolée, ovale, aiguë, cunéiforme à la base. Elles sont entières et glabres dans le *R. radicans,* dentées ou lobées et duveteuses dans *R. toxicodendron.* Elles sont d'un rouge luisant quand elles apparaissent au printemps, puis deviennent d'un vert clair. Fleurs petites, polygames, d'un blanc verdâtre, disposées en panicules ou en grappes axillaires composées, sur les côtés des nouvelles branches. Chez les fleurs mâles, le calice est persistant, à 5 segments dressés, aigus. Corolle à 5 pétales alternes, oblongs, recourbés . 5 étamines libres, insérées au-dessus d'un disque hypogyne. Au centre se trouve un rudiment d'ovaire. Dans les fleurs femelles, qui sont plus petites que les fleurs mâles, le calice et la corolle sont analogues. Les 5 étamines sont stériles. L'ovaire, inséré sur un disque hypogyne, libre, est constitué par 3 carpelles dont 2 avortent. Il renferme un seul ovule et est surmonté de 3 styles divergents, stigmatifères au sommet. Le fruit, de la grosseur d'un pois, est obové, à mésocarpe sec, recouvrant un noyau osseux et une graine à albumen mince qui entoure un embryon recourbé sur lui-même. La couleur du fruit est d'un vert pâle, presque blanc.

Le *Rhus toxicodendron* est très commun dans les bois, les champs, du Canada à la Géorgie. Il fleurit en juin-juillet et ses fruits mûrissent en octobre. Quand on fait des incisions sur sa tige, elle laisse exsuder un suc laiteux, un peu jaunâtre, âcre, très abondant pendant la floraison et qui disparaît à la maturité. Exposé à l'air pendant quelques heures, ce suc prend une couleur noire intense, et laisse sur les tissus de lin, de chanvre ou de coton une tache indélébile. Aussi l'emploie-t-on pour marquer le linge. Quand on l'applique sur la peau, il détermine de l'inflammation et même de la vésication.

Les émanations de cette plante forment autour d'elle et à une distance de 5 à 6 mètres une atmosphère qui produit, sur certaines personnes, une sorte d'affection érysipélateuse, surtout sur la face, affection caractérisée par des démangeaisons, de la rougeur, une sensation de brûlure et même la vésication suivie de desquamation. La tuméfaction de la face est parfois assez prononcée pour changer la physionomie. On a vu, dans les localités où ces plantes poussent en grand nombre, les éruptions prendre le caractère d'une épidémie survenant chaque année, et qui ne cessait que lorsqu'on arrachait ces plantes.

Les mêmes éruptions se produisent, à plus forte raison, quand on touche la plante elle-même, surtout quand on brise ses branches ou qu'on froisse ses feuilles. On a observé, cependant, que certains individus, rares il est vrai, étaient réfractaires à ces émanations. Le malaise, la fièvre, l'oppression, prennent fin généralement au bout d'une semaine. La meilleure médication est une alimentation légère, rafraîchissante, l'administration de purgatifs salins, des applications d'eau blanche froide. On a aussi préconisé avec succès les lotions alcalines, et le Dr Levezy a recommandé des applications locales de teinture de lobélie pour empêcher l'inflammation. Procter, qui avait été atteint lui-même, admet qu'une application immédiate de solution alcaline suffit pour empêcher l'inflammation. Quand les vésicules sont formées, il conseille d'introduire dans chacune d'elles, à l'aide d'un instrument pointu, une solution de sulfate de fer qui les fait avorter.

Les *feuilles* sont à l'intérieur irritantes et toxiques. Appliquées sur les yeux elles causent des ophtalmies intenses; mais il ne paraît pas qu'elles soient vénéneuses pour les chevaux et les bœufs, qui les mangent, dit-on, sans inconvénients. En tout cas, elles perdent en grande partie ces propriétés par la dessiccation. Elles deviennent alors cassantes, et sont inodores, un peu astringentes et âcres.

Composition chimique. — D'après le Dr J. Khitthel, ces feuilles renferment un *acide tannique* donnant un précipité verdâtre avec les sels de fer, de la chlorophylle, de la cire, une huile fixe, de la résine, du sucre, de l'albumine, de la gomme, de la pectine, acide oxalique, amidon, une substance neutre et un *alcaloïde volatil* auquel seraient dues leurs propriétés toxiques (*Amer. Journ. Pharm.*, 1858, p. 544). D'après les recherches de Maisch, cet alcaloïde n'existe pas, et la plante doit ses propriétés à un acide, l'*acide toxicodendrique*.

Cet acide est incolore, volatil, rougit fortement la teinture bleue de tournesol, et se combine avec les bases pour former des sels. Il présente de grandes analogies avec l'acide formique et l'acide acétique, dont il est cependant parfaitement distinct. Il diffère de l'acide formique surtout en ce que son sel de mercure, peu soluble, ne se réduit pas à chaud.

L'acide toxicodendrique agit sur la peau, soit directement, soit quand on s'expose à ses émanations, exactement comme la plante fraîche elle-même. Aussi est-ce à lui qu'on attribue les propriétés toxicologiques du *R. toxicodendron*.

Usages. — Toutes les parties fraîches de cette plante sont toxiques, et nous relevons, dans *Americ. Journ. med. sciences* (avril 1866) le cas de deux jeunes enfants, l'un de six ans, l'autre de huit ans, qui avaient mangé environ 500 grammes de fruits. Peu d'heures après, ils furent pris d'assoupissement, de stupeur, puis de vomissements dans lesquels furent rejetés d'abord des fruits non digérés, puis un liquide visqueux, épais, de couleur vineuse. Survinrent ensuite des mouvements convulsifs de tout le corps avec léger délire, dilatation de la pupille, respiration anxieuse, pouls d'abord plein, fort, puis petit, fréquent et faible. Les vomissements avaient été provoqués par l'administration d'eau tiède. Le carbonate de soude, en solution faible, fut donné comme antidote. Les deux enfants revinrent à la santé.

Un enfant de douze ans prit, par mégarde, une infusion de *R. toxicodendron*. Il fut couvert sur tout le corps d'une éruption qui prit le caractère vésiculaire sur la face; puis survinrent une toux sèche, la sécheresse de la gorge, sensation de brûlure s'étendant à l'estomac, la fièvre forte, avec langue colorée, irritation des organes urinaires, tiraillements nerveux et délire. L'intoxication fut combattue par les purgatifs salins à petites doses à l'intérieur, et à l'extérieur par des applications d'eau blanche. L'enfant observa une diète sévère. Il fut sauvé, mais la peau se desquama complètement.

2° *R. venenata* DC. (*R. vernix* L.). — C'est un bel arbuste ou un petit arbre de 3 mètres à 4^m,50 et parfois de 10 mètres de hauteur. L'écorce du tronc est grise, celle des branches est de couleur plus claire; celle des pétioles et des ramuscules est d'un beau rouge. Les feuilles sont pinnées, à 4 ou 5 paires de folioles opposées, sessiles, la terminale pétiolée. Elles sont oblongues ou ovales, entières ou légèrement sinuées, acuminées, lisses. Les fleurs, disposées en panicules axillaires, sont petites, jaunâtres et odorantes. Les fruits, qui paraissent en octobre, sont petits, arrondis, d'un blanc verdâtre.

Cet arbre croît dans les lieux marécageux, du Canada à la Caroline. Il fleurit en juin et juillet. Il fournit par incision un suc blanchâtre, noircissant à l'air, qui peut donner un vernis dur, brillant, solide, quand on l'a fait bouillir suffisamment avant de l'appliquer. Ses graines bouillies dans l'eau, puis soumises à la presse, donnent une sorte de cire qui n'est autre que la palmitine.

Cette espèce passe pour être encore plus vénéneuse que la précédente. Son atmosphère, ainsi que l'ingestion de ses diverses parties, donnent lieu à des phénomènes plus graves. On a constaté également l'immunité de certaines personnes à ses émanations.

L'empoisonnement par le *R. venenata* se manifeste par une dermatite qui suit son cours naturel pendant une à six semaines. Parfois il est peu marqué. Un grand nombre de remèdes ont été proposés pour le combattre; mais l'expérience a montré que, de deux personnes empoisonnées par la même plante et traitées de la même manière, l'inflammation persistait longtemps chez l'une et disparaissait rapidement chez l'autre. C'est assez montrer quelle valeur peuvent avoir les remèdes que l'on a tant préconisés.

R. pumila Michx. — Cette espèce, qui croît dans la Caroline Nord et qui n'a pas plus de 30 centimètres de hauteur, est caractérisée par ses pétioles et ses branches pubescentes, ses folioles duveteuses en dessous, son fruit couvert d'une pubescence soyeuse, rouge. D'après Pursh, c'est l'espèce la plus toxique du genre.

R. diversiloba Torrey et Gray (*R. lobata* Hooker). — Espèce dioïque à tige parfois grimpante, à feuilles composées de 3, rarement de 5 folioles, plus profondément pinnatilobées dans l'espèce mâle. Fruit subglobuleux, un peu pubescent. Les feuilles des deux espèces mâle et femelle diffèrent assez les unes des autres pour qu'on ait pu les prendre pour deux espèces différentes.

Cette plante, qui croît en Californie, est très toxique comme les espèces précédentes, et, d'après A. Canfield (*Amer. Journ. Pharm.*), son antidote serait le *Grindelia hirsuta*, soit en applications de feuilles concassées, soit sous forme de décoction concentrée.

Thérapeutique. — Toutes ces espèces présentent les mêmes propriétés que le *Rhus toxicodendron* et ont reçu les mêmes applications thérapeutiques. C'est ainsi que leurs feuilles sont employées comme topiques de la peau dans les affections cutanées chroniques, les dartres, les verrues. A l'intérieur, on les a prescrites contre les paralysies, les affections goutteuses et rhumatismales. Bien que les feuilles du *R. toxicodendron* soient inscrites à la Pharmacopée des Etats-Unis, elles sont rarement aujourd'hui usitées, soit à cause de leur toxicité violente, soit parce que, lorsqu'elles sont desséchées, elles ont perdu la plus grande partie de leurs propriétés. Et, en effet, on a pu administrer à l'intérieur des doses énormes de leur extrait sans obtenir aucun effet. Ce résultat est dû bien certainement à ce que le principe volatil, partie active de la plante, s'était évaporé pendant la préparation.

Il faudrait donc, si l'on voulait refaire avec ces plantes les expériences qui paraissent avoir déjà réussi, n'employer que les parties fraîches ou des préparations dans lesquelles on aurait évité l'action de la chaleur. Elles devraient, en tout cas, renfermer l'acide toxicodendrique.

Parmi les espèces *non vénéneuses* nous citerons :

Rhus aromatica L. (Sumac odorant).—C'est un petit arbrisseau de 2 mètres à 2m,50 de hauteur, dressé, parfois décombant, rameux, glabre, à écorce d'un gris brunâtre à l'extérieur et vert jaunâtre à l'intérieur. Les feuilles sont trifoliées, de 5 à 7 centimètres de longueur et velues. Le fruit est écarlate et couvert de poils. Son odeur rappelle celle du géranium rosat. Sa saveur acidule est agréable. Il mûrit en juin.

Cette espèce croît au Canada et aux Etats-Unis sur les terrains pierreux, secs. Toutes ses parties sont aromatiques.

L'écorce, qui est employée aux Etats-Unis, se présente en fragments de 2 à 10 centimètres de longueur. La couleur de la partie extérieure varie du brun clair au brun foncé; elle est marquée de protubérances subéreuses et de fissures transversales. Quand on enlève la couche subéreuse, la partie sous-jacente est de couleur rouge orangé et la face inférieure est striée de jaune. Sa cassure est granuleuse, et, quand on la pulvérise, elle donne une poudre ocreuse. Son odeur est agréable et plus forte quand l'écorce est fraîche. Sa saveur est astringente, aromatique, amère, particulière.

D'après H. W. Hooper, elle renferme : huile fixe et volatile, résine, cire, acide butyrique, du tanin, glucose, matière colorante, de la gomme et de l'amidon.

Cette écorce, qui n'est jusqu'à présent usitée qu'en Amérique, a été introduite dans la thérapeutique par le Dr Mac Clanaham, de Boonville, comme un remède fort utile dans le traitement du diabète et de l'incontinence d'urine.

Le Dr Cooper, de Bellefontaine, la regardait même comme un spécifique de cette dernière affection. Il prescrivait la formule suivante :

Extrait fluide de l'écorce . 30 grammes.
Glycérine . . . . 15 —
Eau . . . . 120 —

Doses : 4 centimètres cubes quatre fois par jour, la dernière au moment du coucher. Quand l'amélioration s'est produite, on en donne une plus petite dose pour la nuit, et on continue jusqu'à ce que la cure soit complète.

Le Dr Max emploie une teinture préparée par macération de 200 grammes d'écorce dans 1,000 grammes d'alcool à 80°, à la dose quotidienne de 20 à 50 gouttes. Sur 11 de ces observations, il a obtenu 9 succès. Ce praticien fait, toutefois, remarquer que le *Rhus aromatica* n'est pas le spécifique de l'incontinence nocturne d'urine essentielle.

Le Dr Em. Burvenich (de Gand) a essayé ce médicament sur 33 malades; chez 11, il a obtenu un résultat excellent, satisfaisant chez 10, et peu important chez les 12 autres. Le bon effet du médicament ne se fait sentir que vers le cinquième ou sixième jour; quelquefois même, on n'obtient de bons résultats qu'au bout de trois ou quatre semaines.

Le Dr Numa admet qu'il excite les muscles lisses de la vessie, de l'utérus et de la partie inférieure du tube digestif. Il donne aux enfants de deux à six ans la teinture alcoolique, à la dose de 10 gouttes, deux fois par jour; aux enfants plus âgés, 15 gouttes matin et soir. Les effets toniques ne persistent pas, car la paresse du sphincter de la vessie reparaît quand on cesse l'usage de la drogue.

On a aussi préconisé avec succès, en Amérique, l'extrait fluide contre la ménorragie. Il paraît agir contre les hémorragies, les sueurs nocturnes, la diarrhée des phtisiques, à la dose de 20 gouttes toutes les heures dans les cas sérieux.

Il faut se rappeler que cet extrait, renfermant du tanin, est incompatible avec les sels de fer. La dose de la poudre d'écorce, donnée sous forme de pilules ou de cachets médicamenteux, est de 2 grammes à 2gr,50.

D'après M. Burvenich, c'est un tonique puissant, analogue à la noix vomique; car, chez un homme de soixante-dix-neuf ans, atteint de paralysie incomplète de la vessie sans rétrécissement de l'urètre ni hypertrophie de la prostate, le *Rhus aromatica*, à la dose de 2gr,50 par jour, a rendu les mictions plus faciles avec un jet continu.

R. glabra L. — C'est un arbrisseau de 1m,50 à 3m,50 de hauteur, à tige plus ou moins penchée, couverte d'une écorce grise ou parfois rougeâtre. Les feuilles composées ont de 11 à 31 folioles, lancéolées, acuminées, serretées, glabres, blanchâtres en dessous, vertes en dessus, mais devenant d'un beau rouge à l'automne. Les fleurs rouge verdâtre sont disposées en grappes composées, grandes, dressées, terminales. Les fruits, qui forment des grappes, sont globuleux, de

3 millimètres de diamètre, drupacés, rouge cramoisi, velus, et renferment un seul noyau oblong, lisse.

Cette plante, que l'on rencontre dans presque toutes les parties de l'Amérique du Nord, croît dans les lieux abandonnés, sur le bord des forêts. Les fleurs paraissent en juillet et les fruits mûrissent à l'automne.

Toutes les parties de cette plante renferment une petite quantité d'une matière colorante se rapprochant de celle du quercitron, et 15 à 16 0/0 d'acide gallo-tannique. Aussi, l'écorce et les feuilles sont-elles employées pour le tannage des peaux et pour la teinture. D'après Stenhouse, cet acide est identique à celui des noix de galle, car, sous l'influence de l'ébullition en présence des acides dilués, il donne du glucose et de l'acide gallique. Cette décomposition paraît même se faire dans l'écorce quand elle est conservée pendant longtemps.

L'écorce de la racine renferme, d'après Watson : albumine, gomme, amidon, acides gallique et tannique, caoutchouc, résine, matière colorante et des traces d'une huile volatile.

Sur la face inférieure des feuilles, on trouve des excroissances produites par la piqûre d'insectes hyménoptères qui déposent leurs œufs dans la blessure qu'ils ont faite.

La partie atteinte se gonfle rapidement, les œufs passent à l'état de larves qui se nourrissent dans l'excroissance et qui, devenues insectes parfaits, s'échappent en perçant un chemin. Ces excroissances, qui ressemblent aux galles que nous avons décrites, doivent être récoltées avant que l'insecte se soit envolé. Elles renferment une grande proportion d'acides gallique et tannique. Elles peuvent servir aux mêmes usages que la noix de galle.

Les fruits, seule partie du végétal qui soit officinale dans la Pharmacopée des États-Unis, sont de saveur agréable, acidule, astringente. D'après Cossens, de New-York, ils doivent cette acidité à l'acide malique contenu dans la fine pubescence qui les recouvre et non dans le fruit lui-même, et ce qui le prouve bien, c'est que, lorsqu'on les lave dans l'eau tiède, ils perdent toute leur acidité. D'après Watson, l'acide malique existerait à l'état libre et de malate de chaux dans les fruits, qui renfermeraient, en outre, des acides gallique et tannique, une huile fixe, une matière colorante rouge et des traces d'huile volatile. Il servent à préparer l'extrait fluide de la Pharmacopée américaine.

Ces fruits sont astringents et réfrigérants. On les donne en infusion dans la fièvre, ou comme gargarisme pour combattre les ulcères de la gorge. On a aussi prescrit cette infusion dans la salivation mercurielle, mais en l'associant au chlorate de potasse. C'est évidemment ce dernier seul qui agit. L'ex-

trait fluide se prescrit dans les mêmes conditions, à la dose de 2 à 4 centimètres cubes.

R. metopium L. — Cette espèce, originaire des Antilles et surtout de la Jamaïque,
donne par incision une gomme-résine connue sous le nom de *Hog-gum* (gomme-
cochon). Ce nom lui vient de ce que les porcs
sauvages se frottent, dit-on, sur cet arbre
quand ils sont blessés, de façon à recouvrir
leurs blessures de cette sécrétion qui les
protégerait contre les attaques des insectes.

L'écorce, qui est astringente, est préconisée aux Antilles contre les affections vénériennes, scrofuleuses, hémorroïdales et diarrhéiques. Elle agit par l'acide gallo-tannique
qu'elle renferme. Les feuilles sont usitées en
applications contre les pustules malignes, et
à l'intérieur comme astringentes.

Nous citerons, sans nous y arrêter, les espèces suivantes :

R. cotinus (Fustet d'Europe), dont l'écorce
amère a été vantée comme fébrifuge, mais
qui est surtout une plante industrielle, car
le bois sert à colorer les étoffes et le maroquin
en jaune orangé, et ses feuilles sont employées
pour le tannage des peaux. Il se distingue
des autres espèces par ses feuilles simples.

R. semialata Murr. et *Japonica* Sieb., qui
produisent les galles de Chine ou *Ou-poey-tse.*

R. succedanea L. du Japon, dont les graines renferment une sorte de cire, ou mieux,
de l'acide palmitique employé pour faire des
bougies.

R. copallinum du Mexique, dont les feuilles
sont fumées par les Indiens comme le tabac.

R. typhinum L., de la Virginie, dont le
fruit acide et astringent est employé, en
Amérique, comme rafraîchissant. Son écorce
donne, à la suite d'incisions, un suc laiteux
qui, en se solidifiant, devient une gomme-
résine âcre.

Ricin. — H. Baillon a ramené à une seule
espèce les formes très
variées que l'on ren-
contre dans les pays
tropicaux. Cette es-
pèce unique est le *Ri-
cinus communis* L.,
de la famille des Eu-
phorbiacées, série des
Ricinées, des Euphor-
biées uniovulées. C'est
une plante herbacée
dans nos pays, an-
nuelle, si on n'a pas
le soin de la rentrer
dans la serre pendant
l'hiver, et qui, dans
les pays tropicaux,
devient vivace et peut
acquérir 10 ou 12 mè-
tres de hauteur.

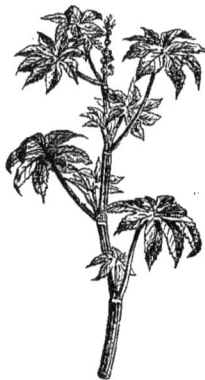

Fig. 818. — Ricin.

La tige de l'espèce annuelle est fistuleuse,
glabre, à feuilles alternes longuement pétiolées, accompagnées de 2 stipules latérales
réunies en un sac membraneux, caduc. Limbe
palmé, à 5, 7, 9 ou même 11 lobes profonds,
connés, ovales, lancéolés, acuminés et inégalement dentés. Les dimensions de ces
feuilles sont extrêmement variables, et leur
limbe peut avoir de 25 à 50 centimètres de

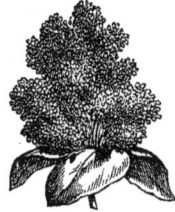

Fig. 819. — Ricin. Inflorescence mâle.

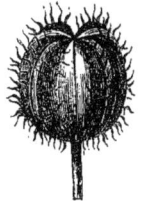

Fig. 820. — Ricin. Fruit.

longueur et de largeur. Elles sont glauques,
souvent chargées d'une poussière cireuse.
Leur couleur varie beaucoup suivant les variétés, tantôt verte, tantôt rougeâtre foncé.

Les fleurs sont disposées en grappes de
cymes multiflores insérées dans l'aisselle de

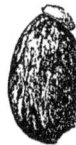

Fig. 821. — Ricin. Graine.

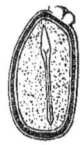

Fig. 822. — Ricin. Graine.
Coupe longitudinale

bractées triangulaires, membraneuses, et
accompagnées chacune de deux glandes stipulaires latérales. Les cymes inférieures sont
généralement formées de fleurs mâles; les
supérieures sont femelles. Dans les fleurs
mâles, le calice est le plus souvent à 5 sé-

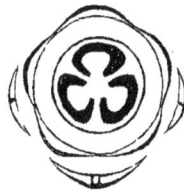

Fig. 823. — Ricin. Fleur femelle.
Diagramme.

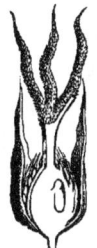

Fig. 824. — Ricin.
Fleur femelle.

pales triangulaires, ovales, membraneux.
Étamines en nombre indéfini, à filets ramifiés en faisceaux polyadelphes, ressemblant
à des arbres minuscules et dont chaque ramification se termine par une anthère biloculaire. Dans les fleurs femelles, dont le
périanthe est analogue à celui des fleurs

mâles, l'ovaire est libre, globuleux, à 3 loges, renfermant chacune dans leur angle interne un ovule couvert d'un obturateur. Style simple, cylindrique à la base, divisé à la partie supérieure en 3 branches se subdivisant à leur tour chacune en 2 branches allongées et garnies sur leur face interne de papilles stigmatiques grosses et rouges. Capsule de 2 à 3 centimètres de longueur sur 2 centimètres de largeur, rarement lisse, le plus souvent chargée d'aiguillons mous un peu flexueux, arrondie, un peu déprimée au sommet et marquée de 3 sillons profonds répondant aux interstices des carpelles et de 3 sillons moins marqués placés au niveau de la ligne médiane dorsale de chaque carpelle. Le plus généralement, ce fruit est tricoque; parfois, cependant, il est quadricoque. Quand il est mûr, il devient sec et il s'ouvre en six panneaux se séparant avec élasticité de la columelle centrale.

Le Ricin, originaire, dit-on, de l'Inde, aurait été répandu dans tous les autres pays tropicaux, puis de là en Europe, où il est cultivé comme plante ornementale ou pour la récolte de ses graines.

La partie la plus importante est sa graine, de 6 millimètres de longueur sur 8 millimètres environ de diamètre, ovoïde, arrondie ou un peu comprimée sur le dos, aplatie ou un peu anguleuse sur la face ventrale. Le sommet se prolonge en un bec court, sur la face inférieure duquel se trouve une caroncule renflée qui, lorsqu'on l'enlève, laisse une cicatrice noire formée par deux petites dépressions. La coloration est constituée par un fond gris clair ou rougeâtre, avec des chinures ou des marbrures d'un brun plus ou moins noirâtre.

Composition chimique. — Ces graines renferment dans leur albumen environ la moitié de leur poids d'une *huile fixe*, *l'huile de Ricin*, de *palma christi*, incolore ou légèrement colorée en jaune, suivant le procédé d'obtention, inodore, presque insipide, sans âcreté, de consistance visqueuse, mais qui, au contact de l'air, devient rance, de saveur amère, mordicante et siccative. Elle est soluble en toutes proportions dans l'alcool absolu, l'acide acétique cristallisable. Sa densité = 0,963. Saponifiée, l'huile de Ricin donne de la glycérine et des acides *ricinolique*, $C^{18}H^{34}O^3$ *ricinique* et *margaritique*.

L'acide ricinolique est liquide, jaunâtre, d'odeur faible, de saveur âcre, persistante, d'une densité de 0,940. A 8° au-dessous de zéro, il se solidifie. A la distillation, il se décompose.

L'acide ricinique est une masse blanche, nacrée, de saveur très âcre, fondant à 22° et pouvant être volatilisée.

L'huile de Ricin saponifiée additionnée d'un excès d'alcali et chauffée dans une cornue, se boursoufle, dégage de l'hydrogène, une huile incolore, *alcool caprylique* de Bouis, et laisse un résidu de *sébate* de potasse d'où Bouis a retiré l'*acide sébacique*. Ces deux composés proviennent de la décomposition de l'acide ricinolique.

A la distillation sèche, l'huile de Ricin donne un mélange liquide d'*acroléine*, d'*acides gras*, d'*œnanthol*, d'*acide œnanthylique*. Il reste dans la cornue une matière élastique analogue au caoutchouc.

L'huile de Ricin doit être préparée à froid, car, lorsqu'on emploie la chaleur, elle renferme une certaine quantité d'acides gras qui lui communiquent une âcreté considérable. On se sert le plus ordinairement de l'expression pour l'huile médicamenteuse et du sulfure de carbone pour l'huile lubréfiante. La filtration se fait au papier dans une étuve dont la chaleur diminue la viscosité de l'huile et lui permet de filtrer. Le tourteau est employé comme combustible ou sert à préparer un guano artificiel.

Les graines renferment une substance protéique, *l'aleurone*, constituée par une masse albuminoïde, qui affecte la forme d'un cristal, le *cristalloïde*, par un amas arrondi ou ovoïde de matière calcaire, le *globoïde*, toutes deux entourées par une couche de matière albuminoïde amorphe et le tout enveloppé par une membrane mince, amorphe, transparente. Les dimensions et la structure des grains d'aleurone sont très variables.

En faisant bouillir les graines avec l'eau, évaporant en extrait et reprenant par l'alcool bouillant, ce dernier donne, par refroidissement, une matière résineuse qui se dépose et garde en dissolution une substance que Tuson, qui l'a découverte, en 1864, appelait *ricinine* et qu'il regardait comme un alcaloïde, cristallisant en prismes rectangulaires, amers, peu solubles dans l'éther, la benzine, fusibles, pouvant se sublimer et donnant de l'ammoniaque quand on les chauffe en présence de la potasse. Werner (1869) regarda la ricinine de Tuson comme un sel de magnésie d'un acide nouveau. En tout cas, elle est inactive. Il n'en est pas de même d'une matière albuminoïde que, récemment, H. Stillmark a découverte dans les graines, qu'il appelle *ricine* et qu'il range dans les ferments non figurés. C'est à elle que seraient dus les phénomènes provoqués par ces graines, mais non toutefois leur propriété purgative. Introduite par la bouche ou en injections hypodermiques, la ricine produit une inflammation hémorragique de l'appareil gastro-intestinal, affectant tout d'abord l'intestin grêle, obstruant probablement les conduits biliaires; l'inflammation s'étend ensuite sur la muqueuse vésicale. La dose toxique pour un homme est de 6 milligrammes par 60 kilogrammes de poids, quantité qui correspond à dix graines ordinaires.

La ricine paraît avoir une action particulière sur le sang. Elle agglomère rapidement les corpuscules rouges avec formation d'une substance analogue à la fibrine. Une partie ajoutée à 60,000 parties de sang défibriné suffit pour séparer le sérum qui peut ensuite passer à travers un filtre.

La ricine n'est pas le principe drastique de la graine. On a cru le trouver dans une résine brune, existant dans les proportions de 2 0/0, soluble dans l'alcool et le sulfure de carbone, et qui reste pour la plus grande partie dans le tourteau exprimé à froid.

H. Bewer avait signalé la présence d'une matière albuminoïde, analogue à l'émulsine qui, comme elle, en présence de l'amygdaline, donnait naissance à de l'essence d'amandes amères et à de l'acide cyanhydrique. Boerner (*Amer. journ. of pharm.*, 1876, 9 nov.) a confirmé l'existence de cette émulsine, dont le rôle n'est pas bien connu.

L'eau distillée sur les graines a une odeur particulière, nauséeuse, distincte de celle de l'huile elle-même. Elle est purgative à la dose de 15 grammes, et purgative et vomitive à celle de 30 grammes.

Dans les feuilles, Wayne a trouvé une substance analogue à la ricinine de Tuson; mais il ne la regarde pas comme un alcaloïde.

Thérapeutique. — Les graines du Ricin présentent des propriétés émèto-cathartiques bien prononcées. Cinq ou six, écrasées et mises sous forme d'émulsion avec du lait, constituent un médicament insipide, facile à prendre et provoquant des selles nombreuses. En les donnant en plus grand nombre, on détermine la superpurgation, l'ulcération du tube intestinal, une soif intense, la suppression des urines, des convulsions, et la mort même peut survenir dans le coma. Dans ce cas, fort rare d'ailleurs, on provoque les vomissements pour débarrasser l'estomac, soit à l'aide de l'eau chaude, de la titillation de la luette, soit, et mieux encore, en pratiquant une injection sous-cutanée d'apomorphine. Les accidents ultérieurs peuvent être conjurés par le lait et les liquides émollients, la décoction de guimauve, etc. D'après Pécholier, ces graines écrasées et appliquées sur la peau produisent une action irritante, analogue à celle de l'huile de croton, mais moins énergique. On pourrait donc les employer comme révulsif.

L'huile de Ricin fraîche, bien préparée à froid, est parfaitement digérée, comme les huiles comestibles, quand elle est prise à petites doses. A la dose de 30 à 60 grammes, pour les adultes, elle purge en une heure ou deux, provoque des selles bilieuses nombreuses, abondantes, sans coliques, sans ténesme, qui paraissent dues à une véritable indigestion plutôt qu'à une influence spéciale sur la muqueuse. Elle purge moins que les graines parce qu'elle ne renferme que fort peu de résine drastique.

On l'administre dans du bouillon dégraissé bien chaud, dans le café, le thé, en émulsion avec un jaune d'œuf ou la gomme adraganthe. On peut masquer sa saveur par le jus de citron ou d'orange. On l'administre aussi en capsules :

Émulsion (Dujardin-Beaumetz).

Huile de Ricin	30	grammes.
Eau de menthe	15	—
— commune	60	—
Gomme arabique pulvérisée.	8	—
Sirop de sucre	30	—

Potion

Huile de Ricin	30	grammes.
Eau de menthe	30	—
— commune	60	—
Jaune d'œuf	N° 1.	

En lavement, il faut porter la dose à 60 et 80 grammes, et encore, dans ce cas, est-ce un médicament peu fidèle.

On associe l'huile de Ricin au collodion pour le rendre élastique et l'empêcher de s'écailler sur la peau. On la mélange aussi à l'axonge, à la lanoline, à la vaseline pour en faire une pommade cosmétique assez utile pour assouplir le système capillaire.

Les feuilles sont, d'après M. William, employées par les femmes de l'Afrique occidentale pour augmenter la sécrétion du lait, sous forme de décoction prise à l'intérieur, de bains locaux sur les seins, prolongés 15 ou 20 minutes. De plus, elles font également sur les seins des applications des feuilles bouillies. Cette médication ne paraît pas avoir réussi entre les mains des praticiens européens. Cette décoction passe aussi au-près des noirs pour être emménagogue. En dehors de ses applications thérapeutiques, l'huile de Ricin peut se prêter à un grand nombre d'emplois. Les Chinois, en la faisant bouillir dans l'eau additionnée de sulfate d'alumine et de sucre, la dépouillent de son principe âcre et irritant et l'emploient comme comestible. De là, les fameux ailerons de requins frits dans l'huile de Ricin, qui ont le privilège d'exciter plus que l'étonnement des Occidentaux. Aux Antilles, et même dans la Tartarie, elle sert à l'éclairage. Dans l'Inde, à Java, au Mexique, on la mêle à de la chaux éteinte et on obtient ainsi un ciment extrêmement tenace, imperméable et léger à la fois avec lequel on recouvre les plateformes des cases qui sont ainsi mises à l'abri des infiltrations pluviales si difficiles à éviter dans ces pays à pluies torrentielles. Ce ciment sert aussi à calfater les barques et les navires des indigènes. Les graines, dépouillées de leurs téguments et promenées dans l'eau destinée à la boisson, servent, comme celles du *strychnos potatorum*, à clarifier cette eau probablement par suite de la combinaison de leurs matières albuminoïdes avec les substances étrangères en suspension. Celles-ci se précipitent.

De plus, les fibres du ricin sont textiles et sont propres à fabriquer des cordes, des filets de pêche, des toiles de ménage, du papier, etc. Il suffit de faire rouir les tiges comme celles du lin, en ajoutant une petite quantité d'acide sulfurique, et en arrêtant le rouissage dès que l'écorce est sur le point de se séparer. Les tiges sont alors lavées sous l'eau courante, et disposées en forme de pyramides pour que la masse puisse recevoir l'air et le soleil. Quand les tiges sont sèches, on les *teille* et on obtient des fibres de 40 à 60 centimètres de longueur, dont la force de résistance est à peu près égale à celle du chanvre.

Riz. — Le Riz, *Oryza sativa* L. (*O. latifolia* Desv. — *O. setigera* Pal. Beauv. — *O. montana* Lour.), appartient à la famille des Graminées, au genre Oryza. C'est une plante annuelle, à tiges hautes de 1 mètre à 1^m,30, dressées, fistuleuses et munies de feuilles alternes, engainantes, fermes, lisses et ressemblant beaucoup à celles de nos roseaux. Ligule grande, dressée, glabre, mince, lancéolée, aiguë, et accompagnée de deux petits appendices falciformes, munis à leur bord inférieur d'une rangée de poils longs et soyeux.

Fleurs hermaphrodites, formant à la partie supérieure des tiges un épi composé, très ramifié, d'abord dressé, puis retombant. Les divisions portent des épillets uniflores, stipités, articulés sur le sommet de leur pédicelle, courts, disposés sur un des côtés de l'axe de l'inflorescence. Deux glumes, petites, presque égales, convexes, carénées, lancéolées; l'une d'elles est terminée par une arête plus prononcée, de longueur variable. Glumelles épaisses, charnues, deux glumellules glabres. 6 étamines sur deux verticilles, à filets grêles, amincis, à anthères allongées, basifixes, biloculaires. L'ovaire à une seule loge renferme un seul ovule. Il est surmonté d'un style à divisions plumeuses et rouges. Caryopse ovoïde, oblong, comprimé, enfermé dans les glumelles non adhérentes et chargées de poils dans leur partie inférieure. Le péricarpe très mince recouvre un albumen dur, corné.

Le Riz est originaire de l'Indo-Chine, où il est cultivé depuis la plus haute antiquité. On l'a introduit dans toutes les régions du globe où il peut trouver, en même temps que l'eau nécessaire à sa végétation, la chaleur qui peut faire mûrir ses épis. On le retrouve dans le Piémont, le Milanais, en Amérique, dans la Caroline, dans l'Afrique. Il lui faut un sol marécageux, bien que certaines variétés puissent être cultivées en terres sèches.

Le nombre des variétés s'élève du reste à près de deux cents et elles se distinguent surtout par la grosseur du grain, sa couleur blanche, rouge, noirâtre ou tachetée de brun, et par la quantité de poils qui le recouvrent. Les deux pays les plus grands producteurs de Riz sont la Cochinchine et la Birmanie.

Les Riz birmans, qui sont mieux préparés que ceux de la Cochinchine, sont préférés en Europe. La production de l'Inde ne permet pas d'exportation notable et parfois même elle n'est pas suffisante pour la consommation locale. Java commence à exporter le Riz en quantités considérables. Mais le Riz consommé en Europe, où il n'entre d'ailleurs que pour une part des plus médiocres dans l'alimentation, est celui de la Caroline et du Piémont. Le premier est blanc, transparent, anguleux, allongé, inodore et de saveur agréable. Le second est jaunâtre, arrondi, opaque, d'une odeur spéciale et d'une saveur un peu âcre.

Composition chimique. — Nous devons à Braconnot une analyse des Riz de la Caroline et du Piémont.

	Riz Caroline.	Riz du Piémont.
Eau	5,00	7,00
Amidon	85,07	83,88
Parenchyme	4,80	3,80
Matière azotée	3,68	3,68
Sucre incristallisable	0,29	0,05
Matière gommeuse	1,71	0,10
Huile	0,13	0,25
Phosphate de chaux	0,40	0,40
Chlorure de potassium		
Phosphate de potasse		
Acide acétique	traces	traces
Sel végétal calcaire		
— potassique		
Soufre		

D'après Campari, l'embryon du Riz renferme une grande proportion de substances huileuses qui, par le dédoublement, donnent 95,54 d'acides gras et 4,46 de glycérine. Les acides gras fondent à 36° en émettant une odeur de poire. Saponifiés et chauffés avec de l'acétate de magnésium, ils donnent un corps fondant à 62°, dont la composition est celle de l'acide palmitique. En épuisant l'embryon par le sulfure de carbone, on en retire une substance cireuse jaune, saponifiable, fusible à 32°, se solidifiant à 28° et dont la densité = 0°,930. Elle est complètement soluble dans l'éther, le chloroforme et la benzine.

Usages. — Le Riz est la base de la nourriture des peuples chinois, indo-chinois et hindous, des noirs de l'Afrique. C'est, par suite, une plante des plus précieuses pour l'homme; elle l'est même plus que le blé, si l'on ne considère que sa consommation. Le Riz est cependant moins nourrissant que ce dernier, car il ne renferme qu'une très minime proportion de matières glaténoïdes. Aussi est-il impossible de fabriquer du pain avec la fécule de Riz. Il est le plus souvent cuit à l'eau, de telle façon que ses grains conservent leur forme sans être agglutinés l'un à l'autre. L'artifice est très simple et consiste à projeter le Riz dans l'eau bouillante et à le faire cuire pendant peu de temps; mais dans cet état il est d'une saveur un peu fade, que l'on déguise en ajoutant des condiments, du carry, du poivre et du sel.

La proportion considérable d'amidon que renferme le Riz et son bas prix relatif permettent d'en retirer de l'alcool qui présente sur les autres alcools de grains l'avantage de ne pas renfermer d'alcool amylique. Tel qu'il est préparé en Cochinchine, son odeur et sa saveur sont peu agréables, mais on pourrait facilement le rectifier en employant les appareils à distillation fractionnée qui servent pour l'obtention des alcools de betterave, de grains et de pommes de terre. Cette industrie a déjà pris en France des proportions assez considérables.

Le Riz sert aussi à préparer une boisson nommée *salki* ou *salke*, au Japon, dont la fabrication a été étudiée par Cohn; les indigènes emploient le *tasse kosi*, c'est-à-dire le Riz couvert du mycélium des conidiophores d'un champignon, l'*aspergillus oryzœ*, qui provoque la fermentation du Riz. Celui-ci est abandonné à l'air humide jusqu'à ce que l'amidon soit devenu pâteux, puis on le mélange avec le *tasse kosi*. Toute la masse se recouvre bientôt de mycélium noir, luisant, qui lui communique une odeur de pomme ou d'ananas. Le saccharomyces qui se retrouve toujours dans le Riz, détermine ensuite la fermentation alcoolique, indépendante de celle de l'aspergillus. Elle est complète en deux ou trois semaines, et par distillation de la masse on retire le salke qui a une couleur jaune d'or. Il peut renfermer jusqu'à 14 0/0 d'alcool. Dans cette fabrication, le mycélium de l'aspergillus convertit l'amidon du Riz en glucose, jouant ainsi le rôle de la diastase vis-à-vis de l'orge.

En thérapeutique on emploie la décoction de Riz, que l'on obtient en faisant bouillir

20 grammes de Riz mondé dans une quantité d'eau suffisante pour obtenir un litre. On passe à travers une étamine peu serrée. Cette décoction est employée pour combattre la diarrhée, contre laquelle elle aurait, dit-on, une action spéciale. On l'additionne de sirop de coings, dont l'action astringente s'ajoute à la sienne.

La farine de Riz sert à faire des cataplasmes moins irritants que les cataplasmes de farine de lin. En poudre fine, elle sert, comme la poudre d'amidon, à saupoudrer les parties excoriées. Parfumée de diverses manières, elle est usitée pour la toilette des femmes.

Robinier. — Le Robinier (*Robinia pseudo-acacia* L.), de la famille des Légumineuses papilionacées, série des Galégées, est un arbre de 20 à 25 mètres de hauteur, à feuilles alternes, composées, imparipennées ; folioles nombreuses, sessiles, opposées, entières, ovales elliptiques, arrondies au sommet, la foliole terminale seule est pétiolulée.

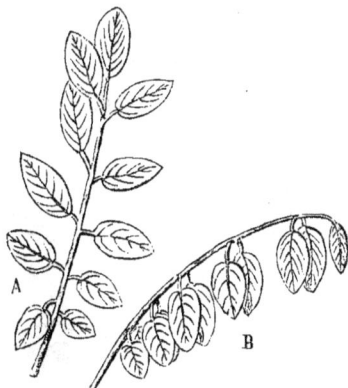

FIG. 825. — *Robinia pseudo-acacia.* Feuilles.

Stipules ligneuses. Fleurs en grappes axillaires, pendantes sur le bois des branches âgées, à bractées très fugaces. Elles sont blanches et odorantes. Les étamines sont au nombre de dix et diadelphes (9 — 1). Gousse comprimée, glabre, peu stipitée, à deux valves minces, membraneuses. Les graines sont arrondies, à albumen mince.

Le Robinier est originaire de la Virginie, dans les Etats-Unis, mais il est aujourd'hui naturalisé dans toute l'Europe, où il sert surtout à orner les jardins publics et les promenades. Ses fleurs ont une odeur suave.

Composition chimique. — Ces fleurs ont été analysées par Zwenger et Dronke (*Ann. d. chim. u. pharm.*, 1861) qui en ont retiré un glucoside, la *robinine*, représentée par la formule $C^{25}H^{30}O^{16} + 5^{1}/_{2}H^{2}O$. Elle cristallise en aiguilles fines, soyeuses, jaune de paille, peu solubles dans l'eau froide, l'alcool froid, insolubles dans l'éther, solubles dans l'eau bouillante, qu'elles colorent en jaune, plus solubles encore dans l'alcool bouillant. A 100° elle perd son eau d'hydratation, fond à 195° en une masse amor-

phe, et, soumise à la distillation sèche, elle donne de la quercétine. Les alcalis, les carbonates alcalins, dissolvent la robinine avec coloration jaune d'or. Elle réduit à chaud la liqueur cupro-potassique, le chlorure d'or et le nitrate d'argent. Soumise à l'ébullition en présence des acides dilués, elle se dédouble en *quercétine* et en un sucre incristallisable, de saveur sucrée, réduisant la liqueur cuivrique alcaline, mais ne fermentant pas. 100 parties de robinine donnent 38 de quercétine séchée à 100°.

Les solutions concentrées de robinine prennent une coloration brun foncé en présence du chlorure ferrique.

Traitée par l'acide sulfurique concentré, elle donne de l'acide picrique et un peu d'acide oxalique.

Le parfum des fleurs peut être séparé par la méthode d'enfleurage dont nous avons parlé.

La *racine* renferme, d'après Reinsch [*Rép. de pharm.* (2), t. XXXIX, p. 198], un acide, l'*acide robinique*, masse sirupeuse, cristallisant quand on l'arrose d'alcool, mais redevenant sirupeuse à l'air. Cet acide a été en résumé fort peu étudié ; Hlasiwestz en a retiré de l'*asparagine*. Le *bois*, dur et amer, renferme une matière colorante jaune, la *robinine* de Kummel.

Dans les graines, Marmé a constaté la présence de l'inosite.

Usages. — Les fleurs du Robinier ont été employées comme antispasmodiques. La racine, qui renferme un principe âcre très irritant, peut être toxique à doses élevées, et on cite le cas de trois enfants qui furent empoisonnés après en avoir mangé par mégarde. Les symptômes étaient analogues à ceux que produit une dose considérable de belladone. Tous furent guéris, et de plus l'un d'eux, qui était atteint de fièvre intermittente avant l'accident, ne vit plus reparaître les accès. Il en est de même de l'écorce interne de l'arbre. Emery (*Amer. journ. pharm.*, 1887, p. 153) cite le cas de 22 enfants qui, après avoir mâché cette écorce, furent pris de symptômes analogues à ceux que produit le *Cytisus laburnum*. Ils furent traités par le sous-carbonate de bismuth et l'eau-de-vie à l'intérieur, et par des injections hypodermiques de morphine. On pourrait donc tirer partie des propriétés vomitives de l'écorce et de la racine.

Rocou. — Le Rocouyer commun (*Bixa orellana* L.), Urucu, Orléans, Annato, de la famille des Bixacées, série des Bixées, est un arbuste élégant, de 5 à 8 mètres de hauteur, à feuilles alternes, simples, pétiolées, ovales ou orbiculaires, molles, cordiformes à la base, aiguës au sommet, glabres et accompagnées de 2 stipules latérales caduques. Fleurs assez grandes, belles et roses, disposées au sommet des rameaux en grappes ramifiées de cymes. Calice à 5 sépales orbiculaires, tuberculés à la base, imbriqués, caducs. Corolle à 5 pétales plus grands, obovés, entiers, à préfloraison tordue. Etamines très nombreuses, libres, hypogynes, Ovaire libre, arrondi, velu à une seule loge, renfermant sur deux placentas des séries d'ovules anatropes. Style creux, recourbé vers son milieu, à sommet terminé par deux petites crénelures stigmatifères. Capsule arrondie, comprimée, recouverte d'aiguillons rigides, s'ouvrant en deux panneaux portant chacun sur leur face interne un placenta médian peu saillant. A la maturité, l'endocarpe membraneux se sépare de l'exocarpe. Cette capsule est rouge pourpre. Les graines très nombreuses sont supportées par un funicule qui se dilate autour du hile en un court arille en forme de manchette. Le tégument extérieur est chargé de granulations jaunes ou rougeâtres, qui forment la matière colorante.

Cette espèce habite toutes les parties tropicales de l'Amérique et on la cultive aujourd'hui dans tous les pays chauds, surtout près des cours d'eau.

Pour obtenir le Rocou, on sépare les graines que l'on écrase dans des auges de bois et qu'on délaye dans l'eau chaude. On passe à travers un tamis peu serré que traverse l'eau entraînant avec elle la matière colorante et qui sépare les graines et les fibres. On laisse fermenter, on décante l'eau et on fait sécher le marc à l'ombre. Quand il a pris une consistance solide on en fait des gâteaux de 1 à 8 kilogrammes, enveloppés dans des feuilles de bananier ou de balisier, qu'on entasse dans des fûts, ou bien encore dans des boîtes en fer-blanc.

Le *Rocou* est une pâte homogène, grasse, onctueuse, de couleur rouge terne, d'une odeur désagréable, urineuse. Dans cet état, elle renferme en moyenne :

Eau.	72 parties.
Feuilles et matières étrangères.	22 —
Matière colorante.	6 —

Comme on le voit, la proportion de matière colorante, la seule utile, est des plus minimes.

Stein a proposé de traiter les graines fraîches par de l'eau alcaline et de précipiter ensuite par l'acide sulfurique. Le précipité est traité à plusieurs reprises par l'eau bouillante et l'éther qui enlèvent les matières amères et résineuses. Le résidu est la matière colorante ne renfermant plus qu'une petite quantité de matières azotées.

Composition chimique. — Le *Rocou* s'enflamme et brûle avec des fumées abondantes en laissant un charbon poreux et brillant. Il est à peine soluble dans l'eau, à laquelle il communique une couleur jaune pâle; mais il se dissout facilement dans l'alcool et l'éther, qui prennent une belle couleur orangée.

La partie soluble dans l'eau est l'*orelline*, matière jaune, soluble également dans l'alcool, peu soluble dans l'éther. Le résidu renferme la matière colorante rouge, la *bixine* (Etti, *Deutsch. chem. Gesell.*, 1874, p. 446, et 1878, p. 864), qui cristallise en lamelles microscopiques quadrangulaires, d'un rouge foncé, à éclat métallique violacé, insolubles dans l'eau, peu solubles dans l'alcool froid, la benzine, le sulfure de carbone, l'éther, solubles dans l'alcool chaud.

Desséchée à 120°, la bixine est représentée par la formule $C^{28}H^{34}O^5$. A 175°, elle fond, puis elle se char-

bonne. Elle forme avec la soude deux combinaisons, l'une cristalline, la seconde amorphe. Elle donne avec l'ammoniaque des combinaisons cristallines.

La bixine amorphe de Bolley et Mylius ne constitue qu'un mélange.

Usages. — Le Rocou est employé pour la teinture, l'impression des étoffes, pour colorer le beurre, le fromage, les huiles, les graisses. Les Indiens de l'Amérique du Sud s'en recouvrent le corps pour éviter les piqûres des insectes. Ils le mélangent, pour cela, à une huile épaisse, amère, retirée des semences du *carapa guianensis*. C'est s ur tout elle qui agit comme préservatif. Les nuances que donne le Rocou sont belles, résistent fort bien aux acides, au savon, au chlore, mais passent à l'air et à la lumière.

Au point de vue médical, la matière colorante est astringente et légèrement purgative. On l'a préconisée contre les dysenteries des pays chauds et elle paraît agir à la façon de l'ipéca.

Les graines sont astringentes et passent pour être fébrifuges.

Romarin. — Le *Rosmarinus officinalis* L. (Encensier, Herbe aux couronnes), de la famille des Labiées, série des Monardées, est un arbuste toujours vert, de 1 à 2 mètres de hauteur, très ramifié et buissonneux, à feuilles opposées, très nombreuses, étroites, linéaires, coriaces, à bords fortement réfléchis, sessiles, d'un vert foncé et glabres en dessus, chargées à la face inférieure de poils étalés et blancs. Elles ont 2 centimètres et demi de longueur. Fleurs d'un blanc un peu lilas, avec des taches violettes en dedans des lobes, disposées en grappes courtes au sommet de petits rameaux axillaires, munies de bractées décussées, et portant dans leur aisselle une fleur accompagnée de deux bractées latéra-

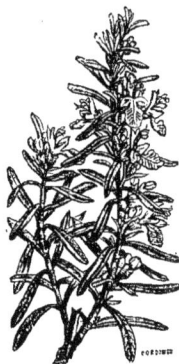

Fig. 826. — Romarin.

les stériles. Deux étamines recourbées, à anthères uniloculaires. Les deux étamines qui manquent sont représentées chacune par un petit crochet stérile.

Cette plante habite la région méditerranéenne, depuis l'Espagne jusqu'à la Grèce et l'Asie Mineure. Elle est fort répandue sur le bord de la mer, mais on la rencontre aussi dans le Sahara, d'où elle est transportée dans l'intérieur de l'Afrique. On la cultive en Europe partout où les hivers ne sont pas assez rudes pour la faire périr. Son odeur est aromatique, camphrée, très forte. Sa saveur est âcre, chaude et un peu astringente. On récolte les sommités quand elles sont en fleurs, et les feuilles en tout temps.

La plante entière est employée pour la préparation de l'essence qu'elle renferme et qu'on obtiennent, dans le midi de la France, des distillateurs ambulants qui transportent leurs appareils partout où le Romarin est abondant et à proximité d'un cours d'eau. La Dalmatie en fournit aussi de grandes quantités qui sont expédiées en Europe, en Amérique, et même en France et en Italie. La quantité d'essence produite varie suivant la latitude sous laquelle a crû le Romarin. Elle est de $1^{gr},4$ à $1^{gr},6$ par kilogramme de plante pour

de Romarin donne un mélange de cymène, de terpène. Par oxydation, on obtient de petites quantités de camphre, d'acides formique, acétique et téréphtalique. (Bruylants, *Journ. de Pharm.*, 4, 29, 508 et 511.)

Usages. — Le Romarin jouit, comme la plupart des Labiées, de propriétés stimulantes excitantes et a même été préconisé comme emménagogue. Son essence s'éliminant par la surface pulmonaire, rend le Romarin utile dans les catarrhes bronchiques. On peut administrer le Romarin sous forme d'infusion dans la dyspepsie atonique. Il

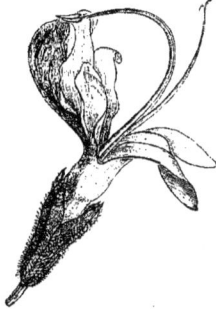

Fig. 827. — Romarin. Fleur.

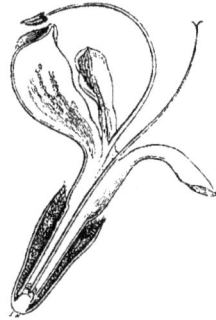

Fig. 828. — Romarin. Fleur. Coupe longitudinale

celle des environs de Paris, et de 3 grammes pour celle du midi de la France.

Composition chimique. — Cette essence est incolore et liquide quand elle est récemment préparée, mais, au bout d'un certain temps, elle brunit et s'épaissit. Son odeur est celle du Romarin, sa saveur est chaude et camphrée : elle est miscible en toute proportion à l'alcool à 85 0/0. Sa densité est, à 20°, de 0,885. Elle est lévogyre, bout à 150°, puis la température reste stationnaire et s'élève à 260 degrés.

Par distillations fractionnées, on peut la séparer en trois parties : l'une bouillant de 150 à 180°; la seconde de 188 à 210° et la troisième de 210 à 260°.

1° Le liquide qui passe de 150° à 180, distillé et rectifié sur le sodium, donne un hydrocarbure $C^{10}H^{16}$, bouillant à 157-160°. Ce terpène se combine avec l'iode, et par distillation se décompose en acide iodhydrique et cymène $C^{10}H^{14}$.

2° En distillant avec précaution la partie qui bout entre 180 et 210°, on obtient un liquide bouillant à 200-205° qui, par refroidissement, laisse déposer des cristaux fondant à 176° et bouillant à 204°. Ils présentent toutes les propriétés du camphre des Laurinées. La liqueur mère bout à une température plus basse et par la distillation donne encore des cristaux et un peu de térébène. Par des distillations répétées on peut séparer complètement les deux parties.

3° En refroidissant la partie qui passe entre 210 et 260°, à l'aide d'un mélange réfrigérant, il se sépare une grande quantité de bornéol qui, traité par l'acide phosphorique anhydre, donne un hydrocarbure bouillant à 166°. Ce dernier, traité par l'iode, produit du cymène et de l'acide iodhydrique.

L'essence de Romarin renferme donc :

Un hydrocarbure lévogyre.	$C^{10}H^{16}$ =	80 0/0
Un camphre bornéol....	$C^{10}H^{18}O = 4$ à 5	—
Un camphre.......	$C^{10}H^{16}O - 6$ à 8	—

Traitée par l'acide sulfurique concentré, l'essence

entre dans la composition de sirops, de teintures, de l'alcoolat vulnéraire employé pour la préparation du vin aromatique du *Codex*. L'essence elle-même, après avoir été préconisée comme tænicide, usage aujourd'hui tombé dans l'oubli, a été expérimentée au point de vue physiologique, par Bruylants et Masoa. (*Acad. méd. de Belgique*, XIII, n° 5, p. 547.) Elle provoque chez le pigeon des convulsions, et chez le lapin de véritables accès épileptiformes ; elle agit surtout sur le bulbe. Cette essence est usitée comme parfum, comme stimulant externe, et fait partie de l'eau de Cologne. C'est, dit-on, aux haies de Romarin, très nombreuses dans le pays, que les abeilles empruntent le parfum qui caractérise le miel de Narbonne.

Ronces. — Le *Rubus fruticosus* L. (Ronce des bois, des haies, Mûrier des haies, Mûrier sauvage), de la famille des Rosacées, est un arbrisseau très commun dans les haies, les buissons de nos contrées, à tiges flexibles, sarmenteuses, aiguillonnées, de 2 à 4 mètres de longueur. Feuilles inférieures pinnatiséquées, à 5 et 7 folioles ovoïdes, doublement dentées, brièvement pétiolées, duveteuses en dessous. Feuilles supérieures à 3 folioles. Stipules peu développées. Fleurs rosées ou blanches en cymes pauciflores, formant à l'extrémité des rameaux de longues grappes axillaires. Calice et corolle à 5 divisions étalées. Étamines nombreuses, libres, portées sur un réceptacle conique.

Drupes nombreuses, d'abord vertes, puis rouges et enfin noires.

Le *R. cœsius* L. (Ronce bleue) se distingue par son calice à sépales connivents après l'anthèse, ses drupes peu nombreuses, grosses, ses feuilles plus glabres, ses tiges plus courtes.

Les feuilles et les jeunes pousses ont une saveur astringente qu'elles doivent au tanin qu'elles renferment et qui les fait employer en décoction, additionnée de miel rosat, pour combattre la stomatite, les aphtes. Cette décoction est aussi utile en injections contre

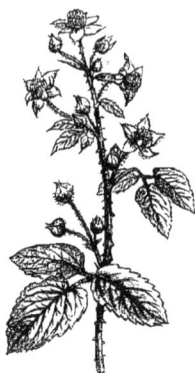

Fig. 830. — Ronce. Fruits jeunes.

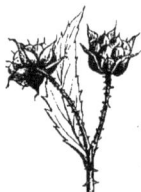

Fig. 829. — Ronce.

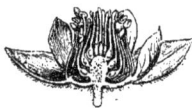

Fig. 831. — Ronce. Fleur. Coupe verticale.

les fleurs blanches, et à l'intérieur dans les diarrhées légères.

Les fruits ont une saveur douce, acidulée. On les emploie sous forme de sirop, de gelée. Quand on les fait fermenter, ils donnent une liqueur légèrement alcoolique et assez agréable.

Rondeletia febrifuga Mart. — Arbre de la famille des Rubiacées, série des Portlandiées, originaire de l'Amérique tropicale, à feuilles opposées, coriaces, stipulées. Fleurs petites, odorantes, en cymes composées, axillaires. Calice à 5 lobes lancéolés, persistant. Corolle infondibuliforme, à tube grêle, allongé, à 5 lobes obtus, étalés. 5 étamines à filets courts, insérés sur la gorge de la corolle. Ovaire à deux loges multiovulées, surmonté d'un disque épais. Style grêle à 2 lobes stigmatifères. Capsule loculicide, bivalve ; graines petites, albuminées.

Cette espèce est regardée au Brésil et au Mexique comme tonique, antispasmodique, et on a même employé son écorce comme fébrifuge à la place du quinquina.

Les *R. odorata* Jacq. et *americana* L. présentent les mêmes propriétés.

Roses. — Les Rosiers, de la famille des Rosacées, série des Rosées, se rencontrent

à l'état spontané dans presque toutes les régions tempérées de l'hémisphère boréal ; on les cultive dans tous les pays et on a ainsi obtenu des variétés extrêmement nombreuses. Quelques espèces seulement intéressent

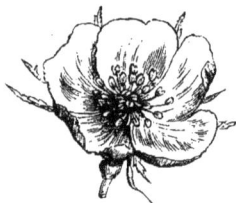

Fig. — 832. Rosier. Fleur.

la thérapeutique comme étant inscrites au *Codex* ou dans les diverses pharmacopées étrangères.

1° *Rosa gallica* L. — Petit arbuste à tiges nombreuses, dressées, grêles, se ramifiant

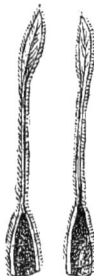

Fig. 833. — Rosier. Sépales internes.

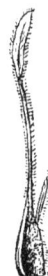

Fig. 834. — Rosier. Sépale

et fournissant des buissons touffus. Ces rameaux sont couverts d'aiguillons caducs nombreux, les uns très développés, comprimés, allongés à la base, recourbés en forme de

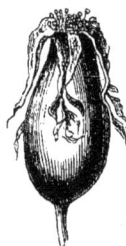

Fig. 835. — Rosier. Fruit entier.

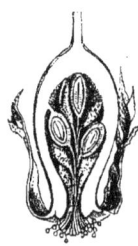

Fig. 836. — Rosier. Fruit. Coupe.

faux, très aigus ; les autres, beaucoup plus petits, deviennent même sétacés et parfois glanduleux. Feuilles alternes, stipulées, composées, imparipennées, à 5-7 folioles opposées, sessiles, coriaces, arrondies ou elliptiques, à bords doublement dentés en scie, à dents larges. Fleurs d'un rose vif, solitaires. Réceptacle concave portant sur ses bords le périanthe et l'androcée. Calice à 5 sépales verts, réfléchis, un peu pinnatiséqués, caducs. Corolle à 5 pétales, brièvement onguiculés, larges, concaves. Étamines en nombre indéfini, libres et insérées sur les bords du réceptacle. Les ovaires très nombreux, insérés sur le fond et les bords du réceptacle, sont ovoïdes, petits, velus, à une seule loge renfermant un seul ovule. Styles longs, filiformes, faisant saillie en dehors de la coupe réceptaculaire, plus courts que les étamines, à tête stigmatifère renflée. Le fruit, formé d'un grand nombre d'achaines enfermés dans un

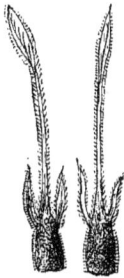

FIG. 837. — Rosier. Sépales séparés.

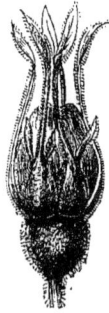

FIG. 838. — Rosier. Bouton.

sac commun, réceptacle devenu charnu, est surmonté des sépales desséchés ou de leurs cicatrices, globuleux, ovoïde et coloré en dehors en rouge vif. Chaque achaine renferme dans ses parois épaisses, dures, une graine dont les nombreux téguments recouvrent un embryon dépourvu d'albumen.

L'une des variétés du *Rosa gallica* est la *Rose de Provins* que l'on cultivait autrefois à Provins, dans le département de Seine-et-Marne.

On n'emploie que les pétales, qu'on fait sécher et qui sont alors crispés et secs, à surface veloutée, colorée en rouge intense ; leur odeur est bien connue et fort agréable, leur saveur est astringente.

Les Roses rouges sont encore cultivées en Angleterre, mais en petites quantités, en Hollande à Wassenaar et Noordwijk ; en Allemagne et dans les environs de Paris et de Lyon.

Composition chimique. — Les pétales de *Rosa gallica* renferment :
Huile essentielle, tanin, acide gallique, matière colorante, matières grasses, albumine, sels. La substance jaune, molle, qu'ils abandonnent à l'éther, sans perdre leur coloration, est un mélange de matière grasse et de quercétine. Ce serait, d'après Filhol, à ce dernier corps, et non à l'acide tannique, dont il n'a retrouvé que des traces, que serait dû le précipité verdâtre foncé produit par les sels ferriques dans l'infusé. L'alcool extrait en même temps l'acide gallique et la matière colorante des pétales épuisés par l'éther.

La matière colorante n'a pas été étudiée encore d'une manière satisfaisante.

Usages. — Toutes les préparations obtenues avec les pétales de Roses rouges, poudre, conserves de Roses du Codex, mellite, etc., sont regardées comme astringentes, propriétés qu'elles doivent à l'acide gallique que renferment ces pétales et peut-être à l'acide quercitannique signalé par Rochleder.

2° *Rosa centifolia* L. (Rose à cent feuilles). Cette espèce, originaire du Caucase oriental, est assez voisine du *Rosa gallica* pour que certains botanistes ne la regardent que comme une variété.

Outre l'huile essentielle que les pétales renferment en plus grande quantité que ceux de l'espèce précédente, Enz, en 1867, en a retiré des acides malique et tartrique, du tanin, une matière grasse, de la résine et du sucre.

Le *Rosa centifolia*, ainsi nommé parce que ses pétales sont presque toujours doubles, a produit un grand nombre de variétés qui, ornées des noms souvent les plus bizarres, sont cultivées dans nos jardins, dont ils font l'ornement.

Les pétales servent à préparer l'*eau distillée* et l'*huile rosat*.

Les pétales frais mondés de leur calice et pilés dans un mortier en marbre donnent par expression un suc que l'on filtre et qui, mélangé par parties égales avec du sucre et cuit en consistance sirupeuse, constitue un laxatif doux, employé chez les enfants, à la dose de 30 à 60 grammes.

3° *R. canina* H. (Rosier sauvage, Rose de chiens, Eglantier sauvage). — C'est un arbuste de 3 à 4 mètres, armé d'aiguillons forts, recourbés. Fleurs roses ou blanches. Fruits ovoïdes, à surface rouge luisante, à pulpe orangée, de saveur agréable, acidule.

Ces fruits, connus sous le nom de *Cynorrhodons*, renferment des acides tartrique, malique, du sucre, etc., et servent à préparer avec le sucre une conserve, la *conserve de Cynorrhodons*, employée pour combattre certaines diarrhées ou l'affaiblissement intestinal.

Les graines portent des poils piquants, et on les a préconisées comme vermifuges mécaniques à la façon du *Dolichos pruriens*. Cette sorte de bourre est connue sous le nom vulgaire de *poil à gratter*, car elle s'attache à la peau qu'elle irrite.

4° *Rosa damascena* Mill. (Rose de Damas, Rose des Quatre-Saisons, Rose de Puteaux). — Cette espèce, dont les fleurs d'un rose vif, parfois blanches, paraissent au printemps, à l'été et à l'automne, a une odeur plus forte, plus suave que l'espèce précédente. Aussi est-elle employée surtout pour la préparation de l'huile essentielle ou de l'hydrolat.

HUILE ESSENTIELLE. — Cette huile est extraite en Perse, dans l'Inde, en Turquie, de plusieurs es-

pèces de Roses, mais surtout des *Rosa damascena*,
R. centifolia, *R. moschata*, etc.

L'essence qui parvient dans le commerce européen est obtenue dans la Bulgarie, sur le côté sud
des monts Balkans, et le centre de ce commerce est
la ville de Kizanlik, dans la vallée de Tunja.

Les rosiers sont cultivés en pleins champs et dans
les jardins à distance convenable les uns des autres
pour permettre la récolte de leurs fleurs, qui se fait
avant le lever du soleil ; on étend dans les caves celles
qui ne sont pas employées immédiatement, mais
toutes celles qui ont été cueillies sont distillées le
même jour. Par la distillation, on obtient une eau
que l'on verse sur une nouvelle charge de fleurs. Le
produit de la seconde distillation est reçu dans des
vases en verre maintenus à 15-20° pendant un jour
ou deux ; une huile fluide et brillante surnage qu'on
enlève à l'aide de petits entonnoirs en étain, à orifice étroit et à long manche.

D'après certains auteurs, 3,200 kilogrammes de
roses donnent 1 kilogramme d'essence.

Dans l'Inde, où l'art de préparer l'eau et l'essence
de Roses fut introduit par les Persans et les Arabes, la culture des rosiers est limitée aux districts
qui bordent le Gange, et surtout à Ghozepoor, à
Lahore, à Amritsar. Dans le Kachmyr, cette fabrication est une des branches principales de commerce du pays. L'espèce cultivée est, d'après Bran-
dis (*Forest. flora of North-West. and cent. Ind.*,
1874), le *R. damascena*.

L'eau de Roses (*goolabi pani*), obtenue par distillation, est versée dans des vases métalliques peu
profonds, couverts d'une gaze humide destinée à la
préserver de la poussière et des insectes, que l'on
expose au refroidissement de la nuit. On les enterre
aussi dans des trous dont la terre a été saturée
d'eau et on les abandonne pendant la nuit. Le matin, la couche supérieure formée par l'essence con-
gelée est enlevée avec une plume ou des fragments
de bois minces, et mise dans une petite fiole. On
renouvelle la même opération chaque nuit et chaque
matin, jusqu'à ce qu'on ait séparé toute l'essence.

La quantité qu'on obtient ainsi varie beaucoup.
En général, cependant, on admet que 12 livres de
fleurs produisent environ 10 grammes d'essence.
Cette essence est ensuite soigneusement enfermée
dans des petites bouteilles scellées à la cire.

On obtient aussi un produit particulier, en disposant dans des pots par couches successives des pétales de Roses et des graines de sésame. Après dix
à douze jours, on retire les graines et on les met
en contact avec de nouvelles fleurs. Cette opération
est répétée dix à douze fois jusqu'à ce que les
graines soient gonflées. On les presse et on en
retire une huile jaune, odorante, qui n'est qu'une
sorte d'huile rosat et non une essence de Rose. L'eau
et l'essence de Rose sont consommées dans l'Inde.

A Tunis, l'espèce cultivée serait, d'après Von
Maltzan, le *R. canina*. 20 livres de pétales donneraient 3 grammes environ d'une essence extrêmement odorante.

Dans le sud de la France, les Roses sont surtout
cultivées à Grasse, Cannes et Nice, pour l'obtention de l'hydrolat. La quantité d'essence produite
est relativement minime, et elle a un parfum particulier que l'on attribue à ce que les insectes
butinant sur les fleurs des orangers transportent
leur pollen sur les roses. Cette essence est moins
riche en stéaroptène que celle de la Turquie. Elle
est, du reste, d'un prix fort élevé.

L'*essence de Rose*, récemment distillée, est incolore, mais elle prend rapidement une couleur jaune
clair. Sa densité est de 0,87 à 0,89. Son odeur est
agréable quand elle est disséminée, mais en masse
elle devient désagréable et provoque la migraine.
Elle est formée de deux corps différents, une matière liquide et une matière solide ou stéaroptène ;
aussi par le froid elle se prend en une masse butyreuse formée de feuillets transparents, brillants.

Le principe liquide auquel l'essence doit son parfum est un hydrocarbure oxygéné.

Le stéaroptène est un hydrocarbure, dont la proportion varie beaucoup suivant le pays dans lequel

les roses ont été cultivées, la température au moment de la récolte, etc.

L'essence de Turquie en renferme jusqu'à 18 0/0;
celle de France et d'Angleterre, jusqu'à 35, 42, 60
et même 68 0/0.

Ce stéaroptène cristallise en prismes hexaédriques
tronqués, fondant à 32°, bouillant à 172, puis devenant noirâtres. Bien qu'il soit inodore, il dégage
quand on le chauffe une odeur de cire ou de graisse
chauffée. Flückiger admet qu'il se rapproche des
paraffines.

L'essence de roses est d'un prix très élevé, aussi
est-il rare de l'avoir pure. On la fraude généralement avec l'*essence* dite *de Géranium* (Essence de
l'*Andropogon Schœnanthus*), que l'on obtient dans
l'Inde, à Delhi. Cette essence est, du reste, elle-même
souvent falsifiée.

Rubia tinctorum L. — La Garance, de la
famille des Rubiacées, est une plante herbacée, à souche vivace, à tiges annuelles
de 30 centimètres à
1 mètre de hauteur,
tombantes, ramifiées.
Feuilles opposées,
oblongues, lancéo-
lées, verticillées par
4 à 6, à nervures en
réseau, saillant.
Fleurs petites, jau-
nes, axillaires, en
panicules terminales.
Calice à 5 sépales très
petits. Corolle rota-
cée, plane, à 5 lobes
profonds. 5 étamines
libres. Ovaire infère,
à 2 loges uniovulées. Style simple, à 2 stigmates divergents, capités. Fruit didyme
formé de deux petites baies noirâtres.
Graines à albumen corné, denticulées, épineuses sur les bords.

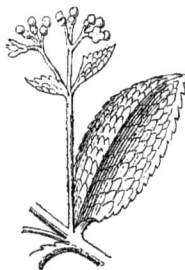

FIG. 839. — Garance. Rameau
florifère.

Cette plante, originaire d'Orient et de
l'Europe méridionale, est cultivée depuis
les temps les plus reculés dans le Levant,
d'où elle parvint en Europe par la Grèce et

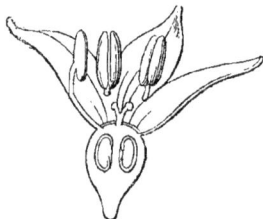

FIG. 840. — Garance. Fleur. Coupe longitudinale.

l'Italie. Sa culture était surtout concentrée
aux environs d'Avignon, en Provence, en
Languedoc, en Alsace, en Auvergne, et, depuis 1848, s'était propagée en Algérie. La
découverte des couleurs d'aniline a porté un
coup mortel à cette industrie.

On n'emploie dans l'industrie que la racine,
dans laquelle s'accumule le principe colorant
rouge que l'on recherche. Mais il lui faut
trois ans de séjour en terre au moins, et en-

core, dans le Levant, ne l'arrache-t-on qu'après cinq ou six ans.

Cette racine est constituée par un épiderme mince, rougeâtre, une écorce rouge et un bois jaune.

Composition chimique. — Elle renferme des matières colorantes jaunes et rouges; glucose, sucre cristallisable; matières mucilagineuses; pectine; amidon; matières amères et albuminoïdes; résine odorante, résine rouge; matière grasse; acide cristallin, principe particulier, devenant vert en présence des acides. — Acides tartrique, malique, pectique, citrique, combinés à la potasse, à la chaux. Sels minéraux. Sulfates et phosphates de potasse, de soude; chlorures de potassium, de sodium; carbonates et phosphates de chaux, de magnésie. Silice, alumine, oxyde de fer.

D'après Decaisne, la racine vivante ne renferme qu'un liquide jaune, qui, en absorbant l'oxygène de l'air, devient rouge. D'après Kopp, Schutzenberger et Schiffert, la racine fraîche ou moulue renfermerait des matières colorantes solubles qui, sous l'influence d'une matière azotée jouant le rôle de ferment, se dédoublent en glucose et en principes colorants suivants : l'*alizarine*, d'un rouge orangé; la *purpurine*, d'un rouge pourpre; la *pseudo-purpurine*, d'un rouge brique; une *matière orangée*; une matière jaune, la *xanthopurpurine*. Le seul de tous ces principes qui ait une valeur sérieuse, au point de vue pratique, c'est l'*alizarine*, car tous les autres se transforment en alizarine, qui seule forme des composés stables.

L'*alizarine* $C^{14}H^8O^4$, découverte, en 1826, par Robiquet et Colin, se présente sous forme de paillettes orangées ou de fines aiguilles jaunes, inodores, insipides, fondant à 290° et se sublimant entre 220-240°, sans laisser de résidu. A peine soluble dans l'eau froide, elle se dissout un peu plus dans l'eau bouillante, facilement dans l'alcool, l'éther, l'alcool méthylique, la benzine, les huiles de naphte, le pétrole, l'essence de térébenthine, le sulfure de carbone, la glycérine, le chloroforme, l'acide acétique, et elle colore tous ces liquides en jaune. Elle se dissout dans l'acide sulfurique concentré sans s'altérer, dans les alcalis caustiques et carbonatés avec une couleur pensée.

Avec les tissus mordancés elle donne toutes les nuances que fournit la garance elle-même, rouges et roses avec les mordants d'alumine, noires ou violettes avec les mordants de fer. Ces couleurs sont très solides à la lumière, et résistent aux bains savonneux bouillants et au passage dans l'acide azotique. Sa puissance tinctoriale est 95 fois supérieure à celle d'une bonne garance.

L'alizarine artificielle, dont l'identité est complète, s'obtient par l'oxydation directe de l'anthraquinone, en traitant le pyrocatéchine et le gaïacol à 140° par l'anhydride phtalique en présence de l'acide sulfurique, etc.

Nous n'avons pas à nous étendre ici sur les nombreux produits tinctoriaux que donne la Garance. Le lecteur les trouvera décrits dans les *Bulletins de la Société industrielle de Mulhouse*, le *Traité des matières colorantes de Schutzenberger*, le *Dictionnaire de Würtz*, etc.

Usages. — Outre ses usages dans la teinture, la racine de Garance a été préconisée contre le rachitisme (Raspail). Elle n'a d'autre action que de colorer les os en rouge, propriété qui, mise à profit par Flourens (*Théorie expérimentale de la formation des os*), a servi à des études ostéogéniques des plus intéressantes. Nous passons sur son emploi dans l'ictère, l'épilepsie, la dysenterie, l'aménorrhée, l'hydropisie, car elle est aujourd'hui oubliée comme plante médicinale.

Parmi les autres *Rubia* auxquels on attribue des propriétés thérapeutiques, nous citerons le *Rubia cordifolia* L. originaire de l'Asie, où il est regardé comme purgatif et emménagogue, le *R. noxia* A. S. H. qui se distingue par ses feuilles trinerves, et que l'on regarde comme extrêmement vénéneux. D'autres espèces sont aussi tinctoriales; tels sont les *R. peregrina* L. (Garance sauvage), qui donne une couleur rouge; le *R. cordata* Thunb., qui, dans l'Inde, fournit le *Munjeeth* ou Garance du Bengale; les *R. Chilensis*, au Chili; *R. guadalupensis* et *hypocarpia*, des Antilles. (H. Bn.,*Hist. des pl.*, VII, 372-373.)

Rue. — La Rue, *Ruta graveolens* L. (Rue des jardins, officinale, commune, etc.), est une plante herbacée ou suffrutescente, glauque, de 1 mètre de hauteur environ, appartenant à la famille des Rutacées, série des Rutées. Feuilles de 10 à 15 centimètres de longueur, alternes, composées, les inférieures tripennées, à folioles de 1 à 2 centimètres de longueur, étroites, oblongues, les supérieures bipennées; celles qui avoisinent les fleurs sont simples. Elles sont chargées de points glanduleux pellucides.

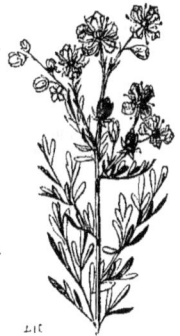

FIG. 841. — Rue commune.

Fleurs d'un jaune verdâtre, hermaphrodites, régulières, disposées en cymes corymbiformes terminales. La fleur centrale est pentamère, les autres sont généralement tétramères. Calice à divisions profondes, persistantes. Pétales libres, onguiculés, creusés en cuilleron à la partie

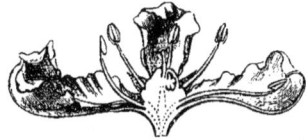

FIG. 842. — Rue. Fleur. Coupe longitudinale.

supérieure, à bords frangés. 10 étamines sur 2 verticilles, libres, insérées sous un disque épais, circulaire, glandulifère. 5 ovaires en partie libres, uniloculaires, multiovulés. 5 styles d'abord libres, puis réunis pour former une colonne courte, à sommet stigmatifère peu marqué. 5 follicules unis à la base, de 1 centimètre de longueur, libres supérieurement, durs, arrondis, rugueux, d'un brun grisâtre, s'ouvrant en haut. Graines ovoïdes, anguleuses, noirâtres, albuminées.

La Rue est originaire du midi de l'Europe, de l'Orient, où elle croît sur les lieux montagneux, stériles, et a été introduite dans l'Amérique et dans l'Inde. Son odeur est forte, vireuse, désagréable. Sa saveur est âcre, amère, nauséeuse.

Composition chimique. — Elle renferme une huile essentielle, de la rutine, de l'amidon, de la gomme, etc.

L'*essence*, qui est sécrétée par les glandes, est fluide, jaune pâle, d'odeur désagréable, de saveur amère, âcre, d'une densité de 0,911. Elle cristallise à 1 à 2° au-dessous de 0, bout vers 228°, se dissout un peu dans l'eau et bien dans l'alcool absolu. Elle est formée d'*acétone méthylnonylique* (méthylcaprinol) C¹¹H²²O, d'un hydrocarbure C¹⁰H¹⁶ et d'une substance isomérique du bornéol.

L'acétone se trouve dans les parties qui passent entre 223 et 236°. Il est incolore, d'odeur désagréable rappelant celle de la plante, de saveur aromatique, âcre. Il présente une fluorescence verte ; densité = 0,826 ; insoluble dans l'eau, il est miscible à l'alcool. Il bout à 225° et se solidifie à 6° en lamelles brillantes. Quand on l'oxyde il donne des acides acétique et pélargonique.

Sous l'influence de l'acide chlorhydrique gazeux l'essence de Rue, dissoute dans l'alcool, subit un changement isomérique, elle devient brune et, quand on a éliminé par distillation les parties les plus volatiles, le résidu, mélangé à l'eau, laisse se séparer une essence à odeur de fruits, suave, se concrétant rapidement en cristaux fusibles à 13°.

La *rutine* C²⁰H²⁸O¹⁸ (Borntrager) (acide rutinique, phytoméline, méline) est un glucoside que l'on retire des feuilles de la plante et qui cristallise en aiguilles fines d'un jaune clair, peu solubles dans l'eau et l'alcool froid, plus solubles dans ces liquides bouillants qu'il colore en jaune et dans les alcalis. A 100°, la rutine perd de l'eau, puis à 190° fond et forme par refroidissement une masse résineuse. Le chlorure ferrique la colore en vert foncé, le sulfate ferreux en rouge brun. Cette substance présente une grande analogie avec le *quercitrin,* car, comme lui, elle se dédouble en *sucre* et *quercétine,* mais sans se confondre avec lui.

C'est, en somme, une matière colorante qui a été du reste retrouvée dans plusieurs autres plantes, le *Caprier,* le *Sophora japonica,* etc.

Thérapeutique. — On emploie les feuilles qui doivent leurs propriétés à l'huile essentielle sécrétée par leurs glandes. C'est un stimulant de l'utérus et c'est à ce titre, à doses faibles comme emménagogue, qu'on l'emploie en médecine, et, à doses plus élevées pouvant devenir toxiques, comme abortive, mais alors dans un but criminel. Comme emménagogue quand l'utérus reste inerte ou que la congestion cataméniale est insuffisante, la dose est de 10 à 15 centigrammes de poudre fraîche, de 5 à 10 grammes de feuilles fraîches en infusion par litre d'eau bouillante.

Pilules emménagogues (Courty).

Poudre de feuilles de Rue.   5 centigrammes.
    —   —   sabine.   5   —
    —   seigle ergoté. . . 5   —
    —   d'aloès. 5   —

Pour une pilule : 3 le 1ᵉʳ jour, 6 le 2ᵉ, 9 le 3ᵉ, toujours en 3 fois. On prescrit, en outre, les pédiluves sinapisés, les sangsues aux grandes lèvres, etc.

A doses plus élevées, la Rue peut causer la mort, et l'empoisonnement est caractérisé par des vomissements, des coliques violentes, le ténesme, par des selles sanguinolentes, etc.

Par contre, la Rue agit comme antihémorragique après les accouchements, à la condition toutefois que la métrorragie ne soit pas foudroyante, car son action ne se fait sentir qu'après plusieurs heures. Dans les hémorragies passives, elle paraît préférable au seigle ergoté.

Elle est également antispasmodique, stupéfiante, et on l'a employée dans l'épilepsie, l'hystérie, la chorée. A l'extérieur, la plante fraîche est rubéfiante. Sa poudre, mélangée à la sabine, détruit les verrues. Cependant la poudre est une préparation défectueuse, car elle a perdu son huile volatile par la dessiccation. L'essence se prescrit sous forme de saccharure à la dose de 2 à 6 gouttes.

La Rue entrait dans la composition du vinaigre des quatre voleurs. On l'a employé aussi comme anthelmintique et pour combattre chez les enfants les coliques flatulentes. Cette plante est, il ne faut pas l'oublier, assez active pour qu'on doive prescrire ses diverses préparations avec la plus grande prudence.

Rumex patientia L. (*Lapathum hortense* Lamk.), Patience commune, Grande Patience. —Plante herbacée, vivace, haute de 1 à 2 mètres, croissant dans les pâturages des montagnes, à feuilles alternes, grandes, oblongues, ovales lancéolées, acuminées, planes et minces. Fleurs petites, verdâtres, disposées en épis terminaux, hermaphrodites ou polygames. Périanthe à 5 divisions suborbiculaires, en 2 séries. La foliole extérieure seule est munie d'un renflement médian. 6 étamines. Ovaire libre, trigone, à une seule loge uniovulée. 3 styles à extrémités stigmatifères pénicillées. Achaine triangulaire entouré par le périanthe persistant. Graines albuminées.

2° *R. obtusifolius* L. — Cette espèce, plus petite, se distingue par ses feuilles

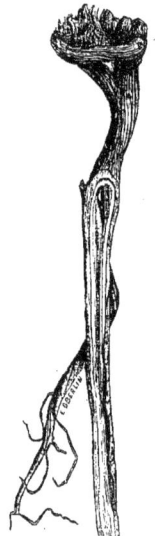

FIG. 843. — Patience. Racine entière.

à sommet obtus, à base cordées, à bord un peu ondulés et crénelés et ses fleurs généralement unisexuées.

La racine, qui est indiquée par le Codex et qui est généralement usitée sous le nom de racine de Patience, est charnue, fusiforme, brune, un peu grisâtre à la surface, striée, jaunâtre à l'intérieur, de saveur âpre et amère.

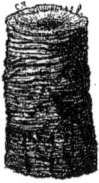 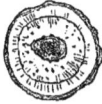

FIG. 844. — Patience. Racine.   FIG. 845.— Patience. Racine. Coupe transversale.

Composition chimique. — Cette racine renferme de l'amidon, de l'oxalate de chaux, de *l'acide chrysophanique* que l'on avait pris pour une substance spéciale à laquelle on avait donné le nom de *rumicine* ou de *lapathine,* et que nous avons étudié à l'article Rhubarbe.

Thérapeutique. — Cette racine possède des propriétés toniques, dépuratives, antiscorbutiques, et elle est légèrement purgative et vomitive. La décoction concentrée doit sa coloration jaune à l'acide chrysophanique et la communique aux matières fécales. Elle purge sans coliques. Sa poudre à la dose de 4 grammes est vomitive. Comme dépurative, on l'employait autrefois contre les dartres, le psoriasis, et on l'avait même préconisée dans la syphilis en la substituant à la Salsepareille sans qu'elle ait, cela va de soi, une valeur plus réelle que cette dernière.

Elle est aujourd'hui fort peu usitée. Dans l'industrie, elle sert à teindre en jaune.

Un grand nombre d'autres *Rumex* présentent les mêmes propriétés, mais sont aussi peu employés.

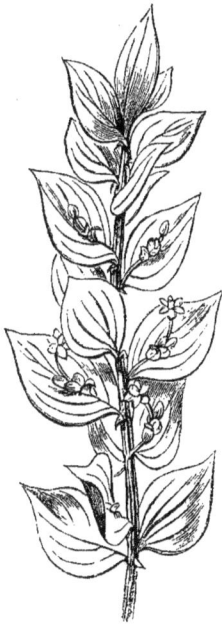

FIG. 846. — *Ruscus aculeatus.*

Ruscus aculeatus L. — Le Petit Houx, Fragon épineux, Houx frelon, de la famille des Liliacées, série des Asparaginées, est un petit arbrisseau toujours vert, très répandu dans toute l'Europe, à rhizome traçant, à rameaux élargis et aplatis en forme de feuilles ovales aiguës. Feuilles petites, aiguës sous forme d'écailles caduques, placées sur la face inférieure des cladodes. Fleurs unisexuées, d'un blanc sale. Périanthe à 6 divisions lancéolées. 3 à 6 étamines monadelphes, avortées dans la fleur femelle. Ovaire libre, à une loge uni ou biovulée. Baie sphérique, rouge à la maturité, devenant monosperme par avortement; graine albuminée.

Le rhizome, de la grosseur du doigt, long de 6 à 10 centimètres, est jaune grisâtre, bistré. Sa surface est couverte de collerettes transversales. Les faces inférieure et

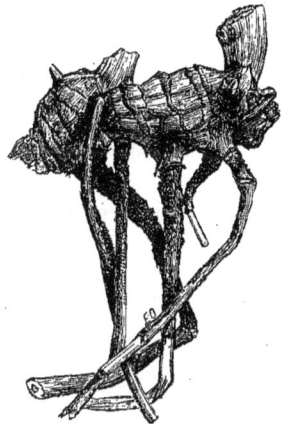

FIG. — 847. *Ruscus aculeatus.* Rhizome (d'après Blondel).

latérale portent des racines adventives, ligneuses. Odeur un peu térébenthinée. Saveur douceâtre, puis âcre.

Composition chimique. — Ce rhizome renferme une huile essentielle, une résine mal déterminée et des sels de potasse et de chaux.

Usages. — Le rhizome est regardé comme diurétique, et sa décoction (30 grammes pour 1 litre d'eau) était employée dans l'hydropisie, la gravelle, l'ictère. Ses propriétés diurétiques étaient, du reste, singulièrement augmentées par l'addition ordinaire de nitrate de potasse. Les baies, de saveur douceâtre, passent aussi pour être diurétiques. Les jeunes pousses se mangent en guise d'asperges.

S

Sabattia angularis Pursh. (*Chironia angularis* Michx.). — Plante herbacée annuelle, de la famille des Gentianacées, à tige dressée de 30 à 60 centimètres de hauteur, à rameaux opposés. Feuilles ovales, entières, serretées, cordiformes à la base, où elles engainent la tige, aiguës au sommet. Leur nervation est celle de la gentiane. Fleurs nombreuses, terminales, en large corymbe. Calice gamosépale à 5 segments lancéolés. Corolle rose, gamopétale, à 5 divisions profondes, obovales, presque blanches au milieu de la face inférieure. 5 étamines libres. Ovaire libre, à 1 loge multiovulée. Style à 2 branches stigmatiques tordues en spirale. Capsule uniloculaire, bivalve. Graines petites, nombreuses, comprimées, réticulées, albuminées.

Cette plante est très abondante aux Etats-Unis, dans les prairies humides du sud et du centre. Elle fleurit en juillet-août. Elle se rapproche beaucoup de la petite centaurée d'Europe. Toutes ses parties ont une saveur amère, mais non astringente.

Composition chimique. — Elle a été examinée par J. Huneker, qui a signalé les substances suivantes : résine, matières grasses, gomme, albumine, pectine, principe amer, huile volatile, matière colorante rouge et de l'*érythrocentaurine*, que Méhu avait déjà signalée dans la petite centaurée (voir ce mot).

Thérapeutique. — Cette plante présente les propriétés toniques des Gentianes. On l'emploie aux États-Unis comme un remède populaire des fièvres automnales intermittentes et rémittentes, en la donnant pendant la rémission des accès. Fort utile dans la convalescence des fièvres, elle excite l'appétit et favorise la digestion. On la prescrit en infusion (30 grammes de la plante entière pour 1 litre d'eau) à la dose de 60 grammes répétée toutes les deux heures pendant la rémission fébrile, et à intervalles plus éloignés dans les affections chroniques. La dose de la poudre est de 2 à 4 grammes.

2° *S. Elliotii* Stend. — Cette plante annuelle est originaire de la Floride, où elle porte le nom de *Quinine flower*, en raison des propriétés qu'on lui attribue de combattre avec succès l'intoxication paludéenne. Elle provoquerait même des sensations analogues à celles de la quinine, la céphalalgie, les bourdonnements d'oreille, etc. Sa réputation comme antipériodique date de la guerre de Sécession, où elle a souvent remplacé avec succès la quinine, qui faisait défaut. Sa saveur est du reste amère et persistante. Sa teinture, à la dose de 4 grammes toutes les deux heures, suffirait pour enrayer la fièvre intermittente. Des doses plus élevées sont nécessaires dans les fièvres rebelles ou rémittentes.

Nous devons ajouter cependant que, malgré la haute estime que lui accordent les médecins américains, cette plante n'est probablement que tonique.

Les *S. stellaris* et *gracilis* présentent les mêmes propriétés.

Sabine. — La Sabine, *Juniperus Sabina* L. (*J. Lycia* Pall. — *J. prostrata* Pers. — *J. fœtida* Spech.), appartient à la famille des Conifères, série des Cupressées. C'est un arbuste dont le port et la taille varient suivant l'altitude à laquelle il croît et les contrées dans lesquelles il végète ; aussi ses formes sont-elles nombreuses. Dans les régions alpines et subalpines, c'est un petit arbuste de 1 mètre à 1^m,50 de hauteur, presque couché sur le sol. Dans des conditions meilleures de végétation, c'est un petit arbre de 3 à 5 mètres, dressé, pyramidal, très ramifié, à rameaux dressés, étalés et subdivisés. L'écorce des jeunes branches est verte ; celle du tronc est d'un brun rougeâtre. La forme des feuilles varie assez

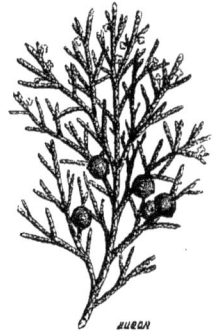
Fig. 848. — *Juniperus Sabina*

pour que l'on ait distingué la *Sabine femelle* ou à feuilles de tamarin, et la *Sabine mâle* à feuilles de cyprès. Ces feuilles, persistantes, sont pressées les unes contre les autres : celles des rameaux sont opposées ou ternées, adnées en grande partie, libres et étalées au niveau de l'extrémité, lancéolées, linéaires, aiguës, mucronées, piquantes ; celles des ramuscules sont opposées, imbriquées, rhomboïdales, plus ou moins aiguës, mucronulées, convexes au niveau de la face dorsale et munies, dans la partie médiane, d'une glande ovale. Elles sont tantôt appliquées étroitement sur le rameau, courtes et imbriquées, tantôt apprimées seulement à la base, libres et étalées dans le reste de leur étendue, plus longues, linéaires, aiguës et mucronées, à peu près planes, glauques en dessus, convexes et munies en dessous d'une glande oblongue, linéaire.

Cette espèce est dioïque. Les fleurs mâles, disposées en chatons ovoïdes, petits, sont situées à l'extrémité des rameaux latéraux et dressés. Ces fleurs sont munies de larges bractées ovales, acuminées, entières, opposées, largement imbriquées. Les étamines sont constituées par un limbe étalé en écusson, portant sur sa face inférieure 3 anthères sessiles, uniloculaires, à déhiscence longitudinale. Les chatons femelles sont également situés à l'extrémité des petits rameaux latéraux. A la base, ils sont formés d'un petit nombre de bractées, étroitement pressées contre l'axe et se terminant par 3 écailles

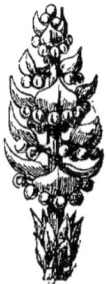

FIG. 849. — Sabine. Inflorescence mâle.

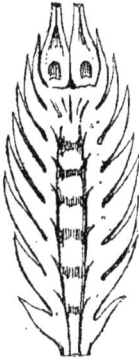

FIG. 850. — Sabine. Inflorescence femelle.

épaisses et charnues. A la base des écailles sont les pistils géminés et collatéraux. L'ovaire uniloculaire, à peu près orbiculaire et comprimé, renferme un seul ovule et est surmonté d'un style court, à 2 lobes stigmatiques inégaux.

Les fruits sont stipités, solitaires, pendants, ovales ou à peu près globuleux, de la grosseur d'un pois, d'abord verts la première année, puis devenant d'un bleu pourpré et recouverts d'une pruine gris bleuâtre. Ils sont constitués par les bractées devenues charnues et recouvrant 1-2 ou 3 achaines blanchâtres convexes sur les deux faces, à bords et à sommet obtus. L'embryon dicotylédone de la graine est entouré par un albumen charnu.

La Sabine se rencontre dans les Alpes du sud de l'Autriche, de la Suisse, de la France, du Piémont, dans les Pyrénées, en Espagne, en Italie, en Crimée, dans le Caucase, le sud de la Sibérie, dans l'Amérique du Nord et même à Terre-Neuve. On la cultive dans quelques jardins. On emploie ses jeunes rameaux feuillés que l'on peut recueillir en toute saison, l'arbuste étant toujours vert.

La Sabine émet, lorsqu'on la froisse entre les doigts ou quand on l'écrase, une odeur forte, particulière, térébinthacée et qui n'est

pas désagréable. Sa saveur est nauséeuse, résineuse et amère.

Composition chimique. — Ces propriétés sont dues à une *huile essentielle* que renferme la Sabine dans toutes ses parties. On l'obtient en distillant en présence de l'eau les jeunes pousses et les fruits. La proportion qu'on en retire dépend de la partie de la plante employée. Les branches fraîches n'en donnent environ que 1,30 0/0, tandis qu'à l'état sec elles produisent 2gr,50. Les fruits frais peuvent en donner 10 0/0. Le bois ne fournit pas d'huile essentielle.

Cette essence est incolore lorsqu'elle est fraîche ou rectifiée, mais le plus souvent d'un jaune pâle ou foncé. Son odeur est forte, désagréable, sa saveur est âcre, amère et résineuse. Sa densité est de 0,89, à 0,940; sa réaction est neutre. Elle bout entre 155 et 161°. Examinée en colonne de 50 millimètres de longueur, elle dévie la lumière polarisée de 27 vers la droite. Sous l'action prolongée de l'air, elle perd graduellement de son pouvoir rotatoire.

Elle est soluble dans deux parties d'alcool à 84 et en toutes proportions dans l'alcool absolu ou même à 98. Mise en contact avec l'iode, elle détermine une explosion accompagnée d'une élévation considérable de température. L'addition de l'acide nitrique à l'essence produit une réaction tumultueuse et énergique. L'acide sulfurique la colore en rouge foncé; quand on ajoute ensuite de l'alcool, la coloration devient d'un rouge groseille. L'acide chlorhydrique ne forme pas avec elle de composé cristallin. Cette essence est un hydrocarbure $C^{10}H^{16}$, isomérique avec l'essence de térébenthine. La plante renferme en outre une matière résineuse et du tanin.

L'essence de Sabine peut être falsifiée avec l'essence de térébenthine que l'on peut aisément déceler à l'aide de l'alcool. Un centimètre cube d'un mélange de 9 parties d'essence de Sabine récente et de 1 partie d'essence de térébenthine demande 3 centimètres cubes d'alcool à 80° pour faire une solution limpide, tandis qu'un centimètre cube d'un mélange d'essence du commerce avec la térébenthine dans la proportion de 3,1, exige 8 centimètres cubes d'alcool à 80°.

Thérapeutique. — Les feuilles de la Sabine jouissent de propriétés excitantes extrêmement marquées. Elles provoquent, sur la peau, de l'irritation, de la rubéfaction. Leur poudre, appliquée sur des surfaces dénudées, agit comme caustique. A l'intérieur, la Sabine détermine une violente inflammation de l'intestin, avec fièvre, hémorrhagies, et la mort peut survenir. Elle irrite également les reins. La Sabine est regardée, avec raison, comme un excitant de l'utérus, mais qui ne doit être administré qu'avec précaution, car à doses un peu élevées elle provoque des hémorragies utérines, parfois même, pendant la grossesse, l'expulsion du fœtus, mais au détriment de la mère, dont la vie est le plus souvent en danger. Comme emménagogue elle peut rendre des services, si l'aménorrhée est atonique ou spasmodique. Par contre, on l'a aussi conseillée pour combattre les métrorragies et les tendances à l'avortement provoquées par l'atonie de l'utérus.

On l'a employée pour expulser les oxyures vermiculaires, sous forme de lavement (5 grammes de feuilles et 1 litre d'eau pour 4 lavements). L'action irritante locale de la Sabine doit cependant faire éviter ce genre de médication pour les enfants.

À l'extérieur, la Sabine sert à saupoudrer les chancres, les verrues, les végétations syphilitiques, sous forme de poudre ou de pommade. Les végétations se flétrissent, se mortifient, puis tombent.

L'huile essentielle est indiquée aussi comme diurétique et emménagogue, sous forme d'émulsion (2 à 10 gouttes).

2° *Juniperus virginiana* L. (Red cedar; Savin, de l'Amérique du Nord). — Cette plante a, comme la Sabine, deux formes, l'une arborescente, l'autre pubescente. En Amérique elle atteint 15 mètres et même plus de hauteur. Ses feuilles sont également presque dimorphes. Les unes sont petites, rhomboïdes, spiniformes, ressemblant à celles de la Sabine ; les autres, plus rares, sont allongées, aiguës, divergentes, longues de 6 millimètres et semblables à celles du genévrier commun.

Composition chimique. — Cette plante renferme moins d'huile essentielle que la Sabine.

Dans le commerce, elle se présente sous forme d'une masse cristalline, molle, blanche ou légèrement colorée en jaune. Elle est composée d'un hydrocarbure liquide nommé *cédrène* et d'un composé oxygéné solide.

Pour isoler ce dernier, on soumet l'essence à la distillation en recueillant ce qui passe jusqu'à 300. Le produit de la distillation, composé d'une partie solide et d'une autre partie liquide, est exprimé dans un linge. La matière solide qui reste est reprise par l'alcool et purifiée par cristallisation dans ce liquide.

Cette essence concrète se présente sous forme de beaux cristaux soyeux, d'une odeur aromatique, d'une saveur peu prononcée, peu solubles dans l'eau, très solubles dans l'alcool, fondant à 74° et distillant sans altération à 282°. L'anhydride phosphorique transforme ce stéaroptène en cédrène. Avec l'acide sulfurique, il se forme une huile fluide, ambrée. Walter avait représenté ce corps par $C^{16}H^{26}O$; Gerhardt lui donne la formule $C^{15}H^{26}O$.

Le cédrène est séparé des parties solides qu'il renferme par distillations fractionnées et rectification sur le potassium. Ce liquide, dont la densité est de 0,984 à 14°,5, bout à 237°. Sa formule serait $C^{16}H^{26}$ d'après Walter, et $C^{15}H^{26}$ d'après Gerhardt.

L'huile essentielle, mélange de ces deux composés, est soluble dans une partie d'alcool. Elle est dextrogyre, commence à fondre à 74° et distille au-dessous de 282°. Elle ne produit pas d'explosion avec l'iode.

Usages. — Dans le Nord-Amérique, cette essence est employée comme ténifuge et même comme abortive, et l'on cite plusieurs cas d'empoisonnements déterminés par l'administration imprudente ou coupable de cette drogue.

Une autre espèce, méditerranéenne, le *Juniperus phœnicea* L., que l'on rencontre dans le midi de la France, en Grèce, en Syrie et dans les îles voisines, présente avec la Sabine une grande ressemblance ; mais elle est tout à fait dépourvue des vésicules de la Sabine, dont elle n'a pas non plus l'odeur.

Safran. — Le Safran, *Crocus sativus* L. (*C. officinalis* Var. A. Huds.), de la famille des Iridacées, est une plante herbacée, à bulbe plein, de 2 à 3 centimètres, arrondi, aplati en dessous, où il porte des racines adventives nombreuses, blanchâtres, couvert de quelques écailles sèches et brunes. Il porte des cicatrices linéaires de feuilles dans l'aisselle de chacune desquelles se trouve incrusté un bourgeon. Ce bulbe porte à son

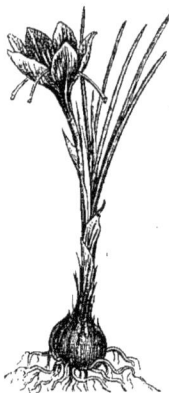

FIG. 851. — *Crocus sativus.*

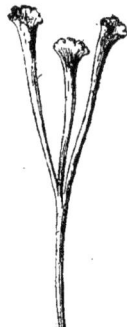

FIG. 852. — *Crocus sativus.* Stigmates.

sommet un certain nombre de feuilles rudimentaires, blanchâtres, pâles, imbriquées en tube, obtuses, membraneuses. Les feuilles normales, aériennes, qui ont de 10 à 20 centimètres de longueur sur 1/2 centimètre de largeur, sont peu nombreuses, très étroites, linéaires, aiguës, allongées, creusées en gouttière sur la face interne, convexes en dessus, d'un vert foncé, excepté à leur base et sur la côte qui est blanche. Quand elles ont atteint toute leur longueur elles fléchissent et tombent sur le sol. Fleurs grandes, violettes ou pourprées, marquées de stries longitudinales, hermaphrodites, régulières, axillaires, tantôt solitaires, tantôt en cymes bi- ou triflores. Elles sont supportées par un pédoncule qui s'allonge avec l'âge, et entourées par 2 spathes membraneuses.

FIG. 853. — *Crocus sativus.* Bulbe Coupe longitudinale.

Périanthe constitué par un tube cylindrique, étroit, long de 5 à 7 centimètres, dont l'extrémité inférieure est cachée dans le sol ; il est un peu dilaté dans le haut, barbu au niveau de la gorge, à limbe campanulé, formé de 6 divisions égales entre elles, ovales, oblongues, terminées en pointe mousse, à préfloraison imbriquée. 3 étamines courtes, libres, insérées sur la gorge du tube du périanthe. Ovaire caché sous terre avec la partie inférieure du périanthe à laquelle il adhère, in-

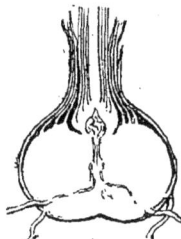

fère, allongé, à 3 loges renfermant chacune un grand nombre d'ovules. Style long, filiforme, divisé au niveau de la gorge du périanthe en 3 lobes stigmatiques, colorés en jaune orangé foncé, de 2 à 3 centimètres de longueur, flasques et tombant en dehors entre les divisions du périanthe.

Le fruit, élevé au-dessus du sol par le pédoncule allongé, est une capsule de 2 à 3 centimètres, oblongue, subtriquètre, triloculaire, loculicide, à 3 valves, portant de chaque côté de la cloison des graines albuminées.

Le Safran se multiplie à l'aide des bourgeons bulbeux qui se développent dans l'aisselle des bractées et qui, lorsqu'ils ont atteint un certain volume, se détachent du bulbe et régénèrent un nouveau végétal.

Le Safran, que l'on croit d'origine orientale, est cultivé depuis si longtemps que sa véritable patrie est fort douteuse. Il est inconnu à l'état sauvage et ne produit que très difficilement des graines fertiles, même quand on le féconde artificiellement. On a même émis l'opinion que c'est un hybride.

Il est cultivé dans plusieurs parties de l'Europe. En France, sa culture se fait surtout dans l'arrondissement de Pithiviers (Loiret) ; en Espagne, dans l'Aragon, la Murcie ; en Autriche, en Perse, dans le Kashmyr, en Chine, aux Etats-Unis. Mais elle tend à diminuer de plus en plus en Europe et à se localiser en France et en Espagne.

Les fleurs ne durent qu'un ou deux jours après leur épanouissement. C'est à ce moment que les femmes et les enfants cueillent les stigmates. Dès que la récolte est faite, on se hâte de les sécher sur des tamis de crin placés au-dessus d'un réchaud rempli de braise. Les stigmates perdent de cette façon les quatre cinquièmes de leur poids. D'après des calculs approximatifs, il faut de 7,000 à 8,000 fleurs pour donner 500 grammes de Safran frais, que la dessiccation réduit à 100 grammes. On conçoit dès lors pourquoi le Safran atteint un prix si élevé.

La drogue commerciale se présente en filaments élastiques divisés à la partie supérieure en 3 stigmates tubuleux, filiformes, longs de 2 à 3 centimètres, colorés en rouge orange foncé, étalés à leur extrémité, à bord denté et à tube fendu au niveau de la surface interne. Le Safran se trouve sous deux formes, l'une dont les filaments sont de couleur orange vif, l'autre qui a été pressée avant la dessiccation et dont la couleur est orange foncé. Le premier est le plus estimé.

Le safran d'Angoulême, au lieu d'être coloré dans toutes ses parties, est incolore non seulement dans son style, mais encore dans la partie inférieure des stigmates ; aussi le voit-on mélangé de filets blancs et rouges. Il est gras au toucher, élastique, flexible, colore la salive en jaune doré et a une odeur vive, pénétrante, agréable, et une saveur amère, un peu piquante. Il est difficile à

pulvériser et reprend facilement l'humidité qu'on lui a enlevée par la dessiccation. Son pouvoir colorant est assez considérable pour qu'un milligramme suffise à colorer en jaune 700 grammes d'eau.

Composition chimique. — Le Safran renferme, d'après Keyser (*Berichte*, t. XVII, p. 2228), les substances suivantes :

1° *Une huile essentielle* très mobile, incolore ou un peu jaunâtre, douée d'une forte odeur de Safran. En s'oxydant à l'air, elle devient sirupeuse et brune. D'après l'analyse c'est un térébène $C^{10}H^{16}$.

2° *Crocine* $C^{44}H^{70}O^{28}$. C'est une masse jaune brun, friable, donnant une poudre jaune, soluble dans l'eau, l'alcool dilué, moins soluble dans l'alcool absolu, et n'abandonnant que des traces de matière à l'éther. L'acide sulfurique concentré colore la crocine en bleu foncé passant peu à peu au violet, au rouge cerise, et finalement au brun. L'acide azotique donne une liqueur de même couleur qui passe immédiatement au brun. L'acide chlorhydrique la colore en jaune. Mais si l'on chauffe, la crocine se dédouble et la liqueur réduit la liqueur de Fehling. A froid, les alcalis provoquent la même décomposition.

Dans ces conditions, la crocine, qui est un glucoside, se dédouble en crocétine et en sucre.

La *crocétine* $C^{31}H^{46}O^9$ est sous forme de flocons jaunes, qui, après avoir été desséchés, donnent une poudre rouge. Elle est presque insoluble dans l'eau pure, mais elle s'y dissout fort bien quand on l'additionne d'une petite quantité d'alcali. Les acides la précipitent de ses solutions en flocons orangés. Elle se dissout bien dans l'alcool, et cette solution donne un précipité rouge vif par l'acétate de plomb, ainsi qu'avec les eaux de chaux et de baryte. Elle se comporte comme la crocine avec les acides sulfurique et nitrique.

3° *Crocose.* L'auteur désigne sous ce nom le sucre obtenu par le dédoublement de la crocine. Il est en cristaux rhombiques, de saveur douce et dextrogyres. Son pouvoir réducteur sur la liqueur de Fehling est égal à la moitié de celui du dextrose.

Picrocrocine $C^{38}H^{66}O^{17}$. L'extrait éthéré du Safran, épuisé d'essence et de crocine, donne une substance en aiguilles incolores, de saveur amère et très persistante, la *picrocrocine*. Elle se dissout bien dans l'eau, l'alcool, moins dans le chloroforme, et peu dans l'éther. Elle fond à 75° en un liquide incolore. L'eau de chaux et de baryte, l'acétate de plomb, ne la décomposent qu'à chaud en donnant de la crocose et le térébène déjà décrits. C'est donc un glucoside comme la crocine.

La *polychroïte* n'est autre que le mélange de crocine, de sucre, d'huile volatile.

Outre ces substances, le Safran renferme encore de la gomme, de la cire, etc.

Falsifications. — En raison de son prix fort élevé, le Safran est l'objet de falsifications nombreuses. L'une des plus ordinaires est l'addition d'une partie plus ou moins considérable des styles, des étamines qui, lorsqu'elles sont desséchées, ressemblent assez aux stigmates, du limbe du périanthe, que l'on avait pris pour de la viande fumée et coupée dans la forme voulue.

Le microscope ferait promptement justice de cette fraude. Les pétales de grenadier, coupés et roulés, ont été signalés, mais ils renferment du tanin qui, avec les sels ferriques, donne une coloration bleu noirâtre que ne donne pas le Safran. Les pétales du Saponaria que l'on a cités sont blancs, mais sous le microscope ils sont presque opaques, tandis que les fragments de stigmates du Safran sont transparents et de structure délicate.

On peut en outre ajouter au Safran un grand nombre de matières végétales dont la forme se rapproche plus ou moins de celle des stigmates, possédant une souplesse analogue, et auxquelles on peut communiquer une coloration semblable à celle du Safran. Il est à peu près inutile d'indiquer ces substances, car un examen au microscope ou même à l'œil nu suffit pour les différencier.

La fraude porte également sur le poids, car on ajoute au Safran du carbonate de plomb, de la chaux, du sulfate de chaux, des sels de baryte, voire même de la grenaille de plomb. L'examen chimique n'est pas difficile.

Thérapeutique. — Les stigmates de Safran, ou plutôt le Safran, comme on l'appelle, jouit de propriétés stimulantes assez marquées pour qu'on ait pu l'employer à l'intérieur comme excitant, stimulant diffusible, et même comme narcotique (Delioux de Savignac), dans l'asthme, l'hystérie, la coqueluche, l'aménorrhée par atonie. C'est un emménagogue vulgaire, mais dont les propriétés ne sont pas bien marquées. Quand le Safran se trouve accumulé en masses suffisantes dans un espace clos, il provoque la céphalalgie, la prostration, et si cette action est prolongée, elle peut être suivie d'asphyxie. Ces symptômes sont du reste analogues à ceux que produisent les émanations de toutes les fleurs odorantes. La poudre se donne à la dose de 20 à 50 centigrammes, comme stomachique, et de 1 à 2 grammes comme emménagogue. L'infusion (1 gramme pour une tasse à thé ou plus) est également employée. Le Safran entre dans la thériaque, le laudanum de Sydenham, etc.

Le Safran est employé aussi comme condiment dans l'Inde, et il fait partie des substances nombreuses qui entrent dans la composition du curry. On s'en servait autrefois en teinturerie, mais bien qu'il communique aux étoffes une couleur jaune fort belle, celle-ci est peu solide et elle a été remplacée par les couleurs d'aniline.

Sagapenum. — Le Ságapenum, que l'on nommait autrefois *Serapinum*, est une gomme-résine dont l'origine botanique est jusqu'à présent inconnue, mais que l'on croit produite par un *Peucedanum* de Perse, de la famille des Ombellifères.

Cette drogue se présente en masses irrégulières, composées de fragments agglutinés, légèrement translucides, d'un jaune brunâtre, olive ou rougeâtre extérieurement, de couleur plus pâle à l'intérieur ; sa consistance est celle de la cire, et il se laisse pétrir facilement entre les mains ; mais, par exposition à l'air, il devient plus sec et sa couleur se fonce. Son odeur est alliacée, aromatique, moins forte que celle de l'asa fœtida.

Sa saveur est chaude, amère, nauséeuse. Il est inflammable, brûle avec une flamme blanche en répandant des vapeurs épaisses, et laisse un charbon léger, spongieux. L'alcool et l'eau n'en dissolvent chacun qu'une partie, mais l'alcool aqueux le dissout entièrement.

Composition chimique. — D'après Pelletier, le Sagapenum renferme :

Résine.	54,26
Gomme	31,94
Bassorine	1,00
Substance particulière.	0,60
Malate acide de calcium. . . .	0,40
Huile volatile.	11,80

D'après Brandes, la proportion de cette dernière ne serait que de 3,73 0/0.

Cette essence est d'un jaune pâle, plus légère que l'eau et d'une odeur alliacée désagréable. D'après Flückiger (*Pharmacographia*, p. 324), elle ne contient pas de soufre, mais bien de l'ombelliférone.

Cette gomme-résine, qui était autrefois fort employée dans l'hystérie, l'aménorrhée, à la dose de 50 centigrammes à 1ᵍʳ,50, et qui entrait dans la composition de certains emplâtres, est aujourd'hui tombée en désuétude par suite de sa rareté et des falsifications nombreuses qu'on lui faisait subir.

Sagoutiers. — On désigne sous le nom de Sagou la matière amylacée que l'on extrait des Sagoutiers, de la famille des Palmiers,

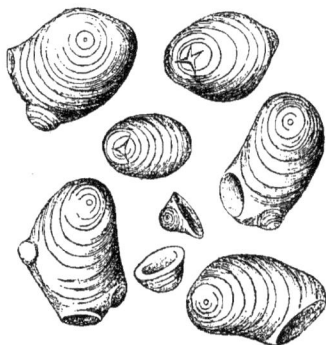

FIG. 854. — Grains d'amidon du Sagoutier.

habitant les îles et les côtes de l'océan Indien. Tels sont : *Phœnix farinifera, Arenga saccharifera, Areca oleracea, Metroxylon sagu* et *M. Rumphii* L. dans l'Afrique australe. On en extrait aussi de certaines Cycadacées, telles que les *Encephalartos*, et aux Moluques des *Cycas circinalis* et *revoluta*.

D'après Crawford (*Histor. of the Ind. archipel*), le Sagou serait fourni exclusivement par le *Metroxylon sagu ;* mais le Dʳ Hamilton l'attribue également à l'*Arenga saccharifera* Labill. (*Saguerus Rumphii* Roxb.).

Le *Metroxylon sagu* Roxb. est un des plus petits arbres de la famille des Palmiers.

Son tronc est proportionnellement très épais, dressé, cylindrique, couvert des restes de pétioles. Il est surmonté d'une belle couronne de feuilles nombreuses, grandes, pennées, s'étendant dans toutes les directions et se recourbant gracieusement en dessous. De la base des feuilles sortent des spadices longs, ramifiés, entourés tout d'abord d'une bractée membraneuse, la *spathe*. Les fleurs ont un périanthe double, l'extérieur plus épais, vert. Les étamines sont au nombre de six. Le fruit est ovoïde, arrondi, chargé d'écailles rhomboïdales, lisses, et ne renferme qu'une seule graine dressée.

Cet arbre est originaire des îles orientales de l'archipel indien. On le rencontre dans la péninsule de Malacca, à Sumatra, Bornéo, aux Célèbes, aux Moluques, et dans une partie de la Nouvelle-Guinée.

Le tronc de ce palmier renferme une portion centrale de dimension considérable, car la partie ligneuse n'a guère que 5 à 6 centimètres d'épaisseur. Cette sorte de moelle est surtout abondante lorsque les feuilles les plus grandes sont tombées et que les fleurs sont sur le point de fructifier, car elle est graduellement absorbée pour la maturation des fruits. Pour récolter le sagou, on abat le palmier, on le coupe en cylindres de 2 mètres environ de longueur que l'on fend ensuite en deux pour pouvoir recueillir plus facilement la portion centrale. On la réduit en poudre que l'on délaye dans l'eau, qu'on passe à travers un tamis fin pour en séparer toutes les matières étrangères. On laisse reposer le liquide chargé de la substance amylacée, on décante et on la dessèche en lui donnant l'apparence que l'on recherche. Un seul arbre peut produire 5 à 600 livres de sagou.

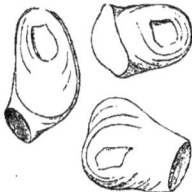

FIG. 835. — Grains d'amidon du Sagoutier commercial.

Pour les indigènes, le sagou est mis sous forme de gâteaux de grandeurs diverses, que l'on sèche et qui se vendent dans les îles. Les Moluques en produisent la plus grande quantité, mais les qualités les meilleures proviennent de la côte orientale de Sumatra. A Singapore, les Chinois lui donnent la forme de perles qui est la plus connue. Le sagou est alors en petits grains sphéroïdes plus ou moins gros, plus ou moins réguliers, blanchâtres, roses ou brunâtres, durs, élastiques, demi-transparents, s'écrasant difficilement sous la dent, inodores et d'une saveur fade.

Dans le commerce, on distingue deux sortes de sagou, le *sagou rouge*, qui est le plus estimé et qui ne doit cette teinte qu'à un commencement de torréfaction, et le *sagou blanc*. Guibourt en distingue trois variétés :

le *sagou ancien*, qui résiste à l'action de l'eau bouillante et laisse de nombreux téguments; le *sagou des Moluques*, qui est moins résistant. Tous deux n'ont pas subi l'action de la chaleur, et se gonflent beaucoup dans l'eau froide sans s'y dissoudre. Quant au *sagou tapioka*, formé de nombreuses masses tuberculeuses irrégulières, il a subi l'action de la chaleur. Aussi, quand on le met en présence de l'eau, il lui abandonne une petite quantité d'amidon soluble qui lui communique la propriété de bleuir en présence de l'eau iodée.

Au point de vue chimique, le sagou n'est que de l'amidon. Sous le microscope, et à un grossissement de 80 à 100 diamètres seulement, il paraît sous forme de grains elliptiques souvent rétrécis au col à une de leurs extrémités, et parfois coupés par un plan perpendiculaire à l'axe ou par deux ou trois plans inclinés entre eux.

Les perles ont la même forme, mais les grains sont rompus et montrent seulement des traces indistinctes, des lignes annulaires.

On falsifie souvent le sagou avec la fécule de pomme de terre qui le remplace même complètement. Mais cette substance est moins dure, se brise avec facilité, et mise en contact avec l'eau bouillante elle se réduit facilement en bouillie. Au microscope, les granules sont beaucoup plus grands, plus régulièrement ovales; les lignes annulaires sont plus marquées. Le hile présente souvent des fentes avec deux côtés légèrement divergents.

Le sagou est employé dans l'alimentation, et surtout pour les convalescents, car il est nutritif, facilement digestible et non irritant. On le fait bouillir dans l'eau en remuant sans cesse jusqu'à ce que les grains paraissent dissous. S'il reste une partie insoluble, il est bon de passer le liquide.

Salicaire. — La Salicaire commune (*Lythrum salicaria* L. — *Salicaria spicata* Lamk. — *S. vulgaris* Mœnch), de la famille des Lythrariacées, série des Salicaires, est une petite plante à tiges dressées, de 60 centimètres à 1 mètre de hauteur, quadrangulaires, rameuses à la partie supérieure. Feuilles opposées, parfois ternées, sessiles, ovales, lancéolées, sans stipules, vertes en dessus, légèrement pubescentes en dessous. Fleurs régulières, hermaphrodites, rouges, réunies en cymes bipares dans l'aisselle des feuilles ou des bractées qui les remplacent au sommet des rameaux, et forment alors de longues grappes terminales de cymes. Calice tubuleux, strié, à 6 sépales, avec lesquels alternent des languettes plus extérieures. Corolle formée de 6 pétales, atténués à la base. 12 étamines insérées à la partie supérieure du tube réceptaculaire; 6 exsertes sont les plus longues; 6 plus courtes et insérées au-dessous des pétales sont souvent stériles. Ovaire libre à 2 loges multiovulées. Le fruit, entouré par le tube réceptaculaire, est une capsule biloculaire membraneuse, oblongue, septicide. Les graines nombreuses renferment sous leurs téguments un embryon charnu.

La Salicaire est très commune sur le bord des rivières, des étangs, dans les endroits marécageux de nos contrées. Elle est inodore; sa saveur est herbacée, mucilagineuse

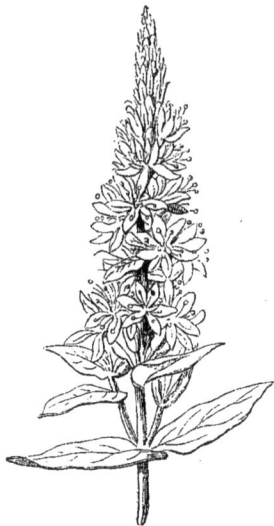

Fig. 856. — *Lythrum salicaria*. Sommité florifère.

et légèrement astringente. La saveur des fleurs est un peu sucrée. Elle renferme du mucilage et du tanin.

Campardon (*Bull. génér. de Thérap.*) l'a recommandée dans les inflammations chroniques des muqueuses gastriques et intestinales. Par contre des doses un peu élevées, de 10 à 12 grammes, provoquent des troubles gastriques.

En application, la poudre et l'infusion paraissent avoir rendu quelques services dans les ulcères variqueux.

L'infusion se prépare avec 30 parties de feuilles et de tiges et 1,000 grammes d'eau bouillante.

La poudre s'administre à la dose de 1 gramme dans un cachet, répétée trois fois par jour.

2° Le *L. alatum* Pursh., qui habite les États-Unis, est employé dans le traitement des plaies et des ulcères.

Salsepareilles. — Les Salsepareilles ou *Smilax* appartiennent au groupe des Smilacées, regardées tantôt comme une famille à part, tantôt comme une subdivision de la famille des Liliacées voisine des Asparaginées.

Les espèces qui intéressent la médecine sont:

1° *Smilax medica* Chamisso et Schlechtendal. C'est une grande liane glabre, a rameaux imparfaitement hexagonaux, longs, épais, flexueux, parcourus de stries très fines, inermes ou munis, près de l'insertion

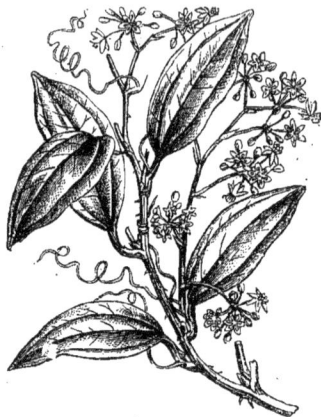

Fig. 857. — *Smilax medica*.

des feuilles, d'aiguillons peu nombreux, allongés, légèrement arqués. Feuilles épaisses et alternes. Le pétiole, qui peut avoir jusqu'à 5 centimètres de longueur, est accompagné d'une gaine jusqu'au quart ou au tiers de sa hauteur, et de deux vrilles latérales filiformes, tordues en spirale. Le limbe,

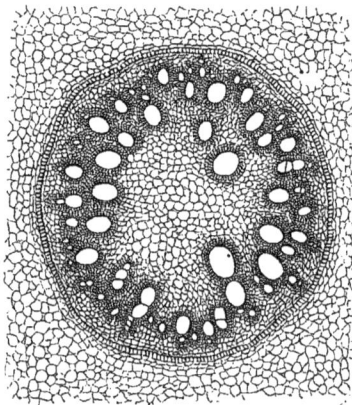

Fig. 858. — Salsepareille de Honduras. Racine. Coupe transversale.

de 10 à 20 centimètres de longueur, est ovale oblong, à bords entiers, cordé à la base, acuminé au sommet. Ce limbe porte 7 à 9 nervures, dont une médiane souvent aiguillonnée, les autres s'infléchissant du sommet à la base. Ces feuilles, dont la forme, comme on le voit, peut varier beaucoup, ce qui rend la détermination de l'espèce difficile, sont glabres, vertes, un peu plus pâles sur la face inférieure, et chargées de ponctuations et de lignes pellucides. Celles des ramuscules sont plus petites, cordées à la base, ovales oblongues. Les fleurs, disposées en cymes unipares, sont dioïques et longuement pédicellées. Le périanthe herbacé est formé de 2 verticilles de 3 sépales oblongs, lancéolés. 6 étamines libres, disposées sur deux verticilles. Dans la fleur femelle, l'ovaire est à 3 loges renfermant chacune un ou deux ovules. Souvent une et même deux des loges de l'ovaire avortent. Le style est divisé au sommet en 3 branches stigmatifères. Les fruits, au nombre de 8 à 10

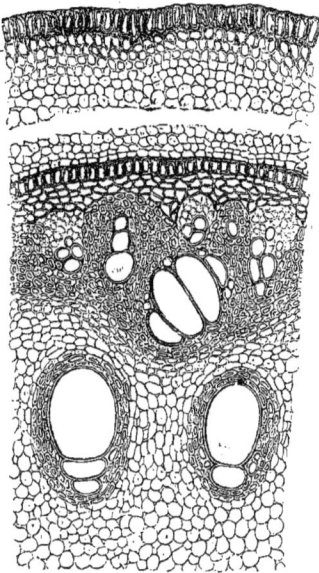

FIG. 839. — Salsepareille de Honduras. Coupe de détail de la racine.

dans chaque inflorescence, sont charnus, globuleux, rouges, de 1 centimètre de largeur, et renferment de 1 à 3 graines.

Cette espèce habite le Mexique, près de la Vera-Cruz, à Orizaba et dans la province de Huasteca. C'est elle qui produit la Salsepareille du Mexique.

Cette racine est constituée par un rhizome épais, court, noueux, d'où partent des racines longues, charnues, de la grosseur d'une plume d'oie ou même du petit doigt, simples. Certains échantillons sont couverts de poils courts, veloutés ou rigides. Son écorce est d'un gris brunâtre. Son odeur est nulle, sa saveur est mucilagineuse et un peu âcre.

Composition chimique. — Les racines de Salsepareille renferment de l'amidon, de la résine, de l'oxalate de calcium, une huile essentielle plus lourde que l'eau, dont l'odeur et la saveur sont peu prononcées et dont on n'a pu retirer que quelques gouttes de 50 kilogrammes de racine, une matière noire extractive qui est regardée comme le critérium des bonnes sortes et qui n'a pas été étudiée, et enfin une substance particulière obtenue par Galileo Pollola, de Naples, en 1824, et décrite par lui comme un alcaloïde sous le nom de *parigliana* ou *parigline*.

Cette substance, qui a été nommée successivement *salsaparilline, salseparine, smilacine*, a été étudiée par Flückiger.

Elle forme des cristaux aciculaires, incolores, inodores, qui, dissous, ont une saveur âcre, persistante. Ils sont solubles dans 1,200 parties d'eau à 20°, dans 25 d'alcool à 0,814, beaucoup plus solubles dans ces liquides chauds, insolubles dans l'éther et presque insolubles dans le chloroforme. Ces solutions sont neutres, inactives à la lumière polarisée et elles moussent par l'agitation. Ces cristaux renferment de 6 à 12 0/0 d'eau qu'ils perdent à 100°. A 140°, ils commencent à s'altérer, et à 210, ils se liquéfient en se décomposant. L'acide sulfurique les colore d'abord en rouge foncé, puis en violet et enfin en jaune. L'acide azotique les décompose.

La salsaparilline est un glucoside qui, en présence de l'acide sulfurique dilué et à l'ébullition, se dédouble en *parigénine* et en sucre. Le liquide prend une belle teinte vert foncé.

2° *S. officinalis* K. — Plante herbacée, vivace, à rameaux aériens nombreux, se partageant en ramuscules anguleux, couverts de nombreux aiguillons. Les feuilles ont un pétiole, souvent tordu, de 5 à 6 centimètres de longueur, muni de 2 vrilles latérales; le limbe, de 20 à 40 centimètres de longueur, sur 10 à 20 de largeur, est ovale oblong, cordé à la base, acuminé au sommet, entier, subcoriace, glabre, à 5 ou 7 nervures partant de la base et arrivant au sommet en s'infléchissant. Fleurs mâles en fausses ombelles axillaires. Calice à 6 sépales oblongs, étroits, verts. 6 étamines égales. Les fleurs femelles et le fruit ne sont pas connus.

Cette espèce est originaire de l'Amérique tropicale. Dans nos serres, on ne connaît que le pied mâle. C'est elle qui fournit la *Salsepareille de la Jamaïque*. Son rhizome, épais, à nœuds saillants, est muni de longues racines cylindriques, simples.

Sa composition chimique est la même que celle de l'espèce précédente.

Dans le commerce, on se contente de distinguer les Salsepareilles, d'après la quantité d'amidon qu'elles renferment, en *farineuses* et *non farineuses*. Parmi les premières, se trouvent les *S. de la Jamaïque, de la Vera-Cruz*, et parmi les secondes, les *S. de Guatemala, de Honduras, du Para, du Brésil*, etc. Ces dernières sont les moins employées.

Thérapeutique. — La Salsepareille, prise à haute dose, produit des nausées, des vomissements, l'engourdissement, le dégoût, et en même temps la diurèse et la diaphorèse, qui sont consécutifs à l'état nauséeux. C'est ainsi qu'elle peut agir comme antiarthritique, antidartreuse, antisyphilitique, et non par une action spéciale, spécifique, qui n'existe pas et qui est due, certainement, aux médicaments énergiques qu'on lui associe, tels que le mercure, l'arsenic, l'iodure de potassium (Gubler). On l'emploie dans les maladies syphilitiques, les affections rebelles de la peau, le rhumatisme chronique, sous forme de tisane faite par infusion (60 grammes pour 1 litre d'eau). L'extrait alcoolique se donne à la dose de 5 centigrammes à 1 gramme.

On admet généralement, mais sans preuves suffisantes, que certains *Smilax* produisent d'autres Salsepareilles du commerce. Nous citerons, d'après H. Baillon (*Traité de bot. méd.*, p. 1398) :

Le *S. papyracea* Poir., espèce brésilienne qui fournirait la Salsepareille du Para; le *S. syphilitica* K., de la Colombie; *S. cordato-ovata* Rich., qui donnerait la Salsepareille du Brésil. Les racines du Pérou sont attribuées aux *S. purhampuy* Ruiz et *S. obliqua*. On a également découvert des propriétés analogues aux *S. pseudosyphilitica* K., *cumanensis, maypurensis, lappacea, tomentosa,* etc.

Les espèces asiatiques, qui ont joui autrefois, sous le nom de *Squines*, de la même vogue comme antisyphilitiques, et qui sont en réalité moins actives que les espèces américaines, sont principalement les *S. china* L., du Japon, de la Chine, de l'Inde; *S. glabra* Roxb., *lancæfolia* Roxb.

En Europe, le *S. aspera* L. est regardé comme sudorifique et peut être substitué sans inconvénients aux espèces américaines.

En Australie, nous citerons le *S. glycyphylla*.

Composition chimique. — Les feuilles et les tiges ont été examinées une première fois par Alb. Wright et Rennie (*Journ. of chem. Soc.*, mai 1881, p. 237), qui avaient signalé la présence d'une substance sucrée, la *glycyphylline*, distincte de la glycyrrhizine et de la salséparine. Cette étude a été reprise par Rennie à Adélaïde, sud Australie (*loc. cit.*, décembre 1886, p. 857). La glycyphylline $C^{21}H^{24}O^{20}$ cristallise de l'eau avec 4 1/2 d'eau, et de l'éther aqueux avec 3 d'eau. Elle est insoluble dans le chloroforme, la benzine, l'éther de pétrole; un peu soluble dans l'éther, très soluble dans l'eau chaude, peu soluble dans l'eau froide, à laquelle elle communique cependant une saveur particulière ressemblant à celle du réglisse. La solution est précipitée par l'acétate basique de plomb, mais non par l'acétate normal. La solution dans les alcalis prend une teinte rouge brunâtre à l'air.

Par l'ébullition en présence des acides étendus, elle se dédouble en *isoduleite* $C^6H^{14}O^6$ fondant à 93-94° et *phlorétine* $C^{15}H^{14}O^6$, fondant à 250°. Cette dernière, par ébullition avec la potasse, donne un *phloroglucol* $C^6H^6O^3$, fondant à 208°, et de l'*acide phlorétique* $C^9H^{10}O^3$, fondant à 127°.

Usages. — Le *S. glycyphylla*, qui est nouvellement entré dans la thérapeutique à la Nouvelle-Galles du Sud, avait été déjà signalé, dès les premiers temps de l'occupation, en 1790, par John White, qui l'avait indiqué comme pouvant être des plus utiles, non seulement comme amer et tonique, mais encore en raison de la grande quantité de matière saccharine qu'il renferme. On emploie aujourd'hui la décoction des feuilles et des tiges, dont les propriétés sont les mêmes que celles de la Salsepareille de la Jamaïque, mais avec une saveur sucrée et beaucoup plus agréable.

Salvadora persica Garc. (*S. indica* Royle. — *Rivina paniculata* L. — *Cissus arborea* Forsk. — *Embelia grossularia* Retz). — Petit arbuste de la famille des Célastracées, série des Azimées, originaire de l'Asie tropicale, des côtes de la Perse et de l'Inde orientale. Feuilles opposées, ovales, oblongues, lisses, de 2 à 5 centimètres de longueur, simples, coriaces, à stipules petites et caduques. Fleurs très petites, nombreuses, jaune verdâtre, disposées en épis simples, hermaphrodites ou unisexués. Calice gamosépale, à 4 lobes égaux. Corolle à 4 pétales alternes, réunis à leur base par les filets staminaux, de telle façon qu'à l'âge adulte ils figurent une corolle gamopétale. 4 étamines libres supérieurement, exsertes.

Dans les fleurs femelles ou hermaphrodites l'ovaire est libre, à une seule loge, renfermant un seul ovule et surmonté d'une courte proéminence stigmatifère. Le fruit est une petite baie arrondie, rouge, lisse, accompagnée à sa base par le calice persistant, et renfermant une graine sans albumen.

L'écorce de la racine fraîche a une couleur brun clair, une odeur analogue à celle du cresson, une saveur âcre et chaude. Elle est couverte extérieurement de verrues subéreuses, scabres, soit isolées, soit disposées en taches transversales. Sa face inférieure est blanche et molle.

Cette écorce, fraîche et contusée, est employée dans l'Inde pour produire la vésication.

L'écorce du bois est usitée en décoction dans les fièvres légères, et comme tonique et stimulant dans l'aménorrhée.

Les graines sont administrées à l'intérieur comme un purgatif très en faveur près des natifs.

Les feuilles, en applications externes, chauffées et entourées de linge, servent à combattre les douleurs rhumatismales.

Les fruits sont comestibles. Ils ont une saveur aromatique et piquante analogue à celle du cresson alénois. Dans la médecine hindoue, ils sont regardés comme désobstruants, carminatifs et diurétiques. Les Arabes se nettoient les dents avec les petits rameaux taillés.

S. oleoïdes Decne. — Cette plante, très abondante dans le Sind, croît aussi dans l'île de Salsette, près de Bombay. On extrait, par expression, de ses graines un corps gras solide, vert clair, d'odeur âcre, qui est employé en friction dans les rhumatismes douloureux. L'écorce de la racine est également vésicante (Dymock, *loc. cit.*).

Samandura indica L. (*Samadera indica* Gærtn.). — Cet arbre, dont le nom cingha-

40

lais est *Samadora*, appartient la famille des Rutacées, série des Quassiées.

Son tronc, de 30 à 35 pieds de hauteur, porte des feuilles alternes, pétiolées, simples, grandes, oblongues, entières, coriaces, accompagnées un peu au-dessus de la base par 2 glandes. Fleurs très grandes, hermaphrodites, régulières, peu nombreuses, portées sur de longs pédoncules terminaux divisés au sommet en une petite ombelle. Le réceptacle est dilaté à la base en un petit disque squamiforme, et plus haut en une colonne courte, cylindrique. Calice petit, à 3 ou 5 divisions. Corolle à 3 ou 5 pétales, plus longs que le calice. 6 à 10 étamines insérées sur le périanthe, et bisériées, libres, écailleuses à la base. Le gynécée est formé de 3 à 5 ovaires insérés au sommet du réceptacle, libres, à une seule loge, renfermant un seul ovule descendant. Les styles, en même nombre que les ovaires, sont réunis en une colonne stigmatifère au sommet. Drupe ovale, de 1 à 2 centimètres, devenant sèche, comprimée latéralement et ailée carénée. Sa surface est coriace, lisse ou légèrement réticulée, de couleur brune. La graine unique, sans albumen, est recourbée et brune.

Cet arbre habite la péninsule indienne occidentale, le Concan et le Malabar. On le retrouve aussi à Ceylan.

L'écorce du tronc est brun rougeâtre, lisse, parsemée de taches blanches à l'intérieur, à cassure courte, finement fibreuse. Cette écorce présente, ainsi que les graines, une très grande amertume.

Composition chimique. — De Vrij a retiré des graines 33 0/0 d'une *huile* jaune clair, constituée, d'après Oudermans, par 84 d'oléine et 16 de palmitine et de stéarine.

Le principe amer, qui a reçu le nom de *samadérine*, de Blunse, qui l'a découvert dans l'écorce et la graine, est une masse blanche, cristalline, foliée, plus soluble dans l'eau que dans l'alcool, et fusible. Elle se colore en jaune en présence des acides chlorhydrique et nitrique. L'acide sulfurique forme immédiatement une coloration rouge violacé qui disparaît, et il se dépose des cristaux irisés en forme de barbes de plumes.

Usages. — L'écorce et les graines sont employées par les indigènes comme toniques et fébrifuges, propriétés qu'elles doivent à leur amertume. L'huile des graines sert comme topique dans les rhumatismes. Les feuilles contusées sont usitées en applications externes contre les érysipèles.

Sandoricum indicum Cow. — Cet arbre appartient à la famille des Méliacées, série des Trichiliées. Feuilles alternes, trifoliées, longuement pétiolées, à folioles ovales, acuminées, entières, lisses en dessus, duveteuses en dessous. Fleurs petites, jaunes, hermaphrodites, régulières, disposées en grappes axillaires de 12 à 15 centimètres de longueur environ. Calice cupuliforme, à 5 dents courtes, adné à la base de l'ovaire. Corolle à 5 pétales étalés, connivents en tube. 10 étamines à filets réunis en un tube cylindrique, à 10 dents, portant 10 anthères en dedans et un peu au-dessous du sommet. Ovaire à demi plongé dans le fond du calice, à 5 loges renfermant chacune 2 ovules. Style dressé, s'épaississant sous le sommet en un anneau, et se divisant à la partie supérieure en 5 languettes stigmatifères, dressées, épaisses, se recourbant ensuite. Le disque est tubuleux, membraneux, à sommet quinquédenté, entourant la base du style et de l'ovaire. Le fruit, de la grosseur d'une pomme, est une baie charnue, indéhiscente, à 3 ou 5 loges monospermes. Les graines sont entourées d'un arille pulpeux. Le testa est spongieux, l'embryon sans albumen, les cotylédons plans convexes.

Cette espèce habite les Philippines, les Moluques et les différentes parties de l'Inde.

La racine de cette plante est aromatique et regardée comme stomachique et antispasmodique. Comme elle est aussi astringente, on l'emploie à Java pour combattre la leucorrhée, mélangée à l'écorce du *Xylocarpus obovatus* qui est extrêmement amère.

Les fruits, dont la chair est molle, blanchâtre, sont comestibles et souvent désignés sous le nom de *faux Mangoustans*, en raison de leur ressemblance grossière, du reste, avec le vrai Mangoustan. Ces fruits ont une saveur aigrelette agréable, bien qu'un peu alliacée. On en fait, dans l'Inde, des gelées et des sirops rafraîchissants et astringents.

Sanguinaire du Canada. — La Sanguinaire du Canada, *Sanguinaria canadensis* L., est une petite plante herbacée, vivace, de la famille des Papavéracées, série des Papavérées. Son rhizome rampant émet au printemps un ou plusieurs bourgeons formés, en général, d'une seule feuille bien développée, les autres étant réduites à l'état d'écailles imbriquées. Le pétiole est long, canaliculé. Le limbe est réniforme ou cordiforme, à lobes larges, arrondis, séparés par des sinuosités obtuses. Il est palmatinervé, d'un vert jaunâtre glauque en dessus et plus pâle en dessous, marqué de veines orangées. Fleurs blanches, et parfois légèrement teintées de rose ou de pourpre, presque éphémères, solitaires, axillaires et entourées à la base par les écailles foliaires. 2 sépales opposés, concaves, ovales, obtus et caducs. 8 ou 12 pétales inégaux, étalés, concaves, obtus, les externes plus longs, caducs. Par la culture, le nombre des pétales peut augmenter. Étamines nombreuses, hypogynes, libres, à anthères oblongues, jaune orangé. Ovaire libre, oblong, comprimé, à une seule loge, renfermant un grand nombre d'ovules. Style court, dilaté, subconique, à lobes stigmatifères défléchis, adnés. Capsule stipitée, oblongue, aiguë aux deux extrémités, s'ouvrant en deux panneaux, qui se détachent par toute l'étendue de leurs bords, et laissent les graines attachées sur le cadre placentaire. Ces graines sont nombreuses, arrondies, comprimées, à testa d'un rouge luisant, à albumen charnu.

Cette espèce habite une grande partie de l'Amérique du Nord, le Canada, les États-Unis, où elle se trouve dans les bois. Elle est connue sous le nom de *Puccoon*, *Tetterwort*, *Indian point*, *Blood root*, *Red root*. C'est une des plus belles fleurs du printemps. Quand la corolle est tombée, la feuille continue à s'accroître et, vers le milieu de l'été, elle prend des dimensions telles, qu'elle communique à la Sanguinaire un nouvel aspect. Toutes les parties de la plante sont gorgées d'un suc laiteux, rougeâtre, présentant une certaine analogie de couleur avec le sang, d'où le nom donné à la plante.

Le rhizome est la partie officinale aux Etats-Unis. A l'état frais, il est horizontal, souvent contourné, de l'épaisseur du doigt, sur 5 à 8 centimètres de longueur, charnu, d'un brun rougeâtre en dehors, d'un rouge plus clair en dedans. Il est muni de racines nombreuses, petites et minces.

La drogue commerciale se présente en morceaux de 3 à 8 centimètres de longueur sur 6 à 12 millimètres d'épaisseur, obscurément annelés, ridés, contournés, souvent accompagnés de bourgeons et de fibres courtes; sa couleur est brun rougeâtre à l'extérieur. Sa cassure est spongieuse, à surface d'abord orangée ou blanchâtre, avec de nombreuses cellules renfermant une résine rouge, mais prenant à l'air, après un temps assez long, une teinte brun foncé. La poudre est rouge orangé.

Ce rhizome a une odeur narcotique, une saveur amère, âcre et persistante. Il cède tous ces principes à l'eau.

Composition chimique. — Dana, de New-York, a retiré de ce rhizome un alcaloïde auquel il a donné le nom de *sanguinarine* et qui est identique avec la *chélérythrine*, trouvée par Probst dans le suc laiteux de la grande chélidoine, *Chelidonium majus.* — Voir CHÉLIDOINE.

Outre cet alcaloïde, Riegel (*Chem. gaz.*, IV, p. 298) a retiré du rhizome un second alcaloïde, qu'il nomma *porphyroxine*, parce qu'il le croyait identique au composé du même nom, signalé par Merck dans l'opium, et que l'on sait aujourd'hui être un mélange de plusieurs bases. Elle est sous forme de cristaux tabulaires, presque incolores, amers, peu solubles dans l'eau, très solubles dans l'alcool. Sous l'influence de la chaleur, cette substance se volatilise, donne en brûlant une odeur particulière, et présente une réaction alcaline. Elle neutralise les acides en formant avec eux des sels cristallisables, solubles dans l'eau, et qui, en présence de l'acide sulfurique concentré, donnent une couleur bleu foncé ou pourpre, qu'une petite partie de bichromate de potasse foncé davantage.

Wayne, de Cincinnati, avait signalé un troisième alcaloïde, auquel Gibb a donné le nom de *puccine* et qui n'est autre que la sanguinarine souillée de résine. Quant à l'acide sanguinarique liquide de Newbold, c'est, d'après Hopp, une solution d'acides nitrique et malique impurs.

Outre ces substances, le rhizome de Sanguinaire renferme de la fécule, du sucre, de l'albumine, une résine, une huile fixe, de la gomme et un acide, *l'acide chélidonique*, qui serait combiné dans la plante avec la sanguinarine.

Thérapeutique. — Le rhizome de la Sanguinaire est doué de propriétés émétiques, âcres et narcotiques. A petites doses, il excite la muqueuse stomacale et accélère la circulation. A doses plus élevées, il provoque des nausées, la dépression du pouls, puis est vomitif, avec des symptômes graves, tels que la sensation de brûlure de l'estomac, le vertige, troubles de la vision et prostration alarmante. A l'extérieur, ce rhizome agit comme escarrotique sur les surfaces fongueuses. Recommandé contre un grand nombre de maladies, il est aujourd'hui fort peu usité, si ce n'est comme expectorant stimulant dans la bronchite chronique. Comme émétique la dose de la poudre est de 50 centigrammes à 1 gramme en pilules, accompagnée d'une boisson mucilagineuse pour adoucir l'action irritante. Comme expectorant, la dose est de 6 à 30 centigrammes. Cette poudre, mélangée au chlorure de zinc et à la farine, sert à faire une pâte caustique, qui a été employée en applications sur les surfaces cancéreuses.

La sanguinarine, d'après les expériences faites par Thomas, de Philadelphie, sur lui-même, agit comme expectorant à la dose de 5 à 8 milligrammes. C'est un vomitif à la dose de 10 à 15 milligrammes; 8 à 10 milligrammes pris toutes les trois heures pendant deux jours diminueraient de 5 à 15 les battements du pouls.

En résumé, la sanguinarine est un médicament dangereux, et dont les applications thérapeutiques sont douteuses.

Sanguisorba officinalis L. — Plante herbacée, vivace, de la famille des Rosacées, série des Agrimoniées, à souche vivace, épaisse, à rameaux aériens, dressés, ramifiés, glabres, de 40 centimètres à 1^m,20 de hauteur. Feuilles alternes, imparipennées, à 9 ou 13 folioles oblongues, cordées à la base, dentées, luisantes, à stipules latérales foliacées, dentées. Fleurs petites formant un épi terminal, à réceptacle concave, cylindrique. Pas de calicule. 4 sépales caducs, dressés. 4 étamines libres, inégales, à anthères trilobées. Ovaire libre, à une loge uniovulée.

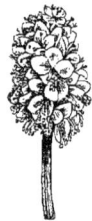

Fig. 860. — *Sanguisorba officinalis*. Inflorescence.

Style simple dont le stigmate a été comparé à un goupillon. Achaine enveloppé par le réceptacle épaissi, durci, à 4 côtes peu saillantes. Graine sans albumen.

La grande Pimprenelle, Pimprenelle des montagnes, qu'il ne faut pas confondre avec le *Poterium sanguisorba*, ou petite pimprenelle (V. ce mot), croît dans les prairies, dans les marais humides de nos contrées. Toutes ses parties renferment une certaine quantité de tanin qui leur communique des propriétés astringentes. Elle passait autrefois pour être fort utile contre les hémorragies, comme le *Poterium sanguisorba*, d'où le nom spécifique qui lui avait été donné. Sa valeur est

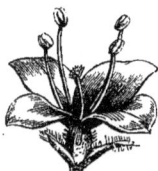

FIG. 861. — *Sanguisorba officinalis*. Fleur.

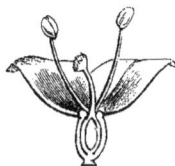

FIG. 862. — *Sanguisorba officinalis*. Fleur. Coupe verticale.

fique qui lui avait été donné. Sa valeur est sous ce rapport des plus hypothétiques.

Sanicula Europæa L. — Plante herbacée, vivace, de la famille des Ombellifères, série des Hydrocotylées, à tige grêle, simple et cannelée. Feuilles radicales, longuement pétiolées, 3 à 5 sequées, lisses, luisantes en dessus, d'un vert plus foncé en dessous. Les inflorescences sont portées sur une hampe dressée. Fleurs blanches, petites, sessiles, polygames monoïques, disposées en ombellules arrondies, sur 4 ou 5 rayons ternés formant l'ombelle entière. Dans chaque ombellule il y a un nombre indéfini de fleurs mâles et un petit nombre de fleurs hermaphrodites. Calice à 5 lobes foliacés, valvaires et infléchis. Corolle à 5 pétales réfléchis. 5 étamines plus courtes que les pétales et libres. L'ovaire des fleurs hermaphrodites est infère, à 2 loges uniovulées, couronné par un disque bilobé, surmonté de 2 styles divergents. Diachaîne globuleux, hérissé d'aiguillons à sommet crochu, surmonté par les lobes persistants du calice et porté sur un pédoncule un peu accru.

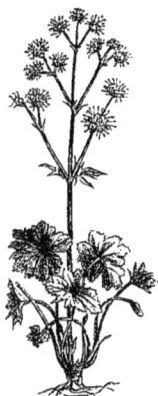

FIG. 863. — *Sanicula Europæa.*

Cette plante, qui est extrêmement commune dans les bois, les haies, les lieux humides de nos contrées, a une saveur amère, styptique, avec un arrière-goût âcre qui prédomine dans la plante sèche. On employait autrefois les feuilles qui passaient pour une panacée universelle. Ce n'est, en résumé, qu'une plante un peu astringente.

2° *Sanicula Marylandica* L. — Plante originaire des Etats-Unis, dont les caractères botaniques se rapprochent de ceux de l'espèce précédente. Sa racine, qui est fibreuse, d'une saveur aromatique, a été examinée par Houck

(*Amer. Journ. Pharm.*), qui n'est arrivé à aucun résultat bien probant, mais qui admet qu'elle doit ses propriétés à une huile volatile et à une résine. Dans ces conditions, la teinture alcoolique serait la meilleure préparation.

C'est un remède populaire en Pensylvanie contre la fièvre intermittente et la consomption. Le Dr Zabriski l'a en outre administrée dans la chorée des enfants, et il donné aux enfants de 8 à 10 ans la poudre à la dose de 2 grammes quatre fois par jour.

Santalum album L. — Le Santal blanc (*S. myrtifolium* Roxb., *Syrium myrtifolium* L.) est un arbre de 8 à 10 mètres de hauteur sur 50 à 90 centimètres de diamètre, appartenant à la famille des Santalacées et originaire de l'Inde et des îles de l'Archipel indien. Feuilles opposées, pétiolées, ovales, lancéolées, simples. Fleurs hermaphrodites, d'abord blanc jaunâtre, puis brun pourpre, disposées en grappes ramifiées de cymes terminales et axillaires. Périanthe unique à 4 divisions triangulaires, épaisses, garnies à l'intérieur de longs poils blanchâtres. 4 étamines libres, accompagnées de 4 glandes squamiformes intercalées. Ovaire libre conique, à 1 loge triovulée. Style simple à 3 stigmates. Drupe ovoïde, petite, de 1 centimètre environ, lisse, à chair peu épaisse, renfermant une graine albuminée.

Le Santal croît surtout dans le Mysore, où ses plantations appartiennent au Marajah, et dans le Coïmbator, où les forêts appartiennent au gouvernement de l'Inde et sont aménagées systématiquement.

Le bois de Santal blanc du commerce, c'est-à-dire le cœur ou *duramen*, est très lourd, d'un jaune brun avec des zones concentriques plus foncées ; il se fend facilement. Il exhale, lorsqu'on le frotte ou le racle, une odeur forte, persistante, agréable. Sa saveur est forte et aromatique. Les meilleures sortes proviennent d'arbres ayant végété sur un terrain sec, pauvre, siliceux. Ceux qui poussent dans les terrains d'alluvion voient se développer outre mesure l'aubier, qui est vert. On n'abat l'arbre que lorsqu'il a 10 ans environ, puis on l'abandonne pour que les termites, si nombreux dans les pays tropicaux, dévorent l'aubier en respectant le cœur trop dur pour leurs mandibules.

Composition chimique. — Ce bois renferme de 1 à 4 0/0 d'une huile essentielle liquide, jaune clair, épaisse, d'odeur de Santal, d'une densité de 0,980, commençant à bouillir à 22°,4, puis la température s'élève alors brusquement. Elle est très soluble dans l'alcool. Le bois contient aussi un tanin colorant en vert les sels ferriques et une résine particulière. Cette essence est fabriquée en grand dans le Mysore, où on l'obtient aussi des racines, qui la donnent en quantité plus grande et d'une qualité supérieure.

Usages. — Le bois et l'huile essentielle

sont tenus en grande estime par les Hindous, qui les emploient soit comme parfum, soit comme médicament, soit enfin dans les cérémonies religieuses. Le bois est regardé comme amer, astringent et utile dans les fièvres bilieuses. Avec la poudre mise en pâte, on fait des applications sur les parties de la peau qui sont le siège d'une inflammation. D'après Ross (*Pharm. of India*), il agit dans les fièvres intermittentes comme diaphorétique. Ainslie signalait l'usage de ce bois mélangé au lait, pour combattre la blennorragie, usage signalé par Rumphius, en 1750, à Amboyne. Dans le Concan, l'essence, mélangée au cardamome, est employée au même usage. En Europe, ce fut Henderson, de Glasgow, qui, en 1868, appela l'attention sur la valeur de cette essence dans la blennorragie, et ses observations furent étayées par celles de Panas, Durand, Laber, Gubler, Bordier. On l'administre en capsules renfermant chacune 40 centigrammes d'essence, et la dose est de 4 à 5 grammes par jour. L'urine contracte l'odeur du Santal au bout d'une demi-heure. Elle brunit, puis noircit en présence de l'acide sulfurique. L'acide azotique y détermine un trouble dû à la résine et pouvant faire croire à la présence de l'albumine; ce précipité s'en distingue en ce qu'il est soluble dans l'alcool.

L'essence peut être aussi fort utile dans la cystite, le catarrhe chronique de la vessie, et dans la bronchite chronique. Elle n'a aucune action désagréable ni sur l'estomac, ni sur l'intestin. Gubler l'a employée avec succès dans un cas de diarrhée chronique.

Outre le Santal blanc, on peut encore citer, comme donnant les mêmes produits, les *S. yas* Sam, des îles Fidji; *S. Freycinetianum* Gaud. et *pyrularium* Gray, des Sandwich; *S. austro caledonicum*, Vieill. de la Nouvelle-Calédonie; *S. cycnorum* Miq. et *spicatum* DC. de l'Australie; mais il importe de noter que presque partout ces arbres tendent à disparaître, par suite d'une exploitation inconsidérée. Dans l'Inde et en Chine, ces bois sont employés à faire des objets d'ébénisterie fine, assez rares aujourd'hui et fort chers.

3° *Santal citrin* de Cochinchine. — Il est fourni par l'*Epicharis* (*Dysoxylum*) *Loureiri* Pierre (*Santalum album* Lour.), arbre de 30 à 35 mètres, à aubier jaunâtre, à cœur jaune brun, de la famille des Méliacées, originaire de la Cochinchine française. Feuilles alternes à 14 à 20 folioles opposées, pétiolulées, oblongues acuminées. Fleurs couvertes d'un duvet épais, 4 mères, 8 andres. Ovaire à 3 ou 4 loges. Fruit globuleux, jaunâtre, à 3 ou 4 côtes, à 3 ou 4 graines. Le bois exhale par le frottement une odeur de Santal. On le brûle comme ce dernier dans les temples et les maisons. Il renferme aussi une huile essentielle usitée dans la médecine annamite à la façon de celle du Santal blanc.

L'*Epicharis Bailloni* Pierre (*Sdan Phnam Sodilu* en annamite), du Cambodge, donne un bois rouge brun, *Santal rouge* du pays, qui possède les mêmes propriétés.

3° Le *Santal rouge* est fourni par le *Pterocarpus santalinus* L. Fil., de la famille des Légumineuses papilionacées, série des Dalbergiées, arbre de 6 à 9 mètres de hauteur, originaire de l'Inde et des Philippines, à feuilles imparipennées, à 3 ou 5 folioles obtuses, arrondies, velues, à étamines di- ou triadelphes.

Le bois est d'un beau rouge foncé, à veines noires et rempli de matière colorante.

Composition chimique. — Ce bois renferme les substances suivantes :

1° Une matière résinoïde, *santaline* $C^{11}H^{12}O^4$, cristallisant en prismes microscopiques rouge rubis, inodores, insipides, fondant à 104°, insolubles dans l'eau froide et même chaude, solubles dans l'éther, l'alcool, l'acide acétique, les solutions alcalines, les essences d'amandes amères et de girofle. C'est la matière colorante.

2° Du *santol* $C^8H^6O^2$, obtenu par Weidel (1870), en cristaux incolores, inodores, insipides, insolubles dans l'eau, la benzine, le sulfure de carbone, le chloroforme, un peu solubles dans l'éther. Avec la potasse il forme une solution jaune clair passant au rouge puis au vert.

Weidel retira en outre une substance rouge, $C^{11}H^{12}O^4$.

3° Franchimont et Sicherer ont retiré une substance amorphe $C^{17}H^{10}O^6$, fondant vers 104°, qui, attaquée en vase clos par l'acide chlorhydrique, donne du chlorure de méthyle et laisse une résine noire, dont ils ont extrait un corps amorphe $C^8H^{10}O^3$. L'acide dissout un corps cristallisant en aiguilles qui n'a pas été étudié.

Cazeneuve et Hugounenq (*Compt. Ac. Sciences*, 13 juin 1887) ont retiré du Santal rouge deux substances, la ptérocarpine (1 pour 1,000) et l'homoptérocarpine (6 pour 1,000).

Ptérocarpine $C^{16}H^8O^3$. Elle cristallise en tables carrées, blanches, insolubles dans l'eau, l'alcool froid, plus solubles dans l'alcool bouillant, peu solubles dans l'éther, le chloroforme, lévogyres, fondant à 152°, neutres. La potasse fondante l'attaque en donnant une odeur de coumarine. L'acide azotique la colore en vert.

Homoptérocarpine, $C^{12}H^{12}O^3$. Substance blanche, cristalline, soluble dans l'éther, le chloroforme, la benzine, le sulfure de carbone, peu soluble dans l'alcool froid, lévogyre, fondant à 86°. La potasse fondante l'attaque comme la ptérocarpine en la transformant partiellement en CO^2 et un phénol présentant les réactions colorées de la phloroglucine.

Usages. — Le bois est employé pour faire des piliers de case et des objets de tour. Les branches et les racines sont usitées en Europe comme matières tinctoriales. Dans l'Inde, on le regarde comme astringent, tonique et comme plus utile en applications externes que le Santal blanc.

Santolina chamœcyparissus L. — Plante de la famille des Composées, série des Hélianthées, connue sous les noms d'*Aurone femelle,* de *petite citronelle.* Sa racine est ligneuse. Sa tige est dressée, de 30 à 60 centimètres de hauteur, rameuse, pubescente. Feuilles alternes, sessiles, linéaires, allongées, rassemblées par paquets, cotonneuses, à bords munis de petites dentelures, disposées sur quatre rangs. Fleurs d'un beau jaune de soufre, disposées en gros capitules terminaux, solitaires sur de longs pédicules dont l'ensemble forme des corymbes. L'involucre est hémisphérique et pubescent. Elles apparaissent en juillet-août. Les fleurs du centre sont hermaphrodites, celles de la circonférence sont femelles. Les fruits sont des achaines oblongs, tétragones, obtus et dépourvus d'aigrette.

Composition chimique. — La santoline (Faux Cyprès) a une odeur aromatique très forte et une saveur très amère. Elle a été analysée par T. Maben (*Pharmac. Journ.*, octobre 1885, p. 301), qui a signalé les matières suivantes :

Solubles dans l'éther de pétrole, huile fixe	1,5 0/0
Dans l'alcool, résine, tanin, chlorophylle, matière amère.	12,5
Dans l'eau, sucre, amylose, matières albuminoïdes.	6,0
Cellulose, etc.	56,5
Cendres	8,0
Humidité et huile volatile.	15,50

L'odeur de la plante est due à l'huile volatile, dont la proportion, comme on le voit, n'a pas été déterminée. Le principe amer, que l'auteur croit être de nature alcaloïdique, est soluble dans l'alcool étendu, dans l'eau, et c'est à lui que seraient dues les propriétés de la drogue.

Usages. — Cette plante est antispasmodique, emménagogue et surtout vermifuge, car on a souvent proposé de la substituer au semen-contra. Bayard, Wauters, Loiseleur Deslongchamps, l'administraient avec succès. On a même préconisé son huile essentielle pour expulser le ténia. Plus récemment le Dr Kirk, en Angleterre, dit que cette plante a toujours réussi entre ses mains. Il la donne sous forme de décoction préparée en faisant bouillir 15 grammes de la plante entière dans 500 grammes d'eau, passant à travers un linge et édulcorant à volonté. La dose est de 150 grammes pour les adultes et de 60 grammes pour les enfants. Elle doit être répétée chaque jour pendant quatre jours; puis on administre un purgatif. Elle ne réussit d'ailleurs que contre les oxyures vermiculaires et ne peut être utilisée pour expulser le ténia.

Sapins ou Pins. — Les arbres que l'on désigne sous ces noms appartiennent à la famille des Conifères, série des Pinées ou Abiétées. Nous citerons parmi eux les espèces qui intéressent le plus la thérapeutique, en prenant pour guide, pour la description des espèces, la *Botanique médicale* de H. Baillon :

1° *Pinus pinaster* Sol. Arbre de 20 mètres de hauteur, à cyme pyramidale, à rameaux étalés, verticillés. Feuilles toujours vertes, disposées par deux dans la même gaine, subimbriquées, aiguës, épaisses, fermes, rigides. Fleurs monoïques, les mâles en cha-

tons ovoïdes et formées d'un pied supportant une anthère à 2 loges surmontée d'une saillie, les femelles en cônes solitaires, subsessiles, oblongs, coniques, aigus, à écailles rhomboïdales, supportant 2 ovaires uniloculaires, uniovulés, renversés, à 2 branches stylaires. Le fruit composé ou *cône*, de 25 à 35 centimètres de longueur, est constitué par les écailles fructifères devenues sèches, ligneuses obovées, présentant un écusson rhomboïdal subpyramidal, caréné en travers, portant au centre une pointe courte, épaisse. Chacun des fruits est oval ou oblong, convexe sur les deux faces et pourvu d'une crête obtuse, tronquée, 3 ou 4 fois plus grande.

Cette espèce, originaire du sud-ouest de l'Europe, se retrouve en Corse, en Italie, en Sicile, en Algérie. C'est l'espèce que l'on cultive surtout dans le département des Landes. Toutes ses parties sont remplies d'une oléorésine contenue dans des canaux sécréteurs et qui s'écoule quand on fait des incisions au tronc. C'est elle qui constitue la *térébenthine de Bordeaux*, que l'on obtient de la façon suivante.

L'arbre n'est exploité qu'à l'âge de 30 ou 40 ans et on le travaille du mois de février au mois d'octobre. « On fait une entaille au pied de l'arbre avec une hache dont les angles sont relevés en dehors afin qu'elle n'entre pas trop avant, et on continue tous les huit jours de faire une nouvelle plaie au-dessus de la première, jusqu'au milieu de l'automne. Chaque entaille a 8 centimètres de largeur et environ 25 millimètres de hauteur, de sorte que lorsqu'on a continué à en faire du même côté pendant quatre ans, on est arrivé à la hauteur de 2m,60 à 2m,90. On entame alors le tronc par le côté opposé et on continue ainsi tant qu'il reste de l'écorce saine sur l'arbre. Mais comme, pendant ce temps, les anciennes plaies sont cicatrisées, lorsqu'on a fait le tour de l'arbre, on recommence sur le bord de ces plaies. Une exploitation bien conduite peut durer pendant cent ans (Guibourt). L'oléo-résine coule dans un creux fait au pied de l'arbre, que l'on vide tous les mois, et on la transporte dans les réservoirs. C'est alors la *térébenthine brute* ou *gomme molle.*

On la purifie en l'exposant au soleil dans de grandes caisses de bois percées de trous à travers lesquels la térébenthine liquéfiée par la chaleur coule dans un récipient, en se séparant des impuretés qu'elle renferme. Elle est alors colorée, trouble, consistante, d'une odeur désagréable, d'une saveur âcre, amère, nauséeuse. C'est la *térébenthine au soleil*, supérieure à celle que l'on fait fondre au feu et qu'on fait passer sur un filtre de paille. Conservée dans un vase fermé, elle se sépare en deux parties : l'une qui surnage, liquide, transparente, un peu colorée en jaune foncé; l'autre qui se dépose, résineuse, cristalline et ressemblant un peu au miel.

Quand on l'expose à l'air en couches minces, elle devient sèche en vingt-quatre heures. Avec 1/32 de magnésie calcinée, elle forme en peu de jours une masse pilulaire, cassante, propriété qui la distingue de la térébenthine du mélèze.

Composition chimique. — La térébenthine de Bordeaux est constituée pour un quart environ de son poids d'une huile essentielle et pour les trois quarts d'une résine.

1° La résine porte le nom de *colophane, brai sec, arcanson*, et on en distingue deux sortes : A. La colophane de *galipot*, qui provient du galipot fondu, filtré et cuit dans une chaudière découverte. Elle est transparente, jaune doré, fragile quand elle est récente, mais elle devient ensuite molle et coulante.

B. *La colophane de térébenthine*, résidu de la distillation à l'alambic de la térébenthine commune. Elle est solide, d'un brun plus ou moins foncé, mais vitreuse et transparente en lames minces, inodore, cassante, friable. Elle est plus légère que l'eau, se ramollit à 100°, devient liquide à 152°, commence à émettre des bulles de gaz à 157°,5 puis se décompose complètement au rouge. Densité égale 1,070 à 1,080. Elle est soluble dans l'alcool, l'éther, les huiles fixes et volatiles. Sa composition est représentée par $C^{44}H^{62}O^4$; quand on l'agite avec de l'alcool étendu tiède, elle se convertit en un corps cristallin, *l'acide abiétique* $C^{44}H^{64}O^5$, qui, comme on le voit, est un hydrate de la colophane. On obtient ainsi 80 à 90 d'acide. Il est, d'après Maly (*Arch. de Pharm. u.-chem.*, 1864, p. 94), fusible à 165°, soluble dans l'éther, la benzine, le chloroforme, l'alcool méthylique, le sulfure de carbone. L'acide abiétique existe dans la sève qui, récente, le renferme à l'état anhydre et amorphe ; mais plus tard, à l'air humide, il s'hydrate, devient opaque et cristallin. La colophane peut donc être regardée comme un anhydride de cet acide. Quand on la fait bouillir avec des alcalis en solution, elle forme des *savons résineux*, véritables sels d'acide abiétique. Les acides *pimarique, pinique* et *sylvique*, que l'on avait signalés, sont aujourd'hui regardés comme de l'acide abiétique plus ou moins impur.

A la distillation une partie de la colophane passe sans altération, l'autre donne de la *colophonone* $C^{44}H^{48}O$ (Schiel), incolore, mobile, très réfringente, du *térébène*, du *colophène* $C^{20}H^{82}$, huile aromatique, incolore, à belle fluorescence bleue, une *huile visqueuse oxygénée*, etc., et des gaz, *acide carbonique, oxyde de carbone*, mélangés *d'éthylène*. Il reste dans la cornue une matière charbonneuse. Distillée en présence de la vapeur d'eau surchauffée, elle donne du *benzol* et du *toluol*.

Huile essentielle. L'essence de térébenthine, nom sous lequel ce produit est connu, est limpide et incolore quand elle est récemment préparée, mais devenant jaunâtre et moins fluide quand elle est exposée à l'air. Elle est constituée pour la plus grande partie par un *térébenthène* $C^{10}H^{16}$, lévogyre, par des carbures d'hydrogène plus volatils et par des produits oxygénés provenant de l'oxydation du térébenthène au contact de l'air et pendant la distillation. L'odeur de l'essence est forte, particulière, sa saveur est amère, chaude et piquante. Neutre quand elle est récente, elle devient, après un certain temps, acide au tournesol, car elle renferme alors des acides acétique et formique. Densité = 0,86. Volatile, elle s'enflamme au contact d'un corps en ignition et brûle avec une flamme fuligineuse. Elle bout à 140°. Très peu soluble dans l'eau à laquelle elle communique cependant son odeur, elle est moins soluble dans l'alcool que les autres essences, mais très soluble dans l'éther. Elle dissout la moitié de son poids de soufre et facilement le phosphore, qui cesse alors d'être vénéneux. A l'air, elle se résinifie en formant une petite quantité d'acide for-

mique. Quand on fait passer de l'acide chlorhydrique gazeux et sec dans l'essence pure et refroidie, il se forme deux chlorhydrates $C^{10}H^{16}$ HCl, l'un liquide rouge, l'autre solide, blanc, cristallin, ressemblant au camphre, appelé *camphre artificiel*, d'odeur camphrée, insoluble dans l'eau, soluble dans l'alcool, l'éther, l'acide acétique cristallisable, fondant à 113°, bouillant à 208° en dégageant HCl. Laissée en contact avec l'acide chlorhydrique concentré, l'essence forme un dichlorhydrate $C^{10}H^{16}2HCl$. Avec l'acide nitrique concentré, l'essence dégage des vapeurs rutilantes. En présence de l'acide étendu il se forme des matières résineuses, des acides térébique, propionique, acétique, formique, cyanhydrique.

Avec l'acide sulfurique la réaction est violente et en distillant ce produit on obtient du térébène, du cymène, du colophène, des polymères carburés supérieurs, de l'eau, de l'acide sulfureux. Maintenue à une température de 18° au-dessous de zéro, l'essence de térébenthine laisse déposer des cristaux blancs plus légers que l'eau, fusibles à 6,6, qui sont un hydrate.

Abandonnée au contact de l'eau, elle forme un bihydrate, la *terpine* ($C^{10}H^{16}$) $2H^2O$, que l'on obtient aussi avec un mélange de 3 parties d'alcool à 80°, 4 parties d'essence et 1 partie d'acide azotique. La terpine cristallise en prismes droits, à base rhombe, blancs, limpides, solubles dans 200 parties d'eau froide, 22 parties d'eau bouillante, dans 7 d'alcool, dans l'éther, l'essence de térébenthine, peu solubles dans la glycérine. La terpine, bouillie avec l'eau acidulée d'acide sulfurique, donne un produit qu'on lave à l'eau alcaline et qu'on distille ; à 168°, passe un liquide incolore, mobile, réfringent, dont l'odeur rappelle celle du jasmin, le *terpinol* $C^{10}H^{16}$, H^2O, ou monohydrate de térébenthène, insoluble dans l'eau, soluble dans l'alcool et l'éther.

Le Pin donne, outre la térébenthine, les produits résineux suivants.

1° *Barras ou galipot*. Quand la récolte de la térébenthine a cessé, les plaies coulent encore ; le produit se dessèche sur l'arbre, on le récolte l'hiver et on obtient des croûtes demi-opaques, sèches, solides, d'un blanc jaunâtre, d'une odeur de térébenthine, de saveur amère et solubles dans l'alcool.

Poix résine. On l'obtient en brassant fortement la colophane avec de l'eau. Elle est en masse jaune, opaque, fragile, à cassure vitreuse et un peu odorante.

Poix noire. Elle se prépare en brûlant les filtres de paille qui ont servi à passer la térébenthine ou le galipot, ainsi que les éclats du tronc provenant des entailles. La combustion se fait sans courant d'air et le feu est mis à la partie supérieure. La résine fond et coule sans être décomposée complètement. Conduite dans une cuve à moitié remplie d'eau, elle se sépare en deux parties, l'une liquide, *huile de poix* ou *pisséléon*, l'autre plus solide qu'on fait bouillir dans un vase de fonte jusqu'à ce qu'elle devienne cassante quand on la refroidit dans l'eau. C'est la poix, qui est d'un beau noir, lisse, luisante, cassante à froid, se ramollissant facilement dans les mains, auxquelles elle adhère très fortement.

Goudron. — Le Pin, même gemmé à mort, c'est-à-dire paraissant épuisé de résine, en renferme encore une certaine quantité. On l'abat, on le divise en éclats qu'on laisse sécher pendant longtemps et qu'on entasse dans un four conique creusé en terre. On ajoute ensuite assez de bois pour former un cône semblable au-dessus du premier ; on le recouvre de gazon, de terre, qu'on foule, qu'on tasse de manière à laisser le moins d'accès possible à l'air. On enflamme la partie supérieure ; la combustion étant lente, le bois subit une sorte de distillation *per descensum* et les produits coulent dans la fosse conique, d'où on les fait arriver par un tuyau dans des bassins en fonte.

On trouve alors une couche inférieure brune, granuleuse, semi-liquide, le *goudron*, que surnage un liquide noirâtre, *huile de cade* des vétérinaires, qui ne doit pas être confondue avec celle du genévrier qui porte le même nom (voir ce mot). Ce procédé un peu primitif, mais fort employé, est parfois remplacé par la distillation des éclats de bois dans des alambics en fer forgé munis de réfrigérants. On obtient ainsi de l'acide pyroligneux, de l'essence de térébenthine et une plus grande quantité de goudron que par le premier procédé.

Composition chimique. — Le goudron est brun foncé ou même noirâtre, d'une odeur forte, tenace, mais non désagréable, de saveur âcre, opaque en masse, transparent en couches minces, insoluble dans l'eau, à laquelle cependant il communique une couleur, une saveur et une odeur particulières, soluble dans l'alcool, l'éther, le chloroforme, l'acide acétique, les huiles fixes et volatiles, les solutions alcalines. La réaction est acide. Il bout à 87° et s'enflamme à 105° après avoir bouilli. Un sixième de magnésie hydratée le solidifie, ainsi que la chaux. Quand on le distille, il donne de l'eau renfermant de l'acide acétique et divers alcaloïdes, une huile plus légère que l'eau et une huile épaisse plus dense. Sa composition est tellement complexe qu'elle n'a pas encore été complètement élucidée. On y a signalé entre autres les matières suivantes :

Pyrocatéchine $C^6H^6O^2$. — C'est elle dont les cristaux incolores communiquent au goudron sa consistance granuleuse. Sa saveur est brûlante. Dissoute elle donne, en présence du perchlorure de fer, une coloration vert foncé, devenant ensuite noire et passant au rouge quand on ajoute de la potasse. Cette couleur passe ensuite au violet.

Des hydrocarbures liquides : — *toluène* C^7H^8, *xylène* C^8H^{10}, *cymène* C^9H^{12}; *méthol*, des *phénols*, tels que le *phénol* ordinaire C^6H^6O, *crésol* C^7H^8O, *gaïacol* $C^7H^8O^2$, *créosol* $C^8H^{10}O^2$, *phlorol* ou *alcool phlorylique* $C^8H^{10}O$, de la *paraffine* en quantité variable suivant la température, *naphtalène* $C^{10}H^8$, *pyrène* $C^{16}H^{10}$, *chrysène* $C^{18}H^{12}$, *rétène* $C^{18}H^{18}$, *anthracène* C^4H^{10}, etc.

2° *Pinus sylvestris* L. (Pin du Nord, de Russie, *Scotch fir* des Anglais). — Cette espèce croît dans les montagnes siliceuses de l'Europe et de l'Asie du nord, et même dans le Caucase et l'Asie Mineure. C'est elle qu'on plante dans les jardins et les parcs. Ce Pin peut atteindre 30 mètres de hauteur, sa cyme est pyramidale, ses feuilles sont géminées, aiguës, piquantes, de 5 à 6 centimètres de longueur. Les cônes, de 4 à 6 centimètres de longueur, sont solitaires, géminés ou ternés, brièvement stipités, oblongs coniques, aigus, et mettent deux ans à mûrir.

Écailles oblongues, à écusson rhomboïdal, convexe, caréné en travers, avec un mamelon central obtus.

Le *P. pumilio* Hke. se distingue par ses dimensions, qui n'excèdent pas 2 mètres, ses feuilles étroitement imbriquées, ses cônes plus petits, ses écailles à écusson saillant, pyramidal, réfléchi en dehors.

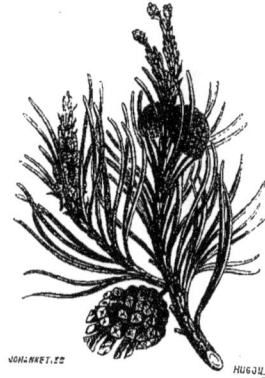

FIG. 864. — *Pinus sylvestris*.

Les divers produits de cet arbre sont analogues à ceux des précédents. Ses bourgeons sont aujourd'hui substitués presque partout aux *Bourgeons de sapin*.

3° *P. palustris* Miller (*P. australis* Michx.), Pin de Boston, *Pitch pine* des Américains. — Cet arbre, de 20 à 25 mètres de hauteur, se rencontre, malgré son nom, plus souvent dans les terrains arides de l'Amérique du Nord, de la Virginie, à la Floride et à la Ca-

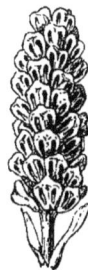

FIG. 865. — *Pinus sylvestris*. Inflorescence mâle.

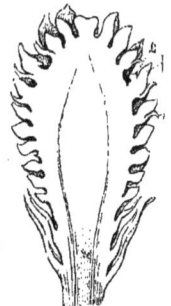

FIG. 866. — *Pinus sylvestris*. Inflorescence femelle.

roline. Il se cultive difficilement dans nos contrées.

Ses branches sont étalées horizontalement, subverticillées. Feuilles *par trois* dans la même gaine, étroites, triquètres, aiguës et rapprochées au sommet des rameaux. Cônes de 25 centimètres environ, pendants, coniques, oblongs, un peu arqués, à écailles épaisses, ligneuses, obpyramidales.

4° *P. tœda* L. (*Franckincense pine, Loblolly* des Américains). — Arbre originaire des États-Unis du Sud, de la Virginie, acclimaté difficilement chez nous. Feuilles posées par trois, linéaires, rigides. Entre chaque faisceau se trouvent des écailles lancéolées, acuminées, récurvées. Cônes de 7 à 8 centimètres, réunis au nombre de 2

sence, l'*australène* de Berthelot qui est *dextrogyre*. Elle est surtout usitée en Angleterre, d'où le nom d'*essence anglaise* qu'on lui donne.

5° *P. picea* Du Roi (*P. abies* L. — *excelsa* Lamk. — *Abies picea* Miller, etc.). — C'est le *Sapin de Norvège*, Faux Sapin, Pesse, *Spruce fir* des Anglais, arbre de 50 mètres de hauteur, à cyme pyramidale, à feuilles persis-

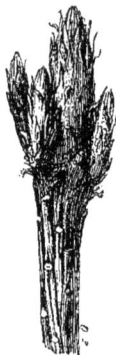

FIG. 867 — Bourgeon de pin.

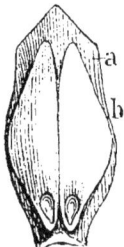

FIG. 868. — *Pinus sylvestris*. Écaille adulte et fruit.

à 5, ovoïdes, oblongs, d'un brun pâle. L'écaille est surmontée d'une saillie conique, spiniforme, aiguë, droite ou arquée.

Ces deux arbres fournissent la *térébenthine d'Amérique*, que l'on récolte d'une façon moins rationnelle qu'en France, car on pratique une à quatre cavités, nommées *boxes*, ayant la forme d'une poche qui peut contenir un peu plus d'un litre, et recevant le produit qui coule d'une entaille pratiquée au-dessus

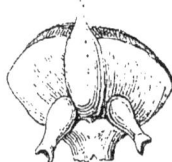

FIG. 869. — *Pinus sylvestris*. Écaille florifère jeune. Face supérieure.

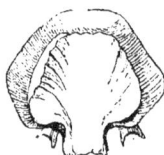

FIG. 870. — *Pinus sylvestris*. Écaille florifère jeune. Face intérieure.

dans l'écorce et surtout dans le bois, car les canaux résinifères sont plus abondants dans la couche externe du bois que dans l'écorce. On fait chaque année des entailles semblables, jusqu'à ce qu'elles atteignent une hauteur de 12 à 15 pieds. Le premier produit, qui est de bonne qualité, est connu sous le nom de *Virgin dip*, la térébenthine qui se concrète sur l'arbre est le *Common franckincense* ou *Gum thus*.

Composition chimique. — La térébenthine américaine présente les caractères de la térébenthine de Bordeaux, mais elle se sépare moins facilement en deux couches. Elle renferme environ 17 0/0 d'es-

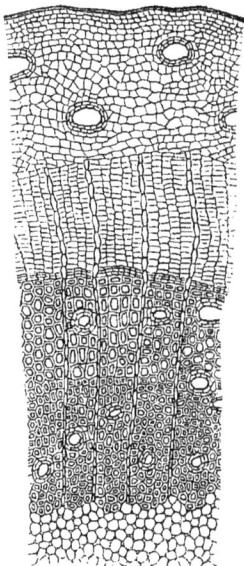

FIG. 871. — *Pinus sylvestris*. Racine de 2 ans. Coupe transversale.

tantes, *solitaires*, étalées dans tous les sens, linéaires, rigides, tétragones. Cônes solitaires, sessiles, de 8 à 12 centimètres, terminaux, pendants, oblongs, cylindriques, à écailles rhomboïdales sessiles, tronquées, persistantes.

Le Sapin croît en Europe, dans les pays du Nord, dans les Vosges, le Jura, les Al-

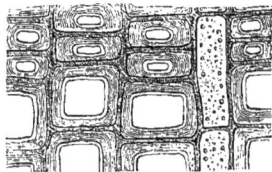

FIG. 872. — Cellule de pin.

pes, les Pyrénées. On le cultive dans les jardins et les parcs. C'est lui qui produit là résine connue sous le nom de *poix de Bourgogne*, bien qu'elle provienne aussi de la Finlande, de la Suisse, de l'Autriche et de Bade. C'est une substance un peu opaque, brun jaunâtre, dure et cassante, mais prenant la forme des vases qui la contiennent. Elle est fortement adhésive, d'odeur aromatique agréable, sans structure cristalline, à cassure nette, conchoïdale, soluble dans l'alcool absolu, l'acétone, l'acide acétique cristallisable. Elle renferme moins d'huile essentielle que la térébenthine ordinaire, et cette essence dévie vers la gauche de 8°,5 le plan de lumière polarisée. Elle contient une petite proportion d'oxygène et ne forme pas de chlorhydrate cristallisable avec l'acide chlorhydrique.

6° *P. abies* Du Roi (*P. picea* L. — *pectinata* Lamk.—*Abies pectinata* DC., etc.). — Le Sapin argenté, Sapin vrai ou Avet, commun dans nos montagnes et dans celles du nord de l'Europe, diffère de l'espèce précédente par ses feuilles solitaires, persistantes, étalées sur 2 rangs, planes, blanchâtres en dessous, ses cônes sessiles, dressés, à écailles florifères caduques, trapézoïdes, brièvement stipitées.

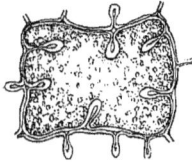

FIG. 873. — *Pinus sylvestris.* Bois. coupe transversale.

Il produit la *térébenthine d'Alsace*, de *Strasbourg, au citron*, qui est localisée dans l'écorce des jeunes tiges. Il suffit de ponctionner ces réservoirs et de recueillir les quelques gouttes qui s'en écoulent. Elle est rare et d'un prix élevé, car on n'en récolte que fort peu par jour, et l'arbre cesse d'en donner quand son écorce est trop dure, trop épaisse. Il faudrait dans ce cas la recueillir au sommet de l'arbre, sur les parties jeunes, ce qui serait dangereux.

Composition chimique. — Cette térébenthine est jaune clair, très fluide, d'odeur agréable, de saveur peu désagréable. Elle est trouble et blanchâtre quand elle est récente, mais après avoir été filtrée au soleil elle devient transparente et à peine colorée. A l'air, elle se dessèche rapidement et forme dans les vases une pellicule dure, cassante. 1/16 de magnésie la solidifie. Elle est imparfaitement soluble dans l'alcool et renferme 25 à 30 0/0 d'une essence incolore, d'odeur agréable et analogue à celle du citron, *lévogyre*, bouillant à 163°, ne formant pas de chlorhydrate solide avec HCl. L'essence extraite des cônes est plus odorante et plus lévogyre.

Dans les feuilles, Rochleder a découvert l'*abiétite* $C^{18}H^{16}O^6$, voisine de la mannite.

7° *P. balsamea* L. (*Abies balsamea* Mell.).— Le Baumier du Canada (*Balsam fir, Gilead fir* des Anglais) habite l'Amérique, depuis le Labrador et le Canada jusqu'à la Virginie. Feuilles solitaires, rapprochées, linéaires, obtuses, glabres en dessus et vertes, blanchâtres en dessous avec une côte saillante. Cônes solitaires, de 10 à 12 centimètres, dressés, ovoïdes oblongs, à écailles dressées, arrondies, d'un bleu pourpre.

Composition chimique. — La térébenthine, que l'on obtient en crevant les utricules résineuses de l'écorce, a la consistance du miel, est transparente, de couleur jaune paille un peu verdâtre, d'odeur

aromatique agréable, de saveur un peu âcre et amère, mais non désagréable. Densité = 0,998. Déviation *dextrogyre* de 2°. Exposée à l'air en couches minces, elle se dessèche et fonce en couleur. 1/16 de magnésie la solidifie. Elle est soluble dans le chloroforme, la benzine, l'éther et l'alcool amylique chauds, imparfaitement soluble dans l'acide acétique, l'acétone, l'alcool absolu.

L'essence, dont la proportion est de 15 à 25 0/0, est incolore, d'une odeur qui rappelle celle de la térébenthine commune. Elle renferme $C^{10}H^{16}$ et une proportion très minime de carbure oxygéné. A la distillation, une partie, celle qui passe vers 167°, a une densité de 0,863 et dévie la lumière polarisée *vers la gauche* de 5°,6; celle qui passe à 160° a les mêmes propriétés, mais celle qui passe à 170° dévie de 7°,2 à gauche. L'essence ne forme pas de chlorhydrate cristallin avec HCl, mais on peut l'obtenir en ajoutant un peu d'acide nitrique.

D'après Flückiger, 100 parties de Baume de Canada renferment :

Huile essentielle.	24 parties
Résine soluble dans l'alcool bouillant.	60 —
— l'éther seulement.	16 —

8° *P. canadensis* L. (*Abies canadensis* Michx.). — L'*Hemlock spruce* croît en Amérique, depuis la Nouvelle-Écosse jusqu'à la Caroline du Nord. C'est un arbre de 30 mètres, à forme pyramidale, à branches étalées, horizontales, les supérieures tombantes. Feuilles solitaires, linéaires, planes, obtuses, un peu blanchâtres en dessous, éparses, mais paraissant disposées sur deux rangs opposés. Cônes petits (1 centimètre 1/2 à 2 centimètres), pendants, ovoïdes, brun pâle, avec des écailles peu nombreuses, larges, coriaces, obtuses.

Composition chimique. — La térébenthine de cette espèce est sèche, brillante, opaque, d'un brun rougeâtre foncé, devenant plus foncée encore à l'air, d'une odeur faible, particulière, peu sapide. Elle se ramollit et devient adhésive à une chaleur modérée. A la température ordinaire elle prend la forme des vases et fond à 92° C. Elle ne renferme qu'une petite quantité d'une essence qui passe pour avoir les propriétés de la sabine.

9° *P. Larix.*— Voir MÉLÈZE.

AUTRES PRODUITS DES PINS ET SAPINS. — Outre l'oléo-résine que nous avons signalée, ces conifères renferment encore d'autres substances, parmi lesquelles nous signalerons les suivantes :

1° *Pinite* $C^6H^{12}O^5$. — Cette substance a été découverte par Berthelot dans les exsudations du Pin de Californie, *Pinus Lambertiana*. Elle cristallise en mamelons blancs, radiés, très durs, croquants, de saveur sucrée, très soluble dans l'eau, insoluble dans l'alcool absolu et l'éther, plus soluble dans l'alcool aqueux. Elle ne fermente pas et ne réduit pas les solutions cupro-alcalines.

D'après Tiemann (*Deutsch. chem. Gesel.*, 1874, p. 609), elle accompagne la coniférine dans l'écorce des Pins et Sapins.

Les indigènes mangent cette substance.

2° *Coniférine* $C^{16}H^{22}O^8, 2H^2O$. — Découverte par Hartig dans le mélèze, elle fut retrouvée dans d'autres conifères. On la retire de la sève, qu'on coagule par la chaleur, et on évapore au 1/5 le liquide filtré. La coniférine se dépose en cristaux qu'on purifie et qui se présentent en aiguilles satinées, incolores, de saveur amère, lévogyres, fondant à 187°, solubles dans l'eau chaude et l'alcool, peu solubles dans l'eau froide, insolubles dans l'éther. C'est un glucoside, car, en présence des acides étendus bouillants, elle se dédouble en glucose et en une résine blanche, devenant jaune, puis rouge quand elle est sèche. Quand on traite sa solution par l'émulsine, à une température de 30°, prolongée 6 à 8 jours, il reste en dissolution du glucose et il se précipite des flocons blancs qu'on enlève par l'éther. C'est l'*alcool coniférylique* $C^{10}H^{12}O^3$.

Nous verrons, en parlant de la vanille, comment on obtient de la vanilline avec la coniférine ou l'alcool coniférylique.

Usages. — Les Sapins et les Pins ont une importance économique considérable. Planté dans les landes stériles, marécageuses et fiévreuses du département des Landes, le *P. pinaster*, avec ses différentes formes obtenues par la culture, a donné l'aisance et rendu la santé aux habitants. Ses produits résineux ou volatils s'exportent dans le monde entier. Avec l'écorce du *P. sylvestris* on confectionne des étoffes hygiéniques. Son bois est employé dans les constructions navales, comme bois de mâture et de carène, dans les constructions civiles. Il est blanc, léger, tendre, facile à travailler et se conserve bien à cause de sa nature résineuse. Il faut remarquer que la racine ne donne jamais de rejetons quand l'arbre a été coupé. Les branches brûlent comme des torches, et servent à l'éclairage dans les pays montagneux et pauvres.

Le goudron est employé pour calfater les navires et pour mettre à l'abri de l'humidité les bois et les fers. On en recouvre également des papiers un peu forts qui servent de toitures légères.

L'essence, dissolvant facilement les corps gras, est usitée pour détacher les étoffes. Elle sert aussi à fabriquer les vernis. Mélangée à l'huile de lin cuite, elle vernit les cuirs, les toiles, et sert aussi dans la peinture. Ses vapeurs peuvent produire de véritables empoisonnements, aussi faut-il éviter d'habiter les appartements fraîchement peints.

Thérapeutique. — En thérapeutique, nous avons à examiner la térébenthine elle-même, la résine, l'essence, le goudron et les bourgeons.

Les *térébenthines naturelles* exercent surtout leur action sur les voies génito-urinaires, car la proportion d'essence qu'elles renferment n'excède pas le quart du total. Aussi quand on les ingère produisent-elles seulement une sensation de chaleur, sans coliques, sans évacuations abondantes, à moins que la dose ne soit trop forte. Leur action varie, du reste, suivant la proportion d'essence; mais elle semble être supérieure à celle de l'essence elle-même, qui, à haute dose, provoque de la céphalalgie, du délire.

La térébenthine est surtout indiquée dans la cystite et le catarrhe vésical chroniques. Sous l'influence de cette médication, les urines deviennent claires, la sécrétion se tarit et, si la maladie ne guérit pas toujours, l'état du malade est presque constamment amélioré. Dans l'uréthrite aiguë, la térében-

thine est inférieure au copahu, au cubèbe, etc. Mais elle peut donner de bons résultats dans l'uréthrite chronique.

Il importe de remarquer que la térébenthine congestionne l'appareil rénal et peut donner lieu parfois à des douleurs rénales, de l'hématurie, de la strangurie. Elle serait dès lors contre-indiquée chez les albuminuriques, les néphrétiques et surtout chez les brightiques.

On la prescrit sous forme de pilules en la mélangeant avec 1/16 environ de magnésie hydratée, qui lui communique la consistance voulue, et à des doses variant de 10 centigrammes à 10-15 grammes, suivant l'effet recherché.

Les térébenthines agissent, en résumé, comme résine et comme essence, mais avec des propriétés mitigées.

La poix de Bourgogne est employée le plus souvent sous forme d'emplâtre qui agit comme révulsif lent, et qu'on saupoudre parfois d'émétique, pour obtenir la formation de pustules.

La résine de la térébenthine d'Alsace, privée de son essence et ramollie dans l'eau chaude, sert à faire des bols. Elle est beaucoup moins active que la térébenthine naturelle.

La colophane pulvérisée, déposée sur les plaies, étanche le sang et, sous forme d'onguent, favorise la cicatrisation des plaies atoniques.

L'essence de térébenthine agit plus particulièrement sur la surface pulmonaire. Appliquée sur la peau sous forme de frictions, elle détermine une cuisson intense, la rougeur de la peau et une douleur vive, puis on voit survenir une éruption miliaire. L'action est la même sur les plaies et les muqueuses.

Quand on l'ingère à faible dose, elle est absorbée, car l'haleine a l'odeur de térébenthine et l'urine prend un parfum de violette. A doses élevées, 4 à 8 grammes, elle provoque des nausées, des vomissements, des douleurs intestinales, des évacuations alvines et bilieuses, des sueurs abondantes, une chaleur générale, de la céphalalgie, et on voit parfois chez les femmes survenir les règles. A doses plus élevées (25 à 60 grammes) elle agit surtout sur la muqueuse intestinale quand elle n'est pas absorbée, et, dans le cas contraire, sur l'appareil entier, et surtout sur l'appareil urinaire, les muqueuses, le système nerveux. Les phénomènes sont les suivants :

Sur l'appareil urinaire, chaleur lombaire hypogastrique, ténesme vésical, cuisson vive à la miction, urines rares, sanguinolentes, érections douloureuses ;

Sur les muqueuses, congestion, sécheresse, parfois des crachats sanguinolents ;

Sur la peau, exanthèmes divers, rougeur, sudations, plaques vésiculeuses papuleuses.

Sur le système nerveux, céphalalgie frontale, bâillements, bourdonnements d'oreille, vertiges, faiblesse, assoupissement, perte de connaissance. La mort peut être le résultat final d'une dose trop élevée.

Il importe de noter, du reste, que la térébenthine agit de façon variable suivant les individus, car les uns peuvent en absorber des doses énormes sans inconvénients notables, tandis que les autres sont atteints par des doses relativement minimes.

A l'extérieur, l'essence de térébenthine est employée en frictions dans les névralgies, les rhumatismes ; en lavements comme laxatif dans la diarrhée ou la constipation rebelle, dans l'aménorrhée à la dose de 20 grammes dans 500 grammes de décoction d'orge.

A l'intérieur, comme elle s'élimine surtout par la surface pulmonaire, on l'a préconisée contre les maladies de l'appareil respiratoire, sur lequel elle agit comme tonique et en tarissant les sécrétions qu'elle désinfecte.

On l'administre à la dose de 4 à 6 capsules ou perles renfermant chacune 25 centigrammes d'essence.

Dujardin-Beaumetz (*Leçons de clin. thérap.*, t. II, p. 472) lui préfère de beaucoup la terpine à la dose de 50 centigrammes à 1 gramme sous la forme suivante :

Eau.	100 grammes.
Alcool.	20 —
Terpine.	50 centigr.
Sirop de cachou.	30 grammes.

à prendre dans les 24 heures. D'après Guelpa (*Bullet. de thérap.*, t. CVIII, août 1885, p. 327), on peut la donner à doses très élevées, 3 à 4 grammes, sans aucun phénomène toxique, contrairement à l'opinion de Lépine (*Revue de méd.*, 1885).

Le terpinol agirait encore mieux que la terpine sous la forme suivante, indiquée par Tanret et Dujarnin-Beaumetz :

Terpinol.	10 centigrammes.
Benzoate de soude	10 —
Sucre.	Q. S.

pour une pilule. On donne par jour 8 à 10 de ces pilules. On peut aussi le prescrire en capsules aux mêmes doses. On le fait prendre au déjeuner ou au dîner, ainsi, du reste, que l'essence de térébenthine elle-même.

L'essence de térébenthine a été employée comme vermifuge et même ténifuge, à la dose de 30 grammes. Béranger-Féraud (*loc. cit.*) n'aurait obtenu que 9 0/0 de succès réels. Il fait observer que nous possédons des ténifuges plus sûrs et moins dangereux à manier, car il est prudent de ne recourir qu'à des doses faibles.

Durand (1773) l'avait préconisée dans les calculs biliaires et les coliques hépatiques (essence, 8 grammes ; éther sulfurique,

12 grammes) à la dose de 2 à 4 grammes par jour dans du bouillon, jusqu'à concurrence de 500 grammes. Mais, comme le fait observer Dujardin-Beaumetz (*Leçons de clin. thérap.*), ce remède fatigue l'estomac, et quant à son action antispasmodique, qui atténuerait les douleurs hépatiques, la morphine en injections, le chloral, lui sont de beaucoup supérieurs.

L'essence impure, c'est-à-dire celle du commerce, est regardée comme le contrepoison du phosphore. On provoque les vomissements, puis on administre 10 grammes d'essence en potion gommeuse à prendre dans la journée, et on la continue à doses décroissantes pendant plusieurs jours.

Goudron. — Son action physiologique est un peu différente de celle de la térébenthine, car il est moins stimulant et plus astringent. Il excite la peau à petites doses et l'irrite fortement en plus grande quantité. A l'intérieur, et à doses modérées, il stimule la digestion, augmente l'appétit, favorise les fonctions des reins et de la peau. L'urine devient rouge et exhale l'odeur du goudron, ainsi que les sueurs. Il s'élimine également par les voies respiratoires. Il présente des propriétés antiseptiques assez marquées, arrête la putréfaction et empêche la fermentation putride.

A l'extérieur, on l'emploie comme antiparasitaire contre l'eczéma chronique, le psoriasis, l'herpès circiné, le prurigo, le rupia, l'ichthyose, les impétigos du cuir chevelu. On lui donne les formes suivantes :

Pommade au goudron :

Axonge.	30 grammes.
Goudron	8 —

Glycérolé :

Goudron	2 grammes.
Glycérine.	30 —

On l'emploie aussi en inhalations, en fumigations à froid et en injections sous forme d'eau de goudron.

A l'intérieur, on l'a préconisé contre la bronchite chronique, la phtisie, sur laquelle il n'a aucune action sérieuse. Il paraît avoir une action plus marquée dans la blennorragie, la cystite catarrhale. On l'a même proposé comme hémostatique.

La meilleure préparation est l'eau de goudron que l'on obtient en divisant 5 grammes de goudron à l'aide de 15 grammes de sciure de bois de sapin et mettant le mélange en contact pendant 24 heures avec un litre d'eau distillée, en agitant souvent. On décante et on filtre (Codex). Il importe de n'employer que de l'eau de pluie ou distillée, car l'eau ordinaire renferme des sulfates qui se décomposent en donnant de l'hydrogène sulfuré.

On peut aussi administrer la préparation suivante (Codex) :

Goudron. . . . .   20 grammes.
Alcool à 90°.   100   —
Eau distillée chaude . . .   880   —
Teinture de quillaja   100   —

On dissout le goudron dans l'alcool, on ajoute la teinture, et on fait l'émulsion en ajoutant l'eau peu à peu.

On donne aussi le sirop de goudron du Codex.

Bourgeons de Sapin. — Comme nous l'avons dit, les véritables bourgeons de Sapin sont remplacés le plus communément par les bourgeons du *P. sylvestris*, sans qu'il y ait aucune raison pour cette substitution. Ces bourgeons sont recouverts d'une couche de matière oléo-résineuse, à laquelle ils doivent leurs propriétés toniques et stimulantes, analogues à celles de la térébenthine. L'infusion est le meilleur mode de préparation, car elle conserve une partie de l'essence (16 grammes pour 700 d'eau bouillante).

Les bourgeons de l'*Abies nigra* (Black spruce) servent à préparer une sorte de bière, la *Bière de Spruce*, fort usitée en Angleterre, à Terre-Neuve, où elle est employée communément comme boisson. Elle jouit, du reste, de propriétés antiscorbutiques bien marquées et dont nous avons été à même d'observer les heureux effets à Terre-Neuve.

Saponaire. — Le *Saponaria officinalis* L. (*Silene saponaria* Fr.) est une plante herbacée,

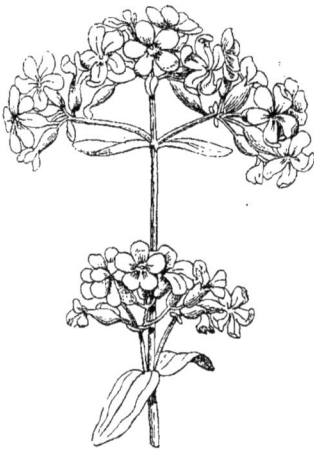

FIG. 874. *Saponaria officinalis*. Sommité florifère.

vivace, de la famille des Caryophyllacées, à tige de 40 à 80 centimètres, cylindrique, dure, à rameaux noueux. Feuilles opposées, les inférieures plus ou moins pétiolées, les supérieures sessiles, ovales, lancéolées, entières, glabres, vertes ou jaunâtres, trinervées. Fleurs rosées ou blanches, en cymes axillaires et terminales. Calice gamosépale, tubuleux, persistant, à 5 dents, pubescent. 5 pétales à onglet long, à limbe obovale, obtus ou émarginés au sommet. 10 étamines libres. Ovaire libre, incomplètement biloculaire, pluriovulé. 2 styles linéaires exsertes. Capsule accompagnée à sa base de la partie épaissie de la corolle et de l'androcée, conique, oblongue, s'ouvrant au sommet par 4 dents récurvées. Graines réniformes, noires, ponctuées, albuminées.

Cette plante croît sur les bords des ruisseaux, des fossés, dans les bois, les buissons. Elle est inodore. Les feuilles ont une saveur un peu amère et salée. Les racines sont longues, noueuses, grisâtres et ridées; leur saveur est un peu âcre, amère, savonneuse.

La *Saponaire d'Orient*, dont la racine renferme aussi de la saponine, est le *Gypsophila struthium* L., de la même famille.

Composition chimique. — La racine de Saponaire renferme :

Résine.   8,25
Extractif.   0,25
Gomme . . . .   33, »
Eau . . . . ,   23, »

et une substance particulière, la *saponine*, qui existe également, mais en proportion plus minime, dans les feuilles. Elle a été étudiée par Schiaparelli (*Gazetta chimica*, XIII, 422-430).

La saponine pure C^{32}H^{54}O^{18} est pulvérulente, blanche, inodore, de saveur d'abord douceâtre, puis vive, persistante, styptique. C'est un sternutatoire puissant et en même temps un toxique.

Soluble dans l'eau, qu'un millième de saponine suffit pour rendre savonneuse, elle est insoluble dans l'éther, la benzine, le chloroforme, peu soluble dans l'alcool et lévogyre. Quand on la brûle sur une lame de platine, elle émet une odeur de sucre brûlé. Les solutions aqueuses possèdent la propriété de former des émulsions stables avec les substances insolubles dans l'eau, les résines, le camphre, les huiles, etc.

En présence des acides étendus, la saponine se dédouble en un sucre dextrogyre, fermentescible, et en une substance blanche, insoluble dans l'eau, l'alcool et l'éther, la *saponétine* C^{10}H^{66}O^{15}.

Thérapeutique. — La Saponaire est, à hautes doses, un émto-cathartique que l'on a recommandé dans la goutte, la syphilis, les engorgements ganglionnaires et même comme vermifuge. Comme antirhumatismale, antiherpétique, on la donne à doses élevées, 60 à 100 grammes de la plante entière pour un litre d'eau. Le suc frais se prescrit à la dose de 150 à 200 grammes par jour.

Quand à la saponine, c'est un poison musculaire, se rapprochant de l'atropine et de la physostigmine, d'après Pelikan. Elle paralyse les centres respiratoire et vaso-moteur, les nerfs du cœur et le muscle cardiaque. En injection souscutanée, elle est, d'après Keppler, qui a expérimenté sur lui-même, dangereuse à la dose de 1 centigramme. Elle est du reste sans emploi thérapeutique.

Saprosma arboreum Bl. — Petit arbre glabre de l'Asie tropicale, appartenant à la famille des Rubiacées, série des Uragogées. Feuilles opposées, à stipules interpétiolaires, caduques, cuspidées. Fleurs petites, axillaires et terminales. Calice à 4 lobes. Corolle infondibuliforme à 4 lobes. 4 étamines libres. Ovaire à 2 loges uniovulées, surmonté d'un disque épigyne et d'un style à 2 branches stigmatifères. Drupe petite, purpurine, à 2 noyaux.

Cette plante exhale une odeur très fétide, stercorale. A Java, elle est usitée contre les coliques, les spasmes, l'hystérie, propriétés qui la rapprocheraient de notre valériane.

Saraca Indica L. (*Jonesia asoca* Roxb. — *J. pinnata* W.). — Arbre inerme qui croît dans l'Inde et appartient à la famille des Légumineuses césalpinées, série des Amherstiées. Feuilles nombreuses, alternes, paripennées, à folioles coriaces, munies de petites stipules caduques. Fleurs disposées en grappes composées; bractées petites, caduques et surmontées de deux bractéoles latérales, n'entourant pas la fleur et se recouvrant un peu par leurs bords. Elles sont de couleur orangée et apparaissent en février et mars. Calice coloré porté sur un réceptacle long, tubuleux, à sépales inégaux. La corolle n'existe pas. Les étamines toutes fertiles ou en partie stériles sont au nombre de 3 à 10, à filets un peu connés à la base. Ovaire uniloculaire, pluriovulé. Style grêle. Gousse bivalve allongée, aplatie, subligneuse, coriace. Graines subglobuleuses, sans albumen.

Cette plante est souvent cultivée dans nos serres pour la beauté de ses fleurs qui, dans l'Inde, sont offertes aux dieux dans les temples.

Son bois est fort utile pour la menuiserie et l'ébénisterie.

Son écorce est très employée dans l'Inde contre les affections utérines et surtout pour combattre la ménorragie. On la donne sous forme de décoction préparée en faisant bouillir 6 parties d'écorce dans 8 parties de lait et 32 parties d'eau, jusqu'à ce que celle-ci soit évaporée. On divise en trois doses que l'on donne dans les vingt-quatre heures (Dymock, *loc. cit.*).

Sarracena purpurea L. (*Bucanephyllon americanum* Pluk.). — Cette plante, de la famille des Nymphéacées sarracénées et qui habite les marais, est herbacée, vivace ; le rhizome épais, rampant dans la vase, porte des feuilles alternes, sans stipules, ayant la forme d'un cornet irrégulier, dont l'ouverture est garnie d'une sorte de couvercle. Ce cornet est tapissé d'une membrane chargée de poils sécrétant un liquide particulier. L'angle inférieur est muni d'une crête verticale. Ces feuilles sont d'un vert teinté de pourpre foncé. Fleurs solitaires portées par un long pédoncule et inclinées sur son sommet. En dehors du calice, le pédoncule porte 3 bractées formant une sorte de calicule. Le réceptacle floral est convexe ; sur ses bords s'insèrent un calice à 5 sépales, persistant et s'épaississant un peu autour du fruit, et une corolle à 5 pétales alternes, dont la forme est particulière ; à la base, c'est une sorte de cuilleron sessile, concave en dedans ; plus haut, il se rétrécit en un limbe plus dilaté. Le cuilleron s'applique exactement sur l'ovaire, la partie rétrécie s'en éloigne, et le sommet s'incline en dedans. Les étamines sont en nombre indéfini, hypogynes, libres. Ovaire libre, à 5 loges incomplètes, renfermant un grand nombre d'ovules. Style d'abord grêle et cylindrique, puis dilaté à la partie supérieure en une sorte de parachute, pétaloïde, à 5 angles superposés aux sépales. Au sommet de ces angles répond une échancrure qui, dans son sinus, présente un petit tubercule saillant inférieurement et couvert de papilles stigmatiques.

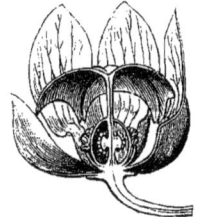

Fig. 875. — *Sarracena purpurea*. Fleur. Coupe.

Le fruit est une capsule loculicide. Les graines, à testa jaunâtre, renferment un albumen copieux et, au sommet, un petit embryon (H. Baillon, *Hist. des pl.*, p. 90, t. III).

Cette plante habite les parties marécageuses de l'Amérique du Nord, de Terre-Neuve, de Saint-Pierre et Miquelon.

Composition chimique. — D'après Stan. Martin, ce rhizome renferme un alcaloïde qu'il a proposé de nommer *sarracénine*, une résine, une matière colorante jaune, etc.

E. Schmidt (*Amer. Journ. Pharm.*, 1872, p. 213), n'y a pas trouvé d'alcaloïde, mais un acide sarracénique qui est probablement identique avec la matière jaune de Stan. Martin.

Usages. — Les rhizomes du *S. purpurea* sont regardés par les Indiens de l'Amérique du Nord comme un préservatif certain de la variole. D'après eux, ils la guériraient, quelle que soit la période de son évolution, et empêcheraient la formation des cicatrices.

Cette propriété avait éveillé l'attention des thérapeutes européens, et des essais nombreux furent institués, mais sans résultats probants.

Ces rhizomes paraissent jouir réellement de propriétés diurétiques fort énergiques, et c'est probablement ce qui a fait supposer aux indigènes qu'ils pouvaient éliminer le virus variolique par cette voie. On administre les rhizomes sous forme de poudre, d'infusion ou de sirop.

D'autres *Sarracena* ont été préconisés dans le même but aux Etats-Unis, entre autres, le *S. variolaris* Michx., *Spotted trumpet leaf* des Américains, dont les feuilles sont maculées de taches blanchâtres. On l'employait aussi contre la dyspepsie, comme stimulant de l'estomac, de la circulation.

Le *S. flava* a été prescrit comme amer et astringent pour combattre la diarrhée, sous forme de teinture, faite avec 120 grammes de la plante et un litre d'alcool ; la dose est d'une cuillerée à dessert après chaque évacuation (Palmer. *Am. journ. pharm.*, 1869).

Sarrasin. — Le Sarrasin, Blé noir, est le *Polygonum fagopyrum* de Linné, le *Fagopyrum esculentum* de Mœnch., de la famille des Polygonacées. Plante annuelle, à tige dressée, ramifiée, de 30 à 80 centimètres de hauteur. Feuilles pétiolées, alternes, sagittées, cordées, acuminées. Fleurs d'un blanc rosé, disposées en grappes lâches, axillaires ou terminales, et paraissant en juin-août. Périanthe unique, à 5 divisions connées à la base, subégales, étalées, persistantes et appliquées sur le fruit. 8 étamines libres, disposées en 2 verticilles. Ovaire libre,

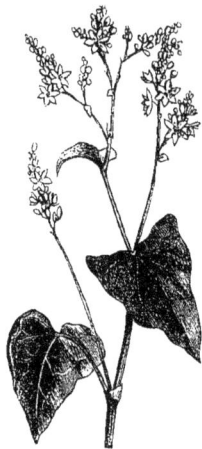

FIG. 876. — Sarrazin. Sommité florifère.

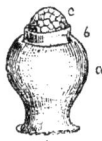

FIG. 877. — Sarrazin. Ovule.

uniloculaire, uniovulé. 2 styles à stigmates capités. Fruit trigone, indéhiscent, monosperme, dépassant un peu le calice, à épicarpe crustacé, brun noirâtre, à graine albuminée.

Le Sarrasin, cultivé pour ses fruits, qui sont très riches en fécule, remplace dans les pays pauvres le froment comme matière alimentaire. Il sert aussi à nourrir les volailles. Sa farine peut être, du reste, employée comme toutes les substances amylacées que nous avons déjà passées en revue.

Les *P. emarginatum* et *tartaricum* présentent les mêmes propriétés alimentaires.

Sarriette. — La Sarriette, *Satureia hortensis* L., de la famille des Labiées, série des Saturéiées, est une petite plante annuelle, à tige dressée, d'une hauteur de 30 centimètres environ, dressée, rameuse, rougeâtre, couverte de poils rudes, divisée à la partie supérieure en un grand nombre de rameaux étalés. Feuilles opposées, linéaires, brièvement pétiolées, et pubescentes quand elles sont jeunes. Fleurs purpurines ou d'un blanc rosé, petites et disposées à l'extrémité de pédoncules axillaires au nombre de 2 à 3. Elles paraissent en juillet-août. 4 étamines didynames.

La plante entière a une odeur agréable, analogue à celle du thym, une saveur chaude, âcre, aromatique.

Composition chimique. — Elle renferme une essence fluide, de couleur jaune, dont l'odeur rappelle celle du thymol et qui dévie légèrement vers la gauche la lumière polarisée. Sa densité = 0,898 à 15°. D'après Johns (*Berichte*, XV), l'échantillon examiné contenait : *carvacrol*, 30 ; *cymène*, 20 ; *térébène*, 50, et une petite quantité de phénol donnant lieu à une coloration violette en présence du perchlorure de fer.

Usages. — La Sarriette est employée comme condiment et on la regarde, sous forme d'infusion (10 grammes pour un litre d'eau bouillante), comme stomachique, tonique, digestive et même vermifuge, propriété des plus hypothétiques. Elle possède, en résumé, les propriétés médicales de la plupart des Labiées aromatiques. On la cultive en bordure dans les jardins.

S. montana L. — Cette espèce, qui, comme la première, croît sur les collines sèches du midi de la France, en diffère en ce qu'elle est vivace.

Composition chimique. — Son essence a été étudiée par M. A. Holler (*Journ. pharm. et chim.*, p. 358, 1882). 150 kilogrammes de plante donnent environ 125 grammes d'essence. Elle est d'un jaune orange, d'une odeur aromatique, rappelant celle de l'origan. Sa densité = 0,7394 à 17°. Elle est lévogyre.

Soumise à un traitement approprié, on en obtient, par distillation, un produit qui passe entre 232-233°. Il est incolore, très réfringent, d'une consistance épaisse et d'une odeur phéniquée. Sa densité = 0,972. Il est peu soluble dans l'eau, soluble dans l'alcool, l'éther et les alcalis. A 18° au-dessous de zéro, il devient épais et visqueux sans cristalliser. La solution alcoolique donne, avec le perchlorure de fer, une coloration verte passant peu à peu au jaune. Une goutte, mélangée à une goutte d'aniline et additionnée de beaucoup d'eau et de quelques centimètres cubes d'une solution d'hypochlorite sodique renfermant du carbonate de soude, donne une coloration bleue, passant au rouge par addition d'acide. C'est la réaction que Jacquemin a obtenue avec le phénol ordinaire et l'aniline.

La formule $C^{10}H^{14}O$ en fait un isomère du thymol. C'est le *carvacrol*, qui existe dans la proportion de 35 à 40 0/0. Cette essence paraît encore contenir un autre phénol, passant au-dessus de 235°, et des terpènes distillant l'un à 172-175°, l'autre à 180-185°.

S. juliana. — Cette plante croît en Sicile, où elle est appelée *Erva de Ibbisi*. Les paysans l'emploient sous forme de décoction pour combattre la fièvre intermittente.

Composition chimique. — Elle a été étudiée par P. Spica (*Gazetta chimica*, 9, p. 235-236), qui en a retiré un produit blanc, gélatineux, séparé en deux parties par l'éther. L'une, un peu soluble dans l'éther, présente la formule approximative $C^9H^{10}O$. Elle prend une teinte jaune verdâtre, lorsqu'on la fait bouillir en présence de l'acide sulfurique étendu. Une petite quantité se dissout et ne réduit pas la liqueur de Fehling, bien que, lorsqu'on l'évapore à 100°, elle noircisse et émette une odeur qui rappelle celle du caramel et de la cire.

La seconde substance, moins soluble dans l'éther, surtout froid, ne fond pas même à 250° et se décompose au-dessus.

Sa formule serait représentée par $C^{35}H^{36}O^4$.

Cette étude n'a pas encore été complétée par l'auteur.

Sassafras. — Le *Sassafras officinalis* Nees (*Laurus sassafras* L. — *Persea Sassafras* Spreng.), de la famille des Lauracées, série des Ocotéées, est un arbre qui croît dans l'Amérique du Nord, depuis le Canada jusqu'à la Floride et le Missouri. Au nord, c'est un arbuste ou un petit arbre de 8 à 9 mètres de hauteur, mais qui dans la Virginie et la Caroline peut s'élever à 30 mètres. Feuilles alternes, caduques, membraneuses, d'un vert clair et dimorphes, les unes entières, obovales, les autres découpées en 3 lobes, se prolongeant jusqu'au milieu de la feuille et triplinerves; d'autres n'ont que 2 lobes, toutes sont pétiolées. Fleurs dioïques, petites, jaune verdâtre et apparaissant avant les feuilles, disposées en grappes longuement pédicellées, laineuses et accompagnées de bractées subulées, caduques. Périanthe formé de 6 folioles membraneuses, égales, subpétaloïdes, caduques. 9 étamines disposées en trois séries concentriques et alternes. Les 3 filets intérieurs portent à leur base 2 glandes latérales. Les anthères sont toutes fertiles, à 4 loges superposées; les supérieures plus petites. L'ovaire, accompagné dans les fleurs femelle d'étamines rudimentaires, est sessile, inséré au fond de la coupe réceptaculaire, à une seule loge renfermant un seul ovule. Style grêle, arqué, discoïde, à sommet stigmatifère. Baie de la grosseur d'un pois, de couleur bleue quand elle est mûre, globuleuse, accompagnée à sa base du périanthe persistant et du réceptacle que surmonte un pédicelle dilaté en massue. La graine est dépourvue d'albumen.

Presque toutes les parties de cette plante ont une odeur et une saveur aromatiques que l'on retrouve surtout dans les fleurs fraîches. On emploie aux Etats-Unis la moelle du tronc et l'écorce de la racine.

La moelle se récolte en automne. Elle se présente sous forme de fragments cylindriques, spongieux, d'une saveur mucilagineuse et exhalant l'odeur caractéristique du sassafras. Elle renferme une matière gommeuse formant avec l'eau un mucilage limpide qui, bien que visqueux, est moins tenace que celui de la gomme arabique, et ne peut la remplacer pour tenir en suspension les matières insolubles. Elle diffère des solutions gommeuses ordinaires en ce qu'elle ne se trouble pas quand on l'additionne d'alcool.

La racine est importée en fragments de 15 à 30 centimètres de diamètre, qui diminuent graduellement de taille au point de ne plus avoir que le diamètre d'une plume d'oie;

le bois est facile à couper, coloré en brun rougeâtre foncé; son odeur est agréable, sa saveur est épicée.

L'écorce fraîche est presque blanche, mais elle se colore dès qu'on l'enlève aux racines. Dans le commerce, elle est en morceaux petits, irréguliers, aplatis, pliés en gouttière ou recourbés, de 10 à 15 centimètres de longueur sur 8 centimètres de largeur et de 1 à 5 millimètres d'épaisseur.

Ils sont parfois recouverts d'un épiderme brunâtre, qui peut manquer entièrement; leur couleur est alors rougeâtre ou brun cannelle, brillante ; la cassure est courte, subéreuse. L'odeur de cette écorce est forte, agréable, sa saveur est astringente, aromatique et un peu amère.

Composition chimique. — Cette écorce renferme, comme le bois de la racine, la tige et les feuilles, mais en plus grande quantité, une *huile essentielle* que l'on obtient en grand dans le nord de l'Amérique, à l'aide d'appareils primitifs montés sur place par les distillateurs nomades. Cette essence est incolore, jaune ou d'un brun rougeâtre. Son odeur est celle du Sassafras, mais plus forte. Elle est formée de deux substances, le safrol et le safrène.

Le *safrol* $C^{10}H^{10}O^2$, qui forme à peu près les neuf dixièmes de l'essence brute, est liquide jusqu'à 10°. Sa densité est de 1,11 à 12°,5; il bout à 233° et est optiquement inactif. On peut l'obtenir sous forme de cristaux magnifiques, incolores, transparents, de 10 centimètres de longueur sur 3 à 4 centimètres de diamètre, dont la densité est de 1,245, en le refroidissant à 25°. Ces cristaux fondent à 12-15°. Quand on décante l'eau mère du safrol, on en extrait, par la potasse caustique, une petite quantité d'une substance de la classe des phénols, se colorant en vert bleuâtre par les sels ferriques. Poleck (*Chem. Zeit.*, 9 octobre 1884, p. 1153) le regarde comme un méthylpropyl-benzol ou un cymol dans lequel 4 atomes d'H du benzol sont remplacés par 2 atomes d'oxygène.

Le *safrène* $C^{10}H^{16}$ (E. Grimaux et Ruotte, *Comptes rendus*, LXVIII, 928) est un hydrocarbure liquide, d'une densité de 0,834, bouillant à 156° et déviant vers la droite la lumière polarisée.

D'après les mêmes auteurs l'essence de Sassafras renferme moins de 1/2 0/0 d'une substance qui paraît être un phénol et qu'on sépare en agitant l'essence avec un alcali et séparant par un acide. Fluckiger (*loc. cit.*) a vu que ce phénol prend une belle coloration bleue quand on ajoute une solution alcoolique de chlorure ferrique.

L'écorce renferme en outre des matières grasses, résine, cire, de l'acide tannique et un produit de sa décomposition que Reinsch avait nommé, en 1851, *sassafride*, et qui est rouge. Il est probablement analogue au rouge de quinquina et de ratanhia. D'après Reinsch, il existerait dans la proportion de 9,2 0/0. Ce composé se retrouve en plus grande proportion dans l'écorce fraîche.

Usages. — La pharmacopée des Etats-Unis emploie la moelle de Sassafras pour faire un mucilage avec 100 parties d'eau et 2 parties de moelle que l'on fait macérer pendant trois heures. Ce mucilage est employé comme émollient, en applications, dans les maladies des yeux. On en fait aussi une boisson utile dans la dysenterie, les douleurs néphrétiques, et que l'on obtient en ajoutant 4 grammes de moelle à 600 gr. d'eau bouillante.

En France, le bois seul est officinal, et on

le débite en copeaux. L'écorce, qui est préférée, avec raison, entre dans la décoction de salsepareille composée des Etats-Unis et de l'Angleterre, dans l'extrait fluide de salsepareille composée; le bois faisait partie des *quatre espèces sudorifiques*.

En Amérique, l'essence est employée pour donner une odeur agréable aux boissons gazeuses, au tabac et aux savons de toilette.

Le Sassafras doit à son huile essentielle des propriétés stimulantes et sudorifiques qui l'ont fait recommander dans les affections cutanées rhumatismales et syphilitiques associé au gaïac et à la salsepareille. Son action spécifique contre ces maladies est du reste de peu de valeur.

En Australie, on a préconisé l'essence comme sédatif cardiaque, à la dose de 1 à 2 gouttes, toutes les six à huit heures, comme diurétique, ainsi que dans l'asthme et les affections des organes respiratoires. D'après Hill, cette essence est un puissant toxique et il relate même un cas d'empoisonnement chez l'homme. John Bartlett, de Chicago (*Druggist circular.*, mars 1886), à la suite d'expériences cliniques, admet que le Sassafras, loin être inoffensif comme on le suppose généralement, présente dans son action une ressemblance avec l'opium, la strychnine et l'ergot. Comme l'opium, il est narcotique; comme la strychnine, il provoque des spasmes tétaniques et cloniques suivis de paralysie; comme l'ergot, il possède la propriété d'exciter l'utérus, excitation qui peut même être assez forte pour provoquer l'avortement. Ces assertions n'ont été, jusqu'à présent ni contrôlées, ni vérifiées de nouveau.

Thompson, de Tennesse, le regardait comme l'antidote de la jusquiame et du tabac. Lyle, en 1870, dit avoir employé avec succès l'essence dans un empoisonnement par le *Datura stramonium*. D'après lui, il détruit les insectes, et ce serait l'antidote des serpents venimeux. Pour Hell, l'essence est un germicide et un antiferment dont la puissance équivaudrait à la moitié de celle de l'acide phénique.

Sauge officinale. — Le *Salvia officinalis* L. (Sauge de la Catalogne, Grande Sauge, Herbe sacrée, Thé de la Grèce), de la famille des Labiées, série des Monardées, est une plante à tige suffrutescente à la base et annuelle à la partie supérieure, les rameaux supérieurs se desséchant chaque année après les fruits, et les inférieurs seuls persistant; ces rameaux sont nombreux, dressés, presque quadrangulaires, pubescents, hauts de 30 à 80 centimètres. Feuilles opposées, les inférieures longuement pétiolées, ovales, lancéolées, parfois auriculées à la base, longues de 12 à 15 centimètres, larges de 2 à 5 centimètres, épaisses, finement denticulées ou crénelées sur les bords. Feuilles supérieures plus petites, sessiles, aiguës, acuminées. Toutes sont simples, d'un vert blanchâtre, pubescentes, finement réticulées et rugueuses. Fleurs violettes, brièvement pédicellées, hermaphrodites, irrégulières,

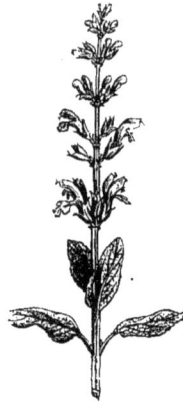

FIG. 880. — Sauge officinale.
Fleur. Coupe verticale.

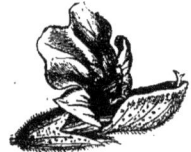

FIG. 878. — Sauge.
Inflorescence.

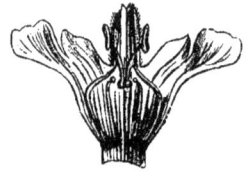

FIG. 879. — Sauge.
Fleur.

disposées en cymes axillaires de 3 à 4 fleurs placées à l'aisselle de bractées opposées, larges, ovales, acuminées, mucronées, caduques. 4 étamines, dont 2 stériles. Les étamines fertiles présentent une disposition particulière. Les 2 loges de l'anthère sont éloignées l'une de l'autre et portées chacune sur l'extrémité d'un long connectif arqué, mobile sur le sommet du filet coupé en biseau.

La Sauge, qui croît naturellement dans tout le bassin méditerranéen, est cultivée aujourd'hui non seulement dans les provinces méridionales de la France, mais encore dans le nord. Elle présente un grand nombre de variétés dues surtout à la forme et aux dimensions des feuilles. Celle qui croît dans les lieux secs et élevés est beaucoup plus active. On emploie ses feuilles et ses fleurs ou plutôt ses sommités fleuries. Les premières se récoltent, soit au printemps, soit à l'automne et même en toute saison. Elles ne perdent pas leurs propriétés par la dessication. Les fleurs se récoltent lorsqu'elles sont parfaitement épanouies.

L'odeur de cette plante est aromatique, forte. Sa saveur est chaude, piquante, un peu amère.

Composition chimique. — La Sauge doit ses propriétés médicales à une *huile essentielle* qui a été récemment étudiée par Pattison-Muir, de Manchester. Cette essence, lorsqu'on la retire de plantes jeunes, a une couleur verte passant au brun; d'autres fois elle est d'un brun jaunâtre. Son odeur forte est celle de la sauge elle-même; sa saveur est chaude, brûlante; sa réaction est neutre.

Abandonnée dans un vase couvert pendant plusieurs mois, elle ne donne aucun dépôt et ne devient pas résineuse. Sa réaction reste neutre. Au contact de l'air, elle absorbe l'oxygène. L'acide nitrique agit sur elle d'une façon fort énergique qui peut aller même jusqu'à l'explosion, en formant une substance semi-résineuse. L'acide sulfurique concentré détermine la production d'une masse semivisqueuse, d'un rouge brunâtre. La chaleur développée au contact est considérable et il se dégage du gaz sulfureux. En ajoutant au bout de vingt-quatre heures de l'eau à cette masse, et distillant le tout dans un courant de vapeurs, on obtient un liquide dont le partie huileuse jaunâtre, séparée de la partie aqueuse, après avoir été séchée, bout entre 215 et 225°. C'est probablement un polymère produit par l'action de l'acide sur les hydrocarbures de l'essence. La plus grande partie du produit de l'action de l'acide sulfurique reste sous forme d'une résine épaisse, noire, qui devient solide après quelque temps d'exposition à l'air.

Quand on fait passer de l'acide chlorhydrique gazeux dans l'essence, celle-ci brunit et devient brun rougeâtre. Le mélange s'échauffe beaucoup. En distillant le produit après l'avoir lavé avec une solution de soude caustique, puis avec de l'eau, la plus grande partie bout entre 195 et 200°, et présente l'apparence d'un liquide jaune doué d'une odeur particulière et éthérée. Ce liquide brunit à la lumière diffuse.

Une autre partie de l'essence, soumise à un froid de 10 à 15° au-dessous de zéro, puis traitée par un courant d'acide chlorhydrique, brunit et devient rouge brun. Il ne se forme pas de matière solide. Après des lavages analogues aux précédents, on obtient, en distillant, deux liquides, l'un bouillant à 195-200°, l'autre à 205-210°. Ces liquides sont d'un jaune clair, neutres, plus légers que l'eau. Par une agitation prolongée avec l'eau, ils prennent une réaction légèrement acide.

La densité de l'essence est de 0,9339 à 14°.

Par distillation fractionnée, on retire de cette essence deux terpènes, l'un bouillant à 152-153°, l'autre à 162-167°; un liquide oxygéné, le salviol, et un camphre. Sa composition varie, du reste, suivant son ancienneté. Lorsqu'elle est récemment préparée, elle renferme comparativement de petites quantités de salviol, de camphre et de cédrine. Avec l'âge, ces quantités augmentent, surtout celles du salviol et du camphre. La plus grande partie de l'essence est constituée par un terpène $C^{15}H^{24}$, bouillant à 264-270°, d'une densité de 0,9137 à 12° et dextrogyre.

Le salviol est représenté par la formule $C^{10}H^8O$. C'est donc un produit d'oxydation. C'est un liquide presque incolore, d'une odeur forte de sauge. Il bout à 197-203°. Sa densité = 0,934 à 15°. Lorsqu'on l'oxyde avec l'acide chromique ou l'acide nitrique dilué, il donne un camphre fusible à 174°. Distillé avec l'acide nitrique, il donne à 174° des acides oxalique, carbonique et cyanhydrique. Par la distillation, le salviol se décompose en $C^{10}H^{16}$ et H^2O, et une hydrocarbure régénère, en présence de la lumière et de l'air, une petite quantité de camphre et du salviol. La réaction de l'acide phosphorique anhydre sur le salviol est complexe. Il se forme des polymères de $C^{10}H^{16}$, l'un bouillant à 171°, un hydrocarbure de la série benzoïque bouillant au-dessous de 230°, et une paraffine bouillant entre 170 et 180°. Le brome agit énergiquement sur le salviol. De l'hydrogène et du carbone sont mis en liberté; il se sépare à 184° une essence bromée et de petites quantités de camphre.

Le camphre $C^{10}H^{16}O$, qui se sépare des parties de l'essence bouillant entre 205-208°, ressemble, lorsqu'il a été purifié, au camphre ordinaire des Laurinées, dont il a l'apparence et la saveur. Toutefois, son odeur rappelle beaucoup celle de la sauge. Ce camphre est un peu soluble dans l'eau; déposé à la surface de ce liquide, il s'anime, comme le camphre, d'un mouvement giratoire. Il est soluble dans l'éther, le chloroforme et dans l'alcool, d'où l'eau le précipite en flocons blancs. Il est parfaitement soluble dans le salviol, dont il se sépare quand on refroidit la solution à — 15°. Par sublimation, on l'obtient en fort beaux cristaux monocliniques fondant à 174 et bouillant à 205°. Il est optiquement inactif.

Thérapeutique. — La Sauge passait auprès des anciens pour jouir de propriétés médicales, dont le mot *salvia*, de *salvare*, sauver, indique la valeur. Déchue du rang qu'on lui assignait, la Sauge n'est plus, comme la plupart des Labiées, qu'une plante stimulante par son huile essentielle, tonique par son tanin, et que l'on emploie sous forme d'infusion à 10 grammes de sommités pour un litre d'eau bouillante. Comme topique, on a conseillé son infusion additionnée de miel ou sa macération dans le vin, pour combattre les aphtes chez les enfants.

2° *Salvia pratensis* L. — C'est une petite plante herbacée, à souche vivace, à tige annuelle, munie à sa base d'une grande rosette de feuilles très développées, pétiolées, ovales-lancéolées, un peu cordées à la base. Les feuilles supérieures sont plus petites, sessiles et même engainantes. Elles sont gaufrées, d'un vert foncé en dessus, d'un vert plus pâle et pubescentes en dessous, à bords inégalement incisés-crénelés. Les fleurs sont bleues, roses ou blanches.

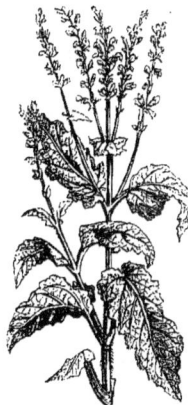

FIG. 881. — Sauge des près.

Cette plante croît sur les collines arides et dans les prairies sèches. Elle répand, quand on la froisse, une odeur désagréable. Ses propriétés excitantes, qu'elle doit également à une huile essentielle, sont moins prononcées que celles de l'espèce précédente, qu'elle ne remplace pas, d'ordinaire.

3° *Salvia sclarea* L. (Sclarée, Orvale, Toute-Bonne, Herbe aux plaies). — C'est une espèce vivace, à tiges multiples, dressées, ramifiées, hautes de 60 à 80 centimètres, velues, glanduleuses. Les feuilles sont pétiolées, larges, cordiformes à leur base, aiguës au sommet, rugueuses, velues, un peu crénelées. Les fleurs sont d'un violet pâle ou bleuâtre.

Cette plante croît surtout dans le midi de la France, dans les terrains rocailleux, au pied des vieux murs, le long des chemins, dans les endroits les plus insolés.

Elle exhale une odeur forte, très agréable, rappelant un peu celle du baume de Tolu. Sa saveur est chaude, aromatique, un peu amère. Son nom de *Sclarea* vient de ce qu'en Italie on employait jadis les graines pour extraire les corps étrangers des yeux. Cette espèce peut remplacer la sauge officinale.

4° *Semences de Chia.* — Ces semences paraissent être produites par le *Salvia columbaria* Benth., bien que la Pharmacopée mexicaine les attribue à une espèce non décrite, le *S. chian* Laclave. C'est une plante annuelle, à tige mince, rameuse, petite, tomenteuse ou pubescente. Les feuilles sont partagées en divisions oblongues, dentées, crénelées ou incisées, aiguës, rugueuses.

Cette espèce est indigène dans la Californie, plus particulièrement dans la partie sud; dans la Nevada, elle paraît être confinée dans Pass-Truckee, à une altitude de 4,000 pieds. D'après Maish (*Amer. Journ. of pharm.*, mai 1882), elle n'existerait pas au Mexique.

Ces graines sont petites, de 2 à 3 millimètres de longueur sur 1 de largeur, oblongues-ovales, presque cylindriques, mais arrondies aux deux extrémités, lisses, à testa grisâtre, strié de lignes noires. L'albumen est brun grisâtre, lisse et oléagineux. Quand on les met en contact avec l'eau, elles doublent de volume et s'entourent d'une enveloppe mucilagineuse qui se dissout dans l'eau à l'aide de la chaleur, en formant un liquide épais. La teinture d'iode ne colore pas en bleu ce mucilage.

Quand on les traite par l'alcool chaud ou l'éther, on obtient une huile d'un jaune pâle dont la saveur ressemble un peu à celle de l'huile de noix. L'huile obtenue par expression est de couleur plus foncée et rappelle l'huile de lin par son odeur et sa saveur. Elle est siccative comme elle.

Inodores quand elles sont entières, ces graines ont, quand on les écrase, une odeur huileuse. Elles servent à préparer, au Mexique, des boissons mucilagineuses et des cataplasmes, et sont appliquées à l'alimentation dans quelques parties de la basse Californie. On les emploie aussi à la façon des semences de *S. sclarea*, en plaçant une graine entre la paupière et le globe oculaire. Sous l'influence de la sécrétion lacrymale, il se forme un mucilage qui rend plus facile l'extraction des corps étrangers introduits par accident.

Saules. — Les Saules (*Salix*) ont donné leur nom à la famille des Salicacées. L'espèce officinale en France et en Amérique est la suivante:

Salix alba L. (Osier blanc, Saule blanc). — Arbre pouvant s'élever à une hauteur de 15 à 20 mètres, mais que l'on taille généralement à 2 à 3 mètres du sol, pour lui faire donner le plus grand nombre de rejetons possible. Feuilles alternes, accompagnées de stipules, pétiolées, lancéolées, aiguës, dentées en scie, velues sur les deux faces, blanchâtres et soyeuses en dessous, paraissant après les fleurs. Fleurs apétales et unisexuées, en chatons terminaux, cylindriques. Les chatons mâles sont pédonculés, axillai-

res, cylindriques. Chaque fleur est constituée par 2 étamines à filets libres, à anthères biloculaires, jaunes, occupant l'aisselle d'une

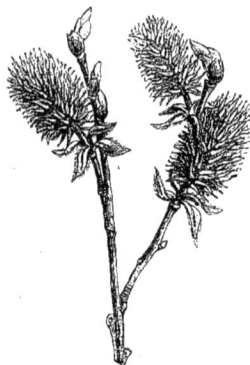

FIG. 882. — Saule. Chaton mâle.

bractée elliptique, lancéolée, brune, pubescente. Les chatons femelles sont alternes,

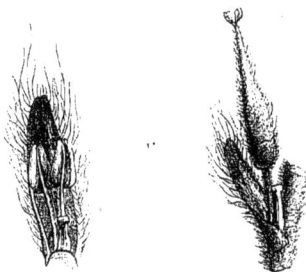

FIG. 883. — Saule.   FIG. 884. — Saule.
Fleur mâle.   Fleur femelle.

grêles, ovoïdes et un peu recourbés. Les fleurs femelles se composent d'un ovaire

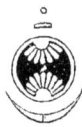

FIG. 885. — Saule. Fleur   FIG. 886. — Saule. Fleur
femelle. Diagramme.   mâle. Diagramme.

occupant l'aisselle d'une bractée analogue à la première; cet ovaire est uniloculaire et pluriovulé. Style simple, court et terminé par 2 stigmates épais et divergents. Capsule ovale, uniloculaire, à 2 valves polyspermes. Les graines sont portées par une sorte de pied sur lequel se développe une aigrette de poils. Elles sont dépourvues d'albumen.

Cet arbre est très commun sur les routes, au bord des ruisseaux, des rivières, dans les terrains humides et marécageux. On le propage par boutures. Il fleurit en mars et avril, et couvre alors le sol de ses chatons.

L'*écorce*, la seule partie qui soit employée, se recueille sur les branches de 2-3 à 4 ans, coupées avant la floraison, desséchées rapi-

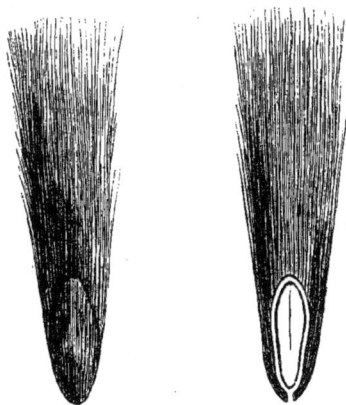

FIG. 887. — Saule. Graines.

dement à l'étuve et conservées à l'abri de l'air et de l'humidité. Quand elle est desséchée, elle est roulée, mince, d'un brun fauve, inodore, d'une saveur très amère et un peu astringente. Elle est flexible, fibreuse et difficile à pulvériser.

Composition chimique. — Fontana, Buchner et Rogatelli, ainsi que Leroux, pharmacien à Vitry-le-Français(1837), ont découvert dans cette écorce un principe particulier, la *salicine*, dont la constitution a surtout été étudiée par Piria (1839), qui l'a rattachée à l'hydrure de salicyle et à l'acide salicylique. On l'obtient par divers procédés qui ont été indiqués par Braconnot, Merk et Erdmann.

La salicine pure $C^{13}H^{18}O^7$ est blanche et cristallise en aiguilles prismatiques, de saveur extrêmement amère, inodores. 100 parties d'eau à 20° en dissolvent 5 à 6 parties. A l'ébullition, elle en dissout une plus grande quantité, dont une partie se dépose par le refroidissement. Elle est soluble dans 30 parties d'alcool à 15°, dans 2 parties d'alcool bouillant, insoluble dans l'éther et les huiles essentielles telles que l'essence de térébenthine. Ces solutions sont lévogyres.

Elle fond à 201° en un liquide incolore, et par ignition elle émet des vapeurs ayant l'odeur de l'acide salicylique, puis brûle sans laisser de résidu. Quand on la maintient pendant quelques heures à 230-240°, elle se dédouble presque entièrement en salirétine et glucosane. (Schiff, *Deutsch. ch. ges.*, 1881, p. 302.)

La salicine, chauffée doucement avec l'acide chlorhydrique ou l'acide sulfurique étendu, se dédouble en glucose et saligénine.

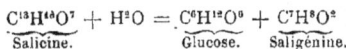

$$C^{13}H^{18}O^7 + H^2O = C^6H^{12}O^6 + C^7H^8O^2$$
Salicine.   Glucose.   Saligénine.

A 40°, la synaptase amène le même dédoublement. Quand la réaction des acides dilués se fait à l'ébullition, on obtient non la saligénine, mais la *salirétine*, son produit de déshydratation.

En présence de l'acide nitrique étendu de dix fois son volume d'eau et à l'ébullition, la salicine forme de l'hydrure de salicyle $C^7H^6O^2$ (aldéhyde salicylique). Plus tard, cet hydrure se convertit en acide nitro-salicylique, et finalement en acide picrique et acide oxalique. Avec le bichromate de potasse et

l'acide sulfurique, elle donne de l'hydrure de salicyle.

L'acide sulfurique concentré lui communique une couleur rouge de sang. Par addition d'eau, la solution devient incolore et laisse déposer une poudre rouge foncé, insoluble dans l'eau et l'alcool.

La solution de salicine ne doit pas précipiter par les acides tannique ou picrique, l'iodure double de mercure et de potassium.

Le *tanin* de cette écorce est amorphe, rouge brun, de saveur légèrement astringente, soluble dans l'alcool, moins soluble dans l'éther, et formant avec l'eau une solution épaisse. Avec les sels ferriques, il donne une coloration noire que les alcalis font virer au rouge violet. Il précipite le nitrate et le chlorure de mercure, les sulfates de zinc et de cuivre, l'albumine, l'amidon et les alcaloïdes. A 120° il perd 10 0/0 d'eau. Traité par la potasse en fusion, il donne des acides acétique et butyrique qui se volatilisent, et il reste un résidu qui n'a pas été étudié (Johnsein, *Archiv. der Pharmacie*, 3, IX, 210-248).

D'un autre côté, Dott (*Pharmaceutical Journal*, 22 septembre 1887) a démontré dans cette écorce la présence de l'acide lactique.

L'hydrate de salicyle ou *aldéhyde salicylique* provenant de l'action de l'acide nitrique sur la salicine, étant une aldéhyde, est converti en *acide salicylique* quand on le chauffe avec un excès de potasse (Siva) ou quand on le traite par le bichromate de potasse et l'acide sulfurique (Ettling).

L'*acide salicylique* (acide orthoxybenzoïque) $C^7H^6O^3$, après avoir été obtenu, comme nous l'avons vu, de l'essence de *Gaultheria procumbens* (Cahours), se prépare aujourd'hui synthétiquement par le procédé de Kolbe et Lautermann en faisant agir l'acide carbonique sec sur un mélange de phénol et de sodium.

Cet acide cristallise de l'eau bouillante en aiguilles fines et longues, de l'alcool en prismes obliques à 4 pans, de l'éther en cristaux de 3 à 4 centimètres de longueur. Il est inodore; sa saveur est d'abord sucrée, puis âcre. Il est peu soluble dans l'eau froide (2,25 dans un litre d'eau à 15°), plus soluble dans l'eau bouillante (79.25 pour mille), qui, par refroidissement, le laisse déposer, très soluble dans l'alcool bouillant, dans 2 parties d'éther, dans 3.5 d'alcool amylique, dans 80 parties de chloroforme, dans 60 parties de glycérine. Notons que Wladimir Alexéef admet que l'acide salicylique en solution peut se trouver à l'état solide et liquide, et sous ces deux formes posséder des solubilités différentes. Il fond à 158° puis se volatilise en se décomposant partiellement. Il est inaltérable au contact de l'air.

L'acide salicylique se reconnaît aux réactions suivantes : en présence d'une solution très étendue de perchlorure de fer neutre, sa solution prend une coloration violette très intense. On peut déceler ainsi 1 partie d'acide dans 400,000 parties d'eau. Le sulfate de cuivre en solution communique à celle de l'acide salicylique une coloration vert émeraude sensible à 1/2,000.

L'acide salicylique se combine avec les métaux pour former des sels monobasiques. Le plus connu de ceux-ci est le suivant :

Salicylate de soude $C^7H^5O^3Na$. C'est un sel cristallisé ou amorphe, blanc, inodore, de saveur peu marquée, inaltérable à la lumière quand il est pur, mais brunissant au contact de l'air (aussi faut-il le conserver en vase clos) neutre au tournesol, soluble dans 10 parties d'eau froide.

Chauffé à 220° il se dédouble en phénol, anhydride carbonique et salicylate basique de sodium.

Le salicylate de soude se reconnaît en tant que salicylate aux réactions que nous avons indiquées. Il suffit, pour mettre l'acide salicylique à nu, d'ajouter à la solution une petite quantité d'un acide minéral, HCl, par exemple, qui se combine avec la base.

Thérapeutique. — L'écorce du Saule blanc est employée de temps immémorial dans la pratique populaire pour combattre les fièvres intermittentes sous forme de décoction concentrée ou d'infusion dans le vin, la bière ou le cidre. La pratique médicale, au moins dans les cas peu graves, a obtenu également des succès. C'est ainsi que, d'après Cazin, en employant la poudre d'écorce à la dose de 8 grammes par jour, et continuant pendant huit ou quinze jours pour éviter la récidive, on obtiendrait de bons résultats dans la fièvre tierce, qui cède, du reste, comme on le sait, plus facilement que le type quotidien ou quarte. Contre les fièvres quotidiennes et automnales il faudrait porter la dose à 30-60 et même 80 grammes par jour, en divisant en 5 ou 6 prises. Il conviendrait de reprendre cette médication huit jours après la dernière dose et d'y revenir 3 ou 4 fois à huit à quinze jours d'intervalle. L'écorce de Saule présenterait également de grandes qualités comme prophylactique des fièvres malariennes.

Malgré ces propriétés, l'écorce de Saule n'est pas entrée dans la médication courante. C'est que si elle donne parfois de bons résultats, quand on peut attendre, en mettant l'organisme dans des conditions meilleures, et se comporte alors comme le ferait une hygiène bien entendue, il n'en est plus de même quand il faut agir promptement sous peine de perdre le malade, par exemple dans les fièvres pernicieuses.

Comme tonique et astringente, elle peut remplacer le quinquina dans certaines de ses applications, dans la diarrhée légère, les hémorragies passives, les leucorrhées, les gastralgies.

C'est aussi un antiseptique analogue au quinquina par le tanin qu'elle renferme en proportions considérables et que l'on peut employer dans le pansement des ulcères, la pourriture d'hôpital, quand on est dépourvu des moyens plus énergiques et surtout plus efficaces que la chirurgie possède aujourd'hui.

On l'a recommandée aussi sous forme de décoction pour déloger les oxyures vermiculaires, qui cèdent le plus souvent, on le sait, à un simple lavement d'eau froide. Il importe de noter que l'écorce de Saule avait donné dans certains cas de bons effets contre le rhumatisme. Mais ces observations avaient passé inaperçues, et malgré la découverte de la salicine, on n'usa pas de ce glucoside dans la cure du rhumatisme. La salicine présente des propriétés toniques analogues à celles de la quinine, beaucoup moins prononcées, mais elle n'irrite pas l'estomac. Elle passe dans l'urine sous forme d'hydrure de salicyle et d'acide salicylique. On peut l'employer comme succédané du sulfate de quinine dans la dyspepsie, la débilité générale et même la fièvre intermittente, à la dose de 50 centigrammes à 2 grammes en cachets ou en solution. Son action pa-

raît plus rapide quand elle est donnée en poudre.

Nous avons vu que la salicine donne de l'aldéhyde salicylique en présence de l'acide nitrique étendu et à l'ébullition, puis de l'acide salicylique. Ce dernier et son sel de sodium ont pris en thérapeutique une importance considérable dans le traitement du rhumatisme articulaire, sur lequel nous insisterons particulièrement.

Stricker, le premier, montra qu'en administrant cet acide à la dose de 50 centigrammes toutes les heures on pouvait juguler le rhumatisme et le faire évoluer en 3 ou 4 jours. Dujardin-Beaumetz, Gubler, Gueneau de Mussy, Lépine, Hérard, etc., l'étudièrent en France et virent que ce médicament donnait de bons résultats dans les rhumatismes articulaires franchement aigus, en diminuant le mouvement fébrile et faisant disparaître les phénomènes morbides, mais que le plus souvent l'acide salicylique n'en abrégeait pas la durée et qu'on voyait le rhumatisme reparaître sous l'influence du froid ou quand on cessait d'administrer le médicament. (Auger, *Thèse de Paris*, 1877.)

Stricker le donnait à la dose de 50 centigrammes à 1 gramme dans du pain azyme, toutes les heures, jusqu'à ce que le malade puisse mouvoir les jointures sans douleur. On peut pousser la dose jusqu'à 15 grammes par jour sans inconvénients, et d'après Stricker une dose de 22 grammes prise par erreur n'aurait même amené aucun accident. Toutefois il convient, comme nous le verrons plus loin, de faire des réserves sur cette affirmation.

Mais quand Kohler eut montré que le salicylate de soude possédait les mêmes propriétés physiologiques que l'acide salicylique, la solubilité de ce sel le fit bientôt préférer. En France, ce fut G. Sée qui, le premier, fit connaître, en 1877, les résultats de sa pratique. Le salicylate de soude doit se donner à des doses considérables et proportionnées à la gravité de l'affection. « Dans les rhumatismes d'intensité moyenne la dose est de 4 à 6 grammes par vingt-quatre heures, fractionnées de deux heures en deux heures, et si, dès le second jour, on n'obtient pas une diminution dans les douleurs et les phénomènes fébriles, la dose doit être portée jusqu'à 10 grammes. Une fois la disparition des douleurs obtenues, on prolonge la médication salicylée à des doses moindres de 2 à 3 grammes pendant une quinzaine de jours, prêt à augmenter les doses s'il y a quelque tendance au retour du rhumatisme. *Les récidives résistent plus au traitement que le rhumatisme au début.* »

Le salicylate produit des bourdonnements, des vertiges, surtout quand on exagère les doses, mais ces symptômes sont passagers et sans gravité. Les enfants le supportent bien, mais les femmes semblent éprouver des effets cérébraux plus accusés que les hommes.

On a attribué à la médication salicylée les complications qui peuvent se produire dans le cours du rhumatisme, et surtout celles qui se montrent du côté du cœur ou du cerveau. C'est une erreur. Le salicylate, administré au début de la maladie, s'oppose à son évolution, et par cela même, dans une limite très réelle, aux complications du côté du cœur. Toutefois, la médication salicylée n'empêche pas toute complication, car dans certains cas c'est le rhumatisme cardiaque qui apparaît comme premier symptôme de la maladie.

Mais il est important de remarquer, et c'est là une contre-indication formelle, que lorsque le salicylate n'est pas éliminé par les urines, quand il y a néphrite parenchymateuse ou interstitielle, les plus faibles doses peuvent provoquer des accidents cérébraux de la plus haute gravité.

En somme, le salicylate de soude, comme l'acide salicylique, du reste, agit d'une façon d'autant plus certaine que le rhumatisme est plus franchement aigu. Il est sans action sur le rhumatisme blennorragique et sur le rhumatisme apyrétique. (Dujardin-Beaumetz, *Leçons de clinique thérapeutique*, III, 447 et suiv.)

Dans l'accès goutteux, il a une action curative évidente, aux mêmes doses que précédemment, mais il faut avoir toujours soin de constater l'état du rein.

L'acide salicylique a été aussi préconisé par Riess, en 1875, dans le traitement de la fièvre typhoïde, à la dose de 5 à 7 grammes par jour, dans des solutions alcalines, et il observait une diminution notable du pouls et de la température. Cette médication a été employée avec succès par Vulpian. La dose ne doit pas dépasser 4 grammes par jour, *en cachets*, et pour éviter l'irritation gastrique ou intestinale produite par le médicament il est bon de donner en même temps une certaine quantité de lait.

Le salicylate de soude ne donne pas d'aussi bons résultats.

Contre les fièvres intermittentes, la médication salicylée s'est montrée peu efficace. On l'a essayée aussi, mais sans succès, dans le diabète.

L'acide salicylique est un antiseptique et arrête la fermentation. Aussi l'a-t-on employé dans les pansements, pour remplacer l'acide phénique, dont l'odeur est si désagréable, et sous forme d'ouate salicylée, imbibée d'une solution d'un gramme d'acide dans 250 grammes d'eau et 10 grammes d'alcool (Henocque). Comme antifermentescible, on s'en est servi pour empêcher l'altération de certaines denrées alimentaires : les confitures, le beurre, la viande ; de certaines boissons : la bière, le lait, etc. Mais comme l'acide salicylique peut devenir dan-

gereux si les reins sont atteints, son addition a été prohibée en France par le conseil d'hygiène. De plus, il ne faut pas oublier qu'à doses massives il est toxique, comme le montrent les cas cités par Quincke (*Berlin. Klin. Woch.*, 20 novembre 1882), Landon (*Id.*, 16 avril 1883) et Baruch (*Id.*, p. 350).

Les écorces des autres espèces suivantes ont été également préconisées comme toniques et fébrifuges et renferment à peu près les mêmes principes : *S. caprea* L. (S. marceau), *S. fragilis* L., *S. pentandra* L. (Pressin), *S. triandra* L. (Grainjoin), *S. vitellina* L. (Osier franc ou jaune), — *S. viminalis* L. (Osier vert), *S. purpurea* L., — *S. Russeliana* Sm.

L'écorce du Saule blanc est inscrite aux pharmacopées de France et d'Amérique.

2° *S. nigra* Marsh. (*S. vulgaris* Clayt. — *S. caroliniana* Michx.). — Arbre de 15 à 20 pieds. Feuilles lisses, vertes sur les deux faces. 3 à 6 étamines. Ecorce noire.

Cette espèce, qui croît aux Etats-Unis, fournit à la thérapeutique son écorce et sa racine. D'après Pain (*Trans. of Texas state med. Assoc.*, 1886), l'extrait fluide de la plante, administré à la dose de 3 à 5 grammes, exerce sur les organes génitaux une action sédative considérable. Il aurait produit d'excellents effets chez les individus atteints de désirs immodérés, chez les masturbateurs, les spermatorrhéiques, chez les femmes atteintes d'affections ovariennes avec excitation génésique, dans les cas de dysménorrhée simple. Hutchison (de Glasgow) dit en avoir retiré de bons effets dans l'hyperesthésie ovarienne avec menstruation irrégulière accompagnée de douleurs dans la région ovarique, de céphalalgie, etc., sans avoir observé d'autres effets désagréables qu'une tendance à la constipation. Il prescrit l'extrait fluide sous la forme suivante :

Extrait fluide	15 grammes.
Sirop simple.	60 —
Hydrolat de cannelle. .	200 —

La dose est de 15 grammes trois fois par jour.

D'après H. Tenwick, il serait inférieur au bromure de potassium dans la spermatorrhée, mais donnerait de bons résultats dans la prostatorrhée.

L'écorce de cet arbre, qui est très amère, est regardée surtout comme tonique, fébrifuge, carminative et stimulante.

L'extrait fluide est préparé avec les sommités fleuries.

Les racines en décoction sont purgatives et fébrifuges.

Saururus cernuus L. (*S. lucidus* Don. — *Serpentaria repens* Plukn.). — Plante herbacée, vivace, de la famille des Pipéracées, série des Saururées, qui croît dans les marais de l'Amérique du Nord. Du rhizome partent des rameaux herbacés, annuels, dont les feuilles sont alternes, simples, pétiolées, cordées ; la partie supérieure se dilate en formant une gaine stipuliforme qui enveloppe primitivement le rameau, et se prolonge supérieurement en dedans du pétiole. Fleurs disposées en longues grappes terminales ; chacune d'elles porte à sa base une bractée. Les fleurs inférieures sont sessiles et leur inflorescence devient alors un épi. Elles sont nombreuses, petites, blanchâtres, hermaphrodites, régulières et *sans périanthe*. 6 étamines insérées sur le réceptacle convexe, libres. Le gynécée, libre, est formé de 4 ovaires uniloculaires renfermant chacun 2 ovules. Style simple, court. Les fruits sont des baies peu charnues, monospermes. La graine renferme sous ses téguments 2 albumens, l'un farineux, surmonté du second plus petit, chacun embrassant un petit embryon à cotylédons épais, à radicule courte et supère. (H. Bn., *Hist. des pl.*, t. III, p. 466-467.)

Cette plante, qui porte en Amérique les noms de *Breast weed, Lizard's tail,* est employée comme laxative, antispasmodique, sédative et un peu astringente, et on l'a prescrite contre l'irritation, l'inflammation des reins, de la vessie, de la prostate. On la donne sous forme d'infusion préparée avec la plante fraîche ou sèche (10 pour 1,000), à la dose de 30 à 120 grammes toutes les demi-heures ou trois ou quatre fois par jour, suivant l'acuité des symptômes. Cette plante n'est pas encore usitée en Europe.

Sauvagesia erecta L. (*S. permania* Rœm. et Sch. — *Adima* Aubl.). — Plante de la famille des Violacées, série des Sauvagésiées, suffrutescente à la base, annuelle, dressée, glabre. Feuilles alternes, simples, entières, elliptiques, lancéolées, aiguës, serrulées sur les bords, pétiolées, penninerves, accompagnées de deux stipules latérales pectinées, ciliées. Fleurs élégantes et blanches, hermaphrodites, régulières, axillaires et solitaires, longuement pédonculées. Calice à 5 sépales ovales, oblongs, aigus, lancéolés, égalant presque la corolle et la capsule. Corolle à 5 pétales largement ovales, alternes, égaux, caducs. 10 étamines, 5 superposées aux sépales, fertiles, les 5 autres oppositipétales et transformées en 5 lames pétaloïdes, à préfloraison tordue, simulant une seconde corolle intérieure. Entre la corolle véritable et ces étamines pétaloïdes se trouvent un grand nombre de staminodes à filets minces, dont le sommet simule 2 loges rudimentaires. Ovaire libre, ovoïde, à une seule loge multiovulée. Style simple, cylindrique, exserte, à surface stigmatique renflée. Capsule septicide s'ouvrant en 3 valves portant sur leurs bords les graines petites, arrondies, terminées par une pointe, à testa fovéolé recouvrant un albumen charnu.

Le *Sauvagesia erecta*, qui croît à la Guyane française et dans l'Amérique tropicale, est *l'herbe à saint Martin* des colons, l'*Adima* des Galibis, le *Yoba* des Caraïbes. Il possède des propriétés mucilagineuses qu'il doit à la fécule qu'il renferme, et est astringent par son tanin. On l'emploie dans les ophtalmies, en collyres, et pour combattre les diarrhées, sous forme de décoction prise à l'intérieur ou en lavements. Aux Antilles, il est regardé comme un diurétique fort utile dans les maladies des voies urinaires, comme antiphlogistique, et sert à combattre les affections du tube digestif.

Les *S. elata* Benth et *S. Sprengelii* A. Saint-Hilaire, qui croissent dans les mêmes contrées, présentent les mêmes propriétés.

Saxifraga crassifolia Wild. (Saxifrage de Sibérie). — Plante herbacée, vivace, de la famille des Saxifragacées, série des Saxifragées, à feuilles grandes, ovales, obtuses, un peu dentelées, pétiolées, épaisses, lisses, d'un beau vert, formant une touffe d'où s'élève une tige cylindrique, charnue, glabre, sur laquelle s'insère une grappe de fleurs nombreuses, d'une belle couleur rose, qui apparaissent dans nos contrées en avril et mai. Calice à 5 sépales. Corolle à 5 pétales égaux, libres. 6 étamines inégales, libres, périgynes. Le gynécée est libre et formé de deux ovaires indépendants, à une seule loge renfermant un nombre indéfini d'ovules.[1] Les styles, au nombre de deux, sont renflés au sommet. Fruit formé de deux follicules indépendants, s'ouvrant suivant leur longueur. Les graines, très nombreuses, sont allongées et renferment sous leurs téguments un albumen charnu.

Cette espèce, originaire de Sibérie, est aujourd'hui cultivée comme plante d'ornement dans tous nos jardins.

Elle a été étudiée, ainsi, du reste, qu'un certain nombre d'autres Saxifrages, par MM. Garreau et Machelaert. (*Journal de pharm. et de chimie*, 1881, p. 149 et 640.)

Les feuilles, quand on les broie entre les dents, produisent une astriction prononcée sur la muqueuse, bientôt suivie d'une sapidité franchement amère.

Composition chimique. — Le suc des feuilles laisse, à 80°, déposer une matière caillebottée composée de tanin et d'albumine. Cette matière étant séparée, le suc filtré et évaporé en consistance sirupeuse donne, par refroidissement, de petits cristaux prismatiques d'une matière amère nommée *bergenin* par les auteurs.

Le suc des feuilles recueilli au mois d'octobre renferme, d'après les auteurs :

De l'acide quercitannique non altéré ;
Du tannate d'albumine soluble ;
Du tanin altéré ;
De l'acide gallique ;
Du malate de potasse ;
Une matière cristallisable réunie à la potasse ;
Une matière amère libre.

La souche de cette plante, qui a de 1 à 3 centimètres de diamètre, est pesante, très amère, très astringente. Son tissu cellulaire est gorgé de fécule et de macles d'acide oxalique. Elle cède à l'eau bouillante, et même à l'alcool à 90° bouillant, une forte proportion de tanin et de bergenin.

· *Bergenin*. — Ce corps cristallise en tétraèdres de ses solutions alcooliques et en prismes à base carrée de sa solution aqueuse. Il est blanc, transparent, d'une amertume analogue à celle du café et de la quinine. Densité 1.5. Sa solution aqueuse est inactive à la lumière polarisée. Chauffé à 140°, il perd son équivalent d'eau et se transforme en un liquide incolore, ressemblant à un vernis, et se prenant par le refroidissement en une masse transparente. A 300°, il se décompose. Il brûle sur une lame de platine avec une flamme fuligineuse, et sans laisser de résidu. L'eau en dissout 1/830 de son poids, et l'alcool 1/167 à 15°. Ces liquides bouillants le dissolvent en plus grande quantité mais le laissent déposer par refroidissement.

Ce composé réduit la liqueur de Fehling, et cependant ne change pas de nature en présence du ferment de la bière, de la synaptase, de la diastase.

Chauffé en présence de l'acide nitrique, il se convertit en acide oxalique.

Il se combine avec la potasse, la chaux, la baryte, la magnésie, pour former des sels solubles.

Sa formule serait représentée par $C^9H^2O^3,H^2O$.

Le Bergenin a été étudié sous le nom de Bergenite par E. Morelli. Voir Addenda : Saxifrage.

Usages. — D'après les auteurs, le Bergenin constituerait un agent thérapeutique important destiné à combattre les maladies qui frappent et affaiblissent la résistance vitale. Ce serait un tonique neurosthénique puissant, pouvant prendre place entre la quinine et la salicine.

La souche du *Saxifraga crassifolia* join-

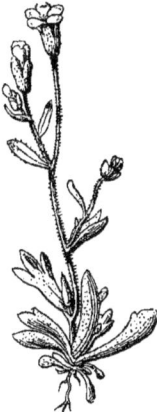

Fig. 888. — *Saxifraga tridactylites*.

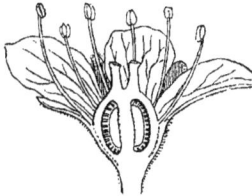

Fig. 889. — *Saxifraga ligulata*. Fleur. Coupe longitudinale.

drait à ces propriétés celles d'un tonique astringent, dues à la forte proportion d'acide quercitanique qu'elle contient.

Les expériences cliniques ne paraissent pas avoir réalisé les espérances des auteurs, car le Saxifrage n'est pas encore entré, non plus que le bergenin, dans la pratique courante.

2° *S. ligulata* Wall. Cette plante est très abondante dans les parties montagneuses du Punjab.

Le rhizome est en fragments de 0,025 à 0,05 de longueur et de 1 cent. de diamètre. La surface est brune, ridée, écailleuse. La partie interne est dense, sèche, rougeâtre, couleur qui paraît être due à l'âge, car sur une coupe fraîche on n'aperçoit qu'un tissu à peine

coloré ou même blanc. Au microscope se montrent de nombreux cristaux conglomérés et des cellules ovoïdes à amidon. La saveur est un peu astringente; l'odeur, bien qu'aromatique, rappelle celle du goudron.

Composition chimique. — Le rhizome a été analysé par David Hooper (*Pharm.Journ.*, 18 août 1888, p. 123), qui a signalé les substances suivantes :

Cire et principe odorant	0,92
Acide gallique	1,17
— tannique	14,28
— glucose	5,60
— mucilage	2,78
Métarabine, albumine, etc.	7,85
Amidon	19,00
Oxalate de calcium	11,61
Sels minéraux	3,80
Sable	0,58
Humidité, perte	11,61

Usages. — D'après J. L. Stewart (*Punjab Plants*), la racine concassée est appliquée sur les furoncles et est employée contre les ophtalmies. On lui reconnaît des propriétés absorbantes et on la donne contre la dysenterie et pour combattre la toux.

Scabiosa succisa L. — La Scabieuse succise, Mors-du-Diable, Herbe de Saint-Joseph, etc., est une plante herbacée de la famille des Dipsacées, commune en France, dans les bois, les pâturages humides. Tige dressée, cylindrique, de 30 à 60 centimètres de hauteur. Feuilles opposées, les inférieures petites, oblongues, rétrécies aux deux extrémités, les supérieures sessiles, oblongues lancéolées, dentées. Fleurs bleues ou purpurines disposées en capitules pédonculés. Involucre général à 2 et 3 séries de bractées foliacées. Réceptacle entouré d'un involucelle en tube tétraédrique, à couronne courte, ondulée, à soies courtes et conniventes. Corolle à tube court, limbe à 4 lobes. 4 étamines libres. Ovaire infère, uniloculaire, uniovulé. Style grêle. Fruit sec tétraédrique, surmonté du calice persistant.

Cette plante est astringente et amère dans toutes ses parties. On la regarde comme dépurative, sudorifique, et on l'a employée contre les affections dartreuses. On suppose qu'elle est vénéneuse. Son astringence, due au tanin qu'elle renferme, est assez considérable pour qu'on puisse l'employer à tanner les peaux. On l'a aussi, pour son amertume, préconisée comme fébrifuge.

La *S. arvensis* L., Scabieuse des prés, des champs, a été, surtout autrefois, comme la précédente, préconisée contre la gale, d'où le nom que porte le genre, de *Scabies*, gale. On l'employait même dans les pleurésies, les pneumonies, les catarrhes chroniques.

La *S. centauroides* Lamk. était regardée, autrefois, comme antidartreuse et même antisyphilitique.

Scammonée. — Le *Convolvulus scammonia* L. (*C. pseudo scammonia* Koch) est une plante herbacée de la famille des Convolvu- | lacées, à racine vivace, grosse, pivotante,

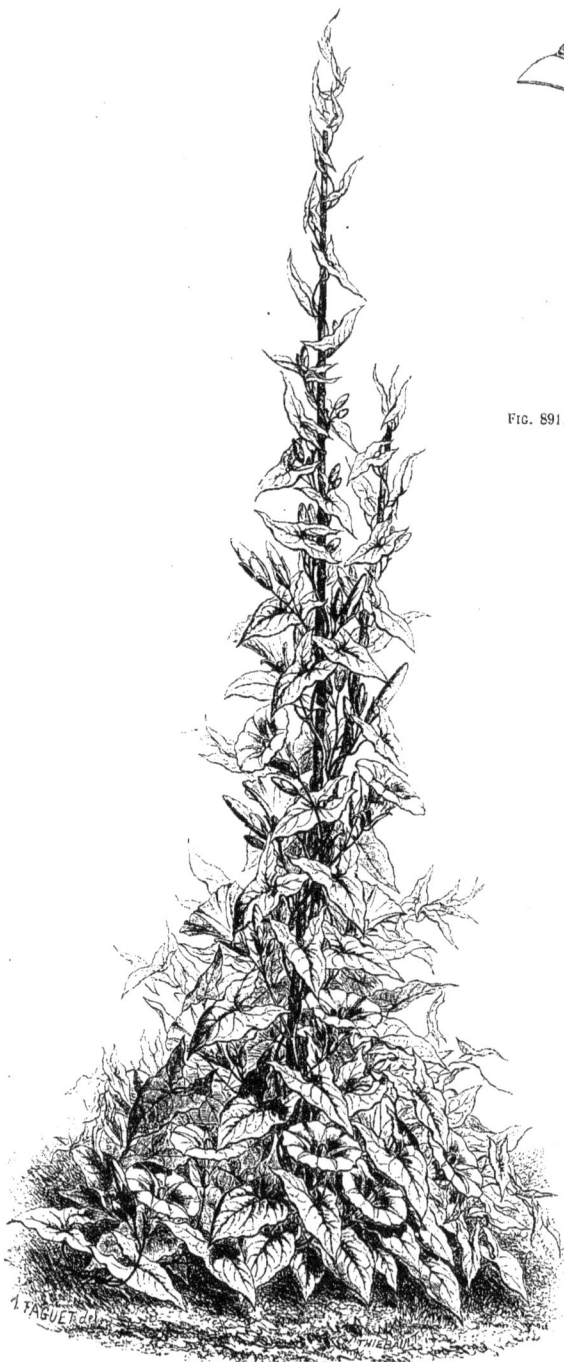

FIG. 891. — Scammonée. Fleur. Coupe longitudinale.

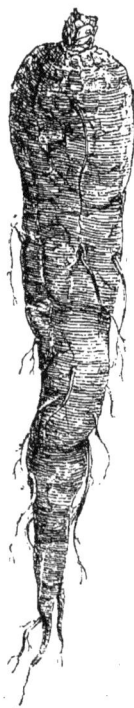

FIG. 890. — *Convolvulus scammonia.*

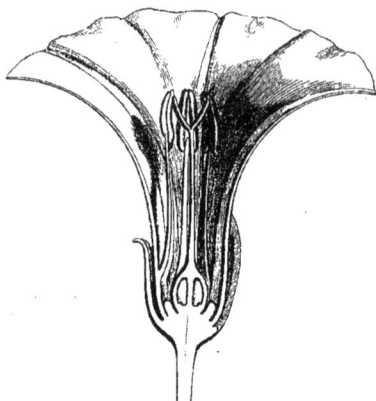

FIG. 892. — Scammonée. Racine.

cylindro-conique, parfois tordue ou renflée près de sa base, à surface gris jaunâtre, blanchâtre et ligneuse à l'intérieur ; les tiges aériennes sont nombreuses, grêles, volubiles, glabres, lisses, arrondies, un peu anguleuses et ramifiées. Feuilles alternes, longuement pétiolées, à limbe oblong, sagitté, aigu au

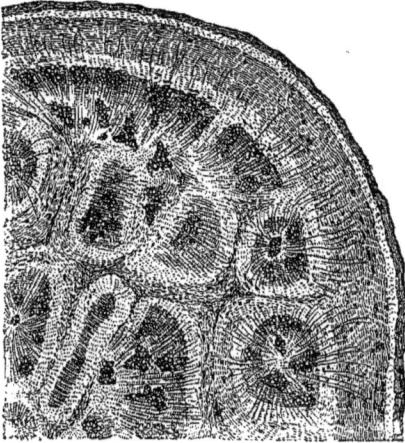

FIG. 893. — Scammonée. Racine. Coupe transversale.

sommet, prolongé à la base en deux auricules à pointes aiguës et inégales, long de 5 à 6 centimètres sur 3 à 4 de large. Ces feuilles sont d'un vert un peu terne et sombre, parfois finement ponctuées en dessous. Fleurs hermaphrodites disposées en

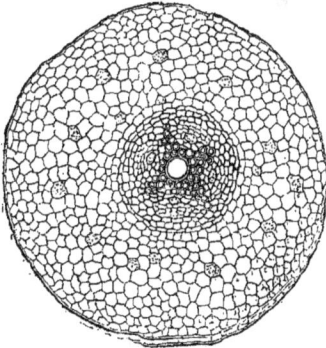

FIG. 894. — Scammonée. Racine. Coupe transversale.

cymes axillaires de 2 à 3 fleurs, à pédoncules longs de 5 à 8 centimètres, grêles. Calice gamosépale, à 5 lobes très dissemblables. Corolle gamopétale, campaniforme, d'un blanc crémeux, à 5 lobes peu marqués, séparés l'un de l'autre par une bande étroite d'un jaune rosé clair, atténuée à son sommet et extérieure dans la préfloraison. 5 étamines insérées sur le tube de la corolle, libres, dressées. Ovaire libre, entouré par un

disque hypogyne, annulaire, charnu, à bord arrondi, entier, à 2 loges renfermant chacune deux ovules. Style cylindrique, aussi long que les étamines, et terminé par 2 branches stigmatiques allongées, aplaties en dedans, convexes et couvertes en dehors de papilles stigmatiques. Capsule .globuleuse, petite, septicide, à 2 loges renfermant chacune 2 graines albuminées.

Cette plante croît en Syrie, dans l'Asie Mineure, en Grèce, dans les îles de l'archipel grec, en Crimée, dans le sud de la Russie. Elle paraît ne pas exister dans les parties occidentales du bassin méditerranéen. C'est sa racine qui fournit la gomme-résine connue sous le nom de *Scammonée*, et que l'on recueille en Asie Mineure, de Brussa et Boli dans le nord, à Macri et Adalia dans le sud et dans l'est jusqu'à Angora.

Pour récolter la gomme-résine, on creuse la terre autour de la racine de façon à en mettre à nu 10 à 12 centimètres environ. On fait une incision oblique à 3 et 4 centimètres au-dessous de la couronne, et on enfonce au-dessous de l'extrémité inférieure de l'incision une coquille de moule, dans laquelle s'écoule le suc laiteux. On ramasse les coquilles le soir, et on racle avec un couteau pour enlever le suc qui s'est desséché sur la plaie. Celui-ci est désigné sous le nom de *kaïmak* (crème), et le suc des coquilles sous le nom de *gala* (lait). Le suc desséché des coquilles est regardé comme étant de qualité supérieure et on ne le trouve guère dans le commerce. Le suc récolté est exposé au soleil qui le ramollit, puis pétri avec une petite quantité d'eau et desséché. La Scammonée fermente, prend une odeur forte de fromage ou de beurre rance, une coloration foncée, et quand elle est sèche sa structure est plus ou moins bulbeuse ou poreuse.

Le suc pur est amorphe, transparent, cassant, d'aspect résineux, d'une couleur brun jaunâtre et à cassure luisante. En masses il est brun marron, en petits fragments il est brun jaunâtre, très pâle ; la poudre est de couleur chamois très claire. Lorsqu'on le frotte avec le doigt mouillé, il forme une émulsion blanche.

La Scammonée moisit très facilement, et se recouvre à la longue d'une efflorescence blanche, mammelonnée, cristalline. Mais quand elle est parfaitement desséchée, elle ne moisit ni ne s'effleurit. Sa saveur est d'abord peu prononcée, mais elle laisse ensuite dans la gorge une sensation d'âcreté. Son odeur paraît être due à un acide gras volatil qui rappelle celle du beurre rance ou parfois celle de la brioche chaude, et qui se développe sous l'influence de la fermentation.

A Smyrne, d'après Sidney Maltass, on trouve : 1° une Scammonée en coquilles ; 2° une autre en gâteaux d'un brun foncé, une troisième, dite d'Angora, et une Scammonée noire, récoltée à l'ombre. Ces quatre sortes sont pures.

On trouve également dans le commerce la drogue falsifiée avec de la craie, de l'amidon, et une sorte préparée avec des résidus de Scammonée, de la terre, de la gomme et de la résine de pin, dont on enduit la surface de Scammonée pure pour lui donner le poli, le luisant des bonnes sortes.

En résumé, une Scammonée pure doit être transparente, de couleur pâle, jaune brunâtre, à cassure très brillante. Elle forme facilement une émulsion laiteuse avec l'eau et se dissout presque entièrement dans l'éther.

Composition chimique. — La Scammonée a été analysée par plusieurs chimistes.

Dans une Scammonée d'Alep, Bouillon, Lagrange et Vogel ont trouvé :

Résine.	60,00
Gomme.	3,00
Extractif.	2,00
Matières insolubles.	35,00

et dans une Scammonée de Smyrne :

Résine.	29,00
Gomme.	8,00
Extractif.	5,00
Matières végétales et terreuses.	58,00

Ces deux échantillons étaient évidemment fort impurs.

Dans la Scammonée du commerce dite pure, Macquart a trouvé :

Résine.	81,25
Gomme et sels.	3,00
Cire.	0,75
Extractif.	4,50
Amidon, bassorine et gluten.	1,75
Albumine et cellulose.	1,50
Alumine ferrugineuse, chaux et carbonate de magnésie.	3,75
Sable.	3,50

Christison, de différents échantillons de Scammonée pure, a retiré :

Résine	77,83
Gomme	6 à 8,00
Cellulose et sable.	3, 2 à 5,00
Eau	7,2 à 12,60

et une quantité insignifiante d'amidon.

Dans une Scammonée très pure, Hanbury a trouvé :

Résine.	91,1

Comme on le voit, la Scammonée est rarement pure dans le commerce, aussi lui a-t-on substitué la résine que l'on peut obtenir dans un état de pureté parfaite.

Le Codex français et la Pharmacopée des États-Unis la retirent de la Scammonée du commerce ; la Pharmacopée britannique, de la racine même du *Convolvulus scammonia.*

La résine du Codex est en écailles minces, transparentes, de couleur jaune brunâtre pâle, inodores, insipides. Celle des États-Unis est d'un brun verdâtre, car elle n'a pas été décolorée par le charbon animal, avec une odeur et une saveur faible de Scammonée. Elle est soluble en toutes proportions dans l'alcool et l'éther. Avec l'ammoniaque liquide à 24°, elle forme une solution verte. Celle de la Pharmacopée britannique est en fragments translucides, brunâtres, à cassure résineuse d'une odeur forte, toute différente de celle de la Scammonée.

Chauffée, elle répand une odeur particulière de brioche ou de beurre rance. Ces produits, malgré ces quelques différences, sont purs.

Spirgatie a montré, en 1860, que cette résine est identique à celle que l'on trouve dans la racine du Jalap mâle, la *convolvuline.* — Voir JALAP.

On a parfois substitué à la véritable Scammonée une sorte de résine à laquelle on donnait le nom de Scammonée de Montpellier, et que l'on disait être préparée avec le suc du *Cynanchum monspeliacum* de la famille des Apocynacées, auquel on incorporait des résines et des substances purgatives. D'après M. Laval (*Étude sur la S. de Montpellier*), cette résine serait fabriquée en Allemagne avec des produits étrangers. On la reconnaît en ce qu'elle est noire, très dure, très compacte ; elle se dissout dans l'eau en formant un liquide gris foncé, onctueux et tenace.

Thérapeutique. — L'identité de composition de la Scammonée et du Jalap entraîne une identité de propriétés médicales. C'est un drastique, mais qui a besoin, pour devenir tel, de rencontrer dans l'intestin les sucs digestifs alcalins. Aussi a-t-on remarqué que des doses faibles purgent mieux que des doses massives ; c'est que, dans ce dernier cas, la Scammonée ne trouve pas pour se dissoudre la quantité de liquide suffisante, et que la plus grande partie passe sans avoir agi. C'est aussi un diurétique et un vermifuge.

La Scammonée s'administre en poudre à la dose de 10, 20 et 50 centigrammes à 1 gramme, en cachets, dans la confiture, le lait. On la fait entrer dans la pâte de biscuit, du chocolat, et elle se prend ainsi sans dégoût.

La dose de la résine pure est de 20 à 60 centigrammes. A la dose de 1 à 2 grammes, elle provoque des selles nombreuses et séreuses qui produisent une heureuse dérivation dans les hydropisies d'origine cardiaque.

Sceau de Notre-Dame. — Le *Tamus communis* L. (Vigne noire, Vigne sauvage, Taminier, Herbe aux femmes battues) est une plante vivace de la famille des Dioscoréacées, à racine simple, grosse, fusiforme, cylindrique, à tiges sarmenteuses, volubiles, de 25 à 30 centimètres de hauteur, grêles, lisses. Feuilles alternes, longuement pétiolées, cordiformes, aiguës, luisantes, d'un vert clair. Fleurs petites, d'un blanc jaunâtre ou verdâtre, dioïques. Les fleurs mâles sont disposées en longues grappes allongées, axillaires ; leur périanthe est pétaloïde, campanulé, à 6 segments étalés. Les étamines sont au nombre de 6, insérées sur la partie inférieure des divisions, libres. Les fleurs femelles sont axillaires, à pédoncules courts. Le périanthe est persistant et adhérant à l'ovaire qui est infère, à 3 loges, renfermant chacune deux ovules. Style simple à la base, divisé au sommet en 3 lobes stigmatiques. Baie rouge, couronnée par les cicatrices du calice, de la grosseur d'une petite cerise, à 3 loges ou à une seule par avortement, contenant 1 ou 2 graines globuleuses à albumen corné, à embryon petit.

Cette plante se rencontre dans les bois, les haies, les buissons de presque toute l'Europe centrale et méridionale où elle fleurit au printemps.

La racine est grosse comme le poing, munie tout autour de radicules ligneuses, grise à l'extérieur, blanche à l'intérieur, d'une saveur âcre et remplie d'un suc gluant d'odeur nauséabonde.

Thérapeutique. — Cette racine est purgative à la dose de 2 à 4 grammes, et on la regarde également comme diurétique. Pilée et ratissée, on l'applique dans les campagnes sur les ecchymoses et les contusions, de là le nom d'Herbe aux femmes battues que porte la plante. On a conseillé la poudre pour détruire les poux de tête chez les enfants.

Les jeunes pousses sont mangées comme les asperges, dans le but de diminuer le volume de la rate, dont l'hypertrophie accompagne les fièvres intermittentes.

Un cas d'empoisonnement survenu à la suite de l'ingestion des fruits du Tamus a attiré l'attention sur leurs propriétés toxiques. Contagné a expérimenté la teinture alcoolique des baies sur les grenouilles et les cochons d'Inde. Elle détermine des convulsions et la paralysie. Dix-sept fruits donnés à un chien amenèrent l'incertitude de la marche, une paralysie partielle des membres postérieurs persistant pendant plusieurs jours.

Schinus molle L. — Le *S. molle* (Mollé, Poivrier d'Amérique, du Pérou, des Espagnols) est un arbrisseau, à rameaux flexibles et pendants comme ceux du saule pleureur, de la famille des Térébinthacées, série des Anacardiers, originaire du Pérou, du Chili, naturalisé dans le midi de la France. Feuilles alternes, imparipennées, ressemblant à celles du frêne. Fleurs polygames, régulières, disposées dans l'aisselle et au sommet des rameaux en grappes ramifiées de cymes, d'un blanc jaunâtre. Calice à 5 sépales courts. Corolle à 5 pétales beaucoup plus longs. 10 étamines, libres, bisériées, insérées en dehors d'un disque annulaire à 10 petits lobes alternes. Ovaire libre, stérile dans les fleurs mâles, et dans les fleurs femelles à une seule loge par avortement, uniovulée. 3 styles à stigmate capité. Drupe subglobuleuse à épicarpe rose, cassant à la maturité. Pulpe douce. Noyau dur, à côtes saillantes, parcouru par des canaux résinifères.

Cette drupe est de la grosseur d'un grain de poivre. Son odeur rappelle celle du poivre.

Composition chimique. — La composition chimique du fruit n'est pas encore bien connue. Il renferme une gomme résine, une huile essentielle et peut-être de la pipérine. La tige parcourue par des canaux résinifères donne un suc laiteux, résineux, dont l'odeur rappelle celle du fenouil. Quand il est desséché, il rappelle un peu l'*élémi*. Il constitue le *mastic d'Amérique*, la résine de *mulli*, *molle* ou *arocire*, qu'on emploie comme masticatoire et purgative.

Usages. — Les fruits macérés dans l'eau donnent après fermentation une boisson légèrement alcoolique, employée aussi dans les maladies des reins. Secs, pulvérisés, et mélangés avec du sirop de gomme de façon à obtenir des pilules, les noyaux ont été employés avec succès par le Dr Bertherand, d'Alger (*Emploi thérap. du S. molle dans la blennorragie*. Alger, 1888) contre la blennorragie, et sont parfaitement tolérés par l'estomac. Ces graines feraient disparaître la maladie en une dizaine de jours et seraient préférables au cubèbe.

Schleichera trijuga W. — Arbre de la famille des Sapindacées, série des Sapindées, originaire de l'Asie tropicale, à feuilles alternes, imparipennées ou paripennées, à folioles subopposées. Fleurs régulières, polygames, dioïques, apétales, disposées en grappes grêles, simples, à pédicelles grêles. Calice à 4 ou 6 divisions courtes, à peine imbriquées. 4 et 8 étamines insérées en dedans d'un disque régulier. Ovaire libre, à 3 et 4 loges uniovulées. Style long, conique, stigmate à 3 et 4 lobes. Fruit ovoïde, sec, indéhiscent, à péricarpe subcrustacé, glabre ou épineux, à 1 et 2 loges monospermes.

Cet arbre est commun dans l'Inde, à Ceylan, dans le Burmah. C'est une des plantes sur lesquelles les insectes forment la laque, que l'on recueille en grande quantité sur ses jeunes branches. Les graines renferment une huile que les Indiens emploient pour l'éclairage, et en frictions contre la gale, Elle a été introduite, depuis peu de temps, dans le commerce allemand sous le nom d'*huile de Macassar*, et d'après Gehe elle serait un bon stimulant de la chevelure, dont elle favoriserait la pousse.

Scille maritime. — La Scille maritime, *Scilla maritima* L. (*Ornithogallum maritimum* Lamk. — *Squilla maritima* Steinh. — *S. pancratium* Steinh. — *S. littoralis* Jord. — *Urginea scilla* Steinh., etc.), est une plante herbacée, vivace, de la famille des Liliacées, série des Hyacinthées, à bulbe volumineux ovoïde, de 10 à 15 centimètres de diamètre, et pesant parfois plus de 2 kilogrammes. A la base de son plateau se trouvent de nombreuses racines adventives, et sur sa face convexe des bases de feuilles sous forme d'écailles nombreuses ou squames colorées en vert pâle ou en rouge. Ce bulbe est toujours à moitié sorti du sol.

Les feuilles, qui se montrent longtemps après l'inflorescence et persistent pendant l'hiver, sont ovales lancéolées, allongées, plus ou moins dilatées à la base, aiguës au sommet, cannelées, épaisses, dilatées et recourbées au dehors, glabres, d'un vert glauque. Les fleurs forment, sur une hampe d'un vert pâle ou pourpre, haute de 60 cen-

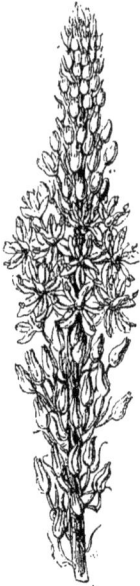

Fig. 895.—Scille maritime.
Inflorescence.

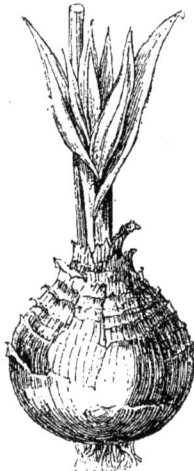

Fig. 896. — Scille maritime.
Bulbe.

timètres environ, une grappe longue, dressée. Elles sont étalées, d'un vert jaunâtre pâle, avec une bandelette verte. Chacune d'elles est située à l'aisselle d'une bractée linéaire, à base éperonnée, et leurs pédicelles sont eux-mêmes munis de 2 bractéoles. Périanthe à 6 folioles bisériées, étalées en étoile, légèrement unies à la base, oblongues, subégales, pétaloïdes. 6 étamines libres, courtes, filiformes. Ovaire libre, ovoïde, sessile, à 3 loges renfermant chacune plusieurs ovules. Style dressé, filiforme, à 3 petits lobes stigmatifères. Capsule membraneuse de 1/2 à 1 centimètre et demi de longueur sur 1 centimètre de largeur, elliptique, arrondie à la base, déprimée au sommet, triloculaire, trivalve, loculicide. Graines sèches, membraneuses, noirâtres, aplaties, dilatées en aile de chaque côté, rapprochées les unes des autres. Elles sont albuminées.

Cette plante croît dans les sables, sur les bords de la mer, dans toute la région méditerranéenne, du Portugal et du Maroc à l'Asie Mineure. On la retrouve aussi en Afrique, aux Canaries, au cap de Bonne-Espérance.

Les parties employées en médecine sont les *squames* ou écailles blanchâtres. Les écailles internes sont charnues, succulentes, épaisses, et prennent par la dessiccation une consistance cornée; elles sont incolores ou d'un rose pâle suivant les variétés. Le tissu de ces écailles, qui ne sont en somme que des feuilles modifiées, est formé de cellules polyédriques remplies de suc incolore ou rose, devenant vertes au contact de la lumière, et renfermant un grand nombre de cristaux d'oxalate de calcium, en aiguilles, en gros prismes carrés, enveloppés d'une masse mucilagineuse. C'est à ces cristaux qu'est due la rubéfaction ou même la vésication que produit la friction des squames sur la peau.

Les bulbes sont récoltés au mois d'août; on enlève les écailles extérieures, et on coupe les bulbes par tranches transversales minces que l'on fait sécher au soleil. Dans le com-

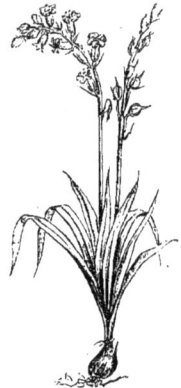

Fig. 897. — *Scilla nutans.*

merce, ces écailles se présentent sous forme de bandes étroites, aplaties, recourbées, longues de 3 à 5 centimètres, larges de 5 à 10 millimètres, flexibles, translucides et colorées en jaune pâle ou en rose suivant les variétés. En France on préfère la scille rouge, en Angleterre la blanche, mais toutes deux possèdent les mêmes propriétés.

Composition chimique. — Les bulbes frais ont une saveur mucilagineuse, âcre; ils n'ont pas d'odeur. Ils renferment une grande quantité de mucilage précipitable par l'acétate de plomb et de sucre incristallisable lévogyre; aussi a-t-on essayé en Grèce, où les bulbes sont abondants, de faire de l'alcool en les faisant fermenter et en distillant. D'après Schmiedeberg (*Archiv. exp. pathol.*), la scille renferme une dextrine à laquelle il a donné le nom de *sinistrine* ($C^9H^{10}O^5$).

Cette substance est soluble dans l'eau, insoluble dans l'alcool, lévogyre, et se transforme par l'acide sulfurique dilué et chaud en un mélange de lévulose et d'un sucre réducteur inactif à la lumière polarisée. La salive et la diastase sont sans action sur elle.

Distillés dans un courant de vapeur, les bulbes donnent une huile volatile légèrement colorée et d'une odeur désagréable.

Quant au principe actif, les analyses varient beaucoup sur sa nature, et il ne paraît pas avoir été encore obtenu à l'état pur. On le nommait *scilitine.*

Merck (*Pharm. journ.*, 21 juin 1879, 1038) a retiré de la scille trois substances actives.

1° La *scillipicrine.* C'est une poudre amorphe, blanc jaunâtre, hygroscopique, de saveur extrêmement amère et très soluble dans l'eau. Elle agit puissamment sur le cœur en diminuant et même arrêtant ses battements en diastole.

2° La *scillotoxine.* C'est une poudre amorphe, brun cannelle, insoluble dans l'eau et l'éther, soluble dans l'alcool. La solution alcoolique laisse un goût amer et âcre, persistant longtemps dans la bouche. Sa poudre irrite fortement la muqueuse nasale. Elle est incomplètement soluble dans les liqueurs alcalines, dont les acides précipitent une matière alcaline floconneuse. Quand on ajoute à cette substance de l'acide sulfurique, elle prend une couleur d'abord rouge, puis brune. Avec l'acide nitrique, ·la coloration est d'abord rouge, puis jaune orangé et vert jaunâtre.

Introduite sous la peau d'une grenouille, soit pure, soit mélangée avec du sucre, elle se dissout promptement et est absorbée. Elle agit sur le cœur avec une énergie telle qu'un trentième de milligramme suffit pour tuer une grenouille. Elle arrête le cœur en systole. La scillitoxine est regardée comme le principe actif de la scille.

3° La *scilline*. C'est une poudre jaune, transparente, insipide, difficilement soluble dans l'eau, soluble dans l'alcool et l'éther bouillant, dont elle se sépare par refroidissement à l'état cristallin. L'acide sulfurique concentré la colore en brun, l'acide nitrique d'abord en jaune, puis en vert foncé, surtout quand on élève la température. Ce principe existe en fort petite quantité.

La scilline est de toutes ces substances celle qui a la moins grande activité. Elle n'a sur le cœur qu'une action bien faible, mais elle paraît produire les actions subsidiaires de la scille telle que le vomissement, etc.

V. Jarmersted (*Berich. d. deuts. chem.*, *Ges.* t. XII, p. 705) avait proposé le nom de *scillane* pour une matière blanche, inodore, amère, peu soluble dans l'eau, l'éther, soluble dans l'alcool, mais qui paraît être identique à la scillotoxine de Merck.

Comme on le voit la constitution chimique de la scille n'est pas encore complètement élucidée.

Quant à la scilline d'A. Riche et d'A. Remont, elle paraît être identique à la sinistrine de Schmiedeberg (*Journ. de pharm. et de chimie*, 29 octobre 1880).

Thérapeutique. — Les squames fraîches appliquées sur la peau produisent une sorte de brûlure qui, sur les muqueuses, va jusqu'au sphacèle.

A doses exagérées, c'est un toxique agissant à la façon des poisons narcotico-âcres, en produisant des effets émèto-cathartiques violents et le choc du système nerveux. On remarque à l'autopsie que l'inflammation et parfois le sphacèle de l'intestin.

A doses non toxiques, la Scille provoque des nausées, des vomissements, de la diarrhée, le ralentissement du cœur, l'abaissement de la température, des vertiges, de l'engourdissement, des tremblements spasmodiques, la dilatation de la pupille, des métrorrhagies.

A doses faibles (30 à 40 cent.), elle agit comme diurétique, mais non chez les sujets sains, et aussi comme expectorant.

On l'emploie avec succès dans l'hydropisie d'origine cardiaque. Elle renforce les contractions du cœur, provoque la diurèse et la résorption des liquides épanchés dans les cavités séreuses et le tissu cellulaire souscutané. On l'associe dans ce cas à la digitale.

Dans la bronchite chronique aiguë, la coqueluche, elle donne de bons résultats en liquéfiant les mucosités qui obstruent les bronches et en rendant ainsi la respiration plus facile.

Dans la coqueluche, l'oxymel, d'après Netter, à la dose de 20 à 60 gouttes par vingt-quatre heures, chez les enfants à la mamelle, diminuerait le nombre des quintes et la durée de la maladie. La dose est de 4 à 5 cuillerées à café dans une heure pour les enfants de 2 à 3 ans dans les vingt-quatre heures, et de 6 à 7 cuillerées pour les enfants au-dessus de cet âge.

On prescrit les squames sous les formes suivantes :

Poudre, en pilules à la dose de 5 à 60 centigrammes chez l'adulte.

Extrait alcoolique, à la dose de 5 à 20 centigrammes en pilules.

Teinture, à la dose de 1 à 10 grammes en potion.

Oxymel scillitique, 15 à 30 grammes en potion.

Les squammes entrent dans les vins diurétiques amers de la Charité, de Corvisart, de Trousseau.

On substitue parfois, dans les campagnes, au bulbe de la Scille maritime celui du *S. nutans* Sm. qui présente du reste les mêmes propriétés.

Scœvola lobelia L. — Plante frutescente de la famille des Campanulacées, série des Goodéniés, originaire des îles de la Malaisie, à feuilles alternes, entières, à fleurs axillaires, solitaires, hermaphrodites. Calice à 5 sépales. Corolle tubuleuse, fendue d'un côté jusqu'à la base, à lobes subégaux. 5 étamines libres. Ovaire en partie infère, à 2 loges incomplètes, uniovulées. Style simple, à 2 lobes stigmatifères. Drupe arrondie, couronnée par les dents du calice, à 2 noyaux monospermes.

Cette plante renferme, surtout dans ses feuilles et dans son fruit, un suc abondant, amer, usité contre les opacités de la cornée, dans les conjonctivites. L'écorce et le bois sont amers et usités comme toniques. La moelle, qui est légère, poreuse, et qui se laisse pénétrer par les couleurs, sert, en Malaisie, à fabriquer des fleurs artificielles, etc. Cette moelle est regardée comme antidiarrhéique et aphrodisiaque. Avec les feuilles qui sont comestibles, on prépare des cataplasmes maturatifs, des lotions émollientes, des décoctions qui passent pour être emménagogues et diurétiques. (H. Bn., *Hist. d. pl.*, 8, 352.)

Scopolia japonica Maxim. — Plante herbacée, vivace, de 30 à 50 centimètres de hauteur, connue sous le nom de Belladone du Japon, appartenant à la famille des Solanacées, série des Hyoscyamées. Feuilles alternes, pétiolées, entières. Fleurs hermaphrodites, solitaires, terminales et axillaires. Calice gamosépale à 5 dents, persistant et accrescent. Corolle campanulée à 5 lobes peu marqués. 5 étamines libres, inégales. Ovaire libre, inséré sur un disque hypogyne, à 2 loges pluriovulées. Style à sommet stigmatifère bilobé. Capsule à déhiscence en pyxide, à opercule caduc. Graines rugueuses, réticulées, albuminées.

Cette plante croît en Chine et au Japon, comme l'indique son nom, et on emploie son rhizome, qui est cylindrique, comprimé, rarement rameux, noueux, marqué sur la face supérieure de traces circulaires indiquant la place occupée par les tiges feuillées. Ce rhizome, long de 10 à 15 centimètres sur 1 centimètre de diamètre, est brun à l'extérieur, jaune pâle à l'intérieur. L'écorce est étroitement appliquée sur le bois. Son odeur est légèrement narcotique, sa saveur est un peu amère.

Composition chimique. — Langgaard avait signalé (*Mitt. d. Deutsch. geselch.*, etc., décembre 1878) la présence d'un alcaloïde, dont le sulfate en solution déterminerait la dilatation de la pupille et auquel il donna le nom de *rotoïne*, du nom japonais de la plante, *roto*. Il avait en outre montré la présence d'un autre alcaloïde, la *scopoléine*, qu'il ne put obtenir à l'état cristallin, et indiqué un troisième alcaloïde présentant la plus grande ressemblance avec la solanine.

Eykmann (*New Tydsch. Pharm.*, mai 1884) confirma les résultats de Langgaard sur la présence d'un alcaloïde qu'il appelle *scopoléine* et dilatant la pupille en solution au cinq-millième; la fluorescence magnifique que présentent les solutions aqueuses du rhizome serait due, d'après lui, à un corps non azoté qu'il isola en épuisant le rhizome par le chloroforme et auquel il donna le nom de *scopolétine*. Il cristallise en aiguilles prismatiques incolores, fondant à 199°, solubles dans le chloroforme, l'acide acétique, dans l'alcool chaud, l'eau bouillante, moins solubles dans l'eau froide, et ses solutions aqueuses et alcooliques ont une fluorescence bleue fort belle, passant au vert bleu quand on ajoute un alcali. La scopolétine serait le produit de décomposition d'un glucoside, la *scopoline*, narcotique, mais non mydriatique, formant des cristaux aciculaires bleus, un peu solubles dans l'eau froide, très solubles dans l'eau chaude, l'alcool, l'éther et le chloroforme. Sa décomposition en présence des acides étendus et à l'ébullition serait représentée par la formule

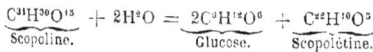

$$\underbrace{C^{31}H^{30}O^{13}}_{\text{Scopoline.}} + 2H^2O = \underbrace{2C^9H^{14}O^6}_{\text{Glucose.}} + \underbrace{C^{12}H^{10}O^5}_{\text{Scopolétine.}}$$

D'après Kunz (*Archiv.*, octobre 1885, p. 721), la scopolétine serait identique à une substance fluorescente qu'il signala dans la belladone et à laquelle il avait donné le nom d'*acide chrysatropique*. La scopolétine passe dans l'urine, où on peut la reconnaître à la fluorescence qu'elle lui communique. Elle se rapproche du reste beaucoup de l'esculine.

Schmidt, de Marburg (*Pharm. Journ.*, 1er octobre 1887, p. 277) a montré que ce rhizome ne renferme pas de nouveaux alcaloïdes, mais bien de l'atropine, de l'hyoscyamine et de l'hyoscine dont les proportions relatives varient suivant les conditions de végétation, l'époque de la récolte. Il pense même que dans certaines circonstances ces trois alcaloïdes peuvent se convertir l'un en l'autre dans la plante, et il relate à ce sujet les travaux de Ladenburg, montrant que la tropine et l'acide tropique dérivent de la décomposition de l'hyoscyamine, reproduisant par leur combinaison non l'alcaloïde primitif, mais son isomère l'atropine. Il a du reste trouvé l'hyoscyamine dans une espèce cultivée, le *S. Hartniackiana*, et ces deux racines donnent aussi le composé fluorescent, scopolétine ou méthylesculétine de la racine de belladone.

Schmidt refuse le caractère d'alcaloïde à la rotoïne de Langgaard, qu'il regarde comme une com-

binaison d'un alcali avec un acide gras, riche en carbone, un véritable savon.

Dans les eaux-mères, Henseke, le collaborateur de Schmidt, a trouvé la *tropine* et de l'*acide tropique*, qui devaient s'être formés pendant l'extraction des trois alcaloïdes. Dans l'extrait de la racine, il a signalé la *choline* et n'a pu isoler la scopoline d'Eykmann, mais bien la scopolétine, et il a constaté que l'acide chrysatropique de Kuntz était identique.

2° *S. lurida* Dun. (*Anisodus luridus* Link et Otto.). — Cette plante, dont les caractères botaniques se rapprochent beaucoup de ceux de la première espèce, croît dans l'Inde, dans le Népaul et sur les pentes de l'Himalaya. L'analyse chimique indique dans le rhizome les mêmes principes que dans *S. japonica*.

Thérapeutique. — On comprend qu'étant donnée la composition chimique de ces deux rhizomes, leurs différentes préparations puissent agir à la façon de la belladone et surtout de l'atropine. On a cru cependant remarquer quelques différences d'action. Aussi, d'après Pierd'houy (*Nouv. Remèdes*, 1886, p. 61), la scopoléine manifesterait son effet mydriatique plus promptement que l'atropine. Elle ne déterminerait pas la rougeur de la face et les irritations du globe oculaire.

D'un autre côté, E. J. Waring (*Brit. med. Journ.*, 6 juin 1885) regarde le *S. lurida* comme un mydriatique égal, sinon supérieur à la belladone. Christison avait déjà montré qu'un quart de goutte du suc des feuilles introduit dans l'œil dilatait la pupille avec autant d'énergie que la belladone et que cet effet mydriatique se prolongeait pendant une semaine. Ces deux plantes méritent donc d'être étudiées soigneusement, au point de vue de la thérapeutique oculaire, car elles pourraient, là où elles croissent, remplacer la belladone.

Scrofularia nodosa L. — La Scrofulaire noueuse des bois, Herbe aux hémorroïdes, aux écrouelles, est une plante herbacée, vivace, de la famille des Scrofulariacées, qui croît dans nos contrées, dans les bois humides, sur les fossés. Tiges dressées, de 50 à 80 centimètres de hauteur, à angles obtus, rameuses à la partie supérieure. Feuilles opposées, les inférieures cordiformes, aiguës, fortement dentées, pétiolées; les supérieures oblongues, lancéolées, plus petites et parfois alternes. Fleurs pourpres, en grappes terminales de cymes et axillaires des feuilles supérieures. Calice gamosépale, à 5 divisions aiguës, scarieuses. Corolle irrégulière, personnée, à tube renflé, à limbe divisé en 5 lobes, les deux supérieurs formant une sorte de lèvre dressée. 4 étamines didynames, à anthères uniloculaires. Ovaire libre à 2 loges multiovulées. Style simple, stigmate en tête. Capsule septicide, à valves bifides. Graines ovoïdes, rugueuses, albuminées.

Cette plante a une odeur forte, nauséeuse, une saveur âcre et amère.

La Scrofulaire noueuse, comme du reste les espèces voisines, *S. aquatica* L., *peregrina, lanceolata*, etc., jouissait autrefois d'une grande réputation dans le traitement des

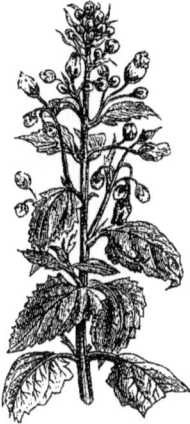

FIG. 898. — *Scrofularia nodosa.*

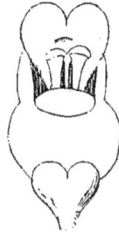

FIG. 899. — *S. nodosa.* Fleur.

scrofules, d'où le nom qui leur a été donné, réputation aujourd'hui disparue. Ce sont des plantes un peu excitantes, que l'on pourrait employer à hautes doses comme purgatives et même vomitives si la thérapeutique ne disposait pas d'agents plus sûrs. Les graines ont passé pour être vermifuges.

Scutellaria lateriflora L. — Plante herbacée, vivace, de la famille des Labiées, série des Bétonicées, à tige dressée, très rameuse, de 1 à 2 pieds de hauteur, quadrangulaire, lisse. Feuilles opposées, de 5 centimètres de longueur, ovales, aiguës, dentées, subcordées et longuement pétiolées. Fleurs petites, de couleur bleu pâle et disposées en grappes longues, latérales et feuillées. 4 étamines didynames.

Cette plante croît dans les lieux humides de tous les Etat-Unis. Elle est inscrite à la Pharmacopée, bien qu'elle soit à peu près dépourvue des propriétés aromatiques que l'on rencontre chez la plupart des Labiées. Sa saveur est amère.

On la prescrit, paraît-il, en raison de son amertume, dans les névralgies, les affections convulsives, etc. Elle a joui pendant un certain temps d'une certaine faveur, en Amérique, pour combattre la rage, mais sans plus d'efficacité que les autres remèdes tant préconisés jadis et même aujourd'hui.

On emploie en Amérique le *Scutellarin*, que l'on obtient en mélangeant la teinture concentrée avec l'eau, précipitant par l'alun, lavant et séchant le précipité, qui se donne à des doses variant de 6 à 25 centigrammes.

L'extrait fluide officinal se prescrit à la dose de 4 à 8 grammes.

2° Le *S. galericulata* L., nommé aussi *Toque* à cause de la forme singulière de son fruit qu'accompagne le calice persistant, est également peu actif bien qu'on l'ait proposé aussi comme remède contre la rage. Il croît en France dans les lieux humides.

Le *S. integrifolia* L. des Etats-Unis est extrêmement amer et pourrait être employé comme tonique.

Le *S. indica* L. est employé comme fébrifuge en Chine.

Seigle. — Le *Secale cereale* L., de la famille des Graminées, série des Triticées, est une plante annuelle, à tiges hautes de 1 mètre à 1ᵐ,50, dressées, peu nombreuses. Feuilles alternes, planes, grandes, rectinerves, ensiformes, ligulées. Fleurs en épis longs, un peu penchés, composés, dont l'axe porte sur des dents saillantes des épillets nombreux, comprimés. Chacun de ces épillets est formé de 3 fleurs, dont une stérile, et enveloppé de 2 glumes. Chaque fleur est formée par 2 glumelles : l'une inférieure, à nervure médiane, saillante, prolongée en une longue arête; l'autre supérieure, plus large, obtuse au sommet, à 2 nervures divergentes à partir de la base, par 3 étamines à filets grêles, à anthères basifixes. Ovaire libre, comprimé, uniloculaire uniovulé. Style court, à 2 branches stigmatifères plumeuses, latérales. Le fruit est un caryopse, portant des poils à son sommet, et renfermant une graine à albumen abondant.

On en distingue deux variétés obtenues par la culture : le seigle d'été, qui est plus élevé, dont les épis sont mieux fournis, et le seigle d'hiver, qui est plus petit. Le seigle, inconnu à l'état sauvage, se cultive surtout sur les montagnes dont la température ne se prêterait pas à la culture du blé, du maïs ou de l'orge.

Composition chimique. — Le seigle est cultivé pour sa graine alimentaire, qui présente la composition élémentaire suivante

DÉSIGNATION.	GRAIN.	FARINE fine.	FARINE grise.
Eau..................	17,94	13,62	11,40
Cellulose...............	3,41	0,94	1,56
Cendres...............	2,02	0,96	1,76
Matière azotée...........	9,53	8,06	11,88
Matière amylacée et sucrée.	67,10	76,59	73,40
Dextrine et graisse........			

D'après Boussingault, la farine de seigle contient :

Gluten et albumine végétale . .	10,50
Amidon. . . . . , . . .	64,00
Sucre.	3,00
Gomme	11,00
Cellulose	6,00
Graisse	3,50

Le son de Seigle est composé de :

Eau.	14,55
Cendres.	3,35
Graisse.	1,86
Gluten et albumine.	14,50
Gomme.	7,79
Amidon.	38,19
Cellulose	21,35

1,000 parties *de graines* renferment, en moyenne, 21 de sels minéraux, avec 5,65 d'acide phosphorique.

1,000 parties de farine ne renferment que 13 1/3 de sels avec 3 1/3 d'acide phosphorique.

1,000 parties de son contiennent 51 0/0 de phosphates.

Le gluten de la farine ne peut pas s'extraire comme celui du froment.

Pour faire le pain de Seigle, il faut employer une eau plus chaude pendant le pétrissage, plus de levain, une pâte plus ferme, plus de sel, et prolonger la cuisson plus longtemps qu'avec la farine de froment. Ce pain renfermant, du reste, moins de gluten est, par suite, moins nourrissant.

Avec un mélange de 2/3 de blé et de 1/3 de Seigle, on prépare le pain dit de *méteil*. Liebig a indiqué un procédé qui permet d'obtenir avec le Seigle un pain ferme, neutre, élastique, rempli de petites bulles, d'un excellent goût, et avec un rendement de 10 0/0 plus élevé. Il consiste à pétrir la farine avec de l'eau de chaux, 26 à 27 0/0 et 23 à 24 0/0 d'eau ordinaire. On ajoute à la pâte de levain, on laisse fermenter, on pétrit de nouveau avec le reste de la farine et on cuit. La chaux n'arrête pas la fermentation, neutralise les acides, gonfle le gluten, lui donne plus d'élasticité, de cohésion, et lui permet d'absorber une plus grande quantité d'eau.

Usages. — Le Seigle est surtout usité comme aliment. Le pain peut se conserver frais plus longtemps que le pain de froment, ce qui constitue un avantage dans les campagnes éloignées des centres, où la fabrication du pain ne se fait qu'à intervalles peu rapprochés.

Ce pain, qui se fabrique aussi beaucoup à Paris, est usité comme émollient, rafraîchissant et légèrement laxatif, propriétés qu'il possède réellement d'ailleurs et qui le rendent utile aux personnes ordinairement constipées. Avec la farine de Seigle, du miel, de la mélasse, on prépare le *pain d'épice*, qui, comme on le sait, jouit de propriétés laxatives assez marquées qu'il doit surtout au miel ou à la mélasse.

Le grain de Seigle, concassé, peut être employé avantage sous forme de décoction (50 à 60 grammes pour 1 litre d'eau), pour combattre la constipation ordinaire. On l'a aussi torréfié et proposé sous cette forme pour remplacer le café chez les personnes qui ne peuvent le supporter.

Selinum palustre L. (*Peucedanum incertanum* Koch.), Persil des marais, Encens d'eau. — Plante vivace, de la famille des Ombellifères, série des Peucédanées, à racine épaisse, simple, munie de longues radicelles. Tige de 1 mètre et plus de hauteur, cylindrique, finement striée, lisse, d'un pourpre clair à la base et rameuse à la partie supérieure.

Feuilles alternes, à pétiole strié, lisse, dilaté à la base, à bords membraneux et rougeâtres. Ces feuilles, au nombre de 5 ou 6 sur la tige, sont bipinnatiséquées ; les folioles sont sessiles, opposées, profondément pinnatifides, à segments linéaires lancéolés, plans et parfois obtus. Fleurs d'un blanc jaunâtre, apparaissant en juin-août et disposées en ombelles terminales, grandes, horizontales, à rayons partiels et généraux nombreux, angulaires. L'involucre général est formé de folioles réfléchies, lancéolées, aiguës, à bords membraneux et en partie colorés ; l'involucelle est constitué par des folioles analogues, un peu plus longues en proportion et souvent confluentes. Organisation des Ombellifères normales.

Le fruit est très petit est ovale, un peu comprimé, elliptique et strié sur le dos. Les bandelettes et les vallécules sont solitaires.

Cette plante croît dans le nord et le milieu de l'Europe, dans les prairies humides ombragées. Elle renferme un suc âcre, caustique, blanc, ce qui la différencie de la plupart des Ombellifères.

La partie employée est la racine qui, lorsqu'elle est sèche, présente à l'extérieur une couleur brune, une odeur forte, aromatique, une saveur âcre, aromatique. La poudre est d'un jaune grisâtre.

Composition chimique. — D'après Peschier (*Bullet. des Sciences chim.*, t. VIII, p. 270), elle renferme une huile volatile, une huile fixe soluble dans l'alcool et l'éther, une matière colorante jaune, une substance azotée, un acide particulier, l'*acide sélinique*, du sucre, du phosphate de chaux, etc.

Usages. — Le suc de cette racine est blanc, amer, fétide ; à l'air, il se dessèche et forme une résine brune, âcre.

Cette racine est, en Russie, dans la Courlande, un remède depuis longtemps populaire contre l'épilepsie. Herpin, en France, l'a expérimentée avec quelques succès, dit-il, dans la même maladie, et comme antispasmodique dans la coqueluche.

La dose initiale est de 30 grammes de poudre, en 20 prises dont on administre 3 par jour. L'accroissement hebdomadaire doit être de 15 grammes et on doit aller jusqu'à 120 grammes la septième semaine et 125 grammes la huitième, de façon à employer dans trois mois 1,275 grammes de poudre de Sélin. Pour les enfants de 7 à 13 ans, la dose initiale hebdomadaire est de 20 grammes et la dose totale de 940 en trois mois. Pour les enfants plus jeunes, la dose initiale est de 10 grammes et la dose totale de 4 à 500 grammes. (*Bullet. de Thérap.*, LVI, p. 353-403.)

Le *S. sylvestre* L., qui ne possède pas de suc laiteux, a passé pour être diurétique, emménagogue. Sa racine, qui est âcre, caustique, est employée dans les campagnes, sous le nom de *Faux turbith*, comme purgative.

42

Semen-Contra. — Le nom de Semen-Con-tra, abréviation des mots *Semen contra ver-mes,* qui indiquent bien les propriétés qu'on lui reconnaît, sert à désigner les capitules peu développés de plantes appartenant à la famille des Composées, série des Hélianthées, et au genre Artemisia. Les espèces les plus importantes sont les suivantes :

Artemisia maritima L. — Plante à souche rameuse émettant des rameaux stériles cou-chés sur terre et des rameaux fertiles ascen-dants, hauts de 20 à 40 centimètres, à feuilles alternes, bipinnatiséquées, à divisions li-néaires, obtuses, non mucronées et blanches tomenteuses. Les feuilles inférieures ont un pétiole semi-engainant à la base. Fleurs blanchâtres, en capitules homogames, petits, penchés, presque sessiles, ne renfermant chacun que 5 ou 6 fleurs très petites. Celles du rayon sont femelles, fertiles, unisériées ; celles du disque sont tubuleuses, hermaphro-dites. L'involucre est formé de bractées im-briquées, paucisériées, sèches et scarieuses sur les bords. Le réceptacle est dépourvu de paillettes, nu. La corolle des fleurs du rayon est tubuleuse, anguleuse, inégalement trifide au sommet ; celle des fleurs du disque est tu-buleuse et son limbe présente 5 dents pe-tites. Style des fleurs centrales exserte, à branches stigmatiques dont le sommet est élargi, disciforme et cilié.

Les achaines sont oblongs ou ovoïdes, subtérètes.

L'*A. pauciflora* Web. est regardée comme une simple variété de l'espèce précédente, ainsi du reste qu'*A. cina,* etc.

D'après Boissier, le Semen-Contra de So-repte ou de Russie serait dû à l'*A. fragrans,* et celui de Barbarie proviendrait de l'*A. alba* (Marié).

L'aire de l'*A. maritima* avec ses diverses

formes est extrêmement étendue. On le trouve dans tous les terrains riches en chlorure de sodium : en Angleterre, sur les côtes de la Baltique, en France, en Hongrie, en Podolie, et il couvre d'immenses espaces dans le sud de la Russie, les régions caspiennes, la Si-bérie centrale, la Mongolie chinoise.

La variété qui fournit la plus grande par-tie de la drogue et de son principe actif se récolte en quantités considérables dans le voisinage du Don, les régions traversées par le Volga inférieur, dans les déserts de Khir-gaz, dans la partie nord du Turkestan. On expédiait beaucoup autrefois de ces contrées

le Semen-Contra en nature. Aujourd'hui, les commerçants russes, mieux avisés, ont trans-porté à grands frais, sur les lieux où végè-tent ces plantes, les matériaux nécessaires et produisent sur place la santonine, dont on estime à 25 tonnes la production annuelle. La drogue est sous forme de capitules entiers non épanouis et assez petits pour que 100 par-ties ne pèsent que 7 centigrammes. Les échantillons moins purs sont formés de ca-pitules, de pédoncules et de petites feuilles. Cette drogue est verdâtre quand elle est récente, mais devient rougeâtre en vieillis-sant. Son odeur est forte, aromatique, sa saveur amère.

Il convient du reste d'insister sur ce point que notre *A. maritima* remplace fort avan-tageusement les Semen-Contra exotiques ; cette espèce est du reste fort usitée sur nos côtes.

On connaît dans la droguerie trois sortes de Semen-Contra : celui d'Alep ou d'Alexan-drie, qui est le plus estimé, celui de Russie et celui de Barbarie.

Composition chimique. — Le Semen-Contra ren ferme les substances suivantes :

Huile essentielle. — Elle est jaune clair, d'une odeur et d'une saveur caractéristiques, d'une densité de 0,927 à 15°. Sa proportion est de 1 à 2 0/0 environ. Elle a été étudiée par Wallach et Boss. (*Annal. de chim.,* CCXXV, p. 314, 291.)

A la distillation elle fournit d'abord à 180° un corps à odeur d'acétone, puis par distillations frac-tionnées on obtient 3 produits. Le premier passe presque tout entier entre 176 et 178°. C'est le *cy-nène* $C^{10}H^{16}$. Le troisième passe entre 185 et 205°. C'est un hydrocarbure oxygéné. Le produit qui passe entre 180 et 185° est un mélange du premier et du troisième dont les auteurs ont séparé un com-posé $C^{10}H^{18}O$, auquel, en raison de son isomérisme avec le bornéol, ils ont donné le nom de *cynéol*.

C'est un liquide incolore, doué d'une odeur ca-ractéristique, rappelant un peu celle du camphre, d'une densité de 0,9229, bouillant à 177°, optique-ment inactif. Pur, il donne, avec l'acide nitrique, de l'acide oxalique. Quand il est impur, il donne en même temps des acides toluique et térepthalique. Ce cynéol serait, d'après Wallach, identique au cajeputol de l'essence de cajeput. Traité par HCl gazeux, le cinéol donne un terpène $C^{10}H^{16}$, le cy-nène, caractérisé par la facilité avec laquelle il forme un composé tétrabromé. Son odeur rappelle celle du citron.

Santonine $C^{7}H^{18}O$. — C'est le principe actif du *Semen-Contra.* Elle fut découverte presque en même temps, en 1830, par Kahler, de Dusseldorf, et par Alms. La proportion varie suivant les différentes périodes de végétation de la plante. Ainsi, d'après Ehlinger (*Pharm. post.,* 17 oct. 1885), les plantes récoltées en mai, dans le Turkestan, en donnent 0,151 0/0, celles de juin 0,396, à la fin de juillet 1,315, en août 1,141. En septembre, à la floraison com-plète, les plantes ne renferment pas de santonine. Les racines de juin n'en contiennent pas du tout.

La santonine se présente sous forme de cristaux prismatiques blancs, d'un aspect nacré, inodores, insipides, anhydres, solubles dans 300 parties d'eau froide, 250 d'eau bouillante, dans 40 parties d'alcool à 90° froid, dans 3 parties d'alcool bouillant, dans 70 parties d'éther pur et dans 5 parties de chloro-forme. Ses solutions alcooliques et éthérées ont une saveur extrêmement amère, inodores. Sous l'influence des rayons solaires, la santonine se colore en jaune ; les rayons bleus ou violets seuls agissant sur elle, mais non les autres rayons. Ce change-ment d'état se produit même sous l'eau, l'alcool ou l'éther, et a lieu tout aussi bien dans une atmosphère d'hydrogène. On admet en général qu'il n'est accompagné d'aucune altération chimique. Cependant F. Sestini dit avoir isolé, en solution alcoolique, un produit particulier auquel il avait donné le nom de *photo-santonine*.

La santonine fond à 170° et forme, quand elle est rapidement refroidie, une masse amorphe qui cristallise quand on la met en contact avec une petite quantité de l'un de ces dissolvants. A une température plus élevée elle se sublime en grande partie sans se décomposer, en donnant des vapeurs blanches, irritantes, puis brûle sans laisser de résidu.

Les alcalis fixes et caustiques dissolvent la santonine et forment avec elle des sels cristallisables. Quand on la chauffe avec une de ces bases, de l'eau, de l'alcool, la liqueur devient rouge, et le sel formé se dépose par refroidissement en belles aiguilles, d'abord d'un rouge cramoisi, mais qui perdent peu à peu leur couleur. Soumise à l'ébullition en présence d'une solution saturée d'hydrate de baryte, la santonine donne naissance à un acide qui ne diffère d'elle que par H^2O en plus, l'*acide santonique* ($C^{15}H^{20}O^4$) que l'on isole en saturant le liquide par l'acide chlorhydrique et traitant ensuite par l'éther qui le dissout.

L'acide santonique forme des cristaux orthorhombiques, inaltérables à la lumière, peu solubles dans l'eau froide, solubles dans l'eau bouillante, l'alcool, l'éther, le chloroforme, l'acide acétique, très peu solubles dans le sulfure de carbone. A 290-295° il se transforme en *acide métasantonique*. Le corps qui se forme quand on chauffe les autres alcalis avec la santonine est l'*acide santoninique*, isomère de l'acide santonique, mais en différant parce qu'il peut, lorsqu'on le chauffe à 120°, se dédoubler en eau et en santonine. *Celle-ci serait donc, d'après Hesse, qui a étudié ce composé, l'anhydride de l'acide santoninique.* (*Deutsch. Chem. Gesell.*, 1873, VI, 1280.) L'acide santoninique forme des cristaux grenus ne jaunissant pas à la lumière, peu solubles dans l'eau froide, plus solubles dans l'eau bouillante, solubles dans le chloroforme, mais moins que la santonine. Sa réaction est fortement acide et il décompose les carbonates de sodium et de calcium.

Dans cet ordre d'idées la santonine, corps neutre, se transformerait donc, en fixant les éléments de l'eau, en acide santoninique, lequel régénère la santonine, et quand on prolonge l'action de la chaleur elle se transformerait en acide santonique, qui ne peut plus régénérer la santonine.

La santonine et surtout des dérivés qui sont nombreux ont été étudiés particulièrement en Italie par Cannizaro, Carnellutti, Valento, Coppola. Nous ne pouvons nous étendre ici sur ces travaux, dont l'importance est cependant assez grande, car certains de ces dérivés, comme on le verra plus loin, jouissent d'une action physiologique particulière. Quant au *santonol* qui avait été décrit par de Saint-Martin (*Compt. rend. Acad. des sc.*, LXXV, p. 1190), et qui prendrait naissance par la distillation d'un mélange de santonine et de poudre de zinc dans une atmosphère d'hydrogène, Cannizaro et Carnellutti (*Gaz. chim. ital.*, XII, p. 393) n'ont obtenu en opérant dans les mêmes conditions qu'un mélange de phénols qu'ils n'ont pu scinder, et qui paraissent être des dérivés du diméthylnaphtol.

Santonate de soude. — Ce sel, que l'on obtient en saturant de santonine une solution chaude de soude, est incolore, inodore, d'une saveur saline et un peu amère, transparent, en cristaux tubulaires, rhombiques, légèrement colorés en jaune par la lumière, s'effleurissant dans l'air, solubles dans 3 parties d'eau, dans 12 parties d'alcool à 15°, dans 0,5 parties d'eau bouillante et 3,4 parties d'alcool bouillant.

Albuminate de santonine et de soude. — Pour obtenir ce composé on chauffe en présence de l'eau jusqu'à dissolution 1 partie de santonine, 4 parties de bicarbonate de soude et 2 parties d'albumine sèche, soluble. On évapore ensuite à sec à une chaleur douce.

Ce composé forme des écailles blanches, brillantes, solubles dans l'eau. Les acides minéraux en précipitent la santonine et l'albumine, avec dégagement d'acide carbonique.

Cette combinaison a été proposée parce qu'elle n'est pas décomposée dans l'estomac.

La santonine se reconnaît aux réactions suivantes :

1° Une solution alcoolique de potasse la colore en rouge vif.

2° La santonine est dissoute dans l'acide sulfurique concentré, puis on ajoute une solution étendue de perchlorure de fer par petites parties à la fois, et entre chaque addition on fait tourner doucement sur elle-même la capsule de porcelaine. Il se produit d'abord une coloration rouge qui passe au pourpre magnifique, puis au violet. La chaleur que produit le mélange est nécessaire pour développer ces colorations.

Thérapeutique. — Le Semen-Contra, bien que doué de propriétés excitantes qu'il doit à son huile essentielle, n'est plus employé, en général, aujourd'hui que comme vermifuge, et comme c'est alors la santonine qui agit, nous commencerons par étudier cette dernière.

La santonine introduite dans les voies digestives se combine en partie avec le sodium introduit par les aliments pendant qu'une autre partie passe intacte dans les excrétions. Elle communique à l'urine une coloration safranée, qui devient verdâtre quand l'urine est acide, et rouge pourpre quand elle est alcaline. Cette coloration est attribuée par Falck non à la santonine elle-même, mais à un produit d'oxydation auquel il donne le nom de *xanthopsine* et qui pour Rabuteau est de l'*acide chrysophanique*.

Elle agit également sur l'organe visuel d'une façon particulière en faisant voir en jaune les objets blancs, en vert les bleus, en orange les rouges. Ce phénomène, qui porte le nom de *xantopsie*, serait dû, d'après Rose, à une sorte de daltonisme transitoire provoqué par une paralysie partielle des fibres rétiniennes. Martins fait observer que les doses de santonine absorbées ont une influence marquée sur la coloration, car avec 25 centigrammes on peut voir jaune, rouge avec 50 centigrammes. En tout cas, cet effet ne persiste guère que quelques heures. Ce phénomène visuel laisse intacte l'accommodation de l'œil.

A doses élevées la santonine agit comme toxique à des degrés divers. Ce sont d'abord des nausées, des vomissements, des coliques, de la diarrhée, la température s'abaisse, la respiration devient difficile, la céphalalgie survient, avec insomnie, stupeur, et dans les cas plus graves, le tremblement général, les convulsions épileptiformes, des éruptions, des sueurs profuses. Dans le cas d'un empoisonnement causé soit par une dose trop élevée, soit par une idiosyncrasie, on administre les vomitifs, les purgatifs, puis on emploie les stimulants diffusibles, surtout l'éther. Si la respiration est presque nulle, on pratique la respiration artificielle. La dose toxique est difficile à indiquer, car elle varie beaucoup suivant l'âge et la susceptibilité du sujet. Cependant on a vu 40 centigrammes de santonate de soude tuer en une heure un lapin. Il y a lieu de supposer qu'un gramme de santonine pourrait devenir dangereux pour un enfant.

Le chloral paraît être l'antidote de la santonine, et en tout cas il prévient ou diminue les convulsions.

La santonine passe avec rapidité dans les urines, car on l'y retrouve au bout d'une heure. On reconnaît sa présence à la coloration rouge communiquée par la potasse ou la soude, et verte par l'ammoniaque.

Le Semen-Contra s'emploie en nature, soit en poudre à la dose de 2 à 4 grammes chez les enfants, et de 4 à 8 grammes chez les adultes, en la répétant s'il y a lieu 2 ou 3 jours de suite. L'infusion se fait avec une dose double et 500 grammes d'eau bouillante. Cette infusion est très amère et provoque souvent des nausées. On administre aussi la drogue dans des confitures.

Mais le plus souvent c'est à la santonine qu'on s'adresse en raison de la facilité avec laquelle elle peut être prise sous toutes les formes. Elle agit surtout sur les ascarides lombricoïdes, soit en les tuant, soit, comme le veut Schrœder (*Arch. f. exp. path.*, XIX, 290), en les irritant, les faisant changer de place et descendre dans le gros intestin, d'où ils peuvent être ensuite délogés facilement par un purgatif. Son action est plus faible, ou même nulle aux doses ordinaires, contre les autres entozoaires.

Du mode d'administration dépend le plus souvent l'action de la santonine. Sous la forme la plus ordinaire de dragées minimes, elle se dissout dans l'estomac et n'agit que fort peu sur les oxyures vermiculaires, qui, pour être expulsés, demandent le contact avec la drogue. Il faut donc la faire passer intacte dans l'estomac pour qu'elle puisse arriver ensuite dans l'intestin grêle. La seule préparation rationnelle serait, d'après Lewin, la solution de santonine dans l'huile, qui se saponifie en présence du liquide alcalin de l'intestin et met en liberté la santonine.

Bombelon (*Pharm. zeit.*, 1885, 743) propose le santonate de chaux, qu'il obtient en saturant à chaud un lait de chaux par la santonine, et évaporant à siccité. C'est une poudre blanche, insipide, insoluble, difficilement absorbée par l'estomac, passant dans l'intestin et agissant mieux que la santonine à doses égales. Gubler conseillait de l'incorporer au beurre de cacao.

La dose de la santonine est de 5 à 10 centigrammes pour les enfants et de 30 à 40 centigrammes pour les adultes. Cependant, Bezingre (*Med. Wiest.*, 1884, nᵒˢ 10-16) regarde ces doses comme insuffisantes, et il prescrit 5 centigrammes par année de l'enfant, 10 centigrammes à 2 ans, 15 à 3 ans, etc.)., en faisant prendre le remède pendant 4 jours.

Il est bon d'administrer le purgatif soit avec le remède, soit quelques heures après.

La santonine est regardée par Whitehead (*Lancet,* sept.1885,436) et par Chéron comme un excellent emménagogue. On donne en ce cas deux doses de 50 centigrammes prises 2 jours de suite avant le coucher, et le matin un verre d'eau de Sedlitz. D'après Franchini, elle aurait une action réelle contre la fièvre intermittente, à la dose de 25 à 30 centigrammes dans les 24 heures.

Coppola (*Rend. R. Acc. Lincei* L. III, 513, 521, 573, 578) a étudié l'action physiologique de la santonine et de ses dérivés. Des solutions à 1 0/0 de santonine, de photosantonine, d'isophotosantonine, dans l'huile d'olive, à 38°, ne tuent pas les ascarides du cobaye. La santonine et la photosantonine augmentent les mouvements de ces animaux, déterminent des convulsions; l'isophotosantonine agit d'une façon inverse. Les autres dérivés de la santonine agissent comme la santonine et la photosantonine. L'auteur a vu des doses de 1, 25 de santonine administrées par jour à un cobaye ne pas tuer les ascarides. Pour éviter les effets toxiques de la santonine, il conviendrait d'administrer la *santoninoxine* (Cannizaro, *Rend. R. Ac. Lincei*, 1885, 703), qui est insoluble dans l'eau, très soluble dans les huiles, insoluble dans les acides organiques, et n'est pas attaquée par le suc gastrique. Cette substance est moins toxique que la santonine et aussi efficace qu'elle.

L'acide photosantonique exerce sur les grenouilles une action narcotique; une dose de 2 à 3 centigrammes abolissait d'abord les mouvements volontaires, puis ceux de la respiration. L'action sur le cœur et les réflexes est peu marquée. Une dose de 4 à 5 centigrammes diminue d'abord, puis abolit les réflexes et arrête le cœur en diastole. Chez les animaux vertébrés, il agit de la même façon, mais les réflexes sont respectés.

La photosantonine étant moins soluble a une action moins marquée.

L'acide santonique à la dose de 8 centigrammes est sans effet sur les grenouilles. 4 à 5 centigrammes produisent la narcose, abolissent les mouvements de respiration, mais n'agissent pas sur les réflexes. Des doses plus élevées les atteignent et tuent l'animal; si la dose n'est pas toxique, l'animal est atteint de convulsions analogues à celles que produit la santonine. Pas d'action sur la circulation, excepté à dose partielle, et alors le cœur s'arrête en diastole. Cet acide produit, en résumé, des convulsions et la narcose. L'isophotosantonine n'est pas hypnotique, mais produit des convulsions.

L'acide isophotosantonique agit de la même manière, mais plus faiblement.

2° *Artemisia gallica* Wild. — Heckel et Schlagdenhauffen ont étudié cette variété qui renferme 1 0/0 environ d'huile essentielle accompagnée d'un composé cristallin, probablement un stéaroptène, qui passe à la distillation. Soumis à l'action de l'éther de pétrole, les capitules donnent 3 0/0 d'un extrait consistant principalement en cire, matière colorante jaune et chlorophylle. Le chloroforme retire de ces capitules une proportion considérable de santonine et une matière résineuse qui paraît être un isomère de la santonine. L'alcool enlève à la plante entière du glucose, du tanin, une matière colorante et un alcaloïde donnant des réactions caractéristiques avec les iodures doubles, le phosphomolybdate et le phosphobromhydrate de soude. Cet alcaloïde n'a pas été encore complètement étudié.

Senecio canicida (Flor. mex. inéd.). — Cette plante, qui appartient à la famille des Composées, série des Hélianthées, et qui est inscrite à la pharmacopée mexicaine, est l'*Ibzquinpatli* des anciens Mexicains, le *Yerba de la Puebla*, et croît dans l'Etat de Puebla.

Ses racines sont blanc jaunâtre, ramifiées. Sa tige est cylindrique avec des taches violettes, linéaires, longitudinales.

Feuilles alternes, profondément pinnatifides. Capitules hétérogames, jaunes, radiés. Achaines cylindriques dépourvus de soies (Pharmac. mexicaine).

Cette plante a reçu le nom de *Canicida*, parce que les Mexicains s'en servaient pour tuer les chiens. Rio de la Loxa a signalé la présence d'un acide organique toxique auquel il a donné le nom d'*acide sénécique*.

R. Guillaut a étudié cette plante dans le laboratoire de Cochin, sous la direction de Dujardin-Beaumetz (*Des effets toxiques du S. canicida*, thèse de Paris). Le principe actif existe en quantité plus considérable dans la racine que dans les feuilles, car il suffit de 60 centigrammes de son extrait en injection sous-cutanée pour tuer un chien en quatre heures, tandis que 1 gramme d'extrait des feuilles est inerte. L'empoisonnement est caractérisé par une période d'excitation très violente caractérisée par des cris de frayeur, des mouvements désordonnés, que suit une période de calme ou plutôt d'abattement; puis survient la période convulsive, clonique d'abord, puis tétanique. La respiration est fréquente, pénible et accompagnée d'un tremblement général. La mort survient par arrêt de la respiration. A l'autopsie, le sang est fluide, noir, les poumons sont gorgés de sang, ainsi que la vessie et les méninges.

L'empoisonnement est beaucoup plus rapide quand on fait des injections sous-cutanées. Les symptômes se rapprochent de ceux de la strychnine, mais ici l'excitation réflexe est diminuée. C'est donc jusqu'à plus ample informé un poison du bulbe. Cette plante n'a pas été soumise encore en France à l'expérience thérapeutique.

Au Mexique, elle est regardée comme antipsorique et sudorifique. Ses propriétés tétaniques l'ont fait employer pour combattre l'épilepsie, mais sans qu'elle paraisse avoir donné de meilleurs résultats que les autres médicaments. En applications externes, elle est usitée contre les maladies de la gorge.

Sénés. — Le nom de *Séné* s'applique aux folioles et aux fruits de plusieurs espèces de *Cassia* de la famille des Légumineuses cæsalpinées, et qui avaient été confondues par Linné sous le nom de *Cassia senna*. Bien que l'histoire botanique des Sénés soit encore un peu obscure, on peut les regarder comme fournis par les espèces suivantes :

1° *Cassia acutifolia* Delile (*C. lanceolata* Forsk.— *C. ovata* Mer. et Delens — *C. œthiopica* Guib. — *C. lenitiva* Bish.— *Senna acutifolia* Batka). — Arbuste de 40 à 50 centi-

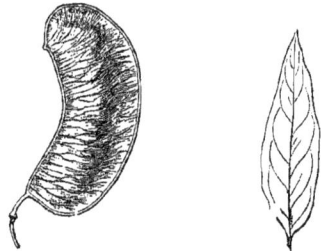

mètres de hauteur, à feuilles alternes portant sur un rachis ou pétiole commun de 5 à 6 paires de folioles opposées, subsessiles, ovales lancéolées, aiguës, mucronées, obliques à la base, de 2 à 3 centimètres de longueur, sur une largeur de 7 à 14 millimètres, un peu pubérulentes, d'un vert pâle à la face supérieure, glauques en dessous. De la nervure médiane partent des nervures secondaires latérales, égales entre elles, assez régulièrement espacées et se dirigeant vers le sommet de la feuille.

Les fleurs jaunes sont disposées en grappes axillaires, dressées, lâches. Calice à 5 sépales obtus, inégaux, membraneux. Corolle à 5 pétales inégaux, le postérieur ou vexillaire est le plus dissemblable. 2 verticilles de 5 étamines libres, superposées 5 aux sépales, 5 aux pétales. Des 5 premières, 3 sont fertiles, plus grandes et superposées aux 3 sépales antérieurs; des 5 étamines oppositipétales, les 4 extérieures sont fertiles et de petite taille, la cinquième et les 2 autres du premier verticille sont représentées par une petite palette membraneuse et stérile. Ovaire libre, à une seule loge, renfermant un grand nombre d'ovules. Style atténué au sommet.

Le fruit, qui porte vulgairement et à tort le nom de *follicule*, est une gousse aplatie, largement oblongue, un peu recourbée en dessus, stipitée obliquement, arrondie à l'extrémité et munie sur le côté supérieur d'une petite pointe, reste du style. La longueur est de 4 à 6 centimètres, la largeur de 2 centimètres. Les valves sont parcheminées, un peu pubérulentes, à fines nervures transversales, et dépourvues d'arêtes saillantes au milieu. Graines obovales, cunéiformes, comprimées et albuminées.

Cette plante, qui croît dans la Nubie ou Kordofan, au Senaar, à Tombuktou, à Sokoto, fournit les Sénés de la Palte, de Nubie, d'Ethiopie, d'Alexandrie.

2° *Cassia angustifolia* Vohl. (*C. elongata* Lem. Lis. — *C. lanceolata*, Royle. — *C. Ehrenbergii* Bischoff — *Senna angustifolia* Batka). — Cette espèce diffère par les caractères suivants :

Les folioles, au nombre de 5 à 8 paires,

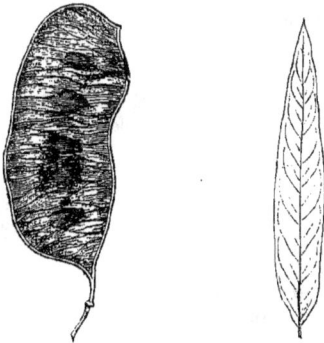

FIG. 904. — *Cassia angustifolia.* Follicule.

FIG. 905. — *C. angustifolia.* Foliole.

sont presque sessiles, étroites, ovales, lancéolées, atténuées du milieu jusqu'au sommet, plus grandes, car elles ont de 3 à 5 centimètres de longueur, glabres ou munies de poils rares.

La gousse, à peu près de même longueur, est oblongue, plus étroite, de 15 à 17 millimètres de largeur. La base du style proémine sur son bord supérieur.

Cette espèce croît dans l'Yemen et l'Hadramant, dans le sud de l'Arabie, sur la côte de Somali, dans l'Inde, où elle est aujourd'hui cultivée. Elle fournit les Sénés Moka, de la Mecque, de la Pique, de Tinnevilly, de l'Inde. C'est le *Senna Mekkia* de l'Orient.

3° *Cassia obovata* Collad. (*C. Senna* Lamk. — *C. obtusifolia* Del. — *C. orachoides* Burch. — *C. Burmanni* Wall.). — Arbrisseau de 40 à 50 centimètres de hauteur, dont les folioles, au nombre de 7 paires, sont obovales, elliptiques ou obcordées, largement arrondies ou mucronulées. La gousse est membraneuse, plate, comprimée, réniforme, terminée par le style persistant, et marquée sur la face médiane de chaque valve d'une série de crêtes correspondant aux graines.

Cette espèce, très répandue dans les vallées du midi de l'Inde, se retrouve dans le nordouest. Ce fut la première espèce connue des botanistes, et elle était même cultivée en Italie pendant la première moitié du XVIᵉ siècle

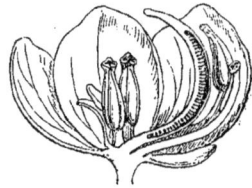

FIG. 906. — *Cassia obovata.* Fleur.

et en Espagne. Elle fournit les Sénés d'Alep, de la Thébaïde, du Sénégal, d'Italie, et se

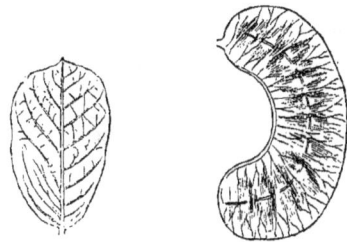

FIG. 907. — *Cassia obovata.* Foliole.

FIG. 908. — *Cassia obovata.* Fruit.

trouve parfois mélangée au Séné d'Alexandrie.

Ce Séné est extrêmement inférieur aux autres.

Séné d'Alexandrie. — La récolte du Séné se fait 2 fois par an, l'une au printemps, l'autre à l'automne. Les indigènes coupent les arbustes, les dessèchent au soleil, séparent les folioles et les follicules, dont ils font, dans des sacs en feuilles de palmier, des balles d'environ 100 livres, qui sont transportées au Caire et de là à Alexandrie, qui est le grand entrepôt du commerce égyptien. Cette drogue est expédiée aujourd'hui dans de meilleures conditions qu'autrefois, et les qualités inférieures elles-mêmes ne renferment pas aussi souvent les feuilles du *Cynanchum argel* que nous avons citées. On prétend qu'en Europe on mélange les folioles du *Colutea arborescens* et les feuilles du *Corriaria myrtifolia* qui sont toxiques; leur forme permet facilement de les reconnaître. Enfin, d'après Lacroix, on mêlerait les feuilles du *Globularia alypum* L.

Les folioles du Séné d'Alexandrie sont cassantes, d'un vert jaunâtre clair, d'une odeur agréable, d'une saveur peu prononcée; mais celle de leur infusion aqueuse est désagréable et nauséeuse.

2° *Séné d'Arabie, de Moka, de Bombay.* — Cette drogue, bien que récoltée en Arabie, est expédiée de Moka, d'Aden et des autres ports de la mer Rouge à Bombay, d'où elle nous est renvoyée. Le nom de *Séné de la pique* qu'il porte en France vient de la forme de ses feuilles qui ressemblent un peu au fer des piques. Récolté sans précaution, ce Séné est regardé comme une sorte inférieure. Il n'en est pas de même du *Séné de Tinnevelly* qui, bien que produit aussi par le *Cassia angustifolia*, provient de plantes cultivées dans l'Inde, où la végétation est plus puissante que dans l'Arabie. Les folioles sont moins rigides que celles du Séné d'Alexandrie; elles ont une odeur de thé très prononcée, et peu de saveur. Ce Séné est regardé comme une sorte supérieure. Dans le sud de l'Afrique, Livingstone dit avoir rencontré cette plante à l'état sauvage, fort abondante, et ressemblant complètement à la variété de l'Inde.

Composition chimique. — Nos connaissances sur la composition chimique et la nature du principe actif du séné sont encore assez incomplètes.

Lassaigne et Feneulle (*Annales de chim. et de phys.*, XVI, 1820) décrivirent comme principe actif un corps auquel ils donnent le nom de *cathartine*. Heerlin (*Pharm. centralb.*, 1847) démontra que cette substance est complètement inerte.

Bley et Diesel (*Archiv. de pharm.*, Bd 105) retirèrent un corps brun, extractif, qu'ils regardèrent comme identique avec la cathartine, et une résine jaune qu'ils nomment *chrysorétine* en raison de sa ressemblance avec l'acide chrysophanique. D'après ces auteurs, la chrysorétine à la dose de 2 grammes, la résine brune à celle de 4 grammes et la cathartine à la dose de 6 grammes ne sont pas purgatives; la propriété purgative des feuilles, leur odeur et leur saveur seraient dues à l'action combinée de la matière extractive brune et de la chrysorétine, les sels inorganiques et les autres constituants étant complètement inertes.

Sawicky (Dorpat, 1857) obtint une substance pouvant se combiner avec la magnésie calcinée, combinaison qui est purgative.

Martius, dans *Monogr. des Sennesblatter*, examina la carthartine, telle qu'elle était obtenue par Lassaigne, et constata que c'est un mélange d'acides inorganiques et de bases, de matières colorantes, de sucre, etc., et qu'elle n'est pas purgative.

Kubly, en 1865, obtint, de l'infusion aqueuse des feuilles, un corps particulier, l'*acide cathartique* amorphe, de couleur noire luisante, de saveur d'abord nulle, puis acide et astringente, insoluble dans l'eau, l'alcool concentré, l'éther, le chloroforme, mais soluble dans l'alcool dilué. C'est un colloïde, diffusant difficilement à travers les membranes animales. Sa solution alcoolique se dédouble, par une courte ébullition en présence de l'acide chlorhydrique, en sucre et *acide cathartogénique*. Ce serait donc un glucoside. Th. Groves, en 1868, et sans connaître les travaux de Kubly, retira également l'acide cathartique auquel il reconnut les mêmes propriétés.

R. Stockman, professeur de matière médicale à Edinburgh, étudia de nouveau le principe actif du Séné (*Pharm. journ.*, 14 mars 1885). Par un traitement approprié, il retira un glucoside coloré qu'il nomma également *acide cathartique*, mais ne contenant ni azote, ni soufre, comme l'avait indiqué Kubly dans la formule bizarre C^{180}H^{96}O^{92}Az^{2}S. Cet acide est extrêmement instable et n'existe qu'en petite quantité dans le liquide d'un brun clair que l'on obtient en décomposant par l'acide sulfurique étendu son sel de baryte. Il est insipide. Quand sa solution ou celle d'un de ses sels est soumise à l'ébullition, en présence d'un acide minéral étendu, il se dédouble en un sucre réducteur non fermentescible et en *acide carthartogénique* mélangé d'autres corps et insoluble dans l'eau. Le précipité jaune

qui s'est formé en même temps, dissous dans l'éther, puis abandonné par l'évaporation, est un corps résineux, d'une belle couleur orangée, que l'on purifie en le dissolvant dans une petite quantité de solution de carbonate de soude, précipitant par HCl, lavant et dissolvant dans l'alcool. Par évaporation, on obtient un corps brun, amorphe, formé de plusieurs constituants. L'éther en dissout un, qui est d'un beau jaune, passant au rouge cerise par l'addition d'un alcali et qui paraît être lui-même complexe.

Parmi les produits de décomposition de l'acide cathartique, se trouve une substance présentant de grands rapports avec la chrysarobine, mais différant en ce qu'elle ne donne pas d'acide chrysophanique par oxydation.

En résumé, l'acide cathartique, en se dédoublant, donne naissance à un grand nombre de produits dont l'étude serait fort longue. Son analyse élémentaire n'a pu être faite.

Quant à son action physiologique, elle est bien nette. Sa solution, neutralisée par le carbonate de soude et administrée par la voie stomacale, provoque en une heure une diarrhée violente, persistant deux ou trois heures et amenant la mort. Avec des doses plus petites, il n'y a qu'une diarrhée violente. L'urine prend, en présence de la potasse caustique, une coloration rouge, comme lorsqu'on a administré la préparation de séné. A l'autopsie, on ne trouve qu'une inflammation et l'hyperhémie de la muqueuse intestinale.

L'acide cathartique en injections sous-cutanées ou intra-veineuses n'est pas purgatif comme le sont, en pareil cas, les préparations de séné; mais l'urine se colore en rouge par la potasse, montrant ainsi que l'acide a été décomposé dans le sang.

Thérapeutique. — Le Séné est un purgatif employé depuis fort longtemps, purgeant doucement à la dose de 3 à 4 grammes, et à celle de 12 à 15 grammes provoquant des nausées, des vomissements, des selles molles, liquides, accompagnées de borborygmes et de coliques. Les feuilles sont beaucoup plus actives que les follicules.

Leur infusion (4 à 16 grammes de feuilles dans 250 grammes d'eau bouillante) a une saveur amère, désagréable, que l'on peut masquer avec quelques gouttes d'essence d'anis ou de menthe. Il est bon de traiter le Séné par l'alcool avant de faire l'infusion. Il perd ainsi sa saveur, son odeur, tout en conservant ses propriétés purgatives. De plus, et c'est là le plus grand avantage, il ne donne pas de coliques.

Lavement purgatif.

Feuilles de Séné. . . . . 10 grammes
Sulfate de soude. 15   —
Eau bouillante. . . . . . Q. S.

Le Séné s'emploie à petites doses dans la constipation ordinaire, car il ne constipe pas ensuite. Nous n'insisterons pas ici sur ses usages, qui sont ceux des purgatifs agissant sur la tunique musculaire intestinale, plutôt que sur ses sécrétions ou celles de ses glandes annexes.

Le Séné forme la base de la plupart des tisanes purgatives, *Thé de Saint-Germain*, *Médecine noire.*

Serissa fœtida Commers. (*Lycium fœtidum* L. F.). — Plante frutescente, de la famille des Rubiacées, série des Anthospermées, rameuse, à feuilles petites, opposées, acuminées, subcoriaces. Stipules connées avec les pétioles en une gaine soyeuse. Fleurs blanches axillaires ou terminales, solitaires, sessiles, hermaphrodites. Calice à 4 à 6 lobes aigus, persistant. Corolle infondibuliforme, à 4 à 6 lobes. 4 à 6 étamines connées inférieurement au tube de la corolle. Disque orbiculaire, déprimé. Ovaire infère, à 2 loges uniovulées. Style à 2 branches stigmatifères, subulées. Baie à 2 noyaux renfermant une graine charnue.

Cette plante croît en Chine et au Japon.

La racine est amère et est regardée comme anthelmintique. Les feuilles sont extrêmement fétides et employées comme antispasmodiques dans les névroses.

Le *S. democritea* (*Democritea serissoides* DC.), espèce également chinoise, présente les mêmes propriétés.

Serpentaire. — La Serpentaire de Virginie est l'*Aristolochia serpentaria* L. (*A. officinalis* Nees. — *A. hortata* Nutt. — *A. Sagittata* Muehl. — *Endodeca serpentaria* Kl. — *E. Bartonii* Kl.), de la famille des Aristolochiacées. Petite plante herbacée, vivace, à rhizome court, horizontal, d'où naissent des tiges de 20 à 25 centimètres de hauteur, flexueuses, grêles, articulées, simples ou peu ramifiées, et souvent colorées en rouge à la base.

Dans leur partie supérieure, les rameaux portent un petit nombre de feuilles alternes, pétiolées, ovales acuminées, cordées à la base, membraneuses, glabres ou un peu pubescentes, à 3-5 nervures à la base et d'un vert jaunâtre. A la partie inférieure des rameaux les feuilles sont remplacées par des écailles alternes.

Fleurs hermaphrodites, irrégulières, d'un pourpre brunâtre foncé, placées à l'aisselle de ces écailles, solitaires et supportées par un pédoncule muni d'un certain nombre de bractées alternes. Périanthe unique, gamophylle, et constitué par une partie inférieure conique, atténuée au sommet, puis se coudant et se dilatant en un limbe à 2 lèvres, l'une supérieure, en forme de casque, l'autre inférieure, plus petite. 6 anthères sessiles insérées sur une courte colonne qui surmonte l'ovaire. Au-dessus des anthères, le style se divise en 6 lobes stigmatifères en dehors et prolongés en bas en un rebord mince, formant au-dessus de l'anthère correspondante une sorte de capuchon. Ovaire infère, allongé, oblong, hexagonal, à 6 loges multiovulées. Capsule obovale, à déhiscence septicide, à 6 angles, renfermant dans ses loges des graines nombreuses, albuminées, petites, triangulaires, aplaties, horizontales, couchées les unes au-dessus des autres.

Cette plante habite les Etats-Unis d'Amérique, particulièrement la vallée de l'Ohio et les régions montagneuses de l'intérieur. On la trouve dans les bois humides, où ses fleurs sont souvent cachées au milieu des feuilles mortes.

Sa souche souterraine, qui est la partie employée, se récolte surtout en Virginie, dans la Pensylvanie occidentale, l'Ohio, l'Indiana et le Kentucky.

La Serpentaire du commerce est constituée en grande partie par le rhizome noueux, contourné, portant sur sa face supérieure la cicatrice des tiges des années antérieures, et sur sa face inférieure des racines grêles, ramifiées, longues de 8 à 10 centimètres. Elle est souvent mélangée de feuilles, de tiges. Sa couleur extérieure est brun jaunâtre; intérieurement elle est blanchâtre. Son odeur est aromatique, camphrée. Sa saveur est chaude, amère et camphrée.

Composition chimique. — D'après Bucholz, la racine de la Serpentaire renfermerait :

Huile volatile verte, odorante. .	0,50
Résine jaune verdâtre.	2,85
Extractif	1,70
Matière gommeuse.	18,10
Fibres ligneuses.	62,40
Eau.	14,45

Spica [*Etud. chim. d'aristol. serpentaria* (*Gaz. chim. ital.*, XVII, p. 313)] a repris cette étude et, dans une première partie, il s'occupe de la partie soluble dans l'éther. L'extrait éthéré est liquide, sirupeux, jaune verdâtre, d'odeur aromatique. Par la distillation en présence de l'eau, il donne une huile volatile plus légère que l'eau, dans la proportion de 1.20 à 1.25 0/0, d'une odeur rappelant celle du camphre et de la valériane. Il reste comme résidu une résine rouge brun, visqueuse.

La partie de cette essence qui passe entre 220 et 250° cristallise en partie par le refroidissement. Ces cristaux, purifiés dans l'éther, fondent à 196 ou 198° et bouillent vers 210. Les propriétés, la composition, montrent que c'est un *bornéol* $C^{10}H^{18}O$. L'auteur regarde la partie qui ne cristallise pas comme un mélange d'hydrocarbure et de bornéol.

Chevalier a donné le nom d'*aristolochine* à une substance amère, d'un jaune d'or, soluble dans 200 parties d'eau froide et 50 d'eau chaude, dans l'alcool, insoluble dans l'éther, et que l'on regarde comme se rapprochant de la quassine.

Substitution. — On substitue souvent à la Serpentaire de Virginie l'*Aristolochia reticulata* Nutt., du Texas et de la Louisiane, sous le nom de Serpentaire du Texas ou de la rivière Rouge. Cette drogue est un peu plus épaisse et moins aplatie, les racines sont plus longues. Sa saveur et son odeur sont les mêmes, mais elle est un peu moins aromatique. — Voir *Addenda*, ARISTOLOCHIA RETICULATA, pour la composition chimique.

Usages. — La Serpentaire communique toutes ses propriétés à l'eau et à l'alcool. Avec l'eau, elle donne une infusion d'un brun jaunâtre; avec l'alcool, une teinture verdâtre, qui se trouble par addition d'eau.

La seule préparation officinale en France est la poudre. Dans la Pharmacopée des Etats-Unis, on trouve indiqué l'extrait fluide, dont la dose est de 1,25 à 2 centimètres cubes, et la teinture. Elle fait partie de la teinture de quinquina composée, que l'on retrouve également dans la Pharmacopée britannique.

A petites doses, la Serpentaire excite l'appétit. A doses plus considérables, elle provoque des nausées, des douleurs intestinales, parfois des vomissements et du ténesme dysentérique. On l'a recommandée contre les fièvres intermittentes en l'associant, il est vrai, à la quinine. On l'a parfois prescrite dans la dyspepsie. On emploie, comme stimulant, comme diaphorétique, la poudre à la dose de 50 centigrammes à 2 grammes, et la décoction à la dose de 4 grammes pour un litre d'eau.

Sesamum indicum DC. — Plante herbacée, pubescente, annuelle, haute de 60 centimètres, de la famille des Scrofulariacées, série des Sésamées, originaire de l'Inde, à feuilles opposées, simples, entières, pétiolées, elliptiques, atténuées aux deux extrémités. Fleurs blanches, solitaires, axillaires, brièvement pédonculées, irrégulières, hermaphrodites. Calice à 5 sépales inégaux, étroits, réunis à la base. Corolle gamopétale, infondibuliforme, irrégulière, à 2 lèvres, l'inférieure à 3 lobes arrondis, le médian plus long, la supérieure à 2 lobes courts, arrondis, peu distincts. 4 étamines didynames, libres. L'ovaire, entouré à sa base d'un disque hypogyne, épais, est à 2 loges, renfermant un grand nombre d'ovules. Style long, inclus, à 2 lobes stigmatiques. Capsule allongée, veloutée, pubescente, d'abord à 2 loges, puis à 4 loges, s'ouvrant de bas en haut. Graines nombreuses, oblongues, un peu comprimées, albuminées.

Les *S. orientale* L. et *oleiferum* Mœnch. ne sont que des variétés de l'espèce précédente. Le Sésame est aujourd'hui répandu dans toutes les régions chaudes des deux hémisphères, mais il ne peut être cultivé au delà du 40e degré de latitude. La partie de la plante la plus importante est la graine, qui est très petite, de 4 millimètres de longueur sur 2 d'épaisseur, arrondie, ovale ou triangulaire, blanche, jaunâtre, rougeâtre, brune ou noire, suivant les variétés.

Composition chimique. — Ces graines renferment de 45 à 50 0/0 d'une huile jaune clair, de saveur douce, agréable, inodore, se conservant longtemps à l'air sans rancir, d'une densité de 0,919 à 23°. Elle se solidifie à 5°. Cette huile est constituée, d'après Flückiger (*Pharmacographia*), par un mélange de stéarine, d'oléine, de myristine, de palmitine, dans des proportions qui varient beaucoup. Elle renferme, en outre, une petite quantité d'une substance résinoïde qui n'a pas été isolée. En présence des acides sulfurique et azotique, l'huile de sésame prend une belle teinte verte. Cette réaction peut permettre d'en retrouver 10 0/0 dans les mélanges. Il faut avoir soin d'opérer sur 1 gramme d'huile et 1 gramme du mélange acide refroidi.

Quand on prépare cette huile à la façon ordinaire, c'est-à-dire en broyant les graines au moulin et les soumettant à la presse, elle est toujours co-

lorée par la matière colorante du testa, et sa saveur est alors beaucoup moins agréable que celle qu'on obtient en lavant les graines à l'eau froide, ou en les faisant bouillir pendant peu de temps jusqu'à ce qu'elles soient devenues incolores, les séchant au soleil et les soumettant ensuite à la presse après les avoir broyées.

Usages. — L'huile de Sésame peut être substituée à l'huile d'olive non seulement pour l'alimentation, mais encore pour les préparations pharmaceutiques auxquelles cette dernière est employée. Cependant, dans ce cas, la proportion plus considérable d'oléine qu'elle renferme la rendant plus difficile à solidifier, dans la préparation des emplâtres, par exemple, il faut employer une quantité plus considérable d'oxyde de plomb.

Au Japon, c'est la seule huile dont on se serve dans l'alimentation. On l'emploie, en Amérique, comme laxative, à la dose de 40 à 60 grammes, et elle paraît être préférée même à l'huile de ricin. Dans l'Inde, sa facile conservation la fait employer en onction après le bain, et elle y est même considérée comme emménagogue.

La plante entière est regardée comme émolliente et laxative. Sa décoction passe, en Afrique et en Perse, pour être emménagogue, et on l'administre contre la toux. On se sert de la décoction des feuilles pour laver la chevelure. Elle passe pour hâter la pousse des cheveux et leur conserver leur coloration. La décoction de la racine jouit des mêmes propriétés.

Les graines sont regardées comme nutritives, émollientes, toniques, diurétiques et lactagogues. On les emploie aussi à la façon des graines de la moutarde blanche pour combattre la constipation. Elles agissent alors mécaniquement.

Sicopira. — Sous les noms de *Subupira*, *Sebipira*, *Sebupira* et *Sicopira*, on désigne, au Brésil, un arbre de la famille des Légumineuses papilionacées, série des Sophorées, le *Bowdichia major* Mart. (*Sebipera major* Mart.).

Feuilles alternes, imparipennées, à folioles nombreuses, sans stipelles, à stipules étroites et caduques. Fleurs blanches ou bleuâtres, hermaphrodites, papilionacées, disposées en grappes terminales lâches et très ramifiées, accompagnées de bractées et de bractéoles. Réceptacle turbiné, à surface intérieure revêtue d'un disque glanduleux. L'androcée est formé de 10 étamines périgynes, à filets libres, articulés à la base. Gousse oblongue, linéaire, plane, comprimée, indéhiscente, dont la suture placentaire est parcourue par une aile étroite. Les graines nombreuses sont oblongues, transversales, à cotylédons épais, plans convexes, à radicule incurvée et courte.

Le *B. virgilioïdes* H.B.K., dont les fleurs sont violacées, n'est probablement qu'une forme de l'espèce précédente.

Cet arbre habite le Brésil, surtout les provinces de Rio et de Minas Geraès.

Son bois est très dur, résineux, et employé dans les travaux sous-marins pour les étais, les constructions navales, les traverses de chemin de fer. Quand on le coupe sur pied, il s'en échappe souvent un liquide jaune foncé, de saveur amère que les bûcherons appellent *Cerveja de Sicopira* (bière de Sicopira) et qu'on emploie communément pour combattre les désordres de l'estomac.

Composition chimique. — Au printemps, le tronc est percé par des insectes, dont la piqûre fait exsuder un suc épais, d'un brun clair, qui se dessèche à l'air et constitue des morceaux ressemblant à la gomme du Sénégal. D'après Peckholt, à l'étude duquel nous empruntons ces renseignements (*Mitt. aus. der mat. med. Bras.*, in *Pharm. Journ.*, 1876, p. 69), cette gomme renferme :

Matière grasse verte	0,278
Résine acide brune	30,000
Résine brune contenant du tanin	11,252
Tanin précipitant en vert les sels de fer	29,258
Glucose	Traces.
Gomme	310,500
Substance analogue à la bassorine	440,600
Humidité	137,000
Substances inorganiques	39,020
Pertes	2,090

La sciure du bois desséchée perd 12.652 0/0 d'eau et laisse 6.400 de cendres. Elle ne donne aucun alcaloïde. 1,000 parties de sciure desséchée à l'air renferment :

Humidité	126,520
Résine acide soluble dans l'éther	7,490
Résine insoluble dans l'éther et les alcalis	10,009
Tanin, gomme, extractif	30,000
Fibres ligneuses	825,981

En la faisant bouillir avec de l'alun et de l'eau, puis ajoutant à la liqueur une solution d'ammoniaque, on obtient un produit qui, desséché, forme une poudre d'un beau jaune orangé, qui peut être employée comme matière colorante.

L'écorce de la tige ne renferme que les constituants du bois, aucun alcaloïde et une grande quantité de tanin.

Par contre, *l'écorce de la racine* jouit, au Brésil, d'une grande réputation. Elle est connue par les indigènes sous le nom de *Sicopira vermellia* quand elle est d'un brun rouge, ou de *S. branca* quand elle est colorée en rose clair. Cette dernière provient exclusivement du district de Campos et est la plus estimée. Ces racines sont très grosses, très longues et munies de radicelles nombreuses, se terminant par une sorte de nœud, et souvent 3 à 6 de ces nœuds se réunissent en forme de rosette. Ces nœuds ont une forme ovale longue, de 20 centimètres de longueur sur 7 de diamètre et du poids de 380 grammes. Ils sont couverts d'une pellicule mince, brune. L'écorce interne est semblable à celle de la racine, jaune et lisse extérieurement, d'un jaune orange sur une section transversale et de 5 millimètres d'épaisseur.

100 grammes d'écorce fraîche de racine perdent 62.773 à la dessication. La poudre qui en résulte est épuisée par l'éther absolu et la solution distillée abandonne comme résidu une résine brun rouge, que l'on traite par l'alcool à 32° tant que celui-ci dissout quelque chose. Il reste un résidu cristallin auquel l'auteur donne le nom de *sicopirine*.

La solution alcoolique, distillée et évaporée à sec, laisse une résine brun rougeâtre, α *résine*.

L'écorce épuisée par l'éther, puis desséchée, est traitée par l'alcool absolu bouillant. Les extraits réunis sont distillés et le résidu desséché est traité par l'eau. La partie insoluble dans l'eau est la β *résine*.

La solution aqueuse, après avoir été traitée par l'acétate de plomb, donne un tanin précipitant en vert les sels de fer, et une matière extractive d'une amertume considérable analogue à celle de la gentiane.

L'écorce, traitée par l'éther et l'alcool et reprise par l'alcool, ne donne plus qu'un extrait insipide.

L'α *résine* est visqueuse, ne peut être pulvérisée, mais on peut la pétrir dans l'eau chaude. Elle est d'un rouge rougeâtre, sans odeur, d'abord insipide, puis amère. Chauffée sur une lame de platine, elle donne par la fusion un liquide clair. Elle s'enflamme ensuite et brûle avec une fumée inodore et ne laisse pas de résidu. Elle se dissout facilement dans l'alcool, solution qui forme avec l'eau une émulsion que colore en violet rouge le perchlorure de fer. Elle est insoluble dans les alcalis.

La β *résine* est brun jaunâtre, se pulvérise facilement en donnant une poudre jaune foncé. Elle est insoluble dans l'éther, soluble dans l'alcool, les alcalis.

La matière amère est soluble dans l'eau, l'alcool, et précipitée de ces solutions par le tanin. Avec les sels de fer, elle donne une coloration rouge de sang.

1,000 grammes d'écorce fraîche donnent :

Eau	627,730
Amidon	19,830
Albumine	1,830
α Résine	12,340
β Résine	66,433
Sicopirine (cristallisée)	0,190
Tanin	8,350
Matières amères et extractives	91,047
Gommes, etc.	36,690
Fibres ligneuses	135,560

La sicopirine forme des amas de cristaux aciculaires, ayant une saveur âcre, légèrement amère, et une réaction un peu alcaline. Elle est soluble dans l'alcool absolu et on peut la purifier par des cristallisations et des solutions répétées en présence du charbon animal. Chauffée sur une lame de platine, elle donne par la fusion un liquide clair et brûle sans résidu. Elle est soluble dans l'éther, l'alcool bouillant, l'eau n'en dissout que des traces. Quand on la traite par l'acide sulfurique dilué et à l'ébullition, elle donne du glucose. D'après le docteur Geuther, d'Iéna, sa formule correspondrait à $C^{19}H^{12}O^5$.

Elle paraît être le principe actif de l'écorce de la racine.

D'un autre côté, M. A. Petit, dans une communication à la Société de thérapeutique (13 mai 1885), dit avoir retiré de l'écorce de cet arbre un alcaloïde nettement défini par ses propriétés chimiques et physiques. Il dévie à droite la lumière polarisée et est doué d'une action stupéfiante et mydriatique.

Usages. — La décoction du bois est usitée au Brésil comme antisyphilitique. L'écorce de la racine est employée aussi contre la syphilis, les rhumatismes, mais surtout dans les affections de la peau, le psoriasis, etc. Les indigènes se servent d'une décoction préparée avec 30 grammes d'écorce et 600 grammes d'eau, dont ils prennent plusieurs tasses par jour. Pour les lotions la décoction est plus concentrée. La gomme est prescrite comme adoucissante dans la diarrhée. L'écorce de la racine peut prendre la forme de teinture, 1 partie pour 4 d'alcool, d'extrait alcoolique. 1 partie de teinture et 10 de sirop simple constituent une préparation, dont la dose est de 4 centimètres cubes, trois fois par jour pour un adulte.

L'extrait peut être prescrit sous forme de pilules, de 0,15 chacune, à la dose de 3 à 6 par jour. L'administration de ces pilules paraît donner d'abord une poussée à la maladie de peau qui disparaît ensuite graduellement.

La sicopirine est le principe qui agit sur les maladies de la peau.

Sida cordifolia L. — Plante suffrutescente, de la famille des Malvacées, série des Malvées, à feuilles alternes, cordiformes, arrondies ou ovales, obtuses ou un peu aiguës, serretées, veloutées ou tomenteuses. Fleurs portées sur des pédicelles articulés, axillaires, solitaires. Calice à 5 divisions, persistant, sans calicule. Corolle des mauves. Étamines nombreuses, monadelphes, en colonne, divisées au sommet en filets portant les anthères. Ovaire libre à 9 ou 10 loges, uniovulées. Style à 9 ou 10 branches, stigmatiques, filiformes. 9 ou 10 carpelles surmontés de 2 prolongements sétacés aussi longs que les carpelles.

Cette plante habite l'Inde, ainsi que les espèces voisines, *S. acuta* Burm., *rhumbifolia* L., *spinosa* L., *carpinifolia* L. Les médecins hindous regardent les racines de ces différentes espèces comme astringentes et toniques, et les prescrivent dans les maladies urinaires et nerveuses, les fièvres, en mélangeant leur poudre avec du lait, du sucre, additionnées parfois de substances aromatiques et stimulantes. Dans le Concan, les feuilles du *S. cordifolia* servent en applications dans les ophtalmies. Le suc de la racine sert à déterger les ulcères, et le suc de la plante entière, additionné d'un peu d'eau, est employé contre la spermatorrhée. Les auteurs mahométans regardent toutes ces plantes comme aphrodisiaques. On avait attribué au *S. carpinifolia* des propriétés fébrifuges qu'il ne possède pas, mais les auteurs de *Bengal dispensatory* ont constaté qu'il active la respiration, augmente l'appétit et peut être employé comme un excellent tonique amer. A Goa, les Portugais le prescrivent comme diurétique, surtout dans les affections rhumatismales, et comme émollient dans la blennorragie. (Dymock, *loc. cit.*)

Le Dr Martinet a découvert que les feuilles du *S. floribunda*, qui croît auprès de Lima, agissent comme vermifuge mécanique. Cette propriété paraît être due à de petits poils un peu résistants, étalés en étoile, qui ne sont pas dissociés pendant la mastication, et qui, arrivés intacts dans le petit intestin, irritent les vers et les expulsent. (*Drug. circ.*, décembre 1887, p. 273.)

Les *S. rhombifolia* L., *althœifolia* Lher., *glomerata* Cav., *ovalis* Kost., en Amérique; *glandulosa* Roxb., dans l'Inde, sont employés comme émollients. Le *S. indica* L. est regardé comme stomachique et antipériodique; les *S. americana, hirta, alnifolia*, sont diurétiques et apéritifs; les *S. mauritiana* et *lanceolata* sont usités comme toniques et fébrifuges, etc.

Siegesbekia orientalis L. (Guérit-Vite, Herbe divine, Herbe de Flacq). — Cette plante annuelle, herbacée, rameuse, de 30 centimètres à 1 mètre, appartient à la famille des Composées, à la série des Astéroïdées. Feuilles opposées, de 10 à 12 centimètres de longueur, y compris le pétiole qui est très court, de 5 à 6 centimètres de largeur. Elles sont ovales lancéolées, dentelées sur les bords, un peu tomenteuses à la face inférieure, membraneuses, aiguës, dentées sur les bords. Capitules stipités, disposés en cymes lâches, foliées. Involucre subhémisphérique, à bractées inégales, les intérieures en paillettes, embrassant les fleurs; les extérieures peu nombreuses, linéaires, étalées, claviformes au sommet. Elles sont toutes plus ou moins glanduleuses. Réceptacle étroit. Fleurs jaunes. Celles du rayon sont femelles, fertiles, unisériées, à corolle irrégulière. Celles du disque sont hermaphrodites, fertiles, à corolle tubuleuse.

Les achaines, dépourvus d'aigrette, à demi entourés par les bractées écailleuses, sont inégalement ovoïdes, à surface dorsale gibbeuse.

Cette plante, qui est très commune, se rencontre depuis la Perse jusqu'au Japon et se retrouve en Australie, à Bourbon et à Maurice.

Composition chimique. — L'amertume assez considérable de l'Herbe divine et la réputation dont elle jouit à Maurice comme agent thérapeutique l'ont fait examiner par M. L. Auffray, de Maurice, pour en extraire, s'il y avait lieu, le principe actif. Il en a retiré, en 1885, une substance à laquelle il a donné le nom de *darutyne*, en l'honneur du Dr Clément Daruty, qui a fait un travail fort estimé sur les plantes médicinales de Maurice.

La *darutyne* cristallise en aiguilles isolées ou s'irradiant d'un centre commun en forme de touffes. Ces cristaux ne peuvent être vus à l'œil nu que lorsqu'ils se sont déposés d'une solution étendue et que l'évaporation a été ménagée. Placés sur le filtre, ils adhèrent les uns aux autres et forment une masse blanche, perlée, amorphe, inodore, de saveur très amère, non volatile, fusible, insoluble dans l'eau froide, les acides étendus, le chloroforme, les alcalis, la térébenthine, le pétrole, mais soluble dans l'alcool et l'éther.

Cette substance n'a pas d'action sur le papier de tournesol. L'acide sulfurique la dissout avec une coloration brunâtre. L'acide chlorhydrique concentré la dissout à froid sans la colorer; mais si l'on chauffe, elle prend une coloration violette. A l'ébullition, elle devient verte et laisse déposer une substance résineuse verte. Cette résine ne se saponifie pas à chaud en présence de l'ammoniaque, mais elle prend une coloration jaunâtre. La darutyne ne réduit pas la liqueur de Fehling.

Comme on le voit, cette étude est incomplète, car

ce ne sont là ni les caractères d'un glucoside ni ceux d'un alcaloïde. Il y a donc lieu d'étudier à nouveau ce principe amer au point de vue chimique.

Usages. — M. Daruty emploie l'*extrait* qui, d'après lui, renferme tous les principes actifs de la plante.

Il sert à préparer un sirop qui en renferme 1,20 par 30 grammes, dont la dose est de 2 à 4 cuillerées à bouche pour les adultes et de 1 à 4 cuillerées à dessert pour les enfants.

On en fait aussi des pilules de 30 centigrammes chacune, qui sont mieux supportées que le sirop, dont la saveur est très amère.

Ce sirop jouit, dans les Mascareignes, d'une grande réputation pour combattre la syphilis, la goutte, la scrofule. On emploie aussi soit le suc des feuilles, soit les feuilles elles-mêmes, pilées, en applications locales sur les ulcères gangreneux et phagédéniques. A Taïti, cette plante est usitée dans l'anémie, l'aménorrhée. Ce serait un excellent stomachique, analogue à la camomille. Hutchison (*Brit. med.*, 25 juin 1887) a essayé la teinture contre les diverses variétés de trichophytie et le pytiriasis versicolor. Il a traité par ce procédé 8 cas d'herpès circiné parasitaire, 4 de sycosis parasitaire, 2 de teigne tondante, en faisant faire, matin et soir, des frictions sur les parties malades, avec un mélange à parties égales de teinture et de glycérine. Cette substance semble agir comme stimulant et parasiticide. Elle est inoffensive. Pour en retirer de bons effets, il faut faire des frictions énergiques plusieurs fois par jour avec parties égales de teinture et de glycérine.

Silybum marianum Gœrtn. (*Carduus marianus* L.). — Le Chardon Marie, C. Notre-Dame, argenté, Artichaut sauvage, de la famille des Composées, série des Carduées, est une plante herbacée, annuelle ou bisannuelle, remarquable par la beauté de son feuillage, et qui croît dans les lieux incultes, sur les bords des chemins, etc. Racine longue, épaisse, fibreuse, pivotante. Tige de 50 centimètres à 1 m,50 de hauteur, dressée, rameuse, pubescente. Feuilles alternes, grandes, tachetées de blanc, sinuées ou pinnatifides, à lobes ciliés épineux, les radicales pétiolées, les caulinaires sessiles, amplexicaules. Capitules très gros, globuleux, à fleurs purpurines. Involucre à bractées nombreuses, plurisériées, imbriquées, les

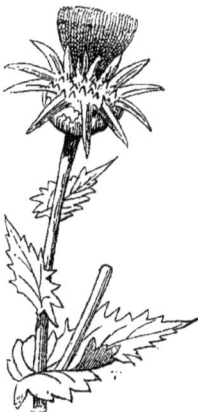

FIG. 909. — *Silybum maria-u nm.* Sommité florifère.

extérieures découpées en lobes épineux au sommet et sur les bords. Plateau chargé de soies. Fleurs toutes fertiles, semblables entre elles, régulières, tubuleuses. Etamines à filets pubescents. Achaines anguleux, lisses, couronnés par une aigrette à soies simples, très longues.

La racine et les fruits de cette plante jouissaient autrefois d'une grande célébrité pour le traitement des fièvres intermittentes, des hydropisies, des affections du poumon, du foie, de l'utérus, de l'ictère, des hémorroïdes. On la considérait comme tonique et sudorifique. Ces propriétés sont aujourd'hui regardées comme nulles, et le Chardon Marie a disparu même de la médecine populaire.

Ses tiges, ses feuilles, quand elles sont jeunes, et surtout son réceptacle sont comestibles.

Simaruba amara Aubl. (*S. officinalis* DC. — *S. guianensis* Rich. — *Quassia simaruba* L. F.). — Grand arbre de la famille des Rubiacées, série des Quassiées, qui habite la Guyane et le nord du Brésil. Feuilles alternes, de 30 à 50 centimètres de longueur, longuement pétiolées, imparipennées, composées de 3 à 6 paires de folioles, alternes ou opposées, brièvement pétiolulées, ovales oblongues, un peu rétrécies à la base, obtuses au sommet, glabres, coriaces. Fleurs nombreuses, petites, blanches, dioïques, en grappes axillaires et terminales. Calice court à 5 dents. Corolle à 5 pétales, tordus, étalés au sommet. 10 étamines libres, à filets pourpres. Dans les fleurs femelles, elles sont représentées par des écailles velues. L'ovaire est celui du quassia. Le fruit est formé de 1 à 5 drupes divergentes, ovoïdes oblongues, glabres, noirâtres.

Le *S. amara* Hayne (*Quassia simaruba* Wright), qui habite la Jamaïque, ne se distingue que par ses folioles plus petites, plus étroites, et par ses drupes plus grosses.

L'écorce se présente en lames minces, de 2 à 4 millimètres d'épaisseur, roulées ou en gouttières, et d'une longueur variant de 15 centimètres à 1 mètre. Elle est flexible, tenace, fibreuse. La surface externe, dépouillée de son suber, est d'un jaune brunâtre clair, rugueux, marquée de lignes longitudinales, s'entre-croisant en formant des losanges. La face interne est d'un jaune pâle. L'odeur est nulle, la saveur est très amère.

Composition chimique. — Cette écorce renferme de la *quassine*, une matière résineuse, une huile volatile dont l'odeur rappelle celle du benjoin, des acides malique et gallique, un sel ammoniacal, des malate et oxalate de calcium, de l'oxyde de fer, de la silice, etc.

Thérapeutique. — Le Simaruba a été introduit en France en 1713, de la Guyane, où il était employé contre la dysenterie. Les essais qui ont été faits en Europe parurent d'abord donner de bons résultats, mais Cullen démontra qu'il n'avait aucune action spécifique contre cette maladie. Il agit simplement comme tonique sur l'intestin. A hautes doses, c'est un purgatif et un vomitif. Comme l'écorce ne peut être pulvérisée, on ne peut l'administrer en substance. La meilleure préparation est l'infusion, à la dose de 4 grammes pour un litre d'eau. Ses indications thérapeutiques sont les mêmes que celles du Quassia.

Sium latifolium Gray (Berle, Ache d'eau). — Cette plante aquatique, qui croît en Californie, sur les côtes de l'océan Pacifique et aussi en Europe, appartient à la famille des Ombellifères, série des Carées. Elle est herbacée, glabre, à feuilles pinnées, dont les divisions sont ovales, lancéolées, serretées, un peu pinnatifides. Quand la plante croît dans l'eau, les feuilles sont bipinnatifides. Fleurs en ombelles latérales ou terminales, accompagnées d'involucres et d'involucelles formés d'un nombre indéfini de bractées. Organisation florale des Ombellifères normales. Fruit ovale, à carpophore peu distinct, dont les côtes primaires, obtuses, légèrement saillantes, séparent des vallécules à bandelettes multiples.

La racine est courte, de 1 1/2 à 5 centimètres de longueur, de la même dimension en diamètre, de façon à paraître presque sphérique; elle est couronnée par les bases des feuilles. Sa couleur est brun jaunâtre ou grisâtre. Les radicules sont sillonnées longitudinalement, contournées. La cassure est courte. La partie interne de la racine est blanche, le méditullium est spongieux, jaunâtre, et l'on remarque des cellules résineuses, visibles à l'œil nu, disposées irrégulièrement dans l'écorce. L'odeur est agréable; la saveur est douceâtre, aromatique et un peu piquante.

Cette racine est toxique, et elle est d'autant plus dangereuse qu'elle ressemble beaucoup celle du panais cultivé.

Composition chimique. — Elle a été analysée par A. R. Porter (*Amer. journ. of pharm.*, août 1876), qui a signalé la présence des substances suivantes :

Une huile volatile incolore, dont l'odeur et la saveur sont celles de la racine.

Une huile fixe de consistance épaisse, rouge foncé, d'odeur peu marquée, de saveur désagréable, soluble dans l'alcool, le chloroforme, l'éther, l'essence de térébenthine, la benzine, le sulfure de carbone.

Une résine donnant une poudre brun rougeâtre, peu odorante, peu sapide, fusible, incristallisable, soluble dans l'alcool, le chloroforme et l'éther, insoluble dans la benzine et le sulfure de carbone. C'est elle qui paraît être le principe actif; car une quantité minime produisit, au bout de deux heures, chez un chat, l'apparition de l'écume à la bouche, des douleurs considérables, des convulsions. L'animal ne mourut cependant pas. Cette résine ne paraît pas être pure, car la potasse caustique en dissout une partie en laissant un résidu qui est peu fusible.

Cette racine renferme, en outre, du sucre, de la gomme, de l'albumine et de la pectine, mais pas d'amidon.

D'après Nathan Rogers (*loc. cit.*, novembre 1876), cette racine renferme une huile volatile neutre, d'une odeur âcre, rappelant celle de la carotte, un *alcaloïde* cristallisant en aiguilles analogues à la *pastinacine* du panais, substance un peu âcre, d'une odeur urineuse, un *alcali volatil*, d'une odeur de souris désagréable, et une masse résineuse brun rougeâtre, soluble dans l'éther et l'alcool, de saveur brûlante, désagréable. L'ammoniaque dissout deux résines acides, l'une précipitée par l'acétate de plomb, l'autre par le sous-acétate. La partie insoluble dans l'ammoniaque est une résine indifférente. En la dissolvant dans l'alcool, précipitant par une solution alcoolique d'acétate de plomb, décomposant par H^2S, et traitant le sulfure de plomb par l'acool, l'auteur obtint une *substance neutre* cristallisant en aiguilles satinées, incolores, insolubles dans l'eau pure et acidulée, solubles dans l'éther et volatilisables sans résidu sur une lame de platine. La racine renfermerait aussi de l'amidon.

Thérapeutique. — Des expériences ont été faites sur des chiens. L'alcali volatil, la substance neutre, cristallisable, se sont montrées inertes. La masse résineuse, à la dose de 60 centigrammes, affaiblit les mouvements du cœur, diminue leur fréquence, et provoque des vomissements, des selles nombreuses, accompagnées de légers mouvements convulsifs. Les symptômes toxiques diminuèrent peu à peu, les animaux restèrent assez longtemps dans un état de faiblesse et de prostration bien marquée, puis revinrent peu à peu à l'état normal.

Cette racine n'a pas encore reçu d'application thérapeutique. Les fruits et les feuilles étaient regardés comme apéritifs, diurétiques et antiscorbutiques.

La racine du *S. nodiflorum*, espèce originaire de l'Europe, transportée probablement aux Etats-Unis, bien que considérée comme toxique, a été employée comme diurétique contre les affections cutanées et dans le traitement des engorgements scrofuleux des glandes lymphatiques.

Par contre, la racine du *S. californicum* Gray est recherchée par les Indiens de l'Orégon comme un aliment et un condiment.

Soja hispida Mœnch. (*Dolichos Soja* L. — *Glycine hispida* Sieb. et Zuc.). — Plante herbacée, à tiges annuelles, dressées, grêles, de 80 à 90 centimètres de hauteur, velues, semi-ligneuses, à rameaux ascendants, appartenant à la famille des Légumineuses papilionacées, série des Phaséolées, originaire de la Chine et du Japon, et répandue aujourd'hui dans tout l'archipel Malais, l'Inde, la Cochinchine, Siam, etc. Feuilles alternes, composées, à 3 folioles, deux opposées, la troisième terminale, ovales, subacuminées, un peu inégales à la base, longues de 15 centimètres, larges de 10, à stipules latérales, petites. Les fleurs, dont la couleur varie, sont blanches ou violacées, papilionacées, disposées en grappes simples, axillaires. 10 étamines diadelphes. Ovaire uniloculaire, pluriovulé. Gousse de 3 à 5 centimètres de largeur sur 10 à 12 centimètres de longueur, pendante, falciforme, subcomprimée, hispide, bivalve, marquée de deux saillies arrondies correspondant aux graines, et séparées entre elles par des étranglements. Les graines, séparées par une cloison, sont arrondies, ovales, de 7 millimètres

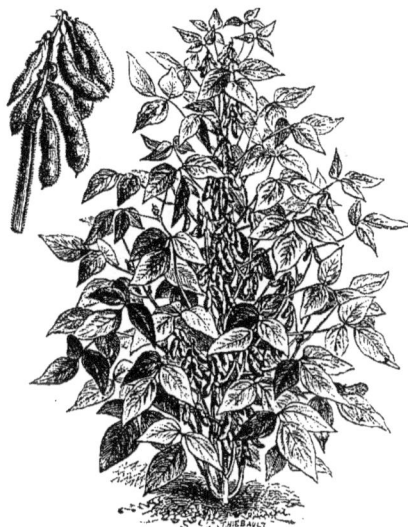

Fig. 910. — *Glycine hispida*. Port de la plante et fruit.

de longueur sur 4 à 5 millimètres de largeur, à testa dur, recouvrant un embryon charnu.

Cette plante nous intéresse surtout par ses graines, dont la couleur change suivant les variétés dont on connaît une trentaine environ. Elles sont rouges, vertes, noires, jaunes, etc. La variété la plus importante, et celle qui a attiré en France l'attention des agriculteurs, est la variété à graines jaunes.

Celles-ci ont été examinées, au point de vue de leur constitution microscopique, par le Dr R. Blondel. Elles sont constituées de dehors en dedans :

1° Par un plan de cellules prismatiques, étroites, juxtaposées ;

2° Une couche de cellules scléreuses, à parois latérales arquées et très épaisses, paraissant jouer un rôle important pendant la germination au moment de la rupture du tégument ;

3° Cellules parenchymateuses lâchement unies ;

4° Plan de cellules dilacérées correspondant à un albumen embryonnaire ;

5° Cotylédons à parenchyme polyédrique dont les éléments sont remplis de cristalloïdes se colorant en jaune par l'iode et constitués par des albuminoïdes.

L'importation de cette plante en France, faite par les soins de M. Montigny, consul de France en Chine, date de 1854 ; mais elle paraît avoir été connue antérieurement, car on a retrouvé au Muséum des graines qui avaient été remises à Buffon. La Société d'acclimatation la répandit, et, à la suite de mécomptes nombreux dus à ce que certaines graines appartenaient aux espèces hâtives, on s'arrêta à la variété à graines jaunes, qui est la plus tardive, et croît fort bien un peu au delà des limites de la culture du Maïs.

Composition chimique. — L'analyse la plus complète qui ait été faite de ces graines est celle de H. Pellet (*Compt. rend. Ac. sc.*, mai 1880, p. 1177), qui porte sur trois sortes de graines : l'une provenant de Chine, la deuxième de Hongrie, la troisième de plantes cultivées à Etampes.

DÉSIGNATION.	I	II	III
Eau.........	9,000	10,160	9,740
Matières grasses.........	16,400	16,600	14,190
— protéiques.........	35,500	27,750	31,750
Amidon, dextrine, matière sucrée.........	3,210	3,210	3,210
Cellulose.........	11,650	11,680	11,650
Ammoniaque.........	0,290	0,274	0,301
Acide sulfurique.........	0,065	0,234	0,111
— phosphorique.........	1,415	1,554	1,031
Chlore.........	0,036	0,035	0,037
Potasse.........	2,187	2,204	2,317
Chaux.........	0,452	0,316	0,230
Magnésie.........	0,397	0,315	0,135
Substances insolubles dans les acides.........	0,052	0,055	0,061
Soude, fer, matières minérales.........	0,077	0,104	0,217
Matières organiques diverses.........	19,280	25,589	21,127
Cendres.........	4,86	4,87	5,13

Les cendres renferment, pour 100 parties :

DÉSIGNATION.	I	II	III
Acide phosphorique.........	29,43	31,92	31,68
— carbonique.........	4,19	1,20	1,00
— sulfurique.........	1,37	4,80	2,74
Chlore.........	0,75	0,75	0,75
Potasse.........	45,02	45,27	45,02
Chaux.........	8,02	6,50	4,48
Magnésie.........	8,19	6,48	8,47
Matières insolubles.........	1,10	1,10	1,20
Traces de soude.........	1,50	2,15	4,83

D'après P. Muntz, la proportion des matières amylacées et sucrées s'élèverait à 6.40 0/0, celle des matières protéiques à 36.67, et celle des matières grasses à 17.60.

La caractéristique de ces graines, c'est d'abord la minime proportion d'amidon qu'elles renferment, et qui peut même être nulle, fait d'autant plus étrange que les graines des Phaséolées, dont le haricot est le type, sont extrêmement riches en matière amylacée qui leur communique précisément leur valeur alimentaire.

Stingl et Morawski (*Mon. f. chim.*, avril 1886, 176) expliquent ce fait anormal par la présence dans la graine normale d'un ferment diastasique possédant la propriété de convertir l'amidon pour les 2/3 en sucre et pour 1/3 en dextrine.

En second lieu, il convient de remarquer la proportion considérable des matières protéiques qui communiquent à cette graine des propriétés alimentaires analogues à celle de la viande, et qui, en tout cas, la rendent bien supérieure aux graines des Légumineuses les plus employées.

Usages. — Ces graines sont employées, de temps immémorial, au Japon et en Chine, pour préparer une sauce dont la fabrication a été indiquée, pour la première fois, par Kaempfer (*Amen. exotic.*, fasc. V). Cette sauce, qui porte le nom de *Soja* ou *Sooju*, s'obtient en ajoutant à la graine un volume d'eau égal au sien. D'autre part, on fait griller une quantité égale d'orge, et, quand elle est refroidie, on la mélange au soja dans de grands baquets, et, lorsque le tout a acquis la consistance d'une bouillie épaisse, on le place dans des moules en bois que l'on dépose dans un espace hermétiquement clos, muni de regards pour surveiller la fermentation. Si elle ne se prononce pas assez rapidement, c'est-à-dire au bout de quelques heures, on chauffe à l'aide d'un brasier;

plutôt fermenter les poissons empilés et serrés en barils.

Le soja a été analysé au laboratoire de To-Kio (Japon).

Densité	1,193
Extrait sec.	37,712
Cendres	19,812
Matières azotées.	9,488
Chlorure de sodium.	26,578
Acide phosphorique	0,466
Potasse	0,640

A Canton, le soja entre dans la composition d'un ferment soluble, le *kiu-tsee*, qui est employé pour la fabrication d'un vin factice et de l'eau-de-vie, emploi qui s'explique fort bien par la présence du ferment diastasique dont nous avons déjà parlé.

Dans toute la Chine, les graines du soja

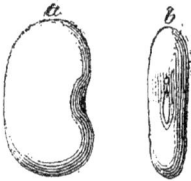

Fig. 911. — *a*, graine vue latéralement;
b, la même vue sur la face ventrale (R. Blondel).

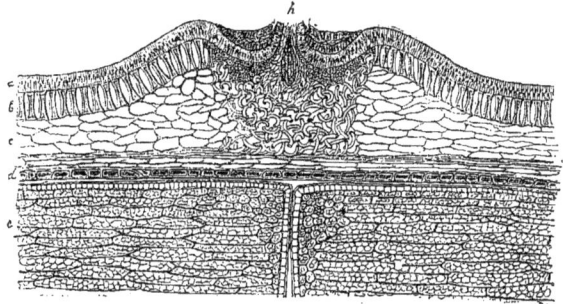

Fig. 912. — *Glycine hispida*. Coupe de la graine.
(d'après Blondel).

mais, dans ce cas, les pains brunissent à l'extérieur. Au bout de sept jours, la fermentation étant achevée, on retire les pains, qui ont alors une couleur jaune doré, on les coupe en fragments, on les jette dans de grandes cuves; on ajoute de l'eau saturée de sel marin à chaud (2 kilogrammes pour 1 kilogramme de pain), on agite pour que le mélange soit aussi homogène que possible, puis on laisse en repos pendant un, deux ou même trois ans. Au bout du temps voulu, on soumet, dans des sacs, le produit à la presse.

Le premier liquide qui s'écoule est le soja de première qualité, mais dont le prix est fort élevé. Il est sirupeux, de couleur brun foncé; on ajoute ensuite au résidu de la pression de l'eau salée dans la même proportion, on laisse reposer pendant six mois environ, puis on presse de nouveau. Ce soja, dont la qualité est inférieure, se vend à la classe pauvre.

Le soja est l'unique sauce qui accompagne les mets japonais, et surtout le poisson, dont il relève la saveur un peu fade. C'est, comme condiment, l'analogue du *nuoc-nam* des Annamites, liquide limpide, d'odeur d'anchois très forte, obtenu en faisant pourrir ou

servent, en outre, à préparer une émulsion laiteuse qui remplace le lait et qu'on obtient en écrasant les graines, les triturant avec de l'eau, et passant simplement le liquide au tamis fin. Du lait, cette liqueur n'a que l'aspect; mais, comme il est extrêmement rare, elle le supplée au point de vue alimentaire.

Mais l'usage le plus général de ces graines, c'est la fabrication du fromage de pois. Voici de quelle façon la décrit Champion (*Bulletin de la Société d'acclimatation,* 2e série, 111, § 62, 1886). On fait gonfler les graines dans l'eau pendant vingt-quatre heures, puis on les fait égoutter dans un panier d'osier; l'eau de macération qui s'écoule est ensuite mélangée aux graines, que l'on broie sous la meule, de façon à former une boue liquide qui vient se rendre dans un baquet. On filtre sur une toile, et le liquide qui s'écoule est soumis à une température que l'on élève progressivement jusqu'à 100°. Il se fait à la surface une mousse abondante; quand elle est tombée, on continue l'ébullition pendant dix minutes environ, et on transvase dans une autre chaudière soumise à une température moins élevée, et enfin dans de grands baquets où le liquide se refroidit rapidement par l'agitation constante; on enlève la mousse,

et, après quelques minutes de repos, le liquide se couvre d'une pellicule épaisse que
l'on enlève, sans la déchirer, à l'aide d'une
baguette sur laquelle elle se dessèche ; cette
pellicule se mange. Le liquide est additionné
d'un peu d'eau, de plâtre cuit et d'une petite
quantité d'eau mère des marais salants qui
renferme surtout, comme on le sait, du chlorure de magnésium. On brasse énergiquement, et, à ce moment, la masse se coagule
et devient solide.

Le fromage ainsi obtenu est versé dans des
châssis de bois de 7 mètres de côté sur 5 centimètres de hauteur, fermés au fond par un
linge fin à travers lequel s'égoutte le liquide
en excès. Quand l'égouttage est complet, on
comprime le fromage en le couvrant d'une
planche chargée de poids ; au bout de quelques heures, son volume est réduit de moitié, et on le coupe alors en petits fragments.
Dans cet état, il ressemble à une gelée blanc
grisâtre qui ne se conserve pas plus de vingt-
quatre heures, surtout pendant l'été, mais
dont on peut assurer la conservation en la
salant ; sa saveur est assez agréable, mais
rappelle celle des pois crus, et ne plaît pas
toujours aux Européens ; son prix est des plus
minimes, car un morceau de la grosseur du
poing vaut 1 sapèque, et il faut 600 sapèques
ou 1 ligature pour faire 1 franc de notre monnaie. C'est donc, avant tout, l'aliment de la
classe pauvre, qui le mange tel qu'il est ou
en le faisant frire dans la graisse ou l'huile.

D'après les analyses de L'Hôte et de
Champion, ce fromage renferme :

	À l'état frais.	À l'état sec.
Eau	90,37	»
Cendres	0,76	7,89
Matières grasses. . .	2,36	21,51
Azote	0,98	8,09

Un kilogramme de graines donne 1kg,500
de fromage frais.

C'est donc, sous un petit volume, un aliment très nourrissant.

La valeur alimentaire des graines de soja,
sous les différentes formes, souvent heureu-
ses, que lui donnent les Chinois et les Japonais, la proportion si minime d'amidon qu'elles
renferment, devaient tôt ou tard les faire
entrer soit dans la thérapeutique, soit dans
l'hygiène alimentaire, auxquelles elles peuvent rendre des services sérieux.

On sait trop avec quelle difficulté on fait
accepter aux malades gravement atteints,
mais pouvant encore se nourrir, aux phtisiques, par exemple, le mode d'alimentation
qui seul peut leur permettre de lutter quelque
temps encore contre le dépérissement graduel ; quel dégoût rapide de chacun des aliments successivement employés s'empare
d'eux ; combien la viande peu cuite, sous
toutes formes, est difficilement supportée. La
farine de soja, préparée de diverses manières, destinées surtout à masquer la saveur

de pois cru qui la caractérise et qui ne plaît
pas à tout le monde, cette farine permet de
varier le régime et de fournir en même temps,
sous un petit volume, la teneur d'éléments
azotés nécessaire. Il ne faut pas oublier, toutefois, que cette farine, ingérée en quantités
un peu considérables, présente des propriétés laxatives assez marquées qu'elle doit à
l'huile grasse qu'elle renferme. Il conviendrait donc de régler la quantité de chaque
jour suivant la susceptibilité du malade. Dans
les convalescences lentes, quand il faut relever promptement les forces des malades par
une alimentation substantielle, peu abondante cependant, de façon à ne pas fatiguer
les organes digestifs, le soja pourrait s'ajouter avec avantage au régime ordinaire. On
voit, sans que nous insistions davantage,
dans quelles conditions ces graines peuvent
rendre des services sérieux à l'hygiène alimentaire. Du reste, en Autriche, Hanber-
landt, à la suite des essais nombreux qu'il
avait faits sur leur valeur alimentaire, les
préconise hautement pour la préparation des
saucisses aux pois, qui sont réglementaires
dans l'armée autrichienne.

Mais il est une autre classe de malades à
laquelle le soja peut rendre des services incontestables, en raison même de la minime
proportion d'amidon qu'il contient. Nous vou-
lons parler des diabétiques soumis à un régime dont sont bannies, autant que possible,
les matières amylacées. Sans combattre la
maladie en elle-même et ne s'adressant qu'au
symptôme, l'apparition du sucre en quantités
variables dans les urines, le soja peut être
des plus utiles, en permettant aux diabétiques de faire entrer, dans leur alimentation
journalière, ce qui pour tous est un besoin
impérieux, le pain.

Ils ont à leur disposition, il est vrai, le
pain de gluten. Mais, outre qu'il ne représente pour eux que l'ombre du pain, on sait
avec quelle rapidité ils s'en dégoûtent, et,
de plus, il ne faut pas oublier que le gluten,
pour être panifié, exige l'addition de 30 à
40 0/0 de farine de blé. C'est donc, non plus
un adjuvant du traitement, mais un véritable
ennemi, réduit, nous l'admettons, à son minimum de nocivité, mais n'introduisant pas
moins dans l'organisme l'amidon que ce dernier convertira en sucre, et dont il faudrait
avant tout éviter la présence.

Le soja pourrait être donné sous forme de
bouillie, mais il ne répondrait pas complètement au besoin que l'on connaît. La farine
de soja, comme toutes celles des légumineuses, se prête mal à la panification ; elle
ne lève que difficilement, et donne un pain
lourd, massif. L'industrie devait chercher les
moyens d'en faire un pain présentable, et,
si l'on en croit une communication faite par
M. Lecerf, pharmacien de première classe,
il aurait heureusement tourné la difficulté
sans introduire dans la pâte l'amidon proscrit.

Le pain avec lequel les premiers essais ont été faits par M. Dujardin-Beaumetz, à l'hôpital Cochin, présente l'aspect du pain d'épice, à croûte peu épaisse, brunâtre foncé. Son odeur, sa saveur, n'ont rien de désagréable. Toutefois, après un certain temps, on ressent dans la bouche une sensation de sécheresse suivie d'une soif assez vive.

D'après l'analyse donnée par M. Lecerf, ce pain renfermerait :

Eau	45,000
Matières protéiques	20,178
— grasses	9,350
— amylacées et sucrées	2,794
Acide phosphorique	0,863

Une analyse de ce pain faite au laboratoire municipal de Reims à donné :

Eau	37,00
Gluten	25,93
Matières grasses	8,30
Glucose	2,69
Amidon et dextrine	7,22
Sels minéraux	3,31
Cellulose	15,55

D'un autre côté, un industriel de Reims, M. Bourdin, a fait préparer un pain dont l'analyse suivante a été donnée par le laboratoire municipal de Reims :

Eau	25,77
Gluten	34,31 soit 5,49 d'azote.
Matières grasses	1,36
Glucose	1,17
Amidon et dextrine	14,96
Sels minéraux	2,79
Cellulose	19,64

Ce pain est désigné sous le nom de *pain de soja gluten*. L'association du gluten à la farine de soja, dont la proportion ne nous est pas connue, pas plus que celle des matières protéiques, fait de ce pain un aliment substantiel pouvant s'appliquer à l'alimentation. Mais la quantité d'amidon qu'il renferme, et qui est à peu près la même que celle du pain de gluten ordinaire, ne lui donne aucun avantage sur ce dernier pour le régime des diabétiques.

Les applications des graines de soja à l'alimentation des diabétiques ne sont pas nombreuses. Nous savons cependant, par une communication orale du Dr Leuillieux, ancien interne des hôpitaux d'Alger, qu'un certain nombre d'Arabes diabétiques, en traitement à l'hôpital du Douera, à Alger, avaient vu, sous l'influence d'une alimentation dont la bouillie de soja faisait la base, non seulement diminuer dans des proportions considérables la teneur en sucre de leurs urines, mais encore s'améliorer l'état des plaies qu'ils présentaient, et qui, comme toutes celles de ce genre, avaient résisté aux traitements employés. Si ce fait se vérifiait

de nouveau, soit avec la bouillie, soit avec le pain de soja, la thérapeutique aurait trouvé dans ces graines un adjuvant des plus utiles au traitement ordinaire du diabète sucré, si pénible à supporter par la plupart des malades, surtout en raison de l'abstention des féculents, pour lesquels ils manifestent en général une appétence très vive.

Quant à l'huile, dont la proportion, comme nous l'avons vu, est assez considérable (16 à 18 0/0), elle n'est pas employée par les Japonais, qui se servent pour l'éclairage de l'huile de colza, et pour l'alimentation de l'huile de sésame. Les Chinois, dit-on, la regardent comme alimentaire, et s'en servent pour assaisonner les mets. Cette assertion nous paraît un peu risquée; car, ainsi que l'a fait observer M. le Dr L. Petit, cette huile, à la dose de 20 à 30 grammes, présente des propriétés laxatives bien marquées qui doivent l'éloigner de l'alimentation. Il y aurait peut-être lieu de l'employer comme médicamenteuse, et elle rendrait alors des services analogues à ceux de l'huile de ricin. (Extrait du *Bulletin général de thérapeutique*, 30 novembre 1888.)

Solanum tuberosum L. — La Pomme de Terre, Patate de Virginie, Parmentière, Morelle tubéreuse, est une plante herbacée, vivace, originaire, croit-on, des parties méridionales de l'Amérique du Nord, et qui appartient à la famille des Solanacées, série des Solanées. Les rameaux aériens, anguleux, de 80 centimètres à 1^m,20 de hauteur, portent des feuilles alternes, pinnatiséquées, simulant une feuille imparipennée à folioles opposées par paires, largement ovales, aiguës, la terminale plus grande. Les fleurs sont disposées en cymes scorpioïdes, bifurquées, corymbiformes, et sont blanches ou lilas et odorantes. Corolle rotacée à 5 lobes, 5 étamines à anthères conniventes, mais libres et s'ouvrant d'abord par le sommet, puis dans toute leur longueur. Caractères botaniques de la Morelle.

Le fruit est une baie globuleuse assez grosse, accompagnée à la base par le calice persistant.

Les racines sont fasciculées. Certains des rameaux souterrains se renflent, se gorgent de fécule et constituent la *Pomme de terre*.

Ce fut sir Walter Raleigh qui, le premier, dit-on, introduisit la pomme de terre en Angleterre, sous le règne de Jacques Ier. Elle se répandit peu à peu dans le reste de l'Europe, mais toujours entourée d'une certaine suspicion, en raison même des propriétés délétères bien connues de la famille à laquelle elle appartient. On connaît les efforts enfin couronnés de succès faits par Parmentier pour doter la France de la pomme de terre, qu'il avait vu cultiver en grand dans la Silésie, où il s'était trouvé comme prisonnier de guerre pendant quelque temps. Aujourd'hui, ces tubercules entrent pour une grande part dans l'alimentation, tout au moins dans les régions tempérées et même un peu chaudes, car la plante qui les produit ne réussit dans les pays tropicaux que dans des conditions exceptionnelles d'altitude compensant la température élevée.

Cette plante craint cependant le froid, car celui de nos hivers la tue; aussi est-elle devenue chez nous annuelle et non plus vivace comme dans son pays d'origine.

Nous possédons aujourd'hui un grand nombre de variétés de tubercules, que l'on distingue entre eux par leur forme et leur couleur qui entraînent des modifications dans leurs propriétés alimentaires.

Composition chimique. — La Pomme de terre renferme, d'après Payen :

Eau	74,00
Fécule	20,00
Épiderme, tissu cellulaire, pectose, pectine, pectase	1,65
Matières protéiques	1,50
Asparagine	0,12
Graisse, etc.	0,10
Sucre, résine, essence	1,07
Sels minéraux et acides organiques	1,56
	100,00

La partie la plus importante est la fécule ou amidon, dont la proportion varie, du reste, suivant

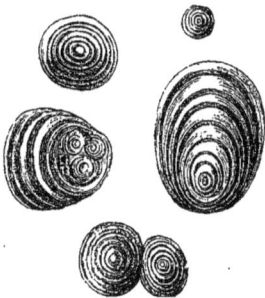

FIG. 913. — Grains d'amidon de pommes de terre.

l'espèce, la nature du sol, le climat, les conditions atmosphériques et la conservation des tubercules. Elle diminue beaucoup après la germination; aussi, a-t-on soin de conserver les pommes de terre dans des silos de 1m,50 à 2 mètres de largeur, sur 1 mètre de profondeur, creusés dans un sol peu humide, consistant et recouvert de 30 centimètres de terre.

On obtient la fécule par la série suivante d'opérations mécaniques :

1° Trempage dans l'eau pour ramollir la terre adhérente;

2° Lavage dans un cylindre creux, incliné, immergé dans l'eau;

3° Râpage, destiné à déchirer les cellules et mettre à nu le grain de fécule;

4° Tamisage de la pulpe obtenue sous l'action d'un courant d'eau qui entraîne la fécule et laisse le tissu cellulaire sur le tamis;

5° Repos de quelques minutes de la pulpe étendue d'eau pour permettre aux parties siliceuses et terreuses de se déposer.

On décante l'eau tenant la fécule en suspension. On laisse déposer. La fécule se recouvre d'une

couche grise, formée de grains de fécule et de débris de tissus cellulaires, le *gras de fécule*, que l'on enlève au râcloir et qu'on soumet ensuite à une épuration mécanique. On place ensuite la fécule dans des baquets percés de trous et garnis de toile, sur lesquels elle s'égoutte en partie; puis on continue la dessiccation sur des plaques poreuses de plâtre. Dans cet état, c'est la *fécule verte*, qui renferme encore 34 0/0 d'eau. La dessiccation s'achève

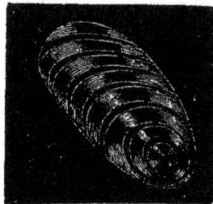

FIG. 914. — Grains d'amidon de pommes de terre.

avec précaution dans des étuves, puis on écrase les masses entre des cylindres et on passe au blutoir.

Cette fécule est alors en poudre impalpable, d'un blanc jaunâtre, qui, pressée entre les doigts, produit une sensation de fraîcheur, et renferme encore 18 0/0 d'eau. C'est la *fécule sèche*. Desséchée dans le vide à 20°, c'est une poussière coulant entre les doigts sans adhérence. Elle a toujours une odeur désagréable et caractéristique qu'on peut lui enlever en la lavant avec une solution faible de carbonate de soude, puis à l'eau pure. Ses grains se distinguent au microscope de ceux de l'amidon du blé par leur diamètre plus considérable, qui est de 140 à 185 millièmes de millimètre au lieu de 40 µ.

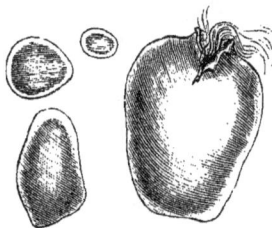

FIG. 915. — Amidon de pommes de terre traité par le chlorure de zinc.

Quand on les éclaire sous le microscope, à la lumière polarisée, et qu'on interpose entre eux et l'œil un cristal de spath d'Islande, on aperçoit une croix noire dont les branches partent des hiles.

La formule chimique de la fécule C⁶H¹⁰O⁵ est celle de l'amidon, dont elle possède toutes les propriétés chimiques, dont nous ne noterons ici que les principales, renvoyant, pour leur étude complète, aux traités de chimie.

La fécule est insoluble dans l'eau, l'alcool, l'éther, inaltérable à l'air quand elle a été bien séchée, mais absorbant facilement l'humidité. Dans l'eau chauffée à 100°, elle se gonfle et forme une masse gélatineuse, l'*empois*, qui bleuit par l'eau iodée.

Cet empois se transforme peu à peu à l'air en acide lactique et se liquéfie. A l'ébullition, il se transforme partiellement en glucose. Chauffée en tube scellé à une température de 170°, en présence de l'eau, la fécule se convertit en *dextrine*. La chaleur sèche produit le même effet, et il suffit d'une température de 200°. A 230°, elle se déshydrate, se ramollit et paraît fondre en se colorant. La masse est alors composée en grande partie de *pyrodextrine* que l'on trouve dans la croûte du pain, le café torréfié, etc. A la distillation sèche, elle donne des acides carbonique, acétique, des carbures d'hydrogène, des huiles empyreumatiques et laisse un charbon boursouflé. Quand on la chauffe à feu nu, elle gonfle, noircit et brûle avec une flamme éclairante.

En présence des acides minéraux étendus d'eau et à l'ébullition, la fécule se convertit d'abord en dextrine puis finalement en *glucose*. Le procédé que l'on emploie dans l'industrie pour obtenir ce dernier produit consiste à projeter peu à peu 100 parties de fécule dans 500 parties d'eau à 100°, additionnée de 15 parties d'acide sulfurique normal.

On sature l'acide sulfurique en excès par le carbonate de chaux ou craie, on laisse déposer, on filtre le liquide clair sur du noir d'os en grains, puis on le concentre à 30° B. C'est alors le sirop de glucose, que l'on peut obtenir en masse solide, amorphe après la concentration du sirop à 40° aréométriques, que l'on verse dans des rafraîchisseurs où la cristallisation commence, pour s'achever dans les tonneaux. On connaît les usages de ce *sucre de fécule*, comme on l'a nommé, dans la brasserie, la confiserie, la pâtisserie, la fabrication des liqueurs à bas prix. La découverte de la saccharine permet aujourd'hui de lui communiquer la saveur du sucre ordinaire, et prête ainsi à un grand nombre de fraudes.

Broyée avec de l'acide sulfurique, la fécule se convertit en *amidon soluble*, poudre blanche, soluble dans l'eau froide ou bouillante, colorée en bleu par l'eau d'iode et précipitée par l'eau de chaux, de baryte, l'alcool, le tanin. Les dissolutions peuvent être concentrées à consistance sirupeuse sans se troubler, ce qui ne se présente pas avec les solutions apparentes de fécule. C'est donc une modification du principe amylacé, intermédiaire entre la fécule et la dextrine.

En présence de quelques centièmes de potasse ou de soude, la fécule s'épaissit dans l'eau et prend la consistance de l'empois. Les alcalis agissent en gonflant considérablement les grains de fécule.

La levure de bière, la gélatine, la salive, le suc pancréatique, etc., transforment aussi la fécule en glucose.

L'acide azotique ordinaire oxyde la fécule et la transforme, en dernière analyse, en eau, acides carbonique et oxalique. Avec l'acide azotique concentré, il se forme des matières explosibles, la *xyloïdine*, *nitramidine*, *pyroxam*. Leur composition est représentée par $C^{12}H^{16}O^{8}2Az^{2}O^{5}$.

Les pommes de terre cuites à la vapeur, écrasées et mélangées avec de l'orge germée, donnent du glucose par l'action de la diastase de l'orge sur leur fécule. Ce glucose fermente en présence de la levure de bière et, comme la plupart des matières sucrées, se dédouble en alcool, acide carbonique et glycérine. On retire l'alcool du moût par la distillation dans des appareils appropriés.

L'alcool que l'on obtient ainsi, dans la proportion de 8 litres environ pour 100 kilogrammes de pomme de terre, renferme de l'alcool ordinaire ou éthylique, de l'*alcool amylique*, des alcools plus hydrocarburés, des acides gras volatils, des éthers et des produits huileux.

La transformation de l'alcool de mauvais goût, c'est-à-dire renferment de l'alcool amylique et des huiles essentielles, en alcool sans odeur ni saveur étrangères s'obtient par rectification et concentration, procédés sur lesquels nous n'avons pas à insister ici.

L'*alcool amylique* $C^{5}H^{12}O$ s'obtient en distillant l'alcool de pomme de terre et recueillant les dernières portions dès qu'elles passent laiteuses. On agite avec l'eau qui dissout l'alcool ordinaire, on décante l'huile qui surnage, on la dessèche sur le chlorure de calcium et on rectifie. L'alcool amylique passe à 128 ou 130°.

C'est un liquide incolore, d'une odeur forte, provoquant une sensation de constriction des poumons, cristallisant à — 20°, bouillant à 132°, non miscible à l'eau, soluble dans l'alcool et l'éther. Il s'enflamme difficilement et brûle avec une flamme bleue. En s'oxydant, il forme de l'acide valérique. Densité = 0,818 à 15°.

C'est le point de départ d'une série de combinaisons dans lesquelles on admet l'existence d'un groupe amyle $C^{5}H^{11}$, fonctionnant comme radical monoatomique qui peut s'unir aux corps simples et aux radicaux composés.

Solanine. — Otto signala le premier la présence de ce glucoside dans les germes qui poussent au printemps ou en hiver sur les pommes de terre conservées dans les caves humides. D'après Haaf, il se rencontre surtout dans les pommes de terre trop jeunes ou trop vieilles et particulièrement dans les épluchures. Sur 500 grammes, il a calculé la teneur suivante :

Le tubercule entier contient 0,21 dans les tubercules germés, 0,16 dans les jeunes ;

La partie charnue ou féculente, 0,16 dans les tubercules germés, 0,16 dans les jeunes ;

Les épluchures, 0,24 dans les tubercules germés, 0,18 dans les jeunes.

Recherches toxicologiques. — D'après Dragendorff (*Pharm. Zeit f. Russland*, 15 août 1882), la solanine peut être obtenue de ses solutions alcalines par l'alcool amylique, et on peut en extraire ainsi 1 milligramme de 100 centimètres cubes d'urine. La solanidine s'obtient aussi bien de ses solutions acides aqueuses que des solutions alcalines. Elle passe complètement et facilement dans le chloroforme et l'alcool amylique.

Pour obtenir à la fois la solanine et la solanidine, on traite le liquide *acide* par le chloroforme, puis on soumet la solution aqueuse acide à l'action de l'alcool amylique qui enlève les matières colorantes, les alcaloïdes cadavériques. On rend le liquide alcalin et on extrait la solanine avec l'alcool amylique. Ce procédé donne de bons résultats avec la solanidine.

On reconnaît la solanine aux réactions suivantes : on l'obtient le plus souvent sous forme d'une masse gélatineuse, amorphe, soluble dans 8,000 parties d'eau bouillante, plus soluble dans les solutions aqueuses acides, dans 4,000 parties d'éther, 500 d'alcool froid, 125 d'alcool bouillant ;

1° Braut conseille de placer la solanine sur un verre de montre avec un mélange de 6 centimètres cubes d'acide sulfurique pur, 8 centimètres cubes d'eau et 0,30 d'acide sélénique, et de chauffer doucement jusqu'à ce qu'une teinte rouge apparaisse. En laissant refroidir, on observe une belle coloration rouge framboise passant lentement au rouge cerise, puis à l'orangé, pour devenir enfin d'un jaune sale. La solanidine se comporte de la même façon. On peut ainsi reconnaître 0,00001 de solanidine et 0,000025 de solanine ;

2° Bach conseille de verser sur l'alcaloïde un mélange de 9 volumes d'alcool absolu et 6 volumes d'acide sulfurique concentré ; puis on chauffe lentement, jusqu'à ce qu'une légère coloration se manifeste, et par le refroidissement on voit apparaître une belle coloration rouge cerise. La réaction de la solanidine est la même. On reconnaît ainsi 0,00005 de solanine et 0,00001 de solanidine ;

3° Avec l'acide sulfurique pur, coloration rouge clair ;

4° Acide azotique, coloration bleue sur les bords ;

5° Acide sulfurique monohydraté et vanadate d'ammoniaque, 0,50 0/0, coloration brune, rouge cerise ;

6° Avec l'acide sulfurique bihydraté et vanadate ammonique, coloration jaune, orange, carmin, pourpre violet, puis violette.

Usages. — Nous n'avons pas à nous étendre ici sur les usages économiques de la Pomme de terre, dont la valeur alimentaire est bien connue. Nous indiquerons seulement qu'il est bon, étant donnée la présence de la solanine dans les tubercules trop jeunes ou dans ceux qui sont trop âgés, d'éviter de les consommer dans cet état et surtout de les peler assez profondément quand ils ont commencé à germer. Du reste, la cuisson avec l'eau dans laquelle la solanine est soluble et le rejet de cette eau suffisent pour assurer aux Pommes de terre l'immunité la plus parfaite, comme le prouve l'expérience de chaque jour.

La fécule peut remplacer parfaitement les fécules exotiques, telles que le sagou, le tapioca, l'arrow-root.

Les feuilles qui servent de fourrage doivent être séchées avant d'être données aux animaux.

Au point de vue thérapeutique, les différentes parties du *S. tuberosum* jouissent de propriétés plus ou moins marquées. Les tubercules crus avaient été conseillés par Roussel de Vauzenies comme antiscorbutiques, et nous avons vu à Saint-Pierre et Miquelon les capitaines des bâtiments armés pour la pêche à la morue combattre efficacement cette maladie chez leurs hommes, en leur faisant mâcher des pommes de terre crues. Râpées, elles forment un topique qui est d'usage vulgaire en application sur les brûlures au premier degré.

La fécule sert à faire des cataplasmes qui ont l'inconvénient de sécher trop rapidement.

La Pomme de terre se prête fort bien à l'alimentation si difficile des diabétiques, à la condition. cela a de soi, de ne pas la donner en quantité trop considérable. De tout les féculents, c'est elle qui renferme le moins d'amidon et par cela même qui produit le moins de sucre, et la différence entre le pain de gluten et les pommes de terre est tellement grande en faveur de ces dernières, qu'il convient de soumettre les malades au régime anglais, c'est-à-dire supprimer le pain et le remplacer aux repas par des pommes de terre cuites au four où à l'étouffée.

Les feuilles, les tiges et les fruits non mûrs passent pour être narcotiques, et, d'après Geiger, on a même employé l'extrait des feuilles contre la toux et certaines affections spasmodiques sur lesquelles il agirait à la façon de l'opium.

Latham, de Londres, dit l'avoir employé avec succès dans les rhumatismes chroniques, l'angine de poitrine, le cancer de l'utérus, etc. D'un autre côté, cet extrait a pu être donné à la dose de 6 grammes sans produire aucun effet notable (Worsham). Ces contradictions peuvent, du reste, s'expliquer en admettant que les propriétés de la plante varient, suivant la saison, le sol et le mode de culture. Toutefois, on trouve relaté un cas d'empoisonnement suivi de mort à la suite de l'ingestion de fruits verts.

S. lycopersicum L. — La Tomate, Pomme d'Amour, P. du Pérou (*Lycopersicum esculentum* Dun), originaire de l'Amérique du Sud, vivace dans sa patrie, est annuelle dans nos jardins potagers. Cette espèce se distingue par ses anthères allongées, souvent adhérentes entre elles par leurs bouts. L'ovaire peut compter jusqu'à 12 loges pluriovulées.

Le fruit est une baie, de la grossseur d'une pomme, d'un beau rouge quand elle est mûre, parfois jaune ou rose, à chair pulpeuse, acidulée, à côtes nombreuses et renfermant un grand nombre de graines velues.

Ce fruit, qui porte le nom de Tomate, renferme des acides tartrique et malique qui lui communiquent une saveur acidule agréable et le fait employer dans l'alimentation sous les formes que l'on connaît. En Espagne, on le mélange avec le piment rouge et on l'emploie contre les hémorrhoïdes, ou bien aussi sous forme de pommade, en faisant bouillir avec partie égale de graisse jusqu'à ce que l'eau de végétation ait complètement disparu.

S. esculentum Dun. (*Melongena tereta* Mill.).—L'Aubergine, Melongène, originaire de l'Inde, cultivée dans tous les pays chauds, a des baies cylindriques, de couleur violacée, que l'on mange cuites ou crues. C'est, du reste, un met assez insipide.

Le *S. ovigerum* Dun, qui avait été confondu par Linné avec l'espèce précédente, a un fruit de la forme et de la grosseur d'un œuf, blanc, et qui n'est pas comestible.

S. indicum L. — Espèce originaire de l'Inde, à fleurs bleues, à fruit arrondi, lisse, de la grosseur d'un pois carré, vert, puis jaune orange quand il est mûr.

Cette plante passe dans l'Inde pour être aphrodisiaque, astringente, résolutive, et s'emploie contre l'asthme, la toux, les coliques, etc. La racine, d'après Ainslie, est prescrite sous forme de décoction contre la dysurie et l'ischurie.

S. Jacquini W. (*S. xanthocarpum* Schrad.). — Espèce de l'Inde, à fleurs d'un beau bleu, à baies sphériques, de la grosseur d'un œuf d'oie, tachetée de blanc et de vert avant la maturité, puis devenant jaune.

Elle est regardée comme expectorante, diurétique, et se prescrit dans l'asthme, contre la toux, certaines affections urinaires, la fièvre catharrale, etc. D'après Wilson, les tiges, les fleurs et le fruit sont amers et carminatifs. Les fumigations des vapeurs émises par les graines brûlées sont en grande réputation contre les maux de dents. Ce serait aussi un puissant sialagogue. Au Bengale, la plante entière est fort usitée comme diurétique dans l'hydropisie. (Dymock, *loc. cit.*)

S. mammosum L. — La Pomme Poison, nom que porte le fruit aux Antilles françaises, a le volume et la forme d'une pomme. Elle agit comme narcotico-âcre à très petite dose, ce qui n'empêche pas de l'employer, dit-on, à Saint-Domingue, contre la cardialgie, sous forme d'extrait.

S. pseudoquina A. S. H. — Petit arbre du Brésil, de la province de San-Paolo, dont les indigènes emploient l'écorce sous le nom de *Quina* comme amer et fébrifuge.

S. *grandiflorum*. — Cette espèce, originaire du Brésil, a un fruit vert, à sarcocarpe blanc, de saveur amère et désagréable.

Composition chimique. — D. Freire (*Comptes rendus*, CV, 1074) en a retiré un alcaloïde, auquel il propose de donner le nom de *grandiflorine*, qui est blanc, de saveur amère, insoluble dans l'eau, soluble dans les alcalis et les acides étendus. Avec l'acide sulfurique concentré, il donne une coloration jaune d'œuf, passant au rouge. Avec l'acide sulfurique et le bioxyde de manganèse, coloration jaune, devenant verte, puis violette. Avec l'acide sulfurique concentré, couleur rouge pourpre.
La grandiflorine est un poison énergique et le fruit lui-même est toxique pour les bestiaux qui le mangent, d'où le nom de *fruit loup* qu'il porte au Brésil.

S. *corniculatum*. — Le fruit, qui est de la grosseur d'un œuf de poule, présente 4 ou 5 cornes qui s'élèvent de la base. Il est de couleur orangée. Dans l'île de Fernando-Moronha, où cette plante a été introduite, on emploie le fruit contre les affections du foie.

S. *cernuum* Vellozo. — Originaire du Brésil, cet arbre fournit à la thérapeutique indigène ses fleurs et ses feuilles, qui, d'après Martius, sont employées, sous forme de décoction, comme un puissant sudorifique fort utile, dit-il, contre la syphilis, la blennorragie.

S. *paniculatum* L. — Arbuste du Brésil, à fleurs d'un blanc bleuâtre, qui porte le nom de *Juripeba*. Le suc des feuilles et des fruits non mûrs passe pour être un remède de grande valeur dans les obstructions des intestins, du foie et contre le catarrhe vésical. Les feuilles fraîches, appliquées sur les plaies et les ulcères, les modifient d'une façon favorable (Martius).

Soldanelle. — Le *Convolvulus soldanella* L., Liseron soldanelle, Chou marin, de la famille des Convolvulacées, croît sur toutes les côtes de France. Racines allongées, blanchâtres, minces. Tiges étalées, couchées, rameuses, de 20 à 25 centimètres de longueur. Feuilles alternes, longuement pétiolées, réniformes, épaisses, échancrées à la base. Fleurs grandes, solitaires, longuement pédonculées, axillaires, d'un rose veiné de blanc. Calice à 5 divisions profondes, ovales. Corolle tubulée, à limbe quinquédenté. 5 étamines libres, exsertes. Ovaire libre, à 2 loges biovulées. Style simple, filiforme, à stigmate bifide. Capsule à 2 loges, renfermant 4 graines arrondies.
Toutes les parties vertes de cette plante contiennent un suc laiteux, amer, salé et un peu âcre. La racine renferme une résine, analogue à la convolvuline, lui communiquant des propriétés purgatives qui la faisaient employer contre les hydropisies, les constipations atoniques. Cette propriété bien réelle pourrait faire employer la racine sous forme de teinture alcoolique (1 pour 5)

à la façon du jalap, à la dose de 20 à 30 grammes. Les feuilles ont une action moins marquée et plus variable.

Solidago virga aurea L. — La Verge d'Or, Herbe des Juifs, de la famille des Composées, série des Astérées, est une plante herbacée, vivace, qui croît dans les bois, les vallées, les pâturages secs de nos contrées. Racine traçante, fibreuse. Tiges dressées, dures, anguleuses, cannelées, d'un brun rougeâtre à la partie inférieure. Feuilles alternes, les inférieures pétiolées, ovales, lancéolées, dentées, blanchâtres et pubescentes en dessous, les supérieures sessiles. Fleurs jaunes, dont les capitules sont disposés en grappes paniculées, rapprochées. Elles sont dimorphes; celles du rayon ligulées, unisériées, femelles, celles du disque hermaphrodites. Réceptacle obconique. Bractées de l'involucre nombreuses, imbriquées, plurisériées. Achaines cylindriques, striés, à aigrette simple formée de soies capillaires, courtes et blanchâtres.
Cette plante est inodore, de saveur un peu astringente qu'elle doit au tanin qu'elle contient. Aussi la regarde-t-on dans les campagnes comme astringente, diurétique et même vulnéraire, et l'emploie-t-on surtout dans les affections des reins et de la vessie, sous forme de décoction, à la dose de 50 grammes par litre d'eau.
En Amérique, les S. *simplex* H. B., *sempervirens* L., *odora* Ait., *canadensis* L., ont également des propriétés astringentes aromatiques. Le S. *canadensis* est aussi, aux États-Unis, usité comme succédané du thé. Au Brésil, le S. *vulneraria* Mart. s'emploie dans le traitement des plaies.

Sonchus oleraceus L. — Le Laiteron est une petite plante vivace, laiteuse, croissant communément dans nos champs, et qui appartient à la famille des Composées, série des Chicoracées. Feuilles alternes, laciniées, d'un vert glauque. Fleurs jaunes, en grand nombre sur le même capitule. Involucre à bractées nombreuses, plurisériées, imbriquées. Réceptacle nu, fovéolé. Fleurs homomorphes, hermaphrodites, à corolle ligulée, à 5 dents. Achaines comprimés, couronnés par une aigrette sessile de soies très fines, disposées sur plusieurs rangs, molles et fasciculées à la base.
Le suc épaissi de cette plante donne une sorte de gomme brunâtre, qui, à la dose de 15 à 25 centigrammes, serait, d'après Landry, un hydragogue énergique, un cathartique agissant sur l'intestin et sur la sécrétion biliaire. Il ressemble à l'*Elaterium*, et, comme lui, il donne lieu à des selles aqueuses, abondantes, qui le rendraient utile dans l'œdème, l'ascite, l'hydrothorax, etc. Comme le séné non lavé à l'alcool, il provoque des coliques, et comme l'aloès du ténesme rectal. Landry recommande de l'associer à des

stimulants aromatiques, à l'anis, à la manne, au carbonate de magnésie.

Kassner (*Union. pharmac.*, juin 1886) a retiré du suc laiteux 0,41 0/0 de caoutchouc brut, qu'un traitement approprié donne à l'état pur.

Sophora speciosa Bentham. — Plante de la famille des Légumineuses papilionacées, série des Sophorées, croissant au Texas, dans le nouveau Mexique, au milieu des terrains rocailleux.

Près de Matogorda bay, c'est un petit arbre de 30 pieds de hauteur. Près de San Antonio, ce n'est plus qu'un petit arbuste de 6 à 8 pieds. Feuilles alternes, imparipennées. 3 à 5 paires de folioles d'environ 3 centimètres de longueur, presque sessiles, obovales ou oblongues lancéolées, obtuses ou marginées, entières, réticulées, d'un vert sombre en dessus, d'un vert plus pâle en dessous. Fleurs bleu pourpre fort belles, d'une odeur suave, apparaissant en février et mars, hermaphrodites, papilionacées et résupinées. Réceptacle concave et doublé intérieurement d'un disque glanduleux.

Gousse monoliforme, indéhiscente, souvent recourbée, couverte d'une pubescence grisâtre. Les graines, dont le nombre varie de 1 à 8, sont ovales, arrondies, d'environ 1 centimètre et demi de long. Le testa est sec, brillant, un peu granulaire, d'un rouge foncé ou parfois jaunâtre et marqué d'un sillon longitudinal. L'embryon, dépourvu d'albumen, a des cotylédons concaves convexes, et une radicule infère presque droite.

Composition chimique. — Les graines sont inodores, d'une saveur un peu amère. Elles ont été examinées par le Dr H. Wood, de Philadelphie (*Amer. Journ. of Pharm.*, 1878, p. 33 et 283), qui en a retiré un alcaloïde, la *sophorine*, se présentant sous la forme amorphe, car il n'a pu l'obtenir cristallisée, d'un blanc grisâtre, insoluble dans l'eau pure, soluble dans l'eau acidulée, d'où il la précipitent les alcalis, très soluble dans l'éther, le chloroforme.

Cet alcaloïde donne lieu aux réactions suivantes :

Avec l'*acide chromique* et l'*acide sulfurique concentré*, coloration pourpre, passant rapidement au vert, puis au bleu et enfin au jaune.

Avec la *teinture de chlorure de fer*, coloration rouge de sang, prenant peu à peu une teinte orangée.

Avec l'*acide chlorhydrique*, coloration brun rougeâtre.

Cet alcaloïde a été découvert également dans le testa et dans l'amande par MM. Kalteyer et Neil, qui ont repris l'étude de cette graine (*Amer. Journ. of Pharm.*, octobre 1886), et ont examiné séparément le testa et l'amande. Les résultats de leur analyse sont les suivants :

Par l'éther de pétrole : huile fixe saponifiable, d'un rouge jaunâtre, densité = 0,912, insoluble dans l'alcool, soluble dans l'éther, le chloroforme, le sulfure de carbone. La quantité trouvée est, dans le testa, de 1,30, et dans l'amande de 21,05 0/0.

L'éther enlève une résine ou cire en très petite quantité.

Par l'alcool : phlobaphène, 1,00 dans le testa, 2,610 dans l'amande ; alcaloïde (sophorine), acides organiques et autres matières organiques, 2,350 dans le testa, 7,540 dans l'amande.

Par l'eau : Sels inorganiques, 1 et 2,30 0/0; mu-

cilage, 4,150 et 1,500 0/0; albumine, 1,750; dextrine, 1,900 et 2,200 ; acide organique et matière colorante, 6,90 et 6,00 ; acide arabique soluble (?) 1,05 et 6,753.

Par la soude caustique : mucilage et albuminoïdes, 1,20 et 9,07.

Par l'acide chlorhydrique : parabine, 3,75-6,45 ; lignine, 6,87 et 4,38.

Résidu insoluble, 55,08-14,94 ; humidité, 9,57-7,50.

Kalteyer a trouvé, dans l'amande, 3,1 0/0 de cendres, consistant surtout en chlorure, phosphate et des traces de sulfate de potassium, de calcium et de magnésium, et 7,6 0/0 dans les téguments, formés de phosphate, de chlorures de potassium et de calcium, de traces de manganèse.

La matière colorante du testa, insoluble dans l'éther de pétrole ou l'éther, se dissout dans l'alcool et les alcalis. Elle est précipitée par l'acétate de plomb et, en employant l'alun comme mordant, elle donne une couleur rose.

Usages. — Les graines de *Sophora speciosa* sont employées par les Indiens des environs de San-Antonio comme toxiques. Une demi-graine détermine une ivresse gaie, mais délirante, suivie d'un sommeil profond de deux ou trois jours. Une graine entière suffirait, dit-on, pour tuer un homme.

Le Dr H. Wood a vu que ces graines déterminent chez les grenouilles la cessation rapide de l'activité réflexe et des mouvements volontaires. Cet effet serait dû à leur action sur la moelle épinière, et elles n'auraient que peu d'action sur les nerfs moteurs et sensoriels.

Sur les mammifères, l'effet varie suivant la dose. Dix centigrammes d'extrait alcoolique amènent, en une minute, chez un chat de forte taille, la faiblesse des membres inférieurs. Au bout de deux minutes, difficulté de la station, effets marqués sur la respiration. En trois minutes, vomissements convulsifs, perte de connaissance, difficulté de respirer, puis cessation de la respiration. Le cœur continue à battre pendant une minute et demie. Les pupilles, d'abord normales, se dilatent ensuite.

À doses plus petites, l'extrait détermine chez le chat des vomissements, une grande faiblesse musculaire, une quiétude profonde, un sommeil complet. La mort survient toujours par arrêt de la respiration.

Cette drogue paraît accélérer les mouvements du cœur. Elle n'a pas été encore utilisée en médecine.

2° Une autre espèce, le *Sophora japonica* DC., dont on a voulu faire un nouveau genre, le *Styphnolobium*, à cause de la consistance charnue ou pulpeuse de son péricarpe, possède des feuilles douées de propriétés purgatives et des fleurs qui fournissent une couleur jaune, connue en Chine sous le nom de *Wai-fa*.

Composition chimique. — Des graines de cette espèce, Foerster (*Deust. chem. ges.*, 1882, p. 214) a retiré un glucoside auquel il donna le nom de *sophorine*, et qui, en présence des acides dilués à l'ébullition, se dédouble en *isodulcite* (57, 56 0/0) et *sophorétine* (46, 84 0/0), substance se rapprochant de la quercitine.

La sophorine est du reste ici la matière colorante des fleurs.

Son principe cathartique a été examiné par Fleurot, de Dijon, qui a montré que c'était une substance non cristalline, analogue à la cathartine des feuilles du séné.

Une autre espèce, le *Sophora angustifolia*, donne, dit-on, une racine extrêmement amère, employée en médecine, au Japon, sous le nom de *Kusham* ou *Kiusiu*, et dans laquelle Petit a annoncé récemment la présence d'un nouvel alcaloïde qui n'a pas été complètement étudié par l'auteur.

Sorgho vulgare Pers. — Plante annuelle de la famille des Graminées, tribu des Poacées. Tiges pleines et glabres, pouvant atteindre une hauteur de 3 à 5 mètres. Feuilles alternes, engainantes, longues de 60 à 80 centimètres, larges de 15 à 20, à limbe entier, terminé en pointe molle et muni de fines nervures parallèles. Fleurs disposées le long de l'axe commun en petits épis courtement rameux. Epillets composés de 2 fleurs, l'une supérieure hermaphrodite, l'autre inférieure neutre et munie d'une seule glumelle. Ces épillets sont réunis par trois, celui du milieu sessile et fertile, les deux autres pédonculés et stériles. Chaque épillet est enveloppé de 2 glumes mutiques, indurées. Les glumelles des fleurs sont plus courtes que les glumes; la glume inférieure de la fleur fertile est mutique; la supérieure est plus petite, mutique, et peut même manquer. Le périanthe est représenté par 2 squamules. L'ovaire à une seule loge, à un seul ovule, est surmonté de 2 styles plumeux. Caryopse libre entre les glumes, arrondi, rougeâtre ou de couleur rouille.

Ces fruits sont remplis de fécule alimentaire qui les fait employer par les Arabes et les noirs de l'Afrique occidentale pour la préparation du couscous, leur mets national. On associe à cette farine la farine de maïs, qui lui communique une coloration jaune, et on ajoute des épices, des viandes, du poisson, et même des bourgeons de diverses plantes.

Le rendement en farine est de 61 0/0 environ. On exporte de grandes quantités de graines sur l'Europe, où, par fermentation, on en retire 41 0/0 d'alcool. Cet alcool n'a aucune odeur désagréable, et il se prête très bien aux emplois les plus délicats, notamment à la préparation des liqueurs de table.

2° Le Sorgho sucré, *Holcus saccharatus* L., *Andropogon saccharatus* Roxb., originaire de la Sénégambie et de la Nigritie, introduit en Amérique en 1854 et cultivé aujourd'hui en grand dans l'ouest et le N.-O des Etats-Unis, est une plante à sucre. Le suc des tiges fournit 8 à 12 0/0 de sucre et cette proportion peut aller jusqu'à 20 0/0.

La grande difficulté que l'on éprouvait à obtenir du sirop un sucre parfaitement cristallisé et débarrassé de toute odeur désagréable avait arrêté les premiers essais, mais des expériences récentes ont montré que le succès de cette fabrication ne dépend que de la maturité du Sorgho et de la mise en œuvre prompte de cette canne mère.

Ce sucre, bien préparé, ressemble au sucre de canne, mais avec une saveur qui rappelle celle du suc lui-même, comme la cassonade retient la saveur du jus de canne. Il renferme en moyenne 90 à 94 0/0 de saccharose et 4,50 0/0 de glucose. On emploie le plus souvent en Amérique le sirop.

Le suc soumis à la fermentation donne 6 à 8 0/0 d'alcool, un peu amer, mais que la rectification donne complètement insipide. En Chine, il sert à préparer le Sam-Chou.

Vilmorin a extrait du S. sucré une liqueur fermentée, non distillée, pouvant remplacer le cidre, dont elle a un peu la saveur. On l'obtient par simple pression des tiges.

Souchet rond. — Le *Cyperus rotundus* L., qui croît dans l'Inde, en Egypte, en Syrie, dans le midi de la France, est une plante vivace, de la famille des Cypéracées, qui doit son nom à son rhizome muni de distance en distance de tubercules ovoïdes. Sa tige est dressée, de 1 à 2 pieds de hauteur, à trois angles arrondis. Feuilles radicales, engainantes, très longues, mais plus courtes que les chaumes, à gaine non fendue, planes, étroites, aiguës. Fleurs en épillets terminaux, sur 5 ou 6 pédoncules, simulant les rayons d'une ombelle. Pas de périgone. 3 étamines libres. Ovaire uniloculaire, uniovulé. Style mince, à 3 stigmates capillaires. Le fruit est un achaine, dont la graine renferme un albumen farineux.

Les tubercules sont ovoïdes, de la grosseur d'une petite noix, de couleur fauve, blanchâtres et spongieux à l'intérieur, de saveur amère, âcre, résineuse, aromatique, d'une odeur douce. Ils renferment, avec une grande quantité d'amidon, une matière résineuse et une huile volatile en petites proportions.

Ils sont regardés comme astringents, stomachiques, et entraient autrefois dans un grand nombre de préparations. Inusités aujourd'hui en Europe, ils sont employés dans l'Inde comme diurétiques, diaphorétiques, stomachiques, emménagogues, et dans les affections fébriles et intestinales. Au Concan, les tubercules frais, réduits en pulpe, sont appliqués sur les seins comme galactagogues. En Arabie et en Perse, on les donne, à la dose de 30 grammes, comme anthelmintiques, et on en fait des applications sur les ulcères indolents.

2° Le *Souchet long*, C. *longus* L., qui croît dans nos contrées, sur le bord des ruisseaux, dans les endroits marécageux, présente dans son rhizome des renflements longs, d'un brun noirâtre, rougeâtres à l'intérieur, de saveur amère, astringente et aromatique. Leur odeur rappelle celle de la violette.

Ses propriétés sont les mêmes que celles de l'espèce précédente, mais moins prononcées. On les emploie en parfumerie, et on en préparait autrefois une eau aromatique qui n'est plus usitée.

3° Le *S. comestible, C. esculentus* L. — Espèce originaire de l'Inde, de l'Afrique, et cultivée dans le midi de l'Europe. Tubercules ovoïdes de la grosseur d'une olive, de forme irrégulière, le plus souvent réniforme, marqués d'anneaux circulaires, jaunes à l'extérieur, blancs en dedans, d'une saveur sucrée, huileuse, qui rappelle celle de la noisette. Ils renferment de l'huile et de l'amidon. Aussi s'émulsionnent-ils avec l'eau à la façon des amandes. De là le nom d'*amandes de terre* qui leur est donné.

Composition chimique. — Ces tubercules renferment, d'après deux analyses différentes :

Eau	7,10	13,80
Huile	28,06	14,28
Fécule.	29,00	29,58
Sucre.	14,07	12,10
Albumine	0,87	
Cellulose	14,01	13,30
Sels, gomme, matière colorante.	6,80	
	100,00	100,00

Cette fécule, qui est alimentaire comme celle de la pomme de terre, sert à préparer des bouillies, des mets fort nourrissants et de saveur agréable, à la condition d'enlever la pellicule, qui est amère. Dans certains pays on fait griller ces tubercules, on les réduit en poudre, et on en fait, en Autriche, une infusion à la façon du café, et dont la saveur est assez agréable. On en retire une huile, en quantité notable, qui peut remplacer l'huile d'olives pour la table.

D'après Bertherand, d'Alger, la fécule, sous diverses formes, lui a donné de bons résultats dans le traitement des gastrites, des dyspepsies, des diarrhées, des dysenteries chroniques. Les médecins arabes la regardent comme un aphrodisiaque dont l'abus provoquerait la céphalalgie.

Soulamea amara Lamk. (*Cardiocarpus amarus* Reinn. — *Cardiophora Hindsii* Benth.). — Petit arbre de 3 à 4 mètres de hauteur, à rameaux peu nombreux, de la famille des Rutacées, série des Quassiées, et qui croît dans les Moluques. Feuilles alternes, longuement pétiolées, simples, ovales, lisses, de 30 à 35 centimètres de longueur sur 8 de largeur. Fleurs blanchâtres, petites, polygames, disposées en grappes axillaires simples, beaucoup plus longues que les pétioles. Calice à 3 sépales libres, valvaires et petits ;

3 pétales alternes, plus grands, concaves, imbriqués. 6 étamines libres, disposées en 2 séries, stériles ou nulles dans la fleur femelle. 6 glandes opposées aux pétales, épaisses et subtronquées. L'ovaire, rudimentaire ou nul dans la fleur mâle, est libre, comprimé, à 2 loges uniovulées et surmonté de 2 styles courts, écartés, à sommet stigmatique et recourbé. Fruit coriace, indéhiscent, comprimé, bordé d'une aile assez développée, membraneuse. L'endocarpe est ligneux et biloculaire. Chaque loge renferme une graine oblongue, à testa membraneux. Son albumen est mince.

Cette espèce est le *Rex amaroris* (*horrenda amarilis*) de Rumphius. Toutes ses parties, en effet, et surtout la racine et le fruit, ont une amertume extrêmement intense. L'écorce de la racine est fort estimée comme tonique dans les diarrhées d'acclimatement, les fièvres intermittentes ; on l'associe souvent à la muscade. On l'emploie broyée et en macération dans l'eau.

La graine, dont l'amertume est également très grande, est employée à Java contre les douleurs intestinales. D'après Mérat et Delens, l'amertume du bois en fait mettre des morceaux dans le vin de Palmier pour en retarder la fermentation. Ce vin contracte ainsi une amertume à laquelle on s'habitue, du reste, facilement.

En Nouvelle-Calédonie, il existe un certain nombre de *Soulamea*, entre autres le *S. tomentosa* Brongn. et Gris., qui se distingue par ses rameaux, ses feuilles et ses pédoncules couverts d'un duvet soyeux et fauve. Leurs propriétés sont les mêmes.

Soymida febrifuga A. Juss. (*Swietenia febrifuga* Roxb. — *S. soymida* Dunc. — *S. rubra* Rottl.). — Grand arbre de 50 à 60 pieds de hauteur, de la famille des Méliacées, à bois dur coloré, à écorce amère. Feuilles alternes, composées, abruptipennées, longues de 30 centimètres environ, à 6 paires de folioles opposées, ovales oblongues, obtuses ou émarginées, inégales à la base, lisses, luisantes, longues de 7 à 10 centimètres, larges de 5 à 7 centimètres. Fleurs hermaphrodites, petites, verdâtres, en grappes axillaires et terminales. Calice à 5 sépales ovales, caducs. Corolle à 5 pétales alternes, onguiculés, ovales, obtus, concaves, étalés. 10 étamines unies en un long tube membraneux, urcéolé, dont le bord supérieur est découpé en 10 dents bifides au sommet. Anthères sessiles, ovales, dressées, introrses. Ovaire libre, entouré à sa base par un disque annulaire épais et court, à 5 loges renfermant chacune un nombre indéfini d'ovules. Style court, pentagonal et terminé par un stigmate épais, pelté, à 5 lobes anguleux, séparés par des sillons rayonnants. Capsule obovale oblongue, s'ouvrant, à partir du sommet, en 5 valves septifrages, à

5 loges renfermant des graines nombreuses, suspendues, entourées complètement d'une aile membraneuse, faisant surtout saillie au niveau des bords supérieur et inférieur.

L'albumen charnu recouvre un gros embryon.

Cet arbre est assez commun dans les forêts du centre et du sud de l'Inde. Son bois, très solide et durable, est fort estimé pour les constructions. La partie inscrite dans la pharmacopée de l'Inde est l'écorce.

Flückiger et Hanbury décrivent l'écorce d'un jeune arbre de la façon suivante : Tubes droits ou un peu courbés, de 3 centimètres environ de diamètre et d'à peu près 3 millimètres d'épaisseur. La surface extérieure est grise ou d'un brun rouille, à surface lisse, parcourue par un petit nombre de crevasses ou de rides, et pourvue d'un grand nombre de petites verrues subéreuses. La face interne et les bords des tubes sont d'un brun rougeâtre clair.

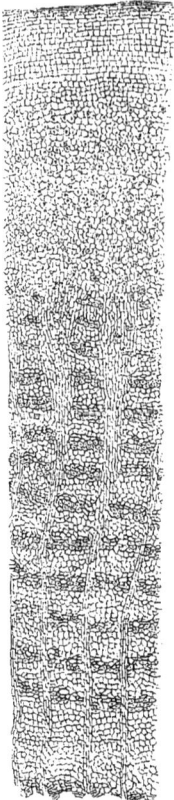

FIG. 916. — *Soymida.* Écorce. Coupe transversale.

L'écorce devient souvent rougeâtre quand on l'expose à l'air ou qu'on la mouille. L'écorce âgée est plus épaisse, de couleur brun rougeâtre. Sa saveur est amère, astringente; son odeur est nulle.

Composition chimique. — D'après Broughton, le principe amer est une matière résineuse, presque incolore, peu soluble dans l'eau, plus soluble dans l'alcool, l'éther, la benzine. Elle ne paraît pas, dans l'écorce, unie à des acides ou à des bases. Sa saveur est très amère. Cette écorce renferme, en outre, de l'acide tannique.

Usages. — Les propriétés astringentes et fébrifuges de cette écorce étaient connues des Indiens et des mahométans, car leurs traités de matière médicale la citent fort souvent. Roxburgh le premier la proposa comme substitutif de l'écorce de quinquina. D'après Ainslie, quand on l'administre à la dose de 15 à 20 grammes dans les vingt-quatre heures, elle rend de grands services comme antipériodique, mais parfois elle détermine du vertige, de la stupeur. En 1791,

Roxburgh envoya cette écorce à Edimburgh, où Duncan en fit le sujet d'une thèse, à la suite de laquelle cette drogue fut inscrite dans les pharmacopées de Dublin et d'Edinburgh. Elle est officinale dans la pharmacopée de l'Inde comme tonique astringent, car ses propriétés fébrifuges n'ont pas paru bien prononcées. On la regarde comme fort utile dans la débilité générale, la dysenterie, la diarrhée.

On l'administre en poudre à la dose de 4 grammes, deux fois par jour, et c'est le meilleur mode d'administration. On la prescrit aussi sous forme de décoction (30 gr. pour 500 gr. d'eau).

Sphaignes. — Les Sphaignes, *Sphagnum,* appartiennent à la famille des Mousses, à l'ordre des Sphagnacées. Ce sont des plantes acotylédones, de très petite taille, habitant les pays tempérés et froids, et répandues en quantités considérables dans les marais, où elles forment des couches d'une épaisseur variable, d'immenses colonies qui vivent les unes au-dessus des autres, les plus âgées à la partie inférieure, où elles servent de substratum aux plus jeunes qui sont superficielles. Elles sont molles, flasques, spongieuses, grâce à leur tissu criblé d'énormes ponctuations, qui s'imbibe d'eau à la façon des éponges. Leurs petites tiges sont flot-

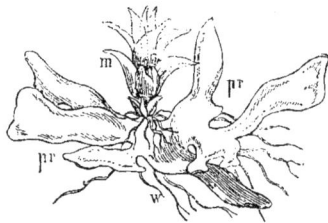

FIG. 917. — *Sphagnum acutifolium.* Pr. Proembryon lamelliforme produisant une plante feuillée *m* (Schimper).

tantes dans les marais, dressées dans les tourbières émergées. Les feuilles sont simples, imbriquées, concaves, sans nervures, et incolores. Les bourgeons feuillés prennent naissance directement d'un protonéma filamenteux, quand il se développe dans l'eau. C'est, dans le cas contraire, un proembryon lamelleux qui lui donne naissance. Les Sphaignes sont monoïques ou dioïques. La reproduction s'effectue par des *anthéridies* ou organes mâles, et des *archégones* ou organes femelles; les premiers, placés sur des ramules amentiformes, longuement pédicellés, et s'ouvrant avec élasticité au sommet pour laisser échapper les anthérozoïdes, sont solitaires et globuleux; les seconds, terminaux, sont gemmiformes. Le fruit ou *urne* est une capsule solitaire, globuleuse ou ovoïde, s'ouvrant par une fente circulaire séparant, en forme de calotte, toute la paroi du sac spongieux.

Usages. — L'importance de ces végétaux si petits est cependant considérable, en raison de leur grand nombre et de leur facile multiplication. Ce sont eux qui, avec certaines conferves, constituent les *tourbières,* dans les eaux stagnantes ou lentement renouvelées, d'une profondeur peu considérable, circonstance indispensable pour qu'ils puissent étendre leurs ramifications à la surface, afin de recevoir l'air et la lumière. Ce sont les Sphaignes qui forment la partie principale des dépôts qui enveloppent toutes les autres plantes aquatiques et concourent à leur décomposition. Des générations innombrables se succèdent ainsi les unes au-dessous des autres, se tassent peu à peu, et forment enfin la *tourbe.* Les tourbières sont extrêmement abondantes, et on les retrouve jusqu'au sommet des montagnes. Elles couvrent parfois des espaces immenses, en Hollande, en Silésie, en Prusse, en Hanovre, dans la Westphalie. En France, les dépôts les plus considérables sont placés dans la vallée de la Somme, entre Amiens et Abbeville, où ils sont exploités.

Nous n'avons pas à insister ici sur le rôle qu'ont joué les tourbières dans la formation de la houille ou du lignite.

Certaines espèces de Sphaignes servent, en Laponie, de pâture aux rennes. En les mélangeant aux poils de ces animaux, on en fait des matelas élastiques et absorbants, grossiers, mais fort hygiéniques, et qui servent surtout aux enfants en bas âge. En desséchant les Sphaignes à 105-110° et les faisant passer au laminoir, on obtient des coussinets qui peuvent être appelés à jouer un rôle assez intéressant. Ils remplacent, dans la couche des enfants, les feutres absorbants qui prennent, il est vrai, une grande quantité d'urine, mais dont la dessiccation est ensuite fort longue, ce qui les rend peu pratiques dans les familles. Ces coussinets se gonflent énormément, et sont ensuite brûlés ou jetés au dehors, ce qui permet d'éviter une cause d'insalubrité. En les entourant d'un linge fin et les trempant dans l'eau chaude, on obtient des cataplasmes légers, retenant une grande quantité d'eau et ne se desséchant que fort lentement. On a préconisé aussi ces coussinets pour les pansements antiseptiques, soit en les trempant dans une solution de sublimé au millième, soit en les recouvrant d'une gaze antiseptique. Dans les hôpitaux, dans la chirurgie d'armée, les Sphaignes ainsi préparés pourraient remplacer économiquement la ouate.

Leisrink et Mielck les ont aussi proposés pour tamponner le vagin dans les cas de vaginite, en saupoudrant le cylindre formé de substances antiseptiques variables suivant les circonstances.

La tourbe elle-même, produit de décom-position des Sphaignes, a été employée dans les mêmes conditions, après avoir été comprimée et rendue aseptique par son immersion dans un liquide antiseptique, sublimé, thymol, acide borique, etc. Ces sortes de pansements paraîtraient rendre la suppuration à peu près nulle.

Sphœranthus indicus L. — Plante herbacée, aquatique, de la famille des Composées, série des Astérées, originaire de l'Inde, où elle porte les noms de *Mundi, Gorakh-Mundi, Murmuria, etc.* Elle a de 20 à 25 centimètres de hauteur. Ses feuilles sont alternes, sessiles, décurrentes, épaisses, obovales, serretées, couvertes de longs poils blancs. Fleurs de couleur pourprée, en capitules terminaux, solitaires, globuleux, composés de fleurs dimorphes, les extérieures femelles, fertiles, à corolle un peu tubuleuse, celles du centre hermaphrodites, à corolle tubuleuse. Achaines oblongs, subtérètes, dépourvus d'aigrette.

On emploie généralement la plante entière, mais aussi les capitules seuls. Sa saveur est amère; l'odeur des capitules est térébinthacée.

Composition chimique. — Cette plante renferme une huile essentielle visqueuse, de couleur jaune foncé, soluble dans l'eau, opaque, et qui paraît dépourvue de pouvoir rotatoire, autant du moins que son opacité permet de s'en assurer.

Cette plante, qui se retrouve dans la plus grande partie de l'Asie, à Java, etc., est amère et aromatique, et cette odeur se retrouve dans les urines et la sueur. Les Hindous la regardent comme anthelmintique, à la dose de 2 à 3 grammes en poudre. Ils la pilent, quand elle est jeune, avec du beurre, de la farine, du sucre, et administrent cette préparation comme tonique, et pour empêcher la décoloration et la chute des cheveux. L'huile que l'on obtient en faisant bouillir la racine dans l'huile de sésame passe pour être un puissant aphrodisiaque. L'eau distillée est regardée comme la meilleure préparation. A Java, la plante est employée comme diurétique. (Dymock, *loc. cit.*)

Spigelia marylandica L. *Lonicera marylandica* L. — (*India Pinck root, — Worm grass* des Américains). — Plante herbacée, vivace, de la famille des Solanacées, série des Spigéliées. Rhizome petit, portant des racines adventives et des rameaux aériens de 15 à 40 centimètres de hauteur. Feuilles peu nombreuses, opposées, sessiles, ovales, entières, arrondies à la base, aiguës au sommet, un peu pubescentes sur les nervures et les bords. Fleurs hermaphrodites, en cymes unilatérales spiciformes. Calice gamosépale à 5 divisions profondes, linéaires, subulées, persistant et réfléchi en dessous du fruit à la maturité. Corolle tubuleuse, infon-dibuliforme, de 4 centimètres de longueur, rouge en dehors et jaune en dedans, à tube renflé et anguleux au sommet, à limbe divisé en 5 lobes aigus, triangulaires et

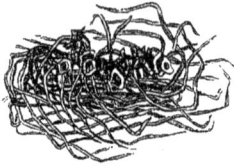

Fig. 918. — Spigélie. Rhizome.

étalés. 5 étamines d'abord connées au tube, puis libres. Ovaire libre, à 2 loges renfer-

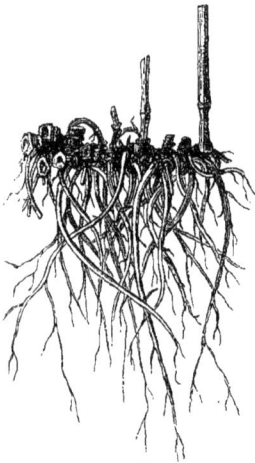

Fig. 919. — Spigélie. Rhizome après macération.

mant chacune de nombreux ovules. Style exserte, articulé près de sa base, terminé par

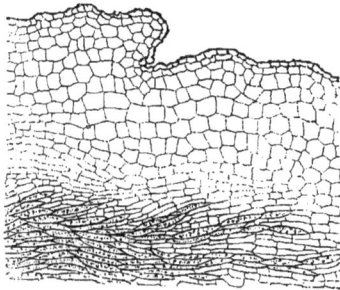

Fig. 920. — Spigélie. Rhizome. Coupe longitudinale.

un stigmate renflé. Capsule globuleuse de 1 centimètre de largeur, biloculaire, se sé-parant à la maturité du réceptacle, qui s'est aplati et déprimé au point de devenir cupu-liforme. A la maturité, les deux carpelles se

séparent l'un de l'autre et s'ouvrent par la face ventrale et dorsale, chacun en deux valves. Les graines sont nombreuses, angu-leuses, inégales, munies d'un albumen charnu et d'un petit embryon rectiligne.

Le *S. marylandica* croît aux Etats-Unis, dans le sud, jusqu'au New-Jersey, au Wis-consin, et même plus au sud. La partie em-ployée et inscrite à la pharmacopée des Etats-Unis est le rhizome, qui est décrit de la façon suivante :

« Rhizome de 5 centimètres ou plus de longueur, d'environ 3 millimètres d'épais-seur, horizontal, un peu rameux, portant à la partie inférieure des radicelles nombreuses, minces, de 10 centimètres de longueur. Il est d'un brun pourpré à l'extérieur, un peu aromatique, de saveur douceâtre et amère. Il ne faut pas le confondre avec la partie sou-terraine du *Phlox carolina* L., dont les radi-celles sont jaune brunâtre, étroites, et dont le bois se sépare facilement de l'écorce. »

Composition chimique. — Il renferme, d'après Feneulle, du tanin, une résine âcre, une matière amère, une huile essentielle, des malates de potasse et de chaux. Une analyse faite par R.-H. Stabler donne comme constituant un principe amer incris-tallisable auquel seraient dues les propriétés de la racine, une petite quantité d'huile volatile, de l'acide tannique, un extractif inerte, de la cire, une résine, des sels de potasse, de soude et de chaux. Le prin-cipe actif est âcre et amer, soluble dans l'eau et l'alcool, insoluble dans l'éther, se décomposant quand on le volatilise, incristallisable, neutre et dé-liquescent. Pour W. L. Dudley (*Amer.Chem.Journ.*, t. Ier, p. 150), le principe actif est un alcaloïde vola-til qu'on obtient en distillant la racine avec un lait de chaux dans un bain de paraffine et recevant dans l'acide chlorhydrique le produit de la distilla-tion. Après évaporation à siccité, le résidu est repris par l'alcool et on le fait cristalliser. Cet alca-loïde, auquel il a donné le nom de *spigéline*, pré-senterait des relations étroites avec la nicotine, la conine et la lobéline.

Thérapeutique. — Le rhizome de l'Œillet de la Caroline était employé comme vermi-fuge par les Indiens Cherokees, et c'est l'usage auquel on l'applique en Amérique. Il réus-sirait fort bien contre les ascarides lombri-coïdes sous forme d'infusion (30 grammes pour 500 grammes) ou de poudre à la dose de 60 centigrammes à 1gr,50 pour les enfants de 3 à 4 ans, et de 8 grammes pour les adul-tes. Ce médicament, donné plusieurs jours de suite, est suivi d'un cathartique. On lui associe souvent le calomel.

Il faut remarquer que ce rhizome est loin d'être inoffensif. Récemment H. Hase (*Pract.*, juillet 1887, p. 61) a montré qu'il était doué de propriétés toxiques se rapprochant de celles du Gelsémium, qu'il déprime l'action du cœur et de la respiration avec perte de la puissance musculaire. Au-dessus de 8 grammes, la poudre doit être donnée avec ménagement, car elle devient narcotique et stupéfiante. Ce rhizome perd la plus grande partie de ses propriétés par la dessiccation. Aussi ne peut-il être employé en Europe, où cette plante ne croît pas spontanément.

Quant à la spigéline, elle n'est pas encore entrée dans la thérapeutique.

2° *S. anthelmia* L. (*Anthelmia grandifolia* P. Br.). — La Brinvillière, Brinvilliers, ainsi nommée parce que la célèbre empoisonneuse marquise de Brinvilliers l'employait dans un but criminel, est une plante annuelle de l'Amérique équinoxiale et souvent cultivée dans nos serres. Ses feuilles sont opposées, ovales oblongues et verticillées par 4 près de l'inflorescence. Fleurs petites, d'un blanc sale taché de pourpre.

Cette plante est inscrite au Codex, qui recommande de l'employer fleurie et entière. Elle présente les mêmes propriétés que la précédente, mais paraît être plus toxique. On l'emploie aussi aux Antilles et au Brésil comme vermifuge.

Staphisaigre. — Le *Delphinium staphisagria* L. est une plante de la famille des Renonculacées, série des Aquilégiées. Tige herbacée, dressée, un peu rameuse, bisannuelle, de 1 mètre à 1^m,25 de hauteur, à

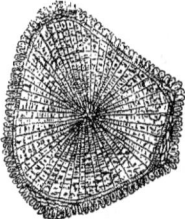

Fig. 921. — Staphisaigre. Graine.
Coupe longitudinale.

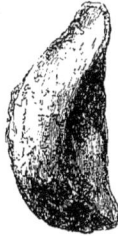

Fig. 922. — Staphisaigre.
Graine entière.

feuilles alternes, pétiolées, palmées, à 5-9 lobes divergents, lancéolés, aigus et couverts comme le reste de la plante de poils fins. Fleurs hermaphrodites, irrégulières, grandes, d'un bleu plus ou moins foncé, en grappes terminales lâches, parfois un peu rameuses. Calice pubescent, irrégulier, pétaloïde, à 5 sépales; le postérieur prolongé en éperon aigu, court, large, à extrémité légèrement bifurquée. Corolle polypétale irrégulière, à 4 ou 8 pétales. Le pétale superposé au sépale postérieur est sessile et forme à sa partie inférieure une corne double, épaisse, creuse, glanduleuse; son limbe est partagé en 2 lobes dressés, réunis en avant par une bride courte. Sur les côtés se trouvent 2 pétales sous forme de petites ailes. Les pétales antérieurs, au nombre de 4, peuvent manquer. Etamines, en nombre indéfini, libres et insérées en spirale sur le réceptacle conique. Le gynécée est formé le plus ordinairement de 3 ovaires libres, sessiles, à une seule loge multiovulée. 3 styles terminés par des stigmates simples. 3 follicules duve-

tés, déhiscents suivant la longueur de leur angle interne. Graines nombreuses, étroitement comprimées les unes contre les autres au point de simuler une graine unique. Leur albumen, fort abondant, loge dans sa partie supérieure un petit embryon.

Cette plante est originaire de l'Italie, de la Grèce, des Iles de l'Archipel, de l'Asie Mineure, où elle croît dans les lieux incultes et ombragés. La seule partie officinale est la graine.

Ces graines sont très petites, de 3 millimètres environ de longueur. Elles ont la forme d'une pyramide irrégulière, à 4 faces, dont une, la plus large, est convexe; elles sont un peu aplaties, très rugueuses et à angles tranchants. Le tégument, d'un brun noirâtre, terreux, cassant, est ridé et creusé de fossettes profondes. Leur odeur est désagréable, leur saveur âcre, insupportable. Cent de ces graines pèsent environ 50 centigrammes. Elles sont connues sous le nom de *Graines de capucin*.

Composition chimique. — Lassaigne et Feneulle avaient retiré (1819), des graines du Staphisaigre, un principe amer brun, une huile volatile, une huile grasse et une substance alcaline, organique, existant dans la plante à l'état de surmalate, la *delphine*.

La delphine, qui existe réellement, est, dans ces conditions, mélangée de matières étrangères, et composée, d'après Couerbe (*Annal. de chim. et de phys.*, 1833, t. LII, p. 352), de trois substances :

1° La *delphine*. Substance cristalline, de saveur âcre, insupportable, persistante, peu soluble dans l'eau, soluble dans l'alcool, l'éther, le sulfure de carbone, la benzine et les acides. C'est un violent poison, dont les propriétés se rapprochent de celles de la vératrine.

2° Le *staphisain*, que l'on a appelé aussi *staphisagrine*, est une substance non cristalline, jaunâtre, fusible à 200°, insoluble dans l'eau et l'éther, très soluble dans l'alcool et les acides, de saveur très âcre ; l'acide nitrique la transforme en une résine amère et acide.

3° La troisième substance serait une matière résineuse.

Darbel, en 1844 (*Rech. chim. et phys. sur les alcaloïdes de la Staphisaigre*), obtint un troisième alcaloïde, auquel il donna le nom de *staphisagrine*, et une quatrième substance résineuse, présentant quelques-unes des propriétés des alcaloïdes.

Enfin, en 1877, Marquis (*Arch. f. exp. path. und pharm.*, 1877, VII, 55) isola des graines de Staphisaigre, dans le laboratoire de Draggendorff, quatre alcaloïdes : 1° la *delphinine* C^{26}H^{35}Az^{2}O^6, en grands cristaux du système rhombique, fusibles à 120°, presque insolubles dans l'eau, très toxiques ; 2° la *staphisagrine* C^{44}H^{33}Az^{2}O^5, amorphe, peu soluble, inactive, fondant à 90°, soluble dans 200 parties d'eau et dans l'éther ; 3° la *delphinoïdine* C^{42}H^{68}Az^{2}O^7, alcaloïde amorphe, qui se trouve en plus grandes quantités que les deux autres ; 4° la *delphisine* C^{27}H^{42}Az^{2}O^6, qui cristallise en touffes et n'existe qu'en très petite proportion et seulement dans les graines très fraîches. Elle est soluble dans le chloroforme, l'alcool et l'éther.

La quantité totale de ces alcaloïdes retirée par Marquis est d'environ 1 0/0.

Ces alcaloïdes se reconnaissent aux réactions suivantes :

1° *Delphinine.* — Ne donne aucune coloration avec le réactif d'Erdmann, l'acide sulfurique, l'acide sulfurique et le sucre, le réactif de Frohde, l'acide azotique, l'acide chlorhydrique concentré, l'acide sulfurique et le bichromate, l'acide sulfurique et le vanadate d'ammonium, le chlorure ferrique.

2° *Delphinoïdine.* — Aucune coloration avec le réactif d'Erdmann, l'acide azotique, l'acide chlorhydrique concentré, l'acide sulfurique et le bichromate, le chlorure ferrique; devient rouge avec l'acide sulfurique, verte avec l'acide sulfurique et le sucre, rouge sang avec le réactif de Frohde, rouge brun avec l'acide sulfurique et le vanadate d'ammonium.

3° *Staphysagrine.* — Pas de coloration avec le réactif d'Erdmann, l'acide sulfurique, l'acide azotique, l'acide chlorhydrique concentré, l'acide sulfurique et le bichromate, l'acide sulfurique et le vanadate d'ammonium, le chlorure ferrique; devient brune avec l'acide sulfurique et le sucre, violet brun avec le réactif de Frohde.

Les graines renferment, en outre, 27 0/0 d'une huile grasse restant fluide à 5° au-dessous de zéro, et se solidifiant quand on la traite par l'acide hyponitrique. Desséchées à 100°, ces graines abandonnent 8 0/0 d'eau et laissent à l'incinération 8,7 0/0 de cendres.

Quant à l'*acide delphinique*, signalé par Hofschloger, son existence n'est pas prouvée.

Thérapeutique. — Les graines de Staphisaigre présentent des propriétés irritantes et, lorsqu'elles sont ingérées à haute dose, elles peuvent déterminer une véritable intoxication due aux alcaloïdes qu'elle renferme, et caractérisée par des vomissements, de la diarrhée, des troubles nerveux, une paralysie se rapprochant de celle que provoque le curare, et enfin l'asphyxie qui en est la suite. Cette intoxication se combat en provoquant les vomissements par la titillation de la luette ou les injections d'apomorphine, mais non par l'émétique, qui ne ferait qu'accentuer l'hyposthénie. Aussi ces graines, bien qu'usitées autrefois comme émeto-cathartiques, ne sont-elles plus prescrites à l'intérieur.

A l'extérieur, elles sont restées dans la médecine populaire, où on les emploie pulvérisées et mélangées à l'axonge (1 pour 20) pour combattre le pityriasis et débarrasser la tête des poux. Elles agissent fort bien, mais il faut s'assurer de l'intégrité du cuir chevelu, car, appliquées sur une partie dénudée, elles amènent une violente irritation locale. On les employait même contre la gale. Elles ne sont plus aujourd'hui que rarement employées dans la médecine ordinaire.

La delphinine jouit au plus haut degré des propriétés toxiques des graines, car une injection hypodermique de 10 centigrammes fait périr en 30 minutes un chien de forte taille. Elle irrite fortement le tube intestinal, ralentit les mouvements respiratoires, puis les abolit; en même temps les battements du cœur se ralentissent graduellement et cet organe s'arrête en diastole. Mais après l'arrêt de la respiration, auquel la mort est due, son action se porte aussi sur le système nerveux, car les animaux intoxiqués sont pris d'abord de spasmes fibrillaires, puis de convulsions générales. Ces effets sur le système nerveux ont fait employer la delphine, depuis 1 milligramme jusqu'à 5 centigrammes, en pilules, contre les névralgies faciales, l'odontalgie, l'otalgie, les rhumatismes aigus et chroniques et même contre l'épilepsie, le tétanos, etc. Son action thérapeutique se rapproche de celle de la vératrine, mais elle provoque moins souvent les vomissements. On l'a prescrite, à l'extérieur, en pommade (1 pour 30) contre les engorgements ganglionnaires chroniques, la paralysie.

La staphysagrine, quoique moins toxique, provoque cependant les mêmes phénomènes que la delphinine. Toutefois, elle n'agit pas sur le cœur et se rapproche du curare. Elle n'est pas employée en thérapeutique.

Statice Caroliniana Walt. — Plante de la famille des Plumbaginacées, très commune dans les marais salés des Etats-Unis, où elle porte le nom de *Marsh Rosemary* (Romarin des Marais). Racine vivace, grosse, charnue, fusiforme ou rameuse. Feuilles obovales, longuement pétiolées, lisses, obtuses, mucronées, à bords horizontaux, plats, ce qui la différencie de celles du *S. limonium* dont les bords sont ondulés. Hampe arrondie, lisse, un peu écailleuse, flexueuse, terminée par une panicule dont les branches portent les fleurs seulement à la partie supérieure. Ces fleurs sont alternes, dressées, souvent disposées par paires, à pédoncules courts, entourés par plusieurs bractées écailleuses, engainantes. Calice en cloche, scarieux, à 5 angles ciliés, et terminé par 5 dents longues, aiguës. Corolle à 5 pétales spatulés, obtus, de couleur bleu pourpre pâle. 5 étamines insérées à la base de la corolle, libres, à anthères cordiformes. Ovaire uniloculaire, uniovulé, surmonté de 5 styles ascendants plus courts que les étamines.

Le fruit est un utricule, enfermé dans le calice, oblong, membraneux, monosperme.

Le *S. limonium*, originaire des parties occidentales de l'Europe, est regardé comme une variété de cette espèce.

La racine, qui était inscrite autrefois à la pharmacopée des Etats-Unis, est grosse, rameuse, charnue, compacte. Sa longueur dépend de la nature du sol, sa couleur est brun pourpre; sa saveur est amère, extrêmement astringente; elle est inodore.

Composition chimique. — Elle renferme 12,4 0/0 d'acide tannique, une huile volatile, de la résine, de la gomme, du caoutchouc, une matière colorante et des sels divers.

Usages. — C'est un astringent puissant employé comme tel dans différentes parties des Etats-Unis, surtout dans New-England. On s'en sert dans toutes les conditions où le kino et le cachou peuvent être usités, c'est-à-dire dans la diarrhée et la dysenterie. Mais c'est particulièrement contre les aphtes et les ulcères de la bouche et de la gorge qu'on emploie la décoction de la racine. C'est aussi un styptique dans les hémorragies passives.

Au Brésil et à Buenos-Ayres, les racines des *S. brasiliensis* et *antarctica* sont usitées sous le nom de *Guaycuru*. — Voir ce mot.

Le *S. armeria* Wild. (*Armeria vulgaris* Wild.), de l'Europe et du Labrador, est regardé comme un diurétique puissant. On fait bouillir doucement 8 à 30 grammes de fleurs dans un litre d'eau, et le malade boit cette décoction à discrétion (Ebers.).

Sterculia urens Roxb. (*Cavallium urens* Schott et Endl.). — Arbre élevé, de la famille des Malvacées, série des Sterculiées. Feuilles disposées à l'extrémité des rameaux, alternes, pétiolées, à 5 lobes aigus, duveteux, de 20 à 30 centimètres de longueur et de largeur, à 5 nervures. Fleurs petites, nombreuses, jaunes, polygames, disposées en panicules terminales, grandes, couvertes d'un duvet farineux, glutineux. Calice campanulé, à 5 divisions aiguës, papyracées, accompagnées d'une glande obcordée près de leur base. Pas de corolle. 10 étamines unies en colonne libre à la partie supérieure, où leurs filets sont alternativement plus longs et portent des anthères bilobées. Gynécée formé de 5 carpelles libres, uniloculaires, pluriovulés. 5 styles réunis entre eux formant une colonne courbe, épaisse, à extrémité stigmatifère quinquélobée. 5 follicules étalés, rayonnants, couverts d'un duvet jaune et de poils piquants.

Cet arbre habite les montagnes de la côte du Coromandel, l'Hindoustan, etc. Il laisse exsuder, surtout pendant la saison chaude, une gomme qui est tantôt en lamelles minces, analogues à celles de la gomme adragante, tantôt vermiforme, tantôt en fragments. Elle forme avec l'eau une gelée ferme, incolore, inodore, qui se dissout à l'ébullition. Cette solution est précipitée en partie par l'acétate de plomb.

Une autre espèce, de l'Afrique tropicale, surtout de Sierra-Leone, le *S. tragacantha* Lindl. (*Southwellia* Schott), fournit une gomme analogue qui se trouve souvent mélangée à la gomme du Sénégal. Les *S. ramosa* Wall. et *crinata* Cav. fournissent, dit-on, des produits analogues.

S. scaphigera Wall. (*Scaphium scaphigerum* Schott. et Endl.). — Les graines de cette espèce de l'Inde ont été introduites en Europe sous le nom de *Tam-paiang*, *Boochgaan-tam-paijang*. Elles surnagent l'eau, se gonflent et forment une gelée transparente.

Composition chimique. — D'après Guibourt (*Drog. simpl.*, III, 646), ces graines renferment, dans l'amande :

Matière grasse.	2,98	
Extrait salé et amer. . .	0,21	35,10
Amidon	31,91	
Tissu cellulaire		

Dans le périsperme :

Huile verte	1,06	
Bassorine	56,04	
Matière brune astringente	1,60	64,90
Mucilage.		
Ligneux et épiderme. .	3,20	

Usages. — Nous n'avons cité ces graines que parce qu'elles avaient été préconisées comme un spécifique certain de la diarrhée et de la dysenterie. Les expériences faites à l'hôpital Beaujon par Martin-Solon ont démontré que ces graines ne possédaient aucune de ces propriétés qu'on leur attribuait et qu'elles n'agissaient que comme mucilagineuses et émollientes.

S. alata Roxb. — Les graines de cette espèce développent également, en présence de l'eau, une quantité assez considérable de mucilage. On dit cependant qu'elles sont narcotiques et employées dans l'Inde comme l'opium.

Cette assertion nous paraît étrange, étant données les propriétés générales des Malvacées.

S. fœtida L. (*Complanus major* Rumph.). — Arbre de l'Inde, à feuilles composées, peltées, à 7 ou 9 folioles oblongues, acuminées, lancéolées, un peu pubescentes quand elles sont jeunes. Fleurs rouges en grappes. Le fruit, qui est astringent, est employé à Java, sous forme de décoction mucilagineuse, contre la blennorragie. Il est regardé comme comestible dans l'Inde orientale. On extrait de ses graines, aux Moluques, une huile comestible et lampante.

Il en est de même des graines du *S. Balanghas* ou Noix de Malabar.

Stereospermum chelonoïdes DC. (*Heterophragma chelonoïdes*). — Arbre d'une grande taille, de la famille des Bégoniacées. Branches nombreuses, horizontales à la partie inférieure, puis se redressant au sommet. Feuilles opposées, imparipennées, de 50 centimètres de longueur environ, à 4 paires de folioles opposées, brièvement pétiolées, les inférieures plus petites, obliquement ovales, aiguës, duveteuses lorsqu'elles sont jeunes, plus tard lisses, de 10 centimètres de longueur sur 5 de largeur. Fleurs en panicules terminales, à grandes ramifications décussées, les plus petites ou terminales bifurquées, avec une seule fleur à chaque extrémité. Ces fleurs sont très grandes, jaunes et odorantes. Calice spathacé à 4 divisions. Corolle bilobée. 4 étamines fertiles. L'ovaire est entouré à sa base par un disque jaune, charnu. Style simple à stigmate bilobé. Le fruit est un follicule long, pendant, à bords minces et recourbé. Il renferme des graines spongieuses (Roxb., *Flor. indica*).

Les fleurs de cet arbre sont offertes par les Indous, dans les temples, à leurs divinités. Quand on les immerge dans l'eau, elles lui communiquent une odeur fort agréable. Le bois est coloré, dur, durable.

Les fleurs sont prescrites par les Vytians dans les fièvres, en infusion, comme rafraîchissantes, etc. On emploie le suc des feuilles mélangé à du jus de citron dans la manie.

S. suaveolens DC. (*Bignonia suaveolens*). — Cet arbre est souvent confondu avec l'espèce précédente, dont il se rapproche du reste beaucoup. Les fleurs sont grandes, odorantes, de couleur écarlate.

Les propriétés médicales sont les mêmes et on l'emploie de la même façon.

Strophanthus. — Les *Strophanthus* appartiennent à la famille des Apocynacées et sont répandus dans toute la zone tropicale, sur les côtes occidentale et orientale d'Afrique, dans le centre de ce continent, dans l'Inde, à Ceylan, à Malacca, aux Philippines, à Java, Bornéo et même à Madagascar. Ce sont des lianes à suc laiteux, croissant au milieu des forêts, s'enroulant autour des arbres, au sommet desquels elles s'élancent pour retomber sur les arbres voisins et former ainsi des fourrés inextricables. On avait admis d'abord qu'il n'en existait que 2 ou 3 variétés originaires de la Sénégambie et du Gabon; mais on en connaît aujourd'hui une vingtaine d'espèces, dont le nombre tend à s'accroître chaque jour. Nous décrirons ici les deux espèces les mieux connues.

1° *S. hispidus*. — Cette liane est répandue entre la Sénégambie et le Gabon, sur toute la côte de Guinée. La tige est creuse, cylindrique, de la grosseur du poignet, à écorce rugueuse, gris foncé. Rameaux flexibles, couverts, quand ils sont jeunes, de poils jaune pâle ou blanchâtres, que l'on retrouve sur les jeunes feuilles, les axes d'inflorescence, les calices. Feuilles opposées, rarement verticillées par 3, elliptiques, oblongues, presque sessiles, arrondies, obtuses à la base, acuminées au sommet, entières, penninervées, de 10 à 12 centimètres de longueur sur 5 centimètres de largeur. Fleurs en cymes terminales pauciflores. Calice à 5 lobes aigus, lancéolés, velus en dehors. Corolle gamopétale, à tube court, à limbe en cloche, à 5 lobes tordus, dont le sommet se prolonge en une languette longue, étroite, subulée, ayant 10 centimètres de plus de longueur sur une largeur, de 1 millimètre. A la gorge de la corolle se trouvent 5 appendices courts, obtus, légèrement charnus. 5 étamines libres, dont les anthères sont plus ou moins collées avec le sommet du style. 2 ovaires petits, surbaissés, coniques, libres, uniloculaires, multiovulés. Styles grêles, à 2 petits lobes stigmatifères. Le fruit est formé de 1 ou 2 follicules cylindriques, gros comme le pouce, atténués aux deux extrémités, bruns, de 30 à 40 centimètres de longueur et même davantage. La paroi est mince, sèche, fragile et se sépare, à la maturité, d'une longue lame pla-

centaire plus mince, d'un jaune pâle, sur laquelle s'insère les graines (H. Baillon). Celles-ci sont brunes, très nombreuses, ovales, comprimées, couvertes de poils très serrés, fins, courts, à reflet chatoyant. L'extrémité supérieure se rétrécit et se prolonge en une tige grêle, rectiligne, de 4 à 6 centimètres de longueur, garnie à sa partie supérieure d'une aigrette de poils en couronne, fins, blancs, brillants, argentés, étalés, de 3 à 5 centimètres de longueur.

L'odeur de ces graines est nulle. Leur saveur, d'abord douce, devient ensuite très amère.

2° *S. kombé* Oliver. — Habite l'Afrique tropicale orientale, le centre de l'Afrique, Java, Ceylan, les Indes anglaises. D'après Oliver, cette espèce se distinguerait par la pauvreté de son inflorescence, les lobes du calice plus courts, plus étroits, ses follicules atténués à l'extrémité libre qui se termine par un fort appendice discoïde. Graines grêles, d'un vert pâle, terne, avec des reflets blancs et brillants, couvertes de poils courts, très fins, serrés, appliqués dans la direction de la hampe. La hampe est couronnée par des poils ascendants peu nombreux pouvant atteindre 7 centimètres de longueur.

L'identité des *S. hispidus* et kombé est aujourd'hui admise par Oliver.

Le Dr R. Blondel, qui a fait des graines des Strophanthus du commerce une étude complète (*Bull. de Thérap.*, 1888), cite, en outre, les sortes suivantes :

3° *S. du Niger*. — L'espèce botanique n'est pas suffisamment connue. Les fruits sont grêles, arqués, longs de 50 à 60 centimètres, de la largeur du petit doigt, atténués en pointe à la partie supérieure, à courbure parfois très prononcée, à surface gris sale ou rougeâtre.

Les graines se distinguent de celles de l'espèce précédente par les caractères suivants.

La longueur totale, hampe comprise, varie de 8 à 10 centimètres. Les poils de l'aigrette sont plus courts, 3 centimètres environ, moins fins, plus serrés. La graine, de 10 à 18 millimètres de longueur, n'est pas fusiforme, son extrémité inférieure est moins atténuée que la supérieure. La face ventrale est peu bombée, la face dorsale est bombée et fortement coudée au-dessous de la naissance de la hampe. La couleur varie. Le duvet est plus épais.

4° *S. glabre du Gabon*. — C'est cette sorte qui a été introduite la première en France, où on l'a confondue avec le *S. hispidus*. Elle est aujourd'hui rare. C'est celle sur laquelle ont porté les analyses de Hardy et Gallois. C'est encore celle qui paraît être la plus riche en principes actifs.

La graine entière mesure de 8 à 10 centimètres de longueur, la hampe est très courte, d'un à un demi-centimètre. Les poils de l'aigrette sont longs, fins, étendus presque horizontalement. La graine seule a de 10 à 16 millimètres, elle est mince, foliacée, jaune ou brun foncé, *glabre*, cireuse, à extrémité inférieure ogivale, elliptique ou brusquement

tations, pourra nous en fournir en abondance.

5° Le *S. de Sourabaya* se rapproche beaucoup de l'espèce précédente ; la graine est volumineuse, de 6 centimètres de longueur,

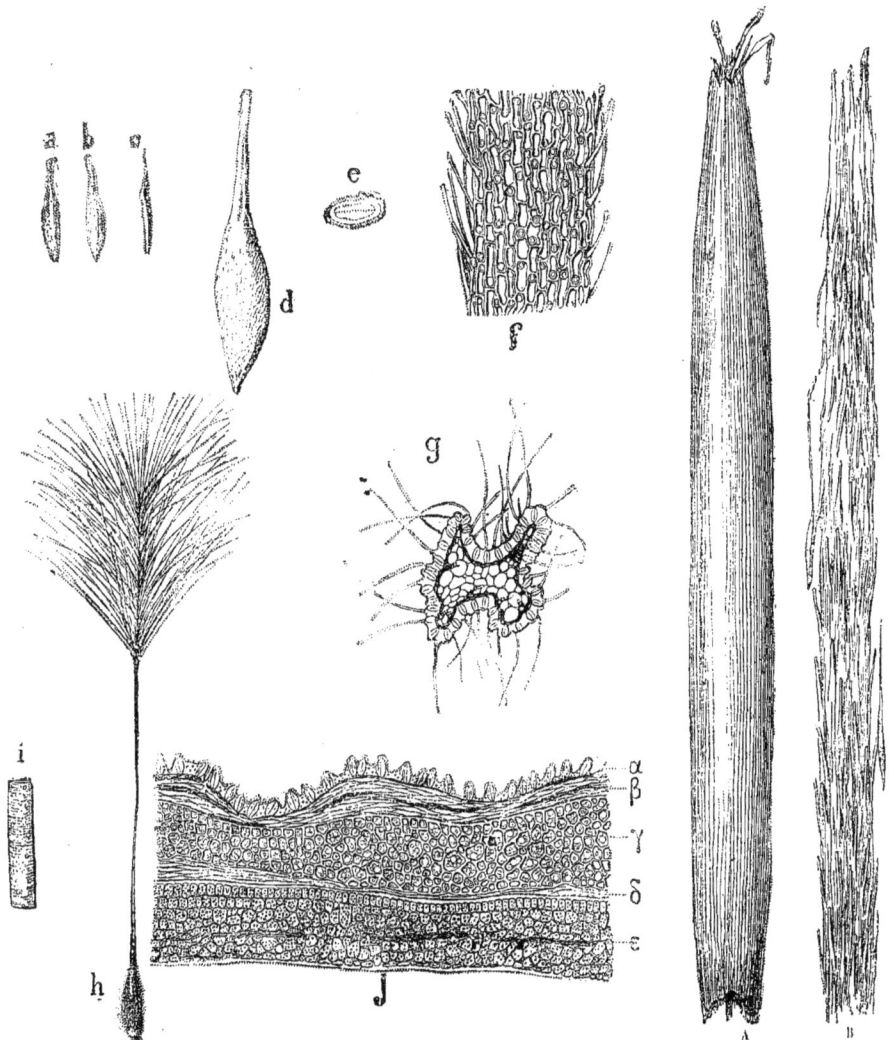

FIG. 923. — *Strophanthus hispidus* (d'après R. Blondel).

a, *b*, *c*, Graine de grandeur naturelle; *d*, Graine grossie trois fois; *e*, Coupe transversale; *f*, Tégument seminal superficiel ; *g*, Hampe. Coupe transversale de la base; *h*, Graine pourvue de son aigrette; *i*, fragment de poil de l'aigrette vu au microscope; *j*, Coupe transversale de la graine.

FIG. 924. — S. Kombé.

A. Membrane placentaire isolée.
B. Fruit vu de dos;

tronquée, à extrémité supérieure s'amincissant doucement. Face ventrale déprimée ou creusée d'une rigole, à bords minces et tranchants. L'odeur est nulle, la saveur très amère.

Cette sorte est rare, mais il y a lieu de penser que le Gabon, où on en fait des plan-

sur lesquels 4 centimètres sont pris par l'aigrette. La hampe a 1 centimètre. Les poils ont de 4 à 5 centimètres.

La graine est noire, gris sale.

6° *S. laineux du Zambèze.* — Graine entière de 12 centimètres; graine elle-même de 16 millimètres, oblongue, atténuée à la base couverte d'une couche épaisse de poils blancs, jaunâtres ou un peu verdâtres, de 2 à 3 millimètres de longueur, formant un tomentum soyeux, lustré. La partie nue de la hampe est très courte, l'aigrette au contraire est

Christy a signalé en outre à *Pharmaceutical Society* la graine du *S. aurantiacus* de Madagascar, déterminé par Oliver, qui rappelle beaucoup celle de l'*hispidus*, mais qui est beaucoup plus grande.

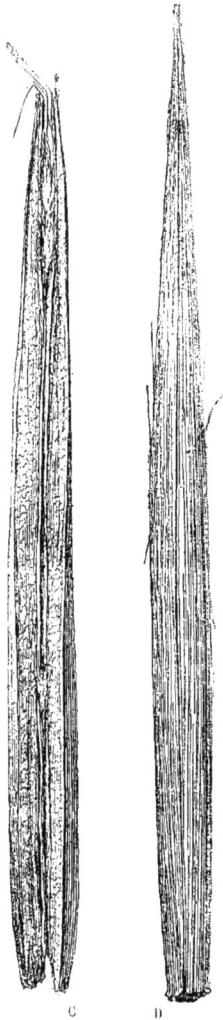

Fig. 925. — **S.** Kombé.
C. Fruit en déhiscence.
D. Fruit jeune, non ouvert.

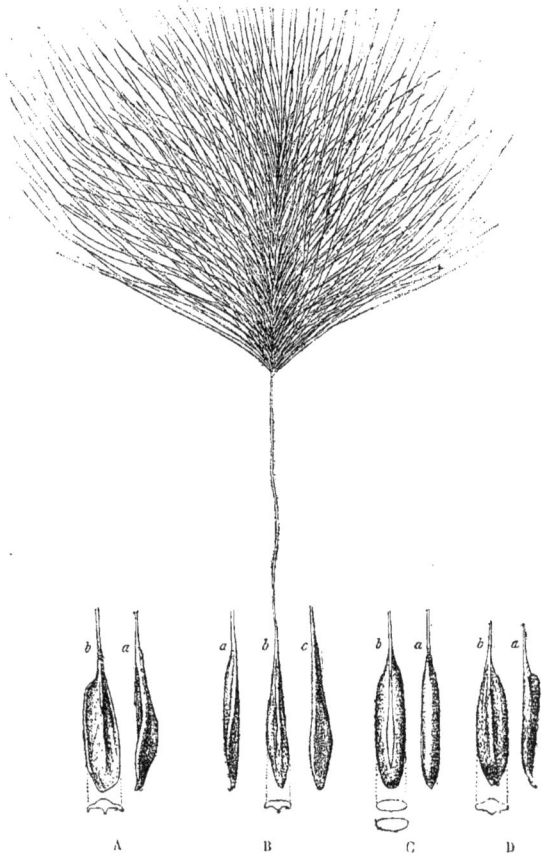

Fig. 926. — *S. Kombé* (d'après Blondel).
A, B, variété α ; C, variété β ; D, variété γ.

très développée, surtout en longueur. Les poils peu allongés sont dirigés obliquement en haut à la façon des branches de peuplier. Ils ont une teinte un peu jaunâtre.

La saveur de cette graine est très mauvaise.

Telles sont les graines les plus ordinairement répandues dans le commerce.

La fraude la plus ordinaire consiste non seulement à mélanger entre elles des graines d'espèce et d'activité différentes, mais encore à épuiser les graines par l'alcool et à les revendre.

On les distingue facilement d'ailleurs à leur saveur presque nulle, à leur aspect terne.

Composition chimique. — Hardy et Gallois étudièrent les graines d'un Strophanthus que nous savons être aujourd'hui le Strophanthus glabre du Gabon. Les graines privées de leurs aigrettes sont pulvérisées et mises en macération dans l'alcool *acidulé d'acide chlorhydrique*. La teinture est filtrée, évaporée en consistance d'extrait puis traitée par l'eau distillée froide. Cette eau évaporée spontanément donne des cristaux blancs, soyeux, solubles dans l'eau chaude, peu solubles ou même insolubles dans l'alcool et le chloroforme. Ils ne renferment pas d'azote, ne précipitent pas par les réactifs ordinaires des alcaloïdes *et ne donnent pas la réaction d'un glucoside.* Les auteurs nommèrent ce produit *strophanthine.* C'est un toxique qui, injecté sous la peau, arrête les battements du cœur chez la grenouille.

Dans l'aigrette, les auteurs trouvèrent également une substance cristalline présentant les réactions d'un alcaloïde et à laquelle ils donnèrent le nom d'*inéine.* Elle n'a aucune action sur le cœur. (*Compt. rend. Ac. des sciences,* 1877.)

En 1869, le professeur Fraser, d'Edimbourg, étudiant le S. Kombé, avait signalé que toutes les parties de la plante, mais surtout les graines, renferment un principe actif auquel il donna le nom de *strophanthine* et qu'il étudia de nouveau en 1887. (*Proceed. of roy. soc. of Edimburgh,* 15 juillet.) L'extrait alcoolique des semences est dissous dans l'eau, additionné d'acide tannique, et on fait digérer le tannate obtenu avec de l'oxyde de plomb récemment précipité. On évapore et on reprend l'extrait par une petite quantité d'alcool, puis on traite la solution par l'éther. Celui-ci donne lieu à un précipité qui finalement est dissous dans l'alcool faible, et on fait passer dans la solution de l'acide carbonique pendant plusieurs heures, de façon à

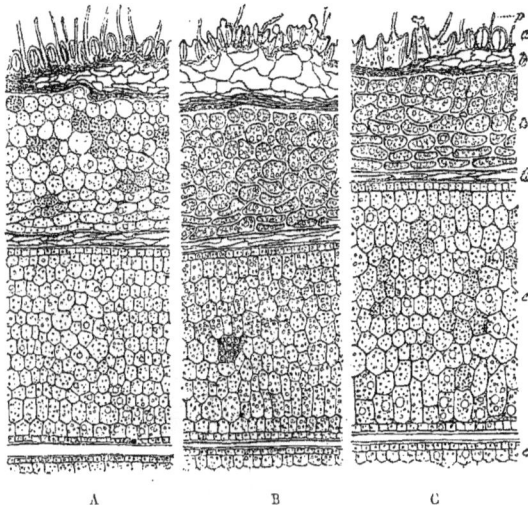

Fig. 927. — Coupe transversale de graine de S. Kombé.
A, variété α; B, variété β; C, variété γ.

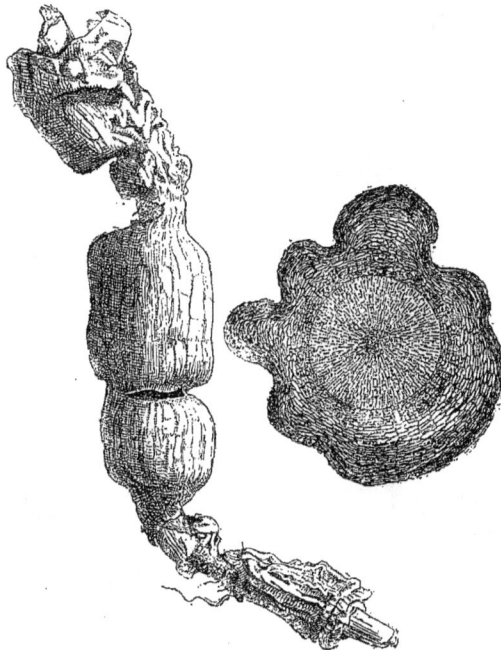

Fig. 928. — Racine de S. Kombé (d'après Blondel). Fragment de racine secondaire et coupe transversale du pivot.

séparer complètement le plomb. Après filtration, la solution est évaporée à basse température et le résidu est desséché dans le vide sur l'acide sulfurique. Pendant la dessiccation, le produit prend une apparence gommeuse, translucide, puis il devient opaque et blanc.

La strophanthine ainsi obtenue est imparfaitement cristalline, neutre ou un peu acide, entièrement amère, très soluble dans l'eau, moins dans l'alcool rectifié, insoluble dans l'éther et le chloroforme. Elle brûle sans résidu et ne renferme pas d'azote. Sa composition centésimale correspond à $C^{29}H^{48}O^{11}$. En présence de l'acide sulfurique, elle prend une couleur verte qui devient jaune verdâtre. Avec l'acide sulfurique et le bichromate de potasse, coloration bleue. Avec l'acide phosphomolybdique au bout de quelques heures, couleur verte, bleuâtre, qui par addition de quelques gouttes d'eau devient bleu pur. Elle apparaît de suite quand on ajoute un alcali après l'acide phosphomolybdique; avec l'acide tannique, précipité blanc abondant soluble tout à la fois dans un excès de tanin et de strophanthine.

Tous les acides minéraux, excepté l'acide carbonique, dédoublent, même à froid, la strophanthine en glucose et en une substance que Fraser a nommée *strophanthidine,* dont la proportion est, après trois jours de contact, de 37,5 0/0, celle du glucose est de 20 0/0. Après avoir éliminé la strophanthidine par filtration, le liquide acide incolore, amer, donne, après une ébullition de quatre heures, du glucose qui porte la proportion soluble à 26.61 0/0 et 4.3 0/0 d'une substance amorphe brunâtre.

Fraser admet que la strophanthine de Hardy et Gallois est de la strophanthidine par suite du procédé d'extraction qu'ils ont adopté, l'emploi de l'eau acidulée, laquelle décompose la strophanthine comme nous l'avons vu. Ces auteurs ne pouvaient non plus trouver de glucose dans la strophanthidine, produit elle-même de dédoublement d'un glucoside.

Les graines de Strophanthus de l'Afrique orientale ont été également examinées par William Elborne (*Pharmaceut. Journ.*, 12 mars 1887, p. 743), par

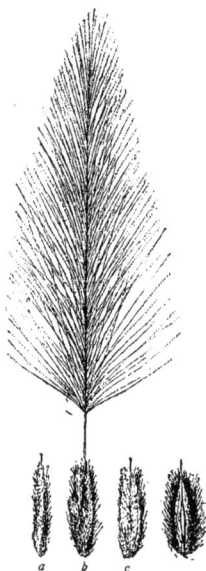

FIG. 929. — S. laineux du Zambèze (d'après Blondel).

Helbing (*Ibid.*, p. 747), par Gerrard (*Ibid.*, 14 mai 1887).

Helbing indique la réaction suivante comme extrèmement sensible. Une trace de strophanthine est dissoute dans une goutte d'eau à laquelle on ajoute une goutte de perchlorure de fer et une goutte d'acide

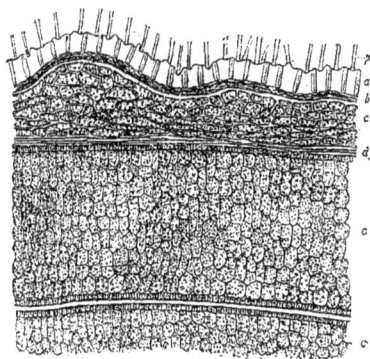

FIG. 930. — S. laineux du Zambèze.
Coupe transversale de la graine.

sulfurique concentré. Il se fait un précipité brun rougeâtre qui, au bout de deux à trois heures, passe au vert émeraude ou au vert foncé, couleur qui persiste longtemps. Cette réaction n'est caractéristique que de la strophanthine impure et se fait aussi avec la digitaline impure (Arnaud).

Enfin Arnaud, plus récemment (*Comp. rend. Ac. sciences*, 16 juillet 1888, p. 179), a obtenu du S. Kombé la strophanthine sous forme d'une substance blanche, très amère, parfaitement cristalline, en

aiguilles groupées autour d'un centre, présentant un aspect micacé rappelant un peu celui de l'iodure de cadmium. Les cristaux spongieux retiennent l'eau par imbibition.

La strophanthine forme un hydrate perdant son

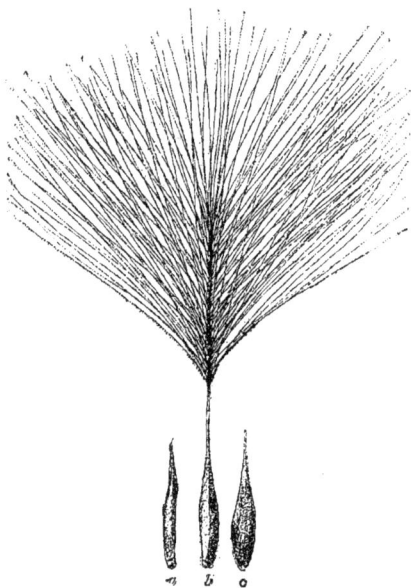

FIG. 931. — S. de Sourabaya (d'après Blondel).

eau dans le vide sec. Quand on chauffe cet hydrate à l'étuve il fond au-dessous de 100° ; en reprenant par l'eau, on constate que la strophanthine est devenue incristallisable; mais si on a soin de dessé-

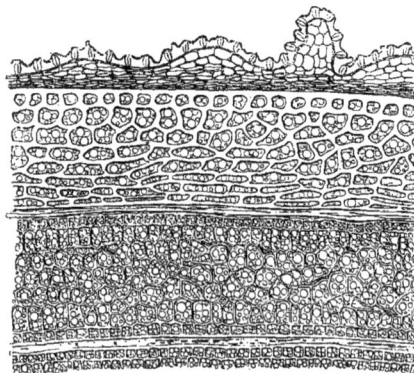

FIG. 932. — S. de Sourabaya (d'après Blondel).
Coupe transversale de la graine.

cher préalablement dans le vide sec on peut porter la substance à 110° sans l'altérer.

Chauffée à l'air elle prend l'état pâteux à 165° en perdant son opacité et brunissant très rapidement. Elle brûle sans résidu. En solution dans l'eau (2 à 3 0/0) elle agit sur la lumière polarisée.

L'eau froide dissout peu de strophanthine (1 dans 43 à 18°). Elle est assez soluble dans l'alcool, insoluble dans l'éther, le sulfure de carbone et la benzine. Le tanin la précipite de ses solutions aqueuses; sa composition égale $C^{31}H^{46}O^{12}$, ce qui en fait l'homologue supérieur de l'ouabaïne $C^{30}H^{46}O^{12}$.

Les graines du Strophanthus renferment des ma-

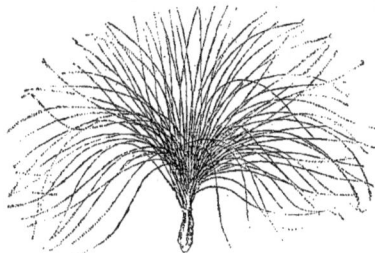

Fig. 933. — Faux Strophanthus du Gabon et du Natal.

tières grasses solubles dans l'éther et l'alcool (30 à 35 0/0), des matières gommeuses et albumineuses.

Dans le *S. glabre* du Gabon, Arnaud a découvert un glucoside identique à celui qu'il avait retiré de

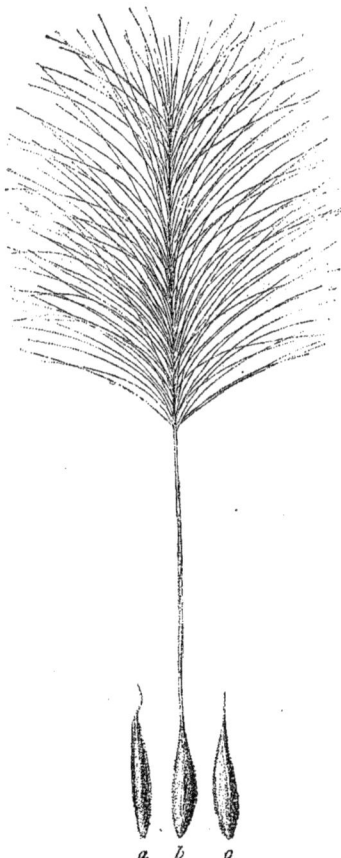

Fig. 934. — S. du Niger (d'après Blondel).

l'Ouabaïa (*Acokanthera ouabaio*) et auquel il conserve par suite le nom d'*ouabaïne*. Ce serait la strophantine que Hardy et Gallois avaient obtenue, mais à l'état impur. Elle se présente en amelles transparentes, minces, à forme rectangu-

laire caractéristique, fondant à 180°, renfermant une grande quantité d'eau de cristallisation. Une partie se dissout dans 15 parties d'eau à 8°. 100 parties d'alcool à 85° en dissolvent de 75 à 81. Elle est insoluble dans l'alcool absolu, l'éther anhydre et le chloroforme. Sous l'action des acides étendus bouillants elle se dédouble en *isodulcite* et en une résine insoluble, qui n'a pas été encore étudiée. Sa formule correspond à $C^{30}H^{46}O^{12},H^2O$.

Cette ouabaïne est plus active que la strophantine du Kombé, car pour le cobaye la dose limite mortelle est de 1/10 de milligramme et la mort survient au bout de 25 minutes, tandis qu'avec la strophantine elle est de 4/10 de milligramme et la mort ne survient qu'au bout de 50 minutes.

Du *Strophanthus hispidus* Arnaud n'a pu retirer de substance cristallisable ressemblant à la strophantine.

Catillon (*Soc. Thérap.*, 26 sept. 1888) dit avoir retiré du S. Kombé une substance azotée, non toxique, qui, d'après un petit nombre d'essais faits sur lui et sur des lapins, lui parait être le principe diurétique de la graine.

Thérapeutique. — Les Fans ou Pahouins se servaient, de temps immémorial, pour empoisonner leurs flèches de guerre ou de chasse, d'un extrait végétal dont le principal

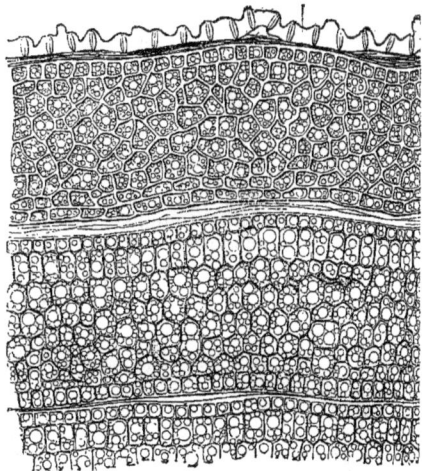

Fig. 935. — Coupe transversale de graine du S. Niger (d'après Blondel).

ingrédient était une plante restée inconnue jusqu'au jour où Griffon du Bellay, médecin de la marine, pendant son séjour au Gabon, l'étudia sur place et put se procurer des semences, qui figurèrent avec les armes, en 1865, à l'Exposition permanente des colonies françaises. Cette plante avait déjà été observée au Sénégal par Heudelot, qui envoya au Muséum de Paris une variété décrite par lui comme un arbuste sarmenteux de 3 à 4 mètres, à fleurs bleuâtres à l'intérieur, jaunes à la base, et parsemées de points pourpres. Smeathmann la signala aussi dans les environs de Sierra-Leone. Plus tard, les Strophanthus furent observés par Bakie à Nupe, et récoltés par Mann à 1° de latitude nord, dans l'Afrique occidentale, sur les bords des Mune-River et Sherbow-River. Des échantillons peu nombreux et incomplets arrivèrent en Europe, et de Candolle leur imposa le nom générique qui les distingue en raison de la torsion de leur corolle. H. Baillon

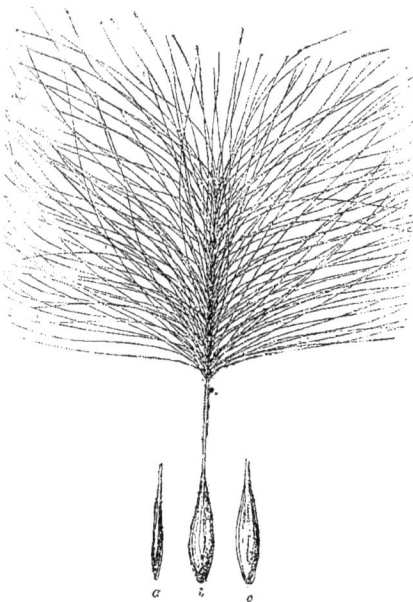

Fig. 936. — S. glabre du Gabon (d'après Blondel).

donna une description complète d'une espèce. Depuis, les Strophanthus ont été retrouvés dans le centre de l'Afrique, sur la côte orientale, dans l'Inde, à Malacca, Bornéo, Java,

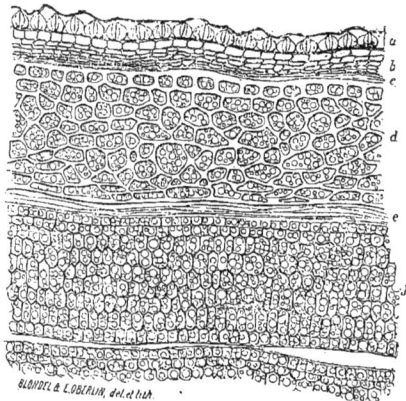

Fig. 937. — S. glabre du Gabon (d'après Blondel). Coupe transversale de la graine.

Madagascar, et après avoir été assez rares pour que les expériences des physiologistes qui s'en sont occupés tout d'abord aient dû être interrompues faute de matériaux, ils sont aujourd'hui assez répandus dans le commerce. Ce poison des flèches, *Inée* ou *Onaye*,

permettait aux indigènes de s'attaquer aux plus grands animaux ; toutefois, son action n'était pas assez rapide pour que le fauve ne pût franchir encore une certaine distance. Sa chair pouvait être mangée sans inconvénients, à la condition d'enlever la partie avoisinant l'endroit lésé. Il faut ajouter toutefois que ces flèches ont été remplacées presque partout par des armes à feu, que les indigènes préfèrent avec raison, et il n'y a plus guère à s'en servir que les peuplades non visitées par les traitants ou trop pauvres pour acheter un fusil. Aussi la récolte des Strophanthus n'est-elle plus régulière et les indigènes refusent généralement d'indiquer les endroits où ils se trouvent. Les différents jardins botaniques sont aujourd'hui assez bien pourvus de graines pour qu'il soit possible de différencier bientôt les espèces.

Les premiers essais physiologiques furent faits en 1865, par Pelikan, de Saint-Pétersbourg, avec des graines provenant de l'Exposition permanente des colonies, et par Vulpian, et tous les deux conclurent que l'Inée est un poison cardiaque. Le professeur Fraser, d'Edimburgh, entreprit, en 1869, une série de recherches, à la suite desquelles il désigna le Strophanthus comme un violent toxique du cœur, agissant à haute dose en tétanisant le muscle cardiaque sans influencer directement l'innervation centrale ou intra-cardiaque. Legros et P. Bert, en employant la matière toxique des flèches, constatèrent après la mort des animaux l'arrêt du cœur en systole. Polaillon et Carville approfondirent son mode d'action sur le cœur. Fraser, qui avait été obligé d'interrompre ses expériences faute de matériaux, ainsi du reste que Huchard et Eloy en France, mais qui avait déjà précisé son action physiologique et thérapeutique, étudia le Strophanthus comme médicament cardiaque en 1872, puis en 1885. Ces études furent continuées par Gley et Lapicque, Dujardin-Beaumetz, Bucquoy, Combemalle, Groignier et Mairet, de Montpellier, Prévost, Lépine, Lemoine, G. Sée en France, Paschkis, Langgaard, Rossemburg en Allemagne, Sowditch en Amérique.

Le Strophanthus est un poison fort énergique, car 5 gouttes de sa teinture, à 1/10, en injection sous-cutanée, tuent les cobayes en quelques minutes. Les symptômes de l'intoxication sont les suivants : mouvements lents, pénibles, tête lourde que soutiennent difficilement les muscles du cou, parésie qui gagne peu à peu le reste du corps. La respiration se ralentit, le cœur bat d'abord rapidement, puis ses mouvements diminuent. On voit ensuite survenir des tremblements, des convulsions, du trismus, et la mort arrive par arrêt du cœur et des mouvements respiratoires. Lemoine, de Lille, a observé que la teinture, injectée à petite dose, tue les animaux en quelques jours, après avoir produit de la diarrhée et des vomissements, et que par suite il doit s'accumuler dans l'économie.

Fraser attribue au Strophanthus les propriétés suivantes :

Son action est plus rapide, plus durable, plus marquée sur les affections du cœur que celle de la digitale.

Il ne s'accumule pas dans l'organisme, et n'irrite pas l'appareil gastro-intestinal. Il ne contracte pas, comme la digitale, les vaisseaux périphériques. Il ralentit et régularise le pouls, renforce les contractions ventriculaires, augmente la tension artérielle et soulage la dyspnée cardiaque.

Il possède des propriétés diurétiques, et combat avantageusement les hydropisies, surtout quand elles ont une origine cardiaque.

Pins, de Vienne, Drasche, Zerner, Lœw, Bucquoy, Poulet, etc., adoptèrent les conclusions de Fraser. D'un autre côté, Rovighi, Luckling, Huchard, Fraenkel, n'obtinrent que rarement des succès analogues à ceux des premiers expérimentateurs, et Fuerbringer compte 3 morts de malades qui avaient pris le Strophanthus à doses élevées. Il faut accuser peut-être de ces divergences d'opinion la diversité des graines que l'on trouve aujourd'hui dans le commerce, et dont la valeur thérapeutique peut fort bien n'être pas la même. Fraser employait le S. Kombé. En France, c'est surtout sur lui qu'ont porté les expériences thérapeutiques.

Dujardin-Beaumetz le regarde comme un agent cardiotonique de valeur, agissant d'une façon merveilleuse dans les maladies mitrales, l'affaiblissement du cœur, à la condition toutefois que la dégénérescence du myocarde ne soit pas trop accentuée, car le Strophanthus ne peut évidemment agir sur un muscle qui n'existe plus. C'est un diurétique puissant, excitant l'appareil rénal, mais pouvant, quand le rein est atteint d'altérations aiguës, provoquer, à hautes doses, la congestion du parenchyme néphrétique, et même les lésions qui caractérisent la néphrite. G. Lemoine a montré que les reins présentent de l'hypérémie, de petits foyers hémorragiques dans la zone corticale, et que les animaux ont toujours de l'albuminurie et de la polyurie. Chez l'homme sain, il a pu doubler les quantités d'urine avec une dose de 5 à 10 gouttes. Chez les cardiopathes, la diurèse augmente dans des proportions considérables. Il ne faut donc le donner que lorsque les reins sont intacts, car, si la diurèse augmente tout d'abord, elle subit un peu plus tard une diminution bien marquée. Un élève de Dujardin-Beaumetz, Cazeaux, dans sa thèse inaugurale, Paris, 1887, cite un malade qui rendit des urines sanglantes au cours de son traitement. Cette hématurie est un fait isolé qui, selon Dujardin-Beau-

metz, ne s'est pas reproduit dans sa pratique.

Contrairement à l'opinion de Fraser, Lemoine a vu le Strophanthus donné à doses un peu élevées déterminer, par suite de l'irritation de l'intestin, des diarrhées noires, liquides, striées de sang, qui peuvent être utiles au commencement chez les cardiaques avec œdème. Il suffit de suspendre le médicament pour les arrêter. Si on en continuait l'usage, elles pourraient amener rapidement le collapsus et le refroidissement.

Le Strophanthus agit d'une façon favorable sur la dyspnée, qu'elle soit cardiaque, catarrhale ou liée à l'emphysème.

L'action antihémorragique que lui attribue Poulet n'a pas été vérifiée de nouveau par les expérimentateurs les plus récents.

Préconisé par Fraser et Pins contre les néphrites, le Strophanthus, entre les mains de Dujardin-Beaumetz, Hocchans et Lemoine, a fait au contraire augmenter dans les urines la quantité d'albumine, ce que devait faire prévoir l'irritation rénale constatée par la physiologie.

Hutchinson l'a recommandé pour calmer les coliques néphrétiques et favoriser l'élimination des calculs. Il n'agit évidemment dans ce cas que par la diurèse abondante qu'il provoque.

En résumé, le Strophanthus, tant vanté par les uns, tant décrié par les autres, est un toni-cardiaque de valeur, un diurétique des plus précieux, plus actif, plus rapide, plus durable que la plupart des médicaments du même genre, et par suite tout naturellement indiqué, quand il faut réveiller les fonctions des reins, à la condition toutefois que cet organe ne soit pas déjà atteint. Il peut être fort utile dans les maladies du cœur contre lesquelles la digitale est impuissante ou ne peut être donnée par suite de l'irritation gastrique qu'elle provoque; dans le cas de cœur fatigué, dont il calme l'arythmie et relève la tonicité.

C'est un médicament difficile à manier, pouvant même devenir dangereux ; l'incertitude dans laquelle on était de la valeur des graines dont on disposait avait fait préconiser le principe actif, la strophanthine. Mais ici on se heurtait à une difficulté particulière, car il fallait compter, comme nous l'avons vu, la strophanthine de Fraser, celle de Hardy et Gallois, sans les autres. En présence des divergences de propriétés que possèdent ces divers principes, il convenait de s'en tenir à la graine elle-même sous forme de teinture alcoolique, laquelle a fait ses preuves et peut les faire encore en s'adressant à la même variété, le S. Kombé par exemple. Mais la strophantine d'Arnaud présente tous les caractères d'un principe chimique parfaitement défini. Il y a donc lieu de penser qu'en continuant avec elle les expériences commencées avec celle de F. Wurtz, qui s'en rapproche, mais ne paraît pas complètement pure, on aura entre les mains un médicament fidèle et d'action constante. C'est à l'expérience à prononcer sur sa valeur réelle.

La teinture employée par Fraser se prépare de la façon suivante. On réduit en poudre modérément fine les graines dépouillées de leur aigrette et on sèche la poudre pendant 12 heures à la température de 50 degrés environ. On tasse la poudre (1 partie) dans un percolateur et on ajoute de l'éther jusqu'à ce qu'elle en soit saturée. Dès qu'il commence à couler on obture l'ouverture inférieure et on laisse en contact pendant 24 heures. On laisse couler l'éther et on en ajoute s'il le faut de façon à obtenir 40 parties de liquide. L'éther doit être incolore; s'il n'en est pas ainsi, on en ajoute d'autre. La poudre ainsi épuisée de matière grasse est desséchée à l'air ou chauffée à 40 degrés, pulvérisée et tassée dans le percolateur, où on la laisse en contact pendant 48 heures avec une quantité suffisante d'alcool. On laisse ensuite l'écoulement se faire jusqu'à ce qu'on ait obtenu 20 parties de liquide. Le procédé est basé sur ce fait que l'éther enlève les matières colorantes et grasses qui sont inactives, et n'agit pas sur le principe actif ou strophanthine, qui est insoluble dans ce liquide. Cependant Bolleston (Pharm. journ., 19 mars 1887) a constaté que l'extrait obtenu en évaporant l'éther de lavage possédait des propriétés analogues à celles de la strophanthine elle-même, et que celle-ci est donc soluble dans l'éther, au moins dans une certaine proportion, et cela grâce à la présence de l'huile. La teinture ainsi préparée est donc au 1/20.

La dose de cette teinture, dite de Fraser, est de 5 à 10 gouttes. On peut aussi la donner à la dose d'un demi-goutte à 2 gouttes fréquemment répétée.

Cette teinture est d'une teinte jaune pâle, neutre, d'une saveur extrêmement amère et persistante. Elle se mêle à l'eau et n'est pas précipitée par le tanin; en l'additionnant d'éther elle devient opalescente.

En France, Dujardin-Beaumetz emploie le même mode de préparation, mais en ramenant la teinture au taux normal des alcoolés du Codex, c'est-à-dire à 1 pour 5. La dose est de 10 gouttes à 15 gouttes.

Stillingia sylvatica L. (*Excœcaria sylvatica* H. Bn — *Sapium sylvaticum* L.), *Queen's Delight* des Américains. — Plante vivace, de la famille des Euphorbiacées, série des Excœcariées, à tige herbacée, de 60 centimètres à 1 mètre de hauteur, à feuilles alternes, sessiles, oblongues ou lancéolées oblongues, obtuses, serrulées, amincies à la base. Elles sont accompagnées de stipules. Fleurs régulières, monoïques, jaunes, disposées en épis épais, terminaux. Les fleurs mâles sont nombreuses; les fleurs femelles sont en petit nombre et à la base de l'épi. Le réceptacle

se dilate en une plate-forme triangulaire dont les cornes répondent aux coques du fruit qu'elle supporte. Périanthe à 3 sépales très petits. 2 étamines libres. Ovaire à 3 loges uniovulées. Style terminé par 3 stigmates révolutés. Capsule s'ouvrant en trois coques bivalves et monospermes. La graine, dépourvue d'arille, renferme sous ses téguments un albumen abondant, charnu.

Cette plante habite le sud des Etats-Unis d'Amérique, la Virginie, la Floride, le Texas. où elle fleurit en mai et juin. Quand on la coupe, elle laisse exsuder un suc laiteux. La partie employée est *la racine*, qui est grosse, épaisse, ligneuse, de 30 centimètres de longueur sur 5 centimètres d'épaisseur, subcylindrique, un peu rameuse, compacte, sillonnée d'un brun grisâtre. Sa cassure est fibreuse; l'écorce est épaisse, le bois est poreux. La couche interne de l'écorce et les rayons médullaires renferment de nombreuses cellules remplies de résine brun jaunâtre. Son odeur est particulière, sa saveur est amère, âcre.

Composition chimique. — Cette racine a été examinée récemment par W. Bichy (*Amer. Journ. of Pharm.*, novembre 1885, 529), qui a signalé *une résine*, *un tanin* donnant une coloration verte avec les sels ferriques, *une huile volatile* jaune, dont l'odeur est forte et désagréable et qui s'y trouve dans la proportion de 3.25 0/0. Il a séparé, en outre, un alcaloïde volatil qu'il propose de nommer *stillingine* et dont le sulfate cristallise en écailles fines.

Thérapeutique. — La racine du Stillingia est, à doses élevées, émétique et cathartique; à petites doses, elle est altérante et agit sur les sécrétions. Aussi la prescrit-on, en Amérique, dans les affections syphilitiques et celles de la peau, du foie. On la donne sous forme de poudre (1 à 2 grammes), de décoction (30 grammes pour 500 d'eau), à la dose de 30 à 60 grammes, trois ou quatre fois par jour.

La dose de la teinture est de 4 grammes environ. Il en est de ces propriétés comme de celles de la salsepareille, à laquelle nous renvoyons.

Styphonodendron polyphyllum Martius. — Petit arbre inerme, de la famille des Légumineuses mimosées, série des Adénanthérées, à feuilles bipennées, dont les folioles sessiles sont presque aussi larges que longues et parsemées de poils; fleurs disposées en grappes axillaires, brièvement pédonculées, à réceptacle évasé, doublé d'un disque épais dont les bords présentent 10 saillies et 10 rentrées, répondant aux étamines. Calice gamosépale à 5 dents. 5 pétales. 10 étamines libres. Ovaire sessile, uniloculaire, pluriovulé. La gousse est linéaire, comprimée, à endocarpe proéminent entre les graines pour former des cloisons. Graines à albumen corné.

Cette plante est originaire de l'Amérique méridionale et surtout du Brésil. Son écorce, connue sous le nom de *Casca de Barbatimao*, est souvent envoyée en Europe sous le nom de *Cortex adstringens*.

Composition chimique. — Cette écorce renferme, d'après Peckolt, 0,792 de tanin qui précipite en vert les sels de fer. Les feuilles en renferment 0,528. La présence de ce tanin rend compte des propriétés astringentes de l'écorce et des feuilles.

Usages. — Le Dᵣ Peixoto a prescrit avec succès la décoction de l'écorce fraîche ou sa poudre, sous forme de cataplasmes, pour exciter les ulcères indolents, et d'injection dans la leucorrhée ou l'hémorragie passive. La poudre, prisée, combat avantageusement, dit-on, l'épistaxis.

Dans les cas d'hémorragies *post partum*, il prescrit une décoction de 20 grammes d'écorce et 240 grammes d'eau, qu'on filtre et à laquelle il ajoute, après refroidissement, 4 grammes d'éther acétique. Il prescrit 15 grammes de cette décoction composée toutes les heures.

Sumbul. — Le *Peucedanum Sumbul* H. Bn (*Euryangium Sumbul* Kauffm. — *Ferula Sumbul* Hook. F.), de la famille des Ombellifères, série des Peucédanées, est une grande plante vivace, à racine fusiforme, de 30 centimètres de longueur environ, surmontée à la partie supérieure par la base des feuilles détruites, à tige dressée, cylindrique, striée, haute de 3 mètres environ, sur un diamètre de 30 centimètres à la base. Feuilles radicales seules complètement développées, avec un pétiole long de 30 centimètres et un limbe d'un mètre environ, deltoïde, tripinnatifide, d'un vert pâle et finement pubescent. Les nervures des divisions primaires et secondaires sont arrondies, laineuses à la base, et les segments du limbe sont lâchement pinnatifides, cunéiformes, obtusément crénelés, à sommet tronqué. Les feuilles

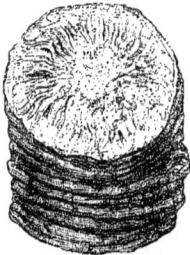

Fig. 938. — Racine de Sumbul.

portées par la tige sont alternes, sessiles, incomplètes, peu nombreuses. Fleurs à ombelles composées, stipitées, alternes ou opposées. Ces ombelles sont larges de 3 à 6 centimètres, dépourvues d'involucre à 6 à 8 rayons primaires portant chacun une ombelle secondaire d'une vingtaine de fleurs petites, jaunes, polygames. Le fruit ovale est comprimé sur le dos, entouré d'une bordure plane, aliforme. Les méricarpes sont aplatis, à cinq côtes, les trois médianes filiformes, les deux latérales élargies en forme d'ailes. Outre les bandelettes de ses vallécules, ce fruit présente deux bandelettes commissurales.

Cette espèce a été découverte, en 1869, par le voyageur russe Fedchenko, dans les montagnes de Maghián, près de Pianjakent, à l'est de Samarkand. Elle croît aussi dans l'est de la Sibérie.

D'après Karl Wittmann (*Pharm. journ.*, oct. 1876), elle croît aussi dans les environs de Chabarowka, poste militaire sur le fleuve Amur, dans la province de Kusten, Est-Sibérie, à 9,000 verstes de Saint-Pétersbourg. Les indigènes l'appellent *Barenklênje* (Patte d'ours), et les Chinois, qui sont assez nombreux dans ce district, là désignent sous le nom de *Lsouma tchen-auk*. Malgré le soin jaloux avec lequel cette plante était gardée, Fedchenko parvint à en obtenir une partie qu'il mit dans le jardin botanique de Moscou, où elle a fleuri. On la cultive aujourd'hui dans nos jardins botaniques.

Sa racine, qui est la partie usitée, se présente en tranches transversales, de 3 à 5 ou rarement 10 à 12 centimètres de longueur sur 3 centimètres et plus d'épaisseur. Son écorce est de couleur brun foncé et papyracée. La face interne est brun pâle, marbrée de blanc et remplie de gouttelettes résineuses; elle est fibreuse, spongieuse et d'aspect farineux. Elle est gorgée d'un suc laiteux, d'odeur fétide quand il est récent, et prenant avec l'âge une odeur de musc assez agréable. La saveur de la racine est amère et aromatique.

Cette racine est parcourue, comme du reste un grand nombre de racines d'Ombellifères, par de larges canaux résineux.

Composition chimique. — Cette racine renferme 9 0/0 d'une résine balsamique, molle, soluble dans l'éther et une petite quantité d'huile essentielle. La résine a une odeur de musc qui se développe surtout quand on la met en contact avec l'eau. D'après Sommer (1859), elle donne de l'*umbelliférone* quand on la soumet à la distillation sèche. Quand on la traite par une solution de potasse, elle donnerait, d'après Reinsch (1843), de l'*acide sumbulanique* combiné à la potasse. Cet acide a une odeur de musc très forte.

On retire également de cette résine de l'*acide angélique*; la question de savoir si cet acide préexiste ou est un produit de décomposition a été résolue par Schmidt (*Archiv.*, juin 1886). La racine pulvérisée, soumise à l'ébullition, dans une solution faible de potasse, ne donne pas d'acide angélique. Mais quand on l'épuise avec de l'éther de pétrole bouillant, on obtient un extrait qui, au contact d'une solution alcoolique de potasse, subit une décomposition partielle et donne de l'acide angélique et son isomère l'acide méthylcrotonique. Cette observation se rapproche de l'expérience faite par Kulz sur la laserpitine, le principe amer du *Laserpitium latifolium*, qui, traité par l'acide sulfurique concentré, donne de l'acide méthylcrotonique, tandis qu'avec l'acide chlorhydrique alcoolique il donne de l'acide angélique. L'huile essentielle, dont on retire 1/3 à 1 0/0 à la distillation, présente une saveur analogue à celle de l'essence de menthe.

Quant au corps nommé *sumbuline* par Murawjeff, et qui fournirait des sels cristallins avec les acides, son existence n'est pas bien prouvée.

En résumé, la racine de Sumbul doit ses propriétés à la résine et à l'huile essentielle qu'elle renferme.

Usages. — Cette drogue a été introduite pour la première fois en Russie, en 1835, pour remplacer le musc, puis en 1840 en Allemagne, et en 1850 en Angleterre.

Elle est inscrite dans les pharmacopées anglaise et américaine et prescrite sous forme de teinture alcoolique (75 grammes de racine pulvérisée et alcool rectifié 56 centilitres). La dose est de 10 à 30 gouttes.

Le Dʳ Murawjeff, qui regardait la résine comme le principe actif, l'obtenait de la façon suivante :

La racine subissait une première macération dans l'eau, puis dans une solution de carbonate de soude ; il la lavait ensuite à l'eau froide, la séchait et la reprenait par l'alcool. A la teinture filtrée, il ajoutait une petite quantité de chaux, filtrait, séparait la chaux par l'acide sulfurique, agitait avec le charbon animal, et après filtration distillait pour séparer la plus grande partie de l'alcool, mélangeait le résidu avec de l'eau, chassait le reste de l'alcool et enfin lavait le précipité à l'eau froide et le desséchait. Il obtenait ainsi une résine blanchâtre, translucide, se ramollissant à la chaleur de la main, brûlant sans résidu, de saveur acide et d'une odeur aromatique, analogue à celle de la racine.

L'auteur la prescrivait contre le choléra à la dose de 6 à 10 centigrammes sous forme de pilules, trois ou quatre fois par jour. (*Dublin, Quart. journ.*, fév. 1855.)

Le professeur Procter a publié une formule pour un extrait fluide dont la dose est de 1 à 4 grammes. (*Amer. journ. pharm.*, XXVII, 233.)

La racine de Sumbul est, en résumé, un aromatique, un stimulant, un balsamique qui peut être utile dans les crampes d'estomac, l'aménorrhée, la dysménorrhée, le catarrhe pulmonaire, etc.

Quant à la racine de *Sumbul Indien*, ce ne serait, d'après Dymock, que de la racine de *Dorema ammoniacum* que l'on parfume de musc pour l'expédier en Europe sous le nom de *Sumbul.*

Sureau. — Le Sureau noir, *Sambucus nigra* L., rangé par H. Baillon dans la famille des Rubiacées, série des Sambucées, est un arbuste ou un petit arbre qui peut atteindre 4 à 5 mètres de hauteur sur 20 à 30 centimètres de diamètre. Tous les rameaux renferment une moelle blanchâtre, spongieuse. Feuilles opposées, à stipules petites ou nulles, composées, imparipennées, à 5 et 7 folioles pétiolulées, ovales, lancéolées, acuminées et inégalement serretées. Les fleurs, qui paraissent au commencement de l'été, sont disposées en grands corymbes terminaux de cymes, d'abord dressés, puis penchés. Les premières divisions sont quinées, les terminales pédicellées et les latérales sessiles. Les fleurs sont blanches,

odorantes, petites, régulières, hermaphrodites, à réceptacle concave, cupuliforme. Calice à 5 sépales, petits, verdâtres, étalés. Corolle gamopétale, rotacée, à tube court,

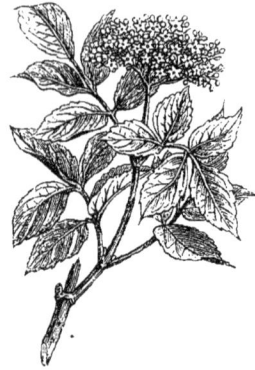

FIG. 939. — Sureau noir. Sommité florifère.

à limbe divisé en 5 lobes étalés, arrondis au sommet. 5 étamines libres. Ovaire semi-infère, surmonté à son sommet par un disque, atténué en un cône qui se partage supérieurement en 3 lobes stigmatiques courts. Drupes

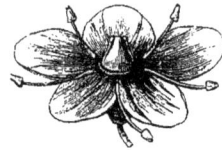

FIG. 940. — Sureau noir. Fleur.

globuleuses, d'un pourpre noirâtre à la maturité, très pulpeuses, triloculaires, à 3 noyaux, renfermant chacun une graine albuminée.

Cet arbre est originaire de l'Europe méri-

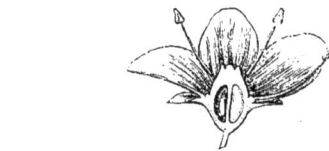

FIG. 941. — Sureau noir. Fleur. Coupe longitudinale.

dionale et centrale, de l'Asie occidentale, de la Crimée, du Caucase et du sud de la Sibérie. Il est très commun dans les haies, auprès des habitations, fleurit en juin et se couvre de fruits en septembre.

Les parties employées sont les fleurs, les fruits et l'écorce.

Pour obtenir *les fleurs,* dont la partie la plus estimée est la corolle, on abandonne les cymes en tas pendant quelques heures ; les corolles se détachent facilement et on les sépare des pédoncules verts en secouant, frottant et criblant la masse. Quand elles sont fraîches, leur odeur est douce mais faible; elle devient plus forte par la dessiccation; leur saveur est un peu amère. A la distillation elles donnent une petite quantité d'une huile essentielle, butyreuse, plus légère que l'eau, d'une odeur forte, analogue à celle des fleurs. Elle est accompagnée d'acides volatils en quantités plus minimes encore.

Les *fruits* sont presque inodores, mais ils ont une saveur douceâtre, acidulée, due à la présence du sucre et de l'acide malique. Aussi le suc exprimé peut-il subir la fermentation alcoolique et donner une sorte de liqueur qui est employée dans le nord de l'Europe. Ce suc est coloré en violet par les alcalis, en rouge vif par les acides.

La *moelle blanche* des rameaux est employée, après dessiccation, pour faire des coupes microscopiques.

L'*écorce interne* est inodore, d'une saveur d'abord douceâtre, puis amère, âcre et nauséeuse.

Composition chimique. — D'après Kramer, elle renferme un acide qu'il appelait *acide riburnique*, mais qui est identique avec l'acide valérianique, des traces d'huile volatile, de l'albumine, une résine, de la cire, chlorophylle, acide tannique, du sucre, de la gomme, amidon, pectine, et divers sels alcalins et terreux.

D'après Simon, le principe actif de cette écorce est une résine molle que l'on peut obtenir en épuisant par l'alcool l'écorce pulvérisée, filtrant la teinture, évaporant en consistance sirupeuse, reprenant par l'éther qui dissout le principe actif et évaporant en consistance d'extrait sirupeux.

Thérapeutique. — Toutes les parties du Sureau sont éméto-cathartiques, et, à forte dose, elles peuvent même provoquer une véritable cholérine. Aussi a-t-on préconisé cette plante contre l'ascite et l'anasarque non symptomatiques, et Reuille-Paris considérait même le suc de la racine comme un de nos meilleurs hydragogues, à la dose de 60 grammes au plus, dans du lait, de la bière. Il provoque des vomissements, des selles séreuses, puis la diurèse. On le prescrit tous les deux jours jusqu'à ce que l'effet cherché se soit produit.

L'infusion des fleurs est regardée comme vulnéraire et résolutive. Les feuilles servent à faire des cataplasmes résolutifs employés contre les hémorroïdes. En décoction dans du lait de beurre, elles sont usitées ordinairement comme purgatif, en Flandre. La seconde écorce, qui est la partie la plus active, se prescrit sous forme de vin (60 pour 200 de vin de Malaga), à la dose de 100 à 250 grammes par jour. A la dose de 15 à 30 grammes ce vin provoque des évacuations alvines abondantes, accompagnées de nausées et de vomissements. Son suc préparé à froid s'emploie à la dose de 15 à 30 grammes.

L'huile des graines passe aussi pour être éméto-cathartique.

Avec les fruits, on fabrique, surtout en Angleterre, une boisson légèrement alcoolique.

2° *Sambucus canadensis* L., Sureau du Canada. — Arbuste de 2 à 3 mètres de hauteur, rameux, à feuilles pennées, constituées par 3 et 4 paires de folioles oblongues, ovales, longuement acuminées, lisses, luisantes, d'un vert sombre, à nervure médiane souvent pubescente. Elles sont dépourvues de stipules mais souvent munies de petites stipelles. Les fleurs sont plus grandes que celle de l'espèce précédente.

Cette espèce, qui est souvent cultivée dans nos jardins, croît dans toutes les parties des Etats-Unis, du Canada à la Caroline et même au Texas. Elle fleurit de mai à juillet et ses fruits mûrissent en automne.

Composition chimique. — L'écorce a été examinée par Charles Traub (*Amer. Journ. of pharm.*, août 1881). Séchée à l'air elle renferme 13 0/0 d'humidité, et à la calcination elle laisse 8,50 de cendres.

Elle renferme de l'*acide valérianique* dont on reconnaît la présence, en épuisant l'écorce par l'eau chaude, acidulant avec l'acide sulfurique, distillant, neutralisant le liquide par la soude caustique et évaporant avec précaution au bain-marie. Une partie du résidu dissoute dans l'eau, acidulée d'acide sulfurique, additionnée d'alcool fort, donne l'odeur de valérianate d'amyle (essence de pommes). Une seconde partie, traitée par le sulfate de zinc, donne de petits cristaux de valérianate de zinc.

Outre cet acide, elle contient *une huile volatile*, dont l'odeur rappelle celle de l'essence de térébenthine, *une matière grasse*, *une résine*, du sucre, du tanin, une matière colorante et diverses autres substances dont la nature n'a pas été bien déterminée.

Les fleurs de cette plante remplacent, dans la Pharmacopée des Etats-Unis, celles du Sureau noir d'Europe. Les fruits sont employés comme ceux de cette espèce.

3° Le Sureau à grappes, ou Sureau de montagne (*Sambucus racemosa* L.), se distingue du Sureau noir par ses fleurs toutes pédicellées et ses fruits rouges. Il jouit du reste des mêmes propriétés.

Les *S. peruviana* HBK., *mexicana*, *javanica*, *australis*, sont indiqués aussi comme purgatifs, dépuratifs, diurétiques et même antisyphilitiques.

Symphonia globulifera L. F. (*Monorobea coccinea* Aubl.). — Cet arbre appartient à la famille des Clusiacées. Son latex est jaunâtre; ses feuilles sont opposées, coriaces, entières, penninerves, à nervures secondaires nombreuses parallèles et rapprochées. Ses fleurs, disposées au sommet des rameaux en cymes ombelliformes, sont régulières, hermaphrodites, à réceptacle concave. Calice à 5 sépales inégaux. Corolle à 5 pétales, munie à sa partie interne d'un disque cupuliforme, épais, coriace. Etamines monadelphes à la base, se séparant à la partie supérieure en 5 bandelettes, portant sur leur face extérieure 3 anthères adnées, extrorses, à sommet terminé en pointe d'abord infléchie. Ovaire supère à 5 loges incomplètes, renfermant chacune 2 à 6 ovules. Style à 5 branches stigmatifères étalées, puis récurvées. Baie ovoïde ou globuleuse, contenant un petit nombre de graines sans albumen.

Cet arbre habite l'Amérique tropicale, depuis les Antilles jusqu'au Pérou et au Brésil. On le retrouve même dans l'Afrique occidentale, où il a été peut-être introduit. C'est probablement le véritable *bois à cochon* de Santo-Domingo.

Son latex, jaunâtre, noircit à l'air et est employé pour goudronner les navires et faire des torches. Ce latex fournit la *résine* de *Mani*. Celui qui exsude naturellement se concrète rapidement à l'air et forme des fragments irréguliers, secs, cassants, grisâtres, noirs à l'intérieur, insipides, dont l'odeur est un peu aromatique. Quand il provient des incisions faites au tronc et qu'il a été mis à l'abri de l'air, son odeur est plus aromatique. Elle est due à une huile essentielle qui n'a pas été étudiée. Au Brésil, il entre dans la composition d'emplâtres vulnéraires et on l'emploie même comme succédané du baume de copahu pour combattre la blennorragie.

Symphoricarpos vulgaris Michx. (*Symphoria conglomerata* Pers. — *Lonicera symphoricarpos* L.). — L'*Arbousier d'Amérique*, qui croît dans l'Amérique du Nord, appartient à la famille des Rubiacées, série des Caprifoliées. C'est un arbuste à feuilles opposées, simples, entières, brièvement pétiolées, largement ovales à la base, aiguës au sommet et sans stipules.

Fleurs régulières, hermaphrodites, disposées en épis axillaires. Réceptacle en gourde profonde, surmonté d'un goulot étroit, portant sur ses bords un calice à 5 divisions courtes, inégales, une corolle en cloche, beaucoup plus grande, régulière, à 5 divisions alternes et imbriquées. Etamines libres. Ovaire infère, à 4 loges, dont 2 sont pluriovulées et restent stériles, les 2 autres ne renferment chacune qu'un ovule. Il est surmonté d'un petit disque épigyne. Style simple, cylindrique, ne dépassant pas la gorge de la corolle, à stigmate en tête.

Petite drupe arrondie, déprimée au sommet, à 2 noyaux, renfermant une graine albuminée et descendante.

Cette espèce jouit en Amérique de la réputation d'être fébrifuge et on emploie les jeunes branches réduites en poudre. Il en est de même du *S. racemosus* du même pays.

Symplocos racemosa Roxb. — Petit arbre de la famille des Styracacées, tribu des Symplocées, de 4 à 6 mètres de hauteur sur 60 centimètres de circonférence, à feuilles alternes, simples, brièvement pétiolées, ovales oblongues ou largement lancéolées, acuminées, aiguës à la base, à bords serrulés. Elles sont glabres, fermes, de 5 à 15 centimètres de longueur et de 2 à 3 de largeur. Fleurs en

grappes axillaires et terminales, généralement simples, plus courtes que les feuilles et pauciflores. Elles sont petites, brièvement pédonculées et d'un jaune livide. Les bractées qui, au nombre de 3, accompagnent chaque fleur sont ovales, villeuses. Calice persistant, à 5 segments largement ovales ou presque obtus, arrondis, ciliés. Corolle gamopétale, rotacée, à 5 segments ovales, profondément divisés, concaves, lisses, trois fois plus longs que le calice. Etamines nombreuses, insérées à la base de la corolle, aussi longues qu'elle. Ovaire infère, mais libre au sommet, turbiné, à 3 loges renfermant chacune de 2 à 4 ovules. Style simple, plus court que les étamines, à stigmate trilobé. Drupe oblongue, lisse, pourpre, couronnée par le calice, à pulpe peu abondante, purpurine.

Les graines, généralement solitaires par avortement, sont linéaires, oblongues, à testa épais, bruni, à albumen charnu.

Cet arbre est originaire de Nipal, de Kumaon, de Burdwan et Midnapore, au Bengale. Il est commun dans les Ghauts. Dans les dialectes indiens, il est connu sous le nom de *lodhra*.

L'écorce est molle, friable, de couleur fauve claire ; la surface externe est subéreuse et marquée de nombreuses fissures transversales. La couche interne est de couleur plus claire et la texture est fibreuse. Sur une section transversale, on remarque une couche colorée en rouge intermédiaire entre le suber et la partie fibreuse. Elle est constituée par des cellules oblongues renfermant une matière colorante rouge. La saveur de cette écorce est astringente et un peu balsamique.

Composition chimique. — Winckler avait retiré de cette écorce une matière amère non alcaline, qu'il désigna sous le nom de *californine*, car l'écorce a porté aussi le nom de *china californica*, écorce de Lotur. O. Hesse (*Berich. der. deuts. chim. Gess.*, 1878, XI) a examiné de nouveau cette écorce et en a retiré trois alcaloïdes. C'est le mélange d'acétates de ces alcaloïdes qui, d'après cet auteur, constitue la californine de Winckler.

1° *Loturine.* — Cet alcaloïde cristallise de l'éther ou de l'alcool en grands prismes éclatants, très efflorescents, solubles dans l'éther, l'acétone, l'alcool fort et le chloroforme, insolubles dans l'eau et les solutions alcalines. L'écorce en renferme 0.24 0/0. Sa solution est alcaline. Il fond à 234°, puis se sublime à une température un peu inférieure en prismes incolores. Il se dissout dans les acides en formant des solutions douées d'une fluorescence bleue et violette plus intense que celle des solutions de quinine. Cet alcaloïde forme des sels dont quelques-uns cristallisent.

2° *Colloturine.* — L'écorce n'en renferme guère que 2 dix-millièmes. Elle cristallise dans l'alcool en beaux prismes non efflorescents, qui se subliment vers 230°. Son sulfate est efflorescent.

3° *Loturidine.* — Cet alcaloïde est amorphe, sa réaction faiblement alcaline. Sa solution sulfurique est également très fluorescente.

La matière colorante que renferme cette écorce la fait employer comme teinture ou plutôt comme mordant.

Usages. — Dans la médecine hindoue, l'écorce passe pour être douée de propriétés astringentes et on l'emploie en poudre ou en décoction, dans les douleurs abdominales, les maladies des yeux, les ulcères. Le Dᴿ Kanny Loll Dey et le Dᴿ E. Charles, professeur à Calcutta, la recommandent comme fort utile dans la ménorragie due au relâchement des tissus utérins. Ils administrent la poudre mélangée à du sucre, à la dose de 1 gramme, deux ou trois fois par jour pendant trois ou 4 jours. Ils l'ont ainsi employée avec succès dans la chylurie.

Swietenia Mahogoni L. (*Cedrus Mahogoni* Niell., Cèdre des Antilles). — Arbre de la famille des Méliacées, série des Swieténiées, de taille fort élevée. Feuilles alternes, composées, paripennées, à folioles souvent opposées, pétiolulées, insymétriques à la base, ovales, lancéolées, acuminées. Fleurs petites, blanchâtres, réunies dans l'aisselle des feuilles et au sommet des rameaux en grappes plus ou moins ramifiées de cymes. Calice court, à 5 divisions obtuses. Corolle à 5 pétales, plus longs, retrécis à la base, obtus, réfléchis. 6 étamines monadelphes formant un sac urcéolé, dont l'orifice supérieur découpé en 10 dents porte autant d'anthères biloculaires. Ovaire libre, à 5 loges multiovulées, entouré par un disque circulaire. Style simple, dilaté au sommet en une grosse masse stigmatifère, à 5 lobes séparés par des sillons rayonnants.

Capsule ovoïde, un peu comprimée, de la grosseur d'un œuf de poule, septicide; ses 5 valves se séparent de *bas en haut*, laissant en place une columelle épaisse, dilatée à sa partie inférieure en 5 ailes courtes, chargées de graines nombreuses, imbriquées, surmontées d'une grande aile ligneuse. A la partie inférieure, ces graines renferment, dans un albumen charnu, un gros embryon charnu.

Cet arbre est originaire des Antilles et de la côte ferme américaine. Son bois, coloré et odorant, constitue le véritable acajou à meubles. Ses graines donnent par expression une huile dite de *caraba*.

Son écorce est extrêmement amère, et on l'a employée, en Amérique et aux Antilles, comme succédanée de l'écorce de quinquina. Mais elle lui est très inférieure comme fébrifuge, et ne peut guère être usitée que comme tonique amer, sous forme de décoction ou d'extrait aqueux.

T

Tabacs. — Les Tabacs, *Nicotiana*, de la famille des Solanacées, série des Nicotianées, sont des plantes herbacées, parfois frutescentes, originaires pour la plupart de l'Amérique chaude et tempérée. Les espèces les plus intéressantes sont les suivantes :

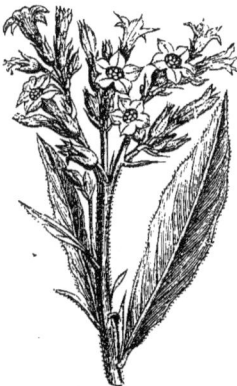

1° *Nicotiana tabacum* L. — Grande plante annuelle dans nos climats, à tige peu ramifiée, de 1ᵐ,50 à 2 mètres de hauteur, verte, visqueuse, pubescente. Feuilles alternes, brièvement pétiolées, simples, entières, molles, pubescentes, glanduleuses. Les feuilles inférieures les plus grandes ont 60 à 75 centimètres de longueur sur 30 à 50 de largeur, et sont ovales aiguës au sommet. Les feuilles supérieures sont sessiles, plus ou moins amplexicaules, obovales. Fleurs hermaphrodites, régulières, grandes, d'un rose pâle, disposées en une grande grappe composée de cymes alternes, à bractées linéaires. Calice persistant, gamosépale, velu, en forme de sac, herbacé, ovoïde, à 5 dents triangulaires. Corolle gamopétale, couverte en dehors de poils mous, à tube cylindrique dilaté à la partie supérieure, à limbe partagé en 5 lobes triangulaires brièvement acuminés, étalés. 5 étamines libres, insérées sur le tube, inégales ; ovaire libre, supère, ovoïde,

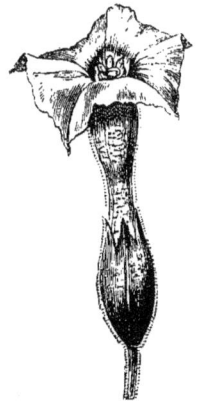

Fig. 943. — Tabac. Fleur.

conique au sommet, appuyé sur un disque hypogyne, à 2 loges multiovulées. Style grêle, cylindrique, plus court que les étamines, à stigmate élargi, déprimé, verdâtre, un peu bilobé. Capsule accompagnée par le

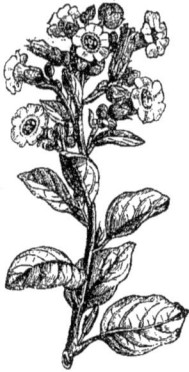

FIG. 944. — *Nicotiana rustica.* Tabac rustique.

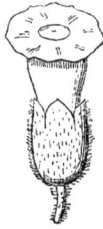

FIG. 945. — *Nicotiana rustica.* Fleur.

calice plus ou moins persistant, ovoïde, aiguë, s'ouvrant au sommet en deux valves se partageant elles-mêmes supérieurement en deux. Graines très nombreuses, petites

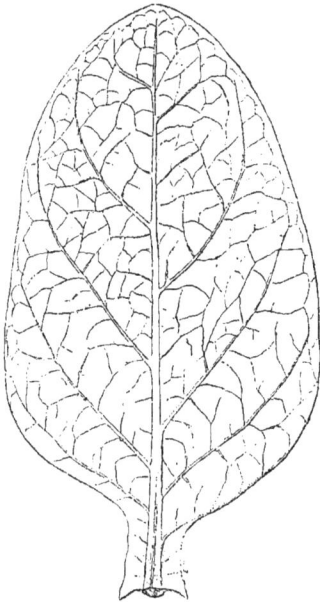

FIG. 946. — *Nicotiana rustica.* Feuille (Bloudel).

(1 centimètre cube en renferme 6,000), ovoïdes, oblongues, d'un brun pâle, réticulées. Elles sont albuminées.

On sait que cette plante est originaire de l'Amérique tropicale, mais sans qu'on sache de quelle partie. Christophe Colomb la trouva

à Cuba, où les Indiens fumaient ses feuilles séchées, et cette habitude s'étendait dans toute l'Amérique du Sud.

Les premiers pieds furent cultivés à Lisbonne en 1560. Le cardinal de Santa-Cruz l'introduisit en Italie, et Francis Drake en Angleterre. Elle reçut le nom de *Nicotiane*, en l'honneur de Nicot, ambassadeur de France en Portugal, qui, le premier, en envoya des graines, en France, à Catherine de Médicis. Son usage, d'abord défendu par l'Eglise et les ordonnances royales, ne tarda pas à s'imposer, d'abord sous forme de poudre que

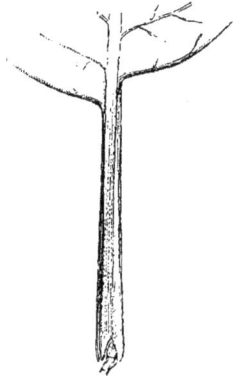

FIG. 947. — *Nicotiana rustica.* Extrémité inférieure de la feuille et pétiole.

l'on prisait pure ou en l'aromatisant, puis de feuilles coupées ou tabac à fumer. Aujourd'hui, sa culture est répandue dans le monde entier, et l'on sait que partout où la fabrication du tabac à fumer ou à priser est un monopole de l'Etat, ce monopole donne les plus beaux revenus.

Outre l'espèce précédente, on cultive aussi les espèces suivantes : *N. quadrivalvis* Pursh., *N. multivalvis* Lindl., qui diffèrent par le nombre des valves ; *N. repanda* W, à fleurs blanches, qui sert à la Havane à fabriquer les cigares de choix ; *N. persica* Lindl., qui donne le tabac de Shiraz.

Le *N. rustica* L., espèce herbacée annuelle, de 50 à 80 centimètres de hauteur, diffère de la précédente par sa corolle jaune pâle, un peu verdâtre, à tube assez large, un peu gonflé au-dessous de la gorge, à limbe court, ses feuilles pétiolées, ovales, obtuses, et son fruit plus petit et obtus. Cette espèce est originaire d'Amérique et est cultivée.

Les feuilles des tabacs sont les seules parties usitées. Leur nervure médiane est épaisse, large à la base. Sèches, elles sont de couleur jaune brunâtre, cassantes. Leur odeur et leur saveur ne rappellent en rien celles du tabac préparé.

Composition chimique. — Les feuilles renferment, outre les matières ordinaires, un acide, l'*acide nicotianique*, de la *nicotianine*, et surtout un alcaloïde, la *nicotine*.

La nicotine $C^{10}H^{14}Az^2$, qui existe dans les feuilles à l'état de malate et de citrate, isolée par Posselt et Reimann, en 1828 (*Magas. f. pharm.*, 24, 138), fut étudiée surtout par Stas, à la suite du procès Bocarmé, consécutif à un empoisonnement par la nicotine. Sa proportion dans les feuilles varie suivant la variété ou l'espèce du Tabac, et elle est généralement d'autant moins élevée que la qualité du tabac est plus grande. Ainsi dans celui de la Havane elle est de 2 0/00, et de 7,96 dans le tabac du Lot.

C'est un liquide oléagineux, plus lourd que l'eau, incolore, mais devenant jaune brunâtre et poisseux au contact de l'air. A froid, son odeur, faible et analogue à celle de la *coniine*, s'exalte à chaud et devient âcre et aromatique. Ses vapeurs sont suffocantes. Sa saveur est extrêmement âcre, même quand la nicotine est très diluée. Elle est lévogyre et se dissout dans l'eau, l'alcool, l'éther, les huiles grasses. Au contact de l'air, elle en absorbe l'humidité.

La nicotine est volatile et bout à 247 (Landolt). Quand on la fait passer dans un tube de fer chauffé au rouge, une partie se décompose et donne de l'éthylène, de l'hydrogène, du goudron, de la pyridine, de la picoline, de la lutidine, de l'acide cyanhydrique, de l'ammoniaque et des carbures d'hydrogène.

En présence de corps oxydants, elle donne de l'acide nicotique ou acide β pyridine carbonique.

C'est une base puissante qui se combine avec les acides pour former des sels, et ne peut être déplacée de ses combinaisons que par l'ammoniaque et les oxydes alcalins et terreux.

Quand on approche de la nicotine une baguette trempée dans l'acide chlorhydrique, on voit se former des vapeurs blanches, comme en présence de l'ammoniaque.

Chauffée avec précaution avec HCl de 1,12 de densité, la nicotine devient rouge brunâtre. En évaporant la solution en consistance sirupeuse et ajoutant, après refroidissement, de l'acide azotique à 1,3, on obtient une coloration violette passant au brun orangé (Draggendorf).

En ajoutant à une solution éthérée de nicotine au 1/200 son volume d'une solution éthérée d'iode, il se dépose, en quelques minutes, des cristaux ayant parfois 1 centimètre de longueur. Avec la solution au 1/150, il faut quatre heures, deux avec celle à 1/500, pour obtenir ces cristaux (Roussin).

La *nicotianine*, ou camphre de tabac, signalée par Hermbstadt, en 1823, puis par Barral, et qui se forme au bout de quelques jours dans l'eau distillée sur les feuilles, est cristalline, d'une odeur rappelant faiblement celle du tabac, de saveur âcre et amère, volatile, insoluble dans l'alcool, l'éther, les acides étendus, soluble dans la potasse. Ce n'est, d'après Fluckiger, qu'un acide gras souillé par une petite quantité d'huile volatile qui n'a pas été étudiée.

Quant à l'*acide nicotianique* $C^9H^{10}Az^2O^3$ (Huber), c'est un produit d'oxydation de la nicotine que l'on n'y rencontre qu'en très petite quantité.

Outre ces produits, les feuilles renferment une proportion considérable de matières inorganiques variant de 16 à 27 0/0, consistant en 1 0/0 d'acide phosphorique, 3 à 5 0/0 de potasse, 2.50 à 4.50 0/0 d'azote en partie à l'état de nitrate, de la chaux dans la proportion de 1/4 à 1/2 du poids des cendres, combinée dans les feuilles avec les acides malique, oxalique et citrique. La proportion de potasse s'élève dans les cendres à 30 0/0.

Le tabac renferme, en outre, un sucre réducteur, et, d'après Savery, un acide se rapprochant de l'acide cafétannique, auquel il a donné le nom d'acide *tabaco-tannique*.

Culture. — Le Tabac s'accommode de tous les climats, à la condition toutefois que la température ne soit pas trop rigoureuse pendant sa période de végétation. Sa culture n'est pas libre en France et est entourée de restrictions qui ont pour but d'éviter

la fraude et d'obtenir des produits de bonne qualité, tout en sauvegardant les intérêts des cultivateurs. Nous empruntons à l'article de M. Schlœsing, directeur de l'Ecole d'application des Tabacs, les renseignements qui suivent. (*Dictionnaire de Wurtz*, TABAC.)

Les graines, semées en terre meuble et riche, donnent des pieds que l'on repique en mai ou juin, quand les principales feuilles ont 10 centimètres de longueur. Un hectare reçoit de 10 à 55,000 plants, disposés en lignes parallèles et espacés de façon que le cultivateur puisse les surveiller. La végétation dure de quatre-vingt-dix à cent dix jours, et, pendant cette période, la plante demande des soins incessants : arrosages, sarclages, enlèvement des feuilles basses que souille la terre, buttage, écimage. Quand les feuilles se boursouflent et que leur extrémité se dessèche, on procède à leur récolte, soit en enlevant les feuilles, soit en coupant les tiges. On les dessèche lentement dans des hangars spéciaux, à l'ombre. La dessiccation dure environ six semaines, et le tabac, trié en trois qualités, est présenté aux commissions d'expertise.

A Cuba, on fait une première récolte en coupant la tige en plusieurs tronçons, de telle sorte que deux feuilles opposées restent reliées par l'un d'eux. Une seconde tige remplace la première et fournit une deuxième récolte, puis un regain.

Les Tabacs de Cuba sont classés en crus aussi célèbres que ceux de nos grands vins, mais dont la qualité tend à décroître sous l'influence de la production à outrance à laquelle a donné lieu la demande toujours croissante. Du reste, le Tabac épuise rapidement le sol, qui doit recevoir de grandes quantités d'engrais surtout azotés, car, en trois mois, un hectare de terrain doit fournir de 300 à 500 kilogrammes de matières minérales et 50 à 90 kilogrammes d'azote.

Il est fort remarquable de voir le Tabac conserver sa teneur en nicotine sous les climats les plus différents, mais il n'en est pas de même de l'arome, qui constitue précisément sa valeur, et qui se perd complètement, ce qui oblige la France à s'approvisionner à l'étranger, et surtout à Cuba, pour obtenir des robes de cigare.

Préparation. — En France, le tabac se prépare de la façon suivante : les feuilles indigènes et exotiques sont associées de façon à obtenir le mélange que l'on recherche suivant la nature du tabac, puis mouillées avec une solution aqueuse de sel qui a pour but de les ramollir, de permettre leur manipulation et même de les préserver de la putréfaction.

Cette *mouillade*, qui se faisait autrefois à la main, est aujourd'hui mécanique. Les feuilles passent ensuite dans l'atelier de hachage, où elles sont découpées en filaments de 2 millimètres environ de largeur. Cette opération est également mécanique. Pour éliminer l'eau en excès, le tabac est introduit dans un cylindre de tôle horizontal, muni de lames hélicoïdales, chauffé et donnant huit rotations par minute, dans lequel il est poussé jusqu'au bout et sans cesse ventilé par un courant d'air chaud. Au sortir du torréfacteur, il est de nouveau ventilé dans un cylindre tournant en bois, mais avec un courant d'air à la température ordinaire.

Dans cet état, c'est le tabac à fumer, le *Scaferlati*, ainsi nommé, croit-on, du nom d'un ouvrier italien. Le paquetage est fait mécaniquement pour la plus grande partie, et pour le reste par les femmes. Une balance automatique pèse les paquets et rejette ceux qui sont trop lourds ou trop légers. Le Scaferlati renferme en moyenne 20 0/0 d'humidité.

Il est formé des sortes suivantes : Kentucky, 30 ; Maryland, Ohio, 24 ; Levant, Hongrie, 12 ; Alsace, 12 ; indigène, 14 ; Algérie, 8. Le prix de revient est de 1 fr. 60 le kilogramme.

La fabrication du *tabac à priser* est plus longue. Après la mouillade, les feuilles sont découpées en rubans de 1 centimètre de long et mises en *masses* de 40 à 50,000 kilogrammes, où la température s'élève lentement jusqu'à 75°, qu'elle ne doit pas dépasser. Pendant ce temps, certains principes tels que les acides malique, citrique, la nicotine, subissent la combustion. Les matières azotées que renferme le tabac donnent de l'ammoniaque et des acides colorés en noir qui communiquent au tabac une coloration brun foncé. Il se produit de l'acide acétique, de l'alcool méthylique et une essence très aromatique qui reste. Cette fermentation dure cinq à six mois.

Le tabac passe ensuite dans un moulin mécanique et les produits du râpage tombent sur un tamis à travers lequel ne passent que les parties fines, tandis que les autres font mécaniquement retour vers le moulin. On restitue au tabac l'humidité nécessaire avec de l'eau salée, et on l'entasse dans des caisses en tôle de 30,000 kilogrammes de capacité. Il y reste trois mois et est transporté dans une autre case où il séjourne deux mois et demi. On réitère deux fois cette opération, et, au bout de dix mois, on mélange les différents produits.

Dans cet état, le tabac à priser renferme 32 à 33 0/0 d'humidité qui est nécessaire pour le faire adhérer aux doigts. Son odeur est composée de celle de la nicotine, de l'ammoniaque et de la sienne propre.

Il est constitué par : Virginie, 25 ; Kentucky, 5 ; Lot, Lot-et-Garonne, Nord, Ille-et-Vilaine, 44 ; coupures, débris, etc., 26.

Nous n'insisterons pas sur la fabrication des cigares. Nous dirons seulement que les feuilles destinées à préparer les cigares dits

« Bordelais » sont plongées dans l'eau, qui leur enlève l'excès de nicotine et leur donne un goût commun. Les cigares de la Havane sont, ou fabriqués à Paris avec des feuilles de la Havane, ou reçus tout faits.

Ajoutons que, outre les qualités d'arome que l'on recherche dans le tabac, il en est une qu'il doit posséder, sous peine de ne plus être fumable : la combustibilité. Elle lui est communiquée par les sels organiques à base de potasse qu'il renferme, et elle est par suite en relation directe avec la quantité de ces sels contenus dans le sol sur lequel le plant a végété.

Usages. — Le Tabac, préparé de la façon que nous venons d'indiquer, ou de toute autre manière propre aux pays dans lesquels il est cultivé, est, on le sait, consommé en Europe tout au moins et dans les colonies européennes, comme tabac à fumer, à priser ou à chiquer. Le tabac à fumer lui-même se fume en cigares, en cigarettes, dans la pipe, dont la forme, la dimension et surtout la matière varient singulièrement, depuis la pipe en terre jusqu'à celle en *écume de mer*. Celle-ci est un *hydrosilicate de magnésie* que l'on tire surtout de Brousse en Asie Mineure et qui est tenace, tendre, sèche au toucher, d'un blanc mat, parfois jaunâtre ou même rosé. En Perse, c'est le *Houka*, noix de coco remplie d'eau à travers laquelle passe la fumée, qui se dépouille ainsi de la plus grande partie de ses matières âcres volatiles ; en Turquie, c'est le narguilhé, dont le dispositif concourt au même but. Ajoutons que le plus souvent l'eau est aromatisée, ce qui ne concorde guère avec nos habitudes de rechercher dans le tabac sa saveur âcre.

Etant donnés l'habitude de fumer, inéluctable pour certaines personnes, et d'un autre côté les inconvénients réels du tabac, il convient de rappeler que les meilleurs appareils sont ceux des Persans et des Turcs ; mais ils présentent l'inconvénient d'exiger des soins constants de propreté ; que pour nos pipes de terre ou d'écume de mer le tuyau doit être aussi long que possible pour refroidir la fumée par le trajet qu'elle a à parcourir avant d'arriver à la bouche du fumeur. Les tuyaux courts provoquent, précisément à cause de cette brièveté, une irritation des lèvres qui, poussée souvent à l'extrême par l'usage journalier, plusieurs fois répété, peut contribuer au développement du cancer des fumeurs, l'affection la plus terrible, parce qu'elle est pour ainsi dire sans remède.

Une pipe *culottée*, c'est-à-dire imprégnée de nicotine, bien que faisant les délices des fumeurs, doit être mise soigneusement de côté, car elle possède au plus haut degré les propriétés les plus irritantes pour l'organe buccal.

Le papier qui sert à faire les cigarettes

donne naissance en brûlant à des produits volatils âcres qui viennent s'ajouter à ceux que donne le tabac lui-même, et déterminent le plus souvent l'irritation de l'arrière-gorge et des poumons.

Quant au cigare, la recommandation la plus sérieuse à faire est de ne le fumer qu'aux deux tiers au plus pour éviter l'accumulation de produits âcres dans l'extrémité dernière.

La coutume de priser se perd de plus en plus. Quant au tabac à chiquer, son usage reste stationnaire et n'est répandu que parmi les gens qui ne peuvent fumer, parce qu'ils en sont empêchés par la discipline, comme les marins, les soldats, voire même les collégiens internés, ou par le milieu dans lequel ils se trouvent. Le tabac chiqué est peut-être plus dangereux, car les exemples ne sont pas rares de chiqueurs inattentifs ayant avalé leur *chique*, et soumis dès lors aux phénomènes d'une intoxication plus ou moins sérieuse.

Il y avait intérêt à connaître les produits donnés par la combustion du tabac.

En faisant passer la fumée du tabac à travers une solution de potasse, puis d'acide sulfurique étendu, Vohl et Eulemberg ont signalé les matières suivantes :

Une huile, dont l'odeur intolérable est celle du tabac brûlé, des acides carbonique, cyanhydrique, sulfhydrique, acétique, propionique, valérique, butyrique, phénique, de la créosote, et une série de bases analogues aux bases d'aniline : *pyridine, picoline, lutidine, collidine, parvoline, coridine, rubidine*, provenant de la distillation fractionnée du produit huileux. Les auteurs n'ont pas signalé la présence de la nicotine, qui existe cependant, comme l'avait montré Melsens. Les mélanges qui, à la distillation, passent au-dessous de 160° puis de 160 à 250° agissent sur l'organisme à la façon de la nicotine, en provoquant la dyspnée, des convulsions générales et enfin la mort. La pyridine paraît être beaucoup plus active que la collidine, et c'est la première qui prédomine dans la fumée de la pipe, la seconde dans celle du cigare.

Cette composition de la fumée du tabac rend compte des effets qu'il produit quand on l'emploie pour la première fois, effets que nous avons tous présents à la mémoire, mais qui, chez certains individus, peuvent être portés à un degré d'intensité assez grand pour déterminer une partie des symptômes que nous passerons en revue plus loin. L'assuétude se fait en général rapidement.

Nicotinisme. — L'abus du tabac à fumer peut donner lieu à des complications fâcheuses, dont l'ensemble est connu sous le nom de *nicotinisme chronique*.

Les symptômes ne se montrent généralement pas avant une dizaine d'années, ou même plus, d'usage de tabac fort, et ils se manifestent surtout quand on fume des cigares ;

aussi est-ce le cigare qui est le plus visé dans ce qui suit ; nous ne parlons pas de la cigarette, qui, aux effets du tabac, ajoute, comme nous l'avons vu, ceux des principes pyrogènes produits par la combustion du papier. On reconnaît trois types de fumeurs :

1° Ceux qui avalent la fumée ; la nicotine agit directement sur l'estomac ;

2° Ceux qui aspirent la fumée et la rejettent, l'action de la nicotine est limitée au pharynx et au larynx ;

3° Certains fumeurs gardent constamment leur cigare entre les dents et avalent, souvent par mégarde, avec leur salive une certaine quantité de nicotine ;

L'empoisonnement chronique se manifeste par des troubles de la circulation et de la digestion. Les symptômes les plus fréquents sont les palpitations, l'intermittence du pouls, indépendants de toute lésion organique du cœur, et que Decaisne désigne sous le nom de *narcotisme du cœur*, puis l'asthme cardiaque, et *plus rarement* l'angine de poitrine. L'examen physique du cœur ne donne pas de résultats : cependant, il révèle parfois l'existence d'une myocardite chronique ou d'une dégénérescence graisseuse. Parmi les troubles digestifs, il faut noter la perte de l'appétit, les douleurs dans la région épigastrique, la diarrhée ou la constipation. Les symptômes nerveux sont l'insomnie et des attaques de syncope.

Favarger relate un cas remarquable de dégénérescence graisseuse du cœur chez un homme de 60 ans, qui était depuis plusieurs années un déterminé fumeur de cigares de la Havane très forts. Plusieurs semaines avant sa mort, il souffrait, après les repas, de violentes palpitations et de dyspnée. Jusqu'à sa mort, la température resta basse, le pouls fréquent et petit (140-160) et les pupilles contractées ; à l'autopsie, on trouva des exsudations pleurétiques, de la dilatation, dégénérescence graisseuse du cœur, et une ulcération de l'estomac qui avait déterminé une hémorragie mortelle. La dégénérescence graisseuse ne pouvait être attribuée à l'alcoolisme ni à toute autre cause. Le tabac seul pouvait être accusé, opinion confirmée par la fréquence anormale du pouls, l'abaissement de la température et la contraction des pupilles. Bien qu'on n'ait pas noté d'athérome artériel, il existait cependant une sténose fonctionnelle des artères coronaires due aussi à la nicotine et à la contraction des artères nourricières du cœur déterminant de l'ischémie due probablement à la dégénérescence graisseuse du cœur. Quant à l'ulcère de l'estomac, il peut être dû à l'action topique de la salive imprégnée de nicotine, ou à des troubles de la circulation suivant le processus indiqué par Rokitansky et Virchow.

Comme traitement du nicotisme chro-

nique, on a recommandé les moyens prophylactiques suivants :

1° Le nombre de cigares doit être limité.
Ne jamais fumer à jeun, mais toujours après
le repas; l'estomac étant plein, la nicotine
rencontre comme antidote le tanin que renferment le vin, le thé, le café. Le tanin est
le meilleur contrepoison de la nicotine;

2° Le fumeur ne doit pas tenir longtemps
son cigare à la bouche;

3° Le porte-cigare doit être souvent net-
toyé. Il convient d'éviter les cigares trop
forts.

Il y a environ vingt-cinq ans, le Dr W. Richardson présenta les conclusions suivantes,
à la suite d'une étude des plus complètes :

1° Les effets du tabac sont passagers;

2° Les inconvénients du tabac sont d'ordre
fonctionnel, et il faut regarder comme des
fables la folie, l'épilepsie, la chorée, l'apoplexie, les maladies organiques du cœur, le
cancer et la consomption;

3° L'habitude du tabac est funeste aux
jeunes;

4° Le tabac est un luxe, mais probablement le plus nuisible de tous les luxes.

Stillé, en commentant ces propositions,
dit qu'il existe certaines maladies non citées
par Richardson et que développe un usage
exagéré du tabac. L'une d'elles est l'amaurose, qu'ont signalée Mackenzie et Sichel.
Le premier, depuis plusieurs années, soup-
çonnait le tabac de causer l'amaurose, et le
second admet qu'il est peu de personnes, fumant depuis longtemps 20 grammes de tabac
par jour, qui ne soient sujettes à des troubles de la vision ou à des défaillances de
mémoire. Farsaworth, dans *American medical Times*, cite un cas d'altération de la
vision, avec anesthésie générale due à la
même cause. Malgré un traitement bien dirigé, la maladie s'aggravait, jusqu'à ce qu'on
découvrit que le malade fumait presque continuellement la pipe en employant le tabac
le plus corsé. Il revint à la santé en abandonnant graduellement cette habitude.

Quand le tabac est ingéré à haute dose, il
produit des nausées, des vomissements, des
douleurs abdominales accompagnées de langueur, de faiblesse, avec relâchement des
muscles, tremblement, anxiété, syncopes,
affaiblissement de la vue et de l'intelligence,
dilatation de la pupille. Le pouls devient
petit, fréquent, la peau se refroidit, puis la
paralysie et la torpeur précèdent la mort.

Ces effets sont ceux que produit, du reste,
la nicotine, mais celle-ci agit avec une énergie foudroyante, car c'est, avec la conicine
et l'acide cyanhydrique, l'un des poisons les
plus énergiques qu'on connaisse, mais qui,
étant volatil, s'élimine très rapidement. Deux
gouttes suffisent pour tuer un lapin en quelques minutes. On ne connaît pas de contrepoison assez puissant pour neutraliser ses
effets, car il ne faut pas compter comme tels

les substances renfermant du tanin, telles
que la solution de tanin, une décoction de
thé, de café vert, d'écorces de chêne, etc.
Chez l'homme, 1 à 3 milligrammes suffisent
pour donner lieu à des symptômes graves et
continus, qui ont été du reste parfaitement
étudiés par Dworzak et Heinrich sur eux-
mêmes. Ces phénomènes sont les suivants :
Sensation de brûlure dans la bouche, le go-
sier, salivation, céphalalgie, vertiges, somnolence, troubles de la vision, faiblesse extrême, perte de connaissance, refroidissement des extrémités, oppression, nausées,
vomissements, ténesme, secousses de tout le
corps, spasmes cloniques, surtout des muscles respiratoires, etc. Ces symptômes se
continuèrent pendant trois jours : ce sont les
mêmes que l'on avait, du reste, observés
chez le chien et le chat. La nicotine agit
surtout sur la protubérance (Vulpian) et sur
le bulbe (G. Sée). A faibles doses, elle accélère les battements du cœur, accélération
précédée, d'après Traub, d'un stade de ralentissement. A doses toxiques, elle produit
toujours l'accélération du cœur, mais sans
ralentissement initial.

A. Bordier avait contredit les affirmations
de Claude Bernard que tous les animaux
étaient passibles de l'action toxique du tabac, en affirmant que les moutons et les
chèvres étaient réfractaires, opinion controversée à son tour. Nous pouvons affirmer
à notre tour que les gazelles, les chèvres,
très friandes du tabac à fumer de la régie,
que nous leur offrions libéralement, n'en paraissaient nullement incommodées, même
après un long usage.

Notons que la nicotine est un antiputride
ou plutôt un antiseptique sérieux, car Ch.
Robin a pu conserver pendant quatre mois
de la viande parfaitement intacte, en la suspendant dans un vase où la nicotine se vola-
tilisait lentement à la température ordinaire.
Mais c'est un antiseptique virtuel, non pratique, et qu'on ne peut songer à utiliser.

Cet alcaloïde est donc trop difficile à manier pour être employé couramment en thérapeutique, malgré les rares essais qui ont
été faits par Haugton, O. Beirne, Harrison.
En tout cas on a pu voir que l'accoutumance
à la nicotine se fait rapidement, en vertu de
la facilité avec laquelle elle s'élimine.

Le tabac lui-même n'est guère usité. On
le prescrit parfois en lavements pour favoriser la réduction des hernies (4 grammes pour
250 grammes d'eau bouillante), ou en fumigations rectales pour rappeler les asphyxiés
à la vie, opération, du reste, assez peu pratique et d'une utilité douteuse, sinon dangereuse. Gros a vu chez une femme enceinte
les vomissements incoercibles cesser dès
qu'elle entrait dans une chambre remplie
de fumée de tabac. L'infusion est, dans la
pratique vulgaire, employée pour détruire
les *pediculi capitis* et *pubis*. Il n'est pas rare

de voir survenir des accidents quand ces lotions sont trop prolongées.

Le tabac, fumé après les repas, favorise les garde-robes, par suite de la contraction des fibres lisses de l'intestin, et peut même aider à la digestion, par suite de l'excitation de la sécrétion salivaire déterminant une activité plus grande de la sécrétion gastrique. L'état angineux particulier développé par l'usage abusif du tabac interdit aux malades atteints d'affections cardiaques non seulement de fumer, mais encore de vivre dans une atmosphère plus ou moins remplie de fumée de tabac.

Tagetes patula L. — Le petit Œillet d'Inde, Rose d'Inde, de la famille des Composées, série des Hélianthées, est une plante herbacée, annuelle, originaire du Mexique, à tige herbacée, à feuilles alternes, dentées. Capitules rayonnés ; involucre campanulé, à bractées unisériées, connées. Réceptacle nu. Fleurs d'un beau jaune ou orangées, dimorphes, celles du rayon femelles, unisériées, à corolle ligulée; celles du disque hermaphrodites. Achaines allongés, rétrécis à la base, comprimés, tétragones, à aigrette simple, formée de paillettes inégales.

Cette plante exhale une odeur fétide qu'elle doit à une huile essentielle dont toutes ses parties sont imprégnées et qui l'a fait regarder comme antispasmodique. On lui attribue des propriétés stimulantes, emménagogues et même anthelmintiques.

Le grand Œillet d'Inde, *T. erecta* L., également originaire du Mexique, jouit des mêmes propriétés. Les fruits et les racines de ces deux espèces sont purgatifs.

L'oléo-résine que renferme le *T. glandulifera* le rend vermifuge. Les feuilles sont aromatiques, amères.

Talauma Plumieri Lev. (*Magnolia Plumieri* H. Bn., *M. frutescens* L.-C. Richard). — Arbre de la famille des Magnoliacées, série des Magnoliées, de 70 à 80 pieds de hauteur, originaire des Antilles, où il porte le nom de *Bois pin*, *Bois cachiment*, à feuilles alternes, glabres, coriaces. Fleurs terminales, hermaphrodites, solitaires. Calice à 3 folioles. Corolle à 10 et 12 folioles. Etamines libres, en nombre indéterminé. Carpelles très nombreux, uniloculaires, biovulés. Le fruit s'ouvre en deux moitiés latérales se séparant par la base du réceptacle commun.

Les fleurs ont une odeur extrêmement suave, et d'après Richard c'est à elles que les liqueurs si célèbres des Antilles françaises doivent leur finesse et leur arome. Les feuilles et les racines sont astringentes, stomachiques. Les bourgeons sont usités comme antiscorbutique. La résine que l'on retire du tronc passe aux Antilles pour être anticatarrhale et antileucorrhéique. Le bois,

qui noircit en vieillissant, sert à confectionner des ustensiles domestiques.

Tamarinier. — Le Tamarinier, *Tamarindus indicus* L., est un arbre de 20 à 25 mètres de hauteur, appartenant à la fa-

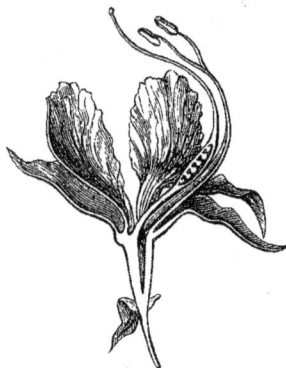

FIG. 948. — *Tamarindus indica.* Fleur.

mille des Légumineuses cœsalpiniées, originaire de l'Afrique tropicale, entre 12° N. et 18° S. de latitude, que l'on trouve également à l'état sauvage dans les différentes parties de la péninsule indienne. Les Espagnols l'ont introduit en Amérique, et il est aujourd'hui cultivé dans tous les pays tropicaux. Ses branches, qui s'étalent dans toutes les directions, forment une large cyme tellement feuillue qu'elle devient impénétrable aux rayons du soleil et qu'aucune plante ne pousse à son ombre. Feuilles

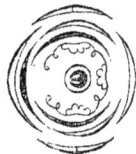

FIG. 949.—*Tamarindus indica.* Diagramme de la fleur.

alternes, composées, paripennées, longues de 10 à 15 centimètres, à 10 ou 20 paires de folioles opposées, subsessiles, entières, elliptiques, obtuses. Fleurs blanchâtres, veinées de rouge et de jaune, disposées en grappes terminales, latérales. Chacune d'elles est axillaire d'une bractée ovale, colorée, caduque. Le pédoncule est accompagné de deux grandes bractées recouvrant la fleur en bouton. Calice à 4 folioles. Corolle à 3 pétales dressés, le postérieur plus grand, plissé. 9 étamines dont 6 stériles, unies dans le bas avec les 3 fertiles, en formant un tube long, arqué, fendu. Ovaire libre, stipité, elliptique, à une seule loge multiovulée. Style arqué, stigmate un peu renflé. Le fruit est une gousse pendante, oblongue, un peu comprimée, droite ou courbe, de 8 à 15 centimètres de longueur, à épicarpe mince, dur, cassant, indéhiscent. La pulpe, débarrassée des faisceaux fibro-vasculaires dont elle est parcourue, est brunâtre ou jaunâtre. Les graines sont enfermées chacune dans une membrane cellulaire, résistante, et entourées par la pulpe. Elles sont aplaties, arrondies ou presque quadrangulaires, à tégument dur, crustacé, brun luisant, et ne renferment pas d'albumen.

La pulpe est la seule partie du fruit qui soit employée en médecine. On récolte ce dernier quand la gousse se brise entre les doigts; on retire la pulpe, que l'on entasse avec les graines dans des barils et qu'on expédie ou qu'on consomme sur place.

On distingue dans le commerce deux sortes de Tamarins:

1° Celui d'Amérique, qui est en masses saccharines, d'un brun rougeâtre brillant et additionné de sirop de sucre. Sa saveur est acidule et agréable.

2° Celui des Indes orientales ou noir, conservé sans sucre. C'est une masse noire, solide, visqueuse, acide.

3° Celui d'Egypte, en pains plats, arrondis, séchés au soleil, de 10 à 20 centimètres de diamètre sur 3 à 5 centimètres d'épaisseur, couverts d'impuretés. Il est consommé presque exclusivement en Egypte et dans l'Afrique.

Composition chimique. — Cette pulpe a été analysée autrefois par Vauquelin, qui lui assignait la composition suivante:

Acide citrique.	9,40
— tartrique	1,55
— malique	0,45
Bitartrate de potasse	3,25
Sucre	12,50
Gomme	4,70
Gelée végétale	6,25
Parenchyme	34,35
Eau	27,55

Cette composition ne peut être regardée que comme une moyenne générale, car elle varie d'après les échantillons. C'est ainsi que, d'après Müller (*Pharm. centr.*, 1882, p. 581) la proportion de l'acide citrique de neuf échantillons variait de 0,64 à 3,95, et Nessler en a trouvé 13,50 0/0. Il en est de même des autres constituants. La proportion relative du nombre des graines varie aussi beaucoup; elle ne doit pas dépasser 20 0/0. On ne connaît pas le principe laxatif auquel le Tamarin doit ses propriétés.

La gelée végétale signalée par Vauquelin, qui n'est autre que de la pectine, communique à la pulpe la propriété de former, par diffusion avec l'eau, un liquide épais, gélatineux.

Le testa de la graine renferme du tanin. Les cotylédons ont une saveur agréable, mucilagineuse, qui les fait consommer dans l'Inde pendant les famines.

Thérapeutique. — La pulpe de Tamarin présente des propriétés laxatives assez marquées qui la font employer sous forme de conserves (pulpe, 50 grammes; eau, 50; sucre, 125). On évapore de façon à obtenir 200 grammes. A la dose de 100 à 200 grammes de tisane (20 grammes de pulpe dans 1,000 d'eau bouillante), on l'emploie surtout pour calmer la soif dans la fièvre. Sa saveur, fort agréable, la fait prendre facilement par les malades.

Elle entre aussi dans la *confection de séné* des pharmacopées anglaise et américaine.

Tamaris gallica L. — Le Tamaris est un arbrisseau de la famille des Tamariscinées, qui croît dans le midi de la France, dans les prairies, sur le bord des cours d'eau et de la mer. Sa tige, de 3 à 4 mètres de hauteur, est divisée en rameaux grêles, flexibles, touffus, brun rougeâtre. Feuilles alternes, petites, courtes, aiguës, très rapprochées les unes des autres, et rappelant beaucoup celles des bruyères et des cyprès. Fleurs blanches, teintées de pourpre, en grappes terminales. 5 sépales obtus. 5 pétales étalés, concaves. 5 étamines libres, exsertes, égales. Ovaire libre, sessile, trigone, à une seule loge multiovulée; 3 styles à stigmates tronqués, dilatés. Capsule uniloculaire, s'ouvrant en 3 valves. Graines à testa membraneux, garnies au sommet d'une chevelure serrée.

Toutes les parties de cette plante ont une saveur amère, âpre. L'écorce, en particulier, renferme du tanin, une oléo-résine. Elle a passé pour être tonique, sudorifique, diurétique, astringente. Celle des végétaux qui ont crû sur le bord de la mer donne des cendres qui renferment du chlorure de sodium; les autres n'en contiennent pas.

On dit qu'en Danemark, où cette plante est répandue, on emploie les feuilles et les rameaux dans la fabrication d'une bière commune analogue à la bière de spruce de l'Amérique du Nord.

On trouve sur la variété *orientalis* des galles qui résultent de la piqûre d'un insecte, et qui, en raison du tanin qu'elles renferment, sont extrêmement astringentes, et servent avec les sels de fer pour la teinture en noir.

Le *T. mannifera* de l'Arabie laisse exsuder, à la suite de la piqûre du *Coccus manniparus* Ehr., des gouttelettes d'un liquide mielleux qui se solidifie au matin. Les Arabes le recueillent et le vendent aux moines de Sainte-Catherine, qui l'offrent aux voyageurs. Il renferme, d'après Berthelot (*Compt. rend. Acad. sciences*, 1861, LIII, 583), du sucre de canne, du sucre interverti, de la dextrine et 1/5 environ d'eau.

Tambourissa quadrifida Sonner. (*Mithridatea quadrifida* Commerson). — Arbre de la famille des Moniniacées, série des Tambourissées, originaire des îles Mascarenhas (Bourbon-Maurice), de Madagascar. Feuilles opposées, sans stipules. Fleurs régulières, dioïques, axillaires.

La fleur mâle est formée par un pédoncule dilaté en un sac creux qui, après l'anthèse, se déchire de haut en bas en quatre lanières s'étalant en forme d'étoile; sur les parois de ce sac, s'insèrent les étamines libres, en nombre indéfini. La fleur femelle a la forme d'une figue, à parois épaisses, à sommet déprimé, terminé par un œil largement ouvert; l'orifice de cette ouverture se découpe en festons saillants, inégaux, réfléchis, vestiges des restes du périanthe. Les carpelles, extrêmement nombreux, tapissent l'intérieur de ce sac. Ce sont des ovaires uniloculaires, uniovulés, à style court. Chacun de ces ovaires se transforme en une drupe pyriforme dont l'ensemble forme, avec le réceptacle devenu charnu, un fruit multiple. Le mésocarpe et le noyau sont peu épais et la graine renferme un albumen charnu et huileux.

L'écorce de cet arbre, prise près des racines, passe pour être emménagogue, et on la mélange avec l'écorce du *Quivisia mauritiana,* de l'avocatier, avec la racine de safran marron et l'absinthe de Neuchâtel.

Les fruits, qui portent les noms de *Pomme Jacob, Pot de Chambre Jacob, Pomme de Singe,* ont un mésocarpe rouge qui est mangé par les oiseaux. Le suc rouge peut être employé comme matière colorante, à la façon du rocou.

Le bois, qui renferme une moelle spongieuse fort abondante, est débité en baguettes qui, frottées vivement l'une contre l'autre, peuvent donner du feu. Ce bois porte le nom de *Bois tambour* ou Tamboul.

Tanaisie. — Le *Tanacetum vulgare* L. (Herbe aux vers, Herbe amère, Barbotine indigène), de la famille des Composées, série

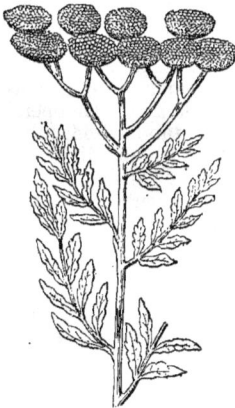

FIG. 950. — *Tanacetum vulgare.*

des Hélianthées, est une plante herbacée, vivace, dressée, glabre, à feuilles alternes, pétiolées, pinnatiséquées, à lobes pinnatipartites, incisés et dentés, d'un vert foncé, et glanduleuses. Fleurs d'un beau jaune, en capitules étalés, nombreux, disposés en corymbes terminaux, paraissant en juillet-septembre. Les fleurons du disque sont hermaphrodites, à corolle tubuleuse. Ceux de la circonférence sont femelles, à 3 lobes. Involucre imbriqué. Réceptacle convexe, nu.

Achaines petits, oblongs, à 5-6 côtes, couronnés par un rebord membraneux.

Cette espèce croît dans nos contrées, dans les terrains pierreux, humides, sur les berges des rivières. Toutes ses parties exhalent une odeur forte, désagréable. Leur saveur est aromatique, très amère et nauséeuse.

Composition chimique. — D'après Leppig (*Dissert. Dorpat.,* 1882), les feuilles et les fleurs renferment les substances suivantes :

Tanacétine, acides tannique, gallique, citrique, tartrique, malique, huile volatile, cire, matières albuminoïdes, sucre lévogyre, résine, acide métarabique, pararabine, cellulose.

La *tanacétine* $C^{11}H^{16}O^4$ est une masse granuleuse, amorphe, hygroscopique, brunâtre ou jaunâtre, inodore, de saveur amère, puis âpre et caustique, soluble dans l'alcool et l'eau, insoluble dans l'éther.

L'*acide tanacétique* signalé par Peschier ne serait, d'après Leppig et Husemann, que de l'acide malique impur.

L'acide tannique correspond à la formule $C^{23}H^{20}O^3$.

L'*huile essentielle* a été étudiée par Bruylants (*Deutsch. chem. Gesell.,* 1878, 419). Elle est jaune ou verte, d'odeur forte, nauséabonde, de saveur âcre et amère. Sa densité = 0,931. Elle est formée : 1° de 1 0/0 d'un terpène bouillant à 155-160°; 2° d'une aldéhyde, l'*hydrure de tanacétyle* $C^{10}H^{16}O$, dans la proportion de 70 0/0, bouillant à 195-196°, insoluble dans l'eau, miscible à l'alcool et l'éther. Densité à 4° = 0,918. Elle fixe l'hydrogène à l'état naissant, en formant un alcool analogue au suivant; 3° de 26 0/0 d'un alcool $C^{10}H^{18}O$, bouillant à 203-205.

Thérapeutique. — La Tanaisie présente des propriétés médicales bien marquées qu'elle doit à la fois à la tanacétine et à son huile essentielle. Son principe amer la rend utile comme tonique, et elle passe dans les campagnes pour être fébrifuge. L'odeur qu'elle exhale la faisait recommander contre l'hystérie, les coliques spasmodiques, la chorée, l'épilepsie, mais sans qu'elle ait plus de valeur que les autres médicaments tour à tour prônés, puis abandonnés.

Les semences sont nettement vermifuges et on les vend sous le nom de *Barbotine* ou de *Semen-Contra.* La dose de la poudre est de 2 à 4 grammes, deux ou trois fois par jour. On les administre aussi sous forme d'infusion.

L'essence jouit de propriétés emménagogues analogues à celles des essences d'absinthe, de rue, propriétés qui la font employer parfois pour provoquer l'avortement. Mais cette essence est en même temps très toxique, car on cite un certain nombre de cas suivis de mort à la suite de l'ingestion de doses variant de 4 à 6 grammes de cette essence. On a noté des spasmes violents et cloniques accompagnés de troubles de la respiration. Les mouvements du cœur deviennent de plus en plus faibles, puis ils cessent complètement. Ni l'estomac ni l'intestin ne sont enflammés. On peut combattre cet empoisonnement par les vomitifs, les boissons tièdes, les purgatifs, si la dose absorbée n'est pas trop considérable.

Du reste, on a signalé, à la suite de l'ingestion d'une décoction de feuilles, la paralysie, le coma, et la mort survenant vingt-quatre heures après. L'infusion, employée chaque jour pendant une semaine en injections, détermina une péritonite.

La Tanaisie est donc une plante suspecte et qu'on ne doit employer qu'avec précautions.

On l'avait autrefois préconisée contre la rage. Dans ces derniers temps, M. Peyraud (*Acad. des sciences*, CV, 1025, 1888) a tenté la vaccination contre la rage par l'essence de tanaisie, qui, en injection intra-veineuse, produit des effets analogues, désignés sous le nom de *rage tanacétique*.

Lorsqu'on injecte 2 gouttes de cette essence dans les veines d'un lapin de moyenne taille, au bout de 20 secondes l'animal est pris de convulsions d'une intensité telle qu'il est en quelque sorte sidéré. Il s'élance en avant ou recule par bonds, bondit même sur place, et retombe généralement sur le côté gauche. Tous ses muscles sont pris de mouvements convulsifs d'une extrême violence : il s'échappe une salive abondante, quelquefois sanguinolente; ses muqueuses sont décolorées. Les sphincters anal et vésical laissent échapper l'urine et les matières fécales. La respiration spasmodique, accélérée (115 inspirations par minute), est si embarrassée qu'on pourrait croire à chaque instant que l'animal va mourir asphyxié. Il ne perd pas connaissance; car, lorsqu'on approche un bâton de son museau, il le mord avec force. Cette action de mordre est volontaire et distincte du mouvement convulsif des mâchoires.

Cette convulsion tanacétique dure, en moyenne, cinquante à soixante minutes, et se prolonge même si les doses sont plus élevées. Si elles sont trop fortes, l'animal succombe par asphyxie.

La limite de la dose toxique dans les veines ne dépasse guère 3 à 4 gouttes.

A la période convulsive succède une période comateuse de deux ou trois heures, pendant laquelle l'animal semble insensible à toute espèce d'excitation.

Enfin, l'état normal revient, et, le lendemain, l'animal ne semble en rien impressionné par la violente attaque de la veille.

L'animal pousse un cri rauque presque constant pendant la convulsion tanacétique.

Dans les phénomènes produits par l'essence d'absinthe et le camphre, c'est une succession d'accès épileptiques, chacun avec sa période de coma, tandis que dans la rage tanacétique l'accès est unique et il n'y a pas perte de connaissance.

Les effets de l'essence de tanaisie diffèrent encore par un côté fort important de ceux de l'essence d'absinthe et du camphre du Japon. Ces deux isomères ont la propriété bien remarquable, l'un et l'autre, d'arrêter la fonction glycogénique du foie, tandis qu'on trouve de notables proportions de glucose dans le foie des lapins tanaisiés.

De plus, le bromure de potassium, préalablement administré avant les attaques, ne les empêche pas, comme il empêche celles produites par le camphre et l'essence d'absinthe. L'essence de tanaisie, comme l'essence d'absinthe, élève la température : les oreilles des lapins soumis à l'expérience sont chaudes, leurs veines sont gonflées et turgescentes. Avant l'expérience, on a constaté, comme température rectale, 39°,9; une heure après, 40°,2.

Le type des convulsions tanacétiques est un type rabique.

Elles se rapprochent plutôt du type tétanique que du type épileptique.

Les expériences tentées paraissent avoir donné de bons résultats, car 4 lapins, vaccinés chaque jour pendant onze jours avec une division de seringue de Pravaz, puis inoculés de virus rabique qui a tué deux *témoins* de rage paralytique, survivaient encore neuf mois après l'injection.

Tanguin. — Le Tanguin de Madagascar est le *Tanghinia venenifera* Poir. (*Cerbera Tanghin* Hook. — *C. venenifera* Steud.), de la famille des Apocynacées, série des Plumériées ; c'est un grand arbre de 12 à 15 mètres de hauteur, à latex blanchâtre. Feuilles alternes, entières, oblongues lancéolées, acuminées, rapprochées vers l'extrémité des rameaux, de 10 à 25 centimètres de longueur, subcoriaces. Fleurs en grandes panicules terminales, blanches, avec une teinte rosée au dehors et un cercle rouge plus foncé autour de la gorge. Calice gamosépale, persistant, à 5 divisions larges, foliacées, étalées. Corolle plus longue, gamopétale, hypocratérimorphe, à tube cylindrique accompagné de 5 écailles, à limbe divisé en 5 lobes tordus. 5 étamines sessiles, incluses, libres, à anthères appendiculées. Ovaire libre, à 1 loge pluriovulée. Deux styles soudés en un seul, à stigmate bilobé. Drupe pyriforme, acuminée, à noyau filamenteux, sec, à 1 ou 2 graines de la grosseur d'une amande, sans albumen. (Dupetit-Thouars et Poiret, *Dictionnaire encyclopédique*.)

Composition chimique. — L'amande a été analysée par Henry fils et Ollivier (*Journ. pharm.*, X, 49), qui ont signalé une huile fixe, limpide, douce, de la gomme, de l'albumine et une matière vénéneuse, la *tanguine* ou *tanghine*, neutre, cristallisable, amère, puis âcre, soluble dans l'eau, l'alcool, l'éther, non volatile.

D'après J. Chatin (*Bullet. de la Soc. chim.*, XX, p. 412), l'amande exprimée laisse, après avoir abandonné son huile, un résidu qui, pulvérisé et traité par l'éther, abandonne, après évaporation dans le vide, un produit brunâtre qu'on traite par l'alcool bouillant. On évapore de nouveau, on dissout dans l'acide acétique le produit, que l'on purifie par cristallisation dans l'alcool.

On obtient ainsi une substance donnant des cristaux anorthiques qui sont le principe actif de l'amande. Ce poison arrête les mouvements du cœur et détruit l'irritabilité musculaire. La mort survient avec dyspnée et vomissements sans convulsions. L'étude chimique de cette graine est à reprendre en entier.

Usages. — Les Madécasses connaissaient de temps immémorial les propriétés toxiques de l'amande de *Voa Tanghing*, et toutes les relations des voyageurs sont remplies de détails dramatiques sur l'épreuve judiciaire que les peuplades de la côte pratiquaient avec elle. Quand les Hovas envahirent le littoral, ils se servirent, dans un but politique, de cette sorte de jugement de Dieu, dont ils faisaient varier à volonté les décisions, et Ranavalo, dit-on, détruisit ainsi plus de cent mille de ses nouveaux sujets. Son fils, mieux inspiré, abolit l'épreuve et l'usage du Tanghing dans tout son royaume. Toutefois, elle se pratique encore sur le territoire de toutes les peuplades insoumises et indépendantes (*Voyage à Madagascar*, Macquarie). D'après Dupetit-Thouars, on mêlait à l'amande des substances qui l'adoucissaient de telle façon qu'il y avait trois degrés de force, qu'on administrait suivant la nature des crimes. Ceux qui n'en avaient commis que de légers prenaient le poison sans mourir, tandis que les plus fautifs, auxquels on donnait le plus fort, succombaient.

Les recherches de Quinquaud (*Acad. des sciences*, CI, p. 536) ont montré que cette graine augmente chez les animaux l'action réflexe de la moelle. La respiration est tout d'abord accélérée, puis elle s'abaisse, enfin elle s'arrête et l'animal succombe, le cœur continuant encore à battre.

L'extrait mixte a été administré par l'auteur, à la dose de 5 à 10 centigrammes, dans l'atonie intestinale, les tremblements, l'incontinence nocturne d'urine, les paralysies toxiques.

On doit en cesser l'usage dès qu'on voit apparaître la céphalée, les nausées, les vomissements et un certain degré de faiblesse.

Tarconanthus camphoratus L. — Arbrisseau de la famille des Composées, série des Astérées, croissant au Cap de Bonne-Espérance. Feuilles alternes, épaisses, entières ou trilobées au sommet. Fleurs polygames, dioïques, en capitules disposés en grappes terminales. Réceptacle petit, nu. Bractées de l'involucre peu nombreuses, herbacées, libres. Corolle tubuleuse, régulière. Achaines ovoïdes, laineux, sans aigrettes.

Les feuilles exhalent, quand on les froisse, une odeur de camphre. Leur saveur est extrêmement amère.

Composition chimique. — D'après Canzoneri et Spica (*Gazet. chim. ital.*, 1882, 12, p. 227), les feuilles renferment un alcool de la série grasse, auquel ils ont donné le nom d'*alcool tarconanthique*, qui se présente sous forme d'écailles blanches, légères, d'éclat argentin, inodores, fusibles à 82°, se solidifiant à une température un peu inférieure, et fondant alors

à 72°. Il est insoluble dans l'eau, peu soluble dans l'alcool froid, très soluble dans l'alcool chaud, brûlant avec une flamme éclairante, en répandant l'odeur de la cire brûlée et sans laisser de résidu.

Il n'est pas attaqué par les acides sulfurique et chlorhydrique concentrés, ni par la potasse concentrée. La fusion, même avec la potasse solide, ne l'attaque pas. Les auteurs ne peuvent affirmer si cet alcool préexiste ou s'il est le produit de l'action de l'alcool employé dans sa préparation sur la cire que renferment les feuilles.

Ils ont signalé, en outre, la présence d'une huile épaisse, d'odeur piquante, constituée en grande partie par l'éther d'un acide de la série aromatique et d'une huile jaune, amère, très peu stable.

Usages. — L'amertume intense de ces feuilles les fait employer au Cap comme fébrifuges et toniques dans les fièvres légères, sous forme d'infusion à 10 pour 1,000 d'eau.

Tariri pentendra Aubl. (*Picramnia pentendra* Sw.). — Arbuste de 10 à 15 pieds de hauteur, originaire de la Jamaïque, de la Guyane, des Antilles, appartenant à la famille des Rutacées, série des Quassiées. Feuilles alternes, imparipennées, à 5-9 folioles, oblongues ovales, entières. Fleurs dioïques, en grappes terminales. Calice à 5 sépales lancéolés. Corolle à 5 pétales alternes, oblongs, lancéolés. 5 étamines libres, accompagnées de 5 glandes alternipétales. Ovaire libre, ovoïde, arrondi, à 2 loges biovulées. Style court, terminé par 2 stigmates recourbés. Baie oliviforme, à 2 loges monospermes par avortement. Graines à testa mince, non albuminées.

Toutes les parties de cette plante sont amères, comme du reste la plupart des Quassiées. On l'emploie comme tonique stomachique et même fébrifuge. A Cuba, son infusion est même, dit-on, employée de préférence au quinquina pour combattre les fièvres intermittentes.

Le *T. antiderma* (*P. antiderma*) est employé à Cuba comme astringent, et on lui attribue des propriétés dépuratives et antisiphylitiques.

Tayuya. — On désigne sous ce nom au Brésil un grand nombre de plantes réunies surtout par leurs propriétés médicales, dont la plus usitée et qui est regardée comme officinale est le *Trianosperma ficifolia* Mart. (*Momordica cordatifolia* God. Torr. — *Perianthopodus Martianus* S. Manso), appartenant à la famille des Cucurbitacées. C'est une plante herbacée, grimpante, à feuilles alternes, arrondies, mucronées, les inférieures à 5-7 lobes, les supérieures sinuées, subentières. Vrilles latérales généralement trifides. Fleurs monoïques en grappes pendantes, distantes. Les fleurs mâles présentent un réceptacle à cupule portant sur ses bords un calice à 5 sépales dentés, un peu unis, une corolle à 5 pétales ovales, d'abord dressés, puis étalés en roue. 5 étamines, dont 4 sont réunies deux par deux, en simulant 2 anthères biloculaires. La 5ᵉ est libre et uniloculaire. Dans la fleur femelle, le réceptacle est supporté par un col rétréci, se dilatant à la partie inférieure en un sac oblong qui loge l'ovaire infère, à 3 loges, renfermant chacune de 1 à 4 ovules. Style en colonne divisé en 3 stigmates refléchis. Baie ovoïde, charnue, rouge, indéhiscente. Graines dépourvues d'albumen.

Cette plante croît au Brésil, dans les provinces de Rio, de San Paolo, Minos et au Paraguay, dans la république Argentine. On emploie sa racine, qui est rougeâtre à l'extérieur et blanche à l'intérieur. Sa saveur est âcre, désagréable. Son odeur est nulle.

Composition chimique. — Cette racine a été analysée par Yvon (*Bullet. gén. de thérap.*, 91, p. 220, 1876) puis par Peckolt (*Archiv. pharm.*, CXIII, 104). Ce dernier en a donné la composition suivante : Trianospermine, résines, matière drastique amorphe, tayuyine, trianospermatine.

La *trianospermine* cristallise en aiguilles incolores, inodores, de saveur âcre, à réaction alcaline, se volatilisant complètement par la chaleur, solubles dans l'eau, l'alcool, l'éther.

La *trianospermitine* est une matière amorphe et drastique.

Le *tayuya* renferme aussi une huile essentielle à odeur forte.

. *Thérapeutique.* — Cette racine est un purgatif fort énergique que l'on emploie au Brésil, à la dose de 50 centigrammes à 1 gramme et même plus, sous forme de poudre, ou sous forme de décoction à 4 grammes pour 250 grammes d'eau.

Le formulaire brésilien de Chernoviz cite parmi les Tayuya employés au Brésil les espèces suivantes : *Trianosperma Tayuya* Mart., *arguta* Mart. (Rio), *glandulosa* Mart. (Para), *Wilbrandia tribiscoïdes* Mart., *Drastica scabra* Mart., *Riedeli* Mans., *Dermophyla elliptica* Mans., *Druparia racemosa* Mans.

Les racines de toutes ces plantes sont purgatives à la dose de 8 grammes quand elle sont fraîches et de 4 grammes quand elles sont sèches. Les Brésiliens les emploient dans l'hydropisie, les obstructions des viscères abdominaux, l'aménorrhée, l'épilepsie. Les feuilles contuses servent en applications contre les ulcères. On emploie aussi la teinture alcoolique (337 pour 1,000 d'alcool à 80°) qui porte le nom de teinture mère et qu'on additionne de 4,000 grammes d'alcool rectifié. La dose est de 1 à 14 gouttes prises progressivement en 3 fois avec un peu d'eau. Elle est surtout usitée contre la syphilis.

Tectona grandis L. — Le Teck, qui appartient à la famille des Verbénacées, est un arbre élevé, à feuilles opposées, pétiolées, entières, largement ovales, étalées, un peu dentelées, de 30 à 60 centimètres de longueur sur 20 à 40 centimètres de largeur, couvertes en dessous d'un duvet blanchâtre. Fleurs en panicules terminales, couvertes d'une substance farineuse blanchâtre. Bractées opposées, lancéolées. Ces fleurs sont petites, irrégulières, blanches. Calice gamosépale à 5 ou 6 divisions. Corolle gomopétale, irrégulière, à 5 ou 6 divisions. 5 ou 6 étamines libres. Ovaire libre, arrondi, à 4 loges uniovulées. Style terminal simple. Stigmate à 2 lobes étalés. Drupe accompagnée par le calice élargi, renflé, à 4 côtes, laineuse, spongieuse quand elle est sèche. Noyaux recouvrant des graines sans albumen.

Le Teck est originaire de l'Inde et cultivé dans la plupart des pays tropicaux. Son bois est léger, solide, très dur, jaune brunâtre, onctueux au toucher. Son odeur est forte et rappelle celle de la tanaisie. Aussi les insectes ne l'attaquent pas. Les fentes et les cavités sont remplies d'un dépôt blanc cristallisé composé surtout de phosphate de chaux et de 11, 4 0/0 de phosphate ammoniaco-magnésien. Les graines renferment une huile douce, inodore.

Composition chimique. — D'après R. Romanis (*Chemical Society*, 3 nov. et 6 déc. 1888), l'alcool retire du bois de Teck une résine molle, mais pas d'huile ni de vernis. En distillant cette résine, il a obtenu une substance cristalline qui existe du reste en quantité plus considérable dans le goudron produit par la distillation destructive du bois lui-même, représentée par la formule $C^{16}H^{10}O^2$, et présentant les propriétés des quinones; il le nomme *tectoquinone*. Ce composé cristallise de l'alcool chaud en prismes rhombiques obliqués, de couleur ambrée et ressemblant au soufre.

Il fond à 171°, se volatilise un peu à la température ordinaire, très sensiblement à 100° et rapidement près de son point de fusion. En le chauffant avec précaution entre deux verres de montre, il peut se sublimer sans décomposition, en formant des lamelles rhombiques jaunes. C'est une substance très stable, se dissolvant dans les acides sulfurique et nitrique d'où l'eau la précipite sans changement. La potasse caustique est sans action sur elle.

En chauffant ce produit avec l'alcool absolu et la potasse, on obtient une solution cramoisie foncée, qui par refroidissement laisse déposer des cristaux bronzés. En exposant la solution cramoisie à l'air humide ou en la mélangeant à l'eau, elle devient verte, puis jaune, et il se précipite de la quinone.

La tectoquinone chauffée en tube scellé avec les acides nitrique ou chlorhydrique subit une réduction, dont le produit est une résine soluble dans l'alcool, l'éther, et cette solution éthérée présente une belle fluorescence bleue. L'iode, le phosphore et l'eau donnent un produit résineux analogue, mais alors les principaux produits sont volatils. Ces produits résineux renferment 4 à 5 0/0 d'oxygène. Il reste donc 40 0/0 de quinone non décomposée et qui se sépare en effet.

La tectoquinone, chauffée avec la chaux sodée et le zinc, donne un hydrocarbure fondant à 194°, cristallisant de l'alcool en tables rhombiques disposées en étoiles.

Chauffée pendant 2 heures avec l'acide nitrosulfurique, la tectoquinone donne, après avoir été étendue d'eau, un précipité pourpre soluble dans les alcalis avec sa coloration. L'auteur regarde comme possible que la tectoquinone soit une *retènequinone* qui n'a pas été encore découverte. (*Pharm. journ.*, 15 déc. 1888, p. 475.)

Usages. — Les feuilles, d'après Endlicher, et les graines, d'après Gibson, sont purgatives. D'après la pharmacopée de l'Inde, une pâte faite avec la sciure du bois et de l'eau fait cesser l'inflammation produite par la manipulation du vernis que donne le *Melanorrhœa usitatissima* ou du suc caustique du *Semecarpus anacardium* et de la noix d'acajou. L'écorce est astringente.

Tephrosia toxicaria Pers.(*Galega toxicaria* Sw.). — Arbuste de 4 à 5 pieds de hauteur de la famille des Légumineuses papilionacées, série des Galégées, qui habite les Antilles, la Guyane française et la Jamaïque. Feuilles alternes, composées, imparipennées, à folioles petites, pétiolées, de 5 centimètres de longueur, soyeuses, à stipules subulées. Fleurs blanches avec une teinte pourprée, hermaphrodites, irrégulières, disposées en grappes terminales, à pédicelles courts. Calice gamosépale presque bilabié, à 5 divisions aiguës, les 2 supérieures connées. Corolle papilionacée, étendard suborbiculaire, pubescent. Ailes obliques. Carène recourbée. 10 étamines diadelphes, l'étamine vexillaire connée à la base seulement. Ovaire sessile, à une loge pluriovulée. Style filiforme, à stigmate pénicellé. Gousse sessile, de 5 à 7 centimètres de longueur, linéaire, comprimée, bivalve. Graines oblongues, brunes, tachetées de noir.

Composition chimique. — La seule analyse du Tephrosia intoxicant qui ait été faite est celle de Thompson (*Dissertation*, Dorpat), qui n'a pu isoler le principe actif assez pur et en quantité suffisante pour l'étudier complètement. De plus il se décompose facilement.

Les extraits aqueux et alcoolique perdent leurs propriétés toxiques par l'ébullition. Ce principe ne paraît être cependant ni un glucoside ni un alcaloïde. Il est soluble dans l'eau, l'alcool, l'éther, l'éther de pétrole, le chloroforme, et on peut l'obtenir dans un état de pureté relatif, en épuisant la racine pulvérisée par l'éther de pétrole, évaporant la solution, traitant le résidu par l'eau et enlevant le principe actif à l'eau par l'éther de pétrole. Il faut avoir soin, dans toutes ces opérations, d'éviter l'emploi d'une chaleur trop élevée qui le décomposerait.

Usages. — Les indigènes employaient autrefois les jeunes branches et les feuilles pour empoisonner les cours d'eau peu rapides. Cette plante paraît agir sur l'homme à la façon de la digitale, et pourrait peut-être lui être substituée. Les racines sont purgatives, ainsi du reste que les feuilles.

Cette plante est tinctoriale et donne une matière colorante bleue analogue à celle de l'indigo.

2° *T. purpurea* Pers (*Galega purpurea* L.). — Arbuste peu élevé, à fleurs pourpres, originaire de l'Inde, sur la côte de Coromandel, où il croît dans les lieux sablonneux.

La racine, dont la saveur est très amère, est employée par les natifs dans la dyspepsie, la lientérie, la tympanite. Ils regardent la plante elle-même comme diurétique et l'emploient dans les fièvres bilieuses, les obstructions du foie, de la rate, des reins. On la mélange avec les feuilles du *Can-*

nabis indica pour combattre les hémorroïdes fluentes, et avec le poivre noir contre la blennorragie.

3° *T. senna* H. B. K. Faux Séné de Popayan. — Ses feuilles sont usitées par les habitants de Popayan comme purgatives, à la façon du séné.

4° *T. apollinea* DC. Faux Séné de l'Egypte et de la Nubie. Ses feuilles sont, dit-on, mélangées à celle du séné, dont elles possèdent du reste les propriétés. Il renferme une matière colorante bleue.

5° *T. virginiana*. — Cette plante croît dans les endroits humides, aux Etats-Unis. Ses racines sont considérées comme apéritives, toniques, et les Indiens les emploient en décoction comme vermifuges.

Tetranthera laurifolia Jacq. (*Glabraria tersa* L.— *Sebifera glutinosa* Lour. — *Litsœa sebifera* Pers. — *L. chinensis* Lamk.). — Cette espèce, qui est d'origine asiatique et introduite en Amérique, appartient à la famille des Lauracées, série des Tétranthérées.

Son port varie suivant les lieux où elle croît, car c'est tantôt un arbuste, tantôt un arbre. Feuilles alternes ou presque opposées, oblongues, aiguës à la base, lisses et luisantes en dessus, plus ou moins duveteuses en dessous et penninerves. Fleurs apétales, réunies en une petite ombelle un peu composée, accompagnées d'un involucre à 4 bractées imbriquées et caduques. Elles sont dioïques et parfois polygames. Périanthe à 6 divisions presque égales, caduques.

Dans la fleur mâle, les étamines sont au nombre de 9 à 12, insérées autour d'une gynécée rudimentaire, et libres. Les étamines intérieures sont accompagnées de 2 glandes sessiles. Anthères à 4 loges, s'ouvrant par des panneaux extérieurs. Ovaire libre, uniloculaire et uniovulé. Style grêle à sommet stigmatifère dilaté. Baie monosperme, globuleuse, noire, de la grosseur d'un pois, accompagnée à sa base par la cupule réceptaculaire.

Cette plante habite les montagnes de l'Inde, la Cochinchine, les îles de la Sonde.

Les feuilles et les rameaux renferment une matière glutineuse, qui rend l'eau mucilagineuse. Cette propriété fait surtout employer l'écorce comme émolliente dans la diarrhée, la dysenterie, et en applications externes.

Cette écorce est fort mince ; le tissu subéreux, formé de plusieurs couches, est blanchâtre, le tissu parenchymateux est brun chocolat. Son odeur est un peu balsamique, mais elle disparaît avec l'âge.

Le fruit renferme une matière cireuse dont on fait en Chine des bougies d'excellente qualité et qui est employée comme base des pommades.

D'après H. Baillon (*Hist. des pl.*, t. II,

p. 464, note 7), les *T. citrata* Nees, *glabraria* Nees, *Roxburghii* Blum, ne sont que des variétés de cette espèce et jouissent des mêmes propriétés.

L'écorce du *T. monopetala* Roxb. est astringente et employée dans l'Inde contre la diarrhée et la dysenterie.

Thalictrum flavum L. (Pigamon, Rhubarbe des Pauvres, Rue des Prés, Fausse Rhubarbe). — Plante herbacée, vivace, à rameaux aériens, de 80 centimètres à 1ᵐ,50 de hauteur, appartenant à la famille des Renonculacées, série des Clématidées, originaire

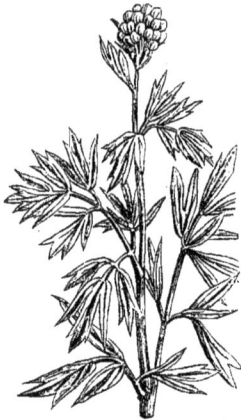

Fig. 951. — *Thalictrum flavum*. Sommité florifère.

de nos contrées, où elle croît dans les prés humides, marécageux. Feuilles alternes, à pétiole court, engainant à la base, à limbe cinq à six fois décomposé. Les segments des feuilles supérieures sont plus étroits. Fleurs jaunâtres (juin-juillet) disposées en corymbes terminaux, formés de cymes multiflores. Par avortement, elles peuvent devenir polygames, monoïques ou même dioïques. Périanthe à 4 ou 5 sépales libres, pétaloïdes, caducs. Étamines nombreuses, libres, hypogynes. Ovaires nombreux, libres, uniloculaires, uniovulés. Style court. Achaînes sessiles, ovales, oblongs, à côtes verticales, saillantes. Graines albuminées.

Les rhizomes de cette espèce sont rampants, jaunâtres, inodores, remplis d'un suc jaunâtre, de saveur douce mais un peu amère. Ils présentent quelque rapport avec ceux de la rhubarbe, d'où le nom donné à la plante. Ils sont purgatifs à la façon de la rhubarbe, à la dose de 30 à 60 grammes dans 500 grammes d'eau. Ils provoquent un assez grand nombre de selles sans coliques. Leur matière colorante jaune les a fait employer dans la teinture ainsi que les feuilles, qui présentent aussi des propriétés laxatives. On les a aussi préconisées comme diurétiques, apéritives et même fébrifuges. Lesson, pharmacien en chef de la marine à Rochefort, avait

retiré du rhizome une matière particulière, à laquelle il donna le nom de *thalictrine* et qu'il préconisait comme fébrifuge à la dose de 50 centigrammes à 1 gramme.

2° *Th. macrocarpum.* — Cette plante, qui croît dans les terrains calcaires des Pyrénées, avait été signalée comme possédant des propriétés vénéneuses. Elle fut étudiée au point de vue chimique par Doassans et Hanriot (*Soc. chim.*, 34-83, 85), et au point de vue physiologique, par Bochefontaine et Doassans. (*Compt. rend. Acad. Sc.*, t. XC, 1432.)

Composition chimique. — Les auteurs isolèrent d'abord une matière, la *thalictrine*, qu'ils reconnurent ensuite être un mélange de deux substances : l'une dépourvue de toute action physiologique, l'autre, au contraire, douée de propriétés actives.

La première est une matière colorante jaune, la *macrocarpine*, qui cristallise en aiguilles jaunes, devenant jaune orange quand on les dessèche dans le vide ou quand on les chauffe à 80°, solubles dans 200 fois leur poids d'eau à 70°, surtout dans l'eau bouillante et l'alcool amylique.

La seconde est la *thalictrine*, alcaloïde cristallisant en aiguilles minces, rayonnantes, insolubles dans l'eau froide ou bouillante, solubles dans l'alcool, l'éther et le chloroforme, mais donnant avec les acides des sels cristallisables et solubles dans l'eau.

Thérapeutique. — L'extrait des rhizomes du *T. macrocarpum* détermine chez les grenouilles, en injections hypodermiques, la contraction énergique des muscles, un affaiblissement général, le ralentissement du cœur, puis la paralysie et la mort.

A la dose de 1 milligramme, la thalictrine produit les mêmes effets, sauf la contraction.

Chez le chien, une injection intraveineuse de 1 gramme amène la mort en 5 minutes. On observe des vomissements, des selles nombreuses, un affaiblissement très rapide, résultant d'une action sur le système nerveux et sur le cœur.

La thalictrine paraît devoir être rangée à côté de l'aconitine, et comme elle est moins toxique que cette dernière, elle pourrait, peut-être, lui être substituée en thérapeutique.

Thapsia garganica L. (T. *decussata* Lag.). — Cette plante, qui appartient à la famille des Ombellifères, série des Daucées, habite la région méditerranéenne et surtout le nord de l'Afrique, l'Algérie, où les Arabes la désignent sous le nom de *Bou-Nefa* (Père de l'utile), qui indique une sorte de panacée. Elle n'est pas cultivée.

Sa tige, de 50 à 90 centimètres de hauteur, est pleine, cylindrique, noueuse, lisse, glabre. Feuilles radicales, décomposées, feuilles caulinaires simples. Les premières sont pétiolées, pinnées, quinquéjuguées, à segments pinnatifides, divisés en lanières étroites, lancéolées. Au moment en la floraison, ces feuilles se dessèchent. Elles sont coriaces, glabres, striées, pulvérulentes, blanches à la face supérieure, violacées à la face inférieure.

Fleurs en ombelles composées sans involucre ni involucelle. Elles sont jaunes et présentent la structure des fleurs des Ombellifères normales.

Le fruit, de 2 à 2 centimètres et demi de longueur sur 1 centimètre et demi à 2 centimètres de largeur, est ovale oblong, à mésocarpes comprimés sur le dos, munis sur les bords d'une aile membraneuse, large, interrompue aux extrémités. La graine, à face plane, est albuminée.

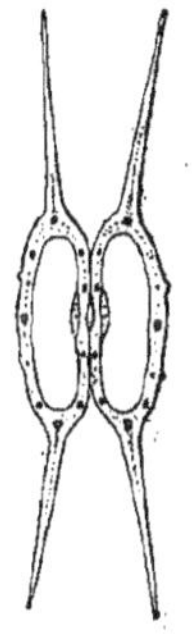

FIG. 952. — *Thapsia garganica.* Fruit. Coupe schématique.

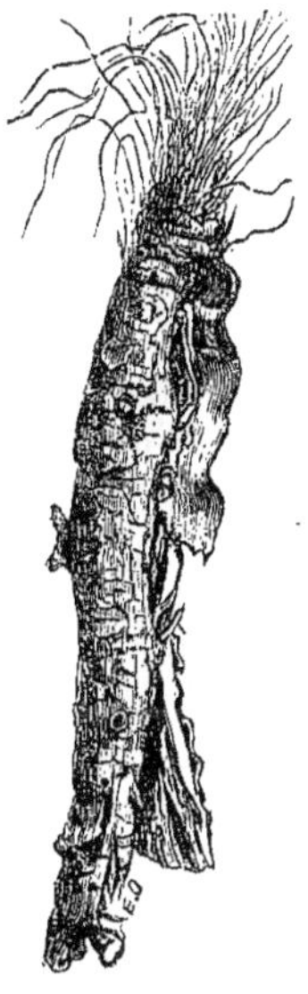

FIG. 953. — *Thapsia garganica.* Écorce de racine (Blondel).

La partie employée est l'écorce de la racine, bien que toutes les autres parties de cette plante renferment le même principe actif, mais en quantité moindre. Cette racine est profonde, pivotante, entourée à son collet d'une couronne de poils longs et bruns. Fraîche, elle est charnue, et perd à la dessiccation les trois quarts de son poids. Desséchée, l'écorce se présente en petits fragments inégaux de 4 à 10 millimètres d'épaisseur, friables à surface externe jaune brunâtre, lisse ou marquée de sillons plus ou moins profonds. La face externe est blanche, parfois tachetée de rouge, brunâtre, à stries fines, longitudinales. Quand elle est fraîche et qu'on l'écrase, elle laisse exsuder une résine jaune d'or. Sa cassure est granuleuse et compacte.

Les Arabes font la récolte du Bou-Nefa en décembre, un mois après l'apparition des feuilles, et la continuent jusqu'en mars. Les racines sont lavées à l'eau courante, et on enlève l'écorce à l'aide d'une incision longitudinale. Les indigènes, pendant ces manipulations, prennent un grand nombre de précautions, car, dans le cas contraire, la face, les bras se couvrent d'une éruption abondante. Les Kabyles, qui sont moins soigneux que les Arabes, ont souvent tout le corps couvert de boutons qui suppurent et occasionnent une forte fièvre.

Composition chimique. — D'après Yvon (*Journ. de Pharm et de Chim.*, t. XXV, p. 588), cette racine renferme :

Amidon	22,510
Gomme	5,179
Gomme résine	5,759
Résine	2,554
Albumine	1,354
Matières inorganiques	8,760

D'après Besber, la proportion de la résine varierait de 2 0/0 dans les racines fraîches à 15 0/0 dans les racines sèches. Nielli dit n'en avoir trouvé que 5 0/0.

Il existe en outre une *huile volatile* peu soluble dans l'eau, soluble dans l'alcool et l'éther, auquel elle communique une belle couleur bleue.

La résine est brune, à réaction acide; elle brûle avec une flamme brillante. D'après Canzoneri (*Gaz. chim.*, XIII, 514-521), elle est formée d'*acide caprylique*, d'*acide thapsique*, d'une substance neutre non azotée et vésicante.

Cette substance n'existe qu'en très petites quantités et elle peut même manquer parfois. Il est, du reste, très difficile de la séparer de la cire et des matières résineuses qui l'accompagnent.

Elle se dissout dans l'alcool chaud et se sépare par le refroidissement de la liqueur en aiguilles fondant à 87°. Elle est aussi soluble dans l'éther et le sulfure de carbone. Toutes ces solutions possèdent des propriétés vésicantes. Chauffée avec une solution concentrée de potasse, elle s'y dissout en partie et se précipite à l'état cristallin quand on ajoute de l'eau. Les acides concentrés, même bouillants, ne l'attaquent pas. Chauffée sur une plaque de platine, elle brûle sans résidu en émettant une odeur agréable.

L'*acide thapsique* $C^{16}H^{30}O^4$ s'obtient en pressant entre des doubles de papier le précipité qui s'est formé en ajoutant de l'acide chlorhydrique à la solution de la résine dans la liqueur potassique, et en le faisant cristalliser plusieurs fois dans l'alcool bouillant additionné de charbon animal. Cet acide se présente alors sous forme d'écailles lisses, fondant à 123 ou 124°, presque insolubles dans l'eau, la benzine, le sulfure de carbone, solubles dans l'alcool, moins dans l'éther. Il distille sans altération. Brûlé sur une lame de platine, il émet une odeur de cire brûlée. C'est un acide bibasique.

Il se dissout à l'ébullition dans l'ammoniaque aqueuse, et la solution laisse déposer, par refroidissement, une substance cristalline qui est probablement l'amide correspondant.

L'*acide caprylique* $C^8H^{16}O^2$ s'obtient en distillant dans la vapeur d'eau le précipité huileux qui s'est formé quand on neutralise par l'acide chlorhydrique la solution potassique de l'extrait éthéré de la résine, après élimination du thapsate de potassium par l'eau. Dans ces conditions, on voit passer une huile jaune, transparente, plus légère que l'eau. En traitant cette huile par l'éther, desséchant la solution éthérée par le chlorure de calcium, et distillant, la partie la plus considérable passe de 220 à 236°. En fractionnant cette partie à intervalles de 5°, on obtient trois autres fractions dont la plus abondante est un liquide incolore, soluble dans l'alcool et l'éther, se solidifiant, quand on l'entoure de neige ou du vase qui le renferme, en lames flexibles qui fondent à la température ordinaire.

Cet acide est identique par son point de fusion avec celui qu'on retire de l'huile de coco.

Canzoneri regarde l'acide thapsique comme un acide dioctoïque $C^8H^{16}O^2$, $C^8H^{15}O^2 = 2C^8H^{16}O^2 - H^2$ provenant de l'acide octoïque par légère oxydation dans la plante même.

Usages. — L'écorce de la racine de Thapsia est très employée par les Arabes et les

Kabyles, à l'intérieur, contre les maladies chroniques des poumons, la stérilité, à l'extérieur, contre les douleurs rhumatismales, la goutte, la toux, les éruptions. Pour l'usage interne, elle est réduite en poudre après avoir été desséchée, et on la met en pâte avec de la semoule grillée, du miel et du beurre. Cette pâte appelée *Taminat bou-nefa* est conservée pour l'usage. On ajoute aussi parfois une cuillerée à bouche de poudre dans un verre d'eau, ou bien on fait bouillir l'écorce coupée en tranches dans l'huile rance que l'on sépare de l'écorce quand elle a dissous les principes actifs. Comme purgatif, les Arabes et les Kabyles font bouillir des œufs dans la décoction de la racine fraîchement desséchée. On en mange ensuite un ou plusieurs. Enfin, comme remède contre les maladies pulmonaires, les indigènes font bouillir 150 grammes environ de racines dans un litre de lait. Ce breuvage, dont la dose varie, suivant le patient, détermine, cela va de soi, des coliques, de la diarrhée et provoque souvent même l'avortement.

Pour l'usage externe, les Arabes emploient cette écorce de deux manières : tantôt ils exposent un fragment sur des charbons ardents, et lorsque la chaleur en fait exsuder un liquide visqueux, ils l'appliquent sur la peau en frottant avec l'écorce. D'autres fois, ils la font bouillir avec de l'eau et du beurre, et quand celui-ci est chargé du principe actif, ils le séparent par le refroidissement et conservent cette pommade pour s'en frictionner.

De l'usage interne de l'écorce de racines du Thapsia, nous n'avons rien à dire, car elle n'est pas et ne peut être employée dans la médecine européenne. Mais il n'en est pas de même de son usage externe.

Sa résine constitue, en effet, un excellent révulsif qui produit sur la peau une éruption miliaire abondante de petites vésicules parfois confluentes et remplies de sérum.

Son emploi ne fait sentir qu'une vive démangeaison, une forte cuisson, mais pas de douleur. Le Dr Reboulleau, qui a fait une étude complète du Thapsia, a préconisé avec raison la forme d'emplâtre, c'est-à-dire de résine pure étendue sur un calicot, dont on coupe la quantité voulue. Cet emplâtre a été adopté par le Codex.

2° *Th. villosa* L. — Cette espèce croît dans le midi de la France, dans les endroits stériles, ombragés et montueux, et elle est connue sous les noms de *Malherbe, Faux Turbith.*

Tige haute de 60 à 90 centimètres, à feuilles grandes, larges, velues sur les deux faces, deux fois ailées, pinnatifides, à lobes cuspidés. Les supérieures et les moyennes réduites à une gaîne membraneuse. Fleurs jaunes en ombelles lâches. Fruit obovale, à ailes marginales d'un jaune brillant.

Heckel et Schlagdenhauffen ont proposé ce végétal comme remplaçant du *Th. garganica*, qui tend à disparaître. (*Nouv. remèdes*, 24 juin, 8 juillet 1887.)

Composition chimique. — Les *feuilles* renferment un latex résineux, se concrétant en larmes aromatiques, d'abord transparentes, puis jaunâtres. Ce suc est trop peu abondant pour qu'on puisse l'utiliser.

Les *racines* en renferment davantage. Ce suc résineux est blanc, poisseux, puis jaunit et devient cassant. Son odeur rappelle celle de la carotte fraîche. Il est associé à une essence.

L'*écorce de la racine* renferme plus de résine que de bois.

Les auteurs ont vu que le sparadrap, préparé avec la résine obtenue par l'éther de pétrole, était plus actif que celui que l'on fabriquait avec la résine extraite par l'alcool et le chloroforme. Ce sparadrap agit plus doucement que celui du *Th. garganica*. Il est surtout rubéfiant et son application ne serait pas suivie de prurit.

Thé. — On s'accorde aujourd'hui à regarder comme des variétés ou des formes d'une seule espèce le *Thea chinensis* Sims. (*Camellia thea* Link. — *C. Theifera* Greff.), les *T. Viridis* L., *T. Bohea* L., *T. cochinchinensis* Lour., *cantonensis* Lour., *stricta* Hayn., *Assamica* Mart. C'est le *Tscha* ou *Theh* des Chinois, le *Tsja* des Japonais.

C'est, à l'état sauvage, un arbuste de taille assez élevée, mais que l'on maintient par la culture à une hauteur de 1 à 2 mètres pour faire plus aisément la récolte de ses feuilles. Feuilles alternes, persistantes,

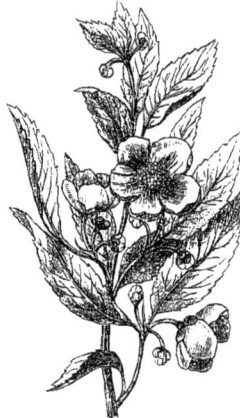

Fig. 954. — Thé. Rameau florifère.

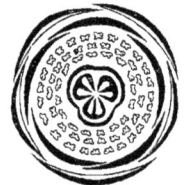

Fig. 955. — *Thea chinensis.* Diagramme de la fleur.

brièvement pétiolées, ovales lancéolées, aiguës ou obtuses aux extrémités, serretées, épaisses, un peu coriaces, penninerves, vertes et glabres en dessus, pubescentes en dessous. Fleurs axillaires, solitaires, blanches ou un peu jaunâtres, régulières, hermaphrodites. Calice à 5 sépales arrondis ou ovales. Corolle à 5 pétales arrondis et convexes. Etamines en nombre indéfini, unies avec la base de la corolle, et légèrement entre elles à leur base. Ovaire libre, à 3 loges renfermant chacune 4 ovules. Style creux et divisé en 3 branches stigmatifères. Le fruit, qui reste longtemps vert, charnu, devient une capsule loculicide, à 3 loges uni- ou biséminées. Les graines ne sont pas albuminées.

On avait admis que le Thé, qui est cultivé sur une vaste échelle en Chine (4 à 5 millions d'acres anglaises), était originaire de cette contrée. On le regarde aujourd'hui comme probablement sorti de l'Assam supérieur. On le cultive au Japon, dans l'Inde, l'Amérique du Sud, dans certaines des colonies européennes, et il supporte même fort bien le climat du midi de la France et du bassin méditerranéen. Mais, malgré les essais d'acclimatation plus ou moins réussis qui ont été faits, ce sont surtout la Chine et le Japon qui le fournissent au monde entier, bien que cependant, en 1887, la proportion de Thé cultivé dans l'Inde, l'Assam surtout, et importé en Angleterre, ait égalé celle du Thé de Chine. (Loundoun Shand, *Pharmac. journ.*, 28 janvier 1888.)

Cet arbuste, extrêmement robuste, car il croît aussi bien au bord de la mer que sur les lieux les plus élevés, à la condition toutefois d'y trouver la quantité de chaleur qui lui est nécessaire, cet arbuste se propage par graines que l'on place au nombre de 6 à 8 dans des trous creusés à une certaine distance l'un de l'autre. En Chine, le champ tout entier est couvert de plantations. Au Japon, l'arbuste n'est planté que sur les bords des rizières et des champs de blé. A 3 ans, le plant peut donner des feuilles. Quand il a atteint 7 à 10 ans on le coupe, de façon que les rejetons qui surgissent de la souche donnent une récolte abondante. Cette récolte se fait trois fois : en février, au commencement d'août et en juin. Les feuilles de février, qui sont plus jeunes, sont beaucoup plus estimées que les autres. Ce sont les femmes qui se livrent à ce travail.

Bien que le Thé pousse aussi bien dans les environs de Pékin, dont l'hiver est cependant fort rude, qu'auprès de Canton, on admet cependant que la qualité des feuilles dépend de la nature du sol, de sa situation, du climat, du mode de culture, et on regarde comme les meilleures celles qui, a égalité, ont poussé sur les pentes tournées vers le sud.

Après leur récolte, les feuilles sont séchées rapidement, de façon qu'elles conservent leur couleur, sur des vases de fer peu profonds, que l'on chauffe à une température peu élevée. Quand elles ont perdu une partie de leur eau de végétation, on les enlève, on les roule encore chaudes entre les doigts ou sur la paume de la main, de façon à leur donner la forme roulée sous laquelle elles se présentent le plus ordinairement. Elles constituent alors les *Thés verts*.

Le *Thé noir* est obtenu en ne séchant les feuilles qu'un certain temps après leur récolte. Elles ont alors subi un commencement d'altération, de fermentation, qui altère leur couleur et amène dans leur composition entière des modifications assez importantes.

Au Japon, la préparation du Thé diffère de celle que l'on suit en Chine en ce que les feuilles ne sont pas abandonnées à la fermentation, mais après avoir été humectées et refroidies, elles sont au four, et en ce que le Thé n'est pas mélangé de substances odoriférantes. La proportion de théine est de 2 à 4 0/0; celle du tanin, de 0.17 à 0.20 0/0.

A Ceylan, où la culture du Thé est aujourd'hui fort étendue, on emploie les procédés suivants (Loundoun Shand, *loc. cit.*) :

La récolte des feuilles se fait avec les plus grandes précautions, surtout pour les sortes estimées. On ne touche qu'aux rameaux les plus jeunes, en enlevant deux feuilles et le bourgeon à feuilles, et ayant soin de respecter les yeux qui doivent régénérer de nouveaux bourgeons.

Chaque collecteur porte un panier dans lequel il place sa récolte, qu'il fait deux fois par jour, et que l'on envoie le plus tôt possible dans les magasins. Quand les feuilles ont subi une dessiccation suffisante, produite par un courant d'air sec lancé par des machines, elles passent dans une machine qui les roule mieux que la main. Elles sont ensuite placées en petits tas sur des tables où elles subissent une légère fermentation qui fait passer leur teinte verte à la couleur bronzée. Quand la fermentation est suffisante, on les place dans des appareils chauffés, où elles subissent la torréfaction nécessaire et suffisante. Il suffit ensuite de les assortir pour la vente.

Chacune de ces opérations doit être faite avec une précision mathématique, sous peine de voir le Thé perdre de sa valeur. Si la feuille est laissée sur la plante un jour de trop, si on la récolte un jour trop tôt, si elle n'est pas desséchée au moment opportun, si la fermentation est trop prolongée, si elle est roulée trop ou insuffisamment, si la dessiccation au feu n'est pas surveillée à la seconde pour ainsi dire, l'infusion peut devenir nauséeuse et perdre ses propriétés stimulantes et agréables. Ici, c'est la machine qui remplace la main de l'homme comme en Chine et les résultats paraissent être très bons.

Quel que soit le mode de récolte employé, on ne recueille que les feuilles jeunes, et ceci a physiologiquement sa raison d'être. La proportion des constituants organiques azotés, y compris la théine, diminue régulièrement en même temps que celle des substances solubles non azotées, tandis que les matières grasses s'accumulent rapidement. La proportion des fibres ligneuses augmente beaucoup dans les premières semaines, puis elle reste constante. La plus grande modification est dans la composition des cendres. Les quantités de potasse et d'acide phosphorique diminuent rapidement, en même temps que celles de la chaux, de la magnésie, de l'oxyde de fer, augmentent dans des proportions correspondantes.

Les Thés présentent, suivant leur coloration, des propriétés physiques différentes qui en entraînent d'autres dans leurs propriétés organoleptiques.

Les Thés verts sont caractérisés par leur couleur vert foncé plus ou moins teinté de bleu ou de brun. Leur odeur est particulière, un peu aromatique, leur saveur est astringente légèrement âcre et d'une amertume agréable. Leur infusion a une couleur jaune verdâtre plus ou moins prononcée, son odeur et sa saveur sont celles des feuilles.

La couleur verte ne serait pas toujours naturelle, s'il faut en croire les résultats de l'enquête faite à Londres par une commission sanitaire. Les Chinois ajouteraient par 20 livres de feuilles une cuillerée de sulfate de chaux naturel ou *gypse*, une cuillerée de curcuma et deux ou trois cuillerées d'indigo passé à travers une fine mousseline. On roule pendant une heure au moins le Thé dans ce mélange; l'indigo et le curcuma colorent en vert, le sulfate de chaux fixe la couleur et communique aux feuilles un aspect qui rappelle celui du duvet des jeunes feuilles. On obtient ainsi une belle coloration verte, qui à vrai dire ne constitue pas une falsification. Mais il n'en est pas de même quand on remplace l'indigo par le bleu de Prusse.

Les Thés noirs se distinguent par leur coloration brun foncé. Ils sont généralement moins bien roulés que les premiers, plus légers, et sont mélangés de pétioles. Leur odeur, bien qu'aromatique, est un peu différente. Leur saveur est astringente, mais moins que celle des Thés verts. L'infusion est foncée.

Nous empruntons à l'ouvrage de Chevalier et Baudrimont, *Dictionnaire des falsifications*, la caractéristique des différentes sortes de Thés connues sur le marché.

1° *Thés noirs*. — Le Thé *pekoé* (pckoé, pakho, pekin) est le plus aromatique. Les feuilles sont très allongées, d'un noir argenté, couvertes d'un duvet blanc et soyeux; les extrémités sont tachées de noir, de gris et de blanc. Son odeur est douce, aromatique, et les Chinois l'augmentent en ajoutant des fleurs de l'*Olea fragrans*, des fleurs d'oranger, du *Camellia sasanqua*, de rose, de jasmin, etc. Son infusion est d'un beau jaune doré, sa saveur rappelle un peu celle de la noisette fraîche. Ce Thé est généralement désigné sous le nom de Pekoé à pointes blanches.

Le *pekoé d'Assam* est inférieur à cette sorte. Sa feuille est plus large et moins allongée.

Le *pekoé orangé* est menu, d'un noir foncé mêlé de jaune orangé. Son odeur est agréable, mais factice.

Thé Congo, Koong-foo, Camphou. — Feuilles minces, courtes, noir grisâtre.

Thé Pouchong, paou-chung, padrea. — Feuilles larges, longues, bien roulées, mélangées de pétioles. Odeur agréable. Infusion verte un peu ambrée.

Thé Souchong, ou *Seaou-Schung.* — Feuilles larges, minces. C'est le plus fort des thés noirs. Infusion claire, dorée, de saveur douce.

Thé Bohea, woo-e. — C'est un mélange de feuilles de toutes sortes, larges, plates, de couleur brun clair et verdâtre, mêlées de poussière et de pétioles. L'infusion est rougeâtre, peu sapide, ayant parfois un goût de fumée, et laissant un dépôt noir.

2° *Thés verts.* — *Thé Hyson.* — Les feuilles sont longues, étroites, charnues, bien roulées longitudinalement d'un vert grisâtre. Elles sont sèches, et se brisent facilement. Leur odeur est suave. L'infusion est limpide et jaune citron. C'est la sorte la plus estimée parmi les Thés verts.

Poudre à canon. — Cette sorte est constituée par le Thé hyson soigneusement trié et roulé en petites boules très serrées. Son infusion est limpide et vert doré.

Thé impérial ou *perlé.* — Il est fourni par le Thé hyson en grains un peu plus gros. Ses feuilles sont roulées en boules serrées et dures présentant la forme de perles. Elles sont de couleur vert argenté et d'une saveur agréable.

Thé hyson schoulang ou *tehulan.* — Il ne diffère pas du Thé hyson.

Thé hyson junior ou *yutseen.* — Feuilles très petites, délicates, crispées, vert jaunâtre, dont le parfum rappelle un peu celui de la violette.

Thé tonkay, tun-ke, songlo. — Feuilles larges, jaunâtres, mal roulées, odeur assez forte. L'infusion est claire, jaune foncé; sa saveur est âpre.

Thé hyson skin. — Feuilles d'un jaune brunâtre, à peines roulées, mêlées souvent de graines de Thé. Odeur presque nulle, goût un peu ferrugineux; infusion jaune foncé, un peu trouble.

Les Thés destinés à l'exportation sont mis en petits paquets renfermés dans des boîtes de plomb ou d'étain soudées, incluses elles-mêmes dans des boîtes de bois vernissées.

D'autres fois le Thé est mis en vrac dans la boîte métallique, le plus souvent en plomb ou en étain très plombifère. Les Chinois fabriquent également du Thé en briques composées de feuilles brisées, de petits rameaux, de fragments, de poussières, de feuilles. La masse, humectée de vapeur d'eau, est comprimée dans des moules en bois, puis séchée à l'air. Ce Thé ne parvient pas en Europe. Il est consommé presque exclusivement en Sibérie.

Le procédé employé pour faire le Thé, chez le peuple le plus buveur de Thé qu'il y ait au monde, consiste à mettre simplement dans un vase autant de Thé qu'on peut en pincer avec les doigts, à verser dessus de l'eau bouillante et à recouvrir le vase. On prend alors le breuvage à loisir, et on peut en obtenir une seconde infusion au moyen d'une autre quantité d'eau bouillante.

Dans les familles qui reçoivent beaucoup de monde, dans les magasins, on garde sur une table, sur un comptoir, une théière, entourée d'un grand nombre de tasses mises à la portée de tout venant.

L'eau de pluie s'emploie de préférence. Aussi a-t-on soin de placer de grandes jarres sous les toits des maisons pour recevoir chaque goutte d'eau qu'ils déversent.

Le Thé fort n'est pas estimé par les Chinois. Le Thé noir est la règle générale, et le vert l'exception. On prend l'infusion sans lait, sans sucre.

Le Thé se débite aussi en Chine dans certaines maisons, les *maisons de Thé*. Elles contiennent des tables de bois, autour desquelles sont rangés des bancs. Au fond se trouve le laboratoire avec ses fours et ses étuves, garni de tablettes supportant d'énormes bouilloires, des théières massives, des chaudrons monstrueux, remplis d'eau bouillante. De nombreux garçons circulent, portant sur de petits plateaux des tasses pleines de Thé bouillant, de gâteaux, de fruits secs. On n'y sert pas généralement de liqueurs fortes, mais on y fume, on y joue et même on y mange (*La Vie réelle en Chine,* par W. C. Milne).

Au Japon, les maisons de Thé sont des lieux de prostitution où les jeunes filles vont, avec l'agrément de leurs parents, gagner la dot qui doit faciliter leur union avec leurs fiancés.

Composition chimique. — L'analyse la plus complète, déjà ancienne, est celle des Thés noir et vert qui a été faite par Mulder. (*Arch. der Pharm.,* t. XXVIII, p. 317.)

	Thé Hyson noir.	Thé Congo vert.
Huile essentielle.. . .	0,70	0,60
Chlorophylle	2,22	1,84
Cire	0,28	»
Résine.	2,22	3,64
Gomme.	8,56	7,28
Tanin.	17,80	12,88
Théine	0,43	0,46
Matière extractive. . .	22,80	20,60
— colorante. . .	23,60	19,12
Albumine.	3,00	2,80
Cellulose.	17,08	28,32
Cendres.	5,56	5,24

L'huile essentielle est de couleur jaune citron, plus légère que l'eau ; son odeur forte est celle de la plante ; elle se solidifie facilement quand on la refroidit et se résinifie quand on l'expose à l'air. C'est l'un des principes auxquels le Thé doit ses propriétés sur le système nerveux. On a remarqué du reste que les Thés anciens avaient une action moindre que ceux d'une importation plus récente, et on aurait même vu les feuilles fraîches déterminer des accidents nerveux d'une certaine importance.

La *théine* n'est autre que la caféine étudiée au mot CAFÉ. La proportion est plus considérable que ne l'indique l'analyse de Mulder, car Stenhouse (*Philos. Magaz.,* t. XXIII, 1843, p. 427) avait déjà trouvé des proportions doubles, qui doivent être doublées elles-mêmes d'après les recherches de Peligot. [*Ann. chim. phys.* (3), t. XI, p. 138.] C'est ainsi que ce chimiste a trouvé dans le Thé poudre à canon 2.34 à 3 0/0 de théine ; dans le hyson, 2.79 et même jusqu'à 5.84 0/0. Dans un Thé de l'Himalaya, Zolter (*Ann. chem. pharm.,* t. CLVII, p. 185) a signalé la proportion de 4.94 0/0 de théine.

Paul et Cownley (*Pharm. journ.,* 19 nov. 1887, p. 417), en perfectionnant les procédés ordinaires, ont retiré du Thé commercial de l'Inde et de Ceylan de 3.22 à 4.66 0/0 de théine.

L'albumine signalée par Mulder serait, suivant Peligot, de la caséine, et la proportion de cette matière et de la caféine serait telle que le Thé renfermerait jusqu'à 6.5 0/0 d'azote.

L'acide bohéique que l'on avait signalé dans le thé n'est qu'un mélange d'acides gallique, oxalique, de tanin et de quercitrin.

D'après Peligot, les Thés noirs renferment en moyenne 10 0/0 d'eau et les Thés verts 8 0/0.

La proportion des cendres se rapproche de celle qu'indiquait Mulder. Elles ont une couleur un peu rougeâtre, qui est due probablement à de l'oxyde de fer provenant des vases ou plats en fer sur lesquels sèchent les feuilles. Elles renferment des chlorures, des sulfates, des phosphates alcalins. Il est rare qu'on y rencontre d'autre cuivre que les quantités infinitésimales que renferment la plupart des plantes.

Récemment (1er juillet 1888, *Bericht des deutsche chem. Gesel.,* n° 11, p. 2164), A. Kossel a signalé dans le Thé la présence d'une nouvelle base, la *théophylline* $C^7H^8Az^4O^2$, dont la composition est la même que celle de la théobromine, de la paraxanthine retirée par Tlandichum et Salomon de l'urine, mais qui en diffère par certains caractères. Ses cristaux sont plus grands que ceux de la théobromine ; ils sont plus solubles dans l'eau, et ils se dissolvent en toute proportion quand on ajoute une petite quantité d'ammoniaque, tandis que la théobromine est peu soluble même dans l'eau fortement ammoniacale. La théophylline fond à 264°, la paraxanthine à 280°, la théobromine se sublime à 290° sans fondre, tandis que la théophylline se sublime au-dessous de son point de fusion.

La théophylline forme des sels cristallisables avec les acides nitrique et chlorhydrique.

Quand on la mêle à l'eau chlorée et qu'on évapore le liquide, on obtient un résidu écarlate devenant violet par addition d'ammoniaque, comme la théobromine.

En outre, A. Baginsky (*Zeits. f. Physiol. chem.,* VIII, 395) a signalé la présence de la xanthine dans le Thé, et Kossel émet l'idée que peut-être la théophylline est un dérivé de cette substance.

Essai pratique. — La valeur commerciale du Thé est appréciée par des dégustateurs fort habiles et qui ne se trompent guère, car les essais faits sur les feuilles de même provenance par plusieurs experts concordent toujours entre eux. On fait infuser pendant 5 minutes 2 gr, 60 de Thé dans 105 grammes d'eau bouillante. On décante ensuite l'infusion et on la déguste. Il est évident que de cette façon on ne retire pas des feuilles tous leurs principes, car en les épuisant convenablement on obtient 35 0/0 d'extrait et seulement 20 0/0 au plus par ce procédé. L'épuisement complet ne donnerait aucune idée de la valeur réelle du Thé, puisque ce dernier est destiné à subir la préparation même que lui font subir les dégustateurs. Cependant on peut dire, d'après Paul et Cownley (*loc. cit.*), que l'infusion ne renferme que la moitié de la théine des feuilles. Ainsi une tasse de Thé de 240 grammes contient environ 12 centigrammes de théine. Le surplus reste dans les feuilles et exige, pour en être retiré, une série de traitements par l'eau bouillante.

Falsifications. — Les feuilles étrangères qu'on substitue au Thé, ou qu'on mélange avec lui, ne peuvent être confondues quand, après les avoir fait bouillir un instant dans l'eau, on les déroule sur un papier et qu'on examine leur forme. Les caractères de la feuille de Thé sont assez marqués pour qu'on ne puisse les confondre, surtout quand on l'examine au microscope.

Les feuilles de Thé sont caractérisées par la présence de cellules scléreuses qui paraissent jouer le rôle d'agents de consolidation servant à maintenir les deux épidermes à leur distance respective. Ces cellules sont cylindriques, à axes rectilignes ou un peu sinueux, à cavité étroite, à paroi très épaisse et refringente. Parfois elles ne traversent pas, s'arrêtent à une distance plus ou moins grande de l'épiderme, se terminent en cul-de-sac et peuvent même se ramifier. On trouve des cellules analogues dans les nervures. La cuticule de la feuille est toujours épaisse, presque opaque et résistante.

Si cet examen ne suffit pas, on peut doser la caféine par le procédé de Commaille, qui paraît être le plus exact.

On ajoute 1 gramme de magnésie à 5 grammes de Thé finement pulvérisé, réduit en pâte avec de l'eau. Le mélange est abandonné à lui-même pendant 24 heures, puis séché au bain-marie. On traite ensuite à l'ébullition par 110 grammes de chloroforme, en trois fois. On distille le chloroforme qui laisse comme résidu un mélange de caféine et de cire sur lequel on verse de l'eau et 10 grammes de poudre grossière de verre bien lavée. On fait bouillir, on agite pour diviser la matière et fixer la cire sur le verre. On jette le liquide sur un filtre mouillé et on reçoit dans un vase taré. On répète deux fois le traitement à l'eau bouillante, on évapore au bain-marie les liqueurs réunies, qui abandonnent la caféine pure et cristallisée. On la pèse après l'avoir séchée.

On substitue parfois au Thé des feuilles déjà épuisées par une ou plusieurs infusions que l'on fait sécher, qu'on mélange avec des feuilles d'autres plantes et qu'on colore avec du sulfate de cuivre ou du sulfate de fer. La gomme donne à ce mélange l'apparence convenable. Cette falsification est, paraît-il, fort usitée en Angleterre.

L'examen microscopique fera reconnaître les feuilles étrangères. Le dosage de la théine indiquera la fraude en général. Les sulfates seront décelés par les procédés chimiques, et la proportion de gomme plus considérable corroborera les premiers essais. On peut y joindre le dosage du tanin.

Quant aux matières colorantes étrangères, on peut les reconnaître au microscope ou en examinant chimiquement les cendres.

Nous renvoyons pour les autres falsifications au Dictionnaire de Chevalier et Baudrimont.

Usages. — Bien que connu et employé en Chine de temps immémorial, le Thé ne fut importé en Europe que vers le milieu du XVIIᵉ siècle par les Hollandais, car, en 1666, on n'en consommait encore qu'une centaine de livres. En 1885, la consommation dans le monde entier s'élevait, d'après Loundoun Shand (*loc. cit.*), aux chiffres suivants, que nous citons, car ils ont leur importance.

Les poids sont donnés en livres anglaises (453 grammes).

		Par tête.
Colonies australiennes.	21,474,395	7,66
Nouvelle-Zélande.. . .	4,442,867	7,23
Tasmanie	871,205	5,35
Grande-Bretagne. . . .	178,891,000	4,70
Canada..	18,255,368	3,60
États-Unis.	72,835,082	1,40
Hollande.	4,785,355	1,16
Russie.	59,184,000	0,61
Danemark.	685,113	0,37
Perse	1,120,000	0,13
Portugal.	565,485	0,12
Suisse.	253,814	0,10
Norvège.	169,160	0,09
Allemagne.	3,950,221	0,07
Belgique.	127,781	0,03
Suède	155,232	0,03
France.	1,172,355	0,03
Autriche-Hongrie.. . .	958,414	0,02
Espagne.	287,509	0,01

La consommation individuelle en Chine est impossible à évaluer; mais elle est de beaucoup supérieure à celle des autres pays.

C'est donc, comme on le voit, une plante dont l'importance économique est des plus considérables et qui valait qu'on s'y arrêtât.

Thérapeutique. — Le Thé, ou plutôt l'infusion préparée comme nous l'avons indiqué, prise à dose modérée, est excitante, active la digestion, le travail cérébral et augmente la sécrétion urinaire.

A doses exagérées, elle provoque très souvent des tremblements légers, des tiraillements d'estomac suivis d'une lassitude plus ou moins grande. Son usage abusif est suivi de troubles plus sérieux, plus persistants, que l'on aurait pu remarquer chez les dégustateurs de Thé, et caractérisés par une dyspepsie grave, accompagnée de dépression générale, d'impressionnabilité exagérée, d'insomnies, de terreurs, d'hallucinations, et souvent même d'un état cachectique très prononcé. Aussi ces dégustateurs, qui doivent se priver de fumer, de prendre des boissons alcooliques, de manger des mets épicés, sont-ils très fortement rétribués par les maisons qui les emploient.

Mais, il faut le dire, ce sont là des exceptions rares, car des millions d'hommes boivent chaque jour plusieurs tasses de Thé, et en Chine, en Angleterre, dans les colonies anglaises, c'est la boisson obligatoire du riche comme du pauvre. Il faut de plus remarquer que nous prenons notre infusion aussi chaude que possible, ce qui la rend à coup sûr diaphorétique et diurétique. Mais n'est-elle pas aussi devenue débilitante pour l'estomac en raison même de cette température élevée. En Chine on la sert froide. En Russie, où, comme on l'a vu, la consommation du Thé est très grande, le *samovar* est le meuble le plus indispensable du logis le plus pauvre. C'est, on le sait, un vase métallique destiné à chauffer l'eau et à la maintenir constamment à une température voisine de l'ébullition, ce que l'on obtient à l'aide d'un cylindre métallique qu'il renferme et qu'on remplit de braise. Cette eau est ensuite versée sur le Thé contenu dans les tasses.

L'infusion de Thé est en somme une boisson agréable, aromatique, stimulante, diaphorétique et même stomachique, surtout quand elle est refroidie. C'est pour les troupes en campagne, pour ceux qui habitent des pays où l'eau est malsaine, un moyen excellent de purifier cette eau et de constituer ainsi une boisson hygiénique dont la sapidité est supérieure à celle de l'eau bouillie, car l'ébullition tue ou paralyse les microbes infectieux, et le tanin du Thé neutralise les autres matières organiques.

C'est un dynamophore comme le café et la coca, bien qu'à un degré moindre. C'est aussi un digestif très en faveur dans le monde, car c'est son infusion que l'on prend, avec raison d'ailleurs, quand on se trouve en présence d'une digestion imparfaite ou laborieuse ; associé au rhum, il est fort utile dans les courbatures fébriles, car il agit alors comme un stimulant diffusible. Ce serait aussi, dit-on, un cardiaque agissant dans le même sens que la digitale, ce que fait comprendre du reste l'identité de la théine et de la caféine, dont l'action sur le cœur est si souvent utilisée.

L'infusion de Thé froide nous a rendu personnellement les plus grands services dans une affection peu dangereuse au début, et quand elle est prise à temps, mais qui peut devenir grave, et qui est fort commune en Cochinchine. C'est une irritation de tout le tube alimentaire caractérisée par une rougeur vive des parties visibles, des douleurs stomacales, des coliques, et qu'augmente surtout l'usage du vin.

Le Thé froid non sucré le remplace avantageusement et fait assez prompte justice de cette inflammation.

Theobroma ulmifolia L. (*Guazuma ulmifolia* L.). — Cet arbre, de la famille des Malvacées, série des Buetnériées, est originaire du Brésil, où il porte le nom de *Mutamba*. Feuilles alternes, simples, ovales aiguës, inégalement dentées, et se rapprochant de la forme des feuilles de l'orme, d'où le nom d'*Orme des bois* que porte l'arbre aux Antilles. Fleurs petites, à calice quinquéfide, à corolle formée de 5 pétales linéaires, bifides, onguiculés, en forme de cuilleron. Étamines monadelphes, dont 10 fertiles et 5 stériles. Ovaire libre à 5 loges multiovulées. Style à 5 branches stigmatifères. Capsule subglobu-

leuse, ligneuse, muriquée, à 5 valves. Graines albuminées.

L'écorce de l'arbre, qui renferme une grande proportion de tanin, est employée au Brésil comme topique sur les plaies, les ulcères, les blessures. Elle sert à faire, ainsi que les fruits, un sirop béchique. Sa décoction passe pour être parasiticide. C'est en somme une écorce astringente et qui, comme telle, peut être employée dans les maladies qui relèvent de la médication astringente.

Thevetia neriifolia Juss. (*Cerbera Thevetia* L.). — Arbrisseau de petite taille, de la famille des Apocynacées, série des Carissées, originaire de l'Amérique tropicale, introduit aussi en Asie et particulièrement dans l'Inde et à Java. Rameaux cylindriques couverts de tubercules, qui sont les restes des feuilles. Celles-ci sont simples, entières, longues, ovales aiguës. Les fleurs sont d'une belle couleur jaune. Les autres caractères sont ceux du *Thevetia yccali.* (Voir JOYOTE.) Le fruit est vert, globuleux et charnu, et renferme des graines triangulaires.

Toutes les parties de cette plante renferment un suc laiteux extrêmement vénéneux, d'odeur âcre.

L'écorce, de 1 à 3 centimètres de diamètre, lisse, est verte, à épiderme gris, délicat, mince. Quand elle est sèche, ses fragments ont à peu près l'épaisseur de l'écorce de cannelle, leur surface est gris foncé, striée de brun, la face interne est lisse, brune. La texture est coriace, l'odeur est nulle. Saveur amère. Cette écorce est remplie de vaisseaux laticifères de grand calibre, localisés dans une zone spéciale. Le bois est blanc, mou. La moelle est de dimensions considérables.

Composition chimique. — De Vrij a retiré des graines 35.5 à 41 et même jusqu'à 57 0/0 d'une huile limpide incolore, d'une saveur agréable rappelant celle de l'huile d'amande. Densité = 0,9118. A 15°, elle devient pâteuse ; à 13°, elle se solidifie. D'après Oudemans, elle est constituée par 63 0/0 de trioléine et 37 0/0 de tripalmitine. Cette huile, que l'on obtient soit en exprimant les graines, soit en les épuisant par le sulfure de carbone, est comestible et non vénéneuse comme on l'avait cru.

De Vrij a retiré du tourteau des graines 4 0/0 d'un glucoside, la *thécétine*, qui se retrouve également dans l'écorce ; mais alors son extraction est difficile ; ce glucoside a été étudié par Blas. (*Acad. des sciences de Belgique*, 3-1, 2.e 9.)

La thévétine $C^{54}H^{84}O^{24}$ est une poudre blanche formée de petites lamelles incolores, inodores, de saveur très amère, solubles à 14° dans 122 parties d'eau froide, dans l'alcool, l'acide acétique cristallisable, insolubles dans l'éther. A 100° elle perd une molécule d'eau et fond à 170°, puis se décompose. Elle est lévogyre. L'acide sulfurique concentré la dissout avec coloration rouge brun passant au rouge cerise puis au violet, après quelques heures. L'eau fait disparaître cette coloration.

Les acides étendus la dédoublent à l'ébullition en glucose et une nouvelle substance, la *thécérésine* $C^{18}H^{30}O^{17}$, qui est blanche, amorphe, peu soluble dans l'eau bouillante et l'alcool, insoluble dans la benzine, le chloroforme, soluble dans les alcalis. Sa saveur est très amère.

La thévétine et la thévérésine sont des poisons narcotiques fort énergiques.

Dans les graines, Warden, de Calcutta, a trouvé une substance plus toxique que la thévétine (*Pharm. Journ.*, juillet 1882, p. 42), non cristallisable, très amère, très soluble dans l'eau, se colorant en jaune en présence de l'acide sulfurique ou nitrique. La quantité minime obtenue par l'auteur ne lui a pas permis d'étudier complètement cette substance.

Le même auteur a en outre signalé la présence d'une matière colorante jaune, le *pseudo-indican*, qui est amorphe, hygroscopique, de saveur désagréable, ni amère ni acide, soluble dans l'eau, les alcools méthylique et amylique, mais qui est toujours associé à une petite quantité de thévétine.

Dans les solutions aqueuses, l'acide HCl concentré donne une coloration bleue. Avec l'acide étendu il faut chauffer pour obtenir la coloration, et il se sépare des flocons bleus que l'auteur appelle *thérétine bleue*, et qui, desséchés, forment une poudre amorphe brunâtre, insoluble dans l'eau, soluble dans l'alcool absolu, l'alcool méthylique, peu soluble dans le benzol, l'alcool amylique, insoluble dans l'éther, l'essence de térébenthine, le sulfure de carbone, le chloroforme; avec l'acide sulfurique concentré, on obtient une coloration brun foncé. L'eau précipite de cette solution des flocons bleus; avec HCl concentré, solution vert bleuâtre dans laquelle le précipité bleu n'apparaît que lorsqu'on chauffe.

Le pseudo-indican existe en proportions considérables dans le suc laiteux, les graines, et en petites quantités dans l'écorce.

Dans les cas d'empoisonnement par les graines, on fait avec les matières contenues dans l'estomac ou vomies un extrait alcoolique que l'on reprend par l'alcool amylique et après évaporation par HCl concentré. On obtient alors la coloration de la thévétine bleue, et cette coloration apparaît même sur les graines écrasées ou sur l'écorce quand on les touche avec HCl.

Thérapeutique. — La thévétine et la thévérésine agissent comme toxiques sur le cœur d'une façon fort énergique. Avec la thévétine, on remarque des phénomènes émétо-cathartiques, des tremblements, un affaissement progressif. Avec la thévérésine, on n'observe pas de vomissements ni de selles liquides, mais des phénomènes d'anesthésie, la raideur des membres.

Avec ces deux substances, le cœur s'arrête en systole. Injectées sous la peau, elles provoquent de l'irritation, s'éliminent par le foie et ne se retrouvent pas dans les urines.

L'écorce du *Th. neriifolia* a été préconisée comme un puissant antipériodique par le Dr Bidie (*Madras quart. Med. Journ.*, 1865), sous forme de teinture (1 pour 5) à la dose de 10 à 15 gouttes trois fois par jour. A doses plus élevées, cette teinture agit comme un purgatif âcre et comme émétique. Si les doses sont encore plus élevées, c'est alors un violent toxique.

Thuya occidentalis L. (*T. obtusa* Mœnch.) *White cedar* des Américains. — Arbre de grande taille, de 15 à 20 mètres de hauteur sur 1 de diamètre, appartenant à la famille des Conifères, série des Cupressées.

Cet arbre toujours vert, qui habite entre le 45 et le 35° de latitude nord, dans l'Amérique, est originaire du Canada et se re-

trouve dans la Virginie et la Caroline. Les rameaux sont étalés et pendants. Ses feuilles sont petites, imbriquées les unes sur les autres, recouvrant complètement les rameaux, rhomboïdo-ovales, raides, persistantes, à sommet libre, acuminé, mucroné, à surface dorsale convexe présentant près du sommet une glande résineuse, ovale, proéminente. Les fleurs sont monoïques et amentacées. Les chatons mâles sont terminaux, solitaires sur les rameaux latéraux, petits, subglobuleux, stipités, à 4 ou 6 bractées décussées, opposées, peltées, presque orbiculaires, subentières. Les étamines sont au nombre de 3 ou 4, subglobuleuses, uniloculaires et s'ouvrant longitudinalement. Les chatons femelles sont solitaires, terminaux sur les rameaux latéraux. Ils sont formés de 6 à 8 écailles décussées, opposées, imbriquées, subcoriaces, inégales, les inférieures plus grandes, les supérieures étroites, linéaires: 2 ovaires collatéraux, uniloculaires, uniovulés, suborbiculaires, comprimés, à peine ailés; style à stigmate subbifide. Le cône ou strobile qui mûrit la seconde année est petit, ovoïde, à écailles imbriquées quadrifares, subcoriaces, subinégales, ovales, convexes sur la partie dorsale, concaves en dedans. Les bractées adnées, à sommet libre, mucronulé, sont d'abord conniventes puis étalées; 2 nucules collatéraux, dressés à la base des grandes écailles, ou solitaires par avortement.

Les feuilles, ou plutôt les rameaux feuillés, ont une odeur balsamique agréable, surtout quand on les froisse, une saveur amère, forte, camphrée, balsamique.

Composition chimique. — Les feuilles renferment, d'après Kawalier (de Vienne) : huile volatile, principe amer (*pinipicrine*), sucre, matière gélatineuse, cire, résine, tanin, thuyine, thuyigénine.

L'huile volatile, d'abord incolore, devient rapidement d'un jaune verdâtre. Saveur âcre. Odeur forte. Densité inférieure à celle de l'eau. Point d'ébullition = 206°. C'est un mélange de deux essences oxygénées. Quand on la distille sur la potasse, on obtient comme résidus une matière résineuse et une liqueur alcaline renfermant du *carvacrol*. L'iode dissous dans cette essence donne naissance à plusieurs produits, entre autres à deux hydrocarbures dont l'un, le *thuyène*, est incolore, de saveur âcre, plus léger que l'eau et bout entre 165 et 175°.

La *thuyine* $C^{20}H^{22}O^{12}$ cristallise en tables quadrilatères microscopiques, jaune citron, peu solubles dans l'eau, solubles dans l'alcool. Sa solution alcoolique est colorée en vert par le chlorure ferrique, et par les alcalis en jaune foncé. Par l'ébullition en présence des acides étendus elle se dédouble en glucose et, suivant les circonstances, en *thuyigénine* ou en *thuyétine*, matières présentant une grande analogie avec le *quercitrin* et la *quercitrine*. La liquide, d'abord vert, laisse déposer, à mesure que l'alcool de la solution s'évapore, une substance jaune, la *thuyétine*, insoluble dans l'eau, soluble dans l'alcool et dans l'éther.

La *thuyigénine* est sous forme de flocons cristallins, peu solubles dans l'eau, très solubles dans l'alcool, colorés en vert bleuâtre par l'ammoniaque. Le chlorure d'acétyle les transforme en une substance résineuse dont la formule correspond à celle d'un éther diacétique.

L'*acide thuyétique* est formé d'aiguilles microscopiques jaunes.

La *pinipicrine* C²⁴H³⁶O¹¹ se retrouve, comme nous l'avons vu, dans l'écorce et les feuilles du pin. C'est au mot Sapins que nous l'avons étudiée.

Thérapeutique. — Le bois du Thuya répand en brûlant une odeur agréable qui le fait employer dans les sacrifices. Les feuilles sont usitées par les Indiens contre les rhumatismes, soit en infusion, soit en cataplasmes. L'huile essentielle a été usitée comme vermicide, et Boerhaave recommandait l'eau distillée des feuilles contre l'hydropisie.

E. Brecher (*Ungar Zeitch.*, 1855) recommandait le Thuya contre les excroissances vénériennes, sous forme de teinture (1 pour 2 d'alcool) en applications au pinceau. En peu de jours, disait-il, les excroissances pâlissent, diminuent et se flétrissent.

Learning (*New York Journ.*, XIV, 406) préconisait le glycérolé en applications. Pour lui, ce médicament peut être fort utile, surtout en diminuant la tendance aux hémorragies et arrêtant les progrès de l'affection locale. Il diminue la douleur, et, dans quelques cas, l'affection aurait disparu. Toutefois l'auteur, moins affirmatif que Brecher, fait ses réserves en déclarant qu'il n'en est pas toujours ainsi. D'après les travaux d'E. Besnard, Dujardin-Beaumetz, Raliquet, Boulermié, la teinture de feuilles de Thuya, à la dose de 20 gouttes par jour, agit fort bien contre les verrues. La même action se produirait aussi sur les végétations du larynx, des organes génitaux externes, les hémorroïdes fluentes. Enfin, suivant Raliquet et Boulermié, on aurait obtenu quelques succès dans les affections carcinomateuses de la vessie. (*Soc. de méd. prat.*, 3 mai 1888.)

Le Dʳ Benedict vantait la teinture concentrée comme emménagogue, l'extrait fluide ou la teinture seulement, à la dose de 4 grammes par jour.

Le *T. articulata* Desfont. (*Callitris quadrivalvis* Vent.), grand arbre de l'Afrique septentrionale, se distingue par son fruit de la taille d'un gros pois, pourpré, glauque, à 4 angles arrondis, se divisant en quatre valves à la maturité. Il passe pour fournir la *sandaraque*.

C'est une résine en larmes d'un jaune pâle, recouvertes d'une fine poussière, à cassure vitreuse, transparente. Son odeur est faible, souvent nulle; sous la dent elle s'écrase. Insoluble dans l'eau, l'essence de térébenthine, peu soluble dans l'éther, elle se dissout bien dans l'alcool. D'après Johnson, elle serait constituée par 3 résines acides, l'une peu soluble dans l'alcool, l'autre soluble dans ce liquide représentant les 3/4 de la sandaraque, la troisième soluble seulement dans l'alcool bouillant.

Bien qu'elle ait été autrefois préconisée comme hémostatique, elle n'est plus guère employée que pour faire des vernis ou pour recouvrir le papier collé et l'empêcher de *boire* l'encre lorsqu'on écrit de nouveau sur le même emplacement.

Thym. — Le *Thymus vulgaris* L. (Thym

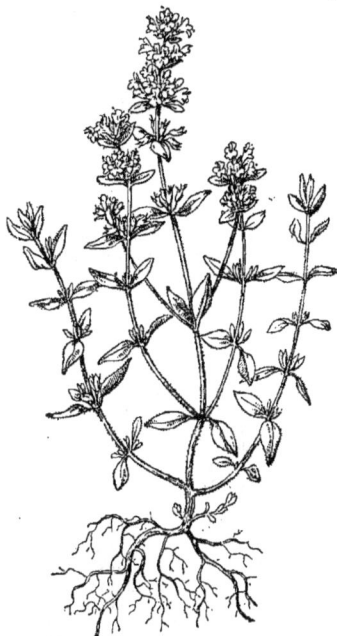

FIG. 956. — *Thymus vulgaris.*

commun, Farigoule, Mignotise des Genevois) est une petite plante vivace, haute de

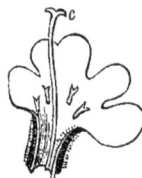

FIG. 957. — Thym. Fleur femelle par avortement.

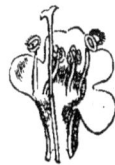

FIG. 958. — Thym. Fleur hermaphrodite.

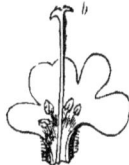

FIG. 959. — Thym. Fleur femelle par avortement.

10 à 20 centimètres, appartenant à la famille des Labiées, série des Saturéiées, à rameaux

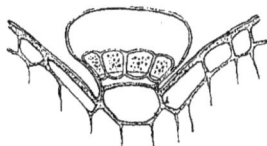

FIG. 960. — Thym vulgaire. Poil glanduleux (d'après de Bary).

serrés, dressés, velus, à feuilles opposées, sessiles, très petites, linéaires, obtuses, à bords réfléchis en dessous, d'un vert cendré en dessus et un peu pubescentes. Fleurs petites, blanches ou rosées, en faux capitules ovoïdes ou globuleux, paraissant en juin-juillet. Organisation florale des Labiées didynames.

Cette espèce, que l'on cultive dans les jardins comme plante culinaire ou ornementale, croît dans tous les terrains secs du midi de l'Europe. Son odeur, très forte quand on la froisse, est due à l'huile essentielle sécrétée par les poils rougeâtres glanduleux qui existent surtout à la face inférieure des feuilles. Sa saveur est aromatique.

Composition chimique. — Le Thym donne à la distillation une huile essentielle d'un brun rougeâtre foncé quand elle est récente, et qui, par redistillation, devient incolore, mais moins odorante ; la première porte dans le commerce le nom d'*huile rouge*, l'autre celui d'*huile blanche*.

Par distillation fractionnée, en obtient, entre 178-180°, un mélange de deux hydrocarbures, le thymène et le cymène ; puis, à 236° environ, le thymol.

Le *thymène* C¹⁰H¹⁶ est liquide, incolore, d'une odeur douce de Thym ; densité = 0,868 à 20°, lévogyre, bouillant à 160-165°. Il est toujours mélangé d'une petite quantité de cymène.

Le *cymène* C¹⁰H¹⁴ est huileux, incolore, d'une odeur agréable de citron, inaltérable à l'air, insoluble dans l'eau, soluble dans l'alcool, l'éther, les huiles grasses. Densité = 0°,857.

Le *thymol* C¹⁰H¹⁴O, nommé aussi *acide thymique*, qui forme environ la moitié de l'essence, se présente sous forme de gros cristaux du système hexagonal, transparents, d'une odeur différente de celle du Thym, de saveur piquante et poivrée, fondant à 44°, bouillant à 230°. Il est un peu soluble dans l'eau, et pour avoir une solution stable il ne faut pas dépasser 1 gramme pour 1,000. L'alcool rectifié dissout son poids de thymol, mais quand on ajoute de l'eau la plus grande partie se précipite. La proportion de thymol ne doit pas dépasser 80 centigrammes pour 100 grammes, et on peut alors ajouter de l'eau sans former de précipité.

120 parties de glycérine dissolvent 1 partie de thymol. Les corps gras, les huiles, la vaseline, dissolvent bien le thymol, surtout quand on chauffe. Le thymol se dissout encore dans l'éther et l'acide acétique concentré.

C'est un phénol qui, comme ce dernier, se combine avec les alcalis pour former des substances définies, stables, très solubles dans l'eau.

Le thymol se colore en vert, puis en bleu quand sa solution dans l'acide sulfurique est additionnée d'un mélange d'acide sulfurique et d'azotite de potasse. Sa solution alcoolique prend, en présence du chlorure ferrique, une coloration verdâtre, passant ensuite au brun brun.

Une solution de thymol dans la moitié de son poids d'acide acétique cristallisable, chauffée avec un volume égal d'acide sulfurique, prend une coloration violet rougeâtre, réaction sensible au millionième.

Le Thym renferme en outre du tanin et une substance amère.

Thérapeutique. — Les applications thérapeutiques du Thym sont assez restreintes, et analogues du reste à celles que reçoivent les autres Labiées aromatiques que nous avons déjà passées en revue. On sait l'usage que l'on fait de cette plante comme aromate dans la cuisine. L'*huile essentielle* sert comme celle du girofle à cautériser les dents cariées, en saturant une bou-

lette de coton que l'on tasse dans la cavité dentaire.

L'essence de Thym a été étudiée par Campardon (*Bullet. de thérap.*, 15 et 30 décembre 1884), et il tire de ses expériences thérapeutiques les conclusions suivantes : A l'intérieur et à l'extérieur c'est un agent puissant, déterminant chez l'homme sain des phénomènes physiologiques se divisant en trois périodes, l'excitation, la surexcitation, l'abattement, et chez les animaux, si la dose est toxique, le collapsus suivi de mort.

Les doses qui produisent l'excitation sont seules thérapeutiques (de 20 centigrammes à 1 gramme). C'est un excitant diffusible, en raison de ses propriétés excitantes, reconfortantes, et qui peut être employé à l'intérieur dans la chloro-anémie accompagnée de dépression, dans les défaillances morales, etc.

Ses propriétés diaphorétiques et diurétiques la rendent utile dans le rhumatisme articulaire, fixe et erratique, les dermalgies, les névralgies.

Son action sur les muqueuses la rendent utile dans la période catarrhale des affections des bronches, de l'urèthre, du vagin et de la vessie.

Elle est hémostatique et rend des services, surtout dans les hémorragies passives.

Employée à l'extérieur en frictions, en bains, en fumigations, en inhalations, elle vient en aide au traitement interne, en abrège la durée, en assure le résultat.

Comme antizymotique sa puissance est égale à celle de l'acide thymique (thymol). Elle intervient efficacement contre la septicité des plaies et fait disparaître rapidement la fétidité des sécrétions.

Campardon prescrivait à l'intérieur l'essence sous la forme suivante.

Essence de Thym...... 10 centigrammes.
Savon médicinal....... 10   —
Poudre de guimauve... Q. S.

Pour 1 pilule enrobée de teinture éthérée de tolu.

Pour l'usage externe il donne la formule d'une solution mère que l'on étend d'eau suivant les besoins, pour les lotions, les injections, les lavages.

Essence de Thym............. 5 grammes.
Teinture de Quillaja Saponaria. 20   —
Alcool...................... 80   —

Une cuillerée à café pour 250 grammes.

Le Thym et son huile essentielle font partie d'un grand nombre d'eaux de toilette. Le Thymol présente un intérêt thérapeutique plus grand. Les rapports chimiques qu'il offre avec le phénol se retrouvent dans ses propriétés, car c'est aussi un antiseptique, comme ce dernier, mais moins énergique. Dans le tableau dressé par Miquel il occupe le 30e rang, l'acide phénique le 29° et l'acide salicylique le 20°. Mais s'il est moins antiseptique que le phénol il est par contre moins toxique, car il faut administrer des doses dix fois puls fortes pour amener la mort. Les phénomènes d'intoxication sont un abaissement de la température, du pouls, de la respiration, et la paralysie des centres nerveux moteurs. A l'autopsie on constate la congestion des poumons, des reins et du foie. Le thymol s'élimine par les poumons et par les reins.

Ses propriétés antiseptiques l'ont fait administrer avec quelques succès dans la fièvre typhoïde, les désordres intestinaux, la dilatation de l'estomac ; il agirait en arrêtant les fermentations putrides, en neutralisant les ptomaïnes toxiques, qui se forment en quantités considérables dans les catharres de l'appareil gastro-intestinal. On voit en effet, pendant l'administration du thymol, le phénol disparaître de l'urine, et l'on sait que c'est un des produits les plus constants de la

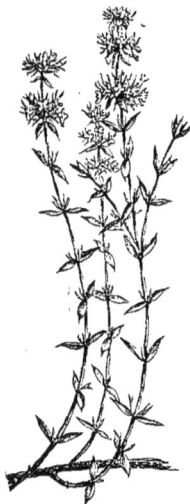

Fig. 962. — Serpolet. Fleur entière.

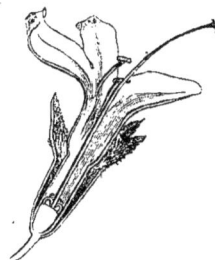

Fig. 961. — *Thymus serpyllum.* Serpolet.

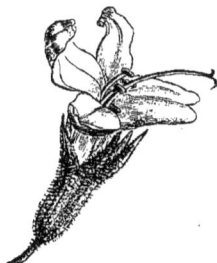

Fig. 963. — Serpolet. Fleur. Coupe longitudinale.

putréfaction intestinale. Numa Campi l'a préconisé à la dose de 6 à 8 grammes divisés en douze doses, chacune d'elles devant être prise tous les quart d'heure, et vingt minutes après la dernière il termine le traitement par l'administration de 20 grammes d'huile de ricin, pour expulser le tænia. On l'a aussi donné contre l'ankylostome duodénal.

Mais c'est surtout comme agent externe qu'on l'emploie ; sous forme de solution à 4 pour mille il a été substitué à l'acide phénique dans le pansement des plaies. Il présente tout au moins l'avantage d'avoir une odeur moins désagréable.

Le thymol peut se donner sans inconvénient, à l'intérieur, à des doses s'élevant jusqu'à 6 grammes, mais à la condition de les fractionner et de tâter ainsi la susceptibilité du malade. Il faut s'arrêter quand il provoque des douleurs gastriques, des nausées, des bourdonnements d'oreilles, la constriction des tempes, le ralentissement de la respiration, du pouls et la diarrhée. On l'administre en potion en ajoutant un peu d'alcool ou de glycérine pour favoriser sa dissolution. On le donne aussi en pilules dont l'excipient est le savon médicinal.

En injections ou en inhalations on emploie la solution au millième : thymol, 1 gramme; alcool à 90°,4 grammes ; eau, 995. Comme désinfectant c'est la solution à 4 pour mille.

2° Le *T. Serpyllum* L. (Serpolet, Thym sauvage, Pillotet) est très répandu dans les endroits secs, stériles. Cette espèce est vivace, à rameaux couchés, radicants, à feuilles linéaires ou obovales, atténuées à la base. Les fleurs sont disposées en glomérules rapprochés en tête.

Ses propriétés thérapeutiques sont les mêmes que celles de l'espèce précédente.

Tiaridium indicum Lehm. (*Heliotropum indicum* L.). — Plante annuelle de la famille des Borraginacées, série des Héliotropées, de 1 à 2 pieds de hauteur, à tiges nombreuses, fistuleuses, couvertes comme toute la plante de poils simples et rudes. Feuilles alternes, longuement pétiolées, cordées, ovales, rugueuses. Fleurs ressemblant à celles de l'héliotrope, mais plus petites, sessiles, d'un bleu lilas, et disposées en épis terminaux solitaires simples.

Cette plante, originaire de l'Asie, de l'Amérique tropicale, des îles Bourbon et Maurice, de la Cochinchine, exhale une odeur qui rappelle celle du datura. Sa saveur est un peu amère.

Son suc amer est employé dans l'Inde en applications sur les furoncles douloureux et dans certaines ophtalmies. D'après Loureiro, les feuilles contusées sont usitées, en Cochinchine, sous forme de cataplasmes, comme maturatif des anthrax. Leur infusion sert, à Liberia, dans l'Afrique occidentale, à faire des fomentations sur les parties enflammées. A Maurice, leur pulpe est usitée pour provoquer la diurèse, sous forme de cataplasmes. On croit aussi les feuilles fort utiles pour hâter la maturation des plaies.

Ticorea jasminiflora A. Saint-Hil. — Arbuste de 7 à 8 pieds de hauteur, de la famille des Rutacées, série des Cuspariées, originaire du Brésil, où il porte le nom de *Tres folhas brancas*, et qui se rencontre dans les bois de Rio-Janeiro et dans la province de Minas Geraes. Feuilles pétiolées, à 3 folioles de 2 à 10 centimètres de longueur, entières, lancéolées, rétrécies à la base, aiguës au sommet, ponctuées, d'un vert sombre. Fleurs blanches, régulières, en panicules de 8 à 16 centimètres de longueur, terminales, axillaires et portant 5 à 6 fleurs sur chaque ramification. Les pédicelles sont bractéolés. Calice gamosépale, à 5 petites dents duveteuses. Corolle gamopétale à tube long, à limbe divisé en 5 lobes égaux, étalés, mucronés. Elle est duveteuse, glandulaire et couverte de petits points pellucides. 7 étamines libres dont 5 stériles. 5 carpelles à 1 loge biovulée, entourés par un disque en forme de coupe. Style simple, à stigmate quinquélobé. Le fruit, accompagné par le calice persistant, est formé de 5 coques bivalves, renfermant chacune 2 graines albuminées.

L'écorce et les feuilles de cette plante ont une amertume considérable, qui les fait employer au Brésil comme succédanés du quinquina ou du *Galipea febrifuga* (Angusture vraie) dans les fièvres intermittentes et la faiblesse qui accompagne leur convalescence. La décoction des feuilles passe au Brésil pour guérir l'affection cutanée connue sous le nom de *Frambœsia* ou *Babas*.

Le *T. febrifuga* A. S.-H. diffère par sa tige arborescente, ses fleurs plus petites, ses bractées un peu foliacées. Son écorce et ses feuilles sont employées de la même façon.

Tilleul. — Le *Tilia sylvestris* Desf. (*T. microphylla* Vent. — *T. parvifolia* Ehrh.), Til-

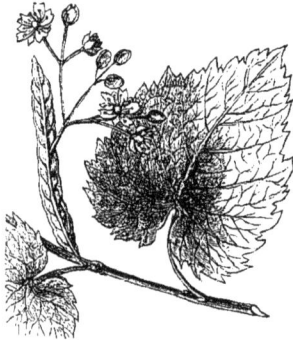

Fig. 964. — Tilleul. Rameau.

leul à petites feuilles, de la famille des Tiliacées, série des Tiliées, est un arbre qui peut acquérir 15 à 18 mètres de hauteur. Ses feuilles sont alternes, pétiolées, un peu arrondies, cordiformes à la base, aiguës au sommet, glabres en dessus, glauques en dessous, à bords dentelés. Le pétiole est accompagné de 2 stipules latérales. Fleurs odorantes, d'un blanc sale, réunies en grappes de cymes axillaires. L'axe principal porte plusieurs bractées; l'inférieure, qui est la plus développée, allongée, foliacée, adhère à l'axe

jusqu'au milieu de sa hauteur. Calice à 5 sépales ovales, aigus, courbés. Corolle à 5 pétales sessiles. Étamines indéfinies, libres, à

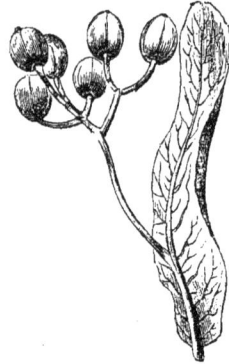

Fig. 965. — Tilleul. Groupe de fleurs et bractée.

filets se divisant au sommet en 2 branches divergentes, courtes, supportant chacune une loge de l'anthère. Ovaire libre à 5 loges

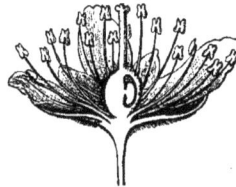

Fig. 966. — Tilleul. Coupe de la fleur.

biovulées. Style à stigmate quinquédenté. Fruit sec, indéhiscent, globuleux, un peu pubescent, à 5 loges biséminées. Graines albuminées.

Le Tilleul à grandes feuilles, *Tilia platyphylla* Scop., présente des feuilles plus grandes, suborbiculaires, acuminées, des fleurs assez grandes, vert jaunâtre, d'une odeur suave.

Ces arbres croissent dans nos forêts et sont plantés dans nos jardins, nos promenades. On emploie les fleurs, qui sont récoltées en juillet-août et que l'on dessèche avec leur

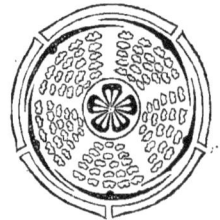

Fig. 967. — Tilleul. Diagramme de la fleur.

bractée, qui est cependant inutile et encombrante. Elles perdent par la dessiccation la plus grande partie de leur odeur, qui est due à une *huile essentielle*.

Au contact de l'eau, l'écorce, les feuilles et les fleurs développent un mucilage épais.

Le liber de l'écorce est résistant, flexible et textile. On en fabrique des cordages, des nattes. Bouillie dans l'eau, cette écorce se ramollit, devient souple et peut se mouler en conservant les formes qu'on lui donne.

Usages. — Les fleurs de tilleul ont une odeur agréable, quelles conservent quand elles ont été séchées convenablement et qu'elles sont mises à l'abri de l'humidité. On les emploie sous forme d'infusion (une pincée pour 200 grammes d'eau bouillante) dans les indispositions légères qui suivent un refroidissement ou une indigestion. Elles agissent à la façon du thé, mais d'une façon moins énergique. On emploie aussi l'hydrolat de tilleul comme véhicule des potions.

On substitue souvent aux espèces précédentes le Tilleul argenté, *Tilia argentea* Desf., *T. americana* L., *T. canadensis* Mich., *T. caroliniana* Mill., etc.

Tinospora cordifolia Miers (*Chasmanthera cordifolia* H. Bn — *Cocculus cordifolium* De Candolle). — Cette plante appartient à la famille des Menispermacées, série des Chasmanthérées. C'est un arbuste grimpant, de grande taille, à tiges vivaces, volubiles, s'enroulant autour des arbres les plus élevés, et laissant pendre des racines adventives de plusieurs mètres de longueur qui s'enracinent dans le sol. Feuilles alternes, cordées à la base, acuminées ou aiguës, glabres. Fleurs unisexuées, disposées en grappes axillaires, terminales ou placées sur le vieux bois, plus longues que les feuilles. Les fleurs mâles sont fasciculées; les fleurs femelles sont ordinairement solitaires. La fleur mâle est formée de 6 sépales insérés sur deux verticilles, les intérieurs plus larges et membraneux. 6 pétales, dont 3 superposés aux pétales extérieurs et 3 aux sépales postérieurs, plus petits que les sépales concaves, et repliés pour envelopper les étamines, qui sont au nombre de six et libres.

Dans la fleur femelle, les étamines sont représentées par six staminodes claviformes. Les ovaires sont au nombre de trois, à une seule loge, renfermant chacune un ovule descendant, anatrope. Les styles sont simples, à stigmates bifurqués.

Les fruits sont des drupes rouges, pyriformes; chacun d'eux contient une seule graine déprimée, au niveau de la face ventrale, par l'endocarpe, qui fait saillie dans la cavité carpellaire. L'albumen est ruminé sur la face ventrale; les cotylédons sont foliacés et ovales.

Cette plante se trouve dans l'Inde tropicale de Kumaou à Assam et Burma, de Concan à Ceylan et au Carnatic. Elle porte en Hindoustani le nom de *Gulancha*, de *Shindil-Kodi* ou *Raysulm*, de *Gorjo*.

La partie employée est la tige, que l'on trouve dans les bazars sous forme de fragments courts, de 1/2 à 3-5 centimètres de diamètre, ratatinés, à écorce lisse, translucide, ridée, recouverte de verrues saillantes et de cicatrices produites par les ra-

cines adventives. Cette écorce se sépare facilement du bois. Son odeur est à peu près nulle, sa saveur est amère.

Composition chimique. — Cette tige, qui renferme une grande quantité d'amidon, a été examinée par Flückiger (1884). On la fait bouillir avec de l'alcool additionné d'un peu d'hydrate de chaux; l'alcool est évaporé, et le résidu est épuisé par le chloroforme. Ce liquide dissout un alcaloïde en petite quantité. En l'évaporant et dissolvant le résidu dans l'eau acidulée, on obtient une solution qui contient des traces de *berbérine*.

L'extrait alcoolique, épuisé par le chloroforme, est dissous dans l'eau bouillante et précipité par l'acide tannique employé avec précaution. Le précipité est mélangé avec du carbonate de plomb, séché et épuisé par l'alcool, qui, par évaporation, abandonne un principe amer. En faisant bouillir ce dernier avec l'acide sulfurique étendu, il perd son amertume et donne du sucre. L'auteur n'a pu faire cristalliser ni le principe amer ni son produit de dédoublement.

Usages. — Cette plante est depuis longtemps employée dans la médecine Hindoue comme antipériodique, tonique et altérante. On lui attribue également des propriétés aphrodisiaques. La plante fraîche passe pour être beaucoup plus active et on la prescrit dans les rhumatismes, la dyspepsie.

Avec la tige sèche, on prépare une sorte d'amidon connu en Hindoustan sous le nom de *Giloe kasat*, ou de *Palo* dans quelques parties de l'Inde. On l'obtient en pulvérisant la tige et enlevant par l'eau la matière amylacée qui conserve un peu de l'amertume de la tige.

Le Gulancha a attiré l'attention des médecins européens dans l'Inde au commencement du siècle, et ils l'employaient comme tonique, antipériodique et diurétique. Il est inscrit dans la Pharmacopée de l'Inde, et a été introduit de nouveau en Europe. (Dymock, *Mat. med. of West. India.*)

La Pharmacopée de l'Inde indique les préparations suivantes :

Teinture.

Tige de Gulancha coupée. .	120 grammes.
Alcool à 57°	600 —

La dose est de 4 à 8 grammes.

Infusion.

Gulancha	30 grammes.
Eau bouillante.	600 —

Dose de 30 à 100 grammes trois fois par jour.

Extrait pilulaire aqueux. — La dose est de 2 grammes par jour divisés en plusieurs doses.

Cet extrait correspond à un extrait impur, préparé par les natifs, appelé *Palo*, qui, à la dose de 4 à 12 grammes, est fort estimé par eux comme tonique dans la convalescence des fièvres, les affections du foie, etc.

En résumé, le Gulancha est surtout un tonique amer fort utile, mais un antipériodique très douteux.

2° *Tinospora crispa* Miers (*Cocculus crispus* DC. — *Menispermum crispum* L.), espèce voisine, se distingue de la précédente par ses feuilles ovales cordées ou oblongues, amincies, glabres, ses étamines adnées à la base des pétales et son fruit elliptique.

Elle est indigène au Silhet, au Pegu, à Java, Sumatra, aux Philippines. Elle jouit des mêmes propriétés toniques, et elle passe en Malaisie pour être aussi active que le quinquina. La racine et la tige s'emploient dans l'Inde, sous le nom de *Putravalli*, dans les fièvres intermittentes. Il en est de même du *T. Malabarica* Miers.

La racine du *T. Bakis* Miers (*Chasmanthera Bakis* H. Bn — *Cocculus Bakis* Guill. et Perr.), qui croît dans l'Afrique tropicale, est très amère, diurétique, et est employée par les nègres du Sénégal dans le traitement des fièvres et des urétrites.

Toddalia asiatica H. Bn. — H. Baillon réunit sous ce nom les *Toddalia aculeata* Pers (*Scopolia aculeata* Sm.), le *T. inermis* et plusieurs autres qu'il ne regarde que comme des variétés d'une même espèce, ap-

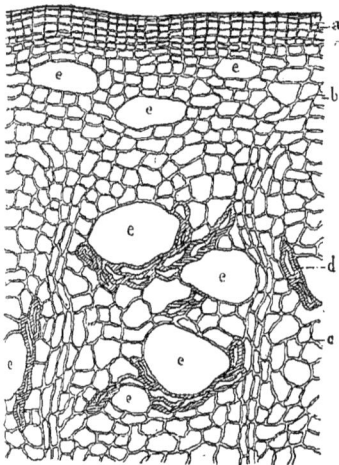

Fig. 968. — *Toddalia asiatica*. Écorce de la racine. Coupe transversale.

partenant à la famille des Rutacées, série des Zanthoxylées.

C'est une plante dressée ou grimpante, nue ou parsemée sur les jeunes branches, les pétioles, les nervures des folioles, d'aiguillons très nombreux, aigus, à extrémité recourbée.

Feuilles alternes, composées, pétiolées, sans stipules, à trois folioles obovales, ovales oblongues ou lancéolées, atténuées à la base, aiguës, acuminées ou arrondies au sommet, coriaces, ponctuées, d'un vert pâle à la face

inférieure, à nervure médiane très prononcée, à nervures secondaires fines, obliques, parallèles.

Feurs petites, blanches ou jaunâtres, nombreuses, disposées en petits bouquets ombelliformes, axillaires et ramifiés. Elles sont polygames.

Calice gamosépale, petit, glanduleux, à cinq dents un peu inégales. Corolle à cinq pétales étalés, oblongs. Les étamines, au nombre de cinq, sont libres, à filets presque aussi longs que les pétales. Le réceptacle se prolonge en dedans des étamines, un peu au-dessus de leur point d'insertion en un disque charnu, cupuliforme. L'ovaire, rudimentaire dans les fleurs mâles, est, dans les fleurs femelles, stipité, à cinq loges, renfermant chacune deux ovules. Style simple, court, épais, à stigmate capité, sessile, charnu et papilleux.

Baie globuleuse, piriforme, de la grosseur d'une petite cerise, jaune orange, comprimée, parcourue par 5 sillons et à 5 loges renfermant chacune une graine subréniforme, à téguments épais, coriaces, à albumen légèrement charnu, à embryon arqué.

Cette espèce est commune dans les parties sud de la péninsule indienne, sur la côte de Coromandel, le sud du Concan et du Canara, à Ceylan, aux îles Mascareignes, dans l'archipel indien et le sud de la Chine. A Bourbon, et à Maurice, elle porte le nom de *Pied de poule*.

On emploie toutes les parties de la plante, mais surtout la racine, qu'on regardait autrefois comme la véritable *racine de Juan Lopez*, qui est fournie en réalité par le *T. lanceolata* Lamk., espèce africaine orientale que l'on trouve surtout à l'embouchure du Zambèze et dont les propriétés sont les mêmes.

Ces racines sont d'une grande longueur, et il doit être très difficile de les arracher. Elles ont de 3 à 4 centimètres de diamètre. Leur écorce, de 2 millimètres d'épaisseur, est formée : 1° d'un suber mou, jaune foncé, ridé longitudinalement ; 2° d'une couche mince jaune ; 3° d'une couche corticale moyenne colorée en brun, et le liber. Le bois est dur, jaune pâle, inodore, insipide. Cette écorce est extrêmement âcre, amère et aromatique.

Sa composition chimique n'a pas été encore complètement étudiée. Elle renferme une huile essentielle, dont l'odeur rappelle celle de la cannelle et de la mélisse, un tanin, un principe amer indifférent et une résine.

D'après Roxburg (*Flora indica*), toutes les parties de cette plante ont une saveur forte, âcre, particulièrement les racines fraîches. Les feuilles fraîches sont employées contre les douleurs abdominales. Les fruits mûrs sont aussi piquants que le poivre noir ; aussi les natifs en préparent-ils des condiments. L'écorce fraîche est administrée par les médecins telingas, pour combattre la fièvre rémittente.

Cette racine fut introduite dans la médecine européenne comme antidiarrhéique par Gaubius, en 1771.

Dans la pharmacopée de l'Inde, elle est indiquée comme tonique, stimulante, et avec doute comme antipériodique. On la prescrit dans la débilité constitutionnelle, dans la convalescence des fièvres. Ce serait dans ces cas un remède d'une grande valeur.

Les formes que revêt cette écorce sont les suivantes :

Teinture à 1 pour 10. La dose est de 2 à 12 grammes, deux ou trois fois par jour.

Infusion : 30 grammes de poudre pour 600 grammes d'eau bouillante. La dose est de 30 à 60 grammes, deux ou trois fois par jour.

Toluifera balsamum Miller. — C'est un grand arbre de la famille des Légumineuses papilionacées, série des Sophorées, originaire du Venezuela, de la Nouvelle-Grenade,

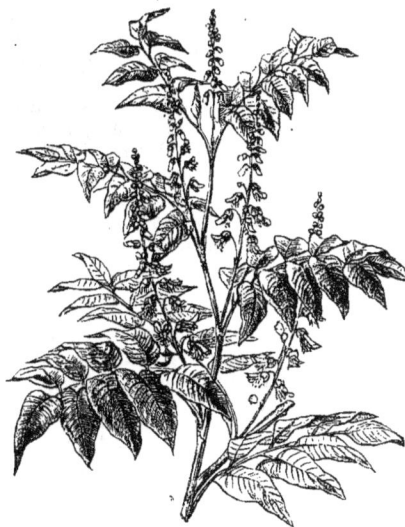

FIG. 969. — *Toluifera balsamum.*

de l'Equateur, du Brésil. Il peut atteindre 12 à 18 mètres entre le sol et les premières branches. Feuilles alternes, composées imparipennées, à 7 ou 9 folioles alternes, obovales, aiguës, la terminale plus grande, couvertes de glandes nombreuses, punctiformes, translucides. Fleurs blanches en grandes grappes simples, axillaires, accompagnées de bractées petites et rigides. Corolle peu développée, à étendard orbiculaire, 10 étamines libres. La gousse, longue de 5 à 6 centimètres, est formée de deux parties ; l'inférieure est allongée, aplatie, munie de deux ailes membraneuses, l'une sur la face convexe du fruit, peu développée, l'autre sur la face postérieure, très large. La partie ter

minale qui répond à la loge du fruit est concave sur la face postérieure, convexe sur la face antérieure et terminée par une pointe recourbée. Cette gousse est sèche, indéhiscente et remplie d'un baume jaune rougeâtre, d'odeur agréable. Graine réniforme, non albuminée, à testa lisse.

D'après Flückiger et Hanbury (*loc. cit.*), Monardes, le premier, en 1574, indiqua

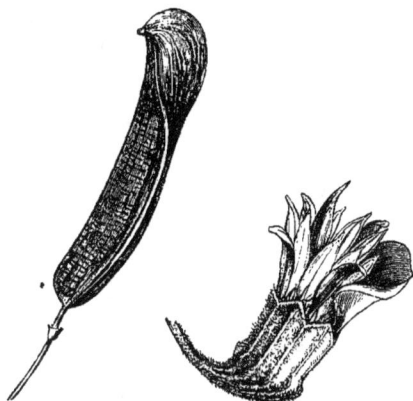

FIG. 970. — *T. balsamum.*   FIG. 971. — *T. balsamum.*
       Fruit.   Fleur.

que les Indiens récoltaient un baume fort odorant en faisant des incisions sur un arbre particulier, et fixant au-dessous des coquilles faites avec une cire noire et destinées à recevoir le suc qui s'écoulait. Comme ce baume était récolté dans un district voisin de Carthagène nommé Tolu, il reçut naturellement le nom de *baume de Tolu*.

L'arbre était jusqu'à ces derniers temps peu connu, et ce fut un ornithologiste, Ant. Gœring, qui, voyageant dans le Venezuela, s'occupa, à la demande de Hanbury, de recueillir des renseignements et des échantillons aussi complets que possible. Il réussit et envoya en 1868, en même temps, des graines qui donnèrent des jeunes plants en Angleterre, à Java et à Ceylan. Weir, qui observa les procédés de récolte, dans les forêts voisines de Plata, sur la rive droite de la Magdalena, a donné les renseignements suivants (*Pharm. Journ.*, 2e sér., VI, p. 60) : On pratique dans l'écorce deux incisions profondes, obliques, se rejoignant en bas à angle aigu, de façon à former un V, à la pointe duquel on fait un trou, sur lequel on fixe une calebasse destinée à recevoir le baume qui s'écoule. Ces incisions sont répétées de façon à embrasser la circonférence entière à hauteur d'homme ; on en fait de même plus haut à l'aide d'échafaudages grossiers. Le contenu de ces calebasses est versé dans des sacs en peau et, aux ports d'arrivée, on le transvase dans des cylindres en fer-blanc qui servent à l'expédier en Europe.

Parfois on se contente de laisser couler

le baume au pied de l'arbre, où il est reçu dans de grandes feuilles de *Calathea* ou de bananier.

D'après Weir, les arbres à baume sont exploités sur la rive droite de la Magdalena, et d'après Flückiger et Hanbury (*loc. cit.*) dans la vallée du Sinu et les forêts situées entre cette rivière et le Canca.

Le baume de Tolu frais est peu fluide, d'un brun clair, de consistance molle, mais non visqueuse. A l'air il durcit peu à peu, devient cassant quand la température est froide, mais il se ramollit encore à la chaleur de la main. Sa transparence, imparfaite quand il est en masse, est parfaite en couche mince; son odeur est douce, très suave, moins forte que celle du baume du Pérou et du storax, et s'exalte quand on chauffe. Sa saveur est parfumée, peu acide, mais avec une arrière-saveur âcre. Il est ductile sous la dent.

Le baume de Tolu se dissout facilement dans l'acide acétique, l'acétone, l'alcool, le chloroforme, la solution de potasse caustique. Il est moins soluble dans l'éther, moins encore dans les essences, insoluble dans la benzine et le bisulfure de carbone. Il brûle sur les charbons ardents en répandant une odeur agréable.

Composition. Le baume de Tolu renferme les substances suivantes :

Une résine amorphe, insoluble dans le sulfure de carbone et qui, d'après Kopp, est formée de deux résines : l'une brune, cassante, soluble dans l'éther et les alcalis, est représentée par la formule $C^{18}H^9O^4$; on la retire à l'aide de l'alcool froid; la seconde $C^{18}H^{20}O^5$ est moins colorée et insoluble dans l'alcool.

Les deux résines, distillées en présence de la soude, donnent du *toluène* C^7H^8, et il reste comme résidu du benzoate de soude.

Quand on le distille avec l'eau, le baume de Tolu donne un produit huileux qui renferme, entre autres, le *cinnamène* et le *tolène* (1 0/0 environ).

Le cinnamène C^8H^8 est une huile mobile, incolore, d'une odeur forte, aromatique, qui rappelle celle de la benzine et de la naphtaline, et très volatile. Sa densité = 0.924. Il bout à 145 et se mêle en toute proportion à l'alcool, l'éther, les essences et le sulfure de carbone.

Le tolène C^7H^8 est un liquide dont l'odeur rappelle celle de la résine élémi, dont la saveur est piquante et faiblement poivrée. Sa densité = 0.858 à 160°. Il bout à 160°.

A la distillation sèche le baume de Tolu donne des acides benzoïque et cinnamique, du toluène et de l'éther benzoïque.

D'après E. Busse (*Journ. ph., chim.*, avril 1878, p. 317), quand on fait bouillir le tolu dans l'eau, il cède à ce liquide un mélange d'acides cinnamique et benzoïque, et non de l'acide cinnamique seul, comme le voulait Carles (*Journ. de pharm.*, 1874, XIX, 102). Le tolu renfermerait en outre des éthers composés de ces deux acides.

Falsification. — Le tolu est souvent falsifié par la térébenthine, la colophane ou d'autres résines.

La colophane se reconnaît facilement, car elle est soluble dans le sulfure de carbone, qui n'enlève au baume de Tolu que l'acide cinnamique.

Thérapeutique. — Le baume de Tolu a beaucoup perdu de l'importance thérapeutique qu'on lui attribuait autrefois, quand on le prescrivait à tous propos dans les affections inflammatoires des bronches. Son odeur agréable en fait du reste une drogue fort utile pour édulcorer les tisanes béchiques sous forme de sirop (voir *Codex*) qui s'emploie à la dose de 30 à 60 grammes ou même plus sans inconvénient. Comme le tolu n'est pas épuisé par la première affusion d'eau froide on peut le faire servir une deuxième et même une troisième fois. Cette solution ne renferme du reste que des acides cinnamique et benzoïque. Le tolu sert aussi à préparer des tablettes fort agréables et une teinture éthérée qui est employée pour recouvrir les pilules d'une couche imperméable de résine.

Baume du Pérou. — On avait attribué à une espèce voisine de celle qui fournit le tolu, le *Myrospermum peruiferum*, le baume connu sous le nom de *baume du Pérou*, qui diffère du baume de Tolu par des caractères assez précis. H. Baillon (*Assoc. franç. avanc. d. sciences*, Lyon, 1873) a montré qu'il n'existe réellement que deux espèces de Toluifera :

1° Le *T. balsamum* L., avec ses variétés, *Myroxylon balsamiferum* Pav., *punctatum* Kl., *Sonsonatense* Kl., *Pereiræ* Royl., *Hanburyanum* Kl.; 2° *T. peruiferum* (*Myroxylon peruiferum* L. F., *M. pedicellatum* Lamk.), et que la première espèce seule donne des produits utiles, le *baume de Tolu* et le *baume du Pérou*. Les fruits de ces deux espèces portent la substance balsamique dans le même endroit. Mais dans le *T. balsamum* elle recouvre une graine à *surface lisse* dont les téguments se séparent facilement de l'embryon pour se coller à la face intérieure de l'endocarpe, tandis que dans le *T. peruiferum* la graine reste éloignée du péricarpe et porte la substance balsamique sur toute la surface sillonnée, corruguée et ruminée d'un tégument qui n'abandonne pas l'embryon et ne va pas s'agglutiner avec la paroi du fruit. Le T. peruiferum ne fournit que son bois, qui est fort beau, très dur, de couleur agréable, et qui est brûlé dans les temples.

L'espèce qui produit le baume du Pérou n'est donc pas distincte, au point de vue botanique, de celle qui fournit le baume de Tolu.

Les Indiens obtiennent le baume en battant l'écorce avec des bâtons, des manches de hache, chauffant fortement les plaques contusées qui s'écartent de l'arbre, et appliquant sur les surfaces dénudées des touffes de coton, des chiffons qui s'imprègnent et qu'ils plongent, quand ils sont saturés, dans l'eau chaude, que l'on fait ensuite bouillir. Le baume liquéfié se dépose au fond du vase. On le met dans des gourdes et on l'expédie au port d'embarquement, où les marchands le transvasent dans des caisses de tôle ensuite hermétiquement soudées.

Le nom de *baume du Pérou* lui vient de ce qu'il était jadis expédié du Callao au Pérou. Aujourd'hui, la drogue vient des ports de San Salvador.

C'est un liquide ressemblant à la mélasse, noir en masse, d'un brun orange foncé en couche mince, et transparent. Il a une odeur de fumée aromatique et laisse dans la gorge une sensation brûlante et désagréable. Sa densité = 1.15. A l'air, il ne s'altère pas. Il est insoluble dans l'eau, à laquelle cependant il abandonne des acides cinnamique et benzoïque. Sa réaction est acide. Il est peu soluble dans l'éther, l'alcool étendu, la benzine, les huiles, soluble dans l'alcool absolu, l'acide acétique, le chloroforme.

Composition chimique. — Le mode d'obtention du baume du Pérou rend compte de la différence de composition chimique qui existe entre lui et le baume de Tolu. Traité par 3 fois son poids de sulfure de carbone, le baume du Pérou laisse précipiter environ 38 0/0 d'une *résine* noire, amorphe, brillante, dont l'odeur rappelle celle de la vanille, soluble dans les alcalis caustiques, l'alcool, et cette dernière solution rougit le tournesol et précipite abondamment par l'acétate neutre de plomb. Par la fusion avec la potasse caustique, elle donne environ les 2/3 de son poids *d'acide protocaté-chique* (Kachler) en même temps qu'un peu d'acide benzoïque.

En reprenant la solution de sulfure de carbone par l'eau, celle-ci dissout des *acides benzoïque et cinnamique*. Par l'évaporation du sulfure de carbone on obtient un liquide brunâtre, aromatique, la *cinnaméine* de Frémy, que l'on obtient aussi, mais plus difficilement, par la distillation; elle constitue environ 60 0/0 du baume.

La cinnaméine est un liquide épais, miscible à l'éther et à l'alcool, ne se solidifiant pas à 12°, bouillant à 305°, devenant acide au contact de l'air. La solution alcoolique de potasse la transforme, après un temps assez long, en *toluol*, en *cinnamate de potasse*, qui se dépose en cristaux, et en une partie liquide huileuse, mélange d'alcool benzylique et de toluol.

Traitée par la solution de potasse concentrée, la cinnaméine se dédouble, comme l'a montré Scharling [*Ann. de Chim. et de Phys.* (3), XLVII, p. 385], en *alcool benzylique* et *acide cinnamique*. C'est donc un *cinnamate benzylique*.

L'alcool benzylique C^7H^8O est un liquide incolore, dense, fortement réfringent, bouillant à 206°, insoluble dans l'eau, soluble dans l'alcool, l'éther, le sulfure de carbone et l'acide acétique, et qui, distillé avec une solution alcoolique concentrée de potasse, donne du toluène et du benzoate de potasse.

La graine donne une substance appelée *Balsamo blanco*, qui est molle ou demi-fluide, un peu granuleuse et, par le repos, se sépare en une résine blanche, cristalline, qui se dépose, surmontée par une couche supérieure plus fluide; son odeur, un peu distincte de celle du tolu, est agréable. On retrouve également cette substance sur le fruit du T. Balsamum.

Usages. — Le baume du Pérou noir a été recommandé, comme le tolu, dans le catarrhe chronique, l'asthme et même dans la blennorragie, la leucorrhée, l'aménorrhée. On l'a employé aussi à l'extérieur sur les ulcères indolents comme stimulant.

Dans le Centre-Amérique on fait, avec la graine et du rhum, une teinture appelée par les habitants *Balsamito* et qu'ils regardent comme stimulante, diurétique et anthelmintique. Ils l'emploient aussi en applications sur les ulcères indolents ou gangreneux.

Le baume du Pérou semble jouir en ce moment d'un regain de popularité. Rosemberg vient de l'employer dans le traitement des leucoplasies buccales.

C'est Sayre qui semble avoir récemment mis cette substance en honneur ; il a obtenu la guérison d'un abcès froid en l'ouvrant largement et en remplissant sa cavité d'oacum (espèce d'étoupe) imprégné de baume du Pérou. Landerer (*Munch. med. Woch.*, 1888) a commencé à l'employer contre les plaies ganglionnaires strumeuses du cou ; il appliquait sur la plaie un emplâtre contenant une partie de baume du Pérou pour 3, 4 ou 5 de masse emplastique ; au besoin, il ajoutait un peu de cire pour obtenir une consistance convenable. La guérison s'obtint en trois semaines au plus, la cicatrice était lisse, et les malades n'éprouvèrent aucun accident dû à l'emploi du médicament.

Pour agir sur des foyers tuberculeux profonds, Landerer se sert d'une émulsion du baume.

Il fait d'abord une solution-mère composée de :

Baume du Pérou. . . . . 1 gramme.
Mucilage de gomme arabique. 1 —
Huile d'amandes pour émul-
   sionner. . . . . Q. S.

Pour faire une injection, il ajoute 5 à 10 gouttes de cette émulsion-mère à une solution de chlorure de sodium à 0.07 0/0, et rend la solution alcaline en ajoutant de la soude. On reconnaît que l'émulsion est alcaline quand la teinte, primitivement jaunâtre, passe au vert. Puis il filtre, et s'assure au microscope que les granulations graisseuses de l'émulsion sont plus petites qu'un globule rouge du sang. Il fait de suite l'injection, l'émulsion ainsi préparée ne pouvant se conserver longtemps.

Cette émulsion peut être injectée non seulement dans des abcès tuberculeux, mais aussi dans les veines. Landerer, dans ses expériences préliminaires sur des cobayes, a pu, par des injections intraveineuses de cette émulsion, guérir des animaux auxquels il avait inoculé la tuberculose avec succès.

Pour les injections parenchymateuses, il pousse dans les cavités tuberculeuses ou dans les fongosités la valeur d'une seringue ou d'une demi-seringue de Pravaz. Les phénomènes réactionnels manquent ordinairement ; s'il en survient, ils disparaissent rapidement.

Les injections intraveineuses demandent plus de soins. Landerer applique sur le bras un bandage compressif comme pour la saignée, plonge l'aiguille de la seringue dans la veine, et injecte doucement un demi-centimètre ou même plus de l'émulsion. L'opération terminée, les malades n'éprouvent qu'un sentiment de lassitude.

Chez l'homme, Landerer s'est d'abord occupé du traitement des tuberculoses chirurgicales.

Tuberculoses ganglionnaires. — 21 cas. Les plaies cutanées sont recouvertes par l'emplâtre, les fistules sont injectées avec une solution de baume, ou remplies par une mèche trempée dans cette solution. Guérison dans tous les cas en un mois au moins et trois mois au plus.

Tuberculoses osseuses. — 29 cas. Le procédé général de traitement consiste, suivant les cas, tantôt dans l'injection de l'émulsion soit dans l'abcès non ouvert, soit dans les fistules, tantôt dans l'ouverture large de l'abcès que l'on remplit de tampons imprégnés à la fois de sublimé et de baume; l'auteur fait assez fréquemment le raclage et le drainage. Parmi les guérisons qu'il obtient, il cite une fistule du psoas en 2 mois, un foyer tuberculeux d'un condyle fémoral en 3 mois avec conservation des mouvements, deux arthrites tuberculeuses du coude, guéries également sans ankyloses, un abcès froid du sacrum guéri en six semaines avec 2 injections, etc.

Encouragé par ces résultats, Landerer a employé le baume du Pérou dans la tuberculose pulmonaire. Il n'a que 4 observations, deux de ses malades étaient au 3me degré. Il leur fit chaque semaine deux injections intraveineuses qui amenèrent une amélioration notable avec diminution du nombre et même disparition transitoire des bacilles dans les crachats. Malheureusement les malades ne purent être suivis. Dans les autres cas plus légers, la guérison absolue fut obtenue au bout d'un an pour l'un et de deux ans et demi pour l'autre. L'expérience thérapeutique prononcera sur la valeur réelle du baume du Pérou.

Tonga. — Sous le nom de *Tonga* ou *Tongu,* un Anglais, M. Ryder, résidant aux îles Fidji, envoya au professeur Ringer une drogue employée depuis plus de deux cents ans par les indigènes comme antinévralgique et dont la préparation était tenue secrète dans la famille d'un chef indigène; elle présenterait l'avantage de ne produire aucun symptôme toxique, même à doses élevées.

Rejeté tout d'abord comme un de ces remèdes secrets dont il n'y a pas lieu de s'occuper et qui ne doivent leur réputation qu'à la façon mystérieuse dont ils sont préparés, le Tonga fut l'objet d'une étude suivie à la suite des expériences thérapeutiques instituées par les professeurs Ringer et William Murrell.

E. M. Holmes (*Pharmac. journ.,* 8 mai 1880 p. 889) est parvenu à identifier une des parties qui constituent le Tonga, et Moeller donna la véritable origine de la seconde. La partie fibreuse, la plus considérable, consiste en fragments irréguliers d'une tige de 2 centimètres de longueur, parfois de l'épaisseur du doigt, légère, poreuse, couverte d'une écorce d'un brun foncé, ou de tiges arrondies, de la grosseur d'une plume d'oie. On y trouve aussi des fragments plats d'une écorce appartenant à ces tiges. La structure microscopique indique que c'est une monocotylédone. Les raphides et la forme des granules d'amidon indiquent que c'est une Aroïdée.

C'est, en effet, la tige d'une Aroïdée des îles Fidji et des Nouvelles-Hébrides, connue sous le nom de *Rhaphidophora vitiensis* Schott., variété du *R. pertusa* Schott., *Monstera pinnatifida* C. Koch, qui existe sur la côte de Coromandel, à Ceylan, à Timor et dans les parties tropicales de l'Australie. C'est par erreur qu'E. Brown, in *Gardner's chronicle,* rapporte cette tige à l'*Epipremnum mirabile* Schott, *Raphidophora lacera* Hassk., car cette variété ne se trouve qu'à Java. Ces deux variétés sont, du reste, très rapprochées l'une de l'autre. Le R. des îles Fidji, appelé par les indigènes *Nay-Yalu* ou *Wolu,* est une plante grimpante dont les tiges ont souvent l'épaisseur du pouce.

D'après l'étude microscopique qui en a été faite par J. Moeller (*Pharm. Journ.,* 8 mai 1884, p. 885), le périderme consiste en 5 ou 8 rangées de cellules aplaties à cloisons fortement épaissies. Les cellules du parenchyme cortical sont larges, à parois minces. Il renferme aussi des fibres isolées irrégulièrement distribuées. L'amidon que renferment ces cellules a la forme de celui des Aroïdées, et les raphides sont prismatiques.

Cette partie de la drogue a une odeur spéciale, une saveur délicate rappelant un peu celle de la vanille. La seconde partie est composée de petits fragments d'écorce, de la largeur de l'ongle, et d'un millimètre au plus d'épaisseur. La face externe est écailleuse, de couleur variant du jaune d'ocre au brun; la face interne est d'un brun foncé et sillonnée. Elle est insipide et inodore.

D'après Moeller (*Pharmac. Centralb.,* 1881, p. 548), cette écorce provient du *Premna taitensis* DC., de la famille des Verbénacées, qui existe dans les îles de la Société, où elle est appelée *Aro* par les indigènes.

Cette plante est un arbuste ou un petit arbre, à feuilles de 8 centimètres de longueur, ovales, cordiformes à la base, acuminées au sommet, lisses et nues sur les deux faces, luisantes sur la face supérieure.

Les fleurs sont petites et terminales. Le calice est en coupe à deux lèvres. La corolle est petite et blanchâtre. Les étamines, au nombre de quatre, sont insérées sur le tube corollaire. Le fruit est une baie pyriforme à une seule graine.

Au point de vue microscopique, cette écorce présente une couche de liège, de l'épaisseur d'une feuille de papier, à cellules cubiques dont les parois minces sont parfois épaissies. La couche inférieure est constituée par des cellules parenchymateuses, alternant avec des tubes criblés, et traversée par des rayons médullaires à une ou 3 séries de cellules. On remarque des groupes de cellules sclérenchymateuses. Dans les cellules du parenchyme et des rayons médullaires se trouvent des raphides.

Composition chimique. — Le Tonga a été étudié par M. Gerrard (*Pharm. journ.*, 24 avril 1880, p. 849).

Écorce. — 60 grammes d'écorce en poudre fine sont divisés en 6 parties et traités par le benzol, la benzine, l'éther, le chloroforme, l'alcool et l'eau. Les solutions qui en résultent sont abandonnées à l'évaporation spontanée, excepté les solutions aqueuse et alcoolique que l'on évapore au bain-marie.

Le benzol, l'éther et le chloroforme ne donnent aucun résidu spécial. La benzine laisse un léger résidu consistant en une huile essentielle et une matière grasse.

L'alcool donne un extrait brun pâle, de saveur douce et légèrement astringente, très soluble dans l'eau. La solution aqueuse de cet extrait ne donne pas la réaction d'un alcaloïde, mais bien d'un glucose que l'on isole en ajoutant un excès d'acétate de plomb basique, filtrant, divisant l'excès de plomb par l'hydrogène sulfuré, et évaporant.

L'extrait aqueux renferme également un glucose et de la pectine.

Fibres ligneuses. — 5 grammes sont épuisés par l'eau, et la solution indique la présence d'un alcaloïde. L'extrait aqueux est repris par l'alcool qui, par évaporation, abandonne un résidu brun cristallin, déliquescent. C'est du chlorure de potassium, mélangé d'un sel alcaloïdique. On élimine le sel de potasse par l'acide tartrique et l'alcool; et la solution alcoolique filtrée, puis évaporée, laisse une masse pâteuse, cristalline, d'un sel alcaloïdique donnant les réactions suivantes :

Précipité blanc en présence de la potasse, de la soude, de l'ammoniaque, des hydrates, des carbonates alcalins, du bichlorure de mercure, de l'acide tannique, de l'iodure mercurique, du phosphomolybdate de soude et de l'acide nitrique.

Avec l'iodure double de potasse et de bismuth, précipité rouge.

Quand on traite la solution par les alcalis caustiques, l'alcaloïde volatil se dégage. Il bleuit le papier rouge de tournesol. Son odeur est particulière et ressemble à celle des pommes de terre décomposées.

En résumé, l'écorce renferme de la pectine, du glucose, un corps gras; les fibres contiennent un alcaloïde qui est probablement la partie active, et que Gerrard propose de nommer *tongine*.

Usages. — La drogue, qui consiste en petites bottes de la grosseur d'une petite bouteille, recouvertes de l'écorce interne du cocotier, doit, d'après les instructions, être employée de la façon suivante : les bottes, non défaites, sont laissées pendant dix minutes dans un demi-verre d'eau froide. On exprime, et on prend un verre à bordeaux de cette macération trois fois par jour, une demi-heure environ avant le repas. On dessèche la drogue pour qu'elle ne moisisse pas, et elle peut servir pendant un an. Il faut éviter, quand on se traite ainsi, les boissons chaudes et les refroidissements.

Torenia diffusa H. Bn. (*Vandellia Diffusa* L.). — L'Herbe du Paraguay est une plante diffuse, pubescente, qui croît au Brésil, à la Guyane, dans l'Inde, à Maurice, et qui appartient à la famille des Scrofulariacées, série des Gratiolées. Feuilles opposées, subsessiles, largement ovales. Fleurs axillaires sessiles. Calice à 5 sépales connés à la base. Corolle gamopétale, bilabiée, à lèvre supérieure plus courte. 4 étamines didynames dont les anthères sont confluentes au sommet. Ovaire libre à 2 loges. Style à stigmate bilamellé. Capsule oblongue à 2 valves entières, membraneuses.

Cette plante herbacée est en très grande faveur, surtout à la Guyane, où ses propriétés drastiques, émétiques, la font placer à côté de l'Ipéca. On l'emploie sous forme de décoction ou d'infusion pour combattre les fièvres malignes, la dysenterie, surtout quand il y a des désordres du côté du foie. Elle doit ses propriétés à une matière grasse qui, à la dose de 20 à 25 centigrammes, produit le vomissement. La dose de l'extrait aqueux est de 1 gramme à 1^{gr},50.

Le *T. asiatica* L. fournit à la médecine indienne le suc de ses feuilles, qui, sur la côte du Malabar, est employé contre la blennorragie.

Tournesol. — Le Tournesol est une matière tinctoriale qu'on retire soit de la maurelle, *Croton tinctorium*, de la famille des Euphorbiacées, soit, et plus souvent, de divers lichens des genres *Rocella*, *Variolaria*, *Lecanora*, etc.

La matière colorante de la maurelle se trouve dans le commerce en pains et en drapeaux.

Le *Tournesol en pains* ou de Hollande se présente sous forme de petits pains cubiques, de couleur bleu cendré. On l'obtient en formant une pâte avec la plante et l'eau, laissant fermenter et ajoutant au produit des cendres, de la chaux et de l'urine. Le Tournesol est employé dans les laboratoires.

Il cède la plus grande partie de sa matière colorante à l'eau, à l'alcool faible, mais non à l'éther et à l'alcool anhydre.

Le *Tournesol en drapeaux* ou de Provence est constitué par des chiffons imbibés à plusieurs reprises du suc de la même plante, mélangé d'urine, séchés, puis exposés, soit aux vapeurs de l'urine et de la chaux vive, soit aux vapeurs ammoniacales que dégage le fumier de cheval. Ces chiffons prennent une teinte verdâtre.

Ils servent à colorer les fromages de Hollande.

Quant aux Lichens qui fournissent l'orseille, matière colorante variant du rouge grenat au rouge violacé et au violet, ils peuvent donner du tournesol si on modifie les conditions dans lesquelles se fait la couleur sous l'influence de l'air et de l'ammoniaque. Si, en même temps que ces deux agents, on fait intervenir les carbonates alcalins, on obtient, par une macération prolongée, un sel alcalin coloré en bleu comme le Tournesol.

Le Tournesol du commerce ne renferme qu'une petite proportion de matière colorante additionnée de chaux, de potasse, d'ammoniaque, de carbonate, de sulfate de chaux et même de sable.

D'après Kane (*Philos. Trans.*, 1840), le Tournesol renferme quatre matières colorantes, *azolithmine*, *spaniolithmine*, *érythroléine* et *érythrolithmine*.

La principale matière colorante est l'azolithmine, qui renferme de l'azote et se présente sous forme d'une poudre rouge brun amorphe, se dissolvant dans les alcalis et l'ammoniaque avec une couleur bleue. L'hydrogène naissant décolore ces solutions ; aussi voit-on la teinture de tournesol conservée à l'abri de l'air devenir incolore, probablement par suite du développement d'êtres inférieurs absorbant l'oxygène de l'eau et mettant son hydrogène en liberté. On lui restitue sa couleur en l'agitant au contact de l'air.

L'érythroléine est une masse rouge demifluide.

L'érythrolithmine cristallise en grains rouge foncé formant avec l'ammoniaque un composé bleu insoluble.

La spaniolithmine n'a pas été obtenue complètement pure.

Ces trois matières colorantes ne renferment pas d'azote.

Tragopogon porrifolium L. — Plante herbacée de la famille des Composées, à tige glabre, à feuilles sessiles, alternes, entières, étroites, longues, lancéolées, creusées en gouttière à la base. Capitules solitaires, terminaux. Involucre à 6 folioles très longues, aiguës, unisériées, connées à la base, réfléchies à la maturité. Plateau nu. Les corolles ont une couleur pourpre foncé. Achaines atténués en un long bec grêle, portant une aigrette à soies plumeuses. L'ensemble des aigrettes épanouies forme une sphère volumineuse et fort belle.

Cette plante est cultivée dans les jardins sous le nom de *Salsifis blanc*.

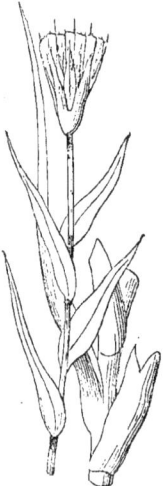

Fic. 972. — *Tragopogon pratensis*. Sommité florifère.

On mange la racine cuite ; ses jeunes feuilles et la partie inférieure des feuilles plus développées sont mises en salade. Leur saveur agréable rappelle un peu celle de la noisette. Cette plante n'a reçu aucune application en médecine. Il en est

de même du *T. pratensis* L, qui est le véritable Salsifis.

Trapa natans L. — Plante aquatique de la famille des Onagrariacées, série des Macres, à tiges grêles, nageantes, portant deux sortes de feuilles, les inférieures submergées, opposées, pinnatiséquées, ressemblant à de fines radicelles, les supérieures flottant à la surface de l'eau, réunies en rosettes, presque losangiques, entières, dentées, pen-

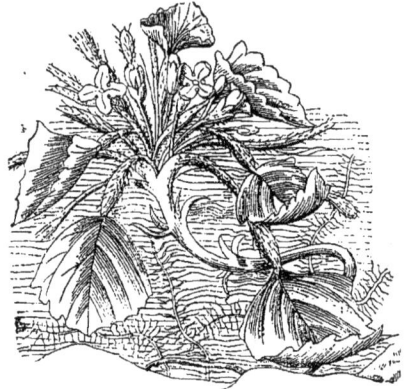

Fic. 973. — *Trapa natans*.

ninerves, à pétiole allongé, dilaté à la partie supérieure en un renflement spongieux qui soutient le sommet de la plante à la surface de l'eau. Fleurs hermaphrodites blanches ou verdâtres, axillaires, solitaires. Quatre sépales persistants ; 4 pétales sessiles ; 4 étamines libres. Ovaire en partie supère, à 2 loges uniovulées ; style simple à stigmate capité. Le fruit sec, coriace, indéhiscent, porte au sommet la cicatrice du style et sur les côtés se dilate de façon à former 4 cornes coniques, spinescentes, qui ne sont que des sépales hypertrophiés. Ce fruit est à une seule loge, renfermant une graine sans albumen.

Cette plante, qui porte les noms de Macre, Macle, Châtaignier d'eau, Truffe d'eau, Marron d'eau, etc., est très commune dans nos eaux douces. On mange son embryon cuit ou cru, dont la saveur est douce ou un peu astringente ; en Suède, on en fait du pain, et dans le Limousin une purée qui rappelle celle de la châtaigne. Les tiges et les feuilles, qui sont astringentes, et renferment du tanin, servent, dans les campagnes, à faire des cataplasmes résolutifs.

Le fruit du *T. bicornis* L. F. (*T. Chinensis* Lour.) et celui du *T. Cochinchinensis* Lour. se mangent aussi en Chine et en Cochinchine, ainsi qu'au Cachemire ceux du *T. bispinosa* Roxb., et ceux du *T. quadrispinosa* Roxb. sur les bords de l'Indus.

Tribulus terrestris L. — Cette plante, qui porte en France les noms de Herse,

Herbe terrestre, Saligot terrestre, Croix de Malte, de Chevalier, appartient à la famille des Rutacées, série des Zygophyllées.

C'est une plante herbacée, donnant naissance à 4 ou 5 tiges délicates, étalées sur le sol, velues, de 6 à 7 centimètres de longueur.

Les feuilles sont opposées, composées paripennées, à 5-6 paires de folioles presque arrondies et accompagnées de deux stipules latérales.

Les fleurs sont solitaires au niveau de l'insertion des feuilles, brièvement pédonculées, hermaphrodites, régulières, pentamères et jaunes. Les sépales sont au nombre de cinq, insérés sur un réceptacle convexe, à préfloraison imbriquée, et caducs. La corolle est formée de cinq pétales alternes, rétrécis à la base, élargis et mucronés au sommet. Les étamines, au nombre de dix, sont insérées autour de la base d'un disque hypogyne à dix lobes. Cinq d'entre elles sont plus longues. Leurs filets sont libres et accompagnés en dehors d'une glande basilaire ; les anthères sont biloculaires. L'ovaire est sessile, infère, libre, velu, à cinq loges, renfermant chacune plusieurs ovules insérés dans l'angle interne. Le style est court, trapu et partagé au sommet en cinq lobes stigmatifères, verticaux, alternes avec les loges. Le fruit est petit, sec et formé de cinq coques osseuses, garnies sur le dos d'aiguillons épineux. Elles se séparent les unes des autres et renferment sous leur paroi épaissie, indéhiscente, des graines à embryon dépourvu d'albumen.

Les racines, les feuilles et les fruits de cette espèce passent dans le midi de la France pour être toniques et apéritifs. Toutes ces parties sont astringentes. Elle se retrouve également dans l'Inde, en Orient, en Cochinchine. Les Hindous le regardent comme diurétique, tonique, aphrodisiaque, et l'emploient dans la blennorragie et la dysurie ; en Cochinchine, ses graines sont usitées contre la dysenterie, les hémorragies.

La racine du *T. cistoïdes* L. des Antilles jouit des mêmes propriétés. Les feuilles, sous forme de cataplasmes, sont usitées comme maturatives sur les abcès.

Le *T. laniginosus* L. de l'Inde est employé comme diurétique.

A Cuba, le *T. maximus* L. est usité contre diverses affections cutanées.

Trianthema monogyna L. (*T. obcordata* Roxb.). — Plante vivace de la famille des Ficoïdées, à tige diffuse, couchée. Feuilles dont une de chaque paire est plus grande, obovale, l'autre plus petite et oblongue. Fleurs solitaires, sessiles. 15 à 20 étamines. Style simple. Capsule à 6 à 8 graines, noires, unisérées.

Cette plante est très commune dans l'Inde, sur les bords des rizières. La racine est cathartique et est employée en poudre.

Tricosanthes cucumerina L. — Plante grimpante de la famille des Cucurbitacées, série des Cucurbitées, à feuilles largement cordiformes, généralement à 7 lobes serretés. Vrilles trifides. Fleurs monoïques, les mâles blanchâtres, en grappes, les femelles solitaires, placées à la base des rameaux mâles. Dans les fleurs mâles le réceptacle est tubuleux. Le calice, inséré sur le bord du réceptacle, présente 5 sépales entiers, imbriqués. 5 pétales longuement fimbriés, involutés. 5 étamines, dont 4 rapprochées par paires, à anthères uniloculaires. Dans les fleurs femelles, le réceptacle se renfle à la partie inférieure en un sac globuleux renfermant l'ovaire uniloculaire, pluriovulé, infère. Le fruit est une baie de 3 à 6 pouces de longueur, ovale, aiguë aux deux extrémités, d'un blanc verdâtre, sillonnée de lignes longitudinales d'un vert plus foncé. Les graines, au nombre de 20 à 30, sont grandes et noyées dans une pulpe aqueuse, fétide, amère et de peu d'épaisseur.

Cette plante est très commune dans l'Inde. Les Hindous la regardent comme un laxatif et un fébrifuge. Ainslie remarque que les feuilles et le fruit sont amers et passent chez les Tamuls pour un médicament stomachique et laxatif. Drury donne les renseignements suivants sur ses usages thérapeutiques :

Au Malabar, les graines sont employées contre les embarras gastriques. Le fruit vert est très amer, mais, malgré cela, les indigènes le mélangent au carry. Les jeunes pousses, les fruits séchés sont amers et apéritifs. On les donne en infusion. Leur décoction sucrée sert à activer la digestion. Les graines sont fébrifuges et anthelmintiques. Le suc des feuilles est émétique et celui des racines purgatif. La décoction des tiges est expectorante.

A Bombay, la plante est regardée comme fébrifuge, et s'administre en décoction additionnée de gingembre, de chyraita et de miel.

Dans les fièvres rebelles, les Hindous font infuser pendant une nuit 10 grammes de la plante avec 10 grammes de coriandre, passent cette infusion le lendemain et y ajoutent du miel. On prend la moitié le matin et le reste le soir. Dans le Concan, le suc des feuilles sert à faire des frictions sur le foie ou sur tout le corps dans les fièvres intermittentes. (Dymock, *loc. cit.*)

T. palmata Roxb. — Le fruit est arrondi, ovale ou pyriforme, de la grosseur d'une petite pomme, écarlate quand il est frais, de couleur orangé foncé quand il est sec. Quand on place un segment dans l'eau, il se ramollit, et donne une pulpe vert foncé dont l'odeur est celle de la sabine, et la saveur âcre et amère. Les graines sont de forme irrégulière un peu triangulaires. Leur épisperme est noirâtre; leur amande est huileuse.

Le fruit ne paraît pas avoir de propriétés purgatives, mais, d'après Roxburgh, il est toxique. A Bombay, les natifs le fument à la façon du tabac. La racine est usitée, dans la médecine vétérinaire, pour le traitement des inflammations des poumons. L'infusion, additionnée de myrobalans, de curcuma, est prescrite contre la blennorragie.

Le *T. anguina* est purgatif et vermicide. Il en est de même des *T. amara* L., *incisa* Rott., *trifoliata* Bl., etc.

Trichilia emetica Vahl. (*Elcalja* Forsk.). — C'est un arbre de la famille des Méliacées, série des Trichiliées, dont les rameaux sont villeux. Les feuilles sont alternes, imparipennées, à rachis villeux. Les folioles sont au nombre de quatre paires, ovales oblongues, couvertes d'un duvet soyeux à la face inférieure. Les fleurs hermaphrodites, régulières, blanches, sont disposées en grappes axillaires. Le calice est à cinq divisions imbriquées, velues. La corolle est formée de cinq pétales alternes, recourbés et imbriqués. Les étamines, au nombre de dix, superposées cinq aux pétales, cinq aux sépales, ont leurs filets réunis en tube à la base, libres à la partie supérieure, surmontés d'une anthère biloculaire introrse. L'ovaire inséré sur un disque hypogyne, charnu, annulaire, est à trois loges renfermant chacune deux ovules. Le style est simple, à extrémité stigmatifère dilatée en tête et à trois lobes.

Le fruit est une capsule de 2 1/2 centimètres de longueur, obovale, à péricarpe coriace, s'ouvrant en trois valves qui portent une cloison sur le milieu de leur face interne. Les graines, entourées d'un arille charnu, rouge, renferment sous leurs téguments un embryon charnu, sans albumen, à cotylédons plans-convexes, à radicule courte et supère.

Cet arbre est commun dans les montagnes de l'Yemen, et, d'après Guillemin et Perrottet se retrouve au Sénégal. Les Arabes emploient les fruits comme émétique, sous le nom de *Djouz el kai*, et les graines mûres mélangées à l'huile de sésame, comme onguent antipsorique.

2° *T. trifoliata* L. — C'est un petit arbre ou plutôt un buisson d'une odeur désagréable, à feuilles ternées, lisses, à folioles obovales, cunéiformes à la base, entières, obtuses, celle du milieu plus grande. Les fleurs sont blanches. Les capsules sont vertes, à taches grisâtres; les graines sont solitaires.

Cette espèce croît dans l'île de Curaçao. D'après Jacquin, les négresses emploient comme abortive la décoction de la racine. Les Espagnols désignent cette plante sous le nom de *Ceroso macho*.

3° Le *T. havanensis* Jacq. (*T. glabra* L.), Marinheiro de folha larga, de Marcgrave, est émétique, et de plus il passe dans l'Amérique du Sud pour être utile dans l'hydropisie, l'ictère, les affections du foie et de la rate, la syphilis, et même pour combattre la stérilité.

4° *T. moschata* Sw. des Antilles. — Remarquable par l'odeur de musc qui imprègne toutes ses parties, cette plante produit l'écorce dite de *juribali*, qui est amère et teint la salive en rouge. Hancock la regardait comme fébrifuge. En raison de son astringence, elle est employée à la Jamaïque dans les fièvres rémittentes, les affections typhoïdes, etc.

5° Le *T. cathartica* Mart., le Marinheiro da folha menda de Marcgrave, est émétique comme la première espèce et s'emploie en lavements ou en décoction dans les fièvres intermittentes, l'hydropisie, etc.

Trifolium pratense L. — Plante herbacée, de la famille des Légumineuses papiliona-

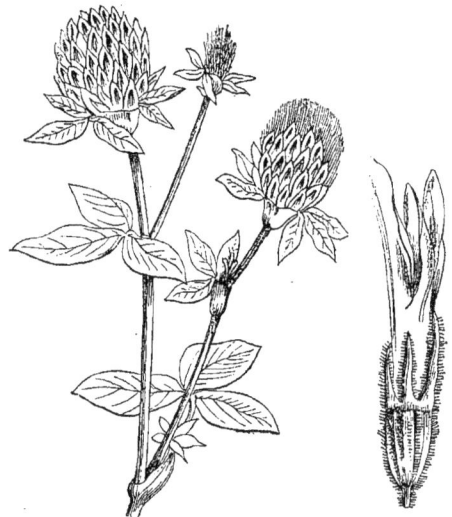

FIG. 974. — *Trifolium pratense*.   FIG. 975. — Trèfle. Fleur.

cées, série des Trifoliées, à feuilles composées, digitées, trifoliolées; 2 stipules latérales. Fleurs rouge violacé, en sorte de capitules, à pédicelles courts, occupant chacun l'aisselle de bractées membraneuses peu développées. 10 étamines diadelphes (9-1); gousse oblongue entourée du calice, membraneuse, renfermant un petit nombre de graines sans albumen.

Composition chimique. — Les capitules floraux ont été analysés en Amérique par Gaazer, qui a signalé la présence de 2 résines, l'une soluble dans l'alcool et avec une couleur jaune dans la solution de potasse, l'autre soluble dans l'éther, et avec une couleur verte dans l'ammoniaque, et une substance acide particulière.

Usages. — Les usages du trèfle comme fourrage sont trop connus pour que nous les notions. Nous n'avons cité cette plante que

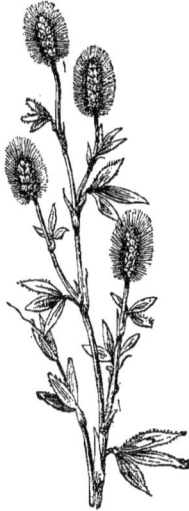

FIG. 976. — *Trifolium arvense.*

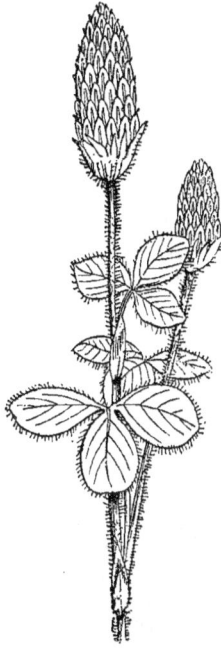

FIG. 977. — *Trifolium incarnatum.*

parce qu'en Amérique on a préconisé l'extrait fluide des fleurs pour combattre la coqueluche, la scrofule, et l'infusion pour laver les ulcères indolents.

Triosteum perfoliatum L. — Cette plante, qui appartient à la famille des Caprifoliacées, est originaire de l'Amérique du Nord, où elle porte les noms de *Fever root*, *Wild Ipéca* (Racine à fièvre, Ipéca sauvage).

La partie employée est la racine, qui est horizontale, d'environ 3/4 de pouce de diamètre, plus épaisse et tuberculée près de l'origine de la tige, jaunâtre ou brunâtre à l'extérieur, blanchâtre en dedans, et munie de 2-3 ramifications de 1/2 à 1 centimètre de diamètre. Séchée, elle se pulvérise facilement. Son odeur est un peu nauséeuse, sa saveur est amère. Elle cède ses propriétés à l'eau et à l'alcool.

C'est un cathartique et à hautes doses un émétique et peut-être un diurétique. L'écorce se prescrit à la dose de 1 à 2 grammes et l'extrait à doses moitié moindres. (*Un. States dispensatory*, p. 1770.)

Trixis fruticosa C. H. Schultz (*Tr. Pipitzahuac* G. Schaffner), Pipitzahoac en mexicain. — Cette plante, qui croît à Tenango, dans les montagnes orientales de la

vallée de Mexico, appartient à la famille des Composées, à la série des Mutisiées. Feuilles alternes linéaires, ovales lancéolées, cordées. Capitules terminaux, disposés en cymes corymbiformes composées. L'involucre est formé d'un seul rang de bractées. Réceptacle uni. Les fleurs sont hermaphrodites, fertiles, homomorphes. Corolle à 2 lèvres inégales, l'antérieure tridentée, souvent plus longue dans les fleurs extérieures, la postérieure bifide. Les anthères ont leurs loges prolongées en queue inférieurement. Le style est à 2 branches dilatées supérieurement. L'achaine est oblong, subtérète, à 5 côtes, atténué au sommet en un bec. Les soies de l'aigrette sont 2-3 sériées, barbelées.

La partie employée est le rhizome avec les racines. Ce rhizome est horizontal, tortueux, couvert d'une couche brune, épaisse, et porte sur la partie supérieure les traces des tiges tombées. Les racines sont nombreuses, cylindriques, d'environ 5 millimètres d'épaisseur, d'un gris foncé, sillonnées longitudinalement. Elles renferment, près du meditullium, une poudre cristalline, d'un jaune rougeâtre, de nature résineuse, et dont la saveur est extrêmement amère.

Composition chimique. — Les racines séparées du rhizome, lavées, séchées, réduites en poudre et épuisées par l'alcool à 82°, donnent une teinture qui, reprise par l'eau, laisse précipiter une substance qui a reçu le nom d'*acide pipitzahoïque.* C'est une poudre cristalline, dont la couleur varie entre le jaune serin et le rouge sombre, soluble dans l'éther, l'alcool, le chloroforme, le bisulfure de carbone, insoluble dans l'eau, fusible en un liquide jaune rougeâtre qui donne des vapeurs jaunes, se condensant en partie en un liquide huileux, et en partie en prismes d'un jaune brillant. Ces vapeurs sont inflammables et brûlent avec une flamme brillante. Sa réaction la plus importante est celle qu'il donne en présence des alcalis. On obtient une couleur violette, en ajoutant à l'eau une goutte de sa solution alcoolique et une petite quantité d'ammoniaque. D'après Anschütz et F. Mylius (*Berichte*, 1885), ce composé se rapproche des quinones et ils ont proposé pour lui le nom de *perezone* impur.

La *pipitzahoïne* se prépare avec l'acide pipitzahoïque, que l'on met en couches minces sur un vase de porcelaine et que l'on recouvre avec un verre. On chauffe modérément au bain-marie, et lorsque les bords du verre sont couverts de cristaux, on recueille seulement ceux qui sont blancs et on fait sublimer de nouveau ceux qui sont colorés. Ce composé forme des aiguilles prismatiques. Il est blanc, neutre, inodore, insipide, puis un peu amer, fusible et volatil. Il est insoluble dans l'eau, soluble dans l'alcool, l'éther, le chloroforme, la potasse. Les acides le précipitent de cette solution. L'acide nitrique le convertit en une résine jaune amorphe.

D'après Mylius, le perezone donne avec l'aniline un composé, l'*anilido-perezone*, qui cristallise de l'alcool chaud en aiguilles bleues, fondant à 138°, insolubles dans l'eau, peu solubles dans l'alcool et les alcalis, mais très solubles dans le bisulfure de carbone, la benzine, l'éther, le chloroforme et l'acide acétique cristallisable. La solution dans l'acide sulfurique concentré est d'un bleu foncé, et quand on la chauffe, elle passe au rouge cerise, puis au jaune.

En chauffant ce composé avec l'acide sulfurique dilué, on obtient l'acide *hydroxyperezone* ($C^{15}H^{20}O^4$)

qui cristallise en écailles d'un jaune rougeâtre, solubles dans l'alcool, le chloroforme, la benzine et l'acide acétique cristallisable. Cette substance est faiblement acide et se dissout dans l'acide sulfurique concentré avec une couleur rouge cerise, passant au rouge par la chaleur, avec formation de *perezinone* ($C^{19}H^{18}O^3$).

Usages. — Le rhizome et les racines du *Trixis fruticosa*, réduites en poudre, sont administrées comme purgatif drastique à la dose de 4 à 8 grammes. Ces propriétés sont dues à la résine. L'acide agit de la même façon à la dose de 20 à 30 centigrammes. Ils sont inscrits à la pharmacopée des Etats-Unis. (*Amer. Journ. of pharm.*, 1886, p. 73.)

La préparation obtenue avec l'eau-de-vie est regardée au Mexique comme un remède universel de toutes les maladies, même du choléra.

Troène. — Le Troène, *Ligustrum vulgare* L., de la famille des Oléacées, série des Oléées, est un arbrisseau de 2 à 3 mètres de

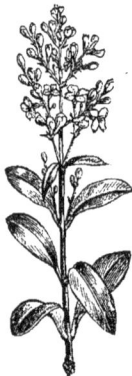

hauteur, à rameaux opposés, flexibles, cylindriques, de couleur cendrée. Les feuilles sont opposées, simples, entières, pétiolées, ovales lancéolées, glabres, d'un vert clair, et parfois persistantes quand l'hiver n'est pas trop rude. Les fleurs petites, blanches, hermaphrodites, odorantes, sont disposées en panicules terminales. Elles paraissent en juin-juillet. Calice court, urcéolé, à 4 dents, caduc. Corolle gamopétale, à 4 divisions alternes, ovales. 2 étamines hypogynes libres. Ovaire supère, libre, à 2 loges renfermant 2 ovules geminés, anatropes. Le fruit est une baie noire pourpre quand elle est mûre, de la grosseur d'un pois.

Fig. 978. — *Ligustrum vulgare.*

Cet arbrisseau croît dans les haies, les bois de nos contrées, et les oiseaux mangent ses fruits. Ses fleurs sont odorantes. Ses feuilles sont acerbes et légèrement piquantes.

Composition chimique. — Les baies renferment : eau, cellulose, glucose, cire, matière colorante d'un beau rouge cramoisi, soluble dans l'eau et l'alcool, insoluble dans l'éther, et à laquelle Nicklès a donné le nom de *liguline.* (*Journ. de Pharm. et de Chim.*, 3, t. XXXV, p. 328.) Les alcalis lui donnent une teinte verte, ramenée au rouge par les acides. Elle n'a pas encore été obtenue complètement pure.

Dans l'écorce et les feuilles, Polex (*Archiv. d. Pharm.*, 2, t. XVII, p. 75) a découvert une substance amère, la *ligustrine*, que Kromayer regarde comme identique avec la *syringine* $C^{19}H^{10}O^{10}$ retirée du lilas. C'est une substance cristalline, inodore, très amère, neutre, fondant à 185-190°, soluble dans l'eau chaude et l'alcool, insoluble dans l'éther. Sa solution, additionnée de son volume d'acide sulfurique concentré, prend une couleur bleu foncé ma-

gnifique, passant au violet. Étendue d'eau, cette solution bleue laisse déposer des flocons abondants, d'un gris bleu, se dissolvant en rouge dans l'alcool ou dans l'ammoniaque.

La syringine est un glucoside se dédoublant, en présence des acides dilués et à l'ébullition, en glucose et *syringénine* $C^{13}H^{18}O^5$.

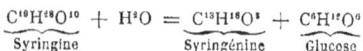

$$\underbrace{C^{19}H^{18}O^{10}}_{\text{Syringine}} + H^2O = \underbrace{C^{13}H^{18}O^5}_{\text{Syringénine}} + \underbrace{C^6H^{12}O^6}_{\text{Glucose}}$$

C'est une masse amorphe, visqueuse, d'un rose clair, fondant à 170-180°, insoluble dans l'eau et l'éther, soluble dans l'alcool, qu'elle colore en rouge cerise. Sa réaction en présence des acides est la même que celle de la syringine.

Les feuilles du Troène ne renfermeraient pas de syringine, d'après Kromayer, mais bien une matière amère et de la mannite.

Usages. — Les feuilles et les fleurs sont regardées comme astringentes, et on emploie leur décoction dans les maladies superficielles de la gorge, les aphtes, les stomatites, les amygdalites légères, etc. La matière amère qu'elles renferment peut les rendre utiles dans tous les cas qui relèvent de l'usage de ces médicaments.

Turbith végétal. — Le Turbith végétal (*Ipomœa turpethum* R. Br. — *Convolvulus turpethum* L.), de la famille des Convolvulacées, série des Convolvulées, est une

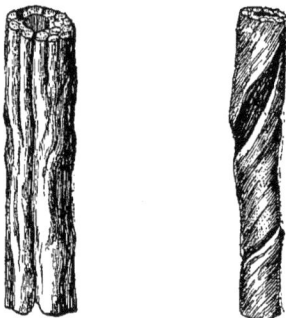

Fig. 979. — Turbith. Racine.

plante vivace dont les tiges portent des rameaux volubiles, longs, un peu duveteux. Les feuilles sont alternes, pétiolées, cordiformes à la base, aiguës au sommet, crénelées, velues en dessus et en dessous. Les fleurs grandes et blanches, hermaphrodites, régulières, sont axillaires, à pédoncule duveteux, pauciflores, accompagnées de bractées ovales, concaves, veloutées et caduques. Calice persistant, à 5 sépales inégaux, dissemblables, les extérieurs velus, les intérieurs glabres. Corolle gamopétale, en entonnoir, à 5 lobes, à préfloraison imbriquée et tordue. 5 étamines insérées sur le tube de la corolle, exsertes, libres. L'ovaire, inséré sur un disque hypogyne, est à 2 loges, renfermant chacune 2 ovules. Le style est de la même longueur que les étamines, à stigmate

47

bilobé, globuleux. Capsule entourée par le calice, à 4 angles, à 2 loges, s'ouvrant au sommet par une sorte d'opercule. Les graines, solitaires dans chaque loge, sont rondes et noires.

Cette espèce habite l'Inde, l'archipel Malais, la Nouvelle-Hollande, Timor, Tahiti, les îles Mariannes, etc.

La drogue du commerce consiste en rhizome, 63 0/0; racines, 22 0/0, et en tiges, 15 0/0. Le rhizome est coupé en morceaux de 10 à 15 centimètres de longueur, sur 2 à 3 centimètres de diamètre. Il est d'un gris cendré ou rougeâtre à l'extérieur, blanchâtre en dedans.

La partie corticale est formée de faisceaux libéro-ligneux contournés en spirale ou droits, soudés les uns aux autres par leurs bords. Elle est compacte et gorgée d'une résine qui exsude sous forme de petites larmes rougeâtres.

Cette drogue n'a pas d'odeur; sa saveur est nauséeuse, mais elle n'est perceptible que lorsqu'on a laissé pendant quelque temps la racine dans la bouche.

Les tronçons de la tige sont beaucoup moins actifs que la racine.

L'épiderme est formé de cellules brunes tabulaires. Le parenchyme, constitué par des cellules remplies d'amidon, renferme de grandes cellules éparses, résineuses, contenant aussi des raphides en rosette. Le bois est divisé en quatre parties par les rayons médullaires.

Composition chimique. — Le principe actif du Turbith végétal est la résine (10 0/0) formée d'une petite quantité de résine molle, soluble dans l'éther, et d'une substance particulière, un glucoside, la *turpéthine* $C^{31}H^{56}O^{16}$.

C'est une matière résineuse, brunâtre, incolore, de saveur âcre et amère, mais lente à se développer. La poudre irrite fortement les muqueuses.

Très soluble dans l'alcool, cette substance est insoluble dans l'eau, l'éther, la benzine, le sulfure de carbone et les huiles essentielles. Elle fond à 183°, est inflammable et brûle avec une flamme fuligineuse dont les vapeurs sont irritantes.

Les alcalis la convertissent en *acide turpéthique* $C^{31}H^{60}O^{18}$, masse amorphe, jaunâtre et acide.

Les acides étendus la dédoublent à l'ébullition en *acide turpétholique* $C^{16}H^{32}O^4$ et glucose incristallisable $C^{31}H^{56}O^{16} + 6H^2O = C^{16}H^{32}O^4 + 3C^5H^{12}O^6$.

L'acide turpétholique est une masse blanche formée de fines aiguilles microscopiques, inodores, acides, solubles dans l'alcool, moins solubles dans l'éther, insolubles dans l'eau, fondant à 88° et se décomposant ensuite, avec formation de vapeurs irritantes. Cet acide est monobasique.

Le Turbith renferme, en outre, une matière grasse, une huile volatile, de l'amidon, une matière colorante jaune, etc.

Thérapeutique. — La racine de Turbith fait partie, avec le jalap et la scammonée, de la teinture de jalap composée ou eau-de-vie allemande.

C'est un purgatif à la façon du jalap, mais moins actif. On peut donner de 4 à 12 grammes en décoction et de 1 à 4 grammes en poudre. La résine purge bien à la dose de 40 à 50 centigrammes.

Tussilage. — Le Tussilage commun, Pas d'âne, Pas de cheval, Herbe de Saint-Guérin, Taconnet, est le *Petasites farfara* H. Bn (*Tussilago farfara* L.) de la famille des Composées, série des Hélianthées.

C'est une petite plante vivace dont les racines sont longues, grêles, traçantes et blanchâtres. Ses hampes sont dressées, de 10 à 15 centimètres de hauteur, simples, fistuleuses, garnies sur leur pourtour d'écailles membraneuses, lancéolées. Chaque hampe se termine par un seul capitule. Les feuilles, toutes radicales, sont pétiolées, arrondies,

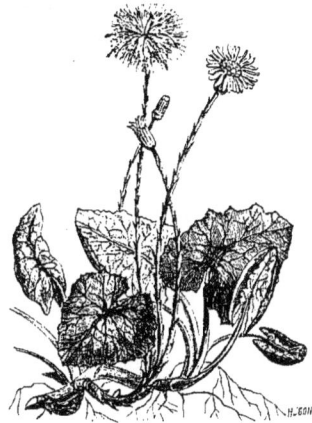

FIG. 980. — *Tussilago farfara.*

cordiformes, lisses, dentées, d'un vert clair à la partie inférieure, blanchâtres et cotonneuses en dessous. Les fleurs, qui paraissent en avril-mai, avant les feuilles, ce qui a valu à la plante le nom de *filius ante patrem*, sont disposées en capitules hétérogames radiés d'un beau jaune de soufre. L'involucre est formé de plusieurs bractées, glabres, linéaires, disposées sur un seul rang, et accompagnées à leur base de petites bractées dont les bords sont cotonneux. Le réceptacle est nu et plan. Les fleurs femelles sont ligulées, les fleurs mâles et hermaphrodites sont régulières. Les anthères sont subauriculées. Les achaines sont oblongs, cylindriques, un peu striés, couronnés par des aigrettes simples, sessiles ou pédicellées.

Cette plante se rencontre aux bords des ruisseaux, des fontaines, des fossés, dans les endroits humides. Elle n'est pas cultivée.

Composition chimique. — Elles renferme, d'après Nayle (*Journ. of the Maryland coll. of pharm.*), de la gomme, de l'*inuline*, des acides gallique et pectique, une matière amère, une résine, de l'huile fixe et des matières colorantes verte et jaune.

D'après Bondurant (*Amer. Journ. of Pharm.*, juillet 1887), les feuilles contiennent un peu d'*huile volatile* âcre, un *glucoside* blanc, amorphe, amer, inodore, mais émettant une odeur particulière quand on le fait bouillir avec un acide étendu et réduisant ensuite la liqueur de Fehling, une *résine rouge brunâtre*, prenant une coloration rouge foncé en présence de l'acide sulfurique, et soluble dans une solution de potasse caustique; du *caoutchouc*, du *tanin*, de l'*acide gallique*, du *mucilage*, de la *dextrine*, de la *saponine* insoluble dans l'alcool absolu, soluble dans le chloroforme, passant au rouge en présence de l'acide sulfurique concentré et moussant avec l'eau; des matières albuminoïdes, de l'acide oxalique.

Les cendres (17.10 0/0) renferment du potassium, du calcium, du magnésium, du fer, de l'alumine, des chlorures, phosphates, carbonates et silicates.

Thérapeutique. — On emploie contre la toux (d'où vient le nom de Tussilage) les feuilles, et surtout les capitules que l'on récolte en mars et avril, et qui ont une odeur forte, aromatique, et une saveur douce et agréable.

Les feuilles sont amères.

Le Tussilage entre dans la composition des espèces pectorales du Codex, avec les fleurs de bouillon blanc, de coquelicot, de guimauve, de mauve, de pied de chat, de violette.

L'infusion théiforme se prépare avec 20 à 30 grammes de capitules par litre d'eau bouillante.

Les feuilles peuvent être employées fraîches en cataplasmes.

2° *Petasites vulgaris* Desf. (*P. officinalis* Mœnch.). — *Tussilago petasites* L.), Herbe aux teigneux, aux chapeaux, Grand Bonnet. — Cette plante vivace croît en France dans les lieux humides.

Les racines sont très épaisses, longues, charnues. Les tiges sont dressées, de 30 à 50 centimètres de hauteur, cotonneuses et garnies d'écailles rougeâtres. Les feuilles radicales, disposées en rosette, sont longuement pétiolées, grandes, ovales, cordiformes, inégalement dentées. Les fleurs sont purpurines. L'odeur et la saveur de cette plante sont plus développées que dans l'espèce précédente.

Les fleurs sont regardées comme sudorifiques, diurétiques et même emménagogues. Les feuilles sont employées dans les campagnes pour le traitement de la teigne.

3° *Tussilage odorant* (*Tussilago fragrans* Vill.). — Cette plante, dont les fleurs ont une odeur analogue à celle de l'Héliotrope du Pérou, ce qui lui a valu le nom d'*Héliotrope d'hiver*, présente les mêmes propriétés que les espèces précédentes.

Tylophora asthmatica Wight et Arn. (*Asclepias asthmatica* L.—*Cynanchum vomitorium* Lamk.). — C'est une plante de la famille des Asclépiadacées, vivace, à tiges aériennes sarmenteuses, grêles, longues de 2 à 4 mètres, laineuses dans les parties jeunes.

Les feuilles sont opposées, entières, longues de 5 à 12 centimètres, larges de 2 à 6, ovales ou subarrondies, cordées à la base, brièvement acuminées ou mucronées, coriaces, glabres en dessus, duveteuses en dessous, à poils simples et mous. Leur pétiole est cannelé et court. Les fleurs sont disposées en cymes ombelliformes, composées, axillaires, solitaires et alternes, à pédoncules laineux. Elles sont hermaphrodites, régulières, petites, d'un vert pâle à l'extérieur, avec une légère teinte de pourpre, d'un pourpre clair à l'extérieur. Le calice est gamosépale, divisé en cinq lobes profonds, lancéolés, très aigus, et munis en dedans de cinq glandes. La corolle est gamopétale, rotacée, à cinq lobes profonds, étalés, ovales, à préfloraison tordue ou valvaire. La couronne staminale est constituée par cinq écailles charnues, adossées au tube staminal, comprimées sur les côtés et plus ou moins gibbeuses dans le dos. Les étamines, au nombre de cinq, sont insérées sur la gorge de la corolle, à filets réunis en un tube très court, à anthères dressées, courtes, surmontées d'un appendice membraneux infléchi, biloculaires, introrses; chaque loge renferme une pollinie globuleuse ou ovoïde se rattachant au corpuscule par un caudicule presque horizontal. Le gynécée est

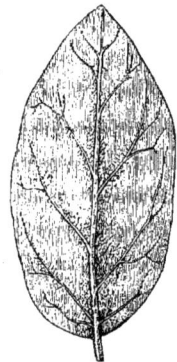

Fig. 981. — *Tylophora asthmatica*. Feuille, face inférieure.

formé de deux ovaires uniloculaires renfermant chacun un nombre indéfini d'ovules anatropes insérés dans l'angle interne et imbriqués. Les styles sont terminés par un stigmate pentagonal, muni à chacun de ses angles d'un corpuscule glanduleux auquel viennent se rattacher les caudicules des pollinies.

Les fruits sont composés de deux follicules écartés, étalés, lancéolés, lisses, longs de 8 à 10 centimètres sur 5 de circonférence. Ils renferment chacun des graines chevelues, albumineuses, à embryon droit, à cotylédons aplatis.

Cette plante est commune dans les terres sablonneuses de l'Inde et naturalisée à Maurice. Elle est désignée par les Hindous sous le nom d'*Untomool*, *Autamul*, etc. On emploie ses feuilles et sa racine. La racine est courte, noueuse, de 2 millimètres environ d'épaisseur sur 15 à 20 centimètres de longueur, à radicules nombreuses, filiformes. Elle est très cassante, d'un brun jaunâtre pâle, inodore, d'une saveur un peu sucrée d'abord, puis âcre. Elle rappelle un peu la racine de valériane par sa forme générale, mais elle est plus longue.

Les feuilles ont une saveur âcre. Leur analyse chimique n'a pas été complètement faite, non plus que celle de la racine.

Thérapeutique. — Les propriétés médicales de cette plante sont connues dans l'Inde depuis longtemps. Les racines sont employées comme substitutif de l'ipéca. A doses élevées, c'est un émétique ; à doses plus modérées, c'est un cathartique fort efficace.

Anderson l'a employée à la façon de l'ipéca à la brésilienne dans une épidémie de dysenterie et en a retiré de fort bons résultats. D'après Ainslie (*Mat. méd. ind.*, II, 85), les Vytians la regardent comme un excellent expectorant et l'emploient sous forme d'infusion, à la dose d'une tasse à thé, pour provoquer le vomissement chez les enfants. Les Drs Bidie, Oswald, Sheriff et autres ont confirmé la valeur de cette plante dans la dysenterie.

Le *T. asthmatica* est aussi employé à Maurice, où il porte le nom d'Ipéca sauvage.

Les feuilles sont inscrites à la pharmacopée de l'Inde comme émétiques, diaphorétiques et expectorantes, et remplacent l'ipéca.

Comme émétique, la dose est de 30 centigrammes à 1 ou 2 grammes de poudre associée à 2 ou 3 centigrammes d'émétique.

Comme expectorant et diaphorétique, la dose est de 20 à 30 centigrammes trois fois par jour, soit seule, soit le plus souvent associée à l'opium. L'action des feuilles est plus uniforme et plus certaine que celle de la racine, ce qui a fait éliminer cette dernière de la pharmacopée de l'Inde.

Quant au suc de la plante, qui est employé par les indigènes, son action est plus souvent nuisible qu'utile.

Le *T. fasciculata* Haml. — Cette plante est dressée ou un peu sarmenteuse, glabre, à follicules larges, lisses. Elle est employée dans le Concan pour empoisonner les animaux nuisibles. Elle jouit de propriétés fort actives et mériterait d'être étudiée comme la précédente.

U

Ublœa Schimperi J. Gay. — Plante herbacée, vivace, de la famille des Composées, série des Calendulées, originaire de l'Abyssinie, où elle croît à 5 et 10 mille pieds au-dessus de la mer. Elle porte les noms abyssiniens de *Tschuking* ou *Zerechtit*. Feuilles en rosette à la base, entières, sinueuses, dentées. Capitules grands, peu stipités. Réceptacle plan. Involucre hémisphérique à bractées très peu nombreuses. Fleurs dimorphes, celles du rayon femelles, à corolle ligulée, celles du disque fertiles, à corolle régulière, tubuleuse. Achaîne glabre, à 2 et 3 côtes, aigrette courte.

Composition chimique. — D'après Draggendorff, cette plante renferme une huile essentielle, de l'acide tannique et des traces d'une substance amère.

Usages. — En Abyssinie, cette plante, pulvérisée et mise sous forme de pâte avec de l'eau et du savon râpé, est employée en cataplasmes pour combattre les crampes douloureuses qui suivent la convalescence du *kolla*. A l'intérieur, elle est regardée comme un bon antispasmodique. Sa décoction concentrée passe pour un bon stomachique, qui augmente la salivation et peut même remplacer la salsepareille dans la syphilis. (*Arch. der pharm.*, XII, 93.)

Ulex europæus L. — L'Ajonc épineux est un arbuste de la famille des Légumineuses papilionacées, série des Génistées, qui se rencontre dans toutes les parties de l'Europe, où il se distingue par ses rameaux spiciformes et ses feuilles réduites à leur rachis épineux. Les fleurs sont jaunes, odorantes, solitaires à l'aisselle des rameaux ou au sommet. Les bractées sont petites, les deux bractéoles sont courtes et insérées sous la fleur au sommet du pédicelle. Calice bipartite, à lèvre supérieure bidentée, l'inférieure tridentée. Corolle papilionacée, 10 étamines monadelphes. Gousse ovale, oblongue, comprimée, velue, coriace, bivalve.

Composition chimique. — A. W. Gerrard (*Pharm. journ.*, 1886, 7 août, p. 101, et 18 septembre, p. 229) a découvert dans les graines une substance à laquelle il a donné le nom d'*ulexine*, et qui ne s'y trouve que dans la proportion de 0.191 0/0.

Elle forme des cristaux incolores, inodores, de saveur amère et un peu âcre, hygroscopiques, solubles dans leur poids d'eau, la solution est fortement alcaline, insolubles dans l'éther pur. Chauffés ils fusent, noircissent et se décomposent en émettant des vapeurs qui brûlent avec une flamme jaune fuligineuse, sans laisser de résidu. L'ulexine se combine avec les acides pour former des sels très solubles dans l'eau, donnant avec la potasse et la soude des précipités solubles dans un excès de précipitant. L'ammoniaque ne donne pas de précipité. Il n'y a pas de réactions avec les acides sulfurique, nitrique, chlorhydrique concentrés.

La solution aqueuse donne un précipité vert avec le sulfate ferreux, un précipité noir avec le nitrate mercureux, un précipité blanc avec le chlorure mercurique.

Le chlorure ferrique donne avec l'ulexine une réaction caractéristique. En déposant sur un fragment de porcelaine blanche un petit cristal de sel d'ulexine et ajoutant une goutte de chlorure ferrique, on obtient une coloration rouge foncé.

Le nitrate d'ulexine cristallise en prismes obliques parfois de plus d'un centimètre de longueur, solubles dans dix parties d'eau, insolubles dans l'alcool.

Le chlorure est plus soluble que le nitrate dans l'eau et dans l'alcool.

L'ulexine paraît être combinée dans les graines avec une résine verte amorphe, à laquelle Gerrard donne provisoirement le nom d'*acide ulexique*, se proposant de l'étudier plus tard.

L'écorce et les jeunes pousses de l'*Ulex europæus* renferment aussi de l'ulexine, mais en proportions moindres.

Au point de vue pharmacologique, l'auteur rejette l'emploi de l'eau, qui n'est pas un bon dissolvant. L'alcool n'est pas à employer, car il donne un extrait trop huileux et trop mou pour être pratiquement mis en œuvre, et de plus il donnerait quand on voudrait le dissoudre un mélange trouble. Le meilleur moyen serait de laver l'extrait alcoolique avec l'acide chlorhydrique étendu, de neutraliser par la soude et d'évaporer en consistance d'extrait que l'on reprend par l'alcool de façon à obtenir, pour 1 partie de graines, 16 parties de liquide. De cette façon on élimine les matières inertes et gênantes.

Action physiologique. — Bradford a étudié cet alcaloïde chez les animaux. Sur la grenouille et l'anguille, l'ulexine paralyse les nerfs moteurs à peu près comme le curare. Administrée à doses qui ne causent qu'une paralysie légère et transitoire des mouvements volontaires, elle entrave la respiration d'une manière très prononcée. Chez les chiens et les chats, à petites doses, elle provoque des contractions spasmodiques qui persistent même sur les membres détachés du tronc. La réaction musculaire, la pression sanguine, sont augmentées, même si l'on a soumis préalablement les animaux à l'action du curare. Quoique de fortes doses paralysent le cœur, la mort ne survient pas de suite si l'on a soin de pratiquer la respiration artificielle. Sur le rein, l'ulexine donne lieu à une excitation vaso-motrice qui se traduit par la diurèse.

Les expériences faites en Angleterre ont été répétées en France par Pinet. Lorsqu'on dépose l'ulexine sur la langue de la grenouille, cet alcaloïde détermine des spasmes analogues à ceux que produit la cocaïne. Peu d'instants après une injection hypodermique de 4 milligrammes de chlorhydrate d'ulexine, il survient chez les grenouilles une période d'inquiétude qui ne tarde pas à être suivie de convulsions ressemblant à celles auxquelles donne lieu la nicotine. Cinq minutes après, l'animal tombe inerte, les mouvements réflexes sont abolis, les mouvements respiratoires cessent. Après cinq autres minutes, les terminaisons nerveuses périphériques ou centrales des nerfs sciatiques ne répondent plus à l'excitation faradique. Après vingt-quatre heures, bien qu'il n'y ait plus de mouvements apparents, le cœur continue à battre très faiblement. L'irritabilité électrique des muscles persiste encore ; la mort survient

vingt à vingt-six heures après l'injection. L'ulexine agit donc sur le système nerveux et non sur le système musculaire qui reste excitable. Les phénomènes sont les mêmes, que la moelle épinière soit intacte ou qu'elle soit coupée au-dessous du bulbe. A la dose de 3 milligrammes, on observe les mêmes phénomènes, mais l'animal se rétablit ; à celle de 2 milligrammes il n'y a plus de convulsions. Enfin, Pinet a observé que l'ulexine combat pour un certain temps l'action de la strychnine. (*Arch. de physiologie*, 1888.)

L'*U. europæus* est employé comme diurétique en Écosse, action vérifiée par les médecins anglais.

Ulmaire. — Le *Spiræa ulmaria* L., Reine des prés, Ulmaire, de la famille des Rosacées, série des Spirées, est une plante herbacée, à souche courte, vivace, à tiges aériennes, polygonales, glabres, hautes de

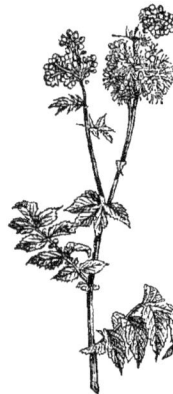

FIG. 983. — *Spiræa ulmaria*. Fleur.

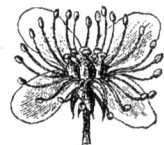

FIG. 982. — *Spiræa ulmaria*.

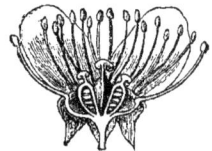

FIG. 984. — *Spiræa ulmaria*. Fleur. Coupe longitudinale.

60 centimètres à 1 mètre et même davantage. Les feuilles, alternes, sont imparipennées, pinnatiséquées, à 5-9 paires de folioles grandes, inégalement serretées, dentées, entremêlées de folioles plus petites, glabres, vertes en dessus, blanchâtres en dessous. Les trois dernières folioles sont grandes et unies à la base de façon à former une seule foliole trilobée. Les stipules latérales foliacées sont dentées. Les fleurs petites, blanches, sont disposées en grandes grappes de cymes. Pas de calicule. Calice à 5 sépales persistants. 5 pétales caducs. Étamines libres, nombreuses, disposées en 4 verticilles. 6 à 8 ovaires libres, uniloculaires, pluriovulés. Style simple, à stigmates dilatés, capités. Fruits secs, glabres, allongés, tordus en spirale à la maturité et s'ouvrant par le bord ventral.

Cette plante habite les prairies humides, les marais, et fleurit en juin-juillet dans nos contrées.

La souche est inodore, mais d'une saveur

légèrement styptique comme les feuilles. Les fleurs ont une odeur aromatique, douce, pénétrante.

Composition chimique. — La Reine des prés a acquis, au point de vue chimique, une importance considérable, par suite des études nombreuses auxquelles on s'est livré sur l'essence que l'on retire de ses fleurs par distillation en présence de l'eau. Cette essence est, en effet, formée d'hydrure de salicyle, d'un hydrocarbure $C^{10}H^{16}$ et d'une matière cristallisée présentant l'apparence du camphre. Pagenstecher, en 1835, signala, le premier, la présence de l'*hydrure de salicyle* $C^7H^6O^2$.

Ce composé ne paraît pas exister tout formé dans la plante, car on ne peut l'obtenir en n'employant que l'alcool seul, et Dumas admettait qu'il prenait naissance par le dédoublement d'une substance, à la façon de l'essence d'amandes amères.

Cet hydrure est incolore quand il est récemment précipité, mais il prend bientôt à l'air une teinte rouge. Son odeur est aromatique et agréable. Sa saveur est âcre et brûlante. Il se dissout bien dans l'eau, mieux dans l'alcool et l'éther; cristallise à 20°, bout à 195°,5, est inflammable, et brûle avec une flamme fuligineuse. Sa densité = 1,173 à 13°,5.

L'hydrure de salicyle, aldéhyde salicylique, est un aldéhyde-phénol présentant les réactions de ces deux corps.

Comme aldéhyde, il se convertit en *acide salicylique* quand on le chauffe avec un excès de potasse ou qu'on le traite par le bichromate de potasse et l'acide sulfurique; il se combine aux bisulfites alcalins, donne avec l'ammoniaque de l'hydrosalicylamide, etc. Comme phénol, il forme des salicylates, décompose les carbonates alcalins, donne des dérivés alcooliques et acides, etc.

De tous les produits auxquels l'hydrure de salicyle donne naissance, le plus important est l'acide salicylique. — Voir SAULE.

Usages. — Bien que l'Ulmaire ne soit plus guère employée que dans la médecine populaire, cette plante présente cependant des propriétés astringentes, qui résident surtout dans les feuilles, et peuvent rendre celles-ci utiles contre les diarrhées légères, sous forme d'infusion à 4 ou 8 grammes pour un litre d'eau bouillante. Cette infusion jouit du reste de propriétés diurétiques bien marquées, ainsi que celle des fleurs. On les employait autrefois pour combattre les hydropisies avec quelque succès. Cette plante doit du reste ses propriétés à l'hydrure de salicyle. — Voir la thérapeutique du SAULE.

2° *S. tomentosa* L. — Petite plante de 2 à 3 pieds de hauteur, à tiges nombreuses, simples, dressées, duveteuses, pourprées, à feuilles ovales lancéolées, inégalement serretées, un peu aiguës aux deux extrémités, blanchâtres et tomenteuses en dessous. Les fleurs, d'un brun rouge pourpre, sont disposées en épis terminaux.

Cette espèce habite l'Amérique du Nord, de la Nouvelle-Angleterre à la Caroline. Toutes ses parties sont employées en médecine et ont une saveur amère et fortement astringente.

Elles renferment des acides tannique, gallique, et une matière amère.

On les emploie comme toniques, astringentes, dans la diarrhée, le choléra infantile, etc., dans tous les cas enfin qui relèvent de l'emploi des astringents. (*Un. st. dispensatory.*)

On emploie également comme astringents les *S. aruncus* L. et *filipendula* L.

Upas tieute. — C'est le nom sous lequel on désigne, dans les Moluques et les îles de la Sonde, un poison des flèches, qui est fourni par le *Strychnos tieute* Lechesn., de la famille des Solanacées, série des Strychnées, qui croît dans les solitudes de Blanbangaug, où il est même, dit-on, fort rare. C'est un végétal ligneux, grimpant. Ses racines sont horizontales, très longues, ligneuses. Les rameaux sont opposés, divergents, longs, grêles, lisses et verts. Feuilles opposées, brièvement pétiolées, ovales lancéolées, atténuées à la base, acuminées au sommet, entières, glabres, d'un vert foncé, coriaces. Elles présentent trois nervures parallèles, les deux latérales n'allant pas jusqu'au sommet. A l'aisselle des feuilles avortées se trouvent des cirrhes solitaires, simples, en crosse ou tordues en spirale, glabres. Fleurs axillaires en corymbes, blanches. Calice petit à 4 à 5 lobes ciliés. Corolle gamopétale, à tube long, à limbe étalé, à 5 lobes. 5 étamines libres insérées sur la gorge de la corolle, presque sessiles. Ovaire libre, ovoïde, à 2 loges pluriovulées. Style simple, long, à stigmate arrondi. Baie globuleuse de 5 à 6 centimètres de diamètre, mamelonnée au sommet, lisse, rouge, renfermant dans sa pulpe des graines arrondies, ovoïdes, albuminées.

L'écorce de la racine est soumise à l'ébullition pendant une heure environ, et le liquide filtré est évaporé en consistance d'extrait, auquel on ajoute divers ingrédients végétaux. Après évaporation nouvelle, on obtient un extrait solide, d'un brun rougeâtre quand il est en masse, un peu translucide et jaune orangé quand il est en lames minces. Pulvérisé, il est d'un gris jaunâtre. Il est soluble en partie dans l'eau à laquelle il communique une coloration jaune orangée.

Composition chimique. — Cet extrait a été analysé par Pelletier et Caventou (*Ann. Chim. Phys.*, XXVI, p. 45); il renferme de la strychnine sans brucine, et deux matières colorantes. L'une est jaune, soluble dans l'eau en présence de l'acide nitrique une belle couleur jaune.

La seconde, d'un brun rougeâtre, est insoluble, et l'acide nitrique concentré lui communique une belle coloration verte.

La présence de la strychnine, qui s'y trouve en quantités considérables, communique à cet extrait une saveur extrêmement amère, aromatique.

Usages. — Il doit à la strychnine les propriétés qui en font un excitant de la moelle épinière. — Voir STRYCHNINE et NOIX VOMIQUE.

Urania speciosa Schreb. (*Ravelana madagascariensis* Ransch.). — Cette plante frutescente, qui habite Madagascar, l'Inde, etc., appartient à la famille des Musacées, se distingue par son stipe terminé par des feuilles analogues à celles du bananier, de 12 pieds de longueur, disposées en éventail. A la base des pétioles, dans la gaine qu'ils forment par leur réunion, se trouve une eau limpide, fraîche, parfaitement potable. Ce phénomène avait fait donner au végétal le nom d'*Arbre du voyageur*, et l'on regardait la présence de cette eau comme providentielle. Mais il faut abandonner cette légende, car la plante ne croît que dans les marais, et l'eau qu'elle offre au voyageur altéré est l'eau des pluies accumulée ou celle que pompent ses racines. Les graines sont remarquables par la belle couleur bleue de leur arille. Elles sont farineuses et on les mange dans le lait après les avoir pulvérisées. Les feuilles servent à recouvrir les cases.

Urechites suberecta Mull. (*Echites suberecta* L. — *Laubertia urechites* Griseb. — Cette plante, qui appartient à la famille des Apocynacées et croît à la Jamaïque, à Saint-Domingue, présente une hauteur de dix pieds quand elle est supportée par les plantes voisines, et de 3 pieds seulement quand elle est isolée. Feuilles opposées, ovales, elliptiques, subaiguës à la base, arrondies au sommet, mucronées, glabres, un peu scabres en dessous, de 1 3/4 à 2 1/4 de pouce de longueur, sur 7/8 à 1 pouce de largeur. Fleurs disposées en panicules subterminales, pédonculées, rameuses, pauciflores, à pédicelles velus, munis de petites bractées lancéolées. Calice à 5 sépales subulés, lancéolés, velus en dessous, caducs, à écailles basilaires. Corolle à tube cylindrique, s'élargissant brusquement en cylindre, à 5 segments glabres, dolabriformes. Etamines insérées sur le tube, en un seul rang, à filets courts, glabres, à anthères aiguës au sommet, brièvement bilabiées, non aristées. Disque à 5 lobes charnus, émarginés. Style brièvement bifide à la base avec un appendice basilaire, membraneux, peltiforme. 2 stigmates courts. 2 follicules dressés renfermant des graines linéaires, ovoïdes, imbriquées, amincies, à poils s'étendant au-dessus d'un rostre mince.

Composition chimique. — Des feuilles, J. Bowrey (*Chem. Society;* — *Pharm. Journ.*, 27 août 1878) avait retiré les principes suivants :

1° L'*uréchitine* C²⁸H⁴⁴O⁸, cristallisant en prismes à 4 pans transparents, incolores, renfermant 6 0/0 d'eau de cristallisation, d'une amertume considérable (1 pour 40,000 est encore sensible), insolubles dans l'eau, l'alcool étendu, plus solubles dans l'éther, le benzol, l'alcool amylique, très solubles dans l'alcool chaud, le chloroforme, l'acide acétique cristallisé. Les acides étendus décomposent l'uréchitine et, se la façon des glucosides. Avec l'acide sulfurique concentré, solution jaune, devenant successivement orangée, rouge, mauve, puis pourpre. La chaleur ou la présence d'un corps oxydant font changer plus rapidement les colorations. *Cette substance est très toxique.*

2° L'*uréchitoxine* C¹³H²⁰O⁸. — Cette substance

diffère de la précédente en ce qu'elle est plus soluble dans l'eau, l'alcool, l'alcool amylique, le chloroforme, moins soluble dans l'éther, le benzol. Les réactions colorées sont les mêmes. C'est aussi un glucoside. Comme l'uréchitine, elle est âcre, amère, *très toxique*, car 5 milligrammes en injection hypodermique suffisent pour tuer un chat en 16 heures.

Comme résidu de la préparation de l'uréchitoxine cristallisable, on trouve une uréchitoxine amorphe, non encore obtenue à l'état pur, dont les propriétés toxiques sont les mêmes.

Cette étude chimique a été reprise par Mikiewicz, de Dorpat (*Therapeutic Gazette*, août 1888, p. 514), qui a trouvé : 1° Un corps d'un brun foncé, d'odeur désagréable, de saveur amère, fusible et difficilement pulvérisable, insoluble dans l'eau, le chloroforme, l'éther, l'éther de pétrole, la benzine, très soluble dans l'alcool, dans l'eau renfermant un peu d'hydrate de soude. A l'ébullition, en présence des acides étendus, ce composé développe une odeur rance particulière, et se dédouble en sucre et en une substance résineuse. C'est un glucoside qui se rapproche de l'uréchitine.

2° Une résine jaune, d'odeur de vanille, de saveur amère, facilement fusible, se pulvérisant en donnant une poudre verte. Elle est soluble dans l'éther, le chloroforme, l'alcool, en partie dans le sulfure de carbone et la soude caustique, difficilement dans l'éther de pétrole, insoluble dans l'eau. La solution alcoolique est acide. C'est une résine acide qui ne renferme pas d'azote.

Physiologie. — La résine acide à la dose de 0,0002 à 0,0003 est mortelle pour une grenouille du poids de 4 grammes qui succombe avec les phénomènes suivants : inertie, suppression des réflexes, paralysie générale, arrêt du cœur, tentatives de vomissements. Chez les animaux à sang chaud, les deux substances agissent de la même manière, mais avec une intensité différente. Chez les chiens et les chats, les symptômes sont les vomissements, les nausées, la salivation, la diarrhée, la faiblesse musculaire générale, le défaut de coordination des mouvements, la torpeur, des frémissements fibrillaires, l'abaissement du pouls, la dyspnée et enfin la mort par arrêt du cœur accompagné de convulsions. A doses élevées, la mort survient rapidement sans être accompagnée des symptômes précédents, à part les vomissements et les convulsions. A l'autopsie, on ne constate pas d'altération bien marquée.

En injections sous-cutanées, la dose mortelle de résine acide est pour les chats de 0,006 à 0,001 par kilogramme de poids.

Le glucoside, en solution au deux-cent-millième, contracte les vaisseaux chez les animaux à sang chaud.

Les deux matières toxiques sont sans action sur les nerfs et les muscles isolés de la grenouille. Elles agissent sur le cœur en ralentissant ses battements. Chez les grenouilles, cet effet est produit par la parésie des ganglions érecto-moteurs, et non par l'irritation de l'appareil inhibiteur. Chez les mammifères, dont le cœur est encore en rapport avec le système nerveux central, les phénomènes sont plus compliqués. On remarque un abaissement considérable du pouls, mais que l'on peut enrayer, en employant l'atropine ou en sectionnant les pneumo-gastriques. Il dépend donc de l'irritation du vagus central. Mais, même après l'administration de l'atropine, des doses élevées produisent l'abaissement du pouls.

Les vomissements sont d'origine centrale, car ils se produisent aussi bien quand on fait des injections sous-cutanées, que lorsqu'on introduit les substances dans l'estomac.

La grande toxicité de ces substances ne fait pas prévoir encore qu'elles puissent recevoir d'application thérapeutique. Mais, au point de vue toxicologique, elles offrent un grand intérêt. Comme l'avait avancé Vowinckle, c'est l'antidote du curare.

Usages. — Cette plante a été souvent employée par les nègres, à l'époque de l'esclavage, dans un but criminel. Elle détermine la mort suivant la dose employée, soit immédiatement, soit au bout de quelques semaines seulement. Ils se servaient des feuilles, qui renferment plus de 1/2 0/0 de principes actifs.

V

Valdivia ou *Waldivia*. — Le Valdivia ou *Pricolemma Valdivia* Planch., de la famille des Rutacées, est un arbre de 6 à 10 mètres de hauteur, à tronc dressé, non ramifié, fistuleux dans la partie inférieure. Feuilles composées, pennées, longues de 60 centimètres et plus, alternes, longuement pétiolées et sans stipules. Folioles au nombre de 6 paires, presque opposées, pétiolulées, ovales ou elliptiques, acuminées au sommet, un peu inégales à la base, entières, penninervées, longues de 18 à 20 centimètres, larges de 7 à 9, glabres. Inflorescences axillaires plus courtes que les feuilles, fasciculées, formées de grappes ramifiées. Les fleurs sont de couleur verdâtre avant l'épanouissement, blanches après l'anthèse, d'une odeur suave, rappelant celle du jasmin. Calice persistant, petit, court, évasé en coupe, marqué sur les bords de 5 angles peu saillants. Corolle à 5 pétales lancéolés ou elliptiques, légèrement concaves, beaucoup plus longs que le calice. Etamines hypogynes, à filets courts, membraneux sur le bord. 5 ovaires placés en dedans d'un disque peu développé, libres, comprimés, uniloculaires, uniovulés, 5 styles cylindriques, subulés, à stigmates simples.

Le fruit solitaire, par la chute de toutes les autres fleurs, est une drupe obovoïde ou pyriforme, comprimée, atténuée à la base. L'épicarpe dans les échantillons secs noirâtre, marqué de plis et de rides dans le sens longitudinal. Sarcocarpe épais de 3 à 4 millimètres, sec, brun, lacuneux. Noyau ligneux, de 2 à 4 millimètres d'épaisseur, marqué entièrement de larges et profonds sillons obliques, séparés par des crêtes de la même largeur, à surface interne lisse, douce au toucher, d'un gris jaunâtre, luisant, marbré de nombreuses macules ponctiformes ou linéaires, irrégulières, de couleur plus foncée. Graine à téguments membraneux, minces et fragiles, d'un brun rougeâtre. Amande composée d'un gros embryon. Cotylédons très gros, racines ovoïdes, la partie large étant tournée en haut, la face dorsale fortement convexe, la face ventrale plane ou même concave, longs de 5 à 6 centimètres, larges de 2 1/2, épais de 2 à 3, réunis seulement par une portion très étendue située en haut de la face ventrale où se trouvent la radicule et la gemmule. La substance des cotylédons est dense, de couleur blanchâtre, recouverte d'une couche mince, pulvérulente, qui, lorsqu'on l'enlève par le frottement, laisse à nu une surface d'un brun sale. (G. Planchon, *Journ. de pharm. et de chim.* p. 114, 1881.)

Le Valdivia est originaire de la Colombie et se trouve dans la vallée de Magdalena.

Composition chimique. — Les cotylédons ont été étudiés par Tanret, qui en a extrait un principe cristallisable, la valdivine (*Acad. des Sc.*, 1880, p. 886), représentée par la formule $C^{30}H^{24}O^{20}, 5H^2O$, qui cristallise en prismes hexagonaux terminés par une double pyramide hexagonale. Elle est très peu soluble dans l'eau froide (600 parties à 15), se dissout dans 30 parties d'eau bouillante; les acides et les sels augmentent sa solubilité dans l'eau. A 15° elle se dissout dans 60 parties d'alcool à 70 et dans 190 d'alcool absolu. Elle se dissout abondamment dans le chloroforme et est insoluble dans l'éther. Ses solutions aqueuses sont extrêmement amères et moussent beaucoup par l'agitation. Sa densité = 1.46.

Chauffée elle perd d'abord son eau de cristallisation, puis elle fond à 230° en se colorant. Elle ne se volatilise pas. Elle est neutre. Les solutions aqueuses précipitent par le tanin, l'acétate de plomb ammoniacal, mais ne précipitent ni par l'acétate neutre ni par l'acétate basique de plomb. Les acides sulfurique et azotique la dissolvent sans l'altérer. Elle ne se précipite pas de ces solutions quand on les étend d'eau, mais, quand on les neutralise avec un bicarbonate alcalin elle se dépose en partie si le sel qui s'est formé n'est pas en assez grande quantité pour la tenir en dissolution. La propriété la plus remarquable de la valdivine est la facilité avec laquelle elle est décomposée par les alcalis. En même temps que l'amertume de la valdivine disparaît la liqueur jaunit, puis elle redevient incolore quand on ajoute un acide. La solution qui contient aussi les produits de décomposition de la valdivine réduit la liqueur de Fehling et dévie vers la droite le plan de polarisation. Mais l'auteur n'a pas réussi à la faire fermenter.

Thérapeutique et Physiologie. — Dujardin-Beaumetz et Retrepo (*Acad. des Sciences*, 12-1881, p. 731) ont étudié les propriétés de la valdivine. Elle est toxique au plus haut degré. A la dose de 2 à 4 milligrammes en injections hypodermiques, elle détermine la mort d'un lapin de 2 kilogrammes, et celle d'un chien de taille au-dessus de la moyenne, à la dose de 6 milligrammes. La caractéristique de son action est la lenteur avec laquelle elle se produit; en effet, la mort n'a lieu que de cinq à dix heures après l'injection, même si la dose injectée est plusieurs fois mortelle. Chez les chiens, la valdivine provoque des vomissements violents, presque continus; les lapins ne vomissent pas, mais quatre ou cinq heures après l'injection ils tombent dans une profonde torpeur qui persiste jusqu'à la mort, laquelle survient lentement et n'est pas précédée de convulsions.

Chez l'homme, par la voie stomacale, la valdivine, à la dose de 4 milligrammes, provoque souvent des vomissements au bout d'une demi-heure. Par la voie hypodermique cette action est plus lente et moins constante. Administrée contre les morsures de serpent et contre les inoculations de la rage, la valdivine n'a jamais empêché la terminaison fatale. Cependant Nocard, qui l'a expérimentée à Alfort sur des chiens enragés, à la dose de 4 milligrammes par jour, a observé d'une manière constante la suppression complète des accès. Les animaux soumis à ce traitement restent insensibles à tout ce qui se passe autour d'eux et meurent sans avoir eu de convulsions. A l'autopsie, on constate une congestion beaucoup moins vive des organes génitaux que chez les animaux enragés non traités.

La valdivine ne paraît avoir aucune action sur les fièvres intermittentes. Administrée pendant quelques jours à la dose de 4 milligrammes, dans deux cas elle n'a point modifié l'état fébrile. Même à doses élevées, elle ne produit pas de phénomènes toxiques sur les grenouilles.

Valériane. — Le *Valeriana officinalis* L. (*V. angustifolia* Tausch. — *V. sambucifolia* Mik.), Herbe aux chats, Herbe à Saint-Georges, Herbe à la meurtrie, est une plante herbacée, vivace, de la famille des Valérianacées, à rhizome tronqué, portant de nombreuses racines adventives et émettant des rameaux aériens, annuels, dressés, fistuleux, sillonnés, de 50 centimètres à 1 mètre de hauteur. Feuilles opposées, pétiolées à la base de la tige, sessiles à la partie supérieure, pinnatiséquées, à 15 à 21 segments pubescents ou glabres, entiers ou incisés, dentés. Fleurs petites, blanches ou rosées, odorantes, disposées en cymes composées, corymbiformes, trichotomes. Le calice, en entonnoir très court, est, à la partie supérieure, partagé en un grand nombre de languettes subulées, plumeuses. Corolle irrégu-

lière, tubuleuse, gibbeuse à la base, en avant. Limbe à 5 lobes. 3 étamines connées à la base, libres ensuite. Ovaire libre, à une seule loge uniovulée. Style filiforme, à stigmate triangulaire trifide. Achaine ovale, oblong, comprimé, glabre, de 1 centimètre de diamètre, couronné par l'aigrette plumeuse du calice. Graine sans albumen.

Cette plante se rencontre communément dans les marais, les bois humides de la France, de l'Europe, de l'Asie, du Japon, et est cultivée en Hollande, en Angleterre, aux Etats-Unis d'Amérique. Elle présente des variations considérables suivant les pays, mais on peut en distinguer deux principales : l'une à tige élevée, à feuilles dentées, l'autre plus petite et à feuilles non dentées.

La partie usitée en médecine et qu'on dé-

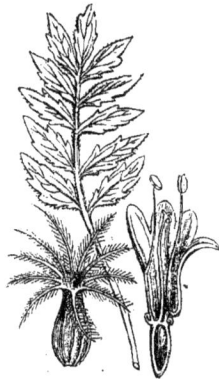

Fig. 985. — *Valeriana officinalis*. Feuille radicale. Fruit entier. Fleur, coupe verticale.

signe sous le nom de racine est formée : 1° d'une partie de la tige portant des restes de feuilles, de l'aisselle desquelles naissent des rameaux souterrains, blanchâtres, horizontaux, et 2° de racines adventives aussi grosses que les rameaux et ramifiées.

Ces parties sont jaunâtres à l'extérieur, blanches à l'intérieur, et leur poudre est d'un gris jaunâtre. Inodores quand elles sont fraîches, elles prennent par la dessiccation une odeur forte, particulière, un peu camphrée, que l'on trouve généralement déplaisante, et qui attire surtout les chats, qui se roulent avec frénésie sur les racines sèches. La saveur, d'abord douceâtre, est ensuite amère et aromatique.

Composition chimique. — La racine de valériane renferme les substances suivantes :

A. Une *huile essentielle* verdâtre, dont l'odeur est celle de la valériane sèche, d'une saveur aromatique, d'une densité de 0,934, devenant jaune et visqueuse au contact de l'air. Sa proportion varie de 0,50 à 2 0/0, et est plus considérable quand la plante a crû sur un terrain sec et pierreux, et surtout, d'après Schoonbroodt, quand elle est fraîche.

Elle est constituée, d'après Bruylants (*Berich. chem. Ges.*, 1878, p. 449), par un terpène, le *valérène* $C^{10}H^{16}$, amidon (25 0/0), de l'*acide valérianique*

5 0/0), et 70 0/0 de carbures oxygénes, cristallisant en partie à 0°, et se résinifiant facilement.

Parmi ces composés, on trouve : 1° le *valérol* $C^9H^{16}O$, que l'on obtient en distillant l'essence dans un courant d'acide carbonique, qui cristallise à 0° en prismes incolores, fusibles à 20°, plus légers que l'eau, un peu solubles dans l'eau, plus solubles dans l'alcool; 2° un composé $C^{10}H^{16}O$ qui, oxydé par l'acide chromique, donne des acides formiques, acétique,

basiques. Les plus connus sont les valérianates de quinine, de zinc, d'atropine, d'ammoniaque.

Le *valérianate d'ammoniaque* $C^5H^9O^2AzH^4$ s'obtient en saturant l'acide valérianique par le gaz ammoniac sec. Il cristallise en prismes onctueux au toucher, inodores quand ils sont secs, mais dégageant, quand ils sont humides, l'odeur de l'acide valérianique. Leur saveur, d'abord sucrée, est ensuite brûlante. Il est très soluble dans l'eau, l'alcool.

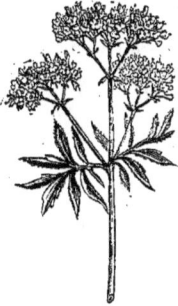

Fig. 986.—*Valeriana officinalis.* Sommet de la tige.

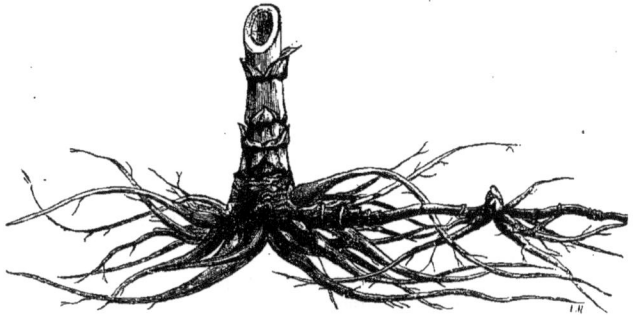

Fig. 987. — Rhizome de Valériane officinale.

valérianique, et, traité par l'acide chlorhydrique, un camphre analogue au bornéol; 3° un camphre cristallin, de la même composition, qui paraît être combiné avec les trois acides précédents sous forme d'éthers car, lorsqu'on distille, ces éthers composés se résolvent en bornéol $C^{10}H^{18}O$ et en acides; 4° une

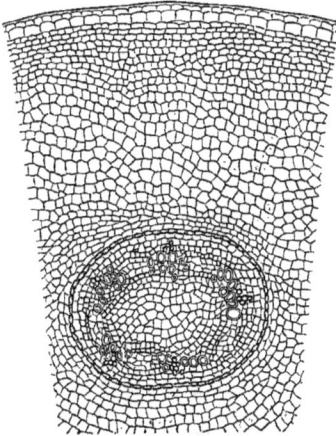

Fig. 988. — *Valeriana officinalis.* Racine. Coupe transversale.

substance verdâtre, passant à 300°, que l'on peut obtenir incolore par rectification. Elle prend une coloration très intense quand on l'agite en présence des acides minéraux concentrés, et devient bleue quand on la distille sur la potasse.

B. La racine de valériane renferme aussi de l'*acide valérianique*, $C^5H^{10}O^2$ ou mieux de l'acide *isovalérianique* ou *isopropylacétique*, que l'on retrouve aussi dans l'angélique et le *viburnum opulus*.

C'est un liquide mobile, incolore, dont l'odeur rappelle celle de la valériane, d'une saveur acide, brûlante, d'une densité de 0,928 à 18°, tachant passagèrement le papier, soluble dans 30 parties d'eau à 12°, et miscible en toutes proportions à l'alcool, l'éther, l'acide acétique. Il dissout le phosphore, le camphre et quelques résines. Cet acide bout à 171-173°. Il est monobasique, et forme des sels neutres, acides et

Quand on le chauffe, il perd de l'ammoniaque. Les acides minéraux mettent en liberté l'acide valérianique.

Valérianate de zinc.— Ce sel, qui s'obtient en dissolvant le zinc dans l'acide valérianique ou en saturant le carbonate de zinc par le même acide, forme des cristaux blancs, brillants, dont l'odeur, quand ils sont humides, est celle de l'acide valérianique, de saveur métallique, désagréable, solubles dans 50 parties d'eau froide, 40 d'eau bouillante, 17,5 d'alcool froid, 16,7 d'alcool bouillant. Ils fondent à 140°¹ puis se décomposent.

C. Le reste de la distillation de la racine contient un résidu, fortement acide, constitué par de l'*acide malique*, une résine, du sucre réducteur.

Thérapeutique. — La Valériane, à doses un peu élevées, provoque la migraine, des vertiges de peu de durée; puis, si on augmente les doses, on observe de la photophobie, des étourdissements. C'est donc un excitant nervin, agissant également sur l'axe cérébro-spinal, dont l'emploi a été et est encore conseillé dans les convulsions dépendant de l'asthénie, les spasmes consécutifs à l'anémie aiguë, celle qui suit, par exemple, les hémorragies abondantes, dans l'hystérie épileptiforme, et surtout pour combattre les troubles qui l'accompagnent. Dans l'épilepsie, elle n'a pas donné des résultats meilleurs que le *Gallium verum* et *mollugo*, la jusquiame, le narcisse des prés, la feuille d'oranger, la pivoine, la belladone tant vantée par Trousseau. Les succès qu'on avait notés s'adressaient surtout à l'hystérie épileptiforme et non à l'épilepsie vraie. Elle est utile dans le diabète insipide, la polyurie, et non dans le diabète sucré, et Trousseau, qui administrait jusqu'à 30 grammes d'extrait par jour, a montré que sous l'influence de ce médicament on voyait diminuer la quantité des urines d'une façon notable.

L'essence présente, à forte dose, comme l'a montré Barrallier, des propriétés stimulantes fort énergiques, en provoquant la céphalalgie, la paresse intellectuelle, musculaire, et des troubles gastriques. Elle s'élimine par les reins et la peau, car les sueurs et l'urine exhalent l'odeur bien prononcée de valériane quand on a fait usage de cette plante.

La teinture éthérée a été préconisée par Guillemin comme supérieure à l'éther dans les crises hystériques, mais Delioux de Savignac et C. Paul n'ont pas obtenu les mêmes succès.

La poudre se donne à la dose de 2 à 20 grammes ; la tisane, par macération (10 de racine pour 1 litre d'eau); l'alcoolé, à celle de 5 à 15 grammes ; la teinture éthérée, à celle de 2 grammes, ou en inhalations contre les accès d'hystérie; l'extrait, à la dose de 2 à 4 grammes et même plus, comme nous l'avons vu ; l'essence, d'après Barrallier, à celle de 6 à 10 gouttes en potion. D'après Gubler, la teinture de Valériane ammoniacale, à la dose de 2 à 4 grammes, serait la préparation la plus énergique.

Quant aux valérianates, ils agissent surtout par leur base, fer, quinine, zinc, ammoniaque, et non par leur acide, qui ne représente que la partie la moins active de la plante. Il vaut donc mieux s'adresser aux bases elles-mêmes sous leur forme habituelle, en leur associant si l'on veut l'extrait de valériane, ou tout autre préparation de la plante.

Du reste, ces combinaisons d'acide valérianique se sont toujours montrées peu actives.

La Valériane des jardins, Grande Valériane (Valeriana Phu L.), présente des propriétés analogues à celles de la Valériane officinale, mais elles sont beaucoup moins prononcées. Son rhizome est peu épais, à direction oblique, et pourvu de racines seulement à la base.

La Petite Valériane, V. des marais, V. aquatique (Valeriana dioica L.), se différencie par ses fleurs dioïques et ses fleurs dimorphes. Elle est commune dans les marais et les bois humides de l'Europe. Elle a, dit-on, les mêmes propriétés que l'espèce officinale. Mais son rhizome doit être moins riche en huile essentielle, le principe actif, que celui de l'espèce qui croît dans les terrains secs.

On cite encore, comme étant employées dans leur pays natal, les espèces suivantes : V. pyrenaica L., tuberosa L., tripteris L., montana L., italica Lamk., asarifolia Dufr., etc.

Le V. celtica L. des Alpes Styriennes est le Nard celtique employé comme aromate par les anciens, ainsi que V. saliunca All. Ces deux espèces entraient autrefois dans la thériaque. L'essence de V. celtica a une odeur qui rappelle plutôt celle de la camomille et du patchouly que celle de la Valériane. Sa densité = 0,967 et elle bout à 250-300°. C'est un parfum très employé et très puissant.

Valeriana Hardwickii Wall.—Cette plante est originaire de l'Asie, où l'on emploie son rhizome, qui a 5 centimètres de longueur sur 6 à 12 millimètres de diamètre. Il est brun foncé, marbré de rayures transversales et couvert de tubercules proéminents, circulaires, auxquels sont parfois attachées encore les radicules. Il est sec. Sa cassure est brun verdâtre. Son odeur est celle de la Valériane officinale, mais plus forte.

Composition chimique. — Ce rhizome a été analysé par J. Linderer (*Dorpat. Pharm. Zeit. Russl.*, 1886), et les résultats ont été comparés à ceux de l'analyse faite par le même auteur de la Valériane officinale.

	Valériana Hardwickii.	Valériana officinalis.
Humidité.	10,46	11,57
Cendres..	4,04	4,31
Matière grasse et résine soluble dans l'éther de pétrole	0,56	0,36
Huile volatile et acide valérique solubles dans la benzine.	1,005	0,90
Acide volatil, soluble dans l'éther	0,335	0,31
Résine et cire solubles dans l'éther	0,56	0,85
Résine soluble dans l'alcool.	1,05	0,975
Tanin.	3,13	1,64
Acides citrique, tartrique et autres	0,335	0,565
Glucose.	6,03	5,32
Autres substances solubles dans l'eau, insolubles dans l'alcool.	14,96	14,39
Mucilage et albumine solubles dans l'eau. . . .	4,16	2,97
Matières albuminoïdes extraites par la soude. .	9,72	7,83
Acide métarabique, phlobaphène et albuminoïdes.	19,10	16,70
Amidon.	14,05	12,87
Cellulose.	10,36	11,65
Lignine et autres composés.	10,015	16,80

Usages. — Les propriétés de cette plante sont les mêmes que celles de la Valériane officinale. C'est un antispasmodique puissant, un stimulant énergique, qui mériterait d'être étudié, à ce double point de vue, car il paraît au moins égal à notre Valériane.

D'après Adams (*Transl. of Paulus Egineta*, III, 264), le Nard syrien des anciens était probablement le rhizome de cette plante. Il est employé dans l'Inde surtout comme parfum plutôt que comme remède.

V. toluccana DC. — Cette plante est inscrite à la pharmacopée mexicaine. Elle croît dans les États de Mexico et de Michoacan. Ses rhizomes renferment une grande quantité d'acide valérianique, et sont employés communément dans le traitement des hépatites et des autres affections du foie.

Vandellia diffusa L. — Plante diffuse,

herbacée, annuelle, pubescente, de la famille des Scrofulariacées, originaire de la Guyane, du Brésil, de l'Ile de France. Feuilles opposées, brièvement pétiolées, largement ovales, serretées au-dessus de leur base. Fleurs axillaires, sessiles. Calice campanulé, à 5 lobes lancéolés, acuminés. Corolle exserte, bilabiée, à base supérieure plus courte. 4 étamines libres, didynames. Ovaire libre, à 2 loges pluriovulées. Capsule oblongue, à 2 valves entières, membraneuses, se séparant du placenta central.

Cette plante est fort estimée à la Guyane, comme antibilieuse, émétique, fébrifuge; on lui accorde une grande valeur dans les fièvres malignes, la dysenterie, surtout dans celles qui sont liées à un état maladif du foie. Les Indiens Arowak l'appellent *Haimarada*, et les créoles hollandais *Bitter blain*. (Lindley, *Fl. méd.*, p. 506.)

Vanille. — La Vanille, *Vanilla claviculata* Sw (*V. planifolia* Andr. — *V. viridiflora* Bl. — *Epidendrum vanilla* L., etc.), est une Orchidacée de la série des Aréthusées, originaire des terres chaudes de l'est du Mexique,

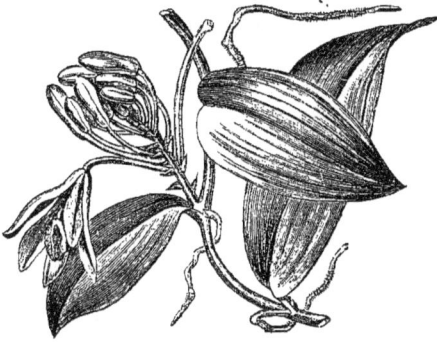

FIG. 980. — Vanille.

de la Colombie, de la Guyane, introduite en Europe à la fin du xviiiᵉ siècle, et cultivée aujourd'hui dans un grand nombre de pays tropicaux. Dans nos serres elle fleurit et fructifie souvent. La tige, qui peut atteindre jusqu'à 30 mètres de longueur sur 1 à 2 centimètres de diamètre, cylindrique, charnue, verte, émet au niveau de ses nœuds des racines adventives à l'aide desquelles elle se pose sur les plantes ou les corps voisins. Feuilles alternes, simples, entières, charnues, atténuées à leur base en une sorte de pétiole court, concave et un peu engainant; elles sont ovales, lancéolées, aiguës, acuminées au sommet, longues de 12 à 15 centimètres sur 3 ou 4 de largeur, d'un beau vert en dessus, un peu plus pâles en dessous, à nervures longitudinales peu visibles.

Fleurs en grappes pauciflores, axillaires de bractées foliacées; elles sont inodores, colorées à peu près uniformément en vert pâle, et longues de 10 centimètres environ. Périgone à 6 sépales subarticulés, allongés, un peu charnus, imbriqués, à peu près égaux entre eux, excepté l'un de ceux du périanthe externe, *le labelle*, qui a la forme d'un cornet à orifice dilaté et frangé, conné à la base de la colonne formée par l'androcée et le style réunis. Il est couvert dans sa partie médiane de petits appendices écailleux découpés en frange sur les bords et recourbés. La colonne ou *gynostème* est longuement stipitée, nue, émarginée au sommet, et porte une seule anthère terminale, biloculaire, s'ouvrant par deux fentes longitudinales. Cette anthère renferme deux masses polliniques, bilobées, cireuses.

Ovaire infère à une seule loge, avec 3 placentas pariétaux portant un grand nombre d'ovules très petits. La surface stigmatique est oblique, concave et visqueuse.

Le fruit est une gousse allongée, de 15 à 20 centimètres de longueur sur 1 centimètre de largeur, étroite, à 3 côtes peu marquées, plus ou moins arquée, charnue, s'ouvrant incomplètement, à partir du sommet, en 2 valves inégales. D'abord vert, ce fruit devient ensuite brun et odorant. Il renferme dans sa cavité unique des graines nombreuses insérées sur 12 lames placentifères qui parcourent la cavité dans toute sa longueur. Des poils fins, unicellulaires, tubuleux, tapissent les trois angles de la cavité et sécrètent une matière inodore qui, après la dessiccation, se trouve répandue dans toute la gousse. Ces poils contiennent aussi des gouttes d'huile.

Les graines, de 1 millimètre et demi environ, sont ovoïdes, lenticulaires, à téguments épais, noirâtres, réticulés; une masse parenchymateuse intérieure représente l'embryon.

Fécondation. — La disposition spéciale des organes reproducteurs des Vanilles rend leur fécondation naturelle assez difficile. En effet, le labelle recouvrant complètement l'organe femelle, et l'anthère reposant sur la valve du stigmate, il est évident que, malgré la déhiscence de l'anthère, l'ouverture stigmatique qui livre passage au pollen est close par le labelle et que, par suite, la fécondation spontanée doit être l'exception. Elle ne peut être produite que par les insectes, et elle est si rare qu'au Mexique, à la Guyane et partout où la Vanille est abandonnée à elle-même, on a observé qu'une longueur de tige de 50 centimètres à 1 mètre ne portait le plus souvent qu'une gousse, et cependant le nombre des fleurs dépasse souvent 40.

Ce fut Morren qui, en 1837 (*Ann. of nat. history*, 1839, III, 1), montra que la fécondation pouvait être l'œuvre de l'homme; mais cette observation avait déjà été faite, en 1817, à l'île de la Réunion, par un noir, nommé Edmond, lequel avait indiqué qu'il suffisait d'écarter le labelle et de mettre ainsi l'anthère en contact direct avec le stigmate.

On peut obtenir d'une même plante un grand nombre de gousses, mais, dans ce cas, elles périssent avant d'atteindre leur maturité complète. On a coutume de fertiliser seulement les fleurs dont le pédoncule est charnu et bien développé. Les gousses les plus belles proviennent des premières fleurs, mais les meilleures sont fournies par celles qui s'ouvrent les dernières. Une touffe ne doit pas donner plus de 5 ou 6 gousses.

On s'aperçoit que l'ovaire a été fécondé quand la fleur persiste et sèche à l'extrémité du fruit. Une fois ce résultat obtenu, le reste de la touffe avec ses bourgeons doit être supprimé.

Récolte. — La fleur fécondée se flétrit et tombe après quelques jours, laissant le gynostème attaché au fruit qui continue à croître pendant un mois, mais qu'on doit laisser sur sa tige au moins pendant six mois. On s'aperçoit qu'il est mûr quand, pressé entre les doigts, il fait entendre un bruissement, car la teinte verte ou jaune verdâtre n'est pas un caractère suffisant de maturité.

L'odeur de la Vanille ne préexiste pas même dans le fruit mûr et ne se développe que sous l'influence de la fermentation. Les gousses sont, après leur récolte, traitées de diverses manières.

A la Guyane, elles sont placées dans les cendres et abandonnées jusqu'à ce qu'elles se rident. Elles sont ensuite essuyées, frottées d'huile d'olive, et, après avoir lié la partie inférieure pour éviter qu'elles ne s'ouvrent, on les fait sécher à l'air libre.

Au Pérou, elles sont plongées dans l'eau bouillante, leur extrémité inférieure étant liée, et on les fait sécher à l'air pendant vingt jours. On les enduit ensuite d'huile de ricin pour leur donner de la souplesse et on les assemble en paquets.

Au Mexique, elles sont entassées sous un hangar qui les garantit du soleil et de la pluie, puis on les fait suer. Pour cela, si la saison est chaude et belle, on étend chaque jour les gousses sur une couverture de laine qu'on expose directement au soleil. Dans l'après-midi, on les roule dans la couverture, tout en les laissant exposées au soleil. Dans la soirée, on les enferme dans des boîtes bien closes, de façon qu'elles suent toute la nuit. Le jour suivant, on les remet au soleil. Les gousses prennent alors une teinte de café grillé, d'autant plus prononcée qu'elles ont sué davantage.

Quand la saison est pluvieuse, on réunit les gousses en petits paquets dont on forme de petites balles que l'on enveloppe dans une couverture de laine, puis dans des feuilles de bananiers, et le tout enserré dans une natte est soigneusement ficelé et arrosé d'eau.

Les balles qui renferment les plus belles gousses sont mises dans un four chauffé à 60°. Quand la température est tombée à 45°,

on introduit les gousses plus petites et on ferme le four. Après vingt-quatre heures, on enlève ces dernières, et après trente-six heures les premières.

La Vanille a sué et pris une teinte marron. On commence ensuite l'opération si délicate de la dessiccation.

Les gousses sont étendues sur une natte et exposées chaque jour au soleil pendant deux mois. On achève la dessiccation à l'ombre, puis on met les gousses en petits paquets.

A la Réunion, les gousses assorties suivant leurs longueurs sont placées dans l'eau à 90°, les plus longues pendant vingt secondes, les moyennes pendant vingt-cinq secondes et les plus petites pendant une minute.

On les enroule dans une couverture de laine et on les expose au soleil jusqu'à ce qu'elles aient pris une teinte marron, c'est-à-dire pendant six à huit jours. Puis on les fait sécher sous des hangars couverts de zinc et formant ainsi une sorte d'étuve à air chaud.

Cette dessiccation demande à peu près un mois, pendant lequel on retourne fréquemment les gousses. On s'aperçoit qu'elles sont en bon état quand elles peuvent être tordues autour des doigts sans craquer. On passe ensuite chaque gousse entre les doigts en répétant souvent cette manipulation pour faire sortir la matière grasse qu'elle renferme et qui lui communique le lustre et la souplesse que l'on recherche.

Les gousses de même longueur sont ensuite liées en paquets.

Dans le commerce, on connaît trois sortes de Vanilles déterminées par la taille.

Vanilles fines. — Gousses de 20 à 30 centimètres de longueur, presque noires, onctueuses, luisantes et recouvertes d'une efflorescence blanchâtre.

Vanilles ligneuses. — Gousses de 15 à 20 centimètres, de couleur plus claire, plus ou moins tachetées de gris et non luisantes.

Vanillons. — Il en existe de deux sortes : les uns provenant de gousses petites, mais mûres, qui sont excellents et bien givrés; les autres cueillis non mûrs, avortés et dont le léger parfum est dû au contact des gousses plus parfumées.

Composition chimique. — La Vanille renferme, en moyenne, 11.8 de matières grasses et cireuses, 4.00 de résino, 16.5 de sucre et de gomme, de l'acide vanillique et une substance particulière qui existe à l'état cristallin dans l'intérieur du fruit et à sa surface, ou dissoute dans le liquide huileux qui entoure les graines.

Cette substance était regardée autrefois comme de l'acide benzoïque ou de l'acide cinnamique. C'est Gobley qui démontra sa nature spéciale et l'appela *vanilline*. Elle fut étudiée plus tard par Carter, Tiemann et Haarmann. On lui assigne pour formule C⁸H⁸O³ et on la considère comme l'*éther méthylique de l'aldéhyde protocatéchique*. La vanilline constitue presque entièrement ces cristaux blancs qui recouvrent les gousses et auxquels on a donné le nom de *givre de vanille*.

La vanilline pure est solide, incolore ou légèrement jaunâtre, en cristaux aciculaires dont l'odeur faible à froid s'exalte par la chaleur. L'eau à 15° en dissout 1.2 0/0. Elle est très soluble dans l'eau bouillante, l'alcool, l'éther, le chloroforme, le sulfure de carbone, les huiles grasses, les essences. Elle fond à 80° et se volatilise sans décomposition dans un tube fermé.

Les solutions aqueuses bleuissent en présence des persels de fer. Avec l'acide sulfurique renfermant des traces d'acide nitrique, elle prend une coloration écarlate.

Abandonnée à l'air, elle se convertit partiellement en acide vanillique.

Elle forme avec le bisulfite de sodium la combinaison ordinaire des aldéhydes.

Projetée dans la potasse fondue, elle donne de l'acide protocatéchique.

On obtient des différentes sortes de Vanille des proportions de vanilline variant de 1.5 à 2.5 0/0. C'est la Vanille du Mexique qui en contient le moins, et cependant c'est la sorte la plus estimée. Les Vanilles de Bourbon et de Java en renferment une plus grande proportion, mais elle est mélangée d'acide vanillique, de matières grasses, de résine, qui masquent son odeur.

La vanilline s'obtient aujourd'hui artificiellement par différents procédés.

1° Tiemann et Haarmann partent de la *coniférine* $C^{16}H^{22}O^8$ extraite de la sève de diverses espèces de conifères.

La coniférine se dédouble, en présence de l'eau et de l'émulsion, à la température de 25 à 30°, en glucose et en alcool *coniférylique* $C^{10}H^{12}O^3$. En oxydant soit cet alcool, soit directement la coniférine par l'acide sulfurique et le bichromate de potasse, on obtient la vanilline.

2° De Lair chauffe l'eugénol en présence de l'acide acétique, délaye la masse dans l'eau et additionne la liqueur chauffée doucement d'une solution saturée de permanganate de potasse. Après filtration qui sépare l'hydrate de manganèse, on sature légèrement le liquide par la soude et on évapore en partie. La liqueur refroidie et acidifiée par l'acide sulfurique est agitée en présence de l'éther qui dissout la vanilline et l'abandonne par évaporation.

3° On l'obtient aussi en traitant le principe actif de l'avoine par *acénine* par les oxydants.

La vanilline se retrouve dans les sucres bruts retirés de la canne à sucre ou cassonades d'où on peut l'extraire en les dissolvant dans le moins d'eau possible, agitant avec de l'éther qu'on décante et qu'on distille. L'extrait obtenu est traité par le bisulfite de sodium qui se combine à la vanilline, et le produit est décomposé par l'acide sulfurique.

Falsification. — La Vanille étant d'un prix élevé est soumise à un grand nombre de falsifications.

Le givre étant généralement regardé comme l'indice des qualités supérieures, on l'imite en recouvrant les gousses de qualité inférieure ou épuisées d'acide benzoïque en petits cristaux. En regardant à la loupe, on voit que les cristaux d'acide benzoïque sont larges et parallèles à la surface de la gousse, tandis que les cristaux de vanilline sont petits, aciculaires et perpendiculaires à la surface, ce qui se comprend, puisqu'ils exsudent à travers le tissu cellulaire de la gousse. Le plus communément, on épuise les gousses par l'alcool et on les enduit de baume du Pérou. Mais l'odeur toute différente de ce produit permet de déceler la fraude.

Enfin les Vanilles épuisées sont généralement dépourvues de *crosse*, c'est-à-dire du pédoncule du fruit qui, étant ligneux, devient cassant. On peut, du reste, doser la vanilline.

Usages. — On connaît trop les usages de la Vanille dans l'économie domestique pour que nous les citions ici. En thérapeutique, c'est un stimulant aromatique que l'on emploie fort souvent à cause de son odeur agréable. On la regarde aussi comme aphrodisiaque.

La vanilline présente, d'après les travaux de Roulliès et Grasset, des propriétés analogues à celles de la strychnine, dont elle est un diminutif, car elle n'agit pas sur les animaux supérieurs. Elle jouit au plus haut degré des propriétés stimulantes de la Vanille, mais il importe de remarquer que la vanilline artificielle, tout en possédant l'odeur du principe naturel, est moins estimée par les parfumeurs ou les pâtissiers, qui prétendent qu'elle est moins puissante que la Vanille naturelle ou la Vanille elle-même. Elle est cependant aujourd'hui fort employée.

On a constaté dans ces derniers temps de véritables intoxications dues à l'ingestion de glaces à la Vanille, se rapprochant des symptômes cholériformes, mais toutefois sans issue funeste. Layet, de Bordeaux, a observé, chez les ouvriers employés au triage des Vanilles, le *vanillisme*, caractérisé par des éruptions cutanées fort tenaces et par des phénomènes nerveux.

INDUSTRIE. — *Huile de Vanille par les alcools.*

Vanille du Mexique. . . . 20 grammes.
Alcool à 85°. . . . . 4 litres.
Sucre. 5ᵏᵍ,500
Eau ordinaire. 2ˡⁱᵗ,200

On pile la Vanille avec 500 grammes de sucre. On fait au bain-marie un sirop avec le reste du sucre. On ajoute à chaud l'alcool puis le sucre vanillé. On mélange et on maintient le tout à 50° pendant 4 à 5 heures. On laisse refroidir. On colore en rouge par la cochenille et on filtre.

Ratafia de vanille.

DÉSIGNATION	HUILE ordinaire.	HUILE double.	HUILE demi-fine.	HUILE fine.
Alcoolature de Vanille.....	0ˡⁱᵗ,10	0ˡⁱᵗ,20	0ˡⁱᵗ,40	0ˡⁱᵗ,80
Alcool à 85°..	2 40	4 80	2 40	2 40
Sucre........	1ᵏᵍ,250	2ᵏᵍ,500	4ᵏᵍ,375	4ᵏᵍ,375
Eau..........	6ˡⁱᵗ,600	3ˡⁱᵗ,300	5ˡⁱᵗ,500	3ˡⁱᵗ,900

On colore en rouge à la cochenille ou à l'orseille.

Huile de Vanille surfine.

Essence de Vanille. . . 4 grammes.
Baume du Pérou . . . . 5 centigrammes.
Alcool à 85°. . . . . . . 4 litres.
Sucre. 5ᵏᵍ,500
Eau. 2ˡⁱᵗ,60

Pour 10 litres et par simple mélange.

Varennea polystachia DC. (*Viborgia polystachya* Ort.). — Cette plante, de la famille des Légumineuses papilionacées, série des Genistées, croît au Mexique, où elle porte le nom de *Taray de Mexico*, et se rencontre dans les ravins de Mochitiltic, près de Puebla, etc.

Le bois se trouve dans le commerce en pièces de dimensions variables. L'écorce est fissurée, d'un brun rougeâtre; le bois est jaunâtre avec une teinte brunâtre. La saveur est douceâtre, et astringente quand la drogue est récente et devient simplement astringente quand elle est sèche.

L'infusion est employée dans les épizooties qui frappent les poulaillers. Sa décoction est usitée dans les maladies inflammatoires des reins et de la vessie.

On substitue souvent à ce bois celui de l'*Eysenhartia amorphoïdes,* de la même famille, qui s'en distingue par sa couleur blanche.

Cette plante laisse exsuder spontanément une matière qui se trouve en petits fragments agglutinés, opaques à la surface, à cassure vitreuse, luisante, de couleur brun rougeâtre, rappelant celle du kino. D'après Oliva, elle renferme du tanin associé à une petite quantité de matière colorante et d'impuretés.

Cette substance présente les mêmes propriétés que le tanin et peut être substituée avec avantage au kino.

Cette plante est inscrite à la pharmacopée mexicaine.

Vératre blanc. — Le *Veratrum album* L. (*V. lobelianum* Bernh. — *V. californicum* Dur.), Hellébore blanc, de la famille des Liliacées, série des Vératrées, est une grande plante herbacée, vivace, à rhizome horizontal, oblong, à rameaux aériens de 1 mètre à 1m,50 de hauteur, lisses ou légèrement duvetés, non rameux. Feuilles rapprochées, étalées, ovales aiguës, un peu mousses au sommet, à gaines entières embrassant la tige, et parcourues par de nombreuses nervures longitudinales. Elles deviennent d'autant plus étroites qu'elles s'élèvent davantage sur la tige, et forment enfin des bractées. Fleurs polygames, plus nombreuses, disposées en panicule terminale, pubescentes, brièvement pédicellées, et accompagnées chacune d'une bractée courte, ovale, aiguë. Elles sont colorées en blanc jaunâtre dans une variété et en blanc verdâtre dans une autre, ou même en vert dans le *V. lobelianum*. Périanthe à 6 folioles persistantes, étalées, ovales aiguës ou obtuses, parfois à bords un peu denticulés. 6 étamines connées à la base du périanthe et plus courtes que lui, à filets filiformes récurvés, à anthères basifixes, extrorses, à 2 loges confluentes et s'ouvrant par une fente commune. Ovaire sessile, libre, à 3 loges renfermant chacune

des ovules nombreux disposés sur deux rangées verticales. 3 styles courts, divariqués, à stigmates réniformes. Le fruit, de 2 à 3 centimètres de longueur, est une capsule oblongue, chartacée, brune, triloculaire, se séparant en 3 carpelles qui s'ouvrent par une fente longitudinale au niveau de leur bord ventral. Les graines, entourées d'une aile irrégulière, sont oblongues, compri-

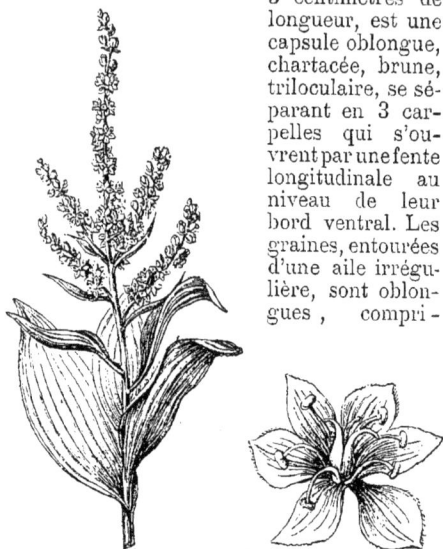

FIG. 990. — *Veratrum album.*   FIG. 991. — *V. album.* Fleur.

mées, d'un brun pâle, à albumen charnu.

Cette plante croît dans les prairies humides des montagnes de l'Europe centrale et méridionale. En Russie, c'est surtout la variété lobelianum, et en Amérique la variété *californicum*, qui représentent l'espèce. On la retrouve aussi dans le nord de la Chine et du Japon.

La partie employée est le rhizome, qui a la forme d'un cône tronqué charnu, cylindrique, de 8 à 12 centimètres de longueur sur 2 à 3 centimètres de largeur, accompagné de longues racines flexibles, jaunâtres en dehors, blanchâtres en dedans. A l'état sec, il est à peu près conique, noirâtre et ridé en dehors, blanc en dedans. Frais, son odeur est alliacée, sa saveur est douceâtre, un peu amère, et laisse sur la langue une sensation d'engourdissement. Sa poudre est fortement sternutatoire.

Composition chimique. — Pelletier et Caventou découvrirent dans ce rhizome un alcaloïde qu'ils identifièrent à la vératrine que Meissner avait signalée dans les graines de cévadille. D'après les observations de Draggendorff, la vératrine ne se retrouverait ni dans le *V. album*, ni dans l'espèce suivante. (*Beit. zur Gericht chemie,* St Petersburg, 1872, 85.)

En 1837, Simon (*Annal. der Chem. u. Pharm.*, t. XXIV, p. 214) signala dans ce rhizome la présence d'un alcaloïde particulier, la *jervine* $C^{26}H^{37}AzO^3$, que Mitchell, en 1874, retira également du *V. viride.*

Wright et P. Luff (*Chemic. Society*, 15 mai 1879) ont examiné les alcaloïdes extraits de 12 kilogrammes de rhizome séché. Ils épuisent le rhizome par l'alcool acidulé d'acide tartrique (1 pour 200 de racine), reprennent l'extrait évaporé à sec par l'eau, qui ne dissout pas les résines. Cette solution, additionnée de potasse, est épuisée par l'éther.

Il reste un précipité insoluble qui paraît consister en un alcaloïde, non décrit jusqu'alors, auquel les auteurs ont donné le nom de *pseudojervine* $C^{29}H^{43}AzO^7$.

Les solutions éthérées renferment, outre de petites quantités de pseudojervine, plusieurs autres alcaloïdes que l'on peut séparer en agitant la solution éthérée avec une solution aqueuse d'acide tartrique, et traitant les tartrates formés par la soude et une petite quantité d'éther.

Le résidu insoluble contient la pseudojervine, un alcaloïde amorphe qu'ils nomment *vératralbine* et la jervine.

En laissant évaporer spontanément la solution éthérée, il se dépose de la jervine mélangée d'une autre base qui ressemble un peu à la pseudojervine, la *rubijervine*.

La liqueur mère éthérée, évaporée à sec, laisse une sorte de vernis constitué surtout par la *vératralbine* et par une petite quantité d'une autre base, la *cévadine*, donnant par saponification de l'acide vératrique. Ce mélange est un puissant sternutatoire, propriété qu'il perd quand on le fait bouillir en présence de l'alcool. Les auteurs attribuent cette action à une petite quantité de vératrine. Ces alcaloïdes se distinguent entre eux de la façon suivante :

La *pseudojervine* est d'un blanc de neige et cristallisé à l'état anhydre de l'alcool. Elle fond à 299°, et donne avec l'acide sulfurique une solution jaune passant peu à peu au vert. Son sulfate est assez soluble dans l'eau.

La *jervine* cristallise avec deux molécules d'eau, fond à 239°, forme un sulfate complètement insoluble dans l'eau froide ou chaude. Avec l'acide sulfurique, elle donne la même coloration que la pseudojervine.

La *rubijervine* $C^{26}H^{43}AzO^2$ est anhydre et fond à 237°. Son sulfate est très soluble. Avec l'acide sulfurique, elle donne une coloration rouge.

La *vératralbine* $C^{18}H^{45}AzO^3$ donne avec l'acide sulfurique une coloration rouge ressemblant à celle que produisent la vératrine et la cévadine, dont la formule est $C^{32}H^{49}AzO^9$.

Le vératre blanc renferme, d'après les auteurs, par kilogramme :

Jervine.	1,30
Pseudojervine.	0,40
Rubijervine.	0,25
Vératralbine	2,20
	4,15

2° *Veratrum viride* Sol. (*V. parviflorum* Bong, *V. Eschscholtzii* Gr.). — C'est l'*Hellébore blanc* d'Amérique, l'*Indian Poke* des Etats-Unis.

Cette plante ne diffère que fort peu de l'espèce précédente. Ses feuilles sont un peu plus étroites, ses fleurs sont vertes, à segments obovales lancéolés, plus foncés à la base.

Elle est originaire de l'Amérique du Nord, surtout du Canada et des parties nord des Etats-Unis.

Son rhizome, seule partie employée, est décrit de la façon suivante dans la pharmacopée des Etats-Unis, où elle est officinale :

« Rhizome obconique, simple ou divisé, extérieurement d'un gris noirâtre, intérieurement blanc grisâtre, de 5 à 8 centimètres de longueur, de 4 à 5 centimètres d'épaisseur, à racines nombreuses, d'un brun jaunâtre, de 10 à 15 centimètres de longueur sur 2 millimètres d'épaisseur. Ce rhizome est inodore, mais sa poudre est fortement sternutatoire. Saveur amère et âcre. »

Dans le commerce, d'après Flückiger et Hanbury, on en trouve trois variétés :

1° Le rhizome portant encore ses racines, ordinairement coupé en quartiers dans sa longueur, quelquefois transversalement, couvert de nombreuses racines brun pâle, et munies au niveau de leurs extrémités de radicules fibreuses, grêles ;

2° Le rhizome et les racines comprimées en masses solides, rectangulaires, de 25 millimètres d'épaisseur ;

3° Le rhizome seul, coupé transversalement en tranches et sec. Il se présente en disques blanchâtres, chamois ou brunâtres, de 15 à 25 millimètres de diamètre ou davantage, très ridés et contournés après la dessiccation.

Composition chimique. — Wright a trouvé dans ce rhizome les mêmes alcaloïdes que dans l'espèce précédente, mais dans des proportions un peu différentes. Pour 1 kilogramme :

Jervine.	0,20
Pseudojervine.	0,15
Rubijervine.	0,02
Vératralbine	Traces.
Vératrine.	0,004
Cévadine	0,43
	0,80

La jervine et la pseudojervine sont identiques à ces constituants du *V. album*.

La cévadine donne, par la saponification, de l'acide cévadique et des traces d'acide vératrique.

Dans la même espèce, provenant du nord de la Caroline, Bullock (*Amer. journ. of pharm.*, juillet 1879) a trouvé, en employant un procédé un peu différent, 6gr,612 d'alcaloïdes totaux.

Thérapeutique. — Le Vératre blanc exerce sur la pituitaire une action irritante très énergique, ainsi du reste que sur les autres muqueuses et la peau. Quand on l'ingère, il augmente les secrétions salivaires, urinaires, des muqueuses, la transpiration cutanée, et détermine dans l'estomac une sensation de chaleur. A doses plus fortes surviennent les vomissements, les selles nombreuses, suivis bientôt des accidents cholériformes caractéristiques des empoisonnements par les narcotico-âcres. Parfois on remarque un ralentissement considérable du pouls, qui de 130 pulsations peut tomber à 40 et même à 35. Ce ralentissement est proportionnel à l'intensité des troubles gastro-intestinaux et se produit dès que ceux-ci se montrent (Labbée). C'est donc un émeto-cathartique, un contro-stimulant, un sialagogue et un sédatif de la sensibilité.

On a employé le Vératre blanc comme sternutatoire, émétique, purgatif, antispasmodique, dans la goutte, les maladies de la peau, les affections du système nerveux, la congestion cérébrale. On s'en servait aussi pour détruire les poux, usage qui peut être suivi d'inconvénients graves si la surface cutanée est excoriée.

On administre la poudre du rhizome à la

dose de 5 à 10 centigrammes, quand on ne veut produire que des effets éloignés, et des doses triples ou quadruples, si l'on veut provoquer des vomissements immédiats et la superpurgation.

On emploie aujourd'hui plus souvent le *V. viride*, qui présente du reste les mêmes propriétés. Les praticiens américains se servent de l'extrait fluide à la dose de 1 à 3 gouttes, ou de la teinture, à la dose de 3 à 6 gouttes, données toutes les heures ou toutes les deux heures, en ayant soin de surveiller l'action du médicament et de le suspendre dès que les nausées apparaissent. Ils l'emploient surtout dans le premier stade de la pneumonie franche, dans toutes les maladies où il faut combattre l'excitation sthénique artérielle, excepté toutefois dans la gastrite ou la péritonite. Dans les maladies cardiaques chroniques, c'est, d'après eux, un médicament qui peut remplacer la digitale lorsque celle-ci est contre-indiquée, c'est-à-dire lorsque l'hypertrophie est trop considérable.

Le *V. nigrum* L. est une espèce européenne dont les fleurs ont une couleur de pourpre foncé. Son rhizome, plus petit que celui du *V. album*, est, paraît-il, moins actif.

Le *V. frigidum* Schlchtl. (*Helonias frigida* Lindley) du Mexique jouit des mêmes propriétés que le *V. album*. On ne l'emploie qu'en Amérique.

Verbena tryphilla L'Hérit. (*Lippia citrio-*

Fig. 992. — *Verbena officinalis.*

dora K.). — La Citronnelle, Verveine odorante, est un arbrisseau de la famille des

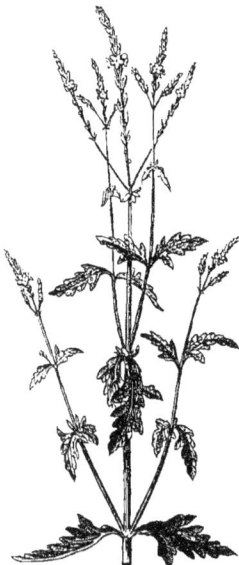

Verbénacées, originaire du Chili, et que l'on cultive chez nous dans les orangeries. Sa tige, de 1m,50 à 2 mètres, est dressée, à rameaux verticillés, ternés ou quaternés, étalés et rudes. Feuilles ternées, lancéolées, aiguës, rudes, glabres, entières ou un peu dentées. Fleurs petites, d'un violet tendre, en panicules terminales. Calice pubescent,

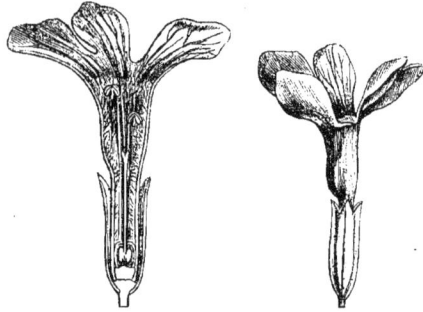

FIG. 993. — *Verbena officinalis.* Fleur. Coupe longitudinale.

FIG. 994. — *Verbena officinalis.* Fleur.

à 5 lobes arrondis. Corolle gamopétale, à 5 lobes courts, égaux. 4 étamines didynames. Ovaire libre, à 2 demi-loges uniovulées. Style simple, à stigmate obtus. 2 achaines.

Les feuilles de la Verveine-Citronnelle exhalent, quand on les froisse, une odeur de citron fort agréable. Leur saveur est amère, piquante et aromatique. La plante entière est excitante, antispasmodique, stomachique, et s'emploie en infusion théiforme (5 à 10 grammes pour 1 litre d'eau) comme sudorifique.

La *V. officinalis* L., Verveine officinale, Herbe aux sorcières, se distingue par les 4 demi-loges de son ovaire, son fruit sec, strié longitudinalement, se séparant en 2 ou 4 segments.

Malgré toutes les fables dont elle a fait le sujet, ce n'est qu'une plante amère, légèrement tonique et aromatique, qui n'est plus employée.

Vernonia nigritiana Oliv. et Hiern. — Cette plante, qui appartient à la famille des Composées, série des Vernoniées, croît dans l'Afrique tropicale, sur les bords du Niger, en Sénégambie, où elle est connue sous le nom de *Batjentjor*. Sa tige est dressée, haute de 30 à 70 centimètres, simple ou ramifiée, raboteuse. Feuilles alternes, oblongues ou elliptiques, un peu coriaces, rugueuses sur les deux faces, acuminées, à base cunéiforme, longues de 7 à 15 centimètres sur 2 à 7 centimètres de largeur. Pétiole court.

Capitules de 3 à 7 centimètres de diamètre, multiflores, disposés en corymbe, rarement solitaires. Involucre à écailles lâches, linéaires, rugueuses, en verticilles nombreux.

48

Réceptacle étroit, aréolé, glabre. Achaine à 10 nervures, portant des poils serrés avec des soies dressées. Aigrette plurisériée, rugueuse, persistante, rouge brun, rigide. Les soies extérieures sont courtes, les intérieures de plus en plus longues.

Cette plante a été signalée par le Dʳ Corre (*Résumé de la mat. méd. et tox. colon.*). La partie employée par les noirs est la racine, qui est fasciculée. Chaque faisceau est long de 20 à 30 centimètres, grêle, de quelques millimètres de diamètre, cylindrique, droit ou flexueux, d'un brun jaunâtre ou grisâtre, parcouru de rides longitudinales, présentant souvent, en outre, dans le sens transversal, des divisions circulaires qui pénètrent jusqu'au meditullium central filamenteux, fibreux, jaunâtre. Odeur nulle. Saveur un peu nauséeuse.

La souche, noueuse, inégale, présente au collet une houppe de poils soyeux, serrés, grisâtres, qui est caractéristique de la racine du Batjijor.

L'identification de cette racine a été faite par M. Sambuc, pharmacien de la marine. (*Contrib. à l'étude de la flore et de la matière médicale de la Sénégambie*. Thèse, p. 65 et suiv.)

Composition chimique. — Ed. Heckel et Schalgdenhauffen ont étudié la composition de cette racine (*Compt. rend.*, CVI, 14 mai 1888, p. 1446, etc.), et en ont retiré un glucoside, la *vernonine* $C^{10}H^{14}O^7$, sous forme d'une poudre blanche, un peu hygroscopique, très peu soluble dans l'éther et le chloroforme, qui, par évaporation, laissent un dépôt d'aspect résineux, inodore, dont le caractère le plus saillant est la coloration brune qu'il prend au contact de l'acide sulfurique, coloration qui passe au violet pourpre et s'y maintient plusieurs heures. La vernonine se dédouble en glucose et en un produit résineux $C^4H^{10}O^3$, présentant, en présence de l'acide sulfurique, la réaction citée plus haut.

Thérapeutique. — L'extrait alcoolique en solution aqueuse, à la dose de quelques centigrammes, paralyse, chez la grenouille, le membre siège de l'injection. Avec une dose plus forte, le cœur cesse de battre. 2 centigrammes font naître des troubles cardiaques passagers, 4 centigrammes diminuent les battements du cœur; puis, au bout de 45 minutes, le cœur s'arrête, la grenouille succombe 8 heures après. 9 centigrammes provoquent les mêmes phénomènes, mais la mort survient au bout de 3 heures. Les expériences faites sur les pigeons donnent les mêmes résultats.

C'est la première plante de la famille des Composées qui renferme un principe analogue à la digitaline, à l'intensité d'action près, car la toxicité de la vernonine est 80 fois moins accusée que celle de la digitaline. Cette racine ne renferme pas d'émétine. Elle est employée comme fébrifuge, sous forme de macération, dont la saveur un peu nauséeuse peut expliquer les propriétés émétiques que Corre lui a attribuées.

2° *Vernonia anthelmintica* W. (*Conyza anthelmintica* L. — *Baccharoides anthelmintica* Mœnch.) est une plante très commune dans toute l'Inde.

Les achaines qui sont les parties employées ont à peu près 3 millimètres de longueur, couleur brun foncé, couverts de poils blanchâtres épars. Ils sont cylindriques, rétrécis à la base, marqués d'environ 10 côtes longitudinales plus pâles, et couronnés par un cercle d'écailles courtes et brunes. Leur saveur est nauséeuse et amère.

Ces graines jouissent auprès des indigènes d'une grande réputation comme anthelmintiques. Elles s'adressent surtout aux ascarides lombricoïdes, qu'elles expulsent morts, ce qui prouve qu'elles ont une action spécifique sur ces entozoaires.

La dose ordinaire des graines écrasées, d'après la pharmacopée de l'Inde, est d'environ 6 grammes, administrés dans du miel. On la donne en deux fois, à quelques heures d'intervalle, et on administre ensuite un purgatif.

Œ. Ross regarde l'infusion (60 centigrammes à 2 grammes) comme un excellent anthelmintique contre les ascarides. Dans le Travancore, les achaines écrasés, mis en pâte avec du suc de citron, sont employés communément pour détruire les poux.

Gibson les regarde comme toniques et stomachiques à la dose de 1 gramme à 1ᵍʳ,50. On leur a attribué aussi des propriétés diurétiques. (*Pharm. of India*, p. 126.)

V. cinerea de l'Inde est employé par les Hindous sous forme de décoction pour provoquer la transpiration dans les affections fébriles. Parmi les autres espèces, nous citerons les suivantes comme présentant certaines propriétés thérapeutiques. Le *V. squarrosa* Lour., de la Cochinchine et de l'Asie tropicale, est regardé comme emménagogue; le *V. Rheedii* Roxb., comme diaphorétique et stomachique; le *V. chinensis*, comme tonique et antidiarrhéique; le *V. linifolia* Bl., comme aromatique tonique. Les *V. prœalta* W. et *altissima* Nutt. sont regardés aux Etats-Unis comme alexipharmaques. Au Brésil, les *V. odoratissima* K. et *scabra* Pers. et aux Antilles le *V. arborescens* Siv. servent à préparer des infusions stimulantes et digestives, le *V. leptophylla* des Moluques est employé par les indigènes, mélangé au suc du *Pinanga*, pour faire des boissons toniques, pectorales et même, dit-on, aphrodisiaques. (H. Baillon, *Hist. des Pl.*, t. VIII, p. 296.)

Veronica virginica L. (*Leptandra virginica* Nutt. — *Pœderata virginica* Walp.). — Cette plante herbacée, vivace, qui croît au Canada, dans le nord des Etats-Unis, appartient à la famille des Scrofulariacées, série des Digitalées. Sa tige, qui peut atteindre 2 mètres de hauteur, porte des feuilles opposées, verticillées par 4 ou 8, lancéolées, serretées. Fleurs petites, d'un blanc veiné de rose, disposées en longues grappes terminales de 12 à 15 centimètres de longueur. Calice à 4 segments acuminés. Corolle longue, tubuleuse, à 4 lobes inégaux. 2 étamines longues, exsertes, libres. Ovaire libre, à 2 loges multiovulées. Style simple. Stigmate bilobé. Capsule de la grosseur d'un grain de millet,

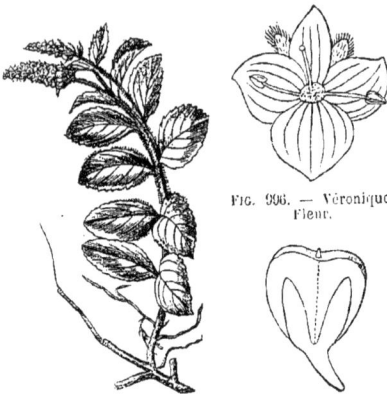

FIG. 906. — Véronique Fleur.

FIG. 905. — *Veronica officinalis*. Rameau.

FIG. 907. — Véronique. Fruit.

ovale, acuminée, loculicide, à 2 loges s'ouvrant au sommet.

Une variété, à fleurs pourprées, a été désignée par Rafinesque sous le nom de *V. purpurea*.

Le rhizome, qui est inscrit à la pharmacopée des Etats-Unis, est long de 10 à 15 centimètres, de 6 millimètres d'épaisseur, rameux, d'un brun noirâtre foncé, sec, à cassure ligneuse. L'écorce est hérissée, noirâtre, sèche ; le bois est jaunâtre, à moelle grande, pourprée. Racines minces, fragiles. Odeur nulle. Saveur amère et un peu âcre.

Composition chimique. — L'étude chimique de ce rhizome est encore incomplète.

E. S. Wayne avait signalé la présence d'une huile volatile, de tanin, de gomme, de résine et d'un principe cristallin particulier, auquel il donna le nom de *leptandrine* et que Mayer regardait comme un glucoside. Cette substance présente la saveur amère de la drogue ; elle est soluble dans l'eau, l'alcool et l'éther. L'auteur lui attribuait les propriétés du rhizome.

Cette étude a été reprise par Steinmann (*Amer. Journ of Pharm.*, 1887, p. 229).

En précipitant la teinture alcoolique par l'eau, et agitant la solution aqueuse acidulée avec la benzine, le benzol, le chloroforme, le benzol extrait seul une matière qu'il abandonne par évaporation sous forme cristalline. 1 kilogramme de drogue donne 1 gramme de ces cristaux, qui sont d'un jaune citron, d'une odeur particulière agréable, d'une saveur extrêmement amère. Ils sont insolubles dans la benzine, solubles dans l'alcool, l'éther, le benzol, moins solubles dans l'eau froide. Ils ne donnent pas de glucose quand on les fait bouillir avec l'acide sulfurique dilué.

La matière résineuse qui a été précipitée par l'eau de la solution alcoolique perd sa saveur amère

presque complètement par solution et précipitation répétées.

La *leptandrine* du commerce n'a aucun rapport avec le produit de Wayne. On l'obtient en précipitant par l'eau la teinture alcoolique évaporée en consistance sirupeuse, filtrant pour éliminer le liquide et desséchant le produit au bain marie. On obtient ainsi 6 0/0 du poids du rhizome d'une poudre sèche, résineuse, d'un brun foncé, d'odeur désagréable, de saveur amère. Ce n'est, en résumé, que la résine, matière inerte de la drogue, et qui ne doit son peu d'activité qu'à la petite proportion de principe amer qu'elle renferme. Aussi, Lloyd (*Amer. Journ., of Pharm.*, 1880) a-t-il proposé d'évaporer le liquide filtré en consistance d'extrait, qu'on mélange ensuite à la résine pulvérisée.

Les propriétés de ce mélange sont celles du rhizome.

Thérapeutique. — Le rhizome frais est cathartique et parfois même émétique. Quand il est desséché, son action est moins certaine. D'après Dutcher, de Cleveland (Ohio), il serait fort utile dans la constipation chronique. On l'a aussi préconisé aux Etats-Unis dans les cas où les fonctions du foie ont besoin d'être stimulées, dans la dysenterie, le choléra infantile. On le prescrit sous forme de poudre à la dose de 1^{gr},50 à 4 grammes, comme cathartique ; à la dose de 5 à 15 centigrammes, il agit à la façon de la rhubarbe. On l'a associé à la quinine pour combattre les fièvres intermittentes. On l'a parfois aussi substitué au quinquina et recommandé contre le choléra infantile.

2° La *Véronique officinale* (*V. officinalis* L.), Thé d'Europe, Herbe aux Ladres, croît dans les bois. Tiges rampantes ou dressées, de 20 à 30 centimètres de hauteur. Feuilles opposées, ovales, oblongues, pubescentes. Fleurs d'un lilas bleu pâle, en petites grappes spiciformes.

Cette plante est inodore, de saveur un peu amère et styptique.

Composition chimique. — D'après Enz, le suc frais et l'extrait renferment un principe amer, soluble dans l'eau et l'alcool, peu dans l'éther, précipitable par les sels de plomb, mais non par l'acide tannique ; un principe âcre, une matière colorante rouge, un acide tannique, précipitant en vert les sels de fer, un acide gras cristallisable, des acides malique, tartrique, citrique, acétique et lactique, de la mannite, une résine molle, vert foncé, amère. Le professeur Mayer, de New-York, a démontré dans cette plante la présence d'un alcaloïde et d'une petite quantité d'une matière analogue à la saponine.

Usages. — Les feuilles sont usitées dans les campagnes comme stomachiques, digestives, sous forme d'infusion (10 pour 1000 d'eau). Cette tisane a une saveur peu agréable et amère. Cette amertume communique, du reste, à cette plante des propriétés toniques et légèrement excitantes qui pourraient, faute de mieux, la faire employer dans les dyspepsies.

3° *Veronica beccabunga* L. (Cresson de chien, Salade de chouette). — Cette espèce est très commune dans les ruisseaux de nos contrées. Ses rameaux sont couchés, radicants. Ses feuilles sont opposées, ovales oblongues. Ses fleurs sont bleues, disposées en grappes lâches.

Cette plante, vantée jadis comme antiscorbutique et diurétique, est aujourd'hui inusitée.

Les *V. teucrium* L. (Germandrée bâtarde) et *V. chamœdrys* L. (V. petit-chêne, Fausse Germandrée) sont sudorifiques et stimulants, mais à des degrés peu prononcés.

Viburnum prunifolium L. — Cette plante appartient à la famille des Rubiacées, série des Sambucées, et croît aux Etats-Unis du Connecticut à la Floride au sud, et à l'ouest jusqu'au Mississipi. Elle y est généralement connue sous le nom de *Black Haw* (Senelle noire).

C'est un arbuste de 3 à 6 mètres de hauteur, à feuilles opposées, brièvement pétiolées, ovales ou obovales, à bords finement dentés, lisses, luisantes en dessus, de 5 à 6 centimètres de longueur sur 4 centimètres de largeur. Les fleurs, qui paraissent au printemps, sont petites, blanches et disposées en ombelles axillaires des feuilles inférieures et terminales. Calice à 5 lobes obtus. Corolle rotacée à 5 lobes. 5 étamines libres, insérées au même niveau sur la partie inférieure du tube corollaire. Ovaire à une seule loge uniovulée. Style court, conique, à 2 ou 3 lobes stigmatifères, petits. Drupe ovoïde, bleu foncé, à mésocarpe épais, à noyau dur, renfermant une graine à albumen charnu ruminé.

L'écorce, qui est inscrite à la pharmacopée des Etats-Unis, est en fragments minces, d'un brun pourpre luisant, avec des verrues et des taches noires. Elle est d'un brun grisâtre quand elle provient d'un bois âgé. La couche subéreuse, mince, se détache facilement. La surface interne est lisse, blanchâtre. La cassure est courte. Cette écorce est inodore. Sa saveur est un peu astringente et amère.

Composition chimique. — Cette écorce a été examinée par Hermann Allen (*Amer. Journ. of pharm.*, septembre 1880), qui a signalé les substances suivantes :

Une matière brune, résineuse, d'une saveur amère, qu'il n'a pu séparer du sucre ; une résine jaune verdâtre, neutre, amère, légèrement soluble dans l'eau, très soluble dans l'alcool, correspondant en tous points à la *viburnine*, retirée par Kramer du *Viburnum opulus* ; de l'acide valérianique, qui n'est autre que l'acide viburnique de Kramer ; des acides oxalique, citrique, malique ; un tannin donnant avec les sels de fer une coloration noir verdâtre, des sulfates, du chlorure de calcium, de magnésium, de potassium et de fer.

Thérapeutique. — Phases, qui a le premier attiré l'attention sur le *V. prunifolium*, le regardait comme antispasmodique, astringent, diurétique, tonique et de plus fort utile dans les maladies nerveuses de la grossesse et surtout pour empêcher l'avortement et

comme antidysménorrhéique. Jenks, du Michigan (1876), l'administra avec succès dans un grand nombre de cas d'avortement soupçonné, dans la ménorragie accompagnant la ménopause et la dysménorrhée. Wilson, de Liverpool, reprit les expériences de Jenks (1885) et obtint des succès dans un certain nombre d'avortements imminents. Ces observations ont été faites également par Mac Campbell (1886). En France, Huchard a employé cette drogue associée au *piscidia erythrina* dans les névralgies et la dysménorrhée.

Dans sa thèse de Paris, le Dr Monclar (1887), à la suite d'un certain nombre d'expériences faites dans les hôpitaux, admet que le *V. prunifolium* est préférable à l'opium comme antiabortif, parce qu'il localise davantage son action sur le système utérin, qu'il n'est toxique qu'à des doses qu'on n'est jamais obligé d'employer, et qu'il n'offre pas les mêmes dangers dans les affections rénales. Il emploie l'extrait fluide de l'écorce à des doses variant de 2 à 10 grammes par jour. Quand on craint un avortement aux périodes où les règles devraient revenir, si la femme n'était pas enceinte, on administre une cuillerée à thé toutes les trois heures, à partir du quatrième jour avant la période menstruelle, et on prolonge cette médication jusqu'au quatrième jour après. Comme l'extrait fluide a une odeur et une saveur désagréables de valériane, on peut le remplacer par l'extrait en pilules, à la dose de 25 à 60 centigrammes par jour.

Ce serait, en résumé, un bon médicament qui peut être utile pour prévenir l'avortement habituel. C'est un sédatif utérin que Jenks a employé dans un grand nombre de cas d'avortements chroniques, de salpingites, accompagnés pour la plupart de menstruation trop fréquente. Les règles se régularisent, deviennent moins fréquentes et moins douloureuses.

2° *V. opulus* L. (Viorne obier, Boule de neige). — Cette espèce est indigène au Canada et se retrouve dans le nord des Etats-Unis, et, plus au sud, des Alleghanys au Maryland. Elle existe également dans une grande partie de l'Europe et dans le nord de l'Asie. Dans les endroits favorables, elle atteint une hauteur de 3 à 5 mètres. Mais le plus généralement c'est un petit arbuste, à feuilles larges, trilobées, dentées ou crénelées. Ses drupes sont globuleuses, blanches, acidules ; le noyau est lisse.

Une variété produite par la culture présente des fleurs extérieures stériles et des cymes plus ou moins globuleuses.

L'inflorescence de cette espèce et son habitation lui a fait donner, en Allemagne, le nom de *Wasserbolder* (Sureau d'eau), car elle habite, en effet, les localités humides.

Composition chimique. — Krœmer (*Brandes*

Archiv., 1844, XL, 269) a découvert, dans l'écorce de cette plante, un acide qu'il nomme *acide viburnique*, et qui n'est autre que l'acide valérique ordinaire signalé déjà par Chevreuil dans les baies.

Kræmer retirait la viburnine de l'extrait éthéré de l'écorce en la traitant par l'eau chaude, éliminant le tanin et décolorant par le charbon animal. Par évaporation, il obtenait une masse jaunâtre, blanche quand elle est pulvérisée, neutre, de saveur amère, peu soluble dans l'eau, plus soluble dans l'alcool.

L'écorce et les fleurs passaient pour être antispasmodiques et altérantes. Le fruit est simplement rafraîchissant.

3° *V. obovatum* Waly. — C'est un petit arbuste de 2 à 3 pieds de hauteur, qui existe sur les bords des rivières de la Virginie et de la Floride. Ses branches sont opposées. Les feuilles sont petites, de 1 à 2 1/2 centimètres, opposées, épaisses, obovales ou spatulées, obtuses au sommet, brièvement pétiolées, à bords entiers ou légèrement dentés, lisses, vertes et ponctuées. L'inflorescence est formée de cymes, petites, sessiles, à fleurs hermaphrodites blanches. Les fruits sont petits, noirs, ovoïdes, oblongs.

L'écorce est amère, les feuilles le sont davantage. On les a recommandées toutes deux comme fébrifuges.

V. lantana L. (Viorne cotonneuse, Mancienne, Bardeau). — Arbrisseau à branches souples, à feuilles ovales, oblongues, dentées, velues. Fleurs blanches en corymbes rameux, terminaux. Fruit comprimé, noir, monosperme par avortement.

Composition chimique. — Dans les baies, Enz (1863) a signalé la présence d'une substance hygroscopique, neutre, très soluble dans l'eau, en même temps que des acides valérique, tartrique et tannique.

Ces baies sont employées comme astringentes dans la dysenterie, ainsi que les feuilles. L'écorce est rubéfiante, et même vésicante. Les racines, pilées dans l'eau, donnent de la glu.

Cette espèce est indigène dans le centre et le sud de l'Europe.

V. tinus L. (Viorne tin, Laurier tin). — Arbuste toujours vert, à feuilles lisses, luisantes, entières, à bords un peu révolutés, velues en dessous sur les nervures. Drupes d'un bleu pourpre.

Ces baies passent pour être cathartiques et, dans quelques localités du midi de l'Europe, elles sont employées dans l'hydropisie.

V. fœtidum Wall. — Caractérisé par l'odeur désagréable et fétide de ses parties vertes, cet arbuste, importé dans l'Inde, paraît, d'après Wallich, être originaire des monts Toong Dong, près d'Ava. Les feuilles sont généralement ovales, lancéolées. Les fleurs sont petites et d'un blanc verdâtre. Les baies sont petites, ovoïdes et rouges.

Ses usages se rapprochent, par une singularité remarquable, de ceux du *V. pruni-*

folium, car on administre dans l'Inde un verre du suc des feuilles dans les maladies de l'utérus caractérisées par la perte du sang et pour arrêter l'avortement.

Vignes. — La Vigne cultivée, *Vitis vinifera* L., de la famille des Ampélidées, est un arbuste sarmenteux, se soutenant aux objets voisins à l'aide de vrilles qui ne sont que des axes d'inflorescence avortés. Rameaux ligneux, renflés au niveau des nœuds et portant des feuilles alternes, longuement pétiolées, à limbe palmatilobé, cordé à la

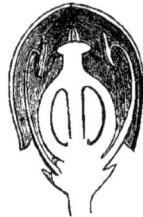

FIG. 998. — Fleur de vigne. Coupe longitudinale.   FIG. 999. — Fleur de vigne. Diagramme.

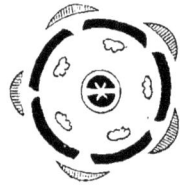

base, et dont les lobes sont sinués dentés. Fleurs régulières, hermaphrodites, petites, verdâtres, d'une odeur suave, en grappes oppositifoliées, composées, dressées, puis pendantes. Calice court, à 5 dents peu marquées. Corolle à 5 pétales valvaires insérés sur le bord d'un disque hypogyne annulaire, lobé, caducs, sessiles, adhérents au sommet. La corolle se détache d'une seule pièce soulevée par les filets staminaux. 5 étamines libres. Ovaire libre, subglobuleux, à une loge partagée incomplètement en deux, renfermant 2 à 4 ovules. Style simple, court ou nul, à stigmate capité. Le fruit est une baie uniloculaire, sphérique ou allongée, à épiderme résistant, vert, jaune, pourpre ou noirâtre, recouvrant une pulpe dans laquelle sont noyées les graines. Celles-ci sont pyriformes, dures, albuminées.

Le genre *Vitis*, outre les variétés innombrables de la Vigne cultivée, renferme une trentaine d'espèces répandues dans les zones tropicales des deux continents, et qui produisent en général de bons fruits. Ce genre se subdivise en deux groupes, l'un renfermant les espèces à fleurs hermaphrodites, l'autre les fleurs dioïques par avortement. La Vigne paraît être originaire de l'Asie et d'après Ad. Pictet (*Orig. indo-europ.*, 298-320), les Aryas l'auraient introduite dans l'Inde, en Europe et en Egypte.

La Vigne ne vient guère en France au delà d'une ligne oblique tirée de Nantes par 48° à Cologne par 51°. En Amérique on ne la trouve pas au delà de 37°. Elle préfère en général les pays tempérés où les hivers ne sont pas trop rudes et les terrains légers, secs, profonds, tout en se contentant des terrains siliceux, sablonneux ou crayeux. En somme, la Vigne prospère sur des terrains qui seraient impropres à un grand nombre de cultures rémunératrices. Sa longévité peut être fort grande ; mais en pleins champs sa durée moyenne est de 30 à 40 ans. On ne la multiplie pas par graines, au moins dans nos contrées, car il faut attendre trop longtemps, et on ignore complètement quelle sorte de fruits donneraient ces graines. C'est peut-être à cette coutume millénaire que la Vigne affaiblie doit d'être en proie à ses ennemis, sortis à la fois du règne végétal, comme l'oïdium, le mildew, et du règne animal, comme le phylloxera, qui a dévasté une partie de la France et étend ses ravages dans l'Europe entière sans qu'on ait trouvé d'autres moyens efficaces de lutte que l'injection des sulfocarbonates dans le sol, l'immersion des vignes, là où elle est possible, ou encore la transplantation de ceps américains, première cause, dit-on, du dommage, et qui, plus vigoureux, résistant mieux au phylloxera que nos plants vieillis , peuvent dès lors servir de porte greffe.

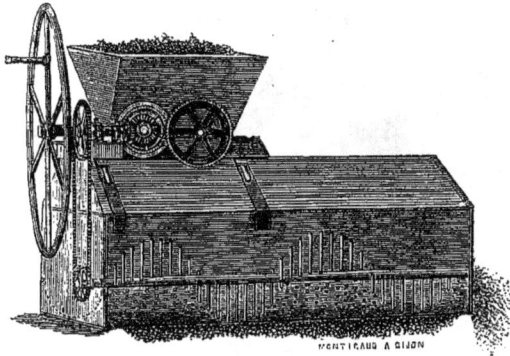

FIG. 1000. — Égrappoir rotatif continu (système Gaillot).

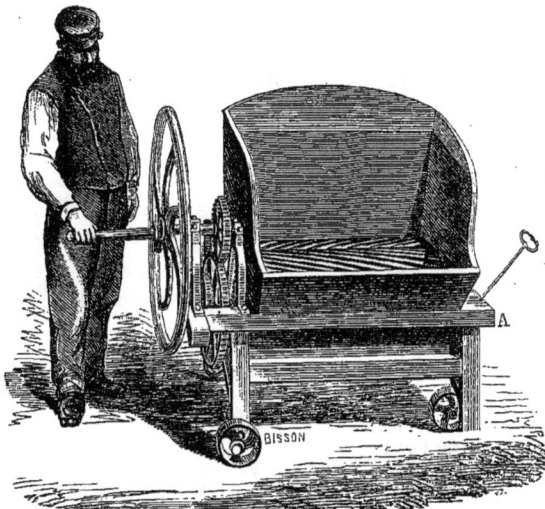

FIG. 1001. — Fouloir à vendanges usité dans le Midi.

La Vigne nous intéresse au plus haut point par les produits de son fruit, le vin et ses dérivés, l'eau-de-vie, l'alcool, le vinaigre. Nous les passerons en revue aussi rapidement que possible.

VIN. — Le vin est la liqueur plus ou moins alcoolique qui résulte de la fermentation du suc de raisin frais. Nous indiquerons la préparation des vins rouges, blancs et des vins dits de liqueur, en prenant pour guide l'excellent ouvrage de Portes et Ruyssen auquel nous empruntons les figures suivantes. (*Traité de la Vigne.*)

Vin rouge. — On récolte les grappes après quelques jours de sécheresse, et à des époques variant en Europe, suivant les latitudes, dans des limites qui peuvent atteindre et même dépasser 70 jours. Il faut que le grain, tout en étant suffisamment mûr, ne le soit pas trop cependant, car, dans ce cas, le vin qu'il donne est doux, peu sapide, sans arome, peu riche en tannin, il se dépouille et se conserve mal. Avant de le mettre à la cuve, on prend, dans certaines exploitations, des précautions minutieuses, qu'explique le prix élevé qu'atteignent leurs produits, mais qui sont loin d'être d'usage général, car elles ne peuvent s'appliquer économiquement aux vins ordinaires. La principale de ses précautions, la plus utile, est le lavage des grappes à l'eau acidulée, puis à l'eau pure, et il s'explique par ce fait que le soufrage des vignes, qui combat si victorieusement l'oïdium, laisse à la surface des graines du soufre qui, plus tard, dans la cuvée, passe à l'état d'hydrogène sulfuré, lequel, en présence de l'alcool produit par la fermentation vineuse, donne du *mercaptan* ou éther sulfhydrique, dont l'odeur est nauséabonde. Le chaulage usité pour détruire le *mildew* laisse de la chaux. L'eau acidulée nettoie parfaitement les grains de toutes ces souillures.

L'*égrappage*, qui consiste à enlever les *rafles*, c'est-à-dire les pédoncules et les pédicelles du fruit, se fait parfois. Cette coutume a été préconisée comme évitant l'introduction dans le vin du principe altérant sa saveur. D'autres, au contraire, admettent que les rafles communiquent au vin, par le tanin qu'elles renferment, une verdeur particulière qui n'est pas à éviter.

Quoi qu'il en soit, le raisin est cueilli et

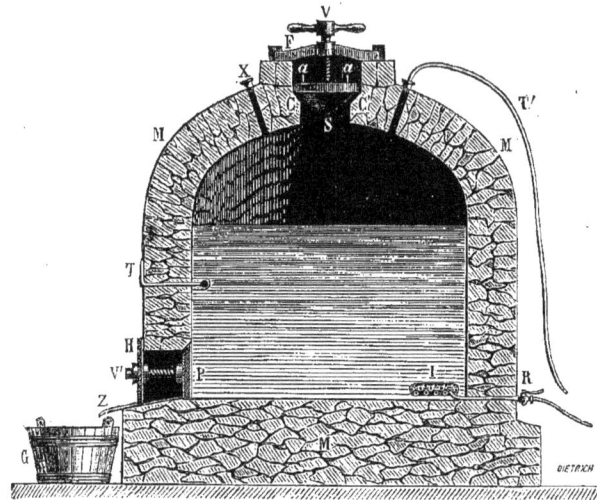

FIG. 1002. — Cuve en maçonnerie (d'après Maumené).

prêt. On le met dans des cuves et on le *foule*, c'est-à-dire qu'on écrase les grains pour mettre leur contenu en liberté. Il y a peu de temps encore, c'était la seule pratique adoptée. On sait que pour cela des ouvriers, pieds et jambes nus, montent dans les cuves où le raisin est entassé et le foulent en cadence, en remuant la masse à diverses reprises avec une pelle ou un râteau en bois. De cette façon les raisins verts, plus résistants, ne sont pas écrasés et encore moins les pépins qu'il est important de laisser intacts pour éviter la présence dans le vin de l'huile fixe qu'ils renferment. Cette coutume, dix fois séculaire, perd du terrain, au moins dans certaines contrées, où l'on tend à remplacer le foulage par des broyeurs mécaniques qui, tout en donnant des garanties de propreté et écrasant les grains d'une façon plus complète, présentent cependant des inconvénients, car il est bien difficile que les pépins ne soient pas broyés comme le tissu cellulaire.

Le raisin foulé dans la cuve et le moût qu'il a fourni ne tardent pas à entrer en fermentation si la température est au moins de 15°, c'est-à-dire qu'on voit un dégagement gazeux se manifester d'abord en certains points du liquide, puis s'étendre de place en place, et bientôt sa surface entière présente l'apparence d'une eau qui entre en ébullition.

A mesure que la fermentation progresse, la température de la masse s'élève et elle peut atteindre 30°. A ce moment, les matières solides soulevées par les gaz montent à la surface, où elles forment une croûte qu'on appelle le *chapeau*. Au bout du huitième jour, on foule et on brasse le mélange jusqu'à ce que le chapeau soit complètement immergé. La fermentation continue, mais moins tumultueuse, puis elle s'affaiblit. C'est à ce moment qu'on procède au décuvage.

La fermentation à cuve ouverte et à chapeau flottant était, il y a peu de temps encore, la seule usitée. Il y a cependant grand intérêt à éviter l'accès de l'air sur le moût qu'il acétifierait et, pour cela, on a proposé les cuves fermées, munies d'un tube de dégagement pour l'acide carbonique ou d'une bonde hydraulique ainsi que la cuve fermée avec le chapeau *immergé*. Dans ce dernier cas, la vinification est plus prompte, plus facile, le marc n'est pas souillé de moisissures, d'acide acétique. En submergeant le chapeau avec un faux fond à claire-voie, on obtient également de bons résultats.

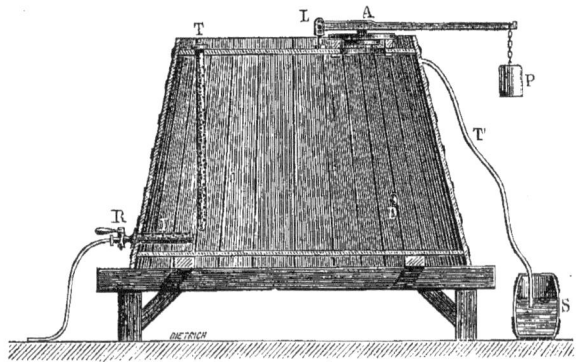

FIG. 1003. — Cuve fermée (d'après Maumené).

Décuvage. — Le moût n'existe plus quand la fermentation tumultueuse a pris fin. Ce n'est plus une liqueur visqueuse sucrée, presque incolore, mais bien un liquide plus ou moins coloré et alcoolique. C'est le vin, qui ne ressemble pas cependant à ce qu'il sera plus tard. Il faut qu'il soit débarrassé de ses matériaux solides qui lui ont donné naissance, et qu'il subisse une seconde fermentation, mais lente cette fois.

Quand on juge, par des moyens pratiques que nous ne pouvons donner ici, que la cuvaison est finie, on sépare le vin du marc au moyen d'un robinet placé près du fond de la cuve, soit directement dans des vases *ad hoc*, soit, et mieux, au moyen d'ajutages

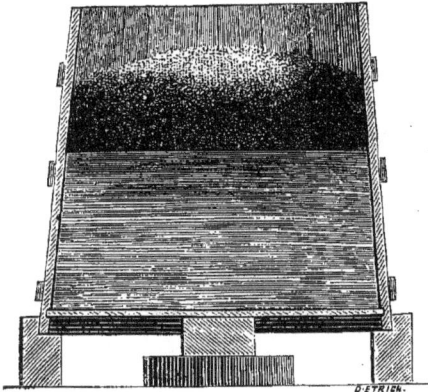

FIG. 1004. — Fermentation à cuve ouverte et à chapeau flottant.

raccordant le robinet avec les tuyaux d'écoulement qui conduisent le liquide dans les tonneaux, soit enfin avec une pompe aspirante et foulante.

Le liquide soutiré est conduit dans des tonneaux de contenance variable, parfaitement propres, qu'on ne remplit qu'aux quatre cinquièmes et dans lesquels s'achève la fermentation. Il faut préserver le vin du contact de l'air et permettre le dégagement d'acide carbonique; la bonde hydraulique remplit parfaitement ces désiderata. Puis, quand la fermentation secondaire est terminée, on remplit exactement les fûts et on les bouche hermétiquement.

Pressurage. — Par ce procédé, on obtient le premier vin, ou *Vin de goutte*. Le chapeau retient encore un cinquième environ de liquide que l'on retire par le *pressurage*. Le vin que l'on obtient par une première pression est mélangé au vin de goutte dont il ne diffère guère. Les vins de deuxième, troisième et quatrième pression sont plus riches en tanin, en matières colorantes, plus âpres, et n'entrent jamais dans la composition des vins bons ordinaires, ni surtout dans celle des vins estimés. Les figures que nous donnons ici, et que nous empruntons, comme nous l'avons dit, à l'ouvrage de MM. Portes et Ruyssen nous dispensent de décrire les différents pressoirs employés (fig. 1006 et 1007).

Ouillage. — Le vin conservé dans les tonneaux ne tarde pas à laisser un vide produit par la contraction du liquide, par l'imbibition des parois du vase et par l'évaporation à travers ses parois. Pasteur estime à $10^{lit},50$

environ par année la perte du liquide pour une barrique de 228 litres. Il faut remplacer ce liquide ou faire le plein sous peine de voir le vin en contact avec l'air devenir acide, et on le fait avec du vin se rapprochant autant que possible de celui qui est en cuve. On pourrait, il est vrai, munir une bonde hydraulique d'un liquide antiseptique, alcool par exemple, à travers lequel l'air se dépouillerait de ses germes; mais il faut changer souvent cet alcool, ce qui entraîne des manipulations nombreuses.

Soutirage. — Pendant la fermentation, le vin s'éclaircit et laisse déposer les matières étrangères en suspension qui forment la *lie*, laquelle renferme aussi un ferment auquel il faut le soustraire, sous peine de voir le vin se détruire; on pratique alors le *soutirage* qui, le plus souvent, est répété au moins deux fois.

Collage. — Mais, même quand ils ont été soutirés avec le plus grand soin, les vins ne sont pas parfaitement limpides. On les clarifie par le *collage*, qui a pour but aussi de leur enlever les principes albuminoïdes qu'ils tiennent en suspension.

Parmi les clarifiants que l'on emploie, les uns n'exercent qu'une action mécanique, le *sable fin siliceux*, le *kaolin*, le *papier gris* délayé. Les autres se combinent avec les

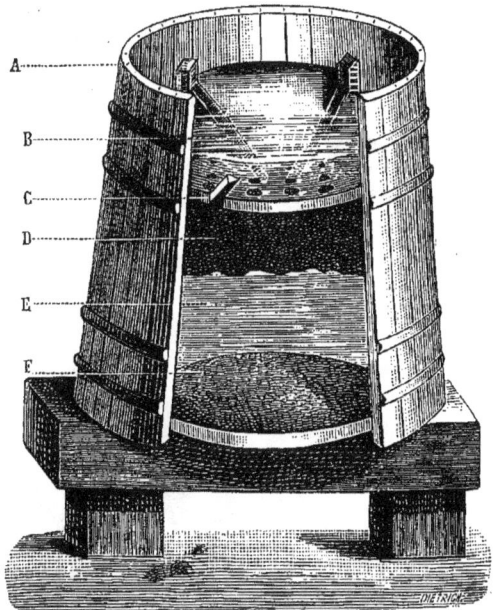

FIG. 1005. — Fermentation à chapeau conique immergé.

acides du vin pour former des composés insolubles, la *craie*, le *marbre pulvérisé*, les *écailles d'huîtres*, le *plâtre*. Puis viennent les clarifiants coagulables totalement ou en partie seulement par les principes du vin.

Ce sont : l'*albumine*, la *gélatine*, la *colle de poisson*, le *sang*, le *lait*. L'albumine du

s'achève, au moins pour la plupart d'entre eux, et par oxydation lente et formation

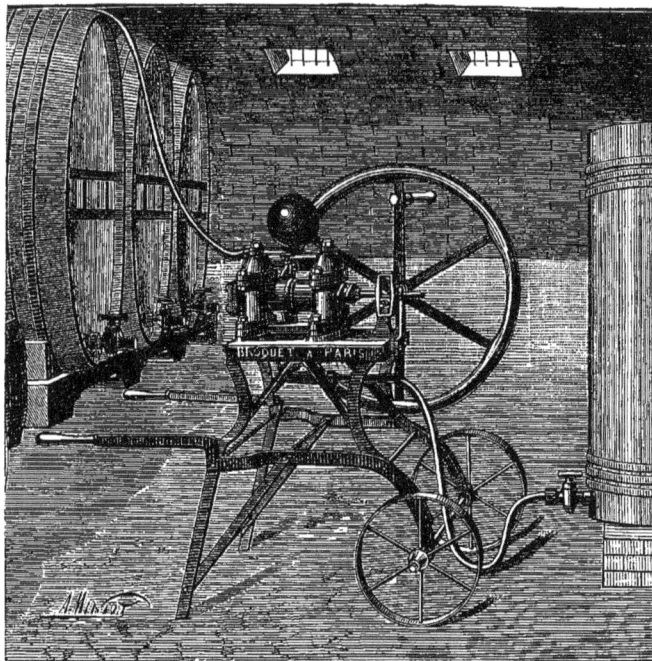

FIG. 1006. — Pompe aspirante et foulante.

blanc d'œuf est préférable, excepté pour les vins blancs pour lesquels il vaut mieux employer la colle de poisson.

d'éthers composés, le liquide qui porte enfin seulement le nom de vin.

Vin blanc. — Le vin blanc se fait aussi

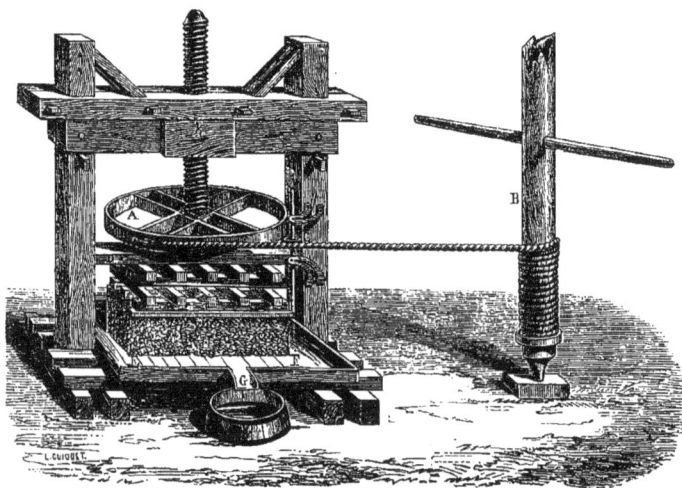

FIG. 1007. — Pressoir à étiquet.

Le vin est ensuite mis en bouteilles, où | bien avec des raisins rouges qu'avec des raisins blancs. Il suffit pour cela, avant la fermentation et la macération, de séparer le jus du raisin des pellicules qui renferment la matière colorante, ainsi que des rafles et des pépins. On pressure donc avant la fermentation. Les autres opérations sont les mêmes.

Vins mousseux. — La plupart des vins mousseux de Champagne se préparent avec du raisin rouge, dont le jus est plus sucré que celui du raisin blanc. Une première pression donne le vin le plus incolore. Le marc foulé et pressé donne un jus rosé.

Le moût est mis dans de grands tonneaux où la fermentation tumultueuse s'établit et le débarrasse d'une partie de ses matières albuminoïdes qui viennent former une écume ou un dépôt. Au bout de vingt-quatre heures, on le soutire dans des tonneaux que l'on remplit et qui sont munis d'une bonde hydraulique. On ajoute au vin une liqueur composée de vin dans lequel on a dissous 500 grammes de sucre par litre, de façon que le vin, après la

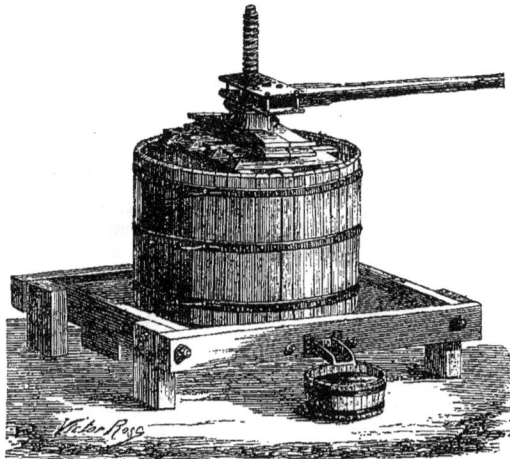

Fig. 1008. — Pressoir à lanterne avec claie circulaire.

fermentation, ait une richesse alcoolique d'au moins 10 degrés. La proportion à ajouter dépend de la maturité du raisin, de la richesse en sucre du moût, et surtout des exigences de la clientèle.

Le vin est ensuite mis en bouteilles bien bouchées, puis descendu en cave où il doit séjourner un an ou deux, de façon que le sucre soit converti en acide carbonique et alcool, que les éthers aient le temps de se développer, et que les crus différents qui le constituent se soient parfaitement combinés. Au bout de ce temps il s'est formé un dépôt que l'on enlève en mettant la bouteille le goulot en bas. L'ouvrier enlève le bouchon tenu par un étrier métallique. Le dépôt tombe, et la bouteille relevée reçoit ensuite son plein d'une liqueur faite de vin vieux, de sucre et de cognac, dont la quantité varie au gré du fabricant. La bouteille est ensuite bouchée, comme on le sait, et mise en cave pendant quelques mois. Nous ne nous étendrons pas sur les différents tours de main qui rendent cette fabrication si difficile. Nous renvoyons le lecteur au *Traité de la Vigne,* que nous avons déjà cité.

Vins de liqueur. — Ce sont des vins qui, après fermentation complète, conservent

une saveur sucrée. On les obtient avec les raisins récoltés sous une température chaude, à moitié séchés, contenant par suite plus de sucre et moins d'eau; leur parfum est très prononcé; leur consistance est sirupeuse, leur saveur sucrée. Ils constituent, à vrai dire, plutôt une liqueur d'agrément qu'un liquide de consommation courante.

On tord la grappe sur le cep ou on la sépare en la laissant se dessécher sur place, pendant quelques jours. Au bout de cinq à six jours, le volume des grains a diminué du tiers ou au plus de la moitié. On soumet les grappes au pressoir et on remplit du jus obtenu de petits barils que l'on obture imparfaitement. Quand on voit apparaître quelques bulles d'acide carbonique, on enlève les obturateurs, on soutire le liquide qu'on filtre avec soin. En répétant plusieurs fois cette opération, on obtient un liquide parfaitement limpide et peu disposé à fermenter.

On peut faire mûrir artificiellement les raisins en déposant les grappes sur des lits de paille, d'où le nom de *vins de paille,* ou en les suspendant à des perches, ce qui vaut mieux. On foule par petites quantités, on réunit les divers produits dans un seul tonneau, pendant vingt-quatre heures, avec le moût qui subit un commencement de fermentation, puis on presse le tout.

Avec les raisins qui ne mûrissent pas complètement ou qui ne peuvent se conserver, on chauffe le moût de façon à lui donner une densité de 18° B. On le clarifie au blanc d'œuf, et quand il est limpide, on le verse dans un tonneau où il est traité comme les moûts naturels de même densité. Ce sont les *vins cuits,* auxquels on communique l'arome recherché, en introduisant par la bonde, quand la fermentation s'établit, de l'iris, qui lui donne une odeur variée de violette, des fleurs de sureau, si on recherche la saveur de muscat, des fleurs de tilleul, d'acacia, de vigne sauvage qui lui communiquent une odeur de vanille.

Vins de raisins secs. — Il est enfin une dernière sorte de vin que nous ne pouvons passer sous silence, car sa fabrication a atteint un développement qu'explique la dépopulation de nos vignobles, c'est le vin de

raisins secs. *En principe,* il suffit de resti-
tuer au raisin l'eau qu'il a perdue pour obtenir un liquide sensiblement assimilable à
celui du raisin frais. Les raisins mondés sont
mis en cuve, avec de l'eau aussi pure que
possible, chauffée de 30 à 70°. Au bout de
trente-six à soixante-douze heures, le mélange est à 15-18°, les grains sont gonflés et
ont repris leur forme primitive. On les foule
au pilon ou à l'aide du broyeur mécanique,
de façon que tous les grains soient bien
brisés.

La quantité d'eau à ajouter varie suivant
le degré alcoolique demandé.

En pratique, 100 kilogrammes de raisins
secs renferment 55 kilogrammes de sucre
fournissant 29 à 30 litres d'alcool à 100°.
3ᵏᵍ,33 de raisin en donnent donc 1 litre. En
multipliant par 3,33 le nombre de degrés
qu'on voudra donner au vin, on aura le nombre de kilogrammes de raisins secs qu'il fau-
dra ajouter par hectolitre d'eau.

Du vin à 8° exigera pʳ 100 lit. d'eau 26ᵏᵍ,50 de raisin.
— à 9°   —   —   30 kil.   —
— à 10° —   —   33ᵏᵍ,50   —

(Portes et Ruyssen, *loc. cit.*)

Le moût, chauffé à 18-22° s'il le faut, est
brassé et on laisse la fermentation s'établir
en empêchant la formation du chapeau. On
soutire quand l'acide carbonique ne se dégage plus et on procède ensuite comme pour
le raisin frais.

Vins de seconde cuvée. — Les procédés
ordinaires laissent au marc assez de matières
colorantes, vineuses, azotées, etc., pour communiquer à l'eau sucrée, après fermentation,
la saveur, l'arome et les propriétés du jus de
raisin. C'est Petiot, cultivateur propriétaire en Bourgogne, qui imagina ce moyen.
Les travaux d'Aimé Girard et de P. Carles
ont montré que ces vins ont une composition
régulière et se rapprochent sensiblement des
vins ordinaires. Ils en diffèrent cependant
en quelques points. Ils renferment moins
d'extrait sec, de gomme, de crème de tartre,
de glycérine, de glucose, de tanin, de matière
colorante, d'éléments minéraux et de produits volatils. Tels qu'ils sont cependant, ces
vins sont de tous points préférables aux vins
frelatés.

Le sucre employé est le sucre pur de
canne ou mieux de betterave, dont on ajoute
17 grammes pour obtenir 1 degré d'alcool.

Le marc des secondes cuvées peut encore
être utilisé pour fabriquer des piquettes ou
pour donner de l'alcool.

Amélioration des moûts. — Il arrive souvent que certains raisins ne mûrissent jamais bien et donnent un vin aigre et qui
n'est pas buvable. Macquer, en 1776, eut
l'idée d'améliorer les moûts de ses vignobles
en leur donnant l'alcool qui leur manque par
l'addition du sucre. C'est Chaptal qui créa la

méthode qui porte son nom. Mais la cherté
du sucre empêcha ce procédé de donner
des résultats pratiques jusqu'en 1854, où
Pétiot recommanda de nouveau le sucrage,
et surtout en 1885, où la réduction des droits
sur les sucres permit enfin d'employer le
sucre de betterave de la plus belle qualité,
condition indispensable. Il va de soi qu'il faut
l'intervertir en glucose et lévulose par le
chauffage à 60° avec une partie du moût.

Pour augmenter la richesse alcoolique du
moût il faut, pour :

1° par hectolitre. . .	1ᵏᵍ,700 de sucre.	
1° 1/2	—	2ᵏᵍ,500 —
2°	—	3ᵏᵍ,400 —
2° 1/2	—	4ᵏᵍ,250 —
3°	—	5ᵏᵍ,100 —

Après avoir passé en revue les différents
modes de fabrication du vin, voyons rapidement quels sont les phénomènes auxquels
nous devons le vin lui-même.

A la maturité complète, la partie liquide
du grain renferme comme éléments essen-
tiels: 1° un sucre interverti mélange à équivalents égaux de glucose et de lévulose;
2° des matières azotées albuminoïdes;
3° des matières pectiques et mucilagineuses;
4° des huiles essentielles et des matières
grasses en proportions infinitésimales; 5° de
l'acide tartrique et des traces d'acides racémique, malique, citrique, tannique; 6° de la
crème de tartre; 7° des sels inorganiques
constitués par des acides phosphorique,
silicique, sulfurique, chlorhydrique, associés
au potassium, au magnésium, au calcium,
au fer, au manganèse. Bien qu'il soit difficile de donner des chiffres exacts, on peut
établir la moyenne suivante:

Eau	78,00
Sucre interverti	20,00
Acides libres.	0,25
Bitartrate de potasse et autres sels à acide inorganiques.	1,50
Sels minéraux.	0,20
Substances azotées, huiles essentiel-les, substances mucilagineuses. .	0,05

(Guyot, *Culture de la vigne,* p. 219.)

Les substances qui ont l'influence la plus
considérable sont l'eau, le sucre, les acides,
et les variations dans leurs proportions relatives entraînent des différences dans la composition des vins.

Cette composition du moût nous indique
ce qu'il deviendra quand il sera soumis à la
fermentation. Ici deux éléments sont en
présence : les ferments et les principes fer-
mentescibles.

Les ferments sont, dans le cas qui
nous occupe, les *Saccharomycètes* du genre
Carpozyma, du groupe des Champignons,
S. ellipsoideus, ferment du vin ; *S. pastorianus* qui est une variété; *S. conglo-
meratus* qu'on trouve dans les moûts de

raisins vers la fin de la fermentation ; *S. exiguus* qui se rencontre dans le suc des fruits fermentés ; *S. Rheesii* qui accompagne le S. ellipsoideus dans les moûts de vin rouge ; le *Carpozyma apiculatum* qui, d'après Engel, est le ferment alcoolique le plus abondant, et le *s. mycoderma* ou *vini* qui ne devient ferment alcoolique que dans des circonstances exceptionnelles, c'est-à-dire quand on le force à vivre dans l'intérieur des liquides sucrés. Le diamètre moyen de ces ferments est de 5 à 6 millièmes de millimètre. La température à laquelle ils

Ces quantités ne peuvent être qu'approximatives quand on s'adresse à la fermentation du moût de raisin. Ainsi, il y a plus de glycérine et d'acide succinique. On trouve en outre de l'acide acétique (0,05 du poids du sucre), de l'acide lactique, de petites quantités d'alcools homologues de l'alcool ordinaire, tels que : alcools propylique, butylique, amylique, hexylique, heptylique, de l'aldéhyde acétique, des acides butyrique, caprylique, caprique, œnanthique, margarique, pélargonique, puis de la pyridine, du furfurol, de la leucine, de la tyrosine.

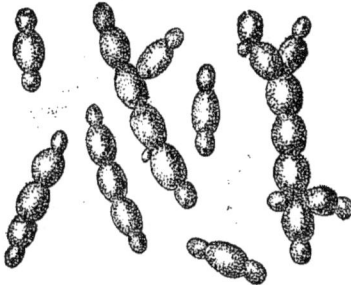

FIG. 1009. — *Saccharomyces ellipsoideus* (d'après L. Marchand).

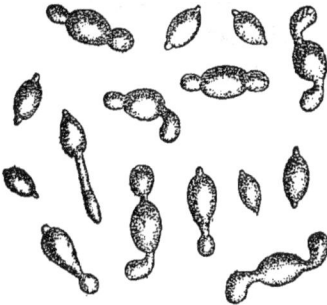

FIG. 1010. — *Carpozyma apiculatum* (d'après L. Marchand).

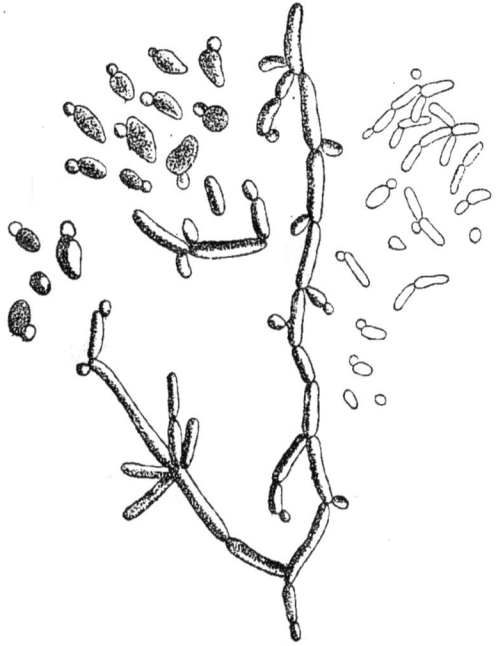

FIG. 1011. — *Saccharomyces pastorianus* (d'après L. Marchand).

agissent pour le mieux est entre 15 et 25°. Le principe fermentescible est le sucre interverti, hydrate de carbone de la formule $C^6H^{12}O^6$, mélange de glucose et de lévulose pouvant fermenter directement sans emprunter au milieu ambiant la molécule d'eau nécessaire aux saccharoses $C^{12}H^{22}O^{11}$ pour devenir glucose. Disons toutefois que le glucose fermente le premier.

Sous l'influence de la fermentation provoquée par les ferments, 100 parties de sucre de canne, correspondant à 100,20 de sucre de raisin, deviennent, comme l'a montré Pasteur :

Alcool	51,10
Acide carbonique	49,20
Glycérine	3,40
Acide succinique	0,05
Matière sucrée cédée au ferment	1,30
	105,65

L'alcool isobutylique qui existe dans les alcools produits par le *S. cerevisiæ* n'existe jamais dans l'alcool de vin qui ne renferme que de l'alcool butylique normal.

Quand le moût fermente, le marc se soulève, entraîné par le dégagement gazeux, et on a vu que l'alcoolisation du liquide se faisait surtout là où il se trouvait, ce qui se comprend, car il entraîne les globules du ferment. De là, la nécessité, si l'on veut une fermentation régulière, d'enfoncer le chapeau dans le liquide inférieur auquel il donne le ferment qui lui manquait.

Au sortir de la cuve, le vin doit contenir encore du sucre, destiné à fournir de l'alcool, pendant la fermentation insensible qui donnera naissance à son tour aux parfums et aux principes divers qui communiquent au liquide trouble la limpidité, la saveur et l'odeur qui font le vin ce qu'il doit être.

Mais il ne faut pas qu'il en conserve trop, car tout excès de sucre indécomposé provoquerait des altérations profondes.

Le vin vieillit ensuite, mais dans les fûts

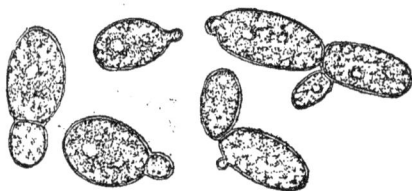

FIG. 1012. — *Saccharomyces cerevisiæ.*

de bois seulement, car l'air qui s'introduit pour remplir le vide, causé par l'évaporation, provoque la combinaison des acides et des alcools et par suite la formation des éthers composés qui donnent au vin sa saveur et son odeur.

Composition. — La composition du vin

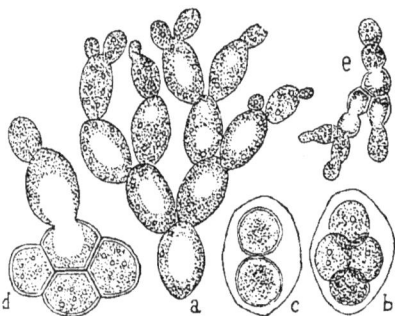

FIG. 1013. — *Saccharomyces cerevisiæ* (d'après L. Marchand).

est donc extrêmement complexe. La liste suivante, empruntée à Ordonneau (*Alcools et eaux-de-vie*), bien que fort longue, est encore loin d'être complète. Elle s'applique au vin rouge :

Eau. Alcools *éthylique, propylique, butylique, amylique, caproïque, œnanthylique, caprylique, pélargonique, caprique, alcools inférieurs.*

Glycérine, isobutylglycol, mannite, glucose, lévulose, inosine, gommes, matières pectiques, furfurol, aldéhyde, acétol.

Éthers *acétique, propionique, butyrique, valérianique, caproïque, œnanthylique, caprylique, pélargonique, caprique, laurique, tridécylique, myristique, palmitique, stéarique.*

Acides *carbonique, acétique, tartrique, racémique, succinique, malique, citrique, lactique, tannique, sulfurique, azotique, phosphorique, silicique, chlorhydrique, bromhydrique, iodhydrique, fluorhydrique, et les acides propionique, butyrique, caproïque, œnanthylique, caprylique, caprique, laurique, myristique.*

Ces acides sont libres ou combinés avec *potasse, soude, chaux, magnésie, alumine, oxyde de fer, manganèse, ammoniaque, amines, bases volatiles de la série pyridique, matières albuminoïdes et colorantes.*

Le vin n'est donc pas comme on pourrait le croire un mélange d'eau et d'alcool. C'est,

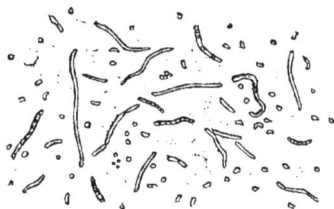

FIG. 1014. — Ferment de la pousse.

comme le dit fort bien M. Dujardin-Beaumetz (*Hygiène alimentaire*, p. 99), un tout complet vivant, qui a sa jeunesse, sa maturité et sa vieillesse. Tels crus, comme ceux de Bourgogne, vivent peu et leur vieillesse

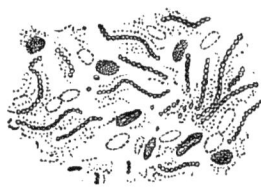

FIG. 1015. — Ferment de la graisse.

est précoce. Tels autres, le bordeaux, par exemple, ont une vie plus longue et on les fait même voyager pour hâter leur maturité. Enfin les vins ont aussi leurs maladies, la *pousse*, la *graisse*, l'*amertume*, sur les-

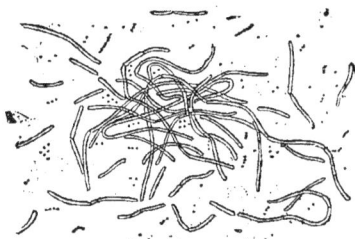

FIG. 1016. — Ferment de l'amertume.

quelles nous ne pouvons nous étendre ici. C'est que, en dehors de l'eau et de l'alcool, les vins renferment de la glycérine, du tanin, des huiles essentielles, des éthers, des sels et en particulier des tartrates, et suivant les périodes où on examine le vin, les quantités de ces différents éléments sont différentes et l'introduction de substances étrangères ne peut qu'être nuisible à leurs qualités.

Le plâtre que l'on mélange à la cuvée pour

lui donner de la couleur assure aussi au vin une conservation plus parfaite, mais se convertit en tartrate de chaux et en sulfate de potasse qui reste en dissolution. Ce sel est par lui-même déjà une addition fâcheuse, qui peut même devenir nuisible si ses pro-

surtout sur le système nerveux. A l'ivrogne-rie de nos pères, toute gauloise dans ses effets, a succédé l'alcoolisme, et l'introduction des vins vinés n'est pas étrangère à cette plaie des temps modernes.

Statistique. — Nous craindrions d'être trop

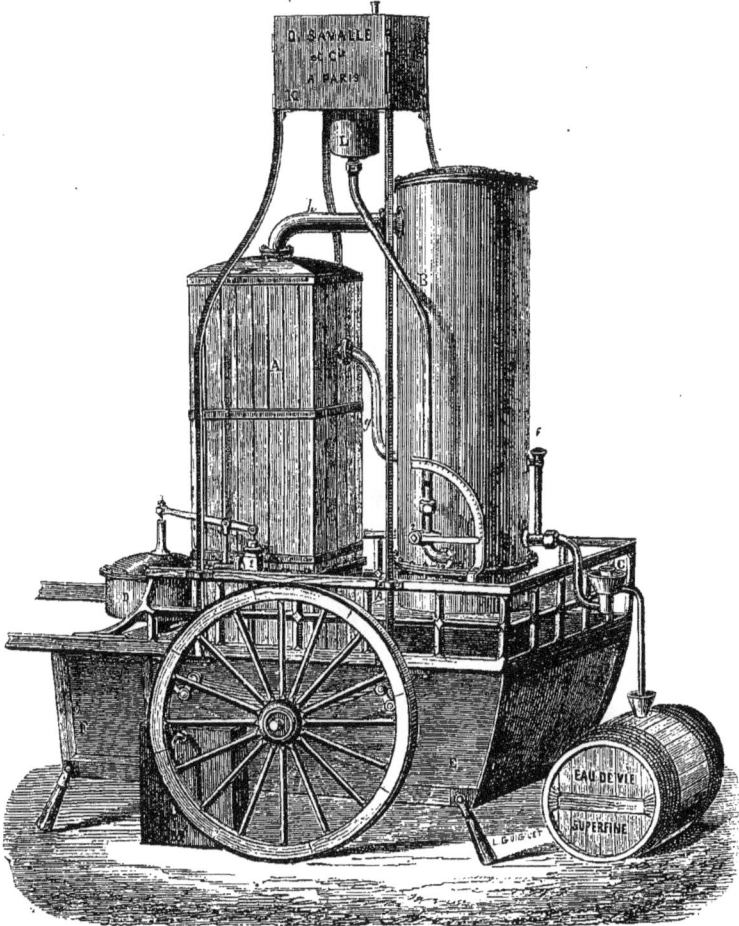

Fig. 1017. — Appareil locomobile, système Savalle, pour la production des eaux-de-vie.

portions dépassent 3 à 4 grammes par litre, car il communique au liquide des propriétés laxatives manifestes.

Le *vinage* qui consiste à ajouter de l'alcool aux vins trop faibles, ou permet de dédou-bler celui qu'on a surchargé ainsi et de livrer par suite à la consommation un vin frelaté, le vinage a lui-même ses inconvénients car il modifie, altère profondément le vin en le dépouillant des sels qu'il tient en dissolution, les tartrates, par exemple, et en introduisant des alcools à bon marché, c'est-à-dire de mau-vaise qualité, qui agissent sur les tissus et

incomplets si nous ne donnions quelques chiffres indiquant la production vinicole de la France, renseignements que nous em-pruntons à l'article de M. Fournier de Flaise: *Les Céréales et le Vin en 1888 (Revue scien-tifique,* 9 février 1889).

En 1877, le vignoble français, attaqué de-puis dix ans par le phylloxera, comptait en-core 2,300,000 hectares faisant vivre près de 5 millions de cultivateurs. De 1877 à 1887, un quart du vignoble a été détruit et arra-ché. A la fin de 1888, on peut l'évaluer à 1,500,000 hectares, comprenant 268,000 hectares reconstitués : 1° au moyen de planta-tions nouvelles, 166,607 hectares ; 2° sau-vegardés par la submersion, 26,625 hecta-res, ou les insecticides, sulfures de carbone

de 429 millions, et l'exportation à x valant 229,678,000 francs.

Différence en faveur de l'importation, 199,322,000 francs.

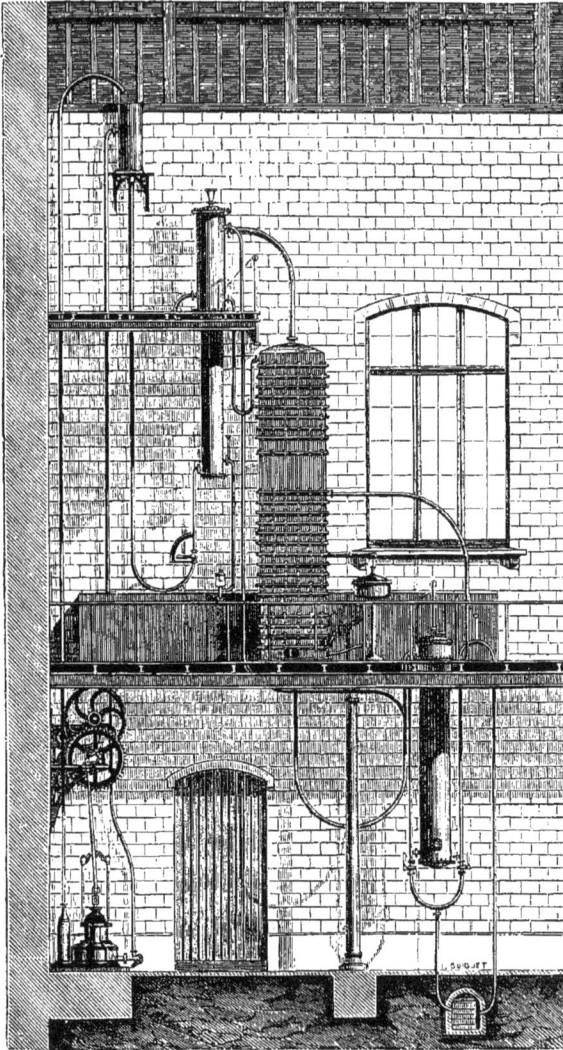

FIG. 1018. — Appareil pour l'extraction de l'alcool des eaux de lavage des marcs de raisin.

et sulfo-carbonate de potasse, 75,000 hec-tares.

La production du vin s'était élevée en 1875 à 83,836,000 hectolitres ; l'exportation, à 3,781,000 hectolitres, d'une valeur de 247,400,000 francs, et l'importation, à 292,000 hectolitres, valant 13,800,000 francs.

En 1887, la production est tombée à 24,593,000 hectolitres, l'importation s'est élevée à 12,320,000 hectolitres, d'une valeur

En 1888, la récolte s'est relevée à 30 mil-lions 100,000 hectolitres.

En 1887, les Français ont consommé 20 millions d'hectolitres de leur récolte, 12 millions provenant de l'étranger et plu-sieurs millions d'hectolitres fabriqués soit avec les vins importés, soit avec les raisins secs. L'auteur de l'article estime à 3,200 mil-lions la somme qui a été consacrée en France à se procurer de l'étranger le complément de la consommation. Mais tout fait prévoir, à courte échéance même, la reconstitution de nos vignobles si des avances suffisantes sont faites par l'État à la viticulture, et M. Fournier de Flaise ne craint pas d'affirmer que le vin, aliment pour le Français, objet de luxe pour les autres peuples, et dont la consommation sera par suite, pour longtemps encore, fort limitée, encombrera avant peu nos marchés. Sur ceux-ci les vins français prédomineront toujours, car leur qualité n'a pu être égalée par les produits étrangers, même quand ils proviennent de plants français transportés.

Eaux-de-vie. — Il y a peu de temps encore, les vins qui présentaient des défauts, dont la saveur était peu agréable, passaient à la chaudière, c'est-à-dire étaient distillés pour en retirer l'alcool qu'ils contenaient. Mais aujourd'hui la disette de vins produite par le phylloxera a fait passer dans la consommation courante un grand nombre de vins qu'un coupage habile déguise et rend suffisamment potables. La fabrication des eaux-de-vie a donc subi un ralentissement considérable, ce qui ne veut pas dire que la consommation en soit diminuée, au contraire. L'eau-de-vie de vin est remplacée, pour la consommation ordinaire, par des alcools étendus d'eau redevables de leur saveur et de leur odeur aux *sauces* plus ou moins habilement et honnêtement faites qu'on mélange avec eux.

Toutefois, on prépare encore des eaux-de-vie. Dans les Charentes, on emploie, pour obtenir les crus célèbres sous le nom de cognac, le vin blanc fourni par la *Folle blanche*, qui est de qualité médiocre, difficile à conserver. Dès que la fermentation est terminée on distille à l'alambic primitif, renfermant 4 à 5 hectolitres, auquel est ajouté un réfrigérant, le *chauffe-vin* placé au-dessus de la cucurbite, entre elle et le véritable réfrigérant. On gagne ainsi du temps et de la chaleur, car, après avoir rejeté la vinasse de l'alambic, on y fait couler le vin du chauffe-vin dont la température est déjà élevée. Le premier liquide ne marque que 20 à 30°. On le distille deux et trois fois pour obtenir le degré commercial.

Cet appareil primitif est le seul, paraît-il, qui donne des eaux-de-vie moelleuses. Chaque propriétaire distille lui-même sa récolte. L'eau-de-vie est ensuite versée dans des fûts vieux où elle prend la teinte jaune ambré qui la distingue, en dissolvant la matière colorante du bois de chêne dont sont faits les tonneaux.

Il faut en général 7 à 10 hectolitres de vin pour obtenir 1 hectolitre d'eau-de-vie marquant 78° quand elle est récente. Elle perd de l'alcool en vieillissant, car après vingt ans elle ne marque plus guère que 54 à 58°, mais elle acquiert alors le degré de perfection qui la fait tripler de valeur en vingt ans.

Ces vieilles eaux-de-vie sont devenues aujourd'hui très rares et atteignent des prix très élevés. Elles servent à préparer les cognacs avec des liquides beaucoup plus jeunes ou même avec des 3/6 du Nord.

Les eaux-de-vie de Cognac se classent dans le commerce de la façon suivante : fine champagne, champagne, petite champagne, premier bois, deuxième bois, Saintonge, Saint-Jean-d'Angély, Surgères, Rochelle-Aigrefeuille, La Rochelle.

On désigne sous le nom d'*armagnac* les eaux-de-vie fabriquées dans le Gers, le Lot, les Landes, la Haute-Garonne. Leur saveur est agréable. Elles proviennent également de la *Folle blanche*. Les eaux-de-vie de Marmande ont un goût de terroir particulier. On ne fabrique plus les eaux-de-vie de Montpellier qu'avec les vins avariés, chauffés, piqués, qui ne donnent guère que de l'alcool, car les vins mêmes ordinaires qui servaient à le préparer autrefois se vendent d'une façon plus rémunératrice comme vins de consommation.

Eaux-de-vie de marcs. — Le marc une fois pressé renferme encore 3 à 4 0/0 d'alcool que l'on retire soit par un lavage méthodique avec de l'eau que l'on distille ensuite, soit par distillation directe du marc lui-même. Le premier procédé donne des liquides bien supérieurs, mais on n'épuise pas complètement le résidu. La distillation demande des appareils plus perfectionnés que l'alambic primitif à feu nu qui laisse passer dans l'alcool les huiles lourdes et infectes provenant des pépins, des rafles et des pellicules.

Les eaux-de-vie présentent des qualités différentes suivant l'espèce du raisin, la composition du marc, dont les défauts aussi bien que les qualités se transmettent à l'alcool. Ces eaux-de-vie renferment non pas seulement de l'alcool éthylique et ses éthers, mais encore des acides œnanthique, margarique, caprylique, caprique, margarique à l'état libre, les éthers de ces acides et une huile fortement odorante.

Alcool. — Les eaux-de-vie donnent, par des rectifications appropriées, de l'alcool ou *esprit-de-vin* qu'on nommait autrefois *eau ardente*, *esprit ardent*, et qui, lorsqu'il est pur, c'est-à-dire anhydre, constitue *l'alcool éthylique* ou *vinique*. C'est un liquide transparent, incolore, extrêmement mobile, d'une odeur agréable, enivrante, d'une saveur chaude, pénétrante. Sa densité = 0,7947 à 15°. Il bout à 78°,41 et se volatilise sans décomposition.

Cet alcool, plus ou moins étendu d'eau suivant les besoins du commerce, car à l'état pur il n'est usité que dans les laboratoires de chimie, était autrefois le seul que l'on employait pour faire les liqueurs, pour remonter les vins. Plus tard, les eaux-de-vie de grains, les alcools de betteraves, le remplacèrent en raison de leur prix moins élevé.

Mais ils étaient chargés de principes empyreumatiques désagréables, d'alcools supérieurs dont l'innocuité est loin d'être complète. Des procédés de rectification mieux entendus permettent aujourd'hui d'obtenir des alcools présentant toutes les qualités de l'alcool vinique, et peuvent remplacer ce dernier dans la plupart de ses applications. Ce sont les trois-six du Nord, les alcools dits de Berlin, mais que l'on prépare partout.

Vinaigre. — Le vinaigre, vin aigre, est le produit d'une fermentation spéciale du vin provoquée par le *mycoderma aceti* venant former à la surface un voile continu qui absorbe de l'alcool, le brûle, forme de l'acide acétique et accessoirement des acides carbonique, succinique, valérianique et caproïque qui se combinent à l'alcool non brûlé pour former des éthers composés auxquels le vinaigre doit son bouquet.

Dans le procédé orléanais, on met dans un tonneau de 400 litres de capacité 100 litres de vinaigre bouillant, puis, 8 jours après, 10 litres de vin, l'on renouvelle tous les jours la même addition jusqu'à ce que le tonneau soit rempli. Le mélange est abandonné à lui-même pendant 15 jours à une température de 26 à 28°. Au bout de ce temps, le tout est converti en vinaigre. On enlève la moitié du vinaigre que l'on remplace par du vin, et on continue, en ajoutant successivement un volume de vin égal au volume de vinaigre que l'on retire.

Ce procédé est long, et Pasteur l'a abrégé en semant à la surface du liquide à acétifier du *mycoderma aceti* qui, en 36 heures, envahit la surface entière. Le mélange est formé de 2 parties de vin pour 1 partie de vinaigre, et, comme la rapidité de la fermentation est en rapport direct avec l'étendue de la surface du liquide parce que c'est seulement au contact de l'air que le ferment peut vivre et fonctionner, on donne à cette surface la plus grande étendue possible sur une profondeur peu considérable, de 20 centimètres environ.

Une cuve de 1 mètre carré de surface renfermant 50 à 150 litres de liquide fournit 5 à 6 litres de vinaigre par jour. On procède du reste de la même façon qu'auparavant en remplaçant le vinaigre soutiré par le vin.

Le procédé allemand s'applique aux mélanges d'eau et d'alcool et donne surtout de l'acide acétique.

Le *vinaigre*, qui doit la plus grande partie de ses propriétés à l'acide acétique qu'il renferme, n'est pas cependant, comme on pourrait le croire, un simple mélange de ces deux substances. Il renferme en outre des éthers composés qui lui donnent son odeur et sa saveur, de l'alcool, du glucose, de l'acide malique, du bitartrate de potasse, du tartrate de chaux, du sulfate de potasse, du sel marin.

C'est un liquide incolore ou rougeâtre suivant qu'on l'obtient du vin blanc ou du vin rouge, d'une odeur agréable, d'une saveur vive, piquante. Quand on le distille, les premières parties ont une odeur très suave qu'elles doivent à l'éther acétique qui s'est formé. Si on continue l'opération, les produits deviennent plus acides, et à la fin ils ont une odeur empyreumatique désagréable qu'ils perdent à la longue, mais dont on peut les priver rapidement en les soumettant à un refroidissement considérable, 5 à 6° au dessous de zéro.

Les véritables vinaigres de vin étant devenus plus rares, on les remplace le plus souvent par les vinaigres d'alcool, qui sont loin de posséder les mêmes qualités, par de l'eau étendue d'acide pyroligneux, par de l'acide acétique étendu d'eau, etc., ou par des vinaigres de cidre, de poiré, de bière. Nous renvoyons aux traités techniques pour différencier entre eux ces différents vinaigres et les moyens de reconnaître leurs falsifications, sur lesquelles nous ne pouvons nous étendre ici.

Thérapeutique et physiologie. — Le vin devant la plus grande partie de ses effets, mais non la totalité cependant, à l'alcool éthylique qu'il renferme, nous étudierons d'abord le rôle que joue cet alcool dans l'économie, en négligeant les alcools supérieurs qui accompagnent l'alcool éthylique, mais dont la quantité respective est assez minime, dans les vins naturels et bien préparés s'entend, pour que nous puissions négliger leurs effets physiologiques. Liebig avait admis que l'alcool brûle dans l'économie en donnant de l'eau et de l'acide carbonique, et que, par suite, c'est un aliment respiratoire, analogue aux matières amylacées ou sucrées, développant de la chaleur. Plus récemment, on a soutenu au contraire que l'alcool s'élimine en nature, et assez rapidement pour qu'au bout de vingt-quatre heures on ne puisse constater sa présence ni dans l'urine, ni dans les produits respiratoires. Les expériences de Gréhant confirment cette manière de voir, car il a montré que le sang d'un animal renferme une quantité notable d'alcool (1 centimètre cube pour 173 centigrammes de sang), et que, quelle que soit la quantité d'alcool ingéré, celle qui existe dans le sang n'augmente guère, le reste étant éliminé par les reins.

Quand il est ingéré à doses modérées, l'alcool, et nous entendons par ce mot les liquides alcooliques et non l'alcool pur, active la sécrétion des muqueuses de la bouche, du pharynx, de l'œsophage, de l'estomac et plus tard du pancréas. Il dissout les corps gras, dont il favorise l'émulsion postérieure, et augmente les contractions musculaires de l'estomac. Il aide donc à la digestion. Au contraire, il entrave cette sécrétion quand la dose est trop élevée, et de plus il arrête l'action de la pepsine. Aussi voyons-nous chez les buveurs invétérés la digestion être toujours pénible, et des pituites matutinales sont toujours le résultat le plus certain de l'alcoolisme.

Il modère le mouvement de nutrition, car, comme l'a prouvé Becker, on observe une diminution dans la production de l'acide carbonique et l'élimination de l'urée. Le ralentissement de la désassimilation carbonique et la diminution des produits de combustion entraînent aussi un abaissement de température qui peut aller de 2 à 4 degrés. De plus l'alcool favorise l'embonpoint puisqu'il diminue l'acide carbonique et par suite épargne les matières hydrocarbonées qui se déposent sous forme de graisse dans le tissu conjonctif. De là l'embonpoint ordinaire des buveurs.

L'alcool excite avec une rapidité remarquable le système nerveux tout entier, ce qui l'avait fait ranger avec l'éther par Barbier dans les *stimulants diffusibles*.

Quand les doses ordinaires ont été dépassées, il provoque une analgésie qui peut aller jusqu'à l'anesthésie. Aussi Ambroise Paré et d'autres chirurgiens avaient-ils eu l'idée de griser leurs malades avant de les opérer. A l'autopsie des gens morts d'ivresse, on retrouve l'alcool surtout dans le cerveau et le foie.

D'après Rabuteau, l'alcool favorise la diurèse dans des proportions directement équivalentes aux doses ingérées.

Les usages thérapeutiques de l'alcool ou de ses dérivés l'eau-de-vie, le rhum, sont extrêmement nombreux. On l'emploie dans la dyspepsie, car il augmente la sécrétion du suc gastrique; dans les maladies fébriles, la pneumonie par exemple, surtout celle des buveurs, il abaisse le pouls et la température; dans la phtisie, c'est un aliment d'épargne modérant la fièvre, favorisant la digestion et arrêtant souvent les vomissements; dans la fièvre typhoïde, il serait surtout utile quand il y a du délire. C'est un remède populaire contre le choléra, mais il est vrai qu'il ne réussit guère mieux que la plupart des médicaments tant vantés puis abandonnés.

On emploie l'alcool dans le pansement des plaies; il arrête l'hémorragie des petits vaisseaux en coagulant l'albumine, diminue la formation du pus, dont il détruit l'odeur, et active la formation des bourgeons charnus. Il entre dans les injections contre les blennorragies, et les tampons imbibés d'alcool camphré sont fort utiles contre les vaginites.

Il est bien entendu que nous n'avons voulu parler ici que de l'alcool de vin ou du rhum de la canne à sucre, et ce n'est que dans le cas où l'on ne pourrait se les procurer qu'il faudrait recourir aux alcools parfaitement rectifiés ou au besoin à l'alcool de riz, qui présente l'avantage d'être toujours exempt d'alcools supérieurs toxiques.

Le vin. — Ce que nous venons de dire de l'alcool nous permet d'être plus concis à propos du vin, car ses effets sont dus en grande partie à l'alcool et ce sont ceux de l'eau-de-vie, du rhum. Toutefois il renferme, comme nous l'avons vu, un grand nombre d'autres composés qui lui communiquent des propriétés particulières suivant sa provenance, son mode de fabrication, etc. Comme alcoolique, c'est également un aliment d'épargne, mais moins rapide et plus mitigé. C'est également un excitant. Mais il peut devenir aussi astringent, laxatif, tempérant, suivant les proportions de tanin, de tartrate de potasse, de sucre, de substances minérales qu'il renferme.

Dans les convalescences, les fièvres intermittentes, la phtisie, le scorbut, c'est lui qu'on préférera à l'alcool, et dans la pneumonie on remplace avantageusement la potion de Todd par les vins généreux. On connaît l'usage vulgaire de la tasse de vin chaud fortement sucré et aromatisé de cannelle, dans le début d'une affection fébrile, et les bons effets qu'on en retire pour favoriser la diaphorèse et régulariser la circulation. Les vins riches en tanin sont utilisés en injections contre les vaginites, la blennorragie. Le vin aromatique a été pendant longtemps l'adjuvant nécessaire du pansement des plaies. Enfin le vin est la base des vins médicinaux.

Arau (*Bullet. génér. de thérap.*, 1865, 11-54) a préconisé les lavements de vin rouge dans la chlorose, la dyspepsie, la convalescence des fièvres graves. Ils relèvent, dit-il, les forces, et peuvent ou amener la guérison, ou permettre aux malades de résister plus ou moins longtemps. La dose est de 150 grammes dans les cas légers et de 250 à 350 dans les cas plus graves, d'abord étendu d'eau dont on diminue peu à peu la proportion pour arriver à donner le vin pur. Il faut évidemment laver l'intestin par un lavement simple et faire garder le lavement vineux le plus longtemps possible. S'il est mal toléré, on l'additionne d'un jaune d'œuf.

Au point de vue médical, les vins peuvent se classer en quatre groupes :

1° Les vins de liqueur dont la proportion d'alcool s'élève à 15 0/0 et au delà. Ce sont les malaga, les xérès, les marsala, le madère. Ils sont surtout utiles dans les maladies fébriles où l'alcool est indiqué, et sont de tous points supérieurs à la potion de Todd que l'on emploie si fréquemment.

2° Les vins rouges, par le tanin qu'ils renferment, sont des vins toniques par excellence. Leur pouvoir inébriant n'est pas nécessairement en rapport avec l'alcool qu'ils renferment, mais bien avec les principes éthérés. C'est ainsi que les bourgognes portent beaucoup plus à la tête que les bordeaux ; aussi ces derniers sont-ils le plus souvent conseillés aux malades.

3° Les vins blancs, moins riches en tanin, renferment par contre plus de tartrate, ce qui en fait les diurétiques par excellence. Quand ils sont un peu aigrelets, il suffit de les couper avec des eaux alcalines.

4° Les vins mousseux, dont les vins de Champagne sont les types, rendent des services signalés. Par l'acide carbonique intimement combiné qu'ils renferment, ils calment, endorment la muqueuse stomacale. Aussi le champagne frappé est-il indiqué toutes les fois qu'on voit survenir des vomissements, surtout à la suite de l'irritation péritonéale. (Dujardin-Beaumetz, *Hygiène alimentaire*.)

Le *vinaigre* étendu d'eau en quantité notable constitue une boisson rafraîchissante, agréable, qui favorise la digestion, la diurèse. Mais si on fait un usage fréquent de cette boisson ou qu'on prenne le vinaigre trop peu étendu d'eau, on obtient des effets tout opposés, car il agit alors par son acide acétique sur la muqueuse gastrique, dont il arrête le fonctionnement. De là, comme résultat, des lésions plus ou moins graves de l'estomac, de l'intestin, et l'émaciation qui est la suite d'une nutrition imparfaite. C'est un remède populaire contre l'obésité, remède cent fois pire que le mal que l'on cherche à combattre, et dont on ne saurait trop déconseiller l'usage, car les cas de mort à la suite de ce traitement absurde ne sont pas rares.

On a employé autrefois les fumigations de vinaigre comme désinfectant, et surtout celles de vinaigre aromatique. Ces vapeurs ne font que masquer les mauvaises odeurs sans neutraliser les contages.

Les lotions d'eau vinaigrée sont utiles dans les fièvres graves, en produisant un refroidissement modéré qui tempère la chaleur de la peau. Ce n'est qu'un remède momentané et qui cède le pas aux antipyrétiques aujourd'hui usités.

On a préconisé le vinaigre en frictions au moyen d'une éponge un peu rude pour combattre la gale. Les traitements employés aujourd'hui, et dont la durée est de vingt-quatre heures dans les cas ordinaires, leur sont de beaucoup préférables.

Nous n'insisterons pas sur les nombreux usages auxquels se prêtait le vinaigre. Ils sont aujourd'hui tombés dans l'oubli. C'est en résumé un agent thérapeutique de peu de valeur.

L'*acide acétique* cristallisable présente des propriétés plus marquées. C'est un caustique, et à ce titre on l'a employé contre les chancres, les verrues, les végétations syphilitiques, que l'on touche avec une baguette de verre trempée dans l'acide ; c'est aussi un rubéfiant et un vésicant. C'est d'acide acétique que sont imbibés les cristaux de sulfate de potasse, qui constituent les *sels anglais* si usités pour combattre la syncope. Il stimule alors la membrane pituitaire. Il

ne faut pas oublier que c'est un toxique violent à l'intérieur, et il agit alors en désorganisant les tissus avec lesquels il est en contact.

Cure de raisin. — Cette cure, très répandue en Allemagne, en Autriche-Hongrie, en Suisse, consiste, on le sait, dans l'imposition aux malades d'un régime spécial dans lequel les raisins frais entrent pour la plus grande part. On se rend le matin dans la vigne et on mange sur place 500 grammes à 1 kilogramme de raisin, en augmentant peu à peu jusqu'à en ingérer 3 à 4 kilogrammes par jour. Les effets produits varient suivant la nature des raisins, et c'est pour ne pas l'avoir suffisamment prise en considération que l'on a compté bien des insuccès. C'est ainsi que le raisin d'un terrain argileux, croissant dans un climat humide, est aqueux, peu sucré et acide. C'est alors un laxatif et même un purgatif énergique, si on en mange trop. Les raisins d'un terrain granitique, siliceux, basaltique, sont riches en tartrate de potasse, et par suite diurétiques. Viennent ensuite l'influence de l'espèce, l'élévation thermique plus ou moins grande du climat. Il y a donc là une étude complète à faire et des plus intéressantes.

Quoi qu'il en soit, la cure de raisin est regardée comme complémentaire de celle des eaux minérales. Quand on veut obtenir l'action laxative et diurétique, on avale la pellicule et les pépins qui, par action mécanique, et n'étant pas digérés, déterminent les mouvements péristaltiques de l'intestin. Le régime alimentaire, sur lequel nous n'avons pas à insister ici, doit être évidemment approprié au genre de maladie traitée.

La cure de raisin est généralement bien supportée, l'appétit augmente et le malade ressent une sensation de bien-être inaccoutumée.

On a appliqué ce genre de médication aux dérangements des fonctions digestives, diarrhées ou contispation, aux catarrhes bronchiques, à la phtisie même.

En sont justiciables également les dyspepsies, les hypertrophies congestives du foie et de la rate, la gravelle urique, le lymphatisme, la scrofule. Cette cure n'est contre-indiquée que chez les personnes grasses ou ayant une tendance à le devenir.

La cure complète est d'un mois environ.

Les raisins secs sont également employés. Ce sont les raisins de Corinthe et ceux de Malaga. Les premiers entrent dans la composition des *espèces pectorales* avec fruits du Codex. Ils servent à préparer la tisane de fruits pectoraux, qu'on obtient en faisant bouillir, pendant une demi-heure, 50 grammes dans une quantité d'eau suffisante pour obtenir enfin un litre de liquide.

Le raisin vert ou *verjus* a une saveur acide, et sert de condiment. Son suc est as-

tringent et peut servir à préparer une boisson acidulée, utile dans les fièvres, l'irritation intestinale.

Les semences ou *pépins* renferment de
6 à 10 kilogrammes par quintal d'une huile
propre à l'éclairage.

Le marc a été et est encore parfois employé en bains contre les douleurs rhumatismales, l'arthrite, la sciatique, les faiblesses
musculaires. Il agit par son humidité, la chaleur qu'il dégage, et qui peut être de 30 degrés, par son alcool et l'acide carbonique, dont
l'action anesthésique peut expliquer les bons
effets que l'on retire de cette médication. Le
dégagement de ce gaz nécessite la précaution, si le malade est enfoui entièrement
dans le marc, de couvrir complètement ce
dernier en ne laissant en dehors que la tête
du patient, et ménageant à l'extrémité opposée un passage pour le gaz. Il faut aussi
s'assurer de la température du marc. Le séjour dans cette sorte de bain est plus ou
moins prolongé suivant l'effet cherché.

Villarsia nymphæoides Vent. (*Menyanthes nymphæoides* L.). — Plante herbacée,
aquatique, indigène en Europe, de la famille
des Gentianacées, croissant sur les bords
des grands cours d'eau. Rhizome long. Tiges
de plusieurs pieds de longueur, arrondies,
flottant à la surface de l'eau au moyen de
leurs feuilles arrondies, cordiformes, molles,
pourpres en dessous. Fleurs axillaires. Calice à 5 divisions. Corolle rotacée, jaune, à
5 lobes. 5 étamines libres alternant avec
5 glandes. Ovaire libre, à 2 loges pluriovulées. Style simple, à stigmate bilobé, caduc. Capsule ovale, comprimée, à 2 valves
bifides.

Cette plante participe des propriétés de
la plupart des Gentianacées. Elle est amère,
tonique, et peut être utile dans le traitement
des fièvres légères.

Viola odorata L. — La Violette odorante,
de la famille des Violacées, série des Violées, est une petite plante herbacée, qui
croît dans nos bois, sur les bords des haies,
dans les endroits abrités.

Ses racines sont fibreuses, nombreuses.
Du collet de la racine sortent des tiges traçantes. Les feuilles, toutes radicales, sont
alternes, longuement pétiolées, cordiformes,
crénelées, glabres et vertes. Les fleurs, d'un
bleu pourpre, sont axillaires, pédonculées,
solitaires, et accompagnées de 2 à 3 bractéoles, insérées sur le pédoncule à une hauteur variable. Elles paraissent en mars et
durent peu. Calice à 5 sépales, presque
égaux, prolongés en une sorte de lame membraneuse. Corolle irrégulière, à 5 pétales,
2 postérieurs symétriques, aplatis, 2 latéraux symétriques, aplatis aussi, le sépale
antérieur régulier, formé de deux moitiés
égales se dilatant au-dessous de son insertion

en un éperon creux, arqué, faisant saillie
entre les deux sépales antérieurs. 5 étamines
dont 2 voient le bord antérieur de leur filet se

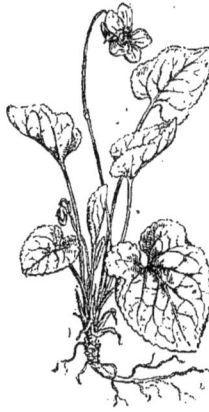

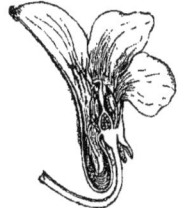

Fig. 1019. — *Viola odorata.*

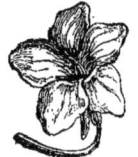

Fig. 1021. — *Viola odorata.*
Fleur. Coupe longitud.

dilater pour former une sorte d'éperon plein,
qui se loge dans l'éperon du pétale anté-

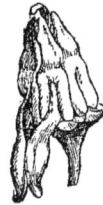

Fig. 1022. — Violette. Fleur
sans calice ni corolle.

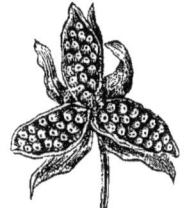

Fig. 1023. — Violette. Capsule
ouverte.

rieur. Ovaire libre, uniloculaire, portant sur
3 placentas pariétaux un grand nombre d'o-

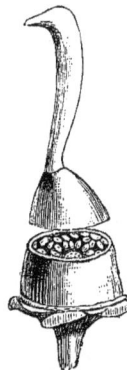

Fig. 1024. — Violette. Pistil.
Coupe transversale.

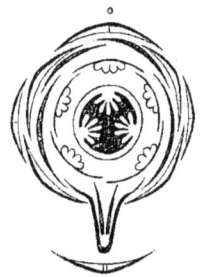

Fig. 1025. — Violette. Fleur.
Diagramme.

vules. Style se dilatant au sommet en une
sorte de poche. Capsule accompagnée à sa
base par le calice persistant, s'ouvrant avec

élasticité en 3 panneaux, portant sur le milieu de leur face interne un grand nombre de graines arillées et albuminées.

On emploie les racines et les fleurs, et on préfère la Violette odorante et simple qui croît dans les bois à celle que l'on cultive dans les jardins. On enlève le calice, les onglets des pétales et on les sèche, soit à l'air, soit à l'étuve, en ayant soin de les enfermer dans des vases bien secs et bien bouchés pour leur conserver leur couleur. Leur odeur est douce et fort agréable.

Les racines ont une saveur nauséeuse qui rappelle celle de l'ipéca.

Composition chimique. — Dans toutes les parties de la plante, Boullay a découvert un alcaloïde, la *violine*, présentant avec l'émétine des relations assez étroites pour qu'il y ait lieu de supposer que c'est la même substance. Elle est blanche, amorphe, âcre, nauséeuse, soluble dans l'alcool, peu soluble dans l'eau, insoluble dans l'éther et se combinant aux acides. Elle existerait à l'état de combinaison avec l'acide malique.

Dans les feuilles, Perotti (*Buchner repert.*, XI, p. 130) a signalé la présence de *l'acide violénique*, cristallisant en aiguilles soyeuses, incolores, solubles dans l'eau, l'alcool et l'éther, et formant des sels jaunes qui tachent la peau.

Les pétales renferment, outre des traces d'huile volatile, une matière colorante très fugace, soluble dans l'eau, rougissant en présence des acides et verdissant avec les alcalis.

Usages. — Les fleurs de la Violette jouissent de la réputation d'être émollientes, béchiques, diaphorétiques, et on les prend sous forme d'infusion chaude (4 à 10 grammes par litre) dans les bronchites légères, les fièvres éruptives au début. Leur activité est en réalité bien minime et elles agissent surtout par l'eau chaude de leur infusion. Elles passent pour être laxatives et s'emploient dans la médecine des enfants sous forme de sirop.

Il n'en est pas de même des racines, qui, elles, sont nettement vomitives, à la façon de l'ipéca, bien que moins actives; une dose de 2 à 4 grammes en poudre provoque des vomissements et des selles copieuses. On peut aussi les prescrire sous forme de décoction (12 grammes par litre d'eau). Cette racine peut remplacer l'émétique avec avantage chez les enfants et les vieillards, qui le supportent mal, et, chez ces derniers même, on sait qu'il est contre-indiqué.

Les semences sont aussi purgatives.

Le parfum si suave des Violettes les fait employer pour faire des bouquets. On en extrait, par le procédé d'enfleurage, une essence pour la parfumerie, et elles font partie des quatre fleurs pectorales dont l'infusion sert à préparer des bonbons, des pâtes pectorales, etc. La *Violette des quatre saisons*, qui n'est qu'une variété et qui fleurit plusieurs fois par an, est cultivée sous châssis.

Les *Viola canina, hirta, sylvestris*, etc., sont employées comme la *V. odorata*, bien que moins odorantes.

La Pensée sauvage (*Viola tricolor* L. var. *arvensis*) a été étudiée par K. Mandelin. (*Pharm. zeit. f. Russland*, 1883, p. 329.)

Composition chimique. — L'extrait alcoolique étant repris par l'eau, si on agite la liqueur avec de la benzine, celle-ci se charge d'acide salicylique, tandis que la liqueur aqueuse abandonne des aiguilles cristallines microscopiques, d'un jaune clair, de *violaquercitrin* $C^{41}H^{42}O^{18}$, soluble dans l'eau bouillante, les alcalis et l'alcool. Traité par les acides minéraux dilués, il se dédouble en *quercitrine*, 48.61 0/0, et sucre fermentescible. Il se fait en même temps une matière fluorescente peu abondante.

— Cette plante contusée donne un suc purgatif.

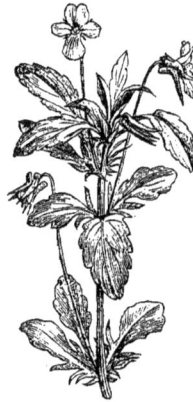

FIG. 1026. — *Viola arvensis*.

La plante elle-même, écrasée avec du lait, est donnée contre les croûtes lactées (1 poignée pour 1 litre), en décoction à l'intérieur, à la dose de 1 litre matin et soir, et sous forme de cataplasmes en application. On a surtout préconisé la pensée sauvage comme dépurative dans les maladies de la peau.

Quant aux véritables Pensées, dont le nombre de variétés issues du *V. tricolor* est si considérable, elles servent à orner nos jardins.

Virola sebifera Aubl. (*Myristica sebifera* Sev.). — Cet arbre, qui appartient à la famille des Myristacées, croît abondamment dans les Guyanes, où il porte les noms de *Yayamadou, Ouarouchi, Guinguamadou.* C'est le Muscadier à suif. Ses feuilles sont alternes, penninerves. Fleurs axillaires, régulières, dioïques. Périanthe simple, à 3 divisions. L'androcée est formé par le réceptacle prolongé en colonne renflée à la base et portant au sommet 3 anthères verticales, linéaires. Ovaire libre, uniloculaire, uniovulé. Style nul. Baie du volume d'un gros grain de raisin, marquée d'une arête saillante, s'ouvrant en deux valves. Graine grosse, albuminée, entourée d'un arille charnu.

Toutes les parties de ce végétal sont aromatiques. Les fruits, plongés dans l'eau bouillante, laissent surnager 26 0/0 de leur poids d'une matière grasse, jaunâtre, légèrement odorante, cristalline, qui sert à faire des bougies et est propre à la fabrication des savons parfumés.

L'écorce de l'arbre est astringente et employée comme telle.

Le tronc laisse exsuder, par incisions, un suc rougeâtre, âcre, gluant, qui prend la consistance résineuse peu de temps après avoir été exposé à l'air. Quand il est récent, on l'emploie pour cautériser les aphtes. Un fragment de coton cardé, imprégné de ce suc et tassé dans la cavité des dents cariées, fait disparaître la douleur.

Viscum album L. — Le Gui, Gillois, Verquet, Pomme hémorroïdale, est une plante herbacée, parasite, toujours verte, de la famille des Loranthacées, série des Vis-

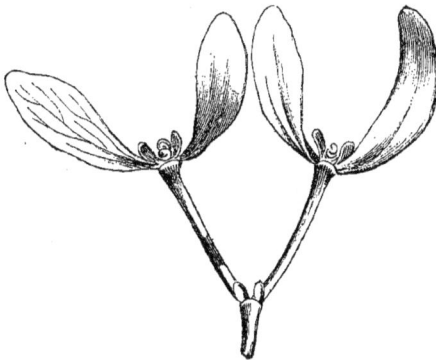

Fig. 1027. — *Viscum album.*

cées, qui croît dans nos contrées, sur les arbustes, les arbres, et particulièrement sur les peupliers, les saules, les pommiers, les

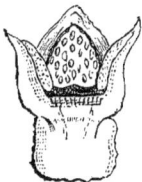

Fig. 1028. — *V. album.* Fleur. Coupe longitudinale.

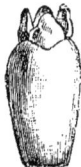

Fig. 1029. — *V. album.* Fleur femelle.

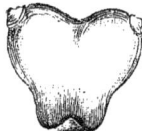

Fig. 1030. — *V. album.* Graine.

poiriers, rarement sur les conifères, plus rarement encore sur les chênes. La base de cette plante est épaisse, indurée. Les rameaux, longs de 10 à 60 centimètres, sont dichotomes, articulés, verts, cylindriques, divergents. Les feuilles sont opposées, oblongues, obtuses, atténuées et canaliculées à la base, glabres, coriaces, vertes, obtusément à 3-5 nervures. Fleurs en glomérules bipares, terminaux, apparaissent en février-

mai, dioïques, petites et jaunâtres. Périanthe mâle à 4 divisions. 4 étamines à anthères s'ouvrant par des pores assez nombreux. Fleurs femelles à réceptacle concave, dans lequel est logé l'ovaire infère, surmonté d'un périanthe à 4 divisions charnues et squamiformes. Cet ovaire est uniloculaire et uniovulé. Fruit charnu, à sarcocarpe globuleux, blanc, représentant le réceptacle épaissi,

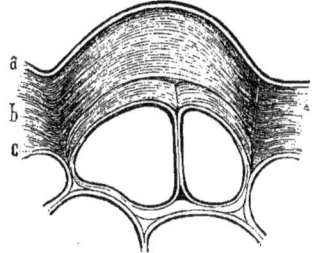

Fig. 1031. — Épiderme du Gui. Coupe transversale.

surmonté des 4 petites cicatrices du périanthe. Chair visqueuse, entourant l'endocarpe vert. Graine comprimée, dressée, albuminée.

Le Gui portait en thérapeutique le nom de *Gwyd* ou *Wydd* (plante par excellence). « Quand, après de longues recherches, les druides l'avaient trouvé sur le chêne, ils attendaient le sixième jour de la dernière lune d'hiver, en février ou mars, lorsque le Gui, étalant son feuillage toujours vert et ses touffes jaunes de ses fleurs nouvelles sur les branches nues du chêne, présente seul l'image de la vie, au milieu d'une nature stérile et inerte. Le matin, on fait les apprêts d'un grand sacrifice et d'un banquet immense. Un druide, vêtu de blanc, monte sur le chêne, coupe le Gui avec une faucille d'or. D'autres druides reçoivent la plante dans une toile blanche... et on se réjouit d'avoir reçu la plante qui guérit tout et donne la fécondité à tout être stérile. » (Henri Martin, *Hist. de France*, I, 68.)

Cette plante, aujourd'hui bien déchue de son antique splendeur, a cependant joui, comme nous le verrons, d'une réputation considérable en médecine.

Le Gui est inodore, sa saveur est âcre et amère, son odeur est désagréable quand il est sec. On emploie les fruits, mais surtout l'écorce, qui est plus riche en principes actifs.

Composition chimique.— D'après Henry, les fruits renferment de la glu, de la cire, de la gomme, une matière visqueuse insoluble, de la chlorophylle, des sels de potasse, de chaux, de magnésie, de l'oxyde de fer.

D'après un travail de Personne (*Journ. de pharm. et de chim.*, 1884, 205), la glu purifiée est un éther ou un mélange d'éthers formés par un alcool particulier qui semble être un homologue de l'alcool benzylique. Il forme des cristaux blancs, nacrés, insolubles dans l'eau froide, solubles dans l'alcool à 90°, le chloroforme, l'éther, fondant à 175°, se sublimant à 115°. Les vapeurs ont une odeur aromatique. Sa formule = $C^{30}H^{44}O^2$.

De l'écorce, P. Reinsch (*Neues. Jarhb. f. pharm.*, XIV, 129) a retiré une substance jaunâtre, visqueuse, molle, élastique, la *viscine*. C'est un mélange de viscine pure (50 0/0), de *viscaoutchine* (20 0/0) et de matière cireuse (30 0/0).

La viscine est une masse incolore, transparente, inodore, insipide, de la consistance du miel, devenant plus fluide vers 30°, et à 100° ayant la fluidité de l'huile. Elle tache le papier, qu'elle rend translucide. Sa densité est celle de l'eau. Sa formule = $C^{20}H^{40}O^2$. A la distillation sèche, elle fournit un certain nombre de produits, parmi lesquels un liquide oléagineux, d'odeur empyreumatique, acide, d'une densité de 0,85, bouillant entre 227 et 229°. C'est le *viscène.*

La soude en sépare un liquide d'odeur agréable, le *viscinol*, et il se produit, en même temps, un sel sodique cristallisé d'un acide appelé *acide viscique*.

Thérapeutique. — Le Gui a été étudié par Payen [*Act. thérap. et phys. du Gui de chêne (North Carolina med. journ.*, 1881)], et il a vu que son extrait paralyse les nerfs moteurs et sensitifs. On l'a ordonné, autrefois, contre les affections convulsives, l'épilepsie, l'hystérie, l'asthme convulsif, le hoquet, la coqueluche, la goutte, les fièvres intermittentes.

On l'administre sous forme de décoction, 30 à 60 grammes par litre d'eau, de poudre, 4 à 12 grammes, en pilules, d'extrait aqueux, à la dose de 1 à 8 grammes, en pilules ou en potions.

Vismia guianensis Pers.(*Hypericum guianense* Aubl.). — Petit arbre de la famille des Hypéricacées, originaire de la Guyane, à tige quadrangulaire, d'environ 8 pieds de hauteur. Feuilles opposées, entières, brièvement pétiolées, ovales, lancéolées, amincies, dilatées à la base, glabres en dessus, duveteuses en dessous et parsemées de réservoirs translucides d'huile essentielle. Fleurs jaunes en grappes de cymes terminales. 5 sépales, épais, puis amincis brusquement sur les bords. 5 pétales, chargés en dedans de villosités. Etamines nombreuses réunies en 5 faisceaux, formés d'une grande languette divisée en filets grêles portant des anthères biloculaires. Entre les faisceaux se trouvent 5 écailles hypogynes. Ovaire libre, à 5 loges multiovulées. Style court à 5 branches stigmatifères capitées. Baie jaune, ovale, molle, à 5 angles peu marqués.

Cet arbre, qui porte à la Guyane le nom d'Arbre à la fièvre, laisse écouler, quand on fait des incisions dans son écorce, une gomme-résine rougeâtre, safranée, qui lui a fait donner le nom d'*Arbre de sang;* lorsqu'elle est sèche, elle ressemble un peu à la gomme gutte. Les feuilles et les fruits donnent également ce produit. Ce suc, à la dose de 50 à 60 centigrammes, agit comme un purgatif drastique. On l'emploie pour traiter les maladies de la peau. La décoction des feuilles prise à l'intérieur est usitée dans les fièvres intermittentes. Son bois s'emploie

dans les constructions et son écorce sert à recouvrir les cases (Aublet).

Les *V. cayennensis* Pers., ou Bois baptiste, *capparosa* H. B. K., *micrantha* Mart., *longifolia* A. S. H., *sessilifolia* Pers., *laccifera* Mart., donnent aussi une gomme résineuse douée des mêmes propriétés.

Vitex negundo L. — Arbuste de la famille des Verbénacées, à tronc irrégulier, à branches opposées, à ramuscules duveteux, un peu quadrangulaires. Feuilles opposées, pétiolées, à 3 ou 5 folioles, lancéolées, acuminées, entières, de 5 à 10 centimètres de longueur et de 2 cent. 1/2 de largeur, d'un vert blanchâtre pâle. Fleurs petites, nombreuses, d'un beau bleu, en panicules terminales oblongues, à ramifications décussées. Calice campanulé, à 5 dents, persistant. Corolle bilabiée, à lèvre supérieure quadripartite, l'inférieure entière, grande. 4 étamines libres, didynames. Ovaire libre à 2 loges biovulées. Style simple à 2 lobes stigmatifères. Le fruit est une baie noire, de la grosseur d'un pois, à 4 graines, enveloppée à sa base par le calice. Cette plante habite les différentes parties de l'Inde.

V. trifolia L. — Feuilles opposées, à 3 folioles, sessiles, la terminale plus longue. Cette plante habite également l'Indo-Chine, Sumatra, les Philippines.

L'aspect extérieur de ces végétaux varie: près de la mer, ils sont presque toujours à folioles pétiolulés. Dans les terres, l'aspect est plus délicat, les pétioles des feuilles sont plus longs, les folioles sont souvent serretées. On préfère dans l'Inde la variété à folioles serretées, qu'on appelle *Kabri*. Les feuilles sont également aromatiques. Leur odeur rappelle celle du Myrica gale, leur saveur est amère et nauséeuse. Le fruit est faiblement aromatique.

Usages. — Les propriétés de ces deux plantes, si voisines du reste l'une de l'autre qu'on regarde la seconde comme une variété de la première, sont les mêmes, bien que le *V. trifolia* passe pour être plus actif. Le fruit, qui est d'une amertume agréable, sert à assaisonner les mets, et on le prescrit dans les fièvres intermittentes légères, comme céphalique et emménagogue. Fleming (*Asiat. researches*, XI) regarde les feuilles comme le meilleur résolutif contre les rhumatismes. Les indigènes les chauffent dans un pot de terre jusqu'à ce qu'elles puissent être supportées sans douleurs, les appliquent sur les parties douloureuses et les maintiennent en place à l'aide d'un bandage. On répète ces applications trois ou quatre fois par jour.

Dans le Concan, le suc de ces feuilles, additionné de poudre de graines d'Ajwan, est donné à l'intérieur contre les rhumatismes. Dans le Mysore on emploie dans le traitement des affections fébriles rhumatismales et catarrhales des bains de vapeur préparés avec les feuilles. Dans toute l'Inde, d'après Roxburgh, les baies de ces feuilles aromatiques servent à combattre l'état puerpéral. D'après Ainslie, les mahométans ont coutume de fumer ces feuilles à la façon du tabac pour combattre la migraine ou les catarrhes. (Dymock., *loc. cit.*)

3° *V. Agnus castus* L. — Le Gattilier (*Agnus castus*) est un arbrisseau qui croît dans les lieux humides, le long des ruisseaux, dans le midi de la France, et que l'on retrouve dans la région méditerranéenne. Les tiges sont flexibles, à la façon des pousses de l'osier, dont le nom latin *Vitilia* se retrouve dans la désignation *Vitex*. Quant au nom Agnus castus, il provient de ce que, aux fêtes de Cérès, les femmes grecques couchaient sur des sacs remplis de son feuillage pour chasser les idées impures.

Composition chimique. — Cette plante renferme dans ses fruits une huile volatile âcre, des acides gras, libres, une matière grasse et une substance basique, cristallisable, la *castine*, découverte par Linderer (*Buchner Repert.* 90), de saveur amère, insoluble dans l'eau, soluble dans l'alcool, l'éther, les acides, et dont le chlorhydrate cristallise facilement.

Usages. — Comme l'indique son nom, l'Agnus castus était regardé autrefois comme antiaphrodisiaque, propriété qui n'existe pas, car l'âcreté, la saveur chaude de ses fruits, qu'on employait, montrent bien qu'ils sont stimulants et non réfrigérants. En effet, ces baies noirâtres, qui ressemblent au poivre, servent comme ce dernier à assaisonner les mets. En Grèce, d'après Landerer, on ajoute les fruits frais et verts au vin pour le rendre plus inébriant et l'empêcher de tourner. Les graines ont été employées comme apéritives, diurétiques et carminatives, propriétés qui, comme on le voit, se rapprochent de celles du poivre.

Voandzaia subterranea Dup.-Th. (*Arachis africana* Burm.). — Plante herbacée, rampante, de la famille des Légumineuses papilionacées, série des Phaséolées, à feuilles longuement pétiolées, pennées, à 3 folioles, stipellées. Pédoncules axillaires, courts, pauciflores, recourbés après l'anthèse. Fleurs situées à l'aisselle des petites bractées, striées. Ces fleurs sont petites, polygames. Les fleurs fertiles sont les plus petites et apétales. Calice subcampanulé. Corolle papilionacée, à étendard suborbiculaire, à ailes falciformes, à carène recourbée. 10 étamines diadelphes (9-1). Ovaire sessile, uniloculaire, pauciovulé, surmonté d'un style recourbé, barbu à la partie supérieure. Stigmate oblong. Gousse irrégulière, subglobuleuse, monosperme, bivalve, et n'arrivant à maturité que sous terre comme l'arachide. Graine subglobuleuse, à embryon charnu, épais.

Cette plante habite l'Afrique tropicale et la grande île de Madagascar. Sa graine, oléagineuse et comestible, remplace l'arachide ou pistache de terre partout où celle-ci n'est pas cultivée.

Volutarella divaricata Benth. (*Tricholepis procumbens*). — Plante herbacée, annuelle, de la famille des Composées, série des Carduées, qui croît dans l'Inde. Feuilles alternes, pubescentes ou subglabres, celles de la tige lyrées, celles des rameaux pinnatifides, à lobes mucronés. Involucre ovale, à bractées inégales, plurisériées, terminées en épis.

Achaine obovoïde, à 10 à 15 côtes.

Cette plante a une saveur amère qui la fait employer, en Perse et dans l'Inde, comme tonique, apéritive et désobstruante. Elle passe pour éloigner les serpents des lieux habités. (Dymock, *loc. cit.*)

W

Wendlandia Lawsoniæ DC. — Petit arbre de la famille des Rubiacées, série des Portlandiées, originaire de l'Asie tropicale, à feuilles opposées, ovales oblongues, à stipules interpétiolaires, foliacées. Fleurs petites, rosées, en grappes terminales, à 2 ou 3 bractéoles. Calice à 4 ou 5 lobes. Corolle infondibuliforme, à 4 ou 5 lobes oblongs, obtus, étalés. 5 étamines libres. Ovaire infère, biloculaire, pluriovulé. Style grêle. Capsule subglobuleuse. Graines albuminées, étroitement ailées.

Cette espèce est usitée dans l'Inde comme tonique, aromatique et antispasmodique. On emploie ses fruits et son écorce.

Withania somnifera Dun. — Cette plante, qui appartient à la famille des Solanacées, série des Solanées, originaire de l'Asie, présente une racine ligneuse, surmontée d'une couronne noueuse, de laquelle s'élèvent plusieurs rameaux, flexueux, arrondis, de 1 à 2 pieds de longueur. Feuilles alternes, entières, ovales, de grandeur variable, mais n'excédant pas 3 centimètres de longueur. Fleurs blanches, verdâtres, petites, axillaires, subsessiles, terminales. Calice gamosépale, campanulé, à 5 dents, enflé et augmenté, accompagnant le fruit qu'il entoure. Corolle campanulée, à 5 lobes valvaires. 5 étamines incluses, libres. Ovaire libre, inséré sur un disque hypogyne, à 2 loges pluriovulées. Style cylindrique, à sommet stigmatifère, bilobé, obtus. Baie rouge, lisse, de la grosseur d'un pois, recouverte par le calice membraneux, s'ouvrant au sommet. Graines nombreuses, d'un blanc jaunâtre, réniformes, comprimées latéralement.

La plante entière est couverte de poils blancs, aigus, rameux. Son odeur est piquante et urineuse. L'écorce fraîche de la racine a la même odeur. Les feuilles et les fruits ont une saveur un peu amère et nauséeuse.

La racine est constituée par un méditullium blanc, ligneux, recouvert d'une écorce épaisse, molle, renfermant une grande proportion de matière colorante rouge, visible même à travers l'épiderme verdâtre.

Cette racine passe, dans l'Inde, pour jouir de propriétés désobstruantes et diurétiques. Les feuilles sont souvent prescrites contre les fièvres en raison de leur amertume. Le fruit est diurétique.

Les racines et les feuilles sont, dit-on, de puissants narcotiques. La racine, connue dans les bazars du sud de l'Inde sous le nom d'*Amulang kalung*, est peu odorante, peu sapide. Écrasée dans l'eau elle est, ainsi que les feuilles, usitée en applications locales sur les ulcères, les gonflements des jointures. Les Rajpoots la regardent comme fort utile dans les rhumatismes, les dyspepsies flatuleutes. (*Pharmac. of India.*)

Les graines seraient employées pour coaguler le lait comme celles de l'espèce suivante (Roxb., Ainslie).

2° *W. coagulans* Dun. (*Puneeria coagulans* Stocks). — Petite plante buissonneuse commune dans le sud, le nord-ouest de l'Inde, l'Afghanistan, à feuilles lancéolées, oblongues, inéquilatérales, épaisses. Elle est couverte de petits poils en étoile, disposés par touffes, formant un revêtement gris cendré qui revêt toute la plante. On peut la reconnaître même à une grande distance à cette coloration, car il n'y a pas une teinte verte dans la plante entière. Le fruit, qui est souvent confondu avec celui du *Physalis alkekenge*, est entouré par le calice membraneux, avec une petite ouverture divisée en 5 parties au sommet, qui permet d'apercevoir le fruit, lequel est rouge lorsqu'il est frais, mais qui devient jaunâtre par la dessiccation. Dans une pulpe brune, visqueuse, qui a l'odeur nauséeuse du fruit, se trouvent des graines réniformes, petites.

Composition chimique. — Les graines ont été étudiées par Sheridan Lea. (*Pharm. Journ.*, 2 février 1884, p. 606). Des poids égaux de graines ont été épuisés pendant vingt-quatre heures par des volumes égaux d'eau, d'une solution de chlorure de sodium à 5 0/0, d'une solution d'acide chlorhydrique à 2 0/0 et d'une solution de carbonate sodique à 3 0/0. Des volumes égaux de chacune de ces solutions ont été ajoutés à des volumes égaux de lait et chauffés au bain-marie à 38°. Le lait fut rapide-

ment coagulé par les solutions salées et carbonatées, moins rapidement par les deux autres.

Une solution de chlorure de sodium à 5 0/0 est celle qui extrait le mieux le principe actif des graines.

La substance qui possède la propriété de coaguler le lait est un ferment analogue à celui de la caillette du jeune veau.

En faisant bouillir l'extrait pendant une minute ou deux, il perd son activité. Le principe actif est soluble dans la glycérine, qui peut le retirer des graines. Les plus petites quantités de cette solution coagulent le lait. L'alcool précipite le ferment de ses solutions, et ce précipité lavé à l'alcool et redissous dans l'eau n'a pas perdu son action. Ce principe agit en très petites quantités, et, en augmentant la dose, on augmente seulement la rapidité de la coagulation. La coagulation n'est pas due à la formation d'un acide par le ferment. Le caillot formé par ce ferment est exactement semblable à celui que donne le ferment animal.

Il faut noter que toutes les solutions sont d'une couleur brun foncé, et qu'on ne peut enlever cette couleur que par le charbon animal qui détruit le ferment.

Pour conserver ce ferment, Lea additionne de 10 0/0 de sel et de 4 0/0 d'alcool l'extrait préparé avec l'eau salée à 5 0/0.

Usages. — Le fruit est employé généralement, dans l'Inde, pour coaguler le lait : 30 grammes de fruit bouilli dans l'eau pendant un quart d'heure donnent un liquide dont une cuillerée à bouche coagule, en une demiheure, un gallon de lait tiède (Hooker). Le caillé est ferme, inodore, insipide et peut donner un excellent fromage. Ce fruit, frais, est en outre employé comme émétique, et à doses plus minimes réputé comme un remède des dyspepsies consécutives aux maladies chroniques du foie. Il est, en outre, altérant et diurétique, et passe pour être un purificateur du sang. On le prescrit en infusion soit seul, soit mélangé avec les feuilles du *Rhazya stricta* DC., qui est lui-même un excellent tonique connu dans le Scinde sous le nom de *Sihar* ou *Sewur.*

Wistaria chinensis Sieb. et Zucc.— Plante frutescente, grimpante, de la famille des Légumineuses papilionacées, série des Galegées, originaire de la Chine, du Japon, où elle est cultivée comme plante ornementale. Feuilles imparipennées, à folioles entières, penniveinées. Stipelles linéaires, caduques. Stipules longues, étroites, très caduques. Fleurs blanches, en grappes terminales. Calice à 4 dents, la supérieure brièvement dentée. Corolle papilionacée. 10 étamines diadelphes (9 — 1). Ovaire stipité, pluriovulé. Style glabre, rigide. Stigmate subglobuleux. Gousse allongée, toruleuse, bivalve, convexe. Graines réniformes, exarillées.

Composition chimique. — Ottow (*Nieuw. Tijdschr.*, XIX, p. 207) a séparé de l'écorce un glucoside cristallin de saveur amère et astringente auquel il a donné le nom de *wistarine*. Il est soluble dans l'alcool absolu et dilué, difficilement dans l'éther et l'eau froide (1 pour 2,000), plus soluble dans l'eau tiède et moins dans le chloroforme que dans l'éther. Sa solution dans l'eau chaude devient opalescente par le refroidissement, mousse lorsqu'on l'agite, et présente une saveur amère et astringente.

La wistarine se dissout, avec une coloration jaune, dans les solutions des alcalis, des carbonates alcalins, et dans l'acide sulfurique concentré avec une couleur jaune passant au beau rouge cerise; avec le chlorure ferrique, coloration violette devenant ensuite brun verdâtre; avec le sulfate de cuivre, précipité vert. Elle fond à 204° et ne contient pas d'azote. Quand on la fait bouillir avec l'acide sulfurique étendu, elle se dédouble en glucose, en un corps cristallin résinoïde, une huile essentielle, dont l'odeur est celle du ményanthol et qui, chauffée avec la potasse, se convertit en une substance blanche ayant l'odeur de la coumarine. Outre la wistarine, l'auteur a séparé aussi de cette écorce une résine qui paraît avoir des propriétés toxiques.

Quant à la wistarine, c'est, à doses élevées, un poison pour les grenouilles.

Le *W. chinensis* n'a pas, jusqu'à ce jour, reçu d'application en thérapeutique.

X

Xanthium spinosum L. — Plante herbacée, annuelle, de la famille des Composées, série des Ambrosiées, armée d'épines trifides; elle est originaire des régions chaudes et tempérées des deux mondes. Feuilles alternes, entières. Capitules solitaires, à fleurs monoïques, les mâles au sommet des rameaux, les femelles à la partie inférieure. Réceptacle des premières cylindracé, paléacé, celui des secondes étroit. Fleurs mâles entourées d'un involucre de folioles libres, bisériées. Corolle régulière, tubuleuse, à 5 dents. 5 étamines libres. Fleurs femelles entourées d'un involucre chargé d'aiguillons droits et renfermant 2 fleurs apérianthées. Ovaire libre, uniloculaire, uniovulé. Style à 2 branches stigmatiques, exsertes. Le fruit sec, indéhiscent, monosperme, est enfermé dans l'involucre caduc.

Composition chimique. — Guichard (*Répert. de pharm.*, IV, 513), dans un essai préliminaire de cette plante, avait signalé la présence d'un alcaloïde. Après un nouvel examen, Yvon n'admet pas l'existence de cet alcaloïde, qui, pour lui, est une résine soluble dans l'éther et l'alcool et qui existe dans la proportion de 2 0/0.

Cette plante n'offre un certain intérêt que parce qu'elle a été, à diverses reprises, préconisée contre la rage, sans succès réels, d'ailleurs. Un médecin russe, Makaveef, la donnait à la dose de 60 centigrammes trois fois par jour, en alternant avec des bains de vapeur. Dix ans auparavant, Gryzmala disait en avoir obtenu les meilleurs effets pendant vingt ans de pratique.

Des expériences ont été faites à Alfort par Trasbot et Nocard sur des chiens inoculés, et les résultats ont été complètement négatifs.

Bancroft, de Brisbane, Australie, a vu des troupeaux décimés pour avoir brouté cette plante. Les animaux succombaient à la suite de faiblesse extrême, sans convulsions ni tétanos.

Cette plante paraît posséder d'ailleurs des propriétés diurétiques, diaphorétiques et ptyalagogues, et on l'a employée comme tonique et fébrifuge.

Le *X. strumarium* L. (Lampourde, Herbe aux écrouelles) croît dans nos contrées; ses feuilles sont amères et astringentes. On les employait autrefois contre le goître, la scro-

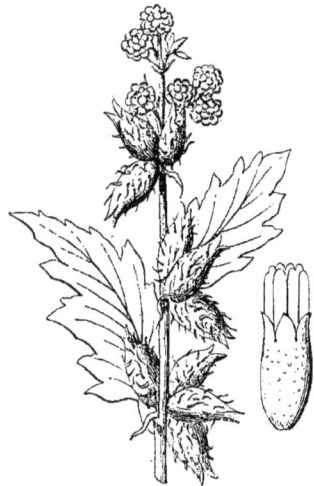

Fig. 1032. — *Xanthium strumarium.*

fule, les dartres et même le cancer. Les Romains s'en servaient, dit-on, pour colorer les cheveux en blond pâle.

Le *X. orientale* L. passait également chez nous pour être antistrumeux.

Xanthorhiza apiifolia Lhéritier. — Petit arbrisseau de la famille des Renonculacées, série des Aquilégiées, dont le rhizome s'étend horizontalement et donne naissance à des tiges généralement rameuses et dont les branches s'élèvent droites et parallèles, en simulant plusieurs tiges simples ou parfois rameuses. Elles ont de 1 à 3 pieds de hauteur; leur diamètre est à peu près celui d'un crayon. Feuilles alternes, à gaine dilatée, à pétiole surmonté d'un limbe trifolié ou dont la foliole terminale est assez profondément découpée pour simuler trois folioles et rendre la feuille entière composée, pennée. Ces feuilles sont situées seulement à la partie supérieure des branches et dentées en scie sur les bords. Les inflorescences, qui sont des grappes composées dont les axes sont grêles et pendants, sortent au printemps de l'aisselle des écailles qui représentent les gaines des feuilles. Elles sont nombreuses, petites, d'un pourpre foncé. Calice à 5 sépales caducs, pétaloïdes, étalés, aigus, égaux. 5 pétales plus petits que les sépales, charnus, glanduleux, rétrécis à la base en un onglet étroit et dilatés à la partie supérieure en un limbe cordiforme, un peu concave. 10 étamines sur 2 verticilles; mais parfois aussi les étamines d'un des deux verticilles avortent plus ou moins complètement. Chacune d'elles est composée d'un filet hypogyne et d'une anthère basifixe, aplatie, biloculaire. 5 carpelles uniloculaires portant, dans leur angle interne, des ovules disposés sur deux séries verticales. Style simple. Le fruit est formé de plusieurs follicules, petits, d'un jaune pâle ou striés de rouge. Ils s'ouvrent longitudinalement par leur angle interne et laissent échapper une ou plusieurs petites graines noirâtres dont l'albumen est charnu.

Cette plante est extrêmement commune le long des cours d'eau, dans les montagnes du sud des Etats-Unis. On la trouve dans les montagnes de la Pensylvanie et dans quelques localités de l'Etat de New-York. Elle a été découverte, en 1760, par J. Bartram, dans la Géorgie. Elle n'est cultivée que dans les jardins botaniques.

On emploie, en Amérique, le rhizome, que l'on rencontre dans le commerce sous forme de fragments de 10 à 30 centimètres de longueur sur 1 à 3 centimètres d'épaisseur, munis de nombreux rameaux, minces, d'une épaisseur uniforme de 5 à 8 millimètres environ. Quand il est frais, ce rhizome est recouvert d'une écorce jaune clair qui, par la dessiccation, devient brune et se sépare facilement du tissu ligneux. Il est ridé longitudinalement. La partie ligneuse est jaune pâle; la moelle occupe le tiers du diamètre. Sa saveur est extrêmement amère.

Composition chimique. — Cette racine, ou plutôt ce rhizome, renferme de la *berbérine*, qui lui communique son amertume, et qui, d'après Lloyd (*Drugs and med. of North Amer.*, p. 297), existerait dans la proportion de 1.10 0/0. D'après une analyse de S. Jones (*Amer. journ. of pharmacy*, avril 1886), ce rhizome contient des traces d'huile volatile, une résine, de la berbérine et un autre alcaloïde non isolé, de la dextrine, de la gomme, du glucose, du saccharose, etc.

La résine purifiée a la consistance de la poix de Bourgogne. Elle fond à 74° et se dissout à 50° en toutes proportions dans l'alcool absolu. A 15°, une partie se dissout dans 23 parties d'alcool, 2,6 de chloroforme, 10,5 de benzol, 78 de sulfure de carbone, 1,200 d'éther de pétrole, 6 d'une solution de potasse à 5 0/0. Cette résine est neutre. Sa saveur est âcre, un peu amère, ce qui est dû probablement à une petite quantité d'alcaloïde qu'elle renferme.

Usages. — En raison de son amertume,

ce rhizome peut remplacer le colombo, le quassia et les autres amers toniques. On le prescrit à la dose de 1 à 2 grammes, en poudre ou à dose équivalente sous forme d'infusion.

Son bois est aussi employé pour la teinture en jaune.

Xylopia æthiopica A. Rich. (*Unona œthiopica* Dun. — *Uvaria œthiopica* Guill. et Perrot.). — Arbre de la famille des Anonacées, série des Anonées, originaire de l'Ethiopie, du Sénégal et du Gabon, d'où il aurait été transporté en Amérique par les nègres enlevés comme esclaves. Feuilles alternes, épaisses, luisantes, pétiolées, simples, entières, ovales aiguës. Fleurs hermaphrodites, régulières, réunies en cymes latérales. Calice gamosépale, court, à 3 divisions. Corolle à 6 pétales, étroits, allongés, connivents, les 3 extérieurs plus grands, concaves à la base, puis épais, les 3 intérieurs de même forme, plus courts. Les sommets seuls s'écartent les uns des autres. Les bords du réceptacle s'accroissent et forment une sorte de coupe qui recouvre les ovaires et ne présente qu'une ouverture étroite par laquelle passent les styles. Sur sa surface convexe s'insèrent les étamines, très nombreuses, libres, à connectif aplati. Ovaires très nombreux, libres, uniloculaires, pluriovulés. Styles simples. Le fruit est composé d'un pédoncule ligneux, renflé en une tête sur laquelle s'insèrent, en nombre variable, des baies brièvement stipitées, à peu près cylindriques, de la grosseur d'une plume d'oie, atténuées un peu à la base, légèrement aiguës ou obtuses au sommet, à surface ridée par la dessiccation, et présentant des étranglements inégaux et peu prononcés dans l'intervalle des graines. Celles-ci sont au nombre de 3, 4 à 12, 15, unisériées, ovoïdes, noirâtres, arillées. Le péricarpe est noirâtre à l'état sec, adhérent aux graines par sa portion profonde formée d'une sorte de pulpe desséchée, aromatique, d'odeur faible de gingembre ou de curcuma, de saveur piquante et légèrement musquée. Les graines ont, à un moindre degré, les mêmes qualités. (H. Baillon, *Hist. d. pl.*, I, 277-278.)

Ces graines, qui portent le nom de *Poivre de Guinée*, sont employées par les noirs pour remplacer le poivre noir comme condiment. Leurs propriétés aromatiques en font un médicament stimulant, tonique de l'intestin, de l'estomac, carminatif, mais qui n'a reçu jusqu'à ce jour aucune application thérapeutique.

Le *X. frutescens* Aubl. de la Guyane (*Conquérécu* des Galibis, — *Jererecou* des noirs) a une écorce aromatique et piquante. La capsule a une saveur âcre et une odeur de térébenthine. Les graines ont la même saveur et la même odeur que l'écorce. Elles sont aussi employées, au Brésil, comme condiment à la façon du poivre. Elles renferment une huile essentielle aromatique, et leur décoction, associée au *Quassia amara*, serait, d'après Martius, des plus utiles dans l'inertie et la faiblesse du gros intestin. La décoction des fruits, mélangée à celle du galanga, sert à corriger la mauvaise haleine et à arrêter la carie dentaire. Le liber est textile et peut servir à la confection de tissus solides.

Cette plante est remarquable par la rapidité avec laquelle ses rameaux enfoncés en terre s'enracinent, ce qui la rend très utile pour faire des haies.

Les fruits des X. *grandiflora* et *sericea* du Brésil jouissent des mêmes propriétés.

Y

Yerba mansa L. (*Anemiopsis californica* Hook et Arn.), qui croît dans le sud de la Californie et le nord du Mexique, est une petite plante vivace dont les souches rampent dans la vase des marais. Elle appartient à la famille des Pipéracées, série des Saururées. Les feuilles sont surtout radicales, lisses, coriaces, pétiolées. La tige, de 15 centimètres de hauteur, se termine par un épi de fleurs petites, apétales, entourées à la base par 6 bractées pétaloïdes donnant à l'inflorescence entière l'apparence d'une seule fleur. 5 à 6 étamines. Ovaire uniloculaire, infère, à 3 placentas pariétaux multiovulés, surmonté de 3 styles. Le fruit est une baie dont la graine est albuminée.

Toutes les parties de cette plante exhalent, lorsqu'elles sont froissées, une odeur pénétrante, piquante, désagréable. Leur saveur est aromatique et poivrée.

Composition chimique. — Cette plante a été examinée par **J. U. Lloyd.** (*Amer. journ. of pharm.*, janvier 1880.) Par distillation en présence de l'eau, il a retiré de la racine 24 grammes pour une livre d'une *huile essentielle* plus légère que l'eau, jaunâtre, réfringente, de saveur âpre, piquante et présentant au plus haut degré l'odeur de la plante. Elle est soluble dans l'alcool, l'éther, le chloroforme, le sulfure de carbone. *Avec l'acide sulfurique*, élévation considérable de température et formation d'un liquide rouge foncé, épais, soluble dans l'alcool et le chloroforme, auxquels il communique une belle couleur rouge; insoluble dans l'éther. *Avec l'eau régale*, coloration bleue ; *avec l'acide chlorhydrique*, coloration bleu foncé passant au bout de vingt-quatre heures au violet, au pourpre, puis au brun.

Après la distillation avec l'eau, la racine a encore un peu l'odeur de l'essence, une saveur astringente qui engourdit la langue.

La racine fraîche abandonne à l'alcool une huile rougeâtre et une substance gommeuse. Cette essence, plus légère que l'eau, présente la même odeur et la même saveur que la racine quand on la mâche. Elle est soluble dans l'alcool, l'éther, le chloroforme, le sulfure de carbone, mais avec ce dernier il se sépare une petite quantité d'une matière floconneuse rougeâtre, astringente, déliquescente, absorbant l'humidité de l'air et formant alors un liquide rouge. C'est elle qui communique à l'essence sa couleur. Quant à cette essence elle-même, elle est identique à la première.

La substance gommeuse, purifiée de l'huile rougeâtre, est granuleuse, astringente, poivrée et brunâtre, soluble dans l'alcool étendu et surtout dans la glycérine. A 65° elle fond en formant une sorte de vernis. La poudre, triturée avec l'eau, abandonne une matière floconneuse, astringente, soluble dans la glycérine, l'alcool, insoluble dans le chloroforme, l'éther et le sulfure de carbone, précipitant en noir de ses solutions par le sulfate ferreux et ne donnant pas l'indice de la présence d'un alcaloïde.

Le liquide filtré et séparé de ce précipité est incolore, astringent, et précipite en noir par le sulfate ferreux, et donne par ébullition avec la liqueur de Fehling un précipité rouge.

La racine renferme en outre de la cire, de la résine.

Usages. — Le *Yerba mansa* est en grande renommée chez les Indiens d'Arizona, de la Sonora. Sa racine, seule partie employée, a une odeur et une saveur poivrées très fortes. On en prépare une infusion théiforme qui, ainsi que la poudre, sert en applications sur les ulcères vénériens. La poudre est utilisée comme astringente pour arrêter les hémorragies des coupures. Les feuilles, séchées au feu, passent pour un remède certain du gonflement des articulations.

Z

Zanonia indica L. — Plante frutescente, grimpante, de la famille des Cucurbitacées, série des Févillées, originaire de l'Inde. Feuilles alternes, entières, pétiolées, grandes, elliptiques, aiguës, un peu cordiformes à la base, trinerviées. Fleurs petites, blanches, dioïques, en grappes. Dans les fleurs mâles, 5 sépales, 5 pétales étalés. 5 étamines égales, libres, à anthères uniloculaires.

Dans les fleurs femelles, le périanthe est le

même. Ovaire infère à 3 loges biovulées. surmonté de 3 styles bifides au sommet. Le fruit est charnu, cylindrique, allongé, tronqué au sommet sur le côté, à 3 valves. Graines comprimées, imbriquées, entourées d'une grande aile elliptique, membraneuse.

Les feuilles, d'après Rheede, contusées avec du miel et du beurre, sont appliquées comme topiques dans les affections spasmodiques.

La partie charnue du fruit a l'odeur du concombre. Les graines sont extrêmement amères.

Cette plante, du reste assez rare, est remarquable par la forme de son fruit et la façon dont il s'ouvre pour la dissémination des graines.

Zanthoxylum fraxineum Wild. (*Z. americanum* Miller — *Z. caribœum* Gœrtn. — *Z. clava Herculis*), Bois épineux jaune, Prickly ash. Tootache tree des Américains. — Cette plante, de la famille des Rutacées, série des Zanthoxylées, est un arbuste de 2 à 3 mètres de hauteur, à branches alternes, couvertes d'épines fortes, aiguës et épaisses. Feuilles alternes, imparipennées, à folioles opposées, 4 ou 5 paires, une terminale, à rachis tantôt aiguillonné, tantôt inerme. Ces folioles sont presque sessiles, ovales, aiguës, légèrement serretées et un peu duveteuses à la face inférieure. Fleurs généralement dioïques, petites, verdâtres, et disposées en ombelles sessiles, axillaires des jeunes branches; elles sont apétales. Le réceptacle convexe porte un nombre variable de sépales libres ou unis. Les étamines, dans les fleurs mâles, sont en nombre variable et insérées sur un disque plus ou moins développé, libres, à anthères biloculaires. Dans la fleur femelle, les étamines sont réduites à des staminodes. Le gynécée, rudimentaire dans les fleurs mâles, est formé dans les fleurs femelles de 4 ovaires libres, à une seule loge renfermant deux ovules. Styles divergents, à extrémité dilatée, stigmatifère. Les fruits sont des coques stipitées, ovales, ponctuées, d'un rouge verdâtre, s'ouvrant verticalement en deux panneaux latéraux. Graines petites, un peu arquées.

Cette espèce est originaire des Etats-Unis d'Amérique, où elle se retrouve au Nord et au Sud. Les fleurs, qui sont extrêmement odorantes, apparaissent en avril et mai avant les feuilles. Les feuilles et les fruits ont une odeur aromatique rappelant celle de l'essence de citron. L'odeur, que répand du reste la plante entière, est due à des réservoirs d'huile essentielle qui sont extrêmement abondants.

L'écorce, inscrite à la pharmacopée des Etats-Unis, se présente en fragments minces, d'une couleur gris noirâtre, parsemés de taches blanchâtres et de petits points noirs.

Intérieurement, elle est finement striée longitudinalement, un peu luisante. Quand elle provient de branches peu âgées, elle est blanchâtre, munie d'épines linéaires à la base, de 6 millimètres de longueur. La couche interne est blanchâtre, lisse; la cassure est courte, non fibreuse. La couche extérieure est verte.

Cette écorce est luisante, presque inodore, d'une saveur d'abord douceâtre et légèrement aromatique, puis amère, enfin âcre et excitant la salivation.

Composition chimique. — Cette écorce renferme une huile volatile, une huile fixe, verdâtre, de la résine, de la gomme, une matière colorante et une substance, désignée sous le nom de *zanthoxyline*, qui n'est autre que la zanthopicrite trouvée par Chevallier et Pelletan dans *Z. clava Herculis* et identifiée par Perrins avec la berbérine.

E. Moffit, qui a repris l'étude de cette écorce, (*Amer. journ. of pharm.*, septembre 1886, 417), en a retiré une huile fixe verdâtre, une résine cristalline, du tanin, une matière colorante, une résine âcre et un alcaloïde en cristaux jaunâtres, de saveur un peu amère, insolubles dans la benzine, l'éther. Avec l'acide nitrique cet alcaloïde donne une solution jaune, et avec l'acide sulfurique une solution brune passant au rouge foncé.

Le remède éclectique connu aux Etats-Unis sous le nom de *zanthoxylin* est probablement un mélange de berbérine, de résine, avec des traces d'huile fixe et volatile.

Usages. — L'écorce est stimulante et produit, lorsqu'on la mâche, une sensation de chaleur dans l'estomac, avec une excitation plus ou moins générale et une tendance à la diaphorèse. On l'emploie comme antirhumatismale, sudorifique, diurétique.

La dose de la poudre est de 60 centigrammes à 2 grammes, répétée deux ou trois fois par jour. On prescrit aussi la décoction faite avec 30 grammes d'écorce pour 1 litre 1/2 d'eau, que l'on donne à la dose de 500 grammes en plusieurs fois dans les vingt-quatre heures.

L'écorce est usitée comme masticatoire, et c'est, en Amérique, un remède populaire de l'odontalgie.

La poudre a parfois été employée comme topique irritant.

On prépare aussi, aux Etats-Unis, l'huile essentielle à laquelle on attribue les propriétés de l'écorce.

Z. alatum Roxb. — Le fruit de cette espèce, qui se trouve dans le nord de l'Inde et en Chine, est employé comme stimulant, emménagogue anthelmintique, et comme condiment sous le nom de *Poivre du Japon*. P. Smith le regarda comme fort utile contre les catarrhes, les rhumatismes. Il se présente sous forme de petites capsules arrondies, d'un rouge brun, et couvertes de petites proéminences qui ne sont que les réservoirs à huile essentielle. Leur odeur est aromatique, agréable, ainsi que leur saveur. Les graines sont noires, luisantes, sans âcreté. D'après Porter Smith, les feuilles sont employées en Chine pour nourrir les vers à soie, ce qui paraît étrange, étant données leurs propriétés anthelmintiques.

Composition chimique. — Stenhouse en a retiré, par distillation : 1° une huile volatile isomérique avec l'essence de térébenthine qu'il nomme *zanthoxylène*, incolore, d'une odeur fort agréable ; 2° un stéaroptène cristallisable qui se sépare de l'essence par refroidissement. Il le nomme *zanthoxylin* et lui assigne la formule $C^{20}H^{24}O^{5}$. Il est légèrement aromatique, insoluble dans l'eau, soluble dans l'alcool et l'éther, et se volatilise sans décomposition.

Z. caribœum Lamk. (*Z. clava Herculis* DC.). — Le Clavalier jaune, qui croît aux Antilles, fournit à la thérapeutique ses feuilles et son écorce.

Les feuilles sont usitées en décoction comme un diaphorétique puissant, surtout dans le tétanos. On les emploie parfois, aux Antilles, contre la syphilis, mais alors on ajoute l'écorce.

Cette écorce est très âcre, très amère, et elle renferme une proportion considérable de matière colorante jaune qui la fait rechercher comme tinctoriale. C'est un bon tonique usité dans l'anémie et la débilité.

Composition chimique. — A.-J. Amadeo admettait que les feuilles et l'écorce renferment un alcaloïde dont les effets se rapprochent de ceux de la pilocarpine.

Heckel et Schlagdenhauffen (*Compt. rend.*, 21 avril 1884, 996) ont retiré : 1° un principe cristallin en aiguilles incolores, solubles dans l'alcool, représenté par la formule $C^{18}H^{24}O$. Il n'est pas coloré par les acides sulfurique, chlorhydrique, nitrique, et fond à 285° ; 2° une petite proportion d'un alcaloïde coloré en rouge brique par l'acide nitrique, différant de la brucine en ce que la solution nitrique évaporée au bain-marie et traitée par une goutte d'une solution de chlorure stanneux ne se colore pas en violet, tandis que l'acide sulfurique concentré le colore en bleu, et qu'une solution alcoolique de brome lui communique une coloration bleue persistante.

La solution aqueuse de cet alcaloïde, à la dose de 0,005 administrée à une grenouille, en injections sous-cutanées, provoque rapidement une paralysie générale, puis la respiration et la circulation cessent peu à peu, et enfin la mort survient au bout d'une demi-heure. Les effets produits sur le cobaye et le lapin sont les mêmes.

Les auteurs ont aussi obtenu une substance résineuse, de caractère alcaloïdique et produisant les mêmes effets aux mêmes doses.

L'écorce macérée dans l'eau donne un liquide jaune amer, légèrement acide, passant au brun en présence du chlorure ferrique, et au rouge brique avec l'acide nitrique. Elle forme des précipités jaunes avec le chlorure mercurique, le chlorure stanneux, le tanin, l'acide picrique, les iodures doubles et l'acide phosphomolybdique.

Z. naranjillo Griseb. — Cette plante, qui croît dans la République Argentine, où elle porte le nom de *Naranjillo* (petit oranger), et qui a été récemment décrite par Grisebach comme une espèce nouvelle, a été examinée par le Dr Parodi. (*Revista farmaceutica,* XVIII, 409.)

Composition chimique. — Cet auteur en a séparé une substance formant des sels avec les acides, de

réaction nettement alcaline et présentant toutes les réactions d'un alcaloïde auquel il donne le nom de *zanthoxyline*. La plante donne en outre un hydrocarbure $C^{10}H^{16}$, le *zanthoxylène* analogue au pilocarpène, un stéaroptène cristallin et une huile essentielle dont l'odeur se rapproche de celle du citron.

Usages. — Cette plante se rapproche beaucoup du jaborandi par ses propriétés sialogogues, sudorifiques, stimulantes, diurétiques, et paraît mériter un examen thérapeutique sérieux.

Z. nitidum DC. (*Fagara piperata* Lour.). — Sa racine âcre et aromatique est usitée en Cochinchine comme sudorifique, emménagogue et fébrifuge.

Z. pentanome DC. — Cette plante est originaire du Mexique, où elle porte le nom de *Palo mulato.* Le bois est en pièces de différentes dimensions. Son écorce est épaisse, couverte d'une couche tubéreuse, jaunâtre, légèrement adhérente. Le périderme est vert cendré dans les couches supérieures et brun rougeâtre dans les couches inférieures. Cassure transverse lisse, montrant des lignes alternativement rougeâtres, blanchâtres ou grises. Le liber est blanc. Cette écorce est inodore, sa saveur est piquante et âcre.

Composition chimique. — D'après Mendez, cette écorce renferme de la résine, du tanin, deux matières colorantes, une substance analogue à la saponine, du glucose, de la gomme et un corps azoté cristallisable, soluble dans l'alcool et le chloroforme, probablement un alcaloïde.

Cette essence est tonique, stimulante, antisyphilitique, et à la Vera-Cruz son infusion est employée contre le *vomito negro.* (*Pharmacopée mexicaine.*)

Z. rhetsa DC. — Arbre de 50 pieds de hauteur, épineux, des montagnes du Coromandel. Son nom télégu, *rhetsa*, qui signifie assemblée, réunion, vient de ce que les Hindous se rassemblent sous son ombre pour causer de leurs affaires.

L'écorce est aromatique et amère. Le fruit est une capsule petite, ovale, arrondie, de la taille d'un gros pois, à péricarpe charnu, tacheté, sec ; elle est d'un brun foncé. La graine unique, de la forme d'une lentille, est bleu noirâtre et lisse. Les fruits frais laissent exsuder à la pression une huile essentielle. Leur odeur agréable rappelle celle du citron. Leur saveur est chaude et aromatique. Les graines ont une odeur poivrée.

L'écorce renferme de la berbérine. L'huile essentielle du péricarpe et le principe âcre ne paraissent pas avoir été examinés.

L'écorce de la racine du Rhetsa passe à Goa pour être le purgatif des reins. L'écorce du tronc est employée comme condiment à la place du poivre.

Les fruits sont employés de la même façon. On en fait aussi des conserves au vinaigre. Leur eau distillée est regardée comme un remède contre le choléra. Ils servent, mélangés au miel ou à d'autres épices, dans le traitement des rhumatismes.

Z. budranga DC. — Espèce de l'Inde, recommandée aussi comme digestif, stimulant et stomachique.

Z. ternatum Sw., des Antilles. — Son écorce passe pour être astringente, vulnéraire, antirhumatismale et antisyphilitique.

Z. senegalense DC. (*Fagara zanthoxyloides* Lamk.). — C'est à cette espèce que l'on rapporte, d'après des échantillons envoyés par le Dr Easmore, la racine d'*Artar* fort employée sur la côte occidentale d'Afrique.

Composition chimique. — Giacosa et Monari ont retiré de cette racine deux alcaloïdes : l'un, qui existe en quantités considérables, est soluble dans l'éther, insoluble dans l'eau, incristallisable, et forme des sels jaunes avec les acides sulfurique, chlorhydrique, nitrique, mais il ne présente pas les réactions de la berbérine. L'autre, dont la proportion est beaucoup moindre, cristallise en lamelles rouges, délicates, solubles dans l'eau et formant des sels jaunes avec les acides. (*Pharm. journ.*, 30 juillet 1887.)

Le premier alcaloïde irrite le système musculaire, coagule la myosine et provoque des mouvements spasmodiques comme la vératrine. Administré à l'intérieur, il augmente l'énergie des battements du cœur, et cet effet est totalement indépendant du vagus et des autres nerfs inhibitoires du cœur.

Usages. — Cette racine passe pour être aromatique, stimulante et sudorifique.

Z. tinguassiba A. S. Hil. — Cette espèce est originaire du Brésil, où son écorce est connue sous le nom de *Casca de tinguaciba*. Sa décoction est employée comme sudorifique et sous forme de gargarismes dans les affections de la bouche, ou bien encore fait partie des teintures odontalgiques.

Peckolt a trouvé dans cette écorce un alcaloïde dont le mode d'action se rapproche de celui de la pilocarpine.

Parmi les autres Zanthoxylon, nous citerons : *Z. hyemale* A. S. H., *Langsdorffii* Mart., du Brésil, dont l'écorce est amère et aromatique, et s'emploie sous forme de poudre, en topique, contre les otites et les ophtalmies ; *Z. emarginatum* Sw., qui donne un bois blanc, dense, d'odeur aromatique, l'un des bois de roses ou de Rhodes.

Zataria multiflora Boiss. — Petit arbuste de 1 à 2 pieds de hauteur, de la famille des Labiées, originaire d'Oman, près de Mascat, Afrique orientale, à feuilles petites, ovales ou presque rondes, tachetées, entières. Fleurs petites, formant des épis terminaux. Calice à 4 dents inégales. Corolle bilabiée, rouge.

Cette plante est fort estimée dans l'Inde comme aromatique et stimulante. Sèche, elle a une odeur de thym bien marquée.

Zehneria umbellata Thw. — Plante de la famille des Cucurbitacées, série des Mélothriées, originaire de l'Inde, de Ceylan, de la Chine, du nord de l'Australie. Racines tubéreuses. Feuilles brièvement pétiolées, cordées ou sagittées ou hastées à la base, à 3 et 5 lobes plus longs que le pétiole, ou palmées, à 5 parties sinuées et dentées légèrement. Fleurs dioïques. Les mâles, en ombelles, au sommet d'un pédoncule long et mince. Les femelles, solitaires, brièvement pédonculées. Fruits ovales ou oblongs, de la grosseur d'un œuf de pigeon, lisse et rouge à la maturité.

Dans *Bombay flora* cette plante est désignée sous le nom de *Bryonia umbellata*. C'est aussi le *Momordica umbellata* de Roxburgh.

Dans le Concan, le suc de la racine, additionné de sucre et de cumin, est donné dans le lait comme un remède de la spermatorrhée, et le suc des feuilles est appliqué sur les parties enflammées. (Dymock, *loc. cit.*)

Zygophyllum Fabago L. (*Fabago alata* Mœnch.). — Petite plante suffrutescente connue sous le nom de *Faux Câprier*, *Fabagelle*, de la famille des Rutacées, série des Zygophyllées, qui croît en Syrie, dans la Crimée, et qui est souvent cultivée dans nos jardins. Feuilles opposées, composées pennées, à 2 folioles opposées, obovées, obtuses, insymétriques, à pétiole articulé à la base et accompagné de 2 stipules latérales. Fleurs hermaphrodites, solitaires ou le plus souvent géminées. Calice à 5 sépales, à bords pâles, membraneux. Corolle à 5 pétales blancs, d'un rouge orange à la base, à onglets courts. 10 étamines libres, hypogynes, accompagnées à l'intérieur d'une sorte d'écaille allongée. Ovaire libre, supporté par un pied court, épais, à 5 loges multiovulées. Style simple. Capsule allongée, à 5 angles, loculicide, à péricarpe glabre, légèrement charnu, à endocarpe mince et un peu parcheminé. Graines irrégulières, anguleuses, albuminées.

Les feuilles de cette espèce exhalent une odeur très prononcée quand on les broie.

Les boutons sont employés confits, comme ceux du câprier. La plante entière est regardée, en Syrie, comme vermifuge, et elle passait même pour jouir de propriétés antisyphilitiques qui n'existent pas.

Les feuilles du *Z. simplex* L., qui croît en Egypte, sont employées par les Arabes sous forme de décoction, en applications sur les taies de l'œil. La plante entière, dont l'odeur est extrêmement fétide, est également anthelmintique.

Les graines du *Z. coccineum* L., de l'Arabie et de l'Egypte, sont aussi employées par les Arabes pour tuer les helminthes. Leur saveur est poivrée.

Les *Z. sessilifolium* L. et *spinosum* L. sont employés au Cap comme vermicides.

PLANTES MÉDICINALES

INDIGÈNES ET EXOTIQUES

SUPPLÉMENT

A

Achras sapota (p. 10). — Les graines de cette espèce renferment de l'acide cyanhydrique.

A. mammosa L. (*Lucuma* Gœrtn.). Arbre des Antilles, du Brésil, de grande taille, à feuillage pyramidal. Fleurs petites, jaune verdâtre. Fruit arrondi ou ovale, de la grosseur d'une pomme, à pulpe rouge aromatique, de saveur douce, insipide. Les graines, au nombre de 2 ou 3, de 2 pouces de longueur, sont d'un brun foncé et luisantes. L'amande est blanche et exhale l'odeur de l'acide cyanhydrique.

Leur poudre est prescrite contre les coliques rénales à la dose de 20 centigrammes. L'écorce de l'arbre, qui est astringente, a été parfois employée comme fébrifuge, mais sans grands effets marqués.

Acore (p. 18). — L'alcaloïde que Thoms avait désigné sous le nom de *calamine* a été reconnu par lui être de la *monométhylamine* (1887). A cette date, Gutzeit trouvait de l'alcool méthylique dans l'eau distillée d'acore. Kunz (*Archiv. der Pharm.* (3), XXVI, 1888, 529), en se basant sur cette hypothèse que, lorsqu'on trouve de la méthylamine dans une plante on a toujours pu constater qu'elle résultait de la décomposition de la *choline*, a supposé qu'on devait trouver cette dernière dans l'acore vrai, et il l'a en effet isolée.

Adhatoda vasica (p. 22). — Les feuilles ont été analysés par David Hooper, quinologiste du gouvernement anglais dans l'Inde. (*Pharmac. Journ.*, 7 avril 1888, 841.)

Ces feuilles desséchées sont vert clair, d'une odeur particulière, d'une saveur amère, désagréable. Par l'ébullition, leur poudre abandonne à l'eau 34 0/0 d'un extrait brun rougeâtre présentant les propriétés organoleptiques des feuilles. Par incinération, elles donnent 17 0/0 de cendres.

La drogue est extrêmement alcaline, et cette alcalinité est perceptible dans l'infusion aqueuse froide, dans l'eau distillée et dans les vapeurs qu'elle donne quand on la brûle. 8 grammes de feuilles pulvérisées ont été fumés dans une pipe ordinaire pour reconnaître les effets thérapeutiques, et les comparer avec ceux du tabac. L'auteur, qui est un fumeur déterminé, n'a rien ressenti, et une personne novice n'a éprouvé qu'une saveur désagréable. Ces feuilles donnent surtout des vapeurs ammoniacales abondantes, et c'est probablement à elles que sont dus les effets heureux qu'elles produisent sur l'asthme.

La partie la plus importante qui constitue le principe actif est un alcaloïde formant des cristaux blancs transparents du système prismatique carré, inodores, de saveur très amère, solubles dans l'eau, à laquelle ils communiquent une réaction alcaline solubles aussi dans l'éther et surtout dans l'alcool.

Cet alcaloïde forme des sels cristallisables avec les acides sulfurique, chlorhydrique, nitrique et acétique. Chauffé sur une lame de platine, il fond, devient jaunâtre, puis rouge, noircit et se décompose.

Quand on le distille en présence de la potasse concentrée, il abandonne un composé huileux ressemblant à la chinoline, en même temps que de l'ammoniaque et d'autres bases volatiles. L'auteur propose de l'appeler *vasicine*, du nom sanscrit de la plante.

Cet alcaloïde existe en combinaison avec un acide organique, qui est probablement la matière colorante de la plante, soluble dans l'eau, l'alcool, et donnant un précipité vert olive avec le chlorure ferrique. L'auteur l'appelle *acide adhatodique*.

L'analyse révèle encore certains principes ressemblant à ceux qu'on trouve dans le tabac : par exemple, un principe volatil odorant, un alcaloïde qui n'a aucun rapport avec la nicotine, des acides organiques, du sucre, du mucilage et une grande proportion de sels minéraux. Quand on distille à sec les feuilles, il se dégage une odeur intolérable d'un liquide jaune, huileux, qui distille après l'eau. Puis passe une substance huileuse, brune, accompagnée de vapeurs piquantes d'ammoniaque, et enfin il reste un composé solide, brun, épais, demi-cristallin.

L'auteur résume numériquement ses analyses de la façon suivante :

Principe odorant volatile.	0,20
Chlorophylle, matières grasses, résineuses et alcaloïde, extraits par l'éther	3,20
Adhadotate de vasicine, résine, sucre, extraits par l'alcool	12,50
Gomme	3,87
Matière colorante précipitée par le plomb	4,83
Autres matières organiques et sels extraits par l'eau	10,38
Matières extraites par la solution sodique	4,72
Résidu organique	40,71
— inorganique	9,59
Humidité et perte	10,00

Usages en agriculture. — G. Watt cite l'emploi de ces feuilles dans les rizières de la vallée du Sutty. On les répand fraîches sur le champ préparé, et les naturels admettent qu'elles agissent non seulement comme engrais, mais encore comme toxique des végétations inférieures qui infestent les champs de riz les Lemnæ, les Characées, etc.

Les expériences faites par D. Hooper montrent que cet usage est basé sur des principes scientifiques. La macération de ces feuilles dans l'eau des rizières renferme l'alcaloïde dissous, lequel agit sur les cellules des végétaux parasites en contractant leur protoplasme et déterminant ensuite leur désintégration.

Le sulfate de vasicine est toxique pour les grenouilles ; sa solution aqueuse l'est également pour les mouches, les moustiques, les mille-pieds, etc. Sur les animaux supérieurs, l'effet n'est pas le même, car on a pu donner à un chien une quantité d'extrait alcoolique représentant 15 grammes de feuilles sans remarquer aucun symptôme d'empoisonnement.

Adonis vernalis (p. 22). — Les divers modes de préparation de l'adonidine entraînent, paraît-il, des variations dans ses propriétés thérapeutiques. Podwissotzky (*Medts. obozrenie*, octobre 1888) a constaté que la plupart des échantillons qu'il a analysés étaient des mélanges du principe actif avec d'autres constituants de la plante. Il décrit entre autres l'*adonidoquercitrine*, de couleur orangée ; l'*adonidodulcite*, matière sucrée cristallisant en beaux prismes, un glucoside brun, amorphe, inactif, et un *acide adonidique*. Le principe actif pur qu'il nomme *Picroadonidine* est un glucoside amorphe, d'une saveur extrêmement amère, très soluble dans l'eau, l'alcool, et surtout dans l'éther. Il possède au plus haut degré les propriétés d'un poison cardiaque. Cette étude, encore incomplète, doit être poursuivie par l'auteur.

Æthusa cynapium (p. 26). — Un cas récent cité par Scott Sugdein (*Lancet*, 7 juillet 1888) nous paraît trancher nettement la question de toxicité de cette plante.

Un jeune homme de 19 ans mangea quelques feuilles d'une plante qui fut reconnue, sans qu'on puisse en douter, pour l'*Æ. cynapium*. Elles déterminèrent des vomissements, des nausées, la migraine, une sensation de brûlure de la bouche et de la gorge, la dilatation de la pupille et l'abaissement du pouls. Les accidents, pris à temps, ne furent pas suivis de mort.

Ail (p. 28). — L'*Allium ursinum* L., qui se rencontre communément dans le nord de l'Europe, se distingue par son odeur désagréable. L'essence que l'on obtient en soumettant les bulbes à la distillation en présence de la vapeur d'eau a été étudiée par Semmler. (*Archiv. der Chem.*, CCXLI, p. 90.)

Elle est brune, très réfringente. Son odeur, très forte, rappelle celle de l'ail ordinaire. Densité à 13° = 1,015. L'eau la dissout à peine, mais elle se mêle à l'alcool et à l'éther. Elle est formée par le mélange de plusieurs principes définis.

Elle bout vers 90°. Par distillations fractionnées, on sépare un premier liquide bouillant entre 95 et 100°, puis un second bouillant entre 100 et 106°.

Maintenue en contact prolongé avec des fragments de potassium, elle donne par filtration un liquide que le métal alcalin n'attaque plus, et le filtre retient des composés potassiques insolubles. Elle fournit ensuite par distillation un liquide incolore extrêmement réfringent, dont la densité = 0,9125, bouillant à 201° et de la formule $C^8H^6S^2$.

Ce principe est l'homologue inférieur du *sulfure d'allyle* $(C^6H^5)^2S^2$. C'est le sulfure de vinyle $(C^4H^3)^2S^2$, composé jusqu'ici inconnu.

En examinant les produits qui prennent

naissance dans l'action du potassium sur l'essence brute, l'auteur a été conduit à admettre la présence dans celle-ci du polysulfure de vinyle, ainsi que des traces d'un mercaptan et d'une aldéhyde. Le sulfure de vinyle forme cependant la plus grande partie de l'essence.

Ailanthus glandulosa (p. 27). — D'après Beranger-Féraud (*Leçons cliniques sur les tœnias de l'homme*), cette plante n'a aucune action spécifique sur le tænia, l'expulsion de quelques anneaux ou de certaines parties de l'animal n'étant que le résultat de l'action purgative énergique exercée sur l'intestin.

Il ne faut pas oublier d'ailleurs que l'ailanthe est très désagréable à ingérer, et que de plus il est très irritant pour l'intestin, car il renferme de notables proportions d'une résine qui est très vésicante.

Il faut donc rayer cette plante de la longue liste des tænifuges, car on ne peut espérer de tirer de bons résultats de son emploi.

Anagyre fétide (page 47). — Les graines ont été analysées par Reale (*Pharm. Zeit.*, 1er février 1888, p. 62). Il en a séparé une huile grasse, jaune citron, non siccative, deux substances résinoïdes, un glucoside jaune, une matière colorante jaune, du glucose, du saccharose et un alcaloïde, l'*anagyrine* $C^{11}H^{34}AzO^2$.

Elle est amorphe, hygroscopique, de saveur extrêmement amère, et forme des sels hygroscopiques avec les acides organiques et inorganiques.

MM. Hardy et Gallois ont repris cette étude (*Acad. des sciences*, 23 juillet 1888) et ont extrait le principe actif qu'ils nomment également *anagyrine*.

Pour obtenir l'anagyrine on met les graines concassées en macération dans l'eau froide, on précipite par l'acétate basique de plomb, on décompose le liquide par l'hydrogène sulfuré, on concentre et on précipite par le bichlorure de mercure. Le précipité, recueilli sur un filtre, est mis en suspension dans l'eau et décomposé par l'hydrogène sulfuré; on filtre, on évapore, on ajoute à la solution concentrée du carbonate de potasse et du chloroforme, et on agite à plusieurs reprises. Le chloroforme décanté est agité à son tour avec de l'eau chargée d'acide chlorhydrique. La solution aqueuse évaporée dépose le chlorhydrate d'anagyrine à l'état cristallisé.

Le chlorhydrate d'anagyrine ainsi obtenu est soluble dans l'eau. On décompose sa solution par du carbonate de potasse et on agite avec de l'alcool. On sature ensuite l'alcool décanté par un courant d'acide carbonique qui précipite la potasse à l'état de carbonate, et la solution filtrée fournit par évaporation l'anagyrine, qu'il suffit de reprendre par l'alcool absolu pour l'obtenir pure.

L'anagyrine est une substance amorphe, d'un aspect jaunâtre, soluble dans l'eau, l'alcool et l'éther. Exposée à l'air libre, elle se ramollit et prend une consistance visqueuse. Elle se combine avec les acides pour former des sels bien cristallisés. Elle précipite par l'iodure de mercure et de potassium en blanc, par l'iodure de potassium ioduré en brun, par le bichlorure de mercure, le chlorure d'or, le chlorure de platine, etc.

Chlorhydrate d'anagyrine

$$C^{14}H^{18}Az^2O^2HCl, 4H^2O$$

— Sel blanc qui cristallise sur une lame de verre en houppes soyeuses groupées autour d'un point central. En quantité plus considérable, le chlorhydrate d'anagyrine forme des tablettes rectangulaires qui appartiennent au système orthorhombique. Les biseaux ont environ 49° 33' et 104° 30'.

Le chlorhydrate d'anagyrine est très soluble dans l'eau, le chloroforme, moins soluble dans l'alcool et peu soluble dans l'éther; son pouvoir rotatoire est $(a) D = -114$.

Chauffé à 120°, le chlorhydrate d'anagyrine perd quatre molécules d'eau et devient $C^{14}H^{18}Az^2O^2HCl$.

Chorhydrate d'or et d'anagyrine. — Une solution de chlorhydrate d'anagyrine forme avec le chlorure d'or un précipité cristallisé $C^{14}H^{18}Az^2O^2HClAuCl^3$.

Chlorhydrate de platine et d'anagyrine. $C^{14}H^{18}Az^2O^2H^2Cl^2P + Cl^4$. — Ce sel forme des houppes cristallines.

De ces analyses on doit conclure que la formule de l'anagyrine est $C^{14}H^{18}Az^2O^2$.

L'anagyrine est une substance toxique. Les auteurs ont commencé d'étudier l'action physiologique du chlorhydrate d'anagyrine d'abord avec M. Bochefontaine, puis avec M. Gley. Les phénomènes généraux qui ont été observés sur les animaux à sang chaud sont les mêmes que ceux que produit l'extrait d'anagyre : vomissements, frissons avec tremblements, abolition des mouvements musculaires pouvant aller jusqu'à la parésie, ralentissement des mouvements respiratoires, enfin arrêt de la respiration et arrêt du cœur.

Chez la grenouille, le phénomène le plus frappant est l'abolition des mouvements musculaires. Les battements du cœur persistent longtemps après que tous les autres mouvements ont cessé.

Andromeda Japonica (p. 51). — Plugge a donné au principe actif le nom d'*Andrometoxine*. Il se présente sous forme d'aiguilles blanches, délicates, fondant à 228°-229° en se décomposant partiellement, solubles dans l'alcool éthylique, l'alcool amylique, le chloroforme, l'éther, le benzol et trois fois plus solubles dans l'eau froide que dans l'eau bouillante. Tandis que les solutions chloroformiques sont dextrogyres les autres sont lévogyres.

Cette substance en solution ne précipite ni par les réactifs des alcaloïdes, ni par la liqueur de Fehling, ni par les solutions métalliques. Chauffée au bain-marie avec l'acide sulfurique étendu, elle prend une couleur rose. Avec l'acide phosphorique, coloration rouge vineuse, et rouge violette avec l'acide chlorhydrique. Sa formule est représentée par $C^{31}H^{51}O^{10}$.

L'Andrométoxine a été retrouvée par Plugge dans les feuilles de *A. catesbœa*, les feuilles et les jeunes rameaux de *A. calyculata* L.

Andropognon nardus (p. 52). — L'essence

renferme particulièrement un composé oxygéné, le *citronellol*, $C^{10}H^{16}O$, d'après Gladstone (*Journ. chim. soc.* (2), X, 1) ou $C^{10}H^{18}O$, d'après Wright (*Loc. cit.* XII, p. 22); il bout à 205-210, est lévogyre. Les produits qu'il donne quand on l'attaque par le brome fournissent du cymène quand on les chauffe avec l'eau. Avec le sulfure de phosphore il donne un hydrocarbure $C^{10}H^{16}$.

D'après un travail récent de E. Kremer, cette essence renferme en outre une aldéhyde $C^{7}H^{14}O$, un terpène $C^{10}H^{16}$, et des acides acétique et valérique. Ces deux acides paraissent se former par l'oxydation de l'aldéhyde, et exister originairement sous forme d'éthers composés en combinaison avec le citronellol.

Anhalonium Lewinii (Henning). — Cette

plante, qui appartient à la famille des Cactacées, est une espèce nouvelle, originaire du Mexique, où elle est connue sous le nom de *muscale bottoms*.

Les *Anhalonium* sont rangés dans la 3e section des Mammilaria, série des Céréées, où ils sont caractérisés par des tubercules subfoliacés.

Cette espèce fut identifiée d'après ses fruits par Henning, du muséum de Berlin. Il montra qu'elle se rapprochait de A. *Williamsii*, et il la dédia à Lewin. Elle en diffère par la forme feutrée particulière de chaque bouquet de poils qui, dans A. *Williamsii*, sont plus soyeux, d'un blanc plus pur et plus longs, et dont le coussinet velu n'est pas aussi complètement développé. Dans cette espèce, les folioles intérieures du périgone sont aiguës, ont une ligne plus foncée, marquée en dehors, et le pistil est plus court que les anthères.

Il n'est pas étonnant que cette espèce soit restée si longtemps inconnue, car les Anhaloniums croissent sur les rochers les plus élevés, dans les endroits inaccessibles. On les rencontre souvent sur les terrains calcaires, dans lesquels ils enfoncent leurs longues racines.

Composition chimique. — Lewin n'a pu obtenir la substance active pure en quantité suffisante pour les expériences. Trois préparations ont été employées :

1° L'extrait fluide est brun jaunâtre, visqueux, un peu odorant, de saveur très amère. Il donne avec les réactifs des alcaloïdes l'indice de la présence d'un alcaloïde, et ne renferme pas d'acide.

2° Le résidu pulvérisé, agité avec l'éther que l'on fait évaporer, laisse un produit que l'on épuise par l'éther de pétrole, puis par l'alcool chaud. Cet extrait alcoolique est traité par l'eau; la solution filtrée est évaporée à basse température en consistance sirupeuse. On rend cette solution alcaline et on l'agite avec l'acide acétique.

La drogue est traitée à chaud par l'alcool acide. On agite avec le charbon, on filtre, on évapore en consistance sirupeuse, on rend la solution alcaline et on l'agite à diverses reprises avec des quantités d'éther souvent renouvelées, et ces solutions éthérées sont abandonnées à l'évaporation.

Par chacune de ces méthodes on obtient une substance sirupeuse jaunâtre qui devient rapidement sèche, dure; son odeur est particulière; sa réaction est alcaline; elle est un peu soluble dans l'eau, solubilité qu'augmentent les acides. En évaporant la solution acide on obtient des cristaux aiguillés.

A la substance basique obtenue de cette combinaison saline, Lewin donne le nom d'*Anholine*.

Les cristaux sont incolores ou d'une teinte un peu jaune. Ils se dissolvent facilement dans l'eau froide, plus facilement dans l'eau chaude, et ces solutions sont neutres. L'alcool absolu froid ne les dissout pas. L'éther en dissout peu quand la solution est acide, davantage quand elle est alcaline. Ces cristaux brûlent avec une flamme brillante, et se gonflent un peu en émettant une odeur forte de corne brûlée. La plus petite trace d'anholine, touchée avec une goutte d'acide sulfurique renfermant un peu d'acide nitrique, produit immédiatement la couleur violette du permanganate qui peu de temps après passe au jaune.

L'anholine donne également la réaction d'un glucoside, car, après l'ébullition en présence de l'acide chlorhydrique étendu, la solution réduit fortement la solution cuivrique alcaline.

Lewin indique ensuite les différentes réactions en présence de l'iodure de potassium, de l'acide picrique, du chlorure d'or, etc. Il admet que, outre l'anholine, il existe encore un principe actif plus énergique.

Action physiologique. — Les premières expériences faites avec la décoction aqueuse sur les animaux à sang chaud et à sang froid ont montré que l'anholine agissait comme toxique énergique.

En injectant à une grenouille quelques gouttes de cette décoction, on voit aussitôt l'animal tomber, se contracter sur lui-même et prendre l'apparence d'une momie. Peu après il se soulève sur ses pattes, reste dans cette position pendant quelque temps, puis il glisse au bout de dix à quinze minutes ou même plus tôt, s'accroupit et revient à son état normal. La drogue détermine donc des spasmes musculaires aigus, surtout du diaphragme et des muscles abdominaux. L'excitabilité réflexe persiste plus ou moins longtemps suivant la concentration de la préparation. Son action rappelle celle de la strychnine, car, quand on touche la grenouille, même légèrement, elle retire ses membres et s'éloigne autant que possible. La durée de cet état varie. Avec une petite dose elle est de cinq à huit jours. Généralement, pendant ce temps, toute irritation, si légère qu'elle soit, produit une convulsion tétanique. La tête est tournée en arrière de telle façon que le corps se recourbe en arc, et devient aussi dur qu'un morceau de bois.

Quand l'intoxication est légère, l'animal reprend son état normal dès que l'état tétanique a disparu. Parfois cependant il garde la position qu'il avait pendant les convulsions. La grenouille peut survivre, mais parfois la mort survient rapidement.

Même après la décapitation, la moindre irritation communique au tronc des convulsions. Dans le plus grand nombre des expériences, on ne peut faire naître ces convulsions si la corde spinale a été tranchée au-dessous de la cinquième vertèbre. L'auteur n'a pu noter aucune action sur le cœur.

Il a obtenu des résultats analogues avec la solution aqueuse retirée de l'extrait alcoolique, ainsi qu'avec d'autres préparations.

L'injection sous-cutanée d'anholine, en solution acide, donne lieu aux mêmes symptômes.

Chez les pigeons, une ou deux injections de seringue de Pravaz d'une solution aqueuse concentrée acide provoquent en peu d'instants des vomissements parfois continus et convulsifs. Dans l'intervalle des attaques l'oiseau étale ses ailes d'une façon convulsive. Il rampe sur le sol, soit en tirant ses ailes, soit en les étalant. Quand on agite la cage l'oiseau s'agite convulsivement. Au bout de douze minutes il bat convulsivement des ailes, s'étire, tombe, ouvre le bec, et renverse la tête en arrière. La convulsion cesse, mais l'oiseau ne peut se relever.

Quand les convulsions deviennent plus fréquentes, l'animal meurt, soit dans un accès, soit dans l'intervalle. À l'autopsie on voit que le cœur a cessé de battre en diastole. Lewin a pu administrer la drogue à diverses reprises, pendant plusieurs jours, à dose minime, sans observer d'autres symptômes que des vomissements. L'injection sous-cutanée de l'anholine en solution sulfurique, provoque des vomissements. La quantité restreinte qu'il possédait n'a pu lui permettre de voir si des doses plus élevées donnent lieu à des attaques tétaniques.

Dans un cas, chez une jeune colombe, une dose d'anholine a produit la mort en six heures. L'animal était narcotisé, mais, de temps à autre, il avait des convulsions tétaniques.

L'extrait fluide a été donné à des lapins à la dose de 12 grammes. Des injections sous-cutanées de la solution aqueuse de l'extrait alcoolique ont été pratiquées à la dose de deux à trois seringues. Les symptômes observés ont été les mêmes qu'avec la strychnine ou la brucine.

L'ingestion par l'estomac donne lieu à des symptômes moins graves que les injec-

tions sous-cutanées. Son action ne se fait pas sentir chez les lapins avant quatre heures.

Si l'on agitait la cage, on donnait lieu au tétanos réflexe typique. Les membres s'étendaient, la tête et le cou se rejetaient en arrière. Une fois l'attaque passée, l'animal reprenait son état normal. La respiration était plus active.

Les pattes de devant se posaient en avant et la tête tombait sur le sol. Aussitôt, une seconde convulsion survenait. Le cœur battait plus fort, même quand la respiration avait cessé.

L'extrait éthéré de la préparation alcoolique, agité avec l'éther de pétrole, qu'on laisse évaporer, se dissout facilement dans l'eau acidulée. En injections sous-cutanées, il provoque, en douze minutes, le tétanos.

Ces essais prouvent avec quelle intensité agit ce poison, et c'est la première fois que l'on trouve chez les Cactées une matière toxique produisant des symptômes aussi violents.

Lewin se propose d'étudier les propriétés chimiques de cette matière toxique, ainsi que sa valeur au point de vue thérapeutique.

Antirrhinum majus L. — Le Muflier (gueule de loup, gueule de veau), originaire des lieux secs et pierreux de la région méditerranéenne, répandu par la culture dans l'Europe moyenne, l'Inde orientale et les régions tempérées des deux Amériques, appartient à la famille des Scrofulariacées, série des Antirrhinées. C'est une plante herbacée, annuelle ou bisannuelle, à tige de 20 à 80 centimètres de hauteur, dressée, un peu rameuse, à feuilles alternes, brièvement pétiolées, lancéolées, obtuses, glabres, les supérieures linéaires. Fleurs en grappes spiciformes pubescentes, assez grandes, irrégulières, pourpres, jaunes ou blanchâtres. Calice à 5 lobes inégaux, imbriqués, suborbiculaires. Corolle personée, à 2 lèvres dissemblables, à palais saillant, bilobé, fermant la gorge, à tube large obtusément gibbeux à la base. 4 étamines didynames. Ovaire libre, à 2 loges multiovulées. Capsule ovoïde à 2 loges s'ouvrant près du sommet par un trou. Graines rugueuses, à lignes saillantes, réticulées.

Composition chimique. — Phipson (*Chem. news*, août 31, 1888) en a retiré un glucoside identifié par lui avec la rhinanthine obtenue par Ludwig des graines des *Rhinanthus hirsutus* et *crista galli*.

Ce glucoside se trouve en plus grande quantité dans les feuilles et les tiges, dont on peut le séparer en faisant macérer la plante dans l'eau froide pendant quelques jours, filtrant, traitant la liqueur par une petite quantité de sous-acétate de plomb, filtrant, éliminant l'excès de plomb, et évaporant le liquide en extrait sirupeux. Au bout de quelques jours, il se sépare de la *Rhinanthine* en cristaux rhombiques, transparents, incolores, de saveur douceâtre, puis âcre, solubles dans l'eau et l'alcool.

Une solution aqueuse de rhinanthine, chauffée dans un tube avec quelques gouttes d'acide chlorhydrique, devient peu à peu brune et, après l'ébullition, prend une teinte foncée opaque. La liqueur précipite abondamment la solution cupro-alcaline. La rhinanthine s'est, d'après Ludwig, dissociée en glucose et en *rhinanthogine* qui colore l'alcool en vert bleuâtre. Cette substance est incristallisable, brune, insoluble dans l'eau.

L'acide azotique colore la rhinanthine en brun foncé. Cette réaction permettrait d'en reconnaître des traces.

Usages. — L'*A. majus* était regardé comme résolutif et émollient. Il est aujourd'hui peu usité. Les graines sont oléagineuses, et en Perse, dit-on, leur huile est employée comme l'huile d'olives.

Apocynum cannabinum (p. 61). — Le Dr Sokoloff (*Egened. klin. gaz.*, 1888, nos 25-26) a étudié récemment l'action biologique de cette racine dans le laboratoire du professeur Botkin, de Saint-Pétersbourg. Les expériences consistèrent en injections intra-veineuses d'une infusion aqueuse de la racine (8 grammes pour 100 d'eau), faites sur des animaux à sang chaud, chaque dose variant de 3 à 10 centimètres cubes. Les conclusions de l'auteur sont les suivantes :

1° La drogue produit un ralentissement prononcé de l'action du cœur, avec augmentation de la plénitude du pouls et élévation de la pression sanguine.

2° Au ralentissement des mouvements du cœur fait place son accélération, en même temps que la pression artérielle augmente encore.

3° Le ralentissement (premier stade) est dû à l'action irritante que la drogue exerce sur l'appareil inhibitoire central et périphérique.

4° L'accélération subséquente (deuxième stade) ne dépend pas d'une paralysie de l'appareil inhibitoire, puisque une injection d'une autre dose d'infusion peut encore déterminer le ralentissement du cœur.

5° Quand on injecte une dose élevée, les deux stades sont suivis par un troisième, caractérisé par l'arythmie cardiaque et la chute graduelle de la pression sanguine qui tombe à 0.

6° L'élévation de la pression sanguine pendant les deux premiers stades ne dépend pas seulement de la stimulation des centres vaso-moteurs dans la moelle allongée, mais encore, à un très haut degré, de l'excitation des centres vaso-moteurs de la corde spinale. Toutefois, le cœur et les vaisseaux sanguins eux-mêmes prennent une certaine part à cette élévation.

Les appareils vaso-dilatateur, central et périphérique demeurent parfaitement intacts.

Arachis hypogœa (p. 61). — Schon (*Berit.*, XVI, 878) n'a pu séparer l'acide hypogéique, et regarde l'acide oléique comme le seul acide de la série $C^2H^{2n}-2O^2$ qui existe dans l'ara-

chide. Kreiling (dº, 880) a séparé, outre l'acide arachique, un autre acide de la même série qu'il identifie avec l'acide lignocérinique $C^{24}H^{48}O^2$ découvert par Hell et Hermann, en 1880, dans le goudron de hêtre. Il n'a pu séparer d'acide palmitique.

Aralia spinosa (p. 62). — Louis H. Holben (*Amer. Journ. of pharm.*, août 1888) a retiré de cette écorce les substances suivantes :

1° Un tanin donnant une couleur vert émeraude avec les sels de fer ; avec la potasse caustique, une coloration rouge rubis, détruite par l'acide oxalique. Il coagule l'albumine, est astringent, soluble dans l'eau, l'alcool et l'éther ;

2° Une résine en masse opaque, brune, dont la poudre est d'un brun clair, solide, brillante, fusible, puis se volatilisant à une température élevée. Elle est un peu âcre, soluble dans l'alcool et l'éther, insoluble dans l'eau, la benzine et le chloroforme.

3° Un principe amer, cristallisant en écailles jaunâtres, qui est un glucoside auquel l'auteur a donné le nom d'*araliine*. Il est soluble dans l'alcool, l'acide acétique étendu, dans l'eau, avec laquelle il forme par agitation une mousse persistante ; il est insoluble dans la benzine, le chloroforme et l'éther. La solution ne précipite pas par l'acétate de plomb, le bichlorure de platine, le chlorure mercurique. L'acide chlorhydrique développe l'odeur particulière de la plante. L'acide sulfurique agit de la même façon.

Quand on fait bouillir la solution aqueuse acidulée, il se fait un précipité blanc, inodore, insipide, insoluble, pour lequel l'auteur propose le nom d'*aralirétine*. La solution filtrée donne, avec la liqueur cupro-potassique, la caractéristique du glucose. L'araliine, en présence de l'hydrate de potasse et à l'ébullition, donne une coloration ambrée.

En ajoutant de l'acide tannique à la solution froide d'araliine, il ne se fait pas de changement ; mais, quand on chauffe, il se fait un précipité floconneux.

Arbutine (p. 112). — Nous avons vu que l'arbutine avait été préconisée par Lewin comme substitutif de la Busserole. Cependant, les observations faites à l'hôpital de Manchester ont montré que ce glucoside est inefficace comme diurétique.

Paschkis (*Wien. med. Presse*, 1884, nº 13) n'a pas obtenu de bons résultats de l'emploi de l'arbutine dans plusieurs cas de cystite, de blennorragie, tandis que ces maladies étaient améliorées par la Busserole. Dans ces conditions, ou bien Paschkis n'a pas employé une véritable arbutine, ou bien celle-ci n'est pas le principe actif, au moins aux doses qu'il employait, c'est-à-dire à 2 grammes par jour.

Schmiz (*Centr. f. klin. Med.*, 1884, nº 49) a

trouvé que l'arbutine donnait de bons résultats dans certains cas de catarrhe vésical, et il la recommande de préférence à la plante elle-même. Kunkd (*Munch. med. Woch.*, 7 décembre 1886) a publié ses recherches sur l'absorption et l'excrétion de l'arbutine, et il en conclut que la plus grande partie passe inaltérée. Une petite partie est décomposée dans l'intestin, mais non, comme le pense Mœnche, dans son passage à travers l'organisme. Aujourd'hui, la valeur de l'arbutine est regardée comme douteuse, et, bien qu'on puisse l'employer dans le catarrhe vésical quand les autres médicaments ont échoué, on ne peut la regarder comme un médicament sérieux. De plus, son prix est encore fort élevé.

Arequier (p. 63). — La composition chimique de la noix d'arec avait déjà été étudiée par Bombelon [*Pharm. journ.* (3), XVI,838], qui avait séparé, à l'aide de l'éther, un alcaloïde liquide, volatil, auquel il donna le nom d'*arékane*. Jahn (*Berichte*, XXI, 3105) a séparé trois alcaloïdes. L'*arécoline*, le plus important des trois, est un liquide huileux, incolore, à réaction alcaline, soluble en toutes proportions dans l'eau, l'alcool, l'éther, le chloroforme, et distillant à 220. La formule = $C^7H^{13}AzO^2$. Il forme des sels cristallisés, très solubles, hygroscopiques. Le bromure est stable et non hygroscopique. Des expériences physiologiques préliminaires ont montré que cet alcaloïde est très toxique, et c'est probablement le principe actif de la noix d'arec et celui auquel sont dues ses propriétés vermifuges. Sous ce rapport, ainsi, du reste, que par ses propriétés physiques et chimiques, l'arécoline paraît se rapprocher de la pelletiérine, l'alcaloïde du grenadier, représenté par la formule $C^8H^{15}AzO$.

Les propriétés physiologiques ont été étudiées par Maunié, de Gœttingen (*Pharm. Zeitung*, 9 février 1889, p. 97), qui emploie l'hydrobromure et l'hydrochlorure en injections sous-cutanées ou intraveineuses. Une dose de 25 à 50 milligrammes tue un lapin de forte taille; avec 10 milligrammes il ne succombe pas; 10 à 20 milligrammes tuent les chats, mais après un temps plus long. Quant aux chiens, même ceux de petite taille, une dose de 50 à 75 milligrammes ne les tue pas toujours.

Les symptômes de l'empoisonnement se rapprochent beaucoup de ceux de la muscarine observés par Schmiedeberg, et quand la dose n'est pas mortelle, ils peuvent être combattus par le sulfate d'atropine. De petites doses diminuinuent les battements du cœur, les arrêtent même. Mais la muscarine produit les mêmes effets à doses plus minimes. L'arécoline agit également sur la respiration. De petites doses augmentent le nombre des inspirations. Des doses plus considérables augmentent l'expiration; à doses plus élevées encore, la respiration s'arrête rapidement. Après les injections intraveineuses d'une dose mortelle, la respiration cesse avant l'arrêt du cœur.

L'injection sous-cutanée, de 50 à 70 milligrammes de sels d'arécoline, faite à un chien de 4 à 5 kilogrammes, provoque, outre une irritation considérable du cœur, des crampes tétaniques suivies bientôt de paralysie partielle. L'animal ne succombe pas, mais il vomit, et dans ses évacuations liquides on trouve parfois des vers. Des doses plus minimes provoquent également l'action péristaltique de l'intestin chez les chats, les chiens, les lapins.

L'empoisonnement des chiens, chats et lapins, s'accompagne parfois d'une contraction si forte de la pupille que, chez les chiens et les lapins, elle est réduite au diamètre d'une tête d'épingle. Pour déterminer la myose, il faut une dose considérable de sel en instillation qui agit alors sur le cœur et la respiration. Aussi n'a-t-on pu l'essayer chez l'homme.

L'arécoline se sépare, sans être altérée, des sécrétions et des excrétions dans lesquelles on peut la retrouver. On peut la différencier, en l'absence de réactions colorées, par son action physiologique sur le cœur d'une grenouille curarisée.

Différents auteurs ont constaté que la mastication de la noix d'arec donnait lieu parfois à des symptômes d'intoxication. Mais ils sont d'autant plus rares que le plus souvent les noix d'arec sont jeunes ou ont été lavées à l'eau, et que l'organisme s'habitue à leur usage comme à celui du tabac.

Maunié regarde les sels d'arecoline comme une bonne acquisition pour la thérapeutique, en raison de leur action péristaltique sur l'intestin, de leurs propriétés vermifuges et de leur action sur le cœur.

L'*arécaïne* $C^7H^{13}AzO^2 + H^2O$, le second alcaloïde, forme des cristaux stables, incolores, très solubles dans l'eau, l'alcool étendu, moins solubles dans l'alcool concentré, presque insolubles dans l'alcool absolu, complètement insolubles dans l'éther, le chloroforme, le benzol. Sa solution aqueuse est neutre et a une saveur salée. L'arécaïne se combine avec les acides pour former des sels à réaction acide et solubles dans l'eau. Ses propriétés se rapprochent de celles de la *trigonelline* du Fenugrec.

Le troisième alcaloïde est amorphe, très alcalin, facilement soluble dans l'eau, l'alcool, le chloroforme, difficilement dans l'éther. La quantité que l'auteur avait entre les mains était trop minime pour être examinée soigneusement.

Aristolochia reticulata Nuttal (p. 664. — Dans le rhizome de cette espèce, Ferguson (*Amer. Journ. pharm.*, octobre 1887, p. 481) a trouvé non un glucoside, mais un alcaloïde qui se présente sous forme de cristaux en aiguilles, inodores, amères, solubles dans l'eau; l'alcool à 95 0/0, l'éther, le chloroforme, le benzol. Il paraît probable que cet alcaloïde, en raison de la façon dont il a été obtenu, doit être le produit de décomposition d'un glucoside.

Il donne avec l'acide sulfurique concentré une couleur brun rougeâtre; avec cet acide et un cristal de bichromate de potasse, coloration brune passant au vert brunâtre; avec l'acide sulfurique concentré et l'acide azotique, couleur rose pêcher; avec l'acide chlorhydrique concentré, même coloration. Cet alcaloïde a été nommé par lui *aristolochine*.

L'auteur a retiré de 10 livres de drogue 45 grammes environ d'une *huile volatile*, de couleur jaune ambré, d'odeur aromatique, de saveur camphrée, d'une densité de 0,975, bouillant à 205°, et ne se coagulant pas après avoir été soumise pendant deux heures à un froid de — 15°. Cette essence reste incolore en présence d'une solution de 1 partie de brome et 20 parties de chloroforme. Avec l'acide sulfurique concentré, coloration brun foncé passant au rouge. Avec l'acide sulfurique fumant, coloration brun rougeâtre. Cette essence décolore la solution éthérée de brome, et elle-même devient verdâtre, brune, bleue et brun foncé, quand on l'examine en masse, mais pourpre quand elle est en couches minces. Avec l'iode, coloration brun foncé en masse, brun jaunâtre en couches minces. Après les réactions de l'iode et du brome, l'essence acquiert une odeur de térébenthine.

Le rhizome renferme, en outre, 5 0/0 environ de résine molle, fondant à 66°, soluble dans le chloroforme et le benzol, en partie soluble dans l'alcool absolu, du tanin, de l'amidon, etc.

Les cendres renferment des acides carbonique, sulfurique, phosphorique, du calcium, du magnésium, du fer, de la silice.

Aristotelia Maqui Lhérit. — Arbuste de 3 à 4 mètres de hauteur, de la famille des Tiliacées, série des Elæocarpées, originaire du Chili, où il est très commun au bord des torrents, le long des sentiers des bois ombreux. Feuilles opposées, pétiolées, ovales, lancéolées, dentées en scie sur les bords, penninerves et accompagnées de stipules caduques. Elles sont toujours vertes.

Fleurs petites, verdâtres, hermaphrodites, disposées en grappes axillaires. Réceptacle représentant une écuelle doublée d'un disque glandulaire au fond duquel s'insère le gynécée. Calice à 5 sépales aigus; 5 pétales alternes. 15 étamines libres, à anthères, s'ouvrant seulement au sommet par deux fentes longitudinales. Ovaire en partie infère, à 1 seule loge d'abord, puis à 3 ou 4 loges in-

complètes formées par la réunion des placentas et biovulées. Style à 3 branches stigmatifères divergentes. Baie accompagnée à la base par le réceptacle et le calice, d'abord rouge, puis noire, renfermant un nombre variable de graines albuminées.

L'écorce de cette plante renferme du tanin en quantité assez considérable pour noircir

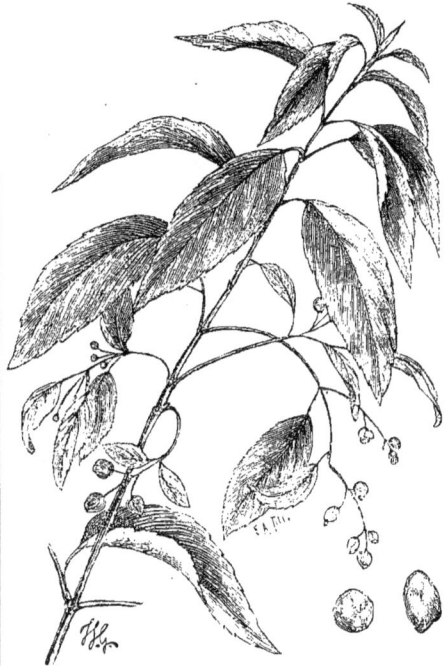

le fer des haches qui servent à la séparer du tronc. Elle est astringente. On emploie le liber pour faire des cordes, des liens. Le bois, léger, sonore, d'abord fragile, durcit avec le temps, et sert à confectionner des instruments de musique. Les feuilles sont astringentes.

Les baies, dont la saveur est sucrée et acidulée, donnent une liqueur dont on fait des boissons rafraîchissantes usitées dans les fièvres, et qui furent, paraît-il, d'un grand secours au naturaliste Dombey pendant la maladie contagieuse dont il fut atteint. Mélangés avec des raisins, ces fruits donnent un vin assez bon.

Les Chiliens en préparent aussi une eau-de-vie qu'ils apprécient beaucoup et à laquelle ils donnent le nom de *Tuen*.

Dans ces derniers temps, on a voulu attribuer aux baies de Maqui la coloration artificielle de vins saisis en douane à Paris. L'expérience a démontré qu'il n'en était rien, et, du reste, les matières végétales tinctoriales sont assez nombreuses en France pour que le fabricant de vins colorés n'ait nul besoin de s'adresser aux produits exotiques, plus difficiles à se procurer.

Artichaut (p. 67). — Il y a quelques années, un médecin anglais a recommandé la teinture des feuilles et leur extrait contre le rhumatisme, les névralgies.

Le Dr Lane (*Therap. Gaz.*, février 1889) dit avoir employé avec succès l'artichaut contre l'hydropisie et les ascites particulières. Il se sert de la teinture saturée dans le gin, dans un verre de vin trois fois par jour. Elle agit comme diurétique et tonique.

Asarum europœum (p. 70). — L'huile volatile a été examinée par A. S. F. Petersen (*Archiv. de pharm.*, févr., 1888, p. 89-123). Elle renferme un *terpène* $C^{10}H^{16}$, bouillant entre 162 et 165°, et dont les propriétés se rapprochent de celles du *Pinène* de Wallach. Le principal constituant est une essence bouillant entre 247 et 250°, dont la formule empirique $= C^{11}H^{14}O^2$ et qui est identique au méthyléther de l'eugénol, qui n'a pas été jusqu'à présent observé dans les plantes, mais qu'on a obtenu synthétiquement. Oxydé par le permanganate de potassium, il donne de l'acide diméthyl-protocatéchique et, en présence de l'acide iodhydrique, de l'iodure de méthyle.

Vers 300° on obtient une essence verte ou bleue. La partie verte renferme une proportion considérable d'*asarine* (*asarone*).

Petersen a trouvé le même terpène dans l'huile volatile d'*A. canadense*, et dans l'huile bouillant entre 245 et 250°, probablement identique à l'*asarine* de Power. Il a signalé aussi la présence d'une essence bleue dont le point d'ébullition est très élevé et de composés éthérés, particulièrement d'acide acétique, qui n'existaient pas dans l'*A. europæum*.

Asimina triloba (p. 71). — Bartholow. (*The intern. Journ. of med. sciences*, janvier 1887) a étudié l'asiminine au point de vue physiologique. C'est un poison excitomoteur; mais les mouvements qu'elle provoque ont un caractère adaptif et ne sont pas désordonnés. Ainsi un simple contact chez une grenouille intoxiquée provoque des mouvements de saut ou de natation qui se succèdent sans s'interrompre, assez régulièrement, jusqu'à épuisement de l'animal. Ils perdent peu à peu de leur intensité et finissent par ne se manifester que dans les orbites, et consistent alors en un simple écartement de ceux-ci.

L'asiminine n'a pas d'action sur les nerfs ni sur les muscles. La sensibilité tactile est par contre très développée. Le moindre attouchement provoque une réaction musculaire généralisée et adaptive. Par contre, une excitation douloureuse ne provoque pas de réaction. Si l'on prend très délicatement un

orteil de grenouille intoxiquée, de façon à éviter l'excitation tactile, on peut ensuite le serrer fortement sans que la moindre réaction se produise.

L'asimine agit comme anesthésique local et engourdit la sensibilité à la douleur. Elle ralentit les mouvements du cœur sans les affaiblir. Son action excitante est suivie d'une action sédative allant jusqu'à la stupeur et au coma, avec résolution musculaire.

Astragalus mollissimus L.— Cette plante, qui appartient à la famille des Légumineuses, série des Galégées, habite le Texas où, sous le nom de *Loco*, elle jouit d'une grande réputation. Elle est herbacée, vivace, de 20 à 30 cent. de hauteur, à rameaux minces, nombreux, s'élevant en divergeant d'une tige très courte, décombante. Les feuilles sont alternes, composées, pennées, à stipules longues, aiguës. Les folioles sont elliptiques, à bords entiers, pubescents, de 2 centimètres de longueur. Les fleurs pourpres sont sessiles sur un long pédoncule axillaire.

Composition chimique. — Cette plante a été examinée par James Kennedy (*Pharmaceutical record*, juillet 1888). Desséchée et pulvérisée, elle abandonne 30.6 0/0 à l'eau. L'extrait consiste en sels minéraux, particulièrement du sulfate de magnésie et du chlorure de sodium, un acide organique, du tanin, de la gomme, une matière colorante. Le résidu de ce traitement abandonne à l'alcool 1.7 0/0 d'extrait consistant en résine et chlorophylle.

L'extrait éthéré renferme 0.9 0/0 de matière colorante verte et de résine insoluble dans l'alcool. Par distillation avec l'eau, on obtient un liquide un peu trouble, dont l'odeur rance est due à une huile volatile.

La distillation avec l'hydrate de potasse donne un liquide dont l'alcalinité est due à l'ammoniaque et renfermant des traces de l'acide organique cité plus haut.

Le liquide distillé obtenu avec l'acide sulfurique étendu est acide et abandonne à l'évaporation un résidu amorphe acide.

Par incinération, la plante donne 20 0/0 de cendres, consistant en sulfate de magnésie, chlorure de sodium, alumine, silice et traces de fer.

L'*acide organique* est une substance amorphe, jaunâtre, insoluble dans l'alcool, dont la solution aqueuse rougit le tournesol.

La solution aqueuse, chauffée avec une solution d'iode, prend une couleur jaune ou brune, suivant la proportion d'iode. Le liquide a une apparence ondulée, un reflet métallique. Il se fait ensuite un précipité formé de cristaux aciculaires microscopiques, jaunes, en touffes. Avec l'iodhydrargyrate de potassium, l'iodure de potassium, l'iodure d'ammonium, on obtient la même réaction qui est due évidemment à l'iode. Avec l'acide chromique, précipité jaune. Trouble dans la liqueur avec le chlorure de calcium, soluble dans un excès du précipitant et de l'acide. Avec le carbonate de sodium, précipité blanc bleuâtre, blanc avec le carbonate de potassium. Avec l'hydrate de potasse, la solution prend, au bout d'un certain temps, une coloration jaune.

Cet acide réduit la liqueur de Fehling, et on peut, à l'aide de cette réaction, le découvrir même en dehors de tous les autres réactifs.

Usages. — Cette plante passe pour avoir la propriété de produire la folie. Du reste, rien de plus variable que les assertions populaires. Pour les uns le fruit seul est toxique;

pour les autres la toxicité est due à un insecte qui souille les fleurs. Les uns prétendent que les feuilles seules sont toxiques, et enfin les autres admettent que c'est la plante entière.

Ses effets sur les animaux ne sont pas plus certains. Elle provoque, dit-on, des troubles fonctionnels des organes de l'assimilation, se terminant par la mort au bout de plusieurs jours, de quelques semaines ou même de plusieurs mois, pendant lesquels l'animal est plongé dans une profonde stupeur. D'autres signalent des coliques violentes se terminant par de la stupeur, puis par un délire assez violent pour que l'animal soit le plus souvent cause de sa mort.

Le Loco produirait, d'après d'autres versions, une distension considérable de l'abdomen qui pourrait être guérie par une ouverture faite à l'aide d'un instrument tranchant et livrant passage aux gaz accumulés.

Kennedy a fait sur des chiens des expériences avec l'infusion, la décoction, simple ou acidulée d'acide chlorhydrique, avec la substance elle-même pulvérisée, avec l'acide organique obtenu de 120 grammes de plante, et toujours ces expériences ont été négatives. Il en conclut que l'*Astragalus mollissimus* ne possède aucune des propriétés merveilleuses que lui attribue la crédulité populaire, et que si les troupeaux succombent dans certains pâturages où se trouve le *loco*, c'est qu'ils broutent quelque plante dont on ignore jusqu'à présent les propriétés toxiques. Il serait possible du reste que la plante, étant très fibreuse, ne soit pas digérée et qu'elle agisse dans le tube intestinal comme corps irritant.

Avocatier (p. 79). — La graine renferme une matière analogue à la mannite, qui a été étudiée par Muntz et Marcano (*Ac. des Sc.*, 99, 38, 1884.) Ils lui ont donné le nom de *perséite*. Elle disparaît pendant la germination, en servant probablement d'aliment respiratoire à la jeune plante. Elle existe également, dans le péricarpe charnu et huileux, dans la proportion de 1.8 à 6.3 0/0, suivant le degré de maturité, et même dans les feuilles qui en renferment 2 0/0. Dans le fruit tout à fait mûr, la proportion diminue en même temps que celle du corps gras augmente. Elle semblerait donc concourir à sa formation.

La *perséite* $C^{12}H^{14}O^{12}$, est un sucre cristallisable, fondant à 184°, très soluble dans l'eau chaude, moins dans l'eau froide (6 0/0 à 15°), peu soluble dans l'alcool froid, inactif à la lumière polarisée, sans action sur les liqueurs cuivriques alcalines, et ne subissant pas de fermentation alcoolique proprement dite.

Traitée par l'acide azotique bouillant, elle se transforme en acide oxalique sans donner d'acide mucique, ce qui la distingue de la dulcite.

Avec l'acide nitrique et l'acide sulfurique, elle forme la *nitro-perséite*, qui détone avec violence par le choc.

Chauffée vers 250°, elle dégage de l'eau sans se colorer fortement, et se transforme partiellement en un corps analogue à la mannitine. Sa proportion varie dans la graine de 6 à 8 0/0 de matière sèche.

B

Bardane (p. 88). — H. Trimble (*Amer. Journ. of pharm.*, février 1888, 77), a repris l'étude de la substance qu'il avait signalée comme un alcaloïde sous le nom de *lappine*. Il épuise le fruit par l'éther de pétrole pour éliminer l'huile fixe, et le traite ensuite par l'alcool. En projetant la solution alcoolique dans l'eau, il se sépare de la résine ; mais le principe amer se dissout dans l'eau, qui le cède facilement au chloroforme.

Le résidu obtenu par l'évaporation du chloroforme est traité par l'eau, et la solution limpide est évaporée en présence de l'acide sulfurique. Il se dépose une matière cristalline granuleuse que l'on peut purifier en la dissolvant dans l'eau, que l'on fait évaporer comme la première fois.

Cette substance est blanche, d'une saveur amère très intense, de réaction neutre. Elle ne précipite pas par les réactifs des alcaloïdes et ne réduit pas la liqueur de Fehling ; mais quand on la fait bouillir avec l'acide chlorhydrique étendu pendant un quart d'heure, la solution se trouble et laisse déposer une résine qui paraît identique à celle qui se dépose quand on projette la solution alcoolique dans l'eau. Le liquide, séparé de la résine par la filtration, précipite alors la liqueur de Fehling. Cette substance est donc non pas un alcaloïde, mais bien un glucoside. Sa composition et ses propriétés n'ont pas été encore étudiées par l'auteur.

Boldo (p. 100). — L'essence de Boldo, qui existe dans la proportion de 2 0/0, a une odeur narcotique, poivrée. Sa densité est de 0,918. Elle bout à 175-250°. Elle renferme un terpène $C^{10}H^{16}$ et des carbures oxygénés.

Au Chili on l'emploie dans les affections du foie pour combattre la blennorrhagie, la dyspepsie et en frictions contre les rhumatismes.

D'après Juranville, la Boldoglucine serait un hypnotique comme l'opium, le chloral, et cette action aurait été déjà signalée par Laborde. On pourrait l'administrer sans inconvénient à la dose de 5 à 10 grammes.

Bouillon blanc (p. 103). — Depuis un temps immémorial, les paysans irlandais regardent cette plante comme un agent thérapeutique infaillible de la phtisie. On emploie de préférence les feuilles vertes, que l'on récolte pendant sept à huit mois de l'année.

Les Irlandais font une décoction de 100 grammes de feuilles fraîches ou de 30 grammes de feuilles sèches dans 1 litre de lait bien frais. Après un bouillon, on laisse les feuilles en digestion pendant dix minutes environ. On filtre, on sucre et on boit 2 à 3 litres de ce lait chaud par jour.

J.-B. Quinlan (*Bullet. génér. de thérap.*) a traité une série de 227 cas de consomption pulmonaire pris à tous les stades de la maladie. Il donne de ses expériences les conclusions suivantes :

1° Dans le stade prémonitoire et prétuberculeux, la molène jouit de propriétés curatives et trophiques plus prononcées que celles de l'huile de foie de morue et presque égale à celles du koumiss tartare. L'augmentation du poids du corps est due à la molène, car le lait seul ne peut amener ce résultat.

2° Quand le tuberculeux est devenu phtisique, la molène soulage beaucoup la toux.

3° Elle diminue ou arrête la diarrhée.

4° Tous les symptômes de la tuberculose peuvent être combattus par la molène, excepté les sueurs profuses.

5° Fumée en guise de tabac, la molène apaise l'irritation des voies respiratoires, la toux spasmodique.

L'expérience thérapeutique prononcera sur les propriétés réputées si merveilleuses d'une plante tenue jusqu'à présent dans un rang fort modeste.

Bryonia alba (p. 108). — D'après Petresco, cette plante jouit de propriétés hémostatiques qu'il a constatées dans de nombreuses expériences. Il emploie une décoction de 30 grammes de racines dans 300 grammes d'eau.

Buchu (p. 108). — Spica (*Gazzetta chemica*, XVIII, 1-9) a repris l'étude de la *diosmine*, qui n'existe jamais qu'en petite proportion dans les feuilles. Il l'obtient en traitant les feuilles par le pétrole léger pour enlever l'huile essentielle, les matières résineuses et cireuses ; puis par l'alcool froid à 85°, qui s'empare de la chlorophylle, des matières extractives acides, et traitant enfin par l'alcool à 80° bouillant, qui est le meilleur dissolvant de la diosmine. Bien qu'il soit difficile de la purifier, on peut l'obtenir pure, en la traitant successivement par une solution de carbonate d'ammoniaque, l'alcool froid, l'éther, et par cristallisations répétées dans l'alcool à 80°.

La diosmine est une poudre blanche, cristalline, formée d'aiguilles minces, microscopiques, incolores, insipides, insolubles dans un grand nombre de dissolvants. Le meilleur est l'alcool à 80° bouillant. Elle fond à 243-244° en se décomposant et émettant des gaz. En la chauffant avec précaution sur une lame de platine, elle exhale une odeur agréable d'orange lorsqu'elle commence à brûler, puis cette odeur devient analogue à celle du caramel. La diosmine ne réduit pas la liqueur de Fehling. Elle se dissout dans l'acide sulfurique concentré et dans les solutions alcalines avec une coloration jaune, mais en s'altérant.

Quand on la fait bouillir quelque temps dans un appareil à reflux avec de l'acide chlorhydrique étendu ou avec de l'acide sulfurique (à 3 ou 4 0/0), elle se dédouble en un composé cristallin, peu soluble dans l'eau, et en une substance très soluble dans l'eau. Cette dernière a un faible pouvoir rotatoire à droite et peut réduire la liqueur de Fehling.

La matière cristalline est peu soluble dans l'alcool et mieux dans un mélange d'alcool et de benzine. Elle forme des aiguilles jaune orangé, dont le point de fusion paraît être à 145°.

La diosmine se rapproche assez de l'hespéridine pour croire que ces deux substances sont très voisines, ou même identiques.

C

Cacur (p. 118). — La pulpe du *Cucumis myriocarpus* a été analysée par Armstrong Atkinson, d'Edimbourg (*Pharm. Journ.*, 2 juillet 1887, p. 1). On élimine les graines, et le fruit est divisé, puis séché à basse température. On le pulvérise et on l'épuise par l'alcool, que l'on évapore ensuite à température aussi basse que possible ; le résidu est dissous dans un peu d'eau, puis on ajoute de l'oxyde de plomb récemment précipité pour décolorer la solution. On agite fréquemment pendant vingt-quatre heures. On filtre et on épuise le liquide filtré par l'éther, qui enlève le principe actif. Lorsqu'on l'a décantée, cette solution éthérée est incolore mais amère. Par l'évaporation, l'éther abandonne une substance jaune pâle, résinoïde, se réduisant facilement en une poudre jaune très amère, produisant les mêmes effets que le fruit, mais d'une action moins constante. Sa proportion est peu considérable.

Cette substance ne cristallise pas. Elle se dissout facilement dans l'eau, l'alcool, l'éther. Elle est peu soluble dans le chloroforme, moins dans l'éther de pétrole. Chauffée sur une lame de platine, elle brûle sans résidu. Elle présente les réactions suivantes :

Acide sulfurique concentré, dissolution, coloration rouge brunâtre.

Acides nitrique, chlorhydrique, acétique, pas de coloration.

Les réactifs ordinaires des alcaloïdes ne donnent pas de précipité caractéristique avec sa solution. Les alcalis en solution font passer au jaune la solution incolore, dont l'amertume disparaît. Avec les acides étendus, à l'ébullition, coloration identique et perte de l'amertume. Il se sépare un précipité floconneux jaunâtre, insipide et inerte, et la solution réduit la liqueur de Fehling, mais ne fermente pas avec la levure.

Le principe actif paraît être un principe neutre qui n'est pas un glucoside. L'auteur le nomme *myriocarpine.*

Cajeput (p. 126). — L'essence de Cajeput a été étudiée par Voiry.

L'essence d'origine certaine, sur laquelle il a fait porter son étude, est verte, peu foncée, possède une odeur peu agréable. Sa densité à 0° = 0,934. Elle dévie de 2° à gauche le plan de polarisation. Soumise à un froid de — 50°, elle se prend en une masse de cristaux qui disparaissent vers—10°. Par distillations fractionnées l'auteur a retiré :

1° Entre 125 et 165° de l'*aldéhyde benzylique* qui existe également dans les produits passant à 180°. La proportion est très minime.

2° Un carbure térébenthénique $C^{10} H^{16}$, lévogyre, en très faible quantité.

3° A 174, 178° du *cajeputol* $C^{10} H^{18} O$ identique à l'eucalyptol. Il forme les trois cinquièmes environ de l'essence.

4° Une petite quantité d'aldéhydes, d'alcools inférieurs, surtout des aldéhydes butyrique et valérique.

5° Un terpinol inactif monohydraté $C^{10}H^{18}O$, à fonction alcoolique.

6° Des éthers de cet alcool, éther acétique surtout, accompagnés de faibles quantités d'éthers butyrique et valérique.

7° Des carbures à équivalent élevé de carbone, des polymères de la molécule $C^5 H^8$

plus ou moins mélangés de matières scarifiées.

L'essence de *niaouli* est incolore, limpide, très mobile. Son odeur est intermédiaire entre celle de la menthe et du camphre. Densité à 0° = 0,940. Elle est inactive à la lumière polarisée, mais par compensation, car elle renferme des produits lévogyres et dextrogyres.

Nous avions admis d'après nos expériences que l'huile de cajeput ne devait pas sa couleur verte au cuivre. Le professeur Thichonirow (*Phar. Zeit. f. russl,* 28 août 1888), a examiné cette teinte au spectroscope et a vu que cette coloration était due à la présence de la *chlorophyllane* ou chlorophylle oxydée.

Calabar (Fève de), p. 127. — Eber (*Pharm. Zeit.,* 15 août 1888, p. 483) regarde le chlorure d'or, l'iodure double de potassium et de bismuth, l'iodure de potassium et de zinc comme les réactifs les plus délicats de la *physostigmine,* dont on peut reconnaître ainsi 0,000001.

Une goutte d'une solution de physostigmine, renfermant cette quantité infinitésimale, est mise en contact sur une plaque de porcelaine avec une goutte d'une solution à 5 0/0 de potasse ou de soude. Au point de contact, on aperçoit une coloration rouge, analogue à celle de l'hémoglobine ou de la picrocarmine et qui est due à la formation de la *Rubrérésine.* Par la dessiccation, la masse devient jaune, puis rouge par dissolution dans l'eau. Si on emploie l'eau de baryte, la couleur carmin se produit tout d'abord, puis elle passe au bleu foncé. La formation de la rubrérésine, produit d'oxydation de la physostigmine, n'est pas aussi simple qu'on le suppose, car il se sépare en même temps une base fortement alcaline, qui, de même que la rubrérésine, n'a pas d'action sur la pupille. Ni la rubrérésine, le composé bleu, ni la base volatile ne se retrouvent dans l'urine d'un animal auquel on a administré la physostigmine, mais on en sépare une base ressemblant à la physostigmine, dont elle diffère seulement en ce qu'elle n'a pas d'action sur la pupille.

Cette même base inactive a été séparée d'échantillons commerciaux de physostigmine, et elle se forme quand on fait bouillir la solution neutre. Il y a donc lieu de croire que la physostigmine n'est pas convertie directement en rubrérésine par l'ébullition ou par la lumière solaire, mais que la rubrérésine provient de cette physostigmine inactive.

Dans un travail postérieur, Eber (*Pharm. Zeit.,* 13 oct. 1888, p. 611), donne le nom d'*Eséridine* à l'alcaloïde qui existe tout formé dans la fève de Calabar, et qui, comme nous venons de le voir, provient aussi de la physostigmine. Quand on traite cette dernière par l'acide sulfureux, il se forme deux composés, l'un donnant une couleur violette avec l'acide iodhydrique, c'est probablement la *physostigmine inactive ;* l'autre l'*éséridine* qui met l'iode en liberté.

L'éséridine est peu soluble dans l'eau, et l'auteur n'a pas encore préparé de sels solubles. Son action sur les animaux est la même que celle de la physostigmine ; elle ne provoque pas de troubles cérébraux, agit comme irritant sur la moelle épinière, mais ne s'accumule pas comme la strychnine.

La dose toxique est six fois plus élevée que celle de la physostigmine. Elle serait représentée par la formule $C^{13}H^{23}Az^3O^3$ et contiendrait une molécule d'eau de plus que la physostigmine, dont elle dérive, et qu'elle pourrait reconstituer quand on la traite par un acide. Elle en diffère, du reste, en ce qu'elle est peu soluble dans l'éther, qui dissout fort bien la physostigmine.

Calophyllum inophyllum (p. 128). — L'huile des graines a été étudiée par David Hooper (*Pharm. Journ.*, 5 janvier 1888, p. 525). Elle est d'un jaune verdâtre, amère, aromatique. Elle commence à se congeler à 69° et reste solide à 16°. En présence de l'acide sulfurique (2 gouttes pour 20 d'huile), coloration rouge avec stries orangées. Par l'agitation le mélange devient brun orange. Avec un volume égal d'acide nitrique à 1,34, il se fait une émulsion brun rougeâtre. Au bout d'une heure, l'huile se sépare avec une belle couleur brune de la liqueur acide avec une couleur rouge. Par le réactif de Poutet, l'huile se congèle en deux heures et demie. Après vingt-quatre heures, elle forme une masse solide, butyracée, jaune citron.

La proportion des acides gras insolubles s'élève à 90,85 0/0. Ils cristallisent en touffes rayonnées de cristaux aciculaires, fondant à 57,6 d'une densité de 0,9237 à 16° et de 0,8688 à 90°.

L'huile agitée avec l'alcool à 85° lui cède une matière colorante verte et une substance possédant une odeur de mélilot et une saveur amère. Cet extrait (7 0/0) est soluble dans les alcalis dilués avec une couleur orangée. L'addition d'un acide le précipite sans altération, et il se dissout dans l'éther et le chloroforme. La masse verte est soumise à l'ébullition dans l'eau. La liqueur filtrée et évaporée a l'odeur de la coumarine. Le résidu alcoolique est cristallisé et renferme une petite quantité des acides gras libres.

Ce n'est pas une huile siccative, mais elle tient le milieu entre les deux.

Camomille romaine (p. 130). — Ella Amerman (*Amer. Journ. of pharm.* février 1889, p. 69), en traitant les fleurs par la benzine de pétrole, a séparé une cire verte qui, après des cristallisations répétées dans l'alcool, est presque blanche, amère, cristalline et fond à 130°.

En épuisant la drogue avec de l'éther, il en a retiré une matière cristalline, acide, un glucoside, dont la solution aqueuse, bouillie avec H Cl, devient opalescente, exhale une odeur de miel et donne, avec la solution de Fehling, la réaction du glucose. L'auteur n'a pas trouvé d'alcaloïde.

Camphrier (p. 133). — *Action pysiologique du bornéol.* — Le Dr Stockman (*Journ. of physiology*, 1888, septembre) a soumis au contrôle de l'expérience le camphre de Bornéo ou bornéol, le camphre Ngay et un bornéol obtenu artificiellement de l'essence de térébenthine, dans le but de s'assurer si la plus-value considérable donnée par les Chinois au bornéol était due à ses propriétés réelles, ou si elle n'était que le résultat d'une superstition. Il a vu que l'action de ces trois camphres est exactement semblable à celle du camphre ordinaire, bien que le dernier soit un peu plus toxique que les deux autres, ce qui pourrait être dû à quelque imperfection dans la préparation. Le bornéol exerce une action physiologique analogue à celle du bromure de camphre. Il est moins irritant, localement, que le camphre ordinaire, et peut être donné à des doses plus considérables sans déterminer de symptômes cérébraux consécutifs à son administration.

Carotte (p. 153). — L'huile essentielle de la Carotte a été examinée par Landsberg. (*Pharm. post.*, 23 septembre 1888, p. 613). Elle est d'un jaune pur, d'une odeur agréable de carotte, en folioles variant d'une saveur âcre, de saveur âcre, d'une densité de 0,8829 à 20°, lévogyre. Elle ne contient ni soufre ni azote, et sa réaction est acide par suite de la présence de l'acide acétique libre. Ses deux principaux constituants sont un *terpène* et un groupe oxygéné $C^{10}H^{18}O$ se rapprochant de l'eucalyptol.

Cassia marylandica L. (p. 160). — Le Séné américain, tel qu'il existe dans le commerce, consiste en folioles variant en longueur de 2 1/2 à 5 cent. et en largeur de 6 à 12 millimètres. Elles sont ovales-oblongues, ou oblongues-lancéolées, entières ou brisées, d'un vert pâle, d'odeur faible, de saveur amère, nauséeuse, analogue à celle du Séné d'Alexandrie.

L'analyse de ces folioles a été faite par Hermann J. M. Schrœter (*Americ. Journ. of pharm.*, mai 1888, p. 231).

Elles renferment :

Huile fixe	3,200
— volatile	0,040
Cire	0,300
Caoutchouc	0,100
Tanin	0,625
Glucose	5,788
Phlobaphène	1,350
Mucilage	7,740
Dextrine	2,760
Albumine	0,240

Saccharose	3,245
Acides organiques	0,200
Principe actif	0.825
Pararabine	0,960
Amidon	5,270
Albuminoïdes	5,550

Elles renferment une matière colorante jaune qui peut être regardée comme de l'acide chrysophanique. Le principe actif est l'*acide cathartique*, brun noirâtre, amorphe, insoluble dans l'eau, l'acool absolu, le chloroforme, l'éther, soluble dans l'alcool chaud étendu et dans les alcalis avec coloration brun foncé, solution d'où le précipitent les acides. Avec l'acide sulfurique, coloration brune verdâtre, noire verdâtre avec cet acide et le bichromate de potasse.

Au point de vue physiologique, les extraits éthéré et alcoolique, représentant chacun 20 grammes de folioles, ne produisent aucun effet cathartique. L'infusion aqueuse est cathartique, mais à une dose moitié plus grande que celle du séné officinal. L'acide cathartique présente au plus haut degré l'effet de la drogue. Il existe ici en moins grandes quantités que dans le Séné.

Cassia tora (p. 159). — Les graines ont été analysées par W. Elborne (*Pharm. Journ.* 22 septembre 1888). Elles sont employées pour teindre la soie en jaune. Les feuilles servent à frotter les parties du corps piquées par les abeilles. L'analyse a donné :

Humidité	27,2 0/0
Extrait par l'éther de pétrole	9,75
— par l'éther sulfurique	0,86
— par l'alcool absolu	1,63
— par l'eau	20,00

L'extrait éthéré et l'extrait alcoolique renferment une substance colorée en jaune, insoluble dans l'eau, soluble dans l'alcool et les solutions aqueuses qu'elle colore en rouge de sang. Ces solutions sont précipitées par l'acide chlorhydrique. Ce corps présente les plus grandes analogies avec l'acide chrysophanique, mais correspond plutôt à l'émodine qui s'y rattache comme composition.

C'est à l'émodine que sont dues les propriétés de la plante. Pour l'extraire, on traite par l'alcool dilué la plante pulvérisée, on filtre, on distille l'alcool et on étend d'eau acidulée par l'acide chlorhydrique. On fait bouillir dix minutes, et après refroidissement on agite avec de l'éther qui dissout l'émodine.

Chélidoine (p. 173). — Hearscke (Ueber das Chelidoine, *Archiv. der Pharm.* (3), XXVI, 1888, 624) a repris l'étude de la Chélidonine pour établir sa composition, et il a adopté la formule $C^{20}H^{19}AzO^{5}+H^{2}O$. Avec l'acide sulfurique concentré, la solution, d'abord jaune, devient successivement brunâtre, rouge cerise, puis violet foncé. Si

l'acide sulfurique renferme une trace d'acide azotique, le liquide se colore en vert.

La réaction de l'iodure d'éthyle sur la chélidonine et la manière d'être des produits de cette réaction en présence de la lessive de potasse paraissent indiquer que c'est une base tertiaire.

Lorsqu'on traite la chélidonine par le permanganate de potasse en solution alcaline, il se produit de l'acide carbonique, de l'acide oxalique, de la méthylamine et de l'ammoniaque, celle-ci provenant de la décomposition de la méthylamine. Ces faits rapprocheraient la chélidonine de la morphine.

L'acide nitrique donne naissance à CO^{2}, $H^{2}C^{2}O^{4}$, $CH^{3}AzH^{2}$ et à une substance rouge, résineuse, formant une solution rouge carmin quand on ajoute de la potasse ou de la soude.

Chironia angularis Michx. — C'est une petite plante annuelle, de la famille des Gentianacées, qui croît dans les prairies et les bois des Etats-Unis de l'Amérique centrale et méridionale. Tige dressée, lisse, quadrangulaire. Feuilles opposées, sessiles, amplexicaules, entières, ovales-aiguës, lisses. Fleurs rose pâle, disposées en corymbes terminaux.

On recueille la plante quand elle est entière et on emploie toutes les parties, qui ont une saveur amère très intense.

Composition chimique. — Hauther a signalé, dans cette plante, résine, matière grasse, albumine, matière extractive amère, traces d'huile volatile, matière colorante rouge sale, et un peu d'*Erytrocentaurine*.

Usages. — Ce sont ceux de la plupart des Gentianacées ; c'est un tonique amer. En Amérique, c'est un remède populaire contre les fièvres intermittentes et rémittentes, mais son emploi paraît plutôt indiqué comme tonique dans la convalescence des fièvres, pour réveiller l'appétit et favoriser la digestion.

On prescrit une infusion de 30 grammes dans 500 grammes d'eau distillée, dont on fait prendre 60 grammes toutes les heures pendant la période apyrétique.

Chionanthus virginiana (p. 180). — Tcheltzoff a entrepris dans le laboratoire clinique du professeur Botkin, à Saint-Pétersbourg, quelques recherches expérimentales sur l'influence du Chionantus sur la sécrétion de la bile.

Ces expériences, faites sur un chien porteur d'une fistule biliaire, ont montré que l'extrait fluide de Chionantus virginiana augmente considérablement la sécrétion de la bile, à partir d'une dose de vingt centimètres cubes, et que cette augmentation porte plus sur l'eau que sur les éléments constituants de la bile. (*Yégenéd. Klin. Gazeta.*)

Chrysophyllum Caimitô (p. 182). — On a avancé que l'amande renfermait de l'acide cyanhydrique. Il n'en est rien. Le principe amer a reçu de Peckolt (*Pharm. Journ.*, 12 mai 1888, 951, d'après *Pharmaceutical Era*) le nom de *lucumin*. Il est soluble dans l'eau, l'alcool, l'acide acétique; insoluble dans l'éther et le chloroforme, et ne donne pas de réactions avec le tanin, le chlorure de platine et le réactif de Mayer.

On l'emploie comme tonique à la dose de 6 à 10 centigrammes; comme antidiarrhéique, à celle de 15 centigrammes toutes les deux heures; dans les fièvres intermittentes, à celle de 20 à 50 centigrammes toutes les deux heures, pendant la rémission.

La décoction de l'écorce amère est employée par les indigènes contre la fièvre intermittente. On se sert dans la bronchite et les affections pulmonaires d'une confection préparée avec le fruit frais, dont on exprime le suc.

Le bois, blanc, est très durable.

Citron (p. 186). — L'essence de Citron a été étudiée par Bouchardat et Lafont (*Acad. d. sc.*, 101, 383, 1885). Elle est très complexe, formée surtout de carbures $C^{10}H^{16}$ et d'un peu de cymène. Le plus abondant des carbures est le *citrène*, bouillant vers 78°, ayant un pouvoir rotatoire supérieur à — 105, et donnant directement un dichlorhydrate solide inactif. Il y existe en outre, en faibles proportions, plusieurs térébenthènes commençant à bouillir au-dessous de 162°, fournissant des monochlorhydrates différant entre eux par leurs fonctions rotatoires.

Cleome viscosa (p. 188). — Cette plante est employée, en Australie, par les aborigènes, pour guérir la migraine. Les feuilles, bouillies dans le beurre clarifié, sont appliquées, dans l'Inde, sur les plaies récentes, et leur suc sur les ulcères. Les graines sont parfois usitées contre les fièvres et la diarrhée (Ainslie, Lindley).

Coca (p. 189). — *Cocaïne*. C. Liebermann (*Berichte*, XXI, 2342), a examiné un kilogramme d'alcaloïde amorphe, résidu de la préparation de la cocaïne, et représentant la partie qui résiste à l'action du permanganate de potasse. Cette substance est dissoute dans l'acide chlorhydrique étendu. On filtre, et on agite avec l'éther. La solution, débarrassée de l'éther, donne avec une solution de soude ou l'ammoniaque un précipité qui, séparé et séché, forme un produit amorphe, dont la proportion est de 70 0/0. Cette substance ressemble à la cocaïne, mais ni elle ni ses sels ne cristallisent. Elle est soluble dans l'alcool, l'éther, le benzol, le chloroforme. L'auteur pensait

d'abord que c'était une des deux bases amorphes isolées par Hesse, la cocaïnine ou la cocaïchine. Mais après une étude plus complète, il vit que ce produit, représenté par la formule $C^{10}H^{23}AzO^4$, avait la constitution de la cocaïne, dans laquelle le radical de l'acide benzoïque est remplacé par un isomère de l'acide isatropique, et il lui donne le nom d'*isatropylcocaïne*. Cette base est très toxique, et c'est probablement à elle que sont dus les phénomènes d'intoxication que provoque la cocaïne impure. Son action n'est pas celle de la cocaïne et de l'atropine, c'est plus probablement un poison du cœur. On n'a pas observé de diminution de la sensibilité à la suite d'applications locales. Dans le liquide dont on a séparé cette base, l'auteur a trouvé un peu d'higrine et comme il a trouvé de l'hydrure de benzoyle, il ne lui paraît pas impossible que les feuilles de coca renferment de la *cynnamycocaïne* et des composés analogues.

Plus tard (*Berichte*, XXII, 124), Liebermann vit que les acides isatropiques de l'isatropylcocaïne étaient convertis en partie pendant la distillation en acide cinnamique dont la présence avait été du reste signalée par Franckfield parmi les produits de décomposition de la cocaïne brute.

E. monogynum Hook. (*E. indicum* Bed. — *Sethia indica* DC.). — Cette plante, originaire de l'Inde, où elle porte les noms de *Devadaru* et *Adivigaranta*, se rapproche beaucoup par ses caractères de l'*E. coca*, dont elle ne diffère que par ses styles soudés presque jusqu'au sommet. Ses feuilles sont décrites par Hooker (*Fl. of Brit. India*, I, 414) comme obovales ou elliptiques, arrondies au sommet, de 12 à 18 millimètres de longueur, luisantes en dessus, d'un brun glauque en dessous lorsqu'elles sont sèches, à nervures obliques, réticulées. On la rencontre dans les parties chaudes de la résidence de Madras et à Ceylan.

Trimen et Briddie avaient, en 1884, fait pressentir que les feuilles, de même que celles de la Coca, devaient renfermer de la cocaïne. Elles furent soumises à l'analyse par Waddel, professeur de chimie à Calcutta, qui n'a pu y trouver ni cocaïne ni aucun autre alcaloïde, mais seulement une substance résineuse, de couleur pâle, demisolide, d'une odeur particulière.

D'après Ainslie, les jeunes feuilles et les bourgeons sont employés dans l'Inde comme réfrigérants. Pendant la dernière famine, les Hindous s'en servaient comme alimentaires, et elles paraissent avoir rendu des services sérieux. (*Ind. med. Gaz.*, septembre 1884, p. 231.) L'infusion de l'écorce du tronc s'administre comme tonique. Le bois exhale une odeur assez intense et assez agréable pour que dans le Mysore on le substitue au bois de santal. Il fournit, du reste, une huile empyreumatique d'un brun rougeâtre.

Parmi les autres Erythroxylons usités, nous citerons les espèces suivantes :

E. houdense H. B. K. et *areolatum* L., de la Nouvelle-Grenade, dont on emploie les bourgeons, les jeunes pousses et l'écorce comme tonique. Leurs fruits ont un suc acidulé, sucré, mucilagineux, qui sert à faire un sirop purgatif et diurétique, usité dans le traitement des affections cutanées.

L'écorce des *E. suberosum* A. S. H. (*Gallinha choca — Mercurio do campo*) et *E. tortuosum* Mart. (*Fruta de pomba*), tous deux originaires du Brésil, est employée comme astringente. Elle donne une teinture brun rougeâtre.

La racine du *E. campestre* A. S. H. (*Caballa de negro*), du Brésil, est regardée comme évacuante. Celle d'*E. anguifugum* Mart. passe pour être alexipharmaque.

Le *Sethia acuminata* Arn., qui est aussi un Erythroxylon, est usité par les Cinghalais comme vermifuge. Ils emploient les feuilles, dont le suc est mélangé avec le sucre, l'huile de ricin, ou avec la poudre des feuilles. Ce médicament n'a pas de saveur désagréable. La dose de la poudre est de 60 centigrammes à 1 gramme pour les enfants.

Cocotier (p. 193). — Le professeur Pariso, d'Athènes, avait préconisé comme tœnicide l'amande du fruit du Cocotier.

Un correspondant du *Times of India* (octobre 1888) lui écrit que ce remède est employé de temps immémorial dans l'Inde et que, bien préparé et employé à propos, il est au moins aussi efficace que la fougère mâle, le koussa, le grenadier, la térébenthine, et, de plus, il présente sur ces tœnicides l'avantage d'être agréable au goût.

Condurango (p. 203). — Le professeur Kobert (*Pharm. Zeit.*, 10 février 1889, p. 123) a donné sur cette écorce de nouveaux renseignements. Elle renfermerait au moins trois substances actives, probablement deux ou trois glucosides et une résine. Toutes ces substances présenteraient la même action.

Vulpius avait désigné sous le nom de *Condurangine* une substance pulvérulente, jaunâtre, de saveur aromatique, amère, soluble dans l'alcool, mais qui, d'après Kobert, ne serait en réalité qu'un mélange de deux de ces glucosides. Lorsqu'on chauffe sa solution aqueuse, elle se coagule comme l'albumine, même à 40°, et, de même que l'albumine, elle est précipitée par le chlorure sodique. La solution aqueuse, bouillie et filtrée, renferme une petite quantité de condurangine.

Cette substance exerce une action toxique sur le système nerveux central. Une quantité minime provoque des phénomènes ataxiques, rappelant ceux du tabes dorsalis. Elle paraît agir sur les nerfs périphériques, sur les muscles, en augmentant d'abord, puis en déprimant l'excitabilité électrique de ces organes.

La perte absolue d'appétit est le symptôme constant de l'empoisonnement, et chez les mammifères, il y a à la première période un afflux de salive et des vomissements.

La dose mortelle de condurangine pour les carnivores est de 0,02 par kilogramme de poids, et pour les herbivores elle est trois fois plus considérable.

Kobert n'a pu s'assurer si la condurangine exerce, comme on l'a voulu prouver, une action spécifique sur le cancer.

Contrayerva (p. 204) *Dorstenia multiformis* Miq. — Cette plante habite le Brésil, où elle croît dans les fentes des rochers qui avoisinent les cours d'eau. On la trouve surtout dans les environs de Rio-Janeiro.

Composition chimique. — Cette plante a été analysée par G. Peckolt (*Uniao medica*, janvier 1889). La tige, dépouillée de racines, lui a donné :

Humidité	526,800
Amidon	16,780
Dorsténine amorphe	0,515
Acide dorsténique	0,141
Huile grasse	11,241
Acide stryphnotannique	0,990
Acide gras	1,130
Matière cireuse	0,897
Sucre	18,990
Matières gommeuses, albuminoïdes, caoutchouc, matière colorante	22,485
Sels inorganiques	12,200
Cellulose, pertes	387,831

La *dorsténine* est amorphe, jaune, de saveur amère, aromatique, soluble dans l'eau, l'alcool, le chloroforme, l'éther. Sa réaction est nettement alcaline.

L'*acide dorsténique* est jaune. Son odeur est celle de la tige ; sa saveur est piquante, très acide, un peu amère. Il est soluble dans l'eau, l'alcool à 98°, le chloroforme. Traité par l'ammoniaque il forme une solution jaune.

L'huile grasse est soluble dans l'éther, l'alcool à 98°, le sulfure de carbone, l'alcool amylique, un peu dans l'éther de pétrole, insoluble dans l'alcool à 36°. Elle est de couleur jaune clair, transparente. Sa saveur rappelle un peu celle de l'huile des graines d'*Ababora*. Avec les acides azotique et sulfurique, pas de réactions. Avec l'acide sulfurique, coloration brun-marron foncé. Elle donne, avec la potasse et la soude, un savon blanc.

Usages. — La tige est employée au Brésil dans un grand nombre de maladies : l'atonie du tube digestif, les affections gangreneuses, la fièvre typhoïde, la chlorose, la diarrhée chronique, la dysenterie, les fièvres intermittentes, et comme emménagogue.

On prépare une infusion avec 10 parties pour 100 d'eau. La poudre est employée à la dose de 50 centigrammes à 4 grammes par jour.

La teinture (1 pour 5) sert à combattre les accès de fièvre.

Coronilla scorpioides L. — Plante herbacée, glabre, de la famille des Légumineuses papilionacées, série des Hedysarées, à feuilles imparipennées, dont les folioles sont nombreuses, pétiolulées, entières, cordiformes, opposées. Les fleurs, longuement pédonculées, sont axillaires. Calice à 5 dents. Corolle papilionacée. 10 étamines diadelphes (9-1). Ovaire uniloculaire, sessile, pluriovulé. Style subulé, glabre, à petit stigmate capité. Gousse tétragone, à articles oblongs. Graines oblongues, transverses, exarillées.

Composition chimique. — Schlagdenhauffen et Reeb (*Journ. von Els. loth.*, 1888, p. 303) ont isolé le principe actif des graines, auquel ils ont donné le nom de *coronilline* $C^7H^4O^5$. C'est une poudre jaune pâle, très amère, soluble dans l'eau, l'alcool, l'acétone, l'alcool amylique, très peu soluble dans le chloroforme et l'éther. Chauffée, elle se boursoufle sans fondre, et se charbonne peu à peu en dégageant des vapeurs acides. Chauffée en présence de la potasse ou de la chaux caustique, elle se charbonne et donne des produits gazeux inflammables.

C'est un glucoside qui, en présence de HCl étendu et à chaud, se dédouble en glucose et en un produit résineux.

La coronilline donne les réactions suivantes :

Avec l'acide sulfurique concentré, coloration orange foncé virant au rouge de sang veineux au bout de quelques minutes, puis au bleu, et finalement, après trois quarts d'heure, au vert sale.

Tous les oxydants ajoutés à l'acide sulfurique concentré ne produisent guère d'autres phénomènes de coloration que ceux de l'acide sulfurique seul. Le produit résineux est nommé *coronilléine* $C^4H^{14}O^5$. C'est une poudre jaune pâle, non amère, insoluble dans l'eau, soluble dans l'alcool et le chloroforme, et c'est même ce liquide qui sert à l'obtenir pure. La chaleur la décompose comme la coronilline. Elle donne les mêmes colorations qu'elle. Au point de vue

physiologique, la coronilline est un poison du cœur ; la coronilléine, au contraire, est parfaitement inerte.

Les graines renferment, en outre, un dixième de leur poids d'une huile jaune foncé, à reflet verdâtre, dont l'étude n'a pas encore été faite par les auteurs.

Usages. — Ses feuilles, comme celles du *C. emerus* L. des climats tempérés de l'Europe, sont employées dans les campagnes comme purgatives, à la façon des folioles du séné. Pour obtenir le même effet, il suffit d'augmenter la dose d'un tiers environ.

La Coronille bigarrée *C. varia* L. serait un diurétique assez utile.

Cypripedium parviflorum (p. 228). — L'analyse des racines a donné à Beshore (*Amer. journ. of pharm.*, août 1887, p. 395) les résultats suivants :

Huile fixe	0,48
Huile volatile et acide	0,02
Résine soluble dans le chloroforme et l'alcool	1,53
Autres composés solubles dans l'éther	0,49
Glucose	2,34
Résine et phlobaphène	3,08
Mucilage	3,92
Dextrine	0,88
Saccharose	4,44
Matières albuminoïdes	6,00
Amidon	6,56
Cellulose et pertes	49,15
Humidité	12,55
Cendres	5,98
Substances indéterminées	2,58
	100,00

D

Damiana (p. 230). — L'essence existe dans la proportion de 0,415 à 0,90 0/0. Elle est verdâtre, visqueuse, épaisse, d'une odeur rappelant celle de la camomille, d'une densité de 0,970. Elle bout entre 250 et 310°. Les parties qui bouillent à une température plus dense renferment une essence bleue. (Schimmel, *Pharm. journ.*, 21 avril 1888. p. 888.)

Dialium nitidum Guill. et Perrot. (*D. guineense* Weld., *D. discolor* Hook. f. *Codarium solandri* Wahl.). Arbre mesurant de 5 à 6 mètres de hauteur sur 0m,50 de diamètre, de la famille des Légumineuses cæsalpiniées, originaire de la côte occidentale d'Afrique, où il porte le nom de *Solomé*. Feuilles alternes, imparipennées, à folioles alternes, coriaces, vert glauque en dessus, vernissées en dessous. Fleurs en panicules terminale, très ramifiées. Calice à 5 sépales. Corolle nulle dans les fleurs terminales. 2 étamines latérales, libres. Ovaire excentrique, uniloculaire, biovulé. Style subulé.

Gousse courte, arrondie, un peu comprimée, noire velouté, de 3 centimètres de long sur 2 de large. Une seule graine luisante noyée dans la pulpe.

Cette plante varie beaucoup dans la forme de ses feuilles et probablement aussi de ses fleurs. Le *D. discolor* DC. n'est pour Oliver qu'une forme dans laquelle les fleurs ont ordinairement deux pétales.

Cette plante se retrouve aux Antilles, où elle a été importée.

La pulpe de ce fruit a une saveur acidule, citronée, fort agréable, qui la fait rechercher par les noirs, car les Européens ne la mangent pas. D'après Heckel, elle renferme de l'acide tartrique, du bitartrate de potasse, du tanin, du glucose et une matière colorante. Elle passe, auprès des noirs pour jouir de propriétés antifébriles. Les feuilles des jeunes plants passent en Sénégambie pour être sudorifiques, et leur infusion est administrée dans la variole pour activer la poussée à la peau. (Corre, *Archiv. de méd. nav.*, 1876.)

Digitale (p 239). — D'après H. Huchard, 1 milligramme de digitaline amorphe équivaut à :

Poudre de feuilles de digitale	10 centigrammes.
Teinture alcoolique	50 centigrammes.
— éthérée.	30 gouttes.
Extrait éthéré.	12 milligrammes.
— aqueux	45 —
— alcoolique	50 —
Sirop	20 grammes.

Il conseille d'employer la digitaline amorphe plutôt que la cristalline, qui est toxique à faible dose, et de l'administrer plutôt en solution qu'en granules, il recommande la formule suivante employée par Potain.

Alcool à 90°	3 gr. 50.
Digitaline amorphe.	20 grammes.

40 gouttes renferment exactement 1 milligramme de principe actif.

Il proscrit la digitaline dans la médecine infantile et la remplace par l'infusion des feuilles de digitale. 10 centigrammes dans 150 d'eau.

L'extrait se donne à la dose de 1 à 2 centigrammes au-dessous de 2 à 3 ans, de 5 centigrammes à 5 ans, de 10 centigrammes au-dessus de cet âge.

La teinture alcoolique, 5 à 10 gouttes au-dessus de 3 ans, 10 à 15 gouttes à 5 ans, 28 gouttes au-dessus de cet âge.

Le sirop, dont chaque cuillère à soupe contient 50 centigrammes de teinture, équivalant à 33 centigrammes d'extrait, doit être prescrit à la dose de 1 à 2 cuillerées à café aux enfants âgés au moins de 2 ans, et de 3 à 4 cuillerées à café au-dessus de 6 à 8 ans.

Diospyros virginiana (p. 244.) — L'écorce de cet arbre, qui a une saveur mucilagineuse amère, puis douceâtre et enfin astringente, a été étudiée par Frank E. Murphy (*Amer. Journ. of pharm.*, février 1889, p. 69). La poudre abandonne à la benzine de pétrole 0.90 0/0 d'un extrait ambré. L'éther lui enlève 1.4 0/0 d'un extrait donnant à l'alcool une masse colorée ou rouge vineux, qui se dépose du chloroforme en cristaux granulaires ou en étoiles. L'alcool extrait de l'écorce 2,5 0/0 de substance en partie soluble dans l'eau. L'écorce abandonne à l'eau 12 0/0 de mucilage et de dextrine.

En traitant l'écorce épuisée par une solution faible de soude, le mélange prend une couleur pourpre foncé, et devient ensuite gélatineux. En reprenant par l'eau acidulée, la solution donne un précipité pourpre.

L'extrait éthéré du fruit donne en présence des alcalis une coloration pourpre due à la présence de matière colorante jaune.

E

Embelia ribes (p. 25). — L'étude de l'acide embélique a été reprise par Warden. (*Pharm. Journ.* 20 octobre 1888.) Il lui assigne la formule $C^9H^{14}O^2$, un point de fusion à 139,5 ou 140°. A 155 il commence à se décomposer et une petite partie se sublime. Il donne les réactions colorées suivantes en solution alcoolique.

Chlorure ferrique, couleur rouge brunâtre foncé.
Sulfate ferreux, couleur brunâtre.
Chlorure de zinc, couleur violette.
Acide phosphomolybdique, précipité vert clair.
Nitrate d'argent, couleur brun rougeâtre.

Il est insoluble dans l'eau et ne se décompose pas par l'ébullition en présence des acides sulfurique et chlorhydrique étendus.

L'*Embélate d'amoniaque*, qui cristallise en larges aiguilles rouges, est un bon anthelmintique qui peut même être un tœnicide à la dose de 18 centigrammes pour les enfants et de 36 centigrammes pour les adultes. Il agirait dans les cas où les autres tœnicides échouent. Le meilleur mode d'administration est de donner le sel avec un peu de miel ou

de sirop simple, en prescrivant une dose d'huile de ricin avant et après. Il présente sur l'extrait liquide de fougère mâle l'avantage d'être insipide. Ce serait, d'après Warden, une excellente acquisition thérapeutique.

Ergot de seigle (p. 263). — De l'Ergot, Tanret (*Compt. rend. Ac. sc.*, C. VIII, 98) a séparé une substance cristalline, ressemblant à la cholestérine, qu'il a nommée *ergostérine* $C^{26}H^{40}O$, H^2O, et qu'il a obtenue en épuisant l'ergot avec plusieurs fois son poids d'alcool, distillant et lavant l'extrait avec l'éther, qui, par évaporation, abandonne une masse huileuse remplie de cristaux délicats, que l'on sèche, que l'on purifie par plusieurs cristallisations, d'abord dans l'alcool alcalin, pour saponifier l'huile qui les souille, puis dans l'alcool pur.

L'ergostérine se dissout dans 36 parties d'alcool bouillant, 50 d'alcool froid à 96°, dans 38 d'éther bouillant, 80 parties d'éther froid, dans 45 parties de chloroforme froid. Elle s'oxyde légèrement à l'air en se colorant et devenant odorante. Cette modification se fait rapidement à 100° ; elle fond à 154. De même que la cholestérine, c'est un alcool monoatomique, et Tauret a préparé ses éthers formique, acétique et butyrique.

Eriodictyon glutinosum (p. 268). — D'après Quirian (*Zeit. ost. ap. ver.*, 1er avril 1888.), les feuilles et les pédoncules renferment un acide particulier, l'acide *ériodictyonique*, $C^{14}H^{18}O^5$, qui existe dans la proportion de 2.4 0/0 et qu'il obtient en traitant par l'eau bouillante l'extrait alcoolique. Par le refroidissement, il se dépose des cristaux mélangés d'un corps vert résineux, dont ou peut le séparer à l'aide d'une dissolution alcaline faible dans laquelle l'acide se dissout avec une coloration brun rougeâtre.

Cet acide cristallise en lames jaunes, délicates, lustrées, fondant à 86°, hygroscopiques, neutres, de saveur aigre.

Il est employé déjà, paraît-il, pour déguiser dans les pastilles la saveur de la quinine.

Eriodictyon californicum Benth. (Voir p. 268.)

Composition chimique. Les feuilles de cette espèce ont donné à Oliver Lenhardt (*Amer. Journ. of pharm.*, février 1889, 70) 7.6 0/0 d'humidité et 4.25 0/0 de cendres dont 26.66 0/0 sont solubles dans l'eau, 63.4 0/0 solubles dans HCl et 3.5 0/0 dans une solution de potasse. La benzine de pétrole retire 2.63 0/0 d'une huile volatile et 6.39 d'une cire qui se sépare à l'état amorphe de l'alcool chaud et fond à 61.

Ces feuilles abandonnent à l'éther 15.3 0/0 d'un extrait dont 9 0/0 sont constitués par une résine un peu acide, brillante, odorante et soluble dans l'alcool à 80°. On trouve aussi un peu de tanin, et le résidu vert, tenace, est en partie soluble dans le benzol, complètement soluble dans le sulfure de carbone et le chloroforme. Il n'existe ni glucoside ni alcaloïde. A l'alcool, les feuilles cèdent du tanin et un glucoside ; à l'eau, elles abandonnent une substance brune, de saveur douce, agréable, un peu acide, et du tanin.

Erythrina corallodendron (p. 269). — Fernando Altamirano a communiqué à l'Académie de médecine de Mexico les recherches qu'il a faites sur un alcaloïde retiré par lui de l'E. coralloïdes, l'*Erythrine*. Elle est blanche, spongieuse, cristallisable, fondant à basse température en formant un liquide jaune foncé, d'une odeur désagréable et caractéristique. Il est soluble dans l'eau, l'éther, le benzol, plus soluble dans le chloroforme et l'alcool. Les alcalis et surtout l'ammoniaque le précipitent de ses solutions alcooliques sous une forme amorphe, résineuse. L'acide nitrique le dissout avec une coloration jaune pâle. Il ne contient pas d'azote.

Cet alcaloïde serait l'antidote de la strychnine, et il pourrait être donné sans danger à la dose de 0.60.

Eschscholtzia californica Cham. — Cette plante, qui appartient à la famille des Pa-

pavéracées, série des Eschscholtziées, est originaire de l'Amérique du Nord et se trouve surtout en Californie, d'où le nom qui lui a été donné par Chamesso. Elle est herbacée, glabre, glaucescente, à feuilles alternes, pétiolées, multiséquées, à lobes linéaires et dépourvus de stipules.

Les fleurs sont terminales ou oppositifoliées, solitaires, supportées par de longs pédoncules, régulières, hermaphrodites. Réceptacle en forme de cône creux dont l'ouverture supérieure est entourée d'un rebord discoïde plus ou moins saillant et portant un calice à 4 sépales, dont 2 sont unis entre eux et se détachent ensemble circulairement par la base, à la façon d'un éteignoir. Corolle d'un beau jaune d'or, à 4 pétales sessiles, orbiculaires, tordus, caducs. Étamines nombreuses, libres. Ovaire libre, supère, uniloculaire, à 2 placentas pariétaux, multiovulés. Style à 4-6-8 branches stigmatifères. Fruit sec, capsulaire, étroit, allongé, parcouru dans toute sa longueur par des côtes saillantes et s'ouvrant jusqu'à la base en deux valves rigides récurvées, dont les bords portent les graines qui sont petites, brunes, albuminées.

D'après Green, il existe plus de dix variétés de cette plante ne différant entre elles que par des caractères botaniques de peu d'importance.

Composition chimique. — Cette plante a été examinée, en 1814, par Walz, qui a découvert dans la racine de la *sanguinarine*, ainsi que deux autres alcaloïdes, et d'après cet auteur, la plante renfermerait, pendant la végétation seulement, ces deux alcaloïdes, et en outre, pendant l'automne, de la sanguinarine.

Une analyse faite par Adrian et Barlet, 1888, a montré la présence d'une substance présentant tous les caractères de la morphine et d'une autre substance, on plus grande quantité, présentant les caractères d'un glucoside. Cette analyse doit être complétée, car, comme le fait observer le Dr Ter-Zakariant, il doit exister un principe plus puissant sur les animaux à sang froid que la morphine, qui reste sur eux sans action, même à des doses très élevées.

Thérapeutique. — Les observations physiologiques et thérapeutiques ont été faites dans le service de M. Dujardin-Beaumetz par son élève le Dr Ter-Zakariant, qui a fait de cette plante le sujet de sa thèse inaugurale (Paris 1888).

Les expériences physiologiques ont été faites sur les lapins et les grenouilles avec les extraits aqueux et alcoolique par voie stomacale et sous-cutanée. A faible dose l'effet est nul. Les doses toxiques sont évaluées à 2 gr,50 par kilogramme d'animal par la voie sous-cutanée, et à 6 grammes par la voie stomacale. Les phénomènes observés sont : affaiblissement général, accélération des mouvements respiratoires, paralysie complète des muscles, ralentissement de la circulation. La température s'est élevée de 1°,5 pour revenir ensuite à la normale, quand on emploie l'extrait résineux, et baisse quand c'est l'extrait dissous dans l'eau, c'est-à-dire dépouillé de sa résine. Les animaux perdent leur spontanéité, restent immobiles et indifférents. Les doses élevées seules atteignent les fonctions de la moelle épinière et du centre bulbeux. Les nerfs moteurs sont at-

vantes remplaceraient avantageusement la morphine, surtout dans la médecine des enfants.

La dose des extraits aqueux ou alcoolique est de 25^{gr},0 à 10 grammes par jour, soit en potion, soit en pilules ou en sirop.

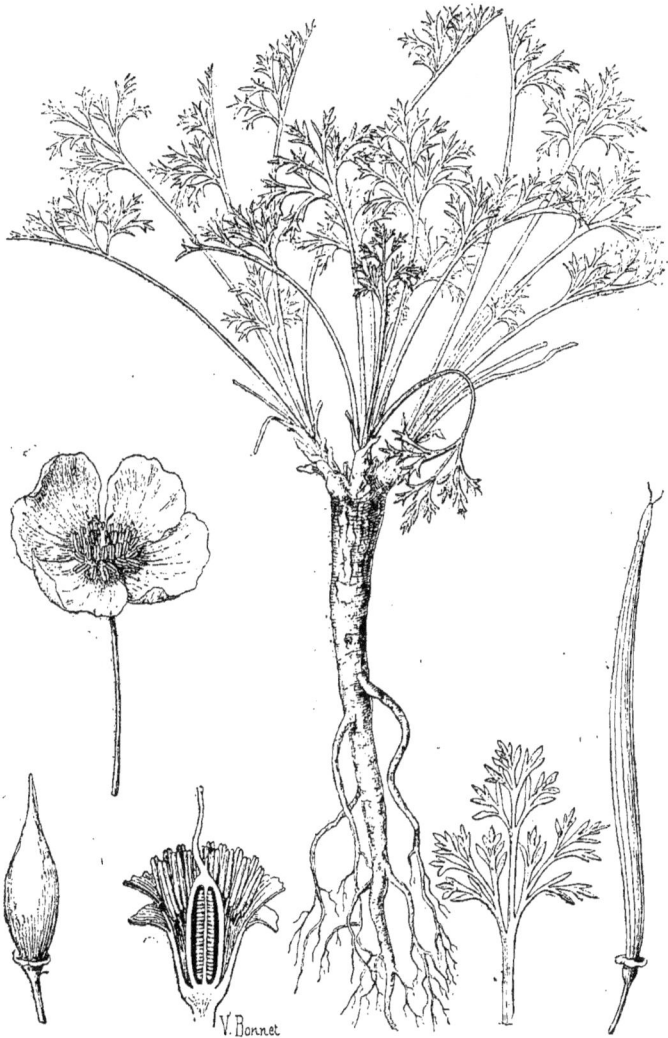

FIG. 2. — *Eschscholtzia californica*. Plante jeune et racine. Fleur. Fruit.

teints les premiers, les nerfs sensitifs ne le sont que longtemps après.

Des expériences thérapeutiques, l'auteur conclut que l'*Eschscholtzia californica* est un médicament soporifique inoffensif et précieux. C'est un analgésique très utile dans certains cas, ne présentant pas les inconvénients de la morphine, et dont l'administration est très facile. L'effet du médicament persiste longtemps après la cessation de son emploi. Les différentes préparations sui-

Potion aqueuse.

Extrait aqueux. . . .	3^{gr}. à 12 grammes.
Infusion pectorale. .	100 grammes.
Sirop de gomme . .	40 —

Sirop.

Extrait aqueux.	250 grammes.
Sirop sucré.	2.000

A prendre 1 à 4 cuillerées par jour.

Pilules.

Extrait alcoolique.	20 grammes.
Poudre de réglisse. . . .	Q. S.

Pour 40 pilules. Prendre 5 à 15 pilules par jour.

Eucalyptus (p. 273). — L'essence d'*Eucalyptus globulus* a été étudiée par R. Voiry. (*Contribution à l'étude chimique des huiles essentielles de quelques myrtacées.* Thèse de Paris, 1888.)

Par distillations fractionnées il a obtenu plusieurs produits :

1° Une *aldéhyde butyrique* C^4H^8O passant à 72-78. Densité $= 2.22$;

2° Une *aldéhyde valérique* $C^5H^{10}O$, passant à 90-95 et 95-100, qui s'y trouve en plus grande proportion que la première.

3° Un *carbure térébenthénique* dextrogyre $C^{10}H^{16}$, comparable au térébenthène de l'essence de térébenthine américaine.

4° L'*eucalyptol* $C^{10}H^{18}O$, parfaitement pur, présentant des propriétés différentes de celui de Cloez et que l'auteur obtient par un procédé particulier décrit dans sa thèse. Sa proportion est de 50 0/0.

C'est un liquide mobile, incolore, dont l'odeur rappelle à la fois celle du camphre et de la menthe, d'une saveur d'abord fraîche, puis brûlante. Il se solidifie à 0°, fond à 1°, bout à 175°. Sa densité à 0° $= 0.940$. Il n'agit pas sur la lumière polarisée.

Traité par l'acide chlorhydrique gazeux, l'Eucalyptol donne un composé $C^{10}H^{18}OHCl$ cristallisant en longues aiguilles, stable à l'air sec, mais se décomposant en présence des moindres traces d'humidité.

L'Eucalyptol ne se combine ni aux acides ni aux anhydrides pour former des éthers.

5° Un hydrate $C^{10}H^{18}O$, passant à 130-135, appartenant à la famille des corps définis par Bouchardat sous le nom de *terpilénols*.

6° Des combinaisons de ce terpilénol, dont la fonction est alcoolique, avec des acides organiques, acétique, butyrique, valérique, plus ou moins mélangés de carbures polymérisés et résinifiés.

7° Un composé sulfuré facilement décomposable par la chaleur et dont la proportion est très minime.

Les essences de *E. amygdalina* et *robusta* ont la même composition.

L'essence d'*E. Victoriæ* a une odeur citronée, est lévogyre et ne cristallise pas par le refroidissement. Elle renferme fort peu d'eucalyptol.

Celle de l'*E. goniacalyx*, d'odeur désagréable, renferme un peu plus d'eucalyptol et est dextrogyre.

Eupatorium perfoliatum (p. 274). — D'après Franz (*Amer. Journ. of pharm.*, fé-

vrier 1888, p. 77). Les feuilles de cette plante renferment :

Cendres, potassium, calcium, fer, silice.	7.50 0/0	
Humidité	—	9.40

Extrait par l'éther de pétrole.

Huile volatile	0.01	
Cire { partie fondant à 95°.	} 2.60	
— — à 145		
Eupatorine (petite quantité).		
Chlorophylle et résines non déterminées, résine.	0.80	6.19

Extrait éthéré.

Acide gallique.	1.50	
Résine et chlorophylle. . . .	6.80	8.30

Extrait alcoolique.

Acide tannique	5.00	
Substances indéterminées. .	3.12	8.72

Extrait aqueux.

Mucilage et sucre.	—	20.86

Extrait par la soude étendue.

Albuminoïdes et mucilage. .	—	8.00
Lignose.	—	3.82
Substances intercellulaires.	—	21.86
Cellulose	—	9.31
Silice	—	0.59
Perte	—	2.95
		100.00

Euphorbia helioscopia L. (p. 275). — Cette plante annuelle, indigène en Europe et naturalisée en Amérique, est caractérisée par son inflorescence en ombelles terminales, ses feuilles obovales finement serretées et son fruit lisse, trilobé, à graines brunâtres, réticulées.

C'est un hydragogue cathartique, moins âcre que la plupart des espèces du même genre. Baudy (*Bullet. méd. du Nord*, 1887) cite un certain nombre de cas où des applications de cataplasmes de la plante ont provoqué la formation d'ulcères. Les paysans emploient le suc laiteux pour enlever les verrues.

E. peplis L. Afousky (*Russ. meditz*, 1886) a employé cette plante comme prophylactique de la rage, en la donnant sous forme de poudre, cautérisant la morsure avec l'acide chlorhydrique et faisant des injections hypodermiques de pilocarpine.

E. pilulifera (p. 276). — Cette plante a été analysée par Hicks Bunting (*Amer. Journ. pharm.*, novembre 1888, 552). Son analyse plutôt qualitative que quantitative indique 60.19 0/0 de résidu insoluble, de la cire, du caoutchouc, de la résine, du tanin, du sucre, des albuminoïdes, de l'oxalate de calcium et autres sels.

Evodia glauca (p. 278). — Cette plante, originaire du Japon, a une écorce amère, jaune, qui, d'après G. Martius, de Tokio, renferme une certaine quantité de berberine (*Arch. of pharm.*, octobre 1878, p. 339). Elle est employée comme tonique et fébrifuge.

Les fruits de *E. longifolia* des Fidji sont employés pour provoquer l'avortement.

F

Fougère mâle (p. 291).

Composition chimique. — G. Dacomo a préparé l'*acide filicique* en agitant l'extrait éthéré de fougère mâle (oléo-résine), avec un mélange de 2 volumes d'alcool à 95° et un volume d'éther, qui précipite l'acide sous forme d'une masse résineuse noire. Après purification, il obtient une poudre cristalline, glissante, inodore, d'un jaune pâle, fondant à 179 et 180°. Chauffée au-dessous de 100°, elle prend une couleur d'or qui, par refroidissement, revient à la teinte primitive. Elle est insoluble dans l'eau, peu soluble dans l'alcool absolu, plus soluble dans l'acide acétique cristallisable, l'éther, l'alcool amylique et le toluol, très soluble dans le chloroforme, le sulfure de carbone et le benzol. Sa formule = $C^{14}H^{16}O^5$. Cet acide filicique chauffé en tube scellé à 170-190° se décompose en acide isobutyrique et en une substance rouge de la formule $C^{20}H^{18}O^7$. Par oxydation avec le permanganate de potasse et l'acide nitrique, il se forme des acides butyrique et oxalique.

En laissant plusieurs jours le composé $C^{20}H^{18}O^7$ en contact avec l'acide nitrique, on obtient des écailles nacrées fondant entre 198 et 202° pouvant se sublimer et fondant alors à 127-129°. C'est de l'*acide phtalique*; il se forme aussi de l'acide oxalique.

Ces réactions indiquent que l'acide filicique est l'*isobutyrate de l'oxynaphtoquinone*.

Fritillaire (p. 298).

— L'Impériale croît communément en Perse, d'où elle fut transportée à Constantinople, et de là dans toute l'Europe, où elle est cultivée comme plante d'agrément.

Composition chimique. — Fraguer, pharmacien à Prague, a étudié le bulbe. (*Répertoire de Pharm.*, 10 janvier 1889). Après l'avoir réduit en pulpe, on le mêle avec la chaux; on dessèche le mélange au bain-marie, et après dessiccation, on le traite par le chloroforme chaud. Les liqueurs chloroformiques sont additionnées d'une solution aqueuse d'acide tartrique, puis de carbonate de soude. Le précipité est purifié par plusieurs cristallisations dans l'alcool chaud. C'est un alcaloïde, l'*impérialine* $C^{38}H^{60}AzO^4$ qui cristallise en prismes incolores de saveur amère, peu solubles dans l'eau, solubles dans l'alcool chaud, très solubles dans le chloroforme, peu solubles dans l'éther, l'éther de pétrole, le benzol, l'alcool amylique. A 240°, cet alcaloïde jaunit; à 274°, il fond et brunit. Il dévie à gauche le plan de polarisation.

L'impérialine se combine avec les acides pour former des sels. Elle donne les réactions colorées suivantes:

Acide sulfurique, couleur jaune serin.

Acide sulfurique et sucre, jaune verdâtre, passant au brun clair, au rouge violet, au violet foncé.

Réactif de Frœdhe, vert jaunâtre.

Réactif de Mandelin (acide sulfurique et vanadate d'ammoniaque), vert olive passant au brun rouge, puis au brun foncé.

Acide nitrique, couleur jaune.

Acide chlorhydrique à froid, fluorescence; à chaud coloration brun verdâtre, passant au brun rouge après quelques heures.

L'impérialine et ses sels agissent sur le cœur. Le bulbe renferme en outre une essence, de la résine, de l'amidon, etc.

Fucus vesiculosus (p. 299).

— Cette plante, ainsi que les *Fucus nodosus* et *serratus*, donne, d'après Stenhouse, lorsqu'on la distille avec de l'acide sulfurique, une huile dont l'odeur rappelle celle de la cannelle et de l'essence d'amandes amères, à saveur âcre, d'une densité de 1.68 à 150°. C'est le *fucusol* $C^5H^4O^2$ qui se rapproche beaucoup du *furfurol*, mais en diffère en ce qu'il distille à une température plus élevée, et est moins soluble dans l'ammoniaque (1 pour 12) et dans l'eau (1 pour 14 à 13°). Il se colore en brun verdâtre par l'acide sulfurique, en jaune par l'acide azotique, en vert par l'acide chlorhydrique.

Sous l'action de l'ammoniaque, il donne une combinaison azotée, la *fucusamide* $C^{15}H^{12}Az^2O^3$ qui, bouillie avec une solution de soude ou de potasse, donne la *fucusine*. Elle forme des cristaux aplatis groupés en étoile qui se combinent aux oxydes pour former des sels.

G

Galbanum (p. 303).

— Un échantillon authentique de Galbanum, analysé par Backer (*Pharm. Journ.*, 1886, p. 468), lui a donné:

Huile volatile	3,108
Résine obtenue par l'éther	61,200
— par l'alcool	7,576
Gomme obtenue par l'eau	7,028
Matière insoluble	10,560
	100,000

L'acide sulfurique colore la gomme résine en brun foncé. L'acide chlorhydrique ne donne pas à froid une réaction bien nette. Si l'on fait bouillir dans l'acide, le mélange prend une coloration rouge sale que l'alcool ne modifie pas.

En faisant bouillir une petite quantité de gomme résine dans l'eau, puis ajoutant de l'ammoniaque au liquide froid, on remarque une légère fluorescence bleue, caractéristique de l'*ombelliférone*.

Elle ne renferme pas de soufre.

Giroflier (p. 320). — L'Eugénol, pris à l'intérieur, est éliminé, en grande partie, avec l'urine, dans laquelle on ne peut le déceler ni par l'odeur ni par la distillation. Mais si on laisse l'urine se décomposer, l'eugénol laisse percevoir son odeur caractéristique, et quand on le retire à l'aide de l'alcool, il prend une couleur vert foncé caractéristique avec le chlorure ferrique.

L'eugénol a été prescrit à la dose de 3 grammes par jour, dissous dans l'alcool et dilué dans l'eau. Comme antiseptique, on l'a dit supérieur au phénol. Comme fébrifuge, il est très inférieur à la quinine, à l'acide salicylique, à l'antipyrine, à la thalline.

Grindelia robusta (p. 332). — Cette espèce, ainsi que le *G. squarrosa*, a été analysée par Henri Clark (*Amer. Journ. of pharm.*, septembre 1888), en suivant le procédé général de Dragendorff.

Éther de pétrole. — La quantité soluble dans ce liquide est de 8.87 0/0 pour le *G. robusta*, et 5.94 0/0 pour *G. squarrosa*. Elle consiste surtout en *cire végétale*, en *huile fixe* et *huile volatile*, dans les proportions suivantes :

	G. robusta.	G. squarrosa.
Cire	0,41	0,36
Huile fixe	8,27	5,42
Huile volatile	0,19	0,16

La *cire* est blanche, solide, fond à 53°, ne se saponifie pas avec la solution aqueuse de soude, mais bien avec la solution alcoolique. Par addition de chlorure de baryum, il se forme un savon de baryte, insoluble dans l'éther. Le liquide alcoolique filtré, traité par l'éther, abandonne à l'évaporation un résidu blanc, solide, fondant à 50°.

L'*huile fixe* est brune, solide à la température ordinaire et fond à 37°. En présence de l'acide sulfurique, elle prend une coloration brune. Elle ne se saponifie pas avec une solution de soude à 1.26. Mais, en étendant la solution, la saponification se fait avec émission d'une odeur forte. On ajoute du sel marin et on recueille le savon. Le résidu filtré, évaporé, ne donne pas l'indice de la glycérine. On décompose le savon par HCl,

et on distille avec l'eau. Sur le liquide distillé flottent des globules huileux d'un acide gras volatil, aromatique, et dont l'odeur rappelle celle de la valériane.

Les acides gras non volatils sont un mélange d'acides palmitique, oléique et stéarique.

L'*huile volatile* a une odeur agréable, aromatique, piquante, rappelant celle de la menthe, et une saveur brûlante.

2° *Éther sulfurique.* — La drogue, épuisée par l'éther de pétrole, est reprise par l'éther, qui dissout :

G. robusta : 4.02 0/0, dont 3.80 sont de la résine.

G. squarrosa : 6.92 0/0, dont 4.01 sont de la résine.

Cette *résine* est molle, d'un vert noirâtre, de saveur d'abord douceâtre, puis irritante. Son odeur est celle de la plante. Elle fond à 40°. L'acide sulfurique la dissout avec coloration brune et élévation de température. L'acide nitrique donne une coloration vert olive. En chauffant, il se fait une effervescence et des vapeurs d'hypoazotide.

Cette résine se dissout complètement dans une solution faible d'alcali caustique. C'est donc une *résine acide*. En la neutralisant par un alcali, concentrant et laissant en repos, on obtient des cristaux prismatiques, incolores, de saveur salée, insolubles dans l'alcool chaud ou froid, le chloroforme et l'éther. Leur meilleur dissolvant est l'alcool à 75°.

L'extrait éthéré concentré est précipité par l'eau, qui sépare la résine. Le liquide aqueux donne l'indice d'un glucoside.

3° *Alcool.* — On épuise par l'alcool, qui retire de la plante déjà traitée par les dissolvants précédents.

G. robusta : 2.04.

G. squarrosa : 2.67.

Le résidu séché, d'apparence résineuse, est brun et âcre. La solution aqueuse est colorée en noir verdâtre par le chlorure ferrique, mousse par l'agitation, et est précipitée par l'acétate de plomb. Acidifiée, elle donne la réaction des alcaloïdes, qui est due probablement à des matières albuminoïdes, car l'auteur n'a pu extraire d'alcaloïde de la plante entière traitée par l'alcool.

La liqueur de Fehling indique la présence d'un glucoside.

4° *Eau.*

	G. robusta.	G. squarrosa.
Extrait total	12,16	12,88
Cendres	2,80	2,51
Mucilage et hydrates de carbone précipités par l'alcool	2,17	1,03
Cendres	0,50	0,67
Glucose	1,26	1,90

Le *G. robusta* renferme une *saponine*, 2 0/0 ; le *G. squarrosa*, 0.82 0/0. Cette substance ne donne pas la coloration caractéristique de la saponine avec l'acide sulfurique, mais elle présente toutes ses propriétés. L'auteur lui donne le nom de *grindéline* et lûi attribue les propriétés des deux plantes.

Le *G. robusta* renferme 1 1/2 0/0 de tanin, qui n'existerait pas dans le *G. squarrosa*.

Pectine, Albuminoïdes : *G. robusta*, 5.68; *G. squarrosa*, 3.56.

Pas d'amidon.

Oxalate de calcium, 1,06 (*G. robusta*); 1,00 (*G. squarrosa*).

J. L. Fischer a donné, dans *Pharmaceutical Era*, une analyse du *Grindelia robusta* dont les résultats peuvent se comparer avec ceux de Clark :

	Clark.	Fischer.
Extrait par le pétrole.	8,87	8,50
— par l'éther. . .	4,02	10,05
— par l'alcool. . .	2,04	6,00
— par l'eau. . . .	12,16	13,05
— par la solution sodique étendue . . .	5,68	»
— par la solution acide étendue.	2,17	2,02

Lignine.	3.40	
Substances intercellu-laires.	30,24	47,00
Cellulose.	12,53	
Humidité.	11,12	11,08
Cendres	7,77	»

En dissolvant l'extrait aqueux dans l'eau distillée, alcalinisant la solution et agitant avec l'éther, Fischer a obtenu une substance, la *grindéline*, qui est alcaline, neutralise les acides, et dont le sulfate cristallise en prismes aciculaires.

Il la décrit comme amère, soluble dans l'éther, l'alcool, l'eau, et précipitée de ses solutions par le tanin, l'iodure de mercure et de potassium, l'acide picrique, le bichromate de potasse, l'iode, les chlorures d'or et de platine.

A part l'alcalinité, ces propriétés concordent avec celles de la masse jaune obtenue par Clark de l'extrait alcoolique par un procédé analogue.

H

Hedwigia balsamifera (p. 342). — L'action physiologique de cette plante a été étudiée par E. Gaucher, Combemale et Martesang (*Acad. des sciences*, 24 sept. 1888.)

« Pour l'étude des effets physiologiques de l'*Hedwigia*, nous avons préparé des extraits alcoolique et aqueux des écorces, de racine et de tige. La tige donne 19 0/0 d'extrait alcoolique et 17 0/0 d'extrait aqueux ; la racine, 18 0/0 d'extrait alcoolique et 25 0/0 d'extrait aqueux. Toutes nos expériences ont été faites par injections hypodermiques.

« Avec les *extraits alcooliques* (écorce de tige et écorce de racine), que nos expériences nous ont montrés d'une égale activité, il a suffi de 146 milligrammes par kilogramme d'animal pour déterminer, chez le cobaye, des troubles graves, et de 161 milligrammes pour produire la mort.

« A raison de 23 milligrammes par kilogramme, on produit un affaissement immédiat ; le cobaye répond à peine aux excitations. A raison de 7 centigrammes, l'affaissement est beaucoup plus marqué; cependant l'animal se relève encore avec peine, quand on l'a couché sur le côté. Avec une dose double, 14 centigrammes, les symptômes précédents augmentent, la respiration devient irrégulière et fréquente (96 respirations), au lieu de 80 par minute avant l'expérience ; la température baisse de 1°,5 en trente-cinq minutes (de 38°,8 à 37°,3). Le lendemain l'animal est encore prostré, sa température reste à 37°,5 et son poids a diminué en vingt-

quatre heures de 79 grammes, soit de 1/10 environ (de 822 à 743 grammes).

« A la dose de 161 milligrammes par kilogramme, cinq minutes après l'injection l'animal a l'oreille basse et congestionnée ; au bout d'un quart d'heure, on observe des frissons et des secousses convulsives des membres ; au bout d'une demi-heure, une parésie du train postérieur, qui devient peu à peu de la paralysie, laquelle remonte ensuite au train antérieur, où elle est moins marquée ; la température a baissé de 1°,6 de 37,5 à 35°,9). Au bout d'une heure et demie, l'animal meurt, après une éjaculation spermatique abondante. L'autopsie montre une congestion intense de tous les viscères, particulièrement du poumon.

« Avec 298 milligrammes par kilogramme, un cobaye meurt une heure, après avoir présenté les mêmes symptômes que le précédent et, de plus, de la diminution de la sensibilité des réflexes dans les premières minutes de l'expérience ; vingt minutes après l'injection, la température avait baissé de 2°,4 (de 38°,5 à 36°,1). Mêmes lésions que ci-dessus à l'autopsie. »

Les *extraits aqueux* sont moins toxiques que les extraits alcooliques. L'extrait aqueux de tige est plus toxique que celui de racine.

L'*extrait aqueux de racine* est deux fois et demie moins toxique que l'extrait alcoolique; il faut 65 centigrammes par kilogramme pour amener la mort en une heure. Les symptômes sont les mêmes que ceux que produit l'extrait alcoolique.

« Avec 10 centigrammes d'extrait, chez un cobaye pesant 615 grammes, en vingt minutes la température baisse de 0°,5; la paralysie du train postérieur se manifeste après l'injection de 30 centigrammes avec des frissons, une respiration convulsive, de la dilatation pupillaire et l'abolition des réflexes. Cette paralysie s'étend au train antérieur et aux muscles du cou. Au bout de quarante-cinq minutes, la température a baissé de 1°,9. Au bout de cinquante minutes, les battements cardiaques se ralentissent, la respiration s'arrête quelques minutes et reparaît ensuite; les quatre membres et la mâchoire inférieure sont agités de convulsions synchrones; une éjaculation se produit, puis la respiration s'arrête, les convulsions deviennent plus rares et se localisent à la mâchoire inférieure, les battements du cœur s'arrêtent et l'animal meurt une heure après le début de l'expérience. A l'autopsie, tous les organes sont congestionnés, le cœur en diastole.

« En espaçant les injections pendant quatre jours, pendant lesquels un cobaye reçoit 888 milligrammes d'extrait par kilogramme, on produit la mort au bout de quinze jours. Les symptômes observés sont les mêmes : frissons, hypothermie, convulsions, paralysie.

« Sur le lapin, on obtient des phénomènes analogues, avec des doses comparables : à 35 centigrammes par kilogramme, on détermine l'hypothermie, la congestion des oreilles, l'affaiblissement du train postérieur; l'animal se remet d'ailleurs complètement au bout de deux jours. »

L'*extrait aqueux de tiges*, à la dose de 53 centigrammes par kilogramme, tue un cobaye en vingt minutes.

« Les convulsions commencent cinq minutes après l'injection; la paralysie apparaît aussitôt après et s'étend du train postérieur au train antérieur. Au bout de quinze minutes, respiration entrecoupée et ralentie (6 à 7 par minute); éjaculation, paralysie complète; il n'y a plus de convulsions, mais une dilatation pupillaire énorme et un abaissement de la température de 2°,6. Au moment de la mort, la température baisse encore de 0°,8. A l'autopsie, congestion pulmonaire.

« A la dose de 35 centigrammes par kilogramme, il faut cinquante-cinq minutes pour amener la mort, après les mêmes symptômes, moins précipités. »

D'après ces expériences, les effets physiologiques produits par les extraits alcoolique et aqueux des écorces de racine ou de tige de l'*Hedwigia* se résument ainsi :

1° Abaissement rapide et considérable de la température.

2° Paralysie débutant par le train postérieur et s'étendant progressivement au reste du corps, s'accompagnant de convulsions généralisées, de dilatation pupillaire et d'éjaculation;

3° Phénomènes vaso-dilatateurs appréciables sur l'oreille;

4° Quand l'intoxication est mortelle, la mort est précédée d'irrégularité de la respiration et de parésie cardiaque.

La seule lésion nécroscopique est une congestion viscérale et surtout pulmonaire, d'autant plus marquée que la mort a été moins rapide.

L'Hedwigia basalmifera *est donc un poison nerveux, hypothermisant, paralysant et convulsivant*, dont les effets s'étendent progressivement de la partie inférieure de la moelle au bulbe rachidien.

Quels sont dans ces extraits les principes actifs ? Nous y avons trouvé un alcaloïde et un résine.

La présence de l'*alcaloïde* a été décelée dans tous les extraits par les réactifs ordinaires; iode ioduré, acides picrique et phospho-molybdique, iodure double de mercure et de potassium.

« Cet alcaloïde, séparé le plus possible des substances étrangères, et notamment de la résine, a été injecté en solution aqueuse à des cobayes et a produit les mêmes symptômes que les extraits aqueux. C'est qui apporte dans la symptomatologie des extraits les convulsions observées, semblables à celles que détermine la strychnine. »

La *résine*, retirée à l'état de pureté de l'extrait alcoolique, complètement séparée de l'alcaloïde, existe dans cet extrait dans la proportion de 1/10 environ. Elle est très peu soluble dans l'éther, le chloroforme, la benzine, les alcools méthylique et éthylique; plus soluble dans l'alcool amylique, qui en dissout 1/300. Elle est bien plus toxique que l'alcaloïde. Injectée à des cobayes, elle produit une hypothermie de plusieurs degrés, qui persiste vingt-quatre heures après; une paralysie ascendante, bientôt généralisée, sans convulsions, et la mort plus ou moins rapide, suivant la dose employée.

« Injectée en solution saturée dans l'alcool amylique (1/300), à la dose de 0^{gr},00224 par kilogramme, elle détermine en trois minutes une paralysie flasque, complète et généralisée, avec perte des réflexes, ralentissement et affaiblissement de la respiration. En sept minutes, la température baisse de 0°,3. Au bout de treize minutes, la respiration reprend peu à peu son amplitude et sa fréquence; puis l'animal remue les paupières et les pattes de devant. Au bout de quarante-quatre minutes, la température est tombée de 4°,8; le mouvement est revenu dans les pattes de derrière. Au bout d'une heure vingt minutes, l'animal est complètement revenu à lui et marche.

« Seize heures après, l'hypothermie est

encore de 3°, bien que l'animal soit aussi vif qu'avant l'expérience. La mort arrive de vingt-quatre à trente-six heures après l'injection. »

D'après ces expériences, l'*alcaloïde* est surtout *convulsivant*; il est aussi paralysant et hypothermisant, à un moindre degré que la résine.

La *résine* est exclusivement *paralysante et hypothermisante*, d'une façon beaucoup plus active que l'alcaloïde. En dehors de *son action antithermique, qui est tout à fait spéciale*, elle semble agir comme le curare.

Helionias dioica Pursh (*Veratrum luteum* L.). — Cette plante appartient à la famille des Melanthacées, série des Vératrées, et croît aux Etats-Unis et au Canada. Racines grosses. Tige de 1 à 2 pieds de hauteur, simple, lisse, un peu anguleuse. Feuilles radicales larges, lancéolées. Feuilles caulinaires, linéaires-aiguës. Fleurs blanches, dioïques ou polygames, disposées en longues grappes. Périanthe à 6 divisions, égales, linéaires, spatulées, obtuses, uninerviées. 6 étamines libres plus longues. Dans les fleurs femelles où manquent les étamines, l'ovaire est ovale, subtriangulaire, à 3 loges pluriovulées, surmontées de 3 styles à stigmates étalés. Capsule ovale oblongue, s'ouvrant en 3 parties. Graines aiguës, comprimées.

On emploie le rhizome comme diurétique, fébrifuge et tonique, dans la dyspepsie, la colique et pour combattre l'atonie des organes sexuels. On l'a prescrit avec succès dans la spermatorrhée, accompagnée de pollutions nocturnes. Il sert aussi de tonique de l'utérus dans la leucorrhée, l'aménorrhée et la dysménorrhée.

On l'emploie sous forme d'infusion à 2-8 grammes par litre d'eau, ou comme tonique sous forme de teinture. Son principe actif est l'*hélonine* qui est fort usitée à la dose de 5 à 20 centigrammes par 24 heures dans le traitement des flueurs blanches, dans tous les troubles de la menstruation, et pour prévenir l'avortement chez les femmes délicates.

L'*Helionias officinal*, ou *Bévadelle*, est originaire du Mexique. Ses fruits et ses graines sont très vénéneux, et à doses modérées présentent des propriétés excitantes et irritantes. On les emploie à l'extérieur sous forme de poudre pour détruire les poux. Cette espèce fournit une partie des graines de la cévadille du commerce.

Hydrangæa arborescens (p. 364). — Schrœder a étudié de nouveau l'hydrangine qu'il obtient en traitant l'extrait alcoolique de la drogue par l'eau acidulée de 1 0/0 d'acide sulfurique, enlevant la matière colorante par le chloroforme, puis agitant avec l'éther qui, par évaporation, abandonne l'hydrangine qui demande à être ensuite purifiée.

Elle fond à 238°, se dissout dans l'acide sulfurique concentré avec une fluorescence rouge violet. Les alcalis produisent une opalescente bleue. Elle se dissout dans l'acide acétique avec une fluorescence légère qui s'accentue quand on étend de 4 à 5 fois son volume d'eau. L'analyse donne à l'hydrangine la formule $C^{34}H^{25}O^{11}$.

Hysterionica Baylahuen H. Bn (*Haplopappus Baylahuen* Remy). — Cette plante vivace

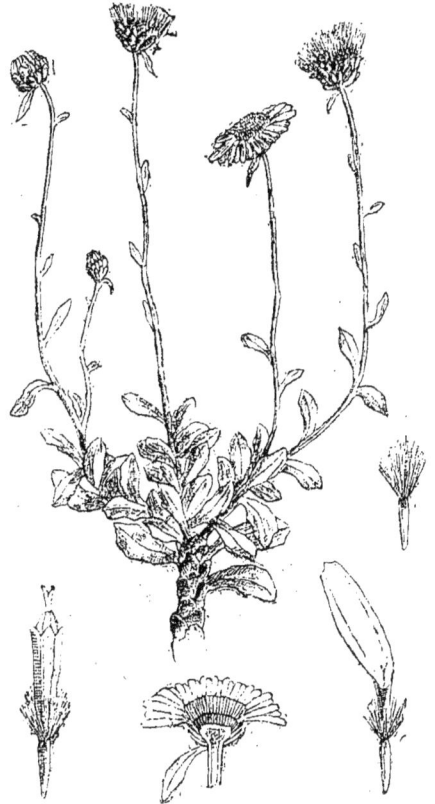

Fig. 3. — *Hysterionica Baylahuen*. Port de la plante et détails.

appartient à la famille des Composées, série des Astéroïdées, et croît au Chili dans les endroits secs et élevés.

Tige cylindrique de la grosseur d'un porteplume, légèrement sillonnée de même que les rameaux qui sont allongés, glabres, comme dénudés à la partie supérieure, où ils se terminent tous par un seul capitule. Les feuilles sont alternes, très rapprochées les unes des autres à la partie inférieure de la tige, petites, obovales, spatulées, un peu cunéiformes, rétrécies à la base, sessiles, amplexicaules, de 2 cent de longueur, légèrement ondulées à la partie supérieure, à bords légèrement teintées. Ces feuilles sont coriaces et recouvertes ainsi que la tige et les capitules d'une exsudation résineuse fort abondante.

L'involucre campanulé est constitué par quatre séries de bractées ; les extérieures sont foliacées, ovales, dentées ; les intérieures lancéolées, linéaires, acuminées, entières, scarieuses, légèrement membraneuses sur la marge, aussi grandes que les fleurs du disque, plus grandes que les ligules du rayon. Le réceptacle est plan, fovéolé.

Les fleurs sont jaunes et toutes fertiles, dimorphes. Celles du rayon sont femelles, à corolle irrégulière, dont le tube étroit se dilate en limbe ligulé, à sommet découpé en deux dents peu prononcées et déjeté en dehors. Celles du disque sont hermaphrodites. Leur corolle est tubuleuse, à limbe quinquéfide ; les étamines, au nombre de cinq, sont syngénèses, à anthères obtuses à la base, non appendiculées, introrses, biloculaires et déhiscentes par des fentes longitudinales. Le connectif se prolonge au-dessus des loges en une lame presque triangulaire. L'ovaire à une seule loge renferme un seul ovule anatrope. Il est surmonté d'un style simple à deux branches stigmatifères, linéaires, hispides à l'extérieur.

Le fruit est un achaine, oblong, glabre, de couleur fauve rougeâtre, couronné d'une aigrette à soies plurisériées, de longueur inégale.

Le caractère le plus frappant de cette plante est l'exsudation résineuse, jaune, odorante qui recouvre toutes ses parties et qui lui donne, quand elle est sèche surtout, l'apparence d'une plante plongée dans la résine, puis séchée.

Cette exsudation se retrouve du reste sur une espèce voisine, le *Grindelia Robusta*, et elle est pour ainsi dire caractéristique des plantes croissant dans les terrains absolument secs, la résine s'opposant à l'évaporation de la plante, et l'empêchant ainsi de se dessécher et de dépérir sous les rayons ardents du soleil tropical.

D'après M. le Dr Blondel, la tige de l'Hysterionica, sur une coupe transversale, présente la structure suivante : l'épiderme est formé d'éléments rectangulaires, nettement striés sur leur face extrême. De place en place, quelques-uns de ces éléments sont surmontés à la cuticule épidermique par un pédicule composé de une à deux cellules seulement. La partie sécrétante et sphérique est constituée par 4 à 6 cellules granuleuses, entourées d'une cuticule très mince, pouvant se distendre sous la pression de la résine sécrétée en excès. Sous l'épiderme existe un suber brun, à éléments lâches, se continuant insensiblement avec un parenchyme cortical au milieu duquel se trouvent des canaux résineux à section elliptique.

Les feuilles ont une consistance rigide qu'explique leur structure. Elles sont for-

mées d'une parenchym assez homogène et parcourues par des nervures d'une très faible épaisseur transversale, mais s'étendant d'un épiderme à l'autre et formées d'éléments sclérifiés, maintenant l'écartement des lames épidermiques. Leur épiderme présente les mêmes glandes qui ont été observées sur la tige.

Composition chimique. — Cette plante renferme, d'après une analyse restée incomplète, une *huile essentielle* dont l'odeur particulière est celle de la plante et en proportions peu considérables, une *huile fixe*, une *matière cireuse*, une *résine* vert noirâtre, molle, visqueuse, de saveur irritante, dont la quantité est considérable, du *glucose*, du *mucilage*.

Thérapeutique. Cette plante a été étudiée par le Dr G. Baillé dans sa thèse inaugurale (Paris 1889) et sur des échantillons envoyés à M. Dujardin-Beaumetz par M. le Dr Carvallo, de Valparaiso (Chili).

Carvallo la préconisait dans certaines affections gastro-intestinales, spécialement dans les recto-colites sanguinolentes chroniques, les dyspepsies flatulentes, les indigestions, la diarrhée suite de troubles digestifs.

Le Dr Baillé a cherché l'action de cette plante sur les inflammations aiguës ou chroniques des poumons, sur les maladies de l'appareil digestif, sur l'appareil génito-urinaire et sur les plaies. Les conclusions qu'il donne sont les suivantes :

L'*Hysterionica Baylahuen*, donné en infusion, est un excellent antidiarrhéique et a produit entre les mains de M. Carvallo d'excellents effets dans la dysenterie aiguë et chronique.

Les résultats obtenus par l'auteur dans le traitement de la diarrhée des phtisiques engagent à en étendre l'emploi dans les diarrhées survenant au cours de certaines maladies qui déterminent la cachexie, telles que le cancer, les diarrhées cachectiques. L'infusion d'hysterionica peut permettre de continuer l'emploi urgent d'un médicament (copahu, mercure), en supprimant la diarrhée que ce dernier occasionne.

L'hysterionica peut remplacer les balsamiques et être appliqué au traitement des maladies de l'appareil respiratoire.

Donnée en teinture alcoolique, cette plante ne détermine pas de constipation.

Appliquée au traitement de l'appareil génito-urinaire, l'hysterionica semble donner quelques résultats, modifier la nature des urines et en diminuer la mauvaise odeur.

Dans les ulcères, elle collodionne les plaies, les recouvre d'un enduit antiseptique qui, les mettant à l'abri du contact de l'air et des micro-organismes, en facilite la cicatrisation.

L'infusion a donné les meilleurs résultats, et c'est en infusion que nous conseillons l'emploi de l'Hysterionica Baylahuen sous la forme suivante :

1 gramme de plante entière dans 150 gram-

mes d'eau à prendre deux à quatre fois par jour. Cette dose est celle qui convient aux adultes. Pour les enfants, elle est de 30 centigrammes pour 80 grammes d'eau, deux fois par jour (Carvallo).

I

Ipéca (p. 372). — Arudt (*Apoth Zeit*, décembre 15, p. 1036), en distillant l'ipéca pulvérisé (125), en présence du carbonate de soude (85), du chlorure ferrique (10) et de l'eau (11), a obtenu une base volatile en cristaux fluorescents sur les bords, incolores, qu'il regarde comme une base ammoniacale préexistant dans la drogue, et non un produit de décomposition de l'émétine. La proportion varie entre 0,30 et 0,50 0/0 du poids de la racine employée. Les expériences physiologiques n'ont pas encore été faites.

K

Kawa-Kawa (p. 394). Robert Glenk (*Amer. Journ. of pharm.*, janvier 1889, p. 8), en évaporant la teinture alcoolique, a obtenu un précipité cristallin qui se présente sous forme de cristaux d'un blanc de neige, quand on le dissout dans l'eau bouillante pour en séparer la résine et qui se dépose par le refroidissement. Ce principe est la *méthysticine* de Morton, Cuzent, Gobley et O'Rorke. Cristallisée de l'alcool, elle forme de fines aiguilles, inodores, insipides, solubles dans l'alcool bouillant, peu solubles dans l'alcool froid, dans 60 partie d'eau bouillante, peu solubles dans l'eau froide. La solution n'est pas précipitée par les réactifs des alcaloïdes.

Placée dans un tube, la méthysticine fond à 133° ; mais sur une lame de platine, elle brûle avec une flamme fuligineuse et ne laisse pas de résidu.

Elle ne réduit pas la liqueur de Fehling. Elle donne les colorations suivantes :

Avec l'acide sulfurique concentré, couleur carmin intense passant au brun en une ou deux heures ;

Avec l'acide nitrique concentré, coloration brun rougeâtre ;

Avec l'acide chlorhydrique, couleur rouge orange.

Les agents d'oxydations tels que le permanganate de potasse, l'acide chromique, l'acide sulfurique et le bichromate de potasse, la décomposent. Il s'exhale une odeur forte d'héliotrope qui est caractéristique et se produit même dans les solutions très étendues. Une solution froide de méthysticine dans l'alcool étendu, bouillie pendant quelques secondes avec l'acide nitrique, dégage cette odeur.

La coloration avec l'acide sulfurique concentré est aussi très caractéristique, et elle se fait dans les solutions les plus étendues en ajoutant à 4 ou 5 gouttes de ce dernier 10 gouttes de l'acide.

Lavialle (*Union pharmaceutique*, janvier 1889) dit avoir séparé de la racine de Kava un alcaloïde auquel il donne le nom de *Kawaïne*, en épuisant la racine pulvérisée par l'alcool à 60° et distillant pour obtenir un extrait liquide. Il ajoute de l'eau distillée pour précipiter la résine, filtre la liqueur, neutralise par l'ammoniaque, agite avec l'éther, ajoute de l'acide sulfurique goutte par goutte, jusqu'à réaction acide. La liqueur, laissée en repos pendant vingt-quatre heures, laisse déposer des cristaux qui sont lavés à plusieurs reprises avec l'alcool à 95°.

Le sulfate ainsi obtenu est soluble dans partie égale d'eau à 15°, peu soluble dans l'alcool, insoluble dans l'éther. Il se présente sous forme de cristaux déliquescents.

L

Lippia mexicana (p. 418). Marsh (*Americ. Journ. of pharm.*, juillet 1885) dit n'avoir pu retrouver cette plante, et il incline à penser que Podwissotzki a fait porter nos expériences sur une autre Labiée, soit le *Cedronella mexicana*, Benth, soit le *Aloysia citriodora*.

Lupinus albus (p. 425). — Campani et Grimaldi ont isolé des graines de la vanilline, analogue par ses formes cristallines et ses propriétés chimiques à celle que l'on retire de la vanille.

M

Magnolia glauca (p. 430). — Les feuilles de cet arbre ont été examinées par J. Wilbur, Fisk Rawlius (*Amer. pharm. Journ.*, janvier 1889, p. 7). A la distillation elles donnent une huile volatile verte, d'odeur pénétrante, rappelant celle du fenouil ou de l'anis, mais plus agréable. La proportion en est peu considérable, car l'auteur n'en a obtenu que 4 grammes de 3 livres de feuilles.

Il a signalé aussi la présence d'une résine cristallisable, de tanin et d'une substance amère réduisant la liqueur de Fehling après l'ébullition en présence d'un acide étendu. Elle paraît différer de la magnoline de Procter.

Les feuilles fraîches peuvent servir à marquer le linge d'une façon indélébile. On applique sur le tissu la face inférieure de la feuille, et on trace les caractères sur la face supérieure en appuyant un peu. Ils apparaissent d'abord d'un vert grisâtre, qui devient peu à peu plus foncé. Le lavage ne les enlève pas. (Maisch.)

Melia Azadirachta (p. 448). — L'huile des graines a été examinée par Warden (*Pharm. Journ.*, 27 octobre 1888). Cette huile, extraite par l'auteur lui-même, a une couleur jaunâtre quand elle est en couches minces, une odeur d'ail très prononcée, une saveur amère. Sa densité à 15° = 0,9235. Elle se congèle à 10°,7, sans perdre sa transparence. Trente-six heures après son extraction, l'huile laisse un dépôt blanc, amorphe.

Cette huile ne donne pas de réactions colorées caractéristiques. Avec l'acide sulfurique concentré, coloration brune fort belle, avec odeur d'ail. Avec l'acide nitrique (réactif de Massie), coloration rougeâtre devenant jaune pâle après une heure et demie. Avec le réactif de Poutet, consistance solide au bout de dix-huit heures. Exposée en couche mince sur une lame de verre à une température de 100° pendant quelques jours, cette huile n'épaissit pas et ne se dessèche pas.

Elle est soluble dans l'éther, le chloroforme, le sulfure de carbone, le benzol. Quand on l'agite avec l'alcool absolu, celui-ci devient verdâtre. En évaporant l'alcool séparé, on obtient un extrait amer, d'odeur d'ail, et en agitant, à diverses reprises, l'huile de mar-

gosa avec de l'alcool, elle perd complètement son amertume et son odeur alliacée.

Un poids donné d'huile est saponifié par une solution alcoolique de potasse; on évapore complètement l'alcool et on dissout le savon dans l'eau. Cette solution est agitée avec l'éther, dont l'évaporation abandonne 1.60 0/0 d'un extrait jaune orangé, amer, qui, traité par l'alcool à 60°, laisse un résidu minime, blanc, cireux.

La solution aqueuse, débarrassée de l'éther par la chaleur, est mélangée avec un excès d'acide sulfurique étendu. On sépare les acides gras solubles de ceux qui sont insolubles. Les premiers sont dans la proportion de 3.519 0/0; les seconds, de 89.188 0/0. Les acides volatils sont l'acide butyrique et des traces d'acide valérique. Il passe en même temps une petite quantité d'acide laurique.

Les acides gras fixes sont probablement un mélange d'acides stéarique et oléique avec une petite quantité d'acide laurique.

Cette huile renferme 0.427 0/0 de soufre.

L'extrait obtenu en agitant l'huile avec l'alcool absolu, traité par l'alcool à 60°, est abandonné au repos. On décante la solution alcoolique limpide qui surnage la partie huileuse insoluble, on l'évapore à sec, on ajoute de l'ammoniaque et on agite le tout avec l'éther que l'on décante.

Cette solution éthérée est marquée A.

La solution aqueuse, après séparation de l'éther, est mélangée à de l'acide chlorhydrique étendu, puis agitée avec l'éther, qui se colore en jaune. Il reste des flocons jaune foncé qui refusent de se dissoudre.

Cette solution éthérée est marquée B.

Les flocons insolubles sont séparés de la solution aqueuse par filtration et marqués C.

Solution A. — On l'agite avec l'acide chlorhydrique étendu pour dissoudre les principes alcaloïdiques. L'éther est séparé et évaporé. L'extrait est de couleur ambrée pâle, d'abord visqueux, amer, d'odeur d'ail, et renferme du soufre. Il est soluble dans l'alcool à 60°, l'éther, le chloroforme; insoluble dans les acides, les solutions alcalines. Il présente les propriétés d'une *résine neutre*.

La solution chlorhydrique est jaune. On ajoute de l'ammoniaque, qui détermine la formation d'un précipité blanc. On agite avec l'éther qui, séparé et évaporé, abandonne un extrait jaune, peu soluble dans les acides étendus. La solution dans l'acide sulfurique étendu est amère et précipite par les réactifs des alcaloïdes. Elle renferme donc un *alcaloïde*.

Solution B. — Par évaporation, on obtient un extrait rougeâtre foncé, amer, soluble dans les solutions alcalines, d'où les acides dilués précipitent des flocons jaunâtres. Cette substance présente les caractères d'une *résine acide*.

Précipité C. — On le lave et on le dissout dans l'alcool, dont l'évaporation laisse un résidu noirâtre, soluble dans les solutions alcalines, d'où les acides précipitent des flocons jaunâtres, difficilement solubles dans l'éther, très solubles dans le chloroforme. Cette substance présente les caractères d'une *résine acide*.

L'examen du résidu de tous ces traitements successifs indique la présence d'un autre principe neutre, insoluble dans l'éther, les solutions alcalines, soluble dans le chloroforme.

Montagnea tomentosa DC. (*Montanoa* Llav. et Lej.). — Plante suffrutescente de la famille des Composées, croissant au Mexique. Tige cylindrique, striée, couverte de taches grisâtres et blanches.

Feuilles opposées, ovales, triangulaires, subcordées, triplinerves, dentées, de 13 centimètres de long sur 7 centimètres de large.

Capsules en cimes corymbiformes. Involucre hémisphérique, à bractées imbriquées, bisériées, courtes, herbacées. Réceptacle convexe, à écailles embrassant les fleurs, accrescentes et accompagnant le fruit. Fleurs dimorphes, celles du rayon neutres, à corolle ligulée, unisériées; celles du disque hermaphrodites, à corolle tubuleuse. Les achaines du disque sont comprimés, ceux du rayon sont triquètes, obtus, sans aigrettes.

Faltamiran a signalé dans cette plante de l'albumine, de la gomme, matière grasse, résines, un principe amer, brun jaunâtre, et un acide particulier, soluble dans l'eau et l'alcool, donnant avec les sels de plomb des précipités jaunes.

Le suc de cette plante et la décoction sont un remède populaire employé au Mexique pour favoriser les contractions de la matrice (*Pharmacopée mexicaine*).

Myriogyne minuta Less. (*Centipeda orbicularis* Lour. — *C. cunninghami*, P.V.M.). — Cette plante, qui appartient à la famille des Composées, est originaire de l'Australie, de l'Inde, de Madagascar et du Japon.

Composition chimique. — Cette plante a été étudiée par le baron Müller (*Zeits. ost. apot. rerein.*, nov. 1, 1878). Il en a séparé une substance à laquelle il donne le nom d'*acide myriogynique*. Elle est en masse brunâtre ou jaunâtre, amère, peu soluble dans l'eau froide, plus soluble dans l'eau bouillante, très soluble dans l'alcool, moins dans l'éther, très soluble dans les solutions alcalines. L'acide sulfurique forme avec lui une solution rougebrun que l'eau précipite. Avec l'acide nitrique, solution jaune. Pas de réaction avec l'acide chlorhydrique.

La plante renferme en outre une huile essentielle.

Usages. — En Australie, le Dr L. C. Jockel a employé l'infusion avec succès contre l'ophtalmie purulente, en applications locales; le traitement n'aurait duré que deux jours. Cette plante jouit, paraît-il, aussi de propriétés sternutatoires. Elle est stimulante comme l'arnica, et, d'après Müller, elle pourrait être employée avec avantage comme stimulante des systèmes nerveux et musculaire.

O

Olea fragrans Thumb. (p. 494). — Cette plante a été étudiée au point de vue chimique par J.-F. Eykman, qui a découvert un nouveau glucoside $C^{26}H^{32}O^{11}$, cristallisant en aiguilles soyeuses, incolores, insolubles dans l'éther, le pétrole, un peu plus soluble dans l'eau froide, et cette solution n'est précipitable ni par l'acétate de plomb, ni par les autres sels minéraux. Ce glucoside, oxydé par l'acide chromique, donne un composé dont l'odeur est celle de la vanilline, et quand on le fait bouillir avec un acide étendu, il se dédouble en glucose et en phénol, très soluble dans l'alcool et l'éther, peu soluble dans l'eau, insoluble dans la benzine de pétrole.

Par ses propriétés physiques, ce composé ressemble à la *phillyrine* $C^{27}H^{34}O^{11}$ qui a été étudiée en 1860 et que Carboneiri préconisait comme fébrifuge.

Orthosiphon stamineus (p. 505). — Van Sttalie (*Pharm. Zeit.*, 1886, p. 376) a retiré des feuilles sèches une petite quantité d'une huile volatile et un glucoside cristallin, l'*orthosiphonine*, dont la saveur est amère, avec un arrière-goût douçâtre, très soluble dans l'alcool absolu, moins dans l'alcool faible, le chloroforme, insoluble dans l'éther absolu, et précipité par le sous-acétate de plomb, mais non par l'acétate et le tanin.

Il ne contient pas d'azote. Par l'ébullition en présence des acides dilués, il donne du glucose comme produit de décomposition.

P

Parthenium hysterophorus (p. 522). — Le Dr Ulrici, de la Havane, désigne sous le nom de *Parthénicine* un alcaloïde retiré des fleurs et des feuilles, qui se présente sous forme de cristaux blancs, brillants, amers.

Cette substance, qui est toxique à haute dose, est préconisée comme antipyrétique analgésique et fébrifuge, à la dose de 1 gramme par jour.

Penghawar Djambi. — On désigne sous ce nom, à Java, une fougère appartenant à la tribu des Cibotiées, le *Cibotium Cumingii* Hassk. qui se trouve surtout dans la province de Djambi, d'où le nom qui lui a été donné.

Cette espèce est arborescente et se distingue par une fronde très divisée. L'indusium est marginal, formé de 2 valves, l'extérieure distincte du tissu même de la fronde.

Les indigènes emploient de temps immémorial, comme hémostatiques, les poils fins qui entourent la base des feuilles et la tige. Ils furent introduits dans la pharmacopée néerlandaise en 1851. Le Dr Winke, de Saint-Pétersbourg, a expérimenté cette drogue de la façon suivante : deux vases reçurent environ 4 pouces cubiques de sang humain frais, et furent placés dans l'eau maintenue à 38°. Dans l'un des vases il introduisit 30 centigrammes de penghawar, et au bout de trois minutes le sang était transformé en un coagulum si solide qu'il ne tombait pas du vase quand on retournait ce dernier. Dans l'autre vase, le sang était encore liquide au bout de vingt minutes.

Des expériences faites sur le sang d'un certain nombre de personnes atteintes de diverses maladies donnèrent toujours le même résultat.

Avec le penghawar, le sang se coagule toujours en quatre minutes au plus, tandis qu'il faut vingt minutes au moins pour que le sang naturel se coagule. Plus la quantité de penghawar employée est grande, plus petite est la proportion de sérum qui se sépare et plus tôt se forme le coagulum. Dans une expérience, 40 centigrammes de drogue, ajoutés à 2 pouces cubiques de sang, produisirent un coagulum solide en deux minutes, et il ne se sépara pas de sérum.

La même quantité de sang non additionné de penghawar commença au bout de vingt-cinq minutes à se coaguler, sur les bords du vase, et le tout put être facilement transvasé.

En faisant macérer le penghawar dans l'éther sulfurique, la potasse caustique, l'acide chlorhydrique étendu; en le faisant bouillir dans l'eau, puis le desséchant, on obtint les mêmes résultats.

Pour savoir s'il devait cette propriété à son état physique, des expériences comparatives furent faites avec l'agaric des chirurgiens, la vesse-de-loup et l'éponge marine. Les deux premiers furent mis sous forme de filaments, et l'éponge fut coupée en menus fragments. Le sang provenait de la même personne et était distribué immédiatement dans 4 vases de 4 pouces cubiques que l'on plaçait dans l'eau à 38°. Chacun de ces vases recevait la même quantité de chaque drogue, 30 centigrammes environ. Les résultats furent les suivants. Le coagulum solide fut obtenu :

	Penghawar.	Agaric.	Éponge.	Vesse-de-loup.
	Minutes.	Minutes.	Minutes.	Minutes.
1re expérience.	3	11	8	7.5
2e —	2.5	12	10	8
3e —	2	10.5	9	6.5
4e —	1.45	10	7	6

Ces résultats montrent non seulement la supériorité du penghawar, mais encore le *modus operandi*.

L'agaric et l'éponge sont formés de filaments entrelacés qui ne sont pas creux. Le sang pénètre dans les interstices du tissu, non dans l'intérieur des filaments, et se coagule un peu plus vite qu'à l'air libre. Au bout de six minutes on peut en retirer le sang fluide par expression. Par contre les filaments du penghawar ont augmenté de cinq fois environ en diamètre, et ont pris une forme cylindrique sans perdre leur couleur, leur transparence.

Ses propriétés sont dues à ce qu'il dépouille le sang de son sérum, qui est absorbé par capillarité.

Le penghawar mériterait donc d'être étudié comme hémostatique précieux. Il est malheureusement difficile de s'en procurer des quantités suffisantes. (Norderling, *The med. Record.*, 20 octobre 1888.)

Pentstemon gentianoides L. — Plante herbacée, vivace, de la famille des Scrofulariacées, série des Scrofulariées, originaire de l'Amérique boréale occidentale. Feuilles opposées, les inférieures pétiolées. Inflores-

cence en grappes composées de cymes dichotomes. Calice à 5 sépales. Corolle tubuleuse
à limbe subbilabié, à lèvre antérieure trifide,
la postérieure bilobée, 4 étamines fertiles
didynames, la cinquième stérile. Ovaire libre à 2 loges pluriovulées. Style grêle. Capsule septicide.

Bien qu'appartenant à la famille des Scrofulariacées, qui renferme tant de plantes
douées d'une activité parfois redoutable, le
Pentstemon est surtout une plante ornementale de nos jardins qui n'a pas reçu, jusqu'à
présent du moins, d'applications thérapeutiques sérieuses.

Pistacia lentiscus (p. 548). — E. Reichardt
(*Archiv. de pharm.*, 1888, p. 154-163) relate
les résultats obtenus par Klemner avec le
mastic récent et le mastic ancien. La densité
du premier est de 1,068, celle du second de
1,072. Le benzol dissout 66 0/0 de mastic
ancien et 90 0/0 de mastic récent.

Tous deux consistent essentiellement en
$C^{10}H^{16}O$, mélangé de $C^{10}H^{16}O^2$, dont les proportions varient suivant l'ancienneté de la
drogue et son temps d'exposition à l'air. La
partie insoluble dans le benzol renferme
moins de carbone ; celle du mastic récent
correspond à la formule $C^{10}H^{15}O^3$ et celle du
mastic ancien à$C^{10}H^{15}O^4$.

A la distillation sèche, le mastic ancien
donne un liquide dont la réaction est acide.
Le résidu commence à bouillir à 75° et
donne une partie incolore bouillant à 108°,
une partie jaune bouillant à 220° et une essence vert foncé, bouillant à 350°. Tous ces
produits renferment de l'oxygène et présentent une odeur qui rappelle celle du thym,
de la lavande.

Podophyllotoxine (p. 553). — Kremel
(*Pharm. post.*, 17 février 1889) donne la
réaction suivante pour la podophyllotoxine.
On sature le chloroforme de podophylline
commerciale. On élimine la plus grande
partie du chloroforme par la chaleur, et on
mélange le reste dans 20 fois son volume
d'éther de pétrole. La podophyllotoxine se
sépare et peut être enlevée séchée et pesée.

Podophyllum émodi (p. 554). — Cette
espèce habite l'Himalaya et surtout le
Kunawin et le Cachemire. Elle a été étudiée
par Dymock (*Pharm. Journ.*, 16 janvier 1889,
p. 585), qui en a retiré 22 0/0 de résine
amorphe, d'un brun orange en la fonçant
à la chaleur, soluble dans l'alcool, l'éther,
le chloroforme et l'eau ammoniacale. L'eau
la précipite de sa solution alcoolique et les
acides de sa solution alcaline. La teinture
alcoolique de la racine donne une couleur
vert olive foncée. Avec le chlorure ferrique,
elle réduit la liqueur de Fehling. Elle ne laisse
pas de cendre quand on la calcine.

Cette résine à la dose de 3 centigrammes,
additionnée de sucre, produit des effets
cathartiques en moins de deux heures, accompagnés de coliques que l'on ressent du
reste quand la podophylline n'est pas associée à des carminatifs ou à des aromatiques.

Poivre noir (p. 554). — W. Johnson (*Chem.
news*, 16 novembre 1888, p. 235) regarde
l'alcaloïde volatile du poivre, que l'on avait
signalé, comme identique à la pipéridine
$C^5H^{14}Az$. Il se trouve dans le poivre noir
(0.56 0/0), dans le poivre long (0.34 0/0) et
surtout dans l'épisperme (0.74 0/0). Ceci expliquerait que le poivre noir, qui n'est pas
dépouillé de son épisperme, soit plus piquant
que le poivre blanc.

Polypodium Friederichsthalianum Kze.
(p. 558). — Cette fougère croît à Costa-Rica,
en Colombie, sur les rameaux et les tiges des
arbres forestiers. Elle jouit dans ces pays
d'une grande réputation comme antidote des
morsures des serpents, et on l'administre
sous forme d'infusion très chaude. Liebreich
a constaté que sur quatre lapins mordus
par la vipère d'Afrique, traités par une injection de l'extrait éthéré de cette fougère, deux avaient succombé, mais que les
deux autres avaient survécu. D'après le
Dr Thiel, de Costa-Rica, cette plante posséderait, en outre, des propriétés antisyphilitiques. Cette plante a une odeur
forte, agréable, qui persiste dans l'extrait
aqueux.

Q

Quillaja (p. 651). — Kobert (*Arch. exp.
path. pharm.*, XXIII, 223) obtient l'acide
quillajique en précipitant l'extrait aqueux
de l'écorce par l'acétate de plomb, débarrassant la liqueur du plomb par H^2S, évaporant la solution à siccité et reprenant par
l'alcool absolu. La matière colorante est
précipitée par le chloroforme. L'acide quillajique cristallisée alors est insoluble dans
l'éther, soluble dans l'alcool et l'eau. L'acide

sulfurique concentré lui communique une
couleur rouge foncé. En le faisant bouillir
avec des acides minéraux étendus, il se
dédouble en glucose et *sapogénine*. Sa
formule est $C^{19}H^{30}O^{10}$.

Son sel sodique agit comme un caustique
énergique sur la langue et la gorge. Les
plus petites particules mises en contact avec
les narines ou la gorge déterminent des
éternûments et des accès de toux violente ;

sur les yeux, il provoque des douleurs très vives, des pleurs abondants et le gonflement des paupières.

Injecté dans le sang, ce sel est toxique ; il détermine des crampes, la paralysie des organes respiratoires et du cerveau.

Par contre, il peut être introduit dans l'estomac sans inconvénient à une dose 500 fois plus considérable que celle qui, injectée dans le sang, déterminerait la mort.

R

Ricin (p. 604). — L'analyse des feuilles de la tige et de la racine du Ricin a été faite par Addison Lloy Beck (*Amer. Journ. of pharm.*, février 1888, p. 93). L'éther de pétrole donne un extrait semi-fluide de couleur foncée, d'odeur désagréable, s'élevant à 4.58 0/0 et qui, chauffé à 120° perd 0.254 0/0 et n'a plus d'odeur. La partie évaporée est une huile volatile qui a l'odeur désagréable des feuilles fraîches écrasées. Cet extrait consiste en une cire rouge orangé, molle, se liquéfiant à 27°, et une résine analogue à celle que donne l'éther. L'auteur a également signalé la présence d'un corps cristallisable, soluble dans l'eau, l'alcool, le chloroforme, ne donnant aucune réaction avec les réactifs des alcaloïdes, excepté avec le triiodure de potassium, fondant à 194°, de saveur amère et coloré en vert par l'acide sulfurique et le bichromate de potasse. Ce n'est pas un glucoside. Cette substance est la *ricinine* de Tuson, et sa formule correspondrait à $C^{24}H^{32}AzO^3$. Les feuilles renferment aussi du glucose, du saccharose, des matières albuminoïdes, etc.

La tige renferme également de la cire, de la résine, de la ricinine, qui se retrouvent aussi dans la racine.

Rubus chamœmorus L. (p. 611). — Cette plante, connue aux Etats-Unis sous le nom de *Cloubberry*, est originaire du Canada, des montagnes Blanches, du nord de l'Asie et de l'Europe. Les feuilles pubescentes ont 3 centimètres de longueur sur 5 centimètres de largeur, et sont réniformes, à 5 lobes arrondis, crénelés, dentés. Elles ont une saveur douce avec un arrière-goût amer.

On les emploie en Sibérie, dans les maladies des voies urinaires. Le Dr Ivantroitzyky, de Smolensk (*Russ. med.*, 1886), les a recommandées comme un excellent diurétique dans l'hydropisie, sous forme d'infusion préparée avec 4 grammes de feuilles contusées, dans un verre d'eau bouillante. On prend cette dose le matin et le soir pendant un mois. Les malades s'y habituent aussi bien qu'au thé.

Rudbeckia laciniata Michx. — Plante herbacée, de la famille des Composées, série des Hélianthées, originaire de l'Amérique boréale. Feuilles alternes, simples, entières, ovales, lancéolées. Capitules solitaires, longuement stipités. Involucre hémisphérique à bractées paucisériées, imbriquées, herbacées. Réceptacle convexe. Fleurs dimorphes, celles du rayon neutres, à corolle ligulée, celles du disque hermaphrodites, fertiles, à corolle régulière dont le limbe est quinquédenté. Achaines comprimés, sans aigrettes.

Bien que cette espèce ne présente que des propriétés thérapeutiques peu marquées, sa racine, dont la saveur est âcre, irritante, pourrait être employée comme sialagogue. Il en est de même du *R. purpurea* Michx (*Echinacea purpurea* L.) qui habite également l'Amérique nord.

S

Sapins (p. 630). — La résine vierge, extraite du Pin, donne l'essence de térébenthine. Le résidu, *colophane jaune*, sert à la fabrication de la résine du commerce. Le nouveau résidu distillé donne les huiles de résine qui se composent de plusieurs hydrocarbures, parmi lesquels on trouve le *rosolène* étudié par Sarran.

Dans la distillation de la colophane, le rosolène passe à 280°, et se présente sous l'aspect d'une huile lourde, brune ou vert foncé, d'odeur goudronneuse. On distille de nouveau cette huile avec un égal volume d'eau alcaline, puis on lave le produit avec un peu de litharge finement pulvérisée. On obtient ainsi le rosolène, qui ressemble à l'huile d'œillette ou d'amandes douces. Sa saveur est faible, spéciale ; son odeur presque nulle.

C'est un hydrocarbure renfermant en dissolution de l'acide phénique, de la créosote et qui paraît formé de plusieurs hydrocarbures. Il se comporte à la façon des huiles et des corps gras ordinaires, mais il ne rancit et ne s'oxyde pas.

Pour l'usage thérapeutique il présente des propriétés antiseptiques, toniques et cicatrisantes. Il coûte deux ou trois fois moins que les huiles ordinaires.

Saxifrage (p. 647). — E. Morelle (*Ac. des sciences*, 93-1881, p. 646) a repris l'étude du bergenin, auquel, en raison de ses affinités avec la mannite, la pinite, la quercite, il donne le nom de *bergenite*.

Elle se présente en petits cristaux incolores, amers,. cristallisant en prismes droits, déviant à gauche le plan de polarisation, peu solubles dans l'eau et l'alcool à froid. Densité = 1.5445. A 130°, la bergenite éprouve la fusion aqueuse. A une température plus élevée elle perd de l'eau, puis à 230° elle se décompose. Sa formule $C^8H^6O^6$.

Elle ne se dédouble pas à l'ébullition en présence des acides minéraux et ne se combine pas avec eux ; mais elle se combine avec les acides organiques.

Elle donne avec les acides des éthers. C'est donc un alcool pentatomique se plaçant à côté de la pinite et de la quercite.

Scopolétine (p. 655). — Djuntaro Takahasni (*Apoth. Zeit.*, novembre 1888, 947) prépare la scopolétine en traitant l'extrait alcoolique de la racine par l'acide chlorhydrique, mélangeant avec du sable, évaporant, épuisant le résidu par le chloroforme, qui laisse par évaporation une pâte demicristallisée. En la purifiant par des cristallisations répétées dans l'alcool absolu, il obtient la scopolétine sous forme d'aiguilles incolores, fondant à 198-199, un peu solubles dans l'alcool, l'éther, le chloroforme, peu solubles dans l'eau. C'est un phénol dont la composition serait représentée par $C^{10}H^8O^4$, et en remplaçant le groupe hydroxyle par un groupe méthyle, on obtient un produit identique à la *méthylesculétine*.

Silybum Marianum (p. 668). — Tripier (*Bullet. génér. de thérap.*, 15 juin 1888) dit avoir obtenu des succès remarquables avec cette plante dans le traitement des verrues, des hémorroïdes, certains cas d'engorgement de l'urètre et de l'utérus et autres atteintes de ce genre dépendant de congestions locales accompagnées de tensions douloureuses.

Ce traitement fut adopté par Tripier sur les indications données par Rademacher et Worms, qui employaient la décoction des graines.

Tripier prescrit la teinture des graines à la dose de 20 gouttes dans un verre d'eau, répétée jour et nuit.

Soja (p. 669). — E. Schulze (*Zeits. f. phys. Chem.*, XII, 405) a trouvé dans les graines du Soja de l'asparagine en quantité considérable (7 à 8 0/0 de la substance sèche) et de la choline. Il existe en outre probablement de l'acide phénilamidopropionique, ainsi que des traces de xanthine. La présence de l'arginine est restée douteuse. La choline paraît dériver de substances très répandues dans le règne végétal.

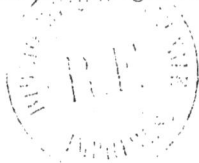

TABLE ALPHABÉTIQUE

DES NOMS VULGAIRES ET SCIENTIFIQUES

TABLE THÉRAPEUTIQUE

A

AMERS. — Petite centaurée. — Cephalanthus occidentalis. — Chrysophyllum caimito. — Columbo. — Datisca cannabina. — Emilia sonchifolia. — Eupatoires. — Fumeterre. — Gentianes. — Hippion orientale. — Houblon. — Hoya viridiflora. — Iberis amara. — Noyer. — Ochna angustifolia. — Olivier. — Picramnia pentandra. — Picrœna excelsa. — Pissenlit. — Quassia amara. — Scutellaria lateriflora. — Soulamea amara.

ANALEPTIQUES. — Chênes (glands). — Chenopodium quinoa. — Colocasia esculenta. — Gracilaria lichenoïdes. — Manihot. — Maranta arundinacea. — Orchis. — Sagou.

ANALGÉSIQUES. — Gelsemium. — Jusquiame. — Belladone. — Datura. — Kalmia latifolia. — Mandragore. — Piscidia erythrina. — Aconits.

ANAPHRODISIAQUES. — Houblon (Lupulin).

ANGINE DIPHTÉRITIQUE. — Papayer (papaïne). — Thym (thymol). — Citron (acide citrique). — Eucalyptus. — Cubèbes. — Tanin. — Copahu. — Jaborandi (pilocarpine). — Quinquina. — Térébenthine.

ANTHELMINTIQUES. — Absinthe. — Ail. — Alstonia scholaris. — Angelin. — Aristoloche — Balanites œgyptiaca. — Balsamite. — Bocconia frutescens. — Chenopodium ambrosioides. — Chenopodium botrys. — Clerodendron infortunatum. — Cocotier. — Coralline. — Courge. — Coutoubea spicata. — Crambe maritime. — Chrithmum maritimum. — Cyclamen europæum. — Delphinium consolida. — Dolichos urens et prurens. — Embelia ribes. — Galega virginiana. — Hedwigia balsamifera. — Hugonia serrata. — Hydnocarpus anthelmintica. — Lupin. — Macleya cordata. — Melanorrhœa usitatissima. — Melia Azederach. — Cereus flagelliformis. — Micromeria Douglasii. — Myrica gale. — Oignon. — Ophelia chirayta. — Ophioxylon serpentinum. — Opuntia reticulata. — Pêcher. — Podophyllum peltatum. — Ptelea trifoliata. — Quisqualis indica. — Semen contra. — Sida floribunda. — Sphœranthus indicus. — Spigelia marylandica. — Tanaisie. — Vernonia anthelmintica. — Zigophyllum fabago. — Camonille. — Ciguë.

ANTIABORTIFS. — Viburnum prunifolium. — Viburnum fœtidum.

ANTISEPTIQUES. — Bétel. — Chênes. — Coscinium fenestratum. — Gaultheria procumbens.

ANTISPASMODIQUES. — Cimicifuga racemosa. — Adathoda vasica. — Adoxa moschatellina. — Ajowau. — Assa fœtida. — Ballote noire. — Balsamite. — Camomille romaine. — Cedrela odorata. — Cypripedium pubescens. — Dikamali. — Dracontium fœtidum. — Drosera rotundifolia. — Galbanum. — Grangea madraspatana. — If. — Indigo. — Laurier-cerise. — Lippia mexicana. — Lobélie enflée. — Lobelia urens. — Mabi. — Mélisse. — Morelle. — Nardostachys jatamansi. — Opoponax. — Orangers. — Pœouia officinalis. — Parisette. — Patrinia scabiosæfolia. — Primevère. — Robinier. — Sagapenum. — Sandoricum indicum. — Santolina chamœcyparissus. — Saprosma arboreum. — Sarriette. — Saururus cernuus. — Sumbul. — Tagetes patula. — Talauma Plumieri. — Tilleul. — Ubiœa Schimperi. — Valériane. — Verbena triphylla. — Zanonia indica. — Aconit. — Amandes amères. — Belladone. — Ciguë. — Jusquiame. — Laitue vireuse. — Pêcher. — Phellandre. — Anémone pulsatille. — Datura stramonium. — Tabac.

ANTITHERMIQUES. — Digitale. — Quinquina (quinine). — Saules (acide salicylique). — Vératre blanc. — Colchique. — Aconit.

ANURÉTIQUES. — Rhus aromatica. — Jaborandi. — Valériane. — Pavot (opium).

APÉRITIFS. — Absinthe. (Absinthine.) — Asmi visnaya. — Nonatelia grandiflora.

APHRODISIAQUES. — Galanga. — Assa fœtida. — Damiana. — Gingembre. — Ginseng. — Hygrophila spinosa. — Langsdorffia hypogea. — Pedalium murex. — Vanille.

ASTHME. — Acalypha indica. — Datura stramonium. — Grindelia robusta. — Lobelia inflata. — Nonatelia officinalis. — Peltodon radicans. — Ache. — Agaric blanc. — Arnica. Belladone. — Lierre terrestre. — Gui. — Valériane. — Euphorbia pilulifera. — Ciguë (coniine). — Gomme ammoniaque. — Tabac (nicotine). — Jaborandi (pilocarpine). — Marrube. — Hysope. — Aunée. — Menthe. — Camphrée de Montpellier. — Jusquiame.

ASTRINGENTS. — Achyrantes aspera. — Airelle myrtille. — Alchemille. — Aubépine. — Avocatier. — Badaniers. — Barbatimao. — Benoîte. — Bistorte. — Boerhavia decumbens. — Bombax malabaricum. — Borassus flagelliformis. — Bouleau blanc. — Bourrache. — Bridelia montana. — Bugle. — Busserole. — Cachou. — Campêche. — Casuarina equisetifolia. — Chênes. — Chrysophyllum glycyphlœm. — Cognassier. — Combretum coccineum. — Diospyros embryopteris. — Drymis Winteri. — Elœodendron Roxburgii. — Emblica officinalis. — Epilobium angustifolium. Erigeron canadense. — Eucalyptus globulus. — Feronia elephanthum. — Fraisier. — Frankenia grandiflora. — Geranium maculatum. — Guaycuru. — Hamamelis Virginica. — Hêtre. — Heuchera americana. — Homalium racemosum. — Hymenodictyon excelsum. — Ilex verticillata. — Sedum album. — Kinos. — Lagerstrœmia indica. Lamium album. — Leca macrophylla. — Lycopus virginica. — Melanœa verticillata. — Malpighia crassifolia. — Melastoma malabatrichum. Memecilon edule. — Mesua ferrea. — Mitchella repens. — Monnina polystachia. — Murraya exotica. — Mussaenda. — Myrica cerifera et sapida. — Myrte. — Nénuphars. — Nyctanthes arbor tristis. — Ochocarpus longifolius. — Odina Wodier. — Orme. — Oroxylum indicum. — Ourouparia gambir. — Paliurus australis. — Parnassia palustris. — Peuplier. — Platycodon grandiflorum. — Potentilles. — Psidium pomiferum et pyriferum. — Ratanhia. — Rhizophora mangle. — Ronces. — Roses. — Sauvagesia erecta. — Scabieuse. — Sida cordifolia. — Souchet rond. — Sanguisorba officinalis. — Sanicula europœa. Saule Statice caroliniana. — Styphnodendron polyphyllum. — Simplocos racemosa. — Trapa natans. Troêne. — Ulmaire. — Virola sebifera.

B

BLENNORRHAGIE. — Amarantus spinosus. — Betel. — Boldo. — Cassytha filiformis. — Copahiers. — Cubèbes. — Dalbergia sympathetica. — Holostemma Rheeddii. — Homalium racemosum. — Hydrastis canadensis. — Gurjun. — Hardwickia pinnata. — Hedwigia balsamifera. — Heracleum spondylium. — Kawa. — Styrax. — Matico. — Plumeria alba. — Poivre long. — Santalum album. — Schinus molle. — Belladone. — Jusquiame.—Lin.—Pariétaire.—Pavot.—Busserole. Genévrier. — Goudron. — Térébenthine. — Eucalyptus (Miel eucalypté).

C

CANCER. — Condurango. — Alveos. — Galium aparine. — Orobanche virginiana.

CARDIAQUES. — Adonis vernalis et cupaniana. — Digitale. — Erythrophlœum guineense. — Genêt à balais. — Tephrosia toxicaria. — Muguet. — Café (caféine). — Kola. — Laurier-rose (oléandrine). — Liriodendron tulipifera. — Ouabaio. — Strophanthus. — Noix vomique (strychnine). Quinquina. — Ergot de seigle.

CARMINATIFS. — Ache. — Ajovan. — Aneth. — Anis vert. — Badiane. — Boldo. — Carotte sauvage. — Coleus aromaticus. — Coriandre. — Cumin. — Fenouil. — Fenugrec. — Hedychium spicatum. — Imperatoire. — Mélilot. — Menthe. Nigella sativa. — Osmorrhiza longistyla.

CATARRHE PULMONAIRE. — Acrocomia sclerocarpa. — Anémone pulsatille. — Asclepias curassavica et tuberosa.—Benjoin. — Huamanripa. — Myrtus cheken. — Polygala. — Quillaja saponaria. — Tussilage. — Pins. — Sapins (terpinol, goudron, créosote). — Hyssope. — Douce-amère. Genévrier. — Lichen d'Islande. — Pavot. — Ré-

glisse. — Sureau.—Tamaris. — Velar. — Aconit. — Avoine. — Bouillon blanc. — Bourrache. — Eucalyptus (eucalyptol et miel). — Gomme ammoniaque. — Phellandrium aquaticum. — Boldo. — Buchu. — Bourgeons de sapin. — Baume du Pérou. — Baume de tolu. — Assa fœtida. — Galbanum. — Copahu. — Créosote. — Ipeca. — Ratanhia. — Belladone. — Lauriercerise.

CHOLAGOGUES. — Chionanthus virginiana. — Osmonde royale. — Aloès. — Evonymus. — Hydrastis canadensis. — Iris (Iridin). — Rhubarbe. — Scammonée. — Noyer cendré (Juglandin). — Leptandra virginica (Leptandrin). — Podophyllum peltatum (podophyllin). — Phytolacca decandra L. — Ipéca. — Baptisia tinctoria. — Sanguinaria canadensis (Sanguinarin). — Colchique (Colchicin). — Aconit (Aconitine).

CHORÉE. — Noix vomique (strychnine). — Curare. — Fève de Calabar (Esérine). — Jusquiame (Hyoscyamine). — Coque du Levant (Picrotoxine). — Pavot.

COQUELUCHE. — Assa fœtida. — Belladone. — Jusquiame. — Valériane. — Ciguë. — Pavot (Opium). — Laurier-cerise (Eau distillée). — Gui du chêne. — Drosera rotundifolia.

CROUP. — Vomitifs. — Apomorphine.

D

DÉPILATOIRES. — Hernandia sonora.

DÉPURATIFS. — Bardane. — Douce-amère. — Laiche des sables. — Mahonia aquifolia. — Menispermum canadense. — Pedilanthus tithymaloides. — Pervenches. — Phyllanthus phyllirœfolius. — Peptadenia rigida. — Pissenlit. — Pteraucolon pycnostachyum. — Rumex patientia. — Salseparcilles. — Scrofulaire noueuse.

DIABÈTE. — Actinomeris helianthoides. — Jambul. — Soja hispida.

DIAPHORÉTIQUES. — Berberis lycium. — Boldo. — Calotropis gigantea. — Leptospermum flavescens. — Magnolia glauca. — Pervenches. — Serpentaire.

DYSENTERIE. — Acorus calamus. — Ægle marmelos. — Ailanthus glandulosa. — Airelle myrtille. — Antiaris toxicaria. — Brucea antidysenterica. — Calotropis gigantea. — Cedrela febrifuga. — Celosia nitida. — Chênes. — Coccoloba uvifera. — Coto. — Eriobothrya japonica. — Holarrhena antidysenterica. — Ipéca. — Jussiœa suffruticosa. — Kalmia latifolia. — Mabi. — Malpighia crassifolia. — Manetta cordifolia. — Murraya Kœnigii. — Narcgamia alata. — Pistia stratiotes. — Tylophora asthmatica. — Arnica. — Ergot de seigle. — Aunée dysenterique. — Belladone. — Coignassier. — Fraise. — Cholagogues.

DYSMÉNORRHÉE. — Viburnum prunifolium.

DIURÉTIQUES. — Abuta rufescens. — Acanthospermum.—Alkékenge. — Ache. — Achras sapota.— Achyranthes aspera et fruticosa.—Acorus calamus. — Bardane. — Cimicifuga. — Adonis vernalis. — Ammi visnaga. — Arenaria rubra. — Arum maculatum. — Asperge. — Asperula odorata. — Bourrache. — Busserole. — Bugrane. — Café. — Cainca. — Camphorosma monspeliaca. — Capparis spinosa. — Cassia occidentalis. — Calophyllum Thalyctroides. — Celosia nitida. — Cerisiers. — Vératrine. — Chiendent. — Chimaphila umbellata. — Chionanthus virginiana. — Clitoria terneatea. — Collinsonia canadensis. — Coronilla varia. — Corydalis bulbosa. — Cratœva religiosa. — Delphinium consolida. — Digitale. — Echinum vulgare. — Elaphrium tomentosum. — Empetrum nigrum. — Epigœa repens. — Equisetum arvense. — Erica cinerea. — Erigeron canadense. — Eryngium campestre. — Erythrina corallodendron. — Erythrophleum guineense. — Fabiana imbricata. — Fenouil. — Fève. — Fritillaire. — Genévrier. — Genêt. — Hemidesmus indicus. — Gaultheria procumbens. — Hépatique des fontaines. — Hebitiera littoralis. — Hippomane mancenilla. — Hydrangea arborescens. — Houx. — Hydrastis canadensis. — Hygrophila spinosa. — Irs fœtida. — Ixora pavetta. — Jasminum grandiflorum. — Jonc des marais. — Laserpitium latifolium. — Liatris squarrosa. — Lithospermum officinale. — Lupin. — Maïs (stigmates). — Manzanita. — Megarrhiza californica. — Mitchella repens. — Nesœa salicifolia. — Nicandra physalodes. — Oignon. — Opuntia vulgaris. — Ortosiphon stamineus. — Ortie brûlante. — Oseille. — Pareira brava. — Pariétaire. — Pêcher. — Persil. — Petiveria alliacea. — Phyllanthus niruri et urearia. — Ruscus aculeatus. — Sabine. — Santolina chamœcyparissus. — Sarracena purpurea. — Scille. — Sium nodiflorum. — Pyrola rotundifolia. — Sureau. — Tomate. — Solanum Jacquini. — Salidago virgo aurea. — Strophanthus. — Tiaridium indicum. — Tribulus terrestris. — Ulex europæus. — Ulmaire. — Vitex Agnus castus. — Xanthium spinosum. — Zanthoxylon fraxineum. — Vignes (Raisins).

E

ÉMÉTIQUES. — Acalypha indica. — Alangium decapetalum — Aletris farinosa. — Argemone mexicana. — Boerhaavia decumbens. — Cacur. — Cardiospermum halacicabum. — Celastrus scandens. — Cerbera manghas. — Chenopodium quinoa. — Crinum asiaticum. — Cytisus laburnum. — Drœmia extensa. — Daphnidium cubeba. — Dompte-venin. — Eclipta erecta. — Entada scandens. — Eryngium aquaticum. — Euphorbes. — Fusain d'Europe. — Galanthus nivalis. — Gillenia trifoliata. — Gymnema sylvestre. — Houx. — Hoya viridiflora. — Hura crepitans. — Ipéca. — Jasminum arborescens. — Luffa acutangula. — Lycopodium saururus. — Momordica charantia. — Moringa aptera. — Myrica cerifera — Narcisse des prés, des poètes, à bouquets. — Naregamia alata. — Nesœa salicifolia. — Noisettia longifolia. — Pæonia officinalis. — Palicourea crocea. — Passiflores. — Pedilanthus tithymaloides. — Phytolacca decandra. — Potalia amara. — Randia dumetorum. — Sanguinaire. — Trichilia emetica. — Triostenum perfoliatum. — Tylophora asthmatica. — Viola.

ÉMÉTO-CATHARTIQUES. — Apocynum cannabinum. — Aralia spinosa. — Arum maculatum. Asarum europæum. — Atriplex hortensis. — Baptisia tinctoria. — Frasera Winteri. — Gratiole. — Iris pseudo-acorus. — Lierre. — Megarhiza californica. — Œnanthe fistulosa. — Polygala de Virginie et vulgaris. — Saponaire. — Stillingia sylvatica. — Sureau. — Trianthema monogyna. — Vératre blanc. — Veronica virginica.

EMMÉNAGOGUES. — Abroma angusta. — Absinthe. — Acolypha indica. — Acorus calamus. — Ancolie. — Aristoloche. — Armoise. — Ballote noire. — Camomille. — Cœsalpinia pulcherrima. — C. sappan. — Cotonniers. — Cyclamen europæum. — Delphinium consolida. — Equisetum arvense. — Henné. — If. — Ladanum. — Laserpitium latifolium — Lierre. — Livêche. — Lupin. — Micromeria Douglasii. — Morinda citrifolia — Ophioxylon serpentinum. — Oxalis acetosella. —

Pareira brava. — Peganum harmala. — Persil. — Petiveria alliacea. — Poinciana pulcherrima. — Potalia amara. | Quivisia mauritiana. — Rue. — Sabine. — Santolina. — Tambourissa quadrifida. — Ergot de seigle.

ÉMOLLIENTS. — Abutilon indicum. — Adansonia digitata. — Bouillon blanc. — Buglosse. — Carraghcen. — Consoude. — Cordia latifolia. — Elephantopus scaber. — Figuier. — Gmelina parvifolia. — Gnaphalie. — Gommes adragante et arabique. — Guimauve. — Helicteres isora. — Hibiscus abelmoschus. — Ispaghula. — Joubarbes. — Jujubier. — Lichen. — Lilium candidum. — Lin. — Lycopsis arvensis. — Mannes. — Nelumbo nucifera. — Orge. — Pedalium murex. — Plantago major. — Pulmonaire officinale. — Sterculia urens. — Tetranthera laurifolia. — Theobroma ulmifolia. — Tussilago.

ÉPILEPSIE. — Galium mollugo et verum. — Valériane. — Belladone. — Curare. — Coque du Levant. — Digitale. — Cotylédon umbilicus. — Agaric blanc. — Ciguë. — Digitale. — Ellébore. — Gui. — Hièble. — Œnanthe fistuleuse. — Laurier-rose (oléandrine). — Tabac. — Valériane.

EXPECTORANTS. — Capillaires. — Eriodyction glutinosum. — Polygala de Virginie. — Réglisse.

EUPEPTIQUES. — Papayer.

F

FÉBRIFUGES. — Acanthospermum. — Achyranthes colea. — Alkékenge. — Alstonia scholaris. — Bonduc. — Buis. — Cassia occidentalis. — Catesbœa spinosa. — Cedrela febrifuga. — Cédron. — Celastrus boaria. — Cestrum auriculatum. — Berberis lycium. — Buis. — Carapa guianensis. — Chenopodium quinoa. — Clerodendron infortunatum. — Colletia spinosa. — Condaminea corymbosa. — Cornus florida. — Coutarea speciosa. — Coutoubea spicata. — Cratœva tapia. — Croton adenaster. — Dodonœa viscosa. — Doundake. — Epine-vinette. — Esenbeckia febrifuga. — Eucalyptus globulus. — Exotesma caribœum. — Fagonia arabica. — Frêne. — Geissospermum lœve. — Gelsemium. — Gloriosa superba. — Impératoire. — Hêtre. — Houx. — Hymenodictyon excelsum. — Khaya senegalensis. — Lautana brasiliensis. — Leonotis nepetœfolia. — Lisianthus pendulus. — Mabi. — Marronnier d'Inde. — Melia Azadirachta. — Micromeria Douglasii. — Nauclea inermis, pauciafolia, orientalis. — Oldenlaudia corymbosa. — Ophelia chirayta. — Ophiorrhiza munghas. — Ophioxylon serpentinum. — Pareira brava. — Parthenium hysterophorus. — Pétalostigma quadriloculare. — Peuplier. — Persil. — Poinciana pulcherrima. — Portlandia speciosa. — Quebracho. — Quinquinas. — Remijia pedunculata. — Rondeletia febrifuga. — Samandura indica. — Saules. — Soymida febrifuga. — Symphorocorpus vulgaris. — Swietenia Mahogoni. — Tarconanthus camphoratus. — Tariri pentandra. — Thevetia neriifolia. — Ticorea jasminiflora. — Tinospira cordifolia et crispa. — Toddalia asiatica. — Tricosanthes cucumerina. — Vernonia nigritiana.

G

GALACTOFUGES. — Jasminium sambac. — Mercuriale. — Meriandra benghalensis.

H

HÉMORROIDES. — Capsicum fastigiatum. — Joyote. — Hamamelis virginica. — Coignassier. — Lycoperdon. — Achillée.

HÉMOSTATIQUES. — Amadou. — Aspilia latifolia. — Chrysophyllum. — Glycyphlœum. — Hydrastis canadensis. — Lycoperdon giganteum. — Matico. — Ortie brûlante. — Penghawar djamby.

HYPNOTIQUES. — Erythrina corollodendron. — Pavot (Opium et ses alcaloïdes). — Houblon (Houpeine brute).

HYPOSTHÉNISANTS. — Camphrier.

L

LAXATIFS. — Ægle marmelos. — Baguenaudier. — Chicorée. — Rhamnus Purshiana. — Tricosanthes cucumerina.

LITHONTRIPTIQUES. — Chimaphila umbellata. — Fève. — Hydrangea arborescens. — Olivier. — Ortosiphon stamineus.

M

MÉNORRHAGIE. — Saraca indica.

MYDRIATIQUES. — Belladone. — Duboisia myoporoides. — Datura. — Jusquiame. — Scopolia japonica et lurida.

N

NARCOTIQUES. — Argemone mexicana. — Atractylis gummifera. — Coquelicot. — Laitue vireuse. — Ledum palustre. — Morelle. — Mycorhyncus sarmentosus. — Passiflores. — Paullinia pinnata. — Pavot. — Piscidia erythrina. — Safran. — Sanguinaire. — Tabac. — Withania somnifera. — Houblon (Hachisch).

NÉVRALGIES. — Aconit. — Belladone. — Cannabis indica. — Chenopodium vulvaria. — Ciguë. — Malouetia nitida. — Menthol. — Ocotea guianensis. — Paullinia sorbilis. — Premnia integrifolia, tahitensis. — Redoul. — Tonga. — Pavot. — Gelsemium. — Piscidia erythrina. — Ergot de seigle. — Quinquinas.

O

OCYTOCIQUES. — Caulophyllum thalyctroides. — Chrysophyllum glycyphlœum. — Ergot de seigle. — Ustilogo maidis.

ODONTALGIQUES. — Petiveria alliacea. — Pyrèthre.

P

PARASITICIDES. — Anamirta cocculus. — Anchietea salutaris. — Andromeda japonica. — Asimina triloba. — Cassia. Sophora. — Cassia alata. — Celastrus paniculatus. — Cévadille. — Gynocardia odorata. — Fusain d'Europe. — Goa (Poudre de). — Mammea americana. — Nyctanthes arbor tristis. — Pongamia glabra. — Rhinacanthus communis. — Staphisaigre.

PHTISIE. — Pins. — Sapins (Créosote). — Hêtre (Créosote de goudron). — Eucalyptus. — Balsamiques. — Ergot de seigle (Ergotine). — Astringents. — Emétiques. — Pavot (Opium). — Agaric blanc. — Belladone (Atropine). — Fébrifuges. — Cressons. — Fucus vesiculosus. — Maïs. — Vignes (Vins, Alcools).

PURGATIFS. — Aleurites triloba. — Allamanda cathartica. — Aloès. — Anagyre fétide. — Anda Gomesii. — Anthostema Aubryanum. — Apocynum cannabinum. — Badamiers. — Belle-de-nuit. — Bocconia frutescens. — Bryone dioïque. — Buis. — Cacur. — Cœsalpinia pulcherrima. — Cainça. Calystegia sepium. — Canarium commune. — Carthame. — Casses. — Cerbera manghas. — Chélidoïce. — Clématite. — Clitoria ternæata. — Clusia rosea, alba, panopanori. — Cneorum tricoccum. — Colletia spinosa. — Coloquinte. — Coronilla americana. — Crescentia cujete. — Croton tiglium. — Cyclamen europæum. — Cynanchum Argel. — Daphnidium cubeba. — Datisca cannabina. — Ecballium elaterium. — Eclipta erecta. — Epidendrum bifidum. — Euphorbes. — Evodia rutæcarpa. — Fusain d'Europe. — Excœcaria agallocha. — Fevillœa trilobata. — Flacourtia cataphracta. — Fontainea Paucheri. — Francisœa uniflora. — Frênes (Manne). — Fritillaire. — Garcinia Hanburyi. — Genista tinctoria. — Gillenia trifoliata. — Globularia alypus. — Gratiole. — Hernandia sonora. — Hieble. — Hippomane mancenilla. — Houx. — Hura crepitans. — Jalap. — Jatropha curcas. — Sedum acre. — Kaladana. — Lœtia resinosa. — Lagerstrœmia indica. — Laserpitium latifolium. — Ledebouria Hyacinthani. — Lin cathartique. — Lobelia urens. — Luffa cylindrica. — Luffa acutangula. — Lycopodium saururus. — Macleya cordata. — Melothria pendula. — Menyanthe. — Mercuriale. — Momordica charantia. — Moringa aptera. — Moutarde blanche. — Noyer cendré. — Parisette. — Perianthopodus Globulatus. — Phytolacca decandra. — Piptostegia Gomesii et Pisonis. — Pisonia Brumoniania. — Plumeria alba. — Polypode vulgare. — Pruneaux. — Rhamnus Purshiana. — Rhubarbes. — Ricin. — Rumex patientia. — Salvadora persica. — Scammonée. — Sceau de Notre Dame. — Selinum sylvestre. — Séné. — Soldanelle. — Sophora japonica. — Ta marinier. — Tayuya. — Tectonia grandis. — Thalictrum flavum. — Trixis fructicosa. — Turbith végétal. — Vismia guianensis. — Moutarde blanche.

R

RÉVULSIFS. — Clématite. — Cléome viscosa. — Crinum latifolium. — Eruca sativa. — Lagetta lintearia. — Moringa pterygosperma. — Moutardes. — Raphanus sativus. — Renoncules. — Thapsia.

RHUMATISMES. — Actæa racemosa. — Cajeput. — Calophyllum inophyllum. — Colchique. — Gaul-

theria procumbeus. — Magnolia glauca. — Po-
deria fœtida. — Vitex negundo. — Saules (Acide
salicylique). — Sceau de Salomon. — Quinquina
(Quinine). — Sudorifiques. — Jaborandi. — Frêne.
— Amers. — Toniques.

ciscea uniflora. — Jacaranda procera. — Lobelia.
syphilitica. — Rauwolfia canescens. — Sicopira
— Siegesbeckia orientalis — Bardane. — Douce-
amère. — Noyer. — Salseparcille. — Saponaire,
— Gaiac. — Tayuya. — Jaborandi.

S

SCROFULE. — Colubrina asiatica. — Aunée. —
Douce amère. — Gentiane. — Houblon. — Menyanthe. — Noyer. — Scrofulaires.

SCORBUT. — Citronnier. — Cleome pentaphylla. —
Cochlearia armoracia. — C. Officinalis. — C.
Pyrenaica. — Cressons. — Crithmum mariti-
mum. — Eruca sativa. — Isatis tinctoria. — Fu-
meterre. — Ache. — Anona. — Arabis sagittata.
— Berle. — Capucine. — Carambolier. — Oxalis.
— Oseilles. — Passerages. — Raphanus sativus.
— Solanum tuberosum. — Menyanthe. — Mou-
tarde. — Oignon. Douce-amère. — Epine-vinette.
— Genévrier. — Houblon. — Oranger. — Raifort.

SIALAGOGUES. — Bident. — Dentelaire. — Jaborandi.— Jambu assu.— Pyrèthre. — Vératre blanc
— Zanthoxylon Naranjillo.

STERNUTATOIRES. — Arnica. — Vératre blanc.

STIMULANTS. — Acorus calamus — Galanga. —
Amomes. — Anisomeles malabarica. — Arnica.
— Aurone. — Benoite. — Buchu. — Cannella
alba. — Capraria biflora — Capsicum fastigia-
tum. — Capucine. — Chloranthus officinalis.
— Cinnamosma fragrans. — Curcuma. — Cypri-
pedium pubescens et parviflorum. — Dracontium
fœtidum. — Encens. — Gaiac. — Germandrée —
Gingembre. — Giroflier. — Hedeoma pulegioides.
— Heracleum spondylium. — Hysope. — Jambu
assu. — Ladanum. — Lavande. — Lierre ter-
restre. — Lindera benzoin. — Magnolia glauca.
— Marjolaine. — Marrube blanc. — Mélèze. —
Mélilot. — Mélisse. — Menthe. — Millepertuis. —
Mimusops elengi. — Monarde fistuleuse. — Mono-
dora myristica. — Murraya exotica. — Musca-
dier. — Nepeta cataria. — Nigella arvensis. —
Ochocarpus longifolius. — Ocimum sanctum. —
Pimenta acris. — Poivre noir. — Ravansara aro-
matica. — Romarin. — Safran. — Sassafras. —
Sauge officinale. — Thé. — Thym. — Vanille. —
Xylopia œthiopica. — Zanthoxylon fraxineum.
Zataria multiflora.

SUDORIFIQUES. — Santolina moschata. — Bardane. Faham. — Jaborandi. — Zanthoxylon tinguassiba. — Peganum harmala. — Sassafras. —
— Solanum cernuum. — Thé. — Senecio canicida.
— Gaiac. — Salsepareille. — Squine. — Hydrocotyle asiatique. — Douce amère. — Orme pyramidal. — Ayapana. — Guaco. — Sureau, —
Pensée sauvage. — Patience. — Chicorée. — Pissenlit. — Saponaire. — Fumeterre.

SYPHILIS. — Anchietea salutaris. — Calotropis gigantea. — Gynocardia odorata. — Clerodendron heterophyllum et phlomoïdes. — Fran-

T

TÆNIFUGES. — Ailanthus glandulosa. — Arequier.
— Courge. — Cousso. — Dadi-Gogo. Embelia
ribes. — Gieseckia pharmaceoïdes. — Grenadier.
— Hasseltia arborea. — Houmiria balsamiferum.
— Kamala. — Wars. — Kossala. — Mœsa picta.
— Moussena.— Cocotier.

TONIQUES. — Absinthe. — Agrimonia cupatoria.
— Aletris farinosa. — Alyxia stellata. — Andrographis paniculata. — Angusture vraie. — Argyreia speciosa. — Artichaut. — Atherosperma moschata. — — Aya pana. — Baubinia tomentosa. —
Bebeeru. — Berle. — Bonduc. — Camomille. —
Boucages. — Canchalagua. — Canella alba. — Ca-
nelle. — Canscora decussata. — Carissa xylopicron. — Carline officinale. — Cassia occidentalis.
— Cedron. — Celastrus obscurus. — Petite centaurée. — Cephalanthus occidentalis. — Chênes.
— Chicorée. — Chloroxylon Swietenia. — Cinnamodendron corticosum. — Cinnamosma fragrans.
Citron. — Colubrina reclinata. — Condurango.
— Connarus africanus. — Copalchi. — Coptis
teeta. — Cornus florida. — Corydalis bulbosa. —
Coscinium fenestratum. — Cressa cretica. — Damiana. — Doronicum pardalianches. — Épine
vinette. — Eupatoires. — Fibraurea tinctoria. —
Frasera Winteri. — Fraxinelle. — Garrya Fre-
montii. — Geissospermum lœve. — Gentianes. —
Gloriosa superba. — Guaco. — Hemidesmus indicus. — Hippion orientale. — Hugonia serrata.
— Hydrastis canadensis. — Hydrocotyle asiatique. — Ilex verticillata. — Leonotis nepetæ-
folia. — Lichen. — Lisiantus pendulus. — Ményanthe. — Myrica sapida. — Myrtes. — Noix
vomique. — Oliviers. — Ophelia chirayta. —
Ophiorrhiza mungos. — Orme. — Oroxylon indicum. — Parnassia palustris. — Pentaptera
arjuna. — Picrœna excelsa. — Portlandia grandi-
diflora. — Prunus virginiana. — Ptelœa trifoliata.
— Quassia amara. — Quinquinas. — Sabattia
angularis. — Samandura indica. — Saules. —
Saxifragra crassifolia. — Scœvala lobelia. —
Simaruba amara. — Soymida febrifuga. — Tarconanthus camphoratus.

V

VÉSICANTS. — Ammania vesicatoria. — Anacardium occidentale.— Anémone pulsatille. — Cneorum tricoccum. — Daphne gnidium. — Dentelaire. — Plumbago rosea. — P. Zeylanica.

VULNÉRAIRES. — Danaïs fragrans.— Dictamne de
Crite. — Piptadenia rigida.

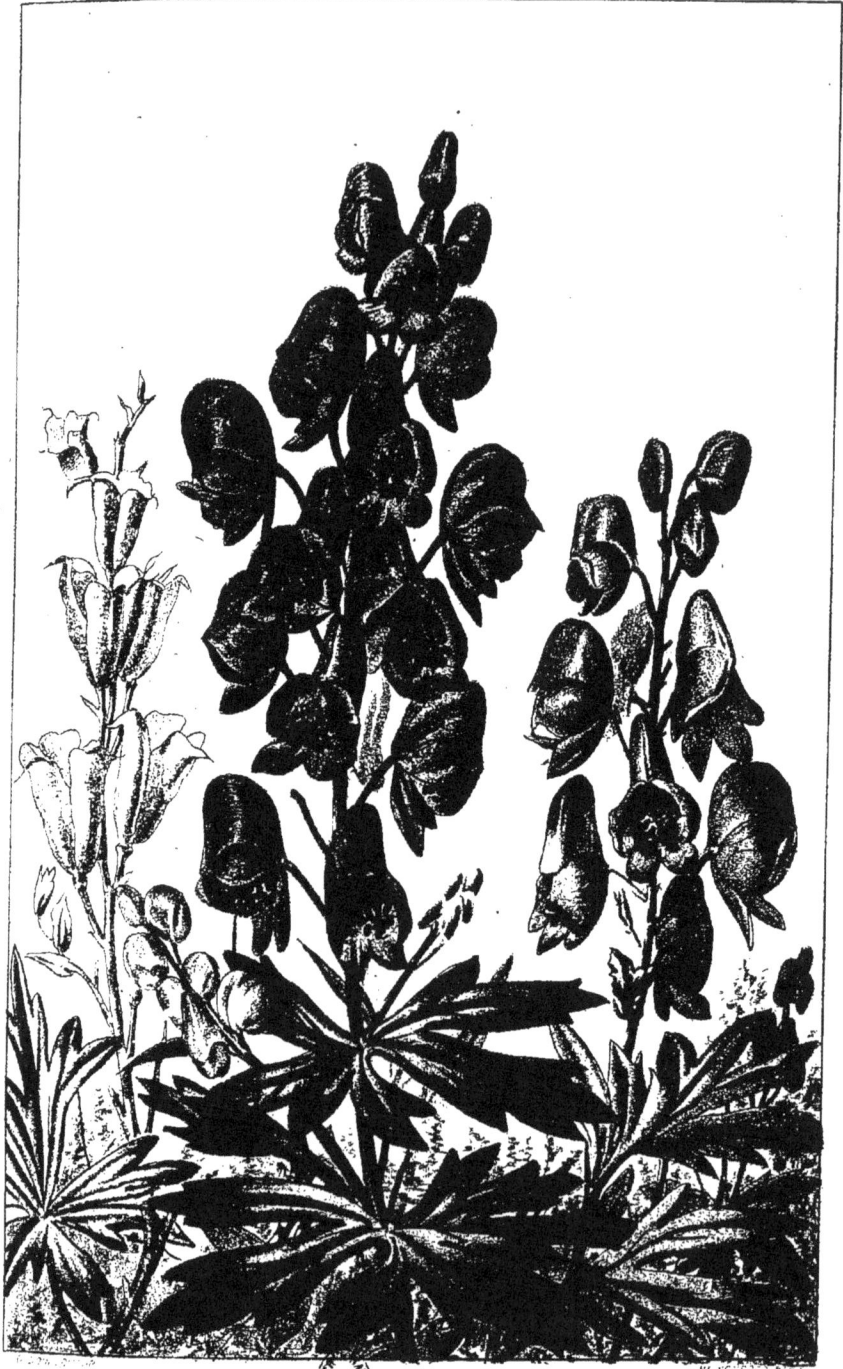

ACONIT NAPEL — *Aconitum napellus*

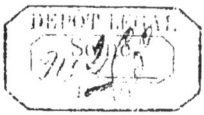

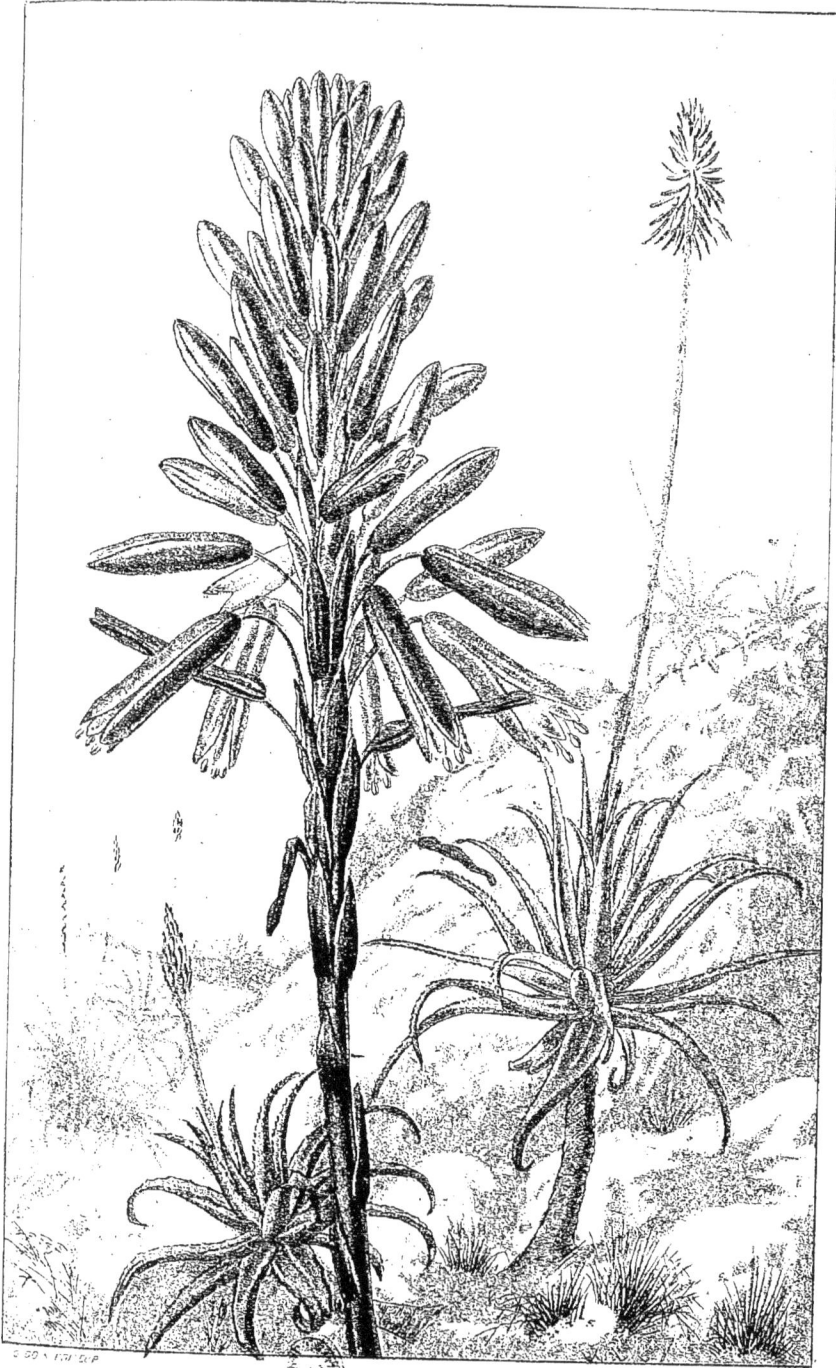

ALOÈS SOCCOTRINA.

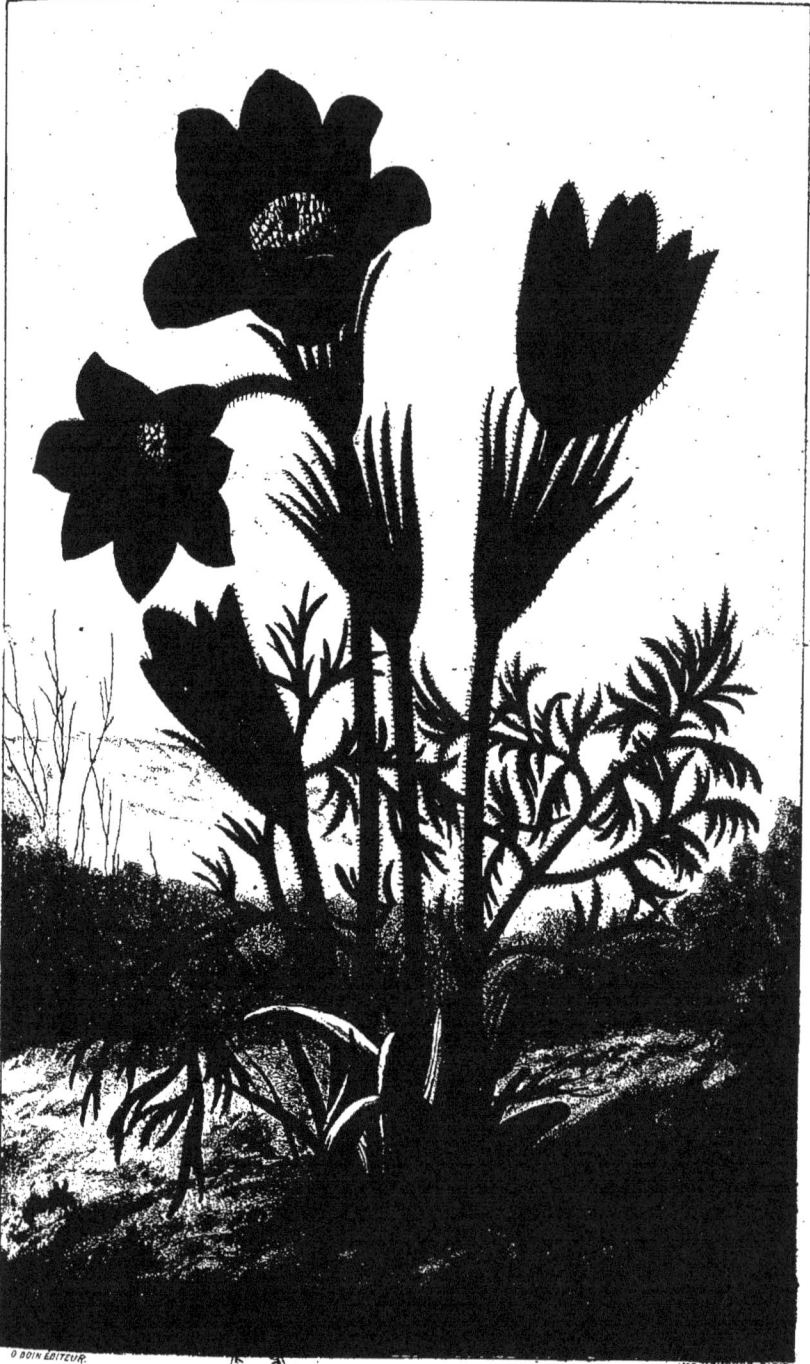

ANÉMONE PULSATILLE

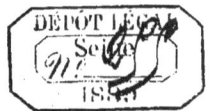

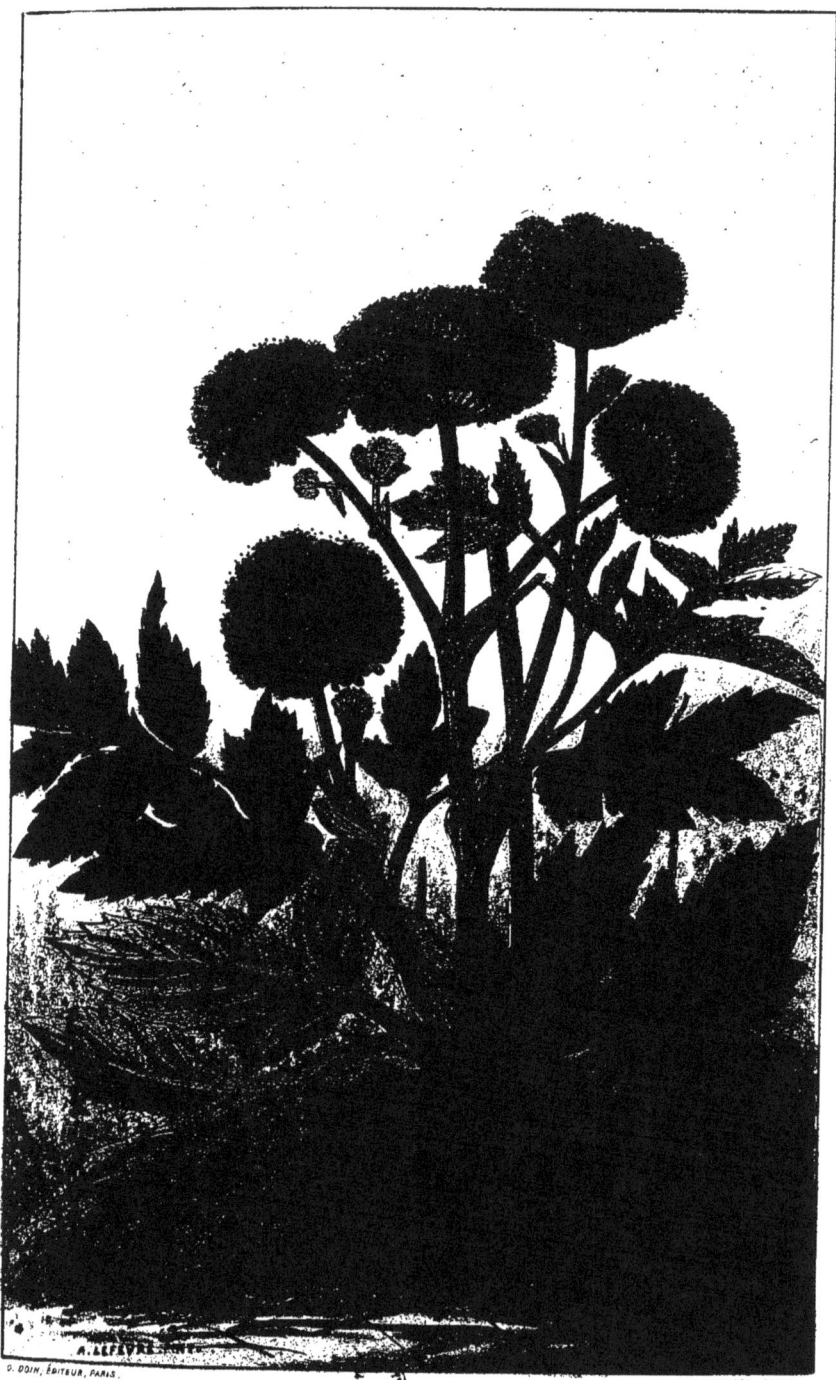

ANGÉLIQUE – *Angelica Archangelica*.

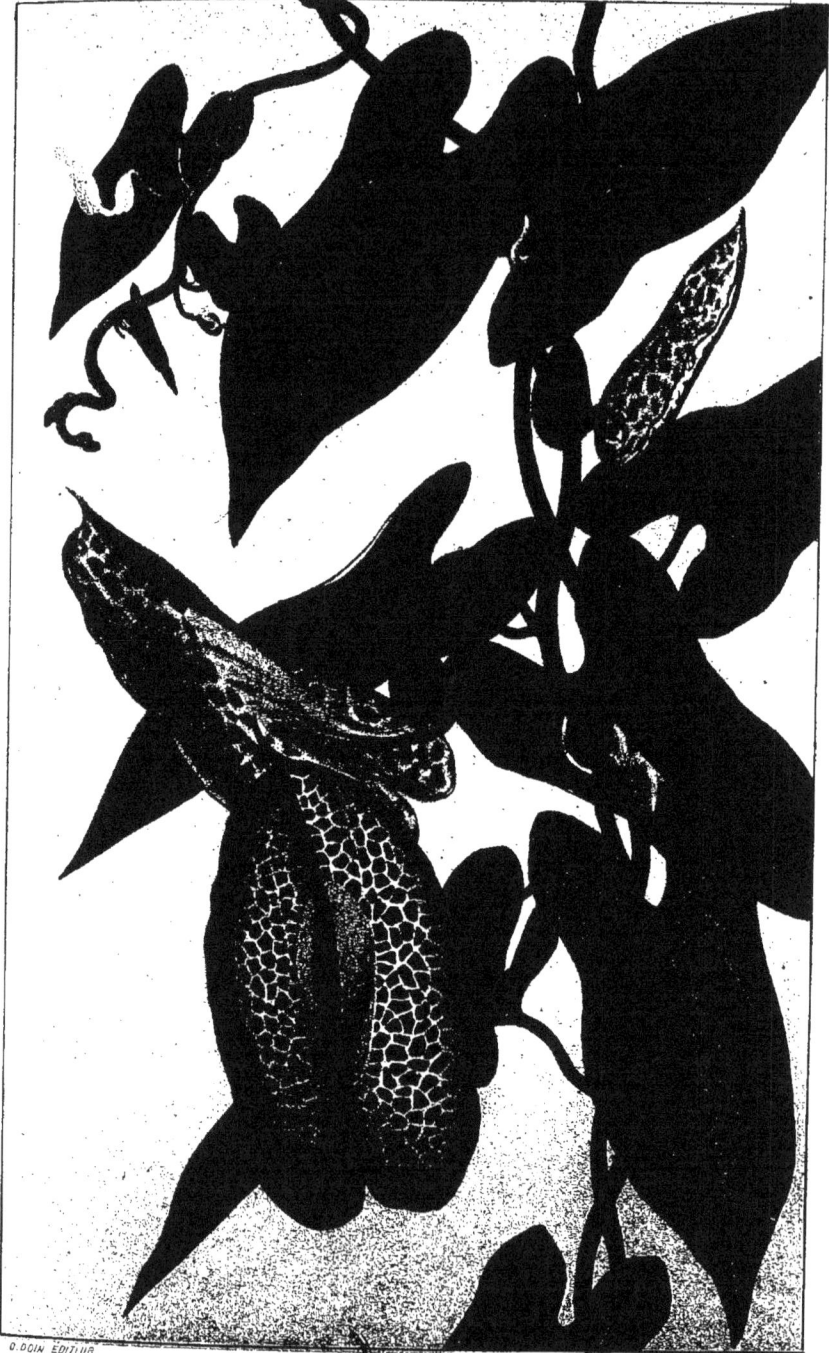

ARISTOLOCHIA PICTA.

Pl. 6.

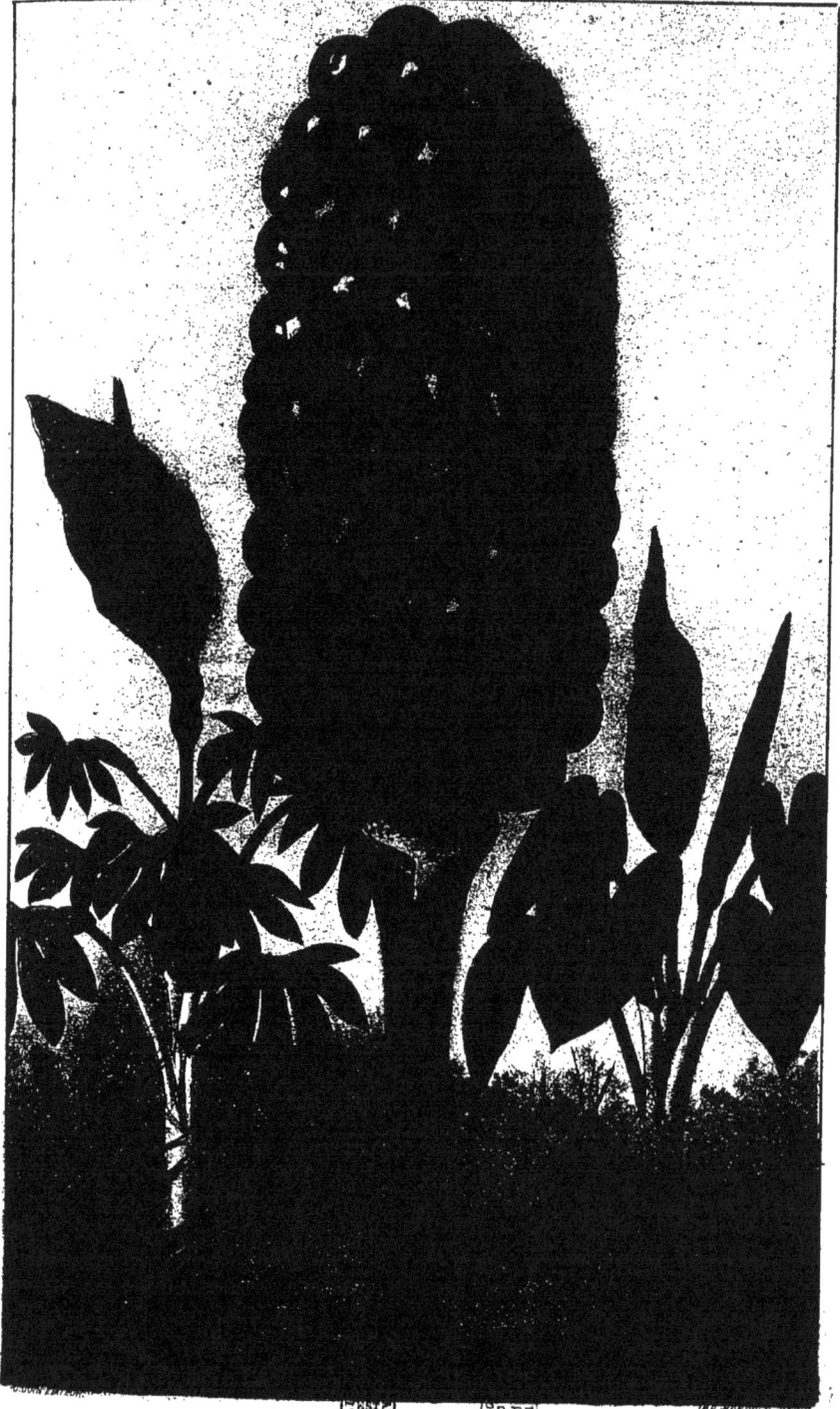

ARUM MACULATUM. _ *Fruit et Port*.

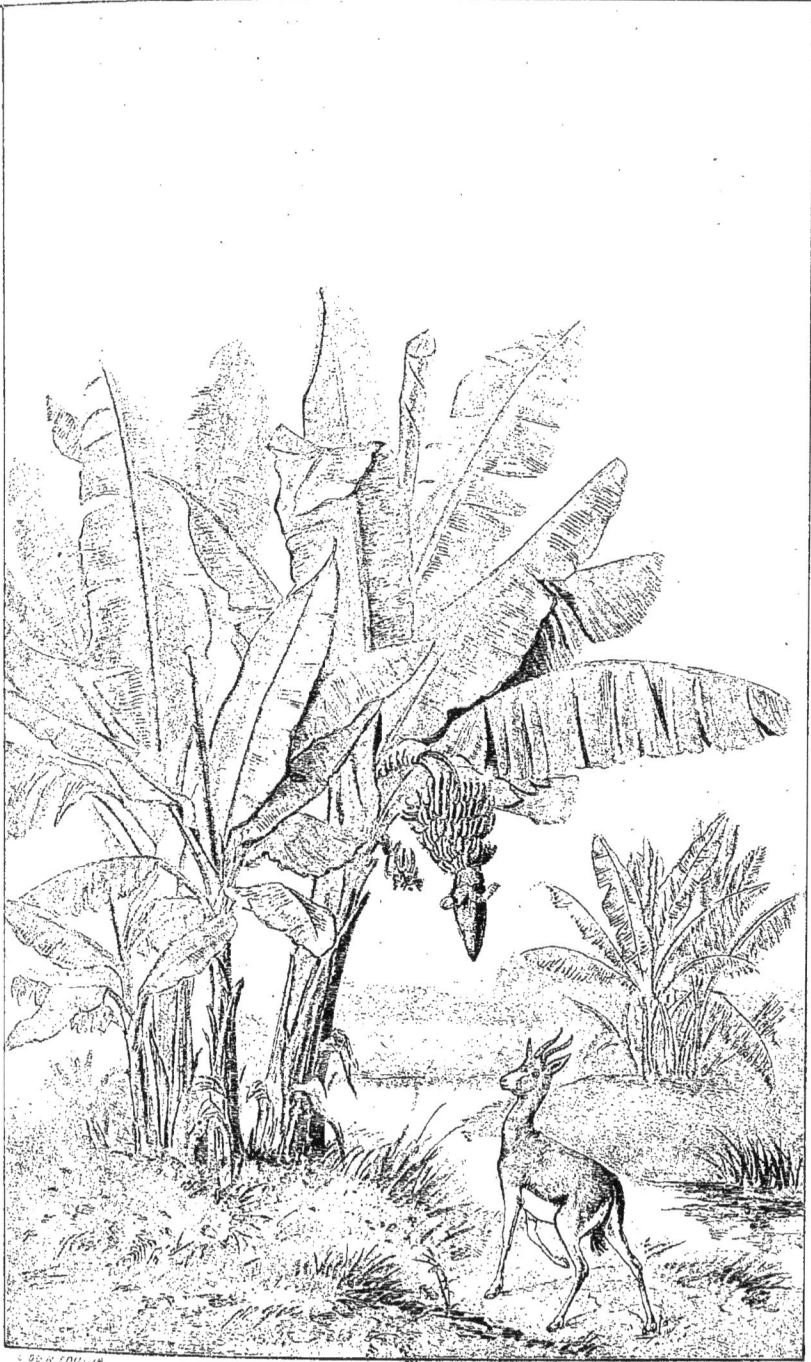

BANANIER. *Musa paradisiaca*

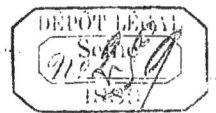

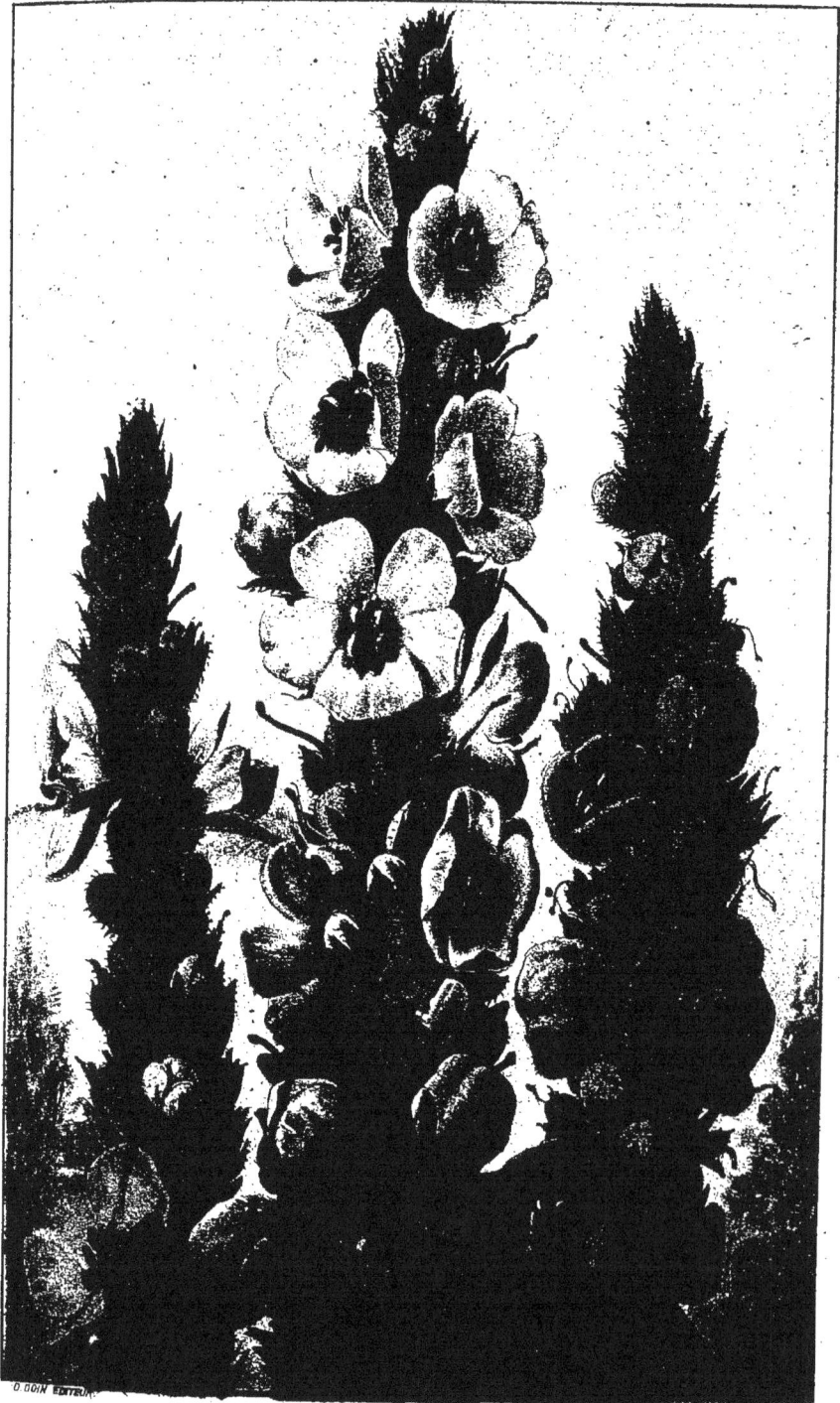

BOUILLON BLANC. _Verbascum Thapsus_.

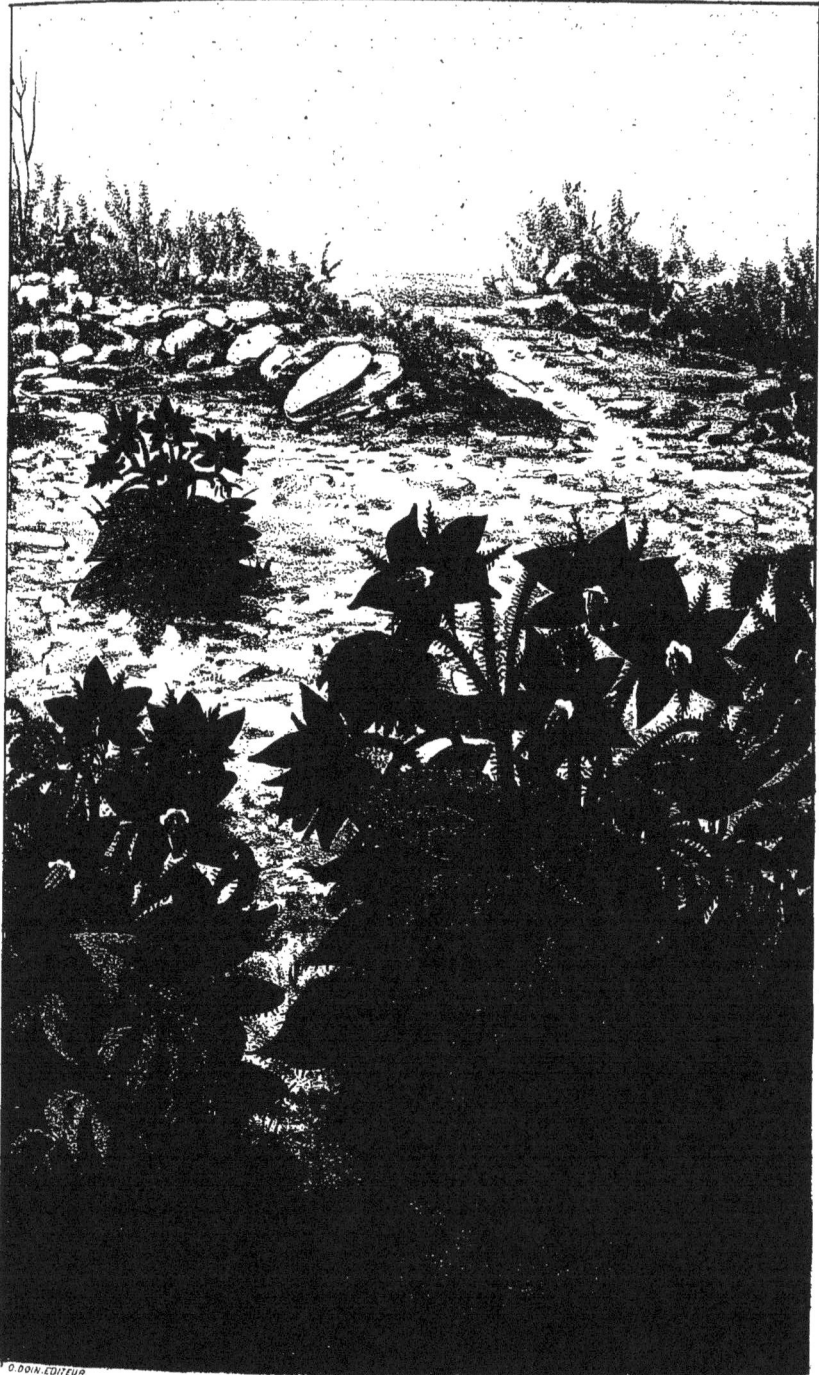

BOURRACHE. *Borrago officinalis.*

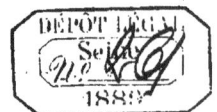

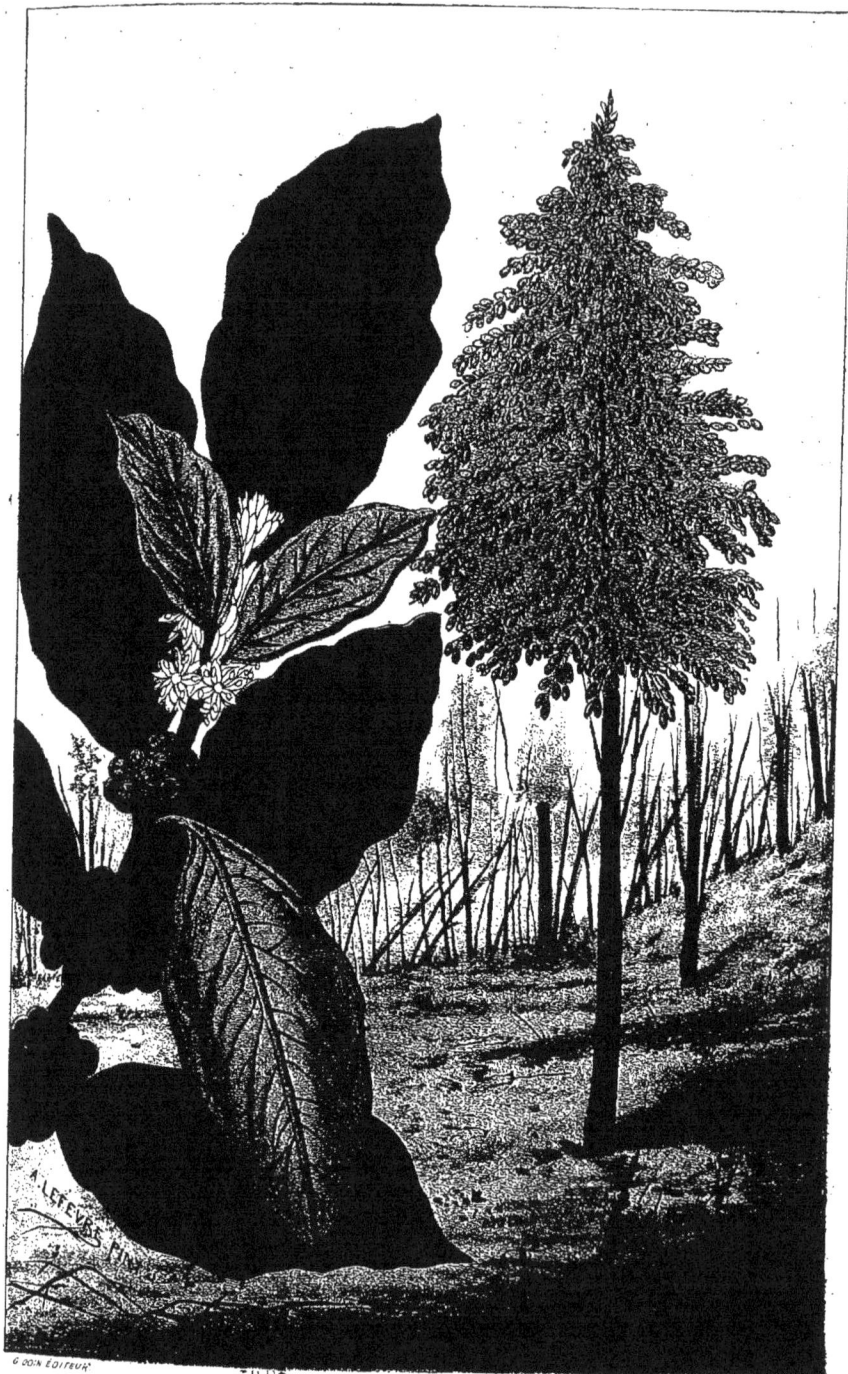

CAFÉIER. *Coffœa arabica*

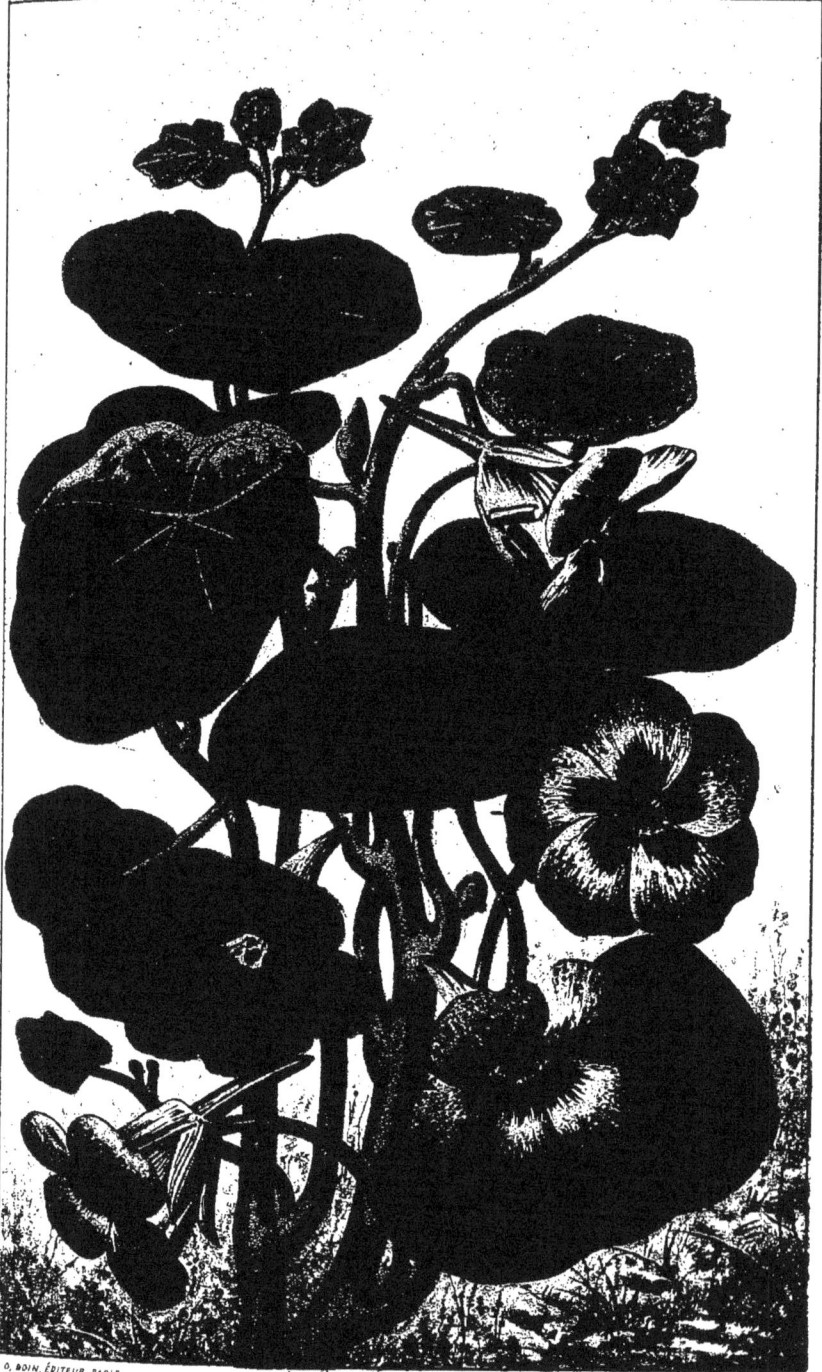

O. DOIN, ÉDITEUR, PARIS. IMP. MONROCQ., PARIS.

GRANDE CAPUCINE – *Tropœolum majus.*

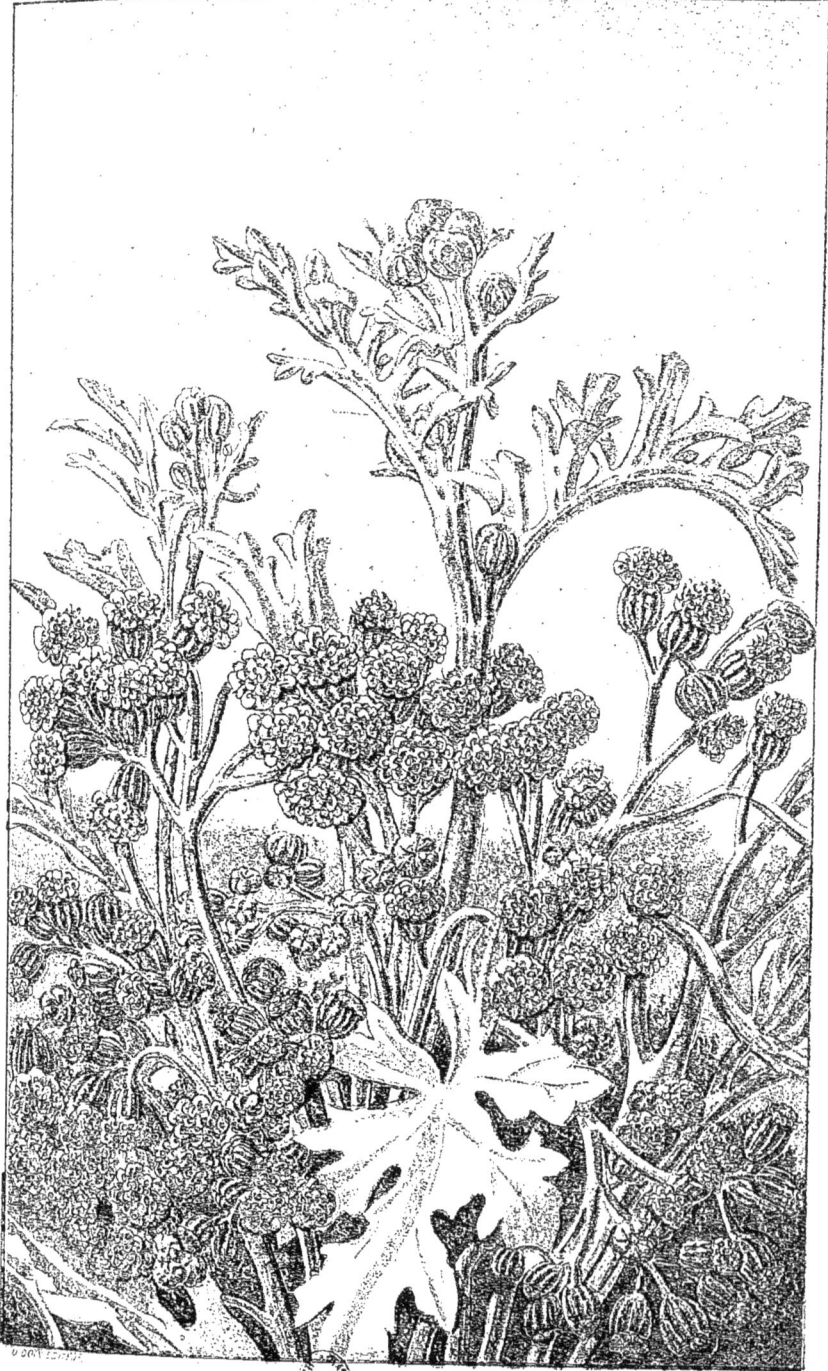

CENTAUREA CANDIDISSIMA.

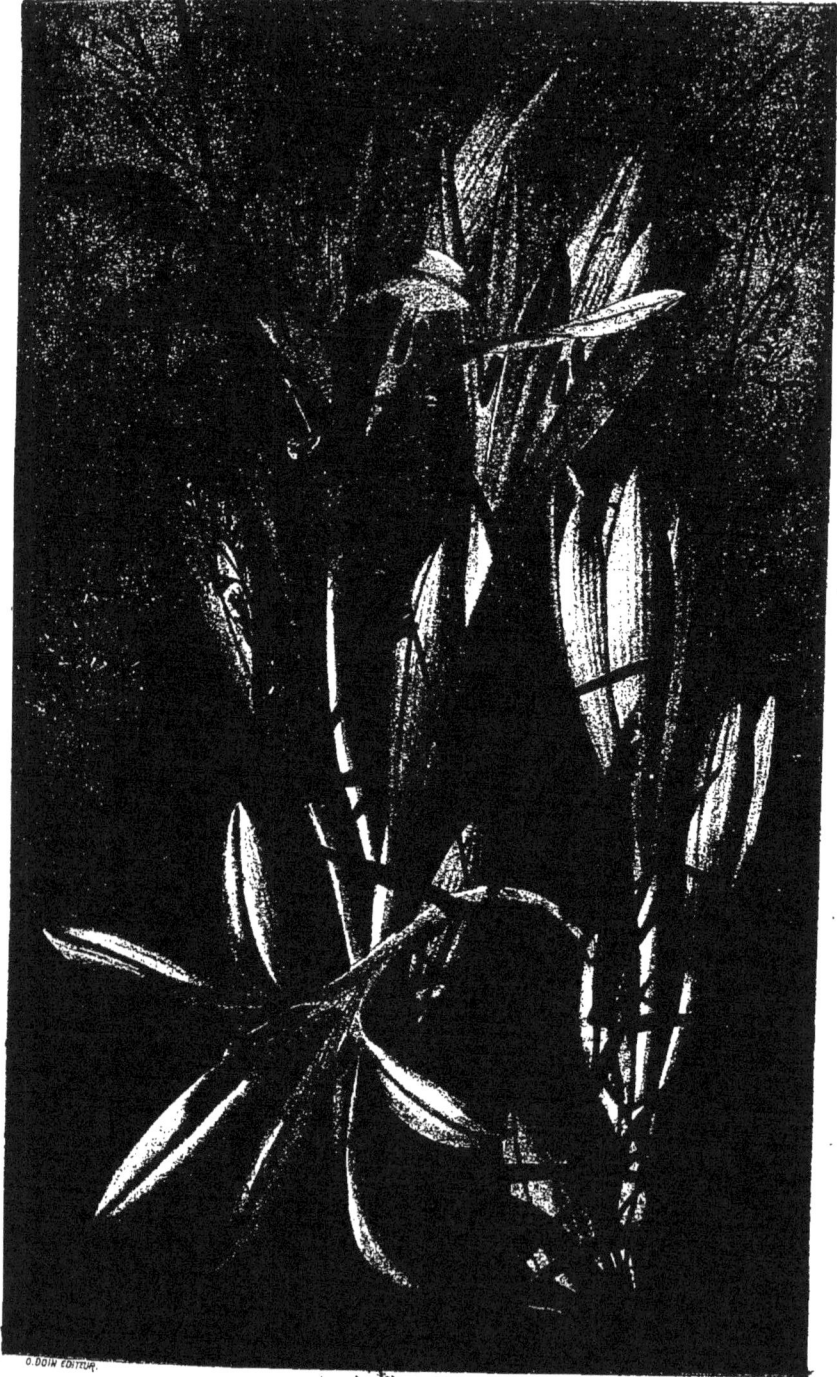

COLCHIQUE D'AUTOMNE._Colchicum autumnale

COLOQUINTE OFFICINALE – *Citrullus Colocynthis*.

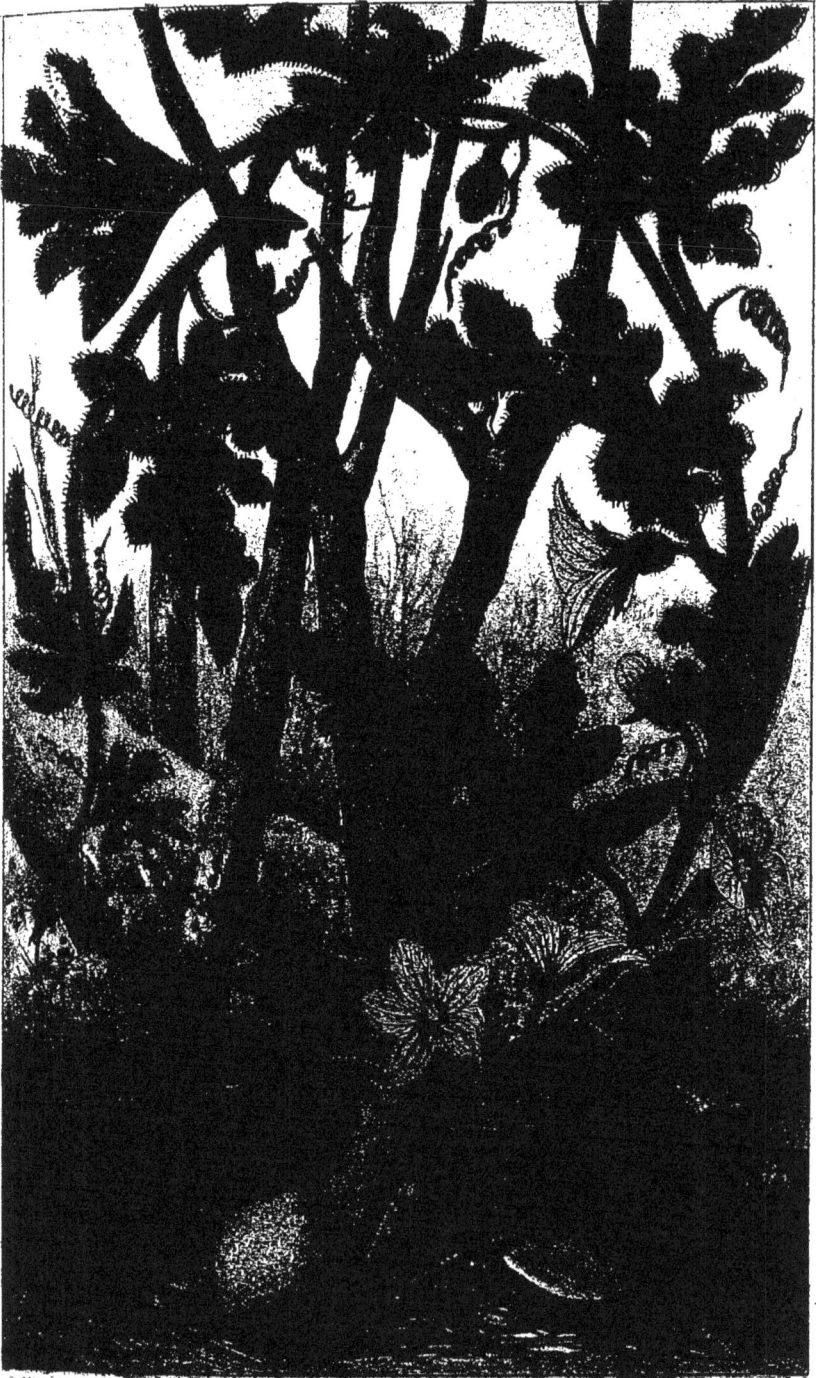

G. DOIN, ÉDITEUR, PARIS. IMP. MONROCQ, PARIS.

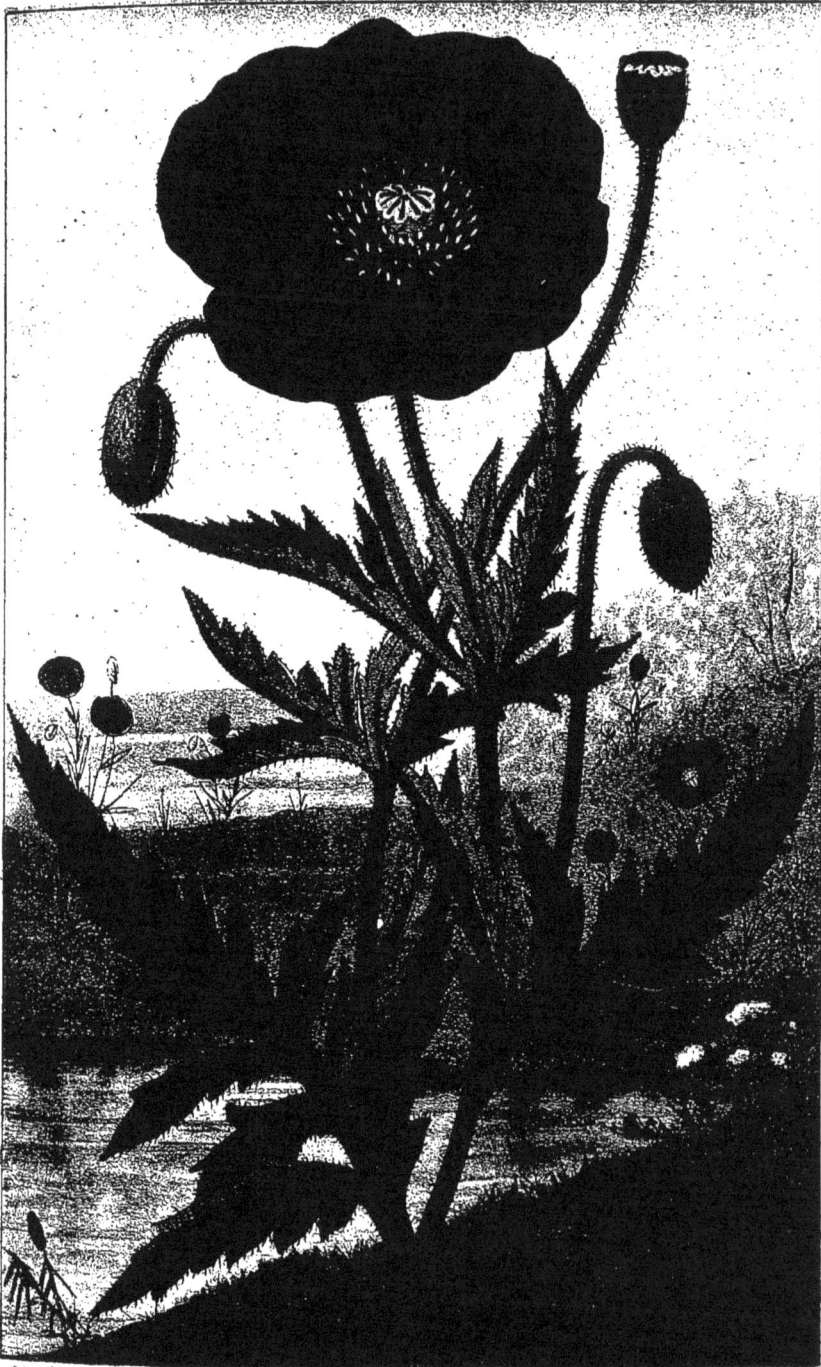

COQUELICOT. *Papaver Rhœas*.

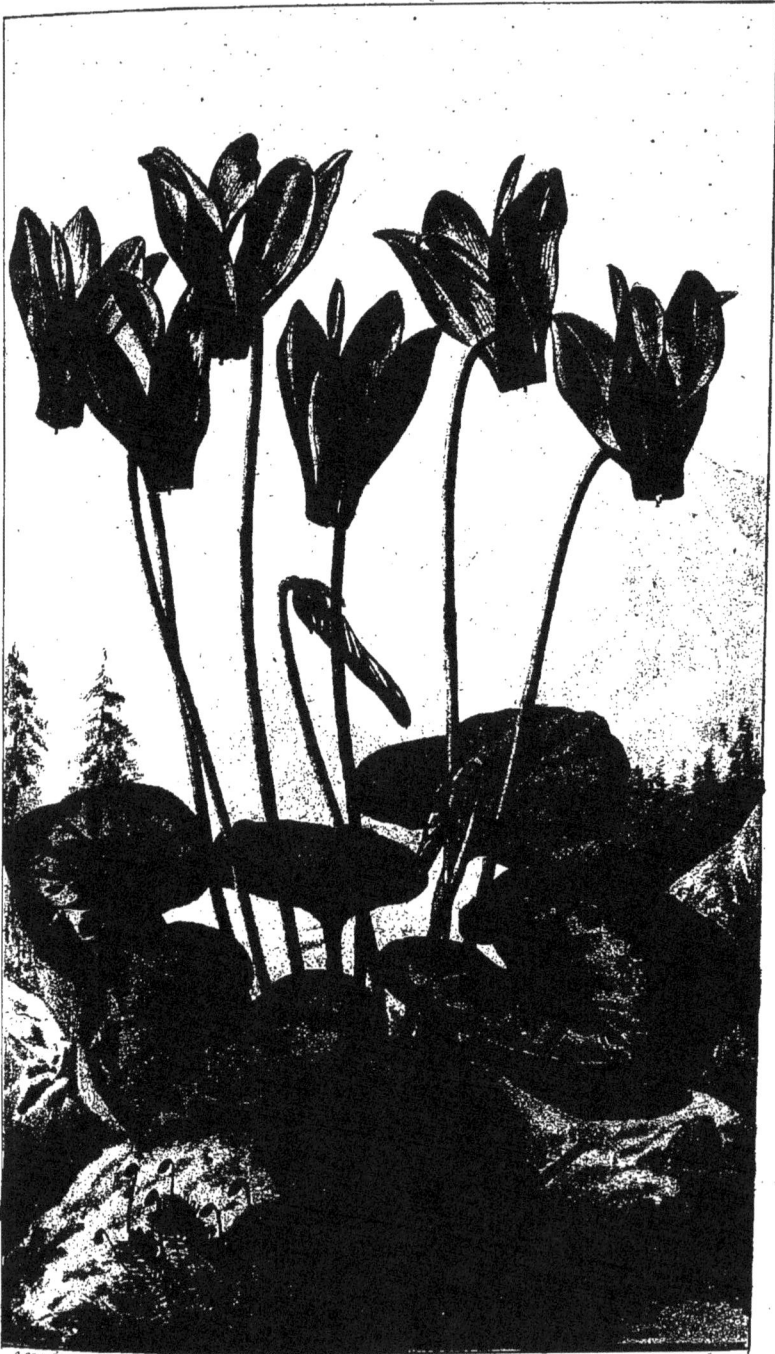

PAIN DE POURCEAU. *Cyclamen Europœum*

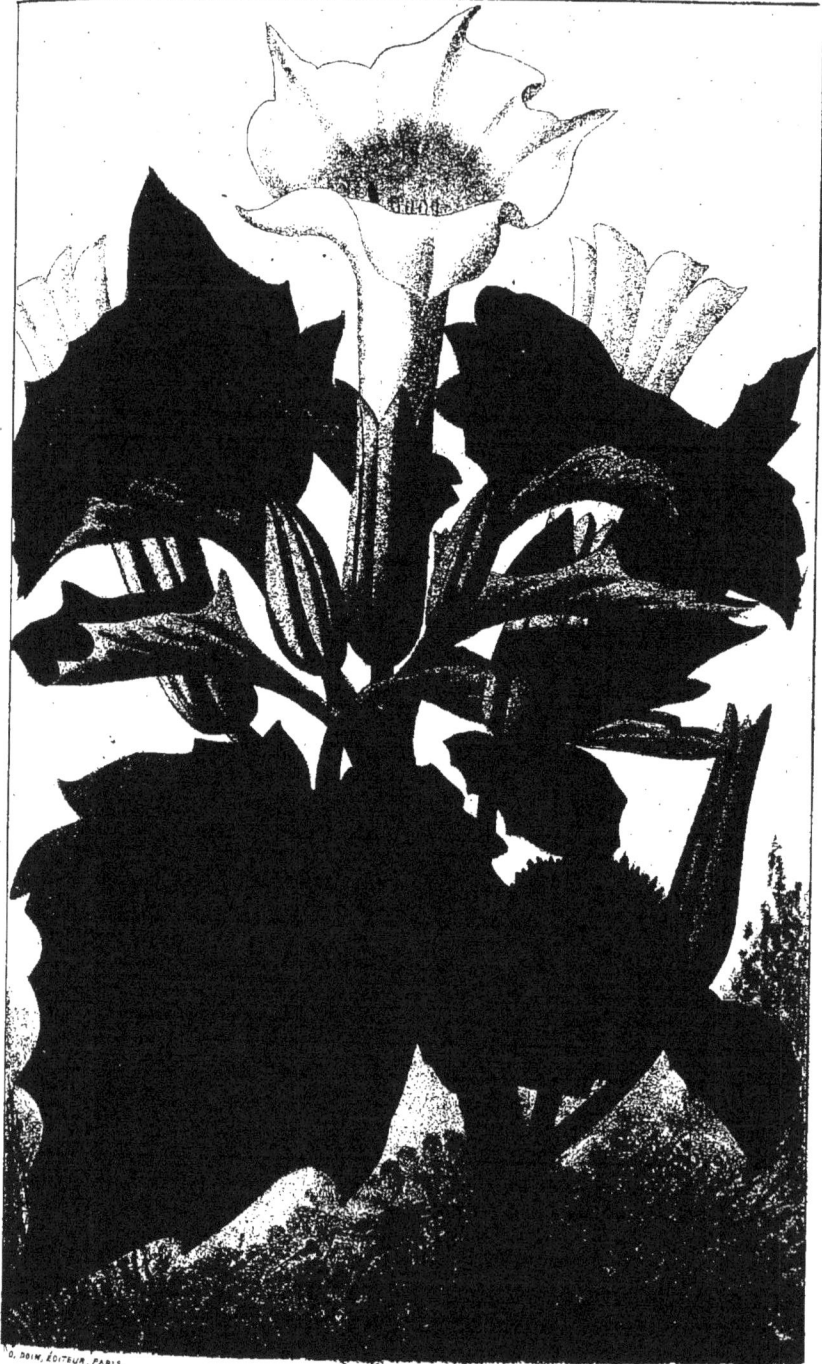

DATURA STRAMONIUM.

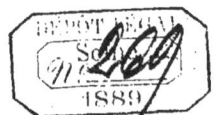

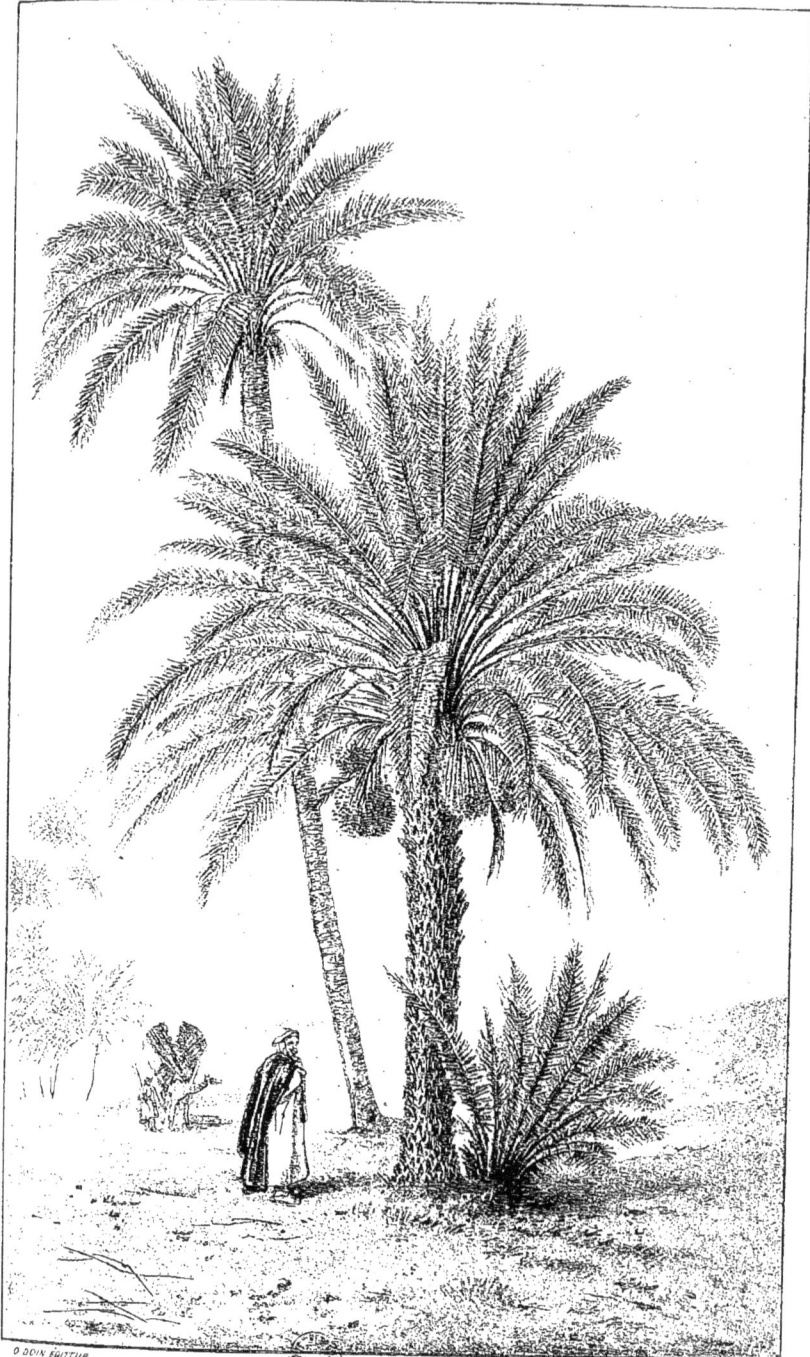

DATTIER. — *Phœnix dactylifera*

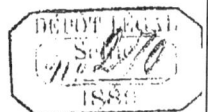

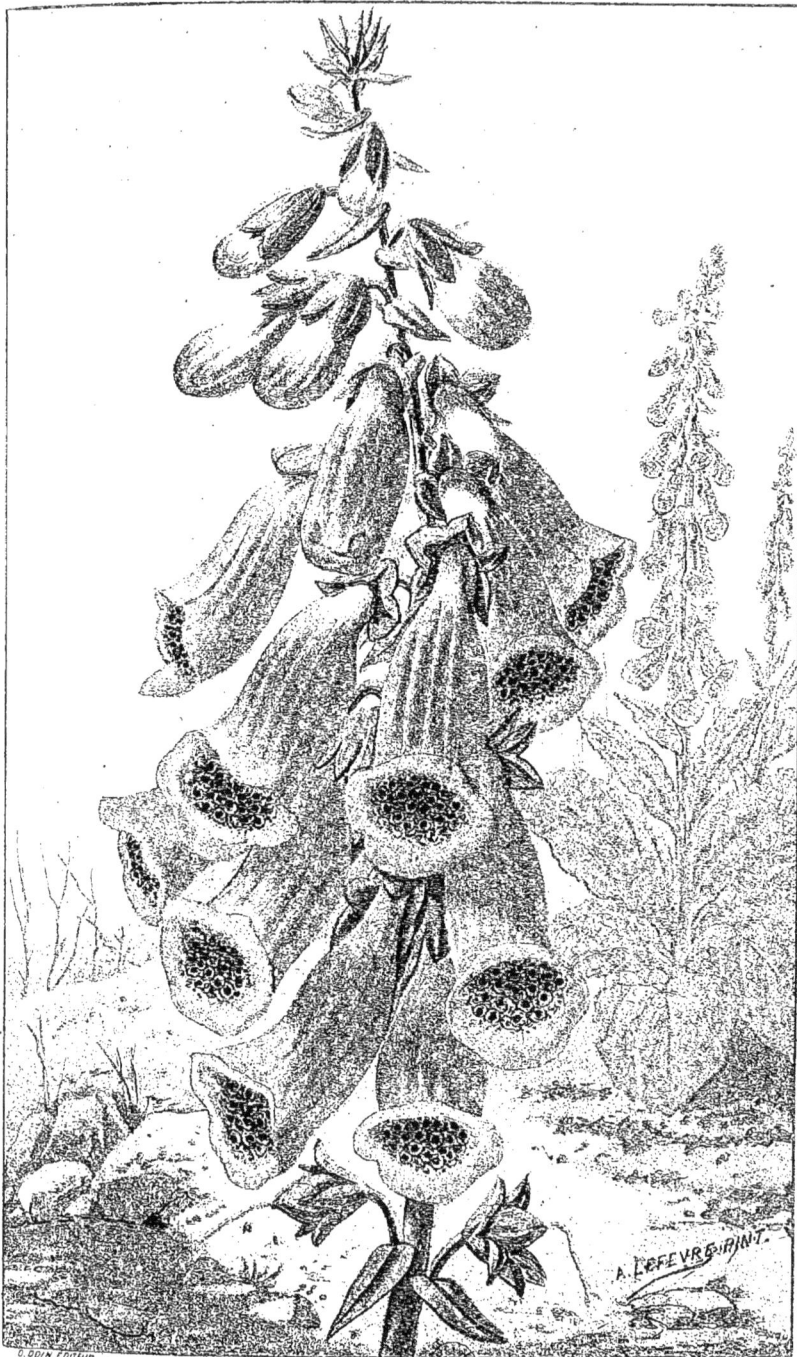

Digitale pourprée.— *Digitalis purpurea.*

EUCALYPTUS GLOBULUS — *Plante jeune.*

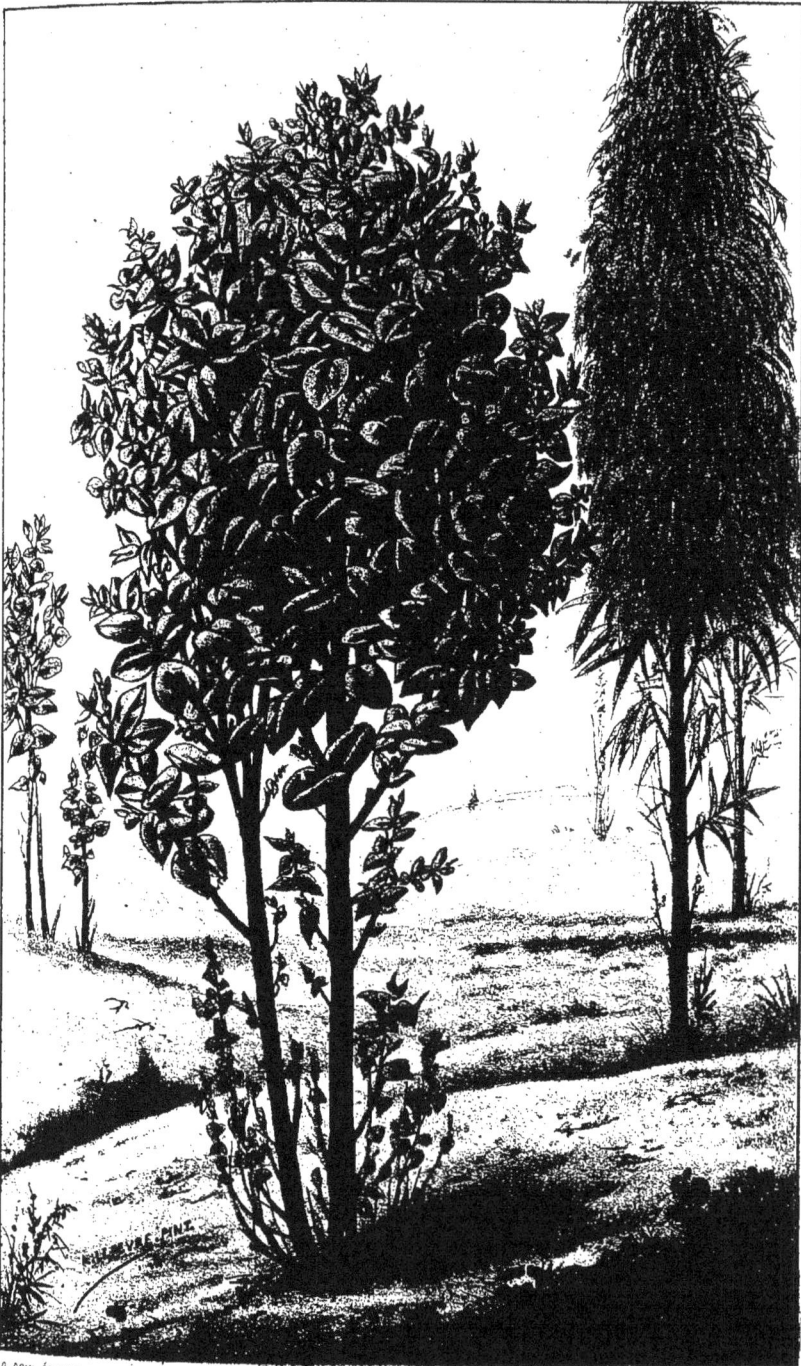

O. DOIN, ÉDITEUR, PARIS.   IMP. MONROCQ, PARIS.

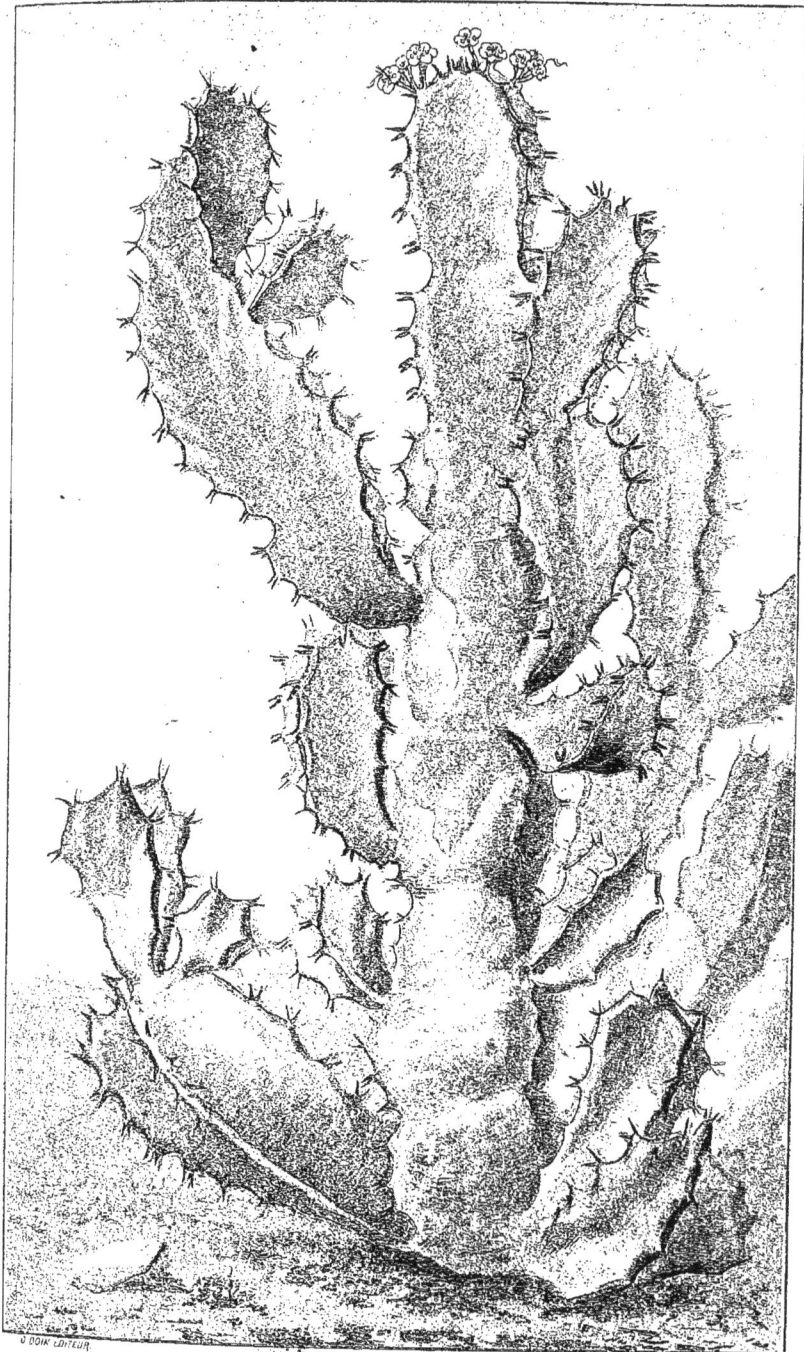

EUPHORBIA RESINIFERA.

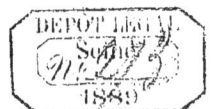

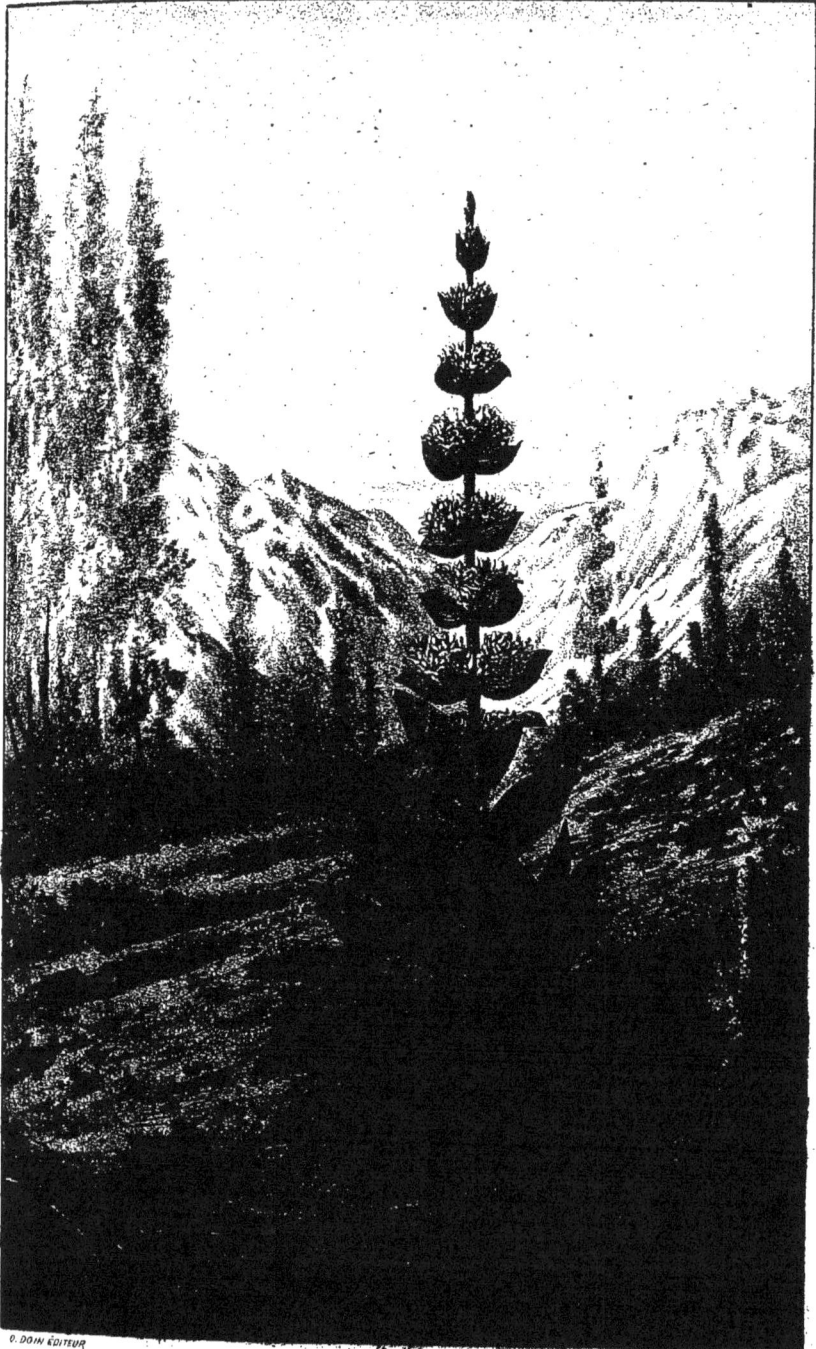

O. DOIN ÉDITEUR   IMP. MONROCQ PARIS

Gentiane jaune. — *Gentiana lutea.*

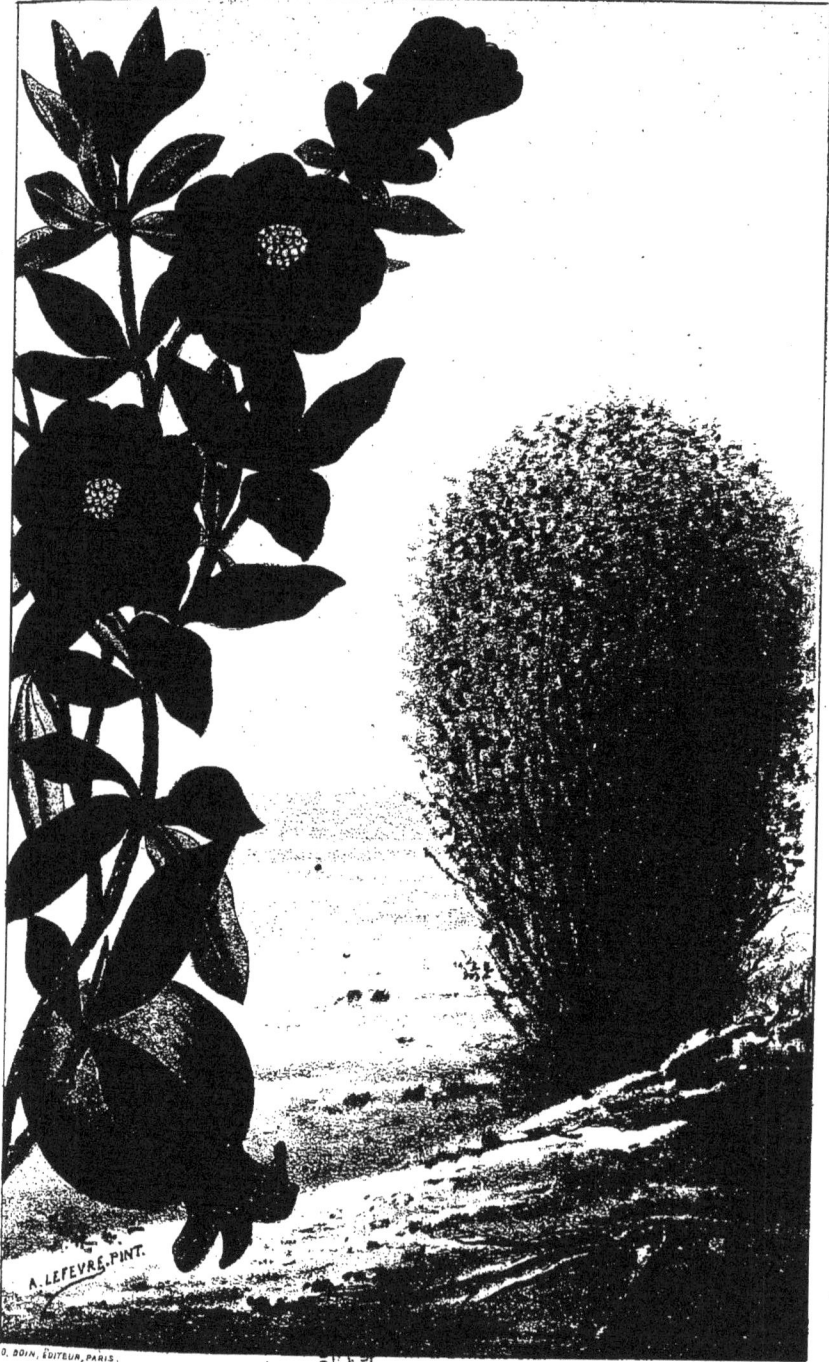

A. LEFEVRE, PINT.

O. BOIN, ÉDITEUR, PARIS.

IMP. MONROCQ, PARIS.

GRENADIER – *Punica granatum*.

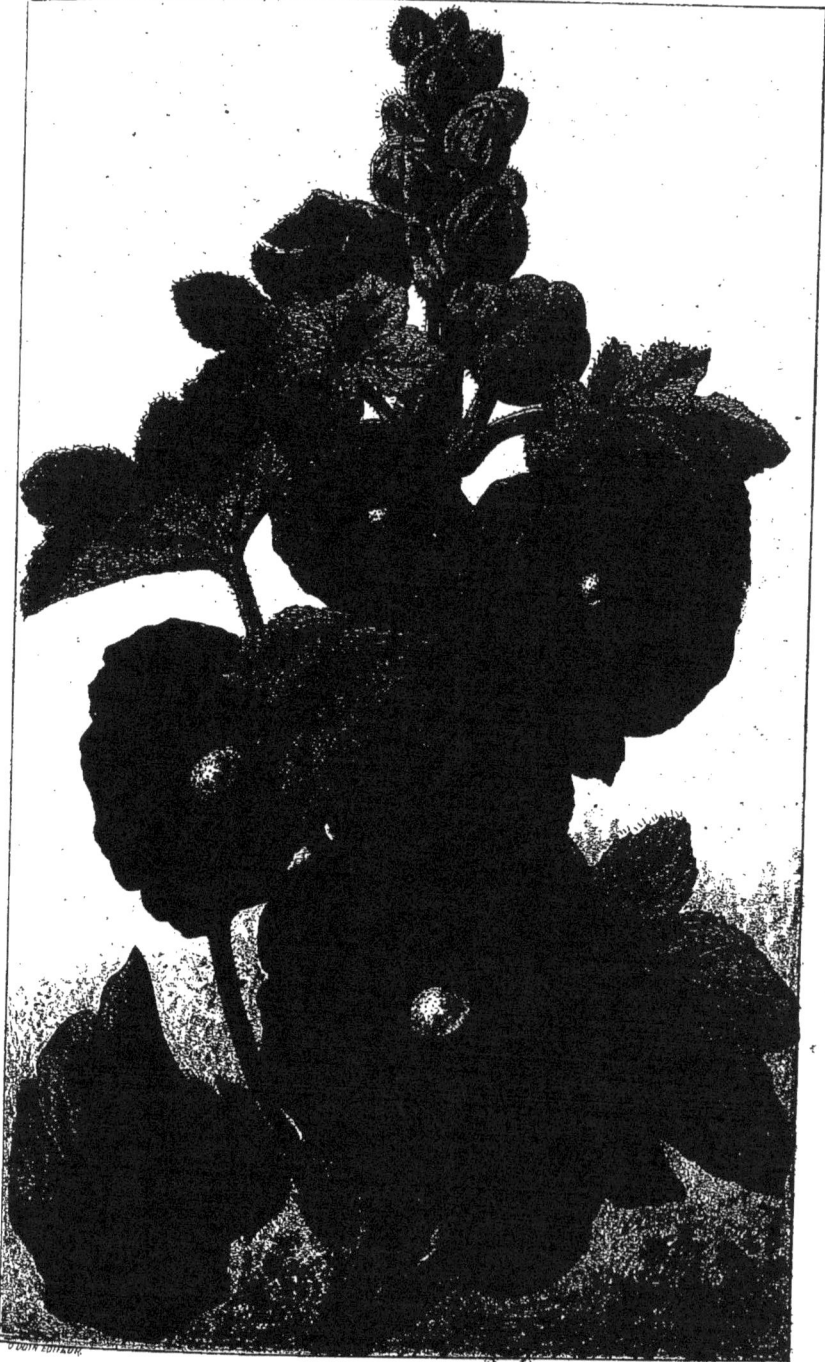

ROSE TREMIÈRE. *Althœa rosea*

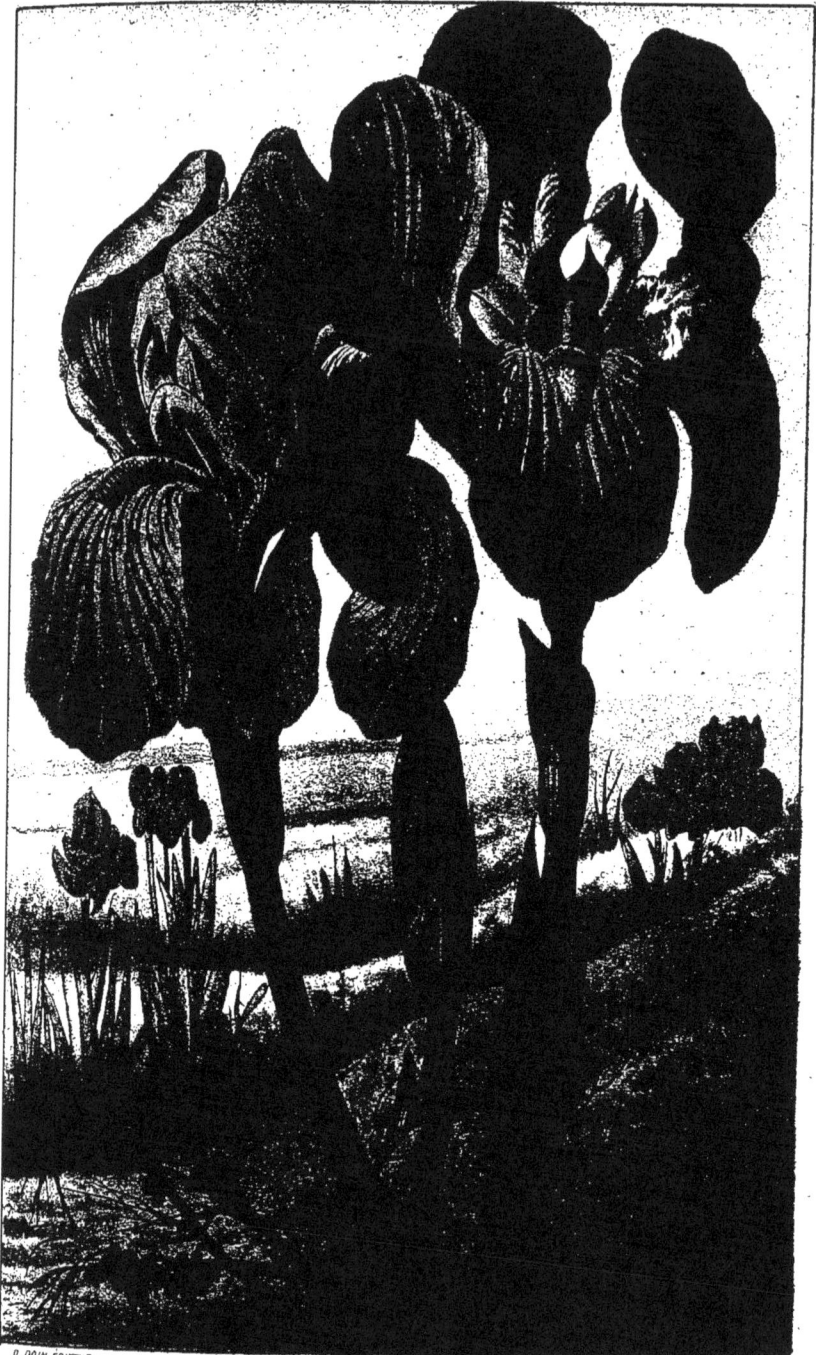

IRIS GERMANICA

D. DOIN. EDITEUR

IMP. MONROCQ. PARIS

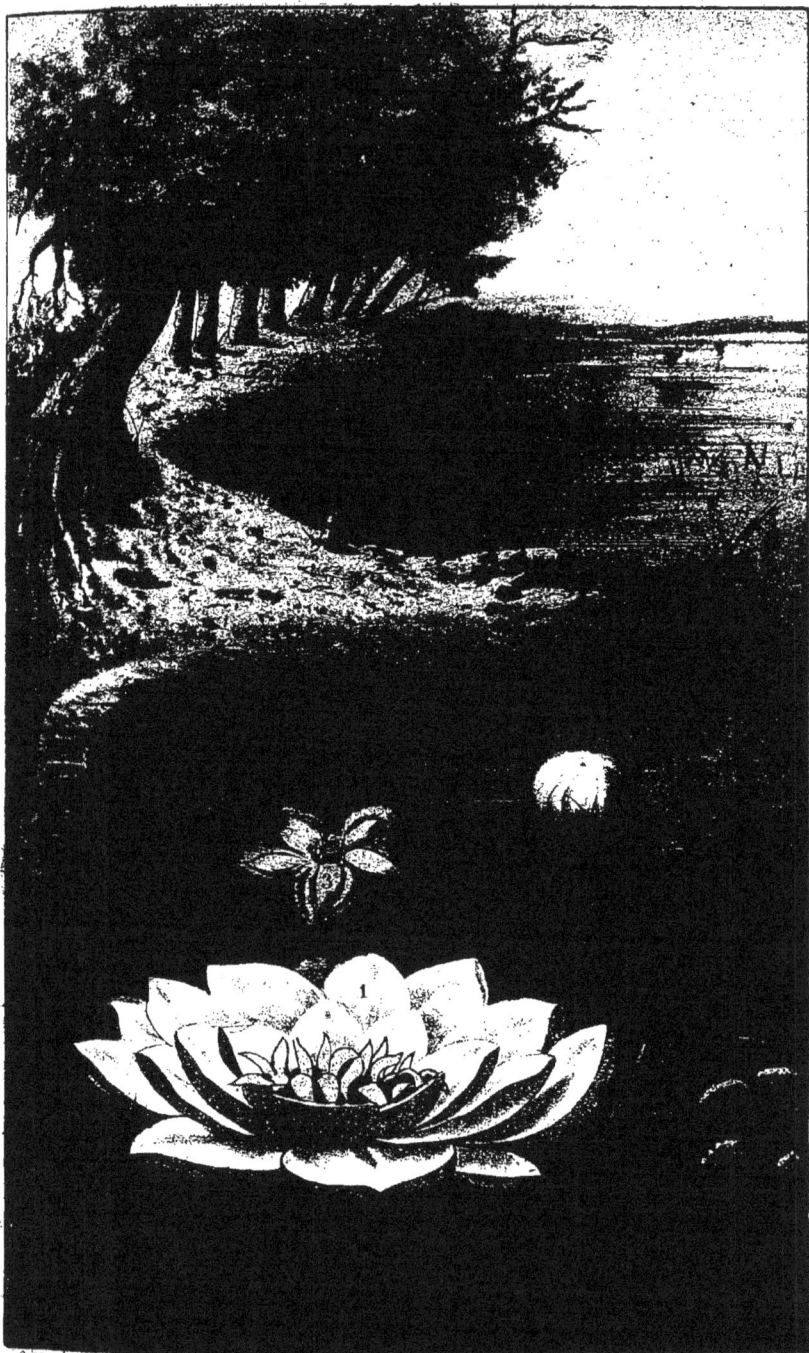

O. DOIN ÉDITEUR.　　　　　　　　　　　　　　IMP. MONROCQ. PARIS.

1.—NÉNUPHAR BLANC—*Nymphœa alba*. ‖ 2.—NÉNUPHAR JAUNE—*Nymphœa lutea*.
3.—LIMNANTHEMUM NYMPHOÏDES.

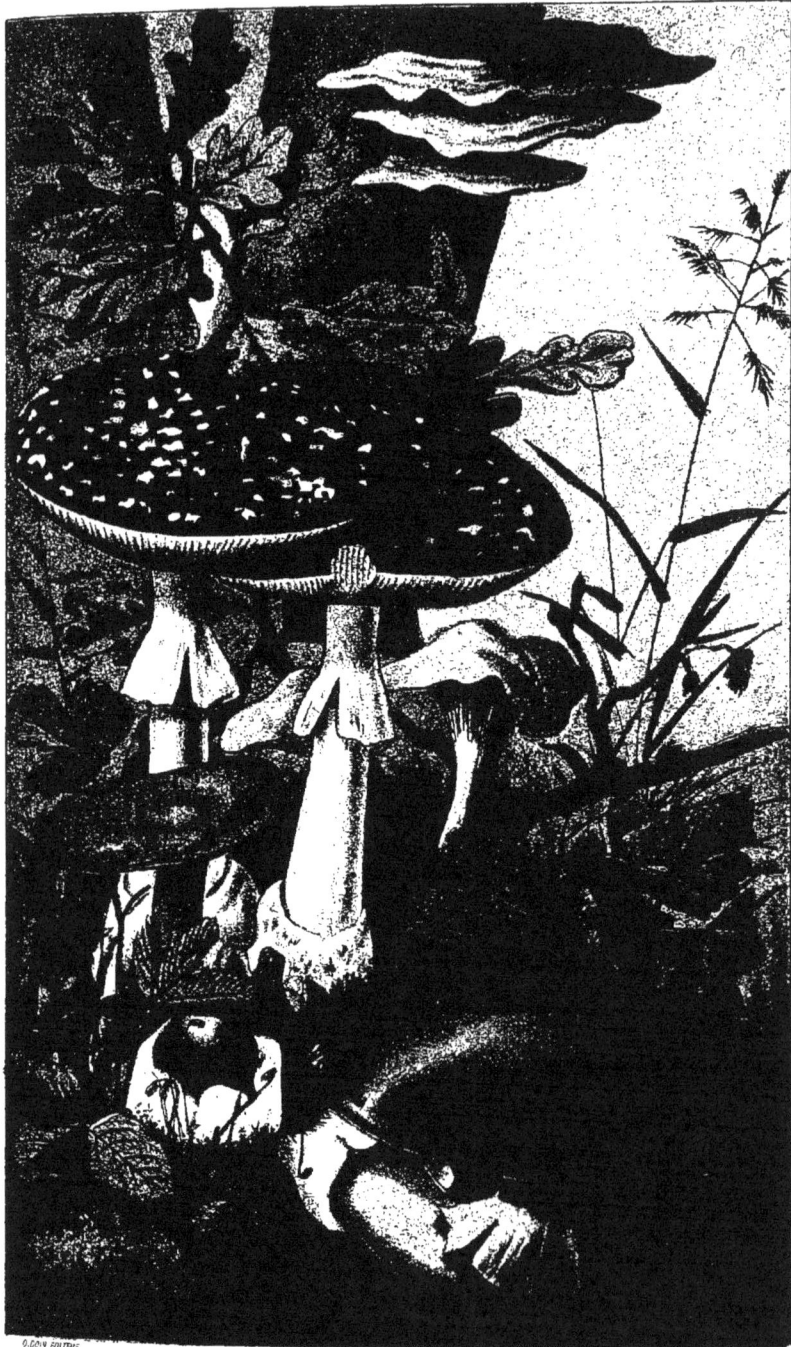

O.DOIN EDITEUR   IMP. MONROCQ. PARIS

1. FAUSSE ORONGE. _ 2. ORONGE.
3. PETIT PIED BLEU. _ 4. CHANTERELLE.
5. POLYPORE DU CHÊNE.

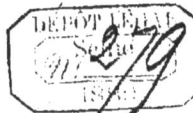

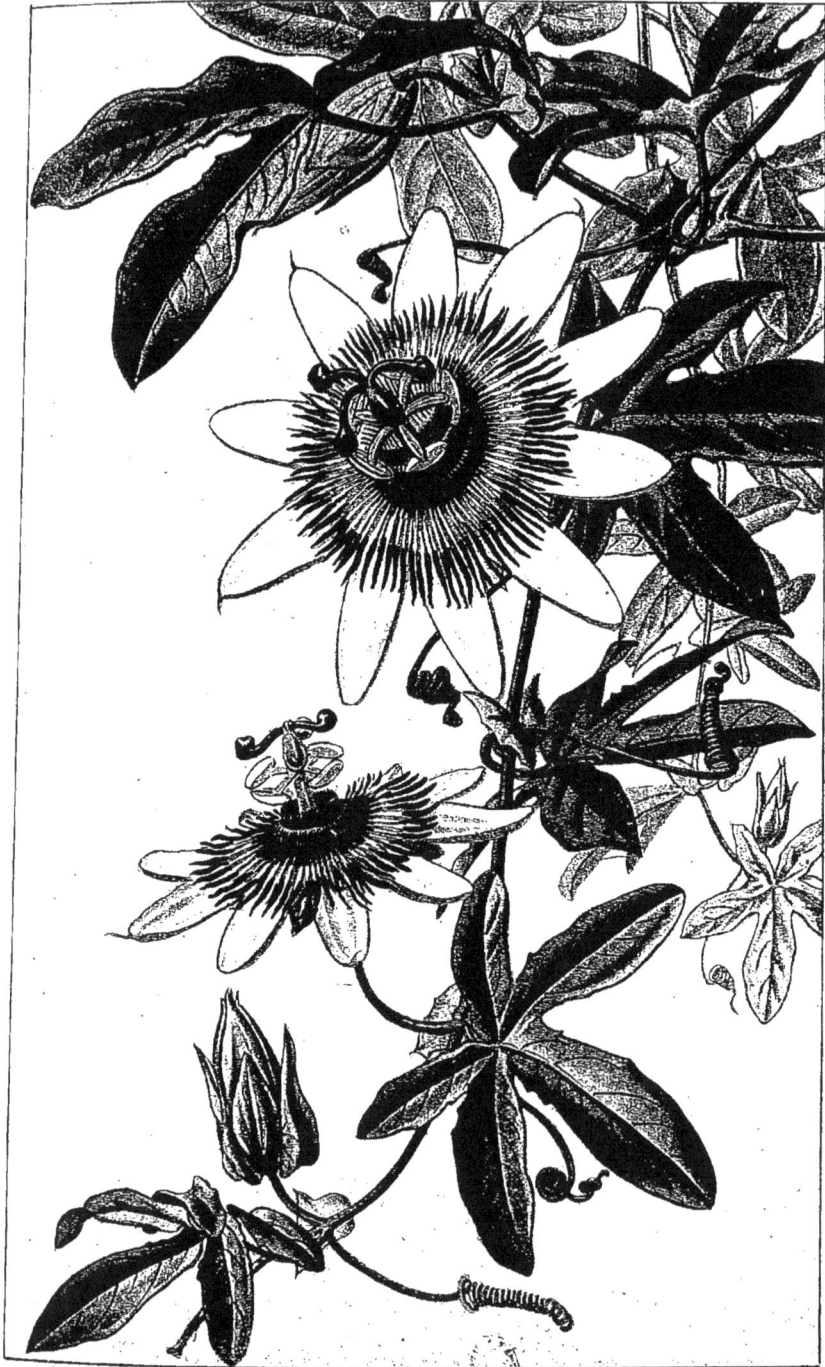

FLEUR DE LA PASSION. *Passiflora cœrulea*

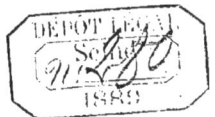

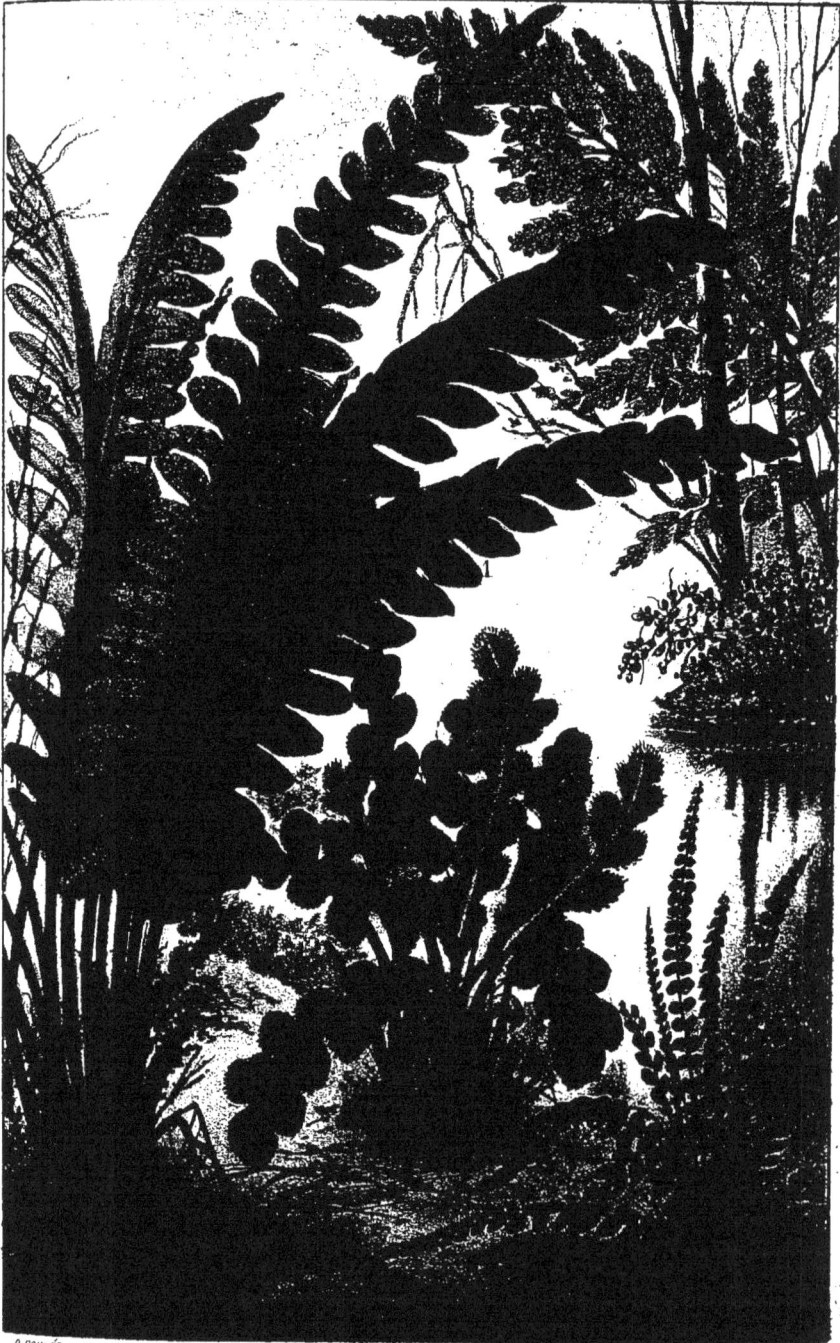

D. DOIN ÉDITEUR

IMP. MONROCQ PARIS

1. POLYPODIUM VULGARE.
2. POLYPODIUM MALE.   3. ADIANTUM CAPILLUS VENERIS.
4. ASPLENIUM CETERACH. 5. ASPLENIUM TRICHOMANES.

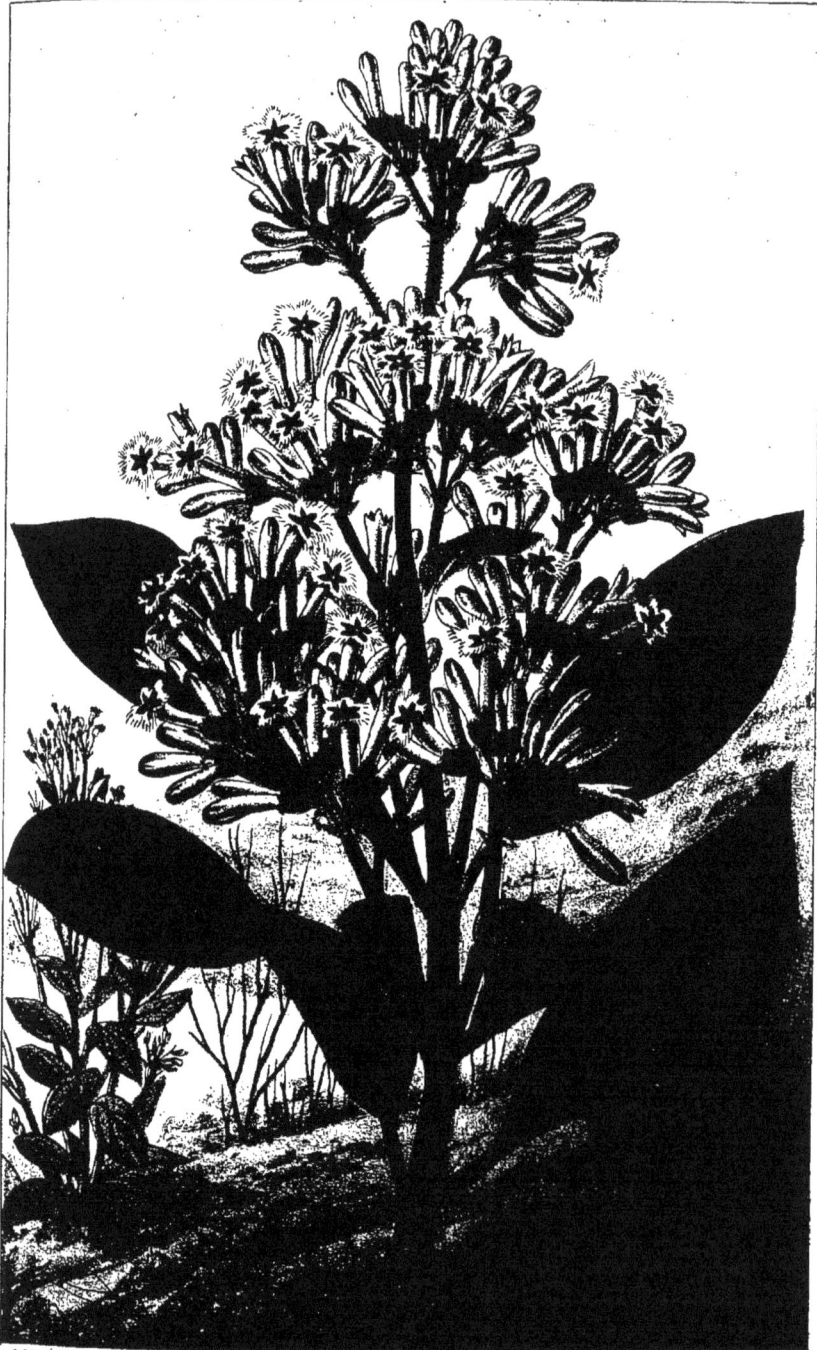

QUINQUINA. *Cinchona Calisaya.*

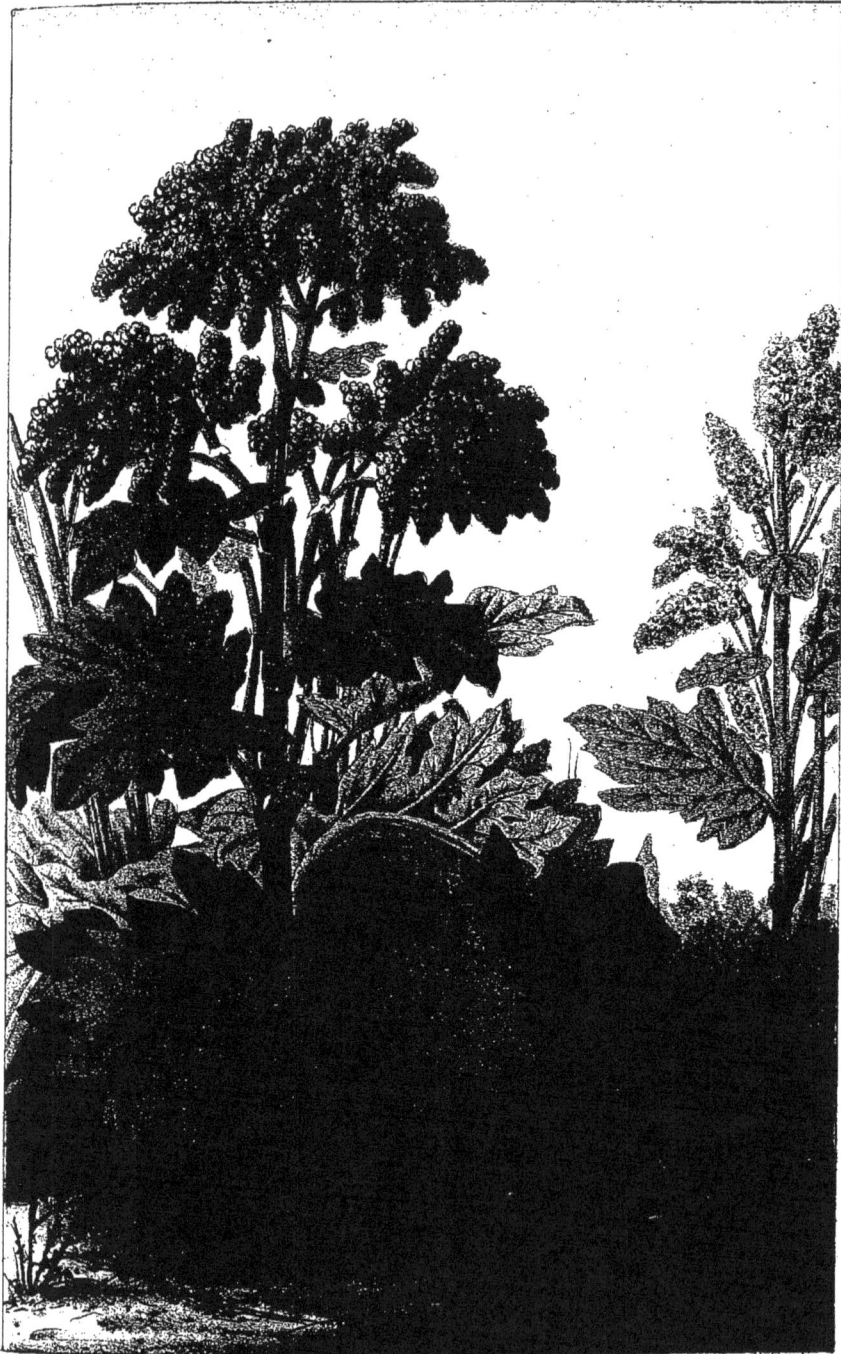

O.DOIN ÉDITEUR.   IMP. MOUROCQ. PARIS.

RHUBARBE OFFICINALE *Rheum officinale.*

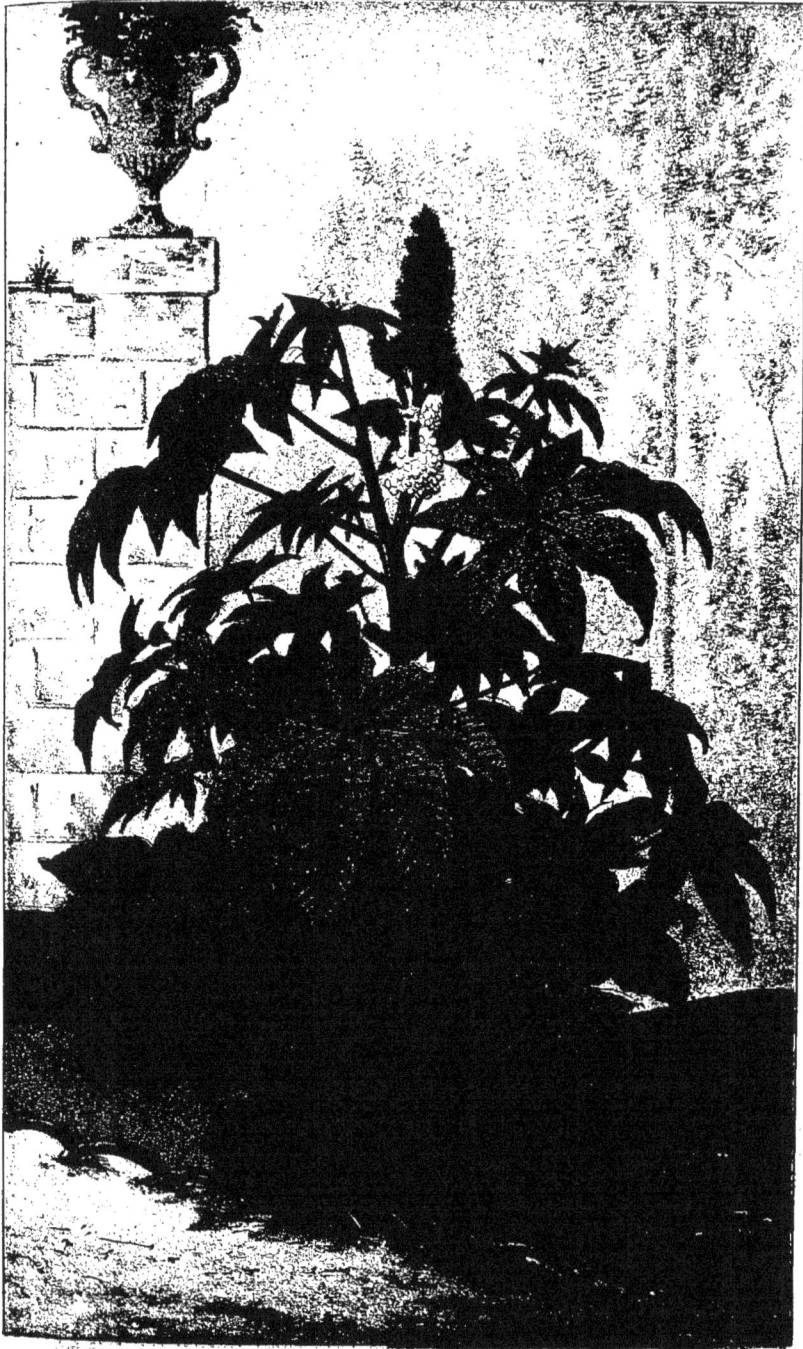

RICIN.—*Ricinus communis.*

BAUMIER DU CANADA. *Pinus balsamea*
Pinus orientalis.

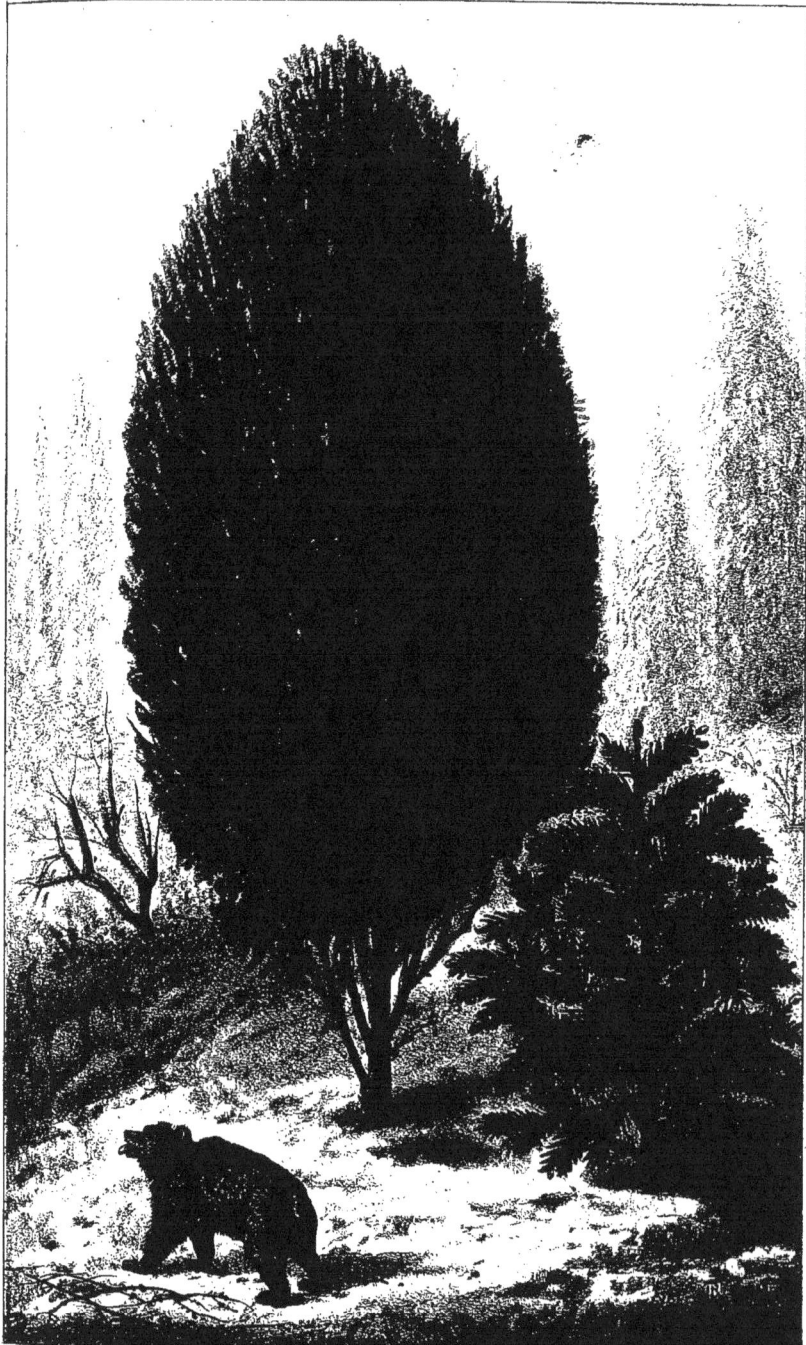

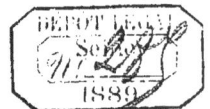

O. DOIN EDITEUR

IMP. MONROCQ. PARIS

1889

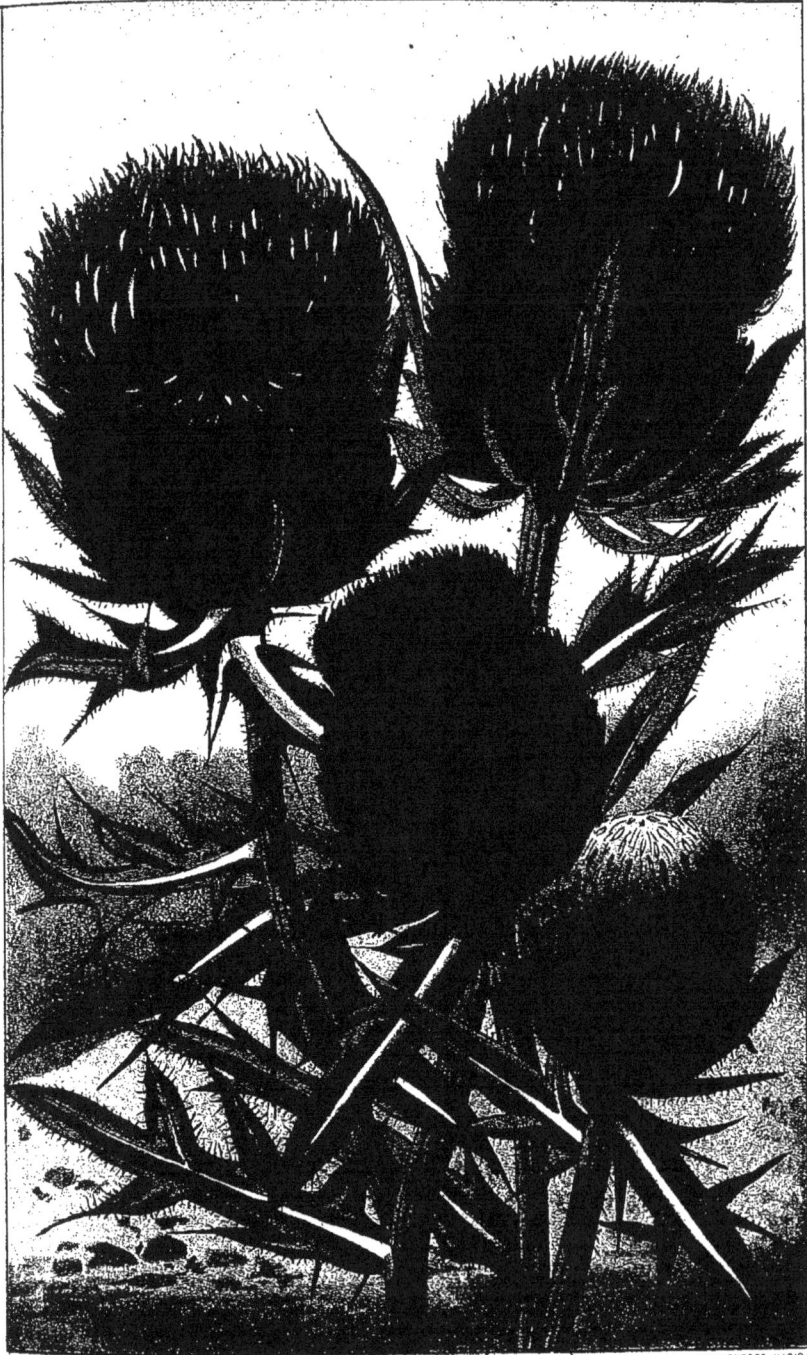

O.DOIN.EDITEUR   IMP. MONROCQ. PARIS

CHARDON.   *Carduus acaulis.*

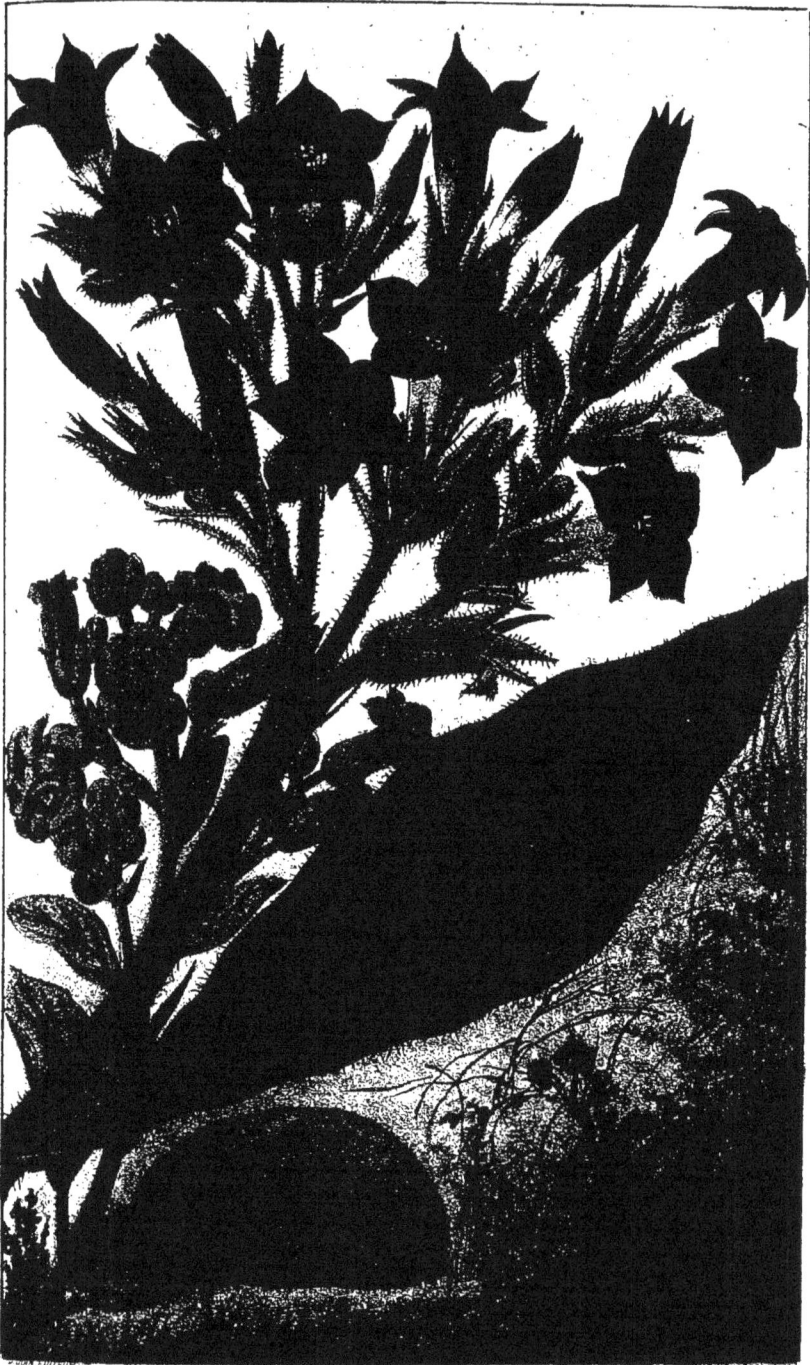

TABAC._ *Nicotiana tabacum*.
TABAC RUSTIQUE._ *Nicotiana rustica*.

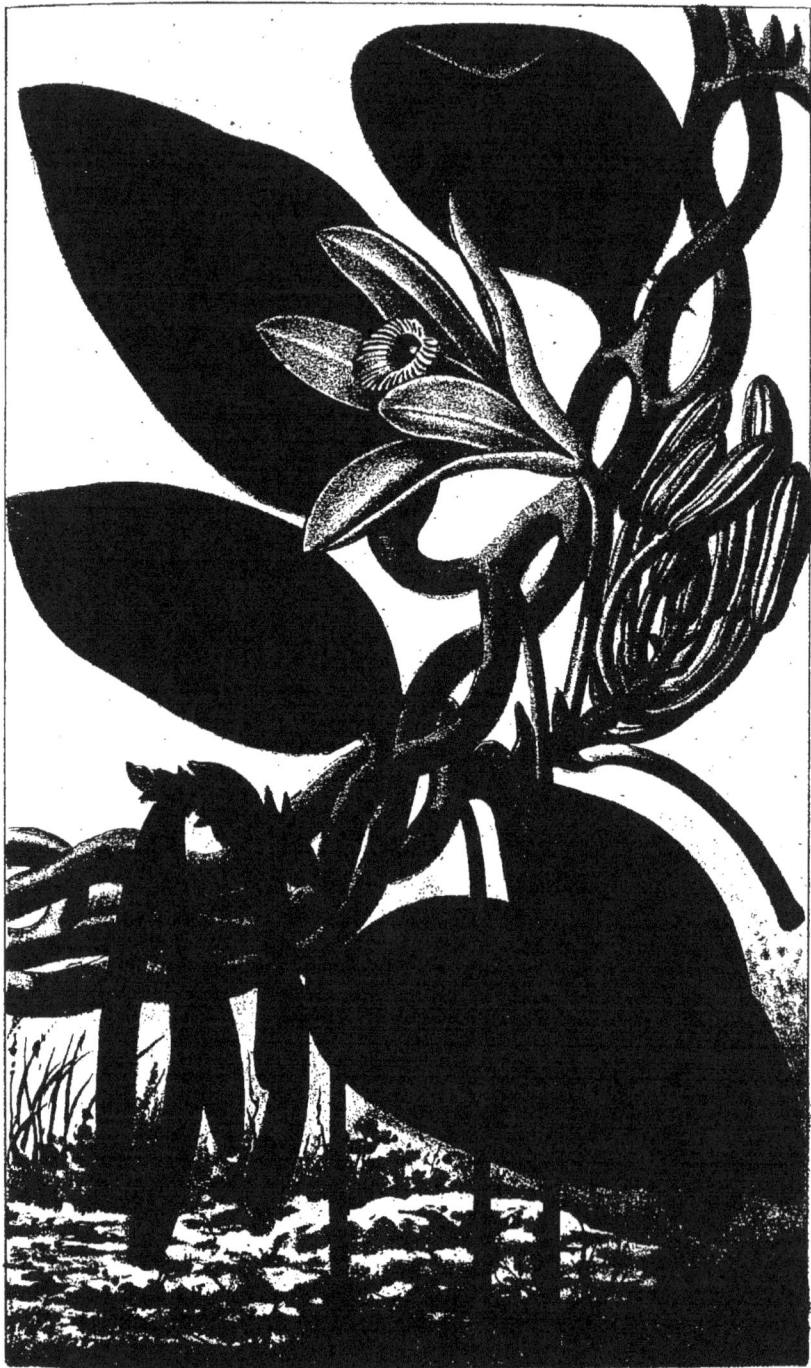

VANILLE — *Vanilla claviculata*.

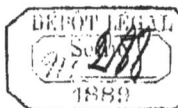

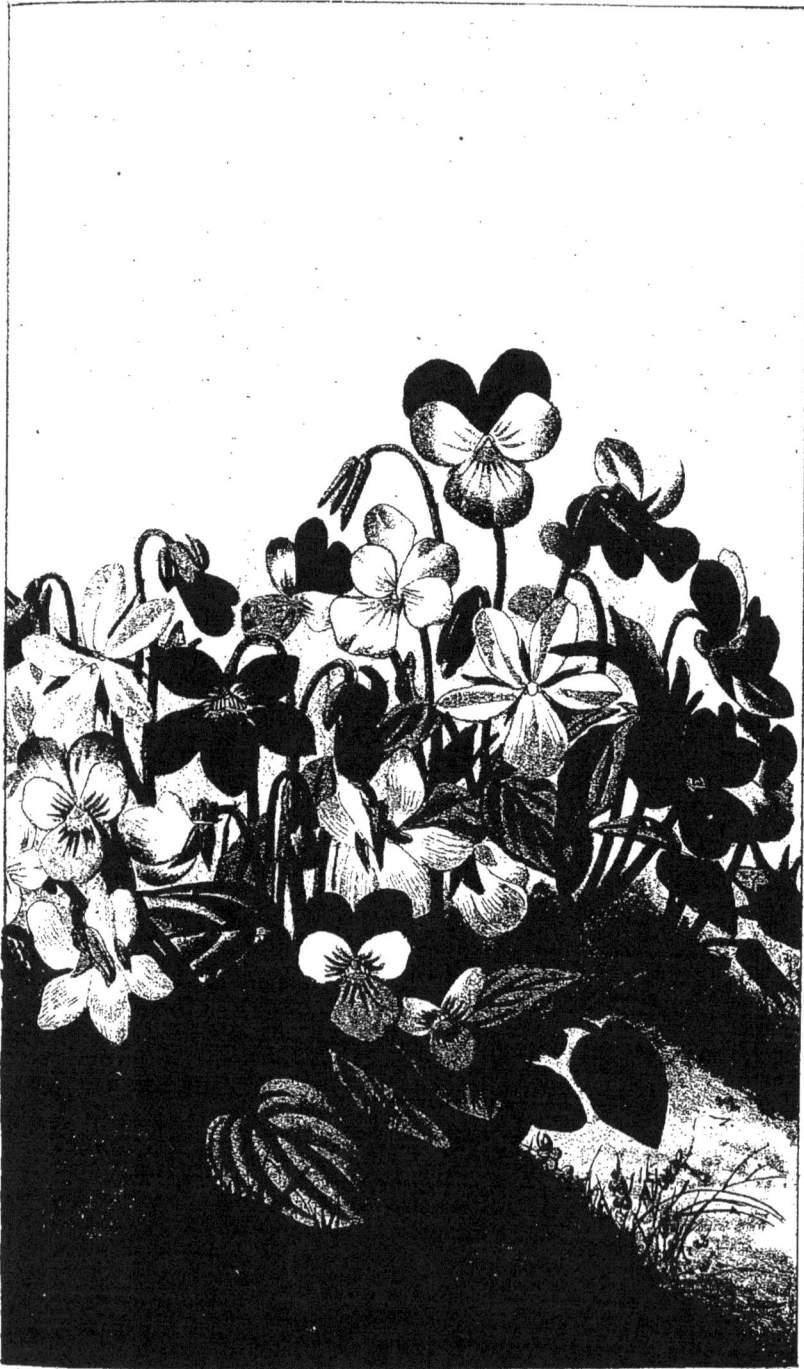

G. DOIN EDITEUR.

IMP. MONROCQ. PARIS.

VIOLETTE ODORANTE. *Viola odorata*

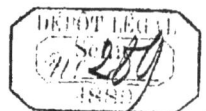

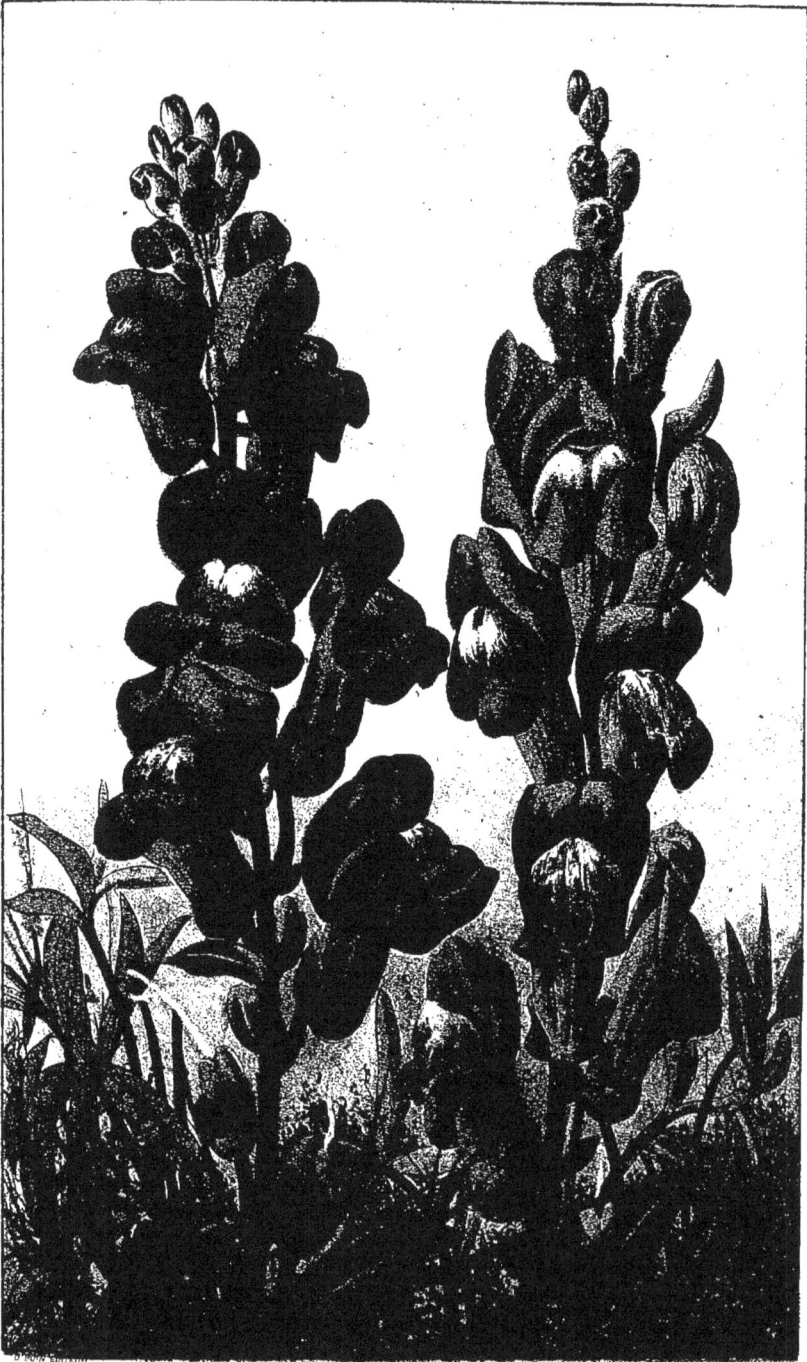

MUFLIER. _ *Antirrhinum majus*.

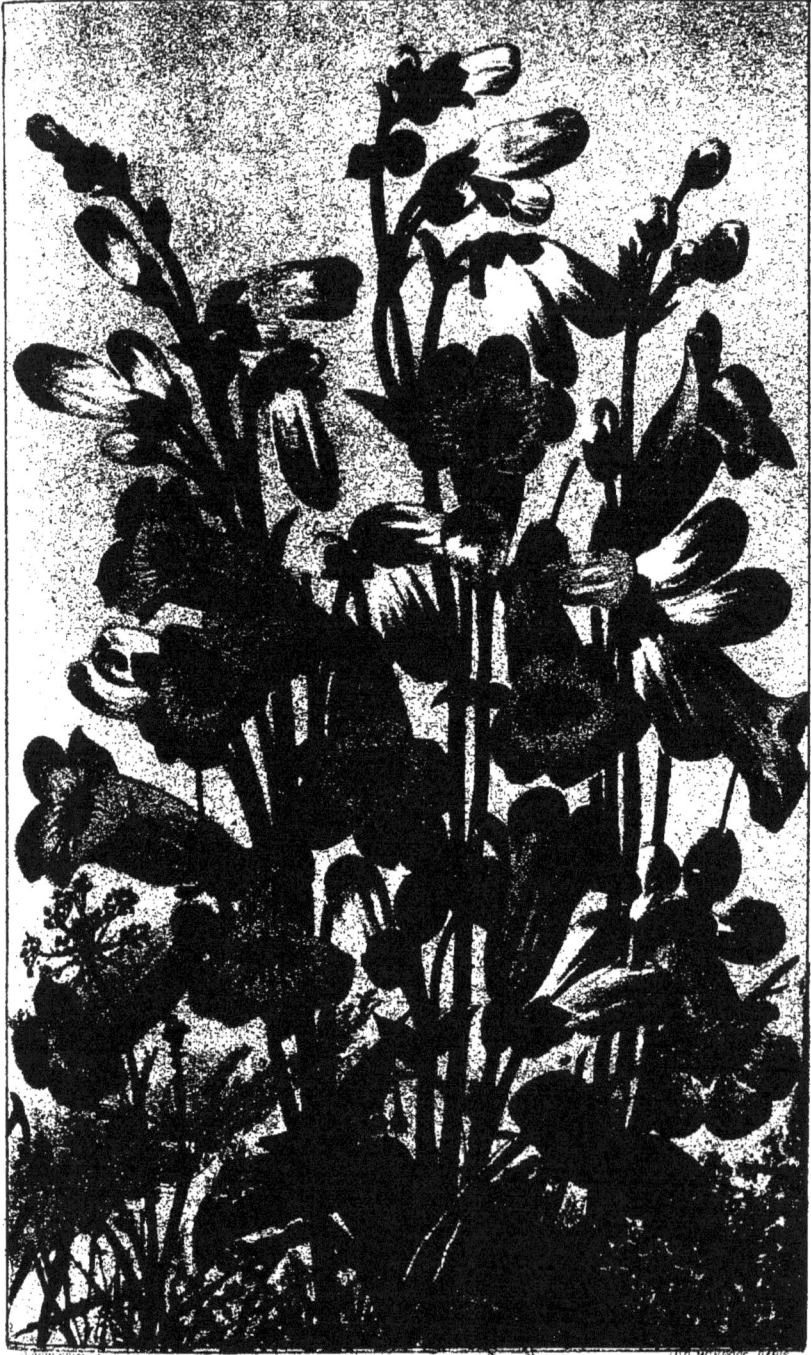

PENTSTEMON GENTIANOIDES.

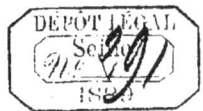

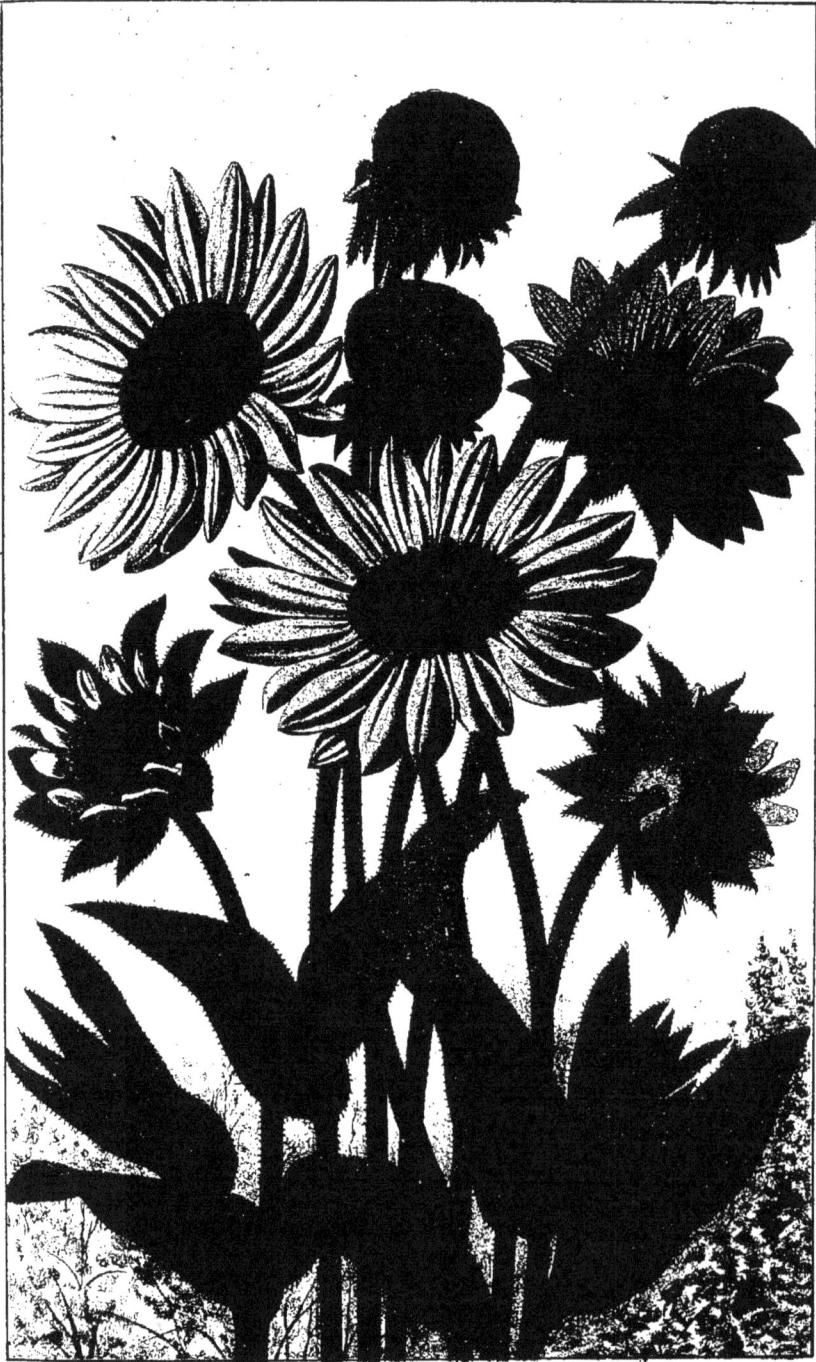

O. DOIN, ÉDITEUR, PARIS. IMP. MONROCQ, PARIS.

RUDBECKIA LACINIATIA.